中药材信息资源共享平台开发与应用 cstc2019jscx-gksbX0086
中医药公共卫生服务补助专项"全国中药资源普查项目"（财社〔2017〕66号）**资助项目**
中医药行业科研专项"我国代表性区域特色中药资源保护利用"（201207002）

重庆中药志

钟国跃　瞿显友　主编

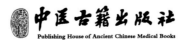

中医古籍出版社
Publishing House of Ancient Chinese Medical Books

图书在版编目（CIP）数据

重庆中药志/钟国跃，瞿显友主编．—北京：中医古籍出版社，2021.6（2022.2 重印）
ISBN 978-7-5152-1794-9

Ⅰ.①重… Ⅱ.①钟…②瞿… Ⅲ.①中药志－重庆 Ⅳ.①R281.471.9

中国版本图书馆 CIP 数据核字（2018）第 230124 号

重庆中药志

钟国跃　瞿显友　主编

责任编辑　王晓曼
特约编辑　张　威
出版发行　中医古籍出版社
社　　址　北京东直门内南小街 16 号（100700）
电　　话　010－64089446（总编室）　010－64002949（发行部）
网　　址　www.zhongyiguji.com.cn
印　　刷　北京中献拓方科技发展有限公司
开　　本　889mm×1194mm　1/16
印　　张　48.5
字　　数　1340 千字
版　　次　2021 年 6 月第 1 版　2022 年 2 月第 2 次印刷
书　　号　ISBN 978-7-5152-1794-9
定　　价　468.00 元

《重庆中药志》编委会

主　编　钟国跃　瞿显友

副主编　秦松云　刘　翔　王昌华　张　毅　刘剑毅

编　委　（以姓氏笔画为序）

马开森（重庆市中药研究院）

王天文（重庆市中药研究院）

王昌华（重庆市中药研究院）

尹国萍（重庆市中药研究院）

叶陈娟（重庆市中药研究院）

尧　聪（湖北省产品质量检测研究院食品所）

危永胜（重庆市中药研究院）

刘剑毅（重庆市中药研究院）

刘　翔（重庆市中药研究院）

刘　毅（重庆邮电大学）

孙　伟（重庆市中药研究院）

李泉森（重庆市中药研究院）

李隆云（重庆市中药研究院）

李紫微（重庆市中药研究院）

余再柏（重庆市中药研究院）

张植玮（重庆市中药研究院）

张　毅（重庆市中药研究院）

罗先钦（重庆医科大学）

周华蓉（重庆市中药研究院）

周　红（新疆疏附县布拉克苏乡人民政府）

胡　盈（重庆市中药研究院）

赵纪峰（重庆市中药研究院）

钟国跃（江西中医药大学）

秦松云（重庆市中药研究院）

徐云倩［赛诺菲（中国）有限公司］

黄崇刚（重庆市中药研究院）

银福军（重庆市中药研究院）

喻本霞（重庆市中药研究院）

舒　抒（重庆市中药研究院）

曾瑶波（重庆市中药研究院）

廖光平（重庆市中药研究院）

潘　瑞（重庆市中药研究院）

瞿显友（重庆市中药研究院）

内容提要

重庆自古是药材的产地和集散地，有黄连、青蒿、庙参、山银花、川黄柏等一批道地药材。自重庆成为直辖市以来，还没有一部全面论述重庆中药的志书，故本书的编撰意义重大。本书以第四次全国中药资源普查资料为基础，主要选择以《中国药典》收载为主的常用中药材371味，每药均按别名、来源、植物形态、生境分布、采集加工、药材鉴别、化学成分、药理作用、医疗用途、资源评述、参考文献编写。其中"资源评述"是本书的特色，对中药的野生现状、种植现状及开发利用进行评述，可供广大中药种植者、科学研究者、学习及管理者学习和参考。

前　言

　　重庆地形地貌复杂，生态与生物极具多样性，孕育了丰富的中草药资源。重庆是古老巫文化与巴文明的诞生地，巫山大溪文化遗址中出土的两枚古针，将重庆的中医药史至少上推至新石器时代晚期，即公元前2000年左右的原始社会后期。《山海经·大荒西经》记载："大荒之中……有灵山，巫咸、巫即……十巫从此升降，百药爰在。"（意为在灵山上生长着各种各样的药物，巫咸、巫即等巫医于此山往来上下，采炼药物）。其中的"灵山"，袁珂先生在《山海经校注》中认为即当今巫山。

　　《华阳国志·巴志》云："其药物之异者，有巴戟、天椒（花椒）。"梁代陶弘景所著《名医别录》载："黄连……生巫阳（今重庆市巫山县）及蜀郡、太山。二月、八月采。"陶弘景尚云："巫阳在建平（今巫山县内）。……用之当布裹挼去毛，令如连珠。"丹砂，《名医别录》谓其"生符陵（今彭水县），采无时"。司马迁在《史记·货殖列传》记载了著名的以"丹穴"牟利的矿业主"巴蜀寡妇清"的事迹："巴蜀寡妇清，其先得丹穴，而擅其利数世，家亦不訾。清，寡妇，能守其业，用财自卫，人不敢犯。始皇以为贞妇而客之，为筑女怀清台。"怀清台现位于重庆市长寿区。

　　重庆依长江之埠，近代中药交易兴隆。在康熙年间（1662—1722年），就有江西熊长泰、江南伍舒芳先辈开设的神香室。嘉庆年间（1796—1820年）较著名的则有壶中春、罗广济堂、种德堂、同壶春、大寿隆、茂生堂，后有合川的元义堂，铜梁的桂林堂。民国期间（1912—1949年）重庆还有天元堂、庆余堂。

　　1891年（清光绪十七年），重庆成为四川和西南地区最大的中药材集散市场。据粗略统计，民国初年每年由重庆输出到中南、华东和国外的药材价值达千万元以上，其中当归、纹党参、黄芪、川芎、泽泻、松贝母、黄连、郁金、羌活、冬虫夏草、雅大黄、天全牛膝、天麻、巴豆、姜黄、枳壳、白姜、陈皮、附片、天雄、麦冬、白芷、白芍、半夏、杜仲、乌梅、五倍子、白木耳、丹参等品种，每年由福源长、正大诚、万福同、聚义长、同义长和聚福厚6家字号输出的数量约占重庆药业输出量的50%，约1300万斤。当时重庆药业"字号百余家，栈七八十，铺户以数百，营业大者百余万，其次数十万，小者也有数成……陕、甘、康、滇、黔所产药材以此为集散地，湘、鄂、赣、粤等省药材行销西南各省，亦莫不以其为分配地"。储奇门一带为重庆药材帮聚集之处，民国初年建立"药材十三帮"，其领会地点在储奇门义济堂内，会员户数尚在400家以上。清光绪至宣统年间，万县经营批发业务的商号有10多家，辛亥革命后为16家，其中德兴永号资本较大，有白银2万两。市场盛极一时，上下轮船都装载药材，可说是"离了药材不圆载"。

　　中华人民共和国成立后，四川省中药研究所（重庆市中药研究院前身）自20世纪60年代起，先后对四川省中草药资源进行了多次专项调查和资源普查，通过抗疟药资源调查（"523"大协作）、经济资源普查及全国第一、二、三次中药资源普查等，收集保存了自1956年以来各时期的近30余万份各类标本，编写出版了我国首部地方中药志书——《四川中药志》（1960年），系统、全面地反映了四川中药资源状况。自重庆市被设立为直辖市以来，国家"中医药现代化战略""中药材GAP"等政策的实施，推动了重庆市中药产业、科技、市场迅速发展，中药材种植品种及种植面积大幅增加，中药资源情况也发生显著变化，黄连、青蒿、山银花、款冬花、玄参、半夏、虎杖等相继通过国家GAP认证，但至今没有一部全面反映重庆中药资源的志书。

　　2002年，重庆市科学技术委员会（现重庆市科学技术局）立项"《重庆中药志》编写"课题，课题组先后开展了文献整理、野外资源补充调查、标本鉴定、图片拍摄等工作；其间，又承担了国家

"十二五"科技支撑计划项目"中药标本资源保存及网络化共享关键技术研究"。直至 2012 年全国第四次中药资源普查（试点）重庆市普查试点启动，为《重庆中药志》的编写提供了较为完整的资料和信息。

《重庆中药志》根据历次全国中药资源普查中的重庆市中药资源信息，以及长期开展中药资源调查研究的成果为基础编写而成。据现有资料统计，重庆市共有中草药资源 5500 种（含种下等级），在《重庆中草药资源名录》中已列出种类。《重庆中药志》选择收录其中的部分品种加以介绍，主要选择以《中国药典》收载为主的常用大宗中药材 371 种，其中包括真菌类 6 种、蕨类植物 13 种、裸子植物 11 种、双子叶植物 267 种、单子叶植物 47 种、矿物药 12 种、动物药 15 种。

书中每药均按别名、来源、植物形态、生境分布、采集加工、药材鉴别、化学成分、药理作用、医疗用途、资源评述、参考文献编写。其中"资源评述"部分根据有关资料和笔者的调查研究，对有关品种考证、历史变迁、标准收载情况、地方习用品与混淆品、资源野生与种植现状、开发利用等内容做了介绍，是本书的特色之一，以期对中药资源保护和利用提供参考。

编写人员在野外调查、药材采集、文献收集、植物照片拍摄、材料编写、合编、校稿等工作中付出了大量心血，在此向参加本书编写而付出艰辛劳动的同志表示感谢！刘正宇研究员对药用动植物的基原进行审核，在此也表示诚挚的谢意！

本书在编写过程中，得到重庆市科学技术局、重庆市卫生健康委员会等相关部门的大力支持，四川省中医药科学院为本书编写提供了多方面的支持，在此一并表示感谢！

本书的编撰出版，尚属重庆成为直辖市以来首部中药志，由于编者水平有限，加之中药资源处于动态变化，书中错误或遗漏难免，敬请广大读者批评指正以便再版时修订。

编写说明

1. 本书收载重庆地区植物药、动物药及矿物药共计 371 种（含种下等级），隶属于 133 科。

2. 科的排列：真菌类药物基本上按《中国真菌志》系统，藻类、地衣、苔藓植物参照《中华本草》系统，蕨类植物按秦仁昌《植物分类学报》（1978 年）系统，裸子植物、被子植物类药物按恩格勒分类系统，属、种和种下等级，按拉丁字母顺序排列，动物药按从低等到高等的进化顺序排列。

3. 每一味药物的内容："药名"以《中国药典》名为准，非《中国药典》收载的品种以《中华本草》为准，其下为药名拼音。"别名"以本地常用别名为主，"来源"为科、种名及拉丁学名。"植物形态"根据植物形态描述，主要参考《中国植物志》。"生境分布"包括生长环境、重庆分布、全国的分布。"采集加工"主要为药材的产地初加工、保存方式及要求。"药材鉴别"主要以性状鉴别为主，部分特殊药材有显微鉴别和理化鉴别。"化学成分"介绍药材的主要成分，按化学结构分类，重点介绍最新的化学成分的研究报道，"药理作用"为药物的主要药理功效及最近 10 年的药理作用报道。"医疗用途"参考《中国药典》，非《中国药典》收载品种参考《中华本草》；"附方"为经典古方或引自《中华本草》的部分用方，供参考。"资源评述"为本书特点，根据中药资源调查及其研究结果，参考中药资源的相关文献报道，对资源现状、生产和种植及潜在新用途进行评述，从而为中药资源的保护和利用提供参考和借鉴。

目　　录

真 菌 类

马 勃
Mabo

【别名】灰包菌。

【来源】为灰包科真菌紫色马勃 *Calvatia lialcina*（Mont. et Berk.）Lloyd.、脱皮马勃 *Lasiosphaera fenzlii* Reichb.、大马勃 *Calvatia gigantea*（Batsch ex Pers.）Lloyd 的子实体。

【植物形态】

紫色马勃：子实体近扁球形，直径 1.5～12cm，基部缢缩，有根束与基质相连。外表淡紫堇色至污褐色，成熟后表面有网状裂纹。内部的造孢层初呈白色，后转为黄色至浓紫色。基部为营养菌丝所交织，海绵质，乳白色兼淡紫褐色。孢子淡紫色，球形，一端具短柄，壁具刺突，大小为（5～5.5）μm×（6～6.5）μm。孢丝长而多分枝，有隔膜，菌丝直径 5～6μm。

脱皮马勃：子实体近球形，直径 15～20cm，无不孕基部；包被两层，薄而易于消失，外包被成熟后易与内包被分离。外包被初呈乳白色，后转为灰褐色、污灰色；内包被纸质，浅烟色，成熟后与外包被逐渐剥落，仅余一团孢体，孢体灰褐色至烟褐色。孢子呈球形，壁具小刺突，褐色，直径 4.5～5.5μm。孢丝长，分枝，相互交织，菌丝直径 2～4.5μm，浅褐色。

大马勃：子实体近圆球形，直径 15～25cm，不孕基部不明显。包被白色，渐转成淡黄色或淡青黄色，外包被膜质，早期外表有绒毛，后脱落而光滑；内包被较厚，由疏松的菌丝组成。成熟后包被裂开，呈残片状剥落。造孢组织初呈白色，后转为青褐色。孢子球形，壁光滑，淡青黄色，直径 3.8～4.7μm。孢丝长，稍有分枝及稀少的横隔，直径 2.5～6μm。

【生境分布】夏、秋季多生于草地开阔地。常生长在落叶阔叶林地。菌丝生长温度为 3～32℃，适宜温度为 18～25℃；子实体形成温度为 28～32℃；孢子萌发温度为 8～22℃。菌丝体可在完全黑暗条件下生长，子实体形成需要 500～1400lux 的光照；菌丝体生长阶段的基质含水量为 60%～70%，子实体形成时空气相对湿度要求达到 85%～95%；土壤 pH 以 3～5 较适宜。

紫色马勃：产于巫溪、城口。分布于吉林、辽宁、河北、山西、青海、新疆、山东、江苏、安徽、福建、河南、湖北、广东、广西、四川等地。

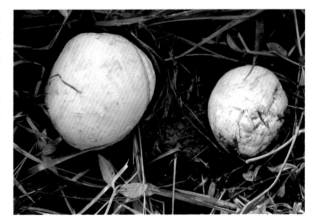

大马勃

脱皮马勃：产于石柱、武隆、巫山。分布于黑龙江、内蒙古、河北、甘肃、新疆、江苏、安徽、江西、湖北、湖南、贵州等地。

大马勃：产于重庆各县、市。分布于辽宁、内蒙古、山西、宁夏、甘肃、青海、新疆、四川、云南、西藏等地。

【采集加工】夏、秋两季子实体成熟时及时采收，除去泥沙，干燥。

【药材鉴别】

性状鉴别

紫色马勃：完整子实体呈陀螺形，或已压扁呈扁圆形，不完整子实体呈杯形，直径5～12cm，不孕基部发达，基部有柄。包被薄，两层，紫褐色，粗皱，有圆形凹陷，外翻，上部常裂成小块或已部分脱落，孢体紫色。体轻泡，有弹性，用手捻后有大量孢子飞扬，气味微弱。

脱皮马勃：子实体呈扁球形或类球形，直径15～20cm，无不孕基部。包被灰棕色或黄褐色，纸质，常破碎呈块片状，或已全部脱落。孢体灰褐色或浅褐色，紧密，有弹性。孢体用手撕之，内有灰褐色棉絮状的丝状物；触之，则孢子呈尘土样飞扬，手捻有细腻感。嗅似尘土，无味。

大马勃：子实体呈扁球形，或压扁的不规则块状物，直径15～20cm或更大，不孕基部小或无。残留的包被由黄棕色的膜状外包被和较厚的灰黄色内包被所组成，光滑，质硬而脆，成块脱落。孢体淡青褐色，粘手，有润滑感。

以个大、完整、饱满、松泡有弹性者为佳。

性状检索表

1. 子实体扁圆形，直径5～12cm，包被紫褐色，上部开裂，孢子小，具小刺或小疣 ………………… **紫色马勃**
1. 子实体球形，直径15cm以上
  2. 子实体直径15～20cm，包被灰棕色至黄褐色，常脱落，孢子体灰褐色或浅褐色 ………………… **脱皮马勃**
  2. 子实体直径15～30cm，内包被厚，块状脱落，孢子体青褐色 ………………… **大马勃**

【化学成分】

大马勃：孢子含有氨基酸、尿素、麦角固醇、类脂类物质。干燥子实体的脂溶性部分含有麦角甾-7,22-二烯-3-酮、棕榈酸胆甾烯酯、β-谷甾醇和棕榈酸。

脱皮马勃：含亮氨酸、酪氨酸、尿素、麦角甾醇、类脂类、马勃素及磷酸钠等。

紫色马勃：含马勃酸、亮氨酸、酪氨酸、尿素、麦角甾醇、马勃素、马勃素（emmatein）葡萄糖苷、α-直链淀粉酶、马勃黏蛋白、类固醇二聚体等。

【药理作用】

1. 抗菌作用：体外试验表明，脱皮马勃煎剂对金黄色葡萄球菌、绿脓杆菌、变形杆菌及肺炎链球菌有一定的抑制作用，对少数致病真菌也有抑制作用。

2. 抗肿瘤作用：大马勃的孢子水提取物含有效成分马勃素（calvacin），对小白鼠肉瘤S_{180}和肉瘤MA387及Crabb、金鼠肉瘤效果较好，马勃酸性多糖CGP-Ⅱ具有一定的抗肿瘤活性及体外抗氧化作用。

3. 抗炎镇痛作用：大马勃有明显的抗炎作用，其作用明显高于混淆品大口静灰球，大马勃有明显的镇痛作用，大口静灰球没有明显的镇痛作用。

【医疗用途】

药性归经：味辛，性平。归肺经。

功能：清肺利咽，解毒止血。

主治：咽喉肿痛，咳嗽失音，吐血衄血，诸疮不敛。

用法用量：内服：1.5～6g，包煎；或入丸、散。外用：研末撒，或调敷，或作吹药。

附方：

治咽喉肿痛，咽物不得：蛇蜕（烧令烟尽）1条，马勃0.3g。上药细研为散，以绵裹3g，含咽津。

【资源评述】马勃始载于《名医别录》，云："生园中久腐处。"陶弘景云："俗人呼为马气勃，紫色虚软，状如狗肺，弹之粉出。"马勃的基原在不同的历史时期有所不同，汉至唐代为紫色马勃；宋代增加了大口静灰球 *Bovistella sinensis* Lloyd 和长根静灰球 *B. radicata*（Dur. et Mont.）Pat.；宋以后进一步扩大，大秃马勃和脱皮马勃也开始使用。《中国药典》2015年版收载了脱皮马勃、紫色秃马勃和大秃马勃3种基原。此外，甘肃、四川、内蒙古地方标准收载有大口静灰球、长根静灰球和栓皮马勃 *Mycenastrum corium*（Guers.）Desv. 3种。

全国各地使用的马勃的基原约有2目3科8属21种之多。重庆市作马勃入药的还有头状秃马勃 *Calvatia craniiformis*（Schw.）Fries（产于重庆郊区、涪陵、武隆）、网纹马勃 *Lycoperdon perlatum* Pers.（产于重庆各地)、小马勃 *Lycoperdon pusillum* Batsch ex Pers.（产于南川、巫溪、城口）和梨形马勃 *Lycoperdon pyriforme* Schaeff. ex Pers.（产于重庆郊区）。其中，甘肃、四川、内蒙古地方标准收载马勃可用于治疗咽喉肿痛、感冒并发支气管炎、前列腺摘除术出血、疔肿、冻疮。一些地方习用品，如栓皮马勃、大口静灰球、长根静灰球的抑菌作用与《中国药典》收载的 3 种马勃相近或更强，是值得关注的资源。此外，马勃含有丰富的蛋白质，其氨基酸种类和数量都十分优越，含有所有人体必需的氨基酸，其中蛋氨酸、亮氨酸、异亮氨酸和结氨酸含量相当高，脱皮马勃的蛋氨酸高达 13.66%，是优质的食用菌。

马勃野生资源少，目前药材多为栽培生产。室内外均可栽培，亩产 850～960kg，也可进行组织分离培养。

【参考文献】

[1] 郭晶. 马勃化学成分及药理作用研究进展 [J]. 现代医药卫生，2013，29（3）：386-389.

[2] 王雪芹，孙隆儒. 中药脱皮马勃的化学成分研究 [J]. 天然产物研究与开发，2007，19（5）：809-810.

[3] 武翠玲，万兵，李钰娜. 马勃多糖 CGP-Ⅱ抗 S_{180} 肉瘤及体外抗氧化研究 [J]. 长治医学院学报，2016，30（3）：169-171.

[4] 相聪坤，关胜江，马娟娟. 大马勃及大口静灰球的抗炎镇痛作用比较研究 [J]. 天津中医药，2016，33（7）：430-433.

雷 丸
Leiwan

【别名】雷实、竹苓、竹铃芝、竹苓。

【来源】为多孔菌科真菌雷丸 *Polyporus mylittae* Cook. et Mass. 的子实体。

【植物形态】腐生菌类，菌核通常为不规则球形、卵形或块状，直径 0.8～3.5cm，罕有达 4cm 者，表面褐色、黑褐色以至黑色，具细密皱纹，内部白色至蜡白色，略带黏性，子实体不易见到。

【生境分布】生于竹林、棕树、橘树、油桐树等的根际旁，亦有人工栽培。产于全市各地，分布于浙江、安徽、福建、河南、湖北、湖南、四川、贵州、广西、陕西、甘肃、云南等地。

【采集加工】春末夏初采挖，拣净杂质，去净泥沙，晒干或炕干即可。贮于干燥容器内，置阴凉干燥处。

【药材鉴别】

性状鉴别：干燥菌核呈类球形或不规则团块状，直径 1～3cm。表面黑褐色或棕褐色，有略隆起的不规则网状细纹。质坚实，不易破裂，断面不平坦，白色或浅灰黄色，常有黄白色大理石样纹理。气微，味微苦。嚼之有颗粒感，微带黏性，久嚼无渣。

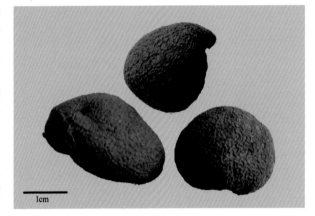

1cm

雷丸

以个大、断面色白、似粉状者为佳。断面色褐呈角质样者，不可供药用。

【化学成分】雷丸含蛋白酶（雷丸素）、雷丸多糖（S-4001）。雷丸多糖是以 β（1→3）葡萄糖为主链，带有（1→6）支链的葡聚糖，相对分子质量为 1 183 000。雷丸还含有 β-谷甾醇、麦角甾醇、麦角甾醇过氧化物、甘遂醇、豆甾醇-7,22-二烯-3β,5α,6β-三醇、豆甾醇、3β-羟基豆甾-5,22-二烯-7-酮、木栓酮、表木栓醇、齐墩果酸等。

【药理作用】

1. **抗炎作用：**雷丸多糖静脉注射或皮下注射后，对小鼠巴豆油耳炎症、大鼠琼脂性和酵母性关节肿胀均有明显的抑制作用。

2. **免疫增强作用：**雷丸多糖能增强小鼠网状内皮系统的吞噬功能和体液免疫功能，雷丸菌丝蛋白能增强小鼠免疫功能。

3. 抗肿瘤作用：雷丸菌丝蛋白酶对小鼠肉瘤 S_{180} 有抑制作用。雷丸提取物对小鼠 U_{14} 腹水癌有明显抑制作用，雷丸菌丝蛋白对 Dui H_{22} 肝癌细胞所致实体瘤具有显著抑制作用。

【医疗用途】

药性归经：味苦，性寒，有小毒。归胃、大肠经。

功能：杀虫，消积。

主治：虫积腹痛，小儿疳积。

用法用量：内服：研粉，15～21g，或入丸剂。

使用注意：本品不宜煎服。无虫积者禁服，有虫积而脾胃虚寒者慎服。

附方：

1. 消疳杀虫：雷丸、使君子（炮，去壳）、鹤虱、榧子肉、槟榔各等份。上药为细末。每服 3g，温米饮调下，乳食前。

2. 治诸虫心腹疼痛：大黄 30g，木香 15g，槟榔 50g，芜荑 50g，白雷丸 50g，白术 21g，陈皮 21g，神曲 15g，枳实 10.5g。上为末。用苦楝根皮、猪牙皂角各 60g，浓煎 1 碗，和前药为丸，如桐子大，每服 50 丸，空腹砂糖水送下。

3. 治脑囊虫病：雷丸 94g，干漆 50g，穿山甲 30g。以上各味共研细末，水飞成小丸。日服 2～3 次，每服 30～40 粒（共重 5～7.5g），用黄酒送服。

【资源评述】雷丸始载于《神农本草经》。《名医别录》云其："生石城（今河南林县西南）山谷及汉中（今陕西省）土中。"《本草经集注》云其："今出建平（今河南永城市西南）、宜都间，累累相连如丸。"《新修本草》云："雷丸，竹之苓也……今出房州（今湖北竹山县）、金州（今陕西安康县）。"历代本草所载的雷丸均为多孔菌科多孔菌属雷丸之菌核。目前药材均来源于野生资源，主产于甘肃、江苏、浙江、河南、湖北、湖南、广西、广东、四川、云南、贵州等地，销往全国各地。

雷丸是传统的驱虫药，用于治疗绦虫病、钩虫病、滴虫病。雷丸的有效成分为蛋白酶，故不能入煎剂，多入丸、散。傣族、苗族、阿昌族也用雷丸，主要用于驱虫、小儿疳积、利水。

雷丸中的蛋白酶能使绦虫虫体坏死，在肠道弱碱性（pH 约为 8）的环境中，具有较强的分解蛋白质的作用，能破坏绦虫头节，对牛肉绦虫、猪肉绦虫和犬绦虫均有作用。单味雷丸粉除驱除绦虫外，对肠道滴虫也有效。50% 乙醇提取物在体外对猪蛔虫产生明显的抑制，雷丸粉内服对钩虫病有明显疗效。

【参考文献】

[1] 王宏，程显好，刘强，等 . 雷丸研究进展 [J]. 安徽农业科学，2008，36（35）：15526-15527.

[2] 朱秀媛，杜晓敏，Jan Christer Janson，等 . 雷丸多糖 S-4002 的抗炎免疫调节作用 [J]. 中国医学科学院学报，2016，38（2）：245-246.

[3] 陈非飞，杨永乐，龚维瑶，等 . 雷丸 pPeOp 蛋白抑制胃癌细胞 MC-4 增殖和迁移的作用研究 [J]. 浙江中医药大学学报，2015，39（1）：9-14.

木　耳
Muer

【别名】耳子、黑木耳。

【来源】为木耳科真菌木耳 *Auricularia auricula*（L. ex Hook.）Uinderw.、毛木耳 *A. polytricha*（Mont.）Sacc 及皱木耳 *A. delicata*（Fr.）P. Hem. 的子实体。

【植物形态】

木耳：子实体丛生，常覆瓦状叠生。耳状、叶状或近杯状，边缘波状，宽 2～6cm，最大者可达 12cm，厚 2mm 左右，以侧生的短柄或狭细的基部固着于基质上。初期为柔软的胶质，黏而富弹性，以后稍带软骨质，干后强烈收缩，变为黑色硬而脆的角质至近革质。背面外面呈弧形，紫褐色至暗青灰色，疏生短绒毛。绒毛基部褐色，向上渐尖。里面凹入，平滑或稍有脉状皱纹，黑褐色至褐色。菌肉由有锁状联合的菌丝组成，粗 2～3.5μm。子实层生于里面，由担子、担孢子及侧丝组成。担子长 60～70μm，粗约 6μm，横隔明显。孢子肾形，无色；分生孢子近球形至卵形，无色，常生于子实层表面。

毛木耳：子实体初期杯状，渐变为耳状至叶状，胶质、韧，干后软骨质，大部平滑，基部常有皱褶，直径 10～15cm，干后强烈收缩。不孕面灰褐色至红褐色，有绒毛，仅基部带褐色。子实层面紫褐色至近黑色，平滑并稍有皱纹，成熟时上面有白色粉状物即孢子。孢子无色，肾形。

皱木耳：子实体群生，胶质，干后软骨质。幼时杯状，后期盘状至叶状，厚 5～10mm，边缘平坦或波状。子实层面凹陷，厚 85～100μm，有明显的皱褶并形成网格。不孕面乳黄色至红褐色，平滑，疏生无色绒毛。孢子圆柱形，稍弯曲，无色，光滑。

【生境分布】生于栎、榆、赤杨等阔叶树砍线椴木与树桩上，各地均有人工栽培。黑木耳属于腐生性中温型真菌。菌丝在 6～36℃均可生长，但以 22～32℃最适宜；15～27℃都可分化出子实体，但以 20～24℃最适宜。菌丝在含水量 60%～70%的栽培料及椴木中均可生长，子实体形成时要求木耳含水量达 70%以上，空气相对湿度 90%～95%。菌丝在黑暗中能正常生长，子实体生长期需 250～1000lux 的光照强度。木耳为好气性真菌，pH 5～5.6 最适宜。

木耳：产于城口、巫溪、巫山、南川、江津等地。分布于全国大部分省区。

毛木耳：产于全市大部分地区。分布于全国大部分省区。

皱木耳：产于南川、武隆、酉阳、綦江。分布于福建、台湾、广东、广西、贵州、云南等省区。

【采集加工】夏、秋季采收，采摘后放到烘房中烘干，温度由 35℃逐渐升高到 60℃，烘干备用。

【药材鉴别】

性状鉴别

木耳：子实体呈不规则块片，多皱缩，大小不等，不孕面黑褐色或紫褐色，疏生极短绒毛，子实层面色较淡。用水浸泡后则膨胀，形似耳状，厚约 2mm，棕褐色，柔润，微透明，有滑润的黏液。气微香，味淡。

毛木耳：子实体较木耳厚，不孕面绒毛浓密、较长。余与木耳类同。气微，味淡。

皱木耳：不孕面乳黄色至红褐色，疏生绒毛；子实层面有明显网络状皱缩。气微，味淡。

【化学成分】

木耳：含木耳多糖。从子实体分离的 1 个多糖，相对分子质量为155 000，由 L-岩藻糖、L-阿拉伯糖、D-木糖、D-甘露糖、D-葡萄糖、葡萄糖醛酸等组成。菌丝体含外多糖，还含麦角甾醇、原维生素 D_2、黑刺菌素。

毛木耳：含植物血凝素，相对分子质量约23 000。木耳毒素Ⅰ、Ⅱ，系蛋白结合多糖。从子实体中得到2 个多糖。

皱木耳：在液体培养中生长，产生膜复合体，其中有地衣酚、荔枝素、苔色酸、藻纹苔酸、红粉苔酸和反丁烯二酸原冰岛衣酸酯。

【药理作用】

1. 对血液系统的影响：木耳能延长部分凝血活酶时间，提高血浆抗凝血酶Ⅲ活性，具有明显的抗凝血作用。木耳多糖 50mg/kg 给小鼠静脉注射、腹腔注射、灌胃，均有明显的抗凝血作用。在体外实验中，木耳多糖亦有很强的抗凝血活性。毛木耳能升高溶血和失血所致贫血模型小鼠外周血红细胞、血红蛋白水平，升高环磷酰胺损伤小鼠的白细胞水平。

2. 降胆固醇作用：毛木耳多糖具有明显的降低血液中胆固醇、甘油三酯和低密度脂蛋白胆固醇的功效。木耳煎剂及木耳多糖具有明显降低胆固醇、减轻动脉粥样硬化的作用。

3. 增强免疫及延缓衰老作用：黑木耳多糖能增加小鼠脾指数、半数溶血值（HC_{50}）和玫瑰花结形成率，促进巨噬细胞吞噬功能和淋巴细胞转化等。黑木耳有降低动脉粥样硬化家兔氧自由基，肝、心、脑组织脂褐质，血浆过氧化脂质，血浆胆固醇含量及减轻动脉粥样硬化的作用。黑木耳水提取物对 H_2O_2 或由酶体系及非酶体系产生的超氧化物自由基有清除作用，清除能力与用量之间呈量效关系。黑木耳多糖可增强小鼠抗疲劳的能力；对小鼠离体脑中 MAO-B 活性有明显抑制作用，并能增加果蝇飞翔能力，能明显延长果蝇平均寿命。

4. 抗辐射、抗肿瘤、抗突变作用：小鼠腹腔注射木耳多糖对^{60}Co-γ 射线照射有拮抗作用，使小鼠存活率提高 1.56 倍。木耳热水提取物对瑞士小鼠肉瘤 S_{190} 抑制率为 42.5%～70%，对艾氏腹水癌抑制率为 80%。毛木耳分离的单一多糖组分 APPⅡA 有抗肿瘤作用，可能与其上调相关基因表述有关。黑木耳多糖有对抗环磷酰胺所致小鼠骨髓微核率增加的作用。

5. 抗炎及肾功能保护作用：黑木耳粗提物在急性肾功能衰竭过程中可能通过影响血管活性物质的合成与释放，调节体内电解质和酸碱的平衡而发挥保护作用。黑木耳提取物在有效降低脓毒血症大鼠血清中内毒素的基础上，同时降低 TNF-α、IL-1、IL-6 含量，抑制脓毒血症大鼠肝、肠组织细胞 NF-κB 的表达。

【医疗用途】

药性归经：味甘，性平。归肺、脾、肝、大肠经。

功能：补气养血，润肺，活血止血，通便，降压，抗癌。

主治：气虚血亏，肺虚久咳，咯血，衄血，血痢，痔疮出血，妇女崩漏，高血压，眼底出血，子宫颈癌，阴道癌，跌打伤痛。

用法用量：内服：水煎，3～10g；或烧炭存性研末。

使用注意：虚寒溏泻者慎服。

附方：

1. 治高血压、血管硬化：木耳 3～6g，清水浸泡一夜，于饭锅上蒸 1～2 小时（或慢火炖汤），加入冰糖 5g，于睡前一次顿服。每日 1 剂，10 天为 1 个疗程。

2. 治老年生疮久不封口：将木耳用瓦焙焦，研末，过筛。使用时，2 份木耳粉，1 份白糖，加水调成膏，摊在纱布上，敷于患处，早晚各换 1 次。

【资源评述】 木耳始载于《神农本草经》，附于"桑根白皮"条下。《证类本草》《本草纲目》等文献中的木耳包括桑耳、槐耳、榆耳、柳耳、楮耳，《本草纲目》单列"木耳"条，将桑耳、槐耳、榆耳、柳耳各列专条，另外还有杨栌耳、柘耳等。近代考证认为槐耳系多孔菌科植物槐栓菌 *Trametes robiniophila* Murr.、榆耳系革菌科植物榆耳 *Gloeostereum incarnatum* S. Ito. et Imai.。本条所述 3 个品种皆指黑木耳，而上述诸品种仍各列专条。由于古今分类方法不同，造成品种和临床资料的交叉现象，应互参。

木耳属菌物，全世界有 20 余种，分布在热带、亚热带、温带等气候地带。在我国分布较广，凡属于热带、亚热带、温带气候的地带均有分布。东北地区、中部地区和南方是我国木耳属植物的主要分布区。我国有该属植物 10 余种，其中黑木耳、毛木耳是分布最广泛、产量最高的种类。从应用的角度看，木耳多食用或作为保健品，临床配伍或成药生产中使用较少。

由于木耳具有抗血小板凝集和降脂的作用，可用于治疗脑血管栓塞、动脉硬化等心脑血管疾病，但有出血倾向的人应慎用。

【参考文献】

［1］张永才. 木耳的化学成分及药理作用的研究进展［J］. 中国医药指南，2011，09（26）：201-202.

［2］张琳. 木耳的化学成分及药理作用研究［D］. 吉林农业大学，2013.

［3］沈丛微，罗霞，江南，等. 毛木耳补血作用的实验研究［J］. 时珍国医国药，2012，23（7）：1674-1675.

［4］赵爽，刘宇，许峰，等. 毛木耳子实体蛋白降血脂活性的研究［J］. 现代食品科技，2013，29（5）：941-944.

［5］罗霞，余梦瑶，江南，等. 毛木耳 *Auricularia polytricha* 多糖 APPIIA 对巨噬细胞细胞因子和 iNOS 基因表达的影响［J］. 菌物学报，2009，28（3）：435-439.

［6］马小娟，马琪，于文燕，等. 黑木耳粗提物在大鼠急性肾功能衰竭过程中的作用［J］. 中国病理生理杂志，2013，29（7）：1235-1238.

［7］马琪，马小娟，姚雪萍，等. 黑木耳提取物对脓毒血症大鼠全身炎症反应的影响［J］. 新疆医科大学学报，2013，36（9）：1253-1257.

银 耳
Yiner

【别名】白木耳、白耳、白耳子。

【来源】为银耳科真菌银耳 *Tremella sucisormis* Berk. 的子实体。

【植物形态】子实体纯白色，胶质，半透明，宽 5～10cm，由多数宽而薄的瓣片组成，新鲜时软，干后收缩。担子近球形，纵分隔，大小为（10～13）μm×（9～10）μm。孢子无色，光滑，近球形，大小为（6～

8.5)μm×(4～7)μm。

【生境分布】 生于栎及其他阔叶树的腐木上，也可人工栽培。银耳属中温型腐生菌，但耐寒力很强。菌丝适宜生长温度为20～28℃，子实体在20～26℃生长最好；椴木中含水量42%～47%、树皮含水量44%～50%，或木屑培养基含水量60%～65%、相对湿度80%～96%时银耳生长良好；银耳是好气性真菌，适宜的酸碱度为pH 5.2～5.8，银耳菌丝对纤维的分解能力很微弱，需要一种"香灰"的子囊菌帮助它分解木材，提供营养。产于城口、黔江等地，分布于江苏、浙江、江西、福建、台湾、湖北、湖南、广东、海南、广西、四川、贵州、云南等省区。

【采集加工】 当耳片开齐停止生长时，应及时采收，清水漂洗3次后，拣净杂质，及时晒干或烘干。贮干燥容器内，密闭，置阴凉干燥处，防霉，防蛀。

【药材鉴别】

性状鉴别： 子实体由数片至10余片薄而多皱褶的瓣片组成，呈菊花形、牡丹花形或绣球形，直径3～15cm，白色或类黄色，表面光滑，有光泽，基蒂黄褐色。角质，硬而脆。浸泡水中膨胀，有胶质。气微，味淡。

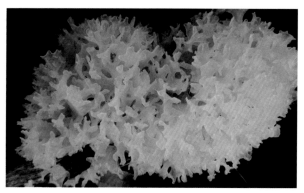

银耳

【化学成分】 含多糖，包括银耳子实体多糖（TP）、银耳孢子多糖（TSP）、多糖 TP-1、糖蛋白 TP、细胞壁多糖、葡萄糖醛酸木糖甘露聚糖、中性多糖、酸性杂多聚糖AC、酸性杂多聚糖BC，尚含甾醇、脂肪酸、磷脂。

此外，葡菌丝中含萨尼丹宁A、B、C、D，维生素B_1，维生素B_2，维生素P，维生素C，Ca，P，Fe，Na，K。

【药理作用】

1. 对免疫功能的影响：银耳孢子多糖能明显促进细菌脂多糖（LPS）对小鼠脾细胞的增殖反应，明显增强自然杀伤细胞（NK）和抗体依赖细胞（ADCC）介导细胞毒性作用。银耳孢子多糖能提高ConA诱导脾细胞产生IL-2，抑制ConA诱导的T淋巴细胞增殖反应及胸腺细胞3H-TdR自发掺入率，抑制程度随药量增加而更明显。

2. 抗肿瘤、抗放射作用：银耳制剂及银耳多糖对荷腹水型或荷实体瘤小鼠肿瘤、小鼠肉瘤S_{180}、艾氏腹水癌和人慢性骨髓性白血病K562细胞的生长有明显的抑制作用。银耳孢多糖对小鼠大肠癌有明显抑制作用，其机制可能与降低survivin、VEGF-C表达有关。银耳多糖可降低^{60}Co-γ射线照射小鼠、犬及猕猴后死亡率，提高死亡鼠平均存活时间。银耳孢糖能提高肝癌化疗患者生存质量。

3. 对肝脏的作用：银耳多糖能促进正常小鼠血清蛋白质合成和部分切肝小鼠肝结构蛋白质合成；能有效地保护肝细胞，减轻CCl_4损伤造成的糖原合成减少，银耳提取物对酒精性肝损伤有辅助保护作用。

4. 抗凝血和抗血栓作用：银耳多糖和银耳孢子多糖有明显的抗凝血作用，可显著延长部分凝血活酶时间，其延凝作用显效较慢，药效消失也较慢。抑制血小板的聚集力和黏合力可能是其发挥抗凝作用的机制之一。

5. 降血脂、降血糖作用：银耳多糖和银耳孢子多糖可明显降低高血脂症大鼠血清游离胆固醇、胆固醇酯、甘油三酯、β-脂蛋白含量，降低高胆固醇血症小鼠血清总胆固醇含量，并可防止高胆固醇引起的小鼠高胆固醇血症的形成。对正常和四氧嘧啶糖尿病小鼠，银耳多糖和银耳孢子多糖均有显著的降血糖作用，这可能是因它们可减轻四氧嘧啶对胰岛B细胞的损伤所致。

6. 延缓衰老作用：银耳多糖能明显降低小鼠心肌组织脂褐质含量，增强小鼠脑和肝组织中SOD活力，抑制脑中MAO-B的活性。银耳多糖还能明显延长果蝇寿命，降低果蝇脂褐质含量。银耳粗多糖对羟基自由基、DPPH、超氧阴离子自由基的清除作用明显，且清除率与多糖浓度之间存在一定的量效关系。

7. 其他作用：银耳孢子粗多糖腹腔注射对甲醛所致大鼠足趾肿胀有显著抑制作用。银耳多糖和银耳孢子多糖可对抗致突变剂环磷酰胺所致的微核率增加，对环磷酰胺所引起的染色体损伤有对抗作用。银耳提取物具有显著的抗抑郁活性，其作用可能与其增加大鼠血浆及下丘脑神经递质含量相关。

【医疗用途】

药性归经：味甘、淡，性平。归肺、胃、肾经。

功能：滋补生津，润肺养胃。

主治：虚劳咳嗽，痰中带血，津少口渴，病后体虚，气短乏力。

用法用量：内服，煎汤，3～10g；或与冰糖、肉类炖服。

使用注意：风寒咳嗽者及湿热酿痰致咳者禁用。

附方：

1. 治肺阴虚，咳嗽，痰少，口渴：银耳（先用水浸泡）6g，冰糖15g。加水适量，隔水共蒸透，制成白木耳糖汤，分2次服，每日1剂。

2. 用于癌症放疗、化疗期：银耳12g，绞股蓝45g，党参、黄芪各30g。水煎，取银耳，去药渣，加薏苡仁、大米各30g煮粥吃。每日1剂，长期配合放疗、化疗，可防止白细胞下降。

3. 治原发性高血压：银耳10g，米醋、水各10ml，鸡蛋3个（先煮熟去壳），共慢火炖汤，吃银耳和鸡蛋。每日吃鸡蛋1个，并喝汤食银耳。

【资源评述】银耳属全世界有60种，我国约有22种。银耳主产于四川、贵州、云南、福建、湖北、安徽、浙江、广西、陕西、台湾等地。以四川通江银耳、福建漳州雪耳最著名，销向全国。现各地均有栽培，栽培技术也已较为成熟。银耳栽培一般使用壳斗科栎属植物麻栎或槲栎等的木材，菌种接种有3种方法，即"木引"（将头年生长过银耳的原木夹杂在新砍伐的段木中，让其自然感染接种）、"菌液引"（将鲜银耳加水揉碎呈浆状菌液，将其涂抹于段木的两端和中部的切口上接种）、"菌引"（人工培养制作菌种，接种于段木上）。银耳采收后一般除去杂质后直接晒干或烘干，但目前市场上也有用硫黄熏白的银耳，不可食用。

银耳为常见的药食两用佳品。银耳有增强免疫和抗肿瘤作用，利用银耳多糖与铁的结合性质作为补铁剂。临床上用于治疗慢性气管炎、肺心病，用银耳糖浆口服，每次30ml，每日3次，总有效率达90%。对化疗引起的白细胞减少有一定的治疗效果。服用银耳多糖后，头晕、乏力、失眠、多梦等症状均有显著改善或消失。

【参考文献】

[1] 黄婧禹，贾凤霞，石文娟. 银耳多糖的研究进展 [J]. 重庆中草药研究，2013 (1)：43-47.

[2] 解方为，欧阳学农，彭永海，等. 银耳孢多糖对小鼠大肠癌的抑制作用及机理研究 [J]. 中药药理与临床，2009，25 (2)：54-56.

[3] 庞良芳. 银耳孢糖提高肝癌化疗患者生存质量的研究 [J]. 湖北中医药大学学报，2014，16 (4)：85-86.

[4] 薛莉. 银耳提取物对酒精性肝损伤辅助保护作用 [J]. 菌物学报，2014，33 (5)：1112-1118.

[5] 张先廷. 银耳多糖的提取及抗氧化性研究 [J]. 辽宁化工，2015，44 (9)：1158-1159.

[6] 金亚香，张研，刘天载. 银耳提取物抗抑郁活性研究 [J]. 实用预防医学，2016，23 (4)：490-493.

猪 苓

Zhuling

【别名】猪屎苓。

【来源】为多孔菌科真菌猪苓 *Polyporus umbellatus* (Pers) Fr. 的菌核。

【植物形态】菌核形状不规则，呈大小不一的团块状，坚实，表面紫黑色，有多数凹凸不平的皱纹，内部白色，大小一般为 (3～5)cm×(3～20)cm。子实体从埋生于地下的菌核上发出，有柄并多次分枝，形成一丛菌盖，总直径可达20cm。菌盖圆形，直径1～4cm，中部脐状，有淡黄色的纤维状鳞片，近白色至浅褐色，边缘薄而锐，常内卷，肉质，干后硬而脆。菌肉薄，白色。菌管长约2mm，与菌肉同色，下延。孢子无色，光滑，圆筒形，一端圆形，一端有歪尖。

【生境分布】生于林中树根旁地上或腐木桩旁。猪苓适宜在疏松透气、腐殖质含量高、肥沃、偏酸性的砂壤土生长，土壤含水量30%～50%。猪苓与蜜环菌（*Armi Uariamellea*）营共生生活，故猪苓的伴生植物与蜜环菌腐生、寄生的树种有关，常与柞、桦、槭、橡、榆、杨、柳、枫、女贞子等树种生活在一起。重庆区内均产。分布于黑龙江、吉林、辽宁、河北、山西、陕西、甘肃、河南、湖北、四川、贵州、云南等地。

【采集加工】猪苓栽后 4～5 年秋冬检查：如果萌发的白头很少，或不再萌发新苓，并出现腐烂现象，次年 3～5 月间应及时采挖翻栽，一般栽后 4～5 年收获。收获后选出灰褐色、核体松软的菌核，留作苓种。取色黑、质硬的老苓及时晒干，除净泥土，即为成品猪苓。

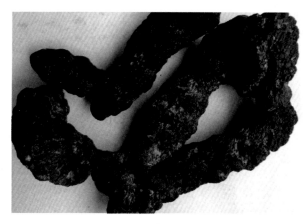

猪苓

【药材鉴别】

性状鉴别：菌核呈不规则块状、条形、类圆形或扁块状，有的有分枝，长 5～25cm，直径 2～6cm。表面黑色、灰黑色或棕黑色，皱缩或有瘤状突起。体轻，质硬，断面类白色或黄白色，略呈颗粒状。气微，味淡。

以个大、外皮黑色、断面色白、体较重者为佳。

【化学成分】菌核含猪苓葡聚糖Ⅰ；甾类化合物包括多孔菌甾酮 A、B、C、D、E、F、G，4,6,8(14)，22-麦角甾四烯-3-酮，25-去氧罗汉松甾酮 A，25-去氧-24(28)-去氢罗汉松甾酮 A，7,22-麦角甾二烯-3-酮，7,22-麦角甾二烯-3-醇，5,7,22-麦角甾三烯-3-醇，$5\alpha,8\alpha$-表二氧-6,22-麦角甾二烯-3-醇，还含 α-羟基二十四碳酸等。

另有报道猪苓菌丝发酵滤液中多糖是由 D-甘露糖、D-半乳糖、D-葡萄糖组成，其摩尔比为 20：4：1。

【药理作用】

1. 利尿作用：猪苓煎剂对多种动物均有利尿作用，在增加尿量的同时，Na^+、K^+、Cl^- 的排出增加。利尿机制可能是由于抑制肾小管对电解质和水的重吸收。猪苓的乙酸乙酯提取物和正丁醇提取物能明显减少尿及肾组织内 Ca^{2+} 含量，其中以猪苓乙酸乙酯浸膏最为显著。

2. 促进免疫功能：猪苓多糖可以极化巨噬细胞为 M1 型，增加由 INF-γ 诱导的 M1 炎症因子的表达，同时也增加抑炎因子的表达，具有双向调节作用。猪苓多糖可能通过 TLR4 激活小鼠腹腔巨噬细胞以发挥免疫调节作用。

3. 抗肿瘤作用：猪苓醇提取物的水溶部分可抑制小鼠肉瘤 S_{180}、肝癌。猪苓多糖可引起 T24 细胞内 Ca^{2+} 水平的显著变化，而且这种变化主要表现在细胞核内，提示猪苓多糖可能有诱导细胞凋亡的作用。猪苓提取物、猪苓多糖均具有抑制膀胱癌的作用，猪苓多糖是发挥抗肿瘤活性的主要成分。从猪苓中分得的甾体类成分麦角甾醇和猪苓酮 B 也具有抗肿瘤活性。猪苓多糖抗癌作用与降低 CYP450 与升高 NQO1 酶活性有关。

4. 保肝作用：猪苓多糖对 CCl_4 和 D-半乳糖胺引起的肝损伤有显著的保护作用，对小鼠中毒性肝炎有预防作用，猪苓多糖能显著促进豚鼠和熊猴产生乙型肝炎表面抗体（抗-HBs）。临床应用猪苓多糖治疗病毒性肝炎有较好疗效。

5. 其他作用：猪苓多糖对环磷酰胺诱导产生的微核有一定的抑制作用，能降低环磷酰胺的致突变功效，抑制突变细胞的有丝分裂，减少微核的产生，稳定和促进 DNA 的修复，具有抗诱变作用。

【医疗用途】

药性归经：味甘、淡，性平。归脾、肾、膀胱经。

功能：利水渗湿。

主治：小便不利，水肿胀满，泄泻，淋浊，带下。

用法用量：内服：煎汤，10～15g；或入丸、散。

使用注意：无水湿者禁用，以免伤阴。

附方：

1. 治热淋之尿急、尿频、尿道痛：猪苓、萹蓄、车前子各 9g，木通 6g。水煎服，每日 2 次。

2. 治妊娠小便不通，脐下硬痛：猪苓、木通、桑根白皮各 50g。水煎服，每日 2 次。

3. 治肝硬化腹水：鲤鱼（重 500～2000g）1 条，猪苓、大腹皮、防己、泽泻各 9g。剖开鱼腹，除掉内脏，洗净。将以上四味药研末装入鱼腹内，煮熟，去药渣，食鱼喝汤。

4. 治肠胃寒湿，泄泻无度，嗜卧不食：猪苓25g，肉豆蔻（煨）2枚，黄柏0.3g。上三味研为末，为丸如绿豆大。每服10丸，食前热水下。

5. 治脉浮发热，渴欲饮水，小便不利：猪苓、茯苓、泽泻、阿胶（烊化）、滑石各50g。水煎服，每日3次。

【资源评述】猪苓始载于《神农本草经》，列入中品。《本草经集注》云其："是枫树苓，其皮去黑作块，似猪屎，故以名之，肉白而实者佳，用之削去黑皮乃秤之。"《本草图经》云："猪苓生衡山山谷及济阴（山东曹县西北）、冤句（山东菏泽），今蜀州（四川崇庆）、眉州（四川眉山）亦有之。旧说是枫木苓，今则不必枫根下乃有，生土底，皮黑作块，似猪粪。"并附有龙州（四川江油）猪苓和施州（今湖北恩施）刺猪苓。

猪苓主产于陕西凤县、勉县、石泉、镇安，云南维西、中甸、丽江、大理，河南洛阳、嵩县、卢氏，山西霍汾、沁县、宁武，河北兴隆、丰宁、青龙等地，以陕西、云南产量大，陕西产者质量最佳。其他各地亦产。目前，陕西已有猪苓的人工栽培，但栽培技术尚不成熟。重庆市城口也有零星栽培，系从陕西引种菌种。

猪苓在临床上多用于治疗肿瘤、乙肝及免疫力低下的疾病，能提高患者的免疫力，减轻化疗引起的不良反应。猪苓多糖能显著改善乙肝患者症状，降低ALT，抑制病毒复制（尤其是HBeAg转阴），对肝组织损伤有修复作用，疗效较稳定，长期使用无毒副反应。猪苓还可用于治疗银屑病。

【参考文献】

[1] 徐硕，邝咏梅，姜文清，等. 猪苓的化学成分及生物活性研究进展 [J]. 中南药学，2016，14（7）：746-751.

[2] 赵英永，崔秀明，张文斌，等. 猪苓的化学成分与药理作用研究进展 [J]. 中药材，2009，32（11）：1785-1787.

[3] 张国伟，李彩霞，王艳峰，等. 猪苓及猪苓多糖对BBN联合糖精作用Fisher-344大鼠肝脏代谢酶的影响 [J]. 天然产物研究与开发，2011，23（5）：923-926.

茯 苓
Fuling

【别名】松苓。

【来源】为多孔菌科真菌茯苓 *Poria cocos* (Schw.) Wolf. 的菌核。

【植物形态】菌核球形、卵形、椭圆形至不规则形，一般重500～5000g。外面有厚而多皱褶的皮壳，深褐色，新鲜时软，干后变硬；内部白色或淡粉红色，粉粒状。子实体生于菌核表面，全平伏，厚3～8cm，白色，肉质，老后或干后变为浅褐色。菌管密，长2～3mm，管壁薄，管口圆形、多角形或不规则形，口缘常裂为齿状。孢子长方形至近圆柱形，平滑，有一歪尖。

【生境分布】生于松树根上。野生在海拔600～1000m的山区的干燥、向阳山坡上的马尾松、黄山松、赤松、云南松、黑松等树种的根际。孢子22～28℃萌发，菌丝18～35℃生长；于25～30℃生长迅速，子实体18～26℃分化生长并能产生孢子。以段木含水量50%～60%、土壤含水量20%、pH 3～7、坡度10°～35°的山地砂性土较适宜生长。在昼夜温差大的条件下有利于茯苓的生长。也有人工栽培。产于城口、巫溪、巫山、万州、开州、涪陵、酉阳、秀山等地。分布于吉林、安徽、浙江、福建、台湾、河南、湖北、广西、四川、贵州、云南等地。

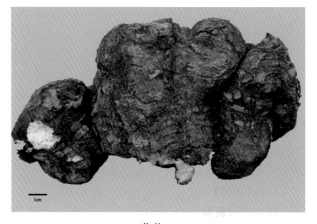

茯苓

【采集加工】野生茯苓一般于当年7月至次年3月采挖。人工培植者，于第二年8～10月采挖。采收时选晴天挖出，去泥沙，堆积室内盖稻草发汗，等水气散失、苓皮起皱后削去外皮，切块，干燥。

根据加工不同可分为四种：茯神：抱有松根的白色部分；赤茯苓：菌核外表皮淡红色部分；茯苓皮：茯苓的外表皮；朱苓：用朱砂拌茯苓。

【药材鉴别】

性状鉴别：完整的茯苓呈类圆形、椭圆形、扁圆形或不规则团块，大小不一。外皮薄，棕褐色或黑棕色，粗糙，具皱纹和缢缩，有时部分剥落。质坚实，破碎面呈颗粒状，近边缘淡红色，有细小蜂窝样孔洞，内部白色，少数淡红色。有的中间抱有松根，习称"茯神块"。气微，味淡，嚼之粘牙。

以体重坚实、外皮色棕褐、皮纹细、无裂隙、断面白色细腻、粘牙力强者为佳。

【化学成分】多糖包括茯苓聚糖（pachyman）、茯苓次聚糖（pachymarall）及高度（1,3）、（1,6）、分支的 β-D-葡聚糖 H_{11}（glucan H_{11}）。茯苓多糖含量 70%～90%，主要分布于茯苓的子实体、菌丝及其发酵液中。

茯苓三萜类成分以羊毛甾型三萜为主，根据其母核结构的不同，主要分为以下 4 类：羊毛甾-8-烯型三萜；羊毛甾-7,9(11)-二烯型三萜；3,4-开环-羊毛甾-7,9(11)-二烯型三萜；3,4-开环-羊毛甾-8-烯型三萜。

尚含麦角甾醇、辛酸、十一烷酸、月桂酸、十二碳烯酸、棕榈酸、十二碳烯酸酯以及辛酸酯等。

【药理作用】

1. 利尿作用：茯苓浸膏、醇提物对兔、大鼠、小鼠及犬等均有利尿作用，其利尿作用是由钾盐以外的其他成分所致，并与肾小管对 Na^+ 的重吸收有关。

2. 抗肿瘤作用：茯苓次聚糖对小鼠肉瘤 S_{180} 的抑制率较高，可达 96.88%。茯苓多糖在体内及体外抗肿瘤实验中均表现出抗肿瘤活性。茯苓抗胃癌和乳腺癌的活性组分一致，为茯苓多糖和乙酸乙酯提取物。茯苓药物血清通过对细胞周期的改变，来抑制胃癌 SGC-7901 细胞株 SP 细胞的增殖能力。

3. 免疫增强作用：茯苓聚糖对正常及荷瘤小鼠的免疫功能有增强作用。皮下注射羧甲基茯苓多糖，可明显提高正常小鼠腹腔巨噬细胞的吞噬功能，并能对抗醋酸可的松所致巨噬细胞功能的降低。茯苓多糖能缓解环磷酰胺对小鼠体液免疫功能的抑制作用，茯苓多糖不能对抗环磷酰胺引起的大鼠白细胞减少，但可使白细胞回升加速。

4. 对胃肠道的影响：给大鼠口服茯苓水浸膏，可预防轻度胃溃疡的发生，对小鼠也有预防水侵袭所致应激性胃溃疡的效果。茯苓水煎液对正常小鼠的胃残留、小肠推进具有抑制作用。

5. 其他作用：茯苓多糖对棉球所致大鼠皮下肉芽肿形成有抑制作用，也能抑制二甲苯所致的小鼠耳肿胀。用茯苓多糖灌胃，肾内草酸钙结晶面积显著小于成石对照组。茯苓通过提高皮肤中羟脯氨酸的含量来延缓皮肤衰老，而对 SOD 的活性没有影响。

【医疗用途】

药性归经：味甘、淡，性平。归心、肺、脾、肾经。

功能：利水渗湿，健脾和胃，宁心安神。

主治：小便不利，水肿胀满，痰饮咳逆、呕吐，脾虚食少、泄泻，心悸不安，失眠健忘，遗精白浊。

用法用量：内服：煎汤，10～15g；或入丸、散。宁心安神用朱砂拌。

使用注意：阴虚而无湿热、虚寒滑精、气虚下陷者慎服。

附方：

1. 治小便多，或小便失禁：白茯苓、山药。上二味，各等份，为细末。稀米饮调服之。

2. 治血涩而气不通的小便闭塞：茯苓（去皮）、滑石各 6g，知母、泽泻各 15g，黄柏 12g。水煎服，每日 2 次。

3. 治冠心病：茯苓 200g，桂枝、白术各 150g，甘草 100g。水煎服，每日 2 次。

4. 治心气不足，思虑太过，虚烦盗汗，举动力乏：茯苓（去皮）200g，龙骨 100g，五倍子 300g。上为末，为丸，每服 40 粒，空腹用盐汤吞下，每日 2 次。

5. 治消渴：白茯苓 500g，黄连 500g。为末，熬天花粉作糊，丸梧桐子大，每温汤下 50 丸。

【资源评述】茯苓始载于《五十二病方》。《名医别录》云："茯苓、茯神生太山山谷大松下。二月、八月采，阴干。"《新修本草》曰："今太山亦有茯苓，白实而块小，而不复采用。第一出华山，形极粗大。"《本草图经》载："茯苓生泰山山谷，今泰、华、嵩山皆有之。""茯神"之名始见于《名医别录》，《本草纲目》

称茯神中的木心为"茯神木"。茯苓生长于大山的松树下，产于西北及华北一带。现多为人工栽培。

传统认为云南为茯苓的道地产区，习称云茯苓。现时仍以云苓为重，但发展人工培养以来，安徽、湖北等省成为茯苓主产区，安徽潜山县、湖北罗田县"木引"栽培已有三百余年历史，质量优于"肉引"和"菌引"生产的茯苓，后者保存期短、易受虫蛀。茯苓人工栽培分有性繁殖与无性繁殖，有性繁殖的菌种接种苓木后菌丝传引力强、成活率高。由于茯苓栽培中需伐树使用成段木材（习称"段料"），对生态有破坏，有研究使用袋装木屑（习称"袋料"）替代"段料"，但目前技术尚不成熟。

茯苓多糖体具有抗肿瘤作用，但各成分有差异。茯苓聚糖未显示出抗肿瘤作用，而茯苓多糖抑瘤率为95%；羧甲基茯苓多糖抑瘤率为73%；羟乙基茯苓多糖-1抑瘤率为9%；羟乙基茯苓多糖-2抑瘤率为61%；羟乙基茯苓多糖-3抑瘤率为99%；羟乙基茯苓多糖-4抑瘤率为100%。此外，茯苓酸也有明显的抗肿瘤作用，茯苓素抗肿瘤作用较弱，但对抗癌药有增效作用，可作为辅助用药。

【参考文献】

[1] 马帅，周蓬. 茯苓的研究进展 [J]. 食品与药品，2015，17（3）：219-223.

[2] 游昕，熊大国，郭志斌，等. 茯苓多种化学成分及药理作用的研究进展 [J]. 安徽农业科学，2015，43（2）：106-109.

[3] 郭晨旭，钱军. 茯苓对胃癌细胞株 SGC-7901 的侧群细胞增殖的影响 [J]. 中国临床药理学与治疗学，2014，19（11）：1222-1226.

[4] 彭小彬，邱小惠，余传林，等. 茯苓多糖对环磷酰胺所致免疫功能低下小鼠体液免疫功能的影响 [J]. 中药药理与临床，2013，29（5）：69-72.

[5] 王青，胡明华，董燕，等. 茯苓多糖对免疫抑制小鼠黏膜淋巴组织及脾脏中 CD_3^+ 和 CD_{19}^+ 细胞变化的影响 [J]. 中国免疫学杂志，2011，27（3）：228-231.

蕨类植物

伸筋草

Shenjincao

【别名】铺筋草、抽筋草、分筋草、过筋草、地棚窝草。

【来源】为石松科植物石松 *Lycopodium japomcum* Thunb.、华中石松 *Lycopodium centro-chinense* Ching、垂穗石松 *Palhinhaea cernua*（L.）Franco et Vasc. 的全草。

【植物形态】

石松：主茎匍匐状，长 2～3m，侧枝直立，高达 15cm，直径约 6mm，多回二叉分枝。主枝的各回小枝以钝角作广叉开的分出，末回小枝广叉开形成"Y"样，指向两侧，小枝直径 3～5mm，叶螺旋状排列，线状披针形，长 3～5mm，宽 0.3～0.8mm，基部宽，先端渐尖并具折断的膜质长芒，全缘，纸质。孢子囊穗圆柱形，3～6 个生于孢子枝顶端，长 3～5cm；孢子叶菱状卵形，长约 2mm，宽约 1.5mm，先端芒状，边缘有啮状齿，膜质。

华中石松：其各回小枝以锐角分出，斜向上或直立，彼此密集，末回小枝间的夹角尖而狭，指向上方。其叶更密集，螺旋状排列，略内曲或近于平伸，线状披针形。

垂穗石松：主茎直立，高达 40cm，直径约 2mm，草质，上部多分枝，绿色，侧枝平伸，多回不等二叉状分枝。叶密生，螺旋状排列，条状钻形。孢子囊穗小，单生于小枝顶端，成熟时下垂；孢子叶卵状菱形，先端尾状，边缘有流苏状不规则钝齿。

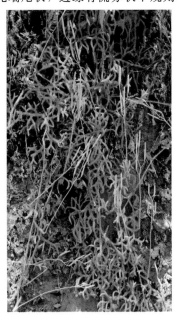

石松

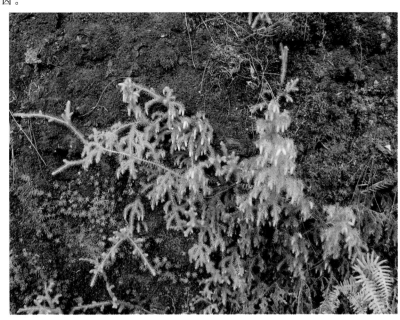

垂穗石松

<h1 style="text-align:center">植物形态检索表</h1>

1. 主茎直立，枝平伸，小枝有明显的纵棱孢子囊穗下垂 ………………………………………… **垂穗石松**

1. 主茎匍匐地面，侧枝直立或产茎直立而在地下有横行的根茎，小枝无纵棱，孢子直立

  2. 主茎的各回枝的钝角作广叉分开，未回小枝成"Y"样 ………………………………………… **石松**

  2. 主茎的各回小枝以锐角分出，斜向上或直立，未小枝夹角尖而狭 ………………………… **华中石松**

【生境分布】生于海拔290～2700m的山坡草地、灌丛或松林下酸性土中。

石松：产于巫溪、开州、忠县、垫江、涪陵、石柱、彭水、武隆、黔江、南川、巴南、江津等地，分布于东北、华中南、西南及内蒙古、陕西、新疆等地。

华中石松：产于南川，分布于江西、湖北、湖南、广东、广西、四川、贵州、云南等地。

垂穗石松：产于垫江、秀山、巴南、江北、綦江、合川、大足、璧山、江津、铜梁、永川、荣昌等地，分布于长江以南各地。

【采集加工】夏季采收，连根拔起，除去杂质，洗净，切段，干燥。

【药材鉴别】

性状鉴别

石松：匍匐茎圆柱形，细长弯曲，长可达2m，多断裂，直径1～3mm，表面黄色或淡棕色，其下有多数黄白色细根；直立茎作二歧状分叉。叶密生茎上，螺旋状排列，线形或针形，常皱缩弯曲，长3～5mm，宽0.3～0.8mm，黄绿色至淡黄棕色，无毛，先端芒状，全缘或有微锯齿，叶脉不明显。枝端有时可见孢子囊穗，直立棒状，多断裂，长2～5cm，直径约5mm。质韧，不易折断，断面浅黄色，有白色木心。气微，味淡。

华中石松：类似石松，但茎呈二叉分枝呈锐角展开，枝叶较疏，小枝叶密生，叶具膜质长芒。

垂穗石松：上部多分枝，长30～50cm，或已折成短段，直径1～2mm，表面黄色或黄绿色。叶密生，线状钻形，长2～3mm，黄绿色或浅绿色，全缘，常向上弯曲，质薄，易碎。枝顶常有孢子囊穗，矩圆形或圆柱形，长5～15mm，无柄，常下垂。气微，味淡。

均以色黄绿、无杂质者为佳。

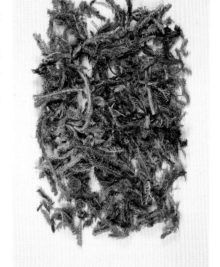

伸筋草（段）

<h2 style="text-align:center">性状检索表</h2>

1. 叶线状钻形，宽0.1～0.3mm ……………………………………………………………………… **垂穗石松**

1. 叶宽0.5mm以上

  2. 主茎的各回枝的钝角作广叉分开，未回小枝成"Y"样 …………………………………………… **石松**

  2. 主茎的各回小枝以锐角分出，斜向上或直立，未小枝夹角尖而狭 ………………………… **华中石松**

【化学成分】

石松：含生物碱：lycoposerramine-M N-oxide、acetyllycoposerramine-M、石松碱、lycoposerramine-M、miyoshianine-C、12-epilycodoline N-oxide、gnidioidine、lycoposerramine-K、4a-hydroxyanhydrolycodoline、flabelline、hydroxypropyllycodine、光泽石松灵碱、石松定碱、去-N-甲基-α-玉柏碱、α-玉柏碱、去-N-甲基-β-玉柏碱、石松佛利星碱等。萜类化合物：石松三醇、石松四醇酮、千层塔烯二醇、二表千层塔烯二醇、21-表千层塔烯二醇、16-氧代二表千层塔烯二醇、16-氧代-21-表干层塔烯二醇、16-氧代千层塔烯二醇、(24S)-24-甲基胆甾醇、石松四醇、二表石松稳四醇、16-氧代石松三醇及16-氧代石松五醇等。

垂穗石松：含生物碱：垂石松碱、羟基垂石松碱、去氧垂石松碱、烟碱等。萜类化合物：21-表千层塔烯二醇、千层塔烯二醇、21-表千层塔烯三醇、16-氧代石松三醇、二表千层塔烯二醇、α-芒柄花醇、16-氧代-21-表千层塔烯三醇、千层塔三醇、垂石松酸A及垂石松酸B。

【药理作用】

1. 抗炎镇痛作用：石松所含乙酰基二氢石松生物碱、对香豆酸甲酯、豆甾烷-3-酮-21-酸具有较好的 NO 抑制率，并呈一定剂量依赖关系。伸筋草的乙醇提取物对佐剂性关节炎大鼠有明显的抗炎作用，且以低剂量组效果佳。此外，伸筋草的氯仿、正丁醇、水等提取物均有一定抗炎、镇痛的药效作用。

2. 抗氧化作用：伸筋草能有效清除活性氧自由基，最大清除率可达 79.72%。对 Fenton 反应产生的羟基自由基清除率高达 94.04%。用硫代巴比妥酸（TBA）分光光度法研究伸筋草对羟基自由基诱发卵磷脂脂质过氧化损伤的抑制作用，结果表明对卵磷脂脂质过氧损伤有显著抑制作用。伸筋草的草石油醚、氯仿及正丁醇提取物对 DPPH 自由基的清除均有抑制作用，且呈明显的量效关系，不同提取物强度顺序为正丁醇提取物＞氯仿提取物＞石油醚提取物。

3. 其他作用：伸筋草乙醇提取物高、中剂量均能提高小鼠腹腔巨噬细胞的吞噬率和吞噬指数，并有提高正常小鼠溶菌酶含量的趋势。伸筋草能显著延长戊巴比妥钠的睡眠时间，而对士的宁等中枢兴奋药无抑制作用。对盐酸可卡因反应的影响实验显示伸筋草能增强可卡因的毒性反应，说明伸筋草对中枢特定部位有一定兴奋作用。石松碱对离体大鼠和豚鼠小肠有兴奋作用，对兔离体小肠的蠕动有增强作用，亦有收缩豚鼠离体子宫及兴奋兔离体子宫的作用。

【医疗用途】

药性归经：微苦、辛，温。归肝、脾、肾经。

功能：祛风除湿，舒筋活络，止咳，解毒。

主治：风寒湿痹，关节酸痛，屈伸不利，皮肤麻木，四肢软弱，黄疸，咳嗽，跌打损伤。

用法用量：内服：水煎，9～15g；或浸酒。外用：适量，捣敷。

使用注意：孕妇及出血过多者慎用。

附方：

1. 治关节酸痛，手足麻痹：凤尾伸筋草 30g，丝瓜络 15g，爬山虎 15g，大活血 9g。水、酒各半煎服。

2. 治肺痨咳嗽：石松、紫金牛、枇杷叶各 9g。水煎服。

3. 治跌打损伤：伸筋草 15g，苏木、土鳖虫各 9g，红花 6g。水煎服。

4. 治小儿麻痹后遗症：石松、南蛇藤根、松节、寻骨风各 15g，威灵仙 9g，茜草 6g，杜衡 1.5g。水煎服，每日 1 剂。

【资源评述】 石松始载于《本草拾遗》，云："石松生天台山石上，如松，高一二尺也。"《本草纲目》云："此即玉柏之长者也，名山皆有之。"以上所述应为石松科植物石松。此外，《植物名实图考》载有"筋骨草"条云："生山溪间。绿蔓茸毛，就茎生杈，长至数尺。着地生根，头绪繁挐，如人筋络。俚医以为调和筋骨之药，名为小伸筋，秋时茎梢发白芽，宛如小牙。"据其所述特征及附图形态，应为石松科植物垂穗石松。

石松类植物分为 3 科 11 属，共 380 余种，我国产石松有 2 科 7 属，约 60 多种。伸筋草为石松属植物，该属我国有 6 种 1 变型，除石松 *L. japnicum* 外，单穗石松 *L. annotinum* L.、玉柏石松 *L. obscurum* L. 也入药。《中国药典》收载的"伸筋草"为石松 *L. japnicum*，但由于石松类植物形态相似，各地使用的伸筋草基原常有不同，也常与藤石松 *Lycopodiastrum casuarinoides*（见"舒筋草"条）、扁枝石松 *Diphasiastrum complanatum*（L.）Holub、地刷子扁枝石松 *D. complanatum var. ancepa*（Will.）Aschers.、矮小石松 *D. veitchii*（Christ）Holub（见"地刷子"条）等混淆。

至 1983 年底已有 30 多个品种被研究，从中分离鉴定了 90 多个生物碱成分。有研究表明，在石松属植物中，玉柏石松 *L. obscurum* 的 6 种伸筋草碱总含量最高，对豚鼠离体肠平滑肌兴奋作用和抗血小板凝集作用也最强，是具有开发前景的资源。玉柏石松 *L. obscurum* 主产于重庆金佛山、贵州威宁及云南景东县。

【参考文献】

［1］刘惠杰，等. 石松生物碱化学成分的研究［J］. 中国中药杂志，2012，37（4）：475-477.

［2］杨光忠，等. 石松属植物化学成分抗炎活性的筛选［J］. 中南民族大学学报（自然科学版），2015（2）：52-56.

［3］蔡卓亚，等. 伸筋草化学成分及药理作用研究进展［J］. 中草药，2015，46（2）：297-304.

［4］邹桂欣，等. DPPH 法评价伸筋草不同提取物清除自由基的能力［J］. 药物评价研究，2012，35（5）：359-361.

［5］史之茂. 伸筋草乙醇提取物对小鼠免疫功能影响的实验研究［J］. 黑龙江中医药，2010（1）：55-56

卷 柏
Juanbai

【别名】回阳草、长生不死草、石花、一把抓。

【来源】为卷柏科植物卷柏 *Selaginella tamariscina*（Beauv.）Spring、垫状卷柏 *S. pulvinata*（Hook. et Grev.）Maxim. 的全草。

【植物形态】

卷柏：多年生草本，高5～15cm。根茎直立，其上着生多数须根，密集成茎干状，顶端丛生小枝，两叉分枝，辐射展开，深秋后卷缩如拳。枝背面生侧叶两行，腹面生中叶两行，交互排列。侧叶宽斜卵形，长2.5～3mm，宽1.0～1.5mm，先端具长芒，内缘（上缘）膜质，具微细锯齿，外缘（下缘）疏生锯齿；中叶斜卵形，先端具芒，斜向，两侧疏生锯齿；腋叶卵状披针形，两侧生锯齿。孢子囊穗单生枝顶，长可至2.5cm以上，具四棱；孢子叶卵状三角形，背部呈龙骨状，边缘膜质有锯齿。大孢子囊位于囊穗中部，呈四面体形，内生4个黄色大孢子；小孢子囊位于囊穗上部和下部，肾形，内生多数棕红色小孢子。孢子叶和孢子囊之间有叶舌。10～11个月具孢子囊穗。

垫状卷柏：形态与上种相似，主要区别为根茎短，须根多。侧枝丛生平铺地上，向内卷曲似球形。侧叶宽斜卵形先端具长芒，内缘（上缘）膜质，有撕裂状不等齿；中叶平行排列，斜披针形，长2～2.5mm，宽约1.0mm，先端具长芒，平直，两侧疏生锯齿；腋叶卵状，具撕裂状齿。孢子囊生于穗的四部。

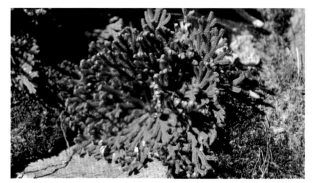
垫状卷柏

【生境分布】

卷柏：生于海拔200～1200m的干旱岩缝中。产于酉阳、秀山、南川。分布于东北、华北、华东、中南及陕西、四川、重庆等地。

垫状卷柏：生于海拔1100～3500m的向阳山坡及干燥石缝外，耐旱力极强。产于城口、巫溪及万州全区。分布于全国大部分省市。

【采收加工】多为野生品，全年可采，去根及杂质，洗净，切段。

【药材鉴别】

性状鉴别

卷柏：全草卷缩似拳状，长3～10cm。基部有时有棕褐色至棕黑色须根聚集而成的短干，常残留少数须根。枝丛生，扁而有分枝，绿色或棕黄色，先端向内卷曲。枝上密生鳞片状小叶，叶二形，薄革质，背腹各两行。中叶（腹叶）斜卵形，斜向上排列，先端有长芒，边缘膜质，具睫毛状齿；侧叶（背叶）卵状矩圆形长，先端具芒，内缘（上缘）宽膜质，具微细锯齿，常有棕黑色斑，外缘（下缘）窄膜质，疏具睫毛状齿。小枝质脆，易折断。无臭，味淡。

垫状卷柏：全草与卷柏区别：主茎极短，基部散生大量棕黄色至棕黑色须根，形成蓬松团状。侧枝稍纤细，向中央卷曲呈球状，青绿色或浅黄色，中叶（腹叶）两行，卵状披针形，直向上排列。叶片左右两侧不等，内缘较平直，外缘常因内折而加厚，呈全缘状。

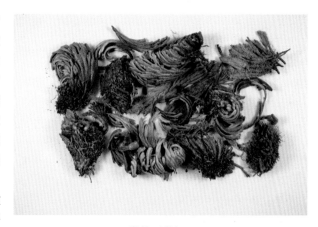
卷柏（段）

以色青、少根、卷曲成团、枝叶完整者为佳。

【化学成分】主要含双黄酮类、糖类、生物碱类，此外还含有黄酮、香豆素、脂类等。双黄酮类主要有穗花杉双黄酮、扁柏双黄酮、苏铁双黄酮、野漆树双黄酮、橡胶树双黄酮、异柳杉双黄酮、罗汉松双黄酮A、2,3-去氢阿曼托双黄酮、槲皮素，糖类含有海藻糖、蔗糖、D-葡萄糖、D-果糖、D-鼠李糖，生物碱有大麦碱，垫状卷柏还含有 β-谷甾醇、芹菜素和对羟基苯甲酸。双黄酮类和海藻糖被认为是卷柏属的特征性成分。

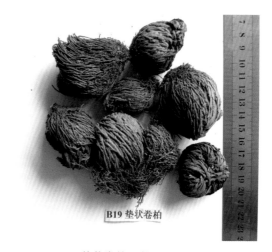

垫状卷柏（段）

【药理作用】

1. 抗菌、抗病毒作用：卷柏提取物、黄酮类化合物及炔酚类化合物均有明显的抗菌、抗病毒作用。卷柏中的异柳杉双黄酮具有抗真菌的作用，并且不会导致溶血，同时对多种革兰阴性菌、革兰阳性菌有较强的抗菌作用，包括对甲氧西林耐药的金黄色葡萄球菌，并且与头孢噻肟酸（cefotaxime）有协同作用。

2. 抗氧化及抗衰老作用：卷柏提取物、黄酮类化合物对黄嘌呤氧化酶（XOD）均有明显的抑制作用，炔酚类成分能抑制同型半胱氨酸（Hcy）诱导的内皮细胞衰老。卷柏能降低小鼠血清 IgG、IgM、IgA 的含量，但对小鼠胸腺、脾脏及 T 淋巴细胞 α-乙酸萘酯酶活性没有影响。

3. 降血糖作用：卷柏水煎剂可降低四氧嘧啶引起的老龄鼠的高血糖值，对正常大鼠血糖无显著影响，大剂量组可对抗外源性葡萄糖引起的高血糖，病理切片显示胰岛细胞明显修复。卷柏 80％醇提物具有很强的降血糖作用。

4. 抗肿瘤作用：卷柏中的双黄酮是其抗肿瘤的主要活性成分，其作用机制主要为细胞毒作用，诱导细胞凋亡，包括上调 p53 基因表达，激活 caspase 系统，抑制 COX-2 等炎症因子等。

5. 其他作用：卷柏水煎液可显著降低小鼠血清 C_3 和 IgM 含量，与环磷酰胺合用能产生协同作用。卷柏生品及炮制品（卷柏炭）均能缩短出血时间和凝血时间，但炮制品的止血效果不及其生品，止血有效部位为水溶性生物碱。卷柏提取物对去卵巢大鼠骨代谢有一定的调节作用，能够提高血清雌激素水平，提示卷柏提取物对骨质疏松症有一定预防和治疗作用。卷柏提取物减少脂肪在肝脏中积聚、减少肝脏脂肪变的作用。

【医疗用途】

药性归经：味辛、性温。归心、肝经。

功能：活血通经，收敛止血（炒炭）。

主治：闭经，癥瘕，热性肠出血及子宫出血。外用治烫火伤、刀伤。

用法用量：内服：水煎，4.5～10g。外用适量。

使用注意：孕妇禁服。

附方：

1. 治妇人血闭成瘕，寒热往来，子嗣不育者：用卷柏 200g，当归 100g（以上二药酒浸炒），白术、丹皮各 100g，白芍 50g，川芎 15g。分作 10 剂，水煎服，或炼蜜为丸。每早服 12g，白汤送服。

2. 治跌打损伤：卷柏、山枇杷、白薇、菁草、红牛膝各 6g。水煎服。

3. 治大便下血：卷柏、侧柏、棕榈各等份。上药烧存性为末，每服 15g，用酒调下，空腹服。或研丸梧桐子大，每服 100 粒，米饮送服。

4. 治子宫出血：卷柏 9g，艾叶炭 6g，阿胶（烊化）9g。水煎服。

5. 治湿热、黄疸型肝炎：卷柏（研末）30g，猪肝 250g。将卷柏同猪肝切碎蒸熟吃，一日量分 3 次吃。

【资源评述】 卷柏始载于《神农本草经》，列为上品，"卷柏，味辛温……一名万岁，生山谷石间"。《名医别录》中最早记载了卷柏的产地："生常山（今河北元氏一带）山谷间。五月、七月采，阴干。"

卷柏属植物全世界有 700 多种，我国有 60～70 种，全国各地均有分布，资源十分丰富，其中约 25 种入药。《中国药典》2015 年版中收载了卷柏 S. tamariscina 和垫状卷柏 S. pulvinata，此外，广东、广西、湖南、江西、贵州、青海、河南、内蒙古、新疆等省区地方药材标准中还收载有翠云草 S. uncinata（Desv.）

Spting、深绿卷柏 *S. doederleinii* Hieron.。

目前卷柏药材均来自于野生，卷柏在河北（太行山区）、山东、云南、四川、重庆等地资源较为丰富；垫状卷柏为西南地区常见，多产于重庆、四川、云南、湖南、贵州、广西等省市，多自产自销。卷柏中总黄酮含量较高（1.8%～2.8%），垫状卷柏含量较低（0.8%～1.07%）。

卷柏现代用于治疗糖尿病、妇科病等，与木贼同用治疗肿瘤，与鳖甲同用治疗真性细胞增多症。据本草记载，卷柏尚有消除面部色斑、皱纹，养颜润肤的功效，可作为美容保健品及抗衰老作用的研究药品。近年来，发现双黄酮类具有细胞毒性，对肿瘤有较好的抑制作用。

【参考文献】

[1] 郑晓珂，赵献敏，王彦志，等. 卷柏调血脂活性部位化学成分研究 [J]. 中草药，2009，40（11）：1712-1715.

[2] 邹辉，徐康平，谭桂山，等. 卷柏属植物化学成分及药理活性研究进展 [J]. 天然产物研究与开发，2012，24（11）：1655-1670.

[3] 王雪. 卷柏化学成分的研究 [D]. 沈阳药科大学，2009.

[4] 郑晓珂，陈克宇，侯庆伟，等. 卷柏提取物对去卵巢大鼠骨代谢的影响 [J]. 中草药，2010，41（10）：1686-1689.

[5] 郑晓珂，张鑫，王小兰，等. 卷柏提取物改善高脂血症大鼠肝脏脂肪变及肝脏保护作用的实验研究 [J]. 中国新药杂志，2010，19（14）：1216-1221.

木　贼

Muzei

【别名】擦草、马草、黄蚂草、笔头草、节节草。

【来源】为木贼科植物木贼 *Equisetum hyemale* L. 的全草。

【植物形态】多年生常绿草本，茎高 40～100cm。根茎粗，黑褐色；地上茎直立，单一，中空，直径5～10mm，表面有纵棱脊20～30条；棱脊上有疣状突起2行，其表皮细胞壁含大量硅质，故极粗糙。叶退化成鳞片状，基部合生成筒状的鞘，鞘长 6～10mm，叶鞘基部和鞘齿各有一黑色环圈；鞘齿线状钻形，顶部尾状早落而成钝头，背面有2行棱脊，形成浅沟。孢子囊穗生于茎顶，长圆锥形，长 7～15mm，先端具暗褐色的小尖头，由许多轮状排列的六角形盾状孢子叶构成，中央具柄，周围轮列椭圆形的孢子囊；孢子多数，球形，具2条弹丝，遇水就弹开。孢子期6～8个月。

【生境分布】生于海拔 650～2950m 的山坡湿地或疏林中。产于重庆各地，均为野生。分布于东北、华北、西北、华中、西南等地。

【采集加工】九月采收，除去杂质，晒干。

【药材鉴别】

性状鉴别：茎长管状，平直不分枝，长 40～60cm，直径 2～7mm，表面灰绿色或黄绿色，有纵棱18～30条。棱上有多数细小光亮的疣状突起，有粗糙感。节明显，节间长 2.5～9cm，节上着生筒状鳞叶，叶鞘基部和鞘齿棕黑色，中部淡棕黄色。体轻，质脆，易折断，断面中空，周边有多数圆形小空腔。气微，味甘淡、微涩，嚼之有沙粒感。

【化学成分】地上部分含挥发油、黄酮苷、生物

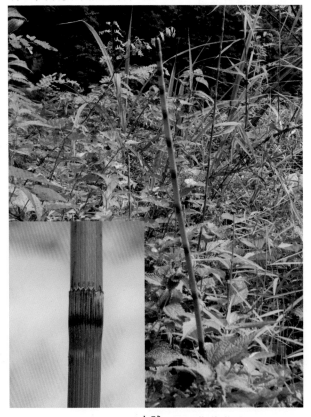

木贼

碱、有机酸等。

挥发油：木贼挥发油有29种化合物，含量较高的有2-甲氧基-3-(1-甲基乙基)-吡嗪、十五烷、9-辛基-十七烷。

酚酸类：琥珀酸、延胡索酸、戊二酸甲酯、对羟基苯甲酸、间羟基苯甲酸、阿魏酸、香草酸、咖啡酸、对甲氧基桂皮酸、间甲氧基桂皮酸。

黄酮苷类：包括山奈素、槲皮素、木犀草素、山奈酚-3,7-双葡萄糖苷、山奈酚-3-双葡萄糖-7-葡萄糖苷、山奈酚-3-葡萄糖-7-双葡萄糖苷、棉花皮异苷、草棉苷、蜀葵苷元-3-双葡萄糖苷-8-葡萄糖苷、棉花皮素-3-双葡萄糖苷-8-葡萄糖苷、槲皮素-3-O-β-D-吡喃葡萄糖苷等。

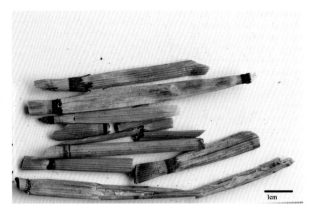

木贼（生药）

其他成分：犬问荆碱及微量烟碱。还含有香草醛、对羟基苯甲醛、葡萄糖、果糖等。

【药理作用】

1. 降压作用：木贼醇提取物给麻醉猫分别腹腔注射和十二指肠给药，均有持久性的降压作用，其降压原因可能是兴奋 M 胆碱反应系统，从而影响 cGMP 的代谢。

2. 镇静、抗惊厥作用：木贼醇提取物20g/kg 和40g/kg 给小鼠灌胃，能明显增强戊巴比妥钠的中枢抑制作用。香草醛腹腔注射能对抗戊四氰引起的小鼠惊厥，减少小鼠自发活动和延长环己烯巴比妥的睡眠时间。

3. 对心血管系统作用：木贼水煎液12.5～25g/kg 给大鼠灌胃，能显著降低高脂饲料升高的大鼠血清总胆固醇、甘油三酯，对实验性高血脂症有防治作用。木贼醇提取物能增加离体豚鼠心脏冠脉流量。

4. 抑制血小板聚集：阿魏酸钠0.2g/kg 和0.1g/kg 静注，能分别抑制 ADP 和胶原诱导的大鼠血小板聚集。体外试验证明阿魏酸0.4～0.6mg/ml 能抑制 ADP 和胶原诱导的大鼠血小板聚集。阿魏酸钠1～2mg/ml 对凝血酶诱导的血小板聚集有明显抑制，同时也抑制[3]H-5-HT（氚标记的5-羟色胺）从血小板中释放。

5. 其他作用：木贼水醇提取物能减少小鼠脑、心、肺匀浆中 MDA 含量，并随剂量的增加作用增强。乙酸乙酯提取物对 Hela 细胞和 HepG2 细胞的有较好的抑制作用。

【医疗用途】

药性归经：味甘、微苦，性平。归肺、肝、胆经。

功能：疏风散热，明目退翳，止血。

主治：风热目赤，目生云翳，迎风流泪，肠风下血，痔血，血痢，妇人月水不断，脱肛。

用法用量：内服：水煎，3～10g，或入丸、散。外用研末敷。

附方：

1. 治目障昏朦多泪：木贼草（去节）50g。为末，和羊肝捣为丸，早晚各食后服6g，白汤下。

2. 治血崩血气痛：木贼、香附各50g，朴硝25g。为末，每服9g。色黑者酒一盏煎，红赤者水一盏煎，和渣。日2服。脐下痛者，加乳香、没药、当归各3g同煎。忌生冷、硬物、猪、鱼、油腻、酒、面。

3. 治肠痔下血不止：木贼、枳壳各100g，干姜50g，大黄3mg。四味并锉一处，于铫子内炒黑色存三分性，捣碎，温粟米饮调，食前服8g，甚效。

4. 治浮肿型脚气，皮肤病性肾炎水肿：木贼草15g，浮萍10g，赤豆100g，红枣6枚。水600ml，煎至200ml，每日3次分服。

【资源评述】木贼始载于宋《嘉祐本草》，云："木贼出秦、陇、华、成诸郡近水地，苗长尺许，丛生，每根一千，无花、叶，寸寸有节，色青，凌冬不凋。四月采用之。"应为木贼科植物木贼。

木贼科仅有木贼属，我国有10种3亚种，药用8种，《中国药典》2015年版"木贼"条下收载了木贼 *Equisetum hyemale*，此外节节草 *E. ramosissium* Desf.（上海、福建："节节草"）、问荆 *E. arvense* L.（北京：问荆）、笔管草 *E. debile* Roxb.（北京、福建：笔管草）在地方药材标准中有收载；藏医以问荆 *E. arvense* 和节节草 *E. ramosissium* 作为藏药"萝蒂""杂阿哇"〔百合科植物西藏萝蒂 *Lloydia tibetica* Baker

或哇瓣花 *L. serotina* （L.）Reichb.]的代用品。

木贼作为常用中药，多用于治疗眼科疾病。近年来，木贼应用不断扩大，如作为镇痛药（镇痛灵注射剂的主要原料）；具有抑制过氧化脂质的作用，用于抗衰老；所含硅化物能促进结缔组织和胶原的增生，可治疗骨折、骨质疏松症，还可用于治疗糖尿病。

【参考文献】

［1］朴惠顺，金光洙．木贼的化学成分和药理作用研究进展［J］．时珍国医国药．2006，17（6）：1077-1078.

［2］张春梅．木贼乙酸乙酯提取物抗肿瘤活性成分研究［D］．延边大学，2012.

问　荆
Wenjing

【别名】黄蚂草、节节草、笔头草、笔壳草。

【来源】为木贼科植物问荆 *Equisetum arvense* L. 的全草。

【植物形态】多年生草本，根茎直立和横走，匍匐生根，黑棕色，节和根密生黄棕色长毛或光滑无毛。地上枝当年枯萎，枝二型；孢子茎早春自根茎生出，常为紫褐色，肉质，不分枝，高5～25cm，直径3～4mm，有12～14条不明显的棱脊；营养茎在孢子茎枯萎后生出，高达15～40cm。有棱脊6～15条，沟中气孔带2～4行，节上轮生小枝，小枝实心，有棱脊3～4条。叶退化，下部联合呈鞘，鞘筒狭长，鞘齿三角形，棕黑色，边缘灰白色，膜质，宿存。孢子茎先端生有长圆形的孢子囊穗，长1.8～4cm，有总梗，钝头，成熟时柄伸长；孢子叶六角形，盾状着生，螺旋排列，边缘着生6～7个长圆形孢子囊。孢子囊熟时孢子茎即枯萎；孢子圆球形，附生弹丝4条。

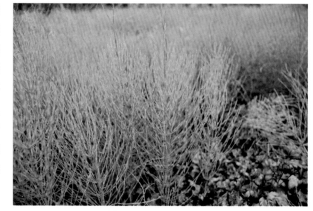

问荆

【生境分布】生于海拔210～3500m的潮湿草地、沟渠旁、沙土地、耕地、山坡及草甸等处。产于重庆各地，分布于东北、华北及陕西、新疆、山东、江苏、安徽、江西、湖北、湖南、四川、贵州和西藏等地。

【采集加工】夏、秋季采收，割取全草，置通风处阴干，或鲜用。贮干燥容器内，置通风干燥处。

【药材鉴别】

性状鉴别：全草长约30cm，多干缩或枝节脱落。茎略扁圆形或圆形，淡绿色，有细纵沟，节间长，每节有退化的鳞片叶，鞘状，先端齿裂，硬膜质。小枝轮生，梢部渐细。基部有时带有部分根，呈黑褐色。气微，味稍苦涩。

【化学成分】全草含酸类及酚酸类，如对羟基苯甲酸、香草酸、原儿茶酸、没食子酸、问荆酸等；黄酮类化合物，如异槲皮素、6-氯芹菜素、柚皮素、二氢山柰酚、二氢槲皮素等；糖苷类化合物，如紫云英苷、问荆苷、山柰酚-3,7-双葡萄糖苷、山柰酚-3-槐糖苷；其他，如2,2,5,7-四甲基-4-羟基-6（2-羟乙基）-茚满酮等。

【药理作用】

1. 抑菌作用：问荆的醇提液和水提液对金黄色葡萄球菌、大肠杆菌、枯草芽孢杆菌有不同程度的抑制作用，问荆醇提液比水提液抑菌作用较强，问荆中的活性成分对番茄灰霉病菌也有抑制效果。

2. 保肝作用：问荆硅化物能明显降低 CCl_4 肝损伤小鼠血清 ALT、AST、NO 含量及肝 TG、MDA 含量，提高肝糖原、肝蛋白、肝细胞色素 P450 含量及肝 SOD 活性，对 CCl_4 引起的小鼠急性肝损伤具有明显的保护作用。

3. 降血脂、血压作用：问荆对实验性大鼠高三酰甘油症、高胆固醇血症、高血压和动脉粥样硬化症有预防和治疗作用。

【医疗用途】

药性归经：味甘、苦，性平；归肺、胃、肝经。

功能：止血，利尿，明目。

主治：鼻衄，吐血，咯血，便血，崩漏，外伤出血，淋证，目赤翳膜。

用法用量：内服：煎汤，3～15g。外用：适量，鲜品捣敷；或干品研末撒。

附方：

1. 治鼻衄：问荆 30g，旱莲草 30g。水煎服。

2. 治崩漏：问荆 30g，马齿苋 30g。水煎服。

3. 治热淋，小便不利：问荆 12g，大石韦 12g，海金沙藤 12g。水煎服。

4. 治火眼生翳：问荆、菊花各 15g，蝉蜕 6g，水煎服。

5. 治目赤肿痛：问荆 12g，谷精草 12g，野菊花 12g，车前草 12g，水煎服。

【资源评述】问荆始载于《本草拾遗》，云其："生伊洛间洲渚，苗似木贼，节节相接，亦名接续草。"问荆产于全国各地。

现代临床研究报道显示，问荆可用于治疗慢性气管炎：取干问荆 30g，加水 600～800ml，煎煮 5～8 分钟，早晚分服。亦可制成片剂（每片含问荆 0.43g），每日服 3 次，每次 10 片。

【参考文献】

［1］王硕，袁经权，周小雷，等.散生问荆的化学成分预试验［J］.广西中医药，2009，(6)：55-56.

［2］李少华，仲嘉伟，莫海波，等.问荆活性物质的提取及对番茄灰霉病菌的抑制作用［J］.中国农业大学学报，2014，(4)：61-66.

［3］陈燕飞.问荆抑菌作用的测定［J］.中国农学通报，2011，27（2）：72-74.

［4］骆勤，鞠洋，党月兰，等.问荆硅化物对四氯化碳急性肝损伤的保护作用及机制［J］.兰州大学学报：医学版，2008，34（3）：60-62.

［5］赵曼曼，崔芬芳，雷钧涛，等.降血脂中药有效成分及提取方法研究进展［J］.吉林医药学院学报，2009，30（6）：357-359.

紫萁贯众
Ziqiguanzhong

【别名】贯众、紫萁苗。

【来源】为紫萁科植物紫萁 *Osmunda japonica* Thunb. 的根茎及叶柄残基。

【植物形态】植株高 50～80cm 或更高。根状茎短粗，或呈短树干状而稍弯。叶簇生，直立，柄长 20～30cm，禾秆色，幼时被密绒毛；叶片为三角广卵形，长 30～50cm，宽 25～40cm，顶部一回羽状，其下为二回羽状；羽片 3～5 对，对生，长圆形，基部一对稍大，奇数羽状；小羽片 5～9 对，对生或近对生，无柄，分离，长圆形或长圆披斜形，先端稍钝或急尖，向基部稍宽，圆形，或近截形。叶脉两面明显，自中肋斜向上，二回分歧，小脉平行，达于锯齿。叶为纸质，成长后光滑无毛，干后为棕绿色。孢子叶（能育叶）同营养叶等高，或经常稍高，羽片和小羽片均短缩，小羽片变成线形，沿中肋两侧背面密生孢子囊。孢子叶春夏季抽出，深棕色，成熟后枯死。

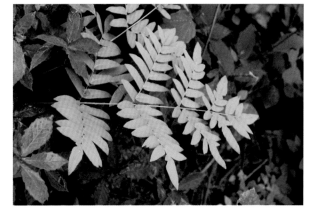

紫萁

【生境分布】生于海拔 2100m 以下的林下、山脚或溪边酸性土中。产于重庆各地。我国的暖温带、亚热带各地分布广泛，也广泛分布于日本、朝鲜、印度北部（喜马拉雅山地）等国家和地区。

【采集加工】春、秋季采挖根茎，削去叶柄、须根，除净泥土，晒干或鲜用。

【药材鉴别】

性状鉴别：略呈圆锥形或圆柱形，稍弯曲，长 10～20cm，直径 3～6cm。根茎横生或斜生，下侧着生黑色而硬的细根。上侧密生叶柄残基，叶柄基部呈扁圆形，斜向上，长 4～6cm，直径 0.2～0.5cm，表面棕色或棕黑色，背面稍隆起，边缘钝圆，耳状翅易剥落，多已不存或呈撕裂状。质硬，不易折断，切断面呈新月形或扁圆形，多中空，可见一个"U"筋脉纹（维管束）。气微弱而特异，味甘、微涩。

【化学成分】紫萁贯众根茎含东北贯众素及多种内酯成分，如紫萁内酯、5-羟基-2-己烯酸-4-内酯、葡萄糖基紫萁内酯、二氢异葡萄糖基紫萁内酯、2-去氧-2-吡喃核糖内酯。还含有紫萁酮、(E)-3,4-二羟基苯亚甲基丙酮、原儿茶酸、尖叶土杉甾酮 A、蜕皮甾酮、蜕皮素和多糖等。

紫萁（生药）

【药理作用】

1. 抗病原微生物作用：紫萁有抗单纯性疱疹病毒、腺病毒、脊髓灰质炎病毒、流感病毒等作用，能抵抗单纯疱疹病毒Ⅰ型对肝癌细胞（Hep-2 细胞）的攻击。紫萁多糖具有明显的抑菌活性，对革兰阳性菌、革兰阴性菌均有抑制作用。

2. 抗炎作用：紫萁贯众的乙酸乙酯部分和正丁醇部分对二甲苯致小鼠耳肿胀的影响均具抑制作用，乙酸乙酯低剂量及正丁醇高剂量与地塞米松的抗炎效果相近。

3. 其他作用：紫萁贯众醇提物对内毒素致小鼠全身炎症反应综合征（SIRS）有一定保护作用。给家兔口服紫萁水提取液 11.1g/kg，能缩短家兔凝血酶原时间，100％紫萁煎剂能明显缩短兔的凝血时间。

【医疗用途】

药性归经：苦，微寒，有小毒。

功能：清热解毒，祛瘀止血，杀虫。

主治：流感，流脑，乙脑，腮腺炎，痈疮肿毒，麻疹，水痘，痢疾，吐血，衄血，便血，崩漏，带下，以及蛲虫、钩虫等肠道寄生虫病。

用法用量：内服：水煎，3～15g，或捣汁，或入丸、散。外用：适量，鲜品捣敷，或研末调敷。

使用注意：脾胃虚寒者慎服。

附方：

1. 防治脑炎：紫萁贯众根 15g，大青叶 15g。水煎服。

2. 治便血：贯众炭、地榆炭、槐花炭各等份。共研细粉，每次服 3g，每日 3 次，黄酒送服。

3. 治白带：紫萁贯众幼嫩根茎（去鳞片）5～6 只。水煎，冲白糖服。白带色黄有臭味者，紫萁、车前草、凤尾草各 15g，川谷根 30g，大枣 5～7 枚。水煎服。

4. 驱绦虫、钩虫、蛲虫：贯众 9g，乌梅 6g，大黄 3g。水煎服。

5. 治脚底组织炎：紫萁贯众根茎（去外皮）15g，加盐捣烂外敷。若已破溃者，加白糖捣烂外敷。

【资源评述】贯众来源复杂，全国曾作贯众入药的原植物有 11 科 18 属 58 种，品种与基原极为复杂，其中各地习用的商品和混用的药材有 26 种，尚有 32 种为民间用药。《中国药典》2010 年版分别收载有紫萁贯众（紫萁 *O. japonica*）和绵马贯众（鳞毛蕨科植物粗茎鳞毛蕨 *Dryopteris crassirhizoma* Nakai），全国大部分地区普遍使用；此外，各省区使用的贯众类药材还有乌毛蕨科的狗脊蕨 *Woodwardia japonica*（L. f.）Sm.、单芽狗脊蕨 *W. unigemmata*（Makino）Nakai（参见"狗脊贯众"条）、东方狗脊蕨 *W. orientalis* Sw.、胎生狗脊蕨 *W. prolifera* Hook. et Arn.、乌毛蕨 *Blechnum orientale*（L.）Sm.、苏铁蕨 *Brainea insignis*（Hook.）J. Sm.、球子蕨科的荚果蕨 *Matteuccia struthiopteris*（L.）Todaro 和东方荚果蕨 *M. orentalis*（Hook.）Trev.、紫萁科的华南紫萁 *O. vachellii* Hook.、分株紫萁 *O. cinnamomea* L. 等。

同科植物华南紫萁 *Osmunda vachelii* Hook. 带叶柄残基的根茎在重庆也作贯众用，产于南川、合川、重庆等地。与紫萁的区别：紫萁的叶为二次羽状复叶，而华南紫萁的叶为一次羽状，羽叶二形。

【参考文献】

[1] 厉博文，张东，杨岚，等．紫萁贯众化学成分研究 [J]．天然产物研究与开发，2012，24（9）：1214-1216．

[2] 张东，厉博文，杨岚，等．中药紫萁贯众中紫萁酮的分离及含量测定 [J]．中国药学杂志，2010，45（21）：1612-1614．

[3] 厉博文，张东，杨岚，等．紫萁贯众中多糖的含量测定 [J]．中国实验方剂学杂志，2010，16（10）：41-43．

[1] 穆丽莎，崔文，费烨，等．紫萁贯众抗炎有效部位的研究 [J]．世界中医药，2014，9（3）：372-373．

[2] 李玉洁，杨庆，杨岚，等．内毒素致小鼠 SIRS 模型建立及两种贯众醇提物对其保护作用的初步观察 [J]．中国实验方剂学杂志，2011，17（8）：187-189．

海金沙

Haijinsha

【别名】左转藤灰。

【来源】为海金沙科植物海金沙 *Lygodium japonicum*（Thunb.）Sw. 的孢子。

【植物形态】多年生攀援草质藤本，长 1～5m。根须状，黑褐色，被毛；根状茎近褐色，细长而横走。叶二型，多数，草质，对生于叶轴的短枝两侧，短枝顶端有被毛茸的休眠芽；营养叶尖三角形，二回羽状；一回羽片 2～4 对，互生，卵圆形，长 4～8cm，宽 3～6cm，有具狭翅的短柄；二回羽片 2～3 对，卵状三角形，掌状 3 裂，裂片短而阔，顶生的长 2～3cm，宽 6～8mm，边缘有不规则的浅圆齿。孢子叶卵状三角形，长宽近相等，为 10～20cm；一回羽片 4～5 对，互生，长圆状披针形，长 5～10cm，宽 4～6cm；二回羽片3～4 对，卵状三角形，多收缩呈撕裂状。羽片下面边缘生流苏状孢子囊穗，黑褐色，穗长 2～5mm；孢子表面有小疣。

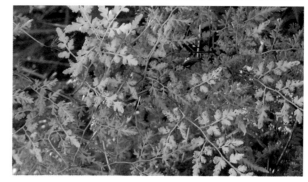

海金沙

【生境分布】生于海拔 1600m 以下的阴湿山坡灌丛中或路边林缘。喜生长在排水良好的砂土及砂质壤土中。攀援性强，抗逆性强。产于重庆市各地。分布于华东、中南、西南地区及陕西、甘肃等地。

【采集加工】秋季孢子未脱落时采割藤叶，晒干，搓揉或打下孢子，筛去藤叶。贮干燥容器内，置通风干燥处。

【药材鉴别】

性状鉴别：孢子呈粉末状，棕黄色或黄褐色。质轻，手捻有光滑感，置手中易由指缝滑落。撒入水中浮于水面，加热后则逐渐下沉，燃烧时发出爆鸣及闪光，无灰渣残留。气微，味淡。

以色棕黄、体轻、手捻光滑者为佳。

【化学成分】海金沙孢子含海金沙素、棕榈酸、硬脂酸、油酸、亚油酸、（+)-8-羟基十六烷酸、（+)-反-脱落酸。含脂肪油 73.9%，蛋白质 14.8%，灰分 2.6%。还含赤霉素 A73 的甲酯。

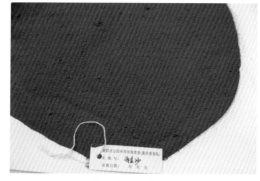

海金沙（生药）

【药理作用】

1. **防治结石作用**：给麻醉犬静脉注射海金沙的水提醇沉法制成的注射液（1g/kg），能增加犬输尿管蠕动频率和一定量的尿液排出，增高输尿管上段腔内压力，可使蠕动性压力升高，从而有利于排石。

2. **利胆作用**：海金沙中提取出的反式对香豆酸具有利胆作用。反式对香豆酸能使麻醉大鼠的胆汁流量增加，对胆红素及胆固醇的含量没有影响。十二指肠给药其利胆强度与去氧胆酸类似。

【医疗用途】

药性归经：味甘、淡，性寒。归脾、小肠、膀胱经。

功能：利水通淋，清热解毒，活血，止血，消肿。

主治：热淋，血淋，砂淋，小便不利，水肿，白浊，带下，月经不调，湿热泄泻，痢疾，黄疸性肝炎，吐血，衄血，尿血及外伤出血。

用法用量：内服：水煎，5～9g，包煎；或研末，每次2～3g。

使用注意：肾阴亏虚者慎服。

附方：

1. 治诸淋急痛：海金沙22.5g，滑石25g。上为细末，每服7.5g，多用灯心草、木通、麦门冬，新汲水煎，入蜜调下。

2. 治尿路结石：海金沙、金钱草、车前草各30g。水煎服。

3. 治膀胱炎：海金沙、车前草、积雪草、一点红、白茅根各30g。水煎服。

4. 治肾炎水肿：海金沙、马蹄金、白茅根各30g，玉米须12g。水煎服。

5. 治前列腺肥大：海金沙3g，生蒲黄10g（如有血尿用蒲黄炭6g），穿山甲15g，没药3g，琥珀末1g（冲服）。每日1～2剂，水煎2次分服。

【资源评述】海金沙入药首载于《嘉祐本草》，云："出黔中郡（相当于今湖南、湖北、四川和贵州的部分地区），七月收采，生作小株，才高一二尺。收时全草于日中暴之，令小干，纸衬，以杖击之，有细沙落纸上，旋收之，且暴且击，以沙尽为度。"《嘉祐本草》所收之"细沙"，即海金沙科植物海金沙的孢子。

《中国药典》在"海金沙"条下收载了海金沙 *L. Japonicum*，但同属植物小叶海金沙 *L. scandens*（L.）Sw.［*L. microphyllum*（Cav.）R. Br.］、狭叶海金沙 *L. microstachyum* Desv.、曲轴海金沙 *L. flexuosum*（L.）Sw. 和海南海金沙 *L. conforme* C. Chr. 的孢子也混作海金沙应用。

海金沙的藤在全国各地民间也作药用，与海金沙具有类似的抗菌、排石、利胆作用（见"海金沙草"条）；近来发现，海金沙孢子、叶、根可激活毛囊以及对诱发脱发的雄激素睾酮活性有抑制作用，可作为生发剂。

【参考文献】

［1］王辉，吴娇，徐雪荣，等. 海金沙的化学成分和药理活性研究进展［J］. 中国野生植物资源，2011，30（2）：1-4.

［2］黄亮辉，苏琪，赵婷婷，等. 海金沙的化学成分及药理活性研究进展［J］. 中药材，2011，34（1）：150-154.

海金沙草
Haijinshacao

【别名】左转藤。

【来源】为海金沙科植物海金沙 *Lygodium japonicum*（Thunb.）Sw. 的地上部分。

【植物形态】见"海金沙"条。

【生境分布】见"海金沙"条。

【采收加工】夏秋采全草，晒干。或切段晒干。

【药材鉴别】

性状鉴别：全草多为把状。茎纤细，缠绕扭曲，长达1m以上，禾秆色。多分枝，长短不一。叶对生于短枝两侧，二型，草质皱缩。营养叶尖三角形，二回羽状；一回羽片2～4对，互生，卵圆形，长4～8cm，宽3～6cm；二回羽片2～3对，卵状三角形，掌状3裂，裂片短而阔，顶生裂片长2～3cm，宽6～8mm，边缘有不规则的浅圆齿；孢子叶卵状三角形，长宽近等，10～20cm；一回羽片4～5对，互生，长圆状披针形，长5～10cm，宽4～6cm；二回羽片3～4对，卵状三角形。羽片下面边缘有流苏状孢子囊穗，黑褐色。体轻，质脆，易折断。气微，味淡。

【化学成分】叶含二酯酰甘油基三甲基高丝氨酸。从藤叶中分得利胆有效成分反式-对-香豆酸以及咖啡酸。还含有田蓟苷、山柰酚-7-O-α-L-吡喃鼠李糖苷、山柰酚、对香豆酸、1-正十六烷酸甘油酯、胡萝卜苷、

β-谷甾醇、正三十一烷醇等。

【药理作用】

利胆作用：反式对香豆酸 50mg/kg 注入大鼠十二指肠，在给药后 2 小时利胆作用达最高值，持续 4～5 小时。主要增加胆汁中水分的分泌，并不增加胆固醇和胆红素的分泌，故属水催胆剂。反式对香豆酸与去氢胆酸利胆效价比较，两药利胆作用强度和持续时间基本相同。

【医疗用途】

药性归经：味甘，性寒。归肝、小肠、膀胱经。

功能：清热解毒，利水通淋，活血通络。

主治：热淋，石淋，血淋，小便不利，水肿，白浊，带下，肝炎，泄泻，痢疾，感冒发热，咳喘，咽喉肿痛，口疮，目赤肿痛，痄腮，乳痈，丹毒，带状疱疹，水火烫伤，皮肤瘙痒，跌打伤肿，风湿痹痛，外伤出血。

用法用量：内服：水煎，9～30g，鲜品 30～90g；或研末。外用：适量，水煎洗；或鲜品捣敷。

使用注意：孕妇慎服。

附方：

1. 治尿路结石或感染：鲜海金沙草 30g，捣烂取汁，冲开水 1 碗服；或海金沙草 15g，沙氏鹿茸草 15g，紫花地丁 9g，车前草 15g。水煎服。

2. 治妇女白带：海金沙草茎 30g，猪精肉 120g。加水同炖，去渣，取肉及汤服。

3. 治湿热黄疸：金沙蕨叶、田基黄、鸡骨草各 30g。水煎服。

4. 治真菌性口腔炎：鲜海金沙全草、马兰各 30g。水煎服，或代茶频饮。

5. 治乳腺炎：鲜海金沙茎叶、鲜犁头草各等份。捣烂外敷。

【资源评述】海金沙草是中药临床应用较少的品种。海金沙药用部位为孢子，资源有限，民间也用海金沙藤代替海金沙孢子应用，多用于治疗尿路结石、尿路感染、扁桃体炎、乳腺炎、丹毒等。因此全草可作为新的药用部分进行开发研究。

【参考文献】

[1] 张雷红，范春林，叶文才，等．海金沙草黄酮及酚酸类化学成分的研究［J］．中药材，2008，31（2）：224-226.

[2] 张雷红，殷志琦，叶文才，等．海金沙草化学成分的研究［J］．中国中药杂志，2005，30（19）：1522-1524.

[3] 魏建．海金沙草药理研究现状［J］．心理医生，2016，22（1）：4.

海金沙根

Haijinshagen

【别名】铁蜈蚣、铁丝草。

【来源】为海金沙科植物海金沙 *Lygodium japonicum*（Thunb.）Sw. 的根及根茎。

【植物形态】见"海金沙"条。

【生境分布】见"海金沙"条。

【采收加工】8～9 月份采挖根及根茎，洗净，晒干。

【药材鉴别】

性状鉴别：根茎细长，不规则分枝状，茶褐色，常残留有禾秆色细茎干。根须状，众多，黑褐色，细长，弯曲不直，具细密的纤维根。质硬而韧，略有弹性，较难折断，断面淡黄棕色。气微，味淡。

【医疗用途】

药性归经：味甘、淡，性寒。归肺、肝、膀胱经。

功能：清热解毒，利湿消肿。

主治：肺炎，感冒高热，乙型脑炎，急性胃肠炎，痢疾，急性传染性黄疸型肝炎，尿路感染，膀胱结石，风湿性腰腿痛，乳腺炎，腮腺炎，睾丸炎，蛇咬伤，月经不调。

用法用量：内服：水煎服，15～30g，鲜品 30～60g。外用：适量，研末调敷。

附方：

1. 治小儿发热（感冒、腮腺炎）：海金沙根或全草30g，大青叶9g。水煎服，分3次服。1岁以下酌减。

2. 治乙型脑炎：海金沙根30g，瓜子金15g，钩藤根15g，金银花藤30g，菊花30g，以上均为鲜品。水煎服，加水牛角适量，磨汁同服。如无水牛角，用石膏代替。

3. 治肾盂肾炎、膀胱炎、尿道炎：海金沙根30g，石韦15g，车前草15g。水煎服。

4. 治睾丸炎：海金沙根茎、八月瓜根、棕树根、算盘子根、蘘荷根各30g。煨水服。

【资源评述】海金沙根在传统中药中应用较为广泛。近年用于治疗慢性肾炎、肾结石等病症。作为海金沙新的药用部位值得深入研究。

狗脊贯众
Goujiguanzhong

【别名】金毛狮子、管仲、冷卷子疙瘩、大叶贯众。

【来源】为乌毛蕨科植物狗脊蕨 *Woodwardia japonica*（L. f.）Smith 及单芽狗脊蕨 *Woodwardia unigemmata*（Makino）Nakai 带叶柄的根茎。

【植物形态】

狗脊蕨：植株高50～120cm。根茎短而粗，直立或斜升，与叶柄基部密被红棕色、披针形大鳞片。叶簇生；叶柄长30～50cm，深黄色，向上至叶轴有同样较小的鳞片；叶片厚纸质，长圆形至卵状披针形，长30～80cm，宽25～40cm，叶轴下面有小鳞片，二回羽裂；裂片10对以上，顶部羽片急缩成羽状深裂，下部羽片长11～18cm，宽2.5～4cm，先端渐尖，向基部略变狭，基部上侧楔形，下侧圆形或稍呈心形，羽裂或深裂；裂片三角形或三角状长圆形，锐尖头，边缘有短锯齿；叶脉网状，有网眼1～2行，网眼外的小脉分离。孢子囊群呈长圆形，生于中脉两侧相对的网脉上，并嵌入网眼内叶肉中；囊群盖呈长肾形，以外侧边生于网脉上，开向中脉。

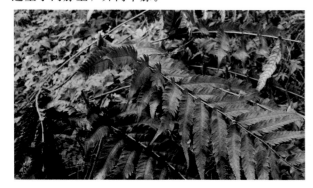

狗脊蕨

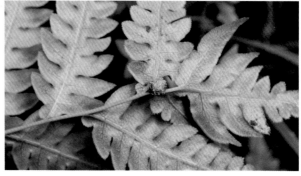

顶芽狗脊

单芽狗脊蕨：植株高约1m。根茎短而横生，叶柄基部密被棕色、披针形大鳞片。叶近生；叶柄长30～60cm，禾秆色；叶片厚纸质，卵状长圆形，长40～80cm，宽25～30cm，在叶轴顶部和羽片着生处下面生1个被红棕色鳞片的大芽胞，叶柄基部以上和叶轴光滑，二回羽状深裂；基部对称，深羽裂；裂片有软骨质尖锯齿；有网脉2～3行。孢子囊群呈长形，着生于接近中脉两侧1行网脉上；囊群盖呈长肾形，以外侧边着生网脉上，开向中脉。

植物检索表

1. 孢子囊群生于主脉两侧相对的网脉上，孢子囊群不连续，每网眼内有一囊群

 2. 上部羽片腋中有无性芽胞 ·· **单芽狗脊蕨**

 2. 上部羽片腋中不具无性芽胞 ·· **狗脊蕨**

【生境分布】生于海拔300～2500m的山坡灌木丛中或疏林下酸性土壤中。

狗脊：产于奉节、忠县、开州、丰都、垫江、涪陵、彭水、大足。分布于华东（除山东外）、中南、西

南及台湾等地。

单芽狗脊：产于巫溪、丰都、石柱、武隆、黔江、酉阳、秀山、南川、合川、江津、铜梁。分布于中南（除河南外）、西南及陕西、甘肃、安徽、浙江、江西、福建、台湾等地。

【采集加工】春秋采挖，削去叶柄、须根，除净泥土，晒干。

【药材鉴别】

性状鉴别

狗脊蕨：本品圆柱状或四方柱形，挺直或稍弯曲。上端较粗钝，下端较细。长6～26cm，直径2～7cm，红棕色或黑褐色。根茎粗壮，密被粗短的叶柄残基、棕红色鳞片和棕黑色细根。叶柄残基近半圆柱形，镰刀状弯曲，背面呈肋骨状排列，腹面呈短柱状密集排列。质坚硬，难折断，叶柄残基横切面可见黄白色小点（分体中柱）2～4个，内面的1对呈"八"字形排列。气微弱，味微苦、涩。

单芽狗脊蕨：呈长圆柱形或削成方柱状，红棕色至黑褐色。鳞片红棕色披针形。叶柄残基横切面可见黄白色小点（分体中柱）5～8个，余同"狗脊贯众"。

性状检索表

1. 全体呈圆柱形或削成四方柱形，根茎及叶柄基部密布红棕色或棕色大鳞片
  2. 叶柄基部分体中柱2～4个 ·· 狗脊蕨 *Woodwardia japonica*
  2. 叶柄基部分体中柱5～8个 ·· 单芽狗脊蕨 *W. unigemmata*

【化学成分】狗脊蕨：含山柰素-3-O-α-L-(4-O-乙酰基)鼠李糖基-7-O-α-L-鼠李糖苷、山柰素-3-O-α-L-鼠李糖基-7-O-α-L-鼠李糖苷、狗脊蕨酸、β-谷甾醇胡萝卜苷等。

狗脊蕨及单芽狗脊蕨：根茎含东北贯众素、山柰酚-3,7-二鼠李糖苷、山柰素-3-O-α-L-(4-O-乙酰基)鼠李糖基-7-O-a-L-鼠李糖苷、山柰素-3-O-α-L-鼠李糖基-7-O-α-L-鼠李糖苷、儿茶酚衍生物、鞣质、淀粉、β-谷甾醇。

【药理作用】

1. 驱虫作用：狗脊蕨贯众的根茎及叶柄基部的煎剂稀释到16%浓度时，体外对猪蛔虫头段有不同程度的抑制和松弛作用。50%～70%的煎剂对整体猪蛔虫作用2～6小时后，猪蛔虫的活动呈不同程度的抑制。

2. 抑菌作用：紫萁贯众、单芽狗脊贯众与绵马贯众3种药材的生品均有抑菌活性，其对不同菌种的抑菌活性各有不同，生品的抑菌活性明显强于炭品。

3. 抗凝作用：紫萁贯众、单芽狗脊贯众与绵马贯众3种药材的炭品均有凝血作用，以单芽狗脊贯众作用最强，绵马贯众次之，紫萁贯众更次之。炭品的凝血作用明显强于生品。

【医疗用途】

药性归经：味苦，性凉。归肝、胃、肾、大肠经。

功能：清热解毒，杀虫，止血，祛风除湿。

主治：风湿感冒，时行瘟疫，恶疮痈肿，虫积腹痛，小儿疳积，痢疾，便血，崩漏，外伤出血，风湿痹痛。

用法用量：内服：水煎，9～15g，大剂量可用至30g；或浸酒；或入丸、散。外用：适量，捣敷；或研末调涂。

使用注意：体虚寒者及孕妇禁服。

附方：

1. 治虫积腹痛：单芽狗脊蕨15g，川楝子9g，使君子9g。水煎服。

2. 治毒疮溃烂，久不收口：狗脊蕨（去鳞毛），加白糖捣敷患处，每日换药1～2次。忌食酸辣之品。

3. 治湿热痢疾：狗脊蕨9g，铁苋菜15g，地锦草18g，炒枳壳6g。水煎服。

4. 治外伤出血：狗脊蕨根茎上的锈色鳞片，研粉，外敷伤口，加压包扎。

【资源评述】"贯众"类药材品种和基原极为复杂，全国各地常有紫萁科、鳞毛蕨科、乌毛蕨科、球子蕨科等不同科属的多种植物作"贯众"入药（参见"紫萁贯众"条）。其中，东方狗脊蕨 *W. orientalis*、乌毛蕨 *Blechnum orientale*（L.）Sm.、苏铁蕨 *Brainea insignis*（Hook.）J. Sm. 在重庆有分布。

【参考文献】

[1] 刘天竹. 狗脊贯众的化学成分研究 [D]. 北京中医药大学, 2008.

[2] 张丽军, 田少库, 吴建华. 贯众的研究进展 [J]. 陕西中医, 2002, 23 (8): 748-749.

[3] 崔月曦, 刘合刚. 贯众的研究进展 [J]. 中国现代中药, 2014, 16 (12): 1043-1048.

[4] 胡昌江, 叶茂, 邓世蓉, 等. 绵马贯众、紫萁和单芽狗脊贯众饮片抗菌及凝血试验对比研究 [J]. 中国药物应用与监测, 2004, 1 (4): 52-54.

狗 脊
Gouji

【别名】金毛狗、金毛狮子、金毛狗脊蕨、金狗脊。

【来源】为蚌壳蕨科植物金毛狗脊 *Cibotium barometz*（L.）J. Smith 的根茎。

【植物形态】根状茎卧生，粗大，顶端生出一丛大叶，柄长达120cm，粗2～3cm，棕褐色，基部被有垫状的金黄色茸毛，长逾10cm，有光泽，上部光滑；叶片大，长达180cm，宽约相等，广卵状三角形，三回羽状分裂；下部羽片为长圆形，长达80cm，宽20～30cm，有柄（长3～4cm），互生；一回小羽片长约15cm，宽2.5cm，基部圆截形，羽状深裂几达小羽轴；末回裂片线形略呈镰刀形，尖头，开展，上部的向上斜出，边缘有浅锯齿，向先端较尖，中脉两面凸出，侧脉两面隆起，斜出，单一，但在不育羽片上分为二叉。叶几为革质或厚纸质，干后上面褐色，下面为灰白或灰蓝色，两面光滑；孢子囊群在每一末回能育裂片上1～5对，生于下部的小脉顶端，囊群盖坚硬，棕褐色，横长圆形，两瓣状，内瓣较外瓣小，成熟时张开如蚌壳，露出孢子囊群；孢子为三角状的四面形，透明。

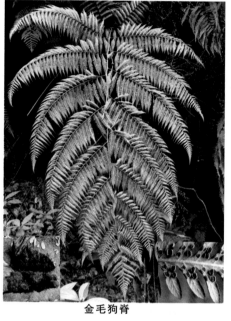

金毛狗脊

【生境分布】生于山脚沟边及林下阴湿处的酸性土壤中。产于万州、涪陵、璧山、铜梁。分布于云南、贵州、四川南部、广东、广西、福建、台湾、海南、浙江、江西和湖南等地。

【采集加工】秋、冬两季采挖，除去泥沙，干燥；或去硬根、叶柄及金黄色绒毛，切厚片，干燥，为"生狗脊片"；水煮或蒸后，晒至六七成干，切厚片，干燥，为"熟狗脊片"。

【药材鉴别】

性状鉴别：根茎呈不规则的长块状，长10～30cm，少数可达50cm，直径2～10cm。表面深棕色，密被光亮的金黄色绒毛，上部有数个棕红色叶柄残基，下部丛生多数棕黑色细根。质坚硬，难折断。无臭，味淡、微涩。

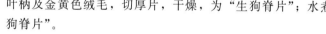

【化学成分】挥发油类：包括油酸、亚油酸、棕榈酸、十五碳酸、十六碳三烯酸甲脂、亚油酸甲酯、棕榈酸甲酯、硬脂酸乙酯。蕨素类，包括蕨素R、金粉蕨素、金粉蕨素-2'-O-葡萄糖苷、金粉蕨素-2'-O-阿洛糖苷、蕨素Z。芳香族化合物：包括绵马酚、香草醛、丁香醛、对羟基乙酰苯胺、原儿茶醛、（24R)-豆甾-4-烯-3-酮、24-亚甲基环木菠萝烷醇。其他类：包括β-谷甾醇、硬脂酸、β-谷甾醇-3-O-（6'-正酰氧基)-β-D-葡萄糖苷、β-谷甾醇-3-O(6'-正十六酰氧基)-3-β-D-葡萄糖苷、胡萝卜苷、原儿茶酸、咖啡酸、（3R)-去-O-甲基毛狄泼老素、5-羟甲糠醛、亚油酸、油酸、双原儿茶酸苷等。

金毛狗脊（饮片）

28

【药理作用】

1. 抑制血小板聚集作用：金毛狗脊及其不同炮制品（砂烫品、盐制品、酒蒸品、单蒸品）对凝血酶诱导的兔血小板聚集作用显著，其中砂烫狗脊的活血作用最强，表明狗脊具有活血作用。金粉蕨素对血小板凝聚具有较强的抑制作用。

2. 抑菌作用：金毛狗脊叶的甲醇提取物对肺炎杆菌、绿脓杆菌、金黄色葡萄球菌等多种革兰阴性及阳性病原菌均有抑制作用，并且初步证明其有效成分是芳香族化合物。金毛狗脊地上、地下部分的水提物及醇提物对金黄色葡萄球菌、大肠杆菌等多种细菌均有较好的抑制作用，且地下部分的抑菌效果较地上部分好，水提物的抑菌效果较醇提物好。

3. 防治骨质疏松作用：金毛狗脊提取物可以抑制破骨细胞的形成，具有抗骨质疏松活性。其醇提物可以抑制由卵巢切除诱发的大鼠股骨中矿物质含量减少，降低骨骼代谢标志物如骨钙素、碱性磷酸酶等的水平；同时也可以增强骨强度，防止骨小梁微结构退化。生狗脊和烫狗脊的正丁醇和乙酸乙酯提取物都具有明确的抗骨质疏松作用，且正丁醇提取物的作用更加显著。

4. 其他作用：金粉蕨素对人胃腺癌 MGC803 细胞增殖及克隆形成能力具有很强的抑制作用。金粉蕨、6-O-咖啡酰-D-葡萄糖,3-O-咖啡酰-D-葡萄糖有较好的抗氧化作用，对脂质过氧化肝损伤有较好的保护作用。α-羟基 γ-吡喃酮具有治疗阿尔茨海默病的潜力。从金毛狗脊中提取的双原儿茶酸苷具有较好的抗炎、肝保护活性。

【医疗用途】

药性归经：味苦、甘，性温。

功能：补肝肾，强腰膝，除风湿，利关节。

主治：肾虚腰痛脊强，足膝软弱无力，风湿痹痛，腰肌劳损，腰腿酸痛，半身不遂，遗尿，老人尿频，遗精，妇女白带过多。

用法用量：内服：水煎服，10～15g；或浸酒。外用：适量，鲜品捣烂敷。

使用注意：肾虚有热，小便不利，或短涩黄赤，口苦舌干者，均禁服。

附方：

1. 治五种腰痛，轻身，利腰膝：狗脊100g，草薢100g，菟丝子（酒浸3日，曝干别捣）50g。上药捣罗为末，炼蜜和丸，如梧桐子大。每日空腹及晚食前服30丸，以新草薢渍酒二至七日，取此酒下药。

2. 治腰腿疼痛，手足麻木，筋脉不舒：蘑菇、金毛狗脊各120g，酒500g，浸半月至1个月。每服9～15g，每日3次。

3. 治脾胃虚弱，气血亏耗，风邪内攻，半身不遂，少气汗出：狗脊（去毛）、木鳖子（去壳）、五灵脂、草乌头（去皮）各等份。上并生用为末，醋煮面糊，和丸，如梧桐子大，阴干。每服7丸，温酒下，不拘时。

4. 治老年尿多：金毛狗脊根茎、大夜关门、蜂糖罐根、小棕根各15g。炖猪肉吃。

【资源评述】金毛狗脊属（*Cibotum*）全世界约20种，分布于东南亚至大洋洲、中美洲。中国仅有1属1种，即金毛狗脊 *C. barometz*。药材以福建宁德和四川宜宾、乐山、泸县等县产量较大。

狗脊始载于《神农本草经》，列于中品，明代《本草纲目》记载有2种，清代《本草纲目拾遗》云狗脊"有黄黑之别"，但专立"金狗脊"条。现使用的"狗脊"主要有两种，一种即"金毛狗脊"，为蚌壳蕨科之金毛狗脊 *Cibotium barometz*，另一种称"黑狗脊"，来源于鳞毛蕨科植物美丽鳞毛蕨 *Dryopteris laeta*（Kom.）C.Chr.、蹄盖蕨科植物中华蹄盖蕨 *Athyrium sinense* Rupr. 和蹄盖蕨 *A. subsinensis* Ching。"金毛狗脊"之名始见于清代《本草备要》（清代《分类草药性》称"金毛狗"），即《本草纲目拾遗》记载的"黄狗脊"，当是明代之后使用的主流品种。"黑狗脊"现在陕西、山西、河南等地使用较多。

金毛狗脊为国家二级濒危保护植物，是列入国际贸易保护的品种之一。其分布区目前多在生态林缘或保护区内，或在生长10年以上的人工林内，生长周期5～7年，因而需要做好资源保护与利用。

【参考文献】

[1] 吴琦. 金毛狗脊化学成分的研究 [D]. 吉林农业大学，2006.

[2] 杨慧洁，吴琦，杨世海. 金毛狗脊化学成分与药理活性研究进展 [J]. 中国实验方剂学杂志，2010，16（15）：230-234.

［3］吴琦，杨秀伟，杨世海，等．金毛狗脊的化学成分研究［J］．天然产物研究与开发，2007，19（2）：240-243.

［4］徐家星，王业玲，王建军，等．濒危植物金毛狗的化学成分及其药理活性研究进展［J］．天然产物研究与开发，2012（b12）：134-140.

［5］谢美萍，李兰，鲁安琪，等．狗脊中的酚酸及其苷类成分［J］．中草药，2016，47（2）：194-199.

［6］Zhao X，Wu Z X，Zhang Y，et al. Anti-osteoporosis activity of Cibotium barometz extract on ovariectomy-induced bone loss in rats［J］．Journal of Ethnopharmacology，2011，137（3）：1083-1088.

［7］Nan XU，Xian-Kun B U，Ling Z，et al. Chemical Constituents from Cibotium baronetz［J］．Chinese Journal of Experimental Traditional Medical Formulae，2011，17（8）：71-73.

［8］潘彩彬，吴广文，付长龙．等．狗脊的药理作用及其在原发性骨质疏松症治疗中的应用［J］．中医正骨，2014（11）：70-71.

［9］许枬，章琪，曹跃，等．狗脊中化学成分及其对 DPPH 清除作用研究［J］．中国实验方剂学杂志，2012，18（24）：162-166.

贯 众
Guanzhong

【别名】昏鸡头、鸡脑壳、公鸡头、小贯众、乳痈草。

【来源】为鳞毛蕨科植物贯众 *Cyrtomium fortunei* J. Smith 的根茎及叶柄残基。

【植物形态】植株高 30～70cm。根茎短而斜升，连同叶柄基部密被黑褐色、阔卵状披针形大鳞片。叶簇生；叶柄长 10～25cm，禾秆色，向上被疏鳞片；叶片长圆形至披针形，长 20～45cm，宽 8～15cm，基部不缩狭，一回羽状；羽片 10～20 对，镰状披针形，有短柄，基部圆楔形，侧稍呈尖耳状突起，边缘有细锯齿；叶脉网状。孢子囊群生于内藏小脉的先端，散生于羽片背面；囊群盖呈圆盾形，棕色，全缘。

【生境分布】生于海拔 100～2300m 的林缘、山谷、田埂和路旁。产于奉节、云阳、忠县、丰都、涪陵、石柱、武隆、黔江、彭水、酉阳、秀山、南川、潼南、长寿、大足、江津、铜梁、荣昌等地。分布于华东、中南、西南及河北、山西、陕西、甘肃等地。

【采集加工】全年均可采收。全株掘起，清除地上部分及须根后充分晒干。

【药材鉴别】

性状鉴别：本品为带叶柄残基的根茎。呈块状圆柱形或一端略细，微弯曲，长 10～30cm，直径 2～

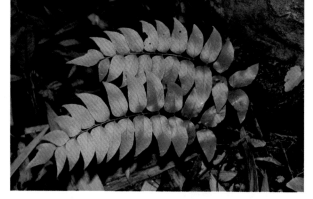

贯众

5cm。表面棕褐色，密集多数叶柄残基，倾斜的作覆瓦状围绕于根茎，并被有红棕色膜质半透明的鳞片；下部着生黑色较硬的须根。叶柄残基长 2～4cm，直径 3～5mm，棕黑色，有不规则的纵棱。根茎质较硬，折断面新鲜呈绿棕色，干品红棕色，有 4～8 个类白色小点（分体中柱）排列成环；叶柄残基断面略呈马蹄形，红棕色，有 3～4 个类白色小点三角形或四方形角隅排列。气微，味涩、微甘，易引起恶心。

【化学成分】含 protocate chaldehyde、wood wardinsauremethylester、pimpinellin、trans-2-coumaric acid、physcion、ursolic acid、sitost-4-en-3-one、betulin、30,40,5-Trihydroxy-3,7-dimethoxyflavone、woodwardinic acid、sitosterol-3-Ocidecidlester、sutchuenoside A、βutchuenosid、kaempferol-3,7-O-mpferol-3 Aideci、（-）-epicatchin、（+）-catechin hydrate、kaempferol、asiaticacid、2s,3s,23-tihydroxy-12-oleanen-28-oic acid、crassirhizomoside A。

【药理作用】

1. 抗菌作用：贯众具有较强的抗菌活性和较宽的抗菌谱，抑菌活性结果与其中所含的酚类物质的含量高低一致，推测主要活性物质是其酚类物质。

2. 抗氧化作用：贯众对 DPPH 和 β-胡萝卜素都有清除作用。对 DPPH 的清除作用与提取物的浓度呈正相关，浓度增加清除率也随之增加，贯众地下部分的清除 DPPH 作用优于 BHT，地上部分在浓度大于 0.9mg/ml 时表现出强于 BHT 的抗氧化活性。

3. 其他作用：水煎剂能驱蛔，并有增强家兔离体、在体子宫收缩的作用。水煎剂或流浸膏有止血作用；尚有镇静、催眠、收涩等作用。贯众水提取液有抗柯萨奇 B3 病毒的作用。贯众具有一定的抗衰老作用。

【医疗用途】

药性归经：味苦、涩，性寒。归肺、肝、大肠经。

功能：清热解毒，凉血祛瘀，驱虫。

主治：感冒，热病斑疹，白喉，乳痈，瘰疬，痢疾，黄疸，吐血，便血，崩漏，痔血，带下，跌打损伤，肠道寄生虫。

用法用量：内服：水煎，9～15g。外用：适量，捣敷；或研末调敷。

使用注意：孕妇慎服。

附方：

1. 预防流感：贯众 15g，野菊花 9g，大青叶 15g，金银花 6g，甘草 4g，黄芩 12g。水煎代茶饮。

2. 预防流行性脑膜炎：贯众根茎 2500g，板蓝根 1500g。煎浓汁代茶饮。该用量可供 100 人预防性使用。

3. 治急性黄疸型传染性肝炎：贯众根茎、凤尾草、马鞭草、摩来卷柏、乌韭各 30g。水煎服。

4. 治赤痢：贯众 24g，槐花 12g，地榆 12g。水煎服。

【资源评述】贯众之名始见于《植物名实图考》"山草类"中，其附图及原植物与本种相一致。历代本草记载的"贯众"品种极为混乱。今"贯众"类药材大致分为"紫萁贯众""狗脊贯众"和"贯众"3 种，《中国药典》收载了前 2 种，也是现主流商品（参见"紫萁贯众"条、"狗脊贯众"条），贯众 Cyrtomium fortunei 仅在部分地区民间应用。国内对此种研究报道较少，有待深入研究。

此外，同属植物全缘贯众 Cyrtomium falcatum (L. f.) Presl（分布于辽宁、河北、山东、江苏、浙江、福建、台湾、广东、广西等地）及多羽贯众 C. fortunei J. Smith f. polypterum (Diels) Ching（分布于陕西、甘肃、河南、湖北、四川、贵州等地）的根茎亦作本品入药。秦岭贯众 Cyrtomium tsinglingense 和小羽贯众 Cyrtomium lonchitoides 在秦岭一带也作贯众入药。由于贯众药材来源广，种类较多，在使用时须注意区分。

贯众不仅有广阔的药用前景，还可以缓解水体富营养化导致的某些藻类异常增殖现象，还可以替代化学药品灭蚊，具有较好的开发价值。

【参考文献】

[1] Yang S，Liu M，Liang N，et al. Discovery and antitumor activities of constituents from Cyrtomium fortumei (J.) Smith rhizomes [J]. Chemistry Central Journal，2013，7 (1)：24.

[2] 楼之岑，秦波. 常用中药材品种整理和质量研究（第 2 册）[M]. 北京：北京大学医学出版社，2003.

[3] 王贝. 秦岭地区 3 种贯众属植物抗菌、抗氧化活性的比较研究 [D]. 陕西师范大学，2011.

石 韦

Shiwei

【别名】石耳朵、七星剑、小金刀。

【来源】为水龙骨科植物石韦 Pyrrosia lingua (Thunb.) Parwell、庐山石韦 Pyrrosia sheareri (Baker) Ching、西南石韦 Pyrrosia gralla (Gies) Ching、有柄石韦 Pyrrosia petiolosa (Christ) Ching 的全株。

【植物形态】

石韦：高 10～30cm。根状茎细长，横生，与叶柄密被棕色披针形鳞片，顶端渐尖，盾状着生，中央深褐色，边缘淡棕色，有睫毛。叶远生，近二型；叶柄长 3～10cm，深棕色，有浅沟，幼时被星芒状毛，以关节着生于根状茎上；叶片革质，披针形至长圆状披针形，长 6～20cm，宽

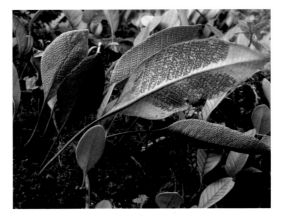

石韦

2～5cm，先端渐尖，基部渐狭并下延于叶柄，全缘；上面绿色，偶有星状毛和凹点，下面密被灰棕色的星芒状毛；不育叶和能育叶同型或略短而阔；中脉上面稍凹，下面隆起，侧脉多少可见，小脉网状。孢子囊群满布于叶背面或上部，幼时密被星芒状毛，成熟时露出；无囊群盖。

庐山石韦：高20～60cm。根状茎密被披针形鳞片，边缘有锯齿。叶簇生；叶柄粗壮，长10～30cm；叶片坚革质，阔披针形，长20～40cm，宽3～5cm，向顶部渐狭，锐尖头，基部稍变宽，为不等圆耳形或心形，不下延；侧脉两面略下凹。孢子囊群小，在侧脉间排成多行。

西南石韦：高达25cm。叶披针形，长渐尖头，全缘。叶近生；叶柄长2～5cm；叶片软革质，长3～10cm，中部宽6～15mm，狭披针形，向两端渐变狭，下面的星状毛较长，有时叶片较大，侧脉不明显。孢子囊群在侧脉间紧密而整齐地排列。

有柄石韦：高5～20cm。根状茎长而横生，密被褐棕色的卵状披针形鳞片，边缘有锯齿。叶远生，二型，厚革质，上面无毛，有排列整齐的小凹点，下面密被灰棕色星状毛；孢子叶柄远长于叶片，长3～12cm，营养叶柄与叶等长；叶片长圆形或卵状长圆形，先端锐尖或钝头，基部略下延，孢子叶干后通常内卷，几成筒状；叶脉不明显。孢子囊群成熟时满布叶片背面。

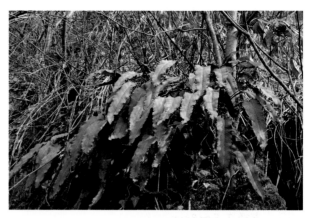

庐山石韦

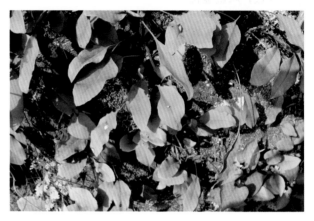

有柄石韦

植物检索表

1. 叶匙状披针形，宽约1.5cm，侧脉不明显 ···················· 西南石韦
  1. 叶呈长圆形或长圆状披针形，宽在3cm以上，两面侧脉明显
  2. 根状茎细长，横生；叶远生
3. 叶柄长于叶片；叶披针形，强烈内卷，叶上面排列整齐的注点 ···· 有柄石韦
3. 叶柄常短于叶片；叶矩呈圆状披针形；不内卷，叶上面疏有细孔状注点 ··· 石韦
  2. 根状茎粗短，斜生；叶近生或丛生 ···················· 庐山石韦

【生境分布】

石韦：生于海拔100～2400m的林中树干上或溪边岩石上。产于奉节、丰都、垫江、涪陵、武隆、石柱、彭水、南川、江津、巴南、大足、永川、荣昌等地。分布于华东、中南、西南地区。

庐山石韦：生于海拔500～2000m的林中树干或石上。产于城口、巫山、云阳、巫溪、奉节、开州、涪陵、石柱、武隆、黔江、彭水、酉阳、秀山、南川、江津等地。分布于西南及安徽、浙江、江西、福建、台湾、湖北、湖南、广东、广西等地。

西南石韦：生于海拔500～3000m的向阳山坡岩石上。产于城口、巫溪、奉节、垫江、秀山、南川、綦江等地。分布于湖北、四川、云南等地。

有柄石韦：生于海拔200～2200m山地干旱岩石上。产于巫溪、涪陵、黔江、南川、潼南、巴南、长寿、合川、铜梁等地。分布于西南及吉林、辽宁、河北、陕西、山东、江苏、安徽、河南、湖北、广西等地。

【采集加工】全年均可采收，洗净，晒干。

【药材鉴别】

性状鉴别

石韦：叶向内卷或平展，二型，革质。叶片均为披针形或矩圆披针形，长 8～12cm，宽 1～3cm。基部楔形，对称。上表面黄棕色；下表面主、侧脉明显，用放大镜观察可见密被浅棕色的星状毛。孢子囊群在侧脉间，排列紧密而整齐。叶柄长 5～10cm。气微，味淡。

庐山石韦：叶片略皱缩，展平后呈披针形，长 10～25cm，宽 3～5cm，先端渐尖，基部呈耳状偏斜，全缘；边缘常向内卷曲。上表面黄绿色或黄棕色，散布有黑色凹点，下表面密生红棕色星状毛。有的侧脉间布满棕色圆点状的孢子囊群。叶柄具四棱，长10～20cm，直径 1.5～3mm，略扭曲，有纵槽。叶片革质，气微，味微涩苦。

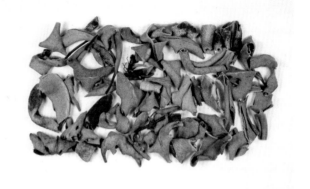

石韦（段）

西南石韦：叶一型，软革质。叶片披针形，长 5～10cm；下表面被厚而疏松的星状毛，毛的分枝长，呈长针状，深褐色，略有光泽。孢子囊群多行。叶柄长约 5cm。

有柄石韦：叶向内卷几成筒状，二型，革质。展平后叶片呈长圆形或卵状长圆形，基部下延至叶柄，长 3～8cm，宽 1～2.5cm；能育叶下表面布满棕色孢子囊群。叶柄长 3.5～11cm，长于叶片，直径 1～2mm。

【化学成分】含皂苷类，包括里白烯、杠果苷、异杠果苷、绿原酸、β-谷甾醇、山奈酚、槲皮素、异槲皮苷、原儿茶酸、三叶豆苷、咖啡酸等。挥发油类，包括 1-己醇、己醛、邻苯二甲酸二乙酯、正壬醛、甲氧基-苯基-肟、十六酸。其他类，包括三月桂酸甘油酯、4-methylene-9,19-cyclolanost-3-β-ylacetate、cycloeucalenol、邻苯二甲酸二(2-甲基己基)酯、香豆素、有机酸、酚类、蔗糖、Hop-22(29)-ene、氨基酸等。

【药理作用】

1. 镇咳、祛痰作用：庐山石韦煎剂、煎剂提取物及异杠果苷对小鼠均有明显的镇咳和祛痰作用，其所含延胡索酸、咖啡酸亦均有明显的镇咳与祛痰作用。有柄石韦的水煎醇提取物，具有显著的镇咳作用。

2. 抗菌、抗病毒作用：5％以上浓度的庐山石韦悬液对痢疾杆菌、肠伤寒杆菌、副伤寒杆菌有抑制作用。石韦对金黄色葡萄球菌、溶血性链球菌、炭疽杆菌、白喉杆菌、大肠杆菌有不同程度的抑制作用及抗甲型流感病毒、抗钩端螺旋体（黄疸出血型）作用。从庐山石韦中提取的异杠果苷有抗单纯疱疹病毒作用，其作用系阻止病毒在细胞内复制。有柄石韦不同粗提物对多种病原菌均有不同程度的抑制作用，其中黄酮类化合物的抑菌效果尤为显著。

3. 抗炎镇痛作用：石韦醇提取物能明显抑制二甲苯所致小鼠耳郭肿胀，且具有抑制乙酸致小鼠扭体的作用，在给药后 1 小时、2 小时均能提高热板法小鼠的痛阈值；石韦水提取物能抑制二甲苯所致小鼠耳郭肿胀和醋酸所致小鼠扭体的作用，在给药后 1 小时能提高热板法小鼠的痛阈值。

4. 对免疫系统作用：对于化学疗法及放射线疗法引起的白细胞下降，石韦有使其升高的作用，石韦煎液可增强机体吞噬细胞的吞噬活性。石韦可抑制正常小鼠的免疫功能，调节免疫亢奋小鼠免疫功能恢复至正常水平，减轻机体对同种异基因皮片移植的排斥反应。

5. 其他作用：有柄石韦能促进小鼠伤口愈合，作用稍弱于云南白药。石韦具有降低血糖、延缓皮肤老化、抑制基质金属蛋白酶、抗氧化等作用。

【医疗用途】

药性归经：味苦、甘，性寒。归肺、肾、膀胱经。

功能：利水通淋，清肺化痰，凉血止血。

主治：淋病，水肿，小便不利，痰热咳喘，咯血，吐血，衄血，崩漏及外伤出血。

用法用量：内服：水煎，9～15g；或研末。外用：适量，研末涂敷。

使用注意：阴虚及无湿热者禁服。

附方：

1. 热淋，小便不利：石韦（去毛）、瞿麦穗、冬葵子各 60g，滑石粉 150g。上四味捣罗为散。每服 11g，温水调下，食前服。

2. 血淋：石韦、当归、蒲黄、芍药为末，酒下。

3. 治血热血崩：石韦、侧柏叶、栀子、丹参各 9g，益母草 12g，金樱子、鸡冠花各 6g，荷叶蒂 3 枚。水煎服。

4. 治放疗和化疗引起的白细胞下降：石韦 30g，大枣 15g，甘草 3g。水煎服。

【资源评述】石韦属植物全世界有 120 余种，我国约有 30 种。重庆市分布有 10 余种，其蕴藏量十分丰富。

石韦始载于《神农本草经》，列入中品。历代本草对石韦多有记载，但均指石韦属多种植物而言，其中石韦、庐山石韦、西南石韦和有柄石韦为主流品种。现商品石韦按叶大小分为大、小两类，大叶者有庐山石韦；小叶者有石韦、西南石韦和有柄石韦等种类。重庆以有柄石韦 P. petiolosa 蕴藏量大，商品以庐山石韦 P. shareeri、石韦 P. lingua、毡毛石韦 P. drakeana 及长圆石韦 P. martini 较多见。《中国药典》在"石韦"条下收载了庐山石韦 P. sheareri、石韦 P. lingua 和有柄石韦 P. petiolosa。

石韦的化学成分与品种、产地有较大的关系，有柄石韦中芒果苷、异芒果苷的含量较低，而庐山石韦含量较高。从产地来看，芒果苷含量以广西京西产石韦高（11.4%），异芒果苷含量为广西京西产石韦最高（7.84%），绿原酸含量最高的为湖北黄冈和北京怀柔产石韦，含量均为 1.64%。

目前，石韦药材多来源于野生资源，通常分为大叶石韦和小叶石韦，有柄石韦、西南石韦及石韦多属于小叶石韦，庐山石韦属于大叶石韦。野生石韦多生长岩石上，生境特别，难以满足用药的需求，可研究和开发石韦属其他植物，如光石韦 P. calvata、剑叶石韦 P. ensata 等同属植物。

【参考文献】

[1] 赖海标，梅全喜，范文昌. 石韦的化学成分、药理作用和临床应用研究进展 [J]. 中国医药导报，2010，7（21）：9-11.

[2] 陈丽君，马永杰，李玉鹏，等. 石韦属植物化学和药理研究进展 [J]. 安徽农业科学，2011，39（10）：5786-5787.

[3] 龙毅，杨武德，袁吉虎. RP-HPLC 法同时测定石韦中 4 种氨基酸的含量 [J]. 中国药房，2015，26（27）：3838-3840.

[4] 毛坤，夏新中，张虎，等. 中药石韦的药理作用与临床应用研究进展 [J]. 长江大学学报（自科版），2014，11（6）：110-113.

[5] 庞荣，高德民，王萍，等. 有柄石韦不同提取物半数抑菌浓度初探 [J]. 中国野生植物资源，2013，32（6）：19-20.

[6] 李芸达，黄涛，颜祖弟，等. 石韦不同提取物的抗炎镇痛作用考察 [J]. 中国药师，2014，17（10）：1642-1644.

[7] 贾永芳，李莉，张彤，等. 石韦对小鼠免疫功能及异基因皮片移植排斥的抑制作用 [J]. 四川动物，2011，30（2）：261-264.

[8] 孔祥耀，于世博，黎小梅，等. 有柄石韦水提物对小鼠皮肤全层切除伤的促愈合作用 [J]. 贵阳医学院学报，2016，41（5）：555-558.

骨碎补

Gusuibu

【别名】爬岩姜、石岩姜、碎补、石巴掌。

【来源】为槲蕨科植物槲蕨 *Drynaria fortunei* (Kunze) J. Sm. 和中华槲蕨 *Drynaria sinica* Diels 的根茎。

【植物形态】

槲蕨：根状茎横生，粗状肉质，密被钻状披针形鳞片，有绿毛。叶二型；槲叶状的营养叶灰棕色，卵形，无柄，干膜质，长 5～7cm，宽约 3.5cm，基部心形，背面有疏短毛，边缘有粗浅裂；孢子叶高大，纸质，绿色，无毛，长椭圆形，宽 14～18cm，向基部变狭而成波状，下延成有翅膀的短柄，中部以上深羽裂；

裂片 7～13 对，略斜上，长 7～10cm，宽 2～3cm，短尖头，边缘有不明显的疏钝齿；网状脉，两面均明显。孢子囊群圆形，着生于内藏小脉的交叉点上。沿中脉两侧各排成 2～3 行；无囊群盖。

中华槲蕨：根状茎横生，肉质，粗约 1cm，密被红棕色、披针形鳞片。叶二型；沿叶轴和叶脉有疏短毛，营养叶稀少，长圆状披针形，深羽裂；孢子叶具有狭翅的柄，基部有关节；叶片阔披针形，深羽裂几达叶轴，两面沿叶脉和叶轴被白色短毛；裂片 20～30 对，边缘具缺刻状锯齿。孢子囊群圆形，着生于内藏小脉的交叉点上。在中脉两侧各成 1 行。

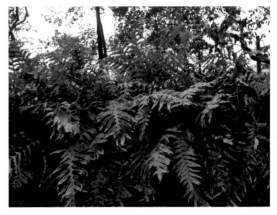
槲蕨

【生境分布】

槲蕨：生于海拔 100～1800m 的树干上或岩石上。产于巫溪、涪陵、垫江、石柱、武隆、黔江、彭水、酉阳、秀山、南川、綦江、巴南、合川、大足、璧山、江津、铜梁、潼南、永川、荣昌等地。分布于西南及浙江、江西、福建、湖北、湖南、广东、广西等地。

中华槲蕨：产于南川。附生于海拔 900～2800m 的林缘石上或山谷岩石间。分布于西南及山西、陕西、甘肃、青海、宁夏等地。

【采集加工】全年均可采挖，除去泥沙，干燥，或燎去毛状鳞片。

【药材鉴别】

性状鉴别

槲蕨：根茎为不规则背腹扁平的条状、块状或片状，多弯曲，两侧常有缢缩和分枝，长 3～20cm，宽 0.7～1.5cm，密被棕色或红棕色细小鳞片，鳞片二型，膜质盾状鳞紧贴根茎表面；披针形鳞片直伸而松软。背上及两侧有许多突起的孢子叶和聚集叶柄基部，腹部有许多细小须根。鳞片脱落处显棕色，可见细小纵向纹理和沟脊。上面有叶柄痕，下面有纵脊纹及细根痕。体轻，质脆，易折断，断面红棕色，维管束呈黄色点状，排列成环。气微，味淡、微涩。

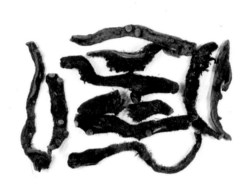
槲蕨（生药）

中华槲蕨：根茎为背腹面略扁平的不规则圆柱状长条形，长 3～8cm，宽 0.6～1cm；鳞片一型，呈条状披针形，鳞片脱落处显灰褐色，具细小纵向纹理。断面棕黄色或灰白色，点状维管束排成椭圆形。气香，味涩。

均以条粗大、棕色者为佳。

性状检索表

1. 根茎扁平的片状，具二型鳞片
   2. 鳞叶条状披针形，基部着生，根茎小 ·················· 槲蕨
1. 根茎圆柱形或椭圆形长条形，鳞叶一型
     3. 根茎椭圆长条形，表面无明显的沟脊，质脆易折 ·················· 中华槲蕨
     3. 根茎圆柱形，表面有明显沟脊，质坚实，不易折断 ·················· 崖姜蕨

【化学成分】槲蕨根茎含柚皮苷、21-何帕烯、9(11)羊齿烯、7-羊齿烯、3-雁齿烯、β-谷甾醇、豆甾醇、菜油甾醇及四环三萜类化合物、环木菠萝甾醇-乙酸酯、环水龙骨甾醇乙酸酯、环鸦片甾烯醇乙酸酯、9,10-环羊毛甾-25-烯醇-3β-乙酸酯。

挥发油中含有烷烃 7 种、烯烃 4 种、脂肪酸 7 种、萜烯氧化物 2 种、醛类 3 种、其他化合物 7 种。

最近研究发现的成分有：2-呋喃甲酸、5-羟甲基糠醛、3-羟基-2-甲基-4-呋喃甲酸、2-甲基-3-呋喃甲酸、

邻苯二酚、2,6-二甲氧基-苯酚、2'6-二甲氧基-4-甲基苯酚。

【药理作用】

1. 对骨质的作用：骨碎补能增加骨痂厚度，提高骨折愈合质量，增加 TGF-βG 在骨痂组织中的表达。骨碎补能抑制骨性关节炎滑膜细胞的过度凋亡，且效用优于硫酸氨基葡萄糖。骨碎补对体外培养的人牙髓、牙龈、牙周膜成纤维细胞均有促增殖作用，促增殖效应和总蛋白含量与骨碎补浓度呈剂量依赖关系，随着浓度的增加促增殖作用增强、总蛋白含量增加，但也出现双向调节作用。骨碎补尚能显著抑制醋酸可的松引起的骨质丢失，防治激素引起的大鼠骨质疏松，柚皮苷为其有效成分之一。

2. 抗炎作用：骨碎补有显著的抗炎抗肿作用，而且止痛作用显著，不仅能治疗骨关节炎患者的红、肿、热、痛等症状，还能改善关节活动能力使疾病快速康复。骨碎补总黄酮能减少软骨基质降解和关节软骨破坏，对膝骨关节炎有一定的抑制作用。此外，骨碎补总黄酮对组织胺、5-HT 引起的炎症水肿也有抑制作用。

3. 降血脂作用：骨碎补注射液可以预防高脂血症家兔血脂（胆固醇、甘油三酯）升高，降低家兔高脂血症，防止动脉粥样硬化斑块的形成；能拮抗实验性高脂血症家兔血管内皮损伤，促进肝、肾上腺内胆固醇代谢过程，从而使无粥样硬化区主动脉壁、肝脏、肾上腺中胆固醇含量明显下降。

4. 其他作用：骨碎补对环磷酰胺导致的免疫抑制小鼠的免疫功能有调节作用，可能是通过保护吞噬细胞和体液因子的非特异性免疫功能而发挥作用。黄烷酮苷 125mg/kg 小鼠腹腔注射有明显的镇静、镇痛作用，并能增强小鼠常压耐缺氧能力。

【医疗用途】

药性归经：味苦，性温。归肝、肾经。

功能：补肾强骨，活血止痛。

主治：肾虚腰痛，筋骨痿弱，耳鸣耳聋，牙痛，久泻，遗尿，跌打骨折及斑秃。

用法用量：内服：水煎，10～20g；或入丸、散。外用：适量，捣烂敷或晒干研末敷；也可浸酒搽。

使用注意：阴虚内热及无瘀血者慎服。

附方：

1. 治肾虚腰痛、风湿性腰腿疼：骨碎补、桑寄生各 15g，秦艽、豨莶草各 9g。水煎服。

2. 治遗尿：骨碎补 500g，食盐 50g，水 2500ml。先将水倒入容器中，再加入食盐搅匀，待溶化后放入骨碎补，浸泡 12 小时后焙干、研面。每晚睡前用淡盐水冲服 0.3g。3 天为 1 个疗程，一般 1～3 个疗程基本痊愈。

3. 治伤筋断骨，疼痛不可忍：骨碎补 25g（麸炒微黄），自然铜 15g，龟板 15g（炙），没药 30g。上药研细为散。每服 3g，以胡桃仁半个，一起嚼烂，用温酒一盏下之，日三四服。

4. 治斑秃、脱发：骨碎补 15g，酒 90g。浸泡 10 余天，滤取药液，涂搽患处，每日 2～3 次。

【资源评述】 骨碎补之名始见于《药性论》。我国有骨碎补科植物 3 属 14 种，其中骨碎补属 12 种。各地使用的基原较为复杂，现市售骨碎补药材基原约有 12 种，分属 3 科 6 属。其中，槲蕨 *Drynaria fortunei* 在全国多数地区使用，约占商品药材的 70% 以上，《中国药典》在"骨碎补"条下也仅收载了本种；青海、甘肃习用中华槲蕨 *D. sinica*。骨碎补药材主产于湖南、浙江、广西、江西；福建、四川、贵州亦产。湖南年均产销量达 31 万吨，浙江南部年产销量达 25 万吨。

同属植物在全国各地作骨碎补入药的还有栎叶槲蕨 *D. quercifolia*（L.）J.Sm.（海南）、川滇槲蕨 *D. delavayi* Christ（云南）、光叶槲蕨 *D. propinqua*（Wall.）J.Sm.（云南、贵州、四川）、团叶槲蕨 *D. bonii* Chris。此外，骨碎补科植物海州骨碎补 *Davallia mariesii* Moore（山东）、大叶骨碎补 *Davallia orientalis* C.Chr.（辽宁、广西、广东、广西地方药材标准收载了本种，当地习称"硬骨碎补"）也作骨碎补药用。而广东使用的崖姜蕨 *Pseudodrynaria coronans*（Wall.）Ching（槲蕨科，当地习称"肉碎补"或"大碎补"）、广西使用的光亮密网蕨 *Phymatodes lucida*（Roxb.）Ching（水龙骨科）、圆盖阴石蕨 *Humata tyermanni* Moore（骨碎补科）系误用。

骨碎补中提取的总黄酮治疗原发性骨质疏松症（肾阳虚型）已取得二类新药。

植物检索表

1. 叶二型，有孢子叶和不育叶之分，孢子囊群圆形

2. 叶大型，茎肉质肥厚，具二型鳞片，孢子囊群于二级侧脉间排成1行 ·········· 槲蕨

2. 叶中小型，根茎较细，鳞片一型，孢子囊群于1级侧脉两侧各排成整齐1行 ·········· 中华槲蕨

1. 叶一型，基部扩大成耳状，孢子囊群线形，于二级侧脉间排成整齐1行 ·········· 崖姜蕨

【参考文献】

[1] 钱茜. 骨碎补化学成分和药理作用研究进展 [J]. 中国生化药物杂志，2015，35（3）：186-188.

[2] 陈瑶，刘忠良，赵勇. 骨碎补化学成分和药理作用研究进展 [J]. 解放军药学学报，2012，28（5）：454-457.

[3] 隋洪飞. 骨碎补化学成分分离鉴定 [J]. 内蒙古中医药，2015（5）：142-143.

[4] 金连峰. 骨碎补对膝骨性关节炎模型兔滑膜细胞凋亡机制的实验研究 [J]. 中华中医药学刊，2016，34（7）：1679-1682.

[5] 刘凤英，许彦枝，陈彦平，等. 中药骨碎补对人牙髓、牙龈、牙周膜成纤维细胞体外增殖的实验研究 [J]. 临床和实验医学杂志，2014，13（24）：2012-2015.

[6] 宋双红，余倩，王喆之，等. 骨碎补防治骨质疏松研究概况 [J]. 生命的化学，2015，35（1）：73-80.

[7] 殷方明，肖涟波，张昀. 骨碎补柚皮苷对炎症及骨作用的相关研究进展 [J]. 中国骨伤，2015，28（2）：182-186.

[8] 彭双，韩立峰，王涛，等. 骨碎补中的化学成分及药理作用研究进展 [J]. 天津中医药大学学报，2012，31（2）：122-125.

[9] 何冠兰，卢春远，吕淑娟，等. 骨碎补醇提物对免疫抑制小鼠免疫功能的影响 [J]. 时珍国医国药，2015，26（10）：2358-2360.

千层塔

Qiancengta

【别名】虱子草、生扯拢、蛇足草、矮杉树、万年杉。

【来源】为石杉科植物蛇足石杉（蛇足石松）*Huperzia serrata*（Thunb.）Trev 的全草。

【植物形态】多年生草本，高10～30cm。根须状。茎直立或斜生，2～4回两叉分枝，顶端常具生殖芽，落地成新苗。叶薄革质，螺旋状排列，疏生，平伸；叶片披针形，长1～3cm，宽2～4mm，先端急尖或渐尖，边缘有不规则的尖锯齿，基部渐狭，楔形，仅有主脉1条，具短柄。孢子叶和营养叶同形，绿色。孢子囊横生于叶腋，肾形，淡黄色，光滑，横裂；孢子同形。孢子期6～10个月。

【生境分布】生于海拔350～2200m的林下阴湿地或沟谷石上。产于万州、梁平、垫江、丰都、武隆、黔江、彭水、酉阳、秀山、南川、南岸、渝北、长寿、巴南、大足、璧山、江津、永川等地。

【采集加工】夏末、秋初采收全草，去泥土，晒干。7～8月间采收孢子，干燥。

【药材鉴别】

性状鉴别：全株长10～15cm，根须状，根茎棕色，断面圆形或类圆形，直径2～3mm，茎呈圆柱形，表面绿褐色。叶绿褐色，对生，叶片皱缩卷曲或破碎，完整者展平后呈长椭圆形，叶端形状急尖，叶缘呈锯齿状，叶基部渐狭，无叶柄。孢子囊淡黄色，单生于叶腋，呈肾形，孢子同型。气微，味苦。

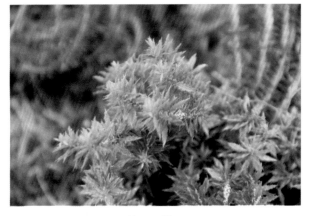

蛇足石杉

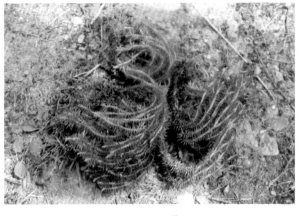

蛇足石杉（生药）

【化学成分】千层塔草含 20 多种生物碱，如石松碱、石松定碱、蛇足石松碱、石松灵碱、棒石松宁碱、千层塔碱、千层塔宁碱、千层塔尼定碱等；三萜类，如千层塔烯二醇、千层塔烯二醇-3-乙酸酯、21-表千层塔烯二醇、16-氧千层塔烯二醇、16-氧代千层塔烯三醇、千层塔三醇等。

【药理作用】

1. 抗氧化作用：石杉碱甲可提高神经细胞生存率和抗过氧化物酶（如 GSH-Px、SOD、CAT）活性，同时减少 MDA 等脂质过氧化产物。

2. 抗胆碱酯酶作用：千层塔提取的石杉碱 A（huperzine-A，Hup-A），又名福定碱（fordine），石杉碱 A 是强效可逆性的乙酰胆碱酯酶（AchE）抑制剂，其作用特点与新斯的明相似，但作用维持时间比后者长。动物实验表明，石杉碱 A 对真性胆碱酯酶具有选择性抑制，抑制强度是假性胆碱酯酶的数千倍，抑制方式为竞争性和非竞争性的混合型抑制，与单纯竞争性抑制剂有显著不同，对 AchE 抑制强度依次为：Hup-A＞Phys（柳酸毒扁豆碱）＞Neos（甲基硫酸新斯的明）＞Hup-B＞Gal（氢溴酸加兰他敏）。

3. 对神经肌肉的作用：千层塔的总生物碱在家兔垂头试验、麻醉兔胫神经肌标本、大鼠离体膈神经标本上均表现出明显的肌肉松弛作用，Hup-A 能使动物重症肌无力症状明显恢复，效果优于溴新斯的明。

4. 对学习记忆的作用：石杉碱 A 通过下调海马组织中促凋亡因子 Bax 表达，上调抗凋亡因子 Bcl-2 表达，对急性低压、低氧导致的大鼠大脑海马神经元凋亡具有缓解作用，可改善模型大鼠的空间学习与记忆能力。

【医疗用途】

药性归经：味苦、辛、微甘，性平，有小毒，归肺、肾、肝、大肠经。

功能：散瘀止血，消肿止痛，除湿，清热解毒。

主治：跌打损伤，劳伤吐血，尿血，痔疮下血，水湿鼓胀，白带，肿毒，溃疡久不收口，烫火伤。

用法用量：内服：煎汤，5～15g；或捣汁。外用：适量，煎水洗，捣敷，研末撒或调敷。

使用注意：孕妇禁服。本品有毒，中毒时可出现头昏、恶心、呕吐等症，内服不宜过量。

附方：

1. 治跌打损伤，瘀血肿痛：①蛇足草、菊三七各等量，共研末，每日 6g，临睡前温黄酒或温开水送下；另用鲜蛇足草捣烂敷患处，每日更换。②鲜全草和酒糟、红糖捣烂，加热外敷。

2. 治肺痈吐脓血：千层塔鲜叶 30g，捣烂绞汁，蜂蜜调服。

3. 治劳伤咳血，胸闷：千层塔鲜全草 30g，水煎服。

4. 治痨伤吐血及痔疮大便出血：虱子草 60～120g，炖杀口肉服。

5. 治创口久不愈合：千层塔 2.5kg，煎汁浓缩成膏约 250g，加硼砂 9g，熬化外用。

【资源评述】千层塔始载于《植物名实图考》，云千层塔："生山石间，蔓生绿茎，小叶攒生，四面如刺，间有长叶及梢头叶，俱如初生之柳叶。可煎洗肿毒跌打及鼻孔作痒。"全国除西北地区部分省区、华北地区外均有分布，亚洲其他国家（如日本、朝鲜、泰国、越南、菲律宾等）、太平洋地区、俄罗斯、中美洲等国家和地区均有分布。

现代临床研究报道显示，其可治疗精神分裂症、重症肌无力、老年性记忆功能减退。

分布于华东、中南、西南地区的虱婆草 *Huperzia serrata* (Thunb.) Trey. *f. intermedia* (Nakai) Ching 作千层塔入药。

【参考文献】

［1］张庆平．千层塔的研究概况 [J]．海峡药学，2011，23（4）：42-44.

［2］郭斌，徐玲玲，尉亚辉，等．千层塔的研究进展 [J]．中国中药杂志，2009，34（16）：2018-2023.

［3］罗迎春，李齐激，杨元凤，等．黔产千层塔化学成分研究 [J]．时珍国医国药，2010，21（12）：3172-3173.

［4］袁经权，周小雷，王硕，等．蛇足石杉化学成分和药理作用研究进展 [J]．中草药，2012，43（2）：399-407.

［5］徐红冰，王晓平，刘皋林．石杉碱甲的药理研究及临床应用 [J]．世界临床药物，2014，35（1）：60-63.

［6］Wang R，Yan H，Tang X C. Progress in studies of huperzine A, a natural cholinesterase inhibitor from Chinese herbal medicine [J]. Acta Pharmacologica Sinica, 2010, 27（1）：1-26.

［7］史海清，韩茹，伏建峰，等．石杉碱甲对急性低压低氧模型大鼠海马神经元凋亡的影响 [J]．解放军医学杂志，2013，38（2）：103-106.

种子植物

裸子植物

铁树花
Tieshuhua

【别名】凤尾蕉花、铁树花、梭罗花。

【来源】为苏铁科植物苏铁 *Cycas revoluta* Thunb. 的花（大孢子）。

【植物形态】常绿木本植物，高 1~4m。密被宿存的叶基和叶痕。羽状叶从茎的顶部生出，长 0.5~2m，基部两侧有刺，刺长 2~3mm，羽片达 100 对以上，条形，厚革质，长 9~18cm，宽 4~6mm，先端锐尖，边缘显著向下卷曲，基部狭，两侧不对称，上面深绿色，有光泽，中央微凹，下面浅绿色，中脉显著隆起。雌雄异株，雄球花圆柱形，小孢子叶呈长方状楔形，有急尖头，下面中肋及先端密生褐色或灰黄色长绒毛；大孢子叶扁平，密生淡黄色或淡灰黄色长绒毛；上部顶片宽卵形，边缘呈羽状分裂，其下方两侧着生数枚近球形的胚珠。种子卵圆形，微扁，顶凹，长 2~4cm，直径 1.5~3cm，熟时呈朱红色。花期 6~7 月，种子 10 月成熟。

【生境分布】生于温暖、向阳、干燥、通风的环境。产于重庆各地，多栽培。分布于福建、台湾、广东、广西、海南等地。

【药材鉴别】

性状鉴别：大孢叶略呈匙状，上部扁宽，下部圆柱形，长 10~20cm，宽 5~8cm。全体密被褐黄色绒毛，扁宽部分两侧羽状深裂为细条状，下部圆柱部分两侧各生 1~5 枚近球形的胚珠。气微，味淡。

【化学成分】种皮及花含有 β-谷甾醇-棕榈酸酯、β-硬脂酸甘油酯、15-二十九烷醇、β-油甘甘油酯、正十六烷醇、伪蒲公英甾醇、棕榈酸、β-谷甾醇、穗花杉双黄酮、1-羟基-3-乙基蒽醌、松脂醇、2-丁酮-3-O-β-芸香糖苷、Hydrangeifolin Ⅰ 。

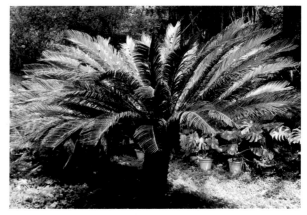

铁树

【医疗用途】

药性归经：味甘，性平。

功能：理气祛湿，活血止血，益肾固精。

主治：胃痛，慢性肝炎，风湿疼痛，跌打损伤，咯血，吐血，痛经，遗精，带下。

用法用量：内服：5~10g。

【资源评述】苏铁科植物有 9 属 110 种，苏铁属全世界有 23 种，我国约有 17 种。苏铁为热带、亚热带植物，我国南方分布较多，福建原产 2 种，即福建苏铁和四川苏铁 *C. szechuanensis* Cheng，引种栽培的苏铁有福建苏铁、四川苏铁、攀枝花苏铁 *C. panzhihuaensis* L. Zhou et S. Y. Yang 等 12 种；广东产台湾苏铁 *C. taiwaniana* Carruth.、海南苏铁 *C. hainanensis* C. J. Chen。其中有 5 个种群分布于金沙江支流河谷。苏铁具有较高的观赏价值，我国及世界各地有广泛栽培，我国各地栽培的苏铁植物由于苏铁种间易于杂交，近年来不断有新种发现，仅广西发现的新种就有 9 种之多。

除苏铁 C. revoluta 外，篦齿苏铁 C. pectinata Griff.（分布于云南西南部，国家三级保护植物）、华南苏铁 C. rumphii Miq.（华南各省栽培）和云南苏铁 C. siamensis Miq.（分布于云南潞西、澜沧、思茅一带，广东、广西有栽培，国家二级保护植物）也可药用，根、茎、叶均可入药。

苏铁根：性味甘、淡，平，有小毒。功能：祛风通络，活血止血。主治：风湿麻木，筋骨疼痛，跌打损伤，劳伤吐血，腰痛，白带，口疮。用法用量：内服：煎汤，10～15g；或研末。外用：适量，水煎含漱。

苏铁茎、叶：用于治疗慢性肝炎，黄疸，难产，癌症；叶也用于治疗高血压。

苏铁的种子有毒。其致癌物系所含的氧化偶氮类苷-苏铁苷（cycasin）和新苏铁苷（neocycasin）A、B。苏铁苷长期或一次喂饲或灌肠，可使大鼠发生乳癌、肝癌、肾癌和肠癌，使小鼠发生肺腺瘤，也能使豚鼠、田鼠发生肿瘤。

牛食用铁树果种子可引起麻痹，且常发生肌萎缩性脊髓侧索硬化；薄束及脊小脑背束产生髓鞘脱失，并有嗜锇性物质沉积。大鼠或金田鼠有胎仔在母体内接触苏铁苷元，产后而形成"小头症"（Microencephaly），骨性颅顶盖变狭，但生存时间仍相当长；有些大鼠在 13～15 个月后，有神经胶质瘤。

【参考文献】

［1］潘韬文．苏铁的化学成分和龙胆苦苷的结构修饰研究［D］．云南中医学院，2012.

［2］刘同祥，王绍辉．苏铁资源利用研究进展［J］．中央民族大学学报（自然科学版），2016，25（1）：49-54.

白 果
Baiguo

【别名】白果籽、鸭脚子、银杏、白果仁。

【来源】为银杏科植物银杏 Ginkgo biloba L. 的种仁。

【植物形态】落叶高大乔木，高达 30～40m。树干直立，树皮淡灰色，老时黄褐色。雌雄异株，雌株的大枝开展，雄株的大枝向上伸；枝有长枝（淡黄嫩色）和短枝（灰色）之分。叶具长柄，簇生于短枝顶端或螺旋状散生于长枝上，叶片呈扇形，上缘浅波状，有时中央浅裂或深裂，具多数 2 叉状并列的细脉。4～5 月间开花，花单性异株，稀同株；球花生于短枝叶腋或苞腋；雄球花为葇荑花序状，雌球花具长梗，梗端 2 叉（稀不分叉或 3～5 叉）。种子核果状，近球形或椭圆形；外种皮肉质，被白粉，熟时为淡黄色或橙黄色，状如小杏，有臭气；中种皮骨质，白色，具 2～3 棱；内种皮膜质；胚乳丰富，子叶 2枚。种子成熟期 9～10 月。

【生境分布】生于海拔 500～1000m、酸性（pH 5～5.5）黄壤、排水良好地带的天然林中，常与柳杉、榧树、蓝果树等针阔叶树种混生。多为人工栽培，产于重庆各地。

【药材鉴别】

性状鉴别：略呈椭圆形，一端稍尖，另一端钝。中种皮（外壳）骨质，光滑，表面黄白色或淡棕黄色，基部有一圆点状突起，具 2～3 条棱线。内种皮膜质，红褐色或淡黄棕色。种仁宽卵球形或椭圆形，

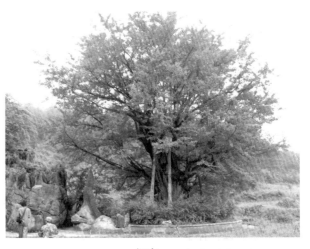

银杏

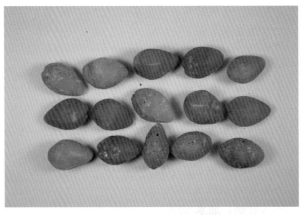

白果（生药）

一端淡棕色，另一端金黄色，横断面外层黄色，胶质样，内层淡黄色或淡绿色，粉性，中间有空隙；胚极小。气微，味甘、微苦。

以壳色白、种仁饱满、断面色淡黄者为佳。

【化学成分】肉质的外种皮含对皮肤有刺激性的成分，包括白果酸、氢化白果酸（$C_{22}H_3O_3$）、氢化白果亚酸、白果酚、白果二酚及白果醇。

种子含有毒成分 4-O-甲基吡哆醇，称为银杏毒素。还含有 6-(8-五碳烯基)-2,4-二羟基苯甲酸、二十六烷酸、棕榈酸、白果醇、β-谷甾醇、正十六烷酸-1-甘油酯、熊果酸、金松双黄酮、银杏黄素、异银杏黄素、胡萝卜苷、银杏内酯 A、银杏内酯 B、银杏内酯 C、尿嘧啶、松柏苷、甘草苷、腺苷、D-葡萄糖、蔗糖、3-咖啡酸酰基-2-甲基-D-赤藓糖酸-1,4 内酯、7,8,3′,4′-四羟基二氢黄酮醇。种仁含微量氢氰酸。

【药理作用】

1. 对循环系统的影响：白果外种皮水提取物能显著降低麻醉犬血压及左室压力，能使主动脉输出量逐渐减少，冠脉流量增加。还可显著提高小白鼠常压耐缺氧能力，降低异丙肾上腺素引起的心肌耗氧量增加，对氰化钾和亚硝酸钠所致的组织缺氧亦有良好的缓解作用。

2. 对呼吸系统的影响：白果乙醇提取物给小鼠腹腔注射，可使呼吸道酚红排泌增加，似有祛痰作用。对离体豚鼠气管平滑肌表现有微弱的松弛作用。白果注射液可使致敏性哮喘模型小鼠血清中的 IL-4、IL-5 明显下降，提示白果是一种良好的平喘中药，对 Ⅱ 型辅助性 T 淋巴细胞（TH_2）有一定作用。

3. 抗衰老作用：银杏肉质外种皮水溶性成分给小鼠灌胃，能阻遏脾脏组织老年色素颗粒形成，并使已形成的色素颗粒变得分散，数量减少，有一定的抗衰老作用。白果提取液能降低小白鼠心脑脂褐质水平和增强 SOD 活性，从而证实白果具有一定的抗衰老作用。

4. 其他作用：银杏肉质外种皮的浆液对多种革兰阳性及阴性细菌均有抑制作用；对结核杆菌的抑制作用不受加热的影响，但在有血清存在时，其抑菌效力减低。带外种皮银杏的水浸剂，对常见致病性皮肤真菌均有不同程度的抑制作用。白果中的羟基酚类具有抗癌的作用。银杏种子中胰蛋白酶抑制剂可以有效降低血糖、TC、TG，升高 HDL-C，同时可降低血清中 TNF-α、IL-4、IL-17、IgA，提高 IgG、IgM 水平，对免疫系统及补体系统有一定的免疫调节作用。白果内酯能显著延长常压耐缺氧小鼠和急性脑缺血小鼠的存活时间。

5. 毒性：银杏肉质外种皮内含有引起皮炎的银杏毒，直接接触此种毒质后即可发生皮肤炎症。胚芽中可提取出一种含量较高的中性脂溶性物质，具有神经毒性作用，可引起末梢神经过敏、麻痹，严重者可致死。给小鼠饲以大量白果粉或每日给豚鼠灌胃白果肉粗提物酸性成分 150～200mg/kg，共 60 天，可出现食欲不振、体重减轻、不等程度的肝损害、肾小球肾炎，甚至死亡。白果酸有溶血作用，小鼠皮下注射 6mg/kg 即可引起惊厥和死亡。

【医疗用途】

药性归经：种子（白果）：味甘、苦，性平。有毒。

功能：敛肺定喘，涩精止带。

主治：支气管哮喘，慢性气管炎，肺结核，尿频，遗精，白带；外敷治疥疮。

用法用量：种子、叶 5～15g。不可多食。

附方：

1. 治哮喘：白果（去壳砸碎，炒黄）21 枚，麻黄 9g，苏子 6g，甘草 3g，款冬花 9g，杏仁（去皮尖）4.5g，桑皮（蜜炙）9g，黄芩（微炒）4.5g，法制半夏（如无，用甘草汤泡 7 次，去脐用）9g。水煎，分二服，不定时。

2. 治赤白带下，下元虚惫：白果、莲肉、江米各 15g，胡椒 4.5g。为末，用乌骨鸡一只，去肠盛药，瓦器煮烂，空腹食之。

3. 治小便频数，遗尿：陈白果 5 粒，蜗牛（焙干）3 个。研末冲服。

4. 治神经性头痛，前额部阵发性头痛，发作时重浊钝痛，嗡嗡作响，伴有胀闷感：带壳生白果 60g，捣裂入砂锅，加水 500ml，文火煎至 300ml，分 2 次 1 日服完。以上一剂可连煎 3 次，服 3 天。

【资源评述】白果始载于《绍兴本草》，云："银杏……诸处皆产，惟宜州形大者佳，七月八月采实，暴干，以其色如银，形似小杏，故以名之。"《本草纲目》云："原生江南，以宣城者为胜。"其形态与现今药用品种一致，产于浙江、安徽等地。

银杏为中生代孑遗的稀有树种，系我国特产国家二级保护植物。浙江天目山、湖北、甘肃、重庆等地有野生的树木。重庆有野生银杏共315株，仅分布于重庆市南川金佛山海拔900～1560m的山地阔林中。银杏有较强的适应性，在暖温带、亚热带复杂的生态条件下，均能正常生长繁育。北自东北辽宁东南部（丹东、海城等），南达广州、广西、东起台湾，西达甘肃东部（庆阳、天水等）。垂直分布，东起华东海拔40～1000m地带，西南至贵州、云南西部海拔2000m以下地带均有广泛栽培，系优良的园林绿化物种。在长期的栽培过程中，银杏已出现12个栽培变种：佛指（佛子）、小佛手、圆底佛手、大马铃、洞庭皇、鸭尾银杏、卵果佛手、无心银杏、桐子果、棉花果、大梅核。银杏的开发利用刺激了以药用为目的的栽培生产，在江苏、安徽、浙江、四川、贵州、重庆、湖南等地都已发展有大面积的栽培。

白果除药用及食用外，白果提取物非常适宜用来制造化妆品。近几年，我国已生产出数十种银杏化妆品，如银杏洗发香波、银杏洗发膏、银杏洗面乳、银杏美容霜等。在白果提取物中加入消炎剂或黏多糖能改善皮肤末梢血液循环和促进毛发生长，已有厂家用以生产生发剂。

【参考文献】

[1] 张红梅. 天然药物银杏的化学成分和药理作用 [J]. 首都师范大学学报（自然科学版），2014，35（3）：41-46.

[2] 周桂生，姚鑫，唐于平，等. 白果仁化学成分研究 [J]. 中国药学杂志，2012，47（17）：1362-1366.

[3] 陈金铭，庄鹏宇，赵丽薇，等. 银杏种子化学成分研究 [J]. 辽宁中医药大学学报，2015，17（8）：46-49.

[4] 孟凡瑞，刘波，李晓秀，等. 白果提取物抗肿瘤作用的研究 [J]. 辽宁大学学报（自然科学版），2014，41（3）：286-288.

[5] 熊国营，张凌云，李晓君. 白果内酯耐缺氧作用研究 [J]. 当代医学，2015，21（36）：11-12.

银杏叶

Yinxingye

【别名】白果叶。

【来源】为银杏科植物银杏 *Ginkgo biloba* L. 的叶。

【形态特征】见"白果"条。

【生境分布】见"白果"条。

【采收加工】秋季采，除去杂质，洗净，晒干。

【药材鉴别】

性状鉴别：叶片多皱折或破碎，完整者呈扇形，长4～8cm，宽5～10cm，上缘有不规则波状缺刻，有的中央凹入，基部楔形，叶脉细密，为多数二叉状平行脉；叶柄长2～7cm。纸质，易纵向撕裂。气微，味微涩。

以色黄绿、完整者为佳。

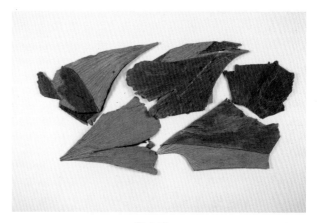

银杏叶

【化学成分】叶含黄酮类、生物碱、儿茶精类、苦味萜类、酸、脂、醇、酚、酮醛类、氨基酸、多糖及多糖。

黄酮类：黄酮醇类及其苷类成分有：山奈酚、木犀草素、杨梅树皮素、槲皮素、异鼠李素、丁香黄素、山奈酚-3-鼠李葡萄糖苷、山奈酚-3(6‴-对香豆酰葡萄糖基-β-1,4-鼠李糖苷)、山奈酚-3-O-(2″-O-β-D-吡喃葡萄糖基)-α-L-吡喃鼠李糖苷、山奈酚-3-O-{2″-O-6‴-O-[对-(7″″-O-β-D)香豆酰]-β-D-吡喃葡萄糖基}-α-L-吡喃鼠李糖苷、山奈酚-3-O-(2″-O-α-L-吡喃鼠李糖基-6″-O-α-D-吡喃鼠李糖基-β-D-吡喃葡萄糖苷、3′-O-甲基杨梅树皮素、槲皮素-3-O-(2″-O-β-D-吡喃葡萄糖基)-α-L-吡喃鼠李糖苷、槲皮素-3-O-{2″-O-6‴-O-[对-(7″″-O-β-D-吡喃葡萄糖基)香豆酰基]-6-D-吡喃葡萄糖基}-α-L-吡喃鼠李糖苷、槲皮素-3-O-[2″-O-(6‴-O-对-香豆酰基)-β-D-吡喃葡萄糖基]-α-L-吡喃鼠李糖基-7-O-β-D-吡喃葡萄糖苷、槲皮素-3-O-(2″-O-α-L-吡喃鼠李糖基-6″-O-α-D-吡喃鼠李糖基-β-D-吡喃葡萄糖苷)、槲皮素-3-O-α-6″-对-香豆酰葡萄糖基-β-1,4-鼠李糖苷、槲皮素-3-O-芸香糖苷、异鼠李素-3-O-芸香糖苷、丁香黄素-3-芸香糖苷等。

双黄酮类：穗花杉双黄酮、银杏双黄酮、白果双黄酮、异白果酸黄酮、金松双黄酮、5′-甲氧基银杏双黄酮。

儿茶精类：右旋儿茶精、左旋表儿茶精、右旋没食子儿茶精、左旋表没食子儿茶精。

苦味萜类：白果苦内酯 A、白果苦内酯 B、白果苦内酯 C、白果苦内酯 J、白果苦内酯 M 及银杏内酯 A、银杏内酯 B、银杏内酯 C。

生物碱类：6-羟基犬尿酸。

酸类及酯类：白果酸、氢化白果酸、氢化白果亚酸、腰果酸、莽草酸、奎宁酸、抗坏血酸、6-羟基-2-十四烷基苯甲酸、亚麻酸、6-十五碳烯基水杨酸、水杨酸-6-十七烯醇酯。

醇、酚、醛、酮类：白果醇、正二十八醇、正二十六醇、红杉醇、α-己烯醛、白果酮、银杏酮、白果酚、蒎立醇、β-谷甾醇、聚异戊烯醇化合物、(Z,Z)-1,5-二对羟苯基-1,4-戊二烯。

挥发油：内有顺式-3-己烯-1-醇、对-聚伞花素、反式芳樟醇氧化物、α-紫罗兰酮及 β-紫罗兰酮、百里香酚等成分。

【药理作用】

1. 增强脑循环：银杏叶制剂（GbE）静脉注射或口服可使脑血流量或局部脑血流量增加，降低血管阻力，灌服或静注 GbE 可抑制自体血清引起的家兔脑皮质血管痉挛，增加大鼠缺氧状态下脑葡萄糖转运和利用，剂量依赖性增加血糖浓度，减少脑皮质糖浓度，提示 GbE 可抑制糖摄取，而对清醒状态健康大鼠脑局部葡萄糖的利用没有影响。

2. 对脑缺血、脑缺氧、脑水肿有减轻作用：GbE 可推迟大鼠因缺氧引起的能量代谢的损伤，GbE 能明显减轻颈总动脉注入放射性微球引起的大鼠大脑半球栓塞和脑水肿。腹腔注射 GbE 能降低大鼠对有害刺激的反应性，减轻损伤后脑水肿，使 Long Evans 大鼠结扎颈动脉后存活率增加，脑组织中多巴胺合成增多。GbE 中的非黄酮成分可能对缺氧性脑损害起主要保护作用。银杏叶提取物可减少脑缺血时脑组织耗能。银杏叶制剂可显著减轻脑水肿，改善大鼠脑缺血再灌注的损伤。

3. 对学习记忆的影响：GbE 显著提高小鼠的空间辨别学习成绩，改善氯胺酮、地西泮引起的记忆障碍。醇提取及水提取物均能明显改善由 $NaNO_2$ 或东莨菪碱引起的记忆损害。醇提取物作用较水提取物强，且对正常成年小鼠亦有促进记忆保持的作用。银杏叶萃取物治疗耳鸣疗效显著，耳鸣程度、焦虑情绪及耳鸣致残等方面均有明显改善，且安全性高。银杏叶片可降低皮层胆碱酯酶活性及表达，改善老年大鼠空间记忆功能。

4. 清除自由基、抗脂质过氧化作用：GbE 有提高 SOD 活性及清除超氧阴离子和抗自由基作用。GbE 通过抑制 NADPH-氧化酶的作用，减少中性粒细胞氧自由基的产生；静脉注射能明显抑制烧伤家兔在钙载体 A_{23187} 刺激下的超氧阴离子和白三烯（LTB_4）的产生。将总黄酮按 9.5mg/kg 大鼠腹腔注射，能明显提高大鼠血清 SOD 活力，降低血黏度。

5. 抗凝血作用：白果苦内酯 B（BN_{52021}）对 PAF 受体具有高度特异性阻断作用。BN_{52021} 可以预防或减少 PAF 诱导的脉鼠血小板血栓形成，抑制 PAF 引起的人血小板胞浆内 Ca^{2+} 增加及磷脂酸产生增多。白果苦内酯 B、白果苦内酯 A、白果苦内酯 C 剂量依赖性地抑制 PAF 与家兔血小板的结合及 PAF 在血小板的代谢。

6. 降血脂作用：银杏叶总黄酮 5mg/kg 腹腔注射，连续 40 天，大鼠血清 TG 含量明显降低。临床研究发现，银杏叶提取物能够改善临床症状和神经功能缺损，具有降血压、降全血高切黏度、全血低切黏度、血小板黏附率；并能升高血清高密度脂蛋白浓度和降血清胆固醇浓度。

7. 其他作用：GbE 10～40mg/kg 可显著抑制应激所致的胃肌电活动紊乱及血浆和胃黏膜组织 MDA 水平的异常升高，使胃黏膜溃疡指数明显降低。银杏叶总黄酮 TFGb 可明显降低心肌梗死兔 EKG 中 ST 段异常抬高的总幅度以及病理性 Q 波的出现数量；并显著抑制心肌组织磷酸肌酸激酶释放。

【医疗用途】

药性归经：味苦、甘、涩，性平。归心、肺、脾经。

功能：活血养心，敛肺涩肠。

主治：胸痹止痛，喘咳痰嗽，泄泻痢疾，白带。

用法用量：内服：水煎，3～9g；或提取物作片剂，或入丸、散服。外用：适量，捣烂敷或搽，或煎水洗。

附方：

1. 治冠心病心绞痛：白果叶、瓜蒌、丹参各15g，薤白12g，郁金9g，生甘草5g。水煎服。

2. 治血清胆固醇过高症：将银杏叶提取主要成分黄酮，制成糖衣片，每片含黄酮1.14mg。每次4片，每日3次。

【资源评述】我国银杏叶的药用始于明代，最早记载于《本草品汇精要》，名"白果叶"。国际社会对银杏叶的研究始于20世纪60年代，1965年西德Schwabe公司研制由银杏叶研发的产品Tebonin问世，畅销世界；1995年美国世代健康公司出品的Bio Ginkgo，风靡美国。银杏叶制剂销售一直占据着国际植物药市场销售榜首。银杏叶制剂在治疗心血管疾病方面的良好疗效和巨大的市场，也带动了我国各地的银杏栽培热。已形成产业化的地区有山东郯城、江苏邳州、泰兴、姜堰、泰州、太湖东山、河南新县、光山、浙江长兴、富阳、临安、诸暨，安徽歙县、绩溪、宁国、安庆、宣川，湖北大洪山区，广西北部灵川、兴安和全州等地，其中山东郯城及邳州一带产的银杏叶质量最好，效益最高。

有研究表明，不同产地及不同的采收期对银杏叶质量有较大的影响。据对同一月份采自杭州、临安、西天目山、诸暨、长兴、安吉、桐庐、宁海和无锡的银杏叶中总黄酮的含量测定，以无锡产最高（3.80%），长兴最低（2.64%）。诸暨9月份采银杏叶中银杏内酯B的含量最高，达0.25%。对不同月份银杏叶中总黄酮的含量测定表明：其含量在8月份以后开始升高，以10月份采收最为适宜。对银杏叶中银杏内酯B含量的动态变化研究表明：春季的银杏叶含量低，以后逐渐增加，至10月末，叶片发黄后含量迅速下降，故用于提取银杏内酯B的银杏叶在夏季至秋季中期采收为宜。银杏叶中所含的微量元素也与治疗心血管疾病的疗效相关，据对不同生长期银杏叶中的微量元素和热水浸出物的分析，银杏叶中含有较高的铁、锰、铜、锌的含量以幼叶中为高，随生长时间的推延，锌的含量逐渐降低，至9、10月锌的含量接近于零；钙含量则随叶的生长逐渐增加。

【参考文献】

[1] 国家中医药管理局《中华本草》编委会. 中华本草精选本（上册）[M]上海：上海科技出版社出版，1998：241.

[2] 张红梅. 天然药物银杏的化学成分和药理作用[J]. 首都师范大学学报（自然科学版），2014，35（3）：41-46.

[3] 刘秀萍，臧恒昌，于洪利. 等. 银杏叶提取物的研究进展与应用前景[J]. 药学研究，2014，33（12）：721-723.

[4] 王雪梅. 银杏叶主要成分药理研究进展[J]. 亚太传统医药，2014，10（18）：59-60.

[5] 刘馨雨，郑咏秋，刘建勋. 银杏叶有效成分抗脑缺血再灌注损伤作用的机制研究进展[J]. 世界中医药，2013，8（10）：1142-1146.

[6] 周洁. 银杏叶萃取物治疗耳鸣临床研究[J]. 中医学报，2014，29（11）：1678-1680.

[7] 王怀颖，史建红，王瑛，等. 银杏叶对衰老大鼠皮层乙酰胆碱酯酶活性及表达的影响[J]. 时珍国医国药，2012，23（1）：142-143.

[8] 孙芳，王璐，闫滨，等. 银杏叶提取物活性成分及其药理作用[J]. 山东中医杂志，2014，33（3）：221-223.

松花粉

Songhuafen

【异名】松粉、松黄、枞树粉

【来源】为松科植物马尾松 *Pinus massoniana* Lamb. 的花粉。

【植物形态】乔木。树皮红褐色，下部灰褐色，呈不规则长块状裂。小枝常轮生，淡黄褐色；冬芽卵状圆柱形，褐色，顶端尖，芽鳞边缘丝状，先端尖或有长尖头。叶针形，2针一束，稀3针一束，长12～30cm，细长而柔软，叶缘有细锯齿；叶鞘初呈褐色，后渐变成灰黑色，宿存。雄球花淡红褐色，圆柱形，弯垂，聚生于新枝下部苞腋，穗状；雌球花单生或2～4个聚生于新枝顶端，淡紫红色。球果卵圆形或圆锥状卵形，长4～7cm，直径2.5～4cm，有短梗，下垂，熟时呈栗褐色；中部种鳞近长圆状倒卵形；鳞盾菱形，微隆起或平，鳞脐微凹。种子呈长卵圆形，连翅长2～2.7cm。花期4～5月，果熟期次年10～12月。

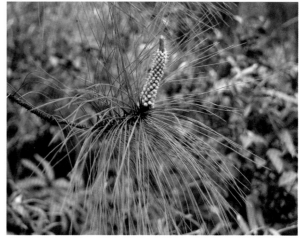

马尾松

【生境分布】生于海拔1500m以下山地。重庆各地均产。分布于陕西、江苏、安徽、浙江、福建、台湾、河南、湖北、湖南、广西、广东、四川、贵州、云南等地。

【采收加工】春季开花时采下雄花穗，晾干，搓下花粉，过筛取细粉。

【药材鉴别】

性状鉴别：本品为淡黄色的细粉，质轻易飞扬，手捻有滑润感，不沉于水。气微香，味有油腻感。以匀细、色淡黄、流动性较强者为佳。

【化学成分】松花粉主要含生物活性物质、糖、氨基酸、维生素、微量元素等。其中，生物活性物质有β-谷甾醇、单硬脂酸甘油酯、1-正十六烷酸甘油酯、对羟基苯甲醛、3-羟基-4-甲氧基苯甲酸、3,3′,5,5′,7-五羟基二氢黄酮醇、双氢山奈素、对羟基苯甲酸、3,4-二羟基苯甲酸、山奈酚、丁二酸。

微量元素以K、Mg、S、Mn、Zn、Fe的含量较多，其中K元素含量最高。还含有水溶性维生素、脂肪油和色素。

【药理作用】

1. 抗疲劳作用：松花粉能显著延长小鼠负重游泳时间，降低运动后小鼠血乳酸含量和血清BUN含量，增加肝糖原含量。实验证明松花粉具有明显的抗疲劳作用。松花粉可有效地增加3种免疫球蛋白水平，有益于增强机体的体液免疫能力，能增强过度运动大鼠血浆中T淋巴细胞亚群水平，从而改善了T淋巴细胞免疫功能的抑制作用。

2. 调节血糖血脂作用：破壁富铬松花粉有降低血糖的功能，破壁松花粉对大鼠实验性高血脂的形成具有一定的预防控制效应，对高血脂症及脂肪肝有较好的治疗作用。

3. 护肝及抗氧化作用：松花粉能增加SOD的活性，降低脏器组织和动脉内膜中的脂褐质含量，同时能促进肝细胞活性，但对肝细胞形态和功能损伤具有有效保护作用。松花粉黄酮提取物具有良好的体外氧化的作用。花粉可以改善慢性应激小鼠的活动能力，同时抑制其脑脂质过氧化反应。

4. 抑制前列腺增生作用：松花粉甾醇具有良好的抑制前列腺增生的作用，其机制通过抑制5α-还原酶降低大鼠体内双氢睾酮的水平来抑制前列腺增生。

5. 抗肿瘤作用：松花粉中含有抑制肿瘤细胞的Se元素。松花粉对HepG2细胞的增殖抑制作用和促凋亡作用可能与下调PIVKA-Ⅱ、AFP和VEGF有关。

6. 其他作用：松花粉对铅导致的小鼠学习和记忆障碍有一定的改善作用。还可治疗便秘。

【医疗用途】

药性归经：味甘，性温。

功能：祛风，益气，收湿，止血。

主治：头痛眩晕，泄泻下痢，湿疹湿疮，创伤出血。胃、十二指肠溃疡，咯血。

用法用量：外用治黄水疮渗出液多不结痂，外伤出血。外用适量，撒敷患处。

【资源评述】松花粉入药最早见于《新修本草》，称"松花"或"松黄"，现商品名仍见有使用。松花粉除用马尾松的花粉外，在全国不同地区尚有同属多种植物的花粉入药，《中国药典》收载的"松花粉"的基原植物也包括马尾松 *P. massoniana* Lamb.、油松 *P. tabulaeformis* Carr. 或同属数种植物，其中油松

P. tabulaeformis 即《新修本草》记载的"松黄"的原植物，生于海拔 100～2600m 的山地，分布于东北、华北、西北及河南、山东、江苏等地。

其他地方作为"松花粉"的有赤松 *P. densiflora* Sieb. et Zucc.，又名日本赤松、灰果赤松、短叶赤松、辽东赤松，为《本草纲目》记载的"赤龙皮"的基原，生于温带沿海山地和平原，分布于黑龙江、吉林、辽宁、山东、江苏，南京一带有栽培；黑松 *P. thunbergii* Parl.，又名日本黑松，生于东部沿海山地，分布于辽宁、山东、江苏等地，武汉、南京、上海、杭州等地多有栽培；新疆五针松 *P. sibirica*（Loud.）Mayr.，又名山松、西伯利亚红松，《生草药性备要》记载为"山松"，其花粉在新疆作松花粉用；云南松 *P. yunnanensis* Franch.，又名飞松，其花粉《滇南本草》记载为"松树蕊"，在云南、四川、贵州作松花粉用；此外，华山松 *P. armandi* Franch.、大别山五针松 *P. dabeshanensis* Cheng et Law.、红松 *P. koraiensis* Sieb. et Zucc.、黄山松 *P. taiwanensis* Hayata、高山松 *P. densata* Mast.、思茅松 *P. kesiya* Royle ex Gord. *var. langbianensis*（A. Chev.）Gaussen 等的花粉也在产区作松花粉入药。

马尾松除花粉入药外，其叶（松针）有祛风燥湿、杀虫止痒、活血安神的作用。主治风湿痹痛、脚气、湿疮、癣、风疹瘙痒、跌打损伤、神经衰弱、慢性肾炎、高血压，预防乙脑、流感。枝干的结节（松节）有祛风燥湿、舒筋通络、活血止痛作用，主治风寒湿痹、历节风痛、脚痹痿软、跌打伤痛。松脂有祛风燥湿、排脓拔毒、生肌止痛的作用，主治痈疽恶疮、瘰疬、疥癣、白秃、痛风、痹证、金疮、扭伤、妇女白带、血栓闭塞性脉管炎。

临床研究报道，用松花粉治疗高脂血症 32 例，连续服用 4 个月观察疗效，结果显示：痊愈 8 例，总有效率达 87.5%，疗效满意。

我国松花粉类资源丰富，除浙江有人工采集黑松花粉外，多为蜜蜂采集，所用资源仅为总资源的 1/210。花粉类药物多具有降脂，抑制血小板聚集，增强免疫细胞活性，调整胃肠功能等作用。

【参考文献】

[1] 李丽，孙洁，孙敬勇，等.马尾松花粉化学成分的研究 [J].中草药，2010，41（4）：530-532.

[2] 邓倩，童珊珊，丁丽霞，等.松花粉活性成分分析方法及药理作用的研究进展 [J].药物分析杂志，2012，32（1）：173-178.

[3] 李守汉，廉永善，李洁.破壁松花粉对运动大鼠免疫功能及运动能力的影响 [J].营养学报，2016，38（2）：201-203

[4] 赖桂萍，杨继红，詹小涛.松花粉药理作用及临床应用研究概况 [J].中国实用医药，2011，6（28）：248-251.

[5] 靳雪源，丛涛，赵霖，等.松花粉水提取物对四氯化碳诱导肝细胞损伤的保护作用 [J].北京医学，2014，36（12）：1040-1043.

[6] 回晶，林家帅，李天翼，等.松花粉黄酮提取物体外抗氧化作用的研究 [J].辽宁大学学报（自然科学版），2014，41（3）：281-285.

[7] 韩枫.松花粉对慢性应激小鼠自发活动及脑脂质过氧化的影响 [J].药学与临床研究，2013，21（5）：526-528.

[8] 朱宝安，张军要.松花粉总甾醇对大鼠前列腺良性增生的影响 [J].现代预防医学，2016，43（4）：623-626.

[9] 于雯珺，陈源红.松花粉对肝癌细胞株 HepG2 的 PIVKA-Ⅱ、AFP 和 VEGF 含量的影响 [J].临床医药文献电子杂志，2016，29（13）：2454-2455.

[10] 仕薇琳，任紫嫣，曹存凤，等.松花粉对铅中毒小鼠学习和记忆障碍的改善作用 [J].食品科学，2014，35（19）：277-279.

[11] 彭亮，赵鹏，张洁宏，等.松花粉对小鼠润肠通便作用的实验分析 [J].云南医药，2016，37（4）：454-456.

松 香
Songxiang

【别名】松脂。

【来源】为松科植物马尾松 *Pinus massoniana* Lamb. 的油树脂蒸馏或挥发后的固体树脂。

【植物形态】同"松花粉"条。

【生境分布】同"松花粉"条。

【采集加工】多在夏季采收，在松树干上用刀挖成"V"字形或螺旋纹槽，使边材部的油树脂自伤口流出，收集后，加水蒸馏，使松节油馏出，剩下的残渣冷却凝固后，即为松香。置阴凉干燥处，防火、防热。

【药材鉴别】

性状鉴别：本品呈透明或半透明不规则块状物，大小不等，颜色由浅黄到深棕色。常温时质地较脆，破碎面平滑，有玻璃样光泽，气微弱。遇热先变软，而后融化，经燃烧产生黄棕色浓烟。

【化学成分】含松香酸酐、松香酸、槲皮素，树脂烃及挥发油，如 α-蒎烯和 β-蒎烯等。

【药理作用】

1. 对胃肠平滑肌的作用：松香酸能明显抑制小鼠空肠蠕动及其离体肠肌的自发性收缩；对毛果芸香碱或 $BaCl_2$ 所致的大鼠胃肌痉挛有抑制作用和解痉作用。松香酸和松香粗提取物对毛果芸香碱或 $BaCl_2$ 所致的兔肠痉挛也有相似的作用。

2. 其他作用：松香中 α-蒎烯、β-蒎烯具有镇咳祛痰作用，单味松香炮制的松香散具有抗凝血作用。松香粗提物对白细胞具有双向调节作用，可使治疗前低于或高于正常值的白细胞恢复正常，并有免疫增强作用，马尾松脂对麻醉大鼠、猫有降压作用。

【医疗用途】

药性归经：味甘，性温。归肝、脾经。

功能：祛风燥湿，生肌止痛。

主治：痈疽疮疡，湿疹，外伤出血，烧伤，烫伤。

用法用量：3～9g，入丸散或浸酒服。外用适量，入膏药或研末敷患处。

使用注意：血虚者、内热实火者禁服。不可久服。未经严格炮制不可服。

附方：

1. 治一切肿毒：松香八两，铜青二钱，蓖麻仁五钱，同捣作膏，摊贴甚妙。

2. 治淋巴结核溃烂：黄香一两，研为细粉。有脓水者，干撒，干者用猪油调敷。

3. 治小儿白秃疮：炼过松脂、黄丹各五钱，轻粉三钱。共为细末，菜油调搽。先用米泔汤洗净，搽药，每日 1 次。

【资源评述】松香应用范围十分广泛，可用于肥皂工业、造纸工业、油漆涂料工业、油墨工业、黏合剂工业、橡胶工业、食品工业、电气工业、建筑材料工业等。

【参考文献】

毕跃峰，郑晓珂，郭浩. 松香的化学研究与临床应用［J］. 河南中医药学刊，2001，16（2）：21-22.

松 节
Songjie

【别名】黄松木节、油松节、松郎头。

【来源】为松科植物马尾松 *Pinus massoniana* Lamb. 枝干的结节。

【植物形态】见"松香"条。

【采集加工】多于采伐时或木器加工时锯取之，经过选择整修，晒干或阴干。

【药材鉴别】

性状鉴别：呈扁圆节段状或不规则片状或块状，长短粗细不一。表面黄棕色、浅黄棕色或红棕色，稍粗糙，有时带有棕色至黑棕色油脂斑，或有残存的栓皮。质坚硬而重。横断面木部淡棕色，心材色稍深，可见同心环纹，有时可见棕色树脂道，显油性；髓部小，淡黄棕色；纵断面纹理较均匀。有松节油香气，味微苦、辛。

【化学成分】含有纤维素、木质素，挥发油中含α-蒎烯、β-蒎烯、樟烯、二戊烯等，还含有熊果酸、异海松酸等。

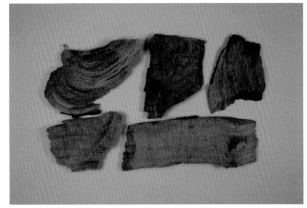
松节（块）

【药理作用】

镇痛、抗炎作用：松节粉可抑制醋酸所致小鼠扭体次数，抑制巴豆油所致小鼠耳肿胀，具有镇痛和抗炎作用。

【医疗用途】

药性归经：味苦、辛，性温。归肝、肾经。

功能：祛风除湿，舒筋通络，活血止痛。

主治：风寒湿痹，历节风痛，脚气痿软，转筋挛急，跌打伤痛。

用法用量：内服：煎汤，10～15g，或浸酒、醋等。外用：适量，浸酒涂擦，或炒研末调敷。

使用注意：阴虚血燥者慎服。

附方：

1. 治百节风虚，脚痹疼痛：松节（捶碎，以水一石，煮取汁五斗，去滓）十斤，糯米（炊熟）五斗，细曲（捣碎）五斤。上药搅拌均匀，入瓮密封，三七日开，取酒。可温饮一盏，日三服。

2. 治脚气入腹，心腹胀急，躁烦肿痛：松节（炒黄）、桑根白皮、紫苏叶各一两，甘草（炙）半两，槟榔（煨）三分。上为粗末，每服三钱匕，水一盏，入灯心二十茎，生姜三片，童便三分，同煎至七分，去滓，食前温服，每日3次。

3. 治牙齿疼痛，牙龈肿痒，齿根宣露：肥松节四分，细辛二分，蜀椒二分，胡桐泪四分。上切，以清酒四升煮十沸，趁热含之，冷即吐却，更含，瘥止。

【资源评述】同属植物的枝干结节在产地作松节入药的尚有：云南松 *Pinus yunnanensis* Franch. 分布于西南地区及广西；华山松 *P. armandi* Franch. 分布于河南、山西、陕西、甘肃、湖北、四川、贵州、云南及西藏等地；思茅松 *P. kesiya* royle ex Gord. *var. langbianensis*（A. Chev.）Gaussen 分布于四川、云南等地。

【参考文献】

[1] 高阳，孙凡森，苏娅萍，等. 华山松松节的化学成分及黄嘌呤氧化酶抑制活性研究 [J]. 西北药学杂志，2013，28（6）：559-562.

[2] 何广云，侯可强，丁宁，等. 松节粉镇痛、抗炎作用的实验研究 [J]. 国际中医中药杂志，2012，34（5）：419-421.

松节油

Songjieyou

【别名】松香、松油、松胶香。

【来源】为松科植物马尾松 *Pinus massoniana* Lamb. 等松属植物渗出的油树脂，或蒸馏或提取后凝固而成。

【植物形态】乔木。树皮红褐色，呈不规则长块状裂。小枝常轮生，淡黄褐色；冬芽卵状圆柱形，褐色，顶端尖，芽鳞边缘丝状。叶呈针形，2针一束，长 12～30cm，细长而柔软，叶缘有细锯齿，树脂道4～8个，在背面边生，或腹面也有2个边生；叶鞘初呈褐色，后渐变成灰黑色。雄球花淡红褐色，圆柱形，弯垂，长 1～1.5cm，聚生于新枝下部苞腋，穗状；雌球花单生或2～4个聚生于新枝顶端。球果呈卵圆形或圆锥状卵形，下垂，熟时栗褐色；中部种鳞呈近长圆状倒卵形，长约3cm；鳞盾呈菱形，微隆起或平，鳞脐微凹。种子长卵圆形，连翅长 2～2.7cm。花期4～5月，果熟期翌年10～12月。

【生境分布】生于海拔1500m以下的山地。重庆各地均产。

【采集加工】多在夏季采收，在松树干上用刀挖成"V"字形或螺旋纹槽，使边材部的油树脂自伤口流出，收集后，加水蒸馏，使松节油馏出，剩下的残渣，冷却凝固后，即为松香。置阴凉干燥处，防火、防热。

【药材鉴别】

性状鉴别：呈透明或半透明不规则块状物，大小不等，颜色由浅黄到深棕色。常温时质地较脆，破碎面平滑，有玻璃样光泽，气微弱。遇热先变软而后融化，经燃烧产生黄棕色浓烟。

【化学成分】含松香酸酐、松香酸、槲皮素、树脂烃及挥发油（如α-蒎烯和β-蒎烯）等。

【药理作用】

对胃肠平滑肌的作用：松香酸能明显抑制小鼠空肠蠕动及其离体肠肌的自发性收缩；对毛果芸香碱或$BaCl_2$所致的大鼠胃肌痉挛有抑制作用和解痉作用。松香酸和松香粗提取物对毛果芸香碱或$BaCl_2$所致的兔肠痉挛也有相似的作用。

【医疗用途】

药性归经：味甘，性温。归肝、脾经。

功能：祛风燥湿，生肌止痛。

主治：痈疽疮疡，湿疹，外伤出血，烧烫伤。

用法用量：3～9g，入丸、散或浸酒服。外用适量，入膏药或研末敷患处。

使用注意：血虚者、内热实火者禁服。不可久服。未经严格炮制不可服。

附方：

1. 治一切肿毒：松香八两，铜青二钱，蓖麻仁五钱，同捣作膏，摊贴甚妙。

2. 治疖肿、痈疽、疔疮：松香粉二两，酒精200，加热溶解，瓶口密封备用，以干棉球蘸取药液搽患处，每天1～2次。

3. 治痈疽肿毒溃破，脓水淋漓，脓头不出：炼过松脂一两，滴明乳香、真没药（俱放瓦上，焙出油）各五钱，樟脑一钱，共为细末，掺入毒内，拔脓散毒。

4. 治疥癣湿疮：松胶香研细，掺入少量轻粉，混匀，凡疥癣上，先用油涂，后擦末。

【资源评述】松香应用范围十分广泛，如用于肥皂工业、造纸工业、油漆涂料工业、油墨工业、黏合剂工业、橡胶工业、食品工业、电气工业、建筑材料工业等。

【参考文献】

汤臣康，许青媛. 松香酸和银屑平对胃肠平滑肌的作用［J］. 陕西新医药，1986，15（4）：60-61.

土荆皮
Tujingpi

【别名】罗汉松皮、荆树皮、金钱松皮。

【来源】为松科植物金钱松 *Pseudolarix amabilis* (Nelson) Rehd. 的根皮及近根树皮。

【植物形态】乔木，高达40m，胸围达1.5m。树干直，树皮灰褐色、粗糙、呈不规则鳞片状开裂。一年生枝淡红褐色或淡红黄色、有光泽，二三年生枝淡黄灰色或淡褐灰色、老枝及短枝呈灰色或暗灰色。叶条形，柔软，扁平，长2～5.5cm，宽1.5～4mm，先端锐尖或尖，上面绿色，中脉稍明显，下面蓝绿色，中脉明显，每边有5～14条气孔线，长枝之叶辐射伸展，短枝之叶簇生。雄球花黄色，圆柱状，下垂；雌球花紫红色，直立，椭圆形，长约1.3cm，有短梗。球果卵圆形或倒卵圆形，长6～7.5cm，径4～5cm，

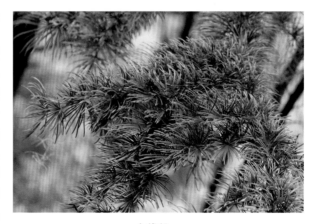

金钱松

熟时淡红褐色；中部种鳞卵状披针形，长 2.8～3.5cm，两侧耳状，先端钝有凹缺，脊上密生短柔毛；苞鳞长为种鳞的 1/4～1/3，卵状披针形，边缘有细齿。种子卵圆形，白色，种翅三角状披针形，淡黄色或淡褐黄色，有光泽。花期 4～5 月，果熟期 10～11 月上旬。

【生境分布】生于海拔 100～1500m 的山地针、阔叶树混交林中。产于万州、巴南、北碚、江北。分布于江苏、安徽、浙江、江西、福建、湖北、湖南、四川等地。多为庭园或造林栽培。

【采集加工】夏季剥取根皮，除去外粗皮，洗净，晒干。

【药材鉴别】

性状鉴别：根皮呈不规则的长条状或稍扭曲而卷成槽状，长短及宽度不一，厚 2～5mm，外表面粗糙，灰黄色，具纵横皱纹，并有横向灰白色皮孔，栓皮常呈鳞片状剥落，剥落处为红棕色。内表面黄棕色至红棕色，平坦，有细致的纵向纹理。质坚韧，折断面为裂片状。树皮呈板片状，栓皮较厚，外表面龟裂状，内表面较粗糙。气微，味苦涩。

以片大而整齐、黄褐色者为佳。

【化学成分】根皮含土荆皮苷 C，土荆皮酸 A、B、C、D、E，土荆皮酸 C_2，土荆皮酸 A-β-D-葡萄糖苷，β-谷甾醇，土荆皮内酯 A、B、C、D、E、H 等。

【药理作用】

1. 抗真菌作用：土荆皮的有机酸、乙醇浸膏及苯浸膏，对常见的 10 种致病真菌等均有一定的抗菌作用，其中以粗提土荆酸的作用最强。

2. 抗肿瘤作用：土荆皮乙酸对膀胱癌 5637、卵巢癌 SKOV3 和宫颈癌 Hela 细胞有明显的抑制作用。

3. 抗血管生成作用：血管的生成是由一些生长因子控制的，包括血管内皮生长因子，土荆皮乙酸是一个微管蛋白结合剂，具有抑制体内新生血管形成的活性。

4. 抗生育作用：土荆皮酸 A、B 及土荆皮酸 B-β-D-葡萄糖苷等均有抗早孕作用，主要表现为抗早孕及抑制卵子受精。土荆皮乙酸的碳酸氢钠溶液皮下、肌注、灌胃和静脉给药，对大鼠和家兔均能产生明显的抗早孕作用，用土荆皮乙酸的羧甲基纤维素钠溶液给大鼠、家兔及狗灌胃给药，也可产生明显的抗早孕作用。

【医疗用途】

药性归经：味辛、苦，性温。有毒。

功能：祛风除湿，杀虫止痒。

主治：疥癣，湿疹，神经性皮炎。

用法用量：外用：适量，浸酒涂擦或研末调敷。

使用注意：本品有毒，只供外用，不宜内服。

附方：

1. 治皮肤癣疮：土荆皮 30g，白酒 60g，浸泡 7 天。搽患处，搽前用老生姜片擦破癣痂。

2. 治癣：土荆皮 500g，白及、尖槟榔、白芷各 30g。研细，搽 3 天。

3. 治癣：土荆皮 30g，斑蝥 2 个，鸡心槟榔 3 个，番木鳖 4 个，火酒 250g，浸一伏时，蘸搓癣上。忌大蒜、火酒。

4. 治干癣：土荆皮 15g，樟脑 3g，白酒 60g，浸泡 3 天后搽患处。

5. 治湿疹作痒：土荆皮，煎浓汁，温洗患处。

【资源评述】土荆皮始载于《本草纲目拾遗》："罗汉松一名金钱松，又名经松，其皮治一切血，杀虫瘴癣，合芦荟香油调搽。"金钱松叶能祛风、利湿、止痒。主治风湿痹痛，湿疹瘙痒。

【参考文献】

[1] 李晓翠，苗爱东，张洪峰，等. 土荆皮的研究进展 [J]. 现代中西医结合杂志，2014，23（29）：3301-3304.

[2] Liu P，Guo H，Tian Y，et al. Benzoic acid allopyranosides from the bark of Pseudolarix kaempferi [J]. Phytochemistry，2006，67（13）：1395-1398.

[3] 蔡田芝，齐文，杨连梅，等. 土槿皮的化学成分研究（英文）[J]. Journal of Chinese Pharmaceutical Sciences，2012，21（5）：428-435.

[4] Liu P，Sun J H，Xu M，et al. Characterization of diterpenoids in the bark of Pseudolarix kaempferi by HPLC-ESI/MSn.[J]. Acta Pharmaceutica Sinica，2011，46（2）：213-220.

［5］曲更庆，盛玉文，陈波，等．土荆皮乙酸 B 对膀胱癌 5637 细胞增殖和凋亡的影响 ［J］．中国中药杂志，2011，36（24）：3535．

［6］李克深，胡云，霍贵成，等．土荆皮酸诱导卵巢癌细胞系 SKOV3 凋亡的实验研究 ［J］．中华中医药杂志，2009，24（7）：921-923．

［7］胡云，吴效科，侯丽辉．土荆皮酸诱导宫颈癌细胞系 HeLa 凋亡的实验研究 ［J］．中国中西医结合杂志，2010，30（7）：720-722．

［8］Tong Y G，Zhang X W，Geng M Y，et al. Pseudolarix Acid B，a New Tubulin-Binding Agent，Inhibits Angiogenesis by Interacting with a Novel Binding Site on Tubulin ［J］．Molecular Pharmacology，2006，69（4）：1226-1233．

柏子仁
Baiziren

【异名】柏子、柏仁、侧柏仁。

【来源】为侧柏科植物侧柏 *Platycladus orientalis*（L.）Franch. 的种仁。

【植物形态】常绿乔木，高达 20m，胸径 1m；树皮薄，浅灰褐色，纵裂成条片；生鳞叶的小枝细，向上直展或斜展，扁平，排成一平面。叶鳞形，长 1～3mm，先端微钝，小枝中央的叶的露出部分呈倒卵状菱形或斜方形，背面中间有条状腺槽，两侧的叶肥形，先端微内曲，背部有钝脊，尖头的下方有腺点。雄球花黄色，卵圆形；雌球花近球形，蓝绿色，被白粉。球果近卵圆形，成熟前近肉质，蓝绿色，被白粉，成熟后为木质，开裂，红褐色；中间两对种鳞呈倒卵形或椭圆形，鳞背顶端的下方有一向外弯曲的尖头，上部 1 对种鳞窄长，近柱状，顶端有向上的尖头，下部 1 对种鳞极小；种子卵圆形或近椭圆形，灰褐色或紫褐色，稍有棱脊，无翅或有极窄之翅。花期 3～4 月，球果 10 月成熟。

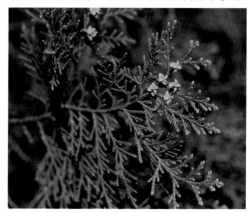
侧柏

【生境分布】生于湿润肥沃地，石灰岩山地也有生长。产于重庆奉节、南川。分布于内蒙古南部，东北南部，经华北向南达广东、广西北部，西至陕西、甘肃，西南至四川、贵州、云南。

【采收加工】秋、冬两季采收成熟球果，晒干，收集种子，碾去种皮，簸净。

【药材鉴别】

性状鉴别：种仁长卵圆形至长椭圆形，长 3～7mm，直径 1.5～3mm。新鲜品淡黄色或黄白色，久置则颜色变深而呈黄棕色，显油性。外包膜质内种皮，顶端略光，圆三棱形，有深褐色的小点，基部钝圆，颜色较浅。断面乳白色至黄白色，胚乳较发达，子叶 2 枚或更多，富油性。气微香，味淡而有油腻感。

以颗粒饱满、黄白色、油性大而不泛油、无皮壳杂质者为佳。

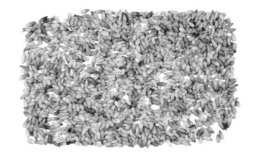
柏子仁（生药）

【化学成分】柏子仁油中挥发油成分为 α-雪松醇，此外还含脂肪油。脂肪油的主要成分为不饱和脂肪酸，主要为亚油酸、亚麻酸和花生四烯酸等，含量为总脂肪酸的 62.39%，柏子仁油的含量约为 57.40%（约有 0.30% 为挥发性成分）。

种子含柏木醇、谷甾醇和双萜类成分；还含有红松内酯、15,16-双去甲-13-氧代-半日花-8(17)-烯-19-酸、15,16-双去甲-13-氧代-半日花-8(17),11E-二烯-19-酸、14,15,16-三去甲半日花-8(17)-烯-13,19-二酸、二羟基半日花三烯酸等。

【药理作用】

1. 对记忆功能的影响：柏子仁对前脑基底核破坏的小鼠被动回避学习有改善作用。柏子仁乙醇提取物对损伤造成的记忆再现障碍及记忆消去促进有明显的改善；对损伤所致的获得障碍亦有改善倾向。柏子仁脂肪油、柏子仁挥发油以及柏子仁苷3种成分，采用高、中、低3个剂量组分别进行改善睡眠功能实验，研究结果表明三种成分均有改善动物睡眠的功效。

2. 镇静、改善睡眠：柏子仁醇提物20mg/kg腹腔给药，能明显协同小鼠巴比妥阈下睡眠；醇提物分别以250mg/kg、500mg/kg腹腔给药出现明显镇静，但不影响脑内乙酰胆碱转移酶的活性。柏子仁脂肪油、柏子仁挥发油以及柏子仁苷均有改善动物睡眠的作用。

3. 抗抑郁作用：柏子仁水提物具有显著的抗抑郁作用，其机制可能与调节HPA轴的功能有关。

【医疗用途】

药性归经：味甘，性平。归心、肾、大肠经。

功能：养心安神，敛汗，润肠通便。

主治：惊悸怔忡，失眠健忘，盗汗，肠燥便秘。用量：10～15g。

附方：

1. 滋补气血，强心安神：柏子仁7.5g，黄芪30g，茯苓60g，酸枣仁7.5g，川芎、当归、半夏曲各30g，甘草3g，人参、肉桂、五味子、远志各7.5g。共为细粉，炼蜜为丸。每次10g，每日2次。

2. 治视力减退：侧柏仁、猪肝，加适量猪油蒸后内服。

3. 治脱发：当归、柏子仁各500g。共研细末，炼蜜为丸。每日3次，每次饭后服6～9g。

【资源评述】"侧柏叶"之名始见于《药性论》，但入药最早见于《名医别录》以"柏叶"之名记载。本属仅侧柏1种。除种子入药外，其他部位也作药用，具有较高综合开发价值。根皮（柏根白皮）：苦，平。收敛止痛；外用治烫伤。枝节（侧柏枝）：用于霍乱转筋，齿龈肿痛。叶（侧柏叶）：苦、涩，寒。凉血止血，祛风消肿，清肺止咳。用于吐血、衄血、尿血、痢疾、肠风、崩漏，风湿痹痛。树脂（柏树脂）：甘，平。解毒，消炎，止痛。用于疥癣、黄水疮、丹毒。

【参与文献】

[1] 王宁.柏子仁研究进展 [J].生物技术世界，2015（8）：249.

[2] 何丹丹，孙闯，陈文鹏，等.柏子仁现代药理研究概况进展 [J].科技致富向导，2014（17）：204.

[3] 肖鞲，刘宗林，李智欣，等.柏子仁中改善睡眠有效成分的研究 [J].食品科学，2007，28（7）：475-479.

[4] 王爱梅.柏子仁水提物抗抑郁作用的实验研究 [J].光明中医，2016，31（11）：1559-1560.

侧柏叶
Cebaiye

【来源】为侧柏科植物侧柏 *Platycladus orientalis* (L.) Franch. 的干燥枝梢和叶。

【植物形态】同"柏子仁"条。

【生境分布】同"柏子仁"条。

【采集加工】夏、秋二季采收，阴干。

【药材鉴别】

性状鉴别：本品多分枝，小枝扁平。叶呈细小鳞片状，交互对生，贴伏于枝上，深绿色或黄绿色。质脆，易折断。气清香，味苦涩、微辛。

【化学成分】

挥发油：α-侧柏酮、α-雪松醇、小茴香酮、α-紫

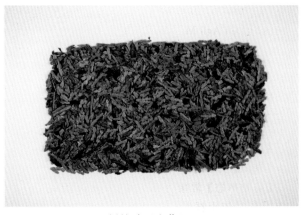

侧柏叶（生药）

惠槐烯、侧柏烯、蒎烯、α-蒎烯、丁香烯等。

黄酮类：柏木双黄酮、芹菜素、槲皮苷、槲皮素、杨梅素、扁柏双黄酮、穗花杉双黄酮、杨梅苷、香橙素、山柰酚等。

其他成分：10-二十九烷醇、β-谷甾醇、异海松酸、莽草酸等。

【药理作用】

1. 抗菌作用：侧柏叶对番茄灰霉病菌、番茄早疫病菌、黄瓜白粉病菌、黄瓜炭疽病菌、葡萄白腐病菌、葡萄黑痘病菌、番茄绵腐病菌和青霉病菌均有很好的抑制作用。

2. 抗肿瘤活性：侧柏叶挥发油对肺癌细胞 NCI-H460 有抑制作用，侧柏叶中的槲皮素可抑制多种肿瘤细胞的增殖和诱导凋亡，如白血病细胞、胃癌细胞、结肠癌细胞、肺癌细胞以及神经胶质瘤细胞和胰腺癌细胞等。

3. 止血作用：侧柏叶有较好的止血作用，主要用于血热妄行的出血证，生用凉血止血，侧柏叶中的槲皮苷是其止血的有效成分之一，侧柏叶炒炭后止血作用增强，推测与炭品中槲皮苷部分分解生成槲皮素有关。

【医疗用途】

药性归经：味苦、涩，性寒；归肺、肝、脾经。

功能：凉血止血，化痰止咳，生发乌发。

主治：吐血，衄血，咯血，便血，崩漏下血，肺热咳嗽，血热脱发，须发早白。

用法用量：6～12g，外用适量。

【资源评述】侧柏叶始载于《神农本草经》，列为上品。侧柏叶用于开发生发的日化品。

【参考文献】

[1] 高旦，刘叶，惠小维，等．侧柏叶的研究进展［J］．英文版：医药卫生，2015，（5）：7-9.

[2] 高茜，向能军，沈宏林，等．侧柏叶的挥发性成分分析［J］．化学研究与应用，2009，21（2）：258-261.

[3] 单鸣秋，钱雯，高静，等.UPLC-MS 分析侧柏叶中黄酮类化合物［J］．中国中药杂志，2011，36（12）：1626-1629.

[4] 刘新，马廉举，林於，等．正交试验优选侧柏叶中莽草酸提取工艺［J］．中国药房，2010（43）：4076-4078.

[5] 孟兆明.6 种植物提取物的抑菌活性研究［J］．安徽农业科学，2011，39（8）：4570-4571.

[6] 黄衍强，黄宏思，张莲，等.6 种中草药抗耐药性大肠杆菌的抑菌效果［J］．右江民族医学院学报，2009，31（3）：368-369.

[7] 李园园，郝双红，万大伟，等．侧柏乙醇提取物对 21 种植物病原真菌的抑菌活性［J］．西北植物学报，2008，28（5）：1056-1060.

[8] 蒋继宏，李晓储，高雪芹，等．侧柏挥发油成分及抗肿瘤活性的研究［J］．林业科学研究，2006，19（3）：311-315.

[9] Murakami A，Ashida H，Terao J. Multitargeted cancer prevention by quercetin.［J］. Cancer Letters，2008，269（2）：315-325.

[10] 吴怀恩，甄汉深，韦志英，等．侧柏叶不同炮制品中槲皮苷与槲皮素的含量测定［J］．时珍国医国药，2009，20（2）：354-356.

[11] Dell'Agli M，Maschi O，Galli G V，et al. Inhibition of platelet aggregation by olive oil phenols via cAMP-phosphodiesterase［J］. British Journal of Nutrition，2008，99（5）：945-951.

榧　子

Feizi

【别名】香榧、榧实。

【来源】为红豆杉科植物榧树 *Torreya grandis* Fort. ex Lindl. 的种子。

【植物形态】常绿乔木，高达 25m，胸径 55cm；树皮浅黄灰色、深灰色或灰褐色，不规则纵裂；一年生枝绿色，二三年生枝黄绿色、淡褐黄色或暗绿黄色、稀淡褐色。叶条形，呈两列，长 1.1～2.5cm，宽 2.5～3.5mm，先端凸尖，上面光绿色，下面淡绿色。雄球花圆柱状，基部的苞片有明显的背脊，雄蕊多数，各有 4

枚花药，药隔先端宽圆有缺齿。种子椭圆形、卵圆形、倒卵圆形或长椭圆形，熟时假种皮淡紫褐色，有白粉，顶端微凸。花期4月，种子翌年10月成熟。

【生境分布】生于海拔1400m以下的山地，混生于森林中。产于重庆城口、南川（半河、南极、鱼泉）。分布于江苏南部、浙江、福建北部、安徽南部及大别山区、江西北部、湖南西南部及贵州松桃等地。

【采收加工】10～11月间种子成熟时采摘，除去肉质外皮，取出种子，晒干。

【药材鉴别】

性状鉴别：种子椭圆形或长卵圆形，长2～4cm，直径1.5～2.5cm。外表面灰黄色或淡黄棕色，有纵皱纹，一端钝圆，具一椭圆形种脐，色稍淡，较平滑，另一端略尖。种皮质硬，厚约1mm。种仁表面皱缩，外胚乳膜质，灰褐色，极皱缩；内胚乳肥大，黄白色，质坚实，富油性。气微，味微甜、涩。炒熟后具香气。

【化学成分】种子含54.3%的脂肪油，其不饱和脂肪酸含量高达74.88%。种子含有棕榈酸、硬脂酸、油酸、亚油酸的甘油酯、甾醇。还含有草酸、葡萄糖、多糖、挥发油、鞣质等。含有酚类化合物：对羟基苯甲醛、4-甲氧基邻苯二酚、松柏醛、4-羟基肉桂醛、β-谷甾醇、胡萝卜苷等。

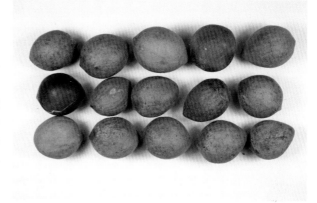

榧子（生药）

【药理作用】榧子油有驱钩虫作用，还可降低大鼠血清 TC、TG 和 LDL-C 水平，具有改善血脂和一定的抗氧化作用。

【医疗用途】

药性归经：味甘、涩，性平。归肺、胃、大肠经。

功能：杀虫，消积，润燥。

主治：肠道寄生虫，小儿疳积，肺燥咳嗽，肠燥便秘，痔疮。

用法用量：内服：煎汤，15～50g，连壳生用，打碎入煎；或10～40枚，炒熟去壳，取种仁嚼服；或入丸、散。驱虫宜用较大剂量，顿服；治便秘、痔疮宜小量常用。

【资源评述】榧子药用最早于《神农本草经》中以"彼子"之名记载，《名医别录》称"榧实"，"榧子"之名始见于《新修本草》。榧属植物全世界共有6种2变种和11个栽培变种，分布于东亚及北美，其中北美产2种，日本产1种，中国产3种2变种11个栽培品种。

榧树为我国特有树种，主要分布于江苏南部，浙江，福建崇安、建瓯，江西北部，安徽南部，西至湖南西南部及贵州松桃等地，生于海拔1400m以下，温暖多雨，黄壤、红壤、黄褐土地区。榧树大部分为野生状态，有30万～40万株。在浙江诸暨及东阳等地栽培历史悠久，有10个栽培变种。榧子年产量在几百至千吨。除榧树外，同属植物的种子也在部分地区作榧子使用，其功效也基本相同，主要有：日本榧树 *T. nucifera* (L.) Sieb. et Zucc.，原产于日本，在我国青岛、庐山、南京、上海、杭州等地引种栽培。巴山榧树 *T. fargesii* Franch.，为我国特有的Ⅱ级保护物种。产于重庆城口、巫山、万源、奉节、南川。分布于陕西勉县、安康、平利、岚皋、甘肃徽县、武都、康县、岷县，四川宝兴、峨眉、广元、南江，湖北巴东、兴山、通山、新华、宋洛、老君山，河南南城及安徽芦山等地。散生于海拔800～1800m的针阔叶林中。文献记载其种子除供杀虫、消食等药用外，亦可食用，尚可榨油。云南榧树 *T. yunnenensis* Cheng et L. K. Fu，产于云南西北部丽江、维西、贡山、中甸海拔2000～3400m的高山地带，为习见的森林树种。喜温凉湿润的气候与酸性棕色森林土壤。能长成胸径60～100cm的乔木。种子除供药用外，亦可食用或榨油供食用及工业用。此外，长叶榧树 *T. jackii* Chun 的枝叶可用于降压、抗肿瘤。九龙山榧 *T. grandis* Fort. *var. yiulongshanensis* Z. Y. Li. Z. C. Tong et N. Kang 为浙江遂昌九龙山发现的变种，其二年生枝以上的叶较长，尤其种子先端尾尖较特殊。本种分布面窄，资源量少。对其分布位置、开发利用、化学成分及栽培有待进一步研究。

植物检索表

1. 种子的胚乳周围向内微皱 ·················· 组 1. 榧树组

　2. 二、三年生枝淡红褐色或至淡红紫色；叶揉烂后有香气，叶肉组织中无石细胞。叶长 2～5.5cm，下面绿色，
　　有 2 条深陷的气孔带；带假种皮的组织倒卵圆形，暗绿色至紫褐色 ·················· 日本榧

　2. 二、三年生枝暗绿黄色或灰褐色，稀微带紫色；叶质地较薄，叶揉烂后无香气，叶肉组织中有石细胞。
　　3. 叶长 1.1～2.5cm；骨质种子椭圆状卵圆形，两端圆 ·················· 榧树
　　3. 长 2.5～4.5cm；骨质组织倒卵圆锥形，下部渐窄，先端扁 ·················· 九龙山榧

1. 种子的胚乳周围向内深皱 ·················· 皱乳榧树组

　4. 叶线状披针形，镰状，长 9～13cm，先端有渐尖的刺状尖头，基部楔形；二、三年生枝红褐色，有光泽；带
　　假种皮的种子近圆形或上部稍宽，假种皮被白粉 ·················· 长叶榧

　4. 形披针状条形，带假种皮的种子近圆形，叶肉组织中有石红胞。
　　5. 叶长 1.3～3cm，直而不弯，先端有微凸起的刺状短尖头，上面 2 条纵槽通常不达中上部；骨质种皮的内壁
　　　不具纵脊，胚乳无纵凹槽 ·················· 巴山榧

　　5. 叶长 2～3.6cm，上部通常向上方稍弯，先端具渐尖的刺状尖头，上面 2 条纵槽通常达中上部以上，骨质种
　　　皮的内壁有 2 条对称的纵脊，胚乳沿种皮纵脊处有 2 条纵凹槽，两者相嵌 ·················· 云南榧

　　榧子为常用杀虫中药，因其杀虫而不伤胃，且润肠利于虫体的排出，为缓和无毒之驱虫药，能驱除十二指肠钩虫，并治胃肠病，助消化，增营养。被开发成杀虫、开胃、消食的中成药。种子油可食用，并可制润滑剂和制蜡。此外，榧树根皮祛风除湿，治风湿痹痛。球花利水、杀虫，治水气肿满、蛔虫病。枝叶祛风除湿，治风湿疮毒。

【参考文献】

［1］王焕弟. 香榧子化学成分、抗氧化活性及可溶性蛋白研究［D］. 上海交通大学，2008.

［2］徐超，王鸿飞，邵兴锋，等. 香榧子油抗氧化活性及降血脂功能研究［J］. 中国粮油学报，2012，27（8）43-47.

被子植物：双子叶植物

鱼腥草

Yuxingcao

【别名】侧耳根、猪鼻孔、汁儿根。

【来源】为三白草科植物蕺菜 *Houttuynia cordata* Thunb. 的带根全草。

【植物形态】多年生腥臭草本，高达 60cm。茎下部伏地，节上轮生小根，上部直立，无毛或节上被毛。叶互生，薄纸质，有腺点；叶柄长 1～4cm；托叶膜质，条形，长约 2.5cm，下部与叶柄合生为叶鞘，基部扩大，略抱茎，叶片卵形或阔卵形，长 4～10cm，宽 3～6cm，先端短渐尖，基部心形，全缘，上面绿色，下面常呈紫红色，两面脉上被柔毛。穗状花序生于茎顶，长约 2cm，宽约 5mm，与叶对生；总苞片 4 枚，长圆形或倒卵形，长 1～1.5cm，宽约 0.6cm，白色；花小而密，无花被；雄蕊 3，花丝长为花药的 3 倍，下部与子房合生；雌蕊 1 枚，由 3 枚心皮组成，子房上位，花柱 3 枚，分离。蒴果卵圆形，长 2～3mm，顶端开裂，具宿存花柱。种子多数，卵形。花期 5～6 月，果期 10～11 月。

【生境分布】生于海拔 300～2600m 的低山及平坝区的田边、沟边、路旁阴湿处。喜温暖潮湿环境，忌干旱。耐寒，怕强光。重庆各地均

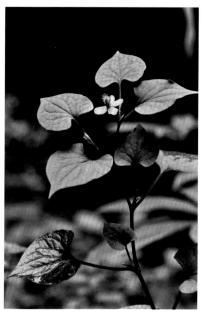

鱼腥草

产。分布于我国中部、东南至西南部各省区。

【采收加工】夏、秋季采收带根全草，洗净晒干。鲜用随时可采。

【药材鉴别】

性状鉴别：茎扁圆柱形，皱缩而弯曲，长 20～30cm；表面黄棕色，具纵棱数条，节明显，下部节处有须根残存；质脆，易折断。叶互生，多皱缩，展平后呈心形，长 3～5cm，宽 3～4.5cm；上表面暗黄绿色至暗棕色，下表面灰绿色或灰棕色，叶柄细长，基部与托叶合成鞘状。穗状花序顶生，黄棕色。搓碎有鱼腥气，味微涩。

以叶多、色绿、有花穗、鱼腥气浓者为佳。

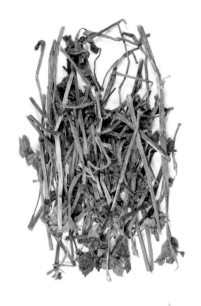

鱼腥草（生药）

【化学成分】全草含挥发油类、黄酮类、生物碱类、酰胺类、有机酸类和甾醇类等成分。

挥发油：全草含挥发油约 0.05％。内含抗菌有效成分癸酰乙醛、月桂醛、α-蒎烯和芳樟醇，前两者都有特异臭气。还含有 β-蒎烯、β-月桂烯、柠檬烯、4-萜品醇、乙酸龙脑酯和甲基正壬酮。通常所说的鱼腥草素指的是癸酰乙醛的亚硫酸氢钠加成物。

黄酮类：叶含槲皮苷，花和果穗含异槲皮苷、阿福豆苷、金丝桃苷、芦丁、瑞诺苷等。

生物碱类：顺-N-(4-羟基苯乙烯基)苯甲酰胺、反-N-(4-羟基苯乙烯基)苯甲酰胺、阿朴酚生物碱和吡啶生物碱。

酰胺类：cepharanone B、胡椒内酰胺 A、马兜铃内酰胺 A Ⅱ、4,5-dioxodehydroasimilobine、缺碳金线吊乌龟二酮 B、cepharadione B、橙黄胡椒酰胺苯甲酸酯、橙黄胡椒酰胺乙酸酯、N-反式阿魏酸酰酪胺、橙黄胡椒酰胺和 N-苯乙基苯甲酰胺。

有机酸类：绿原酸、硬脂酸、油酸、亚油酸、棕榈酸、癸酸、十烷酸等。

甾醇类：豆甾醇、豆甾烷-4-烯-3-酮、菜豆醇以及 β-谷甾醇。

其他成分：N-甲基-5-甲氧基-吡咯烷-2-酮、琥珀酸、亚油酸甘油酯、正丁基-O-β-D-吡喃果糖苷、sitoindosid Ⅰ、胡萝卜苷。含蛋白质、脂肪、维生素 B、维生素 C、葡萄糖、果糖、阿拉伯糖、半乳糖、木糖鼠李糖及另一种未知的五碳糖、丙氨酸、异亮氨酸、亮氨酸、缬氨酸、脯氨酸等。

【药理作用】

1.抗菌作用：鱼腥草鲜汁对金黄色葡萄球菌、白色葡萄球菌、痢疾杆菌、绿脓杆菌、变形杆菌、副大肠杆菌、革兰阳性芽孢杆菌等均有一定抑制作用，对金黄色葡萄球菌和白色葡萄球菌作用较强，有效成分主要是癸酰乙醛（鱼腥草素）。人工合成的鱼腥草素为癸酰乙醛的亚硫酸氢钠加成物，性质稳定，保留了鱼腥草素的抗菌作用，其抗炎镇痛作用较好。鱼腥草对细菌的抑制作用受时间的影响，随着时间的延长抑菌作用会降低。

2.增强免疫作用：合成鱼腥草素能增强小鼠腹腔巨噬细胞的吞噬功能，明显提高血清溶血素水平，增加免疫功能。鱼腥草液对 X 线照射和环磷酰胺所致小鼠的白细胞减少，有较好的恢复作用。鲜鱼腥草全成分提取液在一定程度上可提高辐射损伤大鼠的免疫力，保护辐射损伤大鼠的骨髓造血系统；鱼腥草总黄酮可显著提高辐射损伤大鼠的免疫力，增强辐射损伤大鼠的骨髓造血系统功能。

3.抗病毒作用：鱼腥草煎剂腹腔注射对流感病毒 FM1 实验感染小鼠有明显的预防保护作用，经口或滴鼻给药也有一定效果。鱼腥草水蒸气蒸馏液对 HSV-1 流感病毒和 HIV 有直接抑制活性。鱼腥草乙酸乙酯提取物能抑制甲型、乙型流感病毒。

4.镇静、镇痛、抗炎作用：皮下注射鱼腥草水溶物还具有轻度的镇静、抗惊作用，能抑制小鼠的自发活动，延长环己巴比妥钠睡眠时间。鱼腥草栓低、中、高、极高剂量组对乙酸所致的小鼠疼痛均有明显的镇痛作用，且与阳性对照组无差异。鱼腥草提取的 sequinoside K、香草酸、槲皮素具有显著的抗炎活性，与阳性对照药地塞米松活性相似。

5.其他作用：从鱼腥草中提取的一种蒽醌类衍生物，具有滋补强壮作用，可使毛发生长，使白发变黑。顺式-N-(4-羟基苯乙烯基)苯甲酰胺及反式-N-(4-羟基苯乙烯基)苯甲酰胺为较强的血小板凝集物。鲜鱼腥草挥发油能降低哮喘豚鼠肺组织 TGF-β_1、LTD4、ET-1 的表达，减轻哮喘豚鼠慢性气管炎症和气道重塑。醇提法所得鱼腥草黄酮提取率为 7.8%，对 DPPH 自由基有很好的清除能力并有很强的抗氧化能力。鱼腥草挥发油能够显著抑制 Raji 细胞的增殖，诱导细胞凋亡；其作用机制可能与阻滞细胞 G_1/M 转化有关。鱼腥草可以改善糖尿病小鼠的胰岛素抵抗，可能与其抗炎作用有关。鱼腥草尚有镇痛、镇咳，止血，抑制浆液分泌，促进组织再生、伤口愈合，促进红皮病、银屑病的好转等作用。

【医疗用途】

药性归经：味辛，性微寒。

功能：清热解毒，消食，利水。

主治：扁桃体炎，肺炎，肺脓肿，气管炎，肠炎，痢疾，妇女黄带，尿路感染，肾炎水肿，乳腺炎，蜂窝织炎，中耳炎，疮疖脓肿等。

用法用量：内服：煎汤，15～25g，不宜久煎；或鲜品捣汁，用量加倍。外用：适量，捣敷；或煎汤熏洗。

使用注意：虚寒证者慎服。

附方：

1. 治肺痈吐脓、吐血：鱼腥草、天花粉、侧柏叶各等份。水煎服。

2. 治病毒性肺炎、支气管炎、感冒：鱼腥草、厚朴、连翘各9g，研末。桑枝30g，水煎，冲服药末。

【资源评述】鱼腥草原名"蕺"，始载于《名医别录》，列为下品。"鱼腥草"之名始见于《履巉岩本草》，亦名"紫背鱼腥草"。自《本草经集注》以降，诸家本草多载其能作食用，是一种集药物、野菜和饲料于一身的植物。分布较广，全国大部分省市均产，多为本地产销。也有栽培。

鱼腥草注射液是治疗肺部感染的有效药物，对肺炎性因子、炎性渗出有明显的改善作用。鱼腥草还是具有食疗作用的一味风味野菜。可加入到糖果、饼干及面包中食用，在保健及食品开发中具有广阔的前景。现已开发出鱼腥草苦丁茶、鱼腥草饮料等保健饮品。

【参考文献】

[1] 王利勤，赵友兴，周露，等．鱼腥草的化学成分研究［J］．中草药，2007，38（12）：1788-1790.

[2] 杨小孟．中药鱼腥草化学成分和临床应用的研究进展［J］．天津药学，2013，25（2）：58-60.

[3] 陈少丹，高昊，卢传坚，等．鱼腥草中生物碱和酰胺类成分的研究［J］．沈阳药科大学学报，2013，30（11）：846-850.

[4] 李娟，邵慧，钟正灵，等．鱼腥草抗菌作用研究进展［J］．中国临床药理学与治疗学，2012，17（12）：1427.

[5] 李秀清．中药鱼腥草的现代药理研究［J］．黑龙江医药，2014，27（4）：865-868.

[6] 杨雅琼，邢国胜，王学民，等．鱼腥草对泌尿系感染常见致病菌体外抗菌作用的研究［J］．天津药学，2014，26（5）：5-6.

[7] 李宗生，王洪生，洪佳璇，等．鱼腥草总黄酮与利血生抗辐射功效的对比研究［J］．航空航天医学杂志，2016，27（6）：669-673.

[8] 卢立，杨楚灏，刘辉，等．鱼腥草栓抗大鼠非细菌性前列腺炎的药效学［J］．中国医院药学杂志，2015，35（21）：1934-1937.

[9] 许贵军，李志军，王琦，等．鱼腥草的抗炎活性成分［J］．中国药科大学学报，2016，47（3）：294-298.

[10] 吴慧芬，洪佳璇，唐法娣．鲜鱼腥草油对哮喘豚鼠肺组织 TGF-β-1、LTD-4、ET-1 含量的影响［J］．中国中医药科技，2013，20（5）：484-485.

[11] 程荣花．鱼腥草总黄酮的提取及抗氧化能力的研究［J］．中国中医药现代远程教育，2013，11（6）：158-159.

[12] 张壮丽，赵宁，王亚飞，等．鱼腥草挥发油对 Raji 细胞增殖和凋亡的影响［J］．郑州大学学报（医学版），2016，51（4）：474-477.

[13] 赵东永．鱼腥草改善糖尿病小鼠胰岛素抵抗的实验研究［J］．河南医学高等专科学校学报，2015，27（5）：555-557.

[14] 杜向群，陈敏燕，许颖．鱼腥草成分、药理的研究进展［J］．江西中医药，2012，43（2）：66-68.

三白草

Sanbaicao

【异名】三点白、白水鸡。

【来源】为三白草科植物三白草 *Saururus chinensis*（Lour.）Baill. 的地上部分。

【植物形态】多年生湿生草本，高达 1m。地下茎有须状小根；茎直立，粗壮。单叶互生，纸质，密生腺点；叶柄长 1～3cm，基部与托叶合生呈鞘状，略抱茎；叶片阔卵形至卵状披针形，长 5～14cm，宽 3～7cm，先端短尖或渐尖，基部心形，略呈耳状或稍偏斜，全缘；花序下的 2～3 片叶常于夏初变为白色，呈花瓣状。总状花序生于茎上端与叶对生，白色；总花梗及花柄被毛；苞片近匙形或倒披针形；雄蕊 6 枚，花药长圆形；雌蕊 1 枚，由 4 枚心皮组成，子房圆形，柱头 4 枚，向外反曲。蒴果近球形，表面多疣状凸起，成熟后顶端开裂。种子多数，圆形。花期 5 ～8 月，果期 6～9 月。

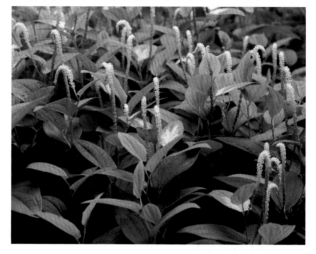

三白草

【生境分布】生于沟边、池塘边等近水处。属中国—日本森林植物亚区。喜温暖湿润气候，耐荫，凡池塘边、沟边、溪边等浅水处或低洼地均可栽培，发芽需低温。产于巫溪、云阳、奉节、南川、合川、长寿等地。分布于河北、河南、山东和长江流域及其以南地区。

【采收加工】全年可采，以夏秋季为宜，收取地上部分，洗净，晒干。

【药材鉴别】

性状鉴别：本品茎呈圆柱形，有 4 条纵沟，1 条较宽；断面黄棕色至棕褐色，纤维性，中空。单叶互生，多皱缩，展平后叶片呈卵形或卵状披针形，长 4～15cm，宽 2～10cm；先端渐尖，基部心形，全缘，基出脉 5 条；叶柄较长。气微，味淡。

以叶多、灰绿色或棕绿色者为佳。

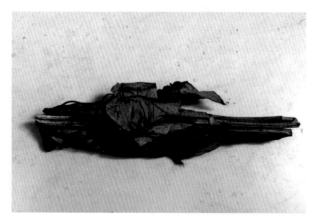

三白草（生药）

【化学成分】全草含挥发油类、黄酮类、木脂素类、氨基酸类、鞣质等。

挥发油：其主要成分为甲基正壬基甲酮和肉豆蔻醚等。

黄酮类：槲皮素、槲皮苷、异槲皮苷、槲皮素-3-L-阿拉伯糖苷、金丝桃苷、芸香苷、槲皮素-3-O-β-D-吡喃葡萄糖(1→4)-α-L-吡喃鼠李糖苷等。

木脂素：三白脂素、三白脂素-8 和三白脂素-7、红楠素 D、4-甲氧基红楠素 D 及四氢呋喃型倍半木脂素三白草 A、三白草醇 B、三白草醇 C、三白草醇 D、三白草醇 E 及四氢呋喃型二木脂素 Manassantin A 和 Manassantin B、反式-7,8-二氢-7-(3,4-亚甲二氧基)苯基-1′-(2-氧丙基)-3′-甲氧基-8-甲基苯并呋喃、4-(3-甲氧基-4-羟基)苯基-3-甲基-3-丁烯-2-酮、（+)-愈创木素、（+)-反式-1,2-二氢脱氢愈创木脂酸、异落叶松脂素-4-O-β-D-葡萄糖苷、异甘密树脂 B 和 perseal F。4′-羟基-3,3′,4,5,5′-五甲氧基-7,7′-四氢呋喃木脂素、3-(2-硝基)-1-甲氧基-吲哚、赤型-(7R,8S)-(−)-3,4,5-三甲氧基-7-羟基-1′-烯丙基-3′,5′-二甲氧基-8-O-4′-新木脂等。

其他成分：谷氨酸、丙氨酸、缬氨酸、丝氨酸、苏氨酸、天冬氨酸、脯氨酸、色氨酸、谷氨酸、马兜铃内酰胺 A、胡萝卜苷、花酸、柯里拉京。茎、叶均含可水解鞣质。

【药理作用】

1. 中枢抑制作用：三白草氯仿提取部位单次给药对小鼠的协调运动和自主活动有显著的抑制作用，其抑制作用剂量依赖性增强，且在给药后60分钟和120分钟时，作用最为明显。三白草提取物可缓解尼古丁依赖小鼠戒断症状。

2. 降糖、降脂作用：三白草醇提物配成（1kg/L）水溶液，可拮抗肾上腺素的升血糖作用，明显降低的四氧嘧啶型糖尿病动物血糖水平，给药3小时后出现持续的降血糖作用，并维持7小时以上。三白草总黄酮可改善2型糖尿病胰岛素抵抗大鼠的糖、脂代谢紊乱及胰岛素抵抗，推测其机制与降低血清FFA及改善氧化应激状态有关。

3. 抗炎镇痛作用：三白草所含金丝桃苷具有明显的抗炎作用。三白脂素-8对角叉菜胶所致的大鼠急性炎症和棉球肉芽肿均有明显的抗炎活性。三白草能明显抑制二甲苯致小鼠耳郭肿胀、小鼠棉球肉芽肿增长以及乙酸致小鼠腹腔毛细血管通透性增加；同时能减少乙酸所致小鼠扭体反应次数，提高热板法致痛小鼠痛阈时间。

4. 抗氧化作用：三白草中的槲皮苷和槲皮苷对H_2O_2损伤LO_2细胞有显著保护作用，里卡灵A和二氢愈创木酸对细胞有显著损伤作用，三白草乙酸乙酯提取物对DPPH自由基、羟基自由基和超氧自由基的清除作用最强。

5. 抗肿瘤作用：三白草对移植性肝癌H_{22}、肉瘤S_{180}有抑制作用。三白草提取物具有明显的抗乳腺癌转移作用，抑制细胞内Runx2磷酸化可能是其发挥抗转移作用的机制之一。

【医疗用途】

药性归经：味甘、辛，性寒。归脾、肾、胆、膀胱经。

功能：清热利水，解毒消肿。

主治：热淋，血淋，水肿，脚气，黄疸，痢疾，带下，痈肿疮毒，湿疹，蛇咬伤。

用法用量：内服：煎汤，10～30g；鲜品适量。外用：鲜品适量，捣烂外敷；或捣汁涂。

使用注意：脾胃虚寒者慎服。

附方：

1. 治尿路感染（热淋），血淋：三白草15g，车前草、鸭跖草、白茅根各30g。水煎服。

2. 治赤白带下：三白草、水芹、鸡冠花各15g。水煎服。

3. 治高血压：三白草15～30g。水煎服。

【资源评述】"三白草"之名始见于陶弘景《本草经集注》，《新修本草》及《本草纲目》均有记载。三白草科有4属6种，分布于亚洲东部和北美洲。中国有3属4种，三白草属仅1种。

三白草根入药，可利水除湿、清热解毒，主治脚气、水肿、淋浊、带下、痈肿、流火、疔疮疥癣，亦治风湿热痹。北美三白草 S. cernuus L. 为北美的民间草药，作为镇静和消肿的泥敷剂。

【参考文献】

[1] 左月明，徐元利，张忠立，等. 三白草化学成分研究［J］. 中药材，2015，38（12）：2538-2540.

[2] 彭永芳，马银海，郭亚东，等. 高效液相色谱法快速测定三白草中黄酮类物质［J］. 理化检验（化学分册），2007，43（6）：463-464.

[3] 冯海燕，李向军，牛立芬，等. 毛细管区带电泳法测定三白草中芦丁和槲皮素的含量［J］. 中成药，2011，33（3）：491-494.

[4] 彭冰，刘延泽，何春年，等. 三白脂B：三白草中1个新的木脂素成分［J］. 中草药，2016，47（13）：2221-2225.

[5] 左月明，张忠立，吴华强，等. 三白草木脂素类化学成分的研究［J］. 中国实验方剂学杂志，2013，19（21）：61-64.

[6] 黄坤，潘琳娜，肖代彪，等. 三白草氯仿提取部位对小鼠中枢抑制作用实验研究［J］. 时珍国医国药，2015，26（5）：1054-1055.

[7] 匡蕾，颜仁杰，谢富贵，等. 中药三白草提取物对尼古丁依赖小鼠戒断症状的影响［J］. 江西中医药大学学报，2011，23（6）：37-38.

[8] 李泽友，陈峰，任守忠，等. 三白草的化学成分和药理作用研究进展［J］. 中国药房，2007，18（6）：473-474.

[9] 邢冬杰，宿世震．三白草总黄酮对 2 型糖尿病胰岛素抵抗大鼠糖、脂代谢的影响 [J]．中成药，2015，37 （8）：1840-1842．

[10] 曾婉君，余应嘉，王叶茗，等．三白草抗炎镇痛作用研究 [J]．中国医药导报，2012，09（11）：33-34．

[11] 徐春蕾，李祥，陈宏降，等．三白草中化学成分对 H_2O_2 损伤 LO_2 细胞保护作用 [J]．南京中医药大学学报，2012，28（2）：163-164．

[12] 尹震花，顾雪竹，张一冰，等．三白草体外抗氧化活性 [J]．中国实验方剂学杂志，2012，18（4）：99-102．

[13] 刘晓欣，曹光群，刘学．三白草提取物对自由基的清除作用研究 [J]．应用化工，2014（5）：877-879．

[14] 郭凌霄，苏国生．三白草提取物抑瘤作用初步研究 [J]．国际检验医学杂志，2012，33（6）：643-644．

[15] 吕红，邹乐兰，麻俊超，等．三白草提取物抗乳腺癌转移作用及其机制研究 [J]．中国实验方剂学杂志，2015，21（7）：123-127．

石南藤

Shinanteng

【异名】南藤、瓦氏胡椒、爬岩香。

【来源】为胡椒科植物石南藤 *Piper wallichii*（Miq.） Hand.-Mazz. 的茎叶或全株。

【植物形态】常绿攀援藤本，叶揉之有香气。茎深绿色，节膨大，生不定根。叶互生；叶柄长 1～2.5cm；叶片椭圆形或向下渐变为狭卵形或卵形，长 7～14cm，宽 4～6.5cm，先端渐尖，基部钝圆或阔楔形，下面被疏粗毛，叶脉 5～7 条。花单性异株；穗状花序与叶对生；雄花序与叶片近等长；雄花苞片圆形，具被毛的短柄，雄蕊 2 枚，稀 3 枚，花药比花丝短；雌花序短于叶片；雌花苞片柄于果期延长可达 1mm，密被白色长毛；子房离生，柱头 3～4 枚，稀 5 枚。浆果球形，有疣状凸起。花期 5～6 月，果期 7～8 月。

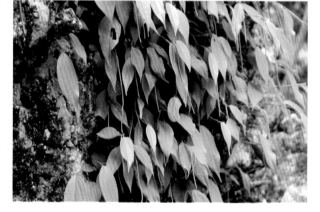

石南藤

【生境与分布】生于山谷林中阴处或湿润处，攀援于树上或岩石上。产于城口、巫溪、云阳、万州、开州、酉阳、南川、江津等地。分布于甘肃南部、湖北、湖南、广西、四川、贵州、云南等地。

【采收加工】8～10 月割取带叶茎枝，晒干后，扎成小把。

【药材鉴别】

性状鉴别：茎扁圆柱形，表面灰褐色或灰棕色，有细纹，节膨大，行间长 7～9cm；质轻而脆，横断面呈放射状排列，中心有灰褐色的髓。叶多皱缩，展平后呈卵圆形，上表面灰绿色至灰褐色，下表面灰白色，有 5 条明显突起的叶脉。气清秀，味辛辣。

以枝条均匀、色灰褐、叶片完整者为佳。

【化学成分】石南藤含海风藤酮、玉兰脂 B、N-异丁基癸-反-2-反-4-二烯酰胺、南藤素、山蒟酮 C、盖尔洛拉文、二氢荜茇明宁碱、荜茇明宁碱、风藤酰胺、假荜茇酰胺 A、长穗巴豆环氧素、榄香素、异榄香素、（Z）-异榄香素、4-羟基-3,5-二甲氧基-苯甲酸、cepharanone B、aristolactam AⅡ、aristololatam AⅢ、β-谷甾醇、胡萝卜苷。

最近发现含有：4-亚甲二氧基-苯甲酸、香草酸、苯甲酸、N-p-香豆酰酪胺、风藤奎醇、异风藤奎醇 A、4-羟基-3,5-二甲氧基-苯甲酸、风藤酰胺和二氢荜茇明宁碱。

【药理作用】

1. 对循环系统的影响：石南藤制剂 10g/kg 腹腔注射，能显著增加小鼠心肌营养性血流量；40g/kg 腹腔注射，可提高小鼠心肌对缺氧的耐力。石南藤注射液 1g/kg 股静脉注射，能降低狗心肌缺血区侧支血管阻力，增加侧支循环血流量。离体试验表明，石南藤黄酮 B（一种黄酮粗品）能降低冠脉阻力、增加冠脉流量，且随剂量增加而增强；能延长停止灌流的心跳持续时间，对心率和心肌收缩力无明显影响。

2. 对血小板活化因子（PAF）的影响：从石南藤分离的活性成分具有明显抑制 PAF 诱导的血小板聚集作用，南藤素和海风藤酮为其主要成分。对急性出血性坏死性胰腺炎（AHNP）模型大鼠的腹腔内注射石南藤提取物，发现石南藤提取物能明显降低 AHNP 大鼠血清淀粉酶、PAF 和血浆内毒素的含量，对 AHNP 大鼠内毒素血症有良好的防治作用。

3. 护肝作用：石南藤提取物对 CCl₄ 致大鼠慢性肝损伤、酒精和 D-半乳糖所诱导的急性肝损伤均具有保护作用。石南藤提取物能明显降低急性肝脏损伤小鼠血清中的 ALT、AST，肝组织匀浆中 MDA 和 TNF-α 含量，并能增强 SOD 的活性，使损伤的肝细胞结构趋于正常。

【医疗用途】

药性归经：味辛、甘，性温。归肝、肾经。

功能：祛风湿，强腰膝，补肾壮阳，止咳平喘，活血止痛。

主治：风寒湿痹，腰膝酸痛，阳痿，咳嗽气喘，痛经，跌打肿痛。

用法用量：内服：煎汤 6～15g；或浸酒，煮汁，熬膏。外用：适量，鲜品捣敷；捣烂炒热敷；浸酒外搽。

使用注意：孕妇及阴虚火旺者慎服。

【资源评述】石南藤最早的药用记载见于《名医别录》，名"丁父""丁公寄"，《本草拾遗》名"丁公藤"，《开宝本草》名"南藤"。"石南藤"之名始见于《本草图经》，云："南藤即丁公藤也，生南山山谷，今出泉州、荣州。生依南木，故名南藤。茎如马鞭，有节，紫褐色。叶如杏叶而尖，采无时。"并附"泉州南藤"图。《本草纲目》载："今江南、湖南诸大山有之。"可知历代本草收载的南藤或石南藤均系胡椒科植物石南藤 *P. walilichii*（又名：毛山蒟）或其同属多种植物之茎叶或全株。胡椒属植物我国约 60 种，主要分布于热带地区，约有 20 余种药用。石南藤的基原较为混乱，常见的混淆品有同属的山蒟 *P. hancei*、腺脉蒟 *P. bavinum*、毛蒟 *P. puberulum*、绿花胡椒 *P. semiimmersum*、海南藤 *P. haninanense*、假蒟 *P. sarmentosum* 等，以及蔷薇科的石楠 *Photinia serrulata*、夹竹桃科的络石 *Trachelospermum jasminoides*、葡萄科的爬山虎 *Parthenocissus tracuspidata* 等。

临床报道，以瓦氏胡椒（石南藤）的提取物，治疗急性心肌梗死后心绞痛及陈旧性心肌梗死并发心绞痛，均具有较好疗效。用于治疗脑血栓和脑栓塞有一定效果。有相关研究报道，认为其有肾细胞毒性，在使用时应注意。

【参考文献】

［1］段书涛. 石南藤化学成分的研究［D］. 复旦大学，2009

［2］赵云，阮金兰. 石南藤化学成分研究［J］. 中国药学（英文版），2006，15（1）：21-23.

［3］赵国伟，夏文，陈萍，等. 石南藤化学成分研究［J］. 中药材，2012，35（01）：53-56.

［4］冀治鑫，赵兵，李文婧，等. 石南藤的化学成分、药理及临床应用研究［J］. 安徽农业科学，2012，40（18）：9663-9665.

［5］Wei A，Zhou D，Ruan J，et al. Study on The Contents of Aristololactams in Piper wallichii and Their Renal Cytotoxicities［J］. Journal of Food and Drug Analysis，2011，19（3）：349-354.

四块瓦

Sikuaiwa

【异名】大叶及己、四大天王、四大金刚、须须九节、五接丹。

【来源】为金粟兰科植物宽叶金粟兰 *Chloranthus henryi* Hemsl. 的全草或根。

【植物形态】多年生草本，高 40～65cm。根茎粗壮，黑褐色；具多数须根。茎直立，单生或数个丛生，有 6～7 个明显的节，下部节上生一对鳞状叶。叶对生，一般 4 片生于茎上部；叶柄长 0.5～1.2cm；鳞状叶呈卵状三角形；托叶小，钻形；叶片纸质，宽椭圆形或倒卵形，长 9～18cm，宽 5～9cm，先端渐尖，基部楔形至宽楔形。边缘具锯齿，齿端有一腺体，背面中脉、侧脉有鳞屑状毛；叶脉 6～8 对。穗状花序顶生，通常两歧或总状分枝，连总花梗长 10～16cm；苞片通常宽卵状三角形或近半圆形；花白色；雄蕊 3 枚，基部几分离，中央药隔长 3mm，有 1 个 2 室的花药，两侧药隔各有 1 个 1 室的花药，药室在药隔的基部；子房卵形，无花柱，柱头头状。核果球形。花期4～6月，果期7～8月。

【生境分布】生于山坡林边、阴湿地和灌木丛中。产于城口、巫溪、奉节、彭水、南川、江津、开州、万州等地。分布于陕西、甘肃、安徽、浙江、江西、福建、湖南、湖北、广东、广西、四川、贵州等地。

【采收加工】夏秋采全草，鲜用或晒干。

【药材鉴别】

性状鉴别：根茎粗短，呈不规则短圆柱形，顶端有多数圆形凹窝状茎痕或残留茎基；表面黑褐色，四周密生长而弯曲的细根。根直径约1mm；表面灰褐色或灰黄色。质脆，易折断，断面可抽出黄白色木质心。气微，味微辛。

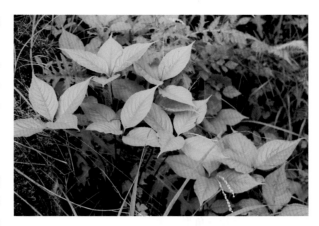

宽叶金粟兰

【化学成分】含挥发油，主要为α-蒎烯、α-莰烯、β-蒎烯、1-辛烯-3-醇、β-月桂烯、乙酸冰片酯、3-亚甲基-2-降冰片酮等。还含有宽叶金粟兰素、Shizukaol B、Shizukaol C、儿茶素、表儿茶素、pavetannin A、肉桂鞣质 B₁、maesopsin-6-O-glucopyranoside、quercetin3-O-α-L-rhamnopyranosyl(1→2)-β-D-xylopyranoside、尿囊素等。

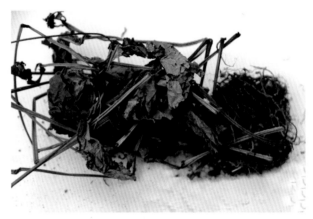

宽叶金粟兰（生药）

【药理作用】

1. 抗真菌作用：金粟兰属植物大多具抗真菌活性，其抗真菌的有效成分主要为挥发油和倍半萜内酯类。

2. 其他作用：宽叶金粟兰乙醇提取液对大白鼠离体子宫收缩力和频率均有增强作用。宽叶金粟兰中的黄酮类物质具有较强的抗氧化活性。

【医疗用途】

药性归经：味辛，性温，有毒。

功能：祛风除湿，活血散瘀，解毒。

主治：风湿痹证，肢体麻木，风寒咳嗽，跌打损伤，疮肿及毒蛇咬伤。

用法用量：内服：煎汤，3～10g；或浸酒。外用：适量，捣烂。

使用注意：孕妇慎服。

【资源评述】本品始载于《植物名实图考》："四大天王生南安。绿茎赤节，一茎四叶，聚生梢端。"金粟兰属植物我国有12种，除新疆、西藏、东北外多有分布，在不同地区几乎均药用。

【参考文献】

[1] 匡蕾，罗永明，李创军，等.宽叶金粟兰挥发油的化学成分研究［J］.江西中医药大学学报，2007，19（5）：63-64.

[2] 许海棠，陈其锋，龙寒，等.宽叶金粟兰挥发油的化学成分及抗氧化活性［J］.中国实验方剂学杂志，2014，20（20）：67-70.

[3] 任凤霞，张爱军，赵毅民.四块瓦的化学成分研究［J］.中国药学杂志，2009，44（5）：334-336.

[4] 曹聪梅，彭勇，肖培根.金粟兰属植物的化学成分和药理作用研究进展［J］.中国中药杂志，2008，33（13）：1509-1515

[5] 许海棠，李浩，龙寒，等.宽叶金粟总黄酮的提取工艺及抗氧化活性研究［J］.食品工业科技，2014，35（19）：270-273，372.

草珊瑚

Caoshanhu

【异名】肿节风、铜脚灵仙、九节风、九节茶、接骨丹。

【来源】为金粟兰科植物草珊瑚 Sarcandra glabra（Thunb.）Nakai 的干燥全草。

【植物形态】常绿半灌木，高 50～150cm。茎数枝丛生，绿色，节部明显膨大；叶对生；叶柄长 0.5～1.5cm，基部合生呈鞘状；托叶钻形；叶片革质，椭圆形、卵形至卵状披针形，长 6～17cm，宽 2～6cm，先端渐尖，基部楔形，边缘具粗锐锯齿，齿尖有一腺体，两面无毛。穗状花序顶生，分枝，连总花梗长 1.5～4cm；苞片三角形；花黄绿色；雄蕊 1 枚，肉质，棒状至圆柱状，花药 2 室，生于药隔上部之两侧，侧向或有时内向；雌蕊 1 枚，由 1 枚心皮组成；子房球形或卵形，无花柱，柱头近头状。核果球形，直径 3～4mm，熟时亮红色。花期 6～7 月，果期 8～10 月。

【生境分布】生于海拔 150～1500m 的山坡、沟谷、林下阴湿处。产于云阳、万州、涪陵、江津、南川、城口等地。分布于福建、广东、四川、贵州、云南等地。

【药材鉴别】

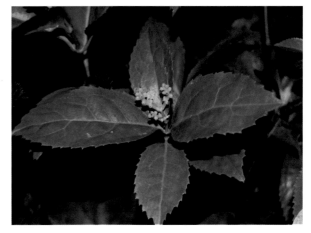

草珊瑚

性状鉴别：茎圆柱形，多分枝，直径 0.3～1.3cm，表面暗绿色至暗褐色，有明显细纵纹，节膨大。茎质脆，易折断，断面有髓或中空。叶薄革质，卵状长圆形或披针状长圆形，长 5～15cm，宽 3～6cm，棕色或绿褐色，边缘除基部外有粗锯齿，齿端有一黑褐色腺体、齿尖硬骨质。气微香，味微辛。

【化学成分】全草含挥发油，主要为乙酸芳樟酯、α-蒎烯、α-萜品烯、龙脑烯、香叶烯、α-水茴香萜、芳樟醇、异龙脑、龙脑、α-松油醇、乙酸龙脑酯、乙酸松油酯。

还含有草珊瑚内酯 A、菊苣苷、异秦皮啶、秦皮苷、滨蒿内酯、(−)-lithospermoside、8(9)-dien-8,12-olide、异东莨菪亭、ω-羟基大黄素、木栓酮、1-棕榈酸甘油酯、槲皮素、大黄素甲醚、大黄素、金丝桃苷、异甘草苷、山奈酚、东莨菪内酯、蜂花酸、正二十五烷醇、银线草内酯、呋喃二烯酮、羽扇豆酮、24-羟基羽扇豆醇、异美五针松二氢黄酮、2′,6′-二羟基4′-甲氧基二氢查耳酮、7-甲基柚皮素、刺木骨苷 B_1、3,4-二羟基苯甲酸、棕榈酸、齐墩果酸、琥珀酸、延胡索酸、咖啡酸、软脂酸、β-谷甾醇、胡萝卜苷、熊果酸、α-香树脂醇乙酸酯、原儿茶醛、D-甘露醇、5-羟甲基糠醛和蔗糖等。

【药理作用】

1. 抗菌、抗炎作用：草珊瑚有广谱抗菌作用。对金黄色葡萄球菌、志贺痢疾杆菌、福氏痢疾杆菌、伤寒杆菌等有显著抑制作用。对大肠杆菌、绿脓杆菌有一定作用。所含琥珀酸、延胡索酸对呼吸系统及消化系统炎症具有较好的抗炎作用。

2. 镇咳、祛痰作用：有明显的镇咳、祛痰作用。乙醚提取部分经肺溢流实验证明，有一定平喘作用。

3. 抗肿瘤作用：草珊瑚干浸膏对 S_{180}、WK_{256}、Ca_{615}、TM_{755} 均有抑制作用，并对癌细胞中 RNA 和 DNA 合成产生影响。草珊瑚水提物诱导白血病 CEM 细胞凋亡的机制与下调 Bcl-2 基因和上调 Bax 基因的表达，使 Bcl-2/Bax 的比值下降，同时还与上调 p53 基因的表达有关。草珊瑚注射液对小鼠 T 细胞淋巴瘤 EL-4 细胞具有一定抑制效应。草珊瑚溶液促使人前列腺癌 DU-145 细胞形态改变，增殖抑制，细胞周期阻滞和加速细胞凋亡。

4. 抗病毒作用：10％除去鞣质的草珊瑚浸膏液对流感病毒 A/京科/68-1 在 15 倍病毒鸡胚半数感染量（$15EID_{50}$）具有灭活作用，对 $30EID_{50}$ 也具有抑制作用。与吗啉呱、金刚烷胺相比，草珊瑚对流感病毒的抑制或灭活效果有强于或相当。

5. 促进骨折愈合作用：草珊瑚有促进家兔实验性骨折愈合作用，X 线片、生物力学检查及病理形态学检查均表明有效。

6.其他作用：在放射性肺损伤的发病过程中，草珊瑚通过清除 ROS、抑制 MAD 生成和上调 T-SOD 活性，减轻氧化应激反应，从而发挥放射防护作用。

【医疗用途】

药性归经：味辛、苦，性平。

功能：祛风除湿，活血散瘀，清热解毒。

主治：风湿痹痛，肢体麻木，跌打损伤，骨折，妇女痛经，产后瘀滞腹痛，急性阑尾炎，急性胃肠炎，菌痢，胆囊炎，脓肿，口腔炎。

用法用量：内服：煎汤，9～15g，或酒浸。外用：适量，捣敷；研末调敷；或煎水熏洗。

使用注意：阴虚火旺者及孕妇禁服。宜先煎或久煎。

【资源评述】"草珊瑚"之名始见于《汝南圃史》（明代万历），系作为园艺花卉记载，草珊瑚的药用记载最早见于《生草药性备要》（清），名"接骨金粟兰""九节茶"。《生草药性备要》系广东地方性本草，主要记载了东南几省的地方性草药。这两本书的记载与草珊瑚 S. glabra 的分布是相符合的。

我国有 2 种草珊瑚属植物，即草珊瑚 S. glabra 和海南草珊瑚 S. hainanensis（Péi）Swamy，皆药用。《中国药典》收载了草珊瑚 S. glabra，以全株入药。目前，草珊瑚主要作为中成药及牙膏的原料药材。草珊瑚 S. glabr 主产于江西、浙江、广西等地，以江西贵溪、余江、赣州，浙江永嘉、平阳、泰顺等地产量大、质量好。草珊瑚在重庆、四川分布也较广，蕴藏量约 600 吨。草珊瑚野生资源较为丰富，20 世纪 80 年代江西中医药大学开发出了"草珊瑚含片""草珊瑚牙膏"等系列产品，药材需求量剧增，目前江西已有人工栽培。海南草珊瑚 S. hainanensis 主产于广东、广西、云南等地，在当地亦作草珊瑚用。

草珊瑚根、茎、叶中含有异嗪皮啶，以根中含量最高，茎、叶次之，中叶的总黄酮含量最高，故作不同用途时，应选用不同的部位。在提取草珊瑚（全草）成分时，提取时间在 3 小时以上。

草珊瑚具有抗肿瘤作用，鲜叶所含挥发油有兴奋作用，均有着较好的开发潜力。此外，其还具有抗衰老、防紫外线、防角蛋白质流失、护肤等多重功效，也是一种理想的化妆品添加剂。

【参考文献】

［1］郑学芳，刘海洋，钟惠民．草珊瑚化学成分的研究［J］．天然产物研究与开发，2014，26（8）：1221-1224.

［2］邹小燕．草珊瑚化学成分的研究［D］．沈阳药科大学，2006.

［3］付菊琴，梁敬钰．草珊瑚的化学成分研究［J］．海峡药学，2013，25（9）：46-50.

［4］胡晓茹，许旭东，杨峻山．草珊瑚的研究概况［J］．中国药学杂志，2008，43（10）：721-723.

［5］徐艳琴，刘小丽，黄小方，等．草珊瑚的研究现状与展望［J］．中草药，2011，42（12）：2552-2559.

［6］梅全喜，胡莹．肿节风的药理作用及临床应用研究进展［J］．时珍国医国药，2011，22（1）：230-232.

［7］冀艳花，朱学军，吴洁．肿节风抗肿瘤作用及其机制的研究进展［J］．中医药导报，2016，22（9）：44-46.

［8］朱大诚，温伟接，王清．肿节风水提物诱导白血病 CEM 细胞凋亡的机制［J］．时珍国医国药，2016，27（6）：1354-1357.

［9］冀艳花，朱学军，吴洁．肿节风注射液对小鼠 T 细胞淋巴瘤 EL-4 细胞的体内外实验研究［J］．中药新药与临床药理，2015，26（4）：456-460.

［10］周仕轶，丁维俊，张蜀武．肿节风对人前列腺癌 DU-145 细胞增殖和凋亡的影响［J］．辽宁中医杂志，2012，39（1）：172-175.

［11］胡凯，徐萌，刘文其，等．肿节风对放射性肺损伤小型猪氧化应激反应的干预作用研究［J］．广西医科大学学报，2016，33（3）：397-400.

胡桃仁

Hutaoren

【异名】山核桃仁、核桃仁。

【来源】为胡桃科植物胡桃 *Juglans regia* L. 的种仁。

【植物形态】落叶乔木，高 20～25m。树皮灰白色，幼时平滑，老时浅纵裂。小枝被短腺毛，具明显的叶痕和皮孔；髓部白色，薄片状。奇数羽状复叶，互生，长 40～50cm，小叶 5～9 片，有时 13 片，顶端 1

片常较大，椭圆状卵形至长椭圆形，长 6～15cm，宽 3～6cm，顶端钝圆或锐尖，基部偏斜，近于圆形，全缘，有侧脉 11～19 对，脉腋内有 1 簇短柔毛。花单性，雌雄同株，与叶同时开放，雄荣黄花序腋生，下垂，花小而密生，雄蕊 6～30 枚；雌花序穗状，直立，生于幼枝顶端，通常有雌花 1～3 朵；花被 4 裂，裂片线形；子房下位，2 枚心皮组成，花柱短，柱头 2 裂，呈羽毛状，鲜红色。果实近球形，核果状，直径 4～6cm，外果皮绿色，由总苞片及花被发育而成，表面有斑点，中果皮肉质，不规则开裂，内果皮骨质，表面凹凸不平，有 2 条纵棱，顶端具短尖头，内果皮壁内具空隙而有皱折，隔膜较薄，内里无空隙。花期 5～6 月，果期 9～10 月。

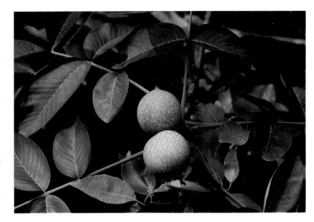
胡桃

【生境分布】散生于海拔 400～2650m 的山地、路旁、地边、屋侧等向阳、土壤肥厚之处。重庆辖区内普遍野生或栽培。

【采收加工】9～10 月中旬，待外果皮变黄，大部分果实顶部已开裂或少数已脱落时，打落果实。将核桃的合缝线与地面平行放置，击开核壳，取出核仁，晒干。

【药材鉴别】

性状鉴别：种子完整者类球形，由两片呈脑状的子叶组成，直径 1～3cm，一端可见三角状突起的胚根。通常两瓣裂或破碎成不规则块状。种皮菲薄，淡棕色至深棕色，有深色纵脉纹。子叶黄白色，碎断后内部黄白色或乳白色，富油性。气微香，味甜，种皮微涩。

以个大、饱满、断面色白、富油性者为佳。

【化学成分】胡桃仁含粗蛋白 22.18%，其中可溶性蛋白的组成以谷氨酸为主，其次为精氨酸及天冬氨酸；含粗脂类 64.23%，其中中性脂类占 93.05%；中性脂类中甘油三酯 82.05%、甾醇酯 3.86%、游离脂肪酸 4.80%。总脂和中性脂类中脂肪酸组成主要为亚油酸，占 64.48%～69.95%，油酸占 13.89%～15.36%；甘油三酯所含脂肪酸主要为亚麻酸，占 69.98%。甾醇酯非皂化部分主要为 β-谷甾醇，并有少量的菜油甾醇、豆甾醇、麦燕甾-5-烯醇（Δ⁵-avenasterol）、豆甾-7-烯醇（Δ⁵-stigmasterol）；碳水化合物 13%；桃仁油中含不饱和脂肪酸 89.0%，还含十九醇、8-己基十五烷、10-甲基-二十烷、11,14-二十碳二烯酸、1-溴-8-十七炔、9-己基-十七烷、二十四烷、13-二十二碳烯酸、1-溴代-7-十九炔、15-二十四碳烯酸、二十六酸、7-己基-二十烷、二十七烷等。其中 13-二十二碳烯酸、15-二十四碳烯酸、十九醇等具有较强的生理活性和药用价值。

【药理作用】

1. 抗衰老作用：胡桃对老龄小鼠能增强脑和肾 Na-K-ATP 酶活性、降低 TC 含量、增加血清 HDL 含量、提高 RBC-SOD 活性、降低血清 LPO 含量、增加胸腺指数，提示胡桃对老龄小鼠具有抗衰老作用。

2. 增强记忆力作用：胡桃使小鼠的自发活动能力增强、空间学习记忆能力显著提高，提示胡桃能够明显改善发育期小鼠的认知功能。胡桃提取物可以提高发育期小鼠的神经递质（如 NO）的水平，调节海马长时程增强效应，具有改善小鼠学习与记忆的作用。

3. 抗氧化作用：喂饲胡桃仁 3 个月后的老龄大鼠与对照组相比，LPO 含量下降，SOD 活性增高，肝、脑组织匀浆体外培养，加胡桃仁试管中的 LPO 明显低于对照组。胡桃仁提取物具有体外抗氧化作用。

4. 对血浆脂质的影响：胡桃油能明显降低雄性高脂血症大鼠血中的 TC、TG，升高 Apo-AI。核桃多肽能够降低 D-半乳糖诱导的老年小鼠血脂水平，提高其抗氧化能力。

【医疗用途】

药性归经：味甘、涩，性温。归肺、肝、肾经。

功能：补肾益精，温肺定喘，润肠通便。

主治：腰痛脚弱，尿频，遗尿，阳痿，遗精，久咳喘促，肠燥便秘，石淋及疮疡瘰疬。

用法用量：内服：煎汤，9～15g；单味嚼服，10～30g；或入丸、散。外用：适量，研末调敷。

使用注意：痰火积热，阴虚火旺，以及大便泄泻者禁服。不可与浓茶同服。

附方：

1. 治湿伤于内外，阳气衰绝，虚寒喘嗽，腰脚疼痛：胡桃肉二十两（捣烂），补骨脂十两（酒蒸）。研末，蜜调如饴服。

2. 治肾虚耳鸣，遗精：胡桃仁3个，五味子7粒，蜂蜜适量，于睡前嚼服。

3. 治久嗽不止：胡桃仁（煮熟，去皮）50个，人参250g，杏仁（麸炒，汤浸去皮）350个。研匀，入炼蜜，丸梧子大。每次空腹细嚼1丸，人参汤下，临卧再服。

4. 治急心气痛：胡桃1个，大枣1枚。去胡桃夹，纸裹煨熟，以生姜汤一盏，细嚼送下。

5. 治肠风下血：胡桃仁（去油）200g，皂角刺（炒焦）200g，补骨脂（微炒）25g，槐花（炒）50g。上为末，每服6g，米汤或汤调下。

6. 治石淋痛楚，便中有石子者：胡桃肉一升，细米煮浆粥一升，相合，顿服即瘥。

【资源评述】胡桃为汉代张骞出使西域带回的植物之一，其入药约始于唐代，《备急千急要方·食治》《食疗本草》等均有记载。宋《本草图经》谓："胡桃生北土，今陕、洛间多有之。"全国多数省区均产，以河北产量大，山西汾阳所产品质佳，销向全国，并出口。重庆城口黄安埧有野生胡桃大片居群。

胡桃在临床上用治2型糖尿病、胃痛、因化疗引起的白细胞降低、皮肤感染、湿疹、化脓性中耳炎等均有较好的疗效。民间用于治疗尿路结石。

我国胡桃栽培广，资源丰富，但目前胡桃仁仅作为干果食用，已开发出众多的健康食品，其临床医疗价值还有待研究。胡桃未成熟的果皮称"青胡桃皮"，《本草纲目》以"胡桃壳"记载，有止痛功效。

【参考文献】

[1] 戚雅君，翁琳，王增. 山核桃的化学成分及药理活性研究进展 [J]. 中国医院药学杂志，2010，30（19）：1682-1685.

[2] 王睿，周小芳. 核桃活性成分的提取方法及生理活性研究进展 [J]. 重庆第二师范学院学报，2016，29（1）：160-162.

[3] 陈丹，赵声兰. 核桃油保健及药用功效研究 [J]. 亚太传统医药，2009，5（1）：27-29.

[4] 虞立霞，姚奎章，夏君霞，等. 核桃对发育期小鼠认知功能的改善作用 [J]. 营养学报，2015，37（2）：185-188.

[5] 陈宁，孙一，刘淑莹. 核桃蛋白酶解物的制备及抗氧化活性 [J]. 高等学校化学学报，2013，34（1）：72-76.

[6] 杨子明，刘金磊，颜小捷，等. 核桃多肽对D-半乳糖诱导老年小鼠血脂水平的影响 [J]. 食品科学，2015，36（9）：181-184

化香树

Huaxiangshu

【别名】小麻柳叶、栲香、返香、山麻柳、换香树。

【来源】为胡桃科植物化香树 *Platycarya strobilacea* Sieb. et Zucc. 的叶或果。

【植物形态】落叶小乔木，高2～6m。树皮灰褐色，不规则纵裂；枝条暗褐色，有小皮孔；冬芽被芽鳞，髓部实心。奇数羽状复叶，互生，长15～30cm，小叶7～23片，卵状披针形至长椭圆状披针形，薄革质，长4～11cm，宽1.5～3.5cm，不等边，稍呈镰状弯曲，基部近圆形，一边略偏斜，先端长渐尖，边缘有重锯齿。雌雄同株；两性花序和雄花序着生于小枝顶端或叶腋，排列成伞房状花序束，中央的一条常为两性花序，雄花序在上，雌花序在下；位于两性花序的四周为雄花序，通常3～8条；雄花苞片阔卵形，有雄蕊6～8枚，花丝长短不等；雌花序球状卵形或长圆形，雌花苞片卵状披针形。果序球果状、卵状椭圆形至长椭圆状圆柱形，木质，褐色；小坚果扁平，两侧具狭翅。种子卵形。种皮膜质。花期5～6月，果期7～10月。

【生境分布】生于600～1300m的向阳杂木林中，为低山丘陵次生林中常见的树种。产于重庆巫溪、奉节、丰都、垫江、武隆、黔江、彭水、酉阳、秀山、南川、合川等地。分布于华东及陕西南部、台湾、河南、湖北、湖南、四川、贵州、云南等地。

【采收加工】叶：夏秋季采收，鲜用或晒干。果：秋季果实近成熟时采收，晒干。

【药材鉴别】

性状鉴别：奇数羽状复叶多不完整，叶柄及叶轴较粗，淡黄棕色，小叶片多皱缩破碎，完整者宽披针形，不等边，略呈镰状弯曲。长 4～11cm，宽 2～4cm。上表面灰绿色，下表面黄绿色，边缘有重锯齿，薄革质。气微清香，味淡。

以叶多、色绿、气清香者为佳。

【化学成分】化香树叶挥发油的主要成分为 γ-桉叶醇（18.92％）、β-桉叶醇（18.74％）、五十四烷（8.64％）、正十六酸（7.87％）、十六酰胺（5.04％）、十八酰胺（4.84％）、香木兰烯（4.23％）、三十二烷（3.99％）等。

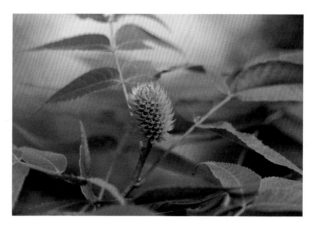
化香树

化香树果序挥发油中的主要成分是倍半萜类化合物，约占挥发油总量的 37.66％。

化香树果含胡桃叶醌（juglone）、5-羟基-2-甲氧基-1,4-萘醌（5-hydroxy-2- methoxy-1,4-naphthoquinone）、5-羟基-3-甲氧基-1,4-萘醌、对-香豆酸甲酯、对香豆酸、香豆精、鞣花酸等。

【药理作用】

1. 抗菌作用：化香树叶中提取的萘醌类化合物具有杀菌作用，对枯草芽孢杆菌、大肠杆菌、啤酒糖酵母和金黄色葡萄球菌有抗病原微生物作用。此外，此类化合物还具有抑制植物生长的作用。

2. 抗病毒、抗肿瘤作用：化香树果序在无毒浓度下对正丁酸钠激发的 B95-8 细胞 EB 病毒 VCA 表达有明显抑制作用；在高浓度时对人鼻咽癌细胞 CNE_2 的生长有较强抑制作用。化香树果序挥发油具有多种活性成分，对人肝癌 HepG2 细胞、人鼻咽癌 CNE_2 细胞及人宫颈癌 HeLa 细胞均显示出了一定的抑制活性。

【医疗用途】

药性归经：叶、果：味辛，性温，有毒。

功能：叶：解毒疗疮，杀虫止痒。果：活血行气，止痛，杀虫止痒。

主治：叶：治疮痈肿毒，骨痛流脓，顽癣，阴囊湿疹，癞头疮。果：治内伤腹胀痛，跌打损伤，筋骨疼痛，痈肿，湿疮，疥癣。

用法用量：叶：一般不内服，多为外用：适量，捣烂敷；或浸水洗。果：内服：煎汤，10～20g。外用：煎水洗；或研末调敷。

附方：

1. 治痈疽疔毒类急性炎症：化香树叶、雷公藤叶、芹菜叶、大蒜各等份，均用鲜品。捣烂外敷。疮疡溃后不可使用。

2. 治小儿头疮：化香树球、枫树球、硫黄。共研末，调菜油搽。

【资源评述】化香树为不常用的中药材，始载于《植物名实图考》，云："化香树，湖南处处有之……破其毬，香气芬烈，上人取之染黑。"分布于河南、陕西、甘肃、湖南、山东、江苏、浙江、江西、湖北、四川、贵州等地。多自产自销。民间用于毒鱼及治疗疮痈，多为外用。

化香树在我国黄河流域及以南地区广泛分布，用于绿化、木材生产、鞣革生产、色素生产及制药。化香树的果序通过合理处理和加工，可制成各种干花商品，具有很好的开发潜力。

贵州民间将化香树投入稻田中作"秧青"，除能增加土壤肥力外，还具有一定杀灭稻田害虫的作用。实验研究也表明，化香树叶的乙醇提取液对蚊虫具有杀灭作用。

圆果化香树 P. longipes Wu. 的叶及果亦作药用。区别在于：叶总柄与叶轴近等长或较长；小叶 3～7 片；果序球状，直径 1.2～2cm。分布广东、广西、贵州等地。

【参考文献】

［1］王茂义，王军宪，贾晓妮，等. 化香树果序挥发油化学成分分析［J］. 中国医院药学杂志，2011，31（9）：736-738.

［2］刘明霞. 化香树果序中多酚提取纯化工艺及体外抑菌活性研究［D］. 西北大学，2009.

[3] 张亮亮，徐曼，汪咏梅，等．响应面优化化香树果序中鞣花酸超声波提取的研究 [J]．林产化学与工业，2011，31（2）：19-24.

[4] 陈奎．化香树果序化学成分研究 [D]．陕西科技大学，2008.

[5] 李亚萍，莫志贤，曹露晔．化香树果序对 EB 病毒抗原表达的抑制作用及其细胞毒作用 [J]．今日药学，2014，24（2）：93-95.

[6] 邓燚，李欣，邵萌，等．化香树果序挥发油的气相色谱-质谱联用分析及体外抗肿瘤活性研究 [J]．中医药导报，2013，19（11）：80-82.

板　栗
Banli

【别名】栗子、栗仁、栗实、板栗子。

【来源】为壳斗科植物栗 *Castanea mollissima* Bl. 的种仁。

【植物形态】乔木。树皮深灰色，不规则深纵裂。枝条灰褐色，有纵沟，皮上有许多黄灰色的圆形皮孔，幼枝被灰褐色绒毛。单叶互生，叶柄长 0.5～2cm，被细绒毛或近无毛；叶长片椭圆形或长椭圆状披针形，长 8～18cm，宽 5.5～7cm，先端渐尖或短尖，基部圆形或宽楔形，两侧不相等，叶缘有锯齿，齿端具芒状尖头，上面深绿色，有光泽，中脉上有毛，下面淡绿色，有白色绒毛。花单性，雌雄同株；雄花序穗状，生于新枝下部的叶腋，长 9～20cm，被绒毛，淡黄褐色，雄花着生于花序上、中部，每簇具花 3～5 朵，雄蕊 8～10 枚；雌花无梗，常生于雄花序下部，外有壳斗状总苞，2～5 朵生于总苞内。壳斗连刺直径 4～6.5cm，密被紧贴星状柔毛，刺密生，每壳斗有 2～3 个坚果，成熟时裂为 4 瓣；坚果直径 1.5～3cm，深褐色，顶端被绒毛。花期 4～6 月，果期 9～10 月。

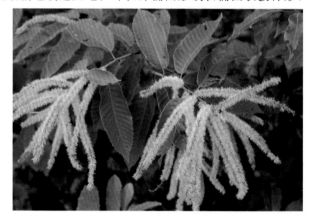
板栗

【生境分布】常栽培于海拔 100～2500m 的低山丘陵、缓坡及河滩等地带。产于城口、巫溪、奉节、石柱、彭水、南川、永川等地。分布于辽宁以南各地，除青海、新疆以外，均有栽培。以华北、西南和长江流域各地栽培最为集中，产量最大。

【采收加工】10 月下旬采收，除去果皮，取出种仁，晒干。

【药材鉴别】

性状鉴别：种仁呈半球形或扁圆形，先端短尖，直径 2～3cm。外表面黄白色，光滑，有时具浅纵沟纹。质重，碎断后内部富粉质。气微，味微甜。

【化学成分】含果仁含淀粉 40%～60%、糖分 10%～20%、蛋白质 5%～10%、脂肪 2%～8%、多种维生素（A、B_1、B_2、C）、矿质元素（Ca、K、P、Mg、Fe、Zn 等）和黄酮类物质。板栗的蛋白质由 18 种氨基酸组成，其中天门冬氨酸、谷氨酸、亮氨酸和赖氨酸的含量较高，有 8 种人体必需氨基酸，它们的含量占整个氨基酸含量的 33.59%。糖类包括麦芽糖、D-葡萄糖、D-果糖、蔗糖。

还含有 5-羟甲基糠醛、山奈酚、尿嘧啶、正丁基-吡喃果糖苷、壬二酸、异庚酸、β-谷甾醇、胡萝卜苷、(6S,9S)6-羟基-3-酮-α-紫罗兰醇-9-O-β-D-葡糖苷、(6S,9R)6-羟基-3-酮-α-紫罗兰醇-9-O-β-D-葡糖苷、5-羟基-2-羟甲基吡啶、α-D-呋喃果糖甲苷、正丁基-O-β-D-呋喃果糖苷、对羟基苯甲酸、原儿茶酸、没食子酸、α-菠甾醇、齐墩果酸、2α-羟基齐墩果酸、α-香树脂醇、单棕榈酸甘油酯等。

【药理作用】

1. 抗肿瘤作用：板栗中提取出欧栗球蛋白（CAS）具有促肾细胞生长和抗肿瘤作用，其抗肿瘤作用机制可能通过提高机体免疫力和诱导细胞凋亡来实现。

2. 抗氧化、抗疲劳作用：板栗多糖在一定浓度范围内对 DPPH、羟基自由基、超氧阴离子自由基均有一定的清除作用。板栗多糖具有良好的抗疲劳作用，其最佳用量为 200mg/（kg·d）。

3. 对血液的作用：板栗多糖具有明显的升高昆明种小鼠白细胞和延长昆明种小鼠凝血时间的作用。板栗多糖具有抗动脉血栓形成的作用，机制与其抗血小板和抗凝血有关。

【医疗用途】

药性归经：味甘、微咸，性平。归脾、肾经。

功能：益气健脾，补肾强筋，活血消肿，止血。

主治：脾虚泄泻，反胃呕吐，腰膝酸软，筋骨折伤肿痛，瘰疬，吐血，衄血，便血。

用法用量：内服：适量，生食或煮食；或炒存性，研末服 30～60g。外用：适量，捣敷。

使用注意：食积停滞、脘腹胀满痞闷者禁服。

附方：

1. 治幼儿腹泻：栗子磨粉，煮如粥，加白糖适量喂服。

2. 治牙床红肿：板栗及棕树根各 30g。水煎服。

3. 治跌打伤，筋骨肿痛，弹片、铁钉、竹木刺入肉：生鲜栗子切碎，捣烂研如泥。敷于患处，有止痛、止血、吸出脓毒的作用。

【资源评述】板栗在历代本草及各种史书中多有记载。《本草经集注》云："今会稽（今浙江绍兴）最丰，诸暨（今浙江诸暨）栗，形大皮厚，不美；剡（今浙江嵊州西南）及始丰（今浙江天台），皮薄而甜。"《本草图经》云："今处处有之，而兖州（今山东兖州）、宣州（今安徽宣城）者最胜。"《诗疏》云："吴越被城表里皆栗。惟濮阳及范阳栗甜美味长，地方者悉不及也。倭、韩国诸岛上栗大如鸡子，亦短味不美。"可见板栗品种较多，但产地不同品质不一。

我国栗属植物有板栗 *C. mollissima*、锥栗 *C. henrgi* Rehder.、茅栗 *C. seguinii* Dode、日本栗 *C. crenata* Sieb. et Zucc.。分布较广，北起辽宁、吉林，南至广东、广西，26 个省（区、市）均有栽培和分布。野生板栗分布于长江流域一带的丘陵。茅栗原产于华东、华中地区，分布于河南、山西、江苏、安徽、江西、湖南等地。锥栗原产于浙江、福建、四川一带。在重庆东部、湖北西部分布较为普遍。

目前，国内栽培的优良品种有红明栗、毛栗、红光栗等 20 多个品种。研究栽培报道文献多，栽培技术成熟。除青海、新疆外，全国大多部分省市均有种植。板栗主要作为食用，加工成各种板栗馅、板栗粉、板栗保健品等。

【参考文献】

［1］江冰娅. 板栗种仁化学成分研究［D］. 沈阳药科大学，2009.

［2］龙志敏，吴立军，孙博航，等. 板栗种仁的化学成分（Ⅳ）［J］. 沈阳药科大学学报，2009，26（08）：614-616.

［3］江冰娅，吴兆华，黄健，等. 板栗种仁酸水解物化学成分的分离与鉴定［J］. 沈阳药科大学学报，2009，26（5）：344-347.

［4］杨利剑. 板栗多糖的提取、成分分析及活性测定［J］. 武汉理工大学学报，2010，32（11）：14-16.

［5］李艳，张太平，张鹤云. 板栗中蛋白质的分离鉴定及活性研究［J］. 中国生化药物杂志，2012，33（4）：365-368.

［6］邵亭亭，张海晖，段玉清，等. 亚临界水萃取板栗多糖及其清除自由基活性研究［J］. 食品科技，2012，37（12）：156-160.

［7］聂牧，王云，郭守东，等. 板栗多糖抗动脉血栓形成的作用［J］. 食品科学，2015，36（11）：187-190.

楮实子
Chushizi

【别名】楮实、构泡。

【来源】桑科植物构树 *Broussonetia papyrifera*（L.）Vent. 的果实。

【植物形态】落叶乔木，高达 14～16m。有乳汁。小枝粗壮，密生绒毛。单叶互生；叶柄长 1.5～10cm，密被柔毛；叶片膜质或纸质，阔卵形至长圆状卵形，长 5.5～20cm，宽 4～15cm，不分裂或 3～5 裂，尤以幼枝或小树叶较明显，先端渐尖，边缘有细锯齿或粗锯齿，上面深绿色，被粗伏毛，下面灰绿色，密被柔毛。花单性，雌雄异株；雄花序为葇荑花序，雌花序为头状花序，雄蕊4枚；雌花苞片棒状，花被管状，雌蕊散生于苞片间，花柱细长，被短毛，具黏性。聚花果肉质，呈球形，成熟时橙红色。花期4～7月，果期7～9月。

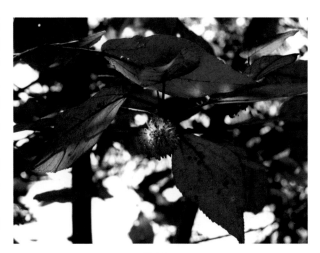
构树

【生境分布】生于山坡林缘或村寨道旁。产于城口、涪陵、南川、南岸等区县。分布于华东、华南、西南及河北、山西、陕西、甘肃、湖北、湖南等地。

【采收加工】8～9月果实变红时采摘，除去灰白色膜状宿萼及杂质，晒干。

【药材鉴别】

性状鉴别：果实呈扁圆形或卵圆形，长1.5～3mm，直径约1.5mm，厚至1mm。表面红棕色，有网状皱纹，或疣状突起。一侧有棱，一侧略平或有凹槽，有的具子房柄。果皮坚脆，易压碎，膜质种皮紧贴于果皮内面，胚乳类白色，富油性。气微，味淡。

以色红、饱满者为佳。

【化学成分】果实含皂苷（0.51%）、生物碱、对香豆酸、维生素B及油脂。种子含油31.7%，油中含非皂化物2.67%、饱和脂肪酸9.0%、油酸15.0%、亚油酸76.0%。还有矿物元素（Fe、Mn、Cu、Zn、Mo等）、16种氨基酸、生物碱及色素。还发现有大黄素、大黄素甲醚、大黄素甲醚-8-O-β-D-吡喃葡萄糖苷。生物碱分为是 broussonpapyrine、nitidine、oxyavicine 和 liriodenine。

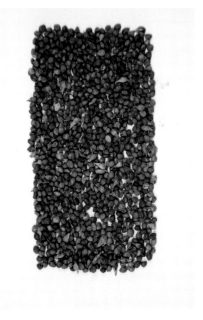
楮实子

【药理作用】

1. 增强学习记忆作用：楮实对正常小鼠的空间辨别学习、记忆获得有促进作用；可拮抗东莨菪碱造成的记忆获得障碍；改善记忆再现缺损，并对亚硝酸钠中毒缺氧有明显的改善作用。楮实子提取液对正常小鼠的学习和记忆有显著的促进作用，其作用是通过提高机体耐缺氧能力、改善脑部氧代谢等多种途径来实现的。临床观察表明，楮实子有抗老年痴呆和延缓痴呆进一步发展的作用。

2. 其他作用：楮实子红色素有较强的体外抗氧化作用；楮实子总生物碱具有较显著的肿瘤细胞抑制作用。楮实子能明显提高血虚小鼠外周血的白细胞、红细胞、血小板、血红蛋白数值，具有补血作用。

【医疗用途】

药性归经：味甘，性寒。归肝、肾、脾经。

功能：滋肾益阴，清肝明目，健脾利水。

主治：肾虚腰膝酸软，阳痿，目昏，目翳，水肿，尿少。

用法用量：内服：煎汤，6～10g；或入丸、散。外用：适量。

使用注意：脾胃虚寒、大便溏泻者慎服。

附方：

1. 治水肿：楮实子6g，大腹皮9g。水煎服。

2. 治目昏：楮实、荆芥穗、地骨皮各等份。上为细末，炼蜜为丸，如梧桐子大。每服20丸，米汤送下。

3. 治骨鲠：楮实子（为末）50g，霜梅肉150g。为丸，含服。

【资源评述】本品《名医别录》名"楮实""谷实"。"楮实子"之名始见于《素问病机气宜保命集》。《中国药典》以"楮实子"之名收载。构属全世界有7种，我国有5种，除构树 B. papyrifera 外，小构树

B. kazineki Sieb.（根皮、嫩枝叶、树汁）、藤构 *B. karmpferi* Sieb.（全株）也可药用。

构属植物树皮可多用于高级混纺原料、人造棉、牛皮纸、宣纸及高级纸。构树的果实含脂肪油可用于制皂业。雄花序含较多的蛋白质、氨基酸，可食，也可作饲料。叶的水浸液可防植物蚜虫。楮实子还有美容的功效，有抗老年痴呆及抗肝硬化腹水的作用，其具有综合开发价值。

【参考文献】

[1] 熊山，叶祖光．楮实子化学成分及药理作用研究进展［J］．中国中医药信息杂志，2009，16（5）：102-103.

[2] 牛鹏飞，汪冶．楮实子中蒽醌类成分研究［J］．山地农业生物学报，2013，32（1）：29-31.

[3] 张静，王文林，彭海燕．中药楮实子的研究现状与展望［J］．中华中医药学刊，2014，32（1）：75-78.

[4] Pang S Q, Wang G Q, Huang B K, et al. Isoquinoline alkaloids from Broussonetia papyrifera, fruits［J］. Chemistry of Natural Compounds，2007，43（1）：100-102.

[5] 庞素秋，王国权，黄宝康，等．楮实子总生物碱抗肿瘤作用初步研究［J］．中国药业，2012，21（22）：35-36.

火麻仁

Huomaren

【别名】麻子、大麻仁、麻仁、火麻子。

【来源】桑科植物大麻 *Cannabis sativa* L. 的种子。

【植物形态】一年生草本，高 1～3m。茎直立，表面有纵沟，密被短柔毛，皮层富纤维，基部木质化。掌状叶互生或下部对生，全裂，裂片 3～11 枚，披针形至条状披针形，两端渐尖，边缘具粗锯齿，上面深绿色，有粗毛，下面密被灰白色毡毛；叶柄长 4～15cm，被短绵毛，托叶小，离生，披针形。花单性，雌雄异株；雄花序为疏散的圆锥花序，顶生或腋生；雄花具花被片 5 枚，雄蕊 5 枚，花丝细长，花药大；雌花簇生于叶腋，绿黄色，每朵花外面有一卵形苞片，花被小膜质，雌蕊 1 枚，子房圆球形，花柱呈二歧。瘦果卵圆形，长 4～5mm，质硬，灰褐色，有细网状纹，为宿存的黄褐色苞片所包裹。花期 5～6 月，果期 7～8 月。

【生境分布】我国各地均有栽培。也有半野生。南川、南岸栽培。分布于东北、华北、华东、中南等地区。

【采收加工】10～11 月果实大部成熟时，割取果株，晒干，脱粒，扬净。

【药材鉴别】

性状鉴别：果实呈扁卵圆形，长 3～5mm，宽 3～4mm。表面灰褐色或灰绿色，有细微的白色或棕色网纹，顶端略尖，基部有圆形的果柄痕，两侧有棱，果皮薄而脆，易破碎。种皮暗绿色，胚弯曲，被菲薄胚乳。子叶与胚根等长，乳白色。富油性。气微，味淡，嚼后稍有麻舌感。

以粒大、种仁饱满者为佳。

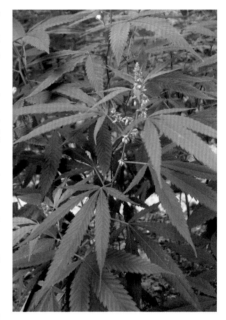

大麻

【化学成分】含有木脂素酰胺类、脂肪酸及其酯、甾体、烯类、生物碱等成分。

木脂素酰胺类：大麻素 A、B、C、D、E、F、G 以及 N-反-咖啡酰酪胺、N-阿魏酰酪胺、N-对-香豆酰酪胺。

脂肪酸及其酯类：含油酸、亚油酸、亚麻酸、棕榈酸、硬脂酸及棕榈酸甲酯、油酸甲酯、硬脂酸甲酯。

甾体类：含有 5α-麦角甾烷-3-酮、5α-豆甾烷-3-酮、菜油甾醇、豆甾醇、β-谷甾醇。

烯类：含大麻烯、二氢均二苯乙烯类。

生物碱：含有胡芦巴碱、I（d）异亮氨酸甜菜碱 I、白色毒蕈素。

大麻酚类：大麻酚、大麻二酚、四氢大麻酚、9-四氢大麻酚等。

黄酮及其苷类：大麻黄酮甲、大麻黄酮乙、木犀草素、芹菜素；以及牡荆素、荭草苷、木犀草素-7-O-β-D-葡萄糖苷、芹菜素-7-O-β-D-葡萄糖苷。

其他成分：含有火麻仁油、麻仁球蛋白、维生素B_1、麻仁球朊酶（edestina R）及氨基酸等，还含有α-石竹烯、十五烷酸、4-羟基-2-苯乙酮、a,a,4-三甲基苯甲醇、萘及其衍生化合物、呋喃酮、1-甲氧基-4-(1-丙烯)-苯、石竹烯氧化物。

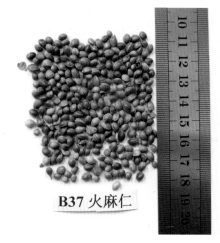

B37 火麻仁

火麻仁

【药理作用】

1. 对消化系统的影响：麻子仁片对小鼠具有泻下作用，能显著增加小鼠2小时内排便次数。麻仁软胶囊能增加正常或燥结型便秘模型小鼠的粪便粒数与重量；能促进小鼠小肠和大肠中炭末推进百分率，增加豚鼠离体回肠平滑肌在生理状态下与低温状态下的运动能力，对家兔在体肠的运动振幅也有所加强。

2. 对中枢神经系统的影响：火麻提取物100mg/kg腹腔注射可增强和延长环己巴比妥钠的催眠作用和入睡时间，并能抑制电刺激足底引起的小鼠激怒行为；50mg/kg腹腔注射可增强皮下注射苯丙胺的中枢兴奋作用；50mg/kg腹腔注射能引起小鼠僵住症状。火麻仁乙酸乙酯提取物对实验性Alzheimer's症动物的学习记忆能力及脑组织病理性变化有显著的改善效果。

3. 对心血管系统的影响：火麻仁酊剂去乙醇做成乳剂，可使麻醉猫血压降至原水平的一半，呼吸、心率基本无影响。给大鼠灌服，血压显著下降。火麻仁有明显阻止高脂饲料大白鼠血清胆固醇升高的作用。火麻仁对电掣大鼠颈动脉引起的血栓形成时间有延长倾向，但不影响凝血酶的时间。

4. 抗炎镇痛作用：火麻仁醇提物能抑制二甲苯引起的小鼠耳肿胀、角叉菜胶引起的小鼠足趾肿胀，也能减少乙酸引起的小鼠扭体反应次数。

5. 其他作用：火麻仁可降低血清睾酮水平，减少精液中精子的密度。△⁹-四氢大麻酚能抑制人精子的能动性。火麻仁能减轻阿片拮抗剂催促的戒断反应，对吗啡依赖性大鼠在戒断期间有部分替代到完全替代吗啡的作用。火麻仁蛋白可能增强小鼠抗疲劳能力并具有免疫调节作用。火麻仁木脂素酰胺类提取物对D-半乳糖胺盐酸盐致小鼠急性肝损伤具有较好的保护作用。火麻仁油对营养肥胖型大鼠有降脂减肥的作用。

【医疗用途】

药性归经：味甘，性平。归脾、胃、大肠经。

功能：润燥滑肠，利水通淋，活血。

主治：肠燥便秘，风痹，消渴，脚气，热淋，痢疾，月经不调，疮癣，丹毒。

用法用量：内服：煎汤，10～15g；或入丸、散。外用：适量，捣敷；或煎水洗。脾肾不足之便溏、阳痿、遗精、带下者慎服。

使用注意：孕妇禁服。

附方：

1. 治火烫伤：火麻仁、黄柏、黄栀子。共研末，调猪脂涂。

2. 治老人大肠燥结：火麻油、紫苏子、松子肉、杏仁（炒，去皮、尖）、芝麻（炒，研如泥）。共研作丸，如弹子大。每服1丸，蜜水化下。

【资源评述】火麻仁药用记载始见于《神农本草经》，名"麻子""麻勃"，《伤寒论》名"麻子仁"，《本草经集注》名"大麻子"。"火麻仁"之名始见于《日用本草》，《中国药典》以"火麻仁"之名收载。本草多记载其润肠通便的作用，特别是用于治疗老年性便秘。近代临床上也用于面部神经瘫，将火麻仁同麝香、血竭等药研末为膏，外敷患处。火麻仁的馏油可治慢性湿疹及神经性皮炎。

近年来，药理研究报道火麻仁有较强的抗炎、镇痛的作用，表现出"除痹止痛"的功效。也用于治疗跌打损伤、关节不通、风湿性关节炎等疾病。此外还有降脂和抗动脉硬化的作用，可用于高血脂症及脑血栓等的治疗。

大麻有 2 亚种。Cannabis sativa subsp. Sativa 本种具较高而细长、稀疏分枝的茎和长而中空的节间，为我国通常栽培火麻，主要用于生产纤维和油。茎皮纤维长而坚韧，可用以织麻布或纺线，制绳索，编织渔网和造纸；种子榨油，含油量 30%，可供做油漆、涂料等，油渣可作饲料。花称"麻勃"，主治恶风，经闭，健忘。果壳和苞片有毒，治劳伤，破积，散脓，多服令人发狂。

Cannabis sativa subsp. indica (Lamarck) Small et Cronquist. 其植株较小，多分枝而具短而实心的节间。后者乃是生产"大麻烟"违禁品的植物，在大多数国家禁止栽培，在幼叶和花序中有大量树脂。

【参考文献】

[1] 秦川，陈纪东. 中药火麻仁的研究进展 [J]. 世界临床医学，2016，10 (8)：173-174.

[2] 沈谦，蔡光明，何桂霞，等. 火麻仁的化学成分研究 [J]. 天然产物研究与开发，2009，21 (5)：784-786.

[3] 贺海波，石孟琼. 火麻仁的化学成分和药理活性研究进展 [J]. 中国民族民间医药，2010，19 (15)：56-57.

[4] 戴煌，方国珊，李文峰，等. 同时蒸馏萃取–气相色谱–质谱法分析火麻仁精油成分 [J]. 食品科学，2010，31 (14)：229-233.

[5] 韦凤，涂冬萍，王柳萍. 火麻仁食用开发和药理作用研究进展 [J]. 中国老年学，2015，35 (12)：3486-3488.

[6] 林珍梅，陈林妹，梁梓敏，等. 火麻仁不同提取物对实验性 Alzheimer′s 症小鼠的治疗作用 [J]. 中药药理与临床，2016，32 (6)：130-134.

[7] 李永进，杨睿悦，扈学俸，等. 火麻仁蛋白对小鼠抗疲劳和免疫调节功能的初步研究 [J]. 卫生研究，2008，37 (2)：175-178.

[8] 蔡需，付珣，蔡光明. 火麻仁木脂素酰胺类提取物对 D-半乳糖胺盐酸盐致小鼠肝损伤的保护作用 [J]. 解放军药学学报，2017，30 (1)：9-11.

[9] 萧闵，李全胜. 火麻仁油与藻油混合物对营养肥胖大鼠的降脂减肥作用研究 [J]. 湖北中医药大学学报，2016，18 (4)：12-15.

无花果
Wuhuaguo

【别名】 奶浆果、树地瓜。

【来源】 为桑科植物无花果 *Ficus carica* L. 的果实。

【植物形态】 落叶灌木或小乔木，高达 3～10m。全株具乳汁；多分枝，小枝粗壮，表面褐色，被稀短毛。叶互生；叶柄长 2～5cm，粗壮；托叶卵状披针形，长约 1cm，红色；叶片厚膜质，宽卵形或卵圆形，长 10～24cm，宽 8～22cm，3～5 裂，裂片卵形，边缘有不规则钝齿，上面深绿色，粗糙，下面密生细小钟乳体及黄褐色短柔毛。雌雄异株，隐头花序，花序托单生于叶腋；雄花和瘿花生于同一花序托内；雄花生于内壁口部，雄蕊 2 枚，瘿花花柱侧生，花被片 3～4 枚；雌花生在另一花序托内，花被片 3～4 枚，花柱侧生，柱头 2 裂。果（花序托）梨形，呈紫红色或黄绿色，肉质，顶部下陷，基部有 3 枚苞片。花期、果期 8～11 月。

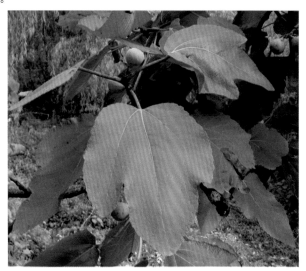

无花果

【生境分布】 喜温暖湿润气候，耐瘠，抗旱，不耐寒，不耐涝。以向阳、土层深厚、疏松肥沃、排水良好的砂质壤土或黏质壤土栽培为宜。重庆各地有少量栽培。我国各地均有栽培。原产于亚洲西部及地中海地区。

【采收加工】 7～10 月果实呈绿色时，分批采摘；或拾取落地的未成熟果实，鲜果用开水烫后，晒干或烘干。

【药材鉴别】

性状鉴别： 干燥的花托呈倒圆锥形或类球形，长约2cm，直径1.5～2.5cm；表面淡黄棕色至暗棕色、青黑色，有波状弯曲的纵棱线；顶端稍平截，中央有圆形突起，基部渐狭，带有果柄及残存的苞片。质坚硬，横切面黄白色，内壁着生众多细小瘦果，有时壁的上部尚见枯萎的雄花。瘦果卵形或三棱状卵形，长1～2mm，淡黄色，外有宿萼包被。气微，味甜，略酸。

以干燥、青黑色或暗棕色、无霉蛀者为佳。

【化学成分】 含有香豆素类、三萜类、挥发油、有机酸类等成分。

香豆素类：6-(2-甲氧基,顺-乙烯基)7-甲基吡喃香豆素、补骨脂素和佛手柑内酯。

三萜类：9,19-环丙基-24,25环氧乙烷-5烯-3β螺甾醇、2,2-环戊烷氧基-2,2去异戊基-5-烯-3β-羟基呋喃甾烷醇。

挥发油：α-丙基呋喃、邻-甲基苯甲酸、苯甲醛、苹果酸、异丙醚、4-羟甲基-2-戊酮。

有机酸类：其中有大量枸橼酸，并有少量延胡索酸、琥珀酸、丙二酸、奎宁酸、莽草酸等。

胡萝卜素类：还含有B族维生素及无花果蛋白酶，γ-胡萝卜素，叶黄素，堇黄质等。

黄酮类：芦丁等。

脂肪类：饱和脂肪酸10种，以十六烷酸、硬脂酸为主；不饱和脂肪酸6种，以亚油酸、亚麻酸为主。

维生素类：维生素C、烟酸、泛酸等。

生物碱类、苷类：主要有花椒毒素、花椒毒酚、紫花前胡苷元、β-谷甾醇、β-香树脂醇芦丁、无花果苷元、呋喃香豆酸-O-β-葡糖基呋喃糖苷等。

蛋白质及氨基酸：天冬氨酸、甘氨酸、谷氨酸、亮氨酸、蛋氨酸、丙氨酸等氨基酸；并含寡肽，如六肽、五肽、三肽。此外还含有1α-O-[2′-甲基-5′-异丙基,3′-烯-二氢化呋喃]-β-D-乳糖苷。

【药理作用】

1. 抗肿瘤作用：无花果水提取物对小鼠的艾氏腹水癌（实体）、肉瘤S_{180}和HepA肝癌及Lewis肺癌均有显著的抑瘤作用。无花果水提取液可能通过影响细胞凋亡而抑制肿瘤细胞增殖。

2. 免疫增强作用：肿瘤患者服用无花果口服液后对红细胞免疫功能亦有增强作用，无花果多糖能增强正常小鼠、环磷酰胺及应激所致免疫功能低下小鼠的免疫功能。

3. 镇痛作用：无花果提取液50mg/kg给荷瘤小鼠灌胃（热板法）及25mg/kg给正常小鼠灌胃（扭体法）均有明显的镇痛作用，其作用机制是通过抑制脑中卵磷脂酶所致。

4. 其他作用：无花果多糖具有抗氧化活性。无花果提取物具有调节血脂水平的作用，并可以预防高脂饮食大鼠体重增长的作用。无花果石油醚、乙醚提取物对兔、猫、犬均有降压作用，呼吸略呈兴奋；对猫瞬膜无神经节阻断作用，其降压作用可能属于末梢性的。无花果叶提取物对5种试验菌均具有一定的抑菌活性，且抑菌作用随着浓度的增加而增强，对根霉抑菌效果最强，其次为大肠杆菌、枯草芽孢杆菌、曲霉，对大肠杆菌的抑菌效果最弱。

【医疗用途】

药性归经：味甘，性凉。归肺、胃、大肠经。

功能：清热生津，健脾开胃，解毒消肿。

主治：咽喉肿痛，燥咳声嘶，乳汁稀少，肠热便秘，食欲不振，消化不良，泄泻、痢疾、痈肿、癣疾。

用法用量：内服：煎汤，9～15g，大剂量可用至30～60g。生食鲜果1～2枚。外用：适量，煎水洗；研末调敷或吹喉。

使用注意：脾胃虚寒者慎服。

附方：

1. 治咽痛：无花果7枚，金银花15g。水煎服。

2. 治肺热音嘶：无花果干果15g。水煎，调冰糖服。

3. 治干咳、久咳：无花果9g，葡萄干15g，甘草6g。水煎服。

4. 治阳痿：无花果鲜果10枚，猪瘦肉250g，共煮，吃肉喝汤。

5. 治胃癌、肠癌：每日餐后生食5枚鲜无花果；或干果20g，水煎服。

【资源评述】无花果始载于《救荒本草》，《本草纲目》记载"无花果出扬州及云南，今吴、楚、闽、越人家亦或折枝插成。"华北地区多集中在山东沿海的青岛、烟台、威海一带。江苏省则分布于扬州市、南通市、盐城市、南京市、镇江市等地。《中华人民共和国卫生部药品标准·中药材》（第一册）及《维吾尔药材标准》中以"无花果"之名收载。

无花果的提取物对艾氏病瘤、S_{180} 肉瘤、肝癌、Sewis 肺癌、小鼠宫颈癌（V_{14}）、表皮癌（A_{431}）、膀胱癌、S_{37}、B_{16}、人体胃癌细胞（BGC-823）、人体结肠癌（HCT）、白血病细胞株 L_{1210} 等呈不同程度的抑制作用。临床上也应用于治疗癌性腹水，适用于年老、体弱、化疗不耐受和（或）白细胞低下不能胸腔内化疗的癌性胸水患者。日本将无花果的抽取物治疗肝癌、乳癌、子宫癌及恶性淋巴瘤的治疗有显著疗效，无毒副作用。

无花果是食疗两用的果实，无花果软甜可口，香味浓郁，营养丰富，含有 7 种人体必需的微量元素，维生素 C 的含量为 2mg/100g；其蛋白质的含量为苹果的 6 倍；果实中还含有大量的膳食纤维、果胶。无花果可以制成无花果干、果酱、果冻、罐头、果汁、调味品等，还可从中提取无花果蛋白酶和果胶，具有很高的经济价值。

【参考文献】

[1] 黄丹丹，张吟. 无花果药用价值研究进展 [J]. 海峡药学，2013，25（12）：50-53.

[2] 李明，安熙强，马媛. 无花果研究进展 [J]. 新疆中医药，2010，28（1）：79-80.

[3] 蔡君龙，卢金清，黎强，等. 无花果挥发性成分分析 [J]. 中药材，2014，37（7）：1205-1209.

[4] 柴金珍，黄远英，袁根良，等. 无花果的药理作用研究进展 [J]. 中成药，2016，38（8）：1805-1810.

[5] 白岩，郑玲玲，裴凌鹏. 药食兼用无花果体内抗肿瘤及其免疫调节作用的实验研究 [J]. 中国民族医药杂志，2011，17（3）：36-38.

[6] 周宁，陈江涛，于文燕. 无花果水提取液对抑制肿瘤细胞增殖作用的初步研究 [J]. 新疆医科大学学报，2016，39（1）：42-47.

[7] 邱松山，周天，姜翠翠. 无花果粗多糖提取工艺及抗氧化活性研究 [J]. 食品与机械，2011，27（1）：40-42.

[8] 厉玉婷，孙雅文，魏颖，等. 无花果提取物对高脂饮食大鼠血脂影响的实验研究 [J]. 食品与药品，2015，17（4）：252-255.

[9] 齐建红，冯航. 无花果叶中提取物的抑菌活性研究 [J]. 陕西农业科学，2016，62（3）：62-62.

[10] 叶华，谢绍诗，张文清. 无花果叶、根的药用研究进展 [J]. 海峡药学，2006，18（6）：3-7.

桑 叶

Sangye

【别名】蚕叶、霜桑叶。

【来源】为桑科植物桑 *Morus alba* L. 的叶。

【植物形态】落叶灌木或乔木。树皮灰白色，有条状浅裂；根皮黄棕色或红黄色，纤维性强。单叶互生；叶片卵形或宽卵形，长 5～20cm，宽 4～10cm，先端锐尖或渐尖，基部圆形或近心形，边缘有粗锯齿或圆齿；基出脉 3 条与细脉交织成网状，背面较明显。花单性，雌雄异株；雌、雄花序均排列成穗状茎黄花序，腋生；雌花序长 1～2cm，被毛，总花梗长 5～10mm；雄花序长 1～2.5cm，下垂，略被细毛；雄花具花被片 4 枚，雄蕊 4 枚，中央有不育的雌蕊；雌花具花被片 4 枚，基部合生，柱头 2 裂。瘦果，多数密集成一卵圆形或长圆形的聚合果，初时绿色，成熟后变为肉质，呈黑紫色或红色。种子小。花期 4～5 月，果期 5～6 月。

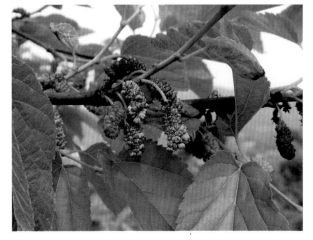

桑树

【生境分布】生于丘陵、山坡、村旁、田野等处。产于重庆各地，多为人工栽培。分布于全国各地。

【采收加工】10～11月霜降后采收经霜之叶，除去细枝及杂质，晒干即可。

【药材鉴别】

性状鉴别：叶多皱缩、破碎。完整者有柄，叶柄长1～2.5cm；叶片展平后呈卵形或宽卵形，长8～15cm，宽7～13cm，先端渐尖，基部截形、圆形或心形，边缘有锯齿或钝锯齿，有的不规则分裂。上表面黄绿色或浅黄棕色，有的有小疣状突起；下表面颜色稍浅，叶脉突出，小脉网状，脉上被疏毛，脉基具簇毛。质脆。气微，味淡、微苦、涩。

以叶大、色黄绿者为佳。

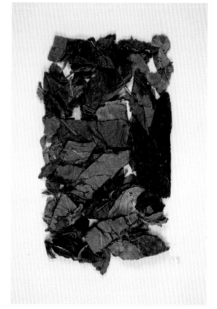

桑叶（丝）

【化学成分】含有甾体类、三萜类、黄酮类等成分。

甾体及三萜类化合物：牛膝甾酮、蜕皮甾酮、豆甾醇、菜油甾醇、羽扇豆醇、β-谷甾醇及其乙酰衍生物、β-香树脂醇等。

黄酮及其苷类：芳香苷、槲皮素、异槲皮素、桑苷（槲皮素-3-三葡萄糖苷）、桑黄酮Ⅰ。

香豆精及其苷类：佛手内酯、伞形花内酯、东莨菪素、东莨菪苷、羟基香豆精。

挥发油：酸性部分含乙酸、丙酸、丁酸、异丁酸、缬草酸、异缬草酸、己酸；酚性部分含水杨酸甲酯、愈创木酚、邻苯甲酚、间苯甲酚、对苯甲酚、丁香油酚等。

氨基酸：主要为谷氨酸、天门冬氨酸、丙氨酸、甘氨酸、脯氨酸、精氨酸、肌氨酸、亮氨酸、异亮氨酸、酪氨酸、缬氨酸、色氨酸、天冬酰胺、谷氨酰胺、丝胺酸、赖氨酸，以及谷胱甘肽。

生物碱：腺嘌呤、胆碱、胡芦巴碱。

有机酸及其他化合物：绿原酸、延胡索酸、棕榈酸、棕榈酸乙酯、叶酸、亚叶酸。内消旋肌醇及溶血素。糖类（蔗糖、果糖、葡萄糖）、维生素类（维生素A、维生素B_1、维生素B_2、维生素C）、胡萝卜素、烟酸、食用纤维等。

【药理作用】

1. 降血糖作用：桑叶和蜕皮甾酮对四氧嘧啶引起的大鼠糖尿病，或肾上腺素、胰高血糖素、抗胰岛素血清引起的小鼠高血糖症均有降血糖作用；桑叶生物碱类成分是桑叶中调节血糖最为显著和明确的一类资源性化学成分；其次是桑叶黄酮类成分具有一定的调节血糖的作用；而桑叶多糖类成分则间接地起到降血糖作用。桑叶黄酮可增强2型糖尿病单纯性脂肪肝大鼠胰岛素敏感性、改善胰岛素抵抗、降低血糖，增加体内PPARγ表达。

2. 抗菌作用：1g/ml鲜桑叶煎剂体外试验，对金黄色葡萄球菌、乙型溶血性链球菌、白喉杆菌和炭疽杆菌均有较强的抗菌作用；对大肠杆菌、伤寒杆菌、痢疾杆菌和绿脓杆菌也有一定的抗菌作用。对绿色木霉、苹果落叶病菌、西瓜枯萎病菌及烟草黑胫病菌有抑制作用。

3. 抗应激、抗衰老作用：桑叶能提高小鼠的耐高温能力和防止由于应激刺激引起的大鼠肾上腺Vc含量降低；能延长大鼠游泳及转棒时间，增强机体耐力；能延长果蝇的寿命，提高老年大鼠红细胞内SOD和降低大脑、脊髓组织脂褐质含量。

4. 其他作用：对性周期的鼠子宫有兴奋作用，对鼠肠肌有抑制作用。蜕皮激素能促进细胞生长，刺激真皮细胞分裂，产生新生的表皮并促使昆虫蜕皮。对人体能促进蛋白质合成，排除体内胆固醇，降低血脂。还具有抗肿瘤的作用。

【医疗用途】

药性归经：味苦、甘，性寒。归肺、肝经。

功能：疏散风热，清肺，明目。

主治：风热感冒，风温初起引起的发热头痛、汗出恶风、咳嗽胸痛；或肺燥之干咳无痰、咽干口渴；风热及肝阳上扰的目赤肿痛症。

用法用量：内服：煎汤，4.5～9g或入丸、散。外用：适量，煎水洗或捣敷。

附方：

1. 治疗结膜炎、角膜炎：桑叶 60g，野菊花 30g，金银花 40g。水煎，洗眼。

2. 治手足麻木，不知痛痒：霜降后桑叶煎汤频洗。

【资源评述】桑叶始载于《神农本草经》，列为中品。桑是栽培最早、最广的植物之一，在农业上主要作为蚕的饲料，来源丰富。主产于安徽、浙江、江苏、四川、湖南等地，其他各地亦产。多自产自销。除桑叶外，其根、皮、果、枝均作中药用，《中国药典》分别收载了"桑叶""桑椹""桑白皮"和"桑枝"。

除桑 *M. alba* 外，同属的鲁桑 *M. alba* L. var. *multicaulis* Loud.、鸡桑 *M. australis* Poir.、华桑 *M. cathayana* Hemsl.、光叶桑 *M. macroura* Miq.、蒙桑 *M. mongolica*（Bureau）Schneid.、裂叶蒙桑 *M. mongolica* Schneid. var. *diabolica* Koidz.、西藏桑 *M. serrata* Roxb. 等的叶，分别在四川、台湾、河北、安徽、内蒙古、青海、西藏等地也作桑叶使用。由于桑栽培历史悠久，栽培地域广泛，其栽培品系、品种复杂，而"桑叶"药材也多来自于栽培品。有研究报道，不同的栽培品系、品种在桑叶质量上存在着一定差异，有待深入研究。

临床研究表明，桑叶治疗下肢象皮肿、面部褐色斑、脂溢性脱发、化脓性中耳炎等有较好的疗效。也用于治疗糖尿病、乳糜尿。桑叶资源丰富，可用来提取 SOD，用于保健品及美容品；可提取多糖来治疗糖尿病。桑叶作为药食两用的品种，含有 17 种氨基酸及 8 种矿物质元素。其中氨基酸总量达 10.10％，人体必需氨基酸含量达 3.28％。作为保健食品或者饲料开发有较大前景。日本已有桑叶茶、桑叶面、桑叶小甜饼等保健食品。

【参考文献】

[1] 苏方华. 桑叶的化学成分及临床应用研究进展 [J]. 中国医药导报，2010，7（14）：9-12.

[2] 杨永玉，曾光尧，谭健兵，等. 桑叶化学成分研究 [J]. 中南药学，2011，9（2）：92-95.

[3] 郑雪，夏旭. 桑叶化学成分及其药用保健功能的研究进展 [J]. 医学综述，2013，19（12）：2210-2212.

[4] 季涛，宿树兰，郭盛，等. 桑叶防治糖尿病的效应成分群及其作用机制研究进展 [J]. 中草药，2015，46（5）：778-784.

[5] 何羡霞，常化静，海洋，等. 桑叶降糖有效部位对胰岛素抵抗 HepG2 细胞葡萄糖消耗量的影响 [J]. 中华中医药杂志，2015，30（4）：1303-1306.

[6] 朱玉霞，孙丽莎，陈秋. 桑叶黄酮对糖尿病单纯性脂肪肝大鼠的治疗作用及其机制探讨 [J]. 山东医药，2015，55（12）：27-28.

[7] 刘鹏举，付志慧，孙东，等. 桑叶凝集素分离纯化及抑菌活性研究 [J]. 天然产物研究与开发，2015（3）：475-479.

[8] 张映. 桑叶活性成分及抗肿瘤作用研究进展 [J]. 时珍国医国药，2014，25（9）：2223-2224.

桑 枝
Sangzhi

【来源】为桑科植物桑 *Morus alba* L. 的干燥嫩枝。

【植物形态】同"桑叶"条。

【生境分布】同"桑叶"条。

【采集加工】春末夏初采收，去叶，晒干，或趁鲜切片，晒干。

【药材鉴别】

性状鉴别：本品呈长圆柱形，少有分枝，长短不一，直径 0.5～1.5cm。表面灰黄色或黄褐色，有多数黄褐色点状皮孔及细纵纹，并有灰白色略呈半圆形的叶痕和黄棕色的腋芽。质坚韧，不易折断，断面纤维性。切片厚 0.2～0.5cm，皮部较薄，木部黄白色，射线放射状，髓部白色或黄白色。气微，味淡。

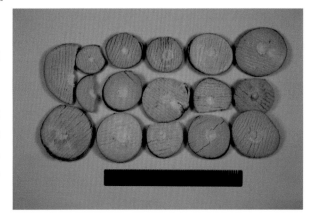

桑枝（饮片）

【化学成分】本品含异槲皮苷、桑酮、桑色素、二氢桑色素、环桑素、环桑色烯素、桑色烯、杨树宁、四羟基芪、桑辛素（A～H）、桦皮酸、黎芦酚、二氢山奈酚、氧化芪三酚及二氢氧化芪三酚等。

【药理作用】

1. 增强免疫功能：桑枝水提物能够显著提高正常小鼠的胸腺指数和脾脏指数，促进免疫器官发育；提高小鼠腹腔巨噬细胞的吞噬率和吞噬指数，增强免疫功能；提高小鼠淋巴细胞转化率，增强细胞免疫能力；提高小鼠血溶素含量和溶血空斑，增强体液免疫能力。

2. 对脑缺血再灌注损伤的保护作用：桑枝能增加脑缺血再灌注小鼠 SOD 的活性，改善脑血流，减轻血脑屏障的损伤，对脑缺血再灌注损伤具保护作用。

3. 对糖尿病的作用：桑树水提物有抑制 α-葡萄糖苷酶活性及降低小鼠餐后血糖水平的作用。桑枝多糖对糖尿病模型小鼠具有降血糖作用。也有认为降血糖的有效部位为生物碱类。

4. 其他作用：桑枝多糖对糖尿病小鼠肾脏损害有一定的保护作用，机制可能与其通过增加肾皮质中 SIRT1、FOXO1 的蛋白表达，增强组织的抗氧化能力有关。桑枝提取部位部分通过 NF-κB 和 ERK/MAPK 信号转导通路调控炎症介质的表达。

【医疗用途】

药性归经：微苦，平。归肝经。

功能：祛风湿，利关节。

主治：风湿痹证，肩臂、关节酸痛麻木。

用法用量：9～15g。

【资源评述】桑枝始载于《本草图经》。目前在我国的蚕桑生产中，桑枝条大都被废弃，或作燃料，利用价值极低。现代研究表明桑枝中含有一类二苯乙烯类生物活性成分——桑皮苷、氧化白藜芦醇等，具有皮肤美白（抑制酪氨酸酶）和祛斑（抗氧化和色素沉积）的作用。

【参考文献】

[1] 姜乃珍，薄铭，吴志平，等. 中药桑枝化学成分及药理活性研究进展［J］. 江苏蚕业，2006，28（2）：4-7.

[2] 邢冬杰，项东宇，张彩坤，等. 桑枝活性成分提取及药理作用研究进展［J］. 中国现代中药，2014，16（11）：957-960.

[3] 任贻军，高逢喜. 桑枝的研究概况［J］. 安徽农业科学，2008，36（28）：12315-12316.

[4] 洪德志，陈亚洁，蒋学，等. 桑枝水提物对正常小鼠免疫功能的影响［J］. 蚕业通报，2012，（3）：22-25.

[5] 洪德志，张作法，蒋学，等. 桑枝多糖对正常小鼠免疫功能的影响［J］. 蚕业科学，2011，37（3）：481-485.

[6] 韩蕾，黄卫，于滢，等. 桑枝对小鼠脑缺血再灌注损伤的保护作用［J］. 中华中医药学刊，2012，30（9）：1945-1947.

[7] 张波，李学刚，罗旭梅，等. 桑枝提取物对 α-葡萄糖苷酶活性及餐后血糖的影响［J］. 时珍国医国药，2014，25（6）：1325-1327.

[8] 洪德志，时连根. 桑枝多糖对糖尿病模型小鼠的降血糖作用［J］. 中国药理学与毒理学杂志，2012，26（6）：806-809.

[9] 牛凤菊，周祉延. 桑枝降血糖的活性部位研究［J］. 世界中西医结合杂志，2015，10（9）：1219-1221.

[10] 郭福团，许雄伟，潘建峰，等. 桑枝多糖对糖尿病肾病小鼠肾皮质氧化应激作用的影响［J］. 中国药理学通报，2016，32（8）：1148-1152.

[11] 章丹丹，唐宁，华晓东，等. 桑枝提取部位及其组合对巨噬细胞炎症介质的影响［J］. 中草药，2013，44（2）：186-192.

桑 椹

Sangshen

【异名】桑泡、桑果。

【来源】为桑科植物桑 *Morus alba* L. 的干燥果穗。

【植物形态】同"桑叶"条。

【生境分布】同"桑叶"条。

【采集加工】4～6月果实变红时采收，晒干，或略蒸后晒干。

【药材鉴别】

性状鉴别：本品为聚花果，由多数小瘦果集合而成，呈长圆形，长1～2cm，直径0.5～0.8cm。黄棕色、棕红色或暗紫色，有短果序梗。小瘦果卵圆形，稍扁，长约2mm，宽约1mm，外具肉质花被片4枚。气微，味微酸而甜。

【化学成分】含白藜芦醇、白藜芦醇苷、芦丁、花青素、绿原酸、蛋白质、果糖、葡萄糖、维生素、微量元素等。黄酮类：主要有芦丁、槲皮素。多酚类：白藜芦醇、白藜芦醇苷。花色苷：主要有矢车菊素-3-O-葡萄糖、矢车菊素-3-芸香糖苷。

【药理作用】

1. 抗炎免疫作用：桑椹免疫调节的物质基础为桑椹多糖；体外细胞培养试验发现，桑椹的乙醇溶液具有良好的抑制腹腔炎症的能力，调节脾脏细胞活化，使免疫细胞倾向 Th_2 的免疫反应；而桑椹乙醇不溶物在体外试验中具有明显的抗炎功效。

2. 抗氧化作用：桑椹中分离的桑色素可能具有天然抗氧化剂的抑菌治疗作用，桑椹的无糖提取物具有很强的抗氧化能力，可以替代合成抗氧化剂使用。

桑椹（生药）

3. 降糖、降脂作用：桑椹乙酸乙酯提取物能显著降低糖尿病血糖和糖化血清蛋白。桑椹提取物可抑制细胞间黏附分子的表达，从而抑制动脉粥样硬化的形成。桑椹多糖对实验性高脂血症模型大鼠具有降血脂、改善血液的黏聚状态及抗脂质过氧化作用。

4. 其他作用：桑椹提取物对小鼠 CCl_4、酒精肝损伤有良好的保护作用。

【医疗用途】

药性归经：味甘、酸，性寒。归心、肝、肾经。

功能：滋阴补血，生津润燥。

主治：肝肾阴虚，眩晕耳鸣，心悸失眠，须发早白，津伤口渴，内热消渴，肠燥便秘。

用法用量：9～15g。

【资源评述】桑椹始载于《新修本草》，云："桑椹，味甘，寒，无毒，单食主消渴。"李时珍曰："椹有乌、白二种。"桑椹具有较好的滋补肝肾的功效，含有丰富的芸香苷、花青素、维生素 B_1、维生素 B_2 等，是滋阴养血、生津、润肠的常用药，且美味可口，已作为水果上市被人们广泛食用。同时，也开发出桑椹酒、桑椹饮料等健康产品。

【参考文献】

［1］王娜，范作卿，朱琳，等. 桑椹的化学成分及应用研究进展［J］. 现代农业科技，2017，(9)：261-263，266.

［2］赵秀玲，范道春. 桑椹的生理活性成分、提取检测及药理作用研究进展［J］. 药物分析杂志，2017，37（3）：378-385.

［3］孙乐，张小东，郭迎迎. 桑葚的化学成分和药理作用研究进展［J］. 人参研究，2016，28（2）：49-54.

［4］Arfan M，Khan R，Rybarczyk A，et al. Antioxidant Activity of Mulberry Fruit Extracts［J］. International Journal of Molecular Sciences，2012，13（2）：2472-2480.

［5］Yang J Y，Lee H S. Evaluation of antioxidant and antibacterial activities of morin isolated from mulberry fruits（Morus alba L.）［J］. Journal of the Korean Society for Applied Biological Chemistry，2012，55（4）：485-489.

［6］郭晓娜，刘现辉，闫春生，等. 桑椹多糖对高脂血症大鼠血脂代谢、血液流变学及氧自由基的影响［J］. 中国老年学，2016，36（18）：4421-4423.

［7］张兰兰，何承辉，古丽斯坦·阿吾提，等. 桑椹提取物对小鼠急性肝损伤保护作用［J］. 中国实验方剂学杂志，2016，22（15）：149-152.

［8］王晓杨，毛宇飞，张志琴，等. 桑椹提取物对实验性兔动脉粥样硬化形成过程中细胞间黏附分子-1表达的影响［J］. 中国老年学杂志，2011，31（6）：1009-1012.

桑白皮

Sangbaipi

【来源】为桑科植物桑 *Morus alba* L. 的干燥根皮。

【植物形态】同"桑叶"条。

【生境分布】同"桑叶"条。

【采集加工】秋末叶落时至次春发芽前采挖根部，刮去黄棕色粗皮，纵向剖开，剥取根皮，晒干。

【药材鉴别】

性状鉴别：本品呈扭曲的卷筒状、槽状或板片状，长短宽窄不一，厚 1～4mm。外表面白色或淡黄白色，较平坦，有的残留橙黄色或棕黄色鳞片状粗皮；内表面黄白色或灰黄色，有细纵纹。体轻，质韧，纤维性强，难折断，易纵向撕裂，撕裂时有粉尘飞扬。气微，味微甘。

【化学成分】含有东莨菪内酯、伞形花内酯、对羟基苯甲酸乙酯、羟基白藜芦醇、桑叶苷 A、胡萝卜苷、熊果烷、二十六烷酸-α-单甘油酯等。

含 Diels-Alder 型加合物，为桑属特征性成分之一。如黄酮醇、二氢黄酮、二氢黄酮醇、查尔酮、二苯乙烯、苯并呋喃等。

黄酮类：桑素、桑色烯、桑白皮素 C、桑白皮素 D、桑根白皮素、桑酮、桑黄酮 A～L、环桑色烯素等。

芪类：二苯乙烯类、2-苯基苯并呋喃和芪类低聚物 3 类。二苯乙烯类如白藜芦醇、氧化白藜芦醇、桑皮苷 A、桑酮 Y 等。2-苯基苯并呋喃如 moracinA-Z、macrourin A、whydroxy moracin N、albafuran A、albafuran B、桑皮苷 C、桑皮苷 F 等。芪类低聚物如 alboctalol、macrourin B、macrourin D 等。

香豆素类：伞形化内酯、5,7-羟基香豆素、skimmi、东莨菪素、东莨菪内酯。

其他类化合物：多糖、甾体及萜类和木脂素类等。

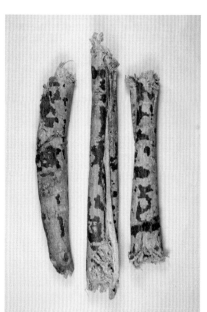

桑白皮（生药）

【药理作用】

1. 镇痛、抗炎作用：桑白皮总黄酮能明显减少乙酸所致小鼠的扭体次数，而对热板法所致疼痛无明显作用，桑白皮总黄酮能显著抑制二甲苯所致的小鼠耳郭肿胀和醋酸所致的毛细血管通透性增加。桑根酮 G 和桑根酮 O 均具有一定的抗炎作用，其抗炎机制可能调节促炎因子合成，以及 NF-κB 和 Cox-2 蛋白表达有关。

2. 降糖作用：桑白皮提取物可明显增加坐骨神经中 cGMP、cAMP 的含量并提高 Na^+-K^+-ATP 酶活性，防止糖尿病大鼠坐骨神经中 cGMP、cAMP 含量的下降及 Na^+-K^+-ATP 酶活性的降低，提示对糖尿病神经病变发挥一定的防治作用。桑白皮黄酮提取物具有改善糖尿病大鼠糖耐量及胰岛素抵抗的作用。

3. 抗癌、抗病毒作用：桑白皮具有抗 HIV 活性，桑根白皮素（morusin）、桑呋喃 G、桑酮（kuwanon G、kuwanonM）和桑根酮（sanggenon D）均可抑制十四烷酰氟波醇乙酸酯（TPA）与细胞受体结合。桑酮（Kuwanon H）、桑根酮（sanggenon A、D）对促癌因子杀鱼菌素的蛋白激酶 C 有剂量依赖的抑制作用，对促癌因子鸟氨酸脱羧酶（ODC）活性的诱导有抑制作用。

4. 其他作用：桑白皮多糖可以改善肺炎小鼠肺组织病理变化，能够调节机体细胞免疫。桑白皮水煎液能够显著改善阿霉素肾病大鼠的各项病理症状，其 30%乙醇洗脱组分为最佳有效部位。桑白皮 30%乙醇洗脱组分具有更好的抗心衰作用。桑白皮蜜炙品和生品均能明显降低哮喘大鼠 BALF 中炎性细胞数量，影响细胞因子水平变化，从而减轻气道炎症反应，改善哮喘症状。

【医疗用途】

药性归经：味甘，性寒。归肺经。

功能：泻肺平喘，利水消肿。

主治：肺热喘咳，水肿胀满尿少，面目肌肤水肿。

用法用量：6～12g。

【资源评述】桑白皮始载于《神农本草经》，列为中品，历代本草均有记载。结合现代实验研究和临床应用，可以确认补虚益气、活血化瘀、生津止渴、祛痰、止痛是桑白皮的潜在功用。

近年来，在江苏扬州和湖南少数地区及贵州元柱县把构树 *Broussonetia Papyrifera*（L.）Vent. 和柘树 *Cudrania tricuspidata*（Carr.）Bur. 的根皮混作桑白皮使用。

【参考文献】

[1] 李墨灵，张晗，夏庆梅．桑白皮的化学、药理与药代动力学研究进展［J］．西部中医药，2017，30（2）：137-139.

[2] Zhang M，Chen M，Zhang H Q. Studies on the Chemical Constituents of the Root Bark of Morus alba L［J］．Natural Product Research & Development，2010，22（3）：416-418.

[3] 郑兆广，王汝上，汤丹，等．桑白皮化学成分的研究［J］．天然产物研究与开发，2011，23（3）：399-400.

[4] 杨利红，赵费敏，张特，等．桑白皮抗炎活性成分的分离及抗炎机制研究［J］．中华中医药学刊，2016，34（12）：3008-3012.

[5] 高颖，高英，李艳，等．桑白皮黄酮提取物对2型糖尿病大鼠胰岛素抵抗的影响［J］．广州中医药大学学报，2016，33（6）：831-835.

[6] 李群．桑白皮化学成分、质量控制、药理及炮制研究进展［J］．药学研究，2011，30（10）：596-599.

[7] 董德刚，刘小雪，张秀英，等．桑白皮多糖对呼吸道合胞病毒肺炎小鼠肺组织病理和外周血 T 细胞亚群的影响［J］．安徽医药，2016，20（10）：1841-1844.

[8] 郑晓珂，周静，于洋，等．桑白皮各化学拆分组分对阿霉素肾病大鼠水钠潴留的影响［J］．中国实验方剂学杂志，2016，22（23）：103-110.

[9] 郑晓珂，白义萍，张国顺，等．桑白皮有效部位对心衰大鼠心功能的影响［J］．中成药，2016，38（10）：2093-2098.

[10] 隋在云，王爱洁，李群．生品和蜜炙桑白皮对哮喘大鼠血清 NO、LPO、IL-4 和 IFN-γ 的影响［J］．中国实验方剂学杂志，2015，21（7）：95-98.

苎 麻
Zhuma

【别名】家麻根、苎麻根、苎麻皮。

【来源】为荨麻科植物苎麻 *Boehmeria nivea*（L.）Gaud. 的根及根茎。

【植物形态】多年生半灌木，高1～2m。茎直立，圆柱形，多分枝，青褐色，密生粗长毛。叶互生，叶柄长2～11cm；叶片宽卵形或卵形，长7～15cm，宽6～12cm，先端渐尖或近尾状，基部宽楔形或楔形，边缘密生齿牙，上面绿色，粗糙，并散生疏毛，下面密生交织的白色柔毛；基出脉3条。花单性，雌雄通常同株；花序呈圆锥状，腋生，长5～10cm；雄花序通常位于雌花序之下；雄花小，无花梗，黄白色，花被片4枚，雄蕊4枚，有退化雌蕊；雌花淡绿色，簇球形，花柱1枚。瘦果小，椭圆形，密生短毛，为宿存花被包裹，内有种子1颗。花期9月，果期10月。

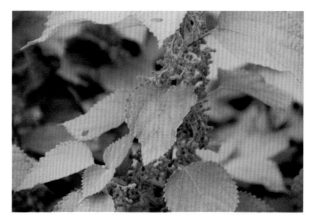

苎麻

【生境分布】多栽培。广布于城口、巫山、南川、石柱等区县。

【采收加工】冬、春季采挖，除去地上茎和泥土，晒干。一般选择食指粗细的根，太粗者不易切片，药效亦不佳。

【药材鉴别】

性状鉴别：根茎呈不规则圆柱形，稍弯曲，长4～30cm，直径0.4～5cm；表面灰棕色，有纵纹及多数皮孔，并有多数疣状突起及残留须根；质坚硬，不易折断，折断面纤维性，皮部棕色，木部淡棕色，有的中间有数个同心环纹，中央有髓或中空。根略呈纺锤形，长约10cm，直径1～1.3cm；表面灰棕色，有纵皱纹及横长皮孔；断面粉性。气微，味淡，有黏性。

以色灰棕、无空心者为佳。

【化学成分】含三萜类、黄酮类、生物碱类、醌类、木脂素、有机酸类、甾体类等。包括齐墩果酸、白桦酸、绿原酸、β-谷甾醇、胡萝卜苷、19α-羟基熊果酸、委陵菜酸、常春藤皂苷元、马斯里酸、2-羟基熊果酸、反式对羟基桂皮酸、2,4,4′-三羟基查耳酮、芦丁、胡萝卜苷-10,13-二十碳二烯酸酯、三油酸甘油酯、大黄素、大黄素-8-O-β-D-吡喃葡萄糖苷、大黄素甲醚、白藜芦醇苷、儿茶素、表儿茶素等。

还含有大量的糖类化合物，包括多糖、低聚糖和单糖。游离的单糖主要是D-半乳糖、L-阿拉伯糖、L-鼠李糖、D-赤鲜糖和D-半乳糖醛酸。此外，苎麻还含有丰富的胡萝卜素、纤维素以及Ca、Ti、Mn、Sr、Zn、Ba、Cl、S、P等无机元素。

【药理作用】

1. 止血作用：用野苎麻提取物给小鼠口服或腹腔注射，能使凝血时间缩短，但血小板计数未见明显变化。体外凝血机制实验说明它不能代替凝血酶。

2. 抗菌作用：苎麻根含的有机酸和生物碱，对革兰氏阳性菌和阴性菌均有抑菌作用。苎麻根有机盐对小鼠和家兔人工感染肺炎球菌有较好的治疗效果。

3. 对子宫肌的作用：苎麻根所含黄酮苷对哺乳动物子宫的功能活动有一定的影响。离体子宫实验证明苎麻根黄酮苷对怀孕子宫有抑制作用，对未怀孕子宫的功能活动则具有兴奋性。对孕兔和未孕兔尿中孕二醇葡萄糖醛酸钠含量测定的结果，证明苎麻根黄酮苷可使孕兔尿中孕二醇葡萄糖醛酸钠含量升高。

4. 其他作用：苎麻根有保肝与抗氧化、抗HBV、抗糖苷酶与抗胆碱酯酶作用。

【医疗用途】

药性归经：味甘，性寒。归肝、心、膀胱经。

功能：凉血止血，清热安胎，利尿，解毒。

主治：血热妄行所致的咯血、吐血、衄血、血淋、便血、崩漏、紫癜，胎动不安，胎漏下血，小便淋沥，痈疮肿毒，虫蛇咬伤。

用法用量：内服：煎汤，5～30g；或捣汁饮。外用：适量，鲜品捣敷或煎汤熏洗。

使用注意：无实热者慎服。

附方：

1. 治咯血：苎麻根30g，白茅根30g。水煎服。

2. 治痛风：苎麻根250g，雄黄15g。共捣烂，敷患处。如痛不止，以莲叶包药，煨热，敷患处。

3. 治胎动不安：苎麻根15～30g，莲子30g，白葡萄干、冰糖各15g。水煎服。若见少量出血加砂仁9g，艾叶15g。

【资源评述】本品苎麻根始载于《名医别录》，名"苎根"。"苎麻根"之名始见于《药性论》。《本草图经》记载"今闽、蜀、江、浙多有之"。我国有苎麻属野生种16种5变种。分布于陕西、安徽、重庆、四川、云南、湖南、湖北、福建、广东、广西等地。现秦岭以南广泛栽培，主产于浙江、山东、陕西、江苏、安徽、福建等地。除苎麻 *B. nivea* 外，尚有14种3变种在各地药用。《中国药典》以"苎麻根"之名收载。

临床用苎麻根加海金沙、金钱草组成复方治疗结石，治愈率达50%。苎麻加桂圆、红枣炖粥治疗先兆流产，治疗50例，痊愈54例。治疗人流、放环后经漏64例，治愈62例。此外，治疗消化道出血、骨髓有卓效。

【参考文献】

[1] 王坚. 中药苎麻的研究概况 [J]. 内蒙古中医药，2011，30 (21)：128-129.

[2] 许琼明，陈国庆，范金胤，等. 苎麻根化学成分研究 [J]. 中草药，2009，40 (5)：683-686.

[3] 邵立军，王建农. 苎麻根化学成分研究 [J]. 中药材，2010，33 (7)：1091-1093.

[4] 许琼明，陈国庆，范金胤，等. 苎麻根化学成分研究 [J]. 中国中药杂志，2009，34 (20)：2610-2612.

[5] 孔维忠，熊永辉，胡小林. 苎麻属药用植物化学成分和生物活性的研究概况 [J]. 医学信息（中旬刊），2011，24 (2)：763-764.

桑寄生

Sangjisheng

【别名】寄生、树寄生、寄生泡。

【来源】为桑寄生科植物四川桑寄生 *Taxillus sutchuenensis* (Lecomte) Danser.、红花寄生 *Scurrula parasitica* L. 或毛叶钝果寄生 *Taxillus nigrans* (Hance) Danser. 的枝叶。

【植物形态】

四川桑寄生：嫩枝、叶密被深褐色短星状毛，小枝灰色。叶对生或近对生；叶柄长 8～10mm；叶片厚纸质，卵形至长卵形，长 2.5～6cm，宽 1.5～4cm，顶端短渐尖或钝形，基部楔形或阔楔形；侧脉 5～7 对。总状花序，1～2 个腋生或生于小枝的已落叶腋部，具花 1～4 朵，花序和花被星状毛，总梗长 2～4mm；花梗长 6～7mm；苞片鳞片状；花红色，花托椭圆状；副萼环状；花冠花蕾管状，长 3.7～4.2cm，下部鼓胀，顶部椭圆状，裂片 4 枚，披针形，反折；花丝比花药短 2/3，药室具横隔工作结盘杯状；花柱线形，柱头头状。浆果椭圆状或近球形，果皮密生小瘤体，被疏毛，幼果椭圆状，被毛，成熟果长达 1cm。花、果期 4 月至翌年 1 月。

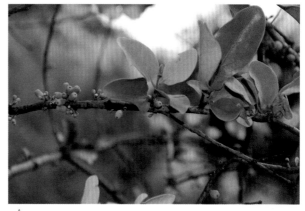

桑寄生

红花寄生：与四川桑寄生不同之处：小枝灰褐色。叶柄长 5～6mm；叶片卵形至长卵形，长 5～8cm，宽 2～4cm；侧脉 5～6 对，两面均明显。花冠花蕾时管状，长 2～2.5cm，稍弯；花柱线状，柱头头状。浆果梨形，下半部骤狭呈长柄状，红黄色，果皮平滑。花、果期 10 月至翌年 1 月。

毛叶钝果寄生：与四川桑寄生不同之处：高 0.5～1.5m；嫩枝、叶、花序和花均密被灰黄色、黄褐色或褐色的叠生星状毛和星状毛；小枝灰褐色或暗黑色，无毛。叶上面无毛，干后暗黑色或黄褐色，下面被绒毛；侧脉 4～5 对，在叶上面稍凸起；叶柄长 5～8mm，被绒毛。花红黄色，花托卵球形。果椭圆状，两端圆钝，淡黄色，果皮粗糙。花期 8～11 月，果期翌年 4～5 月。

【生境分布】

四川桑寄生：生于海拔 50～1700m 沿海平原或山地南亚热带雨林中，常寄生于桑寄生科的稍花、五蕊寄生、广寄生、小叶梨果寄生等的茎上，也寄生于壳斗科、大戟科、樟科、檀香科植物上。产于南川、城口等区县。分布于云南、广西、广东等地。

红花寄生：生于海拔 20～2800m 的沿海平原或山地常绿阔叶林中，寄生于柚树、橘树、柠檬、黄皮、桃树、梨树或山茶科、大戟科、夹竹桃科、榆科、无患子科或马桑等植物上，稀寄生于云南油杉、干香柏上。产于云阳、南川、巴南、大足。分布于西南及江西、福建、台湾、湖南、广东、广西等地。

毛叶钝果寄生：生于海拔 300～1300m 的山地、丘陵或河谷盆地阔叶林中。寄生于桑树、油茶、樟树或栎属、柳属植物上。产于万州及石柱、南川、合川、璧山、铜梁等地。分布于西南及陕西、江西、福建、台湾、湖北、湖南、广西等地。

【采收加工】冬季至次春采割，除去粗茎，切段干燥，或蒸后干燥。

【药材鉴别】

性状鉴别

四川桑寄生：带叶茎枝圆柱形，粗枝直径约 1cm，细枝和枝梢 2～3mm。表面粗糙，黑褐色或灰褐色，有纵向细皱纹、裂纹和点状的黄褐色皮孔；小枝及枝梢上密被黄褐色或红褐色绒毛。质坚硬，易折断，断面不平坦，皮部薄，棕褐色，易与木部分离；木部宽阔，几占茎的大部，黄褐色或黄白色；髓射线明显；髓部色稍深。叶多数已脱落，叶片大多破碎或卷缩，完整叶片呈长椭圆形、长卵形或卵形，长 5～8cm，宽 3～4.5cm，先端钝，基部圆形，上面光滑，茶褐色或黄褐色，稀为绿褐色，下面密被黄褐色至红褐色毡毛，或淡褐色至灰白色毡毛（变种），全缘，叶脉羽状，侧脉 4～5 对，上面略明显，革质而脆，易破碎；叶柄长 0.5～1cm，或已脱落，密被黄褐色至红褐色绒毛。偶有未脱落的花及果实；花蕾管状，稍弯，下半部膨胀，顶部狭长圆形，顶端急尖；果长圆形，果皮具颗粒状小突起。气微，味淡而涩。

红花寄生：带叶茎枝呈圆柱形，多分枝，长 3～5cm，直径约 1cm，细枝和枝梢直径 2～3mm，表面粗糙，老枝红褐色或深褐色；小枝及枝梢赭红色，幼枝有的有棕褐色星状毛；表面有众多点状和黄褐色或灰褐色横向皮孔，以及不规则、粗而密的纵纹。质坚脆，易折断，断面不平坦，皮部菲薄，赭褐色，易与木部分离，木部宽阔，淡黄色或土黄色，有放射状纹理，髓部深黄色。叶对生或近对生，易脱落；叶片多破碎，卷缩；完整者呈卵形至长卵形，长 5～8cm，宽 2～4cm，黄褐色或茶褐色，侧脉明显，两面均光滑无毛，全缘，厚纸质而脆，嫩叶有的有棕褐色星状毛；叶柄长约 5mm，有的有未脱落的花果，花蕾管状，顶部长圆形，急尖，开放时先端 4 裂，裂片反折可见雄蕊 4 枚及花柱；果梨形，顶端钝圆，下半部渐狭呈长柄状。气清香，味微涩而苦。

以外层黑褐色、条匀、叶多者为佳。

【化学成分】

红花寄生：茎叶中含槲皮素 0.3%。

毛叶钝果寄生：含(+)-儿茶素、7-O-没食子酰-(+)-儿茶素、异槲皮苷、广寄生苷、槲皮素-3-O-(6″-没食子酰基)-β-D-葡萄糖苷、槲皮素-3-O-(6″-没食子酰基)-β-D-半乳糖苷、芦丁、槲皮素-3-O-β-D-葡萄糖醛酸苷。

桑寄生：含槲皮素、槲皮苷、萹蓄苷、金丝桃苷及少量的右旋儿茶酚。还含有磷脂酰胆碱、磷脂酰乙醇胺、磷脂酸。挥发性成分为苯甲醛、苯乙烯、芳姜黄烯、桉树脑、α-姜烯、γ-姜黄烯、壬醛。

【药理作用】

1. 对心血管系统的作用：桑寄生注射液对正常和颤动的豚鼠离体心脏冠状血管有舒张作用，明显增加冠脉流量，并能对抗脑垂体后叶素收缩冠脉的作用，减慢心率，对心脏收缩力呈先抑制后增强。红花寄生对离体衰竭蛙心有明显的强心作用，而桑寄生则无明显影响。桑寄生能降低模型大鼠血浆 β-内啡肽浓度，该作用在 200g/L 时效果最好。

2. 抗微生物作用：桑寄生 10% 煎剂或浸剂在体外对脊髓灰质炎病毒和其他肠道病毒，如孤儿病毒（ECHO）6、9，柯萨奇（Coxsackie）A_9、B_4、B_5 等有明显抑制作用，桑寄生乙酸乙酯部分对柯萨奇 B_3 直接杀灭、感染阻断、增殖。桑寄生水提取物与乙型肝炎病毒表面抗原（HBsAg）（8 个血凝单位）接触 4 小时后，显示 8 倍抑制活性。体外试验显示，桑寄生能抑制伤寒杆菌及葡萄球菌的生长。

3. 抗氧化作用：桑寄生提取物具有提高 SOD 活性，降低 LPO 含量，保护生物膜的作用。红花桑寄生所含总酚、总黄酮抗氧化作用明显。

4. 抗肿瘤作用：槲皮素、红花桑寄生多糖、总黄酮提取物及多酚等均有明显的抗肿瘤作用，其机制为诱导肿瘤细胞凋亡、抑制肿瘤细胞增殖、迁移和新血管生成等。

5. 抗白血病作用：桑寄生的多种溶剂的萃取物在体外对 K562 细胞有抑制增殖的作用。桑寄生乙醚部位、乙酸乙酯部位和正丁醇部位体外抗白血病作用显著，是桑寄生体外抗白血病细胞的活性部位。

6. 其他作用：促进外周组织的葡萄糖代谢、提高肝细胞对胰岛素的敏感性可能是桑寄生防治 2 型糖尿病的作用机理之一。对未孕子宫在高浓度下有短暂收缩作用。桑寄生的醇提物有明显降低胆固醇及甘油三酯的作用。桑寄生拮雌二醇抑制 ConA 活化的脾细胞增殖的作用。桑寄生浸膏具有显著的镇痛和抗炎作用，效果与阿司匹林相近。

【医疗用途】

药性归经：味苦、甘，性平。归肝、肾经。

功能：补肝肾，强筋骨，祛风湿，安胎。

主治：腰膝酸痛，筋骨瘦弱，肢体偏瘫，风湿痹痛，头昏目眩，胎动不安，崩漏下血。

用法用量：内服：煎汤，10～15g；或入丸、散；浸酒或捣汁服。外用：适量，捣烂敷。

附方：

1. 治腰背痛，肾气虚弱，卧冷湿地当风所得：独活 150g，寄生、杜仲、牛膝、细辛、秦艽、茯苓、桂心、防风、川芎、人参、甘草、当归、芍药、干地黄各 200g。上十五味细锉，以水一斗，煮取三升。分三服。温身勿冷也。

2. 治小儿背强，难以俯仰：桑上寄生100g，白术、当归各150g，鳖甲500g。用滚汤泡洗净，用水一斗，入砂锅内，慢火熬如饴，加炼蜜100g，收之。每日不拘时用，米汤调服数茶匙。

3. 治妊娠胎动不安，心腹刺痛：桑寄生75g，艾叶（微炒）25g，阿胶（捣碎，炒令黄燥）50g。上药锉，水煎，食前分温三服。

4. 治小儿中蛊毒，令腹内坚痛，面目青黄，淋露骨立，病变无常：桃树寄生100g。上捣细罗为散。如茶点服之，日四五服。

5. 治高血压：红花桑寄生60g，夏枯草30g，豨莶草15g，牛膝15g。水煎服。

【资源评述】本品载于《神农本草经》，名"桑上寄生"。"桑寄生"之名始见于《雷公炮炙论》，据考证其基原为四川桑寄生 *T. sutchuenensis*。但《中国药典》收载的"桑寄生"来源于广寄生 *T. chinensis*（DC.）Danser。

我国桑寄生科有8属48种7变种，药用种类较多，药材上大致分为"桑寄生""柳寄生""槲寄生"3类（可能与其形态或寄主植物种类有关）。其中"桑寄生"主要来源于钝果寄生属（*Taxillus*），该属植物我国有15种5变种，常寄生于桑科、茶科、山毛茛科、芸香科、蔷薇科、豆科等29科50余种植物上，大部分省区都有分布，约9种2变种药用，其中柳叶钝果寄生 *T. delavayi* Van Tiegh. Danser（贵州）、四川桑寄生 *T. sutchuenensis*（贵州、四川）、毛叶钝果寄生 *T. nigrans*（四川）、灰毛桑寄生 *T. sutchuenensis* var. *duclouxii*（Lecomte）H. S. Kiu（四川）被收载于地方药材标准中。其他属作为"寄生"收载于地方标准中的种类有红花寄生 *Scurrula parasitica* L.（广西、贵州）、油茶离瓣寄生 *Helixanthera sampsoni*（Hance）Danser（广西）、鞘花 *Macrosolen cochinchinensis*（Lour.）Van Tiegh.（广西）及多种槲寄生属（*Viscum*，植物分类上也将其归为槲寄生科）植物（参见"槲寄生"条）。

从寄生所含的总黄酮来看，以红花寄生最高，四川寄生次之，桑寄生最低，且叶中的含量高于茎。而槲皮素含量与总黄酮含量也呈正相关。故在采收加工时应注意保留叶。抗炎和降压作用红花寄生较强，四川寄生次之。

本草古籍及民间认为寄生于桑树的寄生疗效较佳，现代研究发现，寄主对其成分及药理有一定影响，故临床应用时应注意。

植物检索表

1. 成长叶两面无毛
  2. 花托和果的下半部或基部明显变狭，果梨形 ·· **红花寄生**
  2. 花托和果的下半部不变狭，果卵形或椭圆形，基部钝圆 ······························ **桑寄生**
1. 成长叶下面被褐色或红褐色星状毛
  3. 花冠长2.2～2.8cm，花冠裂片匙形 ·· **四川桑寄生**
  3. 花冠长1.2～1.8cm，花冠裂片匙形 ·· **毛叶钝果寄生**

【参考文献】

［1］李俶. 槲寄生中生物碱与黄酮类化合物的提取、纯化及黄酮类化合物的生物活性研究［D］. 南昌大学，2007.

［2］杨再波，杨胜峦，龙成梅，等. 桑寄生中总黄酮的含量测定及抗氧化活性研究［J］. 食品研究与开发，2012，33（3）：120-122.

［3］李美蓉，李良琼，李平. 四川寄生与灰毛寄生黄酮成分的研究［J］. 中国中药杂志，1987，（12）：36-38，61.

［4］霍昕，高玉琼，杨迺嘉，等. 桑寄生挥发性成分研究［J］. 生物技术，2008，18（2）：47-49.

［5］徐鹤凤，李林森，郭旭辉. 红花桑寄生的药理研究进展［J］. 首都医药，2011，18（22）：15-16.

［6］周芳，李爱媛，廖月葵，等. 桑寄生与红花寄生强心作用的比较研究［J］. 时珍国医国药，2008，19（9）：2236-2237.

［7］陈炳华，赖京菁，郑琴，等. 不同提取剂对红花桑寄生叶抗氧化活性的影响［J］. 福建师范大学学报：自然科学版，2010，26（1）：86-90.

［8］苏娣，梁毅，周欣欣，等. 桑寄生有效部位对白血病细胞株K562抑制作用的研究［J］. 湖北中医药大学学报，2011，13（2）：12-15.

［9］张瑾，周欣欣，梁毅，等. 桑寄生不同萃取部位的体外抗白血病作用研究［J］. 时珍国医国药，2011，22

种子植物

　　　　　(10)：2452-2454.

　　[10] 汪宁，朱荃，周义维，等．桑寄生对培养的人 HepG2 细胞葡萄糖消耗作用的影响 [J]．中华中医药学刊，
　　　　　2006，24（3）：442-443

　　[11] 巨鲜婷．桑寄生浸膏的抗炎和镇痛作用研究 [J]．杨凌职业技术学院学报，2012，11（2）：5-7.

槲寄生

Hujisheng

【别名】北寄、槲寄、螃蟹夹。

【来源】为桑寄生科植物槲寄生 *Viscum coloratum*（Kom.）Nakai 及扁枝槲寄生 *Viscum articulatum* Burm. f. 的枝叶。

【植物形态】

　　槲寄生：灌木，高 30～80cm。茎、枝均呈圆柱状，二歧或三歧，稀多歧分枝，节稍膨大，小枝的节间长 5～10cm，干后具不规则皱纹。叶对生，稀 3 枚轮生，叶柄短；叶片厚革质或革质，长椭圆形至椭圆状披针形，长 3～7cm，宽 0.7～2cm，先端圆形或圆钝，基部渐狭；基出脉 3～5 条。雌雄异株；花序顶生或腋生于茎叉状分枝处；雄花序聚伞状，总苞舟形，通常具花 3 朵，中央的花具 2 枚苞片或无；雄花萼片 4 枚；花药椭圆形；雌花序聚伞式穗状，具花 3～5 朵，顶生的花具 2 枚苞片或无，交叉对生的花各具 1 枚苞片；雌花花蕾呈长卵球形，花托卵球形，萼片 4 枚；柱头乳头状。浆果球形，具宿存花柱，成熟时淡黄色或橙红色，果皮平滑。花期 4～5 月，果期 9～11 月。

　　扁枝槲寄生：枝和小枝均扁平；枝交叉对生或二歧分枝，节间长 1.5～2.5cm。聚伞花序，具花 1～3 朵，中央 1 朵为雌花，侧生的为雄花，通常仅具 1 朵雌花或 1 朵雄花；雄花：花蕾时球形，贴生于萼片下半部；雌花：花蕾时椭圆状，花托卵球形；萼片 4 枚，柱头垫状。果白色或青白色。花果期几全年。

【生境分布】

　　槲寄生：生于海拔 300～2000m 的阔叶林中。寄生于榆树、柳树、杨树、棕树、梨树等植物上。重庆各地均有产。全国分布。

　　扁枝槲寄生：常寄生于桑寄生科的鞘花、五蕊寄生、广寄生、小叶梨果寄生等的茎上，也寄生于壳斗科、大戟科、樟科、檀香科植物上。产于垫江、涪陵、石柱、武隆、彭水、酉阳、秀山、南川、合川、大足、璧山、江津、铜梁、潼南、永川、荣昌等地。

【采收加工】一般在冬季采收（河南、湖南则在 3～8 月采），用刀割下，除去粗枝，阴干或晒干，扎成小把，或用沸水捞过（使不变色），晒干。

【药材鉴别】

性状鉴别

　　槲寄生：茎枝圆柱形，长约 30cm，直径 0.3～1cm，节部膨大，节上有 2～3 叉状分枝或枝痕，茎枝易由节处折断脱落。表面金黄色、黄绿色或黄棕色，有明显的不规则纵皱纹。体轻，质脆，易折断，断面不平坦；髓小，常偏向一侧。叶片倒披针形或长圆形，长 2～7cm，宽 0.5～1.5cm，先端钝圆，基部渐狭呈短柄状，直出脉 5 条，中间 3 条较明显，金黄色至黄绿色，有皱纹。革质而厚，略柔韧。气微弱，味微苦，嚼之黏滑。

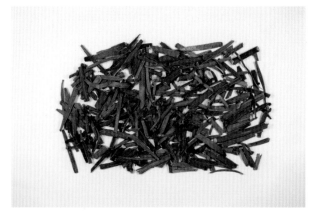

槲寄生（生药）

　　扁枝槲寄生：小枝及茎扁平，2～3 叉状分枝，表面黄绿色或黄棕色，有明显的纵条纹，两侧具纵棱，节膨大，节下缢缩。断面皮部黄绿色，木部淡黄色，髓不明显，叶退化成微小的鳞片状，生于花下。气微，味淡。

　　以枝嫩、色黄绿、叶多者为佳。

【化学成分】槲寄生分离得到的化合物有黄酮类、萜类、生物碱、苯丙素、挥发油、糖类及其他高分子化合物等。

黄酮类：3′-甲基鼠李素、3′-甲基鼠李素-3-葡萄糖苷、异鼠李素-3-葡萄糖苷、异鼠李素-7-葡萄糖苷、3′-甲基圣草素、3′-甲基圣草素-7-葡萄糖苷、圣高草素-7-O-β-D-葡萄糖苷、槲寄生新苷（Ⅰ、Ⅱ、Ⅲ、Ⅳ、Ⅴ、Ⅵ、Ⅶ）、鼠李秦素-3-O-β-D-[5″-(3-羟基-3-甲基戊二酸半酯)]-芹菜糖基-(1→2)-[6″-(3-羟基-3-甲基戊二酸半酯)]-O-β-D-葡萄糖苷、鼠李秦素-3-O-β-D-[6″-(3-羟基-3-甲基戊二酸半酯)]-O-β-D-葡萄糖苷、鼠李秦素-3-O-β-D-芹菜糖基-(1→2)-[6″-(3-羟基-3-甲基戊二酸半酯)]-O-β-D-葡萄糖苷等。

三萜类：β-香树脂醇、β-乙酰基香树脂醇、β-香树脂二醇、羽扇豆醇、齐墩果酸、白桦脂酸、棕榈酸-β-香树脂醇酯、乙酸-β-香树脂醇酯、β-谷甾醇、胡萝卜苷。

其他成分：丁香苷、丁香苷元-O-β-D-呋喃芹菜糖基(1→2)-β-D-吡喃葡萄糖、鹅掌楸苷、2,3-丁二醇-3-O-单葡萄糖苷。还含内消旋肌醇以及棕榈酸、琥珀酸、阿魏酸、咖啡酸、原儿茶酸等有机酸、尼克酰胺、乙酰胺、槲寄生毒肽、槲寄生凝集素、槲寄生碱、壳多糖结合蛋白等。

【药理作用】

1. 对心血管系统的影响：槲寄生的浓煎液可使醋酸脱氧皮质酮（DOCA）盐性高血压大鼠的血压与各脑区脑啡肽含量均恢复正常。槲寄生乙醇提取物主要诱导内皮依赖性的舒张作用，从而产生降压作用。槲寄生对阵发性房颤与室性早搏疗效最佳。对心肌梗死引起的心律失常效果较佳，有效率达75％。槲寄生有增加冠脉流量，改善冠脉循环的作用。槲寄生注射液能显著改善心室收缩功能。槲寄生能明显降低耗氧，还可使缺血心肌中的 cAMP 含量显著降低，A/G 比值亦降低，可抑制 cAMP 增高过多造成的代谢和电生理紊乱，因此是有希望作为保护心脏的中药进行开发。槲寄生黄酮苷对心肌缺血具有保护作用。

2. 对微循环及血液流变学的影响：槲寄生总苷可抑制血小板的聚集，防止其活性物质释放，从而避免血管收缩和血栓形成。槲寄生提取物可预防血液黏度改变，提取物和盐负荷不会明显改变小鼠 MCV、MCH、MCHC、Cl⁻ 水平。

3. 免疫调节作用：槲寄生凝集素能促进淋巴细胞增殖及巨噬细胞分泌 IL-1、IL-6 等细胞因子，提高胸腺中 CD_4^+ 和 CD_8^+ 细胞的百分比，提示槲寄生凝集素可通过调节淋巴细胞、NK 细胞、巨噬细胞来提高机体免疫力。

4. 抗肿瘤作用：槲寄生凝集素具有明显的抗肿瘤活性。白果槲寄生对肿瘤血管生成及造血、非造血肿瘤细胞的转移具有抑制作用。槲寄生总碱对 Lewis 肺癌、S_{37} 实体型肿瘤、EAC、S_{180}、ARS 及 L_{1210} 白血病均具有明显的抑制作用，并具有较明显地抑制 $C_{57}BL/6$ 小鼠 Lewis 肺癌肺转移的作用。

【医疗用途】

药性归经：味苦、甘，性平。归肝、肾经。

功能：补肝肾，强筋骨，祛风湿，安胎。

主治：腰膝酸痛，风湿痹痛，胎动不安，胎漏下血。

用法用量：内服：煎汤，10～15g；或入丸、散剂；浸酒或捣汁服。外用：适量，捣烂敷。

【资源评述】"槲寄生"之名始见于《蜀本草》，《新修本草》记载为"桑寄生"[据考证，《神农本草经》记载的"桑上寄生"应为桑寄生科植物四川桑寄生 *Taxillus sutchuenensis* (Lecomte) Danser.]。槲寄生属（*Viscum*）在植物分类上也将其归为槲寄生科，我国有 11 种 1 变种，主产华北一带，药材也称"北寄生"。重庆、四川有槲寄生属 6 种 1 变种，槲寄生商品药材来源于扁枝槲寄生、绿茎槲寄生、棱枝槲寄生、枫香槲寄生、槲寄生，并可根据显微组织特征加以区分。

此外，白果树寄生（*V. album* L.）多产于欧洲，被列入欧洲一些国家的药典，称"欧寄生"，并开发有欧寄生制剂 Iscadore、Helixo、Plenosol 广泛用于治疗癌症，并取得了较好的临床疗效，其抗癌机理也明确。我国槲寄生资源丰富，但相关研究和开发利用尚少，值得关注。

【参考文献】

[1] 关玥，孙长波，李慧萍，等．槲寄生的化学成分及药理作用研究进展［J］．上海中医药杂志，2016，50（5）：102-105.

[2] 曹朵，成亮，李建其，等．槲寄生化学成分的研究［J］．中国医药工业杂志，2016，47（7）：861-864.

[3] 曹朵，翁志洁，李建其，等．槲寄生属植物化学成分及药理活性研究进展［J］．中草药，2015，46（10）：

1562-1570.

[4] Ofem O E, Eno A C. Viscum album (mistletoe) extract prevents changes in levels of red blood cells, PCV, Hb, serum proteins and ESR in high salt-fed rats [J]. Journal of Ethnopharmacology, 2009, 126 (3): 421-426.

[5] Lee C H, Kim J K, Kim H Y, et al. Immunomodulating effects of Korean mistletoe lectin in vitro and in vivo. [J]. International Immunopharmacology, 2009, 9 (13): 1555-1561.

[6] 蔡欣蕊, 郭伟星. 槲寄生在常见心血管系统疾病中的应用 [J]. 云南中医中药杂志, 2011, 32 (12): 69-70.

[7] 张荣沭, 沈雅香, 苗术, 等. 槲寄生黄酮苷对大鼠心肌缺血再灌注损伤保护作用 [J]. 中国医院药学杂志, 2010, 30 (12): 999-1001.

[8] 栾海蓉, 李丽, 吴红. 槲寄生后处理对离体大鼠缺血再灌注损伤心肌的保护作用 [J]. 中国医药指南, 2016, 14 (20): 1-2.

细　辛

Xixin

【别名】太白细辛、盆草细辛、四两麻、华细辛。

【来源】为马兜铃科植物细辛（华细辛）*Asarum sieboldii* Miq.、双叶细辛 *A. caulescens* Maxm. 带根的全草。

【植物形态】

细辛：多年生草本。根茎直立或横走，节间长 1～2cm。叶通常 2 枚，叶柄长 8～18cm；芽胞叶肾圆形，边缘疏被柔毛；叶片心形或卵状心形，长 4～11cm，宽 4.5～13.5cm，先端渐尖或急尖，基部深心形，上面疏生短毛，脉上较密，下面仅脉上被毛。花紫黑色；花梗长 2～4cm；花被管钟状，直径 1～1.5cm，内壁有疏离纵行脊皱；花被裂片三角状卵形，直立或近平展；雄蕊着生子房中部，花丝与花药近等长或稍长，药隔突出，短锥形；子房半下位或几近上位，球状，花柱 6 枚，较短，先端 2 裂，接头侧生。蒴果近球状，直径约 1.5cm。花期 4～5 月。

双叶细辛：多年生草本。根茎横走，节间长 3～5cm；叶柄长 6～12cm；芽胞叶近圆形，边缘密生睫毛；叶片近心形，长 4～9cm，宽 5～10cm，先端常具 1～2cm 的尖头，基部心形，两侧裂片常向内弯接近叶柄，两面散生柔毛，下面毛较密。花紫色；花梗长 1～2cm，被柔毛；花被裂片三角状卵形，开花时上部向下反折；雄蕊和花柱上部常伸出花被之外，花丝比花药长约 2 倍，药隔锥尖；子房近下位，略呈球状，花柱先端 6 裂，裂片倒心形，柱头着生于裂缝外侧。蒴果近球状，直径约 1cm。花期 4～5 月。

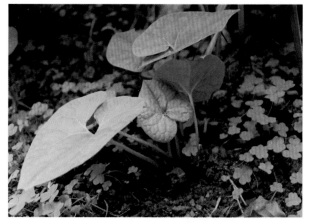

细辛

【生境分布】

细辛：生于林下阴湿腐殖质土中。产于城口、巫溪。分布于陕西、山东、安徽、浙江、湖南、湖北、四川等地。

双叶细辛：生于海拔 800～2100m 林下阴湿处。产于巫溪、彭水、城口、武隆、南川。分布于陕西、甘肃、湖北、四川、贵州等地。

【采收加工】9 月中旬挖出全部根系，去掉泥土，每 1～2kg 捆成 1 把，放阴凉处阴干后打包入库。

【药材鉴别】

性状鉴别：常卷曲成团。根茎呈不规则圆柱形，长 5～15cm，直径 1～3mm；表面灰棕色，粗糙，有环节，节间长 0.2～1mm。根细长，密生节上，长 10～20cm，直径约 1mm；表面灰黄色；质脆，易折断，断面黄白色。基生叶叶柄长，完整叶展平后呈心形，先端急尖或钝，基部深心形，长 4～11cm，宽 4～13cm，表面深绿色，上面疏生短毛，下面仅脉上被毛。气芳香，味辛辣，略有麻舌感。

【化学成分】全草（干品）含挥发油2.6%，挥发油中的成分有α-蒎烯、樟烯、β-蒎烯、月桂烯、香桧烯、柠檬烯、1,8-桉叶素、对-聚伞花素、γ-松油烯、异松油烯、龙脑、4-松油烯醇、α-松油醇、爱草脑、萘、3,5-二甲氧基甲苯、黄樟醚、正十五烷、甲基丁香油酚、2-甲氧基黄樟醚、细辛醚、肉豆蔻醚、榄香脂素、α-侧柏烯、细辛素等。还含有1,2-二甲氧基-4-烯丙基苯、1,2,3-三甲氧基-5-烯丙基苯、1,2,4-三甲氧基-5-烯丙基苯、卡枯醇甲醚、卡枯醇、左旋细辛脂素、左旋芝麻脂素、硬脂酸、β-谷甾醇、十四碳烷、胡萝卜苷。

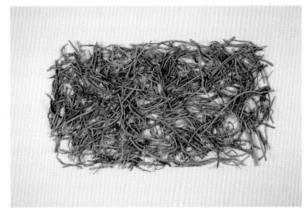

细辛（段）

【药理作用】

1. 对中枢神经系统的影响：细辛挥发油具有解热镇痛作用，可降低家兔正常及温热刺激引起的体温升高。细辛散剂、煎剂、乙醇提取物及挥发油部分均能明显减少乙酸引起的小鼠扭体次数及明显提高小鼠痛阈值。细辛挥发油可使动物安静、驯服、自主活动减少，大剂量可使动物睡眠。细辛挥发油有良好的表面麻醉和局部浸润麻醉的效果。

2. 对心血管系统的影响：细辛提取物对犬左室泵血功能和心肌收缩功能有明显的改善作用。细辛水煎液能明显增强体外培养乳鼠心肌细胞的搏动频率，所含消旋去甲乌药碱具有强心、扩张血管等作用。

3. 抗炎作用：细辛油能对抗巴豆油引起的小鼠耳肿胀，抑制抗大鼠兔血清引起的大鼠皮肤浮肿。对组胺或PGE_2引起的大鼠足肿胀有抑制作用，降低炎症组织及其渗出液中组胺含量。抑制大鼠胸腔因注射角叉菜胶后引起的白细胞游走。

4. 免疫抑制作用：细辛油腹腔注射对细胞免疫及体液免疫都有明显抑制作用，能显著抑制植物血凝素（PHA）诱发的小鼠体内淋巴细胞转化，明显抑制小鼠溶血素抗体的生成，细辛油尚有明显的抗排异作用。

5. 对呼吸系统的作用：细辛散剂可使家兔出现呼吸先兴奋后抑制，细辛挥发油对组胺和乙酰胆碱所致支气管痉挛有明显的对抗作用，细辛醇浸液可对抗吗啡所致呼吸抑制。

6. 抑菌作用：细辛能完全抑制黄曲霉毒素的产生。其醇浸剂、挥发油等对革兰阳性菌、枯草杆菌及伤寒杆菌有抑制作用，煎剂对结核杆菌及伤寒杆菌亦有抑制作用。细辛挥发油对黄曲霉菌、黑曲霉、腊叶枝霉、白色念珠菌等16种真菌有抗菌作用。抗菌有效成分为黄樟醚，是一种广谱的、较强的抗菌化学成分。

【医疗用途】

药性归经：味辛，性温，有小毒。归肺、肾、心经。

功能：散寒祛风，止痛，温肺化饮，通窍。

主治：风寒表证，头痛，牙痛，风湿痹痛，痰饮咳喘，鼻塞，鼻渊，口疮。

用法用量：内服：煎汤，1.5～9g；研末，1～3g。外用：适量，吹鼻；塞耳；敷脐；或煎水含漱。阴虚、血虚、气虚多汗及火升炎上者禁服。

使用注意：反藜芦。细辛服用剂量过大，可出现面色潮红，头晕，多汗，甚则胸闷，心悸，恶心，呕吐等不良反应。

附方：

1. 治风寒在脑，或感湿邪头痛头晕及眉棱眼眶痛：川芎9g，细辛（洗去土）、白术各9g，甘草3g。水二盅，姜3片，煎八分，食远服。

2. 治因外感眉骨痛不止者：川乌、草乌各3g（此二味俱用童便浸二宿），细辛、羌活、片芩（酒拌炒）、甘草（炙）各1.5g。上为细末，分二服，清茶调下。

3. 治脾胃虚弱，呕哕寒痰，饮食不下：细辛（去苗叶）25g，丁香0.3g。上二味，捣罗为细散。每服8g，煎柿蒂汤调下，不拘时候服。

4. 治鼻塞，不闻香臭：细辛（去苗叶）、瓜蒂各0.3g。上二味，捣罗为散，以少许吹鼻中。

5. 治牙痛：细辛、芒硝各3g，雄黄1.5g，牙皂2个。为末，用大蒜1枚，杵和为丸，梧子大。每用1丸，绵裹之，如左牙疼塞左耳，右牙痛塞右耳。

【资源评述】《神农本草经》上品中记载有"细辛"和"小辛",前者基原为北细辛 *Asarum heterotropoides* Fr. Schmidt var. *mandshuricum*(Maxim.)Kitag.,后者为细辛(华细辛)*A. sieboldii* Miq.,梁代和部分明清本草还记载有汉城细辛 *A. sieboldii* Miq. var. *seoulense* Nakai,《中国药典》在"细辛"条下也收载了上述 3 种。唐、宋时期的部分本草中有以杜衡 *A. forbesii* Maxim.(《新修本草》名"马蹄香")、青城细辛 *A. splendens*(Maekawa)C. Y. Cheng et C. S. Yang 之图误作细辛图收载的情况。现细辛基原极为复杂,与古本草错载附图有一定关系。全国各地作"土细辛"或"细辛"入药的种类近 20 种,其中被地方药材标准收载的品种有杜衡 *A. forbesii*、小叶马蹄香 *A. ichuangense* C. Y. Chrng & C. S. Yang、五岭细辛 *A. wulingense* C. F. Liang(湖南:湘细辛)、短尾细辛 *A. caudigerellum* C. Y. Cheng et C. S. Yang、尾花细辛 *A. caudigerum* Hance、双叶细辛 *A. caulescens* Maxim.、青城细辛 *A. splendens*(四川、贵州:苕叶细辛)、单叶细辛 *A. himalaicum* Hook. f. et Thoms.(甘肃:甘肃细辛;宁夏:毛细辛)。

重庆为华细辛的主产区之一,主产于城口、巫溪一带。细辛属在重庆有 20 多种,多作细辛入药,商品药材分川细辛、苕叶细辛、盆草细辛、南坪细辛、杂细辛、土细辛、大叶细辛、花椒细辛。

细辛的毒性主要是挥发油及其黄樟醚,其含量根＞全草＞叶,有研究表明细辛毒性随水煎煮时间增加而降低;同剂量时,用细辛或细辛根末吞服,与全草煎服相比,根中挥发油含量是全草煎煮 10 分钟的 3 倍,黄樟醚含量分别是全草煎煮 10 分钟、20 分钟和 30 分钟的 4 倍、12 倍和 50 倍,表明水煎后黄樟醚含量明显下降,从而降低毒性。临床上报道,细辛曾引起心律失常 1 例,且对肾脏有一定的毒性。故在使用细辛时剂量不宜过大,不可久服,且入煎剂较为安全。肾功能不全者慎用。

【参考文献】

[1] 王晓丽,金礼吉,续繁星,等. 中草药细辛研究进展 [J]. 亚太传统医药,2013,9(7):68-71.

[2] 南京中医药大学. 中药大辞典(第二版)[M]. 上海:上海科学技术出版社,2006.

[3] 张彦,张立德,王超凡,等. 北细辛、汉城细辛、华细辛不同药用部位的镇痛作用研究 [J]. 中华中医药学刊,2009,27(5):1096-1099.

[4] 林瑞超. 中国药材标准名录 [M]. 北京:科学出版社,2011.

金荞麦

Jinqiaomai

【别名】苦荞头、天荞麦、野荞麦、荞麦三七。

【来源】为蓼科植物金荞麦 *Fagopyrum dibotrys* (D. Don) Hara. 的根茎。

【植物形态】多年生宿根草本,高 0.5～1.5m。主根粗大,呈结节状,横走,红棕色。茎直立,多分枝,具棱槽,淡绿微带红色,全株微被柔毛。单叶互生,具柄,柄上有白色短柔毛;叶片为戟状三角形,长宽约相等,但顶部叶长大于宽,一般长 4～10cm,宽 4～9cm,先端长渐尖或尾尖状,基部心状戟形,顶端叶狭窄,无柄抱茎,全缘呈微波状,下面脉上有白色细柔毛;托叶鞘抱茎。秋季开白色小花,为顶生或腋生、稍有分枝的聚伞花序;花被片 5 枚,雄蕊 8 枚,2 轮;雌蕊 1 枚,花柱 3 枚。瘦果呈卵状三棱形,红棕色。花期 7～8 月,果期 10 月。

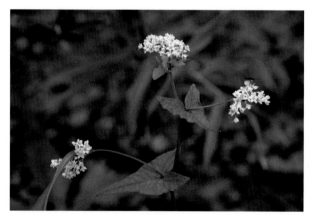

金荞麦

【生境分布】生于路边、沟旁较阴湿地。产于万州全区及石柱、武隆、酉阳、南川、合川、大足、璧山、江津、铜梁、潼南、永川等地。分布于华东、中南、西南和陕西、甘肃等地。

【采收加工】在秋季地上部分枯萎后采收,先割去茎叶,将根茎刨出,去净泥土,洗净,晒干或阴干,或 50℃ 以内炕干也可。

【药材鉴别】

性状鉴别：根茎呈不规则团块状或圆柱状，常具瘤状分枝，长短、大小不一，直径1～4cm。表面棕褐色至灰褐色，有紧密的环节及不规则的纵皱纹，以及众多的须根或须根痕；顶端有茎的残基。质坚硬，不易折断，切断面淡黄白色或淡棕红色，有放射状纹理，中央髓部色较深。气微，味微涩。

以个大、质坚硬者为佳。

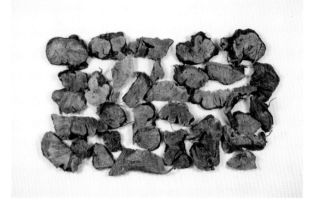

金荞麦（饮片）

【化学成分】

黄酮类：主要有金丝桃苷、表儿茶素、原儿茶酸、芸香苷、红车轴草黄酮、木犀草素7,4′-二甲醚、鼠李素、3,6,3′,4′-四羟基-7-甲氧基黄酮、左旋表儿茶精、3-没食子酰表儿茶精、原矢车菊素B-2、原矢车菊素B-4和原矢车菊素B-2的3,3′-双没食子酸酯。

其他类：β-谷甾醇、鞣质、阿魏酸、N-反式香豆酰酪胺、丁香酸、胡萝卜苷。

【药理作用】

1. 抗肿瘤作用：金荞麦提取物对多种人癌细胞具有显著杀伤、抑制其干细胞生长增殖及抑制DNA合成的作用。金荞麦有效部位Fr4可抑制S_{180}肉瘤、肝癌H_{22}实体瘤、Lewis肺癌的生长，诱导HL-60细胞凋亡。威麦宁（金荞麦单宁类化合物）对肺癌、肝癌、胃癌、黑色素瘤细胞株均有不同程度的抑制作用，能抑制Lewis肺癌生长，减少组织血管生成。

2. 抑菌作用：金荞麦提取物乙酸乙酯部分对乙型溶血性链球菌、肺炎球菌有明显的体外抑制作用；对肺炎球菌菌株所致小鼠感染有保护作用。

3. 抗氧化、增强免疫作用：金荞麦乙醇提取物具有体外抗脂质过氧化作用；金荞麦E能显著提高正常小鼠网状内皮系统的吞噬作用，减轻药物诱导的小鼠网状内皮系统吞噬功能低下的不良反应。经小鼠颈背部皮下注射药物或口服给药，均可不同程度地增强小鼠腹腔巨噬细胞的吞噬功能。

4. 其他作用：金荞麦浸膏有镇咳、祛痰、抗炎作用。氯仿和水提液部位为金荞麦的抗炎活性部位。

【医疗用途】

药性归经：味酸、苦，性寒。归肺、胃、肝经。

功能：清热解毒，活血消痈，祛风除湿。

主治：肺痈，肺热咳喘，咽喉肿痛，痢疾，风湿痹证，跌打损伤，痈肿疮毒，蛇虫咬伤。

用法用量：内服：煎汤，15～30g。或研末。外用：适量，捣汁或磨汁涂敷。

附方：

1. 治肺痈，咯吐脓痰：苦荞头30g，鱼腥草30g，甘草6g。水煎服。

2. 治脾胃虚弱，消化不良：苦荞头30g，隔山撬30g，糯米草根30g，鸡屎藤30g，鸡内金9g。共研细末，每服3～6g，温水调服；或制成片剂服。

3. 治湿热黄疸：苦荞头60g，马蹄金15g，凤尾草15g，蕹菜5g。水煎服。

【资源评述】金荞麦《新修本草》名"赤地利"，《本草纲目》名"山荞麦"。"金荞麦"之名始见于《植物名实图考》。金荞麦在我国大巴山以南及长江流域的各省区均有分布，其中云南、贵州、四川、重庆等地资源丰富。北京等地曾进行金荞麦的栽培，并筛选出优良品种"贵州一号"。

现已有将金荞麦开发成治疗肺脓肿、支气管炎的药物，疗效确切。由于金荞麦具有良好的抗肿瘤作用，因而在抗肿瘤方面有较大的开发潜力。金荞麦叶芦丁含量达4%～8.5%，还可作为芦丁的原料。

金荞麦茎叶亦入药，其味苦、辛，性凉。归肺、脾、肝经。具有清热解毒、健脾利湿、祛风通络的作用。

【参考文献】

[1] 吴和珍，周洁云，潘宏林. 金荞麦化学成分的研究 [J]. 中国医院药学杂志，2008，28（21）：1829-1831.

[2] 李蕾，孙美利，张舒媛，等. 近十年金荞麦化学成分及药理活性研究进展 [J]. 中医药导报，2015，21（4）：46-48.

[4] 吴学敏，金艳书，娄金丽，等．威麦宁抑制小鼠Lewis肺癌移植瘤的生长及其血管生成的实验研究 [J]．数理医药学杂志，2007，20（5）：630-631.

[5] 盛华刚，朱立俏，林桂涛．金荞麦的化学成分与药理作用研究进展 [J]．西北药学杂志，2011，26（2）：156-156.

[6] 程友斌．金荞麦的化学成分及抗炎药理研究 [D]．湖北中医学院，2007.

何首乌

Heshouwu

【别名】首乌、蛇疙瘩、称坨苕、野苕、窝朴翁（苗语）。

【来源】为蓼科植物何首乌 *Polygonum multiflora*（Thunb.）Harald. 的块根。

【植物形态】多年生缠绕藤本。根细长，末端呈肥大的块根，外表红褐色至暗褐色。茎基部略呈木质，中空。叶互生，具长柄；托叶鞘膜质，褐色；叶片狭卵形或心形，长 4～8cm，宽 2.5～5cm，先端渐尖，基部心形或箭形，全缘或微带波状，上面深绿色，下面浅绿色，两面均光滑无毛。圆锥花序；小花梗具节，基部具膜质苞片；花小，花被绿白色，5 裂，大小不等，外面 3 片的背部有翅；雄蕊 8 枚，不等长，短于花被；雌蕊 1 枚，柱头 3 裂，头状。瘦果椭圆形，有 3 棱，黑色，光亮，外包宿存花被，花被具明显的 3 翅。花期 8～10 月，果期 9～11 月。

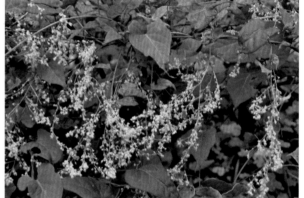

何首乌

【生境分布】生于草坡、路边、山坡石隙及灌木丛中。产于重庆各地。分布于华东、中南及河北、山西、陕西、甘肃、台湾、四川、贵州、云南等地。

【采收加工】采收 3～4 年，但以 4 年收产量较高，在秋季落叶后或早春萌发前采挖。除去茎藤，将根挖出，洗净泥土，大的切成 2cm 左右的厚片。晒干或烘干即成。

【药材鉴别】

性状鉴别：块根纺锤形或团块状，一般略弯曲。长 5～15cm，直径 4～l0cm。表面红棕色或红褐色，凹凸不平，有不规则的纵沟和致密皱纹，并有横长皮孔及细根痕。质坚硬，不易折断。切断面淡黄棕色或淡红棕色，粉性，皮部有 4～11 个类圆形的异型维管束作环状排列，形成"云锦花纹"，中央木部较大，有的呈木心。气微，味微苦而甘涩。

以体重、质坚实、粉性足者为佳。

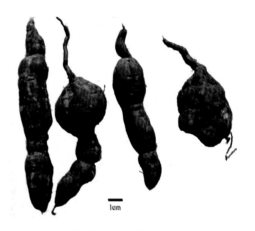

何首乌（原药材）

【化学成分】

含蒽醌类：有大黄酚、大黄酚蒽酮、大黄酸、大黄素、大黄素甲醚、大黄素-1,6-二甲醚、大黄-8-甲醚、ω-羟基大黄素、ω-羟基大黄素-8-甲醚、2-乙酰基大黄素、大黄素-8-O-β-D-葡萄糖苷、大黄素甲醚-8-O-β-D-葡萄糖苷、2-甲氧基-6-乙酰基-7-甲基胡桃醌。其中大黄酚、大黄素含量最高，其次为大黄酸、大黄素甲醚等。

含黄酮类：苜蓿素、槲皮素-3-O-半乳糖苷、槲皮素-3-O-阿拉伯糖苷。

含酰胺类：穆坪马兜铃酰胺、N-反式阿魏酰基-3-甲基多巴胺。

含葡萄糖苷类：2,3,5,4'-四羟基二苯乙烯-2-O-β-D-葡萄糖苷（为主要活性成分）、何首乌丙素、1,3-二羟基-6,7-二甲基酮-1-O-β-D-葡萄糖苷（即何首乌乙素）、2,3,4,6-四羟基乙酰苯酮-3-O-β-D-葡萄糖苷。

还含有二苯乙烯苷（为主要降脂成分）、β-谷甾醇、胡萝卜苷、没食子酸及微量元素 Zn、Mn、Cu、Fe、Mg、Si、Ni、V、Co、Sr、Cr、Ti、Ba、Ca、Pb、K、Na。

制首乌含决明蒽酮-8-O-明蒽 D-吡喃葡萄糖苷、6-甲氧基-2-乙酰基-3-甲基-1,4-萘醌-8-O-β-D-吡喃葡萄糖苷、2,3,4′,5-四羟基二苯乙烯-2-O-(6′-O-乙酰基)-酰基 D-吡喃葡萄糖苷、1,2二羟基十九酮、没食子酸、1-O-正十八烷酰-2-O-△4′7′-正十二碳二烯酰-3-O-磷脂酸-O-βD-吡喃葡萄糖苷、1-O-正十八烷酰-2-O-△4′7′-正十二碳二烯酰-3-O-磷脂酸-O-(6″-α-D-葡萄糖-β-D-吡喃葡萄糖苷)。

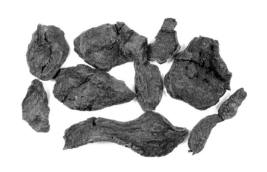

何首乌（黑豆汁炙）

【药理作用】

1. 降血脂及抗动脉粥样硬化作用：何首乌明显降低高脂大鼠血 TG 和 TC。何首乌可提高动脉粥样硬化模型鹌鹑血浆中 HDL-C/TC 比值，降低血浆 TC、CE 和 TG 含量，有抑制动脉内膜斑块形成和脂质沉积，防止动脉粥样硬化发生和发展的作用。何首乌水、醇、正丁醇提取物对糖尿病大鼠模型血糖、血脂有明显的改善作用，提示其对糖尿病合并血脂异常有治疗作用。

2. 增强免疫功能：何首乌可明显延缓性成熟后小鼠胸腺退化萎缩，增加胸腺重量。提高巨噬细胞吞噬能力，激活 T 淋巴细胞，提高淋巴细胞转化率。何首乌主要通过保护胸腺、增强依赖胸腺的 T 细胞功能而增强免疫和机体抗病能力。

3. 延缓衰老作用：何首乌可降低小鼠脑组织和肾组织的 LPF 含量，升高心肌 Na^+-K^+-ATP 酶活性和肝脏 SOD 活性；何首乌能明显提高大鼠的 DNA 修复能力，明显抑制老年小鼠 MAO-B 活性，使脑内单胺类递质 5-HT、去甲肾上腺素和 DA 含量明显增加。何首乌乙酸乙酯组分、正丁醇组分、石油醚组分、水提取物对 DPPH 自由基的清除具有一定的协同作用。何首乌提取物对 MPP^+ 诱导的 SH-SY5Y 细胞损伤具有显著的保护作用，其保护作用与其抗氧化应激作用有关。

4. 对循环系统的作用：何首乌中卵磷脂对离体蛙心有增强心肌收缩力的作用，尤其对疲劳的心脏强心作用更显著。何首乌注射液有减慢心率、增加冠脉流量的作用。制首乌煎剂灌胃对家兔急性心肌缺血有一定的保护作用，且能明显扩张外周血管。

5. 对肝脏的作用：2,3,5,4′-四羟基芪-2-O-D-葡萄糖苷和云杉新苷对大鼠脂肪肝和肝功能损害模型，可部分抑制过氧化脂质在肝脏沉积，并降低血清转氨酶。何首乌提取物可显著抑制急性酒精性引起的血清、肝脏转氨酶活性的升高，对急性酒精性肝损伤具有一定预防作用。在一定浓度范围内，没食子酸、大黄素及大黄酸对正常 L_{02} 细胞具有细胞毒性，可能与何首乌的肝损伤有关；在相同浓度下，没食子酸的肝毒性大于大黄素及大黄酸。

6. 其他作用：何首乌醇提物还具有一定的抗炎、镇痛作用。何首乌提取物可抑制未成熟骨细胞，促进成骨细胞的分化形成，抑制破骨细胞的数量及活性，从而有效预防高血脂引起的骨量丢失，对骨质疏松有一定的防治作用。

【医疗用途】

药性归经：味苦、甘、涩，性微温。归肝、肾经。

功能：养血滋阴，润肠通便，截疟，祛风，解毒。

主治：血虚之头昏目眩、心悸、失眠，肝肾阴虚之腰膝酸软、须发早白、耳鸣、遗精，肠燥便秘，久疟体虚，风疹瘙痒，疮疡，瘰疬。

用法用量：内服：煎汤，10～20g；熬膏、浸酒或入丸、散。外用：适量，煎水洗、研末撒或调涂。

使用注意：大便溏泄及有湿痰者慎服。忌铁器。养血滋阴，宜用制何首乌；润肠通便，祛风，截疟，解毒，宜用生何首乌。

附方：

1. 乌须发，壮筋骨，固精气：赤、白何首乌各 500g（米泔水浸三四日，瓷片刮去皮，用淘净黑豆 7.5kg，以砂锅木甑铺豆及首乌，重重铺盖，蒸至豆熟取出，去豆，曝干，换豆再蒸，如此九次，曝干为末），赤、白茯苓各 500g（去皮，研末，以水淘去筋膜及浮者，取沉者捻块，以人乳 10 碗浸匀，晒干，研末），牛膝 250g（去苗，浸酒 1 日，同何首乌第 7 次蒸之，至第 9 次止，晒干），当归 250g（酒浸，晒），枸杞子 250g（酒浸，晒），菟丝子 250g（酒浸生芽，研烂，晒），补骨脂 250g（以黑芝麻炒香，并忌铁器，石臼捣为末）。炼蜜和丸弹子大 150 丸。每日 3 丸，清晨温酒送下，午时姜汤送下，卧时盐汤送下。其余并丸梧子大，每日空腹酒服 100 丸，久服极验。

2. 治骨软风，腰膝疼，行履不得，遍身瘙痒：首乌大而有花纹者，同牛膝（锉）各 500g。以好酒 500ml，浸七宿，曝干，于木臼内捣末，蜜丸。每日空腹食前酒下三五十丸。

3. 治遍身疮肿痒痛：防风、苦参、何首乌、薄荷各等份。上为粗末。每用药 25g，水酒各半，共用一斗六升，煎十沸，热洗，于避风处睡一觉。

4. 治瘰疬并便毒，一切毒疮：何首乌（大者佳，有血者用雌，未破者用雄）1500g，土茯苓（竹刀刮去皮，推碎）4000g，当归 750g，金银花 500g。共熬成膏，入白糖霜 500g，瓷罐贮之。或冲茶白滚汤，入粥饭内，冲酒饮。有生杨梅疮者，百药无效，服此一料，觉病稍愈，又一料痊愈，知此方之妙也。

【资源评述】本品始载于唐代《何首乌录》，并云有"雌雄"两种。自宋以后，各本草均有赤、白二种何首乌的记载，并认为"赤者为雄，白者为雌"。日本高木重周考证认为，黑、赤何首乌为蓼科何首乌 *Polygonum multiflora* 的块根；白首乌为萝藦科牛皮消 *Cynanchum wilfordii* 的块根，在江苏、河南、山东等地习用。展雪锋认为白首乌是 *C. bungei* 的块根，主产江苏泰安，为泰山四大名药之一。

何首乌分布于黄河以南各地，产于河南蒿县、卢氏县，湖北恩施、鹤峰、建始、姊归，贵州黔东南、铜仁，湖南龙山、永顺、古丈，广东的德庆，广西，云南等地。广东德庆栽培何首乌有一定的历史，销量大并出口。此外，湖北恩施地区，河南蒿县、卢氏县也有栽培。不同产地何首乌的有效成分含量有较大差别，以云南、重庆等地的何首乌质量上乘。不同产地及市场的生何首乌、制何首乌中二苯乙烯苷和蒽醌类成分含量存在较大差异，应根据临床应用目的选择不同产地药材。

何首乌在临床应用多以制品入药。对其炮制研究较多，主要集中在炮制条件、工艺改革。有人用功效相近的女贞子汁代替黑豆汁制首乌，并以大黄素、大黄素甲醚为指标，结果用女贞子制的时间大为缩短，降低成本。但对药理影响未作进一步研究。

近年来，以何首乌为主要原料生产的中成药、保健品及护发产品逐年看好，如首乌强身片，有良好的抗衰老作用；首乌片、降脂片等可治疗高血脂症及动脉粥样硬化症；何首乌还有减肥作用。在食疗方面，何首乌还可制成多种药膳及保健品，如首乌片、首乌酒、何首乌粥等。何首乌块根含有丰富的淀粉，可用于制作淀粉或酿酒。近几年，随着外贸出口回升，工业原料的需求增加，何首乌价格上扬，何首乌栽培市场有一定前景。

何首乌藤茎也入药，名"夜交藤"，《本经逢原》记载其具有养血安神、祛风通络的功效，用于治疗失眠多梦、血虚身痛、风湿痹痛，还可外用治疗皮肤瘙痒。

【参考文献】

[1] 朱铁英. 何首乌化学成分研究进展 [J]. 时珍国医国药，2006，17（2）：274-275.

[2] 梅雪，余刘勤，陈小云，等. 何首乌化学成分和药理作用的研究进展 [J]. 药物评价研究，2016，39（1）：122-131.

[3] 李秀琼. 中药何首乌的研究进展 [J]. 现代医药卫生，2008，24（3）：365-366.

[4] 龚彦胜，张亚囡，黄伟，等. 与功效、毒性相关的何首乌化学成分研究进展 [J]. 中国药物警戒，2012，9（8）：472-475.

[5] 韦丽兰，邓薇，陈婧斯，等. 首乌不同溶剂提取物的抗氧化活性及其协同作用研究 [J]. 时珍国医国药，2016，27（2）：312-314.

[6] 杨旭，赵海洲，徐大德，等. 何首乌提取物对 MPP＋诱导的 SH-SY5Y 细胞损伤的保护作用 [J]. 广东药学院学报，2016，32（1）：71-77.

[7] 金波，黄晶晶，朱学鑫，等. 何首乌二苯乙烯苷预防急性酒精性肝损伤小鼠作用及其机制 [J]. 中华中医药杂志，2016，31（8）．3333-3336.

[8] 赖陈岑，王和生，赵建雄，等. 制首乌提取物对兔动脉粥样硬化模型中 ABCA1 表达的影响 [J]. 中药药理与临床，2015，31（6）：87-89.

[9] 宋婧，马致洁，王伽伯，等. 何首乌及其主要成分对正常人 L02 肝细胞损伤作用的研究 [J]. 北京中医药．2016，35（7）：694-697.

[10] 张新乐，吴铁，崔燎，等. 骨形态计量学观察何首乌对高脂大鼠骨骼的影响 [J]. 中国现代医学杂志，2012，22（7）：1-7.

白薇

Baiwei

【别名】直立白薇。

【来源】为萝藦科植物白薇 *Cynanchum atratum* Bge. 的干燥根及根茎。

【植物形态】多年生草本，高 40～70cm。植物体具白色乳汁。根茎短，簇生多数细长的条状根，外皮土黄色。茎直立，绿色，圆柱形，通常不分枝，密被灰白色短柔毛。叶对生，具短柄；叶片卵形或卵状长圆形，长 5～10cm，宽 3～7cm，先端短渐尖，基部圆形，全缘，两面均被白色绒毛，尤以叶背及脉上为密；侧脉 6～7 对。花多数，在茎梢叶腋密集成伞形聚伞花序；无总花梗，花深紫色，直径约 10mm；花萼绿色，内面基部有小腺体 5 枚。花冠幅状，5 深裂，外面有短柔毛，并具缘毛；副花冠 5 裂，裂片盾状圆形，与合蕊柱等长；花药先端具一圆形的膜片；花粉块每室 1 个，下垂，长圆状膨大；柱头扁平。蓇葖果单生，长 5～9cm，直径 5～15mm，先端渐尖，基部钝形，中间膨大。种子多数，卵圆形，有狭翼；种毛白色。花期 5～7 月，果期 8～10 月。

【生境分布】生于海拔 900～1400m 的山坡或树林边缘。分布于巫山、奉节、万州、云阳、开县、丰都、垫江、涪陵、武隆、秀山、南川、合川、长寿、巴南、北碚等地。

【采集加工】栽种 2～3 年后，在早春、晚秋时节挖取根部，洗净，晒干。

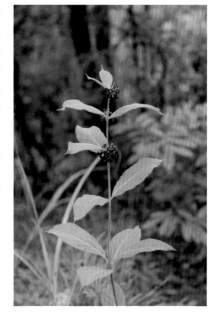

白薇

【药材鉴别】

性状鉴别：本品根茎粗短，有结节，多弯曲。上面有圆形的茎痕，下面及两侧簇生多数细长的根，根长 10～25cm，直径 0.1～0.2cm。表面棕黄色。质脆，易折断，断面皮部黄白色，木部黄色。气微，味微苦。

【化学成分】白薇的主要化学分有 C_{21} 甾体皂苷，直立白薇苷 A、B、C、D、E、F、G、H、I、J，芫花叶白前苷 C、H，芫花叶白前苷元 A，白薇苷 A、B、C、D，甾体皂苷 atratoglaucosides A，白薇正苷 A、B、C，丁二酸等。

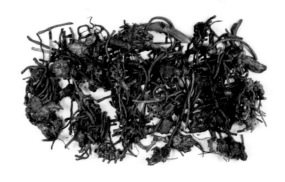

白薇（蜜炙）

【药理作用】

1. 促进血管新生：白薇提取物可上调血管内皮生长因子 C（VEGF-C）、VEGF-A、淋巴管内皮透明质酸受体 1（LYVE-1）、CD34 的表达，促进血管新生。

2. 解热、消炎：白薇水提取物对发热大鼠有明显退热作用，对巴豆油所致小鼠耳郭性渗出炎症有明显的抗炎作用。

3. 抑制黑色素：白薇经皮透过液对 B_{16} 细胞的增殖、酪氨酸酶的活性及黑色素的含量具有抑制作用。白薇具有一定的美白作用，可用于美白产品的开发。

【医疗用途】

药性归经：味苦、咸，性寒。归胃、肝、肾经。

功能：清热凉血，利尿通淋，解毒疗疮。

主治：用于温邪伤营发热，阴虚发热，骨蒸劳热，产后血虚发热，热淋，血淋，痈疽肿毒。

用法用量：内服：煎汤，3～15g；或入丸、散。外用：适量研末贴敷；或用鲜品捣烂敷。

使用注意：血分无热、中寒便滑、阳气外越者慎服。

附方：

1. 治妇人乳中虚，烦乱呕逆：生竹茹 0.6g，石膏 0.6g，桂枝 0.3g，甘草 2.1g，白薇 0.3g。上五味末之，枣肉和丸弹子大。以饮服 1 丸，日三夜二服。有热者倍白薇，烦喘者加柏实 0.3g。

2. 治郁冒血厥，居常无苦，忽然如死，身不动，默默不知人，目闭不能开，口噤不能语，又或似有知，而恶闻人声，或但如眩冒，移时乃寤：白薇 30g，当归 30g，人参 15g。上为散，每服 15g，水二盏，煎至一盏，去滓，温服。

3. 治肺实鼻塞，不知香臭：百部 60g，款冬花、贝母（去心）、白薇各 30g。上为散，每服 3g，米饮调下。

4. 治金疮血不止：白薇末贴之。

【资源评述】白薇始载于《神农本草经》，列为中品，历代本草均有收载。主产于安徽、湖北、辽宁，重庆多地区有零星分布。

同属蔓生白薇 *Cynanchum versicolor* Bunge 被《中国药典》收载同作白薇使用，与白薇功效相同，主要区别在于植物体不具白色乳汁，茎上部缠绕，下部直立，叶质地较薄。花小，初黄绿色，后渐变为暗绿色。主产于河北、山东、山西、河南、安徽、辽宁等地。

在重庆的涪陵、万州地区还将竹灵消 *Cynanchum inamoenum*（Maxim.）Loes. 的根当作白薇习用品使用，当地称为细根白薇，又有"川白薇"之称。

【参考文献】

[1] 雷辉，王永兵，肖功胜，等. 蔓生白薇有效部位化学成分研究［J］. 中药材 . 2014，37（10）：1798-1800.

[2] 袁鹰，张卫东，张川，等. 直立白薇化学成分研究［J］. 中国中药杂志 . 2007，32（18）：1895-1898.

[3] Bai H, Li W, Asada Y, et al. Twelve pregnane glycosides from Cynanchum atratum［J］. Steroids, 2009，74（2）：198-207.

[4] 孟繁伟. 白薇根部提取物上调部分肝切除后血管再生相关蛋白的表达促进肝脏新生血管形成［J］. 细胞与分子免疫学杂志，2015，31（4）：478-483.

[5] 袁鹰，张卫东，柳润辉，等. 白薇的化学成分和药理研究进展［J］. 药学实践杂志，2007，25（1）10-12.

[6] 陈晓璐，毕颖娜，刘承萍，等. 白薇经皮透过液对 B$_{16}$ 黑色素瘤细胞的作用［J］. 中国实验方剂学杂志，2014，20（12）：193-196.

朱砂七

Zhushaqi

【别名】红药子、血三七、雄黄连、散血莲、鸡血蓬、黄药子。

【来源】为蓼科植物毛脉蓼 *Polygonum ciliinerve*（Nakai）Ohw 的块根。

【植物形态】多年生蔓性草本。根茎膨大呈块状，木质。茎细长，中空，先端分枝。叶互生，上面具沟，下面具黏质乳头状突起或小纤毛；托叶鞘膜质，褐色，近乎透明；叶片长圆状椭圆形，长 6～11cm，宽 3～6m。圆锥花序腋生或顶生；花梗明显；花被 5 裂，白色或淡紫色，外侧裂片主脉具翅；雄蕊 8 枚；柱头 3 枚，盾状。小坚果三棱形，黑紫色，为扩大的膜质翅的花被所包。花期夏季。

【生境分布】生于海拔 200～2200m 的山坡、石缝、路边、山谷灌丛或乱石中。产于城口、巫溪、云阳、开州、丰都、武隆、彭水、酉阳。分布于东北、西北和湖北、湖南、四川、贵州等地。

【采收加工】全年均可采收，除去茎叶、须根，洗净，切片晒干。

【药材鉴别】

性状鉴别：块根呈不规则块状，或略呈圆柱形，长 8～15cm 或更长，直径 3～7cm，表面棕黄色。根头部有多数茎基呈疙瘩状。质极坚硬，难折断，断面深黄色；本质部浅黄色呈环状，近髓部另行分散有浅黄色木质部束。气微，味苦。

【化学成分】块根中含有大黄素、大黄素甲醚、大黄素-8-O-β-D 葡萄糖苷（蒽醌 B）、大黄素甲醚-8-β-D-

吡喃葡萄糖苷（蒽醌 A）、大黄酚、大黄酸，还含鞣质。

【药理作用】

1. 抗菌、抗病毒作用：朱砂七对多种球菌和杆菌有抑制作用。其抗菌有效成分为大黄素和大黄素甲醚及大黄素-8-O-β-D-葡萄糖。朱砂七水浸液对多种呼吸道及肠道病毒有广谱抗病毒作用，对流感病毒 A 有抑制作用。朱砂七粗提物和总蒽醌在体外具有明显的保护宿主细胞抵抗单纯疱疹病毒Ⅱ型病毒复制的作用。

2. 抗炎作用：朱砂七总蒽醌能对抗二甲苯所致小鼠耳郭肿胀，有明显的镇痛作用，且能增强体内巨噬细胞的活动能力。朱砂七及其蒽醌对急性炎症渗出及白细胞总数的升高均有一定的抑制作用。

4. 抗肿瘤作用：朱砂七总蒽醌能抑制 H_{22} 荷瘤小鼠瘤及 S_{180} 小鼠瘤组织生长，增强机体抗氧化能力。能抑制人肝癌 HepG2 细胞的生长，具有一定的体外抗肿瘤活性。

5. 其他作用：朱砂七总鞣质具有较强的抗氧化作用。两种提取物对 α-葡萄糖苷酶均具有抑制作用，其中朱砂七鞣质的抑制作用较朱砂七多糖更强。

【医疗用途】

药性归经：味苦、微涩，性凉。归肺、大肠、肝经。

功能：清热解毒，凉血，活血。

主治：上呼吸道感染，扁桃体炎，急性菌痢，急性肠炎，泌尿系感染，多种出血，跌打损伤，月经不调，风湿痹痛，热毒疮疡，烧伤。

用法用量：内服：煎汤，3～5g。外用：适量，1～2g 研粉敷。

使用注意：孕妇慎用。少数患者服后有腹胀、恶心、呕吐、手麻、头晕等反应，不宜过量，反应严重者应停服。

附方：

1. 治急性胃痛：朱砂七（生品）6g，研粉，酒冲服。

2. 治吐血，衄血，便血：朱砂七、白茅根、桑白皮、地骨皮各 2g。黄酒煎服。

【资源评述】 始载于《图经本草》，名"红药子"，列于木部下品。主产于陕西秦岭和大巴山；湖北、四川、贵州也有少量生产，自产自销。在西北地区作"朱砂七"或"朱砂莲"入药。在湖南西部、湖北西部民间作"鸡血莲"或"血三七"入药。各地民间称"七药"的较多，也常出现混淆，在西北地区也将翼蓼 *Pteroxygonum giraldii* Damm. et Diels 称"红药子"使用；而毛脉蓼 *P. ciliinerve* 在西北、湖北又称"黄药子"，商品中有见以本种混充黄药子（薯蓣科植物黄独 *Dioscorea bulbifera* L. 的块茎）的情况。

《中国植物志》将何首乌列为何首乌属（*Fallopia*），把毛脉蓼定为 *Fallopia multiflora*（Thunb.）Harald. var. *ciliinerve*（Nakai）A. J. Li Transl。

现代临床研究表明，其可治疗上呼吸道感染、急性菌痢，尚有治疗慢性胃炎及胃溃疡的报道。

【参考文献】

[1] 崔军见. 朱砂七粗多糖的提取及其生物活性研究 [D]. 陕西师范大学，2008.

[2] 赵勤，冯宝平，胡锐，等. 朱砂七抗Ⅱ型单纯疱疹病毒的体外研究 [J]. 中药药理与临床，2012，28（3）：79-81.

[4] 王晓梅，袁菊莉，李健，等. 朱砂七及其提取物的抗炎作用研究 [J]. 现代中药研究与实践，2011，25（5）：48-50.

[5] 赵勤，胡锐，卫昊，等. 朱砂七总蒽醌对 S_{180} 荷瘤小鼠抗氧化活性的影响 [J]. 中药药理与临床，2013，29（2）：72-74.

[6] 赵勤，孙芳云，李捷，等. 朱砂七总蒽醌对 H_{22} 荷瘤小鼠的抑瘤作用和对糖代谢的影响 [J]. 中成药，2013，35（11）：2508-2511.

[7] 崔军见，原江锋，张志琪. 朱砂七粗多糖的提取及生物活性的研究 [J]. 天然产物研究与开发，2007，19（6）：960-964.

[8] 王晓梅，赵立芳，支娟娟，等. 朱砂七总鞣质的提取及抗氧化活性研究 [J]. 化工时刊，2011，25（1）：25-28.

[9] 王晓梅，袁菊丽. 朱砂七提取物对 α-葡萄糖苷酶的抑制作用 [J]. 化学与生物工程，2011，28（10）：32-34.

萹 蓄
Bianxu

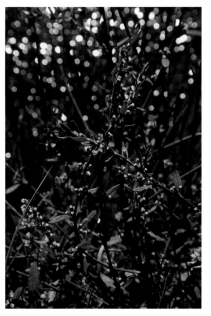

萹蓄

【别名】百节草、野铁扫把。

【来源】为蓼科植物萹蓄 *Polygonum aviculare* L. 的全草。

【植物形态】一年生或多年生草木，高 10～50cm；植物体有白色粉霜。茎平卧地上或斜上伸展，基部分枝，绿色，具明显沟纹，无毛，基部圆柱形，幼枝具棱角。单叶互生，几无柄；托叶稍抱茎，膜质；叶片窄长椭圆形或披针形，长 1～5cm，宽 0.5～1cm，先端钝或急尖，基部楔形，两面均无毛，侧脉明显。花小，常 1～5 朵簇生于叶腋；花梗短，顶端有关节；花被绿色，5 裂，裂片椭圆形，边缘白色或淡红色，结果后呈覆瓦形包被果实；雄蕊 8 枚，花丝短。瘦果三角状卵形，棕黑色至黑色，具不明显细纹及小点，无光泽。花期 4～8 月，果期 6～9 月。

【生境分布】生于海拔 100～4200m 的山坡、田野、路旁等处。产于重庆各地。分布于全国各省。

【采收加工】7～8 月生长旺盛时采收，齐地割取全株，除去杂草、泥沙、捆成把，晒干即可。

【药材鉴别】

性状鉴别：茎圆柱形而略扁，有分枝。表面灰绿色或棕红色，有细密微突起的纵纹；节部稍膨大，有浅棕色膜质的托叶鞘，节间长约 3cm；质硬，易折断，断面髓部白色，叶互生，近无柄或具短柄，叶片多脱落或皱缩破碎，完整者展平后呈披针形，全缘，灰绿色或棕绿色。有时可见具宿存花被的小瘦果，黑褐色，卵状三棱形。气微，味微苦。

以质嫩、叶多、色灰绿者为佳。

【化学成分】

黄酮及蒽衍生物：全草含萹蓄苷、槲皮苷、槲皮素和微量大黄素。以及牡荆素、异牡荆素、木犀草素、鼠李素-3-半乳糖苷、金丝桃苷、山奈酚、杨梅素、杨梅树皮苷、胡桃宁等。

有机酸类：全草含没食子酸、咖啡酸、草酸、绿原酸、对-香豆酸、阿魏酸、丁香酸、水杨酸、原儿茶酸、龙胆酸、香豆素、对羧基苯甲酸、芥子酸。

香豆精类：伞形花内酯、东莨菪素。

糖类及氨基酸：全草含有黏质、葡萄糖、果糖、蔗糖及多种氨基酸。

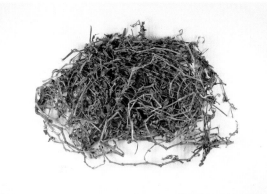

萹蓄（生药）

【药理作用】

1. 利尿作用：20g/kg 煎剂给予盐水负荷的大鼠后，尿量、钠、钾排出均增加，特别是钾的排出增加显著。全草所含萹蓄苷对麻醉犬有利尿作用，大鼠灌胃或注射均有明显利尿作用。

2. 降压作用：萹蓄水及乙醇提取物，对猫、兔和狗均有降压作用，但作用时间短，易产生耐药性。萹蓄提取物能够降低血压，能防止动脉粥样硬化的发展。

3. 抗菌、杀螨作用：萹蓄的不同溶剂部位萃取物对大肠杆菌、致病性大肠杆菌、金黄色葡萄球菌、伤寒杆菌、痢疾杆菌 5 种细菌均有抑菌活性，并且抑菌活性随样品浓度的增加而增强。萹蓄提取物对畜禽常见肠道菌如鸡伤寒沙门杆菌、猪伤寒沙门杆菌、大肠杆菌、鸡白痢沙门杆菌、鼠伤寒沙门杆菌有较强的抑菌杀菌作用；对猪霍乱沙门杆菌、大肠杆菌、鸡志贺菌有一定的抑菌杀菌作用。还具有显著的杀螨虫作用。萹蓄乙醇提取物 40% 对小菜蛾有触杀作用。

4. 其他作用：萹蓄提取物对 MCF7 乳腺癌细胞具有较强的抑制细胞增殖和诱导凋亡的作用。其乙醇提取物冻干粉能够清除羟基自由基和超氧阴离子自由基，可以抑制脂质过氧化，具有抗氧化的作用。乙醇提取物抑制脂肪组织中脂肪的合成和增强抗氧化。

【医疗用途】

药性归经：味苦，性微寒。

功能：利水通淋，杀虫止痒。

主治：淋证，小便不利，黄疸，带下，泻痢，蛔虫病，蛲虫病，钩虫病，妇女阴浊，皮肤湿疮，疥癣，痔疮。

用法用量：内服：煎汤，10～15g；或入丸、散；鲜品捣汁饮，50～100g。外用：适量，煎水洗、捣烂敷或捣汁搽。

使用注意：脾胃虚弱及阴虚患者慎服。

附方：

1. 治尿道炎、膀胱炎：鲜萹蓄 60g，鲜车前草 30g，捣烂绞汁。分 2 次服。

2. 治尿路结石：萹蓄、金钱草各 15g，水煎服。或萹蓄、海金沙藤、车前草各 30g，水煎服。

【资源评述】 本品始载于《神农本草经》，列为下品。全国大部分地区均产，以东北及河北、河南、山西、湖北等地产量较大。多自产自销。临床研究发现，萹蓄可用于治疗原发性高血压、痢疾、尿潴留等病症。

全国多数地区也以同属的多茎萹蓄 P. aviculare var. vegetum Ledeb.（又称大叶萹蓄、竹萹蓄）和习见蓼 P. plebeium R. Br.（又称小叶萹蓄、腋花蓼）作萹蓄入药，前种也为《神农本草经》记载的萹蓄的原植物，但在《中国药典》"萹蓄"条下仅收载了萹蓄 P. aviculare。此外，福建局部地区还有以豆科植物鸡眼草 Kummerowia striata（Thunb.）Schindl.、竖毛鸡眼草 K. stipulacea（Maxim.）Makino 混充萹蓄的情况，系伪品。

植物检索表

1. 雄蕊 5 枚，叶长 1.5～2.5cm，瘦果平滑有光泽，托叶鞘上仅有 1 脉 ……………………………… 习见蓼

1. 雄蕊 8 枚，叶长 2～5cm

    2. 植物体有白色粉霜，叶无柄，托叶鞘脉不明显 ……………………………………………… 萹蓄

    2. 植物体无白色粉霜，叶具柄，托叶鞘脉明显 ……………………………………………… 多茎萹蓄

【参考文献】

［1］汤迎爽，宋红儒，杨丽甲．萹蓄的研究进展［J］．时珍国医国药，2004，15（1）：54-54．

［2］徐燕，等．萹蓄的化学成分及药理作用研究进展［J］．安徽农业大学学报，2012，39（5）：812-815．

［3］许福泉，刘红兵，罗建光，等．萹蓄化学成分及其归经药性初探［J］．中国海洋大学学报（自然科学版），2010，40（3）：101-104．

［4］俊丽．萹蓄的研究进展［J］．安徽医药，2016，20（6）：1025-1028

［5］徐燕，李曼曼，刘增辉，等．萹蓄的化学成分及药理作用研究进展［J］．安徽农业大学学报，2012，39（5）：812-815．

［6］Haeng P S, Sung Y Y, Jin N K, et al. Anti-atherosclerotic effects of Polygonum aviculare L. ethanol extract in ApoE knock-out mice fed a Western diet mediated via the MAPK pathway［J］. Journal of Ethnopharmacology, 2014, 151（3）：1109-1115.

［7］李曼曼．萹蓄的化学成分及抑菌活性研究［D］．合肥：安徽农业大学，2013．

［8］丁建海，张俊芳．萹蓄提取物对小菜蛾生物活性的影响［J］．湖北农业科学，2015，54（7）：1193-1195．

拳 参

Quanshen

【别名】 紫参、草河车、土马蜂、涩疙瘩、一口血。

【来源】 为蓼科植物拳参 Polygonum bistorta L. 的根茎。

【植物形态】多年生草本，高35～90cm。根茎肥厚，弯曲，外皮紫棕色。茎直立，单一。基生叶有长柄，叶片革质，长圆披针形或披针形，长10～20cm，宽2～6cm，先端长渐尖，基部圆钝或心形，沿叶柄下延呈翅状，边缘外卷，两面稍被毛，老时渐脱落，下面具网脉；茎生叶互生，向上柄渐短至抱茎，托叶鞘筒状，膜质，长2～5cm。总状花序呈穗状顶生，直立或稍弯，长3～6cm；小花密集，苞片卵形，膜质，花梗纤细；花淡红色或白色，花被5深裂，裂片椭圆形；雄蕊8枚，与花被近等长或稍长；花柱3枚。瘦果三棱状椭圆形，红棕色，包于宿存花被内。花期6～9月，果期9～11月。

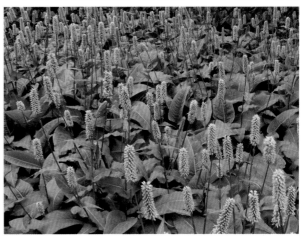

拳参

【生境分布】生于海拔800～3000m山坡草地、山顶草甸中。喜凉爽气候，耐寒又耐旱。适宜向阳、排水良好的砂质壤土或石灰质壤土。产于丰都、酉阳、南川。分布于辽宁、内蒙古、河北、河南、山西、陕西、宁夏、甘肃、新疆、山东、江苏、安徽、浙江、湖北、湖南等地。

【采收加工】春、秋两季挖取根状茎，去掉茎、叶及须根，洗净，晒干或切片晒干备用。

【药材鉴别】

性状鉴别：根茎扁圆柱形或扁长条形，弯曲呈虾状，长4～15cm，直径1～2.5cm。表面紫褐色或紫黑色，稍粗糙，有较密环节及残留须根或根痕，一面隆起，另一面较平坦或略具凹槽。质硬，断面近肾形，浅棕红色，黄白色维管束排成断续环状。气微，味苦、涩。

以粗大、坚硬、断面浅红棕色者为佳。

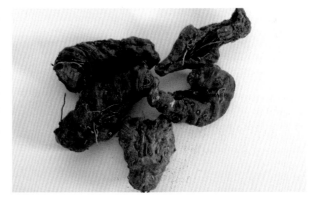

拳参

【化学成分】根茎含没食子酸、逆没食子酸以及可水解鞣质和缩合鞣质、右旋儿茶酚、左旋表儿茶酚、6-没食子酰葡萄糖、3,6-二没食子酰葡萄糖、葡萄糖，还含羟基甲基蒽醌、β-谷甾醇的异构体等；全草含绿原酸、咖啡酸、原儿茶酸及金丝杉苷等。还含有槲皮素、槲皮素-5-O-β-D-葡萄糖苷、（3-甲氧基酰胺基-4-甲基苯)-氨基甲酸甲酯、（3-甲氧基酰胺基-2-甲基苯)-氨基甲酸甲酯、阿魏酸和山奈酚等。

【药理作用】

1. 抗菌作用：拳参提取物对金黄色葡萄球菌和大肠杆菌有一定的抑菌活性。对枯草芽孢杆菌、变形杆菌、产气杆菌、绿脓杆菌和肺炎链球菌均有一定的抑菌活性，其中没食子酸的抗菌性最强。

2. 增强免疫作用：拳参提取物能显著增强正常小鼠胸腺指数和脾脏指数，增强单核细胞吞噬能力，促进T淋巴细胞增殖，提高血清溶血素水平及血清IL-2水平。

3. 对心血管系统的影响：拳参正丁醇提取物能明显降低豚鼠离体心脏的收缩幅度、速度及舒张速度，对家兔主动脉的收缩有双重效应，抑制Ca^{2+}通道，促进K^+通道开放，并对大鼠心肌缺血再灌注损伤有明显的保护作用。拳参-413能舒张NA引起的血管收缩，且呈浓度依赖性。

4. 镇静、镇痛作用：拳参正丁醇提取物能明显抑制小鼠的自发活动，明显增强戊巴比妥钠的中枢神经抑制作用，延长小鼠睡眠时间。拳参水提物能显著减少乙酸所致小鼠扭体次数，提高小鼠痛阈值。

5. 其他作用：拳参正丁醇提取物有明显的抗心律失常作用。

【医疗用途】

药性归经：味苦、涩，性微寒。归肺、肝、大肠经。

功能：清热解毒，消肿，止血。

主治：肺热咳嗽、瘰疬，赤痢热泻，血热衄血，痔疮出血，蛇虫咬伤。

用法用量：内服：煎汤，5～10g；或入丸、散。外用：适量，捣敷或煎水；含漱、熏洗。

使用注意：实火热者不宜用，阴疽禁服。

附方：

1. 治痢疾：鲜拳参、鲜蒲公英各12g，鲜黄芩9g。水煎服。小儿酌减。

2. 治慢性气管炎：拳参9g，陈皮9g，甘草6g。水煎服。

3. 治急性扁桃体炎：拳参9g，蒲公英15g。水煎服。

4. 治烧烫伤：拳参研末，调麻油匀涂患处，每日1～2次。

5. 治痈疽疔疮：拳参12g，紫花地丁15g。水煎服。

【资源评述】本品始载于《神农本草经》，名"紫参"，列为中品。"拳参"之名始见《本草图经》。我国有蓼属植物120种28变种，分布广泛，资源丰富，约有80余种药用。全国各地所用拳参的基原极为复杂，同属多种植物的根茎作拳参入药，《中国药典》在"拳参"条下仅收载了拳参 Polygonum bistorta，各地方药材标准中还收载有亮果蓼 P. nitens (Fisch. et Mey.) V. Petr. （新疆：拳参）、珠芽蓼 P. viviparum L. （甘肃：拳参）、草血竭 P. paleaceum Wall. （贵州：拳参），其他尚有耳叶蓼 P. manshuriense V. Petr. ex Komar（东北地区称"北拳参""耳叶拳参"）、毛耳叶蓼 P. attenuatum V. Petr. （吉林称"毛叶拳参"）、倒根蓼 P. ochotense V. Petr. （吉林长白山称"白山拳参"）、狐尾蓼 P. alopecuroides Turcz. （内蒙古称"长叶拳参""紫参"）、球穗蓼 P. sphaerostachyum Meissn. （西藏）等。

商品药材中，常混有重楼、草血竭以及蓼科植物的根，应注意区别。拳参在临床上也用于婴幼儿秋冬腹泻、慢性气管炎、阑尾炎和癌症。

【参考文献】

[1] 刘晓秋，李维维，华会明，等．拳参的化学成分研究［J］．中草药，2006，37（10）：1476-1478.

[2] 高敏，石森林．中药拳参的研究进展［J］．中国当代医药，2008，15（24）：16-18.

[3] 吴璐璐，许剑锋，赵勇．拳参乙醇提取物和水提取物体外抗菌和抗氧化活性［J］．江苏农业科学，2013，41（5）：246-249.

[4] 张齐雄，曹蓓．中药拳参生物活性研究进展［J］．亚太传统医药，2012，8（7）：195-196.

[5] 李珂珂，王青青．拳参提取物对小鼠免疫功能的影响［J］．时珍国医国药，2011，22（9）：2180-2182.

[6] 李良东，黎晓，黄志华，等．拳参正丁醇提取液对家兔胸主动脉条收缩的影响［J］．中药药理与临床，2007，23（6）：53-55.

[7] 黄志华，李良东，韩立民．拳参的心脑血管保护作用研究进展［J］．赣南医学院学报，2013，33（4）：625-627.

[8] 李洪亮，贺方兴，孙立波，等．拳参-413对大鼠离体胸主动脉环的舒张作用机制研究［J］．安徽农业科学，2012，40（24）：12005-12006.

[9] 周菊芬，黄志华，李洪亮，等．拳参正丁醇提取物抗实验性心律失常的研究［J］．赣南医学院学报，2008，28（6）：795-796.

虎 杖

Huzhang

【别名】酸筒杆、阴阳莲、土地榆、窝巩料（苗语）。

【来源】为蓼科植物虎杖 Polygonum cuspidatum Sieb. et Zucc. 根茎及根。

【植物形态】多年生灌木状草本，高达1m以上。根茎横卧地下，木质，黄褐色，节明显。茎直立，丛生，无毛，中空，散生紫红色斑点。叶互生，叶柄短，托叶鞘膜质，褐色，早落；叶片宽卵形或卵状椭圆形，长6～12cm，宽5～9cm，顶端急尖，基部圆形或楔形，全缘，无毛。花单性，雌雄异株，呈腋生的圆锥花序；花梗细长，中部有关节，上部有翅；花被5深裂，裂片2轮，外轮3片在果时增大，背部生翅；雄花雄蕊8枚；雌花花柱3枚，柱头头状。瘦果椭圆形，有3棱，黑褐色。花期6～8月，果期9～10月。

【生境分布】生于海拔1400～2000m山谷溪边、山坡灌丛、路旁、田边湿地。喜温和湿润气候，耐寒、耐涝。对土壤要求不严，但以疏松肥沃的土壤生长佳。产于巫溪、云阳、开州、彭水、南川、綦江等地。分布于华东、中南、西南及河北、陕西、甘肃等地。

【采收加工】春秋季将根挖出，除去须根，洗净，晒干。鲜根可随采随用。

【药材鉴别】

性状鉴别：根茎圆柱形，有分枝，长短不一，有的可长达 30cm，直径 0.5～2.5cm，节部略膨大。表面红棕色至棕褐色，有明显的纵皱纹、须根和点状须根痕，分枝顶端及节上有芽痕及鞘状鳞片。节间长 2～3cm。质坚硬，不易折断，折断面棕黄色，纤维性，皮部与木部易分离，皮部较薄，木部占大部分，呈放射状，中央有髓或呈空洞状，纵剖面具节。气微，味微苦、涩。

以粗壮、坚实、断面色黄者为佳。

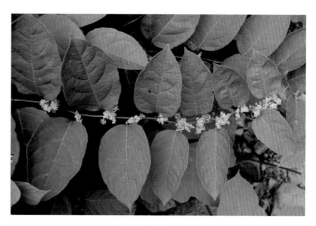

虎杖（南川）

【化学成分】

蒽醌类：大黄酚、大黄酚蒽酮、大黄酸、大黄素、大黄素甲醚、大黄-8-甲醚、ω-羟基大黄素、芦荟大黄素、大黄素-8-甲醚、蒽醌苷 B、大黄素甲醚-8-O-β-D-葡萄糖苷、大黄素-6-甲醚、大黄素-8-O-β-D-葡萄吡喃糖苷。

二苯乙烯类：白藜芦醇、白藜芦醇苷、3,4,5-三羟基芪 3-β-D-葡萄糖苷。

黄酮类：槲皮素、槲皮素-3-半乳糖苷、槲皮素-3-O-阿拉伯糖苷、葡萄糖欧鼠李苷、槲皮素-3-鼠李糖苷、芹菜素、橙皮素、芦丁、木犀草素-7-葡萄糖苷、芹菜黄素的 3 个衍生物、2,5-二甲基-7-羟基色原酮、5-羧甲基-7-羟基-2-甲基色原酮等。

萘醌及萘苷：2-甲氧基-6-乙酰甲基胡桃醌、决明松-O-D-葡萄糖萘苷。

香豆素：7-羟基-4-甲氧基-5-甲基香豆素。

其他成分：多糖、氨基酸、硬脂酸及花生油等。还含有 β-谷甾醇、胡萝卜苷、蔗糖、染料木素等。

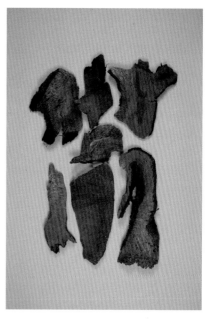

虎杖（饮片）

【药理作用】

1. 对心血管系统的影响

（1）对心脏的作用：虎杖水煎液能增强心肌营养血流量。白藜芦醇葡萄糖苷（PD）可使豚鼠离体心脏收缩幅度明显增大，对正常大鼠离体心脏有明显下性肌力作用，不加快心率，能对抗苯巴比妥钠所致心力衰竭。PD 可使缺糖、缺氧和氯丙嗪损伤后心肌细胞 LDH 释放显著降低，提示 PD 对心肌有保护作用。白藜芦醇葡萄糖苷可使冠脉血流量增加，冠脉阻力指数明显减低，作用时间远较氨茶碱缓慢而持久。

（2）对血脂的影响：虎杖片能明显降低 TG、TC 和 LDL-C 的含量，升高 HDL-C 的含量，降低 RBC 的聚集性，提高变形能力，使血液黏稠度恢复正常。白藜芦醇能明显降低血清胆固醇（TC）。所含的大黄素成分可减少外源性胆固醇过分进入体内。

（3）降压作用：白藜芦醇苷可使麻醉猫降压维持 2～2.5 小时。蒽醌对麻醉兔有明显降压作用。虎杖注射液可明显降低缺氧引起的肺动脉高压，增加心输出量，增强纤溶系统活性，而对体循环血压及氧合作用影响不大。

（4）对血小板凝聚性的影响：白藜芦醇苷可明显抑制花生四烯酸（AA）和 ADP 诱导的兔血小板聚集和血栓烷 B₂（TXB₂）的产生。白藜芦醇苷对 Ca²⁺ 诱导的血小板聚集作用也有一定的抑制，可能具有影响 ADP 和前列腺素受体功能、抑制 Ca²⁺ 内流、阻断血小板 α 受体等作用。

（5）对微循环的影响：白藜芦醇苷有扩张细动脉的作用，同时又能增加心搏量和增加脉压差，从而提高了动物存活率。白藜芦醇苷可使白毛家兔烧伤后收缩型血管转变为扩张型，减少血栓形成，增加脉压差，改善微循环，扩张细动脉，有利于动脉血流传流到毛细血管，促进毛细血管血流的恢复，回升脉压差，有利于抗休克。虎杖苷能促进大鼠血管平滑肌细胞 VSMC 外钙离子进入细胞内，还能诱导细胞内钙离子释放。

2. 抗痛风的作用：虎杖中黄酮类和二苯乙烯类成分可通过疏水和氢键相互作用与黄嘌呤氧化酶形成稳定的复合物，从而抑制黄嘌呤氧化酶的活性，改善痛风性关节炎与降低 PGE_2 的表达水平、增强 PPAR-γ 蛋白的表达和 PPAR-γ mRNA 的复制、抑制 ICAM-1 和 NF-κB p65 的表达等相关。除了上述成分外，大黄素和蒽醌也有促进尿酸的排泄。

3. 镇咳、平喘作用：白藜芦醇苷有镇咳作用。虎杖煎剂能对抗组胺引起的气管收缩，故有一定平喘作用。

4. 对病原微生物作用：虎杖煎剂及白藜芦醇苷在体内对金黄色葡萄球菌、白色葡萄球菌、溶血性链球菌、卡他球菌、大肠杆菌、变形杆菌、绿脓杆菌、福氏痢疾杆菌等均有抑制作用。虎杖水煎液对 479 号腺病毒 3 型、72 号脊髓灰质炎 I 型、44 号 EcH09、柯萨奇（coxsackie）A9 型及 B5 型、140 号单纯疱疹等 7 种代表性病毒株均有较高的抑制作用。20％虎杖水煎液对乙型肝炎抗原（HBsAg）有明显的抑制作用。虎杖蒽醌化合物对 HSV-11F 株有增殖抑制、感染、直接杀灭的作用。

5. 抗氧化作用：虎杖炮制品均可清除超氧阴离子和羟自由基，并能抑制羟自由基诱导的小鼠肝脏匀浆脂质过氧化。虎杖鞣质对小鼠肝脂质过氧化物形成有较强的抑制作用。白藜芦醇葡萄糖苷有清除氧自由基的作用。

6. 对肝脏的作用：虎杖液对乙型肝炎抗原（HBsAg）有明显抑制作用，虎杖单体成分也呈相同的作用。白藜芦醇葡萄糖苷及白藜芦醇抑制类脂化合物的堆积，减少动脉硬化指数。虎杖水煎液对 CCl_4 诱导的肝纤维化具有一定抑制作用。虎杖苷能降低 AS 小鼠的血糖、血脂，并保护肝功能，其机制可能主要与虎杖苷升高肝脏 miR-214 水平，调节 T-SOD 与 MDA 等氧化应激指标有关。

7. 抗肿瘤作用：虎杖煎剂对小鼠艾氏腹水癌有明显抑瘤作用，并能延长动物存活时间。抗癌的有效成分中以大黄素活性最强，对小鼠肉瘤 S_{180}、小鼠肝瘤（HSc）、小鼠乳腺癌（MA）、小鼠淋巴肉瘤（LI）、小鼠黑色素瘤（M-HP）及大鼠瓦克癌（W256）等均显疗效。还能抑制人早幼粒白细胞。

8. 其他作用：白藜芦醇苷能明显延长小鼠睡眠时间。虎杖煎剂对烫伤创面有收敛、防止感染和消炎作用。虎杖提取物具有类雌激素样活性，显著增加阴道乳酸杆菌菌群数量，恢复阴道酸性环境，改善阴道局部炎症的病理变化。此外，虎杖提取物还有解热镇痛的作用。

【医疗用途】

药性归经：味微苦，性微寒。归肝、胆、肺经。

功能：利胆退黄，清热解毒，散瘀止痛，止咳化痰。

主治：经闭，癥瘕，跌仆损伤，风湿痹痛，湿热黄疸，淋浊带下，疮疡肿毒，毒蛇咬伤，水火烫伤。

用法用量：内服：煎汤，9～15g，或浸酒或入丸。外用制成煎液或油膏涂敷。

使用注意：孕妇慎服。

附方：

1. 治湿热黄疸：虎杖、金钱草、板蓝根各 30g。水煎服。

2. 治痔疮出血：虎杖、金银花、槐花各 9g。水煎服。

3. 治热淋：虎杖、车前草、萹蓄各 15g。水煎服。

4. 治胃癌：虎杖 30g，制成糖浆 60ml。每次服 20～30ml，每日 2～3 次。

【资源评述】 虎杖始见于《雷公炮炙论》，《名医别录》名"虎杖根"，历代本草多有记载。虎杖 *P. cuspidatum* 在我国分布广泛，野生资源丰富，但近年来用于提取白藜芦醇的原料，使用量迅速增加，资源锐减。有研究报道，各地虎杖所含成分含量有较大差别，综合比较以川、渝、湘一带产者品质较佳。重庆黔江通过了虎杖 GAP 认证。

虎杖在防止动脉内皮损伤性血栓形成，改善休克微循环，提高休克大鼠存活率，减轻缺血再灌注、自由基、内毒素所致组织器官损伤，降血脂及抗脂质过氧化等方面有较好的作用，提示其可开发成治疗血栓性疾病及改善休克微循环等方面的新药。

【参考文献】

［1］时圣明，潘明佳，王文倩，等. 虎杖的化学成分及药理作用研究进展［J］. 药物评价研究，2016，39（2）：313-317.

［2］孙印石，王建华. 虎杖花的化学成分研究［J］. 中草药，2015，46（15）：2219-2222.

［3］夏婷婷，杨珺超，刘清源，等. 虎杖药理作用研究进展［J］. 浙江中西医结合杂志，2016，26（3）：294-297.

［4］任丽，欧水平，陈灵，等. 虎杖提取物及其有效部位的大鼠抗痛风性关节炎试验［J］. 中国实验方剂学杂志，2016，22（19）：111-115.

［5］朱春霞，韩彬. 虎杖的化学成分与抗痛风作用研究进展［J］. 深圳中西医结合杂志，2016，26（8）：191-193.

［6］徐婷贞，杨起初，安娇娇，等. 虎杖对放射性肺损伤大鼠 TGF-β_1/Smad 蛋白的影响［J］. 中华中医药学刊，2015，33（6）：1421-1425.

［7］周凤华，温子云，何泽淮，等. 虎杖苷对 ApoE-/-小鼠肝脏 miR-214 表达水平及肝功能的影响［J］. 南方医科大学学报，2016，36（6）：763-767.

［8］何蕾，倪敏，樊志敏. 虎杖提取物白藜芦醇抗肿瘤机制的研究进展［J］. 中医药导报，2017，23（8）：40-43.

［9］喻佳，陈银芳，王金钱，等. 虎杖提取物对去卵巢小鼠下生殖道类雌激素样作用研究［J］. 西北药学杂志，2016，31（2）：164-167.

大　黄
Dahuang

【别名】川军。

【来源】为蓼科植物掌叶大黄 *Rheum palmatum* L.、药用大黄 *Rheum officinale* Baill. 的干燥根及根茎。

【植物形态】

掌叶大黄：多年生高大草本。根茎粗壮。茎直立，高 2m 左右，中空，光滑无毛。基生叶大，有粗壮的肉质长柄，约与叶片等长；叶片宽心形或近圆形，直径达 40cm 以上，3～7 掌状深裂，每裂片常再羽状分裂，上面疏生乳头状小突起，下面有柔毛；茎生叶较小，有短柄；托叶鞘筒状，密生短柔毛。花序大圆锥状，顶生；花梗纤细，中下部有关节。花紫红色或带红紫色；花被片 6 枚，长约 1.5mm，呈 2 轮；雄蕊 9 枚；花柱 3 枚。瘦果有 3 棱，沿棱生翅，顶端微凹陷，基部近心形，暗褐色。花期 6～7 月，果期 7～8 月。

药用大黄：与掌叶大黄的主要不同点是：基生叶 5 浅裂，浅裂片呈大齿形或宽三角形；托叶鞘膜质，较透明，上有短毛。花较大，淡黄绿色，花蕾椭圆形。果枝开展，翅果边缘不透明。

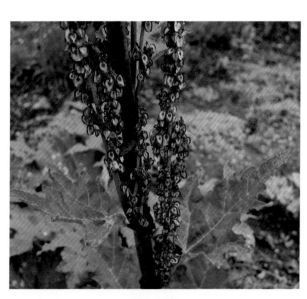

掌叶大黄

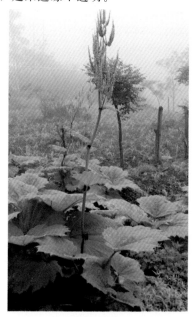

药用大黄

【生境分布】生于海拔 1200～4000m 的高山灌丛中或山地，亦有栽培。属泛北植物区青藏高原亚区系（ID）。分布于河南西部、陕西南部、湖北西部、四川、贵州、云南、西藏等地。掌叶大黄：产于巫溪、丰都、石柱、南川。药用大黄：产于巫溪、云阳、武隆、酉阳、南川、彭水。

【采收加工】于初冬挖取 3 年以上生的根茎。先割去地上部分，挖开四周泥土，把细根从根茎上割下，分别加工。掌叶大黄挖起后不用水洗，将外皮刮去，大的开成对半，小团型的修成蛋形。可自然阴干或用火熏干。南大黄先洗净根茎泥沙，晒干，刮去粗皮，横切成 7～10cm 厚的大块，然后炕干或晒干。粗根刮皮后，切成 10～13cm 长的小段，晒干或炕干即成。

【药材鉴别】

性状鉴别

掌叶大黄：呈类圆柱形、圆锥形或不规则状，长 3～17cm，直径 3～9cm。表面黄棕色至红棕色，可见类白色网状纹理，习称锦纹，系由微细的类白色薄壁组织与棕红色射线交错而成，有时根茎可见散在的星点（异型维管束）多环列，未除尽外皮者表面棕褐色，有横皱纹及纵沟，顶端有茎叶残基。切面多凹凸不平。质坚实，有的中心稍松软，不易折断，折断面淡红棕色或黄棕色，颗粒性；根茎髓部宽，有星点环列或散在；根木质部发达，具放射状纹理，形成层环不明显，无星点。气清香，味苦、微涩。嚼之黏牙，有沙粒感。

药用大黄：主要区别在于质较疏松而富纤维性，表面颜色较暗，往往形略如马蹄。横断面星点不规则散在。

均以外表面黄棕色、锦纹及星点明显、体重、质坚实有油性、气清香、味苦而微涩、嚼之黏牙者为佳。

【化学成分】含有游离蒽醌：大黄酸、芦荟大黄素、大黄素、大黄素甲醚、大黄酚。结合蒽醌：大黄素甲醚-8-葡萄糖苷、芦荟大黄素-8-葡萄糖苷、大黄酚-1-葡萄糖苷、大黄酚-8-葡萄糖苷、大黄素-1-葡萄糖苷、大黄素-8-葡萄糖苷、大黄酸-8-葡萄糖苷等。双蒽醌类：番泻苷 A、B。二苯乙烯类：食用大黄苷、3,4′,5-三羟基芪-4′-O-β-D-葡萄糖苷。又含鞣质以及没食子酸、右旋儿茶精、没食子酰葡萄糖、没食子酸、多糖、挥发油等。

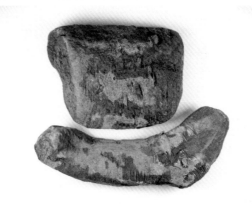

大黄（生药）

掌叶大黄还含有大黄酸双葡萄糖苷 A、B、C、D，掌叶大黄二蒽酮 A、B、C，番泻苷元 A、B、C，大黄二蒽酮 A、B、C、D，O-甲基云杉新苷等。还含苯丁酮类成分：4-(4′-羟苯基)-2-丁酮-4′-O-β-D-葡萄糖苷。二苯乙烯类：3,4,3′,5′-四羧基芪-3-葡萄糖苷、4,3′,5-三羟基芪-4-(6″-没食子酰)-葡萄糖苷。

药用大黄还含有色酮类化合物。

【药理作用】

1. 对消化道的作用

（1）泻下作用：大黄水煎液有明显的泻下作用，主要泻下成分为二蒽酮类化合物番泻苷，番泻苷 A、B、C、D、E、F 的泻下活性相似。大黄可加快肠道传输，可能与降低大鼠结肠中 VIP 水平，促进肠蠕动有关。

（2）对胆、肝的作用：大黄煎剂可使胆汁分泌增加，降低奥狄括约肌张力，并使胆红素和胆汁酸的含量增加，胆囊明显增大。大黄能减轻 CCl_4 所致小鼠肝损伤，恢复 CCl_4 引起的 MAO 及 SDH 活性减弱。大黄煎剂对乙肝抗原（HBsAg）有明显的抑制作用，除去鞣质后作用减弱或消失。大黄酸对肝纤维化动物模型有保肝作用和抑制肝纤维化作用。

（3）抗胃及十二指肠溃疡：给予生大黄、酒炖大黄和大黄炭等药物均能预防和治疗应激性胃溃疡出血，明显缩小出血面积和减少出血灶数量，作用类同西咪替丁。对幽门结扎胃溃疡大鼠灌服生大黄粉悬液，可使溃疡面积缩小，并能降低胃液量，降低胃液游离酸及胃蛋白酶活性。大黄参与了应激性溃疡的保护作用，其作用可能与 EGF 有关。

2. 对病原微生物及杀虫的作用：大黄的抗菌谱广，尤以葡萄球菌、淋病链球菌最敏感。抑菌有效成分中主要是蒽醌衍生物，其中以大黄酸、大黄素和芦荟大黄素抗菌作用最强。大黄煎剂及水、醇、醚提取物在体外对许兰黄癣菌及蒙古变种、同心性毛癣菌、红色表皮癣菌、堇色毛癣菌、铁锈色小孢子癣菌、大小孢子癣菌、絮状表皮癣菌、趾间毛癣菌等均有较高的敏感性。稀乙醇浸出液作用较水或醚浸出液强。大黄药液对京科 68-1 病毒株、流行性出血热病毒（EHFV）有抑制作用。对阿米巴症原虫、人毛滴虫、阴道滴虫等寄生虫均有一定的抑制作用。

3. 对心血管系统的作用：大黄浸剂和去醇大黄酊剂静脉注射给药，能使家兔血压明显降低。大黄水煮酒沉制剂静脉注射给药，可使麻醉犬的血压降低，心脏心肌耗氧量增加，提高心肌氧利用率。大黄降压的主要成分为大黄素，且与剂量呈相关性。大黄煎剂和醇剂对微循环有明显改善作用。对于实验性高胆固醇血症，大黄醇或水提取物可明显降低 TC。大黄素对 3T3-L1 小鼠前脂肪细胞的增殖有抑制作用，并且对脂肪酸合成酶活性有剂量依赖性抑制作用。

4. 抗肿瘤作用：腹腔注射大黄酸、大黄素对小鼠黑色素瘤有较强抑制作用，对乳腺癌、艾氏腹水癌、肉瘤 S_{180}、小鼠 P_{388} 白血病也有抑制作用。大黄素的抗肿瘤作用机制主要是抑制癌细胞的氧化和脱氢。

5. 抗炎、镇痛作用：生大黄煎剂对多种动物实验性炎症有明显的抑制作用，对去肾上腺大鼠抗蛋清性足肿胀作用明显。各炮制品的抗炎作用不同，以醋炒大黄为好，大黄炭及酒炒大黄较差。大黄素是一个选择性的花生四烯酸 5-脂氧酶抑制剂，对乙酸性扭体疼痛有显著的抑制作用。

6. 对肾脏的作用：慢性肾功能不全模型大鼠服用大黄水煎剂后或进行腹腔注射后，模型大鼠尿中尿素氮排出量显著增加，肌酐排泄量也有轻度增加，血中游离氨基酸量明显增加。炮制后的大黄更利于改善尿毒症的症状，其主要成分为大黄鞣质。大黄通过促进尿素和肌酐随尿液排出体外，进而达到治疗慢性肾炎氮质血症的目的。大黄素能抑制人肾成纤维细胞增殖和 IL-6 的产生，大黄还可使慢性肾功能不全患者血清 LPS、NOS 水平下降，肾功能改善，BUN 及 Cr 下降。

7. 对糖尿病的作用：大黄酸可以快速抑制转化生长因子 β_1 诱导的内皮细胞溶酶原激活物抑制物 mRNA 的表达，对转化生长因子 β_1 激活的 p44/p42MAPK 活性具有明显下调作用。对 2 型糖尿病模型 db/db 小鼠糖尿病肾病给予大黄酸，高脂血症被明显纠正，血糖轻微正常，24 小时尿白蛋白排泄量减少，肾脏肥大减轻，胰岛素敏感性改善，ECM 沉积减少，系膜区与丝球体面积比值明显减小，免疫球蛋白沉积被大部清除。大黄多糖有明显的降低四氧嘧啶诱导的糖尿病小鼠模型血糖及提高血清胰岛素水平的作用。

8. 对急性胰腺炎的作用：大黄素对雨蛙肽诱导大鼠急性胰腺炎模型有明显治疗作用。大黄可显著降低牛磺胆酸逆行胰胆管注射建立 AEP 模型的大鼠血液、腹水中 IL-1、TNF-α 的含量，这可能是大黄治疗急性胰腺炎的一种机制。大黄可有效改善大鼠急性出血性胰腺炎的严重程度，其与抑制胰腺炎性反应、改善胰腺血流量和抑制胰酶分泌、促进胰液引流等多靶位作用有关。大黄蒽醌衍生物对胰蛋白酶有较强的抑制作用，进而抑制了这些酶对胰脏和全身的一系列损害反应。

9. 抗衰老作用：大黄有抗超氧负离子自由基的活性。华北大黄（R. frangenbachii）＞河套大黄（R. hotaense）＞唐古特大黄、掌叶大黄、藏边大黄、药用大黄。有效成分以芦荟大黄-ω-葡萄糖苷和芦荟大黄素-8-葡萄糖苷作用较强。大黄酚可提高小鼠抗缺氧能力及机体耐力，并可拮抗东莨菪碱造成的记忆获得障碍，改善亚硝酸钠造成的记忆巩固不良和 30％乙醇造成的记忆再现缺失。大黄多糖能促进热休克蛋白 70 的表达，这可能是其脑保护作用的机制之一。

10. 其他作用：大黄素和大黄酸对家兔排尿、排 Na^+ 和排 K^+ 有明显促进作用，因而具有利尿作用。大黄可明显提高脓毒症大鼠细胞内 ATP 含量和能荷值，减少肝细胞内细胞色素 C 的丢失，明显改善线粒体的呼吸功能。大黄无论对正常小鼠和烧伤小鼠均具有明显的促进肠道免疫相关物质分泌的效果，这一作用是大黄的黏膜屏障保护作用的重要机制之一。此外，大黄素还对人牙周膜细胞有促生长作用，可能对牙周组织再生修复起作用。大黄水提物可明显影响雌性幼年大鼠下丘脑-垂体-卵巢轴的激素水平。大黄可以对抗戊四氮大鼠癫痫发作及脑组织氧化，对癫痫有一定的防治作用。

【医疗用途】

药性归经：味苦，性寒。归脾、胃、大肠、肝、心包经。

功能：泻下攻积，清热泻火，凉血解毒，逐瘀通经，利湿退黄。

主治：实热积滞便秘，血热吐衄，目赤咽肿，痈肿疔疮，肠痈腹痛，瘀血经闭，产后瘀阻，跌打损伤，湿热痢疾，黄疸尿赤，淋证，水肿；外治烧烫伤。酒大黄善清上焦血分热毒，用于目赤咽肿、齿龈肿痛。熟大黄泻下力缓、泻火解毒，用于火毒疮疡。大黄炭凉血化瘀止血，用于血热有瘀出血症。

用法用量：内服：煎汤，3～15g；泻下通便，宜后下，不可久煎。或入丸、散。外用：适量，研末调敷或煎水洗、涂。

使用注意：脾胃虚寒，血虚气弱，妇女胎前、产后、月经期及哺乳期均慎服。

【资源评述】大黄始载于《神农本草经》，列为下品。《吴普本草》云："生蜀郡北部或陇西（今四川北部、甘肃西部）。"《名医别录》谓："生河西山谷及陇西（今甘肃）。"大黄自古至今均以甘肃、青海、四川北部为主产地。现《中国药典》收载的大黄基原包括掌叶大黄 *R. palmatum*、唐古特大黄 *R. tanguticum* 和药用大黄 *R. officinale*，市场商品大黄中以栽培品为主，野生品较少，栽培品以掌叶大黄为主，唐古特大黄次之，药用大黄几乎无栽培（20 世纪六七十年代，四川万源、湖北恩施等地曾引种栽培药用大黄，现已基本无生产）；野生品包括前述 3 种，以唐古特大黄产量最大，掌叶大黄次之，药用大黄较少。历史上曾将大黄商品药材根据产地分为"西宁大黄""铨水大黄"和"马蹄大黄"3 类，西宁大黄以野生唐古特大黄为主，产于青海（玉树、班玛、达日、贵德等地）、四川西部等地；铨水大黄以掌叶大黄为主，多为栽培，主产于甘肃礼县、武都、文县、清水、庄浪等地；马蹄大黄又分为"雅黄"和"南川大黄"，雅黄以掌叶大黄和唐古特大黄为主，主产于四川；南川大黄为药用大黄，产于重庆、湖北北部和贵州北部，现已基本不产，近年陕西汉中、安康有一定规模的引种栽培。

关于大黄的质量，《中国药典》规定"含芦荟大黄素（$C_{15}H_{10}O_5$）、大黄酸（$C_{15}H_8O_6$）、大黄素（$C_{15}H_{10}O_5$）、大黄酚（$C_{15}H_{10}O_4$）和大黄素甲醚（$C_{16}H_{12}O_5$）的总量不得少于 1.5%"，未规定大黄主要泻下活性成分的番泻苷的含量限量。现一般认为，甘肃、青海一带的掌叶大黄及四川宝兴的药用大黄、唐古特大黄质量为好，为道地药材。据对不同产地大黄所含大黄酸的比较，唐古特大黄以青海西宁产者黄酸含量最高（0.64%），掌叶大黄以山西天镇县产者含量最高（0.39%），药用大黄以四川宝兴县产者含量最高（0.41%），仅从大黄酸成分来看，支持以上的观点。但另一方面，大黄为我国大宗出口药材品种之一，日本及欧洲等均规定有番泻苷含量指标。据重庆市中药研究院对全国大黄的资源调查和质量评价，除四川康定、石棉、若尔盖等地产的药用大黄和唐古特大黄外，多数产地的野生和栽培大黄中的番泻苷 A、B 的含量均极低，使得我国大黄出口的价格普遍偏低，发展番泻苷含量高的优质大黄生产无疑具有重要意义。

传统大黄栽培一般需生长 4～5 年，但据调查，目前甘肃等地的大黄栽培多为 2～3 年（育苗 1 年，移栽生长 1～2 年）采挖，这也是影响大黄质量的重要原因。

临床观察到生、熟大黄都具有明显的减肥作用，其降血脂和减肥成分可能是蒽醌类、儿茶素类化合物，多糖也具有这些作用。大黄素对 3T3-L1 小鼠前脂肪细胞增殖与分化及脂肪代谢有影响，其可能也具有潜在的减肥、降脂作用。

【参考文献】

[1] 傅兴圣，陈菲，刘训红，等. 大黄化学成分与药理作用研究新进展 [J]. 中国新药杂志，2011，20（16）：1534-1538.

[2] 李广峰. 大黄的药理作用及临床应用分析 [J]. 中国医药指南，2013，11（16）：317-318.

[3] 杜丽娟，占煜，吴至久，等. 大黄对慢性便秘模型大鼠结肠血管活性肠肽水平及肠动力影响研究 [J]. 川北医学院学报，2016，31（4）：470-472.

[4] 黄娟，张庆莲，皮凤娟，等. 大黄的药理作用研究进展 [J]. 中国医院用药评价与分析，2014，14（3）：282-284.

[5] 高红艳，吴方雄，郭洁，等. 大黄对大鼠应激性溃疡的作用及其可能机制 [J]. 山西医科大学学报，2015，46（7）：621-623.

[6] 熊海蓉，杨占秋. 大黄抗炎抗病毒作用的研究 [J]. 医学新知，2014，24（3）：159-160.

[7] 吴金玉. 大黄治疗慢性肾功能衰竭的研究进展 [J]. 中国医学文摘：内科学，2006（5）：430-432.

[8] 王收宝，尹虹. 大黄在糖尿病治疗中作用机制研究进展 [J]. 糖尿病新世界，2015（17）：28-30.

[9] 盛环良，常诚. 大黄改善认知功能研究进展 [J]. 世界中医药，2015，17（6）：958-961.

[10] 刘梦杰，佟继铭，宋素英，等. 大黄对雌性幼年大鼠血清 GnRH、LH、FSH、P、E2 水平的影响 [J]. 承德医学院学报，2015，32（2）：102-104.

[11] 张慧杰，张文风，杨焱. 大黄水提液对戊四唑癫痫大鼠的脑保护作用 [J]. 吉林中医药，2015，35（10）：1053-1055.

水红花子

Shuihonghuazi

【别名】大蓼子、红蓼、朱蓼、水荭花子。

【来源】为蓼科植物红蓼 *Polygonum orientale* L. 的干燥成熟果实。

【植物形态】一年生草本，高 1～3m。茎直立，中空，多分枝，密生长毛。叶互生；叶柄长 3～8cm；托叶鞘筒状，下部膜质，褐色，上部草质，被长毛，上部常展开呈环状翅；叶片卵形或宽卵形，长 10～20cm，宽 6～12cm，先端渐尖，基部近圆形，全缘，两面密生软毛。总状花序由多数小花穗组成，顶生或腋生；苞片宽卵形；花淡红或白色；花被 5 深裂，裂片椭圆形；雄蕊通常 7 枚，长于花被；子房上位，花柱 2 枚。瘦果近圆形，扁平，黑色，有光泽。花期 6～9 月，果期 8～10 月。

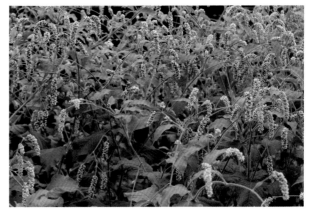

红蓼

【生境分布】生于海拔 300～2700m 的路旁或水边湿地。产于巫溪、南川、南岸、合川。除西藏自治区外，分布几乎遍于全国。

【采集加工】晚秋霜后，采割茎叶，洗净，茎切成小段，晒干；叶置通风处阴干。

【药材鉴别】

性状鉴别：瘦果扁圆形，直径 3～4mm，厚约 1mm。表面棕黑色、棕黄色或红棕色，平滑，有光泽，两面微凹陷，中部略有纵向隆起，先端有突起的柱基，基部有黄色点状果柄痕，有的残留灰白色膜质花被。质坚硬。除去果皮，可见一粒扁圆形种子，外面包被有浅棕色膜质种皮，先端有浅棕色突起的珠孔，基部有一圆形种脐，胚乳白色，粉质，胚细小，弯曲，位于胚乳的周围。气微，味微辛。

【化学成分】

黄酮类：槲皮素、花旗松素、5,7-二羟基色原酮、柚皮素等。

鞣质类：3,3′-二甲氧基鞣花酸、3,3′-二甲氧基鞣花酸-4′-O-β-D-吡喃葡萄糖苷等。

挥发油类：异长叶烯、α-蒎烯等。

【药理作用】

1. 抗肿瘤作用：水红花子对宫颈癌细胞 HeLa、胃癌细胞 MGC、肝癌细胞 HepG2 和盲肠癌细胞 Hce-8693 四个瘤株具有体外抑制作用。

2. 免疫抑制作用：水红花子水煎液可以明显抑制小鼠的细胞免疫和体液免疫功能，并能明显缓解由 DNCB 诱导的小鼠迟发型超敏反应。

3. 抗氧化作用：水红花子醇提物能不同程度的抑制酵母多糖 A 刺激中性粒细胞生成超氧阴离子，并能不同程度的抑制 H_2O_2 诱发的红细胞氧化溶血，说明水红花子醇提物通过清除游离羟基、超氧阴离子及 H_2O_2 而发挥抗氧化活性。

【医疗用途】

药性归经：味咸，性微寒；归肝、胃经。

功能：散血消瘀，消积止痛，利水消肿。

主治：瘀瘕痞块，瘿瘤，食积不消，胃脘胀痛，水肿腹水。

用法用量：内服：煎汤，15～30g；研末、熬膏或浸酒。外用：适量，熬膏；或捣烂外敷。

使用注意：凡血分无瘀滞及脾胃虚寒者慎服。

附方：

1. 治脾肿大，肚子胀：水红花子 1000g，水煎熬膏。每次 1 汤匙，每日 2 次，黄酒或开水送服。并用水红花子膏摊布上，外贴患部，每日换药 1 次。

2. 治慢性肝炎、肝硬化腹水：水红花子 15g，大腹皮 12g，牵牛子 9g。水煎服。

3. 治结膜炎：水红花子 9g，黄芩 9g，菊花 12g，龙胆草 6g。水煎服。

4. 治瘰疬，破者亦治：水红花子不以多少，微炒一半，余一半生用，同为末，好酒调 6g，日三服，食后夜卧各一服。

【参考文献】

［1］盛华刚．水红花子的化学成分和药理作用研究进展［J］．化工时刊，2013，27（2）：44-46.

［2］谢周涛，胡进．水红花子乙酸乙酯部位化学成分研究［J］．中药材，2009，32（9）：1397-1399.

［3］杨志云，钱士辉，秦民坚．红蓼果实中的一个新三萜皂苷（英文）［J］．药学学报，2008，43（4）：388-391.

［4］郝宁，康廷国，窦德强，等．水红花子的化学成分研究［J］．时珍国医国药，2009，20（2）：369-370.

［5］谢周涛，田连起．水红花子总提取物及各化学部位体外抗肿瘤活性研究［J］．中医学报，2012，27（12）：1550-1551.

［6］李莉，陈秋阁，王红梅，等．水红花子对小鼠免疫功能及迟发型超敏反应的抑制作用［J］．河南师范大学学报（自然版），2009，37（4）：125-127.

杠板归
Gangbangui

【别名】猫爪刺、蛇牙草、南蛇风。

【来源】为蓼科植物杠板归 *Polygonum perfoliatum* L. 的干燥地上部分。

【植物形态】一年生蔓生草本，长 1～2m。全株无毛；茎有棱，棱上有倒钩刺。叶互生；叶柄盾状着生，几与叶片等长；托叶鞘叶状，圆形或卵形，抱茎，直径 2～3cm；叶片近三角形，长、宽均为 2～5cm，淡绿色，下面叶脉疏生钩刺，有时叶缘也散生钩刺。短穗状花序顶生或生于上部叶腋，两性花；花小，多数，具苞，苞片圆形，花被白色或淡红色，5裂，裂片卵形，果时增大，肉质，深蓝色；雄蕊 8枚；花柱 3 叉状。瘦果球形，暗褐色，有光泽。花期 6～8月，果期 9～10月。

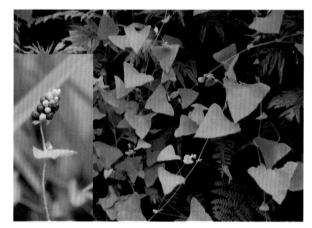
杠板归

【生境分布】生于荒芜的沟岸、河边及村庄附近。产于重庆各区县。全国均有分布。

【采集加工】在夏、秋间采收。割取地上部分，鲜用或晒干。

【药材鉴别】

性状鉴别：茎细长，略呈方柱形，直径可达 0.2cm；表面紫红色或紫棕色，棱角上有倒生钩状刺；节略膨大，具托叶鞘脱落后的环状痕，节间长 0.6～6cm；质脆，易折断，断面黄白色，有髓部或中空。叶互生；叶片多皱缩或破碎，完整者展平后呈近等边三角形，淡棕色或灰绿色，叶缘、叶背主脉及叶柄疏生倒钩状刺。短穗状花序顶生或生于上部叶腋，苞片圆形，花小，多萎缩或脱落。气微，味微酸。

以叶多、色绿者为佳。

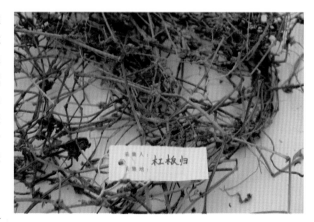
杠板归（生药）

【化学成分】黄酮类：山奈酚、槲皮素、槲皮素-3-β-D-葡萄糖等；醌类化合物：大黄素、大黄素甲醚、芦荟大黄素；萜类：β-谷甾醇、胡萝卜苷等；酚酸类：没食子酸、原儿茶酸、咖啡酸等；酰胺类：Iotroridoside A、Pokeweedcerebroside 5、bonaroside 等。

【药理作用】

1. 抗菌、抗炎作用：杠板归提取物对金黄色葡萄球菌、巴氏杆菌、链球菌、沙门菌、大肠杆菌、粪链球菌、绿脓杆菌有明显的抑制作用，对白色念珠菌有一定的抑制作用。杠板归总提取液及正丁醇部位有显著的抗炎作用。

2. 抗病毒作用：杠板归醇提部分、杠板归醇洗脱部位及总体物有显著的抗单纯疱疹病毒-1（HSV-1）作用，最高抑制率可达 78.1%。

3. 抗肿瘤作用：杠板归对多种动、植物移植性肿瘤有抑制作用，体外实验显示其具抗癌活性，对放疗及化疗引起的白细胞减少有防治作用。

【医疗用途】

药性归经：味酸，性微寒。归肺、膀胱经。

功能：清热解毒，利湿消肿，止咳。

主治：咽喉肿痛，肺热咳嗽，小儿顿咳，水肿尿少，湿热泻痢，湿疹，疔肿，蛇虫咬伤。

用法用量：内服：煎汤，10～30g，鲜品 20～45g。外用：适量，捣敷；或研末调敷；或煎水熏洗。

使用注意：体质虚弱者及孕妇慎服。

附方：

1. 治缠腰火丹（带状疱疹）：鲜杠板归叶捣烂绞汁，调雄黄末适量，涂患处，每日数次。

2. 治痈肿：鲜杠板归全草 60～90g。水煎，调黄酒服。

3. 治乳痈痛结：鲜杠板归叶洗净杵烂，贴敷于委中穴；或与叶下红共捣烂，敷脚底涌泉穴，右痛敷左，左痛敷右。

4. 治急性扁桃体炎：石豆兰 30g，杠板归 75g，一枝黄花 15g。水煎，每日 1 剂，分 2 次服。

5. 治黄水疮：蛇倒退叶（为细末）30g，冰片 1.5g。混合，调麻油涂搽。

【资源评述】 杠板归始载于《万病回春》，云："此草（杠板归）四五月生，至九月见霜即无。叶尖青，如犁头尖样，藤有小刺。有子圆黑如睛。"《生草药性备要》云："芽梗俱有勒，子蓝色，可食。"《本草纲目拾遗》云："立夏时发苗，独茎蔓生，茎穿叶心，茎上又发叶，叶下圆上尖如犁耙，又类三角枫，枝梗有刺。"《植物名实图考》曰："刺犁头，江西、湖南多有之。蔓生，细茎，微刺茸密，茎叶俱似荞麦。开小粉红花成簇，无瓣。结碧实有棱，不甚圆，每分叉处有圆叶一片似蓼。"以上所述的形态及《植物名实图考》之附图，特征与今蓼科植物杠板归一致。

杠板归根亦入药，其味酸、苦，性平。解毒消肿。主治口疮、痔疮、肛瘘。内服：煎汤，9～15g；鲜品 15～30g。外用：适量，捣敷。

【参考文献】

[1] 张荣林，孙晓翠，李文欣，等. 杠板归化学成分的分离与鉴定 [J]. 沈阳药科大学学报，2008，25（2）：105-107.

[2] 江琼. 杠板归化学成分的研究 [J]. 军事医学科学院院刊，2009，33（3）：254-256.

[3] 李红芳. 杠板归的化学成分 [J]. 应用与环境生物学报，2009，15（5）：615-620.

[4] 赵超. 杠板归的化学成分研究 [J]. 中成药，2009，31（10）：1610-1611.

[5] 徐进. 杠板归的化学成分及其生物活性研究 [D]. 杭州：浙江工商大学，2010.

[6] 扶亚祥. 杠板归化学成分分析及抗菌效果研究 [J]. 动物医学进展，2008，29（9）：45-49.

[7] 黄鹤飞. 杠板归抗炎及抑菌活性部位研究 [J]. 安徽医药，2008，12（7）：595-596.

[8] 刘玉梅. 杠板归药理作用与临床应用研究进展 [J]. 亚太传统医药，2011，7（6）：161-162.

[9] 李红芳. 杠板归化学成分及药理作用研究进展 [J]. 安徽农业科学，2008，36（27）：11793-11794.

牛耳大黄

Niu'erdahuang

【别名】火风棠、土大黄、羊蹄、四季菜根。

【来源】为蓼科植物皱叶酸模 *Rumex crispus* L. 或尼泊尔酸模 *Rumex nepalensis* Spreng. 的根。

【植物形态】

皱叶酸模：多年生草本，高50～100cm。根肥厚，黄色，有酸味。茎直立，通常不分枝，具浅槽。叶互生；托叶梢膜质，管状，常破裂；叶片披针形或长圆状披针形，长12～18cm，宽2～4.5cm，先端短渐尖，基部渐狭，边缘有波状皱褶，两面无毛。花多数聚生于叶腋，或形成短的总状花序，合成一狭长的圆锥花序；花被片6枚，2轮，宿存；雄蕊6枚；柱头3枚，画笔状。瘦果三棱形，有锐棱，长2mm，褐色有光泽。花果期6～8月。

尼泊尔酸模：叶片卵状长圆形，下部较宽，先端急尖或钝尖，基部心形或近圆形，两面的叶脉及叶缘均被白色短毛；结果时增大的内花被边缘具7～10对针刺，针刺先端呈钩状弯曲。花期5～6月，果期6～7月。

【生境分布】生于沟谷、河岸及湿地。属华东北亚热带至西南北亚热带、中亚热带植物。皱叶酸模：产于涪陵、武隆、黔江、彭水、酉阳、秀山、潼南、荣昌，分布于东北及内蒙古、河北、陕西、甘肃、青海、福建、台湾、广西等地。尼泊尔酸模：产于垫江、涪陵、彭水、秀山、南川、合川、江津、铜梁，分布于西南及陕西、甘肃、青海、江苏、江西、湖北、湖南、西藏等地。

【采收加工】4～5月采其根，洗净，晒干或鲜用。

【药材鉴别】

性状鉴别

皱叶酸模：根呈不规则圆锥状条形，长10～20cm，粗达2.5cm，单根或中段有数个分枝。根头顶端具干枯的茎基，其周围可见多数片状棕色的干枯叶基。表面棕色至深棕色，有规则纵皱纹及多数近圆形的须根痕。质硬，断面黄棕色，纤维性。气微，味苦。

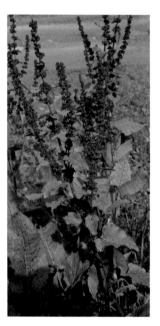

尼泊尔酸模

尼泊尔酸模：根类圆锥形，下部有分枝，长约13cm，直径达25cm。根头部具残留茎基及支根痕，周围具少量干枯的棕色叶基纤维，其下有密集横纹。根表面黄灰色，多纵沟及横长皮孔样疤痕。质硬易折断，折断面淡棕色。气微，味苦涩。

【化学成分】

皱叶酸模：根及根茎含游离蒽醌类成分0.57％，结合型蒽醌1.27％，并含较多酸模素。还含有β-谷甾醇、十六烷酸、十六烷酸-2,3-二羟基丙酯、大黄酚、大黄素甲醚、大黄素、大黄酚-8-O-β-D-吡喃葡萄糖苷、大黄素甲醚-8-O-β-D-吡喃葡萄糖苷、大黄素-8-O-β-D-吡喃葡萄糖苷、没食子酸、(+)-儿茶素、山奈酚、槲皮素、山奈酚-3-O-α-L-吡喃鼠李糖苷、槲皮素-3-O-α-L-吡喃鼠李糖苷、(-)-表儿茶素、大黄酚苷、1,8-二羟基-3-甲基-9-蒽酮、矢车菊素、右旋儿茶酚、左旋表儿茶酚；种子中含植物血凝素等。

尼泊尔酸模：根及根茎含阿魏酸、7-羟基-5-甲氧基苯酞、2-乙酰基-3,5-二羟基-苯乙酸甲酯、苔色酸甲酯、对羟基肉桂酸甲酯、2-羟基-5-甲基苯乙酮、丁香酸甲酯、2,4-二羟基-6-甲基苯乙酮、对羟基苯乙醇、异香草醛、迷人醇、7-羟基-2,5-二甲基色原酮、3-乙酰基-2-甲基-1,5-二羟基-2,3-环氧基-4-羰基-萘酮、大黄素、大黄酚、大黄素甲醚、β-谷甾醇、胡萝卜苷、十六烷酸、十六烷酸-2,3-二羟基丙酯、没食子酸、没食子酸乙酯、大黄素甲醚、大黄素甲醚-8-O-β-D-吡喃葡萄糖苷、大黄酚-8-O-β-D-吡喃葡萄糖苷、大黄素-8-O-β-D-吡喃葡萄糖苷、山奈酚、山奈酚-3-O-α-L-吡喃鼠李糖苷、槲皮素和槲皮苷等。

【药理作用】

1. 抗菌作用：牛耳大黄全草提取液对金黄色葡萄球菌、大肠杆菌有抑制作用。从根中分离出的大黄酸、大黄素及大黄酚在试管内对甲型链球菌、肺炎链球菌、流感杆菌及卡他球菌有不同程度的抑制作用。本品含有强抗真菌作用的酸模素，对白色假丝酵母、深红色发癣菌、藤黄八叠球菌、枯草芽孢杆菌均有抑制作用。尼泊尔酸模根石油醚和乙酸乙酯部分有抑菌活性。

2. 止咳、祛痰和平喘作用：牛耳大黄水煎剂灌胃给药对氨水喷雾所致小鼠咳嗽有明显止咳作用，所含大黄素、大黄酚也有明显止咳作用，总蒽醌有轻度止咳作用；总蒽醌给豚鼠灌胃有明显平喘作用。

3. 降血压作用：皱叶酸膜提取物对高血压大鼠具有良好的降压作用，并能延缓左心室肥厚，其降压机制可能与其影响肾素-血管紧张素-醛固酮系统，降低血管紧张素Ⅱ的含量有关。

4. 抗肿瘤作用：牛耳大黄醇提取物对小鼠接种的肉瘤具有抑制作用；其酸性提取物作用更强。

5. 其他作用：尼泊尔酸模根和地上部分各提取物均有较好的 α-葡萄糖苷酶抑制作用，乙酸乙酯提取物的抑制类型为非竞争性抑制，其甲醇提取物为混合型抑制。从尼泊酸模根中分离活性蛋白-凝集素，具有抑制血小板聚集的作用。所含蒽醌类衍生物的其他作用参见"大黄"条。

【医疗用途】

药性归经：味苦，性寒。归心、肝、大肠经。

功能：清热解毒，凉血止血，通便杀虫。

主治：急性肝炎，慢性肝炎，肠炎，痢疾，慢性气管炎，吐血，衄血，便血，崩漏，热结便秘，痈疽肿毒，疥癣，秃疮。

用法用量：内服：煎汤，10～15g。外用：适量，捣敷；或研末调搽。

使用注意：脾胃虚寒、食少便溏者禁服。

附方：

1. 治红崩：牛耳大黄根30g，旋鸡尾15g，香附子15g，益母草30g。用酒炒，煎水服。

2. 治翻肛痔，大便结燥：鲜牛耳大黄根60g，红土苓3g，蓖麻子根30g，团刺梨根45g，蒲公英60g，老君须18g，霸王鞭30g，天丁7个。炖猪大肠头服。

3. 治干咳无痰，头晕：牛耳大黄根180g，水猪毛60g，淡竹叶60g。煎水分3次服。

【资源评述】酸模属在全世界有150种，主产于北温带。我国有26种2变种，全国各省区均有分布，多数可入药，资源丰富。不同地区常作牛耳大黄入药的还有酸模 R. acetosa L.、齿果酸模 R. dentatus L. 的根。酸模属植物在多数地区常称"土大黄"，其原植物也较为复杂，《北京市中药材标准》以"土大黄"之名收载了巴天酸模 R. patientia L.，《贵州省中药材、民族药材质量标准》在"土大黄"条下收载了尼泊尔酸模 R. nepalensis、齿果酸模 R. dentatus Linn. 和皱叶酸模 R. crispus，中南地区称羊蹄 R. obtusifolius L. 为"土大黄"。

酸模属植物多含有大黄素、大黄酚等化学成分，可作为化学提取物的原料来源。此外，还可作为动物饲料。

【参考文献】

[1] 范积平，张贞良．皱叶酸模的化学成分研究 [J]．中药材，2009，32（12）：1836-1840.

[2] 范积平，张贞良．皱叶酸模的化学成分研究（Ⅱ）[J]．广东药学院学报，2009，25（6）：585-587.

[3] 朱晶晶，王峥涛，张朝凤，等．酸模属植物中化学成分及其药理活性研究进展 [J]．中草药，2008，39（3）：450-454

[4] 邓丽娜，李博然，王国伟，等．尼泊尔酸模化学成分研究 [J]．中草药，2016，47（12）：2095-2099.

[5] 汪念，朱斌，绳慧峰，等．尼泊尔酸模的化学成分 [J]．中国实验方剂学杂志，2011，17（19）：132-136.

[6] 康文艺，刘瑜新，宋艳丽，等．尼泊尔酸模 α-葡萄糖苷酶抑制活性及抗菌活性研究 [J]．中成药，2010，32（7）：1249-1251.

[7] 李春英，张晶，王芳．皱叶酸模提取物对高血压大鼠血压影响及机制研究 [J]．中国医学创新，2012，9（36）：12-13.

地肤子
Difuzi

【别名】铁扫把子、地麦、落帚子、野扫帚。

【来源】为藜科植物地肤 *Kochia scoparia*（L.）Schrad. 的干燥成熟果实。

【植物形态】一年生草本，高50～150cm。茎直立，多分枝，淡绿色或浅红色，生短柔毛。叶互生，无柄，叶片狭披针形或线状披针形，长 2～7cm，宽 3～7mm，先端短渐尖，基部楔形，全缘；通常有 3 条主脉。花单个或 2 个生于叶腋，集成稀疏的穗状花序，花下有时有锈色长柔毛；花小，两性或雌性；黄绿色，花被片 5 枚，近球形，基部合生，果期背部生三角状横突起或翅，有时近扇形；雄蕊 5 枚；花柱极短，柱头 2 枚，丝状。胞果扁球形，果皮与种子离生，包于花被内。种子 1 颗，扁球形，黑褐色。花期 6～9 月，果期 8～10 月。

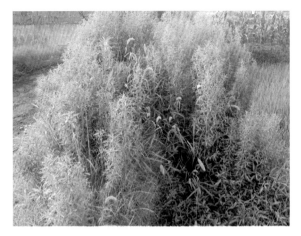

地肤子

【生境分布】生于田野、路旁、荒野。喜温暖湿润气候，耐旱，喜阳。各地均有栽培。

【采收加工】秋季割取全草，晒干，打下果实，除去杂质。

【药材鉴别】

性状鉴别：果实呈扁球状五角星形，直径 1～3mm。外被宿存花被，表面灰绿色或淡棕色，周围具膜质小翅 5 枚，背面中心有微突起的点状果梗痕及放射状脉纹 5～10 条。剥离花被后，可见半透明膜质果皮；种子扁卵形，横生，长约 1mm，黑色。气微，味微苦。

以饱满、色灰绿者为佳。

【化学成分】果实含有挥发油、皂苷、生物碱等。

挥发油：1-甲基-2-丙基苯 1-甲基-4-(1-甲基乙烯基)环乙烯、(E)-3,7-二甲基-2,6-二烯辛醛、2-甲基辛酸甲酯、1-甲氧基-4-(1-丙烯基)苯、九碳酸甲酯、1-十一碳炔、九碳酸乙酯、甲基素、双环(4,3,1)癸-10-酮、5-乙基-2-壬醇、4,8-二甲-1-壬醇、(E)-β-金合欢烯、反-金合欢烯、2,6-二特丁基-1,4-苯酮、β-紫罗酮、1,2,3,5,6,7,8,8α-八氢-1,8α-二甲基-7-(1-甲乙基)等。

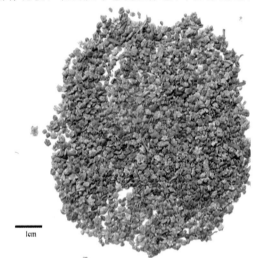

1cm

地肤子（生药）

三萜类：齐墩果酸、地肤子皂苷 B、地肤子皂苷 C、3-O-[β-D-吡喃木糖(1→3)β-D-吡喃葡萄糖醛酸]-齐墩果酸、3-O-[β-D-吡喃木糖(1→3)β-D-吡喃葡萄糖醛酸甲酯]-齐墩果酸、3-O-[β-D-吡喃木糖(1→3)-β-D-吡喃葡萄糖醛酸]-齐墩果酸-28-O-(β-D-吡喃葡萄糖苷)、3-O-[β-D-xylo-pyranosyl(1→3)-β-D-glucuronic acid]-oleanolic acid-28-O-(β-D-glucopyranoside)等。

其他：生物碱类包括 harmane、harmine。黄酮类包括正三十烷醇、脂肪油、维生素、正十八烷酸、β-谷甾醇、齐墩果酸、胡萝卜苷、5,7,4′-三羟基-6,3′-二甲氧基黄酮、5,7,4′-三羟基-6-甲氧基黄酮、异鼠李素、槲皮素、异鼠李素-3-O-β-D-吡喃葡萄糖苷、芦丁等。

【药理作用】

1. 抗病原微生物作用：地肤子的水浸剂对许兰黄癣菌、奥杜盎小芽胞癣菌、铁锈色小芽胞癣菌、羊毛状小芽胞癣菌等皮肤真菌均有不同程度的抑制作用。超临界萃取地肤子油对金黄色葡萄球菌、表皮葡萄球菌、石膏样毛癣菌、红色毛癣菌、羊毛小孢子菌均有较好的抑菌活性。地肤子水提液对植物病原真菌有良好的抑制作用，对 3-O-[β-D-吡喃葡萄糖(1→2)-β-D-吡喃木糖(1→3)-β-D-吡喃葡萄糖醛酸]-齐墩果酸对白色念珠菌有一定抑制作用。

2. 对免疫功能的作用：地肤子水提取物能使小鼠碳粒廓清速率明显降低，同时减少肝脏和脾脏对碳粒的摄取；明显抑制腹腔巨噬细胞对鸡红细胞（CRBC）的吞噬作用，对 PC 诱导的迟发型超敏反应（PC-DTH）及绵羊红细胞诱导的迟发型超敏反应（SRBC-DTH）的诱导相及效应相均有一定的抑制趋势。

3. 对糖尿病的作用：地肤子总皂苷能降低四氧嘧啶所致高血糖小鼠的血糖水平，明显抑制灌胃葡萄糖引起的小鼠血糖升高。降糖机制可能与抑制糖在胃肠道的转运或吸收有关。

4. 对变态反应的作用：地肤子醇提物对速发型变态反应及迟发型变态反应（DTH）后期反应的抑制作用则可能与抗炎作用有关，地肤子皂苷为其抑制DTH的有效成分。地肤子总皂苷抗4-氨基吡啶致小鼠过敏性皮肤瘙痒和组胺所致小鼠足肿胀，具有药效-剂量关系，齐墩果酸3位碳上的二糖链中β-D-吡喃葡萄糖醛酸的羧基是影响其活性的重要官能团。

5. 抗氧化作用：地肤子乙醇、丙酮和乙酸乙酯提取物均表现出很强的抗氧化性能，其抗氧化能力随提取物浓度增大而增强。其中乙酸乙酯提取物的清除效果最优。地肤子黄酮类化合物在一定浓度范围内具有较强的清除自由基和抗氧化能力。

6. 其他作用：地肤子中的皂苷IC能抑制HaCaT细胞增殖，且使细胞周期阻滞于G_1期，其机制可能与影响细胞周期有关，可用于银屑病的治疗。地肤子皂苷使HepG2人肝癌细胞凋亡。

【医疗用途】

药性归经：味苦、辛，性寒。归肾、膀胱经。

功能：清热利湿，祛风止痒。

主治：小便涩痛，阴痒带下，风疹，湿疹，皮肤瘙痒。

用法用量：内服：煎汤，9～15g；或入丸、散。外用：适量，水煎熏洗。

使用注意：内无湿热，小便过多者忌服。

附方：

1. 治肾炎水肿：地肤子10g，浮萍8g，木贼草6g，桑白皮10g。水煎，去滓，每日3次分服。

2. 治湿疹、痒疹：地肤子15g，白鲜皮9g，萆薢12g，苦参、野菊花各9g，生地12g，赤芍、当归各9g。水煎服。

3. 治疗急性乳腺炎：地肤子50g，水煎加红糖服。

4. 治末梢神经炎：蛇床子、地肤子、黄柏各9g，没药、苦参各6g。水煎浸泡患处。

【资源评述】地肤子始载《神农本草经》，列为上品。主产于江苏、山东、河南、河北等地。销全国各地。全国11个产地的地肤子皂苷的含量比较，以安徽亳州、河北安国、黑龙江、哈尔滨等地含量较高。

临床多用于湿疹、荨麻疹、小便不利等病症。有研究报道，地肤子可治疗前列腺炎；地肤子加甘草治疗慢性乙型肝炎86例，总有效率94.2%。据药理研究，地肤子治疗糖尿病，其降糖作用有别于磺酰脲类及双胍类，可望控制糖尿病患者饭后高血糖及减慢食物中糖分的摄取速率，因而在治疗糖尿病方面有较大的开发潜力。此外，地肤子尚用于化妆品。

同属植物扫帚菜 Kochia scoparia（L.）Schrad. f. trichopila（Hort.）Schinz. et Thell. 胞果与地肤子在性状、组织、化学成分上很相近，在江苏民间也作地肤子入药。

【参考文献】

［1］卢向红，徐向东，付红伟，等．地肤子化学成分的研究［J］.中国药学杂志，2012，47（5）：338-342.

［2］邵荣杰，邵世宏．地肤子的各药用部位药用价值研究进展［J］.中草药，2015，46（23）：3605-3610.

［3］蒋剑平，沈小青，范海珠．地肤子化学成分及药理活性研究进展［J］.中华中医药学刊，2011，29（12）：2704-2706.

［4］韩璐，赵成爱，马炳阳，等．地肤子水提液及大孔树脂分离物的抑菌作用［J］.吉林农业大学学报，2014，36（4）：442-446.

［5］由宝昌，刘建萍，张晓晖，等．地肤子皂苷抗过敏作用的量效及构效关系［J］.浙江农业科学，2010，1（3）：669-671.

［6］李培源，卢汝梅，苏炜，等．地肤子总黄酮含量测定及其抗氧化活性［J］.湖北农业科学，2016，55（7）：1802-1804.

［7］李培源，霍丽妮，苏炜，等．地肤子自由基清除活性和总酚含量测定研究［J］.湖北农业科学，2016，55（11）：2899-2901.

［8］张浩，易华，张欣，等．地肤子黄酮类提取物的抗氧化活性研究［J］.化工时刊，2012，26（7）：30-32.

［9］王静．地肤子皂苷对HepG2人肝癌细胞凋亡和迁移侵袭的影响及其作用机制研究［D］.西北农林科技大学，2014.

［10］夏玉凤，王强，戴岳，等．不同产地地肤子中皂苷的含量分析［J］.中国中药杂志，2002，27（12）：890-893.

川牛膝

Chuanniuxi

【别名】天全牛膝、肉牛膝、拐牛膝、甜牛膝。

【来源】为苋科植物川牛膝 *Cyathula officinalis* Kuan 的干燥根。

【植物形态】多年生草本，高 50～100cm。主根长圆柱形，土棕色，味微甘，茎直立，茎下部近圆柱形，中部近四棱或近方形，具糙毛，节略膨大。叶对生，叶柄密生糙毛，叶片椭圆形，先端渐尖，基部楔形，全缘，表面暗绿色。顶生或腋生绿白色小花，花密集呈圆头状花序。胞果长椭圆状倒卵形，暗灰色。基部略被疏柔毛。种子卵形，赤褐色。花期 6～7 月，果期 8～9 月。

【生境分布】生于海拔 200～1750m 的屋旁、林缘、山坡草丛中。为深根系植物，喜温暖干燥气候。不耐严寒，在气温-17℃时植株易冻死。以土层深厚的砂质壤土栽培为宜。产于巫溪、奉节、南川。分布于河南、山西、山东、江苏、安徽、浙江、江西、湖南、湖北、四川、云南、贵州等地。

【采收加工】11 月下旬至 12 月中旬采收。先割去地上茎叶，依次将根挖出，剪除芦头，去净泥土和杂质。按根的粗细不同，晒至六七成干后，集中室内并加盖草席，堆闷 2～3 日，分级，扎把，晒干。

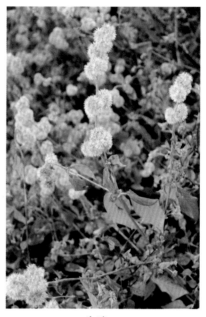

牛膝

【药材鉴别】

性状鉴别：本品呈近圆柱形，微扭曲，向下略细或有少数分枝，长 30～60cm，直径 0.5～3cm。表面黄棕色或灰褐色，具纵皱纹、支根痕和多数横长的皮孔样突起。质韧，不易折断，断面浅黄色或棕黄色，维管束点状，排列成数轮同心环。气微，味甜。

【化学成分】牛膝根主要含有生物碱和甾酮类化合物。含有杯苋甾酮、24-羟基杯苋甾、森告甾酮、苯基-β-D-吡喃葡萄糖苷、（+）-莱昂树脂醇-3α-O-β-D-吡喃葡萄糖苷、异杯苋甾酮、5-表杯苋甾酮、羟基杯苋甾酮、杯苋甾酮、苋菜甾酮 A 及 B、头花杯苋甾酮、后甾酮、羟基促脱皮甾酮及前杯苋甾酮，还含阿魏酸、牛膝多糖等。

牛膝（饮片）

【药理作用】

1. 对心血管系统的影响：对川牛膝、怀牛膝水煎液进行小鼠肠系膜微循环、瘀血型大鼠全血黏度、红细胞压积等指标的对比研究，结果发现，在改善微循环方面，川牛膝作用强于怀牛膝。川牛膝、怀牛膝均能降低血浆黏度，高剂量怀牛膝可降低全血黏度，川牛膝还有对抗红细胞聚集和提高红细胞变形能力的作用。川牛膝醇提物的降压作用与降低肾脏的血管紧张素转换酶（ACE）的表达水平有关，与降低心肌 ACE 活性、影响心肌细胞直径有关。

2. 激素样作用：川牛膝在去卵巢大鼠体内具有弱雌激素样作用，能减轻雌激素缺乏导致的生殖系统萎缩，改善血脂代谢，减轻体重，推测其对治疗更年期综合征可能有效。

3. 降血糖作用：蜕皮甾酮和牛膝甾酮对高血糖素所致大鼠高血糖有明显降血糖作用，但对动物正常血糖值无明显影响。蜕皮甾酮能促进正常小鼠肝内葡萄糖合成蛋白质，促进正常及四氧嘧啶高血糖小鼠肝内葡萄糖合成糖原，可能是其降血糖作用机制之一。

4. 降脂作用：蜕皮甾酮能明显抑制高胆固醇所致肝总脂、TC 及 TG 的升高，还能抑制 WR-1339 所致兔高胆固醇血症及高甘油三酯血症，也有抗家兔实验性动脉粥样硬化作用。

5. 对免疫系统的影响：川牛膝多糖对细胞免疫及体液免疫有一定增强作用。川牛膝多糖对环磷酰胺所致外周白细胞减少有对抗作用，结果证实川牛膝多糖对正常或荷瘤小鼠白细胞减少均有显著的回升作用，表明川牛膝多糖对环磷酰胺所致小鼠白细胞损害有一定的减毒作用。牛膝多糖诱导小鼠腹腔巨噬细胞合成 IL-1、合成与分泌 TNF-α；对 LPS 5μg/ml 诱生的 IL-1 合成与释放有促进作用。

6. 其他作用：对大鼠蛋清性足肿胀及炎症的影响，川牛膝功效胜于怀牛膝。川牛膝在去卵巢大鼠体内能抑制骨量丢失，改善骨生物力学性能，预防骨质疏松的发生。川牛膝提取物均具有一定的抗氧化活性，且呈显著的量效关系。川牛膝水煎液能升高自发性高血压大鼠体内 SOD 水平，且与剂量在一定范围内呈正相关。

【医疗用途】

药物归经：味甘、微苦，性平。归肝、肾经。

功能：逐瘀通经，通利关节，利尿通淋。

主治：经闭癥瘕，胞衣不下，跌打损伤，风湿痹痛，足痿筋挛，尿血，血淋。

用法用量：5～10g，水煎服。

使用注意：孕妇慎服。

附方：

1. 治疗丝虫病引起的乳糜尿：牛膝 90～120g，芹菜 45～60g。水煎 2 次，混合均匀，分 2～3 次服下。

2. 治疗高血压：牛膝、生地各 15g，白芍、茺蔚子、菊花各 9g。水煎服。

3. 治疗身体虚弱：牛膝 100g，熟地 100g。焙干，研为末，炼蜜为丸。每服 9g。

【资源评述】牛膝商品药材分为"牛膝"（怀牛膝）和"川牛膝"2 个品种，历版《中国药典》也分别收载。临床上认为怀牛膝偏于补肝肾，川牛膝偏于活血祛瘀。但本草记载有补肾作用，如清代医家张璐著《本经逢原》谓："怀产者长而无旁须，水道渗涩者宜之。川产者细而微黑，精气不固者宜之。"又言："牛膝，其性虽下行走筋，然滑利之品，精气不固者，终非所宜……惟川产者气味形质，与续断仿佛，庶无精滑之虞。"清代顾元交《本草汇笺》中云："土牛膝……专主破血，不似川牛膝兼补精血。"清代杨时泰《本草述钩元》谓："川牛膝所禀厚，故肥而长，主补精髓。"又言："川牛膝粗而黄者能生精。"张秉成《本草便读》中："怀产者象若枝条，下行力足；川产者形同续断，补益功多……怀牛膝根细长，川牛膝根粗而大。欲行瘀达下则怀胜，补益肝肾则川胜耳。"上述记载说明清代很多医家认为川牛膝的补肝肾作用更强。现代药理研究表明，川牛膝也有补肾功能。

牛膝在全国各地习用不一，河南、河北、山东、安徽、江苏、浙江等省主要用怀牛膝，而江西、湖北、云南、贵州、四川、重庆等省市以用川牛膝为主。

同科植物头花杯苋 Cyathula capitata Moq. 又称麻牛膝、金河牛膝，分布于金沙江流域，在部分地区混作川牛膝用，但其性味功效不同，应加以区别。

【参考文献】

[1] 郭良君，谭兴起，郑巍，等 . 川牛膝化学成分的研究 [J]. 中南药学，2013，11（7）：495-497.

[2] 叶品良，彭娟，刘娟 . 川牛膝研究概况 [J]. 中医药学报，2007，35（2）：51-53.

[3] 何光星，舒光明，宾雪英，等 . 川牛膝及其混淆品活血化瘀作用比较 [J]. 时珍国医国药，2015，26（10）：2336-2339.

[4] 王艳 . 川牛膝醇提物对自发性高血压大鼠血压及血管紧张素转换酶表达的影响 [J]. 内蒙古中医药，2012，31（19）：83-84.

[5] 启明，辛国，朱国琪 . 川牛膝醇提物对自发性高血压大鼠血压、心肌 ACE 活性及心肌细胞直径影响的研究 [J]. 中国现代中药，2010，12（6）：34-37.

[6] 王艳，周广举，严宗逊，等 . 川牛膝在去卵巢大鼠体内的雌激素效应及对脂代谢的影响 [J]. 中国妇幼保健，2015，30（29）：5063-5066.

[7] 郭晶，孙传鑫，王秋红，等 . 川牛膝化学拆分组分性味药理学评价——川牛膝化学拆分组分降血脂作用研究 [J]. 辽宁中医药大学学报，2016，18（7）：16-19.

[8] 孙传鑫，郭晶，王秋红，等 . 川牛膝化学拆分组分的制备及其免疫调节作用 [J]. 中国实验方剂学杂志，2016，22（2）：70-73.

[9] 王艳，周广举，严宗逊，等 . 川牛膝在去卵巢大鼠体内的骨保护作用 [J]. 中国骨质疏松杂志，2015，21（8）：918-921.

［10］张培全，刘盈萍，张超．川牛膝提取物清除自由基作用的研究［J］．中药材，2013，36（3）：458-461.

［11］徐婷．川牛膝水煎液对自发性高血压大鼠体内 SOD 水平的影响［J］．长春中医药大学学报，2014，30（1）：18-19.

红牛膝

Hongniuxi

【别名】红牛克膝、土牛膝、剪刀牛膝、狭叶牛膝。

【来源】为苋科植物柳叶牛膝 *Achyranthes longifolia*（Makino）Makino 的根及根茎。

【植物形态】多年生草本，高 1～1.6m。茎直立，四方形，节膨大；叶对生，叶片披针形或狭披针形，长 4.5～15cm，宽 0.5～3.6cm，先端及基部均渐尖，全缘，上面绿色，下面常呈紫红色。穗状花序腋生或顶生，花多数；苞片 1 枚，先端有齿；小苞片 2 枚，刺状，紫红色，基部两侧各有 1 枚卵圆形小裂片；花被 5 枚，绿色，线形；雄蕊 5 枚，花丝下部合生，退化雄蕊方形，先端具不明显的齿。胞果长卵形。花期 7～10 月。果期 9～11 月。

【生境分布】生于山坡。产于丰都、石柱、武隆、黔江、彭水、西阳、秀山、南川、铜梁等地。分布于陕西、浙江、江西、福建、台湾、湖北、湖南、广东、四川、贵州、云南等地。

【采收加工】全年均可采收，除去茎叶，洗净，鲜用或晒干。

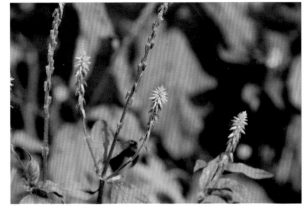

红牛膝

【药材鉴别】

性状鉴别：根茎短粗，长 2～6cm，直径 1～1.5cm。根 4～9 条，扭曲，长 10～20cm，直径 0.4～1.2cm，向下渐细。表面灰黄褐色，具细密的纵皱纹及须根除去后的痕迹。质硬而稍有弹性，易折断，断面皮部淡灰褐色，略光亮，可见多数点状散布的维管束。气微，味初微甜后涩。

【化学成分】全草含有皂苷类、酚类、有机酸类、多糖类等，包括蜕皮甾酮和牛膝甾酮等。根含齐墩果酸、齐墩果酸联结葡萄糖醛酸的酯、蜕皮甾酮和熊果酸等。

【药理作用】

1. 抗生育作用：柳叶牛膝的根茎丁醇提取物或 70% 乙醇提取物，在小鼠妊娠 1～10 天，连续灌胃给药，有显著抗早孕和抗着床作用。另有报道，柳叶牛膝茎叶的苯提取物对雌性小鼠也有抗生育作用。

2. 子宫兴奋作用：柳叶牛膝的根茎煎剂对大鼠动情期子宫有显著兴奋作用，作用性质与催产素相似，有量效相关性。

3. 抗炎、镇痛作用：柳叶牛膝的煎剂对二甲苯所致小鼠耳肿胀有明显抑制作用，对大鼠蛋清性足肿有显著抑制作用。土牛膝多糖具有显著的抗炎镇痛作用。

4. 其他作用：柳叶牛膝煎剂对肝肾蛋白质合成有促进作用。红牛膝能明显降低血液黏度，对抗红细胞聚集。土牛膝提取物齐墩果酸、牛膝多糖对糖尿病模型小鼠有较好的降糖作用。

【医疗用途】

药性归经：味甘、微苦、微酸，性寒。归肝、肾经。

功能：活血祛瘀，泻火解毒，利尿通淋。

主治：闭经，跌打损伤，风湿性关节痛，痢疾，白喉，咽喉肿痛，疮痈，淋证，水肿。

用法用量：煎汤，9～15g，鲜品 30～60g。外用适量。

使用注意：孕妇禁服。

附方：

1. 血滞经闭：鲜品红牛膝 30～60g，或加马鞭草鲜全草 30g。水煎，调酒服。

2. 治风湿性关节炎：红牛膝 30g，猪脚 1 个。酒水各半煎服。

种子植物

3. 治肝硬化腹水：红牛膝 15g，夏枯草 9g。水煎服。

【资源评述】红牛膝为地方习用药。本草收载于"土牛膝"项下。临床用于治疗白喉、流行性脑膜炎带菌者、急性肾炎、慢性肾炎、引产等。皂苷为牛膝的主要活性部位，红牛膝中皂苷类成分的含量远高于牛膝 A. bidentata，其生理活性也强于后者，但其毒性也更大，在使用时应注意用量及用法。红牛膝兴奋子宫平滑肌的作用显著，临床上用于通经活血。

此外，作红牛膝入药的尚有 2 种，一是红叶牛膝 Achyranthes bidentata Bl. f. rubra Ho，产于巫溪、奉节、合川等地，该种与牛膝 A. bidentata 类似，主要区别为：根淡红色至红色，叶片下面紫红色至深紫红色，花序带紫红色；二是红柳叶牛膝 A. longifolia f. rubra Ho ex Kuan，产于巫溪、垫江、石柱、西阳、秀山，与其原种相似，主要区别为：根淡红色至红色；叶片上面深绿色，下面紫红色至深紫色；花序带紫红色。红柳叶牛膝中齐墩果酸含量较高（2.09％），可作为提取齐墩果酸的原料。

【参考文献】

［1］廖彭莹，王东，张颖君. 苋科牛膝资源植物的化学成分研究进展［J］. 中草药，2013，44（14）：2019-2026.

［2］顾勇，梁佩芳，丁骁，等. 苋科植物化学成分的研究进展［J］. 天然产物研究与开发，2008，20（5）：944-948.

［3］宾雪英. 川牛膝及其混淆品药理作用研究［D］. 泸州医学院，2013.

［4］李伟平，何良艳，马哲龙，等. 土牛膝多糖抗炎镇痛作用的研究［J］. 中华中医药学刊，2012，30（4）：747-749.

［5］马文杰，魏得良，黄志芳，等. 土牛膝提取物对正常及四氧嘧啶糖尿病模型小鼠血糖的影响［J］. 当代医学，2010，16（30）：4-5.

青葙子

Qingxiangzi

【别名】狗尾巴子。

【来源】为苋科植物青葙 Celosia argentea L. 的干燥成熟种子。

【植物形态】一年生草本，高 30～90cm。茎直立，通常上部分枝，绿色或红紫色，具条纹。叶互生，叶有柄或无柄；叶片纸质，披针形或长圆状披针形，长 5～9cm，宽 1～3cm，先端尖或长尖，基部渐狭且稍下延，全缘。花着生甚密，初为淡红色，后变为银白色，穗状花序单生于茎顶或分枝顶，呈圆柱形或圆锥形，苞片、小苞片和花被片干膜质，白色光亮；花被片 5 枚，白色或粉红色，披针形；雄蕊 5 枚，下部合生呈杯状，花药紫色；胞果卵状椭圆形，盖裂，上部作帽状脱落，顶端有宿存花柱。种子扁圆形，黑色，光亮。花期 5～8 月，果期 6～10 月。

【生境分布】生于坡地、路边、平原较干燥的向阳处。喜温暖湿润气候。分布于云阳、南川。全国大部分省区均有野生或栽培。

【采收加工】7～9 月种子成熟，割取地上部分或摘取果穗晒干，搓出种子过筛或簸净果壳等杂质即可。入药炒制。

【药材鉴别】

性状鉴别：呈扁圆形，少数呈圆肾形，中心微隆起，直径 1.0～1.5mm，厚约 0.5mm。表面黑色或棕黑色，平滑而有光泽。扩大镜下，可见细网状花纹。侧边微凹处有一果柄状突起为种脐，稍歪斜。有时残存黄色白帽状果壳，其顶端有一细丝状花柱，长 4～6mm。种子易粘手，种皮薄而脆，易破碎。除去种皮后可见类白色胚乳，胚弯曲于种皮和胚乳之间。无嗅，味淡。

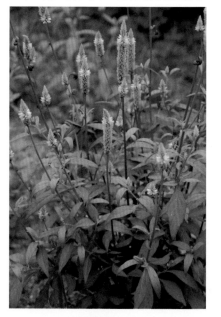

青葙子

【化学成分】青葙子含脂肪油约 15％、淀粉 30.8％、烟酸约 14μg/g 及丰富的硝酸钾。含有 β-谷甾醇、棕榈酸胆甾烯酯、3,4-二羟基苯甲醛、对羟基苯甲酸、3,4-二羟基苯甲酸、正丁基-β-D-果糖苷、蔗糖、胡萝卜苷、齐墩果酸、棕榈酸、豆甾醇等。

油脂中含有 8 种脂肪酸，其中油酸占 37.48%，亚油酸占 34.03%，棕榈酸占 23.30%，不饱和脂肪酸占总脂肪酸含量的 74.63%，饱和脂肪酸占 25.37%。

青葙子（炒黄）

【药理作用】

1. 抗白内障作用：青葙子水提液对 Fenton 反应所致的晶状体氧化损伤有较好的防护作用。青葙子油脂有扩瞳作用。

2. 抗肿瘤作用：青葙子提取物可明显抑制肿瘤的肝转移，对 BALB/c 小鼠全脾细胞有明显的促有丝分裂作用，并能介导巨噬细胞产生 IL-12。

3. 保肝作用：青葙子苷 A 对 AHNP 诱导的肝损伤有显著的保护作用。青葙子提取物各剂量组可不同程度的抑制肝脏指数的升高，降低肝损伤小鼠血清中 ALT 和 AST 含量，提高血清 SOD 活性，尤其以高、中剂量组较为明显，有一定的量效关系。

4. 其他作用：动物实验证明青葙子有降血压作用。青葙子提取物对四氧嘧啶糖尿病小鼠具有降血糖作用。本品干粉能显著缩短家兔血浆再钙化时间。青葙子对绿脓杆菌有较强的抑制作用。

【医疗用途】

药性归经：味苦，性微寒。归肝经。

功能：清肝泻火，明目退翳。

主治：肝热目赤，目生翳膜，视物昏花，肝火眩晕。

用法用量：内服：水煎服 9～15g，外用适量。

使用注意：瞳孔散大、青光眼患者禁服。

附方：

1. 治视物不清：青葙子 6g，夜明砂 60g。蒸鸡肝或猪肝服。

2. 治肝阳亢盛型高血压：青葙子、草决明、野菊花各 10g，夏枯草、大蓟各 15g。水煎服。

3. 治白带，月经过多：青葙子 18g，响铃草 15g。与瘦猪肉一起炖服。

【资源评述】青葙子始载《神农本草经》，列为下品。《滇南本草》记载为"青箱子"。该种在四川、湖北、江苏又称为野鸡冠花子，需注意不得与鸡冠花 Celosia cristata L. 的种子相混。

【参考文献】

[1] 薛芊，郭美丽，张戈. 青葙子化学成分研究 [J]. 药学服务与研究，2006，6（5）：345-347.

[2] 武清斌. 青葙子化学成分及生物活性研究 [D]. 第二军医大学，2011.

[3] 姜杰，郭美丽，王小燕，等. 青葙子药理作用及鉴别研究概况 [J]. 药学实践杂志，2008，26（5）：337-339.

[4] 李洪亮，程齐来，孙立波，等. 青葙子苷 A 对 AHNP 诱导肝损伤的保护作用研究 [J]. 湖北农业科学，2014，53（15）：3588-3591.

[5] 邹达，陈艳芬，杨超燕，等. 青葙子与反枝苋子提取物对小鼠急性肝损伤保护作用的比较 [J]. 广东药学院学报，2012，28（6）：632-635.

鸡冠花
Jiguanhua

【别名】鸡公花、鸡关头、红鸡冠花。

【来源】为苋科植物鸡冠花 Celosia cristata L. 的花序。

【植物形态】一年生直立草本。茎粗壮，分枝少，近上部扁平，绿色或带红色，有棱纹凸起。单叶互生，具柄；叶片长椭圆形至卵状披针形，长 5～13cm，宽 2～6cm，无端渐尖或长尖，基部渐窄呈柄。穗状花序顶生，呈扁平肉质鸡冠状、卷冠状或羽毛状，中部以下多花；花被片淡红色至紫红色、黄白或黄色；苞片、小苞片和花被片干膜质，宿存；花被片 5 枚，椭圆状卵形，端尖；雄蕊 5 枚，花丝下部合生呈杯状。胞果卵形，熟时盖裂，包于宿存花被内。种子肾形，黑色，光泽。花期 5～8 月，果期 8～11 月。

【生境分布】各地均有栽培，广布于温暖地区。

【采收加工】当年 8～9 月采收。将花序与一部分茎秆一同割下，捆成小把晒干或晾干后，剪去茎秆即成。

【药材鉴别】

性状鉴别：穗状花序多扁平而肥厚，似鸡冠状。长 8～25cm，宽 5～20cm。上缘宽，具皱褶，密生线状鳞片，下端渐狭小，常残留扁平的茎。表面红色、紫红色或黄白色；中部以下密生多数小花，各小花有膜质苞片及花被片。果实盖裂，种子圆肾形，黑色，有光泽。体轻，质柔韧。气无，味淡。

以花朵大而扁、色泽鲜明者为佳。

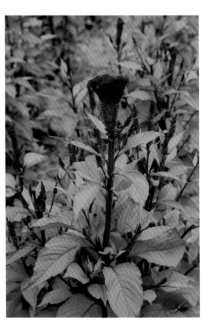
鸡冠花

【化学成分】花含山奈苷、苋菜红苷、松醇、4-O-β-D-芹糖-（1→2）-3-D-葡萄糖-2-羟基-6-甲氧基苯乙酮、对羟基苯丙烯酸葡萄糖酯、紫丁香苷、丁香酚-O-β-芹糖-（1→6）-O-β-葡萄糖苷、（1S,3S)-1-甲基-1,2,3,4-四氢化-β-咔啉-3-甲酸、山奈酚-3-O-α-L-鼠里糖-（1→6）-β-D-葡萄糖-（1→2）-β-D-葡萄糖苷、异鼠李素-3-O-（2-O-β-D-葡萄糖）-β-D-半乳糖-7-O-7-D-葡萄糖苷。黄色花序中含微量苋菜红苷，红色花序中主要含苋菜红苷。此外，还含有黄酮类以及油脂类，包括 10 种脂肪酸，如：棕榈酸、硬脂酸、油酸、亚油酸、亚麻酸、花生四烯酸，其中亚油酸含量最高。

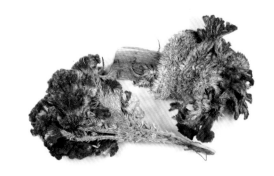
鸡冠花（段）

【药理作用】

1. 预防骨质疏松作用：鸡冠花提取物可提高氟中毒大鼠骨矿物含量和骨密度水平。鸡冠花黄酮类化合物具有促进大鼠成骨细胞矿化、成骨细胞胰岛素样生长因子-1 表达的作用。还能调节去卵巢大鼠无机盐代谢表达，增加骨形态发生蛋白 2 表达，提高巨噬细胞吞噬功能。

2. 止血作用：鸡冠花液可使家兔凝血时间明显缩短，与其促进凝血和抑制纤溶活性有关。鸡冠花生品能缩短凝血酶时间（APTT），鸡冠花炭品能缩短凝血酶原时间（PT）。鸡冠花的乙酸乙酯部位、正丁醇部位、水部位均能在一定程度上影响小鼠的出血和凝血时间，具有一定的止血作用。鸡冠花正丁醇提取物具有良好的止血作用。

3. 抗衰老作用：鸡冠花可明显增加 SOD、GSH-Px 活性及总抗氧化能力，降低脂质过氧化产物 MDA 的含量，还能通过增强机体抗氧化能力，拮抗 D-半乳糖而起到延缓衰老的作用。

4. 增强免疫作用：鸡冠花可有效增强机体特异和非特异性免疫功能，对环磷酰胺所致免疫损伤具有恢复和保护作用，增强正常小鼠细胞免疫功能和巨噬细胞吞噬功能。

5. 其他作用：鸡冠花提取物对金黄色葡萄球菌、芽孢杆菌和白色念珠菌具有明显的抑制作用；体外对人阴道滴虫有快速杀灭作用。

【医疗用途】

药性归经：味甘、涩，性凉。归肝、大肠经。

功能：收敛止血，止带，止痢。

主治：吐血，崩漏，便血，痔血，赤白带下，久痢不止。

用法用量：煎汤，6～12g，或入丸、散。外用：适量，煎汤熏洗；或研末调敷。

附方：

1. 治风疹：白鸡冠花、向日葵各 9g，冰糖 30g，开水炖服。

2. 治尿路感染：鸡冠花、萹蓄各 15g，鸭跖草 30g。水煎服。

3. 治赤白痢下：鸡冠花 10g，白芍 8g，吴茱萸 6g，黄连 5g，诃子 3g。水煎服。

【资源评述】鸡冠花最早见于《滇南本草》。其花有黄、红、白等多种，商品上也有"白鸡冠花""红鸡冠花"等名称，习惯上认为白色者质优。如《摘玄方》中治白带，以白冠花配苦葫芦同用。《生草药性备要》："白者可同冬瓜皮洗痔疮，最效。"而《滇南本草》曰："止肠风血热，妇人红崩带下，赤痢下血，用红花效。白痢下血，用白花效。"可见在本草上红、白鸡冠花分开应用。在民间也有同样说法，是否科学尚需深入研究。

鸡冠花除药用外，还可用于色素提取，还是一种优质的鸡饲料。鸡冠花种子蛋白质的营养价值高于一般豆类、薯类和粮谷类食物，是一种优良的植物蛋白资源。

【参考文献】

［1］张洪财，张婷婷，杜冰，等．鸡冠花的化学成分研究［J］．中成药，2014，36（1）：122-125.

［2］张婷婷．鸡冠花的化学成分研究［D］．黑龙江中医药大学，2013.

［3］李万里，赵辉，陈正跃，等．鸡冠花黄酮对去卵巢大鼠预防骨质疏松作用［J］．中国公共卫生，2006，22（2）：165-166.

［4］赵显，包贝华，张丽，等．鸡冠花研究进展［J］．中国中医药信息杂志，2012，19（2）：100-102.

［5］张丽，朱琼，包贝华，等．鸡冠花及其炭品对大鼠凝血系统影响的实验研究［J］．南京中医药大学学报，2010，26（3）：220-222.

［6］石朗，杜冰，张婷婷，等．鸡冠花不同提取部位止血作用研究［J］．医药导报，2013，32（9）：1122-1124.

［7］曲艳玲，张海晶，陈大忠．鸡冠花中有效部位止血作用机制的初步研究［J］．时珍国医国药，2014，25（5）：1113-1114.

［8］陈建芳，闫艳．鸡冠花体外抗阴道毛滴虫作用研究［J］．中国病原生物学杂志，2010，5（9）：720，724.

商 陆
Shanglu

【别名】牛萝卜、春牛头、白商陆。

【来源】为商陆科植物商陆 *Phytolacca acinosa* Roxb. 或垂序商陆 *P. americana* L. 的根。

【植物形态】

商陆：多年生草本，高达 1.5m。全株光滑无毛。根粗壮，圆锥形，肉质，外皮淡黄色，有横长皮孔。茎绿色或紫红色，多分枝。单叶互生，具柄，柄的基部稍扁宽；叶片卵状椭圆形或椭圆形，长 12～15cm，宽 5～8cm，先端急尖或渐尖。总状花序生于枝端或侧生于茎上，花序直立；花被片 5 枚，初白色后渐变为淡红色。雄蕊 8～10 枚，心皮 8～10 枚，分离。浆果，扁圆状，有宿落，热时呈深红紫色或黑色。种子肾形，黑色。花果期 5～10 月。

垂序商陆：形态与上述商陆相似，区别在于：垂序商陆茎紫红色，棱角较为明显，叶通常较上种略窄，总状果序下垂，雄蕊及心皮通常 10 枚。花期 7～8 月，果期 8～10 月。

【生境分布】生于海拔 600～2800m 路旁疏林下，或栽培于庭园。属泛北极植物区中国–日本植物森林植物亚区系。喜温暖湿润气候，耐寒。产于巫溪、奉节、云阳、涪陵、石柱、合川、南川等地。分布于全国大部分地区。

【采收加工】冬季倒苗时采挖，割去茎秆，挖出根部，洗净，横切成 1cm 厚的薄片，晒干或炕干即成。

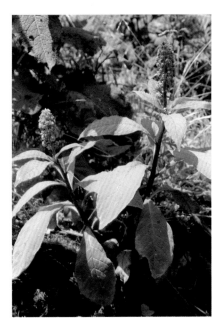

商陆

【药材鉴别】

性状鉴别：根圆锥形，有多数分枝。表面灰棕色或灰黄色，有明显的横向皮孔及纵沟纹。商品多为横切或纵切的块片。横切片为不规则圆形，边缘皱缩，直径2～8cm，厚2～6mm，切面浅黄色或黄白色，有多个凹凸不下的同心性环纹。纵切片为不规则长方形，弯曲或卷曲，长10～14cm，宽1～5cm，表面凹凸不平，木部呈多数隆起的纵条纹。质坚硬，不易折断。气微，味甘、淡，久嚼麻舌。

以块大色白者为佳。

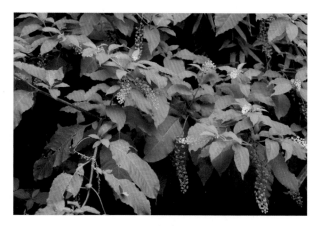

垂序商陆

【化学成分】

1. 商陆：含有皂苷、甾醇、脂溶性成分及氨基酸、多糖等成分。根含商陆苷A、B、C、D、E、F、H、K、L、O、P、Q、J、M、I、N，商陆酸，美商陆酸，2-羟基商陆酸，美商陆皂苷元，2-羟基-30-氢化商陆酸，商陆苷元等。脂溶性成分：2-乙基-E己醇、2-甲氧基-4-丙烯基苯酚、邻苯二甲酸二甲酯、棕榈酸乙酯、亚油酸-2-单甘油酯、油酸乙酯、棕榈酸十四酯。还含有商陆多糖、γ-氨基丁酸、硝酸钾、组织胺及微量元素Mn、商陆碱及α-菠菜甾醇、△7-豆甾烯醇等其他成分。

2. 垂序商陆：根尚含美商陆苷A、B（美商陆皂苷）、D、D2，美商陆皂苷B，美商陆皂苷E，去甲齐墩果-12-烯-28-酸，齐墩果酸，1-哌氨组氨酸、6′-棕榈酰基-A′-豆甾烯醇-β-D-葡萄糖苷。还含美商陆毒素、黄美味草醇、美商陆根抗病毒蛋白、美商陆根抗真菌蛋白R_1、美商陆根抗真菌蛋白R_2和有丝分裂原。

商陆与垂序商陆所含相同成分：商陆苷A、B、C、E（美商陆苷E、B、D、G），美商陆酸，商陆酸，商陆毒素，2-羟基商陆酸，商陆皂苷苷元。商陆不同成分：商陆苷D、F、H、K、L、O、P、Q、J、M、I、N、2-羟基-30-氢化商陆酸。垂序商陆不同成分：商陆A、F、D2、3-氧代-30-甲齐墩果-12-烯-28-酸。

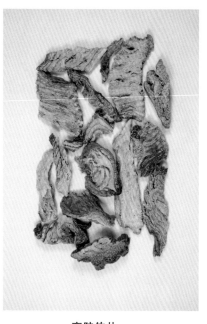

商陆饮片

【药理作用】

1. 对免疫功能的影响：商陆总皂苷和商陆皂苷辛能诱导人正常脾细胞和扁桃体细胞产生IFN-γ、IL-2及细胞毒素；商陆皂苷辛还能诱导小鼠处于TNF启动状态，在诱导剂作用下释放TNF。商陆多糖PAP-I能显著促进小鼠脾淋巴细胞增殖，促进Con A及脂多糖诱导的淋巴细胞增殖，刺激小鼠脾淋巴细胞产生IL-2和CSF，激活T淋巴细胞分泌IL-2、IL-3等。商陆多糖PAP-Ⅱ也具有免疫增强作用，并可能对造血功能有保护作用。

2. 抗肿瘤作用：商陆皂苷对人的SPC-3、Jurkat及MoIt-4细胞、HeLa细胞、SMMC-7721等均有不同程度的细胞毒作用，对人的正常细胞无毒性作用。商陆多糖能够显著抑制移植性肿瘤S_{180}生长，促进脾脏增生，增强T淋巴细胞功能，诱导肿瘤坏死因子的产生，从而抑制肿瘤生长。美洲商陆抗病毒蛋白（PAP）的免疫毒素能有效杀伤白血病细胞、人乳腺肿瘤细胞、黑色素瘤细胞和卵巢癌细胞，也可预防白血病细胞在小鼠体内生长。

3. 抗炎作用：垂序商陆粗苷、美商陆皂苷E对角叉菜胶所致大鼠足跖肿胀均有明显抑制作用。商陆皂苷甲（EsA）对摘除肾上腺的大鼠仍有明显抑制作用。可抑制滑膜细胞产生IL-1和TNF，提示其可能有助于消除类风湿性关节炎的关节炎症。商陆中的2-羟基商陆酸对大鼠足跖肿胀的消炎作用与氢化可的松相似。PAP具有抗肾炎作用。

4. 对泌尿系统的影响：商陆及其各炮制品均有不同程度的利尿作用。商陆脂溶性成分具有显著的利尿及致泻作用。商陆正丁醇部位及粗皂苷和粗生物碱的混合部位是商陆利尿的活性部位，且与氢氯噻嗪相比作用缓和持久。商陆皂苷甲对各类肾病模型有很好的疗效。商陆抗病毒蛋白能明显改善 IgG 加速型肾毒血清的生化指标。长期给予大剂量商陆水煎液可引起大鼠肾损伤。

5. 抗菌、抗病毒作用：皂苷提取物抑菌效果较明显，30％乙醇提取的商陆皂苷抗菌谱较广，对产气荚膜梭菌、大肠杆菌、金黄色葡萄球菌、不动杆菌、绿脓杆菌、肺炎克雷伯菌、志贺菌、甲型副伤寒菌、枯草芽孢杆菌、普通变形杆菌、白假丝酵母共 11 株病原菌都有抑菌作用。商陆的水浸剂（1:4）在试管内对许兰黄癣菌、奥杜盎小芽胞癣菌等皮肤癣菌有抑制作用。垂序商陆根提取物中两种抗真菌蛋白 R_1、R_2 0.1g/L 对绿木真菌丝体的生长有抑制作用。美商陆抗病毒蛋白 PAP 为商陆抗病毒的主要活性成分，具有广谱抗病毒活性，既能抑制植物病毒，也能抑制动物病毒，其作用机制主要为核糖体失活作用。

6. 其他作用：商陆总皂苷可抑制兔精液中全部精子的活性。垂序商陆根中的树脂样物质对中枢神经系统有强烈的抑制作用；50mg/kg 可致猫死亡，其流浸膏能使猫强烈呕吐；垂序商陆根提取物对红细胞和白细胞均有显著凝集作用；商陆皂苷有抗胃溃疡作用。

7. 毒性作用：商陆根水浸剂、煎剂、酊剂予小鼠灌胃的 LD_{50} 分别为 26g/kg、28g/kg、46.5g/kg；腹腔注射的 LD_{50} 分别为 1.05g/kg、1.3g/kg、5.3g/kg。垂序商陆中得到的毒性成分酸性甾体皂苷，用于小鼠腹腔注射的最低致死剂量为 0.13mg/g。商陆水煎液对小鼠有潜在的致突变性。

【医疗用途】

药性归经：味苦，性寒；有毒。归肺、脾、肾、大肠经。

功能：逐水消肿，通利二便，解毒散结。

主治：水肿胀满，二便不通，痈肿，疮毒。

用法用量：内服：煎汤，3～9g。或入散剂。外用：适量，捣烂敷或煎汤熏洗。内服宜醋制；外用宜生用。

使用注意：体虚水肿者慎服，孕妇禁服。对胃肠道有刺激作用，故宜饭后服。

附方：

1. 治消化性溃疡：商陆粉 10g，血余炭 10g，鲜鸡蛋 1 个。先将鸡蛋去壳，用蛋清、蛋黄将药物搅拌均匀，在锅内放入少许茶油，待油烧熟后，将上述药液投入锅内煎熟即可。内服。每日 2 次。

2. 治功能性子宫出血：商陆鲜根 60～120g，猪肉 250g，同炖，吃肉喝汤。

3. 治虚劳浮肿：大麻仁 15g，商陆 15g，防风 15g，附子 15g，陈皮 15g。水煎服。每日 2 次。

【资源评述】商陆属（Phytolacca）植物全世界共有 35 种，分布于热带和亚热带。我国有商陆植物 5 种 1 变种，在产地均供药用。商陆入药历史久远，最早见于《神农本草经》，列为下品。《新修本草》记载有"赤""白"两种，"白者入药，赤者见鬼神，甚有毒"。经考证"白"者为商陆、云南商陆，"赤"者为多药商陆、浙江商陆。

临床报道，商陆可治慢性支气管炎、消化道出血及胃溃疡、水肿、原发性血小板减少性紫癜、乳腺炎、肾结石、银屑病等。商陆为毒性药材，内服须炮制入药，常清蒸及醋制，均能降低其毒性。

商陆的传统药效为泻下逐水，消肿散结。从商陆中提取的商陆皂苷具有显著的抗炎、增强免疫、抗肿瘤等活性，但商陆皂苷同时也是商陆中的主要毒性成分。美洲商陆抗病毒蛋白（pokeweed antiviral proteins，PAP）是一类具有多种生物功能和活性的蛋白，在抗植物、动物病毒以及用作免疫毒素等方面有着广泛的前景。有报道显示，商陆多糖-Ⅰ具有增强免疫作用，能通过诱生肿瘤坏死因子发挥抗癌作用。

国产 4 种商陆属植物中主要有效成分商陆总皂苷和商陆多糖的含量有较大差别，其中多药商陆 *P. pllyandra* Bta. 总皂苷含量最高，达 6.24％；多糖以商陆 *P. acinosa* Roxb. 最高，达 10.57％。

【参考文献】

[1] 李忠芳，田耀平. 中药商陆的研究进展 [J]. 安徽农学通报，2013，19（5）：108.

[2] 赖道万. 商陆总皂苷及其总苷元的化学成分研究 [D]. 西北大学，2008.

[3] 刘瑞娟，段静，赵国栋，等. 商陆中挥发油的提取及其化学成分分析 [J]. 北方园艺，2010（14）：63-64.

[4] 黄国英，刘星星. 中药商陆的药理及应用研究 [J]. 中国实用医药，2013，8（15）：249-250.

[5] 王鹏程，王秋红，赵珊，等. 商陆化学成分及药理作用和临床应用研究进展 [J]. 中草药，2014，45（18）：2722-2731.

[6] 王鹏程，赵珊，王秋红，等. 商陆脂溶性成分的 GC-MS 分析及其利尿、致泻作用研究 [J]. 辽宁中医药大学

种子植物

学报，2016，18（2）：15-17.

[7] 贾金萍，邢婕，秦雪梅．中药商陆利尿作用的实验研究［J］．山西医科大学学报，2014，45（8）：725-728.

[8] 徐婷婷，李一飞，金若敏，等．商陆水煎液致大鼠肾损伤的初步研究［J］．中国药学杂志，2015，50（5）：403-407.

[9] 朱晓松，贾林，王蜜蜜，等．商陆提取物抑菌活性评价研究［J］．中国现代中药，2010，12（12）：33-35.

马齿苋
Machixian

【别名】狗牙齿、狗牙瓣。

【来源】为马齿苋科植物马齿苋 *Portulaca oleracea* L. 的地上部分。

【植物形态】一年生草本，肥厚多汁，高 10～30cm。茎圆柱形，下部平卧，上部斜生或直立，多分枝。叶互生或近对生，倒卵形、长圆形或匙形，长 1～3cm，宽 5～15mm，顶端圆钝，有时微缺，基部狭窄呈成短柄，上面绿色，下面暗红色。花常 3～5 朵簇生于枝端；总苞片 4～5 枚，三角状卵形；萼片 2 枚，对生，卵形，长、宽约 4cm；花瓣 5 枚，淡黄色，倒卵形，基部与萼片同生于子房上；雄蕊 8～12 枚，花药黄色；雌蕊 1 枚，子房半下位，花枝 4～5 裂，线形，伸出雄蕊外。蒴果短圆锥形，长约 5mm，棕色，盖裂。种子黑色，直径约 1mm，表面具细点。花期 5～8 月，果期 7～10 月。

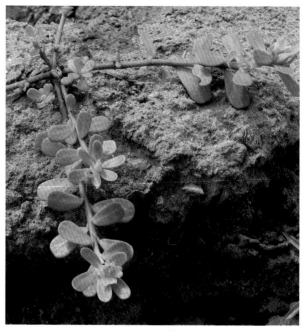

马齿苋

【生境分布】多分布于路旁荒地或石上。喜温暖湿润气候，耐旱。分布广泛。

【采收加工】8～9 月割取地上部分，洗净泥土，拣去杂质，再用开水稍烫或蒸，上汽后，取出晒干或炕干，亦可鲜用。

【药材鉴别】

性状鉴别：全草多皱缩卷曲成团。茎扁圆柱形，长 10～30cm，直径 1～3mm，表面黄褐色，有明显的纵沟纹。叶易破碎或脱落，完整叶片倒卵形，褐色，长 1～2.5cm，宽 0.5～1.5cm，先端钝平或微缺、全缘。花小，少见，黄棕色，3～5 朵生于枝端。蒴果圆锥形，帽状盖裂，内含多数黑色细小种子。气微，味微酸而带黏性。

以质嫩、整齐少碎、叶多、青绿色无杂质者为佳。

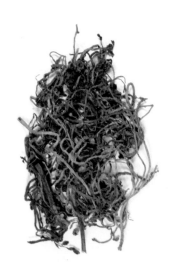

马齿苋（生药）

【化学成分】全草主要含有有机酸类、生物碱类、黄酮类、萜类、多糖类、香豆素类、甾体类、花色苷类、挥发油类、儿茶酚胺类，此外还含有多种蛋白质、矿物质、维生素、果胶等成分。

黄酮类：槲皮素、山奈素、木犀草素、杨梅树皮素、芹菜素、三萜醇（β-香树脂醇、丁基迷帕醇、帕克醇、环木菠萝烯醇）等。

生物碱类：马齿苋酰胺 A、B、C、D、E 等。

其他类：3-异丁基-6-甲基哌嗪-2,5-二酮、3-仲丁基-6-甲基哌嗪-2,5-二酮、3-（4-羟基苄基）-6-苄基呱嗪-2,5-二酮；马齿苋单萜 B、（3S）-3-O-（α-D-吡喃葡萄糖）-3,7-二甲基-辛-1,5-二烯-3,7-二醇及（3S）-3-O-（α-D-吡喃葡萄糖）-3,7-二甲基-辛-1,6-二烯-3-醇，还含有大量去甲肾上腺素、多巴、多巴胺、甜菜素、异甜菜素、甜菜苷、异甜菜苷、ω-3-聚不饱和脂肪酸及胡萝卜素、维生素 E、维生素 C 等。还含有 β-谷甾醇、双亚油酸甘油酯、黑麦草素、正二十六烷醇、α-棕榈酸单甘油酯、β-谷甾醇葡萄糖苷等。

【药理作用】

1. 抗菌作用：马齿苋水浸液、醇提液对大肠杆菌、金黄色葡萄球菌、毛霉有较强的抑制作用。水煎液对绿脓杆菌有较强的抑制作用。马齿苋黄酮类物质对多种细菌有较强的抑制作用。马齿苋粗多糖对绿脓杆菌、金黄色葡萄球菌、大肠杆菌和痢疾杆菌有明显抑制作用。马齿苋汁对 4 种细菌都有抑菌作用。

2. 对心血管系统的作用：马齿苋水提物可收缩兔主动脉，减弱心肌收缩力，升高大鼠血压。马齿苋鲜汁或沸水提取物对心脏和气管有异丙肾上腺素样作用，使心肌收缩力加强，心率加速，离体气管条弛缓。马齿苋有降血脂、抗动脉粥样硬化作用，其有效成分为 ω-3-聚不饱和脂肪酸。马齿苋能降低全血黏度，并能明显降低血清 TC、TG、LDL-C，升高 HDL-C，能够有效减小心肌梗死面积、抑制心肌组织病理学改变和细胞凋亡。马齿苋提取物对缺血再灌心肌细胞有保护作用。

3. 对平滑肌的作用：鲜马齿苋汁或马齿苋提取物对豚鼠、大鼠和家兔离体子宫及兔、犬的在体子宫均有明显收缩作用。马齿苋鲜汁及沸水提取物对豚鼠离体回肠有剂量依赖性乙酰胆碱样作用，使收缩张力、振幅和频率均增加，其收缩张力和蠕动的增加可被阿托品部分阻断。马齿苋水提取物豚鼠喘息模型，具有平喘作用。

4. 抗氧化作用：马齿苋的水提物或醇水提物均能延长果蝇的寿命。马齿苋提取液能使 SOD 的活性显著增强，GSH-Px 和 CAT 活性显著提高，心肌脂褐素明显减少，LPO 明显降低。

5. 对结肠的作用：马齿苋多糖可以提高双歧杆菌和乳酸杆菌数量，提高肠黏膜 sIgA 含量，改善结肠组织病理变化，对溃疡性结肠炎发挥一定的治疗作用。马齿苋多糖通过抗炎和降低肠道过度免疫反应以及调节肠道微生态失调，对溃疡性结肠炎发挥治疗作用。

6. 对皮肤的作用：马齿苋水煎液降低异位性皮炎患者血清总 IgE 比氯苯那敏更明显。马齿苋提取液对湿疹皮肤具有明显的疗效，其机制可能是通过下调促炎因子 TNF-α，同时适度的调控抗炎因子 IL-4 发挥作用。

7. 护肝作用：马齿苋具有治疗和预防脂肪肝的作用。马齿苋总黄酮可通过下调大鼠肝纤维化细胞 TGF-β$_1$ 基因及蛋白表达，从而有效治疗肝细胞纤维化病变。

8. 其他作用：马齿苋多糖可提高荷瘤小鼠免疫器官重量，增强荷瘤小鼠细胞免疫功能，可使小鼠 S$_{180}$ 腹水瘤分裂指数显著下降，并能明显抑制小鼠 S$_{180}$ 移植性实体瘤生长。马齿苋水溶和脂溶性提取物能延长四氧嘧啶糖尿病大鼠和家兔的生命，但不影响血糖的水平。从马齿苋中分离出芹菜素-4'-O-α-L-鼠李糖苷能够显著提高胰岛素抵抗 HepG2 细胞葡萄糖消耗，显著降低该细胞 AKT 的磷酸化水平。马齿苋水煎剂能够明显改善白内障患者泪液 SOD、MDA、可溶性蛋白质水平，改善视力状况。马齿苋对 AD 模型小鼠学习行为具有明显的改善作用，对戊四氮致痫大鼠海马神经元有保护作用。

【医疗用途】

药性归经：味酸，性寒。归大肠、肝经。

功能：清热解毒，凉血止血，止痢。

主治：热毒血痢，痈肿疔疮，湿疹，丹毒，蛇虫咬伤，便血，痔血，崩漏下血。

用法用量：内服：煎汤，9～15g，鲜品 30～60g；或绞汁饮用。外用：适量，捣敷、烧灰研末调敷或煎水洗。

使用注意：脾虚便溏者及孕妇禁服。

附方：

1. 治阑尾炎：鲜马齿苋一握，洗净绞汁 30ml，加冷开水 100ml，白糖适量。每日 3 次，每次 100ml。

2. 治百日咳：马齿苋 30g，百部 10g。水煎，加白糖服。

3. 治尿血、便血：鲜马齿苋绞汁，藕汁等量。每次饮服半杯（约 60g），以米汤和服。

【资源评述】 我国有马齿苋属植物 6 种，除马齿苋外还有毛马齿苋 *Portulaca pilosa* L.，大花马齿苋 *P. grandiflora* Hook.、四瓣马齿苋 *P. quandrifida* L.、沙生马齿苋 *P. psammotropha* Hance. 和小琉球马齿苋 *P. insularis* Hosokawa。野生马齿苋分为三个品种：宽叶苋、窄叶苋、观赏苋。药材主要为宽叶苋类。

马齿苋在临床适应证较广，可用于细菌性痢疾、钩虫病、淋病、慢性溃疡性结肠炎、直肠炎、肛门疾患、泌尿系结石、膀胱炎、急性乳腺炎、急性阑尾炎、小儿腹泻、小儿菌痢、小儿百日咳、化脓性皮肤病、带状疱疹、扁平疣、荨麻疹、白癜风等病症。

药理研究表明，马齿苋具有降血脂、预防动脉硬化、抗衰老及增强免疫力的作用。同时，含有多种营养成分，如 Ca、Mg、Fe、Zn 的含量高于猪肝，还富含 ω-脂肪酸，不少地方民间有食用习惯。此外，马齿苋可作美容品，用于少年白发症、减肥、祛除面部雀斑等。

【参考文献】

[1] 王文举，宋婧怡.药食两用植物马齿苋的化学成分研究进展 [J].白城师范学院学报，2015，29（5）：1-5.

[2] 向兰，郭东晓，鞠瑞，等.马齿苋的化学成分研究 [C].全国药用植物和植物药学术研讨会.2006：204.

[3] 乔竹稳，姚旭颖，单喜臣，等.马齿苋化学成分研究 [J].齐齐哈尔大学学报（自然科学版），2012，28（1）：58-60.

[4] 施文彩，薛凡，李菊红，等.马齿苋的药理活性研究进展 [J].药学服务与研究，2016，16（4）：291-295.

[5] 朱丹，牛广财，孙希云，等.马齿苋黄酮类物质抑菌作用的研究 [J].安徽农业科学，2006，34（1）：7-8.

[6] 翟兴礼.马齿苋汁对 4 种细菌的作用研究 [J].农业与技术，2015，35（6）：11-12.

[7] 方新华.马齿苋提取物对大鼠心肌缺血再灌注损伤的保护作用 [J].中药药理与临床，2014，30（6）：65-68.

[8] 卢新华，黄煌，谭斌，等.马齿苋总黄酮对缺血再灌注心肌细胞损伤的保护作用 [J].湘南学院学报（医学版），2012，14（4）：1-4.

[9] 王国玉，李伟，赵翠，等.马齿苋水提取物的平喘作用研究 [J].中国中医基础医学杂志，2014，20（11）：1556-1557.

[10] 赵蕊，高旭，邵兴月.马齿苋多糖对荷瘤小鼠机体免疫调节作用的研究 [J].黑龙江畜牧兽医，2014（21）：157-160.

[11] 代月，韩振忠，杨春佳，等.马齿苋多糖对溃疡性结肠炎小鼠肠黏膜 sIgA 及病理表现的影响 [J].中国微生态学杂志，2016，28（8）：903-905.

[12] 冯澜，李绍民，代立娟，等.马齿苋多糖对溃疡性结肠炎小鼠肠黏膜细胞因子及肠道菌群的影响 [J].中国微生态学杂志，2015，27（2）：139-142.

[13] 刘林峰.马齿苋水煎液对降低异位性皮炎患者血清总 IgE 水平的研究 [J].四川医学，2016，37（7）：807-808.

[14] 葛一漫，张朝明，胡一梅，等.马齿苋提取物对急性湿疹大鼠皮肤 TNF-α 与 IL-4 表达的影响 [J].中国免疫学杂志，2014，30（12）：1637-1640，1646.

[15] 仇艳玲，卢丽莉，赵飞，等.马齿苋对大鼠脂肪肝的治疗和预防作用 [J].黑龙江医药科学，2016，39（4）：112-113.

[16] 潘晓丽，熊永爱，谭玉柱，等.马齿苋总黄酮对肝纤维化大鼠转化生长因子-β_1 信号因子表达的影响 [J].医药导报，2014，33（9）：1140-1143.

[17] 赵蕊，高旭，邵兴月.马齿苋多糖对荷宫颈癌小鼠免疫刺激活性的研究 [J].中国免疫学杂志，2014，30（10）：1344-1348.

[18] 金妍，徐华影，陈琛.马齿苋抗糖尿病活性成分的研究 [J].中成药，2015，37（1）：124-128.

[19] 王骥，文丰，陆斌.马齿苋水煎剂对老年白内障患者泪液氧化应激产物及可溶性蛋白质的影响 [J].中国生化药物杂志，2015，35（6）：108-110.

[20] 李晶，张红英.马齿苋水提物对阿尔茨海默病模型小鼠学习行为的干预作用 [J].中国现代应用药学，2015，32（8）：944-947.

[21] 孙维佳，吴庆峰，张晓梅.马齿苋对戊四氮致癫痫大鼠海马细胞凋亡和 Caspase-3 基因表达的影响 [J].黑龙江医药科学，2016，39（1）：53-54.

瞿 麦
Qumai

【别名】石竹子花、十样景花、洛阳花。

【来源】为石竹科植物瞿麦 *Dianthus suparbus* L. 及石竹 *Dianthus chinensis* L. 的干燥地上部分。

【植物形态】

瞿麦：多年生草本，高达 40～60cm。茎直立，圆筒状，中空。叶对生，线形或线状披针形，长 3～9cm，宽 1～4mm，基部呈短鞘状包茎，全缘。花单生或数朵集成稀疏歧式分枝的圆锥花序；花梗长达 4cm；小苞片 4～6 枚，排成 2～3 轮；花萼圆筒形，淡紫红色，长达 4cm，先端 5 裂，裂片披针形，边缘膜质，有细毛；花瓣 5 枚，淡红色、白色或淡紫红色，先端深裂呈细线状，基部有长爪；雄蕊 10 枚。蒴果长圆形，与宿萼近等长。种子黑色。花期 8～9 月，果期 9～11 月。

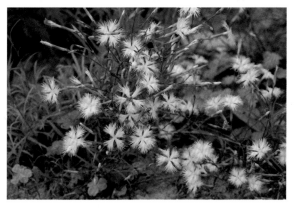

瞿麦　　　　　　　　　　　　　　　石竹

石竹：与上种的主要区别为苞片卵形，叶状披针形，长为萼筒的 1/2，先端渐尖；萼筒长 2～25cm，裂片宽披针形；花瓣通常紫红色，喉部有斑纹和疏生须毛，先端浅裂呈锯齿状。花期 4～8 月，果期 5～9 月。

【生境分布】生于山坡、草地、路旁或林下。属泛北极植物区中国—日本植物森林植物亚区，耐寒，喜潮湿，忌干旱。瞿麦产于巫溪、南川；石竹产于丰都、涪陵、秀山、铜梁、大足、永川等地。全国大部分地区均有分布。

【采收加工】夏、秋花果期割取地上部分，除去杂草和泥土，晒干。

【药材鉴别】

性状鉴别

瞿麦：茎圆柱形，上部有分枝，长 30～60cm，节部膨大；表面淡绿色或黄绿色，略有光泽。叶多皱缩，对生，黄绿色，展平后叶片呈长条披针形，长 5～7cm，宽 2～4mm，叶尖稍反卷，基部短鞘状抱茎。花棕紫色或棕黄色，长 3～4cm，单生或数朵簇生；具宿萼，萼筒长 2.5～35cm，约为全花的 3/4；萼下有小苞片，长约为萼筒的 1/4，先端急尖或渐尖，外表有规则的纵纹；花瓣先端深裂呈流苏状，茎质硬脆，折断面中空。气微，味淡。

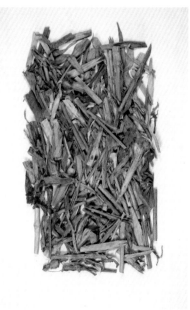

瞿麦（段）

石竹：与瞿麦的主要区别为萼筒长 1.4～1.8cm，苞片长约为萼筒的 1/2；花瓣先端浅齿裂。

均以色青绿、花未开放者为佳。

【化学成分】瞿麦全草含三萜皂苷物：瞿麦皂苷 A、B、C、D、E、F、G、H，以及 Azvkisaponin Ⅳ、Dianic acid、丝石竹酸、大黄素甲醚、大黄素、3,4-二羟基苯甲酸甲酯、3-（3′,4′-二羟基苯基）丙酸甲酯、

β-谷甾醇苷和大黄素-8-O-葡萄糖苷。还含有黄酮类化合物：5-羟基-7,3′,4′-三甲氧基二氢黄酮、5,3′-二羟基-7,4′-二甲氧基二氢黄酮、5,4′-二羟基-7,3′-二甲氧基二氢黄酮、β-菠甾醇、胖大海素A、（24R)-环阿屯-25-烯-3β,24-二醇、（24S)-环阿屯-25-烯-3β,24-二醇、豆甾-7-烯-3β-醇、羟基二氢博伏内酯等。

新鲜叶中含2-甲基-3,4-二羟基-二氢呋喃、2-甲基-3-羟基-4-O-β-葡萄糖苷呋喃、异荭草素、荭草素等。所含挥发油主要为6,10,14-三甲基-2-十五酮、植物醇、正己醇及乙酸金合欢酯等。

石竹花中含丁香酚、苯乙醇、苯甲酸乙酯、水杨酸苄酯、水杨酸甲酯，全草中还含皂苷等。

【药理作用】

1. 利尿作用：瞿麦煎剂对大鼠、兔、麻醉犬及清醒犬均有一定的利尿作用。瞿麦穗煎剂2g/kg给兔灌胃，可使其尿量明显增加，并可增加氯化物的排出量。

2. 对平滑肌的作用：瞿麦煎剂对肠管有显著的兴奋作用，此作用可被苯海拉明和罂粟碱拮抗。对离体肠的兴奋作用主要表现在使其紧张度上升，对麻醉犬胃肠管及犬慢性肠瘘则仅使肠蠕动增加。瞿麦醇提物兴奋大鼠离体子宫平滑肌的作用与PGE2类似，二者合同有增强疗效的作用。

3. 对心血管系统的作用：瞿麦穗煎剂对离体蛙心、兔心有明显抑制作用。静注煎剂0.5g/kg可使麻醉犬血压下降。

4. 抗生育作用：瞿麦对着床期、早期妊娠、中期妊娠均有较显著的致流产、致死胎作用，且随剂量增加作用增强，部分胚胎坏死吸收。

5. 抗菌作用：对金黄色葡萄球菌、大肠杆菌、伤寒杆菌、福氏痢疾杆菌、绿脓杆菌均有抑制作用。

6. 其他作用：瞿麦煎剂在体外可直接杀死血吸虫，此外还有镇痛、抗肝炎病毒的作用。瞿麦正丁醇部位在体外具有较好的抑制肿瘤细胞增殖的作用。

【医疗用途】

药性归经：味苦，性寒。归心、小肠经。

功能：利尿通淋，活血通经。

主治：小便不通，热淋，石淋，血淋，淋沥涩痛，经闭瘀阻。

用法用量：内服：煎汤，9～15g；或入丸、散。

使用注意：孕妇慎服。

附方：

1. 治血淋：鲜瞿麦30g，仙鹤草15g，炒栀子9g，甘草梢6g。煎服。

2. 治血瘀经闭：瞿麦、丹参、益母草各15g，赤芍、香附各9g，红花6g。煎服。

3. 治目赤肿痛：瞿麦、菊花各9g。水煎服。

4. 治食道癌、直肠癌：石竹全草鲜品30～60g（干品18～30g）。水煎服。

【资源评述】 瞿麦始载于《神农本草经》，列为中品。历代本草多有记载，主要功效为清热利尿。其利尿的有效成分为松醇（pinitol），以花果中含量高，"凡使用只用蕊壳不用茎叶"（《雷公炮炙论》），所言极是，现商品多为带花果的全草。本草考证，石竹为瞿麦药材的主流。近代研究表明，石竹类药材均具有较强的利尿作用，而瞿麦类药材利尿作用不明显，临床应用应引起注意。

《中国药典》在"瞿麦"条下收载了瞿麦 *D. suparbus* 及石竹 *D. chinensis* 2种基原，但市场商品中还可见有兴安石竹 *D. versicolor* Fisch. ex Link.（东北及山东部分地区使用）和长萼瞿麦 *D. superbus* L. var. *longicalycinus* (Maxim.) Will.（安徽部分地区使用）。

【参考文献】

[1] 傅旭阳，田均勉. 瞿麦的化学成分研究 [J]. 中草药，2015，46（5）：645-648.

[2] 余建清，廖志雄，蔡小强，等. 瞿麦挥发油化学成分的气相色谱-质谱分析 [J]. 中国医院药学杂志，2008，28（2）：157-158.

[3] 刘晨，张凌晖，杨柳，等. 瞿麦药学研究概况 [J]. 安徽农业科学，2011，39（33）：20387-20388.

[4] 李兴广，王佳彦，刘亚. 瞿麦果实提取物抗着床作用的实验研究 [J]. 中药与临床，2011，2（5）：24-26.

[5] 张建超，余建清，张方蕾，等. 瞿麦正丁醇部位抗肿瘤活性成分筛选 [J]. 中国现代中药，2015，17（4）：326-330.

王不留行
Wangbuliuxing

【别名】留行子、王不留、麦蓝子。

【来源】为石竹科植物麦蓝菜 *Vaccaria segetalis*（Neck.）Garcke 的干燥成熟种子。

【植物形态】一年或二年生草本，高 30～70cm。全体光滑，稍有白粉。茎直立，上部呈二叉状分枝，近基部节间粗壮而较短，节略膨大，表面呈乳白色。单叶对生，叶片卵状椭圆形至卵状披针形，长 15～75cm，宽 0.5～3.5cm，先端渐尖，基部圆形或近心形，梢连合抱茎，全缘，两面均呈粉绿色，中脉在下面突起，近基部较宽。疏生聚伞花序着生于枝顶，花梗细长，下有鳞片状小苞片 2 枚；花萼圆筒状，花后增大呈五棱状球形，顶端 5 齿裂；花瓣 5 枚，粉红色，倒卵形，先端有不整齐小齿；雄蕊 10 枚，不等长；子房上位，1 室，花柱 2 枚。蒴果包于宿存花落内，成熟后先端呈 4 齿状开裂。种子多数，暗黑色，球形，有明显的疣状突起。花期 4～6 月，果期 5～7 月。

【生境分布】生于山坡路旁，以麦田为多。喜温暖湿润气候，耐旱。产于南川、合川。全国除华南地区外均产。

【采收加工】当种子大多数变黄褐色，少数已经变黑时，将地上部分割回，放阴凉通风处，后熟 7 日左右，待种子变黑时，晒干、脱粒、去杂质，再晒干。

【药材鉴别】

性状鉴别：种子圆球形或近球形，直径 1.5～2mm。表面黑色，少数红棕色，略有光泽，密布细小颗粒状突起，一侧有一凹陷的纵沟。质硬，难破碎。除去种皮后可见白色的胚乳，胚弯曲呈环状。子叶 2 枚。气微，味微涩、苦。

以粒饱满、色黑者为佳。

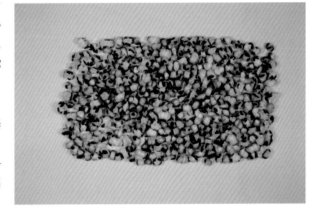

王不留行（砂烫）

【化学成分】种子含有三萜皂苷、蛋白质、氨基酸、单糖、类脂及脂肪酸等。

三萜皂苷：王不留行皂苷 A、B、C、D，6-N-methyladenosine 和 N，N-dimethyl-L-tryptophan，棉根皂苷元等。

其他成分：氢化阿魏酸、尿核苷、王不留行环肽 A、王不留行环肽 B、王不留行肽 D 和王不留行环肽 E、洋芹素-6-C-阿拉伯糖-葡萄糖苷、洋芹素-6-C-双葡萄糖苷、王不留行黄酮苷、Tetracosanoic acid、E-3-phenyl-2-propenoic acid、stigmast-7,22-dien-3-ol、3β-O-（β-D-glucopyranoside）、9,12-octadecadienoic acid N-（2-hydroxyethyl）等。

还含有菠菜甾醇、豆甾-1,5-二烯-3-醇、丝石竹酸、16-羟基丝石竹酸、原儿茶酸、腺苷、牡蛎素、腺苷、腺嘌呤（+)-(S)-N,N,N-三甲基色氨酸内铵盐以及洋芹素-6-C-阿拉伯糖-葡萄糖苷等。

【药理作用】

1. 抗早孕作用：王不留行醇提取物可使雌性大鼠血浆和子宫中 cAMP 含量明显增高，但不妊娠，提示有抗着床、抗早孕的作用。

2. 促进平滑肌收缩：水煎液可促进子宫平滑肌收缩，改善逼尿肌功能。

3. 抑制血管生成：王不留行正丁醇提取物对 HMEC-1 细胞的增殖有抑制作用，还可抑制肿瘤的新生血管，抑制内皮细胞增殖、迁移和黏附。

4. 抗炎镇痛作用：王不留行乙酸乙酯部位的抗炎活性最强，正丁醇部位的镇痛活性最强，炒制活性大于生品。

5. 抗骨质疏松作用：王不留行可以有效阻止去势骨质疏松大鼠的骨量丢失，具有促进骨形成，抑制骨吸收的作用，对去势大鼠骨质疏松有较好的防治作用。

6. 其他作用：王不留行在对抗高分子右旋糖酐对内耳生物电的影响及改善血液流变学指标方面具有和

丹参相同的效果。王不留行多糖对 DPPH 和超氧阴离子具有较强的清除能力，且在一定范围内其抗氧化作用与浓度呈现良好的量效关系。王不留行提取物还能显著抑制 H_{22} 移植性肿瘤的生长。

【医疗用途】

药性归经：味苦，性平。归肝、胃经。

功能：活血通经，下乳消痈，利尿通淋。

主治：痛经，经闭，乳汁不下，乳痈肿痛，淋证涩痛。

用法用量：内服：煎汤，5～10g。

使用注意：孕妇慎服，崩漏者禁服。

附方：

1. 治产妇乳汁不通：王不留行、穿山甲（砂炒）各适量，同猪蹄炖服。

2. 治乳痈初起：王不留行 10g，蒲公英、瓜蒌仁各 8g，当归梢 8g。水煎服。

3. 治带状疱疹：王不留行（炒）12g，研细末，外敷患处。

【资源评述】 王不留行始载于《神农本草经》，列为上品。全国以河北产量最大，销向全国。王不留行除入药外，尚用于外敷贴压耳穴，治疗胆结石和胆囊炎。此外，还用于治疗支气管炎、喘憋性肺炎、胃肠反应、肋间神经痛、顽固性失眠、肥胖症、痔疮、过敏性鼻炎、鼻衄等。

【参考文献】

［1］张艳玲，肖同书，蒋骊龙，等．王不留行的化学成分研究［J］．天然产物研究与开发，2014，26（a02）：211-214.

［2］胡金陵，胡虹，杨丽．王不留行的化学成分研究［J］．药学研究，2014，33（2）：71-72.

［3］田怡，辛丹，高达．中药王不留行的研究进展［J］．中国继续医学教育，2015，7（25）：201-202.

［4］党晓芬，张琪，余倩，等．王不留行抗炎镇痛活性部位的筛选及其机制［J］．华西药学杂志，2015，30（6）：668-671.

［5］黄庭惠，伍杨，郑永梅．王不留行对去势大鼠骨密度和骨代谢指标的影响［J］．中国老年学杂志，2015，35（11）：2921-2923.

［6］李芸达，颜祖弟，黄涛，等．王不留行多糖的提取工艺及其抗氧化活性研究［J］．天然产物研究与开发，2015，27（3）：446-450.

［7］高越颖，冯磊，邱丽颖．王不留行提取物对 H_{22} 荷瘤小鼠的抗肿瘤作用研究［J］．中药材，2015，38（1）：150-152.

芡 实

Qianshi

【别名】 鸡头实。

【来源】 为睡莲科植物芡 Euryale ferox Salisb. 的干燥成熟种仁。

【植物形态】 大型水生草本，全株具尖刺。根茎粗壮而短，具白色须根及不明显的茎，初生叶沉水，箭形或椭圆肾形；后生叶浮于水面，革质，椭圆肾形至圆形，直径 10～130cm，上面深绿色，多皱褶，下面深紫色，有短柔毛，叶脉凸起，边缘向上折。叶柄及花梗粗壮，长达 25cm。花单生，昼开夜合；萼片 4 枚，内面紫色；花瓣多数，长圆状披针形，长 1.5～2cm，紫红色，呈数轮排列；雄蕊多数；子房下位，心皮 8 枚，柱头红色，呈凹入的圆盘状，扁平。浆果球形，海绵质，暗紫红色。种子球形，直径约 10mm，黑色。花期 7～8 月，果期 8～9 月。

【生境分布】 生于池塘、湖泊及水田中。喜温暖湿润气候，阳光充足。重庆各区县均有栽培。分布于东北、华北、华东、华中及西南地区。

【采收加工】 在 9～10 月分批采收，收取成熟果实，用棒击破带刺外皮，取出种子洗净，阴干。

【药材鉴别】

性状鉴别： 种仁类球形，直径 5～8mm，有的破碎成块。完整者表面有红棕色或灰紫色的内种皮，可见不规则的脉状网纹，一端约 1/3 为黄白色，有凹点状的种脐痕，除去内种皮显白色。质地较硬，断面白色、粉性。气微、味淡。

以饱满、断面白色、粉性足、无碎末者为佳。

【化学成分】含有维生素 C、硫胺素、核黄素、尼克酸。此外还含多量淀粉、蛋白质、糖、脂肪、粗纤维、微量胡萝卜素及微量元素、原儿茶酸、没食子酸、没食子酸乙酯、5,7-二羟基色原酮、β-谷甾醇、胡萝卜苷、5,7-二羟基-6,4′-二甲氧基黄酮、5,7,4-三羟基-二氢黄酮、5,7,3′,4′,5′-五羟基二氢黄酮、异落叶松树脂醇-9-O-β-D-吡喃葡萄糖苷、α-生育酚、β-生育酚和 δ 生育酚等。

芡实（生药）

【药理作用】

1. 抗氧化及清除自由基作用：芡实的水提醇沉物和脂溶性物质都具有较好的清除自由基的作用。多糖成分能提高衰老小鼠组织中的 SOD、CAT、GSH-Px 活性，抑制 MDA 生成。芡实具有保护 SH-SY5Y 神经细胞免受 H_2O_2 氧化损伤的作用，有着很好的抗氧化活性。

2. 降血糖作用：芡实种皮中的萜类组方能增加糖尿病模型小鼠的体重、调节血糖水平、改善胰腺形态、降低蛋白酪氨酸磷酸酶 1B 表达，使胰岛素受体底物蛋白表达增加。芡实提取物对糖尿病患者具有一定的降低血糖的作用，并且使用 100％乙醇提取物的降血糖效果最明显。

3. 改善心肌缺血作用：芡实提取物能改善大鼠离体心脏心肌细胞缺血，减小梗死面积，促进硫氧还蛋白-1 和其相关蛋白 32 的表达。

4. 降低尿蛋白作用：芡实水煎液能降低糖尿病肾病模型大鼠尿蛋白、Cr、BUN 等指标，使肾组织病理学病变减轻。芡实醇提物具有降低糖尿病肾病大鼠尿蛋白的作用，该作用可能与其抗氧化能力有关。

5. 其他作用：芡实多糖具有抑菌作用。醇、水提取物具有保护胃黏膜的作用。芡实正丁醇部位聚酰胺柱 70％、95％的乙醇洗脱物对氧化应激损伤的 PC12 细胞具有显著的保护作用。

【医疗用途】

药性归经：味甘、涩，性平。归脾、肾经。

功能：益肾固精，补脾止泻，除湿止带。

主治：遗精滑精，遗尿尿频，脾虚久泻，白浊，带下。

用法用量：内服，煎汤，9～15g，或入丸、散。

使用注意：大小便不利者禁服；食滞不化者慎服。

附方：

1. 治梦遗漏精：芡实、莲花蕊、龙骨、乌梅肉各等量，研细末，为丸。每日 2 次。

2. 治小儿慢性腹泻：芡实、怀山药各 200g，鸡内金 50g，研细末，加开水调成糊状口服。

3. 治慢性肾炎蛋白尿：芡实合剂，口服，每日 3 次。

【资源评述】芡实在《神农本草经》以"雁喙实"之名记载，芡实之名始见于《本草纲目》。芡实为药食两用品种，经炒制后，功能偏于健脾止泻。

芡实在长期栽培过程，产生 2 个栽培变种，一种是南芡，也称苏芡，原产于苏州，现主产于湖南、广东、皖南及苏南一带，植物个体较大，地上器官除叶背有针外，其余部分均光滑无刺，采收较方便，外种皮厚，表面光滑，呈现棕黄或棕褐色，种子较大，种仁圆整、糯性，但适应性和抗逆性较差。另一种为北芡，也称刺芡，主产于山东、皖北及苏北一带，地上器官密生刚刺，采收困难，种仁近圆形、粳性，品质中等，但适应性较强。一般南芡作食品并出口，北芡主要作药用。

【参考文献】

［1］孙海林，张雅琼，谢小燕，等．芡实化学成分研究［J］．中药材，2014，37（11）：2019-2021.

［2］李美红，杨雪琼，万直剑，等．芡实的化学成分［J］．Chinese Journal of Natural Medicines，2007，5（1）：24-26.

［3］刘琳，刘洋洋，占颖，等．芡实的化学成分、药理作用及临床应用研究进展［J］．中华中医药杂志，2015，30

种子植物

    （2）：477-479.

[4] 杨晓曦，张庆林.中药芡实的研究进展 [J].国际药学研究杂志，2015，42（2）：160-164.

[5] 陈蓉，薛满，陈伟，等.芡实多糖理化性质及抗氧化活性研究 [J].中国药学，2014，23（8）：578-587.

[6] Yuan H，Meng S，Wang G，et al. Hypoglycemic effect of triterpenoid-rich extracts from Euryale ferox shell on normal and streptozotocin-diabetic mice [J]. Pakistan Journal of Pharmaceutical Sciences，2014，27（4）：859-864.

[7] Das S，Raychaudhuri U，Maulik N，et al. The effect of Euryale ferox (Makhana)，an herb of aquatic origin，on myocardial ischemic reperfusion injury [J]. Molecular and Cellular Biochemistry，2006，289（1/2）：55-63.

[8] 董文华，孙艳艳，方敬爱，等.芡实对糖尿病肾病大鼠肾组织 GLUT1 及 TGF-β₁ 表达的影响 [J].中国中西医结合肾病杂志，2014，15（4）：294-296.

[9] 刘文媛，方敬爱，孙艳艳，等.芡实对糖尿病肾病大鼠肾组织 UrotensinⅡ及胶原表达的影响 [J].中国中西医结合肾病杂志，2014，15（6）：480-483.

[10] 杨晓曦，程晓晨，卢育新，等.芡实醇提物对糖尿病肾病大鼠肾功能的影响及其体外抗氧化能力测定 [J].国际药学研究杂志，2015，42（3）：380-385.

[11] 李湘利，刘静，燕伟，等.芡实多糖的抗氧化性及抑菌特性 [J].食品与发酵工业，2014，40（11）：104-108.

[12] 於怀龙，怀晴晴，薛玲.中药芡实预防急性胃黏膜损伤药理作用的研究 [J].药学研究，2013，32（6）：326-327.

[13] 樊修和，吴启南，戴仕林，等.芡实正丁醇部位分离组分对 H₂O₂ 诱导的 PC12 细胞的神经保护作用及其机制研究 [J].南京中医药大学学报，2016，32（2）：157-160.

[14] 沈蓓，袁冬平，伍城颖，等.芡实提取物对 SH-SY5Y 神经细胞损伤的保护作用及体外抗氧化活性研究 [J].南京中医药大学学报，2013，29（1）：39-43.

[15] 沈蓓，吴启南，陈蓉，等.芡实的现代研究进展 [J].西北药学杂志，2012，27（2）：185-187.

莲 子

Lianzi

【别名】莲实、莲肉。

【来源】为睡莲科植物莲 *Nelumbo nudfera* Gaertn. 的干燥成熟种子。

【植物形态】多年生水生草本。根茎横生，肥厚，节间膨大，内有多数纵行通气孔洞，外生须状不定根。节上生叶，露出水面叶柄着生于叶背中央，粗壮，圆柱形，多刺；叶片圆形，直径 25～90cm，全缘或稍呈波状，上面粉绿色，下面叶脉从中央射出，有 1～2 次叉状分枝。花单生于花梗顶端，花梗与叶柄等长或稍长，也散生小刺；花直径 10～20cm，红色、粉红色或出色；花瓣椭圆形或倒卵形，长 5～10cm，宽 3～5cm；雄蕊多数，花药条形，花丝细长，着生于花托之下；心皮多数，埋藏于膨大的花托内，子房椭圆形。花后结"莲蓬"，倒锥形，直径 5～10cm，有小孔 20～30 个，每孔内含果实 1 枚；坚果椭圆形或卵形，果皮革质，坚硬，熟时黑褐色。种子卵形或椭圆形，长 1.2～1.7cm，种皮红色或白色。花期 6～8 月，果期 8～10 月。

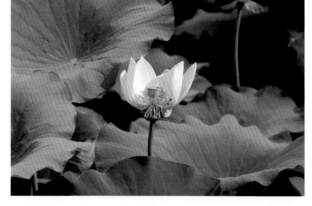

莲

【生境分布】生水泽、池塘、湖沼或水田中。喜温暖湿润气候。重庆各地多为栽培。

【采收加工】9～10 月间果实成熟时，剪下莲蓬剥出果实，趁鲜用快刀划开，剥去壳皮，晒干。

【药材鉴别】

性状鉴别：种子略呈椭圆形或类球形，长 1.2～1.8cm，直径 0.8～1.5cm。表面浅黄棕色至红棕色，有细纵纹和较宽的脉纹，顶端中央呈乳头状突起，深棕色，多有裂口，其周边略下陷。质硬，种皮菲薄，不易剥离。破开后可见黄白色肥厚子叶 2 枚，中心凹入呈槽形，具绿色莲子心。气微，味甘、微涩。莲子心味苦。

以粒大、饱满者为佳。

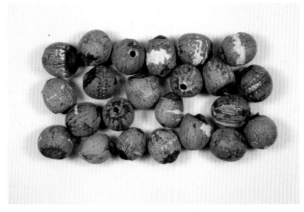

莲子（生药）

【化学成分】含淀粉、棉子糖、蛋白质、脂肪、Ca、P、Fe 等。脂肪中脂肪酸由肉豆蔻酸、棕榈酸、油酸、亚油酸、亚麻酸组成。莲子心含有 β-谷甾醇、β-谷甾醇正辛烷酸酯、β-谷甾醇棕榈酸酯、β-谷甾醇-3-O-β-D-葡萄糖苷、莲心碱和甲基莲心碱等。

【药理作用】

1. 免疫调节作用：莲子粉可使 Wistar 大鼠胸腺皮质中 T 淋巴细胞数增高。莲子多糖可提高免疫抑制小鼠脾细胞产生和分泌 IL-1α、IL-2 的水平，降低血清可溶性 IL-2 受体水平。莲子提取物能通过改变机体内免疫学参数刺激机体提高防御能力。

2. 抗衰老、抗氧化作用：莲子（1%）能使果蝇的平均寿命延长 36.4% 和 33.4%，使果蝇的最高寿命延长 56.8%；并使果蝇给药 40 天后脂褐素下降 53.0%。莲子多糖可显著提高小鼠血浆中的 SOD、CAT、GSH-Px 活力，降低血浆、脑及肝匀浆 LPO 水平。莲子糖蛋白、莲子多酚、莲子提取物具有显著的抗氧化活性，能起到自由基清除剂的效用。

3. 降血糖作用：莲子对糖尿病患者有饮食治疗作用，其降糖活性物质包括有机物和无机物。

4. 其他作用：莲子能抑制黄曲霉毒素（B_1）诱发的肿瘤，还具有胃肠道调节作用、抗炎抗病毒作用及保肝护肝作用。

【医疗用途】

药性归经：味甘、涩，性平。归脾、肾、心经。

功能：补脾止泻，益肾固精，养心安神，止带。

主治：脾虚久泻，遗精，带下，心悸失眠。

用法用量：内服：煎汤，6～15g，或入丸、散。

使用注意：中满痞胀、大便燥结者禁服。

附方：

1. 治脾胃虚弱，饮食不进，多困少力，中满痞噎，心忪气喘，呕吐泄泻，及伤寒咳噫：莲子肉（去皮）、薏苡仁、缩砂仁、桔梗（炒令深黄色）各 500g，白扁豆（姜汁浸去皮，微炒）750g，白茯苓、人参（去芦）、甘草（炒）、白术、山药各 1000g。上为末，每服 6g，枣汤调下。小儿量岁数加减服。

2. 治久痢不止：老莲子（去心）100g，为末。每服 3g，陈米汤调下。

3. 治下痢饮食不入（俗名噤口痢）：鲜莲肉 50g，黄连 15g，人参 15g。水煎浓，细细予呷。

4. 治病后胃弱，不能饮食：莲肉、粳米各炒 200g，茯苓 100g。共为末，砂糖调和。每五六匙，白滚汤下。

5. 治小便白浊，梦遗泄精：莲肉、益智仁、龙骨（五色者）各等份。上为细末。每服 6g，空腹，用清米饮调下。

【资源评述】莲子原名藕实，始载于《神农本草经》，列为上品。莲在我国的栽培历史有 1500 多年，长期栽培形成了很多品种，根据用途可分为藕莲、子莲和花莲等栽培品种。药用子莲，主产湖南（常德、湘潭、岳阳）、湖北（洪湖、江陵、公安）、福建、浙江、江西（广昌）等地。产于湖南者称为湘莲，产量大；产于福建者称建莲；产于江西者称赣莲。花莲以武汉、北京等地所产为主。藕莲主产湖北、江苏、安徽、浙江等省。

历史上湘莲栽培品种可分 3 大类：白莲、冬瓜莲和红莲。白莲莲籽卵圆形，品质优，主要食用；冬瓜莲莲籽椭圆形，品质次之；红莲为野生种，莲籽较小，产量低，主要供药用。

除莲子外，藕结（根）、莲叶（叶）、莲心（胚中幼叶）、莲蓬（花托）、莲须（雄蕊）也为中药常用药。

【参考文献】

[1] 李希珍. 莲子心化学成分及生物活性的研究 [D]. 吉林大学, 2016.

[2] 苗明三, 杨亚蕾, 方晓艳. 莲子多糖增强环磷酰胺致免疫抑制小鼠机体免疫功能 [J]. 中国组织工程研究, 2008, 12 (b12): 10477-10480.

[3] Mukherjee D, Khatua TN, Venkatesh P, et al. Immunomodulatory potential of rhizome and seed extracts of Nelumbo nucifera Gaertn [J]. Journal of Ethnopharmacology, 2010, 128 (2): 490-494.

[4] 曾绍校, 陈秉彦, 郭泽镔, 等. 莲子生理活性的研究进展 [J]. 热带作物学报, 2012, 33 (11): 2110-2114.

莲子心
Lianzixin

【来源】 为睡莲科植物莲 *Nelumbo nucifera* Gaertn. 的成熟种子中的干燥幼叶及胚根。

【植物形态】 同"莲子"条。

【生境分布】 同"莲子"条。

【采集加工】 9～10 月间果实成熟时, 剪下莲蓬, 剥出果实, 取出莲子心, 晒干。

【药材鉴别】

性状鉴别: 本品略呈细圆柱形, 长 1～1.4cm, 直径约 0.2cm。幼叶绿色, 一长一短, 卷成箭形, 先端向下反折, 两幼叶间可见细小胚芽。胚根圆柱形, 长约 3mm, 黄白色。质脆, 易折断, 断面有数个小孔。气微, 味苦。

【化学成分】 含有莲心碱、异莲心碱、甲基莲心碱、荷叶碱、莲子碱、木犀草素-8-C-β-D-葡萄糖苷、木犀草素-6-C-β-D-葡萄糖苷、1-薄荷醇、亚美罂粟碱、4'-甲氧基-N-甲基衡州、谷甾醇、荷叶碱、前荷叶碱、莲明碱、N-甲氧基头花千金藤二酮 B 和 N-甲基紫堇定等。

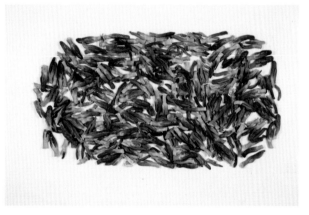

莲子心（生药）

最新研究发现还含有: 甲氧基苯乙酸、槲皮素-3-O-α-L-阿拉伯糖苷、芹菜素-6-C-阿拉伯糖-8-C-葡萄糖苷、柚皮素、豆甾-4-烯-3-酮、槲皮素-3-甲醚、牡荆素、大波斯菊苷、槲皮素、芹菜素、山柰酚和黄芪苷等。

【药理作用】

1. 抗心律失常作用: 酚性生物碱能显著提高哇巴因和乌头碱致大鼠室性早搏 (VE)、室性纤颤 (VF) 及心脏停搏 (CA) 时的用量; 延长 $CaCl_2$ 诱发大鼠心律失常出现的时间, 缩短生存大鼠的窦性心律恢复时间, 减少死亡率; 降低氯仿所致小鼠室颤发生率, 延长小鼠出现室颤的时间, 表明莲子心酚性生物碱具有明显的抗心律失常作用。

2. 保护心血管内皮细胞作用: 莲心碱、异莲心碱、甲基莲心碱、莲心季铵碱 4 种生物碱通过降低 H_2O_2 诱发的内源性 NO 的产生, 起到对血管内皮细胞的保护作用。

3. 降血糖、血脂作用: 莲子心醇提物及所含甲基莲心碱, 均对大鼠实验性糖尿病及肥胖模型有降低空腹血糖、血清 TC、TG 和 LDL-C 的作用, 且甲基莲心碱在降压的同时可明显改善 RHR 的糖耐量异常。

4. 其他作用: 莲子心能减轻肝细胞损伤, 保护肝细胞, 并具有一定的抗肝纤维化作用。

【医疗用途】

药性归经: 味苦, 性寒。归心、肾经。

功能: 清心安神, 交通心肾, 涩精止血。

主治: 热入心包, 神昏谵语, 心肾不交, 失眠遗精, 血热吐血。

用法用量: 内服, 煎汤, 2～5g。

【资源评述】 莲子心始载于《神农本草经》, 列为上品, 为常用中药材, 亦是药食之佳品。市场上卖的莲子心是工艺处理后的干莲子心，一般用来泡茶饮用，江西民间认为常喝莲子心茶有清热祛火、安神强心之功效。新鲜的莲子心茶功效也一样。

【参考文献】

[1] 单世斌，沈元帅，杨金，等．莲子心中黄酮类物质的提取和鉴定［J］．海峡药学，2012，24（9）：42-45.

[2] 谢纲，曾建国．莲子心的主要成分和药理作用研究进展［J］．湖南中医药大学学报，2007，27（S1）：384-386.

[3] 李萍，杨光明，张玉玲，等．莲子心脂溶性生物碱的分离、鉴定［J］．食品与生物技术学报，2016，35（1）：19-27.

[4] 邵建，刘艳丽，李笑然，等．莲子心的化学成分研究［J］．中草药，2016，47（10）：1661-1664.

[5] 曾宪武，张卫国，梁赈，等．莲子心酚性生物碱的抗心律失常作用［J］．湖北科技学院学报（医学版），2007，21（5）：369-372.

[6] 陶冉．莲子心非酚性成分化学和酚性生物碱药理研究［D］．南京中医药大学，2008.

[7] 施京红，赵秋菊，丁辉，等．莲子心对肝纤维化大鼠的抗脂质过氧化作用研究［J］．中药材，2016，39（8）：1869-1872.

莲 房
Lianfang

【来源】为睡莲科植物莲 *Nelumbo nucifera* Gaertn. 的干燥花托。

【植物形态】同"莲子"条。

【生境分布】同"莲子"条。

【采集加工】秋季果实成熟时采收，除去果实，晒干。

【药材鉴别】

性状鉴别：本品呈倒圆锥状或漏斗状，多撕裂，直径 5~8cm，高 4.5~6cm。表面灰棕色至紫棕色，具细纵纹和皱纹，顶面有多数圆形孔穴，基部有花梗残基。质疏松，破碎面海绵样，棕色。气微，味微涩。

【化学成分】含有生物碱、蛋白质、脂肪、糖类、胡萝卜素、维生素 B_2、维生素 C、花青素、原花青素等。

【药理作用】

1. 抗氧化作用：莲房原花青素（LSPC）对 DPPH 和羟基自由基的清除能力强于维生素 C，相同浓度的莲房原花青素与葡萄籽原花青素的抗氧化能力无显著差异。

2. 抗肿瘤作用：LSPC 能对人肝癌细胞 SMMC-7721、HepG2、黑色素瘤 B_{16} 细胞的生长起到抑制以及诱导其凋亡的作用。

3. 改善记忆作用：LSPC 改善大鼠学习记忆能力的机制主要是通过改善抗氧化系统、胆碱能系统和 NO 系统功能以及增加 CREB（cAMP 反应元件结合蛋白）活性等环节共同完成。

4. 保护心脑血管系统：LSPC 能够显著调节血清和心肌中瘦素以及 TNF-α 水平，增强机体的抗氧化作用，一定程度改善血管内皮功能及血液流变，起到控制炎症、保护心血管系统的作用。

5. 其他作用：莲房提取物可明显改善 2 型糖尿病大鼠胰岛素抵抗，这可能与其调节血脂和肝脏代谢，提高肝组织抗氧化能力，降低瘦素和 TNF-α 水平作用有关。

【医疗用途】

药性归经：味苦、涩，性温。归肝经。

功能：化瘀止血。

主治：崩漏，尿血，痔疮出血，产后瘀阻，恶露不尽。

用法用量：内服：煎汤，5~10g。

【资源评述】莲房始载于《食疗本草》。《本草纲目》记载："莲房，消瘀散血，与荷叶同功，亦急则治标之意也。"《本经逢原》记载："莲房，功专止血，故血崩、下血、溺血，皆烧灰用之，虽能止截，不似棕灰之兜塞也。"

对莲房的利用目前主要是从中提取原花青素，根据不同产地及采收期对莲房中原花青素量的影响，宜选用与莲子采收保持一致的成熟莲房，采摘后宜采用烘干或阴干法干燥处理，不宜置烈日下暴晒；浙江等12个产地7～9月份的莲房中原花青素质量分数大多在6%～8%，均可作为莲房资源加以利用。

【参考文献】

[1] 陈超群. 莲房的化学成分研究 [D]. 云南中医学院，2013.

[2] 周芸. 莲房原花青素制备工艺及抗氧化活性研究 [D]. 浙江大学，2012.

[3] 梁慧敏，时小燕，随裕敏，等. 莲房花青素诱导人肝癌细胞 SMMC-7721 凋亡的研究 [J]. 中国实用医药，2011，6（19）：37-38.

[4] 杜宏，张娜，高霞，等. 莲房原花青素对人肝癌细胞 HepG2 生长及凋亡的作用 [J]. 实用医学杂志，2008，24（6）：891-893.

[5] 周密，段玉清，王文兵，等. 莲原花青素抗黑色素瘤的研究 [J]. 食品科学，2009，30（11）：223-226.

[6] 段玉清，张海晖，吴佳，等. 莲房原花青素对黑色素瘤 B16 细胞的诱导分化作用 [J]. 癌变·畸变·突变，2007，19（5）：377-380.

[7] 许继取. 莲房原花青素对老年认知障碍大鼠记忆功能的改善作用及其研究机制 [D]. 华中农业大学，2010.

[8] Xu J Q, Shuang R, Xie B J, et al. Memory impairment in cognitively impaired aged rats associated with decreased hippocampal CREB phosphorylation: reversal by procyanidins extracted from the lotus seedpod [J]. J Gerontol A Biol Sci Med Sci, 2010, 65 (9): 933-940.

[9] 唐瑛，黄光华，吴建军，等. 莲房原花青素对高脂血症大鼠瘦素及 TNF-α 的影响 [J]. 华南国防医学杂志，2008，22（4）：5-8.

[10] 王思为，夏道宗，方月娟，等. 莲房提取物对 2 型糖尿病大鼠胰岛素抵抗的影响 [J]. 中草药，2015，46（5）：721-726.

[11] 袁宙新，刘忠达，孙晓勇，等. 产地及采收期对莲房中原花青素量的影响 [J]. 中草药，2015，46（4）：576-579.

莲 须

Lianxu

【来源】为睡莲科植物莲 *Nelumbo nucifera* Gaertn. 的干燥雄蕊。

【植物形态】同"莲子"条。

【生境分布】同"莲子"条。

【采集加工】夏季花开时选晴天采收，盖纸晒干或阴干。

【药材鉴别】

性状鉴别：本品呈线形。花药扭转，纵裂，长 1.2～1.5cm，直径约 0.1cm，淡黄色或棕黄色。花丝纤细，稍弯曲，长 1.5～1.8cm，淡紫色。气微香，味涩。

【化学成分】含有槲皮素、山柰酚、异槲皮苷、木犀草素、1-癸醇、二十四烷酸、棕榈酸等。莲须挥发油中鉴定出 44 种化学成分，占总成分的 89.98%，主要为脂肪酸、萜烯、烷烃类等。

【药理作用】

1. 抗腹泻作用：莲须乙醇提取液对硫酸镁所致小鼠腹泻具有明显的拮抗效果。

2. 促进子宫收缩作用：4.4mg/ml 莲须可使小鼠、大鼠、早孕大鼠离体子宫收缩增加，莲须剂量与子宫平滑肌兴奋作用存在量效关系；5.2mg/ml 莲须可使兔在体子宫收缩增加和频率增加。

【医疗用途】

药性归经：味甘、涩，性平。归心、肾经。

功能：固肾涩精。

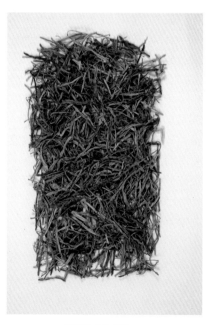

莲须（生药）

主治：遗精滑精，带下，尿频。

用法用量：内服：煎汤，3～5g。

【资源评述】莲须始载于《本草纲目》云："花有红、白、粉红三色，花心有黄须，蕊长寸余。"这里说的"黄须""蕊"，即莲须，为常用草药，以浙江、江苏所产者品质为佳，俗称"杜莲须"，主销华东、华北、华南各大城市，其他地区多自产自销。

【参考文献】

[1] 陈艳琰，唐于平，段金廒，等．莲须化学成分的研究 [J]．中国药学杂志，2010，45（20）：1535-1538.

[2] 高华娟，吴锦忠，黄泽豪．莲须药用研究进展 [J]．海峡药学，2006，18（3）：20-22.

[3] 冯峰，念其滨．莲须挥发油成分的 GC-MS 分析 [J]．海峡药学，2016，28（11）：50-52.

[4] 周细根，梁生林，胡存华，等．莲须乙醇提取液抗腹泻作用的研究 [J]．实用临床医学，2011，12（12）：9，15.

[5] 吴丽明，邱光清，陈丽娟，等．莲须对动物子宫收缩的影响实验研究 [J]．现代临床医学生物工程学杂志，2003，9（3）：166-167.

荷 叶

Heye

【来源】为睡莲科植物莲 *Nelumbo nucifera* Gaertn. 的干燥叶。

【植物形态】同"莲子"条。

【生境分布】同"莲子"条。

【采集加工】夏、秋二季采收，晒至七八成干时，除去叶柄，折成半圆形或折扇形，干燥。

【药材鉴别】

性状鉴别：本品呈半圆形或折扇形，展开后呈类圆形，全缘或稍呈波状，直径 20～50cm。上表面深绿色或黄绿色，较粗糙；下表面淡灰棕色，较光滑，有粗脉 21～22 条，自中心向四周射出；中心有突起的叶柄残基。质脆，易破碎。稍有清香气，味微苦。

【化学成分】生物碱类：原荷叶碱、亚美罂粟碱、莲心碱、甲基莲心碱、异莲心碱；黄酮类：槲皮素、山奈酚、杨梅素等；挥发油类：1-乙基-1H-吡咯-2-甲醛、反式石竹烯、反式异柠檬烯等。

【药理作用】

1. 减肥降脂作用：荷叶提取物能降低机体消化能力、减少脂质和碳水化合物的吸收，加强油脂代谢及能量损耗的调节，从而有效抵制肥胖症。

2. 抑菌作用：荷叶的乙醇、正丁醇和乙酸乙酯提取部分具有很好的抑菌活性，黄酮及其苷元、生物碱、盐类是荷叶的主要抑菌活性成分，其对细菌、霉菌和酵母菌都有抑制作用。

3. 抗氧化作用：荷叶水提物对羟自由基和超氧

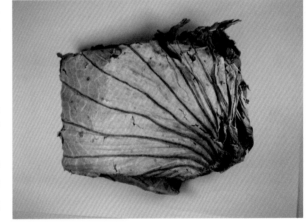

荷叶（生药）

阴离子有很强的清除能力，其对超氧阴离子的清除能力比对羟自由基的清除能力要大很多。荷叶总黄酮具有良好的 DPPH 自由基清除能力，并能有效抑制亚油酸的氧化，且在浓度较低时就能达到半数清除效果。

【医疗用途】

药性归经：味苦，性平。归肝、脾、胃经。

功能：清暑化湿，升发清阳，凉血止血。

主治：暑热烦渴，暑湿泄泻，脾虚泄泻，血热吐衄，便血崩漏。

用法用量：内服：煎汤，3～10g。

【资源评述】《本草纲目》记载"荷叶服之，令人瘦劣""生发元气，裨助脾胃"。临床亦将其广泛用于肥胖症及高脂血症，并取得了较好疗效。荷叶提取物具有防治和净化作用，可用于护肤品。

【参考文献】

[1] 王玲玲，刘斌，石任兵. 荷叶的化学成分研究 [J]. 天然产物研究与开发，2009，21（3）：416-419.

[2] 赵小亮，王智民，马小军，等. 荷叶化学成分研究 [J]. 中国中药杂志，2013，38（5）：703-708.

[3] 郑振佳，王晓，王明林，等. 固相萃取-快速分离液相-四级杆串联飞行时间质谱联用分析荷叶中的生物碱 [J]. 中草药，2011，42（6）：1066-1068.

[4] 尹慧晶，钱一帆，濮存海. 均匀设计法优化荷叶超临界 CO_2 萃取工艺及萃取物 GC-MS 分析 [J]. 中药材，2007，30（4）：464-466.

[5] Ono Y, Hattori E, Fukaya Y, et al. Anti-obesity effect of Nelumbo nucifera, leaves extract in mice and rats [J]. Journal of Ethnopharmacology, 2006, 106（2）：238-244.

[6] 蒋益虹. 荷叶抑菌活性成分的研究 [D]. 浙江大学，2007，30-39.

[7] 李强. 荷叶黄酮类化合物的浸提、分离及其抗氧化性研究 [D]. 西北农林科技大学. 2007：28-30.

[8] 赵骏，王强. 荷叶抗氧化活性部位的研究 [J]. 中药材，2006，29（8）：827-829.

藕　节

Oujie

【来源】为睡莲科植物莲 *Nelumbo nucifera* Gaertn. 的干燥根茎节部。

【植物形态】同"莲子"条。

【生境分布】同"莲子"条。

【采集加工】秋、冬二季采挖根茎（藕），切取节部，洗净，晒干，除去须根。

【药材鉴别】

性状鉴别：本品呈短圆柱形，中部稍膨大，长 2～4cm，直径约 2cm。表面灰黄色至灰棕色，有残存的须根和须根痕，偶见暗红棕色的鳞叶残基。两端有残留的藕，表面皱缩有纵纹。质硬，断面有多数类圆形的孔。气微，味微甘、涩。

【化学成分】含 3-表白桦脂酸、β-谷甾醇、鞣质、多糖类、黄酮类化合物等。

【药理作用】

1. 抗氧化作用：通过与 BHT 的抗氧化剂活性相比，发现藕节总黄酮提取液对羟基自由基有较强的清除活性。

2. 治疗糖尿病：藕节可能通过上调 Bcl-2 在肾组织的表达，下调 Bax、p-JAK2、p-STAT3 的表达，从而减少尿蛋白，延缓糖尿病肾病的进展。

3. 止血作用：藕节提取物能缩短小鼠凝血时间、出血时间，也能缩短新西兰兔活化部分凝血活酶时间、凝血酶原时间和凝血酶时间。

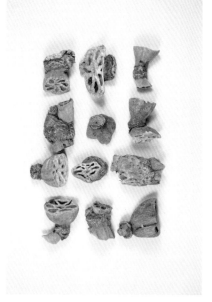

藕节（生药）

【医疗用途】

药性归经：味甘、涩，性平。归肺、肝、胃经。

功能：收敛止血，化瘀。

主治：吐血，咯血，衄血，尿血，崩漏。

用法用量：内服：煎汤 9～15g。

【资源评述】藕节始载于《神农本草经》，列为上品。莲藕按栽培目的分为藕莲、子莲和花莲 3 种。

藕莲又叫菜藕或家藕。一般叶脉突起，开花或少花，不结种子或少结种子；藕外皮白色，肥嫩，肉质松脆，味甜。藕莲品种多，按对水层深浅的适应性分为浅水藕和深水藕。子莲：以食用莲子为主，结实多，莲子大，但藕细小而硬，一般叶脉不隆起。花莲：莲花极美，供观赏及药用，藕细质劣。

【参考文献】

[1] 单玲玲，刘善新，靳光乾，等. 藕节、藕节炭 HPLC 特征图谱研究 [J]. 中国实验方剂学杂志，2011，17（9）：67-71.

［2］刘善新，侯立静，靳光乾，等．藕节中鞣质的含量测定研究［J］．中华中医药杂志，2010，25（2）：238-240.

［3］许瑞波，何静，王新新，等．正交实验优选藕节多糖的提取工艺研究［J］．时珍国医国药，2011，22（10）：2447-2449.

［4］李会端，李云兴．酶辅助法提取藕节中总黄酮及·OH清除活性研究［J］．浙江农业科学，2014（3）：383-386.

［5］王金晶，方敬爱，张晓东，等．藕节对糖尿病肾病大鼠肾组织JAK2/STAT3及凋亡因子表达的影响［J］．中国中西医结合肾病杂志，2014，15（5）：385-388.

［6］曲筱静，张家骊，周新华，等．藕节促凝血有效组分的筛选及凝血作用研究［J］．食品与生物技术学报，2009，28（2）：259-261.

川　乌

Chuanwu

【别名】乌头、川乌头。

【来源】为毛茛科植物乌头 *Aconitium carmichaeli* Debx. 的干燥母根。

【植物形态】多年生草本，高60～150cm。块根倒圆锥形，周围常有数个子根。栽培品的侧根通常肥大，外皮黑褐色。茎直立，中部以上疏被反曲的短柔毛。叶互生；叶柄长1～2.5cm，疏被短柔毛；叶片五角形，长6～11cm，宽9～15cm，基部浅心形，3裂几达基部，中央全裂片宽菱形、倒卵状菱形或菱形，近羽状分裂，二回羽裂片2对，斜三角形，具1～3枚牙齿；侧全裂片不等2深裂，各裂片边缘有粗齿或缺刻，上面疏被短伏毛，下面通常只在脉上疏被短柔毛。总状花序顶生，花序轴及花梗被反曲而紧贴的短柔毛；花两性，两侧对称；萼片5枚，花瓣状，上萼片盔形，高2～2.5cm，基部至喙长1.7～2.2cm，下缘稍凹，喙不明显，侧萼片长1.5～2cm，蓝紫色，外面被短无毛；花瓣2枚，瓣片长约1.1cm，唇长约6mm，微凹，距长1～2.5mm，通常拳卷；雄蕊多数；心皮3～5枚，被短柔毛。蓇葖果。种子多数，三棱形，两面密生横膜翅。花期8～9月，果期9～10月。

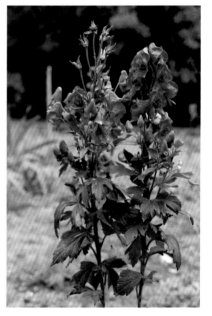

乌头

【生境分布】生于山地草坡或灌木丛中。属泛北极植物区中国−日本植物森林植物亚区植物区系。喜温暖湿润气候，耐寒，怕高温、积水。产于巫山、城口、奉节、忠县、开州、南州。分布于辽宁南部、河南、陕西、甘肃、山东、江苏、安徽、江西、湖北、湖南、广东北部、广西、四川、贵州、云南等地。主要栽培于四川。陕西、湖北、湖南、云南等地也有栽培。

【采收加工】6月下旬至8月上旬采挖，除去地上部分茎叶，摘下子根（附子），取母根（川乌头），去净须根、泥沙，晒干。入药须炮制。

【药材鉴别】

性状鉴别：母根为不规则圆锥形，稍弯曲，顶端常有残茎，中部多向一侧膨大，长2～7.5cm，直径1.2～2.5cm。表面棕褐色或灰棕色，皱缩不平，有小瘤状侧根及子根痕。质坚实，断面类白色或浅灰黄色，形成层环多角形。气微，味辛辣、麻舌。

以饱满、质坚实、断面色白者为佳。

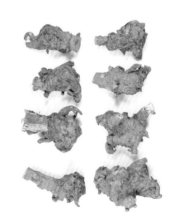

川乌（生药）

【化学成分】含乌头碱、次乌头碱、中乌头碱、塔拉乌头胺、消旋去甲基乌药碱、异塔拉定、新乌宁碱、准噶尔乌头碱、附子宁碱、去甲猪毛菜碱、异飞燕草碱、苯甲酰中乌头原碱、多根乌头碱、森布星A和B、14-乙酰塔拉乌头胺、脂乌头碱、脂次乌头碱、脂去氧乌头碱、脂中乌头碱、北草乌碱、川附宁、3-去氧乌头碱、惰碱、荷克布星 A 及 B、尿嘧啶、乌头多糖 A、乌头多糖 B、乌头多糖 C、乌头多糖 D 等。还含有金色酰胺醇酯、松胞素 B_2、宋果灵、新乌头碱、北乌碱、附子灵等。

【药理作用】

1. 对心血管系统的作用：川乌头生品、炮制品的水煎剂对离体蛙心有强心作用，但剂量加大则引起心律失常，终致心脏抑制。煎剂可引起麻醉犬血压呈迅速而短暂下降，降压作用可被阿托品或苯海拉明所拮抗。乌头碱 $20\mu g$ 注入戊巴比妥钠麻醉犬侧脑室，5 分钟后可引起心律不齐和血压升高并可持续 90 分钟。乌头碱对心血管的作用是中枢性的，其导致心律不齐可能是由神经途径释放肾上腺的儿茶酚胺所致。家兔静注小量乌头碱可增强肾上腺素产生异位心律的作用，对抗 $CaCl_2$ 引起的 T 波倒置。

2. 抗炎、镇痛作用：川乌总碱对各种致炎剂如角叉菜胶、蛋清、二甲苯、组胺和 5-HT 的致炎作用，巴豆油气囊肿渗出、肉芽组织增生、白细胞游走、PGE 合成均有明显抑制作用；对可逆性被动 Arthus 反应及大鼠迟发性超敏反应、佐剂关节炎等免疫性炎症也有显著抑制作用。此外，还有明显的镇痛作用。

3. 降血糖作用：乌头多糖对小鼠有显著降低正常血糖的作用，还能降低葡萄糖负荷小鼠的血糖水平。乌头多糖 A 降血糖的机制不是影响胰岛素的水平，而是增强机体对血糖的利用。

4. 抗癌作用：乌头注射液对胃癌细胞有抑制作用，并可抑制人胃癌细胞的有丝分裂。川乌对环磷酰胺引起的遗传损伤有明显的拮抗作用，川乌经蜜炙后其抗突变性有一定增强，对多种癌细胞有直接杀伤效应和抑制作用。生川乌水煎液可显著抑制小鼠 S_{180} 实体瘤的生长，对肿瘤细胞 LoVo、MGC-803、DMBA 的生长有明显的抑制作用。

5. 对神经系统的作用：乌头碱小剂量能引起小鼠扭体反应，阿司匹林、吗啡等药物可拮抗这一作用。乌头碱有明显局部麻醉作用，对小鼠坐骨神经干的阻滞作用相当于可卡因的 31 倍，豚鼠皮下注射浸润麻醉作用相当于可卡因的 400 倍。

6. 对免疫系统的作用：川乌与防己配伍后对正常、DTH 升高、DTH 低下 3 种小鼠耳郭皮肤迟发型超敏反应（DTH）模型均有明显的抑制作用。蜜煮川乌能促进 H_{22} 荷瘤小鼠 T 细胞增殖、抑制 B 细胞增殖、增强腹腔巨噬细胞的吞噬活性。

7. 毒性：生川乌头煎剂小鼠灌服的 LD_{50} 为 $18.0\pm0.034g/kg$。家兔每日灌服生川乌头煎剂 $17.27g/kg$，连续 15 日，未见明显毒性反应。人口服乌头碱致死量为 $2\sim5mg$，小鼠皮下注射 LD_{50} 的致死量为 $0.32mg/kg$，中乌头碱小鼠皮下注射的致死量为 $0.3\sim0.5mg/kg$。乌头原碱、中乌头原碱和次乌头原碱，毒性为原来的 $1/150\sim1/1000$。

近年来，关于川乌毒性作用研究进展如下：

（1）心脏毒性：心脏毒性一直被认为是川乌的主要毒性，其机理研究多集中在乌头碱，其作用和机制有以下几方面：影响钠离子通道、诱导 Cx43 蛋白脱磷酸化、抑制呼吸酶的活性、促进心肌细胞膜脂质过氧化反应、损伤心肌细胞微结构及诱导心肌细胞凋亡等。

（2）神经系统毒性：神经系统通常被认为是川乌作用的靶器官之一。外周神经系统损伤主要表现为皮肤蚁行感、刺痛及麻木；中枢神经系统损伤主要表现为头晕、视物不清、昏迷等。其主要机制为使中枢神经系统和周围神经先兴奋后抑制，阻断神经-肌肉接头的传导功能。川乌提取液对小鼠的记忆获得能力有一定影响，对小鼠中枢神经系统产生抑制作用，影响小鼠自发活动。犬连续服用川乌后，表现为后肢无力、不能站立，行动障碍，并伴有肌肉震颤，脊髓运动神经元是川乌毒性的主要靶器官之一。

（3）其他系统毒性：川乌还对消化系统、泌尿系统、呼吸系统、生殖发育系统具有毒性。

（4）影响川乌毒性作用的因素：主要有炮制方法、配伍、产地、保存方式及时间等。

【医疗用途】

药性归经：味辛、苦，性热；有大毒。归心、肝、脾、肾经。

功能：祛风除湿，散寒止痛。

主治：风寒湿痹，关节疼痛，心腹冷痛，寒疝作痛及麻醉止痛。

用法用量：煎服：3～6g；外用：适量。研末外用或泡酒外搽。

使用注意：反半夏、贝母、瓜蒌、天花粉、白及、白蔹。孕妇禁服。一般炮制后用。

附方：

1. 治肩关节炎：川乌 90g，草乌 90g，樟脑 90g。以上三味，川乌、草乌混合粉碎，过筛，再与樟脑细粉混合均匀，即得。外用，适量调醋外敷患处。

2. 治风湿性关节炎：川乌（制）120g，草乌（制）120g，当归300g，乳香（制）150g，没药（制）150g，老鹳草150g，甘草120g。以上七味，混合均匀，粉碎过100目筛，每100g药粉加炼蜜130g，制成大蜜丸。每丸重4g。口服，每次1丸，每日2次。

3. 治偏头痛：川乌、天南星等分。研末，葱白连须捣烂调末，贴于太阳痛处。

【资源评述】本品始载于《神农本草经》，列为下品。《蜀本草》记载："以龙州、绵州者为佳。"即今四川平武县及绵阳地区。其中以江油所产最为有名，为现今的栽培主产地。据对四川、甘肃、广西、北京四地所产川乌的成分分析，以四川所产成分组成丰富，乌头碱含量高。

川乌为剧毒药物，其所含的乌头碱既是其生理活性成分，又是其毒性成分，临床应用需通过炮制降低其毒性，也可通过配伍制其毒性。据对川乌与白芍配伍应用研究，发现配伍后乌头碱煎出率降低，芍药苷的煎出量增加。有研究报道，川乌具有双向免疫调节作用、选择性抗炎活性、清除炎性因子及清除氧自由基的作用，而川乌毒性降低。

【参考文献】

[1] 国家中医药管理局《中华本草》编委会. 中华本草精选本（上册）[M]. 上海：上海科技出版社，2009.

[2] 杨茗，万丽，陈斌，等. 川乌氯仿部位的化学成分研究 [J]. 现代药物与临床，2014，29（3）：223-226.

[3] 余翔. 川乌的临床应用进展 [J]. 中国民族民间医药，2013，22（11）：136-137.

[4] 董辉，李先娜，孙晖. 川乌毒性研究概况 [J]. 黑龙江科技信息，2015（31）：102.

[5] 曾瑾，罗霞，江南，等. 生川乌水煎液抗肿瘤作用的实验研究 [J]. 四川大学学报：自然科学版，2007，44（6）：1344-1348.

[6] 郑亚秋，耿胜男，孟明静，等. 川乌对小鼠二阶段皮肤乳头状瘤的抑制作用 [J]. 河南大学学报（医学版），2016，35（1）：5-8.

[7] 刘强强，郭海东，徐策，等. 川乌毒理作用研究进展 [J]. 中国中医药信息杂志，2012，19（8）：110-112.

[8] 汪星，孙卫，张铁军. 乌头类有毒中药配伍减毒增效的研究进展 [J]. 中国实验方剂学杂志，2012，18（18）：327-331.

附 子

Fuzi

【别名】天雄、侧子、漏篮子、乌头附子尖、射网。

【来源】为毛茛科植物乌头 *Aconitium carmichaeli* Debx. 的子根的加工品。

【植物形态】参见"川乌"条。

【生境分布】栽培或野生海拔850～2150m的山谷林下、林缘、灌木丛中。产于城口、奉节、忠县、巫山、开州、南川。全国大部分地区均有栽培。

【采收加工】6月下旬至8月下旬挖出全株，抖去泥沙，摘取子根，去掉须根，习称"泥附子"。再加工成附子或附片。根据加工分为盐附子、黑顺片、白附片。

【药材鉴别】

性状鉴别

盐附子：圆锥形，长4～7cm，直径3～5cm。表面灰黑色，被盐霜，顶端有凹陷的芽痕，周围有瘤状突起的支根或支根痕。体重。横切面灰褐色，可见充满盐霜的小空隙及多角形的形成层环纹，环纹内侧筋脉（导管束）排列不整齐。气微，味咸而麻，刺舌。以个大、质坚实、灰黑色、表面光滑者为佳。

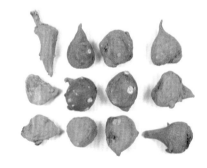

附子

黑顺片：为纵切片。上宽下窄，长1.7～5cm，宽0.9～3cm，厚2～5mm。外皮黑褐色、切面暗黄色，油润具光泽，半透明状，并有纵向筋脉（导管）。质硬而脆，断面角质样。气微，味淡。以片大、均匀、棕黄色、有光泽者为佳。

白附片：为纵切片，无外皮，全体黄白色，半透明，厚约 3mm。以片匀、黄白色、半透明者为佳。

【化学成分】同川乌。

【药理作用】

1. 对心血管系统的影响

（1）强心作用：附子煎剂在蟾蜍、猫、兔等动物身上均有强心作用。附子煎剂的强心作用不因煎煮时间延长而减弱，而其致心律失常作用则因久煎而减弱或消失。去甲乌药碱是强心成分之一，对心力衰竭的强心作用更为明显。去甲猪毛菜碱为弱的 β 受体激动剂，具有升压及加快心率的作用。

（2）对心脏节律的影响：乌头碱给予达一定剂量均可引起多种温血动物心律失常，先后出现心动过缓、心动过速、室性期外收缩、室性心动过速、室颤，直至心跳停止。乌头碱的心脏毒性可被甘草拮抗。不含乌头碱的附子水溶性部分，无论灌服或静注均可对抗乌头碱所致大鼠心律失常，并迅速扭转已发生的心律失常。去甲乌药碱对多种实验性过缓型心律失常均有明显防治效果。附子水提物对氯仿所致小鼠室颤有预防作用。

（3）对心肌缺血的影响：附子注射液和附子的水溶部分对急性心肌缺血有明显的保护作用，能明显延长小鼠的缺氧时间，降低碱性磷酸酶活性，对抗垂体后叶素引起的大鼠急性心肌缺血，显著减少结扎前降支引起的麻醉犬心外膜电图 ST 段的抬高以及 ST 段升高的总数。次乌头碱浓度＞$1.0\mu g/ml$ 时，对大鼠心肌细胞有明显的氧化损伤作用，同时表现出较强的细胞毒性。

（4）对血管的作用：去甲乌药碱 II 对心力衰竭动物血压先短暂下降，后持续升高。对于血管平滑肌，去甲乌药碱是部分 β 肾上腺素受体激动剂，可降低血管阻力，增加血流量，尤以冠状动脉血流量增加为显著，脑和肢体血流量轻度增加或无明显优势。去甲乌药碱在一般治疗剂量下，可表现出对 β 受体激动和对 α_1 受体阻断的双重作用。

（5）抗休克作用：将附子水溶部分静脉滴注给予由内毒素引起的休克猫，发现其主动脉压力、左心室收缩压力和左心室压力上升最大速率下降程度明显改善，并能延长存活时间。去甲乌药碱使内毒素休克犬心输出量及心脏指数改善，外周阻力降低，并能使减慢的心率变快。对于冠脉阻塞所致心源性休克犬，去甲乌药碱也能显著改善其心功能。

2. 抗炎镇痛作用：附子能抑制蛋清、角叉菜胶、甲醛等所致大鼠足趾肿胀，抑制乙酸所致毛细血管通透性亢进，抑制肉芽肿形成及佐剂性关节炎。抗炎的有效成分为二萜乌头碱类化合物，中乌头碱有较强抗炎作用，次乌头碱相对较弱些。二萜乌头碱类抗炎作用强。中乌头碱、乌头碱分别对腹腔注射乙酸所致小鼠及尾部电刺激所致大鼠的疼痛反应有明显镇痛作用。镇痛作用属中枢性，可能是通过多巴胺或去甲肾上腺素系统起作用。其中，以中乌头碱的镇痛作用最强。生附子作用强于制附子。

3. 对神经系统的作用：乌头碱、3-乙酰乌头碱等均具有局部麻醉作用。附子冷浸液和水煎剂均能抑制寒冷情况下引起的鸡、大鼠、小鼠的体温下降，延长存活时间，减少死亡率。附子可使可的松阳虚大鼠及正常大鼠多巴胺升高，3,4-二羟基-苯乙酸下降，使正常大鼠的 5-HT 升高，使阳虚的大鼠肾上腺素恢复正常。

4. 延缓衰老的作用：附子能提高老年大鼠血清总抗氧化能力及红细胞 SOD 的活性，降低脑组织脂褐素和肝组织 MDA 的含量，增加心肌组织 Na^+-K^+-APT 酶的活性，改善肝细胞膜流动性。附子能增强机体抗氧化能力，具有抗衰老作用。

5. 对免疫系统的作用：附子注射液可提高小鼠体液免疫功能及豚鼠血清补体含量，但对小鼠血清溶菌酶活性无明显影响；附子注射液可使 T 细胞和玫瑰花环形成细胞明显上升，使淋巴细胞转化率显著上升。对于羟基脲所致"阳痿"小鼠，附子水溶液提取物也可增强体液免疫，并降低其死亡率。

6. 其他作用：附子还具有抗肿瘤作用，其作用机制主要与增强机体细胞免疫功能，诱导肿瘤细胞凋亡和调节癌基因的表达有关。附子煎剂可对阿奇霉素肾病模型大鼠温肾补阳，减轻肾损害，并对关木通致慢性马兜铃酸肾病的肾脏酸中毒的纠正情况较为明显。附子多糖对脂肪细胞毒副作用较小，并可促进 3T3-L1 脂肪细胞对葡萄糖的消耗，促进胰岛素抵抗模型脂肪细胞对 3H-葡萄糖的摄取。去甲基乌头碱是很好的 β2 肾上腺素受体激动剂，对缓解支气管狭窄有很好的疗效。

7. 毒性：附子的毒性受产地、采收、炮制、煎煮时间等因素影响较大。8～10月采收附子，中乌头碱、生附子与制附子的 LD_{50} 分别为 5.64mg/kg、3.03g/kg、10g/kg。熟附片煎剂小鼠口服和静脉注射的 LD_{50} 分别为 17.42g/kg 和 3.516g/kg。附子的急性毒性以心脏毒性为主，具有箭毒样作用。附子提取物长期毒性表现小鼠红细胞、血浆总蛋白和白蛋白、GOT 及 LDH 的降低。3-乙酰基乌头碱对生殖系统有胚胎毒性，并减少精子数量。

【医疗用途】

药性归经：味辛、甘，性大热；有毒。归心、脾、肾经。

功能：回阳救逆，补火助阳，散寒止痛。

主治：亡阳虚脱，肢冷脉微，心阳不足，胸痹心痛，虚寒吐泻，脘腹冷痛，肾阳虚衰，阳痿宫冷，阴寒水肿，阳虚外感，寒湿痹痛。

用法与用量：内服，煎汤，先煎，久煎，3～15g。

使用注意：孕妇慎用；不宜与半夏、瓜蒌、瓜蒌子、瓜蒌皮、天花粉、川贝母、浙贝母、平贝母、伊贝母、湖北贝母、白蔹、白及同用。

附方：

1. 治疗虚寒性胃痛：附子、广木香、延胡索各 10g，甘草 4g，将上药共研为细末，用生姜汁调匀制成药饼，装入 4cm×6cm 大小的桃花纸包里。将药饼敷于脐部或疼痛部位。

2. 治疗梅尼埃综合征：附片 10g，白术、生姜各 12g，茯苓 15g，白芍 10g。水煎服，每日 1 剂。

3. 治疗老年性脾虚腹泻：制附子 9g，肉豆蔻 15g。水煎服，每日 2 次。

【资源评述】附子始载于《神农本草经》，列为下品。历代本草多有记载，尤以张仲景对附子研究独有建树，在《伤寒论》中使用附子的处方也最多。附子传统栽培于四川江油、平武、绵阳，陕西城固、户县、南郑，以四川江油产量大，并已进行规范化种植。现全国有多地引种栽培，近年，四川凉山、布拖等地的产量在逐渐增加。

经长期的栽培，附子已形成 5 个栽培品种，即鹅掌叶附子（大花叶附子）、南瓜叶附子、花叶子附子、丝瓜叶附子、苦瓜叶附子。这些不同品种中，中乌头碱、乌头碱、次乌头碱的含量及其比例为：鹅掌叶附子为 3.62：1：2.87，南瓜叶附子为 8.25：1：30，存在较大差异，尚有待进一步研究，筛选优良品种。

附子的炮制可谓是中药炮制降毒的范例，近代的研究在一定程度上阐明了其炮制降毒的机制，但同时也对炮制降毒的必要性和合理性提出了质疑，如附子的抗炎活性，生附子最强，炮制后则消失。"配伍制毒"是中医的一大特色，如附子与甘草配伍时，甘草能拮抗乌头碱引发的心律失常，同时甘草黄酮的煎出率也明显提高；人参配伍附子，也能显著降低附子毒性，对抗附子引起的心律失常；白芍配伍附子，既能显著清除炎性因子及清除氧自由基的作用，同时附子的毒性也得到降低。从有效利用资源的角度看，附子的炮制应根据临床应用的需要，选择适宜的炮制、配伍应用。

【参考文献】

[1] 李小红，何成军，周勤梅，等．附子化学成分研究 [J]．中国实验方剂学杂志，2013，19（19）：86-89.

[2] 张晶，孙桂波，雷崎方，等．中药附子的化学成分 [J]．中国实验方剂学杂志，2014，20（15）：108-111.

[3] 王晓芬，朱英．附子化学成分分析方法及药理作用的研究进展 [J]．海峡药学，2010，22（11）：37-40.

[4] 周远鹏．附子致心律失常和抗心律失常作用研究的综述及其思考（四）[J]．中药药理与临床，2015，31（5）：153-158.

[5] 都姣娇，苏红宁，齐淑静．附子主要成分对大鼠心肌细胞的毒性分析 [J]．首都食品与医药，2015，22（24）：93-94.

[6] 陈荣昌，孙桂波，张强，等．附子及其复方中药的药理作用研究进展 [J]．中草药，2014，45（6）：883-888.

升 麻

Shengma

【别名】鸡骨升麻、川升麻、绿升麻、西升麻。

【来源】为毛茛科植物升麻 *Cimicifuga foetida* L.、南川升麻 *C. nanchuanensis* Hsiao 的根茎。

【植物形态】

升麻：多年生草本，高 1~2m。根茎粗壮，表面黑色，有许多内陷的圆洞状老茎残迹。茎直立，上部有分枝，被短柔毛。叶为二回至三回三出羽状复叶，叶柄长达 15cm；茎下部叶的顶生小叶具长柄，菱形，长 7~10cm，宽 4~7cm，常 3 浅裂，边缘有锯齿，侧生小叶具短柄或无柄，斜卵形，比顶生小叶略小，边缘有锯齿，上面无毛，下面沿脉被疏白色柔毛。总状花序且分枝，长达 45cm，下部的分枝长达 15cm；花序轴密被灰色或锈色腺毛及短柔毛；花两性；萼片 5 枚，花瓣状，倒卵状圆形，白色或绿白色；退化雄蕊宽椭圆形，顶端微凹或 2 浅裂；雄蕊多数。蓇葖果，长圆形，密被贴伏柔毛。种子椭圆形，褐色，四周有膜质鳞翅。花期 7~9 月，果期 8~10 月。

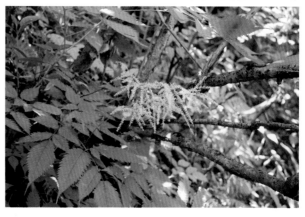

升麻

南川升麻：与升麻的区别：叶柄长 22cm，叶为一至三回三出羽状复叶，顶生小叶有柄，卵形，长 9~15cm，宽 5.5~14.5cm，先端渐尖或急尖，基部心形或近圆形，两边无毛。复总状花序有 4~8 分枝，被灰色短柔毛。又称小升麻。

【生境分布】生于山地林缘、林中或路旁草丛中。属泛北极植物区，中国–喜马拉雅森林植物亚区（ⅠF）及中国–日本森林植物亚区华南地区（ⅠE14、ⅠE15），喜温暖湿润气候，耐寒。升麻：产于巫溪、城口、云阳、开州。分布于山西、陕西、甘肃、青海、河南西部、湖北、四川、云南、西藏等地。南川升麻：产于彭水、南川。

【采收加工】秋季地上部分枯萎后，挖出根茎，去净泥土，晒至八成干时，用火燎去须根，再晒至全干，撞去表皮及残存须根。

【药材鉴别】

性状鉴别

升麻：根茎呈不规则长块状，多短分枝或结节状，长 8~20cm。表面黑褐色或棕褐色，有时皮部脱落露出网状筋脉。上面具多个圆形空洞状的茎基，直径 0.8~2.5cm，高 1~2cm，洞浅；下面有众多须根残基。质坚韧而轻，不易折断，断面不平坦，有裂隙，纤维性，黄绿色或淡黄白色，皮部菲薄，木部呈放射或网状条纹，黄绿色，髓部灰绿色。气微，味微苦。

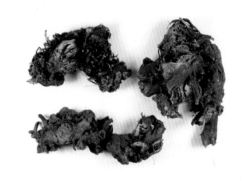

升麻（生药）

南川升麻：根茎呈不规则长条块状，多分枝结节状，长 6~13cm，直径 2~3.5cm。表面黑褐色，粗糙，上面有圆形洞穴状的茎基痕，直径 0.7~2cm，高 0.5~2cm，内壁黑色，平坦，洞深；下面有坚硬的残存须根。体实质坚，不易折断，断面不平坦，粉性，具放射状纹理，本部黄绿色，鳞片状，具裂隙；髓部黑褐色。气微，味苦而稍涩。

均以体大、质坚、外皮黑褐色、断面黄绿色为佳。

【化学成分】

升麻：含有环阿尔廷烷三萜类、生物碱类、色原酮类、酚酸类等。如 25-脱水升麻醇-3-O-β-D-吡喃木糖苷（23R、24S）、升麻醇-3-O-β-D-吡喃木糖苷（23R、24S）、25-乙酰氧基升麻醇-3-O-β-D-吡喃木糖苷（23R、24S）、acteln、27- deoxvactein、升麻酸、马栗树皮素、咖啡酸、阿魏酸、异阿魏酸、升麻酰胺 Khellol-β-D-吡喃葡萄糖苷、3-乙酰氧基咖啡酸、咖啡酸葡萄糖酯苷、升麻素、升麻素葡萄糖苷。地上部分含：乙酰升麻醇-3-O-α-L-阿拉伯糖苷、乙酰升麻醇-3-O-β-D-木糖苷、25-脱水升麻醇-3-O-β-D-木糖苷、升麻醇-3-O-α-L-阿拉伯糖苷、升麻醇-3-O-β-D-木糖苷等。

南川升麻：含升麻苷、咖啡酸二甲醚、去甲升麻精、升麻醇木糖苷、cimicifugoside、升麻素、异阿魏酸、阿魏酸、25-O-乙酰升麻醇、兴安升麻苷 C、12β-羟基升麻醇和 β-谷甾醇等。

【药理作用】

1. 对免疫系统的作用：升麻三萜类化合物能增强淋巴细胞的活性。升麻醇木糖苷能选择性地抑制细胞内摄入核苷，抑制淋巴细胞活化。升麻提取物能诱导淋巴细胞产生干扰素。升麻液（1/1600）与 PHA 或 ConA 共同培养淋巴细胞，能促进淋巴细胞转化。

2. 护肝作用：升麻的甲醇提取物、升麻醇木糖苷对 CCl_4 所致小鼠肝损伤有明显的抑制作用，可使血清 AST、ALT 明显降低，并使肝细胞的变性坏死减轻。其有效成分为一种环阿屯烷类三萜化合物。

3. 对神经系统的作用：升麻能延长由硫喷妥钠在大鼠引起的睡眠作用，抑制小鼠的活动能力，明显延长 Metdnol 诱发小白鼠的痉挛阈限和士的宁的致强直性痉挛出现时间，并延长其存活时间。

4. 对平滑肌的作用：升麻煎剂对正常离体家兔子宫有兴奋作用，表现为频率增加和张力提高。对膀胱和未孕子宫呈兴奋作用，并抑制离体肠管和妊娠子宫。升麻中的成分维斯阿米醇（visamminol）和 visnagin 对豚鼠空肠有明显解痉作用。升麻水提物具有抑制小肠运动的作用，其主要有效成分存在于氯仿萃取部分。

5. 抗病原微生物的作用：升麻对结核杆菌、金黄色葡萄球菌、白色葡萄球菌、卡他菌和绿脓杆菌有不同程度的抗菌作用。对许兰黄癣菌、奥杜盎小芽胞癣菌、铁锈色小芽胞癣菌、红色表皮癣菌等皮肤真菌有抑制作用。升麻提取物体内外均具有明显抗 HBV 活性及保肝活性。

6. 其他作用：升麻水煎剂能明显抑制乙酸引起的扭体反应，对角叉菜胶或右旋糖酐所致足肿胀有抗炎作用。异阿魏酸能引起小鼠正常体温下降，对伤寒、副伤寒杆菌引起的小鼠发热有解热作用。升麻总提物和某些单体成分还具有抗肿瘤、抗骨质疏松、抗过敏作用等。升麻生品和炮制品均能促进脾气虚动物胃肠功能的恢复。

【医疗用途】

药性归经：味辛、甘，性微寒。归肺、脾、大肠、胃经。

功能：发表透疹，清热解毒，升举阳气。

主治：风热头痛，齿痛，口疮，咽喉肿痛，麻疹不适，阳毒发斑，脱肛，子宫脱垂。

用法用量：煎汤，3～12g，外用适量。

附方：

1. 治疗胃下垂：升麻、枳壳各 15g，水煎服，每日 2 次。3 个月为一疗程。

2. 治疗小儿肠梗阻：升麻 9g，枳壳 6g，厚朴、大黄（后下）、芒硝（冲服）各 10g，水煎服。

3. 治口疮：升麻、黄柏、大青叶各适量，水煎，含漱。

【资源评述】 升麻始载于《神农本草经》，列为上品。《本草经集注》记载："出宁州（今四川境内）第一。"现今所用升麻主流品种，除升麻 *C. foetida* 外，还有同属植物兴安升麻 *C. dahurica*（Turcz.）Maxizm.、大三叶升麻 *C. heracleifolia* Komar.。升麻主产于四川、青海。以四川产量大，商品称"川升麻""西升麻"；兴安升麻以河北、山西产量大，称"北升麻"，销向全国并出口；大三叶升麻主产于东北，商品称"关升麻"，销向全国。

此外，小升麻 *C. acerina*、单穗升麻 *C. simplex*、短果升麻 *C. brachycarpa* 在部分地区也作升麻入药。紫花升麻 *C. foetida var. purpurea* 是在重庆南川金佛山所发现的一个新变种，也作升麻入药，但因资源稀少已列为濒危保护物种。小升麻产于城口、巫溪、开州、丰都、涪陵、石柱、武隆、彭水、酉阳、秀山、南川等地。

除上述来源于毛茛科植物的升麻外，福建、广东等地，还将菊科植物麻花头 *Serratula chinensis* S. Moore 的根混称升麻或绿升麻，一般称"广东升麻"；陕西、甘肃、云南等地还将虎耳草科植物落新妇 *Astilbe chinensis*（Maxim.）Franch. et Sav. 的根茎作升麻，称"红升麻"，该种在《本草拾遗》中以"小升麻"之名记载，不宜与升麻混用。

升麻的水-乙醇提取物能防止口臭及口腔疾病，可作为漱口剂。其乙醇提取物能保护皮肤，可作美容产品。

【参考文献】

[1] 陈继永. 升麻的化学成分及生物活性研究 [D]. 中国海洋大学，2014.

[2] 王记祥,金首文.南川升麻的化学成分和抗菌活性研究 [J].安徽农业科学,2012,40 (5):2651-2653.

[3] 吴德松,卿晨.升麻药理学活性研究进展 [J].医学综述,2009,15 (6):918-920.

[4] 张建英,左爱学,刘界晨.升麻萃取物对大鼠离体肠肌运动的影响研究 [J].中国药业,2015,24 (23):16-17.

[5] 刘方舟,时宇静,郭姗姗,等.升麻提取物 SMT 体外抗乙肝病毒作用研究 [J].世界中西医结合杂志,2014,9 (5):534-536

[6] 刘方舟,时宇静,高英杰,等.升麻提取物 SMT 体内抗 HBV 药效学作用研究 [J].世界中西医结合杂志,2015,10 (12):1681-1683.

[7] 高璟春,张金超,朱国元,等.升麻族植物药理活性研究进展 [J].中草药,2006,37 (10):1599-1602.

[8] 祝婧,钟凌云,龚千锋,等.升麻不同炮制品对脾气虚动物胃肠功能的影响 [J].中国实验方剂学杂志,2015,21 (21):1-4.

川木通

Chuanmutong

【别名】油木通、白木通。

【来源】为毛茛科植物小木通 *Clematis armandii* Franch. 或绣球藤 *C. montana* Buch.-Ham. 的干燥藤茎。

【植物形态】

小木通:木质藤本,高达 6m。茎圆柱形,有纵条纹,小枝有棱,有白色短柔毛,后脱落。三出复叶,小叶片革质,卵状披针形,长椭圆状卵形至卵形,长 4～16cm,宽 2～8cm。聚伞花序或圆锥状聚伞花序,腋生或顶生;腋生花序基部有多数宿存芽鳞,为三角状卵形、卵形至长圆形,长 0.8～3.5cm,花序下部苞片近长圆形,常 3 浅裂,上部苞片渐小,披针形至钻形;萼片 4 (5) 枚,开展,白色,偶带淡红色,长圆形或长椭圆形,大小变异极大,外面边缘密生短绒毛至稀疏;雄蕊无毛。瘦果扁,卵形至椭圆形,疏生柔毛,宿存花柱长达 5cm,有白色长柔毛。花期 3～4 月,果期 4～7 月。

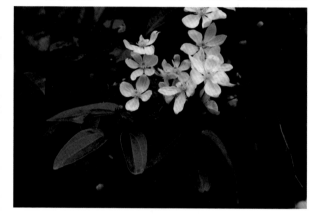

小木通

绣球藤:木质藤本,茎圆柱形,有纵条纹;小枝有短柔毛,后变无毛,老时外皮脱落。三出复叶,数叶与花簇生,或对生;小叶片卵形、宽卵形至椭圆形,长 2～7cm,宽 1～5cm,边缘缺刻状锯齿由多锐至粗而钝,顶端 3 裂或不明显,两面疏生短柔毛。花 1～6 朵与叶簇生,直径 3～5cm,萼片 4 枚,开展,白色或外面带淡红色,长圆状倒卵形至倒卵形,长 1.5～2.5cm,宽 0.8～1.5m。外面疏生短柔毛,内面无毛;雄蕊无毛。瘦果扁,卵形或卵圆形。花期 4～6 月,果期 7～9 月。

【生境分布】生于海拔 1000～2400m 的山坡、山谷、路边灌丛中、林边或水沟旁。小木通:产于巫溪、彭水、西阳、秀山、南川、綦江、江津、璧山、铜梁、合川、大足、永川等地。绣球藤:产于巫溪、丰都、武隆、石柱、彭水、秀山、南川等地。分布于甘肃、陕西南部、湖北、湖南、广东、广西、福建西南部、西藏东部、云南、贵州、四川等地。

【采收加工】春、秋二季采集,刮去外皮,切片,晒干。

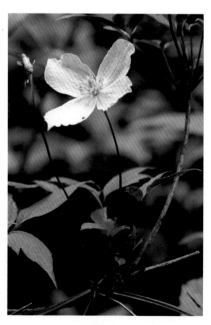

绣球藤

【药材鉴别】

性状鉴别

小木通：长圆柱形，直径一般为 0.5～2.5cm。表面棕黄色或黄褐色，有的扭曲，有细纵棱，棱粗细均匀。粗皮呈长条样层层纵向撕裂。节膨大，有 2 个对生的枝痕。质硬，不易折断，断面不整齐。皮部薄，黄棕色；木部占大部分，浅黄色，车轮纹明显，有的有裂隙，导管孔大小不一，散在；初生射线 17 条以上；髓部小，黄白色，有的为空洞。气微，味淡。

绣球藤：与小木通区别：长圆柱形，直径为 1～3cm。表面黄棕色。断面纤维状，初生射线 12 条。气微，味微苦。

两者均以条粗、断面黄色者为佳。

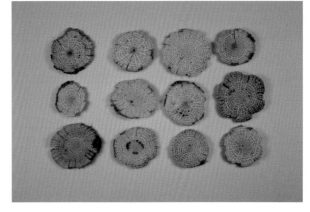

川木通（饮片）

【化学成分】 主要成分为齐墩果烷型五环三萜类化合物及其多糖苷和脂肪醇、甾体醇及其糖苷。

三萜及其糖苷：α-香树脂醇（α-amyrin）、β-香树脂醇（β-amyrin）、无羁萜（friedelin）、川木通苷甲、乙（clementanoside A、B）、（3-O-β-吡喃核糖）（1→3）-α-吡喃鼠李糖（1→2）-α-吡喃阿拉伯糖-常春藤皂苷元-28-O-α-L-吡喃鼠李糖（1→4）-β-D-吡喃葡萄糖（1→6）-β-D-吡喃葡萄糖苷、常春藤皂苷元-（3-O-β-吡喃核糖）（→3）-α-吡喃鼠糖-（1→2）-α-吡喃阿拉伯糖苷等。

其他成分：十五烷、二十八醇、9,12-octadecadienoic acid（Z,Z)-,2,3-di-hydroxypropyl ester、麦角甾醇、豆甾醇等。

【药理作用】

1. 利尿作用：川木通水提醇沉剂 1g/kg 给予家兔静脉注射有明显的利尿作用。大鼠灌胃川木通 20g/kg 的利尿作用与双氢氯噻嗪 0.25g/kg 作用相似。川木通在增加家兔尿量的同时能促进 Na^+、K^+、Cl^- 的排出。但亦有报道，给予大鼠灌胃川木通灰分后未见利尿作用，说明其利尿作用与川木通中所含的电解质无关。

2. 抗菌作用：川木通对金黄色葡萄球菌、大肠杆菌、绿脓假单胞菌、变形杆菌均有一定的抗菌作用。

【医疗用途】

药性归经：味苦，性寒。入心、小肠、膀胱经。

功能：利尿通淋，清心除烦，通经下乳。

主治：淋证，水肿，心烦尿赤，口舌生疮，经闭乳少，湿热痹痛。

用法用量：内服：煎汤，3～6g。

附方：

1. 治喉痛失音：川木通、石菖蒲、僵蚕各 12g，水煎服。

2. 治疗周期性麻痹：川木通 50～75g，水煎服，每日 2 次。

【资源评述】 毛茛科铁线莲属的多种植物也常作为川木通，常见的还有粗齿铁线莲 *Clematis argentilucida*、女萎 *C. apiifolia*、钝齿铁线莲 *C. apiifolia var. obtusidentata* 的藤茎。以上三种重庆均产，在部分地区作川木通入药。

对 4 种川木通的植物茎水解液中齐墩果酸的含量测定发现，小木通为 0.0649%，粗齿铁线莲为 0.0389%，钝萼铁线莲 0.1063%，绣球藤 0.0682%，可作为其质量评价的参考。

目前，对川木通的药理作用研究报道较少，对其利尿作用的报道不一，有待进一步研究。

【参考文献】

[1] 刘晶晶，陈幸，魏志奇，等．川木通的化学成分及鉴别研究［J］．天然产物研究与开发，2010，22（6）：998-1000.

[2] 唐远，万德光，裴瑾，等．川木通的研究进展［J］．时珍国医国药，2007，18（10）：2346-2347.

威灵仙
Weilingxian

【别名】铁脚威灵仙、灵仙、老虎须。

【来源】为毛茛科植物威灵仙 *Clematis chinensis* Osback. 的根及根茎。

【植物形态】木质藤本，长3～10m。干后全株变黑色。茎近无毛，叶对生，叶柄长4.5～6.5cm；一回羽状复叶，小叶5片，有时3片或7片；小叶片纸质，窄卵形、卵形或卵状披针形，或线状披针形，长1.5～10cm，宽1～7cm，先端锐尖或渐尖，全缘，两面近无毛，或下面疏生短柔毛。圆锥状聚伞花序，腋生或顶生；花两性；萼片4枚，长圆形或圆状倒卵形，长0.5～15cm，宽1.5～3mm，先端常凸尖，外面边缘有密生绒毛或中间有短柔毛；花瓣无；雄蕊多数，不等长；心皮多数，有柔毛。瘦果扁、卵形，长3～7mm，疏生紧贴的柔毛，宿存花柱羽毛状，长达2～5cm。花期6～9月，果期8～11月。

【生境分布】生于海拔80～1500m的山坡、山谷灌木丛中、沟边路旁草丛中。属泛北极植物区中国-日本森林植物亚区华中地区，至古热带植物区马来西亚植物亚区南部地区植物。喜温暖湿润气候，生长于腐殖质的石灰质土壤。产于武隆、秀山、南川、巴南、江津、大足、永川等地。分布于河南、陕西内部、江苏南部、安徽淮河以南、浙江、江西、福建、台湾、湖北、湖南、广东、广西、四川、贵州、云南南部等地。

【采收加工】秋季挖出，去净泥土，除去地上部分，洗净，晒干或切片晒干。

【药材鉴别】

性状鉴别：根茎柱状，长1.5～10cm，直径0.3～1.5cm；表面淡棕黄色，顶端残留茎基，质较坚韧，断面纤维性，下侧着生多数细根。根呈细长圆柱形，稍弯曲，长7～15cm，直径0.1～0.3cm；表面黑褐色，有细纵纹，有的皮部脱落，露出黄白色木部。质硬脆，易折断，断面皮部较广，木部淡黄色，略呈方形，皮部与木部间有裂隙。气微，味淡。

【化学成分】主要含皂苷类，白头翁素，原白头翁素，甾醇，糖类，白头翁内酯、酚类，氨基酸及Zn、Cu、Ca、Mg、Fe、Ni等微量元素。挥发性成分主要是棕榈酸和亚油酸。

皂苷类主要以常春藤皂苷元、表常春藤皂苷元和齐墩果酸为苷元的皂苷。威灵仙皂苷 CP0、CP1、CP2，Clematichinenoside A、B、C 等。

其他成分包括松脂素、Epipinoresinol、罗汉松脂素、Salicifoliol、3,4,5-三羟基苯甲酸、4-羟基-3,5-二甲氧基-苯甲酸、异阿魏酸。最近提取出 Clemomandshuricosides A、B、C，Clemaphenol A，二氢-4-羟基-5-羟甲基-（3H）-呋喃酮，Clemapenol A 和氢-4-基-5-甲基-2（3H）-呋喃酮等。

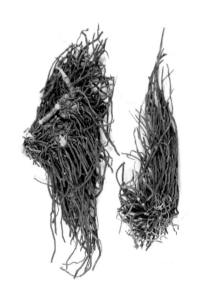

威灵仙（生药）

【药理作用】

1. 抗炎、镇痛作用：威灵仙中的皂苷具有明显的抗炎作用。威灵仙的不同炮制品均具有镇痛、抗炎作用，其中以酒制后的威灵仙作用较强，但有研究认为醋制品效果最好。威灵仙可通过抑制 COX-1 和 COX-2 发挥抗炎和镇痛作用。

2. 抗氧化作用：威灵仙多糖在体内外均具有显著的抗氧化作用，其抗氧化作用与清除氧自由基有关。

3. 利胆作用：威灵仙煎剂醇提取物能促进大鼠胆汁分泌。醇提取物静脉注射能迅速促进麻醉犬胆汁分泌及松弛胆总管末端括约肌，更有利于胆汁分泌。

4. 抗肿瘤作用：威灵仙总皂苷对体外培养的艾氏腹水瘤、肉瘤 S_{180} 腹水型和肝癌腹水型细胞有杀伤作用；对小鼠移植性肉瘤 S_{180}、肝癌腹水型 HepA、白细胞腹水型 P_{388} 肿瘤均有明显抑制作用。在体外具有诱导白血病 NB4 细胞凋亡的作用。

5. 抗微生物作用：原白头翁素对革兰阳性及阴性细菌和真菌都具有较强的抑制作用。威灵仙水浸剂体外对奥杜盎小芽胞癣菌有抑制作用。

6. 其他作用：威灵仙总皂苷具有显著的免疫抑制作用。威灵仙对肾小管间质有保护作用，可明显改善尿酸性肾病大鼠的肾脏损害，其作用可能与降低血清尿酸、减少肾小管间质尿酸结晶沉积和炎性细胞浸润有关。威灵仙多糖对非酒精性脂肪性肝炎大鼠有治疗作用，可能是通过降低 NASH 大鼠血清 RBP4 水平，改善 NASH 大鼠胰岛素抵抗。威灵仙能有效干预实验性肝纤维化。威灵仙长期灌胃低、中、高剂量均可导致肾组织病理学改变，对肾脏有一定的毒性。

【医疗用途】

药性归经：味辛、咸，性温。归膀胱经。

功能：祛风湿，通经络。

主治：风湿痹痛，肢体麻木，筋脉拘挛，屈伸不利。

用法用量：内服：煎汤，6～10g；亦入丸、散；或浸酒。外用：适量，捣敷，或煎水外用。

使用注意：气血亏损及孕妇慎服。

附方：

1. 治风湿痹痛：威灵仙、甘草各 200g，水煎服，熏蒸。

2. 治尿路结石：威灵仙 60g，金钱草 50g，水煎服，每日 2 次。

3. 治风湿麻木：威灵仙 100g，刺五加浸膏 100g，当归 150g，制川乌 40g，制草乌 40g，香附 20g，丹参 150g，乳香（制）15g，没药（制）15g，麻黄 30g。以上药为蜜丸。每日服 9g。

【资源评述】威灵仙有 2 类，宋代《开宝本草》《本草图经》等记载的"威灵仙"系玄参科婆婆纳属（*Veronica*）植物。来源于毛茛科铁线莲属（*Clematis*）植物的威灵仙，始见于清代《植物名实图考》。威灵仙商品药材的主流品种为威灵仙 *Clematis chinensis* Osback，除此之外，尚有：

1. 棉团铁线莲 *C. hexapdala* Pull. 主产于辽宁、吉林、黑龙江、山东等地。作威灵仙用，多自产自销。

2. 辣蓼铁线莲 *C. terniflora* DC. var. *manshurica*（Rupr.）Ohwi 主产于东北各地，又称东北铁线莲。

3. 毛柱铁线莲 *C. meyeniana* Walp. 主产于福建、广东、广西、湖南等地，自产自销。

4. 柱果铁线莲 *C. uncinata* Champ ex Benth. 主产于四川、贵州、浙江、福建、广东、广西等地，销南方各地。

5. 铁线莲 *C. florida* Thunb 分布于江苏、浙江、湖北、湖南、广东、广西等地。在浙江作威灵仙用，称"铜威灵仙"。

6. 圆锥铁线莲 *C. terniflora* DC. 分布于江苏、安徽、浙江、江西、湖北等地，称"铜灵仙"。

7. 毛蕊铁线莲 *C. lasiandra* Maxim 又名丝瓜花，分布于陕西、甘肃、安徽、江苏、浙江、湖南、广东、广西、四川、云南等地。

8. 山木通 *C. finetiana* Levl. et Vant. 又名铁皮威灵仙，分布于河南、江苏、安徽、浙江、江西、福建、湖北、湖南、贵州、四川、云南等地。

威灵仙常见的混淆品有百合科的鞘柄菝葜 *Smilax stans* Maxim、黑叶菝葜 *S. nigrescens* Wang et Tang 及短梗菝葜 *S. scobinicaulis* C. H. Wright. 及黏血须 *S. sieboldii* Miq. 的根，称"铁丝威灵仙"，《北京市中药材标准》以"铁丝威灵仙"之名收载，为地方习用品种。药材形状与威灵仙相似，功效相异。

【参考文献】

［1］赵阳，梁丽珍，李厚金，等 . 威灵仙的化学成分研究［J］. 中山大学学报（自然科学版），2012，51（3）：63-67.

［2］阎山林，陈丽佳，李正翔，等 . 威灵仙的化学成分及生物活性的研究进展［J］. 天津药学，2016，28（2）：48-52.

［3］苗明三，于舒雁，魏荣瑞 . 不同品种威灵仙外用抗炎镇痛作用研究［J］. 时珍国医国药，2014，25（8）：1836-1839.

［4］刘仕琦 . 威灵仙不同炮制品抗炎镇痛作用的研究［J］. 山西中医学院学报，2016，17（4）：16-18.

［5］陈彦 . 威灵仙多糖的抗氧化活性研究［J］. 中华中医药杂志，2008，23（3）：266-270.

［6］赵英，余春粉，张桂英，等 . 威灵仙总皂苷抗肿瘤作用及其对癌细胞增殖周期的影响［J］. 时珍国医国药，

种子植物

2010，21（8）：1908-1909.

[7] 夏伦祝，徐先祥，张睿. 威灵仙总皂苷对小鼠免疫功能的影响 [J]. 安徽医药，2009，13（5）：496-497.

[8] 林凤平，任开明，宋恩峰，等. 威灵仙对尿酸性肾病大鼠的实验研究 [J]. 中成药，2006，28（6）：842-845.

[9] 胡敏敏，王伟，毕洪钟，等. 威灵仙多糖对实验性非酒精性脂肪性肝炎大鼠血清 RBP4 水平和胰岛素抵抗指数的干预作用 [J]. 胃肠病学和肝病学杂志，2016，25（4）：386-390.

[10] 向虹，琚坚. 威灵仙对实验性肝纤维化的干预作用 [J]. 中国中西医结合消化杂志，2014，22（7）：377-380.

[11] 马书太. 威灵仙灌胃对大鼠的肾脏毒性作用研究 [J]. 山东医药，2014，54（22）：32-34.

黄 连
Huanglian

【异名】王连、味连、鸡爪连。

【来源】为毛茛科植物黄连 *Coptes chinensis* Franch. 的干燥根茎。

【植物形态】多年生草本。根茎黄色，常分枝，密生多数须根；叶全部基生；叶柄长 5～16cm；叶片坚纸质，卵状三角形，高达 10cm，3 全裂；中央裂片有细柄，卵状菱形，长 3～8cm，宽 2～4cm，顶端急尖，羽状深裂，边缘有锐锯齿，侧生裂片不等 2 深裂，表面沿脉被短柔毛。花葶 1～2 条，高 12～25cm，二歧或多歧聚伞花序，有花 3～8 朵；总苞片通常 3 枚，披针形、羽状深裂，小苞片圆形、稍小；萼片 5 枚，黄绿色，窄卵形，长 9～12.5mm；花瓣线形或线状披针形，长 5～7mm，中央有蜜槽；雄蕊多数，外轮雄蕊比花瓣略短或近等长；心皮 8～12 枚，离生，有短柄。蓇葖果 6～12 枚，长 6～8mm，具细柄。花期 2～4 月，果期 3～6 月。

【生境分布】生于海拔 1000～2000m 山地密林中或山谷阴凉处。野生或栽培。属泛北极植物区中国-日本森林植物亚区华中地区系植物。为阴地植物，喜冷凉潮湿，忌强光直射，适宜生于上泡下实的土壤中。黄连产于巫溪、城口、开州、奉节、丰都、涪陵、石柱、武隆、彭水、酉阳、秀山、南川、江津。石柱有大量栽培。

【采收加工】黄连栽后 5～6 年的 9～10 月收获。用黄连抓子连根抓起，抖掉泥土，剪去须根和叶，取根茎烘炕干燥，烘时用操板翻动，并打掉已干燥的泥土。五六成干时出炕，根据根茎大小，分为三至四等，再分别细炕，勤翻动，待根茎断面呈干草色时即可出炕，装入槽笼，撞掉泥土和须根即成。

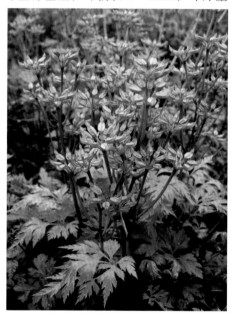

黄连

【药材鉴别】

性状鉴别：根茎多簇状分枝，弯曲互抱，形似倒鸡爪状，习称"鸡爪黄连"，单枝类圆柱形，长 3～6cm，直径 0.3～0.7cm；表面灰黄色或黄棕色，外皮剥落处显红棕色，粗糙，有不规则结节状隆起、须根及须根残基，部分节间平滑，习称"过桥"。上部具棕色鳞叶残基。质坚实，折断面不整齐，呈红黄色，外层色深有红点，内层色浅有菊花纹，中间偶空心。味极苦。

【化学成分】根茎含小檗碱、黄连碱、小檗红碱、掌叶防己碱、非洲防己碱、药根碱、甲基黄连碱、表小檗碱、木兰花碱、阿魏酸、黄柏酮、黄柏内酯。还含有香草酸、落叶松树脂醇、原儿茶酸乙酯、丹参素甲酯、反式阿魏酰基酪胺、氧化小檗碱、甲基小檗碱、8,9-dihydroxy-1,5,6,10-tetrahydro-2H-pyrrolo [2,1-α] isoquinolin-3-one、（±）5,5-二甲氧基落叶松脂醇、3,4-二羟基苯乙醇、methyl-5-O-feruloylquinate、N-顺式阿魏酰基酪胺、唐松草林碱、（S）-2-吡咯烷酸-5-甲酸乙酯、5-羟基吡啶-2-甲酸甲酯、3-吲哚甲醛、环-（苯丙-亮）二肽、环-（苯丙-缬）二肽、开环异落叶松脂醇、null 3-O-feruloylquinate、methyl-3-O-feruloylquinat、9-acetyl lanicepside B、Lanicepside A、Woorenogenin、（＋）-isolariciresinol 和 （＋）-lariciresinol gluciside t 等。

【药理作用】

1. 抗病原微生物的作用：黄连及小檗碱对多种革兰阳性和阴性菌有抑制作用。小檗碱低浓度抑菌，高浓度杀菌。金黄色葡萄球菌、溶血性链球菌及福氏痢疾杆菌对小檗碱极易产生抗药性。黄连分别经酒、姜、吴茱萸制后均出现炮制前未有的抑制绿脓杆菌的作用；经姜制后对变形杆菌的抑制作用增强。黄连煎液及水浸液对堇色毛癣菌、絮状表皮癣菌、奥杜益小芽胞癣菌、白色念珠菌、星状奴卡菌等 14 种皮肤真菌呈抑制作用。

黄连对鸡胚培养的各型流感病毒有抑制作用，小檗碱对新城鸡瘟病毒有抑制作用。还具有抗柯萨奇 B 组 3 型病毒（CB_3V）的作用。黄连对病毒所致的胰腺炎和心肌炎模型有明显的保护作用。

2. 降血糖作用：黄连水煎剂或小檗碱均可降低正常小鼠血糖。小檗碱可降低四氧嘧啶糖尿病小鼠及自发性糖尿病 KK 小鼠的血糖，可改善 KK 小鼠的葡萄糖耐量，并能对抗外源葡萄糖或肾上腺素引起的小鼠血糖升高。小檗碱能抑制以丙氨酸为底物的糖原异生。小檗碱降血糖作用伴有血乳酸升高，故认为其降血糖作用可能通过抑制糖原异生和（或）促进糖酵解所致。

3. 对心脑血管系统的作用

（1）对心肌缺血及心肌梗死的保护作用：小檗碱可显著降低衰竭心脏的心肌耗氧，保护心肌缺血造成的心肌损伤，改善梗死后衰竭心室功能。对高 K^+ 收缩的冠状动脉有明显的松弛作用，使冠脉流量增加。提高小鼠对常压及减压耐缺氧的能力，使家兔实验性心肌梗死的范围和程度减小。小檗碱静注可显著延长慢性心肌梗死犬的正常心肌和梗死心肌的 QT 间期。药根碱也能使家兔冠脉结扎引起的心肌梗死范围缩小。

（2）抗心律失常作用：小檗碱能对抗大鼠心室纤颤，明显减少 $CaCl_2$ 诱发的小鼠室性心动过速和室性纤颤的发生率，提高电刺激兔心脏的室颤阈值，使 $BaCl_2$ 诱发大鼠室性心动过速恢复正常窦性心律。药根碱对大白鼠心肌缺血和心律失常均有对抗作用。

（3）对脑血管疾病的作用：黄连素对急性脑缺血、缺氧具有较好的改善作用。

（4）对心脏其他作用：小檗碱小剂量能兴奋离体猫心脏，大剂量则表现抑制作用；在离体蛙心、猫、兔的心耳、犬心肺装置及犬在体心脏亦呈现这种剂量依赖性双向作用。小檗碱静注对麻醉犬、猫、兔及不麻醉大鼠均有降压作用。小檗碱能阻断 N_1 受体，使乙酰胆碱的升压作用转变为血压下降。小檗碱可使犬心率先加快，30 分钟时心率开始减慢，随着剂量增大，P-Q 间期及 Q 间期呈进行性延长，心率明显减慢。

4. 对神经系统作用：小檗碱能降低小鼠自发活动，延长戊巴比妥睡眠时间。小剂量小檗碱能促进阳性条件反射形成，大剂量则延缓其形成。小檗碱使猫的呼吸频率增强，并发呼吸困难。小檗碱及四氢小檗碱具有安定样作用，能拮抗多巴胺系统功能增强的活动。

5. 对平滑肌器官的作用：小檗碱对多种离体器官平滑肌呈兴奋作用。小檗碱能对抗霍乱弧菌和大肠杆菌引起的肠分泌亢进、腹泻和死亡及霍乱肠毒素引起肠绒毛水肿，能对抗蓖麻油或番泻叶引起小鼠腹泻。

6. 抗炎作用：黄连甲醇提取液对大鼠多种实验性足趾肿胀及肉芽肿有抗炎作用，局部用药也能减轻肉芽肿发展。并能抑制乙酸或组胺引起的毛细血管通透性增加及二甲苯引起的小鼠耳郭肿胀。小檗碱能刺激大鼠 ACTH 的释放，其抗炎作用可能与此有关。

7. 抗血小板聚集作用：黄连及小檗碱在体外对 ADP、肾上腺素引起的血小板聚集有明显的抑制作用。口服小檗碱对血小板聚集率高的患者有抑制作用。其机制可能是小檗碱抑制了血小板膜 α_2 受体、使血小板内 cAMP 升高所致。

8. 抗肿瘤、抗辐射作用：小檗碱能抑制腹水癌细胞生长。还可抑制癌细胞对羧胺的利用，从而抑制嘌呤及核酸的合成。小檗碱对体外艾氏腹水癌和淋巴瘤 NK/LY 细胞有一定抑制作用。对培养中的 P383 白血病、L-121G 白血病、B16 黑色素等肿瘤细胞的增殖有抑制作用。小檗碱对小鼠遭受 ^{60}Co-γ 射线照射引起的死亡有一定保护作用。对照射引起的皮肤损伤也有较好的临床效果。

9. 抗溃疡作用：口服黄连甲醇提取液或其生物碱成分对大鼠有轻度抗溃疡作用。将大鼠幽门结扎，然后皮下注射黄连或小檗碱，均明显抑制胃液分泌。黄连有保护胃黏膜作用。

10. 其他作用：对牛奶所致家兔和酵母悬液发热大鼠有明显的解热作用。从黄连中提取的新物质具抗HIV 活性，显示可以用来治疗艾滋病。

【医疗用途】

药性归经：味苦，性寒。归心、脾、肝、胃、胆、大肠经。

功能：清热燥湿，泻火解毒。

主治：湿热痞满，呕吐吞酸，泻痢，黄疸，高热神昏，心火亢盛，心烦不寐，心悸不宁，血热吐衄，目赤，牙痛，消渴，痈肿疔疮；外治湿疹，湿疮，耳道流脓。酒黄连善清上焦火热。用于目赤，口疮。姜黄连清胃和胃止呕。用于寒热互结，湿热中阻，痞满呕吐。萸黄连舒肝和胃止呕。用于肝胃不和，呕吐吞酸。

用法用量：内服：煎汤，2～5g；或入丸、散。外用：适量，研末调敷；或煎水洗。

使用注意：胃虚呕吐、脾虚泄泻、五更肾泻均应慎服。

附方：

1. 治小儿胃热吐乳：黄连6g，法半夏6g，共为细末。每次服1.5g，日服3次。

2. 治痢疾，里急腹痛：黄连8g，木香2g。共研细末，每服2g。

3. 跌打损伤：黄连10g，黄柏8g，三七6g，冰片2g，樟脑1g。研为末，外敷患处。

【资源评述】 本品始载于《神农本草经》，列为上品。《名医别录》谓："黄连生巫阳川谷及蜀郡太山。" 苏敬曰："蜀道地粗大……江东者节如连珠，疗痢大善。" 所指为重庆的巫山、巫溪、云阳、奉节、石柱，湖北的利川、恩施等地。产于巫溪、巫山等地，称为北岸味连，分枝与须根少，有时可见鸡爪状。产于石柱一带，称为南岸味连，形如鸡爪，须根多。石柱被称为黄连之乡，所产的味连闻名全国，产量大，销全国并出口。石柱现已进行规范化种植。

除味连、雅连之外，尚有云南黄连 *Coptis teetoides* C. Y. Cheng，又称云连，产于云南德钦、维西、腾冲、碧江及西藏察隅等地。峨眉野连 *C. omeiensis* C. Y. Cheng. 又称凤尾连、崖连，产于四川峨眉、洪雅，云南昭通。短萼黄连 *C. chinensis* Franch. var. *brevisepala* W. T. Wang. ex Hsiao. 又称土黄连，产于江苏、浙江、安徽、江西、福建、广东、广西等地。五裂黄连 *C. quinquesecta* W. T. Wang 特产于云南金平一带，商品少见。

有研究测定黄连根茎以外的副产物（须根、连渣、叶片、叶柄）中生物碱的含量，其中四年生黄连叶片生物碱含量达2.43％、叶柄达3.75％，六年生黄连须根生物碱含量达5.67％、连渣达6.32％。可用须根、连渣、叶片、叶柄等副产物来提取小檗碱，加以综合利用。

近年来，黄连尚用于开发降压、降血糖、降血脂和防止心脑血管疾病、动脉硬化等的新药。黄连具有抗菌消炎的功效，也用于洗涤产品。黄连及副产物可作为兽药或饲料添加剂。

【参考文献】

[1] 杜庆波. 黄连化学成分及药理活性研究概况 [J]. 包头医学院学报，2015，31（5）：153-156.

[2] 李志峰，王琦，冯育林，等. 黄连的化学成分研究 [J]. 中药材，2012，35（9）：1438-1441.

[3] 陈国超，李小莉，陈广. 黄连中木脂素类化合物的分离鉴定及其对蛋白酪氨酸磷酸酶1B的抑制活性 [J]. 中国药房，2016，27（16）：2197-2200.

[4] 王文花，李劲松，胡臻，等. 黄连对系统性白色念珠菌病小鼠模型影响的实验研究 [J]. 温州医科大学学报，2013，43（2）：112-114.

[5] 余园媛，王伯初，彭亮，等. 黄连的药理研究进展 [J]. 重庆大学学报，2006，29（2）：107-111.

[6] 王烨，周琦，朱向东. 黄连及黄连复方治疗糖尿病的研究进展 [J]. 中西医结合心血管病电子杂志，2016，4（11）：131-132.

[7] 王凌，王少明，庄捷，等. 黄连干预糖尿病并发抑郁症的有效部位筛选 [J]. 中国临床药理学与治疗学，2016，21（3）：276-281.

[8] 张倩，梁晓春. 黄连抗氧化作用与糖尿病的研究进展 [J]. 中国中药杂志，2015，40（12）：2285-2288.

[9] 曲华，张莹，冒慧敏，等. 黄连及其提取物治疗心血管疾病的临床研究进展 [J]. 中医药导报，2016，22（6）：103-106.

[10] 吴柯，周岐新. 黄连抗肿瘤作用研究进展 [J]. 中国药房，2007，18（3）：226-229.

天葵子
Tiankuizi

【别名】千年耗子屎。

【来源】为毛茛科植物天葵 *Semiaquilegia adoxooides*（DC.）Makino 的干燥块根。

【植物形态】多年生草木，高 10～30cm。块根棕黑色。茎直立，1～3 条，上部有分枝，被稀疏白色柔毛。基生叶为三出复叶；叶柄长 3～12cm，基部扩大呈鞘状；叶片轮廓卵圆形或肾形；小叶扇状菱形或倒卵状菱形，3 深裂，深裂片又作 2～3 圆齿状缺刻裂，两面无毛，下面常带紫色。单歧或二歧聚伞花序，被白色细柔毛；萼片 5 枚，花瓣状，狭椭圆形，白色，常带淡紫色，先端圆钝；花瓣 5 枚，匙形，长 2.5～3.5mm，先端近截形，基部凸起呈囊状；雄蕊 8～14 枚，花丝下部变宽，花药宽椭圆形，黄色；退化雄蕊 2 枚，线状披针形，位于雄蕊内侧，白色膜质，与花丝近等长；心皮 3～4 枚，花枝短，顶端向外反卷。蓇葖果，表面具横向脉纹，先端有小细喙。种子多数，卵状椭圆形，黑褐色，表面有小瘤状突起。花期 3～4 月，果期 5～6 月。

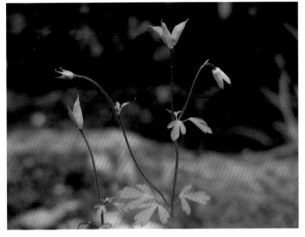

天葵

【生境分布】生于疏林下、草丛、沟边路旁石缝中或山谷地较阴处。喜阴湿。产于城口、奉节、垫江、涪陵、石柱、黔江、彭水、秀山、南川、合川、江津、永川、荣昌等地。分布于陕西、江苏、安徽、浙江、江西、福建、湖北、湖南、广西、四川、贵州等地。

【采收加工】5 月采挖，除去须根及泥土，块根洗净，晒干。

【药材鉴别】

性状鉴别：块根呈不规则短柱状、纺锤状或块状，略弯曲，长 1～3cm，直径 0.5～1cm。表面暗褐色至灰黑色，具不规则的皱纹及须根或须根痕；顶端常有茎叶残基，外被数层黄褐色鞘状鳞片；中部通常较膨大。质较软，易折断，断面皮部类白色，木部黄白色或黄棕色，略显放射状纹理。气微，味甘、微苦、辛。

【化学成分】含有生物碱、内酯、香豆素酚性成分及氨基酸等。天葵苷（黄酮双糖苷）、β-谷甾醇、对羟基间甲氧基苯甲酸、阿魏酸、咖啡酸二十四酯、胡萝卜苷、griffonihde、果糖、正丁基-α-D-呋喃型果糖苷、正丁基-β-D-呋喃型果糖苷、（Z）-6α-（β-D-glucosyloxy）-4α-hydroxy-2-cyclohexene-Δ1,α-acetonitrile、ehretioside B、唐松草酚定、对羟基苯乙醇、正丁基-α-D-呋喃果糖苷、正丁基-β-D-吡喃果糖苷、果糖、4-（甲氧羰基）-2-氨基丁酸、紫草氰苷、耧斗菜内酯、蝙蝠葛内酯、蝙蝠葛氰苷、菲律宾厚壳树苷、天葵氰苷、橙黄胡椒酰胺、对苯二甲酸二丁酯、胡萝卜苷及邻苯二甲酸-二-2-乙基-己酯等。

【药理作用】

1. 抗菌、抗炎作用：天葵提取物在特定的 pH 和一定温度下对金黄色葡萄球菌有明显的抑菌效果，其次为枯草芽孢杆菌和大肠杆菌。格列风内酯对小鼠耳肿胀的抑制率 64%，紫草苷为 20%。

2. 抗肿瘤作用：天葵子生物碱具有抑制小鼠肉瘤 S_{180} 的作用，天葵乙醇提取物对人肝癌 HepG2 和 SMMC-7721 细胞株均有一定程度的抑制作用。天葵子生物碱中的季铵碱可能是抗肿瘤活性成分。

3. 抗氧化作用：天葵子提取物中水层和正丁醇层是其抗氧化活性部位。从天葵中分离到黄酮双糖苷及黄酮双糖苷元 2 类黄酮类可能是抗氧化活性物质。

4. 其他作用：天葵提取物对四氧嘧啶糖尿病小鼠模型有不同程度的降低血糖作用，并且随天葵提取物浓度的升高而血糖下降越明显，天葵提取物可能具有修复和提高胰岛 B 细胞功能。天葵正丁醇提取物对环磷酰胺引起的小鼠肝肾功能损伤有一定的保护作用。天葵提取物能不同程度地降低高血脂症模型小鼠 TC 和 TG 水平，其中以降低 TC 水平作用最为明显。

【医疗用途】

药性归经：味甘、苦，性寒。归肝、胃经。

功能：清热解毒，消肿散结。

主治：痈肿疔疮，乳痈，瘰疬，蛇虫咬伤。

用法用量：内量：煎汤，9～15g；外用适量。

使用注意：脾胃虚寒者禁服。

附方：

1. 治瘰疬：天葵子30g，海藻、昆布、桔梗各20g。研细为末，为蜜丸，每服3g。

2. 治胃热气痛：天葵子6g。捣烂，开水吞服。

3. 治小儿哮喘：天葵子30g。用盐水浸泡一夜，研末，每次服15g，姜开水吞服。

4. 治寻常疣：天葵子、木鳖子、甲珠、硇砂、明矾各等份。先炒甲珠和天葵子，剥去木鳖子外壳，研细末，装瓶备用。用时将本品与少许麻油调成糊状，外敷疣上，用纱布和胶布固定，1周为1个疗程。

【资源评述】天葵始见于《雷公炮炙论》，以"紫背天葵"之名记载，因其叶面青而背紫得名。秋海棠科秋海棠属植物紫背天葵 *Begonia fimbristipula* Hance，应区别应用。此外，广东、广西等地将兰科植物毛唇芋兰 *Nervilia fordii* (Hance) Schltr. 称"青背天葵"，也入药，并出口。

天葵有清热解毒、消肿散结之功效，为外科要药。在民间多应用于治疗腮腺炎，称有良效。天葵资源丰富，在外用消炎药方面有一定开发利用价值。此外，民间还将天葵子粉10%、陶土90%配合制成粉剂使用，或500g药粉，加水8～12倍喷洒使用，蚜虫杀虫率为80%，红蜘蛛、稻螟系虫杀虫率60%，因此可作为生物农药开发利用。

【参考文献】

[1] 叶娟. 中药天葵子的化学成分研究 [J]. 中药与临床，2009，28（2）：94-96.

[2] 苏艳芳，蓝华英，张贞霞，等. 天葵子化学成分研究 [J]. 中草药，2006，37（1）：27-29.

[3] 闫秋莹，程海波，孙东东，等. HPLC-ESI-Q-TOF-MS分析天葵子乙醇提取物中化学成分 [J]. 中国实验方剂学杂志，2016（15）：42-46.

[4] 武飞，梁冰. 中药天葵药理作用研究进展 [J]. 贵阳医学院学报，2015，40（7）：665-668.

[5] 徐冉，肖海涛，王建塔，等. 天葵化学成分及其药理作用研究进展 [J]. 天然产物研究与开发，2014，26（7）：1154-1159.

[6] 关频，王建农. 天葵子化学成分和抗肿瘤活性的初步研究 [J]. 时珍国医国药，2011，22（1）：255-256.

[7] 周训蓉，徐冉，肖婉，等. 天葵子各提取部位体外抗氧化活性及成分研究 [J]. 中国实验方剂学杂志，2015，21（15）：116-119.

白 芍

Baishao

【别名】白芍药。

【来源】为芍药科植物芍药 *Paeonia lactiflora* Pall. 的干燥根。

【植物形态】多年生草本，高40～70cm。根肥大，纺锤形或圆柱形，黑褐色。茎直立，上部分枝，基部有数枚鞘状膜质鳞片。叶互生，茎下部叶为二回三出复叶，上部叶为三出复叶；小叶狭卵形、椭圆形或披针形，长7.5～12cm，宽2～4cm，先端渐尖，基部楔形或偏斜，边缘具白色软骨质细齿，下面沿叶脉疏生短柔毛，近革质。花两性，数朵生茎顶和叶腋，直径7～12cm；苞片4～5枚，披针形；萼片4枚，宽卵形或近圆形，长1～1.5cm，宽1～17cm，绿色，

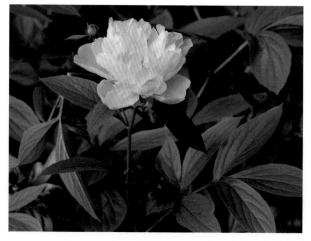

芍药

宿存；花瓣9～13枚，栽培品花瓣各色并具重瓣；雄蕊多数，花丝长7～12cm，花药黄色；花盘浅杯状，包裹心皮基部，顶端裂片钝圆；心皮2～5枚，无毛。蓇葖果卵形或卵圆形，顶端具喙。花期5～6月，果期6～8月。

【生境分布】生于山坡草地和林下。属泛北极植物区中国-日本森林植物亚区植物。喜温暖湿润气候，耐严寒、耐旱、怕涝。适宜阳光充足、土层深厚、排水良好、含腐殖质的壤土。产于垫江、涪陵、武隆、黔江、彭水、南川、秀山、铜梁、潼南、合川、大足、江津、永川、荣昌等地。分布于东北、华北、陕西及甘肃等地。多为栽培。

【采收加工】9～11月采挖栽培3～4年生的根，除去地上茎及泥土，水洗，放入开水中煮5～15分钟至无硬心，用竹刀刮去外皮，晒干或切片晒干。

【药材鉴别】

性状鉴别：根呈圆柱形，直径1～3cm。表面浅棕色或类白色，光洁或有纵皱纹及细根痕，偶有残存的棕褐色外皮。质坚实，不易折断；断面较平坦，类白色或微红色，形成层环明显，木部有放射状纹理。气微，味微苦而酸涩。

以体重、粗壮、头尾均匀、质坚实、粉性足为佳。

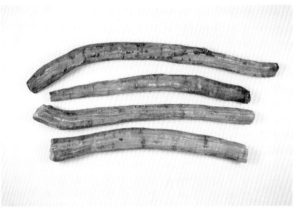

白芍（生药）

【化学成分】白芍含有芍药苷、苯甲酰芍药苷、没食子酰芍药苷、牡丹酚、芍药花苷、芍药内酯苷、氧化芍药苷、芍药吉酮、羧基芍药苷。还含有苯甲酸、β-谷甾醇、1,2,3,4,6-黄栌酰单宁、栌单宁、没食子鞣质、没食子酸、没食子酸乙酯、α-儿茶素、pe-dunculagin、1-O-Galloypedunculagin和Eugeniin等成分。1,2,3,4,6-五没食子酰基葡萄糖和胡萝卜苷。还含有4-O-没食子酰白芍苷、没食子酰芍药苷、6'-O-没食子酰白芍苷、6-O-没食子酰基-β-D-吡喃葡萄糖、邻苯三酚、没食子酸甲酯、儿茶素。芍药中含一种新的类萜palbinone和Pailactone-β。

此外，白芍还含有挥发油、脂肪油、树脂、糖、淀粉、黏液质、蛋白质、三萜类成分、金属元素（Mn、Fe、Cu、Zn、Ph等）及17种氨基酸等。

【药理作用】

1. 对免疫系统的作用：白芍水煎剂能明显促进巨噬细胞功能，对细胞免疫、体液免疫有一定的调节作用。白芍总苷对激活的大鼠腹腔巨噬细胞产生的PGE_2呈现低浓度促进和高浓度抑制的双向调节作用，可使滑膜细胞过度分泌IL、TNF-α和PGE_2的功能恢复正常，对脂多糖诱导的小鼠脾淋巴细胞增殖反应的量效曲线呈钟形。

2. 镇静、催眠作用：白芍注射液皮下注射，可延长小鼠对戊巴比妥钠的睡眠时间。芍药苷静脉注射，对大鼠有轻度的镇静作用，并呈量效关系。白芍对戊四氮、士的宁诱发的惊厥均有对抗作用。白芍总苷灌胃可延长正常大鼠慢波睡眠持续时间，并能使咖啡因诱导的失眠大鼠睡眠各参数恢复到接近正常水平。芍药苷能明显促进脑脊液中内源性物质的分泌，从而达到改善睡眠作用。白芍的不同炮制品均具有镇痛、镇静、抗炎作用，但酒白芍、醋白芍的镇痛、镇静作用明显增强。

3. 解热、镇痛作用：白芍有明显的镇痛作用，芍药水煎剂灌胃能显著抑制小鼠乙酸扭体反应。白芍总苷肌内或腹腔注射，能抑制小鼠扭体、热板反应，并抑制大鼠热板反应。芍药苷对小鼠正常体温和人工发热动物有降温和解热作用。白芍不同炮制品中芍药苷含量均低于生品，而镇痛作用均强于生品。白芍醇提物和水提物均具有镇痛作用，且醇提物作用强于水提物，但均不及阿司匹林对照组，水提物具有抗疲劳作用。

4. 对学习记忆的作用：白芍总苷对东莨菪碱引起的小鼠学习和记忆获得不良有改善作用。能增强正常小鼠的学习和短时记忆，但不影响其长时记忆。用大鼠的海马和隔区神经元进行体外培养，芍药苷对海马和隔区神经元的存活和生长具有促进作用。白芍提取物能显著改善帕金森病模型的症状，显著提高小鼠脑内SOD、GSH-Px水平，MDA水平显著降低。

5. 解痉作用：白芍的水煎液静脉注射使麻醉猫的胃电和肠电慢波幅度减小，周期延长。对支气管和子宫平滑肌有一定的抑制作用，并能对抗催产素所致子宫收缩。芍药提取物对小鼠离体子宫低浓度兴奋，高浓度抑制。

6. 抗炎作用：白芍总苷对大鼠实验性佐剂性关节炎有明显抑制作用。芍药中所含牡丹酚、苯甲酰芍药苷及氧化芍药苷也有抗炎作用。对大鼠蛋清性急性炎症和棉球肉芽肿均有抑制作用。芍药或芍药苷对酵母性、角叉菜胶性和右旋糖酐性足趾肿胀有不同程度的抑制作用。

7. 对心血管系统的作用：白芍注射液可使麻醉猫内脏血流量大幅度增加，使离体兔耳血扩张，增强收缩压，心音强度明显增强。白芍总苷能显著提高动物的耐缺氧能力，呈剂量依赖性地延长小鼠常压缺氧存活时间，其作用与中枢、H_1 受体、降温、改善细胞呼吸有关。

8. 对血液系统的作用：白芍提取物凝聚素能改善急性失血所致家兔贫血。D-儿茶精和没食子乙酸乙酯有抗血小板聚集和抗血栓的作用，苯甲酰芍药苷也有抑制血小板聚集的作用。

9. 保肝和解毒作用：白芍提取物对D-半乳糖胺、CCl_4 和黄曲霉素 B_1 所致大鼠肝损伤与 ALT 升高，对后者所致 LDH 及其同工酶的总活性升高，均有明显抑制作用。白芍乙醇提取液在体外对黄曲霉素 B_1 有一定降解作用。白芍提取物对小鼠 T-2 毒素中毒有明显解毒作用。白芍总苷（TGP）与当归提取物对 D-半乳糖胺和 CCl_4 诱导小鼠发生实验性急性肝损伤有保护作用。

10. 抗病原微生物作用：白芍的抗菌谱较广，对金黄色葡萄球菌、溶血性链球菌、草绿色链球菌、肺炎链球菌、伤寒杆菌、乙型副伤寒杆菌、痢疾杆菌、大肠杆菌、绿脓杆菌、变形杆菌、百日咳杆菌、霍乱弧菌等有不同程度的抑制作用；对堇色毛癣菌、同心性毛癣菌、许兰黄癣菌、奥仕盎小芽胞癣菌、铁锈色小芽胞癣菌、羊毛状小芽胞癣菌、腹股沟表皮癣菌、红色表皮癣菌和星形奴卡菌等皮肤真菌也有不同程度的抑制作用。此外，芍药煎剂对京科 68-1 病毒和疱疹病毒有抑制作用。芍药中所含 1,2,3,4,6-五-O-没食丁酰基葡萄糖有抗病毒活性。

11. 其他作用：白芍提取物对苯并芘诱变有抑制作用；芍药苷对应激性溃疡有预防作用；较高浓度白芍总苷可明显提高 Ca^{2+}-ATP、Mg^{2+}-ATP 两酶活性。白芍提取物通过多巴胺 D_2 受体治疗高泌乳素血症，且疗效显著。白芍提取物对 DPPH、超氧阴离子、羟自由基均有清除作用，其中以白芍乙醇提取物与乙酸乙酯提取物物体外抗氧化作用最强。50％乙醇洗脱部分为白芍降血糖和抗氧化的有效部位。芍药内酯苷具有明显的抗抑郁作用。

【医疗用途】

药性归经：味苦、酸，性微寒。归肝、脾经。

功能：养血调经，敛阴止汗，柔肝止痛，平抑肝阳。

主治：血虚萎黄，月经不调，自汗，盗汗，胁肋脘腹疼痛，四肢挛痛，头痛眩晕。

用法用量：内服：煎汤 6～15g；或入丸、散。大剂量可用 15～30g。

使用注意：虚寒之证不宜单独应用。反藜芦。

附方：

1. 治肌肉痉挛综合征：白芍 30g，甘草 10g。水煎服，分 2 次服。

2. 治跟骨骨质增生：生白芍、炒白芍、生赤芍、生甘草、炙甘草各 30g。水煎服。

3. 治疗胃及十二指肠溃疡：白芍 20g，甘草 15g，冰片 1.5g，白胡椒 2g。共研细末，每服 5g，饭后服。

【资源评述】 芍药始载于《神农本草经》，列为中品。至陶弘景始分赤芍、白芍。明代以前根据花的颜色划分白、赤芍，认为开白花者为白芍，开红花者为赤芍，有失偏颇。近代，谢宗万提出应根据家种或野生、产地加工时是否去皮、水煮和修整等区分白芍和赤芍，但同时指出也有家种瘦小者不加工而入赤芍的，粗壮直条的野生品经加工而作白芍的，如"宝鸡白芍"，与实际生产状况相符。

有文献报道采用 HPLC 法分析比较不同产地的家种及野生芍药，结果表明野生品图谱只有芍药苷一个主峰，而所有栽培品在芍药苷峰之前还有一个主峰，可作为赤芍和白芍的定性鉴别指标。据对来自 11 个产地的野生、栽培药用、栽培观赏的三类共计 43 株芍药样品的 RAPD 分析、聚类结果：芍药群体间遗传分化显著，大致可分为野生与栽培两大类群，在野生群体中来自内蒙古赤峰多伦的芍药单独聚为一类；药用栽培群体中产于安徽亳州的与产于浙江磐安的芍药聚为一类，产于重庆缙云山的芍药聚为一类；野生群体与栽培药用群体之间的遗传距离显著大于药用与观赏群体之间的遗传距离，提示芍药药材的栽培生产已有较长历史，既作为药材生产，也供观赏，且已出现有品种的分化。

现白芍药材主要有 3 大产地：杭白芍：主产于浙江东阳、临安、建德等地；亳白芍：主产于安徽亳县、涡阳等地；川白芍：主产于四川中江、渠县，重庆垫江、长寿等地。据对 3 大产地芍药的分析，人体必需的微量元素以杭芍较高，芍药苷的含量则亳芍、川芍高于杭芍。对白芍化学成分动态积累过程的研究表明，芍药苷含量与根直径呈反比，是否可作为芍药质量评价的标准还有待进一步研究。

从文献报道来看，多数人认为亳白芍及杭白芍的栽培原植物是芍药 *Paeonia lactiflora* Pall，而实际上是其变种毛果芍药 *P. lactiflora* var. *trichocarpa* (Bunge) Stern，其与原种的主要区别是心皮密生柔毛。

白芍具有抗血小板凝集、抗血栓形成、增加心肌营养性血流量、抗缺氧、抗高温、保肝及增强免疫力等作用，在老年病用药方面及保健品开发有一定的前景。

【参考文献】

[1] 杨晓帆．白芍有效成分的研究进展 [J]．广州化工，2015，43 (20)：50-51.

[2] 谭菁菁，赵庆春，杨琳，等．白芍化学成分研究 [J]．中草药，2010，41 (8)：1245-1248.

[3] 张利．白芍的药理作用及现代研究进展 [J]．中医临床研究，2014，6 (29)：25-26.

[4] 李越峰，张泽国，徐福菊，等．白芍改善睡眠作用的药效物质基础研究 [J]．中国实验方剂学杂志，2014，20 (15)：127-130.

[5] 李颖，魏新智．白芍不同炮制品的镇痛、镇静、抗炎作用比较 [J]．辽宁中医药大学学报，2016，18 (4)：39-41.

[6] 施锁平，钱丽华，岳豪祥，等．白芍不同炮制品芍药苷含量测定及其镇痛作用的比较研究 [J]．中国中医药科技，2016，23 (3)：286-288.

[7] 秦亚东，钟正灵，汪荣斌，等．白芍提取物抗疲劳及镇痛作用研究 [J]．牡丹江医学院学报，2015，36 (4)：10-12.

[8] 游佳华，娄艳芳，张桂睿，等．中药白芍在帕金森领域的应用及临床研究进展 [J]．临床医药文献电子杂志，2016，3 (16)：3331-3331.

[9] 郑梅竹，范亚军，张语迟，等．钩藤提取物对 MPTP 致帕金森病小鼠的保护作用及机制的研究 [J]．时珍国医国药，2015，54 (5)：2960-2963.

[10] 王双，臧志和，彭延娟．白芍水提物的抗炎作用及作用机制研究 [J]．四川动物，2015，34 (5)：748-751.

[11] 任艳青，牛丽颖，田宇柔，等．白芍配方颗粒对四氯化碳诱导的 LO_2 细胞损伤的影响 [J]．解放军医学杂志，2016，41 (5)：378-383.

[12] 金香男．白芍乙醇提取物对四氯化碳诱导的急性肝损伤的保护作用 [J]．中国实用医药，2011，6 (30)：234-235.

[13] 金泽祥，王雄．白芍提取物通过多巴胺 D_2 受体治疗大鼠高泌乳素血症 [J]．中成药，2016，38 (4)：741-745.

[14] 秦亚东，汪荣斌，周娟娟，等．白芍醇提物及不同极性部位的体外抗氧化作用研究 [J]．中国药房，2015，26 (28)：3920-3923.

[15] 孙佳明，杜延佳，宗颖，等．白芍降血糖和抗氧化的有效部位筛选研究 [J]．时珍国医国药，2014，25 (9)：2113-2114.

[16] 张建军，王景霞，李伟，等．芍药内酯苷抗抑郁作用的实验研究 [J]．中药与临床，2011，02 (6).35-37.

赤 芍

Chishao

【别名】赤芍药、川赤芍、条赤芍、草赤芍。

【来源】为芍药科植物草芍药 *Paeonia obovata* Maxim.、毛叶草芍药 *P. obovata* Maxim. var. *wilimottiae* (Stapf.) Srearn 的根。

【植物形态】

草芍药：多年生草本，高 30～70cm。根粗大，多分歧，长圆形或纺锤形，褐色。茎直立，有时呈微红紫色，基部生数枚鞘状鳞片。叶互生，茎下部叶为二回三出复叶；叶片长 14～28cm，顶生小叶倒卵形或宽椭圆形，长 9.5～14cm，宽 4～10cm，先端短尖，基部楔形，全缘，纸质，上面深绿色，下面淡绿色，无毛或有时沿叶脉而疏生柔毛；侧生小叶片比顶生小叶小，倒卵形或宽椭圆形，长 5～10cm，宽 4.5～7cm；茎上部为三出复叶或单叶。花两性，单朵顶生；萼片 3～5 枚，宽卵形、卵状披针形或卵状椭圆形，长 1.2～1.5cm，绿色，宿存；花瓣 6 枚，倒卵形，白色、红色或紫红色；雄蕊多数，长 1～2cm。花丝淡红色，花药长圆形，黄色；花盘浅杯状，包裹心皮基部；心皮 1～5 枚，离生，柱头大，扁平，宿存蓇葖果卵圆形，长 2～3cm，成熟果实开裂，反卷，内面呈鲜红色。花期 5～6 月，果期 7～9 月。

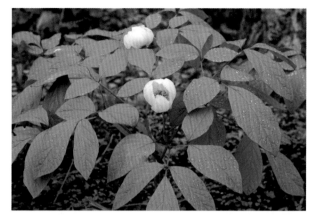

草芍药

毛叶草芍药：与草芍药的主要区别：小叶背面密生长柔毛或绒毛；花瓣白色。

【生境分布】

草芍药：生于海拔 800～1600m 的山坡草地、林下和腐殖较深厚的土壤。产于巫溪、南川。分布于东北及河北、河南、山西、陕西、宁夏、安徽、浙江、江西、湖北、湖南、四川、贵州等地。

毛叶草芍药：生于海拔 1500～2000m 的山坡林下。产于巫溪、武隆、黔江、彭水、酉阳。分布于安徽、河南、陕西、甘肃等地。

【采收加工】 8～9 月采挖，去除地上部分及泥土，晾晒至半干时，捆成小捆，晒至足干。

【药材鉴别】

性状鉴别

草芍药：根类圆锥形，直径约 1.5cm，多弯曲，有分枝。表面棕褐色或棕红色，有细密纵皱纹。质硬脆，断面皮部类白色，木部色较深，有放射状纹理。味微甜、涩。

毛叶草芍药：根长圆柱形，扭曲，直径 0.6～2.6cm。表面黑褐色或棕褐色，具纵皱纹及横向突起皮孔。断面类黄色或黄白色，放射状纹理明显。气微香，味微苦、涩。

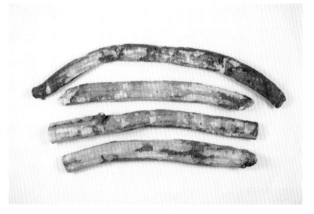

赤芍（生药）

【化学成分】 根含芍药苷、氧化芍药苷和牡丹酚原苷、Evofolin B、（1S,2S,4R）-trans-2-hydroxy-1、8-cineole-β-D-glucopyr-anoside、（2R,3R）-4-methoxyl-distylin、1,2,3,4,6-五-没食子酰基葡萄糖、儿茶素、苯甲酸、没食子酸、香草酸、没食子酸甲酯、没食子酸乙酯、羟基芍药苷、苯甲酰芍药苷、苯甲酰羟基芍药苷、芍药苷内酯、paeonisothujone、牡丹皮酸 A、邻羟基苄醇、双（2-羟苄基）醚。还含苯甲酸、挥发油、脂肪油、树脂、鞣质、糖、淀粉、黏液质、蛋白质等。赤芍中挥发油的主要成分为丹皮酚、棕榈酸、亚油酸和水杨醛等，其中丹皮酚含量最高。

【药理作用】

1. 对心血管系统的作用：赤芍具有心脏保护作用，其机制主要有避免氧化损伤、调节凋亡基因与促凋亡基因的表达、维持细胞内外环境的平衡。赤芍总苷（TPG）可通过调节多种心肌酶、MDA、SOD 水平发挥心肌保护作用。TPG 可以显著改善机体微循环状态，降低血清、血浆黏度，抑制 ADP 诱导的血小板聚集，延长 PT 和 APTT 时间。赤芍的乙醇提取物还通过内膜依赖舒张功能及抑制 L 型钙离子通道产生扩血管效应。赤芍可显著升高血清中 AngⅠ水平及脑组织中 HIF-1α mRNA 的表达，其治疗脑梗死可能与促进脑血管新生有关。

2. 抗肿瘤作用：赤芍可通过对免疫系统的调节、抑制肿瘤细胞 G_0/G_1 期比例及向 S 期细胞转化、下调肿瘤细胞中抗凋亡基因蛋白及上调拮抗促凋亡基因蛋白的表达等，抑制肿瘤细胞的生长和转移，最终导致肿瘤细胞的死亡。赤芍可以抑制小鼠 Lewis 肺腺癌细胞皮下移植瘤的生长。赤芍对小鼠 S_{180} 移植肿瘤具有抑制作用，并可增强荷瘤小鼠的免疫功能。

3. 保肝作用：芍药苷可通过降低肝组织 MDA、ROS、NO、NOX4，增加 GSH，避免肝氧化损伤。赤芍可上调胆碱、5-甲基四氢叶酸水平以起到保肝作用；对 D-半乳糖胺所致大鼠肝损伤有明显保护作用。赤芍腹腔注射对大鼠肝脏和心脏羧基酯酶活性均有明显诱导作用，从而促进体内毒物排泄，对抗乙醇的毒素，缓解肝线粒体膜结构的急性损伤。

4. 抗氧化作用：赤芍具有较强的抗氧化作用，不仅能减少氧化剂的产生，还能调节抗氧化的防御目标系统，并维持细胞能量学系统。赤芍水提物可显著增加小鼠血清 SOD 和 GSH-Px 活性，降低 MDA 量，发挥抗氧化活性。赤芍多糖和没食子酸丙酯同样具有抗氧化作用。

5. 对神经系统的作用：芍药苷具有神经细胞保护作用；芍药还具有抗抑郁作用和改善学习记忆作用。

6. 其他作用：赤芍苷具有抗炎作用；TPG 为赤芍内抗内毒素的有效部位，还具有抗幽门结扎型胃溃疡作用等。赤芍颗粒灌肠配合西药治疗中度急性重症胰腺炎可以缓解临床症状、缩短病程，其机制可能与抑制患者发病后的全身性炎症反应有一定关系。赤芍不同提取部位均有一定的降血糖作用，能够明显缓解小鼠糖尿病症状。赤芍有效部位的降血糖功效可能与其具有改善胰岛素抵抗作用有关。

【医疗用途】

药性归经：味苦，性微寒。归肝、脾经。

功能：清热凉血，活血祛瘀。

主治：温毒发斑，吐血衄血，肠风下血，目赤肿痛，痈肿疮疡，瘀滞胁痛，经闭痛经，淋浊，癥瘕积聚，跌打损伤。

用法用量：煎汤，4～10g，或入丸、散。

使用注意：血虚无瘀之证及痈疽已溃者慎用。

附方：

1. 治急性乳腺炎：赤芍 30～60g，生甘草 6g。水煎服。

2. 治痔疮，肛周湿疹：赤芍、川芎各 30g，丹皮、黄芩、黄柏各 20g。水煎，熏蒸，坐浴。

3. 治遗精，白浊：赤芍、猪苓各 20g。水煎服。

【资源评述】芍药属植物全世界有 33 种，分布于赤道以北，主要分布于欧洲中部和南部、亚洲以及美洲西北部。我国有 11 种 10 变种，全国大部分地区均有分布，药用赤芍资源主要分布于西南、西北、东北和内蒙古等地。以新疆天山、塔城一带资源最为丰富。

赤芍来源还有芍药 *Paeonia loctif Lora* Pall.、川赤芍 *P. veitchii* Lynch.，产于甘肃、青海、陕西、四川、西藏等地；美丽芍药 *P. mairei* Levl. 产于甘肃、青海、陕西、四川、贵州等地；窄叶芍药 *P. anomala* L. 产于新疆阿尔泰山及天山；块根芍药 *P. anomala* L. var. *intermedia*（C. A. Mey）O. et B. Fedtsch. 产于新疆。

从商品药材看，东北、华北及华中一带均用芍药 *P. loctif* Lora 的根；四川主要用川赤芍的根（主产于四川阿坝、康定），并有少量美丽芍药的根，且有刮去外皮者，称去皮赤芍药，并出口日本。其余品种仅为地区习用，多自产自销。

徐永群等人采用主成分分析法对来自 18 个产地的赤芍进行了聚类分析，同一区域内赤芍的性能较为相似，并运用径向基函数人工神经网络法预测了赤芍样本的产区。周红涛等人利用傅里叶变换红外光谱仪测定不同产地的样品，对所获得的指纹图谱进行了特征峰指认和对比分析，结果表明赤芍野生品与栽培品的红外吸收频率、吸收峰的相对强度都存在较大差异，多伦赤芍（传统认为的道地产区）的红外吸收峰形状也有一定的特异性，为药材的产地分析提供了科学依据。

植物检索表

1. 小叶倒卵或宽椭圆形，顶端短尖
　2. 单花顶生，叶全缘
　　3. 小叶无毛，有时叶背面沿脉疏生柔毛
　　　4. 叶平展，小叶长 3.5～11cm，花白色 ·································· **日本芍药**
　　　4. 叶上斜，小叶长达 16cm，花白、红、紫色 ·································· **草芍药**

3. 小叶背密生柔毛 ··· 叶草芍药
　2. 花常数朵，小叶边缘具骨质细齿
　　5. 心皮无毛 ··· 芍药
　　5. 心皮有毛 ·· 毛果芍药
1. 小叶长圆形或卵形，顶端尾状渐尖
　6. 花数朵顶生或腋生
　　7. 叶片，叶柄，萼片均无毛 ··· 川赤芍
　　7. 叶片，叶柄，萼片内部具毛 ··· 毛川赤

【参考文献】

[1] 段文娟，姜艳，靳鑫，等. 赤芍的化学成分研究 [J]. 中国药物化学杂志，2009，19（1）：55-58.

[2] 王薇. 赤芍化学成分和药理作用的研究进展 [J]. 黑龙江科技信息，2015，19（17）：965-970.

[3] 赵朕雄，冯茹，符洁，等. GC-MS联用法分析不同产地白芍和赤芍挥发油成分 [J]. 药物分析杂志，2015，35（4）：627-634.

[4] 陆小华，马骁，王建，等. 赤芍的化学成分和药理作用研究进展 [J]. 中草药，2015，46（4）：595-602.

[5] 王琳琳，丁安伟. 赤芍总苷对大鼠血瘀证模型的影响 [J]. 南京中医药大学学报，2011，27（6）：552-554.

[6] 马进，甘雨，袁媛，等. 川芎赤芍对脑缺血大鼠血管生成素及低氧诱导因子表达的影响 [J]. 中国医药导报，2016，13（17）：8-11.

[7] 王凤红，王丽，侯慧卿，等. 赤芍药化学成分及抗肿瘤活性研究进展 [J]. 河北中医，2015，37（4）：614-618.

[8] 骆莹滨，吴建春，方志红，等. 赤芍水提物对肺癌细胞的抑制效应研究 [J]. 中国医药导报，2014，11（36）：21-24.

[9] 潘正刚. 赤芍抑制骨肿瘤作用的研究 [J]. 现代养生，2014（2）：52-53.

[10] 魏思思，赵艳玲，江凤娟，等. 重用赤芍治疗ANIT诱导大鼠急性淤胆型肝炎的研究 [J]. 中国实验方剂学杂志，2012，18（12）：151-155.

[11] Luo C，Wang H，Chen X，et al. Protection of H9c2 rat cardiomyoblasts against oxidative insults by total paeony glucosides from Radix Paeoniae Rubrae [J]. Phytomedicine International Journal of Phytotherapy & Phytopharmacology，2013，21（1）：20-24.

[12] Li R，Guo W，Fu Z，et al. Hepatoprotective action of Radix Paeoniae Rubra aqueous extract against CCl$_4$-induced hepatic damage. [J]. Molecules，2011，16（10）：8684-8693.

[13] 李芳芳. 赤芍降血糖作用研究 [D]. 河南大学，2015.

[14] 卜璟，王建农. 赤芍有效部位对KK/upj-Ay小鼠自发高血糖的影响及其化学成分研究 [J]. 时珍国医国药，2014，25（1）：1-3.

[15] 卜碌. 赤芍有效部位对KK/upj-Ay小鼠自发高血糖的影响及其化学成分研究 [J]. 时珍国医国药，2014（1）：1-3.

牡丹皮

Mudanpi

【别名】丹皮、牡丹根皮。

【来源】为毛茛科植物牡丹 *Paeonia suffruticosa* Andr. 的干燥根皮。

【植物形态】落叶小灌木，高1～2m。根粗大，茎直立，树皮黑灰色。叶互生，纸质，叶通常为二回三出复叶，或二回羽状复叶，近枝顶的叶为3枚小叶；顶生小叶常深3裂，长7～8cm，宽5.5～7cm，裂片2～3浅裂或不裂，叶下沿叶脉疏被短柔毛或近无毛，小叶柄长1.2～3cm；侧生小叶狭卵形或长圆状卵形，长4.5～6.5cm。花两性，单生枝顶；苞片5枚，长椭圆形，大小不等；萼片5枚，宽卵形，大小不等；花瓣5枚，或为重瓣，倒卵形，长5～8cm，先端呈不规则的波状，紫色、红色、粉红色、玫瑰色、黄色、豆绿色或白色，变异很大；雄蕊多数，花药黄色，花盘杯状，顶端存数个锐齿或裂片，完全包裹心皮，在心皮成熟时裂开；心皮5枚，离生，密被柔毛。蓇葖果长圆形，腹缝线开裂，密被黄褐色硬毛。花期4～5月，果期6～7月。

【生境分布】喜温暖湿润气候，较耐寒、耐旱，怕涝，怕高温，忌强光。喜土层深厚、排水良好、肥沃疏松的砂质壤土或粉砂壤土。垫江、长寿等地栽培。主产于安徽、四川、湖南、湖北、陕西、山东、甘肃、贵州等地。

【采收加工】种子播种生长 4～6 年，分株繁殖 3～4 年收获，9 月下旬至 10 月上旬地上部枯萎，将根挖起，去泥及须根，趁鲜抽出木心，晒干，即为原丹皮。刮去外皮后，去除木心者，称刮丹皮。

【药材鉴别】

性状鉴别： 呈筒状或半圆筒状块片，有纵剖开的裂缝，向内卷曲或略外翻，长短不一，直径 0.5～1.4cm，皮厚 2～4mm。外表面灰褐色或黄褐色，有多数横长略凹陷的皮孔痕及须根痕。刮丹皮外表面淡灰黄色、粉红色或淡红棕色，内表面淡灰黄色或棕色，有明显纵细的纹理及白色结晶（牡丹酚结晶）。质硬脆，折断面较平坦，粉性，灰白至粉红色。气芳香，味苦而涩，微有麻舌感。

【化学成分】

酚类有牡丹酚、牡丹酚苷、牡丹酚原苷、牡丹酚新苷、Suffruticosides（A ～ E）、Mudanoside A、Mudanoside B、3-Hydroxy-4-methoxy-acetophenone、2,3-Dihydroxy-4-methoxy acetophenone、Resacetophenones 等。

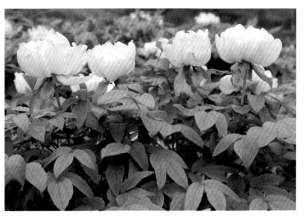

牡丹

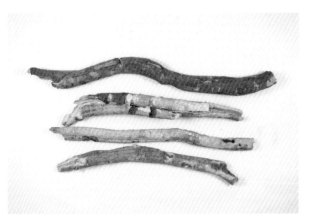

牡丹皮（生药）

萜类主要有芍药苷，氧化芍药苷，羟基芍药苷，苯甲酰芍药苷，苯甲酰羟基芍药苷，没食子酰氧化芍药苷 A、B、C、D、E，p-Hydroxybenzoyl-paeonidanin，4-O-Methyl-moudanpioside C，4-O-Methyl-benzoyloxy-paeoniflorin，Paeoniflorin A，Paeoniflorin B，Oxypaeoniflorin sulfonate，4-O-methyl-oxypaeoniflorin，Oxypaeonidanin，9-O-Butyloxy-paeonidanin，9-O-Butyl-paeonidanin，9-O-Butyloxy-paeoniflorin，9-epi-Oxypaeonidanin，4-O-Methyl-galloyloxy-paeoniflorin，Paeonidanin，Paeonidanin A，Paeonidanin C，4-O-Methyl-paeoniflorin，8-O-Debenzoyl-paeoniflorin，4-O-Butyl-paeoniflorin，4-O-Methyl-benzoyl-paeoniflorin，Mudanpioside J 等。

鞣质主要有没食子酸、1,2,3,4,6-没食子酰葡萄糖。

挥发油 0.15%～0.4%，主要有芍药醇、油酸、棕榈酸、己酸、艾醇，还含有无机元素。

最新分离出的成分有白桦脂酸、3β,23-dihydroxy-30-norolean-12,20（29）-dien-28-oic acid、白桦脂醇、齐墩果酸、槲皮素、6-羟基香豆素等。

【药理作用】

1. 对心血管及血液系统的作用：丹皮酚对心肌缺血有明显的保护作用，同时降低心肌耗氧量。丹皮酚有明显的抗心律失常效应，抑制细胞 Ca^{2+} 内流，改善脑缺血。对局部的微循环有促进加快作用。丹皮酚在体外有明显的抗凝血作用。抑制动脉粥样硬化，能升高血清 NO、血浆 PGI_2 及降低血浆 TXA_2，有利于保护高脂血症大鼠动脉内皮细胞功能。丹皮酚还能明显抑制高脂大鼠血清、主动脉及肝脏脂质过氧化反应。不同丹皮炮制品均能增强内源性抗氧化酶的活性，清除氧自由基，减轻心肌细胞的损伤，减小心肌梗死面积，对大鼠心肌缺血再灌注损伤具有一定的保护作用。

2. 对免疫功能的影响：丹皮酚对小鼠免疫功能有增强作用。丹皮苷、氧化芍药苷有激活免疫系统增强巨噬细胞的吞噬能力。此外，牡丹皮有显著的抗变态反应作用，同时不抑制特异性抗体的生成。丹皮提取物能有效改善 SLE 患者病情，通过降低 Th17 细胞百分比及增加 Th1 细胞的百分比发挥作用。丹皮水提物可通过升高调节性 T 细胞（Treg）及抑制辅助性 T 细胞 Th17 的比例，对系统性红斑狼疮模型小鼠起到一定的保护作用。

3. 抗炎、镇痛作用：丹皮总苷可显著抑制角叉菜胶诱导的大鼠急性足肿胀和二甲苯诱导的小鼠耳片水肿。对佐剂性关节炎大鼠继发性炎症反应有明显治疗作用，并可使 AA 大鼠萎缩的胸腺器官重量恢复至正常，其抗炎机制是通过抑制细胞免疫功能实现的。丹皮酚能抑制腹腔注射乙酸所致小鼠扭体反应及鼠尾压痛反应，并能抗咖啡因所致小鼠的运动亢进。

4. 抗菌作用：丹皮酚对黄色八叠球菌、福氏知杆菌、枯草芽孢菌、金黄色葡萄球菌、大肠杆菌等有较强的抑制作用，尤其对黄色八叠球菌最为敏感。牡丹皮的煎煮时间对抗菌作用无显著影响。

5. 抗肿瘤作用：丹皮酚在体外有细胞毒作用，灌胃给药对小鼠 HepA 肿瘤的生长有抑制作用，对 IL-2 及 TNF-α 的生成有促进作用。

6. 降糖作用：丹皮多糖粗品可使正常小鼠血糖显著降低，对葡萄糖诱发的小鼠高血糖有显著降低作用。丹皮多糖-2b 可降低葡萄糖和四氧嘧啶诱发的高血糖，并能升高糖尿病小鼠 SOD 和大鼠 $ApoA_1$ 水平，降低 GHb 水平，改善小鼠胰岛素抵抗。牡丹皮具有显著的体外抑制 AGEs 生成的活性，三没食子酰葡萄糖、四没食子酰葡萄糖、没食子酰芍药苷、六没食子酰葡萄糖、苯甲酰芍药苷 5 个成分可能是牡丹皮防治糖尿病肾病的活性物质。

7. 护肝、抗氧化作用：丹皮总苷对 CCl_4 和乙醇引起的小鼠肝脏氧化损伤及小鼠免疫性肝损伤有保护作用。丹皮总黄酮具有较强的抗氧化能力，在较低浓度下即具有对多种氧化反应的抑制作用。

8. 其他作用：丹皮提取物对大鼠应激性溃疡有显著的抑制作用。对催产素所致大鼠离体子宫收缩及在位子宫自发运动均有抑制作用。丹皮不同提取物对子宫内膜异位症模型动物有一定的治疗作用。牡丹酚对大鼠产生剂量依赖性利尿作用。牡丹酚腹腔注射对咖啡因所致小鼠自发活动的增加具有明显抑制作用。电生理研究表明，牡丹酚使睡眠延长，自发运动减少。牡丹皮能够抑制 ALI 时的炎症反应，减轻肺部炎症损伤，从而对肺起到保护作用。

【医疗用途】

药性归经：味苦、辛，性微寒。归心、肝、肾经。

功能：清热凉血，活血散瘀。

主治：温热病热入营血，温毒发斑，吐血衄血，夜热早凉，无汗骨蒸，经闭痛经，痈肿疮毒，跌打伤痛。

用法用量：内服：水煎，6～12g。

使用注意：血虚、虚寒诸证，孕妇及妇女月经过多者禁服。

附方：

1. 治过敏性鼻炎：牡丹皮9g。水煎服，连服10天为1个疗程。

2. 治痛经：牡丹皮6g，仙鹤草、六月雪、槐花各9g。水煎，冲黄酒、红糖，经行时早晚空腹服。

【资源评述】据《名医别录》记载："牡丹生巴郡（今重庆市境内）山谷及汉中（今陕两省境内）。"现全国丹皮有两大道地产区，即重庆市垫江和安徽铜陵，前者产丹皮称"垫江丹皮"，后者产丹皮称"凤丹皮"。《中国药典》规定牡丹皮含丹皮酚（$C_9H_{10}O_3$）不得少于 1.2%，据研究垫江丹皮的丹皮酚含量明显高于凤丹皮，产量大并出口日本。最近的植物分类学研究认为，凤丹皮的原植物包括杨山牡丹（凤丹）*Paeonia ostii* T. Hong et J. X. Zhang 与牡丹 *P. suffruticosa* Andrews 2 个不同的植物学种，但目前仍沿用凤丹之名，两者在有效成分含量和成分组成上也无明显差异。

陕西、四川（甘孜州）也将芍药科牡丹组的矮牡丹 *Paeonia suffruticosa* Andr. var. *spontanea* Rehd.、紫斑牡丹 *P. suffruticosa* Abdr. var. *papaveracea*（Andr.）Kerner 和四川牡丹 *P. szechuanics* Fang. 的根皮作丹皮，称"西北牡丹"，多本地应用。野牡丹 *Paeonia delavayi* Franch. 和狭叶牡丹 *P. delavayi* Franch. var. *angustifolia* Rehd. et wils. 的根在云南、四川（西昌）等地称"赤丹皮"或"西昌丹皮"，销全国。河南洛阳将 *P. sufferticosa* 的多个栽培种作丹皮，销全国。据分析，丹皮酚的含量以四川牡丹最高（6.28%），但药理实验表明各地产丹皮均具有相同的生理活性。

在中药贮存时，常将牡丹皮与泽泻作"对抗贮存"。有研究表明，牡丹皮对害虫种群的抑制效果以牡丹皮提取物最好。对比中药材牡丹皮、泽泻及其混合物为饲料对黄粉虫幼虫的影响，表明牡丹皮能显著抑制幼虫体内的蛋白酶活性及 AchE 活性；而牡丹皮、泽泻饮片混合物与泽泻相比，对幼虫体内蛋白酶和 AchE 活性无显著影响，但与面粉相比，在一定时间内幼虫的蛋白酶活性受到了影响，说明牡丹皮影响了幼虫对蛋白质的水解作用，随着时间的延长对幼虫的神经传导也有影响，为"对抗贮存"提供了科学依据。

【参考文献】

[1] 王云. 牡丹皮有效成分药理及分析方法研究进展 [J]. 亚太传统医药, 2016, 12 (16): 63-64.

[2] 曹春泉. 牡丹皮的化学成分分析研究概况 [J]. 广州化工, 2013, 41 (13): 35-36.

[3] 张艳, 范俊安. 中药材牡丹皮研究概况Ⅳ——丹皮药理作用研究概况 [J]. 重庆中草药研究, 2009 (1): 26-37.

[4] 李颖, 魏新智. 不同丹皮炮制品对心肌缺血再灌注损伤小鼠药理作用研究 [J]. 辽宁中医药大学学报, 2016, 18 (1): 41-43.

[5] 胡银娥, 代淑芳, 王斌, 等. 丹皮提取物对系统性红斑狼疮患者 Th17 细胞的影响 [J]. 中国生化药物杂志, 2015, 35 (3): 119-121.

[6] 王照娟, 陈龙华. 丹皮提取物对系统性红斑狼疮模型小鼠的免疫调节作用及其机制研究 [J]. 中国临床药理学杂志, 2015, 31 (13): 1279-1282.

[7] 张燕丽, 孟凡佳, 付起凤, 等. 牡丹皮中有效成分丹皮酚的抗癌作用研究进展 [J]. 中医药信息, 2016, 33 (1): 117-119.

[8] 陈娟, 章丽, 张明华, 等. 牡丹皮体外抑制 AGEs 生成及活性成分筛选研究 [J]. 中国中药杂志, 2016, 41 (5): 891-897.

[9] 丁彩真, 于曙光, 王艳丽, 等. 丹皮总黄酮的提取及抗氧化活性研究 [J]. 化学与生物工程, 2014, 31 (7): 30-33.

[10] 汤明杰, 叶永山, 张旗, 等. 牡丹皮对内毒素性急性肺损伤大鼠的保护作用 [J]. 环球中医药, 2015, 8 (10): 1167-1170.

[11] 汤明杰, 叶永山, 张旗, 等. 丹皮抗内毒素性急性肺损伤活性的谱效关系研究 [J]. 中国中药杂志, 2014, 39 (22): 4389.

木 通

Mutong

【别名】八月札藤、八月瓜藤。

【来源】为木通科植物木通 *Akebia quinata* (Thunb.) Decne.、三叶木通 *A. trifoliata* (Thunb.) Koidz.、白木通 *A. trifoliata* (Thunb.) Koidz var. *australis* (Diels) Rehd. 的干燥藤茎。

【植物形态】

木通：落叶木质缠绕藤本。长 3～15cm。全株无毛，幼枝灰绿色，有纵纹。掌状复叶，簇生于短枝顶端，叶柄细长；小叶片 5 枚，倒卵形或椭圆形，长 3～6cm，先端圆常微凹至具一细短尖，基部圆形或楔形，全缘。短总状花序腋生；花单性，雌雄同株；花序基部着生 1～2 朵雌花，上部着生密而较细的雄花；花被 3 片；雄花具雄蕊 6 枚；雌花较雄花大，有离生雌蕊 2～13 枚。果肉质，浆果状，长椭圆形，或略呈肾形，两端圆，熟后紫色，柔软，沿腹缝线开裂。种子多数、长卵形而稍扁，黑色或黑褐色。花期 4～5 月，果熟期 8 月。

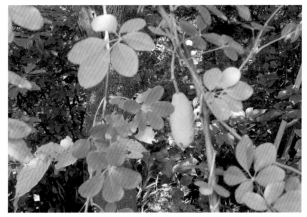

木通

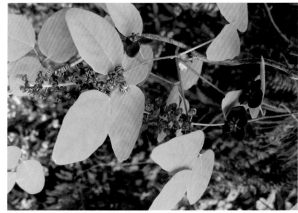

三叶木通

三叶木通：与上种的区别在于三叶木通的叶为三出复叶，小叶卵圆形、宽卵圆形或长卵形，长宽变化很大，先端钝圆、微凹或具短尖，基部圆形或楔形，有时微呈心形、边缘浅裂或呈波齿状，侧脉 5～6 对。

白木通：与三叶木通相近，唯小叶全缘，质地较厚。

植物检索表

1. 小叶 5 枚，倒卵形或长倒卵形 ……………………………………… 五叶木通
1. 小叶 3 枚，长卵形至卵形
   2. 小叶边缘具波状齿，质地较薄 …………………………… 三叶木通
   2. 小叶全缘，质地较厚，革质 …………………………… 白木通

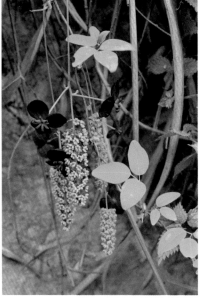

白叶木通

【生境分布】生于山坡、山沟、溪旁等处的乔木与灌木林中。喜凉爽湿润的环境，常生于半阴处的林中。土壤以富含腐殖质或土层深厚的冲积土为好。木通产于南川。三叶木通产于城口、巫溪、巫山、奉节、武隆、南川等地。白木通产于巫溪、涪陵、武隆、彭水、南川、合川等地。分布于陕西、山东、江苏、安徽、江西、河南、湖北、湖南、广东、四川、贵州等地。

【采收加工】秋冬季割取藤茎，除去细枝，阴干。

【药材鉴别】

性状鉴别

木通：茎藤圆柱形，稍扭曲，直径 0.2～0.5cm。表面灰棕色，有光泽，有浅纵沟纹，皮孔圆形或横向长圆形，突起，直径约 1mm；有枝痕。质坚脆，较易折断，横断面较平整，皮部薄、易剥离，木部灰白色，导管孔排列紧密而无规则，射线细，不明显，中央髓圆形。气微，味淡而微辛。

三叶木通：茎藤圆柱形，直径 0.2～15cm。表面灰色、灰棕色或暗棕包，颜色不均匀，极粗糙，有许多不规则纵裂纹及横裂纹，皮孔圆形或横向长圆形，突起，棕色，直径 1～2mm；有枝痕。皮部易与木部剥离，去皮处表面棕黄色，射线处有深棕色纵沟。质坚韧，难折断，断面木部黄白色，导管孔细密，排列不规则，射线浅棕色，髓圆形而大。气微，味微苦、涩。

白木通：茎藤直径 5～8mm。表面黄棕色或暗棕色。有不规则纵沟纹；有枝痕。质坚韧，难折断，断面木部淡黄色，导管细密，排列不规则。射线约 13 条，浅黄色放射状，髓类圆形。气微，味微苦。

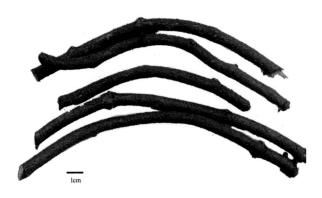

木通（生药）

性状检索表

1. 茎一般较细小，直径不超过 0.8cm，较易折断 ……………………………………………………………………… 木通
1. 茎有的较粗大，直径可达 1.5cm，难折断
   2. 初生射线 19 条以上，断面浅棕色 …………………………………………………………………………………… 三叶木通
   2. 初生射线约 13 条，断面浅黄色 …………………………………………………………………………………… 白木通

【化学成分】木通藤茎含白桦脂醇、齐墩果酸、常春藤皂苷元、木通皂苷 Sta-k、Osmanthuside E、木通苯乙醇苷 B、2-（4-hydroxyphenyl）ethyl-（6-O-feruloyl）-β-D-glucopyranoside、dunalianoside D、dunalianoside C、咖啡酸、秦皮乙素、L-苏式-愈创木基甘油-8-O-β-D-吡喃葡萄糖苷、愈创木基甘油-9-O-β-D-吡喃葡萄糖苷、3-甲氧基-4-羟基苯酚-1-O-β-D-吡喃葡萄糖苷、2-甲氧基-4-羟基苯酚-1-O-β-D-吡喃葡萄糖苷、2,6-二甲氧基-4-羟基苯酚-1-O-β-D-吡喃葡萄糖苷、4-羟甲基-2,6-二甲氧基苯基-β-D-吡喃葡萄糖苷和松柏苷等。此外，尚含豆甾醇、β-谷甾醇、胡萝卜苷、肌醇、蔗糖及钾盐等。

【药理作用】

1. 利尿作用：三叶木通和木通水提物均具有较强的利尿作用，利尿作用强度无明显差异。

2. 抗菌作用：木通的热水浸液和乙醇浸液对金黄色葡萄球菌有抑制作用，木通醇浸液在体外对革兰阳性菌、革兰阴性杆菌（如痢疾杆菌、伤寒杆菌）均有抑制作用。三叶木通、木通的水提物对乙型链球菌、痢疾杆菌作用明显，对大肠杆菌、金黄色葡萄球菌有一定抑菌作用。

3. 抗炎作用：三叶木通、五叶木通水提物均能明显抑制二甲苯及乙酸致小鼠炎症反应。木通中得到的刺楸皂苷A、常春藤皂苷元和齐墩果酸均具有抗炎作用，其中常春藤皂苷元作用最强。

4. 抗肿瘤作用：木通中分离的多种三萜皂苷对试验细胞均表现显著的细胞毒活性，同时所有化合物对LPS诱导的巨噬细胞表现出不同程度的一氧化碳抑制作用。

【医疗用途】

药性归经：味苦，性寒。归心、小肠、膀胱经。

功能：利尿通淋，清心除烦，通经下乳。

主治：心烦尿赤，淋浊，水肿，口舌生疮，湿热痹痛，乳汁不通，经闭乳少。

用法用量：内服：水煎，3～6g，或入丸、散。

使用注意：滑精、气弱、津伤口渴者及孕妇慎服。

附方：

1. 治风湿水肿：木通15g，桑白皮、石韦、赤茯苓、防己、泽泻各8g，大腹皮6g。水煎服。

2. 治睾丸炎：木通茎藤30～60g，葱适量。水煎熏洗。

【资源评述】 木通及其基原在不同的时期发生过多次变化。木通最早见于《神农本草经》以"通草"之名记载，而"木通"之名始见于《食性本草》。据考证，《新修本草》及以前的各本草中收载的"通草"皆为木通科植物五叶木通 A. quinata；至宋代《证类本草》出现了三叶木通 A. trifoliata、白木通 A. trifoliata var. australis 及毛茛科铁线莲属（Clematis）的"川木通"；清代《植物名实图考》则未记载木通科木通，只有毛茛科的川木通类。从药理研究来看，只有木通科的木通具有抗菌和利尿作用，与历代本草记载的"木通"的功效较一致。

木通属（Akebia）分布于亚洲东部（中国、日本、朝鲜）。我国有3种2亚种，广布于北起陕西，南至广东、广西，东至东南沿海各省，西达四川。三叶木通分布于河北、陕西、山西、甘肃、山东及长江流域各省。白木通分布于长江流域各省，北至陕西、山西、河南，西南至云南。在禁用关木通后，木通需求量大增，目前江西等地已开始栽培生产。

木通的果实和种子也可药用，果实称"八月扎"，种子称"预知子"，具有疏肝理气、活血止痛、利尿、杀虫功效，临床用于脘胁胀痛，经闭痛经，小便不利，蛇虫咬伤。八月札还是一种营养丰富的水果，贵州遵义、四川等地民间均有食用习惯，日本也作水果。

【参考文献】

[1] 王晶，周忠玉，徐巧林，等. 三叶木通茎中的苯丙素类化学成分 [J]. 热带亚热带植物学报，2014，22（5）：511-515.

[2] 金洪光，徐玲玲，江慎华，等. 木通藤茎中亲水性化学成分的分离与鉴定 [J]. 中国医药工业杂志，2016，47（1）：31-34.

[3] 楼之岑，秦波. 常用中药材品种整理和质量研究：北方编（第3册）[M]. 北京：北京大学医学出版社，2003.

[4] 刘岩庭，侯雄军，谢月，等. 木通属植物化学成分及药理作用研究进展 [J]. 江西中医药大学学报，2012，24（4）：87-93.

[5] 白梅荣，张冰，刘小青，等. 三叶、五叶木通提取物药效及对药酶影响的比较研究 [J]. 中华中医药学刊，2008，26（4）：732-735.

预知子

Yuzhizi

【别名】八月札。

【来源】为木通科植物木通 *Akebia quinata*（Thunb.）Decne.、三叶木通 *A. trifoliata*（Thunb.）Koidz、白木通 *A. trifoliata*（Thunb.）Koidz. var. *australis*（Diels）Rehd. 的干燥近成熟果实。

【植物形态】同"木通"条。

【生境分布】同"木通"条。

【采集加工】8～9月间果实绿黄时采摘晒干，或用沸水泡透后晒干。

【药材鉴别】

性状鉴别：本品呈肾形或长椭圆形，稍弯曲，长3～9cm，直径1.5～3.5cm。表面黄棕色或黑褐色，有不规则的深皱纹，顶端钝圆，基部有果梗痕。质硬，破开后，果瓤淡黄色或黄棕色；种子多数，扁长卵形，黄棕色或紫褐色，具光泽，有条状纹理。气微香，味苦。

【化学成分】本品含 1-monostearin、2-monoolein、1-monoolein、棕榈酸、1-acetyl-3-olein、1-acetyl-3-linoleoyin、β-谷甾醇、β-胡萝卜苷、常春藤皂苷元-3-O-β-葡萄吡喃糖苷、常春藤皂苷元-28-β-D-葡萄吡喃糖苷、常春藤皂苷元-3-O-β-D 吡喃木糖基（1→2）-α-L-阿拉伯吡喃糖、常春藤皂苷元-3-O-α-L-吡喃鼠李糖

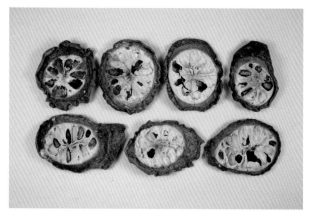

预知子（生药）

基（1→2）-α-L-阿拉伯吡喃糖苷、常春藤皂苷元-3-O-β-D-葡萄糖吡喃基（1→2）-α-L-吡喃鼠李糖基（1→3）-α-L-吡喃木糖基苷等。还含有京尼平苷酸、10-乙酰基京尼平苷酸、3-氧化-6-羟基紫罗兰醇、对羟基苯甲酸、原儿茶酸、咖啡酸、酪醇、豆甾醇-3-O-β-D-吡喃葡萄糖苷、熊果酸和齐墩果酸等。

【药理作用】

1. 抗肿瘤作用：预知子籽、预知子和预知子非籽皮囊部分均可有效抑制原发性肝癌细胞的恶性增殖，其中预知子籽是预知子全果实饮片抑制肝癌细胞恶性增殖的主要有效部位，其作用与其选择性造成肝癌细胞内质网应激有关。八月札的水提物能明显抑制荷瘤鼠体内肿瘤生长，其机制可能与其能有效改善荷瘤鼠体内氧自由代谢有关。

2. 抗抑郁作用：预知子乙醇提取物能够显著缩短小鼠悬尾及强迫游泳不动时间；显著增加 DA 致小鼠死亡作用和阿扑吗啡致小鼠刻板运动作用；增加 5-HTP 致甩头作用，但对 NE 重摄取抑制作用不明显，说明其具有抗抑郁活性，与其增强 5-HT、DA 神经系统作用有关。

【医疗用途】

药性归经：味苦，性寒。归肝、胆、胃、膀胱经。

功能：疏肝理气，活血止痛，散结，利尿。

主治：胁肋胀痛，痛经经闭，痰核痞块，小便不利。

用法用量：煎服，3～9g，大剂量可用至30～60g，或浸酒。

使用注意：孕妇慎服。

附方：

1. 治淋巴结核：八月札、金樱子、海金砂根各四两，天葵子八两。煎汤，分3天服。

2. 治胃肠胀闷：三叶木通根或果一两，水煎服。

【资源评述】预知子始载于宋代《开宝本草》。《图经本草》与《本草纲目》所载的预知子均非木通科植物。

【参考文献】

[1] 李志峰, 王琦, 刘岩庭, 等. 预知子的化学成分研究 [J]. 中国实验方剂学杂志, 2013, 19 (21): 56-61.

[2] 王家明, 王智民, 高慧敏, 等. 预知子化学成分研究 [J]. 中国药学杂志, 2008, 43 (2): 98-100.

[3] 蒋丹, 吕泉, 徐凤敏, 等. 预知子化学成分研究 [J]. 中国药学杂志, 2015, 50 (19): 1670-1672.

[4] 任红艳, 方肇勤, 梁超. 预知子籽及预知子抑制肝癌细胞恶性增殖的研究 [J]. 中华中医药学刊, 2014 (6): 1310-1312.

[5] 白雪, 关宝生, 魏晓东, 等. 八月札水提物对 H_{22} 荷瘤鼠血清总抗氧化能力、超氧化物歧化酶活性和丙二醛含量的影响 [J]. 社区医学杂志, 2010, 08 (11): 4-5.

[6] 毛峻琴, 伊佳, 李铁军, 等. 中药预知子乙醇提取物抗抑郁作用的实验研究 [J]. 药学实践杂志, 2009, 27 (2): 126-128.

大血藤

DaXueTeng

【别名】五花血藤、红藤。

【来源】为木通科植物大血藤 *Sargentodoxa cuneata* (Oliv.) Rehd. et Wils. 的干燥藤茎。

【植物形态】落叶木质藤本，长达 10m。茎圆枝形，褐色扭曲，砍断时有红色液汁渗出。三出复叶下生，有长柄；中间小叶倒卵形，长 7～12cm，宽 3～7cm，侧生小叶较大，斜卵形，先端尖，基部两侧不对称。花单件，雌雄异株；总状花序出自上年生叶腋基部，长达 12m，下垂；萼片 6 枚；花瓣 6 枚，黄色；雄花有雄蕊 6 枚，花瓣对生；雌花有退化雄蕊 6 枚，心皮多数，离生，螺旋排列，胚珠 1 枚。浆果肉质，具果柄，多数着生于一球形花托上。种子卵形，黑色，有光泽。花期 3～5 月，果熟期 8～10 月。

【生境分布】生于深山疏林、大山沟畔肥沃土壤的灌木丛中。产于城口、巫溪、彭水、南川、重庆。分布于中南、西南及陕西、江苏、安徽、浙江、江西、福建等地。

【采收加工】秋、冬二季采收，除去枝叶，洗净，切段长 30～60cm，或切片，晒干。

【药材鉴别】

性状鉴别：圆柱形，略弯曲。表面灰棕色或棕色，粗糙，有浅纵沟及明显的横纹，以及疣状突起。栓皮有时呈片状剥落而露出暗棕色或红棕色。有的可见膨大的节及略凹陷的枝痕或叶痕。质坚体轻，横断面裂片状，皮部红棕色环状，约有 6 处向内嵌入木质部；木部黄白色，被红棕色射线隔开，呈放射状排列，导管排列不规则。气微，味微涩。

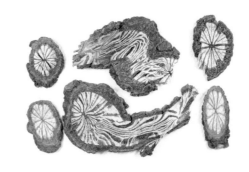

大血藤（生药）

【化学成分】

蒽醌类：大黄素、大黄素甲醚、大黄酚等。

有机酸类：硬脂酸、香荚兰酸、原儿茶酸、积雪草酸等。

苷类：毛柳苷、鹅掌楸苷、无梗五加苷 D、红藤苷。还含有毛柳苷、3,4-二羟基苯乙醇葡萄糖苷、野菰苷、4-羟苯基-乙基-6-O-（E）-咖啡酰基-β-D-葡萄糖苷、绿原酸乙酯、lyoniresin-4′-yl-β-glucopyranoside、2-（3′,4′-二羟苯基）-1,3-胡椒环-5-醛、丁香酸葡萄糖苷、8,8′-bis-（dihydroconiferyl）-diferuloylate 等。

其他：β-谷甾醇、胡萝卜苷、蔗糖、对-香豆酸-对-羟基苯乙醇酯、鞣质等。

【药理作用】

1. 对心肌缺血的影响：大血藤水溶性提取物可抬高心梗家兔的心电图 ST 段，心梗范围也相应缩小，还具有舒张血管作用。

2. 抗菌作用：大血藤煎剂对金黄色葡萄球菌、乙型链球菌、大肠杆菌、绿脓杆菌、甲型链球菌、卡他球菌、白色葡萄球菌均有明显抑制作用。

3. 对平滑肌的作用：大血藤水提取物对小鼠肠段有明显的抑制作用，能显著抑制小鼠肠蠕动，对豚鼠离体肠段表现先兴奋后抑制作用，大剂量时还能减弱乙酰胆碱的作用。

4. 抗肿瘤作用：大血藤中分离出的多种酚类化合物对人慢性髓性白血病 K562 细胞的增殖有抑制作用，对小鼠乳腺癌 tsFT210 细胞和 K562 细胞显示 G_2/M 期抑制作用。大血藤总浸膏的抗肿瘤活性是多成分综合作用的结果，其中细胞周期抑制和坏死性细胞毒类成分可能是主要活性成分。

5. 抗氧化作用：大血藤正丁醇萃取部位和水部位在 DPPH 自由基清除体系中活性最强，乙酸乙酯部位稍低。

6. 其他作用：大血藤对盆腔炎模型大鼠具有治疗作用。

【医疗用途】

药性归经：味苦，性平。归大肠、肝经。

功能：清热解毒，活血，祛风止痛。

主治：肠痈腹痛，热毒疮疡，痛经，经闭，跌打损伤，风湿痹痛。

用法用量：内服：水煎，9～15g。外用适量。

使用注意：孕妇慎服。

附方：

1. 治肠炎腹痛：大血藤 9～15g。水煎服。

2. 治痛经：大血藤、益母草、龙芽草各 10g。水煎服。

3. 治风湿性腰腿痛：大血藤、牛膝各 9g，青皮、络石藤、朱砂七各 15g。水煎服。

4. 治急性乳腺炎：大血藤 60g。水煎，分 2 次服。

【资源评述】 大血藤最早见于《图经本草》，以"血藤"之名记载。大血藤科（*Sargentodoxaceae*）为我国特产的单种、单属科，分布于中南部至东部，药材主产于安徽、浙江、江西、湖南、湖北、广西等地，以野生采集为主。据文献报道，大血藤叶饮片含有 10 种不同的黄酮苷，而嫩茎、叶柄与老茎中分别含有 10 种、8 种及 5 种不同的黄酮苷；大血藤叶中的黄酮类化合物经盐酸水解后 HPLC 分析显示有 8 种不同的黄酮类化合物，大血藤叶及嫩茎的黄酮类化合物组成成分较多，具有综合利用价值及开发前景。

【参考文献】

[1] 陈智仙，高文远，刘岱琳，等. 大血藤的化学成分研究（Ⅱ）[J]. 中草药，2010，41（6）：867-870.

[2] 陈茹茹，刘正君，唐俊峰. 大血藤化学成分提取方法和药理作用的研究进展 [J]. 海峡药学，2014，26（5）：3-5.

[3] 冯改利，宋小妹，邓羽，等. DPPH 法筛选大血藤抗氧化活性有效部位 [J]. 陕西中医，2011，32（9）：1233-1235.

[4] 黄淑凤，孟建国，孙鑫，等. 大血藤对苯酚胶浆致盆腔炎模型大鼠血清 PGI2、TXA2 的影响 [J]. 陕西中医学院学报，2012，35（5）：69-70.

[5] 李华，黄淑凤，邓翀，等. 大血藤镇痛作用和抗炎作用研究 [J]. 陕西中医，2013，34（10）：1427-1428.

三颗针

Sankezhen

【别名】 刺黄连、木黄连。

【来源】 为小檗科植物豪猪刺 *B. julianae* Schneid.、刺黑珠 *B. sargentiana* Schneid.、拟豪猪刺 *B. soulieana* Schneid. 的根、茎或皮。

【植物形态】

豪猪刺：常绿灌木，高 2～3m。多分枝，幼枝淡黄色，具显著的棱，老枝灰黄色，表面散布黑色细小疣点，刺粗壮，3 分叉，长 1～4cm。叶常 5 片簇生，革质；叶片椭圆形或广倒披针形，长 3～8cm，宽 2～3cm，先端急尖，基部楔形，边缘具细长的针状锯齿，上面深绿色，有光泽，下面灰白色。花约 15 朵簇生下叶腋；小苞片 3，卵圆形或披针形；萼片 6 枚，花瓣状，排成 2 轮；花黄色，花瓣 6 枚，近基部具 2 个长圆形腺体；雄蕊 6 枚；雌蕊 1 枚，内含 1～2 枚胚珠，柱头头状。浆果椭圆形，熟时蓝黑色，表面被淡蓝色粉，枝头宿存，具明显的短花柱。种子通常 1 粒。花期 5～6 月，果期 8～9 月。

刺黑珠：与豪猪刺的区别：幼枝带红色，老枝黄灰色或棕褐色，有时具稀疏而明显的疣点。单叶互生或 3 片簇生；几无柄；叶片长圆状椭圆形或长圆状披针形，长 4～10cm，宽 1～3cm。花 3～10 朵簇生，花梗长 1～2cm；子房圆柱形，柱头头状扁平。浆果卵形至球形，蓝黑色，无粉或微有粉。花期 4～5 月。

拟豪猪刺：与豪猪刺的区别：茎幼枝淡黄色，具少数疣点，叶片长圆状披针形，稀长圆状倒卵形，长 3～6cm，宽 6～9mm，花 8～20 朵簇生，花梗长 5～15mm。子房椭圆形，内含 2～3 粒种子，稀 3。浆果椭圆形，熟时红色，被白粉。花期 3～4 月。

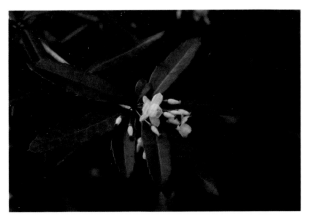

拟豪猪刺（假豪猪刺）

植物检索表

1. 幼枝带红色 ·· 刺黑珠
1. 幼枝淡黄色
  2. 浆果熟时蓝黑色，被淡蓝色粉。种子通常 1 粒 ································· 豪猪刺
  2. 浆果熟时红色，被白粉。种子 2～3 粒 ··· 拟豪猪刺

【生境分布】生于海拔 600～2000m 的山坡、路旁及林缘。耐旱、耐寒。适宜肥沃土层深厚、排水良好的土壤。产于酉阳、南川、巫溪、奉节、铜梁、潼南、丰都等地。分布于陕西、甘肃、湖北、四川等地。

【采收加工】秋季挖取根部，洗净，切片，晒干。茎部砍下后，切薄片，晒干。或削下皮，晒干。

【药材鉴别】

性状鉴别

豪猪刺：类圆柱形，稍弯曲，有少数分枝，长短粗细不一。表面灰棕色，有细皱纹，栓皮易剥落。质坚硬，不易折断。断面纤维性，鲜黄色。切断面近圆形或长圆形，有略呈放射状的纹理；髓小，黄白色。气微，味苦。

刺黑珠：根圆柱形，稍扭曲，有分枝，直径 0.3～0.7cm。表面灰棕色，有纵皱纹及支根痕，外皮剥落处露出灰黄色木部。质硬，折断面纤维性；横切面皮部薄，棕色，木部黄色。气微，味苦。

拟豪猪刺：根圆柱形，稍扭曲，有少数分枝，长 10～15cm，直径 1～30mm。根头粗大，向下渐细。外皮灰棕色，有细皱纹，易剥落。质坚硬，不易折断，断面不平坦，鲜黄色。切片近圆形或长圆形，稍显放射状纹理，髓部棕黄色。气微，味苦。

【化学成分】

豪猪刺：根含小檗碱 3%、小檗胺 2.13%、掌叶防己碱 0.6%、药根碱 0.1%，还含九连碱、海罂粟碱。种子含帕奇斯坦碱等。

刺黑珠：根含小檗碱 3.68%、小檗胺 1.82%，还含掌叶防己碱、药根碱等。

拟豪猪刺：根含小檗碱 2.31%、小檗胺 3.84%，还含掌叶防己碱及微量药根碱等。

【药理作用】

1. 抗菌作用：三颗针对金黄色葡萄球菌、肺炎链球菌、溶血性链球菌、肠球菌、痢疾杆菌、变形杆菌、绿脓杆菌、大肠杆菌以及钩端螺旋体等均有较强的抗菌活性，以革兰阳性菌较敏感。对白色念珠菌有较强的抑制作用。

2. 降压作用：多种动物实验均显示三颗针有明显的降压作用，降压的有效成分为小檗胺、掌叶防己碱及药根碱。其降压作用与自主神经无关，与组织中组胺的释放、抗交感神经递质有关。

3. 对心血管系统的影响：四氢小檗碱能减轻离体心房自动收缩频率。小檗胺能竞争性拮抗 $CaCl_2$ 的正性肌力作用，是具有抗钙作用的生物碱，对心肌缺血及心肌梗死有保护作用。小檗胺、四氢小檗碱均能抗心律失常。小檗胺、甲基小檗胺均有升高白细胞作用，而盐酸小檗胺对 ADP 诱导的家兔血小板最大聚集率有明显的抑制作用，对大鼠有抗血栓形成作用。

4. 抗肿瘤作用：小檗碱对小鼠肉瘤 S_{180} 的抑制率为 $75\%\sim78\%$，对小鼠肝癌腹水型（HIC）的生命延长率为 $68\%\sim80\%$，对小鼠艾氏腹水癌（EAC）的生命延长率为 $68\%\sim80\%$。此外，掌叶防己碱、药根碱等强烈抑制腹水癌细胞摄取氧的作用。

【医疗用途】

药性归经：味苦，性寒。归胃、大肠、肝、胆经。

功能：清热燥湿，泻火解毒。

主治：湿热痢疾，腹泻，黄疸，湿疹，疮疡，口疮，目赤，咽痛。

用法：内服：煎汤，15～30g；或泡酒。外用：适量，研末调敷。

附方：

1. 治菌痢、胃肠炎：三颗针、映山红根各 30g，吴茱萸根 15g，石榴皮 9g。水煎服。

2. 治黄疸：三颗针茎 15g。煎水服。

3. 治暴发火眼肿痛：三颗针 30g，车前子、光明草、菊花各 9g，龙胆草 12g。水煎服。

4. 治喉痛：三颗针 30g，山慈菇、雪胆各 9g。水煎服。

5. 治湿疹、疖肿：三颗针 2 份，滑石 4 份，青黛 2 份，生石膏 4 份。研细末，用凡士林调敷患处。

【资源评述】 小檗属植物在中国约有 250 多种，以四川、云南、西藏等地为多，在民间多作三颗针入药。《中国药典》在"三颗针"条下，收载了拟豪猪刺 *Berberis soulieana* Schneid.、小黄连刺 *B. wilsonae* Hemsl.、细叶小檗 *Berberi.s poiretii* Schneid. 或匙叶小檗 *B. vernae* Schneid. 等同属种植物的干燥根。小檗属（*Berberis*）植物的多种也作为提取黄连素的原料。

在重庆，尚有以下几种作三颗针用，包括锥花小檗 *B. aggregata* Schneid.、深黑小檗 *B. atrocarpa* Schneid.、直穗小檗 *B. dasystachya*、蓝果小檗 *B. gagnepainii* Schneid. var. *lanceifolia* Ahrendt、华西小檗 *B. silva-taroucna* Schneid. 等。

【参考文献】

[1] 徐婵，吴潇潇，万定荣，等. 三颗针抗菌活性成分研究 [J]. 华中科技大学学报（医学版），2015，44（5）：556-562.

[2] 李建红. 三棵针的临床应用及质量控制方法 [J]. 中国中医药现代远程教育，2013，11（4）：117-119.

淫羊藿

Yinyanghuo

【别名】 仙灵脾、三枝九叶草、三叉风、羊藿、桂鱼风（土家族）。

【来源】 为小檗科植物淫羊藿 *Epimedium brevioraum* Maxim.、柔毛淫羊藿 *Eoimedium puvesoeus*（Sieb. et Zucc.）Maxim.、箭叶淫羊藿 *Epimedium sagittatum*（Sieb. et Zucc.）Maxim. 及巫山淫羊藿 *Epimedium wushanense* T. S. Ying 的叶。

【植物形态】

淫羊藿：多年生草木，高 30～40cm。根茎横走，直径 3～5mm，质硬，生多数须根。茎直定，有棱，无毛，通常无基生叶。茎生叶 2 片，生广茎顶，有长柄；二回三出复叶，小叶 9 片，宽卵形或近圆形，长 3～7cm，宽 2.5～6cm，先端急尖或短渐尖，基部深心形，边缘有刺齿、上面绿色，有光泽，无毛，下面苍白色，疏生少数柔毛，两面网脉明显；顶生小叶基部裂片圆形，均等，两侧小叶基部裂片不对称，内侧圆形，外侧急尖；圆锥花序顶生，较狭，长 10～35cm；花序轴及花梗有限毛；花梗基部苞片卵状披针形，膜质；花白色，20～50 朵，花枝长 5～20mm；外萼片 4 枚，狭卵形，带暗绿色，长 1～3mm，内萼片 4 枚，披针形，白色或淡黄色，长约 1cm、宽 2～4mm；花瓣 4 枚；雄蕊 4 枚，花药长约 2mm；雌蕊 1 枚，花柱长。蓇葖果长 1cm，顶端有喙。种子 1～2 粒，褐色。花期 5～6 月，果期 6～8 月。

柔毛淫羊藿：多年生草本，高 20～60cm，根茎短粗，结节状，直径 3～5mm。茎微具条棱，无毛或与叶柄相交接部有细柔毛。一回三出复叶，茎叶 2 片对生、小叶革质，卵形至披针形，长 3～20cm，宽 2～8cm，先端短渐尖或渐尖，基部深或浅心形，裂片常圆形，边缘有刺齿，上面有光泽，下面密被灰色柔毛或卷柔毛，沿叶脉及叶柄处尤多。圆锥花序顶生或腋生，花序轴及花梗有腺毛；花白色，直径1cm；花梗长1～2cm；外萼片4枚，宽卵形，长2～3mm，带紫色，内萼片披针形，长5～7mm，宽1.5～3.5mm，白色，有数脉；花瓣小，短于内萼，长约2mm，囊状；雄蕊长4mm，花药长约2mm。果长圆形，顶端有长喙。花期4～5月，果期5～7月。

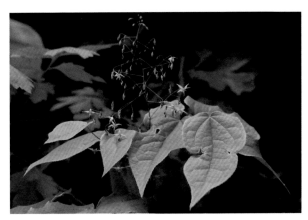

柔毛淫羊藿

　　箭叶淫羊藿：多年生常绿草本，高25～50cm。根茎短粗，略呈结节状，坚硬，外皮褐色，断面白色。茎有条棱，无毛。基生叶1～3片，一回三出复叶，叶柄细，长4～18cm；茎生叶2片，常生于茎顶，与基生叶同型；小叶革质，狭卵形至披针形，长15～19cm，宽3～8cm，先端急尖或渐尖，基部心形，箭镞形。两侧小叶基部呈不对称心形，浅裂，边缘生细刺毛，下面初无毛，后疏生单细胞短硬毛；顶生小叶基部裂片近圆形，均等，侧生小叶基部裂片不对称，内侧裂片较小、圆形，外侧裂片较大、三角形，急尖。圆锥花序顶生，挺直，花序轴及花梗通常无毛，有时被少数腺毛；花白色，直径约6mm，花20～60朵；花枝长约1cm；外轮萼片4枚。长圆状卵形，长3～4mm，宽1.5～2mm，带紫色。内轮萼片4枚，卵形或卵状三角形，长约4mm，宽约2mm，无端急尖，白色；花瓣与内萼片近等长，棕黄色，有短距；雄蕊4枚，长约5mm，花药瓣裂，长约3mm；蓇葖果长约1cm，有喙。种子肾状长圆形，长约4mm，

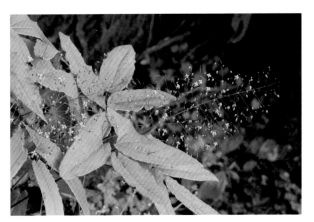

箭叶淫羊藿

深褐色。花期2～3月，果期5～6月。

　　巫山淫羊藿：多年生常绿草木，高50～80cm。根茎结节状，质硬，表面被褐色鳞片，四周多须根。一回三出复叶，基生或茎生，具长柄；小叶3，小叶具柄，叶片革质，披针形至狭披针形，长9～23cm，宽1.8～4.5cm，先端渐尖或长尾状渐尖，基部心形，边缘呈刺齿，顶生小叶基部具均等的圆形裂片，侧生小叶基部的裂丹偏斜，内侧裂片小，圆形，外侧裂片大，三角形，渐尖，下面被绵毛或秃净；长茎具2枚对生叶。圆锥花序顶生，长15～30cm，偶达50cm，具多数花，花序轴无毛；花枝无毛；花淡黄色，直径3.5cm；外萼片4枚，近圆形，长2～5mm，宽1.5～3mm，内萼片宽椭圆形，长3～15mm，宽15～8mm，

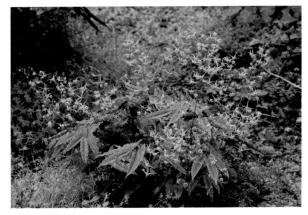

巫山淫羊藿

先端钝，花瓣呈角状距，淡黄色，有时基部带紫色，长0.6～2cm，雄蕊长2～4mm，心皮斜圆柱状，有长花柱，含10～12枚胚珠。蓇葖果长约1.5cm。花期4～5月，果期6月。

植物检索表

1. 二回三出复叶，小叶9枚，叶片宽卵形或近正圆形，叶背疏被柔毛 ………………………… 淫羊藿

1. 一回三出复叶，小叶3～5枚，叶片长卵形

　　2. 花有距，叶背生有伸直长毛或无毛 …………………………………………………… 巫山淫羊藿

　　2. 花无距，叶背面散生白色粗短毛

　　　　3. 节部、小叶柄端及叶背密被柔毛，花梗及花序轴具腺毛 ……………………………… 柔毛淫羊藿

3. 叶背疏被粗短伏毛或近无毛，花梗及花序轴无毛 ·· 箭叶淫羊藿

【生境分布】

淫羊藿：产于涪陵、酉阳。分布自华北到华中、华西一带。

柔毛淫羊藿：产于石柱、南川、大足、江津。分布于内蒙古、河北、河南、陕西、甘肃、安徽，浙江、江西、湖北、重庆、四川、贵州等地。

箭叶淫羊藿：产于巫溪、丰都、涪陵、石柱、彭水、酉阳。分布于陕西、甘肃、安徽、浙江、江西、福建、台湾、重庆、湖北、湖南、广东、广西、四川、贵州等地。

巫山淫羊藿：产于巫溪、巫山、开州、长寿。分布于陕西、广西、重庆、四川、贵州等地。

【采收加工】5～6月采收，割取茎叶，除去杂质，晒干。

【药材鉴别】

性状鉴别

淫羊藿：茎细杆状，平滑或略有棱，具光泽。二回三出复叶，中间的小叶柄长约10cm，两侧小叶柄长约5cm；小叶片卵圆形，长3～7cm，宽2～5cm，两侧者较小，先端微尖，中间小叶基部深心形，两侧小叶基部偏心形，外侧裂片较大；边缘具刺状细锯齿；上表面绿色或黄绿色，略有光泽，无毛，下表面灰绿色，有稀疏毛茸，沿叶脉处较多，主脉基部与叶柄交接处有长柔毛。叶片近革质、较脆。气微，味微苦。

箭叶淫羊藿：一回三出复叶，小叶长4～10cm，两侧小叶基部显著偏斜；叶缘锯齿硬刺状；下表面具稀疏毛或近无毛。叶片革质、硬脆。

巫山淫羊藿：一回三出复叶，小叶片披针形，宽2～4cm，长约为宽的5倍。

柔毛淫羊藿：一回三出复叶，叶片下表面密被白色长柔毛。叶片薄革质。

性状检索表

1. 叶片披针形，长为宽的5～6倍 ·· **巫山淫羊藿**
1. 叶片卵圆形、宽卵形或长圆形，长为宽的3倍
  2. 叶背密被灰白色长柔毛 ·· **柔毛淫羊藿**
  2. 叶背不呈灰白色
    3. 三回三出复叶，叶背沿叶脉毛茸较多 ·· **淫羊藿**
    3. 一回三出复叶，叶背毛茸稀少，叶革质 ·· **箭叶淫羊藿**

【化学成分】主要含黄酮类化合物，还含有木脂素、生物碱及挥发油等。

淫羊藿：含有淫羊藿苷、淫羊藿次苷、icariside II及淫羊霍新苷。还含蜡醇、三十一烷、植物甾醇、棕榈酸、硬脂酸、油酸、亚麻酸、银杏醇、木兰碱、葡萄糖和果糖等成分，以及2,3,4,6,7-五甲氧基-菲、4,5-二羟基-2,3,6-三甲氧基-9,10-二氢菲、5,7,4′-三甲氧基-4-苯基香豆素、3,5,7,4′-四甲氧基黄酮、4-羟基-3-异戊二烯基-苯甲酸、4-羟基肉桂酸甲酯、4-羟基-（2E）-2-壬烯酸。

箭叶淫羊藿：含淫羊藿苷、淫羊藿次苷、异槲皮素、淫羊藿-3-O-α-鼠李糖苷、金丝桃苷、箭叶淫羊藿A、箭叶淫羊藿B、箭叶淫羊藿苷C、箭叶淫羊藿素A、箭叶淫羊藿素B等。

柔毛淫羊藿：含淫羊藿次苷、淫羊藿苷C、宝藿苷VI、淫羊藿苷、金丝桃苷、宝藿苷I、柔藿苷等。

巫山淫羊藿：含巫山淫羊藿苷等。

【药理作用】

1. 对免疫系统的影响：淫羊藿多糖（EPS）通过促进胸腺成熟细胞释放而对胸腺有免疫激活作用，可致小鼠胸腺缩小，IL-2增多，增强机体免疫功能。淫羊藿苷可促进小鼠IL-2、IL-3和IL-6 mRNA表达，协同PHA诱导扁桃体单个核细胞产生IL-2、IL-3和IL-6；淫羊藿黄酮类化合物可促进免疫功能低下小鼠的免疫系统应答反应；淫羊藿总黄酮、淫羊藿黄酮苷及EPS对机体都有双向调节免疫功能的作用。淫羊藿苷和EPS可以显著增强机体巨噬细胞的吞噬功能，使吞噬功能损伤小鼠的巨噬细胞恢复吞噬功能；提高T细胞活性，通过增加3H-TdR掺入，促进B淋巴细胞增殖，提高抗体生成水平；淫羊藿苷和EPS还可促进IL-1和TNF-α产生，提高NK细胞活性；EPS可促进T淋巴细胞亚群的产生，淫羊藿苷可以减少T淋巴细胞亚群的产生，增强体液免疫。

2. 对生殖系统的影响：淫羊藿可刺激下丘脑和垂体，从而提高睾酮水平，增加大鼠的附睾及精囊腺重

量，淫羊藿总黄酮还可直接刺激雌二醇，促进皮质酮的分泌及黄体生成素产生，对雄性生殖系统有增强作用。淫羊藿苷具有雄、雌性激素样作用，能提高雄性激素和雌性激素水平，提高性机能，能促进 NO 和 cAMP 的生成，导致阴茎海绵体平滑肌松弛，起到改善勃起功能的作用。

3. 对核酸代谢的影响：淫羊藿可使"阳虚"模型小鼠 DNA 合成率明显上升，维持小鼠体重，使小鼠耐寒能力提高，死亡率降低。EPS 还可促进骨髓细胞增殖和 DNA 合成。

4. 对心脑血管系统的影响：淫羊藿具有强心作用。淫羊藿总黄酮能调节心肌血氧平衡，提高心肌细胞存活率，减少心脏负荷，改善心脏微循环，维持组织正常代谢，使血液免于淤积，起到抗心肌缺血的作用。淫羊藿通过促进 γ-氨基丁酸表达，提高受体亲和力，抑制中枢交感心血管系统紧张，血浆内皮素含量降低，促使血压下降。淫羊藿还可上调 iNOS 蛋白表达，提高 NO 的合成，预防心肌梗死。淫羊藿总黄酮还可改善脑供氧及脑供血平衡。淫羊藿能干预动脉粥样硬化的形成。

5. 抗衰老作用：淫羊藿能通过提高机体神经内分泌调节功能，稳定机体内环境，抗氧化，降低血清及肝组织中 LPO 和心肌脂褐质的含量，抑制淋巴细胞过度凋亡，抑制促炎性细胞因子和促进抗炎性细胞因子的表达等途径起到抗衰老的作用。

6. 抗抑郁作用：淫羊藿通过抑制脑内 MAO 活性，下调脑内 β-肾上腺素能受体水平，调节突触后单胺类神经递质受体敏感性，减弱自由基对神经组织损伤程度来达到抗抑郁的目的。

7. 抗肿瘤作用：淫羊藿苷能够促进肿瘤细胞早期凋亡，抑制肿瘤细胞的黏附、移动和侵袭，使肿瘤组织坏死，还能降低肿瘤相关基因的蛋白表达。淫羊藿次苷能显著抑制人 KB 细胞的活性；淫羊藿苷、木犀草素、朝藿素和宝藿苷 I 能抑制人肝癌细胞株和人乳腺癌细胞株的增殖等。

8. 抗骨质疏松作用：淫羊藿具有强筋健骨的功效，可通过增加股骨的骨钙含量、骨小梁数量及骨皮质厚度，对长期应用肾上腺皮质激素所引起的骨质疏松症具有明显的治疗作用。淫羊藿总黄酮可以通过抑制 IL-8、TNF-α mRNA 的产生，促进成骨细胞的增殖与分化，加速矿化结节形成。淫羊藿总黄酮可抑制破骨细胞的形成，减少破骨细胞数目，减弱破骨细胞吸收功能，使破骨细胞加速凋亡。

9. 其他作用：淫羊藿还具有抗菌、抗病毒等作用。

【医疗用途】
药性归经：味辛、甘，性温。归肾、肝经。
功能：补肾壮阳，强筋健骨，祛风除湿。
主治：阳痿遗精，虚冷不育，尿频失禁，肾虚喘咳，腰膝酸软，风湿痹痛，半身不遂，四肢不仁。
用法用量：煎汤，3～9g。
使用注意：阴虚而相火易动者禁服。

【资源评述】 淫羊藿属（*Epimedium*）植物在我国有 40 余种，形成药材商品的主要有 15 种。2000 年版《中国药典》作为"淫羊藿"的基原植物收载了心叶淫羊藿 *E. brevicorum*、柔毛淫羊藿 *E. pubescens*、三枝九叶草 *E. sagittatum*、巫山淫羊藿 *E. wushanense*、朝鲜淫羊藿 *E. koreanum* 等 5 种。由于巫山淫羊藿的成分及其组成和其他种有较大差异，2005 年版《中国药典》已经将其独立为"巫山淫羊藿"收载。上述各种，除朝鲜淫羊藿仅分布于我国东北地区，其他种广泛分布于华中地区、华南地区，以华中地区蕴藏量最大。四川、陕西、重庆、贵州为药材主产区。

淫羊藿属植物除《中国药典》收载品种外，主要还有粗毛淫羊藿 *E. acuminatum* Franch.、宝兴淫羊藿 *E. davidii* Franch、川鄂淫羊藿 *E. fargesii* Franch、四川淫羊藿 *E. sutchuenense* Franch、茂汶淫羊藿 *E. platypetalum* 等在全国不同地区形成商品或民间用药。东北区使用品种较单一，为朝鲜淫羊藿；甘肃、山西及陕西南部使用淫羊藿；安徽、江西、江苏、福建、广东和上海使用箭叶淫羊藿；贵州作药用的品种较多，主流品种为粗毛淫羊藿，其次为黔岭淫羊藿、巫山淫羊藿；四川、重庆的主流品种为粗毛淫羊藿和柔毛淫羊藿，其次为巫山淫羊藿、宝兴淫羊藿。

淫羊藿属植物主要含有淫羊藿苷等黄酮类成分，不同种之间的成分含量差异较大，有研究报道 8 种淫羊藿的淫羊藿苷含量分别为：朝鲜淫羊藿为 1.55%～3.69%，天平山淫羊藿为 1.353%～3.498%，毡毛淫羊藿为 1.69%，箭叶淫羊藿为 1.34%，巫山淫羊藿为 0.636%，粗毛淫羊藿为 0.44%～0.76%。其中粗毛淫羊藿分布广、产量大，而黔岭淫羊藿几乎不含淫羊藿苷，不宜药用。

商品药材以带枝叶为主，上海等地还习用地下根茎。目前商品药材均来自于野生采集。据初步研究，该属植物以种子繁殖，一般需4年才能形成商品药材，以地下根茎繁殖在2年内可采集药材。随着市场对滋补强壮药品的需求而日益增加，也由于价格低廉，药农采集积极性不高的原因，近年淫羊藿药材常出现短缺和多品种混杂现象，是值得种植发展生产的品种之一，可利用退耕还林坡地开展半野生抚育发展种植生产。

对《中国药典》中5种淫羊藿的根茎及根、茎、叶等部位的9种黄酮类成分的含量分析结果表明，9种成分的总含量大致为根茎及根＞叶＞茎，从主要成分的构成和相对含量来看，叶与茎相似，而地下部却不相同。淫羊藿根中的两个有效成分对血管有较强的舒张作用。在民间也用淫羊藿根治疗尿路结石，值得关注。

【参考文献】

[1] 柴士伟，刘芳，CHAIShi-wei，等．淫羊藿化学成分分离鉴定 [J]．天津中医药，2016，33（2）：114-117.

[2] 王静，李建平，张跃文，等．淫羊藿药理学研究进展 [J]．中国药业，2009，18（8）：60-61.

[3] 王可可，龚其海．淫羊藿化学成分及药理作用的研究进展 [J]．中国民族民间医药，2015，24（19）：16-18.

[4] 刘忠平，李质馨，李守远，等．淫羊藿对生殖系统影响的研究进展 [J]．中国妇幼保健，2013，28（5）：884-886.

[5] 王英军，孙英莲，唐炜，等．淫羊藿总苷对实验动物心血管系统的影响 [J]．中草药，2007，38（1）：97-99.

[6] 付立波，夏映红，于丽，等．淫羊藿总黄酮对大鼠动脉血压影响及其机制的实验研究 [J]．中国应用生理学杂志，2007，23（1）：115-116.

[7] Xu H B, Huang Z Q. Icariin enhances endothelial nitric-oxide synthase expression on human endothelial cells in vitro. [J]. Vascular Pharmacology, 2007，47（1）：18-24.

[8] 蔡辉，陈向民，赵凌杰，等．淫羊藿总黄酮对慢性心力衰竭大鼠肿瘤坏死因子α、一氧化氮、环磷酸鸟苷通路的影响 [J]．医学研究生学报，2009，22（3）：281-285.

[9] 王婷，张金超，陈瑶，等．6种淫羊藿黄酮抗氧化和抗肿瘤活性的比较 [J]．中国中药杂志，2007，32（8）：715.

[10] 张立娟，雷涛，张秀珍．淫羊藿苷对成骨细胞凋亡的影响 [J]．同济大学学报（医学版），2008，29（1）：30-33.

功劳木
Gonglaomu

【别名】 十大功劳、老鼠刺、刺黄柏。

【来源】 为小檗科植物阔叶十大功劳 *Mahonia baeli*（Fort.）Carr. 及细叶大大功劳 *Mahonia fortunei*（Lindl.）Fedde 的干燥茎。

【植物形态】

阔叶十大功劳：常绿灌木，高1～4m。茎表面土黄色或褐色，粗糙，断面黄色。叶互生，厚革质，基部扩大抱茎；奇数羽状复叶，长25～40cm，小叶7～15片，侧生小叶无柄，顶生小叶较大，有柄，先端渐尖，基部阔楔形或近圆形，边缘反卷，每边有2～8枚大的刺状锯齿，上面深绿色，有光泽，下面黄绿色。总状花序生于茎顶，直立，6～9个簇生；小苞片1枚，萼片9枚，排成3轮；花黄褐色，花瓣6枚，先端2浅裂，基部有2个蜜腺；雄蕊6枚，雌蕊1枚。浆果卵圆形，成熟时蓝黑色，被白粉。花期8～10月，果期10～12月。

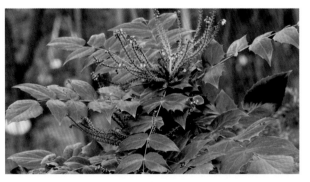

阔叶十大功劳

细叶十大功劳：常绿灌木，高1～2m。茎直立，树皮灰色，多分枝。叶互生，奇数羽状复叶，叶柄基部膨大，叶革质，小叶5～13片，狭披针形至披针形，长6～12cm，宽0.7～15cm，先端长尖而锐刺，基部楔形，边缘锋边有刺状锯齿6～13个。叶上面深绿色，有光泽，叶脉4条；下面黄绿色，叶际自基部三出。总状花序自顶芽鳞腋间抽出，花梗基部具总苞，苞片卵状三角形；萼片9枚，花瓣状；花瓣6枚；雄蕊6

枚，花丝线形，花药瓣裂；子房卵圆形。浆果卵圆形，熟时蓝黑色，外被白粉。花期7～8月，果期8～10月。

【生境分布】生于山坡灌丛中及路旁。喜凉爽，不耐寒，适宜阴湿、疏松肥沃的砂质土或冲积木。隶属于中亚常绿阔叶林北部亚地区。分布于华中、华南、华西及西南一带。阔叶十大功劳：产于垫江、涪陵、南川、铜梁、潼南、合川、大足、永川、荣昌等地。细叶十大功劳：产于巫溪、武隆、彭水、酉阳、南川、江津、荣昌等地。

【采收加工】全年可采，鲜用或晒干；亦可先将茎外层粗皮刮掉，然后剥取茎皮，鲜用或晒干。

【药材鉴别】

性状鉴别

阔叶十大功劳：茎圆柱形，直径0.7～1.5cm。多切成长短不一的段条或块片。表面灰棕色，有众多纵沟、横裂纹及突起的皮孔；嫩茎较平滑，节明显，略膨大，节上有叶痕，外皮易剥离，内表面鲜黄色。质坚硬，折断面纤维性或破裂状；横断面皮部棕黄色，木部鲜黄色，可见数个同心性环纹及排列紧密的放射状纹理，髓部淡黄色。气微，味苦。

细叶十大功劳：茎与阔叶十大功劳木相似，很难区别。横向裂纹稍细，皮孔较小。

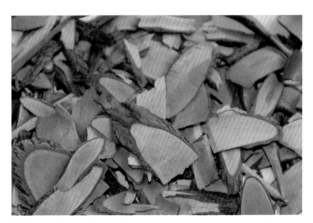
十大功劳（饮片）

【化学成分】阔叶十大功劳含小檗碱。细叶十大功劳含小檗碱、小檗胺、药根碱、掌叶防己碱、尖刺碱、木兰碱。二者还含有 1-O-（β-D-glucopyrano-syl)-（2S,3S,4R,8E)-2-［(2′R)-2′-hydroxytetra cosenoilamino］-8-octadec-ene-1,3,4-triol、erthro-syringoyl glycerol 4-O-β-D-glucoside、葡萄糖、erythro-syringoylglycerol 8-O-β-D-glucoside、3,4,5-三甲氧基苯酚-1-O-β-D-葡萄糖苷、表丁香脂素、5,5′-二甲氧基落叶松脂醇4′-O-β-D-葡萄糖苷、β-谷甾醇、巴马汀等。

【药理作用】功劳木具有抗菌、消炎、抗病毒、降压、抗心律失常、降血糖、抗血小板聚集、抗肿瘤及逆转肿瘤多药耐药性等作用，主要活性成分为小檗碱、巴马汀和药根碱。小檗碱的药理作用参见"黄连"条。巴马汀和药根碱也具有抗肿瘤活性，药根碱对P_{388}白血病细胞系具细胞毒活性，巴马汀和药根碱均可强烈抑制小鼠腹水癌细胞对氧的摄取作用。

【医疗用途】

药性归经：味苦，性寒。归胃、肝、大肠经。

功能：清热燥湿，泻火解毒。

主治：湿热泻痢，黄疸尿赤，目赤肿痛，胃火牙痛，疮疖痈肿。

用法用量：内服：水煎9～15g。外用适量。

【资源评述】十大功劳属（Mahonia）植物我国约有31种，药用有19种。分布多以重庆为中心，华中、华西、华南及西南一带有不同种分布。除上述二种外，重庆还分布有粗齿十大功劳 M. bodinieri Gagnep.、大叶刺黄柏 M. fargesii Takeda、密叶十大功劳 M. ganpinensis（Lévl.）Fedde、细梗十大功劳 M. gracilipes（Oliv.）Fedde、华西十大功劳 M. japonica（Thunb.）DC.、多齿十大功劳 M. polyodmta Fedde、长阳十大功劳 M. sheridaniana Schneid.，多在民间作刺黄连药用。

叶、果实兼有清虚热，补肾之功。治肺痨咯血，骨蒸潮热，头晕耳鸣，腰膝酸软，风热感冒。

在中国十大功劳属药用植物资源中，阔叶十大功劳分布最广，达12个省市自治区；十大功劳分布于9个省市自治区；小果十大功劳和阿里山十大功劳分布于7个省市自治区；宽苞十大功劳、峨眉十大功劳和宜章十大功劳分布于5个省市自治区；长柱十大功劳和沈氏十大功劳分布于4个省市自治区。在工业上可作为提取小檗碱的原料。

【参考文献】

［1］郭敬功，刘静，李沙沙，等．功劳木的化学成分及其体外对P-糖蛋白转运的影响［J］．河南大学学报（医学版），2015，34（3）：163-165.

[2] 丛悦，王艳，王天晓，等．功劳木的化学成分研究 [J]．中成药，2011，33（6）：1008-1010.

[3] 李燕．中药十大功劳的化学成分和活性研究进展 [J]．广东化工，2012，39（17）：175.

[4] 王天晓，李明，雷凯健，等．功劳木抗肿瘤作用研究进展 [J]．中国老年学，2008，28（11）：1143.

[5] 刘安莉，何顺志．中国十大功劳属药用植物资源种类与地理分布的研究 [J]．现代中药研究与实践，2010，24（4）：20-24.

青风藤
Qingfengteng

【别名】青藤、土藤、风龙、汉防己。

【来源】为防己科植物青藤 *Sinomeniium acutum*（Thunb.）Rehd. et Wils. 的干燥藤茎。

【植物形态】木质大藤本，长可达 20 多米。茎灰褐色，有规则裂纹纹，小枝有直线纹。叶纸质至革质，心状圆形或卵圆形，长 7～15cm，宽 5～10cm，先端渐尖或急尖，基部心形或近截形，全缘或 3～7 角状浅裂，上面绿色，下面灰绿色，嫩叶被绒毛，老叶无毛或仅下面被柔毛，掌状脉通常 5 条；叶柄长 5～15cm。团锥花序腋生，大型，有毛；花小，淡黄绿色，单性异株；萼片 6 枚，2 轮，背面被柔毛；花瓣 6 枚，长 0.7～1mm；雄蕊 9～11 枚；雌花的不育雄蕊丝状，心皮 3 枚。核果扁球形，红色或暗红色。花期 6～7 月，果期 8～9 月。

【生境分布】生于林中、林缘、沟边或灌丛中，攀援于树上或石山上。产于城口、巫溪、云阳、开州、奉节、丰都、石柱、武隆、秀山、南川等地。分布于长江流域以南各地。

【采收加工】秋末冬初割取藤茎，除去枝叶，晒干。或趁鲜切段，晒干。

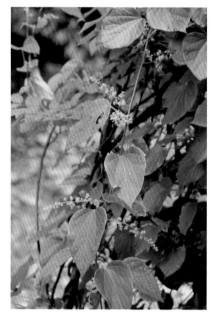

青藤

【药材鉴别】

性状鉴别：呈细长圆柱形，直径 0.6～2cm。表面绿褐色至棕褐色，有纵皱纹及横向的皮孔。茎上有节，节处稍膨大，并有分枝或分枝痕。体轻，质坚而脆，易折断，断面灰黄色或淡灰棕色，不平坦，皮部很窄，木部形成"车轮纹"，具小孔洞。中央为圆形的灰白色髓。气微，味微苦。

【化学成分】含青风藤碱、尖防己碱、N-去甲尖防己碱、白兰花碱、光千金藤碱、青藤碱、双青藤碱、木兰花碱、四氢表小檗碱、异青藤碱、土藤碱、蝙蝠葛波酚碱、dauriporphinoline、蝙蝠葛宁、dauricumine、6-O-demethylmenisporphine、acutuminine、（−）-8-oxotetrahydrothalifendine、（−）-oxoisocorypalmine、四氢巴马汀、胡萝卜苷、（−）-D-L-syringaresinol、syringaresinol-4′,4′-O-bis-β-D-glucoside、syringin、（＋）-syringaresinol-4′-O-β-D-monoglucoside、豆甾醇、β-谷甾醇等。

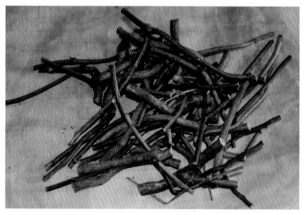

青藤（生药）

【药理作用】

1. 对免疫细胞的作用：青藤碱可以通过抑制 CD4$^+$T 细胞的增殖，调节 CD4$^+$/CD8$^+$T 细胞的比例，抑制细胞合成 TNF-α 和 IFN-γ，发挥免疫抑制的作用。青藤碱可以抑制类风湿关节炎患者外周血单核细胞合成 IL-8 和 IL-1β；可以通过抑制单核细胞 CD147 蛋白的表达，使单核细胞活性下降，基质金属蛋白酶（MMP）分泌减少，从而减轻细胞外基质的降解，抑制单核细胞和滑膜细胞的迁移和浸润；青藤碱通过抑制 COX-2，使脂多糖诱导激活的单核细胞合成 PGE2 减少，减轻炎症反应。此外，青藤碱还可以通过激活细胞外信号调节激酶（ERK）通路，诱导巨噬细胞发生凋亡。

2. 抗炎作用：青藤碱可以通过影响炎症因子的合成，有效改善胶原诱导的关节炎大鼠的症状；可以通过抑制髓样分化因子的表达，抑制佐剂诱导的大鼠关节炎症；青藤碱还可以通过抑制炎症的过度激活减轻脑出血后的组织损伤，减轻脑出血模型小鼠的神经功能缺损，降低模型小鼠脑组织的含水量。青藤碱衍生物也具有抗炎作用。

3. 抗肿瘤作用：青藤碱可以抑制人食道癌细胞 Eca-109、胃癌细胞的增殖；青藤碱与 5-氟尿嘧啶合用，可以出现协同作用，对肿瘤细胞的抑制更明显。对于原代移植到裸鼠的 Eca-109 细胞，青藤碱可以抑制其生长，使肿瘤体积和重量明显降低。盐酸青藤碱可以使实体瘤体积减小、重量减轻，抑制肿瘤生长以及肿瘤转移；还可以改善肿瘤血管迂曲，降低肿瘤血管密度，增大血管管径和周细胞覆盖，促进血管正常化，增加血液灌注和氧合。

4. 对器官损伤后的保护作用：青藤碱可以有效改善单侧输尿管梗阻（UUO）后，肾组织过度激活的炎症，以及氧化应激水平，其对 UUO 的肾脏保护作用体现在调节细胞免疫、减轻炎症损伤和氧化应激、抑制损伤后纤维化的形成等多个方面。青藤碱还可以减轻脏器的缺血后损伤。

5. 镇痛作用：青藤碱是一种生物碱单体，化学结构类似吗啡，临床可用于疼痛的治疗，但机制不清。青藤碱可以显著减轻慢性缩窄性损伤诱导的神经痛，改善大鼠抑郁样症状；青藤碱可以治疗神经损伤后出现的急性和慢性疼痛，无镇静、过敏等副作用。青藤碱的镇痛作用是通过非阿片类受体途径。

【医疗用途】

药性归经：味苦、辛，性平。归肝、脾经。

功能：祛风湿，通经络，利小便。

主治：风湿痹痛，关节肿胀，麻痹瘙痒。

用法用量：内服：煎汤，6～12g；或泡酒或熬膏服。外用：适量，煎水洗。

使用注意：可出现瘙痒、皮疹、头昏头痛、皮肤发红、腹痛、畏寒发热、过敏性紫癜、血小板减少、白细胞减少等副反应，使用时应予注意。

附方：

1. 治风湿痹痛：青藤根 150g，防己 50g。入酒 1 瓶，煮饮。或青风藤、红藤各 15g，水煎，加酒适量冲服。或青风藤 30～60g，上肢痛加桂枝 3g，下肢痛加牛膝 6g，全身痛三味同用，水煎，加黄酒适量，晚饭后服。

2. 治关节疼痛：青风藤 15g，红藤 15g。水煎服，每日 1 次，以酒为引。

【资源评述】青藤始载于《图经本草》，为治疗风湿病的药物。主要分布于亚热带地区，我国主要分布于长江以南各省市区。以湖北的浠水、麻城、广水，湖南怀化、洞口、绥宁的产量大，陕西秦岭北坡及商洛地区的产量也较大。除青藤外，尚有毛青藤 Sinomeniium acutum var. cinereum Rehd. et Wils. 也作青藤入药，但研究表明两者的成分组成有差异，青藤中主含青风藤碱，毛青藤则主含青藤碱，其抗风湿作用毛青藤较强，但毒性也相对较大。

青藤的分布和产量由大至小依次为：陕西省的平利、岚皋、镇坪、镇巴、柞水、商南、眉县、丹凤及南郑等县市；湖北省的神农架、利川、罗田、巴东、宣恩、兴山、竹溪、南漳、长阳、恩施、鹤峰、兴山等县市；重庆市的南川、巫溪、城口、巫山、石柱、秀山、酉阳、彭水及江津等区县；安徽省的霍山、岳西、舒城、歙县、休宁、黄山、祁门、青阳等县市。

毛青藤的分布和产量由大至小依次为：湖北省的宣恩、巴东、神农架、罗田、兴山、通山、鹤峰、恩施、秭归等县市；陕西省的平利、镇坪、山阳、紫阳、洋县、汉中、宝鸡等县市；重庆市的城口、南川、巫溪、巫山、奉节、酉阳、武隆等区县；安徽省的岳西、金寨、霍山、太平等县市。

有的药材市场销售的"青风藤"多是清风藤科植物清风藤 Sabia japonica Maxim，四川清风藤 S. schumaniiana Diels 和小花清风 S. parviflora Wall. ex Roxb. 可能"清风藤"与"青风藤"发音一致，导致基原错误。

以青藤为原料已开发有青藤碱片、风痛宁片、毛青藤碱片等新药，主治各种风湿及类风湿疾病。最新研究表明，青藤碱对吗啡依赖性戒断症状有抑制作用，可望开发成戒毒药品。

【参考文献】

[1] 黄筑艳，张援虎，周岚，等．青风藤化学成分的研究（II）[J]．中草药，2009，40（2）：193-196.

［2］班小红，黄筑艳，李焱，等．青风藤化学成分的研究［J］．时珍国医国药，2008，19（8）：1831-1832

［3］国家中医药管理局《中华本草》编委会．中华本草（3）［M］．上海：上海科技出版社，1999．

［4］Wang Q，Li X K. Immunosuppressive and anti-inflammatory activities of sinomenine［J］. International Immuno-pharmacology，2011，11（3）：373-376.

［5］Yang-qiong，Li-hua，CHEN，et al. Sinomenine influences capacity for invasion and migration in activated human monocytic THP-1 cells by inhibiting the expression of MMP-2，MMP-9，and CD147［J］. Acta Pharmacol Sin，2009，30（4）：435-441.

［6］Zhao X X，Peng C，Zhang H，et al. Sinomenium acutum：A review of chemistry，pharmacology，pharmacokinetics，and clinical use［J］. Pharmaceutical Biology，2012，50（8）：1053-1061.

［7］秦峰，蔡辉．青藤碱药理作用研究进展［J］．现代中药研究与实践，2016，30（4）：81-86.

［8］Qin T，Du R，Huang F，et al. Sinomenine activation of Nrf2 signaling prevents hyperactive inflammation and kidney injury in a mouse model of obstructive nephropathy［J］. Free Radic Biol Med，2016，92：90-99.

［9］Zhu Q，Sun Y，Zhu J，et al. Antinociceptive effects of sinomenine in a rat model of neuropathic pain［J］. Scientific Reports，2014，4：7270.

［10］Gao T，Hao J，Wiesenfeld-Hallin Z，et al. Analgesic effect of sinomenine in rodents after inflammation and nerve injury［J］. European Journal of Pharmacology，2013，721（1-3）：5-11.

金果榄

Jinguolan

【别名】青牛胆、金牛胆、地苦胆、地胆。

【来源】为防己科植物金果榄 *Tinospora capillipes* Gagnep. 的干燥块根。

【植物形态】多年生常绿缠绕藤本。根细长，达 1m 左右，串生数个块根；块根卵圆形、球形或团块状，外皮黄棕色，内面浅黄色，味苦。分枝纤细，圆柱形，有纵条纹。叶纸质至薄革质，披针形、长圆状披针形或卵状披针形，长 6～16cm，宽 2～8cm，先端渐尖或急尖，基部箭形或戟形，弯缺常很深，后裂片圆、钝或短尖，有时 2 裂片彼此重叠，通常仅脉上被短硬毛。花单性异株，黄白色，组成总状花序或圆锥花序，腋生疏散；雄花序常几个簇生，雌花序常单生；雄花萼片 6 枚，2 轮，长 2.5～4mm；花瓣 6 枚，短于萼片；雄蕊 6 枚，离生。核果近球形，白色，熟时红色，秋季成熟；内果皮近半球形。

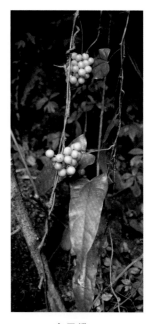
金果榄

【生境分布】生于山谷溪边疏林中或石缝间。产于巫溪、巫山、奉节、酉阳、武隆、丰都、彭水、涪陵、南川、綦江。分布于陕西、江西、湖北、贵州、广东、四川、贵州等地。

【采收加工】9～11 月挖取块根，除去茎及须根，洗净切片，烘干或晒干备用。

【药材鉴别】

性状鉴别：块根呈不规则长纺锤形或团块状，大小不等，长 5～10cm，直径 3～6cm。表面黄棕色或淡棕色，皱缩不平，有不规则深皱纹，两端往往可见细根残基。质坚硬，不易击碎、破开，断面黄白色，导管束略呈放射状排列，色较深。气微，味苦。

【化学成分】

生物碱：含掌叶防己碱、药根碱、非洲防己碱、千金藤宁碱、去氢分离木瓣树胺、蝙蝠葛任碱、木兰花碱、巴马汀、1-四氢巴马汀等。主要为季铵型生物碱。

甾醇类：2-去氧甲壳甾酮、2-去氧-3-表-甲壳甾酮、2-去氧-甲壳甾酮 3-O-β-吡喃葡萄糖苷、胡萝卜苷、β-谷甾醇等。

萜类：有非洲防己苦素、异非洲防己苦素、异非洲防己苦素-4-β-D-葡萄糖苷（tinoside，即金果榄苷）、青牛胆苦素等。

其他成分：巴马士宾等。

【药理作用】

1. 抗炎作用：金果榄水提取物对急性炎症、免疫性炎症均有明显的抗炎作用，强度弱于氢化可的松。

2. 抑菌作用：金果榄有较广的抗菌谱，对金黄色葡萄球菌高度敏感，对洛菲氏不动杆菌中度敏感。金果榄在体外可以抑制 Hp 的生长。

3. 抗肿瘤作用：金果榄能改善免疫应答，恢复和调节免疫系统，预防因遗传或环境因素诱发的癌症。

4. 其他作用：金果榄提取物具有防治消化性溃疡及促进溃疡愈合的作用，并具有抗辐射、抗抑郁等作用。

【医疗用途】

药性归经：味苦，性寒。归肺、大肠经。

功能：清热解毒，利咽，止痛。

主治：咽喉肿痛，脘腹疼痛，泻痢，痢疾，痈疽疔毒。

用法用量：煎汤 3～9g；外用适量。

附方：

1. 治毒蛇咬伤：青牛胆 10g，积雪草、半边莲各 15g。水煎服，并捣敷患处。

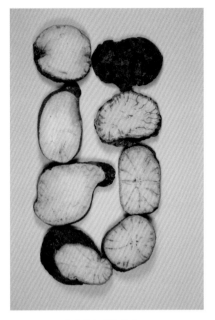

金果榄（饮片）

2. 治无名肿毒：青牛胆、土大黄、生地榆各等量。研细末，麻油调涂患处。

3. 治胃痛：青牛胆 6g，两面针 3g，共研细末，开水冲服。

【资源评述】"金果榄"最早见于清代的《本草纲目拾遗》。青牛胆属（*Tinospora*）植物 30 多种，我国有 11 种，其中有药用价值的 6 种。青牛胆属植物分布于北纬 20°～35° 的亚热带各温带地区，海拔 300～2000m。主产于贵州铜仁、印江、松桃，湖南湘西地区、湖北的恩施及鹤峰等地。

金果榄的主要来源为青牛胆 *T. sagittata*（Oliv.）Gagnep.、云南青牛胆 *T. sagittata* var. *yunnanensis*（S. Y. Hu）H. S. Lo. 和峨眉青牛胆 *T. sagittata* var. *craveniana*（S. Y. Hu）H. S. Lo.。其中青牛胆资源分布广、产量大，为金果榄药材的主流品种，《中国药典》在"金果榄"条下也仅收载了该种。云南青牛胆及峨眉青牛胆资源分布范围狭小。有研究报道，该 3 种药材的主要药理表现相似，可相互替代使用，但以云南青牛胆为好。各地所产金果榄药材中的古伦宾含量，以重庆、广西崇左、陕西汉中和四川万源等地所产者含量相对较高。

同属植物柄青牛胆（*T. capillipes* Gagnep.）、四川青牛胆（*T. szechuansis* S. Y. Hu）、中型青牛胆（*T. intermedia* S. Y. Hu）、江西青牛胆（*T. carveniana* L. Y. Hu）、叠基青牛胆（*T. imbricata* S. Y. Hu）等与青牛胆的外形极为相似，在部分地区也作药用。

【参考文献】

［1］王世平，吴艳俊，李玲，等. 金果榄化学成分的研究［J］. 贵州医药，2011，35（1）：17-18.

［2］王刚，涂自良，陈黎，等. 金果榄抗炎作用的实验研究［J］. 时珍国医国药，2009，20（5）：1232-1233.

［3］张煜，王彦峰. 广西常用中草药、壮药抗幽门螺杆菌作用的筛选研究［J］. 中国民族民间医药，2008，17（10）：19-20.

［4］陈蕙芳. 治疗癌症、调节免疫的草药混合物［J］. 现代药物与临床，2008，23（6）：281.

［5］叶方，杨光义，王刚. 金果榄药理作用及临床应用研究综述［J］. 中国药师，2011，14（1）：132-134.

辛 夷
Xinyi

【别名】木笔花、姜朴花。

【来源】为木兰科植物玉兰 *Magnolia denudata* Desr.、武当玉兰 *Magnolia sprengeri* Pamp. 及紫花玉兰 *Magnolia liliflora* Desr. 的干燥花蕾。

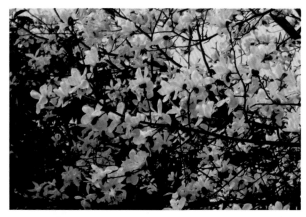

玉兰

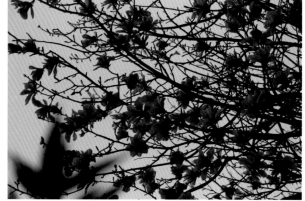

武当玉兰

【植物形态】

玉兰：落叶乔木，高达15m；冬芽密生灰绿色或灰绿黄色长绒毛；小枝淡灰褐色。叶互生，倒卵形至倒卵状矩圆形，长10～18cm，宽6～10cm，顶端短突尖，基部楔形或宽楔形，全缘，上面有光泽，下面生柔毛，叶柄长2～2.5cm。花先叶开放，单生枝顶，白色，有芳香，呈钟状，直径12～15cm；花枝片9片，矩圆状倒卵形，每3片排成1轮；雄蕊多数，在伸长的花托下部螺旋状排列；雌蕊多数，排列在花托上部。聚合果圆筒形，长8～12cm，菁葖木质，果柄有毛。花期2～3月，果期8～9月。

武当玉兰：与上种区别在于：叶先端急尖、急渐尖或具突起的小尖头；花被片12～14片，外面玫瑰红色，里面较淡，有深紫色纵纹。花期3月，果期6～7月。

紫花玉兰：落叶灌木，高2～3m。树干灰褐色，小枝紫褐色，花蕾较瘦小。叶倒卵形或长圆状倒卵形，叶缘呈波状，长7～17cm，宽3～9cm；叶柄长1～2cm。花单生枝顶，先叶开放，花被片9片3轮，萼片状，披针形，淡绿色。花开放时呈水平展开；内面6片呈二轮排列，花瓣状，外面紫红，内面白色，长圆状倒卵形，聚合果长圆形，果柄无毛。

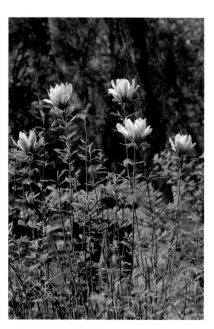

紫花玉兰

植物检索表

1. 花被片近等大，花瓣状。乔木
  2. 花被片10片以上 ·· 武当玉兰
  2. 花被片9片 ·· 玉兰
1. 花被片不等大，外轮花被片萼片状3片。灌木 ··································· 紫花玉兰

【生境分布】玉兰产于秀山等地；武当玉兰产于丰都、涪陵、武隆、秀山、酉阳、南川等地；紫花玉兰产于巫溪、武隆、酉阳、秀山、南川等地。分布于河南、陕西、甘肃、湖北、四川等地。

【采收加工】辛夷花蕾以小雪至立春采收为宜。采后在50～60℃炕上烘干。或晒干2～3天后，堆在室内，使其发汗后，再晒干。

【药材鉴别】

性状鉴别

玉兰：花蕾长1.5～3cm，直径1～1.5cm，基部枝梗较粗壮，梗上皮孔浅棕色。苞片外表面密被灰白色或灰绿色茸毛。花被片9片，内外轮无显著差异。为内两轮长的1/4，呈萼片状；雄蕊多数，螺旋状着生于花托下部，花丝扁平，花药线形；雌蕊多数，螺旋状着生于花托上部。体轻，质脆。气芳香，味辛凉而稍苦。

武当玉兰：花蕾长 3～4cm，直径 1～2cm，枝梗粗壮，皮孔红棕色。苞片外表面密被淡黄色或淡黄绿色茸毛，有的外层苞片茸毛已脱落，呈黑褐色。花被片 10～15 片，内外轮无显著差异。

紫花玉兰：花蕾瘦小，呈长倒圆锥形，长 1.5～2.4cm，直径 0.4～1.1cm，外层苞片毛茸暗绿色，平贴。花梗紫褐，直径 4～6mm。花被片 9 片，外轮 3 片，萼片状，披针状条形，长为内两轮长的 1/3。

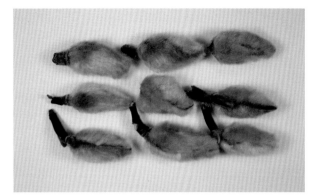

辛夷（生药）

性状检索表

1. 花被片 9 片
  2. 花被片内外轮不等大，外轮 3 片萼片状 ·· 紫花玉兰
  2. 花被片内外轮无显著差异 ··· 玉兰
1. 花被片 9 片以上 ··· 武当玉兰

【化学成分】

挥发性成分：含有 α-蒎烯、莰烯、β-蒎烯、香桧烯、香叶烯、柠檬烯、β-侧柏烯、1,8-桉叶素、对-聚伞花素、α-异松油烯、水合香松烯、芳樟醇、樟脑、萜品烯-4-醇、copaene、α-松油醇、乙酸龙脑酯、β-榄香烯、反式不竹烯、葎草烯、β-荜澄茄油烯、δ-荜澄茄烯、β-桉叶醇、柠檬醛、丁香油酚等。

黄酮类：玉兰花还含芸香苷、槲皮素-7-葡萄糖苷等。

木脂素类：玉兰还含有氢苯呋喃型木脂素Ⅰ、Ⅱ，burchellin，四氢呋喃型木脂素等。

其他成分：香草酸-4-O-β-D-葡萄糖苷、3-甲氧基-4-羟基苯-1-O-β-D-葡萄糖苷、香草酸甲酯、咖啡酸、3,4,5-三甲氧基苯-1-O-β-D-葡萄糖苷、苄基-O-β-D-葡萄糖苷、苄基-O-β-D-半乳糖苷、紫丁香苷、香草酸葡萄糖酯、香草酸、1′-（3,4-二羟基肉桂酰）环戊烷-2′,3′-二醇、东莨菪苷、7-甲氧基香豆素-6-O-β-D-葡萄糖苷和莨菪亭等。

【药理作用】

1. 抗菌、抗病毒作用：辛夷二氯甲烷提取物对角叉菜胶所致小鼠后足肿胀程度有明显减轻作用；辛夷挥发油能对抗小鼠腹腔毛细血管通透性增高，减轻耳肿胀和棉球肉芽肿以及大鼠胸膜炎的发生，对炎症介质的产生均有较好的抑制作用。辛夷油的抗炎作用可能与抑制 5-LO 活性，减少致炎代谢产物的生成有关。

2. 抗变态反应作用：辛夷中含有的多种有效成分具有明显的抗过敏作用。辛夷挥发油对变态反应性鼻炎豚鼠 Th 细胞免疫功能具有调节作用，影响其释放的炎症介质的表达，发挥对变态反应性鼻炎的治疗作用；还可延长豚鼠哮喘发作的潜伏期，减轻哮喘的严重程度，抑制微血管通透性增加，减少血浆蛋白渗出，对哮喘模型动物有保护作用。

3. 抗组胺和乙酰胆碱作用：辛夷二氯甲烷提取物对组胺和乙酰胆碱收缩豚鼠离体回肠有拮抗作用，对乙酰胆碱引起的小鼠腹腔毛细血管通透性增高有抑制作用。辛夷的抗组胺和乙酰胆碱作用是其发挥抗炎、抗过敏作用的药理基础。

4. 平滑肌舒张作用：辛夷二氯甲烷提取物对离体大鼠胸主动脉环有舒张作用，可能与抑制外钙内流和胞质内钙释放干扰胞质内钙离子平衡有关。

5. 抗菌作用：辛夷的挥发油有较强的抑菌作用；辛夷注射液对家兔慢性上颌窦炎有抗菌作用。

6. 抗氧化作用：一些木脂素类化合物有清除自由基的活性，并在体外有抑制晶状体糖醛还原酶的作用。辛夷为主要药物的复方制剂干预哮喘豚鼠后，豚鼠血清中 MDA 含量显著降低，SOD 活性明显增高；对人胚肺细胞培养观察也表明其能够明显提高 SOD 水平。

7. 其他作用：辛夷具有抑制癌细胞生长的作用。辛夷挥发油对肾缺血再灌注损伤具有一定的保护作用。辛夷挥发油能抑制活化的人内皮细胞与中性粒细胞黏附，发挥抗炎与抗黏附效应。辛夷中的 3 种木脂素成分还具有抗血小板活化因子活性的作用。

【医疗用途】

药性归经：味辛，性温。归肺、胃经。

功能：散风寒，通鼻窍。

主治：鼻渊，风寒感冒之头痛、鼻塞、流涕。

用法用量：煎汤，3～10g，入煎剂，布包煎，或入丸、散。外用：适量，研末搐鼻。

使用注意：阴虚火旺者慎服。

附方：

1. 治疗支气管哮喘：辛夷、羌活各60g，水煎浓缩去渣；沙苑子180g，王不留行18g，研细末拌入以上浓缩液中，烘干后研细入胶囊。每服2粒，日服3次。

2. 治鼻炎：辛夷3g。偏风寒犯肺者，加藿香10g；偏风热壅盛者，加槐花10g。开水泡服作茶饮。

【资源评述】木兰属（Magnolia）植物我国约有30种，广布于南方各地，作为著名的园艺花卉植物各地栽培较多，其药用种类也极为复杂，历代本草中记载的"辛夷"的基原也涉及不同的种类。据考证，《神农本草经》记载的为望春玉兰 M. biondii，《滇南本草》和《本草纲目拾遗》记载的为木兰（玉兰）M. denuduta，《蜀本草》记载的为武当玉兰 M. sprengeri，《本草衍义》记载的为紫花玉兰 M. liliflora Desr.（该种近代文献中曾作为辛夷正品之一，但其资源较少，已列为三级保护植物，现仅重庆等地在使用）。现《中国药典》在"辛夷"条下收载了望春玉兰 Magnolia biondii、木兰 M. denudata、武当玉兰 M. sprengeri 三种基原。商品药材主产于河南、湖北、陕西、四川、云南等省。河南产辛夷品种为望春玉兰，栽种面积达3万多亩，年产量80,000 kg。四川省江油、北川、平武等县的辛夷品种为武当玉兰。陕西秦岭以南一带的辛夷品种为武当玉兰及望春玉兰，多为野生。安徽黄山、怀宁、祁门、广德栽培品种多为玉兰。江西庐山、浙江天目山、湖南衡山及广东北部所产辛夷的品种主要为木兰。

此外，全国不同地区作辛夷的种类还有黄望春玉兰 M. biondii Pamp f. flavescens Z. Y. Gao、紫望春玉兰 M. biondii Pamp f. puepueasecens Law. Et Gao、椭圆叶玉兰 M. elliptilimba Law et Gao（河南）、滇藏木兰 M. campbellii Hook. f. et Tjoms.（西藏、云南）、淡紫玉兰 M. denudate Desr. var. dilutipurpurascens Z. W. Xie et Z. Z. Zhao（安徽、江苏、浙江、江西、湖南）、罗田玉兰 M. pilocarpa Z. Z. Zhao et Z. W. Xie（湖北、安徽）、西康木兰 M. wilsonii（Finet et Gagnep.）Rhed. Et Wils.（云南丽江）等。湖北还使用椭蕾玉兰 M. eliptigemmata C. L. Guo. et L. L. Humy，其挥发油含量高达3.56%，有较好的生理活性。

【参考文献】

［1］冯卫生，王建超，何玉环，等. 辛夷化学成分的研究［J］. 中国药学杂志，2015，50（24）：2103-2106.

［2］王永慧，叶方，张秀华. 辛夷药理作用和临床应用研究进展［J］. 中国医药导报，2012，9（16）：12-14.

［3］刘琨琨，曾南，汤奇，等. 辛夷挥发油体外干预大鼠胸腔炎性白细胞5-LO活性的研究［J］. 中药药理与临床，2011，27（1）：52-53.

［4］于培明，田智勇，许启泰，等. 辛夷研究的新进展［J］. 时珍国医国药，2005，16（7）：652-653.

［5］蒋玉清. 辛夷单药对支气管哮喘患者Th1/Th2免疫平衡的影响研究［J］. 临床和实验医学杂志，2010，9（1）：16-17.

［6］李寅超，赵宜红，薛敬礼，等. 辛夷挥发油对哮喘豚鼠嗜酸性粒细胞影响的实验研究［J］. 现代预防医学，2006，33（8）：1338-1341.

［7］张洪平，李亚娟，章丹丹，等. 辛夷二氯甲烷提取物对离体大鼠胸主动脉环的舒张作用及其机制［J］. 中国病理生理杂志，2010，26（9）：1689-1694.

［8］Lee J，Lee D，Jang DS，et al. Two new stereoisomers of Tetrahydrofuranoid lignans from the flower buds of Magnolia fargesii［J］. Chemical & Pharmaceutical Bulletin，2007，55（1）：137-139.

［9］何玉文，林岚，肖翔林. 辛夷增强鼻咽癌细胞对顺铂敏感性的研究［C］. 2012年广东省药师周大会. 2012：204-206.

［10］陈志东，王锋，汪年松. 辛夷挥发油对肾缺血再灌注损伤的保护作用［J］. 中国现代医学杂志，2009，19（10）：1484-1486.

厚 朴
Houpo

【别名】油朴、正朴。

【来源】为木兰科植物厚朴 *Magnolia officinalis* Rehd. et Wils. 、凹叶厚朴 *Magnolia officinalis* ssp. biloba（Rehd. et Wils.）Law. 的干皮、枝皮及根皮。

【植物形态】

厚朴：落叶乔木，高 5～15m。树皮紫褐色，小枝粗壮，淡黄色或灰黄色。冬芽粗大，圆锥形，芽鳞被浅黄色绒毛。叶柄粗壮，托叶痕长约为叶柄的 2/3。叶近革质，大形，叶片 7～9 片集生枝顶，长圆状倒卵形，长 22～46cm，宽 15～24cm，先端短尖或钝圆，基部渐狭呈楔形，上面绿色，无毛，下面灰绿色，被灰色柔毛。花单生，芳香，直径 10～15cm，花被 9～12 枚或更多，外轮 3 枚绿色，盛开时向外反卷，内两轮白色，倒卵状匙形；雄蕊多数，花丝红色；雌蕊多数，分离。聚合果长圆形，长 9～15cm，蓇葖果具 2～3mm 的喙。种子三角状倒卵形，外种皮红色。花期 4～5 月，果期 9～10 月。

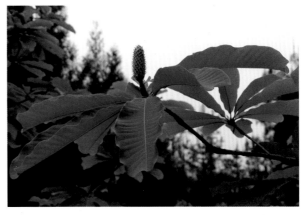

厚朴

凹叶厚朴：与上种主要区别为：本种叶先端凹缺呈 2 个钝圆的浅裂片。聚合果基部较窄。花期 4～5 月，果期 10 月。

【生境分布】生于林中。属于亚热带常绿阔叶林，喜生于温凉湿润气候，适宜排水良好的酸性土壤。厚朴产于城口、巫山、云阳、开州、丰都、涪陵、酉阳、石柱、秀山、彭水、南川等地。分布于陕西、甘肃、浙江、江西、湖北、湖南、四川、贵州等地。现在有些地区已多栽培。凹叶厚朴产于武隆、秀山、南川。分布于安徽、浙江、江西、福建、湖南等地。

【采收加工】定植 20 年以上即可剥皮，宜在 4～8 月生长旺盛期进行。根皮及枝皮直接阴干或卷筒后干燥，称"根朴"或"枝朴"。干皮可环剥或条剥，置沸水中煮后，堆成堆或放土炕内，上面覆盖青草或麻袋等发汗，待皮内侧或横断面都变成紫褐色或棕褐色，并现油润或有光泽时，将每段树皮卷成双筒，用竹蔑扎紧，削齐两端，曝晒干燥即成"筒朴"，近根部的干皮加工成"靴筒朴"。

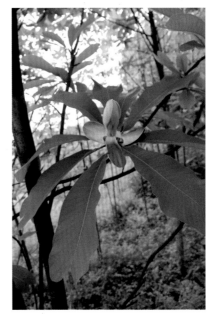

凹叶厚朴

【药材鉴别】

性状鉴别：干皮呈单卷筒状或双卷筒状，长 30～35cm，厚 2～7mm，习称"筒朴"；近根部的干皮一端展开如喇叭口，习称"靴筒朴"。外表面灰棕色或灰褐色，粗糙，栓皮呈鳞片状，较易剥落，有明显的椭圆形皮孔和纵皱纹，刮去栓皮者显黄棕色；内表面紫棕色或深紫褐色，具细密纵纹，划之显油痕。质坚硬，不易折断。断面颗粒性，外层灰棕色，内层紫褐色或棕色，有油性，有的可见多数小亮星。气香，味辛辣、微苦。

根皮（根朴）为主根及支根的皮，形状不一，有卷筒状、片块状、羊耳状等；细小根皮形弯曲如鸡肠，习称"鸡肠朴"。外表面灰黄色或灰褐色。质稍坚硬，较易折断，断面纤维性。

枝皮（枝朴）呈单筒状，长 10～20cm，厚 1～2mm。外表面灰褐色，内表面黄棕色。质脆，易折断，断面纤维性。

【化学成分】厚朴含木脂素类、挥发油、生物碱等成分。

木脂素类：厚朴酚，和厚朴酚，和厚朴新酚，6′-O-甲基和厚朴酚，厚朴醛 B、C，厚朴木脂素 A、B、C、D、E，台湾檫木醛；单萜木脂素类化合物：辣薄荷基厚朴酚、双辣薄荷基厚朴酚、辣薄荷基、厚朴酚及龙脑基厚朴酚；降木脂素类化合物：台湾檫木酚、厚朴三酚 B、厚朴醛 D、厚朴醛 E；双木脂素类化合物：厚朴木脂素 F、G、H 及 I。庐山厚朴含厚朴酚、四氢厚朴酚及异厚朴酚等。

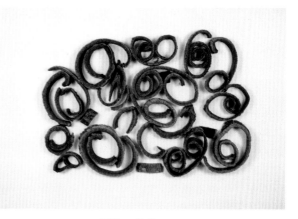

厚朴（饮片）

生物碱：木兰箭毒碱和柳叶木兰碱等。

挥发油：含 30 多种挥发油，主要有 β-桉叶醇 17.4％、荜澄茄醇 14.6％、愈创薁醇 8.7％、对-聚伞花素 7.8％、1,4-桉叶素 5.6％、丁香烯 5.0％、芳樟醇 4.6％、α-松油烯 4.5％、α-葎草烯 3.9％、4-松油烯醇 3.4％、蓝桉醇 3.1％及 α-柠檬烯 3.0％等。

还含有芥子醛、丁香树脂酚、丁香树酯酚-4′-O-β-D-吡喃葡萄糖苷及 1-（4-羟基-3-甲氧基苯基）-2-［4-（ω-羟丙基）-2-甲氧基苯氧基］-1,3-丙二醇、鹅掌楸树脂醇 A、6,7-二甲氧基香豆素、吲哚-3-甲醛、D-（+）-去氢催吐萝芙叶醇、黑麦草内酯、反式对羟基桂皮醛、对烯丙基苯酚、正二十九烷酸、蚱蜢酮、紫丁香苷、棕榈酮、花生酸、二十六烷醇、β-谷甾醇、胡萝卜苷、槲皮苷、芦丁等。

【药理作用】

1. 抗氧化作用：厚朴酚与和厚朴酚具有清除 DPPH 自由基的作用，具有抗氧化作用。

2. 抗病原微生物作用：厚朴煎剂具有广谱抗菌作用。厚朴酚与和厚朴酚对 5 种口腔致龋浮游菌及致龋菌产酸均有明显的抑制作用。和厚朴酚对持续病毒应答细胞、HIV 病毒有抗病毒作用。

3. 抗炎、镇痛作用：厚朴酚对炎性介质 LTB4 和 5-HETE 的生物合成有抑制作用，并能抑制趋化三肽（fMLP）刺激的白细胞内钙升高；还可以使中性粒细胞中超氧阴离子的产生增加，明显抑制激活的中性粒细胞 β-葡萄糖苷酸酶和溶菌酶的释放。和厚朴酚对骨骼肌肉损伤大鼠的氧化应激、炎症及血管球性肾炎和胃炎有治疗作用，并对福尔马林诱导的炎症疼痛、胶原蛋白诱导的小鼠关节疼痛有镇痛作用。

4. 抗肿瘤作用：厚朴的抗肿瘤作用主要通过诱导肿瘤细胞凋亡、促进肿瘤细胞分化、抑制肿瘤细胞增殖、抑制肿瘤转移、抗肿瘤血管形成以及逆转肿瘤多药耐药实现。

5. 对主要脏器的保护作用：厚朴酚具有心肌保护作用，可抑制心颤、心律失常、心肌抑顿，缩小心肌梗死范围。和厚朴酚可以通过抑制中性粒细胞的渗入和活性氧的产生，达到保护大鼠脑部，修复局部脑缺血-再灌注损伤；对 CCl₄ 诱导的大鼠肝脏损伤、肝脏缺血-再灌注损伤也有保护作用。

6. 对中枢神经系统的作用：和厚朴酚具有抗焦虑、抗抑郁及对帕金森病小鼠模型的神经保护等作用；厚朴乙醇提取物对 AD（阿尔茨海默病）具有预防及延缓病情的作用；厚朴酚、和厚朴酚还能对抗吗啡戒断反应，抑制儿茶酚胺的分泌。

7. 其他作用：厚朴还具有抗凝血、抗溃疡、抗痉挛、抗组胺、降低胆固醇等作用。

【医疗用途】

药性归经：味辛、苦，性温。归脾、胃、肺、大肠经。

功能：燥湿消痰，下气除满。

主治：湿滞伤中，脘痞吐泻，腹胀便秘，痰饮喘咳。

用法用量：煎汤，3～10g。

使用注意：气虚、津伤血枯者禁服；孕妇慎服。

附方：

1. 治胃寒腹痛：厚朴 15g，丁香 10g，山柰 5g，干姜 5g，甘草（制）5g。水煎服。

2. 治不思饮食，反胃：厚朴（姜汁炒）、陈皮各 15g，苍术（米炒）24g，炙甘草 6g。水煎服。每日 2 次。

【资源评述】厚朴为常用的中药，始载于《神农本草经》。陶弘景云："出建平、宜都（今四川东部、湖北西部），极厚，肉紫色为好。"与现在重庆、湖北生产的厚朴紫色而油润是一致的。现厚朴商品药材主产于重庆（石柱、秀山）、湖北（恩施、利川、鹤峰）、浙江（龙泉）等地，湖南（永州）、福建、江西、广西、云南、贵州、陕西、甘肃等地亦产。重庆东部、湖北产者称"川朴"，最为地道，质量佳，特称"紫油厚朴"。浙江丽水等地产者称"温朴"，产量最大。湖南永州等地亦产，称为"永道产区"，商品以"双牌厚朴"知名，品种为凹叶厚朴，资源丰富，树龄多在 10 年以上，产量达全国的 25%。

厚朴树皮外面性状与内在品质存在显著的相关性。皮厚、表面粗糙、油性足、粉末颜色深和纤维含量少的厚朴品质好，反之品质较差。不同种源厚朴酚类含量存在极显著差异，同种、不同个体（品种）间也存在较大的差异。湖北五峰、鹤峰和恩施 3 个种源厚朴质量明显优于其他种源，厚朴酚、和厚朴酚、厚朴酚类总量都很高，推广应用这 3 个优良种源，是当前提高厚朴质量最有效的途径。

《中国药典》收载的"厚朴"的基原植物为厚朴 *M. officinalis* 和凹叶厚朴 *M. officinalis* ssp. Biloba，但新版《中国植物志》把厚朴与凹叶厚朴合并为一个种，并单列厚朴属，厚朴 *Houpoea officinalis*（Rehder & E. H. Wilson）N. H. Xia & C. Y. Wu。

各地商品中伪杂品较多，参杂品主要有同属的西康木兰 *M. wilsonii*（Finet et Gagnep.）Rhed. Et Wils.（四川、云南）；伪品主要为木莲属（*Manglietia*）植物红花木莲 *M. insignis*（Wall.）Blume（云南、四川）、毛桃木莲 *M. moto* Dandy、巴东木莲 *M. patungensis* Hu（湖南），而非木兰科植物的伪品更甚，应予禁用。

厚朴及凹叶厚朴为我国特有树种，列为濒危植物及二级保护中药品种。主要生于海拔 300～1700m 的大巴山、武陵山脉及大渡河两岸。喜生长于阳光充足、气候温暖的温带和亚热带山区。厚朴为"三木"药材之一，也是很好的退耕还林的种植树种。近年来，各地均有一定数量的种植，并开展规范化种植。如浙江丽水、湖北恩施等地已建立厚朴规范化种植基地。

【参考文献】

[1] 郑虎占，董泽宏，佘靖，等. 中药现代研究与应用（第四卷）[M]. 北京：学苑出版社，1988：3294

[2] 吴锦玉，吴岩斌，易骏，等. 凹叶厚朴叶的化学成分研究 [J]. 中草药，2013，44（21）：2965-2968.

[3] 龙飞，卫莹芳，刘永，等. 厚朴叶化学成分的初步研究 [J]. 华西药学杂志，2010，25（4）：387-388.

[4] 张淑洁，钟凌云. 厚朴化学成分及其现代药理研究进展 [J]. 中药材，2013，36（5）：838-843.

[5] Dikalov S, Losik T, Arbiser J L. Honokiol is a Potent Scavenger of Superoxide and Peroxyl Radicals [J]. Biochemical Pharmacology，2008，76（5）：589-596.

[6] 冯瑾，李继遥，周学东. 厚朴活性成分对致龋菌生长和产酸影响的体外研究 [J]. 四川大学学报（医学版），2007，38（3）：456-458.

[7] Amblard F, Govindarajan B, Lefkove B, et al. Synthesis, cytotoxicity, and antiviral activities of new neolignans related to honokiol and magnolol [J]. Bioorganic & Medicinal Chemistry Letters，2007，17（16）：4428-4431.

[8] 伟忠民. 和厚朴酚对小鼠急性肝炎的保护作用研究 [J]. 中国药房，2011，22（7）：600-602.

[9] Yongkyung L, Dongyeon Y, Taeil K, et al. Protective effect of the ethanol extract of Magnolia officinalis and 4-O-methylhonokiol on scopolamine-induced memory impairment and the inhibition of acetylcholinesterase activity [J]. J Nat Med，2009，63（3）：274-282.

[10] 朱玉球，曾燕如，潘心平. 厚朴外观性状与内在品质的关系 [J]. 浙江农林大学学报，1999，16（4）：387-391.

[11] 斯金平，童再康，曾燕如，等. 厚朴种质资源评价与利用研究 [J]. 中药材，2002，25（2）：79-81.

[12] 谢宗万. 常用中药名与别名手册 [M]. 北京：人民卫生出版社，2001.

小血藤

Xiaoxueteng

【别名】 香血藤、红血藤、紫金血藤、黄皮血藤。

【来源】 为五味子科植物翼梗五味子（棱枝五味子）*Schisandra henryi* Clarke、柔毛五味子 *S. pubescens* Hemsl. et Wils.、红花五味子 *S. rubriflora* Rehd. et Wils. 的藤茎或根。

【植物形态】

翼梗五味子：落叶本质藤本。小枝棕紫色，有棱，棱上有革质翅，老枝灰黑色，皮孔明显。芽鳞大，常宿存。叶柄长 1.5～5.5cm；叶纸质或近革质；叶片卵形或椭圆状卵形，长 6～11cm，宽 3～8cm，先端短尖，基部宽楔形，上面深绿色，下面淡绿色或被白粉，网脉稀疏，花单生，雌雄异株；花淡黄色；花被 7～8 枚；雄蕊群卵圆形，分离，雄蕊 28～60 枚，排成 3～4 列；雌蕊群近球形或长圆状椭圆形，心皮 50～60 枚，花柱极短。聚合果长 4～8cm，小浆果扁球形或扁椭圆形，红黄色。种子 2 粒，扁半圆形或长圆状椭圆形，种皮有瘤状突起。花期 5～7 月，果期 8～9 月。

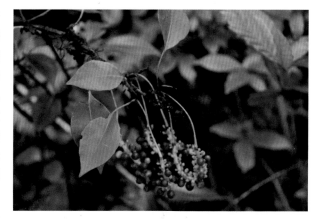
翼梗五味子

柔毛五味子：与上种的主要区别：幼枝、叶背、叶柄均被褐色短绒毛。当年生枝淡绿色。花雌雄同株或异株；雄花，花被片黄色，近圆形或椭圆形，背面被微毛，雄蕊群扁球形，雄蕊 11～24 枚，雌蕊群近球形，心皮 45～55 枚。种子暗红色。

红花五味子：与翼梗五味子的区别：幼枝紫色或褐色，有棱，老枝灰褐色，近圆柱形。叶片边缘有明显的腺状锯齿或全缘，上面深绿色，下面灰绿色或苍白色，网脉明显在下面凸起。花单生或 2～3 朵簇生，深红色；雄蕊 40～60 枚；心皮 60～100 枚。聚合果果序轴粗壮，小浆果成熟时呈球形，红色，肾形，种皮光滑。

植物检索表

1. 雄花托顶端不伸长，无附属物 ·· 红花五味子
1. 雄花托顶端伸长，形成不规则头状或盾状的附属体
    2. 内芽鳞紫红色，最大的一片长 15～20mm，宽 15mm，宿存至幼果；幼枝有纵狭翅或锐棱；药隔宽扁，伸长超出花药 ·· **翼梗五味子**
    2. 内芽鳞褐色或灰褐色，较小，最大的一片长不超过 10mm，早落，很少宿存；幼枝无棱和翅；药隔与花药等长或稍长 ·· **柔毛五味子**

【生境分布】

翼梗五味子：生于海拔 500～1000m 的沟谷边、山坡林下或灌丛中。产于巫溪、奉节、忠县、垫江、石柱、武隆、彭水、秀山、南川等地。分布于浙江、江西、福建、河南南部（信阳）、湖北、湖南、广东、广西、四川中部、贵州、云南东南部等地。

柔毛五味子：生于海拔 1100～2000 山坡林中。产于奉节、武隆、丰都、南川、江津等地。分布于湖北西部、重庆。

红花五味子：生于 100～1300m 的河谷、山坡林中。产于巫溪、奉节、南川。分布于湖北、四川、重庆、云南、西藏等地。

【采收加工】秋季割取藤茎，切片，晒干。

【药材鉴别】

性状鉴别

翼梗五味子：藤茎长圆柱形，少分枝，长 30～50cm，直径 2～4cm。表面棕褐色或黑褐色，具深浅不等的纵沟和黄色点皮孔；幼枝表面具棱翅。质坚实，皮具韧性；横断面皮部棕褐色，有的易与木心分离；木质部淡棕黄色，可见细小导管孔排列成行呈放射状，中央髓部深棕色，常破裂或呈空洞。气微，味微涩、辛，性凉。

【化学成分】翼梗五味子含五味子酯乙、南五味子酸、翼梗五味子酯、△-（9,24）羊毛甾二烯-3-氧代-22-乙酰氧基-26-酸、t-杜松醇（t-cadinol）、胡萝卜苷、β-谷甾醇等。此外，还含黄烷醇类、甘油酯类、萘醌类、黄嘌呤类、木脂素类等。

【药理作用】从茎和根中分得的表恩施辛（epienshicine）在体外对白血病 P-388 的抑制率为 72.9%。此外，五味子酯乙能降低小鼠血清丙氨酸转氨酶含量。翼梗五味子酯亦有明显的降转氨酶作用。煎剂能明显

延长兔脑凝血酶原作用下的血凝时间。乙醇提取物能抑制胶原诱导的血小板聚集作用，抑制率约为 38.9％，其对血红细胞的凝聚作用与浓度有关。

【医疗用途】

药性归经：味辛、涩，性温。归肝、脾经。

功能：祛风除湿，行气止痛，活血化瘀。

主治：风湿疼痛，心胃气疼，痨伤吐血，闭经，月经不调，跌打损伤，金疮肿痛。

用法用量：内服，15～30g，水煎服，或浸酒。

使用注意：孕妇及气血亏损者慎服。

附方：

1. 治风湿：小血藤 15g，当归 10g，赤芍 8g。水煎服。

2. 治痨伤吐血，喉头发痒，腰痛：小血藤 30g，龙胆草 15g，化血胆 9g。开水泡服。

3. 治吐血，筋骨疼痛，跌打损伤：大血藤 30g，小血藤 30g，杜仲 12g，木瓜 30g，五加皮 30g，鸡矢藤根 30g。泡酒服。

4. 治贫血：大血藤 30g，小血藤 9g，金樱根 30g，黄精 12g，石豇豆 15g。水煎服。

【资源评述】 小血藤为重庆、四川民间的常用药，始载于《重庆中草药》，认为其"行气活血，为治气血凝滞各种证候的要药"。与大血藤相比，本品多有香气，长于行气活血，而大血藤则长于活血祛瘀。小血藤的分布较广，资源丰富，其所含木脂素类有很好的生理活性。

我国约有五味子属（*Schisandra*）20 种，南北均产，大多数均可药用。翼梗五味子（棱枝五味子）*S. henryi* Clarke 的果实，在四川称为"川五味子""西五味子"，是五味子的代用品；其藤在贵州称"血藤"，广西称"小血藤"。柔毛五味子（毛叶五味子）*S. pubescens* Hemsl. et Wils. 、红花五味子 *S. rubriflora* Rehd. et Wils. 的果实，在四川、云南、重庆作五味子的代用品。此外，五味子属的多种植物藤茎也作小血藤应用。

【参考文献】

[1] 刘嘉森，黄梅芬，高耀良 . 翼梗五味子的研究 Ⅱ·翼梗五味子酯和翼梗五味子酸的结构 [J]. 化学学报，1980（4）：59-68.

[2] 尹婷，王京丽，梁鸿，等 . 红血藤化学成分的研究（Ⅱ）［J］. 中国实验方剂学杂志，2013，19（3）：140-142.

[3] 周杰文，杜金龙，侯宪峰，等 . 翼梗五味子藤茎倍半萜类化学成分研究 [J]. 中国中药杂志，2016，41（16）：3049-3054.

[4] 刘海涛 . 五味子科药用植物亲缘学初探及两种五味子科药用植物化学成分的研究 [D]. 中国协和医科大学，2009.

[5] 任海英 . 红花五味子藤茎化学成分的分离及分析研究 [D]. 云南大学，2002.

[6] 薛永波 . 五味子和翼梗五味子的化学成分及其生物活性研究 [D]. 中国科学院昆明植物所，2011.

香巴戟

Xiangbaji

【别名】 花蛇草、冷饭团、称蛇根、花蛇草、土巴戟、钻石风、川巴戟。

【来源】 为五味子科植物铁箍散 *Schisandra propinqua*（Wall.）Baill. var. *sinensis* Oliv. 的根及藤茎。

【植物形态】 落叶或半落叶木质藤本，长 2～3m。根圆柱形，木质而坚硬。老枝灰色，小枝棕褐色。单叶互生，叶革质；叶片卵状披针形或长圆形披针形，长 5～12cm，宽 1～3cm，先端长渐尖，基部宽楔形至圆形，边缘具不明显的疏齿，上面绿色，嫩叶上面有时有浅色斑纹，下面略被白粉。花雌雄异株；花单生于叶腋或簇生，直径约 1cm；花被 6～9 枚，排成 3 轮，最外 3 枚较小；雄蕊 6～9 枚，花丝基部稍连合，雄蕊嵌于肥大的花托缝穴中，雌蕊群球形，心皮 10～30 枚，离生。小浆果球形，熟时鲜红色。种子肾圆形，种皮光滑。花期 6～8 月，果期 7～10 月。

【生境分布】 生于 300～1500m 的向阳低山坡或山沟灌丛中。产于巫溪、云阳、奉节、垫江、彭水、南川等地。分布于陕西、甘肃、湖北、湖南、重庆、四川、云南、贵州等地。

【采收加工】10～11月采收，晒干或鲜用。

【药材鉴别】

性状鉴别：根圆柱形，稍弯曲，长20～40cm，直径0.3～1.2cm。表面红褐色或棕红色，常有环状裂缝，多露出木部而呈节节状，质坚，难折断。断面皮部厚，整齐，显灰绿色；木部呈刺片状，黄白色，气香，味辛凉，微苦涩，嚼之有黏性。根茎圆柱形，直径0.4～1.2cm。表面有细长须根和须根痕。皮部薄、断面棕褐色；髓中空。

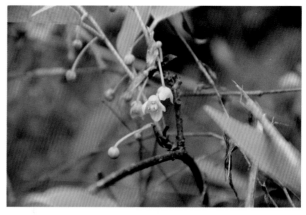

铁箍散

【化学成分】根和茎中含表恩施辛（epienshicine）、恩施辛（enshicine）、异五味子酸、去氧五味子素、β-谷甾醇、硬脂酸、泽泻醇、匙叶桉油烯醇、五味子酯I、五味子酯F、propinquanin A、propinquanin D、胡萝卜苷、琥珀酸、对羟基苯乙醇苷、Galgravin、veraguensin、2,3-二羟基丙基十八酸酯、2,3-二羟基丙基十六酸酯、2,3-二羟基丙基二十四酸酯等。

【药理作用】铁箍散乳膏可显著降低大鼠创面愈合积分值，增加分泌物中溶菌酶的含量，降低血清中IL-2因子的含量。铁箍散乳膏具有促进创面愈合，提高机体免疫力和抗感染能力的功效。抗病毒研究表明，从铁箍散中分离的尿囊素有抑制流感病毒的作用。

【医疗用途】

药性归经：味辛、甘，性温。

功能：祛风除湿，活血镇痛。

主治：风湿麻木，胃痛，血栓闭塞性脉管炎，月经不调，小儿麻痹，跌打损伤。

用法用量：内服：10～15g，水煎服或浸酒。外用适量。

附方：

1. 治风湿骨痛，跌打损伤：香巴戟30g，泡酒服。煎水或兑酒服。

2. 治骨折：香巴戟、舒筋草、二月泡根皮、红刺老苞根皮，各用鲜品适量，捣烂，敷患处。

3. 治月经不调：香巴戟30g，香附、益母草各15g，煎水兑甜酒服。

4. 治胃痛：香巴戟磨水或泡酒服，每次3g，水煎服。

5. 治气滞腹胀：香巴戟15g，水煎服。

【资源评述】本品的藤作为"香血藤"或"小血藤"入药。主产于四川、重庆、云南，湖北、贵州亦产，多自产自销。其果实在地方代五味子药用。

【参考文献】

［1］刘嘉森，马玉廷，黄梅芬．神农架地区五味子科植物成分的研究 I·铁箍散茎和根的化学成分研究［J］．化学学报，1988，46（4）：39-42.

［2］靳美娜，唐生安，段宏泉．铁箍散化学成分的研究［J］．药物评价研究，2010，33（2）：129-131.

［3］周英，杨峻山，王立为，等．铁箍散化学成分的研究 I［J］．中国药学杂志，2002，37（4）：260-261.

［4］许利嘉，刘海涛，彭勇，等．铁箍散藤茎的化学成分研究［J］．中国中药杂志，2008，33（5）：521-523.

［5］王昌明，刘婷，李鹤，等．铁箍散乳膏对大鼠皮肤疮疡的药效学研究［J］．中南药学，2015，13（2）：136-140.

［6］韩定献，倪芳，周志彬，等．铁箍散有效成分研究及其抗病毒作用［J］．中药材，2005，28（12）：1096-1098.

南五味子

Nanwuweizi

【别名】五味子。

【来源】为五味子科植物华中五味子 *Schisandra sphenanthera* Rehd. et Wils. 的干燥成熟果实。

【植物形态】落叶藤本。老枝灰褐色，皮孔明显，小枝紫红色。叶互生，纸质，叶柄长1～3cm，带红色；叶片倒卵形、宽卵形或倒卵状长椭圆形，通常最宽处在叶的中部以上，长4～10cm，宽3～6cm，先端短尖或渐尖，基部楔形或圆形，边缘有疏生波状细齿，上面绿色，下面淡绿色，侧脉4～6对，网脉较明显。花单生，雌雄异株，花橙黄色，直径1.2cm，单生或1～3朵簇生于叶腋；花被5～8枚，排成2～3轮；雄蕊10～19枚，着生于倒卵形的花托上，花丝短，花药顶端平截；雌蕊近球形，心皮30～50枚。果序长35～19cm，小浆果球形，成熟后鲜红色。种子2粒，肾形，种皮在脊背上有少数瘤状点。花期4～6月，果期8～9月。

【生境分布】生于600～2400m的密林中或溪沟边。产于城口、巫溪、奉节、云阳、丰都、石柱、黔江、彭水、酉阳、南川等地。分布于河南、山西、陕西、甘肃、江苏、安徽、浙江、江西、湖北、湖南、四川、贵州、云南等地。

【采收加工】8月下旬至10月上旬采收，果实呈紫红色时，随熟随收，晒干或阴干。

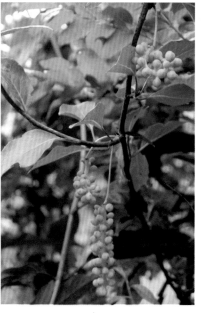

华中五味子

【药材鉴别】

性状鉴别：果实呈不规则球形，较小，直径2～5mm，表面暗红色或棕褐色，果皮肉质较薄，内含种子1～2粒。种子肾形，较五味子种子略小，表面黄棕色，略呈颗粒状。

【化学成分】果实含挥发油、木脂素、三萜、二萜酸。此外尚含糖类、苯甲酸、柠檬酸、酒石酸、精氨酸、维生素C、β-谷甾醇等。

木脂素：五味子甲素、五味子乙素、五味子丙素、南五味子素、南五味子宁、华中五味子酮、当归酰五味子脂素P、巴豆酰五味子脂素P、右旋五味子脂素K3、华中五味子酯（A、B、C、D、E）及五味子醇甲、五味子醇乙等木脂素成分。

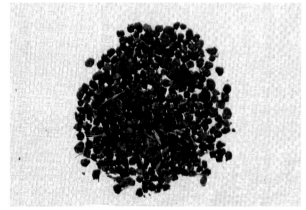

华中五味子（生药）

挥发油：α-檀香烯、δ-榄香烯、β-雪松烯、γ-杜松萜烯、2-（4a,8-二甲基-1,2,3,4,4a,5,6,7-八氢萘-2）-1-丙烯醇、白菖烯、吉马烯D、α-依兰油烯、α-依兰油醇、γ-依兰油烯、β-橙椒烯和匙叶桉油烯醇等。南五味子挥发油成分虽然主要为倍半萜类，但同时还含有部分三萜类，主要为羊毛脂烷型和环阿屯烷型三萜。近年来，在南五味子属部分植物中还分离得到多个降三萜类化合物，但羊毛脂烷型在南五味子最为普遍。

【药理作用】

1. 镇静催眠作用：五味子木脂素可使小鼠自主活动次数明显减少，协同使用阈剂量戊巴比妥钠后小鼠的睡眠时间明显延长，睡眠潜伏期明显缩短，小鼠睡眠发生率明显升高。五味子木脂素、五味子乙素均具有抗癫痫作用。南五味子总木脂素有明显的促睡眠作用，其对脑组织中5-HT水平的提高可能与此有关。

2. 抗衰老作用：华中五味子酮能够抑制D淀粉样蛋白诱导的氧化应激和炎性反应，华中五味子酮在阿尔茨海默病发病中可能具有保护作用。木脂素可使脑缺血性损伤模型大鼠脑梗死面积减少，脑神经元排列紊乱减轻。五味子醇甲可使痴呆模型小鼠神经细胞排列整齐，细胞数量增多，神经细胞萎缩现象改善，脑组织突触素表达明显增多，α-突触核蛋白表达明显减少。五味子酮对海马神经元有保护功效。五味子木脂素可使记忆障碍模型小鼠水迷宫实验寻找平台的时间和路程明显缩短，海马区核转录因子P65蛋白表达明显减少，Caspase3表达降低；还可使记忆障碍模型小鼠β-分泌酶减少，GSH升高，AchE活性降低。

3. 抗氧化作用：南五味子抗氧化主要表现在与氧化相关酶类的表达上，从而提高细胞氧化应激水平。五味子总木脂素对PC12细胞氧化应激损伤，五味子乙素对H_2O_2处理的人肝细胞、苯并芘致HTRB-SVneo细胞及顺铂所致大鼠肾氧化损伤均具有保护作用。

4. 保肝作用：南、北五味子中木脂素对 CCl₄ 致小鼠急性肝损伤均具有一定的保护作用，且二者的作用效果无明显差异，二者的作用机制与其提高肝细胞抗氧化能力有关。五味子多糖对酒精诱导小鼠急性肝损伤、CCl₄ 致小鼠急性肝损伤均具有保护作用。

5. 对泌尿生殖系统的影响：五味子多糖可使生精障碍模型大鼠精子密度、精子活率明显升高，精子畸形率明显降低，血清卵泡刺激素和黄体生成素水平降低，睾丸组织匀浆中的睾酮含量升高。

6. 其他作用：南五味子对心肌缺血再灌注损伤具有保护作用，还可舒张血管、降低血压。南五味子提取物可能通过其抗氧化活性抑制 UVB 辐射引起的氧化应激、细胞凋亡和细胞内胶原降低，减轻 UVB 辐射造成的皮肤损伤及光老化。

【医疗用途】

药性归经：味酸、甘，性温。归肺、心、肾经。

功能：收敛固涩，益气生津，补肾宁心。

主治：久咳虚喘，梦遗滑精，尿频遗尿，久泻不止，自汗盗汗，津伤口渴，内热消渴，心悸失眠。

用法用量：内服；煎汤，2～6g；研末，每次1～3g；熬膏；或入丸、散。

使用注意：外有表邪，内有实热，或咳嗽初起、麻疹初发者均禁服。

附方：

1. 治疗重度哮喘：五味子 30～50g，地龙 9～12g，鱼腥草 30～80g。水煎服。

2. 治疗盗汗：五味子、五倍子各 100g。研细末，加 75% 的酒精调成糊状，外贴肚脐。

3. 治疗神经衰弱、慢性肝炎：五味子 500g，加水 5000ml，水煎 1 小时，煎 2 次，过滤，滤液合并，浓缩成膏。每服 20ml，每日 2 次。

【资源评述】由于华中五味子 S. sphenanthera 分布较广，至 20 世纪 80 年代中期，五味子商品中"南五味子"约占 80%。近年，辽宁等地大量栽培北五味，产量迅速增加，一度出现供过于求。南五味子在四川、湖北等地有一定栽培，但仍以野生药材为主，各地所用种类也较为复杂，主要有翼梗五味子 S. henryi 产于四川、重庆，称川五味子；滇翼梗五味子 S. henryi var. yunnanensis 产于云南的红河、屏边，称云南五味子；毛叶五味子 S. pubescens、红花五味子 S. rubriflora 产于四川、云南；金山五味子 S. glaucescens 产于重庆的万州、湖北神农架；兴山五味子 S. incarnata，产于湖北神农架；滇藏五味子 S. neglecta 产于四川、云南；中华五味子 S. propinqua var. sinensis 产于四川越西。据研究，上述品种均能延长小鼠服用戊巴比妥后的睡眠的时间，以翼梗五味子的作用最强。除金山五味子外，均有降低转氨酶作用，以红花五味子和华中五味子较好。红花五味子、毛叶五味子含有五味子酚，具有较强的抗氧化作用，用于治疗中枢神经系统退行性疾病，如帕金森病、老年性痴呆和多发性硬化等。因此，红花五味子、毛叶五味子可作为提取五味子酚的原料。

华中五味子的藤茎及根（五香血藤）亦入药，其味酸，性温。归肝、肺、胃经。能舒筋活血，理气止痛，健脾消食，敛肺生津。主治跌打损伤，骨折，劳伤，风湿腰痛，关节酸痛，食积停滞，胃痛，腹胀，久咳气短，津少口渴，月经不调，小儿遗尿，烫伤。内服：煎汤，10～30g；或浸酒。外用：适量，捣敷；或研末敷。

【参考文献】

[1] 张汝波. 华中五味子的化学成分研究 [D]. 昆明理工大学，2007.

[2] 谭晓虹，田嘉铭，杨辉，等. 南五味子有效成分及其药理作用的研究进展 [J]. 神经药理学报，2014，4（6）：28-32.

[3] 胡竟一，白筱璐，雷玲，等. 南五味子总木脂素的催眠作用及对脑单胺类神经递质的影响 [J]. 中药药理与临床，2016，32（2）：110-113.

[4] 周妍妍，刘艳丽，董春雪，等. 五味子醇甲对 APP/PS1 双转基因痴呆模型小鼠脑组织突触素、α-突触核蛋白表达的影响 [J]. 中国药理学通报，2013，29（8）：1076-1079.

[5] 朱嘉琦，拓西平，陈海生，等. 五味子酮对 β 淀粉样蛋白所致神经元应激损伤的保护作用 [J]. 第二军医大学学报，2007，28（9）：1015-1016.

[6] 王艳春，任旷，范红艳，等. 五味子总素对记忆障碍模型小鼠学习记忆的改善作用 [J]. 中国中药杂志，2011，36（23）：3310-3314.

［7］姚莹，寿迪文，崔勤敏．南、北五味子中木脂素对急性肝损伤小鼠保护作用的比较［J］．中华中医药学刊，2014，32（6）：1465-1467.

［8］曹波，路婷婷，魏菲，等．南五味子提取物对 UVB 辐射的防护作用观察［J］．中国皮肤性病学杂志，2016，30（8）：771-775.

延胡索

Yanhusuo

【别名】元胡、玄胡索。

【来源】为罂粟科植物延胡索 *Corydalis yanhusuo* W. T. Wang 的干燥块茎。

【植物形态】多年生草本，高 10～30cm。块茎扁球形，上部略凹陷。茎常单一，近基部具鳞片 1 枚。茎生叶 2～4 片，鳞片和下部茎生叶常具腋生块茎。叶二回三出或近三回三出，小叶 3 裂或 3 深裂，具全缘的披针形裂片，裂片长 2～2.5cm，宽 0.5～0.8cm；下部茎生叶常具长柄；叶柄基部具鞘。总状花序疏生 5～15 花。苞片披针形或狭卵圆形，全缘，有时下部的稍分裂，长约 8mm。花梗花期长约 1cm，果期长约 2cm。花紫红色。萼片小，早落。外花瓣宽展，具齿，顶端微凹，具短尖。上花瓣长 1.5～2.2cm，瓣片与距常上弯；距圆筒形，长 1.1～1.3cm；蜜腺体约贯穿距长的 1/2，末端钝。下花瓣具短爪，向前渐增大呈宽展的瓣片。内花瓣长 0.8～0.9cm，爪长于瓣片。柱头近圆形，具较长的 8 个乳突。蒴果线形，长 2～2.8cm，具 1 列种子。花期 3～4 月，果期 4～5 月。

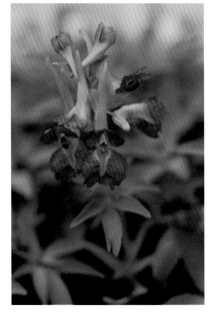

延胡索

【生境分布】生于低海拔旷野草地、丘陵林缘。喜温暖湿润气候，耐寒、怕旱、怕涝、怕强光照。产于南川。分布于河南、陕西、江苏、安徽、浙江等地。浙江东阳、磐安、江苏南通及上海、湖北等有大量栽培。

【采收加工】在 5～6 月地上部分枯萎后，选晴天挖掘块茎，除去须根及老皮，洗净，按大小分别用水煮烫，煮至无白心为度，捞起，晒干或烘干。

【药材鉴别】

性状鉴别：呈不规则扁球形，直径 5～20mm。表面灰黄色或黄棕色，有不规则网状细皱纹；顶端中间有略凹陷的茎痕，底部常有疙瘩状突起。质坚硬，难折断，破断面黄色或黄棕色，角质，有蜡样光泽。气微、味苦。

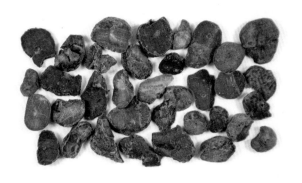

延胡索（醋蒸）

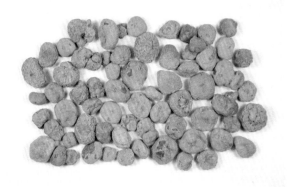

延胡索（生药）

【化学成分】含多种生物碱，包括右旋紫堇碱（延胡素甲素）、消旋四氢掌叶防己碱（延胡索乙素）、延胡索丙素（原阿片碱）、延胡索丁素（左旋四氢黄连碱）、延胡索戊素（dl-四氢黄连碱）、延胡索己素（1-四氢古伦胺碱）、延胡索庚素（延胡索球碱）、延胡索辛素、延胡索壬素、延胡索癸素、延胡索子素、延胡索丑素、α-别隐品碱、黄连碱、去氢延索碱、延胡索胺碱、去氢延胡索胶碱、古伦胺碱、狮足草碱、二氢血根碱、去氢南天宁碱、bicuculine、cryptopine、左旋四氢黄连碱、四氢非洲防己胺、紫堇球碱、异紫堇球碱、8-三氯甲基-7,8-二氢黄连碱、8-酮基黄连碱、左旋紫堇根碱、去氢延胡索甲素、13-甲基巴马亭红碱、氧化海罂粟碱、原阿片碱、降氧化北美黄连次碱、四氢小檗碱、二去氢海罂粟碱、黄海罂粟灵碱、巴马汀、小檗碱、四氢紫堇萨明、脱氢紫堇碱、脱氢海罂粟碱、非洲防己胺、8-氧黄连碱、13-甲基非洲防己胺、脱氢紫堇鳞茎碱、千金藤宁碱、腺苷、δ-乙酰鸟氨酸等。

【药理作用】

1. 对心血管系统的影响

（1）扩张冠状动脉血管：延胡索醇提取物有显著的扩张兔心和在体猫心的冠状血管，降低冠状动脉阻力与增加冠脉血流量等作用，并可显著提高实验动物对常压或减压缺氧的耐受力。延胡索全碱注射液静注后，可明显扩张麻醉犬冠状血管，显著增加冠脉血流量，并降低动脉血压，减小总外周血管阻力，降低心脏后负荷，每搏输出量显著增加，降低心肌耗氧指数，改善心肌的供血供氧。

（2）抗心律失常：延胡索碱预处理具有抗大鼠心肌缺血再灌注室性心律失常的作用。延胡索碱及其人工合成品 THP 等生物碱具有抗心律失常作用，可抑制哇巴因和电刺激下丘脑诱发的心律失常。

（3）对心肌细胞的保护作用：去氢延胡索甲素能在正常和缺氧情况下，显著抑制心肌钙离子浓度的增加，降低 RyR 基因的转录和蛋白表达，起到心肌保护的作用。延胡索碱可提高心肌细胞 Na^+-K^+-ATP 酶、Ca^{2+}-ATP 酶活性，促进 Na^+-Ca^{2+} 交换，减轻细胞内钙超载，保护缺血再灌注引起的心肌损伤。

（4）降压作用：延胡索乙素左旋体能显著降低自发性高血压大鼠和麻醉犬的血压，还能抑制 5-HT 引起的血压升高，主要是通过抑制电压依赖性钙通道而舒张血管，再次是对 α 受体的阻滞和儿茶酚胺含量的降低作用实现。

2. 对脑缺血再灌注损伤的保护作用：延胡索乙素能明显减轻脑缺血再灌注脑电活动抑制，缩小脑梗死范围，抑制缺血再灌注脑组织 Ca^{2+} 聚集，明显减轻大鼠神经功能障碍和缺血再灌注脑组织的病理性损害，并可阻止缺血再灌注脑组织 LDH 活性下降及外周血 LDH 活性增加，对局灶性脑缺血再灌注损伤有保护作用。

3. 对神经系统的影响：延胡索乙素、延胡索乙素左旋体均有镇痛作用，且不属于阿片类麻醉性镇痛药。延胡索还具有抗焦虑的作用。延胡索乙素能够通过抑制杏仁体释放 DA 来抑制南印防己毒素诱导的大鼠自主运动和旋转次数增加，减少大鼠在冰水中的自主运动频率。

4. 对消化系统的影响：含有去氢延胡索甲素及小量去氢延胡索乙素、原阿片碱的提取物，对于胃、十二指肠溃疡疗效效果明显；延胡索全碱具有抗大白鼠幽门结扎性溃疡、水浸应激性溃疡和组胺溃疡作用，对乙酸溃疡也有抑制作用。延胡索醇提物及水提物能够抑制 Hp 生长。去氢延胡索甲素能减少大鼠胃液分泌和胃酸、胃蛋白酶的量，在切断迷走神经后仍有抗分泌作用。

5. 对内分泌系统的影响：延胡索乙素、巴马汀均具有兴奋动物垂体-肾上腺系统，刺激垂体促肾上腺皮质激素分泌的作用。

7. 抗肿瘤作用：延胡索总生物碱是抗肿瘤作用的主要活性部位，具有较强的抑制肿瘤细胞增殖的作用，其机制可能与诱导细胞凋亡、改变细胞周期时相分布、改变 HepG2 细胞 miRNA 表达谱有关。

8. 其他作用：延胡索氯仿提取液对镰刀属、盾壳霉属、平脐蠕孢属、炭疽菌属等细菌均有很高的抑菌活性；延胡索生物碱还有抑制 HIV-1 型病毒逆转录酶的作用。延胡索总碱还能提高小鼠的抗疲劳能力及耐缺氧能力。

【医疗用途】

药性归经：味辛、苦，性温。归肝、脾经。

功能：活血，行气，止痛。

主治：胸痹心痛，胸胁、脘腹疼痛，痛经，经闭，产后瘀滞腹痛，跌打损伤。

用法用量：内服：水煎，3～10g。研末，1.5～3g。

使用注意：孕妇禁服，体虚者慎服。

附方：

1. 治疗挫伤：元胡（醋炙）、广木香、郁金各等份，研细末，每次 5g，每日 3 次。

2. 治疗胃痛：延胡索 10g，枳实 8g，白及 6g，三七 5g。研细末，每次服 4g，开水冲服，每日 3 次。

【资源评述】延胡索产于浙江东阳、磐安等处，为地道药材，并为"浙八味"之一。现河南邓州、江苏常州、陕西城固、湖南岳阳等地也有栽培。重庆开州、涪陵地区亦有栽培。种植面积曾达 600 公顷，年收购量 500 余吨。

延胡索为紫堇属（Corydalis）植物，全球共有 320 种，我国约有 200 种，全国各地均有分布。各地作延胡索药用的有 14 种植物及 9 变种。常见有齿瓣延胡索 C. turtschaninovii（为《本草拾遗》记载的"延胡索"）、东北延胡索 C. ambigua、全叶延胡索 C. repens、具苞延胡索 C. bracteate、薯根延胡索 C. ledebouriana、土元胡 C. humosa 等。其中薯根延胡索（产新疆额敏）、土元胡（产江苏、徐州）的总生物碱含量高，值得进一步开发。

延胡索乙素（dl-tetrahydropalmatine，dl-THP）是从中药延胡索中提取的生物碱，其左旋体 1-THP 又称颅痛定，具有镇痛作用。延胡索乙素除用于镇痛、镇静、定惊外，还是治疗阵发性房颤、快速型室上性心律失常的有效药物，并对顽固性呃逆、剧烈咳嗽有显著疗效。

【参考文献】

[1] 杨鑫宝，刘扬子，杨秀伟，等．磐安延胡索的化学成分研究［J］．中草药，2013，44（16）：2200-2207.

[2] 吕子明，孙武兴，段绪红，等．延胡索化学成分研究［J］．中国中药杂志，2012，37（2）：235-237.

[3] 贺凯，高建莉，赵光树．延胡索化学成分、药理作用及质量控制研究进展［J］．中草药，2007，38（12）：1909-1912.

[4] 刘嘉，蔡小军，狄留庆．延胡索全碱注射液对麻醉犬血流动力学的影响［J］．中国现代药物应用，2008，2（7）：6-8.

[5] 李荣．延胡索碱及延胡索复方抗冠心病室性心律失常的实验与临床研究［D］．广州中医药大学，2007.

[6] 王红，田明，王淼，等．延胡索现代药理及临床研究进展［J］．中医药学报，2010，38（6）：108-111.

[7] 黄衍寿，李荣，吴伟，等．延胡索碱预处理对缺血再灌注心肌钙泵及钠钾泵活性的影响［C］．第八次全国中西医结合心血管病学术会议．2007.

[8] 黄璐琦，王永炎．中药材质量标准研究［M］．北京：人民卫生出版社，2006.

[9] 张国铎．活性指导下中药独活与延胡索抗肿瘤有效成分的分离及其抑瘤作用研究［D］．南京中医药大学，2009.

[10] 白雪，肖海涛，杨杰，等．延胡索总生物碱对小鼠抗应激能力的研究［J］．贵阳医学院学报，2008，33（2）：139-140.

血水草

Xueshuicao

【别名】广扁线、文扁线、捆仙绳、金腰带、一点血、一盆血。

【来源】为罂粟科植物血水草 Eomecon chionantha Hance 的全草。

【植物形态】多年生草本，高 30～60cm。植株具红橙色汁液。叶基生，叶柄细长，长 10～30cm，基部具窄鞘；叶片卵圆状心形或圆心形，长 5～26cm，宽 5～20cm，先端急尖，基部耳垂状，表面绿色，背面灰绿色，有白粉，掌状脉 5～7 条，细脉网状，明显，边缘呈波状。花季灰绿色而略带紫红色，高 20～40cm，有花 3～5 朵，排列成伞房状聚伞花序；苞片和小苞片卵状披针形，长 0.2～1cm，先端渐尖；花萼 2 枚，盔状，无毛，先端渐尖，基部合生，早落；

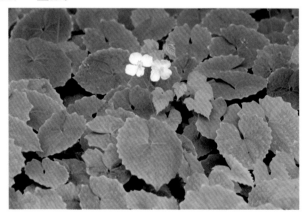

血水草

花瓣4枚，白色，倒卵形，长1～2.5cm，宽0.7～1.8cm；雄蕊多数，花药长圆形，黄色；子房卵形或窄卵形，无毛，花柱2裂。蒴果长椭圆形，先端稍细小。花期3～6月，果期5～7月。

【生境分布】生于海拔700～2200m的山谷、溪边、林下阴湿肥沃地。常成片生长。产于云阳、奉节、开州、丰都、涪陵、石柱、武隆、黔江、酉阳。分布于安徽、浙江、江西、福建、河南、湖北、湖南、广东、广西、四川、贵州、云南等地。

【采收加工】秋季采收，洗净，晒干。

【药材鉴别】

性状鉴别：根茎细圆柱形，稍弯曲，长可至50m，少分枝。表面红棕色或棕褐色，皱缩，节间长2～5cm，残存叶柄或叶柄痕，节上着生纤细的须状根，有时可见残存鳞叶。质脆，易折断，断面粗糙，皮部淡棕色，有棕色小点排成环状。气微，味微苦。

【化学成分】根茎含血根碱、白屈菜红碱、原阿片碱、α-别隐品碱。还含氧化血根碱、羽扇豆醇乙酯、β-香树脂乙酸酯、二十九烷-15-醇、正三十二烷醇、硬脂酸、β-谷甾醇、3α,22α-Dihydroxy-olean-12-en-29 oic acid、胡萝卜苷等。

【药理作用】

1. 抑菌作用：血水草抗菌谱较为广泛，对革兰阳性菌、革兰阴性菌都有抑制作用。血水草中的白屈菜红碱（CHE）对金黄色葡萄球菌、乙型链球菌、肺炎链球菌、痢疾杆菌及部分真菌和病毒有抑制作用；可以抑制变形链球菌的葡萄糖糖基转移酶活性与细胞外非水溶性葡聚糖的合成，抑制其表面的疏水性和黏附力。血根碱（SA）也具有较好的抗细菌、抗真菌活性。

2. 抗肿瘤作用：CHE被广泛应用为蛋白激酶c的抑制剂，能诱导PKCa/3的脱磷酸化，并具有显著的抗肿瘤和诱导凋亡活性；CHE的细胞毒性和DNA损伤效应对老鼠白血病细胞和脾细胞更具选择性。SA能阻止转化和恶变的细胞增殖，诱导凋亡；对原代小鼠脾细胞和L1210细胞产生DNA损伤和毒性。

3. 杀灭钉螺作用：血水草总生物碱溶液有明显的灭螺、杀灭血吸虫尾蚴的作用。

4. 其他作用：血水草能增加白细胞和网状内皮系统的吞噬能力。CHE具有强大的防龋齿的潜力和镇痛作用；SA还有抗炎、抗氧化作用。原阿片碱（PRO）则具有抑制血小板聚集、松弛平滑肌、抗心律失常、解痉镇痛等作用。

【医疗用途】

药性归经：味苦，性寒；小毒。归肝、肾经。

功能：清热解毒，活血止痛，止血。

主治：风热目赤肿痛，咽喉疼痛，口腔溃疡，疮疡痈肿，毒蛇咬伤，咯血，跌打损伤，湿疹，疥癣等。

用法用量：内服：水煎，6～30g；或浸酒。外用：适量，捣敷。

附方：

1. 治疥癣、疮肿、湿疹：血水草、蛇床子、硫黄各等份，研末，用水调敷患处。

2. 治肝经风热，目赤多泪，头晕：血水草9g，木贼9g，夏枯草15g，荆芥6g。水煎服。

【资源评述】血水草分布于我国长江流域、华东、华南及西南地区，资源十分丰富。近年来从血水草中分离出的生物碱具有较好的灭钉螺的效果，其醇提物也可用于毒杀福寿螺。

【参考文献】

［1］张艳，杜方麓．血水草的研究进展［J］．时珍国医国药，2005，16（3）：236-237.

［2］杜方麓，张艳，郑国栋，等．血水草地上部分亲脂性成分研究［J］．中药材，2006，29（6）：565-567.

［3］郑国栋，杜方麓，龙丽娜，等．血水草地上部分亲脂性成分研究（Ⅱ）［J］．中药材，2007，30（12）：1530-1532.

［4］刘铭，田大伦．血水草生态解剖学特征及其药理功能研究进展［J］．生态学报，2009，29（3）：1525-1534.

［5］Kaminskyy V，Lin K W，Filyak Y，et al. Differential effect of sanguinarine，chelerythrine and chelidonine on DNA damage and cell viability in primary mouse spleen cells and mouse leukemic cells［J］．Cell Biology International，2008，32（2）：271-277.

［6］Huh J，Liepins A，Zielonka J，et al. Cyclooxygenase 2 rescues LNCaP prostate cancer cells from sanguinarine-induced apoptosis by a mechanism involving inhibition of nitric oxide synthase activity［J］．Cancer Research，2006，66（7）：3726-3736.

［7］Kaminskyy V，Lin K W，Filyak Y，et al. Differential effect of sanguinarine，chelerythrine and chelidonine on DNA damage and cell viability in primary mouse spleen cells and mouse leukemic cells［J］. Cell Biology International，2008，32（2）：271-277.

［8］A. Zdařilová，J. Malíková，Z. Dvořák，et al. Quaternary isoquinoline alkaloids sanguinarine and chelerythrine. In vitro and in vivo effects［J］. Chemicke Listy，2006，100（1）：30-41.

白屈菜

Baiqucai

【别名】假黄连、小野人血草、黄汤子。

【来源】为罂粟科植物白屈菜 *Chelidonium majus* L. 的全草。

【植物形态】多年生草本，高 30～100cm，含橘黄色乳汁。主根粗壮，圆锥形，土黄色或暗褐色，密生须根。茎聚伞状多分枝，分枝常被短柔毛，节上较密，后变无毛。叶互生，一至二回奇数羽状分裂；基生叶长 10～15cm，裂片 5～8 对，裂片先端钝，边缘具不整齐缺刻；茎生叶，长 5～10cm，裂片 2～4 对，边缘具不整齐缺刻，上面近无毛，褐色，下面疏生柔毛，脉上更明显，绿白色；花数朵，排列成伞形聚伞花序，花梗长短不一；苞片小，卵形；萼片 2 枚，椭圆形，淡绿色，疏生柔毛，早落；花瓣 4 枚，卵圆形或长卵状倒卵形，黄色，两面光滑；雄蕊多数，分离。蒴果长角形，直立，灰绿色，成熟时由下向上 2 瓣。种子多数细小，卵球形，褐色，有光泽。花期 5～8 月，果期 6～9 月。

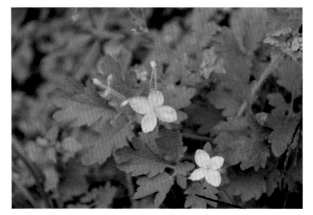

白屈菜

【生境分布】生于海拔 450～1300m 的山谷湿地、水沟边、绿林草地或草丛中。产于城口、巫溪、云阳、开州、南川、北碚等地。分布于东北、华北、西北及江苏、江西、四川等地。

【采集加工】盛花期采收，割取地上部分，晒干，贮放于通风干燥处。亦可鲜用。

【药材鉴别】

性状鉴别：根圆锥状，密生须根。茎圆柱形，中空；表面黄绿色，有白粉；质轻，易折断。叶互生，多皱缩破碎；叶片完整者羽状分裂，裂片先端钝，边缘具不整齐的缺刻，上面黄绿色，下面灰绿色，具白色柔毛，尤以叶脉为多。花瓣 4 枚，卵圆形，黄色，常脱落。蒴果细圆柱形，有众多细小、黑色、具光泽的卵形种子。气微，味微苦。

【化学成分】全草含白屈菜碱、原阿片碱、血根碱、白屈菜红碱、黄连碱、小檗碱、白屈菜醇、胆碱、甲胺、组胺、酪胺、挥发油、维生素等。汁液含血根碱、白屈菜红碱、小檗碱、黄连碱等生物碱，还含酚类化合物及白屈菜酸等。

白屈菜（生药）

【药理作用】

1. 抗炎、抑菌作用：白屈菜红碱对变形链球菌、金黄色葡萄球菌、甜瓜枯萎病菌、黄瓜枯萎病菌、辣椒炭疽病菌等的生长具有明显的抑制作用；白屈菜成分血根碱和白屈菜红碱均具抗炎作用，且血根碱抑制大鼠角叉菜胶足趾肿胀作用比白屈菜红碱强。

2. 抗肿瘤作用：白屈菜红碱对人胃癌 BGC823 细胞、人鼻咽癌 KB 细胞、人白血病 HL-60 细胞、黑色素瘤 OCM-1 的增殖抑制和凋亡有诱导作用。

3. 抗化学性肝纤维化作用：白屈菜红碱能降低 CCl₄ 诱导肝纤维化大鼠血清中的透明质酸，具有抗化学

种子植物

性大鼠肝纤维化作用。

4. 对平滑肌的解痉作用：通过豚鼠磷酸组织胺和氯化乙酰胆碱引喘试验、豚鼠离体肺支气管灌流试验和离体完整豚鼠气管试验，证明白屈菜总生物碱对体内外支气管痉挛模型均有显著的抑制作用。

5. 对心血管系统的作用：白屈菜红碱可逆转葡萄糖诱导的乳鼠心肌细胞肥大，对高糖环境中的心肌细胞具有保护作用。

【医疗用途】

药性归经：味苦，性凉；有毒。归肺、胃经。

功能：解痉止痛，止咳平喘。

主治：胃脘挛痛，咳嗽气喘，百日咳。

用法用量：内服：煎汤，9～18g。

使用注意：本品有毒，用量不宜过大。中毒后会出现烦躁不安、意识障碍、谵语、血压升高等类似莨菪类药物中毒的表现。

【资源评述】白屈菜始载于《救荒本草》，云："白屈菜生田野中。苗高一二尺，初作丛生，茎叶皆青白色，茎有毛刺，梢头分叉，上开四瓣黄花，叶颇似山芥菜叶，而花叉极大，又似漏芦叶而色淡。"《植物名实图考》引用其文字并转载附图，从该记述及附图可见，其与现今所用白屈菜相符。

白屈菜根亦入药，其味苦、涩，性温。能散瘀，止血，止痛，解蛇毒。主治劳伤血瘀，脘痛，月经不调，痛经，蛇咬伤。内服：煎汤，3～6g。

【参考文献】

［1］王雪，刘洪章，刘树英，等 . 白屈菜生物碱作用研究进展［J］. 黑龙江畜牧兽医，2016（14）：180-181.

［2］白冰，张文娓 . 白屈菜的最新研究进展［J］. 黑龙江医药，2009，22（6）：794-796.

［3］韦祖巧，邹翔，曲中原，等 . 白屈菜化学成分和药理作用的研究进展［J］. 中草药，2009（s1）：38-40.

［4］程睿波 . 白屈菜红碱对变形链球菌抑制作用的体外实验研究［D］. 沈阳：中国医科大学，2007.

［5］邹翔，王雨蒙，王嘉琪，等 . 白屈菜碱的药理作用研究进展［J］. 现代药物与临床，2014，29（11）：1326-1330.

［6］宋瑞佳，侯伟倬，杨杰，等 . 白花曼陀罗和白屈菜水浸液杀菌效果研究［J］. 安徽农业科学，2010，38（9）：4941-4942.

［7］范海延，薛广厚，吕春茂，等 . 白屈菜中白屈菜红碱的提取及抑菌活性［J］. 食品科学，2009，30（24）：126-129.

［8］宗永立，刘艳平 . 白屈菜红碱对人胃癌 BGC823 细胞的增殖抑制和凋亡诱导作用［J］. 中草药，2006，37（7）：1054-1056.

［9］杨秀伟，冉福香，王瑞卿，等 . 44 种生物碱类化合物对人鼻咽癌细胞株 KB 和人白血病细胞株 HL-60 细胞增殖抑制活性的筛选［J］. 中国现代中药，2007，9（1）：8-13.

［10］Kemény-Beke A，Aradi J，Damjanovich J，et al. Apoptotic response of uveal melanoma cells upon treatment with chelidonine，sanguinarine and chelerythrine.［J］. Cancer Letters，2006，237（1）：67-75.

［11］汪煜华，李映菊，刘运美 . 白屈菜红碱对肝纤维化大鼠血清透明质酸和谷丙转氨酶的影响［J］. 中南医学科学杂志，2010，38（3）：325-327.

［12］刘翠哲，佟继铭，张丽敏 . 白屈菜总生物碱对豚鼠的平喘作用［J］. 中国医院药学杂志，2006，26（1）：27-29.

［13］张文斌，王敏，周斌全，等 . 白屈菜红碱逆转不同浓度葡萄糖培养的乳鼠心肌细胞肥大及其相关机制的探讨［J］. 药学学报，2009，44（2）：115-120.

荜澄茄

Bichengqie

【别名】山胡椒、山鸡椒、山苍子、木香子、木姜子。

【来源】为樟科植物山鸡椒 *Litsea cubeba*（Lour.）Pers. 的干燥成熟果实。

【植物形态】落叶灌木或小乔木，高可达 10m。叶和果实有芳香气。根圆锥形，灰白色；幼树树皮黄绿色，光滑，老树树皮灰褐色。叶芽无鳞片；幼枝细长，被绢毛。叶膜质，互生，叶柄细弱，长 1～2cm；叶片披针形或长椭圆形，长 4～11cm，宽 1.2～2.5cm，先端渐尖，基部楔形，全缘，上面深绿色，下面苍白绿色，两面均无毛，羽状脉，侧脉每边 6～10 条，纤细，中脉、侧脉在两面均突起。花先叶开放，雌雄异株。伞形花序单生或簇生，总花梗纤细，长 5～10mm，总苞片 4 枚，上有 4～6 朵小花，淡黄色；花被裂片 6 枚，倒卵圆形，能育雄蕊 9 枚，排成 3 轮，第 3 轮基部的腺体具短柄。雌花中退化雄蕊多数，子房卵形，花柱短，柱头头状。浆果状核果近球形，直径 4～5mm，无毛，幼时绿色，成熟时黑色；果梗长 2～4mm。花期 2～4 月，果期 6～8 月。

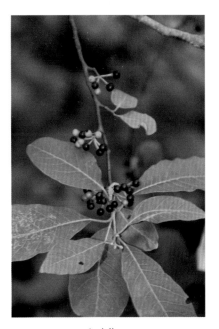

山鸡椒

【生境分布】生于向阳山坡、丘陵、林缘灌丛或疏林中。喜湿润气候。喜光，在光照不足的条件下生长发育不良。适生于土层深厚、排水良好的酸性红壤、黄壤以及山地棕壤，在低洼积水处则不宜栽种。产于涪陵、南川等地。分布于西南、华南及安徽、江苏、浙江、江西、福建、台湾、湖北、湖南、西藏等地。

【采集加工】采收的季节性很强。7 月中下旬至 8 月中旬，当果穗由绿变黑时，为采收适时。连果枝摘取，除去枝叶，晒干。

【药材鉴别】

性状鉴别：果实圆球形，直径 4～6mm。表面棕褐色至棕黑色，有网状皱纹，基部常有果柄痕。中果皮易剥去；内果皮暗棕红色，果皮坚脆，种子 1 粒，内有肥厚子叶 2 枚，油性。具特异强烈窜透性香气，味辛、性凉。

【化学成分】鲜果含挥发油 1.6%～3%，其中主要成分为柠檬醛 62.5%；其次为柠檬烯 11.6%、α-蒎烯、樟烯、对聚伞花素、甲基庚烯酮、香茅醛、芳樟醇、樟脑、乙酸牛儿醇酯、α-松油醇、牻牛儿醇、黄樟醚及 α-葎草烯。种子含油 36.4%～52.2%，其中月桂酸 56.4%～61.5%、顺式十二碳-4-烯酸 7.2%～13.6%、癸酸 14.2%～19.8%、油酸、顺式癸-4-烯酸、亚油酸、肉豆蔻酸、棕榈酸、顺式十四碳-4-烯酸、十六碳烯酸、硬脂酸、辛酸及微量亚麻酸。脂肪油的不皂化物中，含谷甾醇 3.5%。

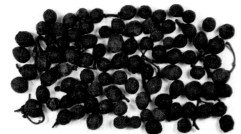

荜澄茄（生药）

【药理作用】

1. 抑菌作用：山苍子油对金黄色葡萄球菌、大肠杆菌、淋球菌和痢疾杆菌等有较强的抑菌作用，山苍子精油对各供试菌均表现出一定的抑制效果，其中大肠杆菌、黑曲霉、青霉和酵母属最敏感，其抑菌效果为霉菌＞酵母＞细菌。

2. 抗哮喘作用：柠檬醛能明显延长氯化乙酰胆碱和磷酸组胺喷雾引起的豚鼠哮喘潜伏期，能延长浓氨水喷雾诱发小鼠咳嗽反应潜伏期，明显减少咳嗽次数，增加小鼠呼吸道酚红排泌量，抑制乙酰胆碱对豚鼠离体气管平滑肌的收缩作用。

3. 镇痛作用：大果木姜子各提取部位对乙酸诱发小鼠扭体反应有显著的镇痛作用，石油醚提取部位可明显减少小鼠的扭体次数。大果木姜子石油醚提取部位、二氯甲烷提取部位对热板法致痛有显著的镇痛作用，能显著提高小鼠的痛阈值。大果木姜子石油醚提取部位对甲醛致痛有显著的镇痛作用，能明显减少小鼠的痛觉反应时间。

4. 解热作用：荜澄茄水提物 15g/kg 和 30g/kg 对内毒素所致发热大鼠有良好的解热作用，20g/kg 和 40g/kg 对干酵母所致发热大鼠有良好解热作用，40g/kg 对 2,4-二硝基苯酚所致发热大鼠有良好解热作用。

【医疗用途】

药性归经：味辛，性温。归脾、胃、肾、膀胱经。

功能：温中散寒，行气止痛。

主治：胃寒呃逆，脘腹冷痛，寒疝腹痛，小便混浊，寒湿郁滞。

用法用量：内服：水煎，1～3g。

使用注意：实热及阴虚火旺者忌服。

附方：

1. 治胃寒痛，疝气：荜澄茄 1.5～3g，开水泡服；或研粉，每次服 1～1.5g。

2. 治胃寒腹痛，呕吐：荜澄茄 9g，干姜 9g，高良姜 9g。水煎服。

3. 治单纯性消化不良：荜澄茄 6g，茶叶 3g，鸡矢藤 9g。水煎服。每日 1 剂，分 3～4 次服。

4. 治寒疝腹痛：荜澄茄 9g，小茴香 9g，青木香 9g，乌药 9g，橘核 12g。水煎服。

5. 治支气管哮喘：荜澄茄 9g，胡颓叶 15g，马兜铃 12g，桑白皮 9g。水煎服。

【资源评述】"荜澄茄"之名始见于《雷公炮炙论》。据谢宗万考证应为胡椒科的 *Piper cubeba* L. 的果实，《海药本草》名"澄茄"，该种分布于印度尼西亚、马来西亚及印度等地，我国无分布。《中华药典》（上海：中华书局印刷所，1930年）曾以"毕澄茄实"之名收载。《中国药典》收载的"荜澄茄"的基原植物为樟科植物山鸡椒 *Litsea cubeba*（Lour.）Pers.。除该种外，尚有同属植物毛叶木姜子 *Litsea mollis* Hemsl.、钝叶木姜子 *L. veitchiana* Gamble（湖北）、清香木姜子 *L. euosma* W. W. Smith 的果实（四川）也作澄茄子入药。

有临床报道，以单味中药山苍子根和山苍子试用于治疗类风湿关节炎，临床观察 92 例，分为山苍子根低剂量组、大剂量组和山苍子组 3 组进行治疗，结果山苍子组总有效率为 58.33%，山苍子低剂量组总有效率为 77.77%，山苍子根大剂量组总有效率 88.63%，其近控显效率大剂量组明显优于低剂量组（$P<$ 0.01），说明山苍子根对类风湿关节炎有确切的疗效。

山苍子主产于我国长江流域以南各地，有野生和人工栽培林。山苍子精油是合成紫罗兰酮系列高级香料的主要原料，也是我国出口的大宗精油。山苍油同时也是良好的食品天然增香剂，并具有防霉和抑制黄曲霉素的作用，也可作为生产维生素 A 的原料。山苍子核油的主要成分为月桂酸甘油酯，经酯化反应等可加工生产为山苍子脂肪酸酯，是医药上生产栓剂的理想基质。山苍子油中的月桂酸与甘油酯化生成的月桂酸单甘油酯，即为对人体无害的非离子型表面活性剂，可广泛用于医药、日用品、食品等工业上。

【参考文献】

[1] 于双慧. 荜澄茄化学成分和质量控制方法研究 [D]. 沈阳药科大学，2008

[2] 顾仁勇，刘莹莹. 山苍子精油抑菌及抗氧化作用的研究 [J]. 食品科学，2006，27（11）：86-89.

[3] 殷志勇，王秋娟，贾莹. 山苍子水提物柠檬醛抗哮喘作用的实验研究 [J]. 中国临床药理学与治疗学，2006，11（2）：197-201.

[4] 刘同祥，刘庆山，申刚义，等. 大果木姜子镇痛作用活性部位筛选 [J]. 北京中医药大学学报，2010，33（8）：550-554.

[5] 胡竟一，李兴平，白筱璐，等. 荜澄茄的解热作用研究 [J]. 中药药理与临床，2012，28（2）：119-121.

板蓝根

Banlangen

【别名】靛青根、蓝靛根。

【来源】为十字花科植物菘蓝 *Isatis indigotica* For. 的干燥根。

【植物形态】二年生草本，植株高 50～100cm。主根近圆锥形，长 20～30cm，表面土黄色，具短横纹及少数须根。叶互生，基生叶莲座状，叶片长圆形至宽倒披针形，长 5～15cm，宽 1.5～4cm，边缘全缘，或稍具浅波齿；茎顶部叶宽条形，全缘，无柄。复总状花序；萼片 4 枚，宽卵形或宽披针形；花瓣 4 枚，黄色，宽楔形，顶端近平截，边缘全缘，基部具不明显短爪；雄蕊 6 枚，4 长 2 短，长雄蕊长 3～3.2mm，短雄蕊长 2～2.2mm；雌蕊 1 枚，子房近圆柱形，柱头平截。短角果近长圆形，扁平，无毛，边缘具膜质翅，尤以两端的翅较宽。种子1粒，长圆形，淡褐色。花期4～5月，果期5～6月。

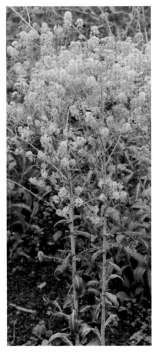

【生境分布】喜温暖环境，耐寒，怕涝，宜选排水良好、疏松肥沃的砂质壤土。南川等地有零星栽培。全国各地均有栽培。

【采收加工】秋季挖根，去掉茎叶（作大青叶），洗净晒干或烘干。

【药材鉴别】

性状鉴别：根圆柱形，稍扭曲，长10～20cm，直径0.5～1cm。表面灰黄色或淡棕黄色，有纵皱纹及横生皮孔，并有支根或支根痕；根头略膨大，可见轮状排列的暗绿色或暗棕色叶柄残基、叶柄痕及密集的疣状突起。体实，质略软，易折断，断面略平坦，皮部黄白色，占半径的1/2～3/4，木部黄色。气微，味微甜后苦、涩。

以条长、粗大、体实者为佳。

菘蓝

【化学成分】根含靛蓝、靛玉红、β-谷甾醇、γ-谷甾醇以及多种氨基酸（精氨酸、谷氨酸、酪氨酸、脯氨酸、缬氨酸等）、γ-氨基丁酸、3-羟苯基喹唑酮、依靛蓝酮等。

还含有黑芥子苷、靛苷、色氨酮、1-硫氰酸-2-羟基丁-3-烯、腺苷、棕榈酸、蔗糖、5-羟甲基糠醛、正丁基-β-D-吡喃型果糖、大黄素、fructopyrano-（1→4）-glucopyranose、喜果苷、远志醇、落叶松树脂醇-4-O-β-D-吡喃型葡萄糖苷、落叶松树脂醇-4,4′-二-O-β-D-吡喃型葡萄糖苷、吲哚-3-乙腈-6-O-6-D-葡萄糖苷、4-羟基-3-吲哚醛。

【药理作用】

1. 抗病毒作用：板蓝根注射液对甲型流感病毒、乙型脑炎病毒、腮腺炎病毒、流感病毒有抑制感染并抑制增殖的作用；对流感病毒FM1感染小鼠具有保护作用，对甲型H1N1病毒感染所致肺部病变具有减轻作用；板蓝根凝集素对流感病毒具有显著的直接杀灭作用、预防作用及较好的治疗作用，其抑制流感病毒的效果与板蓝根凝集素血凝活性的高低有关。

2. 对内毒素的影响：板蓝根预处理小鼠腹腔巨噬细胞，结果发现预处理小鼠组，TNF-α、IL-6的量明显降低，可见板蓝根抗内毒素效果明显。

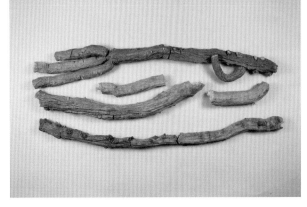

板蓝根（生药）

3. 对机体免疫系统的作用：板蓝根多糖对特异性和非特异性免疫均有一定的作用，板蓝根多糖可通过促进吞噬细胞的功能，促进淋巴细胞的增殖和分化，提高细胞因子IL-10的血清含量，提高机体免疫力。

4. 抗肿瘤作用：板蓝根二酮B能够抑制端粒酶的活性，而端粒酶激活是肿瘤细胞快速增殖的重要因素，临床研究也发现板蓝根二酮B剂量在7.8～8.2g/ml对肿瘤细胞的抵抗效果比较显著。板蓝根中的靛玉红也是抗肿瘤的活性物质，也有一定的抗肿瘤作用。

5. 抗菌作用：板蓝根提取物对大肠杆菌、金黄色葡萄球菌、溶血性链球菌和肺炎球菌等多种病原菌有抗菌活性；板蓝根中的多种化学成分如喹唑二酮、丁香酸、苯甲酸等均有一定的抗菌活性，并且提取部位不同，其抗菌活性或范围也有所不同。

【医疗用途】

药性归经：味苦，性寒。归心、胃经。

功能：清热，解毒，凉血，利咽。

主治：温疫时毒，发热咽痛，温毒发斑，大头瘟疫，丹毒，痄腮，痈肿。

用法用量：内服：煎汤，9～15g；外用：适量，煎汤熏洗。

使用注意：脾胃虚寒、无实火热毒者慎服。

附方：

1. 治丹毒：板蓝根 18g，金银花、甘草各 9g。水煎服。

2. 治鹅口疮：板蓝根 9g。水煎汁，反复涂擦患处，每日 5～6 次。

3. 治肝炎：板蓝根、茵陈各 15g，赤芍 9g，甘草 3g。水煎服。转氨酶高者加夏枯草 6g。

4. 治流行性感冒初起，高热头痛，口干咽痛：板蓝根 30g，羌活 15g。煎汤，每日 2 次分服，连服 2～3 日。

5. 治肺炎：板蓝根、夏枯草各 15g，虎杖 30g，十大功劳叶 12g，金银花 9g，青蒿 9g。水煎服。

【资源评述】板蓝根始载于《本草纲目》。《本草便读》名"靛青根"，《分类草药性》名"蓝靛根"。药材原主产于河北、浙江、江苏、河南等地，亦称"北板蓝根"，现全国多数地区有栽培。重庆南川为板蓝根的适宜生长地，亩产量较其他地区高。江苏等地曾引种欧菘蓝 I. tinctoria L.，但认为其质量较菘蓝差，现也少见。

菘蓝在多倍体培育方面，已获得性状稳定的同源四倍体子代，其根中活性成分均较亲本有大幅度提高，叶中靛蓝含量提高至 1.79%～3.11%，是原二倍体的近 2 倍，靛玉红含量也有提高，形成了良好的品系。

爵床科植物马蓝 Baphicacanthus cusia（Nees）Bremek. 的根在我国福建、台湾、湖北、湖南、广东、广西、四川、贵州、云南等南方地区也作板蓝根入药，又称为"南板蓝根"，其叶也作"大青叶"。

【参考文献】

［1］孙琴，赵剑，张诗静，等．板蓝根化学成分［J］．中国实验方剂学杂志，2012，18（24）：74-75.

［2］林子君，刘晓秋，韩娜，等．板蓝根的化学成分研究［J］．现代药物与临床，2011，26（5）：381-383.

［3］薛多清，柳继锋，张雪梅，等．板蓝根的化学成分研究［J］．中草药，2006，37（09）：1306-1309.

［4］李霞，陈安家，李春．板蓝根水溶性化学成分的研究［J］．中国实验方剂学杂志，2010，16（5）：64-67.

［5］翟志光，王克林，孙刚，等．板蓝根颗粒和苦甘颗粒对流感病毒感染小鼠的保护作用研究［J］．世界中西医结合杂志，2011，6（11）：987-989.

［6］孙惠惠，邓巍，占玲俊，等．板蓝根颗粒对甲型流感病毒小鼠的作用［J］．中国比较医学杂志，2010，20（7）：53-56.

［7］叶未央，李祥，陈建伟．板蓝根中化学部位及其不同组合的抗病毒活性的筛选［J］．辽宁中医杂志，2011，38（12）：2444-2446.

［8］杨春望．板蓝根药理研究进展［J］．内蒙古医学杂志，2009，10（s8）：282-283.

［9］常晓波．板蓝根与抗内毒素药效作用及化学基础研究［J］．吉林医学，2013，34（27）：5539.

［10］张弩．板蓝根多糖的化学分离及其免疫增强活性的研究［D］．华中科技大学，2008.

［11］朱婷．板蓝根多糖化学结构及佐剂活性的研究［D］．中南大学，2013.

大青叶

Daqingye

【别名】蓝叶、蓝菜。

【来源】为十字花科植物菘蓝 Isatis indigotica Fort. 的叶。

【植物形态】参见"板蓝根"条。

【生境分布】参见"板蓝根"条。

【采集加工】8～10 月采叶，晒干。贮干燥容器内，密闭，置通风干燥处，防霉。

【药材鉴别】

性状鉴别：叶多皱缩，破碎。完整的叶片呈长椭圆形至长圆状倒披针形，长 4～16cm，宽 1～4cm，先端钝尖或钝圆，基部渐狭下延呈翼状叶柄；全缘或微波状，上下表面均为灰绿色或棕绿色，无毛，羽状网脉，主脉在下表面突出。质脆。气微，味稍苦。

以叶大、色绿者为佳。

【化学成分】叶含靛蓝、菘蓝苷 B、靛玉红。菘蓝苷水解可变为靛蓝和呋喃木糖酮酸。还含有亚油酸、十八酸、异牡荆素、4（3H）-喹唑酮、异落叶松脂素、β-谷甾醇、亚油酸-1-单甘油酯、香草醛、水杨酸、丁香酸、丁香苷，还含 Fe、Ti、Mn、Zn、Cu、Co、Se、Cr、As 等无机元素。

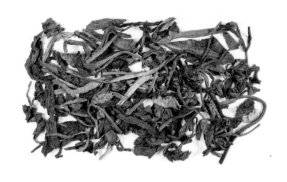 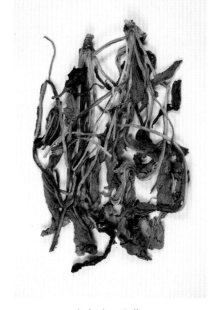

大青叶（段）　　　　　　　　　　　　　　　大青叶（生药）

【药理作用】

1. 抗病原微生物作用：大青叶煎剂有广谱抗菌作用，对金黄色葡萄球菌、链球菌、脑膜炎球菌、肺炎链球菌、卡他球菌、伤寒杆菌、大肠杆菌、流感杆菌、白喉杆菌及痢疾杆菌均有一定作用；其所含成分色胺酮对能引起脚癣的须发癣菌、红色癣菌、断发癣菌、犬小孢霉、石膏状小孢霉、乳状表皮癣菌、枯草芽孢杆菌、多黏芽孢杆菌有强抑制作用；对乙型脑炎病毒、腮腺炎病毒、流感病毒等均有抑制作用。菘蓝叶中的大青素 B 体外显示有抗病毒作用。此外，大青叶尚有杀灭钩端螺旋体的作用。

2. 抗内毒素作用：经体内、体外实验发现大青叶有抗大肠杆菌 O111B4 内毒素作用。大青叶氯仿提取物的 1% 溶液稀释 64 倍后仍有破坏内毒素作用。体内实验按热源检查法进行，结果经药物作用后内毒素按家兔 40EU/kg 静注，不能产生典型的致热反应，说明内毒素已被药液破坏，从而证实大青叶含有抗内毒素活性物质。

3. 其他作用：大青叶水煎剂能促进正常小鼠被刀豆球蛋白 A 诱导的脾淋巴细胞分泌 IL-2；大青叶煎剂对酵母菌致热的大鼠有解热作用，对由霍乱、伤寒混合疫苗引起的发热兔有明显降低体温的作用；对大鼠蛋清性、右旋糖酐性足肿胀均有显著的消肿抗炎作用，灌胃给药对小鼠甲醛性关节炎有明显的抑制作用等。

【医疗用途】

药性归经：味苦，性寒。归心、胃经。

功能：清热解毒，凉血消斑。

主治：温热病之高热烦渴、神昏、斑疹，丹毒，喉痹，疖腮。

用法用量：内服：煎汤，9～15g，鲜品 30～60g；或捣汁服。外用：适量，捣敷；煎水洗。

使用注意：脾胃虚寒者禁服。

附方：

1. 预防流行性感冒：大青叶、贯众各 500g。混合，加水 5000ml，煎成 2000ml。成人每次 100ml，日服 3～4 次，小儿酌减，连服 5 天。

2. 治慢性支气管炎：大青叶 500g，猪胆（汁）10 个，制南星 120g。将大青叶、制南星二味烘焦研末，猪胆汁煮沸浓缩，入药末合匀，加炼蜜少许为丸，如梧桐子大。日服 3 次，每次 6g，温开水送下，10 天为 1 个疗程。

3. 治咽炎、急性扁桃体炎、腮腺炎：大青叶、鱼腥草、玄参各 30g。水煎，分 3 次服。

4. 治唇边生疮，经年不瘥：取八月大青叶 5kg，绞取汁，洗之。

5. 治小儿血痢，烦躁，并治蛊毒痢、赤痢：取大青叶汁，量大小分减服之。

6. 治天疱疮：生地、升麻、山栀、大青叶、大黄各 30g。锉碎，用猪油 240g，文火煎变色，去渣，涂患处。

【资源评述】大青叶《新修本草》以"菘蓝"之名记载。李时珍曰："处处有之。高二三尺，茎圆。叶长三四寸，面青背淡，对节而生。八月开小花，红色成簇。结青实大如椒颗，九月色赤。"所述特征及《本草纲目》附图形态与马鞭草科路边青 Clerodendrum cyrtophyllure Turcz. 一致，可见古代本草所载大青叶原植物并非菘蓝。《新修本草》在"蓝"条中记载："菘蓝，其汁抨为淀。"应是指本品而言。目前商品药材，因产地不同而种类各异。除菘蓝 I. indigotica、马蓝 Baphicacanthus cusia（Nees）Bremek.（爵床科）外，还有蓼科植物蓼蓝 Polygonum tinctorium Ait.、豆科植物木蓝 Indigofera tmctorm L.。《中国药典》在"大青叶"条下仅收载了菘蓝 I. indigotica。

马蓝 B. cusia 的叶在我国福建、台湾、湖北、湖南、广东、广西、四川、贵州、云南等南方地区也作"大青叶"。

【参考文献】

［1］李雪虎，梁剑平，陆锡宏. 大青叶的化学成分的研究 ［J］. 时珍国医国药，2011，22（9）：2144-2145.

［2］侯家玉，方泰惠. 中药药理学 ［M］. 北京：中国中医药出版社，2007.

［3］赵晓娟，李琳，刘雄，等. 大青叶的本草学研究、化学成分及药理作用研究概况 ［J］. 甘肃中医学院学报，2011，28（5）：61-64.

［4］侯云. 大青叶的化学成分及其药理作用研究 ［J］. 中国科技博览，2013（7）：272.

葶苈子

Tinglizi

【别名】丁历、独行菜子。

【来源】为十字花科植物独行菜 Lepidium apetalum Willd. 的干燥成熟种子。

【植物形态】一年生或二年生草本，高 5～30cm。茎直立，多分枝，被白色微小头状毛。基生叶有柄；叶片狭匙形或倒披针形，一回羽状浅裂或深裂，长 3～5cm，宽 1～1.5cm，顶端短尖，边缘有稀疏缺刻状锯齿；茎生叶披针形或长圆形，无柄，边缘有疏齿；最上部叶线形，顶端尖，边缘少有疏齿或近于全缘；两面无毛或疏被头状毛。总状花序顶生；花小；萼片 4 枚，近卵形，边缘白色膜质状，外面有弯曲的白色柔毛；花瓣不存或者退化成丝状，比萼片短；雄蕊 2 枚或 4 枚，等长，蜜腺 4 个，短小；雌蕊 1 枚，子房卵圆形而扁，无花柱，柱头圆形而扁。短角果卵圆形或椭圆形，顶端微凹，宿存极短花柱，果瓣顶部具极狭翅，种子椭圆状卵形，表面平滑，棕红色或黄褐色。花期 5～6 月，果期 6～7 月。

【生境分布】生于海拔 400～2000m 的山坡、沟旁、路旁及村庄附近。喜温暖、湿润、阳光充足的环境，适宜栽培在土壤肥沃、疏松、排水良好的坡地。产于涪陵。分布于东北、华北、华东、西北、西南等地。

【采收加工】4 月底至 5 月上旬采收，果实呈黄绿色时及时收割，晒干，打下种子，筛去杂质。

【药材鉴别】

性状鉴别：种子扁卵形，长约 1.5mm，宽 0.5～1mm。一端钝圆，另一端渐尖而微凹，凹处现白色的种脐。表面具多数细微颗粒状突起，可见 2 条纵列的浅槽。味微辛，遇水黏滑性较强。

【化学成分】种子含黑芥子苷、2,5-二甲基-7-羟基-色酮、对羟基苯甲醛、异香草酸、丁香酸、对羟基苯甲酸、烟酸、芹菜素-7-O-β-D-吡喃葡萄糖醛酸苷、木犀草素-7-O-β-D-葡萄糖醛酸苷、（+）-4′-O-methylcatechin-7-O-β-D-glucopyranoside）、山奈酚-3-O-β-D-葡萄糖醛酸苷、山奈酚-3-O-β-D-葡萄糖（1→2）-β-D-葡萄糖苷、山奈酚-3-O-β-D-吡喃葡萄糖基（1→2）-β-D-吡喃葡萄糖基-7-O-β-D-吡喃葡萄糖苷、

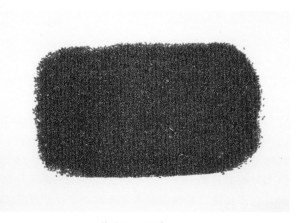

葶苈子（炒黄）

kaempferol 2G-glucosylgentiobioside、葶苈胺 A、cis-desulfoglucotropaeolin、trans-desulfoglucotropaeolin。

【药理作用】

1. 止咳平喘作用：葶苈子中的芥子苷为止咳的有效成分。

2. 强心作用：葶苈子水提物能显著增强心肌收缩性，对心肌具有正性肌力作用，能改善心脏的泵血功能，对心率无明显影响，不增加心肌的耗氧量；葶苈子中的葶苈苷、糖芥苷也有强心作用。

3. 抗肿瘤作用：葶苈子对人鼻咽癌细胞和千田子宫颈癌细胞株有极强的抑制作用，亦对艾氏腹水癌小鼠的癌细胞有明显的抑制作用。

4. 抗菌作用：葶苈子中的苄基芥子油具有广谱抗菌作用，对酵母菌等 20 余种真菌及 10 余种其他菌株有抗菌作用，白芥子苷的水浸液在试管内对堇色毛癣菌、许兰氏黄癣菌等有不同程度的抗真菌作用，此作用可能与白芥子苷酶解产物白芥子油有关。

【医疗用途】

药性归经：味辛、苦，性大寒。归肺、膀胱经。

功能：泻肺平喘，行水消肿。

主治：痰涎壅肺，喘咳痰多，胸胁胀满，不得平卧，胸腹水肿，小便不利。

用法用量：内服，煎汤，3～10g，包煎。

使用注意：肺虚喘咳，脾虚肿满者慎服；不宜久服。

附方：

1. 治疗慢性肺源性心脏病并发心力衰竭：葶苈子末，每日 3～6g，分 3 次食后服。

2. 治疗心力衰竭：葶苈子 30g，丹参 10g，枳壳 10g。水煎服，每日 1 剂，分 3 次服。

【资源评述】葶苈子在《神农本草经》以"大室"之名收载，《图经本草》记载有"曹州葶苈"。葶苈子的商品来源较为复杂，《中国药典》在"葶苈子"条下收载了播娘蒿 *Descurainia sophia*（L.）Webb ex Prantl 和独行菜 *Lepidium apetalum* 2 种基原植物，前者习称"南葶苈子"，主产于华中及华南；后者习称"北葶苈子"，主产于河北、辽宁、内蒙古。

全国各地作葶苈子药用的还有琴叶葶苈 *L. virginicum* L.（华东、东北、华北、台湾）、宽叶葶苈 *L. latifolium* L.（陕西、甘肃、宁夏、青海、内蒙古）、光果葶苈 *L. latifolium* L var. *affine* C. A. Mey.（宁夏、甘肃、内蒙古、河北）、柱毛葶苈子 *L. ruderale* L.（宁夏、甘肃、内蒙古、河北）等。

【参考文献】

［1］赵海誉，范妙璇，石晋丽，等 . 北葶苈子化学成分研究 [J]. 中草药，2010，41（1）：14-18.

［2］孟祥凤 . 葶苈子化学成分及药理作用的研究进展 [J]. 科学技术创新，2013（34）：71.

［3］李孟，郑晓珂，张志广，等 . 从北葶苈子中分离到的一个新苯乙酰胺类化合物 [J]. 药学学报，201，51（12）：1881-1884.

［4］王妍，贡济宇 . 葶苈子的化学成分及药理作用研究 [J]. 长春中医药大学学报，2008，24（1）：39-40.

［5］周喜丹，唐力英，周国洪，等 . 南北葶苈子的最新研究进展 [J]. 中国中药杂志，2014，39（24）：4699-4708.

莱菔子

Laifuzi

【别名】萝卜籽。

【来源】为十字花科植物萝卜 *Raphanus sativus* L. 的干燥成熟种子。

【植物形态】二年生或一年生草本，高 30～100cm。直根，肉质，长圆形、球形或圆锥形，外皮绿色、白色或红色；茎有分枝，稍具粉霜。基生叶和下部茎生叶大头羽状半裂，长 8～30cm，宽 3～5cm，顶裂片卵形，侧裂片 4～6 对，长圆形，有钝齿，疏生粗毛。总状花序顶生或腋生；萼片长圆形；花瓣 4 枚，白色、紫色或粉红色，倒卵形。具紫纹，下部有长 5mm 的爪；雄蕊 6 枚，4 长 2 短；雌蕊 1 枚，子房钻状，柱头柱状。长角果圆柱形，在种子间处溢缩。并形成海绵质横隔，顶端有喙；种子 1～6 粒，卵形，微扁，红棕色，并有细网纹。花期 4～5 月，果期 5～6 月。

【生境分布】原产于中国，全国各地均有栽培，且有大量的栽培品种。

【采收加工】5～8月角果充分成熟时采收晒干，打下种子，除去杂质，放干燥处贮藏。

【药材鉴别】

性状鉴别：种子类圆形或椭圆形，略扁，长2～4mm，宽2～3mm。种皮薄，表面红棕色、黄棕色或深灰棕色，种子一侧有纵沟，一端有黑色种脐。放大镜下观察有细密网纹。子叶2片，乳黄色，有油性。气微，味略辛。

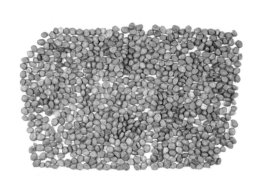 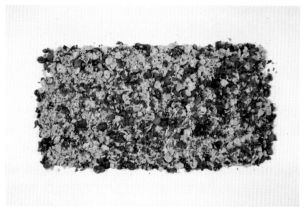

莱菔子（生药）　　　　　　　　　　莱菔子（炒黄）

【化学成分】种子含芥子碱和脂肪油（30%），油中含大量的芥酸及亚油酸、亚麻酸，还含菜子甾醇（即22-去氢菜油甾醇）、莱菔素。

【药理作用】

1. 抗病原微生物的作用：莱菔子水提物对大肠杆菌和葡萄球菌等有显著的抑制作用，水浸剂对许兰氏黄癣菌、同心性毛癣菌、铁锈色小芽胞癣菌、奥杜盎小孢子菌、星利奴卡菌及羊毛状小芽胞癣菌也有不同程度的抑制作用。

2. 解毒作用：莱菔子素有明显的解毒作用，在体外与细菌外毒素混合后稀释比例1∶200时能中和5个致死量的破伤风毒素，比例1∶500可中和4个致死量的白喉毒素，比例1∶1600时能降低白喉毒素的皮肤坏死作用。

3. 降压作用：莱菔子水提物对于麻醉兔、猫及犬，静脉注射时具有明显的降压作用，莱菔子注射液0.3～1.2ml/kg剂量静脉注射，能明显降低实验性肺动脉高压和体动脉压。其降压强度基本与酚妥拉明相等。

4. 抗癌作用：莱菔子素能够对食管癌、结肠癌、乳腺癌等表现出良好的抗癌活性，是具有较强抗癌作用的活性物质。莱菔子素能抑制DU145前列腺癌细胞增殖和HIF-1α活化。

5. 祛痰、镇咳作用：生莱菔子醇提取物具有祛痰作用，炒莱菔子水提取物具有平喘作用。

6. 其他作用：炒品抗肾上腺素作用效力明显强于生品，对前列腺增生导致的机械性尿路梗塞也有一定效果。

【医疗用途】

药性归经：味辛、甘，性平。归肺、脾、胃经。

功能：消食除胀，降气化痰。

主治：食积气滞，脘腹胀满，大便秘结，积滞泻痢，痰壅喘咳。

用法用量：内服：水煎5～12g；或入丸、散，宜炒用。外用：适量，研末调敷。

使用注意：无食积痰滞及中气虚弱者慎服。

附方：

1. 治疗咳嗽痰喘：莱菔子9g，白果9g，熟地18g，陈皮6g，杏仁9g。水煎服。

2. 治疗跌打损伤，瘀血胀痛：莱菔子100g，生研烂，热酒调敷。

3. 治疗便秘：莱菔子（文火炒黄）30～40g，温开水送服，每日2～3次。

【资源评述】莱菔子为常用中药，临床上多用作消食药。药理研究表明，莱菔子具有降压作用，其降压强度与酚妥拉明相近，增大剂量未见降压强度加大，但可以延长降压时间，并且比酚妥拉明明显延长，同时不良反应较少。还能抑制 TC 升高，提示在治疗冠心病方面也可能有一定作用。

不同萝卜种质莱菔子素含量存在显著差异，其含量分布范围为 34.445～1446.9mg/kg（DW），最高含量约是最低含量的 42 倍；红皮白肉和绿皮白肉类型的萝卜种质莱菔子素平均含量较高，华东地区的萝卜种质莱菔子素平均含量显著高于其他来源地的萝卜种质。

【参考文献】

[1] 王妍，贡济宇. 葶苈子的化学成分及药理作用研究 [J]. 长春中医药大学学报，2008，24（1）：39-40.
[2] 马东. 中药莱菔子的化学成分及药理作用研究进展 [J]. 中国社区医师，2014（20）：5-6.
[3] 吴慧玲，戴国平，姚华. 莱菔子素对前列腺癌细胞缺氧诱导因子-1α 的抑制作用 [J]. 中华泌尿外科杂志，2013，34（8）：618-621.
[4] 华贝贝，邱杨，段韫丹，等. 萝卜（*Raphanus sativus* L.）种质莱菔子素含量分析与评价 [J]. 植物遗传资源学报，2013，14（6）：1038-1044.

垂盆草
Chuipencao

【别名】地蜈蚣草、佛指甲、太阳花、枉开口、石指甲、狗牙瓣。

【来源】为景天科植物垂盆草 *Sedum sarmentosum* Bunge 的全草。

【植物形态】多年生肉质草本。根纤维状，不育茎匍匐，长 10～25cm，接近地面的节处易生根。叶常为 3 片轮生，倒披针形至矩圆形，长 1.5～2.5cm，宽 3～7mm，先端近急尖，基部下延，狭而有距，全缘。聚伞花序，顶生，有 3～5 分枝，花小，无梗；萼片 5 枚，宽披针形，不等长；花瓣 5 枚，黄色，披针形至矩圆形。雄蕊 10 枚，2 轮，比花瓣短；鳞片 5 枚，楔状四方形，先端稍微凹；心皮 5 枚，长圆形。蓇葖果，内有多数细小的种子。种子卵圆形，表面有细小的乳头状突起。花期 5～7 月，果期 7～8 月。

【生境分布】生于海拔 1600m 以下的向阳山坡、石隙、沟边及路旁湿润处。喜阴湿环境，较耐寒，适宜肥沃的砂质壤土。广布于重庆各地。分布于吉林、辽宁、河北、河南、山西、陕西、甘肃、山东、江苏、安徽、浙江、江西、福建、湖北、湖南、四川、贵州等地。

【采收加工】四季可采，洗净，用开水略烫后，晒干。或鲜用。

【药材鉴别】

性状鉴别：干燥全草稍卷缩。根细短，茎纤细，棕绿色，长 4～8cm，直径 1～2mm，茎上有 10 余个稍向外凸的褐色环状节，节上有的残留不定根，先端有时带花；质地较韧或脆，断面中心淡黄色。叶片皱缩，易破碎并脱落，完整叶片呈倒披针形至矩圆形，棕绿色，长 1.5cm，宽 0.4cm。花序聚伞状，小花黄白色。气微，味微苦。

【化学成分】全草含有消旋甲基异石榴皮碱、二氢异石榴皮碱、3-甲酰-1,4-二羟基二氢吡喃、N-甲基-2-β-羟丙基哌啶、垂盆草苷。

甾醇类：β-谷甾醇、胡萝卜苷、3β,6β-豆甾-4-烯-3,6-二醇和 3β,4α,14α,20R,24R-4,14-二甲基麦角甾-9(11)-烯-3-醇。

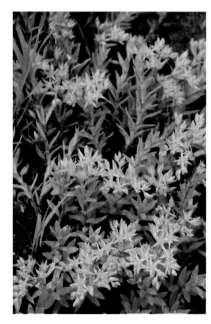

垂盆草

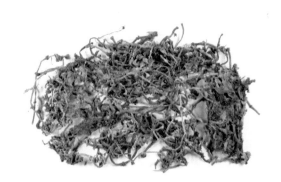

垂盆草（生药）

黄酮类：苜蓿素、苜蓿苷、木犀草素、木犀草素-7-葡萄糖苷、甘草素、甘草苷、异甘草素、异甘草苷、异鼠李素-7-葡萄糖苷、柠檬素、柠檬素-2-葡萄糖苷、柠檬素-3,7-二葡萄糖苷。

其他成分：甘露醇、氨基酸、葡萄糖、果糖、景天庚糖。

【药理作用】

1. 护肝作用：垂盆草总黄酮可使小鼠 ALT 和 AST 的含量显著降低，并对肝脏有明显的保护作用。垂盆草水提物可以抑制乙醇所致的 ALT 和 AST 活性的升高，抑制肝匀浆 MDA 含量的升高，同时可扭转 SOD 活性的降低，对乙醇致小鼠急性肝损伤具有保护作用。

2. 抗肿瘤作用：垂盆草生物碱粗提取物可呈剂量依赖性地抑制肝癌细胞的增殖，且其抑制增殖作用发生在细胞增殖的 G1 期；垂盆草乙酸乙酯和正丁醇部位及总黄酮提取物对体外状态下的人肝癌细胞株 HepG2、人结肠癌细胞株 SW480 及人食道癌细胞株 EC109 的增殖有抑制作用，且总黄酮提取物抗肿瘤作用最强；垂盆草水提物和醇提物对肝癌细胞的增殖均具有抑制作用。

3. 免疫调节作用：垂盆草提取物对免疫抑制状态下的细胞可能起到免疫调节作用；垂盆草提取物对 gp120-CD4 有很强的交互抑制作用；小麦黄素-7-O-β-7-葡萄糖苷对小鼠细胞免疫及体液免疫功能均有抑制作用；垂盆草黄酮苷类成分具有显著的免疫抑制活性。

4. 增强肌力作用：垂盆草可以增加运动训练大鼠体内糖的贮备，降低蛋白质分解代谢的速率，保证多种组织的能量供给，保持肌力，延缓运动疲劳，提高运动能力。垂盆草可以显著延长大鼠跑台运动力竭时间，增强大鼠多种组织中 ATPase 的活性，可使训练大鼠不同组织中 NO 含量升高，并可抑制长期高强度训练引起的大鼠体重显著性下降趋势。

5. 血管紧张素转化酶（ACE）抑制作用：垂盆草乙酸乙酯部位可以抑制血管紧张素转化酶的活性。

【医疗用途】

药性归经：味甘、淡，性凉。归肝、胆、小肠经。

功能：清热解毒，利湿退黄。

主治：湿热黄疸，小便不利，痈肿疮疡。

用法用量：内服：煎汤，15～30g；鲜品 50～100g；或捣汁饮。外用：适量，捣敷、研末调搽、捣汁涂或煎水湿敷。

使用注意：脾胃虚寒者慎服。

附方：

1. 治慢性肝炎：垂盆草 30g，当归 9g，大枣 10 枚。水煎服，每日 1 剂。

2. 治肠炎，痢疾：垂盆草 30g，马齿苋 30g。水煎服，每日 1 剂。

3. 治咽喉肿痛：垂盆草 15g，山豆根 9g。水煎服，每日 1 剂。

【资源评述】 景天属（Sedum）在我国约有 140 种。西南地区的种类繁多，资源丰富，在民间药用广泛，现《中国药典》以"垂盆草"之名收载了垂盆草 S. sarmentosum。垂盆草在临床上多用于治疗乙型病毒性肝炎，具有降酶保肝的作用。此外，还有免疫调节的作用。垂盆草含有丰富的氨基酸及多糖，鲜品质黏，具有清热解毒的功效，适宜作美容品用，对消除青春痘等具有良好的效果。

【参考文献】

[1] 李慧娟，杜成林，王晓静. 垂盆草的研究进展 [J]. 药学研究，2015，34（11）：661-663.

[2] 潘金火，潘萍. 垂盆草总黄酮的保肝降酶作用及其化学成分的鉴别研究 [J]. 时珍国医国药，2010，21（8）：1930-1934.

[3] 李清，刘姣，曹秀莲，等. 垂盆草水提物的急性毒性实验和保肝作用研究 [J]. 河北中医药学报，2010，25（4）：26-28.

[4] 刘翔. 垂盆草提取物对耐力训练大鼠血糖、肌糖原、肝糖原及血尿素氮的影响 [J]. 中国医药指南，2012，10（2）：80-82.

[5] 苏振阳. 垂盆草对训练大鼠不同组织 ATPase 活性的影响 [J]. 北京体育大学学报，2006，29（11）：1505-1507.

常　山
Changshan

【别名】黄常山、鸡骨常山、蜀漆。

【来源】为虎耳草科植物常山 *Dichroa febrifuga* Lour. 的干燥根。

【植物形态】灌木，高 1～2m。小枝绿色，常带紫色，无毛，或稀被微柔毛。叶对生，叶柄长 1.5～2cm；叶形变化大，通常椭圆形、长圆形、倒卵状椭圆形，稀为披针形，长 5～10cm，宽 3～6cm，先端渐尖，基部楔形，边缘有密的锯齿或细锯齿；中脉上面凹陷，侧脉弯拱向上。伞房花序圆锥形，顶生，有梗；花蓝色或青紫色；花萼倒圆锥状，萼齿 4～7 枚；花瓣 4～7 枚，近肉质，花开时反卷；雄蕊 10～20 枚，半数与花瓣对生，花丝扁平；子房下位，花柱 4～6 枚，初时基部合生。浆果蓝色，有多数种子。花期 6～7 月，果期 8～10 月。

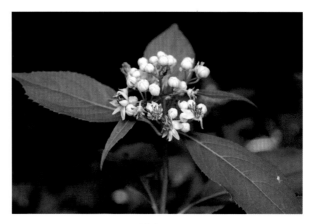

常山

【生境分布】生于海拔 800～1200m 的山地灌丛或林缘。喜阴凉湿润环境，生长期气温 10～35℃，空气相对湿度平均 70％以上，适宜肥沃疏松、排水良好、含腐殖质较多的土壤。产于奉节、南川、长寿、合川。分布于陕西、甘肃、江西、福建、台湾、湖北、湖南、广东、海南、广西、四川、贵州、云南、西藏等地。

【采收加工】秋季挖出根，洗去泥土，砍成 7～10cm 短节，晒干或炕干后在有火焰的柴火上燎去须根，撞去灰渣即为成品。

【药材鉴别】

性状鉴别：根呈圆柱形，常弯曲扭转，或有分枝，长 9～15cm，直径 0.5～2cm。表面棕黄色，具细纵纹，外皮易剥落而露出淡黄色木部，枯瘦光滑如鸡骨。质坚硬，不易折断，折断时有粉尘飞扬，断面裂片状；横切面黄白色，有放射状纹理。气微，味苦。

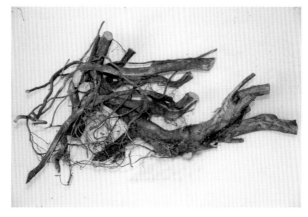

常山（生药）

【化学成分】含总生物碱约 0.1％，主要有黄常山碱甲、乙、丙，三者为互变异构体，还有黄常山啶、4-喹唑酮。常山叶中含生物碱约 0.5％，其中黄常山碱的含量比根中多 10～20 倍。常山还含伞形花内酯及少量三甲胺，以及新常山碱、常山碱、异常山碱、2-（6-羟基丁基）-4-喹唑酮、喹唑酮、7-羟基香豆素、4′,5-二羟基黄酮、异香草醛、异香草酸。

【药理作用】

1. 抗疟作用：常山具有很好的抗疟疾活性，其主要活性成分是常山碱和异常山碱，其中常山碱的活性比奎宁高 100 倍。

2. 抗肿瘤作用：常山酮可抑制肿瘤细胞增殖、诱导肿瘤细胞凋亡、抗血管新生、抑制纤维细胞活化和抗炎，其在抗肿瘤临床前研究中表现尤为突出，对肝癌、肉瘤、脑癌、膀胱癌、乳腺癌及前列腺癌等诸多癌症模型有显著的抑制作用。常山酮在 20mg/kg 时可显著抑制小鼠肿瘤转移，而对小鼠体重无显著影响。

3. 其他作用：常山酮可以有效抑制大鼠心脏移植模型体内由于急性排斥反应引起的多种促炎性细胞因子的异常升高，具有抗急性移植排斥反应的潜能。

【医疗用途】

药性归经：味苦、辛，性寒，有毒。归肺、肝、心经

功能：截疟，祛痰。

主治：疟疾，胸中痰饮积聚。

用法用量：内服：煎汤，5～9g。涌吐可生用，截疟宜酒炒用。

使用注意：正气不足，久病体弱及孕妇慎服。用量不宜过大。

附方：

抗疟：常山、槟榔、鳖甲各30g，乌梅、大枣各9枚，甘草、生姜各9片，制成浓缩流浸膏10g。日服1～2次，每次5g。一般用12～18g即愈。服后无呕吐及其他副作用。

【资源评述】常山始载于《神农本草经》，一名"恒山"。《本草经集注》名"鸡骨常山"，为传统的抗疟药。常山属（Dichroa）植物我国有4种，分布于西南部至东部。常山主产于广东、广西、云南、四川、贵州。以四川产量最大，质量最佳。重庆南川是我国最早的常山种植地，但现药材主要来自于野生。

南川所产南川常山 Dichroa nanchuamensis Z. Y. Liu et S. X. Tam 又称"紫常山"，主产于南川一带。具有祛风除湿、活血散瘀的功效。臭常山 Orixa japonica Thunb. 是芸香科（Rutaceae）落叶灌木或小乔木植物，多被用于治疗疟疾及土农药。该植物的化学成分主要是喹啉类生物碱。

常山古方治疟多用，并称为截疟要药，但毒副作用较大。现在治疟疾多用青蒿素类。常山具有杀虫的作用，且常山野生资源较为丰富，具有作为杀虫剂利用的价值。

【参考文献】

［1］ 国家中医药管理局《中华本草》编委会．中华本草（上册）［M］．上海：上海科技出版社，1998.

［2］ 李燕，刘明川，金林红，等．常山化学成分及生物活性研究进展［J］．广州化工，2011，39（9）：7-9.

［3］ 车玉梅，何小鹃，徐洁，等．常山酮抗肿瘤作用机制研究进展［J］．中草药，2014，45（5）：745-748.

［4］ 吴瑕，田亚杰，韩雪．常山酮体内外的抗黑色素瘤转移研究［J］．中国医院用药评价与分析，2016，16（s1）：33-34.

［5］ 杜鎏淦，徐明，朱少平，等．常山酮对大鼠心脏移植急性排斥反应的抑制作用［J］．武汉大学学报（医学版），2015，36（2）：204-208.

山栀茶

Shanzhicha

【别名】崖花海桐、山枝仁。

【来源】为海桐花科植物海金子 Pittosporum illicioides Makino 的根及根皮。

【植物形态】常绿灌木或小乔木，高2～6m。小枝近轮生，单叶互生，有时呈几轮集生于枝顶；叶片薄革质，倒卵形至倒披针形，长5～10cm，宽1.7～3.5cm，先端短尖或渐尖，基部楔形，边缘略呈波状；下面侧脉6～8对突起，网脉明显。花淡黄色，伞房花序生于小枝顶端；萼片5枚，卵形；花瓣5枚，裂片长匙形；雄蕊5枚，花药2室，纵裂；雌蕊由3枚心皮组成，子房上位，密生短毛，花柱单一。蒴果呈球状倒卵形或近椭圆状球形，柱头宿存，成熟时裂为3瓣，果瓣木质或革质，外果皮薄，黄绿色，内有种子数枚。种子外被暗红色假种皮。花期4～5月，果期10月。

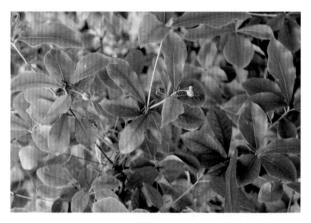

海金子

【生境分布】生于山沟边、林下岩石旁及山坡杂木林中。喜阴凉干燥环境。以较肥沃而排水良好的砂质壤土生长良好。产于云阳、梁平、武隆、黔江、彭水、酉阳、秀山、南川、长寿、合川、大足、铜梁、永川等地。分布于西南及陕西南部、江苏、安徽、浙江、江西、福建、台湾、河南南部、湖北、湖南、广

西等地。

【采收加工】 全年可采，除去泥土，切片，晒干；或剥取皮部，切段，晒干或鲜用。

【药材鉴别】

性状鉴别：根呈圆柱形，或略扭曲。长 10～20cm，直径 1～3cm。表面灰黄色至黑褐色，较粗糙，可见侧根痕和椭圆形皮孔。质硬，不易折断，切面木心常偏向一侧，木部黄白色，可见环纹，皮部较木部色深，易剥离，韧皮部呈棕褐色环状。气微，味苦、涩。

根皮呈条片状或卷筒状。外表面棕黄色，有支根痕及残留的深棕色粗皮；内表面黄色或浅黄色，光滑，有棕色条纹。体轻质韧，可向外表面方向折断，内面有一薄层相连，断面较平坦，层状，顺内表面可剥下 1～2 层，层间黄白色。气香，味苦涩。

【化学成分】 含生物碱及皂苷。丁香脂素-4,4′-双-O-β-D-葡萄糖苷、紫丁香苷、3,4,5-三甲氧基苯-1-O-β-D-呋喃芹糖-（1→6）-β-D-吡喃葡萄糖苷、丁香脂素-4-O-β-D-吡喃葡萄糖苷、异落叶松树脂醇-9′-O-β-D-吡喃葡萄糖苷、南烛木树脂酚-9′-O-β-D-吡喃葡萄糖苷、芥子醛葡萄糖苷、粟猪殃殃素、大叶茜草素、豆甾醇、3α-羟基-20-脱甲基异木油树-14（15）-烯-28,30-二酸、1,3-二羟基蒽醌、1,3,6-三羟基-2-甲基蒽醌、8-O-4/8-O-4-脱氢阿魏酸三聚体、1,3,6-三羟基-2-甲基蒽醌-3-O-α-鼠李糖-（1→2）-β-D-葡萄糖苷、丁香树脂醇双葡萄糖苷、1,3,6-三羟基-2-甲基蒽醌-3-O-α-鼠李糖-（1→2）-β-D-（6′-O-乙酰基）-葡萄糖苷。

挥发性成分：十二醛、1-十二醇、十二酸、十四醛、十一烷、（E）-2-辛烯醛、2,4-癸二烯醛、2-戊基呋喃、壬醛、α-蒎烯、十一醛、1-癸醇、乙酸十二酯、（E,E）-2,4-癸二烯醛。

【药理作用】

1. 抗抑郁作用：山栀茶水提物和醇提物的抗抑郁作用与氟西汀作用相似，均可明显地缩短小鼠强迫游泳和小鼠悬尾实验的不动时间。

2. 抗口腔溃疡作用：山栀茶三氯甲烷、乙酸乙酯、正丁醇提取物均对小鼠的口腔溃疡有着不同程度的疗效和体征改善作用，其中以乙酸乙酯萃取部位最为显著。

【医疗用途】

药性归经：味苦、辛，性温。

功能：活络止痛，宁心益肾，解毒。

主治：风湿痹痛，骨折，胃痛，失眠，遗精，毒蛇咬伤。

用法用量：内服：煎汤，15～30g；或浸酒。外用：适量，鲜用。

附方：

1. 治疗坐骨神经痛，风湿性关节痛：山栀茶根 30g，瑞香 12g，钩藤根、独活各 15g。水煎服或酒浸服。

2. 治疗骨折：手术复位后，取（山栀茶）鲜根捣烂，敷伤处，包扎固定。另取（山栀茶）根 60g，酒炒后，水煎眼。

3. 治疗肝炎：山栀茶、伏牛花、黄花远志各用根 15g。水煎服。

【资源评述】 海桐花科（Pittosporaceae）有 9 属 360 多种，分布旧大陆热带及亚热带。我国仅有海桐花属（*Pittosporum*）1 属，44 种 8 变种。主要分布于西南、华南一带。本属某些种的根及果实常供药用。根皮治毒蛇咬伤，有镇痛、消炎等作用。种子作山栀子用，有镇静、收敛、止咳等功效，亦可榨油，为工业用油脂原料。

海金子的叶、种子也入药。叶：苦，微温。消肿解毒，止血。治疮疖肿毒，皮肤湿痒，毒蛇咬伤，外伤出血。种子：苦，寒。清热利咽，涩肠固精。治咽痛，白带，滑精。

重庆、四川、贵州等地也将同属植物光叶海桐 *P. glabratum* Lindl.、木果海桐 *P. xylocarpum* 的根及根皮作为山栀茶。

【参考文献】

[1] 乔里，汪石丽，李勇军，等. 山栀茶化学成分的研究 [J]. 贵阳医学院学报，2015，40（5）：447-449.

[2] 肖炳坤，黄荣清，杨建云，等. 山栀茶化学成分研究 [J]. 中草药，2011，42（10）：1948-1951.

[3] 高玉琼，刘建华，赵德刚，等. 山栀茶挥发性成分研究 [J]. 药物分析杂志，2006，26（12）：1866-1868.

[4] 左晓娜，肖炳坤，刘妍如，等. 山栀茶水提物和醇提物的抗抑郁作用研究 [J]. 时珍国医国药，2013，24（3）：530-531.

［5］唐西，孔靖，卓燊，等．山栀茶不同提取部位治疗小鼠口腔溃疡的药理作用研究［J］．海峡药学，2015，27（6）：39-40．

路路通

Lulutong

【别名】枫香果、枫树球。

【来源】为金缕梅科植物枫香树 *Liquidambar formosana* Hance 的干燥成熟果序。

【植物形态】落叶乔木，高 20～40m。树皮灰褐色，方块状剥落。叶互生，叶柄长 3～7cm；叶片心形，常 3 裂，幼时及萌发枝上的叶多为掌状 5 裂，长 6～12cm，宽 8～15cm，裂片卵状三角形或卵形，先端尾状渐尖，基部心形，边缘有细锯齿，齿尖有腺状突起。花单性，雌雄同株，无花被；雄花淡黄绿色，呈菜黄花序再排成总状，生于枝顶；雄蕊多数，花丝不等长；雌花排成圆球形的头状花序；萼齿 5 枚，钻形；子房半下位，2 室，花柱 2 枚，柱头弯曲。头状果序圆球形，直径 2.5～4.5cm，表面有刺，蒴果有宿存花萼和花柱，两瓣裂开，每瓣 2 浅裂。种子多数，细小。花期 3～4 月，果期 9～10 月。

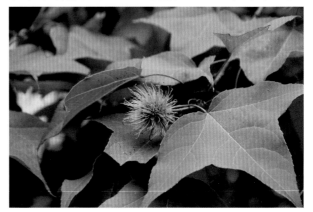

枫香树

【生境分布】生于海拔 200～1700m 的林边坡地疏林中。产于奉节、丰都、武隆、彭水、南川、璧山、江津等地。分布于秦岭及淮河以南各地。

【采收加工】冬季采摘，除去杂质，洗净，晒干。

【药材鉴别】

性状鉴别：本品为聚花果，由多数小蒴果集合而成，呈圆球形，直径 2～3cm。表面灰棕色至棕褐色，有多数尖刺和喙状小钝刺，常折断或弯曲，除去后则现多数蜂窝小孔；基部有圆柱形果柄，长 3～4.5cm，常折断或仅具果柄痕。小蒴果顶部开裂形成空洞状，可见种子，多数发育不完全者细小，多角形，黄棕色至棕褐色；发育完全者少数，扁平长圆形，具翅，褐色。体轻，质硬，不易破开。气微香，味淡。

【化学成分】枫香树果含挥发油、萜类等。挥发油：β-松油烯，β-蒎烯，柠檬烯等。

萜类：28-去甲齐墩果酮酸，白桦脂酮酸，氧化丁香烯，2α,3β-二羟基-23-去甲齐墩果-4（24），12（13）-二烯-28-羧酸，2α,3β,23-三羟基齐墩果-12(13)-烯-28-羧酸。

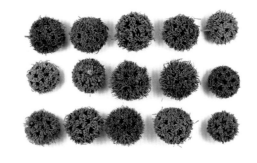

路路通（生药）

其他：苏合香素，即桂皮酸桂皮醇酯、左旋肉佳酸龙脑酯、环氧苏合香素、异环氧苏合香素、24-乙基胆甾-5-烯醇。路路通内酯(3-羰基-11α,12α-环氧-13β-氧-齐墩果-28β-酸-13,28-γ-内酯)。

最近发现成分：3α-acetoxyl-25-12-en-28-oic acid，齐墩果酸，胡萝卜苷，桦木酮酸，没食子酸，正二十九烷，正三十烷酸。3α-乙酰氧基-25-羟基-齐墩果酸，3-酮基-12α-羟基-齐墩果-2β,13β-内酯。11α-methoxyl-28-nor-β-amyrenone、28-nor-β-amyrenone、3-oxo-12α-hydroxy-oleanan-28，13β-olide、3α-acetoxyl-25-hydroxy-olean-12-en-28-oicacid、古柯二醇、路路通酸、α-蒎烯、(E)-2-己烯醛、β-石竹烯。

【药理作用】

1. 抗炎镇痛作用：路路通酸 10mg/kg、20mg/kg 能明显抑制角叉菜胶引起的小鼠足肿胀，10mg/kg 路路通酸对乙酸所致小鼠腹腔毛细血管通透性亢进显示出一定的抑制作用，并对乙酸引起的小鼠疼痛具有一定的镇痛作用。

2. 抑菌作用：路路通挥发油对枯草杆菌、金黄色葡萄球菌、黄曲霉素、青霉素、大肠杆菌均有一定的抑制作用，其中对枯草杆菌的抑制作用最强，对大肠杆菌的抑制作用较弱。

【医疗用途】

药性归经：味苦，性平。归肝、肾经。

功能：祛风活络，利水，通经。

主治：关节痹痛，肢体麻木，手足拘挛，闭经，乳汁不通，水肿胀满。

用法用量：内服：水煎，5～10g；或研末。外用适量，研末撒。

使用注意：孕妇慎服。

附方：

1. 治癣：路路通 10 个（烧存性），白矾 0.5g。共末，香油搽。

2. 治荨麻疹：路路通 500g，煎浓汁。每天 3 次，每次 18g，空腹服。

3. 治耳内流黄水：路路通 15g，水煎服。

4. 治脏毒：路路通 1 个。煅存性，研末酒煎服。

5. 治过敏性鼻炎：路路通 12g，苍耳子、防风各 9g，辛夷、白芷各 6g。水煎服。

【资源评述】路路通在《本草经集注》以"枫香"之名记载，晋代嵇含《南方草木状》名"枫实"，"路路通"之名始见于《本草纲目拾遗》。《中国药典》以"路路通"之名收载。路路通生药在台湾作保肝药。

枫香树的干燥树脂也作药用，《中国药典》收载为"枫香脂"，功能活血止痛，解毒生肌，凉血止血。蒙医称"白云香"，功能消肿，愈伤，止痛，解毒。

枫香树除果实、树脂外，其根和树皮也有药用价值。根和根皮：辛，微涩，平。归脾、肝经。解毒消肿，祛风止痛，除湿止泻，止痒。治痈疽疔疮，风湿痹痛，牙痛，湿热泄泻，痢疾，小儿消化不良，大风癞疾，痒疹。

【参考文献】

[1] 郑虎占，董泽宏，佘靖，等. 中药现代研究与应用（第五卷）[M]. 北京：学苑出版社，1998.

[2] 商洪杰，王文静，李丹毅，等. 路路通中 1 个新的三萜类化合物 [J]. 中草药，2014，45（9）：1207-1210.

[3] 刘玉民，刘亚敏，李昌晓，等. 路路通挥发油化学成分与抑菌活性研究 [J]. 食品科学，2010，31（7）：90-93.

[4] 刘婷，孙玉茹，秦彩玲，等. 路路通酸的抗炎镇痛作用 [J]. 中国实验方剂学杂志，2006，12（12）：45-47.

杜 仲

Duzhong

【别名】丝棉树、丝棉皮、玉丝皮。

【来源】为杜仲科植物杜仲 *Eucommia ulmoides* Oliv. 的干燥树皮。

【植物形态】落叶乔木，高达 20m。树皮灰褐色，粗糙，折断拉开有多数细丝。单叶互生，叶柄上面有槽，被散生长毛；叶片椭圆形、卵形或长圆形，长 6～15cm，宽 3.5～6.5cm，先端渐尖，基部圆形或阔楔形，边缘有锯齿。花单性，雌雄异株，花生于当年枝基部，雄花无花被，花梗无毛；雄蕊长约 1cm；雌花单生，花枝长约 8mm，子房 1 室，先端 2 裂，子房柄极短，翅果扁平，长椭圆形，先端 2 裂，基部楔形，周围具薄翅；坚果位于中央，与果梗相接处有关节。早春开花，秋后果实成熟。

【生境分布】生于海拔 500～1100m 的山地。喜温暖湿润气候，耐寒性较强。产于巫溪、云阳、万州、

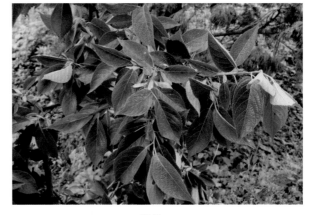

杜仲

种子植物

开州、石柱、涪陵、武隆、彭水等地。分布于河南、陕西、甘肃、浙江、湖北、四川、贵州、云南等地。现各地广泛栽种。

【采收加工】选取10～20年树龄的杜仲，剥下皮层。按剥皮方式分半环剥法及环剥法两种。半环剥法：宜在5～6月高温湿润季节。在离地面10cm以上的树干，切树干的一半或1/3，注意割至韧皮部时不伤形成层，然后剥取树皮。经2～3年后树皮重新长成。环剥法：首先在树干分枝以下横割一周，再与之垂直呈丁字形纵割，到离地面20cm左右再横割一周，掌握横剖深度。树皮剥下后立即用透明塑料薄膜将剥皮部位包好，同时在离树干根部施入堆肥或厩肥100kg或人畜粪肥20kg，以促进伤口愈合长皮。剥下的树皮用开水烫泡，将皮展平，把树皮内面相对叠平、压紧，用麻袋盖好，使其发汗。1周后，内皮略呈紫褐色时取出，晒干，刮去粗皮，整修，贮藏。

【药材鉴别】

性状鉴别：树皮呈板片状或两边稍向内卷，大小不一，厚2～7mm。外表面淡灰棕色或灰褐色，有明显皱纹或纵裂槽纹，未刮去粗皮者可见明显的皮孔。内表面暗紫褐色或红褐色，光滑。质脆，易折断，折断面粗糙，有细密银白色并富弹性的橡胶丝相连。气微，味稍苦，嚼之有胶状残余物。

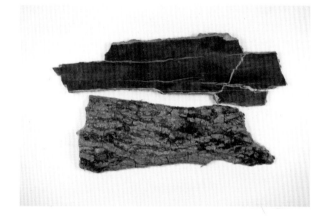

杜仲（生药）

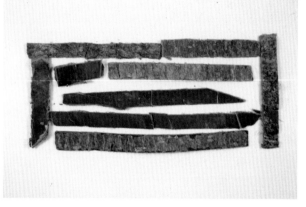

杜仲（丝）

【化学成分】主要含木脂素类、环烯醚萜类、酚类、氨基酸及微量元素。

木脂素类：右旋丁香树脂酚、右旋丁香树脂酚葡萄糖苷、丁香丙三醇-β-丁香树脂酚醚4′,4″-双葡萄糖苷、右旋松脂酚、右旋表松脂酚、右旋松脂酚葡萄糖苷、右旋松脂酚双葡萄糖苷、右旋1-羟基松脂酚、右旋1-羟基松脂酚-4′-葡萄糖苷、右旋1-羟基松脂酚-4″-葡萄糖苷、右旋1-羟基松脂酚-4′,4″-双葡萄糖苷；二氢去氢二松柏醇、苏式二羟基去氢二松柏醇、赤式二羧基去氢二松柏醇、去氢二松柏醇-4,γ′-二葡萄糖苷、左旋橄榄树脂素、左旋橄榄树脂素-4′-葡萄糖苷左旋橄榄树脂素-4″-葡萄糖苷、左旋橄榄树脂素-4′,4″-双葡萄糖苷、右旋环橄榄树脂素、右旋杜仲树脂酚、杜仲素A（右旋杜仲树脂酚-4′-葡萄糖苷）、右旋杜仲树脂酚双葡萄糖苷；耳草脂醇C-4′,4″-双葡萄糖苷、鹅掌楸酯苷、甜橙脂苷B等。

环烯醚萜类：桃叶珊瑚苷、杜仲苷（桃叶珊瑚苷元-1-β-异麦芽糖苷）、都桷子素、去羟栀子苷、去羟栀子苷酸、筋骨草苷、哈帕苷乙酸酯、杜仲醇、杜仲醇苷I等。

酚类：消旋的苏式L（4-愈创木酚基）、甘油、消旋的赤式1-（4-愈创木酚基）甘油、赤式1-（4-愈创木酚基）甘油-β-松柏醛醚、苏式1-（4-愈创木酚基）甘油β-松柏醛醚、咖啡酸、绿原酸、绿原酸甲酯、香草酸。

三萜类：白桦脂醇、白桦脂酸、熊果酸、β-谷甾醇、胡萝卜苷。

其他成分：苯丙氨酸、赖氨酸、色氨酸、蛋氨酸、亮氨酸、异亮氨酸、胱氨酸、组氨酸等17种游离氨基酸和Ge、Se等15种微量元素。杜仲胶结构与马来乳胶（固塔波橡胶）相同，为反式异戊二烯聚合物，属硬橡胶类，含量约22.5%。

【药理作用】

1.降压作用：杜仲木脂素通过舒张血管的作用而降低血压；还可以显著降低血浆NO水平，降低血浆中肾上腺素活性和Ang水平，快速松弛肠系膜动脉，从而降低自发性高血压小鼠的血压。

2. 抗骨质疏松作用：杜仲叶总提取物可以改善 OP 模型动物骨代谢，增加骨质疏松模型动物的骨密度，减少骨破坏，加强骨稳定，有效防治骨质疏松症；杜仲可通过促进 MC3T3-E1 成骨细胞增殖与分化成熟，上调 NF-κF 受体活化因子配基/护骨素（OPG/RANKL）的比值，间接抑制破骨细胞的分化和成熟，从而抑制骨吸收，可达到预防与治疗骨质疏松症的目的。

3. 保肝作用：杜仲醇提取物具有显著的抗免疫性肝损伤作用；杜仲叶浸提物对碳离子束致小鼠急性损伤具有防护作用，能显著减轻肝、肺细胞 DNA 损伤和凋亡；杜仲多糖具有显著的抗肝纤维化作用，其作用机制与抗氧化、抑制胶原增生、调节 TGF-β_1 水平等有关。

4. 其他作用：杜仲具有兴奋垂体-肾上腺皮质系统，增强肾上腺皮质功能的作用；还有预防农药急性中毒、利尿、利胆、抗衰老、降血脂、降血糖、抑制中枢神经系统等作用。

【医疗用途】

药性归经：味甘，性温。

功能：补肝肾，强筋骨，安胎。

主治：肝肾不足，头晕目眩，腰膝酸痛，筋骨无力，妊娠胎漏，胎动不安。

用法用量：内服：煎汤，6～10g；或浸酒；或入丸、散。

使用注意：阴虚火旺者慎服。

附方：

1. 治腰痛：杜仲 250g，丹参 250g，芎䓖 150g。上三味切，以酒一斗渍五夜。随性少少饮之即瘥。

2. 治肾虚腰痛如折，起坐艰难，俯仰不利，转侧不能：杜仲（姜汁炒）500g，胡桃肉 20 个，补骨脂（酒浸炒）240g，大蒜（熬膏）120g。为细末，蒜膏为丸。每服 30 丸，空腹温酒送下，妇人淡醋汤送下。

3. 治中风筋脉挛急，腰膝无力：杜仲（去粗皮，炙，锉）一两半，芎䓖一两，附子（炮裂，去皮、脐）半两。上三味，锉如麻豆，每服五钱匕，水二盏，入生姜一枣大，拍碎，煎至一盏，去滓，空腹温服。如人行五里再服，汗出慎外风。《圣济总录》杜仲饮）

4. 治臂痛、腰痛：杜仲（去粗皮，炒黑色）十两，破故纸 300g（用芝麻 150g 同炒，候芝麻黑色，无声为度，筛去芝麻），鹿茸 60g（燎去毛，酒炙），没药 30g（研末）。上细末，用胡桃肉 30 个，汤浸去皮，杵为膏，入面少许，酒煮糊为丸桐子大。每服 100 粒，米饮下，温酒、盐汤亦得。食前，日二服。

5. 治高血压：生杜仲 12g，桑寄生 15g，生牡蛎 18g，白菊花 9g，枸杞子 9g。水煎服。杜仲、黄芩、夏枯草各 15g。水煎服。

【资源评述】杜仲始载于《神农本草经》，一名"思仙"；《吴普本草》名"木棉""思仲"。杜仲为我国特有植物，分布于北纬 25°～35°，东经 104°～109°，主要在秦岭及黄河以南的广大地区，在长江中下游流域各省区比较集中。此外，甘肃的小陇山及其以南地区、山西东条山地、河南伏牛山区、湖北鄂西山地等地亦有分布。杜仲药材主产区位于其自然分布区域内的陕南、鄂西、湘西北、渝东、川北、滇东北、黔北及黔西地区，以贵州、四川产量大，质量佳。由于杜仲生长期长，剥取树皮后则植株死亡，野生资源难以保障需求。20 世纪 70 年代，各地大力发展人工种植，使资源状况得到了有效缓解，现湖南慈利、贵州遵义、四川都江堰、陕西汉中等都有较大种植面积。

杜仲药材以其折断面有细密、银白色、富有弹性的橡胶丝为特征，在资源紧缺时各地常见有多种具有类似特征的混淆品，主要有卫矛科植物白杜 *Euonumus maackii* Rupr.（华北、湖北、湖南等）、夹竹桃科植物毛叶藤仲 *Chonemorpha valvata* Chatt.（云南思茅）、花皮胶藤 *Ecdysanthera utilis* Hayata et Kaw.、紫花络石 *Trachelospermum axillare* Hook. f.（南方各地及河北）、红杜仲藤 *P. chunianum* Tsiang、毛杜仲藤 *P. huaitingii* Chun et Tsiang、白杜仲藤 *P. micaranthum*（A. DC.）Pierre ex Spire（广西称"红杜仲"），这些混淆品有的有毒，不得混用。

杜仲叶的药理作用、化学成分与皮相似，可代替杜仲入药。现已有以杜仲叶为原料的保健茶上市，具有降压和增强免疫功能的作用。杜仲叶、皮和果实中含有丰富的胶质，成熟的叶片含 3%～5%，成熟的果实含 10%～18%，根皮含 10%～12%。杜仲胶属硬性橡胶，经处理后，获得具有弹性的胶质，还具备热塑性、黏结性和透射雷达电波等特殊性能，具有广泛的用途。

杜仲嫩叶也可作药，味甘，性平。能补虚生津，解毒，止血。主治身体虚弱，口渴，脚气，痔疮肿痛，便血。内服：煎汤，3～10g。现代研究表明，杜仲叶含有黄酮、绿原酸等活性物质，药理研究表明其具有抗骨质疏松及保肝作用。杜仲籽及提取的油具有抗氧化、保肝及抗骨质疏松的作用，可开展资源综合开发研究。

【参考文献】

[1] 辛晓明，冯蕾，王浩，等. 杜仲的化学成分及药理活性研究进展 [J]. 医学综述，2007，13（19）：1507-1509.

[2] 刘微，秦海翔，黄晓东，等. 杜仲木质素对自发性高血压大鼠脑卒中的治疗作用 [J]. 中国老年学，2012，32（24）：5487-5488.

[3] Luo L F, Wu W H, Zhou Y J, et al. Antihypertensive effect of Eucommia ulmoides Oliv. extracts in spontaneously hypertensive rats [J]. Journal of Ethnopharmacology，2010，129（2）：238-243.

[4] 饶华，徐贤柱，王曼莹. 杜仲叶总提取物治疗去势大鼠骨质疏松症的实验研究 [J]. 江西医药，2014，49（2）：100-102.

[5] 徐祥赫，刘钊，王虹，等. 杜仲对 MC3T3-E1 成骨细胞及 OPG/RANKL 比值的影响 [J]. 天津医科大学学报，2013，19（3）：203-205.

[6] 高银辉，史秀玲，王美，等. 杜仲醇提物和水提物对小鼠免疫性肝损伤保护作用的研究 [J]. 河北联合大学学报（医学版），2011，13（2）：141-143.

[7] 武振华，金雪莲，杨荣，等. 杜仲叶浸提物对碳离子束致小鼠急性损伤的防护作用 [J]. 辐射研究与辐射工艺学报，2013，31（4）：7-12.

[8] 周程艳，艾凌艳，王美，等. 杜仲多糖抗肝纤维化作用的实验研究 [J]. 中草药，2011，42（2）：324-329

仙鹤草

Xianhecao

【别名】龙芽草、路边黄、马鞭草。

【来源】为蔷薇科植物龙芽草 *Agrimonia pilosa* Ledeb. 的地上部分。

【植物形态】多年生草本，高 30～120cm。基部常有 1 个或数个地下芽。茎被疏柔毛及短柔毛。奇数羽状复叶互生；托叶镰形，先端急尖或渐尖，边缘有锐锯齿或裂片，稀全缘；小叶有大小 2 种，相间生于叶轴上，较大的小叶 3～4 对，向上减少至 3 小叶，倒卵形至倒卵状披针形，长 15～5cm，宽 1～2.5cm，先端急尖至圆钝，稀渐尖，基部楔形，边缘有急尖到圆钝锯齿，上面绿色，被疏柔毛，下面淡绿色，脉上伏生疏柔毛，有显著腺点。总状花序单一或 2～3 个生于茎顶，花序轴被柔毛；苞片通常 3 深裂，裂片带形，小苞片对生，卵形，全缘或边缘分裂；花直径 6～9mm，萼片 5 枚，三角卵形；花瓣 5 枚，长圆形，黄色；雄蕊 5～15 枚；花柱 2 枚，丝状，柱头头状。瘦果倒卵圆锥形，被疏柔毛，顶端有数层钩刺。花期、果期 5～12 月。

【生境分布】生于海拔 100～3500m 的溪边、山坡草地及疏林中。产于重庆各地。分布于我国南北各地。

【采收加工】开花前枝叶茂盛时采收，割取地上部分切段，晒干。

【药材鉴别】

性状鉴别：全体被白色柔毛。茎下部圆柱形，木质化，直径 0.4～

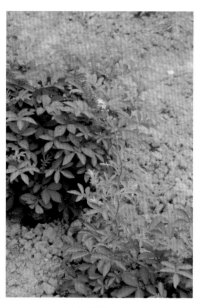

龙芽草

0.6cm，红棕色，上部方棱形，四面略凹陷，绿褐色，有纵沟及棱线，有节；体轻，质硬，易折断，断面中空。奇数羽状复叶互生，暗绿色，皱缩卷曲；易碎，叶片有大小 2 种，顶端小叶较大，完整小叶片展开后呈卵形或长椭圆形，先端尖，基部楔形，边缘有锯齿。偶见花。气微，味微苦。

【化学成分】龙芽草地上部分含木犀草素-7-葡萄糖苷、芹菜素-7-葡萄糖苷、槲皮素、并没食子酸、咖啡酸、没食子酸、仙鹤草素及赛仙鹤草酚 A、B、C、D、E、F、G。(2S,3S)-(−)-花旗松素-3-葡萄糖苷，(2R,3R)-(+)-花旗松素-3-葡萄糖苷和金丝桃苷。鞣质以及少量维生素 K。

全草中还分离到三萜化合物：$1\beta,2\alpha,19\alpha$-三羟基熊果酸和 $1\beta,2\beta,3\beta,19\alpha$-二羧基熊果酸。

还含山柰酚 3-O-(6-p-香豆酰基)-β-D-吡喃葡萄糖苷、山柰酚 3-O-α-L-吡喃鼠李糖苷、槲皮素 3-O-α-L-吡喃鼠李糖、槲皮素 3-O-β-D-吡喃葡萄糖苷、山柰酚 3-O-β-D-葡萄糖苷、山柰酚、芹菜素、木犀草素、β-谷甾醇、三十二烷醇、三十一烷醇、十九烷酸、十六烷酸、二十烷酸、二十七烷酸、胡萝卜苷、委陵菜酸、银锻苷、芹菜素-7-O-β-D-吡喃葡萄糖醛酸甲酯、芹菜素-7-O-β-D-吡喃葡萄糖醛酸丁酯、汉黄芩素、芹菜素、乌苏酸、异槲皮苷。

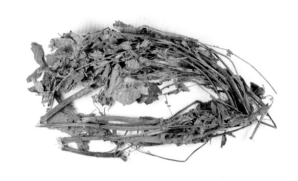

仙鹤草（生药）

【药理作用】

1. 降血糖作用：仙鹤草降血糖活性主要体现在改善胰岛素抵抗，促进胰岛 β 细胞再生，提高胰岛素的分泌等方面，从而发挥降血糖的活性。仙鹤草水提物可显著降低大鼠空腹血糖、TG、胰岛素抵抗指数、空腹血清胰岛素、血清中炎性因子，其降血糖活性可能与降低血清炎性因子的含量相关。仙鹤草水提物可以促进胰岛素的分泌，同时对胰岛 B 细胞具有保护及修复作用，还可以促进其再生，从而发挥降血糖作用。仙鹤草黄酮类化合物对 α-葡萄糖苷酶具有较强的抑制作用。

2. 抗肿瘤作用：仙鹤草乙醇提取物可以抑制肝癌细胞 HepG2 增殖，存在量-效关系，该作用可能与脱天蛋白酶活性增强及 sub-G1 细胞凋亡因子具有相关性。仙鹤草水提液可以明显抑制肝癌 SMMC-7721 细胞，诱导细胞凋亡，且具有时间、剂量依赖性，其作用机制可能与下调 Bcl-2 蛋白表达，上调 P53 蛋白表达有关。仙鹤草在体内和体外对 S_{180} 细胞均具有抑制作用，且具有剂量、时间依赖性。

3. 抗凝作用：仙鹤草水提物可通过抑制血小板活化后 Fg-R 表达及释放反应，从而抑制血小板聚集，具有抗凝作用。仙鹤草水提液可促进外源凝血途径活化而具有促凝的作用，仙鹤草水提物可能对凝血系统有促进和抑制的双向调节，即具有抗凝和促凝作用。

4. 抗炎镇痛作用：仙鹤草甲醇提取物具有较好的抗炎活性，其通过抑制 IL-4 及炎症因子（NO、PGE_2、促炎性因子）的表达，从而抑制 LPS 诱导的炎症反应，同时可以减弱免疫细胞对肺部的浸润及细胞因子在 BALF 和 AHR 中的表达，抑制 OVA 诱导的气管炎症。仙鹤草中 Pilosanol N 通过抑制 NO 生成及清除 NO，减少巨噬细胞中 LPS /IFN-γ 刺激的 NO 的产生。仙鹤草醇提取物可以作用于各种疼痛模型，可以减轻热板所造成的小鼠肢体疼痛，减少因注射乙酸引起的小鼠扭体次数。

【医疗用途】

药性归经：味苦、涩，性平。归心、肝经。

功能：收敛止血，止痢，截疟，解毒，补虚。

主治：咯血，吐血，血痢，崩漏；痈肿疮毒，痢疾，脱力劳伤，疟疾，阴痒带下。

用法用量：内服：煎汤，6～12g，大剂量可用至 30～60g。或入散剂。外用：适量，捣敷或熬膏涂敷。

使用注意：表证发热者慎服。

附方：

1. 治虚损，吐血，咯血：仙鹤草 15g，大枣 5 枚。水煎服。

2. 治鼻衄，齿龈出血：仙鹤草、白茅根各 15g，焦山栀 9g。水煎服。

3. 治赤白痢及咯血、吐血：龙芽草 15g。水煎服。

4. 治疗过敏性紫癜：仙鹤草 90g，生龟板 30g，枸杞根、地榆炭各 6g。水煎服。

5. 治中暑：仙鹤草全草 30g。水煎服。

【资源评述】本品在《神农本草经》以"牙子"之名记载，"仙鹤草"之名始见于《伪药条辨》。国产龙芽草属（Agrimonia）植物有 2 种 2 变种和 1 亚种。《中国药典》在"仙鹤草"条下收载了龙芽草 A. pilosa。龙芽草主产于湖北恩施、湖南湘西、重庆黔江等地区，产量大。浙江、江苏次之。湖北、云南等地也药用黄龙尾 A. pilosa Ledeb. var. nepalensis。

龙芽草属各种的抗癌活性成分 agrimoniin 的含量比较，以小花龙芽草含量最高，其次为大花龙芽草及龙芽草；促凝血作用以大花龙芽草最强；鹤草酚的含量以托叶龙芽草及黄尾较强，提示在临床应用时应根据适应证合理选择品种。

仙鹤草在现代临床上还用于治疗梅尼埃病（内耳眩晕症）、滴虫性阴道炎，显示出了较好的效果，也用于治疗癌症。民间认为其有补虚作用，用于虚劳损伤，文献报道对其免疫功能有调节作用。国外将疏毛龙芽草作免疫调节剂，并从欧洲龙芽草 A. urpatoria 中提出与人参皂苷类似的皂苷物质。

《中国药典》（1977 年版）曾收载有"鹤草芽"，为龙芽草 A. pilosa 的地下冬芽（根茎的越冬芽），应是《神农本草经》最早记载的药用部位（牙子），主要用于绦虫感染，对其头节、体节均有致死性的痉挛作用。仙鹤草的水提物和醇提物均具有抗肿瘤的活性，在亚洲国家仙鹤草常被用作抗癌药。

【参考文献】

[1] 潘娅，刘红霞，庄玉磊，等. 仙鹤草中黄酮类化学成分研究 [J]. 中国中药杂志，2008，33（24）：2925-2928.

[2] 路芳，巴晓雨，何永志. 仙鹤草的化学成分研究 [J]. 中草药，2012，43（5）：851-855.

[3] 秦灵灵，王磊，李娟娥，等. 仙鹤草对 2 型糖尿病大鼠胰岛素抵抗及炎性因子的干预作用 [J]. 环球中医药，2013，6（5）：333-336.

[4] 周晓蓉，刘岩梅，廉爱玲. 仙鹤草对糖尿病大鼠血糖胰岛素水平的影响 [J]. 职业与健康，2012，28（6）：1595-1596.

[5] Liu X，Zhu L，Tan J，et al. Glucosidase inhibitory activity and antioxidant activity of flavonoid compound and triterpenoid compound from Agrimonia PilosaLedeb [J]. Bmc Complementary & Alternative Medicine，2014，14（1）：1-10.

[6] Nho K J，Jin M C，Kim H K. Agrimonia pilosa, ethanol extract induces apoptotic cell death in HepG2 cells [J]. Journal of Ethnopharmacology，2011，138（2）：358-363.

[7] 邹夏慧，张煜和，陈江，等. 仙鹤草水提液对 SMMC-7721 肝癌细胞的抗癌作用及其机制 [J]. 重庆医学，201，42（32）：3929-3931，3934.

[8] Wang X，Wang H，Zhang C，et al. Experimental study on inhibition of S180 tumor cells by Agrimonia pilosa extract. [J]. Afr J Tradit Complement Altern Med，2013，10（3）：475-479.

[9] 费鲜明，陈艳，吴万飞，等. 仙鹤草水提物体外对血小板聚集、凝血功能及血液流变学的影响 [J]. 中国临床药理学与治疗学，2013，18（1）：10-16.

[10] Kim J J，Jiang J，Shim D W，et al. Anti-inflammatory and anti-allergic effects of Agrimonia pilosa Ledeb extract on murine cell lines and OVA-induced airway inflammation. [J]. Journal of Ethnopharmacology，2012，140（2）：213-221.

[11] Taira J，Ohmine W，Ogi T，et al. Suppression of nitric oxide production on LPS/IFN-γ-stimulated RAW264.7 macrophages by a novel catechin, pilosanol N, from Agrimonia pilosa Ledeb. [J]. Bioorganic & Medicinal Chemistry Letters，2012，22（4）：1766-1769.

[12] 刘位杰，梁敬钰，孙建博，等. 仙鹤草化学成分及药理作用研究进展 [J]. 海峡药学，2016，28（2）：1-7.

桃 仁
Taoren

【别名】白花桃、毛桃。

【来源】为蔷薇科植物桃 Amygdalus persica L. 的干燥成熟种子。

【植物形态】落叶小乔木。小枝绿色或半边红褐色。叶互生，在短枝上呈簇生状，叶柄长 1~2cm，通常有 1 枚至数枚腺体；叶片椭圆状披针形至倒卵状披针形，边缘具细锯齿，两面无毛。花通常单生，先于叶开放，具短梗；萼片 5 枚，基部合生呈短萼筒，外被绒毛；花瓣 5 枚，倒卵形，粉红色，罕为白色；雄蕊多数，子房 1 室。花柱细长，柱头小，圆头状。核果近球形，直径 5~7cm，表面有短绒毛，果肉白色或黄色，离核或黏核。种子 1 粒，扁卵状心形。花期 3~4 月，果期 6~7 月。

【生境分布】生于海拔 800~1200m 的山坡、山谷沟底或荒野疏林及灌丛内。产于重庆各地。分布于内蒙古、河北、河南、山西、陕西、甘肃、山东、四川、云南等地。

【采收加工】夏秋间采摘成熟果实，取出果核，或在食用果肉时收集果核，除净果肉及核壳，取出种子，晒干。

【药材鉴别】

性状鉴别：种子呈长卵形，扁平，顶端具尖，中部略膨大，基部钝圆而偏斜，边缘较薄。长 1.2～1.8cm，宽 0.8～1.2cm，厚 2～4mm。种皮表面红棕色或黄棕色，有纵皱。尖端一侧有一棱线状种脐，基部有合点，自合点分散出多数棕色锥管束脉纹。种皮薄，易剥去。子叶肥大，富油质。气微，味微苦。

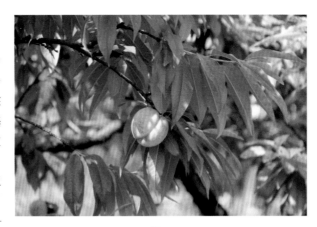

桃

【化学成分】 桃的种仁含苦杏仁苷 3.5%、24-亚甲基环木菠萝烷醇、柠檬甾二烯醇、7-去氢燕麦甾醇、野樱苷、β-谷甾醇、菜油甾醇、β-谷甾醇-3-O-β-D-吡喃葡萄糖苷、菜油甾醇-3-O-β-D-吡喃葡萄糖苷、β-谷甾醇-3-O-β-D-(6-O-棕榈酰)吡喃葡萄糖苷、β-谷甾醇-3-O-β-D-(6-O-油酰)吡喃葡萄糖苷、菜油甾醇-3-O-β-D-(6-O-棕榈酰)吡喃葡萄糖苷、菜油甾醇-3-O-β-D-(6-O-油酰)吡喃葡萄糖苷、甲基-α-D-呋喃果糖苷、甲基-β-D-吡喃葡萄糖苷、色氨酸、葡萄糖及蔗糖。还含绿原酸、3-咖啡酰奎宁酸、3-对香豆酰奎宁酸、3-阿魏酰奎宁酸、甘油三油酸酯。

又从桃仁中分离到 2 种蛋白质成分 PR-A 和 PR-B、具有较强的抗炎镇痛药理活性。桃仁油富含不饱和脂肪酸、主要为油酸和亚油酸及多种氨基酸。此外、还含绿原酸、多种奎宁酸、不饱和脂肪酸等。

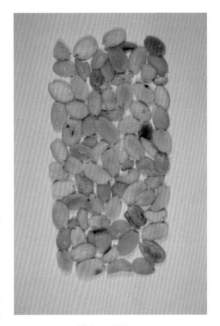

桃仁（燀）

【药理作用】

1. 对心脑血管系统的作用：桃仁提取物经脾动脉给药能够使大鼠肝脏的微循环血流加速；能够干预 ApoE 基因缺陷小鼠成熟斑块的发展，起到稳定斑块的作用。桃仁能够抑制动脉粥样硬化斑块的形成，抵抗低密度脂蛋白氧化，改善高胆固醇血症。桃仁水提物对二磷酸腺苷诱导的血小板聚集的抑制作用明显强于苦杏仁苷和桃仁脂肪油。桃仁石油醚的提取物能降低心肌梗死大鼠心电图 ST 段的抬高，抑制血清中 CPK、LDH 的升高，降低心肌梗死面积，对心肌损伤的部位有明显的改善作用。

2. 对肝脏、肺脏的作用：山桃仁水煎的提取物有预防肝纤维化的作用，主要是通过有效地阻止血清中 Ⅰ、Ⅱ型前胶原的沉积，同时也能够促进肝内已沉积的胶原纤维的降解和吸收。桃仁提取物可防止酒精所致的小鼠肝脏内 GSH 的耗竭，同时降低脂质过氧化产物 MDA 的生成，明显改善大鼠肝细胞的脂质过氧化损伤。桃仁抗纤维化的主要成分与苦杏仁苷有关。桃仁提取物能明显抑制矽肺大鼠胶原蛋白合成并减少血清铜蓝蛋白，起到延缓矽肺纤维化的作用。

3. 抗炎、抗氧化作用：桃仁水提物中有强烈抑制浮肿的桃仁蛋白 PR-A、PR-B，对炎症引起的血管通透性亢进具有明显的抑制作用，具有一定的抗炎作用，并且桃仁中的多糖对游离羟基和超氧阴离子也有一定程度的清除作用。桃仁乙醇提取物可明显降低痴呆模型小鼠脑组织中 SOD、GSH-Px 的活性，显著增加 MDA 含量，具有清除氧自由基和抗氧化的功能。

4. 提高机体免疫力、抗过敏、抗肿瘤作用：桃仁蛋白能够提高机体的体液免疫功能，能促进抗体形成细胞的产生及血清溶血素的生成，对内毒素诱导的小鼠 B 淋巴细胞转化功能无协同刺激的作用。同时，桃仁总蛋白可纠正 CD_4^+/CD_8^+ 细胞的比值失衡，进而使机体恢复正常的免疫状态。桃仁蛋白能够促进 IL-2、IL-4 的分泌，刺激免疫功能纠正失调。桃仁水煎剂及提取物还有一定的镇痛、抗过敏作用。桃仁蛋白可通过调节免疫系统发挥抗肿瘤的作用，与其诱导肿瘤细胞凋亡，调节 IL-2、IL-4 分泌及刺激 TNF-α 的作用相关。桃仁中苦杏仁苷对前列腺、结肠的癌症及人早幼粒细胞白血病等均有一定程度的抑制作用，其乙醇提取物对黑色素瘤细胞酪氨酸酶蛋白的成熟、稳定及运输有明显的促进作用。

【医疗用途】

药性归经：味苦、甘，性平。归心、肝、大肠经。

功能：活血祛瘀，润肠通便，止咳平喘。

主治：痛经，血滞经闭，癥瘕痞块，跌打损伤，咳嗽气喘，肺痈，肠痈，肠燥便秘。

用法用量：内服：煎汤，5～10g，用时打碎；或入丸、散。制霜用须包煎。

使用注意：无瘀滞者及孕妇禁服。过量服用可引起中毒，轻者可见头晕恶心、精神不振、虚弱乏力等症，严重者可因呼吸麻痹而死亡。

附方：

1. 治妇人宿有癥积，妊娠三月漏下不止，胎动：桃仁（去皮、尖，熬）、芍药、桂枝、茯苓、牡丹（去心）各等份。为末，炼蜜和丸如兔屎大。每日食前服1丸，如效果不佳，加至3丸。

2. 治伤寒蓄血，发热如狂，少腹硬满，小便自利：桃仁（去皮、尖）20个，大黄（酒洗）90g，水蛭（熬）、虻虫（去翅、足，熬）各30个。水煎服，如不下，继续服。

3. 治太阳病不解，热结膀胱，其人如狂，少腹急结：桃仁（去皮、尖）五十个，大黄四两，桂枝（去皮）二两，甘草（炙）二两，芒硝二两。上五味，以水七升，煮取二升半，去滓，内芒硝，更上火微沸，下火。先食温服五合，日三服，当微利。

4. 治从高坠下，胸中有血，不得气息：桃仁十四枚，大黄、硝石、甘草各一两，蒲黄（包）一两半，大枣二十枚。细切后，水煎，温尽服之，当下。下不止，渍麻汁一杯，饮之即止。

5. 治气血凝滞，疝气，膀胱小肠气，痛不可忍：桃仁（炒，去皮、尖，研）、茴香（炒）各等分。上为末，每服二钱，葱白二寸，煨热蘸药细嚼，空腹热酒送下。

【资源评述】 桃仁始载于《神农本草经》，名"桃核人"，"桃仁"之名始见于《本草经集注》。《中国药典》收载了桃 *P. persica*（L.）Batsch 和山桃 *P. davidiana*（Carr.）Franch.。桃为分布于温带、北温带及亚热的植物，原产我国，已有二千多年的栽培历史，各地均有栽培，并有多种栽培品种。山桃 *P. davidiana* 分布于内蒙古、河北、河南、山西、陕西、甘肃、山东、四川、云南等地，产于河北、河南、山东、山西、陕西、四川等地，生于海拔800～1200m的山坡、山谷沟底或荒野疏林及灌丛内，产量少。

苦杏仁苷是中药桃仁、杏仁的主要成分，也是民间用来抗肿瘤的药物。近几年国内学者发现其有提高机体免疫功能、抗肝纤维化的作用。

除种仁入药外，其他部位也药用：碧桃干（幼果）：味酸、苦，性平。归肺、肝经。能敛汗涩精，活血止血，止痛。主治盗汗，遗精，心腹痛，吐血，妊娠下血。桃花：味苦，性平。归心、肝、大肠经。能利水化瘀。主治小便不利，水肿，痰饮，脚气，砂石淋，便秘，癥瘕，闭经，癫狂，疮疹。桃叶：味苦、辛，性平。归脾、肾经。能祛风清热，燥湿解毒，杀虫。主治外感风邪，头风，头痛，风痹，湿疹，痈肿疮疡，癣疮，疟疾，阴道滴虫。桃枝：味苦，性平。能活血通络，解毒，杀虫。主治心腹疼痛，风湿性关节痛，腰痛，跌打损伤。桃胶（树皮分泌的树脂）：味苦，性平。能和血，通淋，止痢。主治血瘕，石淋，痢疾，腹痛，糖尿病，乳糜尿。

【参考文献】

［1］赵强，李莹，孔令升，等．桃仁化学成分及药理作用研究进展［J］．天水师范学院学报，2008，28（2）：56-59.

［2］赵永见，牛凯，唐德志，等．桃仁药理作用研究近况［J］．辽宁中医杂志，2015（4）：888-890.

［3］王亮，姜波．桃仁多糖对·OH及·O_2^-的清除研究［J］．大连民族大学学报，2009，11（1）：96.

［4］方美善，张红英．桃仁提取物对痴呆模型小鼠脑组织SOD、GSH-Px活性和MDA含量的影响［J］．中国实验方剂学杂志，2012，18（16）：236-238.

乌 梅
Wumei

【别名】 梅实、梅肉。

【来源】 为蔷薇科植物梅 *Armeniaca mume* Sieb. 近成熟的果实。

【植物形态】落叶乔木，高约 10m。树皮灰棕色，小枝先端刺状。单叶互生；叶柄被短柔毛；叶片椭圆状宽卵形。春季先叶开花，有香气，1～3 朵簇生于二年生侧枝叶腋。花梗短；花通常红褐色，但有些品种花萼为绿色或绿紫色；花瓣 5 枚，白色或淡红色，宽倒卵形；雄蕊多数。果实近球形，黄色或绿白色，被柔毛；核椭圆形，顶端有小突尖，腹面和背棱上有沟槽，表面具蜂窝状孔穴。花期冬春季，果期 5～6 月。

【生境分布】多栽培。喜温暖湿润气候，阳光充足，花期温度对产量影响极大，低于-5℃或高于 20℃对坐果率有明显影响，在我国年平均气温 16～23℃、年平均降雨量在 1000mm 以上地区最适宜栽培。对土壤要求不严。产于武隆、酉阳、南川、綦江、渝北、巴南等地，以长江流域以南各地栽培最多。

【采收加工】5～6 月果实呈黄白或青黄色，尚未完全成熟时摘下，炕焙，火力不宜过大，温度保持在 40℃左右。当梅子焙至六成干时，再闷 2～3 天，即成。

【药材鉴别】

性状鉴别：本品呈类球形或扁球形，直径 2～3cm，表面乌黑色至棕黑色，皱缩，基部有圆形果梗痕。果肉柔软或略硬，果核坚硬，椭圆形，棕黄色，表面有凹点，内含卵圆形、淡黄色种子1粒。具焦酸气，味极酸而涩。

以个大、肉厚、柔润、味极酸者为佳。

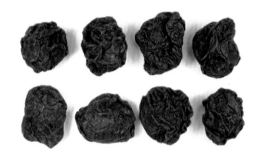

梅

乌梅（生药）

【化学成分】

挥发性成分：主要有苯甲醛 62.40％、4-松油烯醇 3.97％、苯甲醇 3.97％和十六烷酸 4.55％，以及戊酸、异戊酸、异丙基甲烷、顺式-3-乙烯-1-醇、糠醛、5-甲基-2-糠醛、沉香醇、正己酸、苯甲醇、愈创木酚等。

有机酸及氨基酸类：果实含柠檬酸、苹果酸、草酸、琥珀酸和延胡索酸，总酸量为 4％～5.5％，以前两种有机酸的含量较多。还含有磷酸丝氨酸、天冬氨酸、轻脯氨酸等 24 种氨基酸，其中含量最高的为天冬氨酸。还含 5-羟甲基-2-糠醛，为无色油状物。

乌梅仁含苦杏仁苷约 0.5％，而梅仁含约 4.3％。另有报道显示，乌梅中还含苦味酸和 SOD。

黄酮类成主要含有柠檬素-3-O-鼠李糖苷、山柰酚-3-O-鼠李糖苷、鼠李素、鼠李糖苷、槲皮素-3-O-鼠李糖苷、山柰酚和染料木素。萜类成分主要含蛇麻脂醇-20(29)-烯-7B、硬脂酸酯、花生四烯酸酯、甘二酸酯和二十四烷酸酯的混合物等三萜脂肪酸酯；生物碱类为 2,2,6,6-四甲基哌啶酮及叔丁基脲。

【药理作用】

1. 抑菌作用：乌梅及其制剂对多种细菌有体外抑制作用，对革兰阳性菌的金黄色葡萄球菌和革兰阴性菌的大肠杆菌、绿脓杆菌、肺炎克雷伯菌以及白色念珠菌等有不同程度的抑制作用。

2. 镇咳作用：乌梅核壳、种仁与净乌梅都有明显的镇咳作用，且核壳和种仁的镇咳作用均强于净乌梅，但乌梅果肉无镇咳作用，表明乌梅镇咳的有效入药部位是核壳和种仁。乌梅仁中苦杏仁苷有镇咳平喘作用，故推测苦杏仁苷是乌梅镇咳作用的有效成分之一。

3. 镇静催眠作用：乌梅水煎液能明显减少小鼠的自主活动次数，显著缩短阈上剂量戊巴比妥钠导致小鼠入睡的时间，延长其睡眠持续时间，且能明显增加戊巴比妥钠阈下剂量小鼠的入睡只数。

4. 抗肿瘤作用：乌梅醇提物对人白血病 U937 细胞有浓度依赖性的促凋亡作用。乌梅提取物 MK615 通过诱导结肠癌细胞凋亡和自噬而对体外结肠癌细胞有抗肿瘤活性，且乌梅提取物 MK615 还能抑制体外乳腺癌细胞和肝癌细胞、恶性黑色素瘤的生长。

5. 抑制黑色素作用：乌梅酸性成分提取物对影响黑色素产生的催化酶——酪氨酸酶有较强的抑制作用，

其抑制黑色素产生的机制主要是通过影响黑色素合成，降低紫外线促黑色素生成，调控黑色素细胞的 NOS 表达，从而阻断 NO 黑色素信号传导。

6．抑制结石形成作用：乌梅提取液对雄性大鼠草酸钙肾结石的形成有抑制作用，其主要通过抗氧化作用减少自由基对肾小管上皮细胞的损伤和降低肾脏骨桥蛋白的表达，抑制草酸钙结石的形成。乌梅提取液有浓度依赖性地抑制草酸钙晶体成核的作用，因此，乌梅用于防治结石还与其抑制晶体成核有关，推测可能与乌梅所含的有机酸成分有关。

7．止血作用：乌梅炒炭品及烘炭品水煎液均能显著缩短小鼠出血、凝血时间，缩短血浆凝血酶原时间、活化部分凝血活酶时间、凝血酶时间，增加血小板数量，增强止血作用。

【医疗用途】

药性归经：味酸、涩，性平。归肝、脾、肺、大肠经。

功能：敛肺止咳，涩肠止泻，生津，安蛔。

主治：肺虚久咳，久泻久痢，虚热消渴，蛔厥呕吐、腹痛。

用法用量：内服，水煎，6～12g。

使用注意：有实邪者忌服。

附方：

1．治过敏性鼻炎：乌梅10g，防风5g，甘草1g。水煎服。

2．治咽喉肿痛：乌梅10g，金银花20g，雄黄2g。上二味水煎后，加雄黄调匀，过滤，取滤液含咽。

3．治疗糖尿病：乌梅、苍术各20g，山茱萸30g，五味子20g。水煎服。

【资源评述】乌梅药用始载于《神农本草经》，名"梅实"，"乌梅"之名始见于《本草经集注》。梅原产于我国南方，有1种（原变种）8变种1变型，作为著名观赏花卉和水果，秦岭、淮河以南、北纬22°～23°均有栽培及野生分布。主产于重庆江津、綦江，福建永泰、上杭，贵州修文、息烽，湖南常德、郴州，浙江长兴、萧山，湖北襄阳、房县，广东番禺、增城。以重庆产量最大，浙江长兴质量最佳。此外，云南、陕西、安徽、江苏、广西、江西、河南等地亦产。

乌梅及变种的果实均作乌梅入药，但以原种所含有机酸高，抗菌活性较强，栽培时应以原种为好。有人对从日本引种的四个品种的梅进行研究，所含有机酸远高于《中国药典》"枸橼酸不得少于12.0%"的规定，多糖近似国产梅，可作优良品种选育的种质资源。

乌梅的加工方法对质量有较大的影响，常见加工方法有熏制法、晒干法和烘制法，以熏制法为好，浙江所产乌梅多采用熏制法，而重庆、福建等地多采用晒干法和烘制法。

含乌梅的相关方剂在治疗荨麻疹、湿疹、哮喘、过敏性紫癜肾炎及过敏性肠炎等变态反应性疾病有较好疗效，其作用是乌梅通过抗过敏、抗菌、抗病毒、抑制小肠平滑肌的收缩而对变态反应性疾病发挥治疗作用。

现代临床报道，乌梅可治疗慢性乙型肝炎、多汗、小儿消化不良、肺胀咳喘、失眠、银屑病、崩症、失音、荨麻疹、龋齿疼痛、子宫脱垂、过敏性结肠炎、神经衰弱、慢性肾炎、尖锐湿疣、足跟痛、功能失调性子宫出血、真菌性阴道炎等疾病。此外，乌梅可促进皮肤的新陈代谢，具有消除黄褐斑、美容美发的作用，可开发成美容产品。

【参考文献】

［1］杨莹菲，胡汉昆，刘萍，等．乌梅化学成分、临床应用及现代药理研究进展［J］．中国药师，2012，15（3）：415-418．

［2］王智云，孙玉刚，王麟，等．乌梅的药理活性研究进展［J］．实用临床医药杂志，2015，19（19）：200-202．

［3］陈林，陈鸿平，刘友平，等．乌梅不同部位药理作用研究［J］．中国药房，2007，18（27）：2089-2090．

［4］黎同明，高洁，王桂香．乌梅水煎液镇静催眠及抗惊厥作用实验研究［J］．中医学报，2011，26（7）：818-820．

［5］Park C，Jin C Y，Kim G Y，et al. Induction of apoptosis by ethanol extract of Prunus mume in U937 human leukemia cells through activation of caspases［J］．Oncology Reports，2011，26（4）：987．

［6］Takashi Hoshino，Hitoshi Takagi，Atsushi Naganuma，et al. Advanced hepatocellular carcinoma responds to MK615，a compound extract from the Japanese apricot "Prunus mume"［J］．World Journal of Hepatology，

2013, 5 (10): 596-600.

[7] 张理平, 王英豪, 张海燕, 等. 乌梅抑制黑色素的机制 [J]. 康复学报, 2011, 21 (5): 12-14.

[8] 商英成, 张春阳, 辛旺. 乌梅提取液预防雄性大鼠草酸钙肾结石的实验研究 [J]. 中国医学工程, 2012, 20 (4): 54-55.

[9] 王萍, 沈玉华, 谢安建, 等. 乌梅提取液对草酸钙晶体生长的抑制作用研究 [J]. 无机化学学报, 2008, 24 (10): 1604-1609.

[10] 李景丽, 杨宏乔, 刘静, 等. 乌梅生品及其不同制炭品止血作用的对比研究 [J]. 陕西中医, 2014, 35 (12): 1680-1681.

[11] 庞素秋, 乔传卓, 苏中武, 等. 梅的引种品与国产品和几种炮制品的质量比较 [J]. 第二军医大学学报, 1995 (1): 44-47.

[12] 常永卓. 乌梅在变态反应性疾病中的应用 [J]. 中国中医药现代远程教育, 2008, 6 (4): 321-322.

苦杏仁
Kuxingren

【别名】杏仁、杏子。

【来源】为蔷薇科植物杏 *Prunus armeniaca* L. 的干燥成熟种子。

【植物形态】落叶小乔木, 高 4～10m。树皮暗红棕色。单叶互生; 叶片卵圆形, 长 5～9cm, 宽 4～8cm。春季先叶开花, 花单生枝上端, 着生较密, 稍似总状; 花几无梗, 花萼基部呈筒状, 外面被短柔毛, 上部 5 裂; 花白色或浅红色, 花瓣 5 枚, 圆形至倒卵形; 雄蕊多数, 着生萼筒边缘; 雌蕊单心皮, 着生萼筒基部。核果圆形, 稀倒卵形。种子 1 粒, 心状卵形, 浅红色。花期 3～4 月, 果期 6～7 月。

【生境分布】分布于全国各地, 均为栽培。

【采收加工】6 月成熟期采摘果实, 除去果肉, 洗净, 晒干, 敲碎果核, 取种子, 晾干。

【药材鉴别】

性状鉴别: 种子呈扁心脏形, 顶端尖, 基部钝圆而厚, 左右略不对称, 长 1.2～1.7cm, 宽 1～1.3cm, 厚 5～7mm。种皮薄, 棕色至暗棕色, 有皱纹。尖端一侧有深色线形种脐, 基部有一椭圆形合点, 自合点处分散出多条深棕色凹下的维管束脉纹, 形成纵向不规则凹纹。子叶肥厚, 白色, 气微, 加水共研, 发出苯甲醛的香气, 味苦。

【化学成分】种仁含苦杏仁苷约 4%, 脂肪油约 50%, 其中的 8 种脂肪酸主要为亚油酸 27%、油酸 67% 及棕榈酸 5.2%。还含绿原酸、肌醇、雌酮、17-β-雌二醇、3′-对香豆酰奎尼酸、3′-阿魏酰奎尼酸、甘油三油酸酯。从杏仁中还得到 2 种蛋白成分。挥发性成分有苯甲醛、芳樟醇、4-松油烯醇、4-β-松油醇等。蛋白质含量为 27.00%, 人体必需氨基酸占氨基酸总

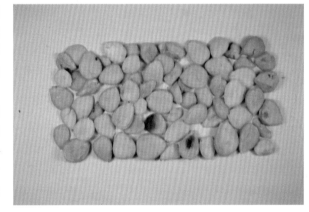
苦杏仁（燀制）

量的 28.34%; 总糖、还原糖和可溶性糖的含量依次为 9.0%、8.1% 和 1.88%; 微量元素和维生素的含量丰富, 特别是 K、Ca、Fe、Mg、Zn 和维生素 E 的含量较高。

苦杏仁精油的化学成分为苯甲醛、苯甲醇、苯、乙酸乙酯、苯甲酰基腈、4-苯基苯甲醛、9-芴醇、苯甲酸及少量的联苯、乙醛、N,N-二苯基肼酰胺、苯甲酸乙酯等。

【药理作用】

1. 免疫调节作用: 苦杏仁苷能抑制佐剂性炎症, 增强巨噬细胞的吞噬功能, 具有调节免疫功能的作用; 苦杏仁苷能显著促进经植物血凝素 (PHA) 诱导的人外周血淋巴细胞分泌 IL-2、IFN-γ, 抑制淋巴细胞分泌 TGF-β$_1$, 发挥免疫增强作用; 苦杏仁苷协同 PHA 培养有明显的促进人周围血 T 淋巴细胞 PCC 分裂增殖作用。

2. 抗纤维化作用：苦杏仁苷对二甲基亚硝胺（DMN）诱导的大鼠肝纤维化有显著改善作用。

3. 抗溃疡作用：苦杏仁苷能够降低冷浸法所致小鼠胃溃疡的溃疡指数，表明苦杏仁苷对应激性胃溃疡具有保护作用；能够减少乙酸烧灼法、幽门结扎所致大鼠胃溃疡的溃疡面积，表明苦杏仁苷能够促进乙酸型胃溃疡、幽门结扎性胃溃疡的愈合。

4. 止咳作用：苦杏仁苷在下消化道被肠道微生物酶分解或被杏仁本身所含苦杏仁酶分解，产生微量氢氰酸，可对呼吸中枢呈抑制作用，而达到止咳效应。

5. 其他：苦杏仁苷能增加脑缺血状态下的能量代谢中细胞色素，能提高脑缺血状态下细胞色素氧化酶活性。苦杏仁苷可延长肾移植大鼠的存活时间，与环孢素联合用药效果优于单用环孢素。

【医疗用途】

药性归经：味苦，性微温，小毒。归肺、大肠经。

功能：降气化痰，止咳平喘，润肠通便。

主治：咳嗽气喘，胸满痰多，肠燥便秘。

用法用量：内服：水煎，5～10g，后下。杏仁用时须打碎，杏仁霜入煎剂须包煎。

使用注意：阴虚咳嗽及大便溏泻者禁服，婴儿慎服。本品有小毒，不宜过量服用。

附方：

1. 治感冒咳嗽：杏仁 10g，紫苏 10g，甘草 5g。水煎服。

2. 治足癣：苦杏仁 100g，陈醋 300ml。将上药入搪瓷容器内煎，然后用文火续煎 15～20 分钟，装瓶备用。用时涂敷患处。

3. 治便秘：杏仁 15g，麻黄 5g，白术 20g，枳实 10g，甘草 6g。每日水煎 1 剂，早晚各 2 次温服。

【资源评述】 杏在我国有悠久的栽培历史，可追溯至七千多年前，最早的记载见《夏小正》，最早记载入药的是《神农本草经》，名"杏核仁"，"苦杏仁"之名始见于《临证指南医案》。杏仁在唐代已有甜、苦之分，自宋代始以甜杏仁入药为主，至清代则以苦杏仁入药。以止咳、平喘的有效成分苦杏仁苷为指标，苦杏仁苷的含量达 3% 以上，而甜杏仁含量甚微，故入药应以苦杏仁为主。

《中国植物志》杏的拉丁学名为：*Armeniaca vulgaris* Lam.。《中国药典》（2015 年版）仍为 *Prunus armeniaca* L.。现苦杏仁药材商品主要来源于苦杏仁（杏）*P. vulgaris*、野杏 *P. vulgaris* Lam. var. *ansu* Yu et Lu、东北杏 *P. mandshurica*（Maxim.）Koehne、西伯利亚杏（山杏）*P. sibirica* L.。

杏属全世界有 9 种，我国 8 种 9 变种 3 变型。按地理分布可划分为 4 个区：①长白山地与辽东丘陵分布区：上述 4 种均有分布，以辽东丘陵地带资源量最大；②冀辽山地分布区：以杏、西伯利亚杏为主，毛杏、野杏为次，以张家口、承德等地产量大，年产 50 万公斤以上；③西北高原分布区：山西、陕西、宁夏、甘肃东部及青海东部，以杏、野杏为主，山西年产 30 万公斤，陕北年产 140 万公斤。④河南山地分布区：栽培以杏为主，野生以野杏为主，伏牛山的贮量大，全省收购量达 200 万公斤。

杏仁不仅有药用价值，而且是食品工业、油脂工业、化妆品工业的重要原料，也是我国传统出口商品。因而，结合退耕还林，种植杏树有较大的发展前景。

【参考文献】

[1] 国家中医药管理局《中华本草》编委会. 中华本草（精选本上册）[M]. 上海：上海科技出版社，1997.

[2] 李科友，史清华，朱海兰，等. 苦杏仁化学成分的研究 [J]. 西北林学院学报，2004，19（2）：124-126.

[3] 史清华，朱海兰，李科友. 苦杏仁精油化学成分的研究 [J]. 西北林学院学报，2003，18（3）：73-75.

[4] 郭君其，盛明雄，谭建明，等. 苦杏仁苷与人淋巴细胞产生细胞因子效应的初步观察 [J]. 中国免疫学杂志，2008，24（2）：135-135.

[5] 李露，戴婷，李小龙，等. 苦杏仁苷药理作用的研究进展 [J]. 吉林医药学院学报，2016，37（1）：63-66.

[6] 李雪梅，冯琴，彭景华，等. 苦杏仁苷对二甲基亚硝胺诱导的大鼠肝纤维化的防治作用 [J]. 中西医结合肝病杂志，2011，21（4）：221-223.

[7] 郭君其，王灵杰，叶永峰，等. 苦杏仁苷对肾脏移植大鼠存活情况的影响 [J]. 中国中西医结合肾病杂志，2008，9（1）：22-24.

[8] 王彬辉，章文红，张晓芬，等. 苦杏仁苷提取工艺及药理作用研究新进展 [J]. 中华中医药学刊，2014，32（2）：381-384.

木　瓜
Mugua

【别名】贴梗木瓜、贴梗海棠、川木瓜。

【来源】为蔷薇科植物皱皮木瓜 *Chaenomeles speciosa*（Sweet.）Nakai 或木瓜 *C. sinensis*（Touin）Koehne 的近成熟果实。

【植物形态】

皱皮木瓜：落叶灌木，高约 2m。枝条直立开展，有刺；小枝圆柱形，紫褐色或黑褐色，有疏生浅褐色皮孔。叶片卵形至椭圆形、稀长椭圆形，长 3～9cm，宽 1.5～5cm，基部楔形至宽楔形，边缘有尖锐锯齿，无毛或下面沿叶脉有短柔毛；托叶大，草质，肾形或半圆形，边缘有尖锐重锯齿。花先叶开放，3～5 朵簇生于二年生老枝上；花萼筒钟状；萼片直立，先端圆钝，全缘或有波状齿；花瓣倒卵形或近圆形，基部延伸成短爪，猩红色，稀淡红色或白色；雄蕊 45～50 枚；花柱 5 枚，基部合生，无毛或稍有毛，柱头头状，有不明显分裂，约与雄蕊等长。果实球形或卵

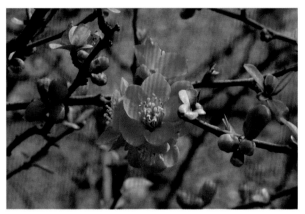

皱皮木瓜

球形，直径 4～6cm，黄色或带黄绿色，有稀疏不明显斑点，味芳香，萼片脱落，果梗短或近于无梗。花期 3～5 月，果期 9～10 月。

木瓜：与上种的主要区别：枝无刺；花单生，后于叶开放；萼片有齿，反折；叶边有刺芒状锯齿，齿尖、叶柄均有腺；托叫膜质，卵状披针形，边有腺齿。

【生境分布】喜温暖湿润气候。皱皮木瓜产于云阳、万州、丰都、武隆、彭水、綦江、江津、铜梁等地，分布于华东、华中及西南各地。木瓜产于万州、丰都、武隆、彭水、綦江、江津、铜梁等地，分布于陕西、甘肃、山东、江苏、安徽、浙江、江西、河南、湖北、湖南、广东、广西、云南等地。

【采收加工】8 月中下旬，木瓜外皮为绿黄色时采收，用铜刀对半切开，先仰晒几天至颜色变红时，再翻晒至全干。或烘干。

【药材鉴别】

性状鉴别

皱皮木瓜：果实多纵剖成两半，卵圆形或长圆形。外表面紫红色或红棕色，有不规则的深皱纹；剖面边缘向内卷曲，果肉红棕色，中心部分凹陷，棕黄色。种子扁长三角形，多脱落，质坚硬。气微清香，味酸、涩。

木瓜：果实多纵剖成 2～4 瓣，外表红棕色，光滑无皱或稍粗糙，剖开面较饱满，果肉粗糙，显颗粒性。种子多数密集，呈扁三角形。气微，果肉微酸涩。

【化学成分】果实含有机酸类：苹果酸、酒石酸、柠檬酸。萜类及皂苷类：β-谷甾醇、齐墩果酸、β-谷甾醇-β-D-葡萄糖苷、乙酰熊果酸、3-O-乙酰坡模醇和桦木酸。此外，还含蛋白酶、枸橼酸、维生素 C、黄酮类等。

【药理作用】

1. 抗肿瘤作用：木瓜总黄酮可以抑制免疫共刺激分子程序性死亡因子（PD）-1 与其配体（PD-L1）

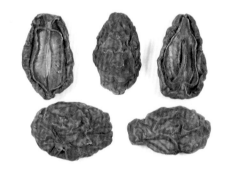

皱皮木瓜（生药）

结合，同时可降低肿瘤细胞表面PD-L1的表达，从而促进机体对肿瘤的免疫应答，最终达到抑制肿瘤生长、提高肿瘤鼠存活率的作用。

2. 保肝作用：木瓜醇提物能够显著降低CCl₄引起的慢性肝损伤模型大鼠血清由于肝损伤而升高的ALT、AST、GGT和ALP等酶指标，显著改善其一般生活及活动状况。

3. 抗炎镇痛作用：木瓜的提取物、木瓜总苷、木瓜苷及木瓜籽等均有较好的抗炎镇痛效果。从木瓜籽中分离得到的多糖、苷类、黄酮类都有抗感染、镇痛作用。木瓜籽提取物对乙酸致小鼠腹腔毛细血管通透性、二甲苯致小鼠耳郭肿胀和大鼠棉球肉芽肿的形成均有显著的抗炎作用，能明显延长小鼠的痛阈。

4. 祛风湿作用：木瓜苷具有抗炎和免疫调节的功能，并且通过G蛋白-AC-cAMP滑膜细胞跨膜信号转导途径对胶原性关节炎大鼠有治疗的作用。木瓜苷可减轻佐剂性关节炎（AA）大鼠关节肿胀、疼痛和多发性关节炎程度。

【医疗用途】

药性归经：味酸，性温。归肝、脾、胃经。

功能：舒筋活络，和胃化湿。

主治：风湿痹痛，肢体酸重，筋脉拘挛，吐泻转筋，脚气水肿。

用法用量：6～12g，水煎服或泡酒服。外用适量。

【资源评述】木瓜属植物我国有5种，《中国药典》在"木瓜"条下收载了贴梗海棠 C. speciosa（皱皮木瓜），此外各地药用的还有木瓜 C. sinensis、毛叶木瓜 C. cathayensis、西藏木瓜 C. thibetica、日本木瓜 C. japenica。除木瓜 C. sinensis 外，其余的果实干后均皱缩，故商品药材称为皱皮木瓜，与品种无关。木瓜 C. sinensis 又称光皮木瓜，《中国药典》（1977年版）曾收载为木瓜的基原之一，现多为地方标准收载。

重庆綦江、江津、万州所产者称"川木瓜"，产量大。安徽宣城产者称"宣木瓜"，种植历史长，质量好，但近年来由于品种退化和当地改种食用木瓜，产量及质量有所下降。浙江淳安产者称"淳木瓜"。山东临沂建立了木瓜种质资源基地，并选育出4个品种。以上所产地木瓜品种以毛叶木瓜 C. cathayensis 为主，皱皮木瓜 C. speciosa 为次。云南昆明所产称"云木瓜""秋木瓜"，品种以皱皮木瓜 C. speciosa 为主，毛叶木瓜次之。西藏拉萨、林芝、波密所产称"藏木瓜"，品种以西藏木瓜 C. thibetica 为主，藏医习用。

木瓜为食药两用的品种，木瓜含有齐墩果酸，可用于治疗乙型肝炎。含有皂苷类及黄酮类化合物能改善血液浓、黏、凝、聚状态，用于治疗心血管疾病。木瓜凝乳蛋白酶治疗腰椎间盘突出症。木瓜蛋白酶是对动植物蛋白质水解能力极强的一种酶，广泛用于食品、制药等行业。木瓜还可加工成保健饮料或食品。

【参考文献】

[1] 林丹，郭素华. 木瓜化学成分、药理作用研究进展 [J]. 海峡药学，2009，21（10）：85-87.

[2] 敖志辉，陈建真. 中药木瓜的化学成分和质量控制研究进展 [J]. 海峡药学，2008，20（12）：79-81.

[3] 刘爱华，田慧群，覃晓琳，等. 木瓜总黄酮抗肿瘤活性研究 [J]. 中国药房，2014，25（7）：599-601.

[4] 王宏贤. 木瓜保肝降酶作用的实验研究 [J]. 世界中西医结合杂志，2007，2（4）：213-214.

[5] Kostova I, Iossifova T. Chemical components of Fraxinus species [J]. Fitoterapia, 2007, 78 (2)：85-106.

[6] 刘淑霞，刘淑琴，王士杰，等. 木瓜籽提取物抗感染镇痛活性研究 [J]. 中国医药导报，2008，5（2）：13-15.

[7] 何家宝，朱秀芹，陈政，等. 木瓜化学成分及药理研究进展 [J]. 中国中医药信息杂志，2007，14（8）：98-100.

山 楂

Shanzha

【别名】野山楂、南山楂。

【来源】为蔷薇科植物山里红 Crataegus pinnatifida Bge. var major N. E. Br 的干燥成熟果实。

【植物形态】落叶灌木，高达15m，分枝密，通常具细刺，刺长0.5～0.8cm；小枝细弱，圆柱形，有棱，幼时被柔毛。叶片宽倒卵形至倒卵状长圆形，长2～6cm，宽1～4.5cm，先端急尖，基部楔形，下延连于叶柄，边缘有不规则重锯齿，顶端常有3或稀5～7浅裂片，上面有光泽，下面具稀疏柔毛，沿叶脉较密，

以后脱落；叶柄两侧有叶翼，长 0.4～1.5cm；托叶
大形，草质，镰刀状，边缘有齿。伞房花序，具花
5～7 朵，总花梗和花梗均被柔毛。苞片草质，披针
形，条裂或有锯齿；花直径约 1.5cm；萼筒钟状，外
被长柔毛，萼片三角卵形，约与萼筒等长，先端尾状
渐尖，全缘或有齿，内外两面均具柔毛；花瓣近圆形
或倒卵形，白色，基部有短爪；雄蕊 20 枚；花药红
色；花柱 4～5 枚，基部被绒毛。果实近球形或扁球
形，红色或黄色，常具有宿存反折萼片或 1 枚苞片；
小核 4～5 粒，内面两侧平滑。花期 5～6 月，果期
9～11 月。

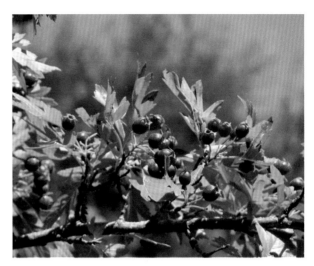

野山楂

【生境分布】 生于海拔 500～2000m 的山坡灌木丛
中。产于城口、巫溪、南川、江津。分布于陕西、山
西、江苏、浙江、江西、河南、湖北、湖南、四川
等地。

【采收加工】 秋后果实变成红色，果点明显时采收。用剪刀剪断果柄，或摘下，横切成两半，或切片后
晒干。

【药材鉴别】

性状鉴别： 果实球形，直径 2.5cm；表面深红色，有灰白色小斑点，顶端有圆形凹窝状宿存花萼，基
部有短果柄或果柄痕。商品多切成两瓣。果肉薄，深黄色至浅棕色，果皮常皱缩，种子 5 粒，内面两侧平
滑。质坚硬。气微，味酸、涩、微甜。

【化学成分】 含槲皮素、金丝桃苷、芸香苷、左旋表儿茶精、枸橼酸及其甲酯类和黄烷聚合物、（-)-表
儿茶素、（-)-表没食子儿茶素、原花青素 B_2、槲皮素-3-O-β-D-6″-乙酰基吡喃阿洛糖苷、槲皮素-3-O-β-D-吡
喃葡萄糖苷、槲皮素-3-O-β-D-6″-乙酰基吡喃葡萄糖苷、绿原酸、eucomic acid、kasispy-rol、香草酸、香草
醛、异香草醛、丁香醛、（+)-松脂酚、（+)-表松脂酚等。

【药理作用】

1. **降脂作用：** 山楂提取物对不同动物的各种高脂模型均有较显著的降脂作用，能明显的降低高胆固醇
饮食的新西兰白兔和苍鼠的血清 TC 和 TG 水平。主要降脂机制为抑制胆固醇合成酶，促进脂质排泄，抑制
前脂肪细胞分化和影响其分泌因子，改善高脂诱导的内皮功能紊乱等。

2. **抗肿瘤作用：** 其有效成分主要是黄酮及三萜类。山楂酸和齐墩果酸可能抑制细胞内的 GP 活性，使
细胞的糖原代谢受阻，细胞生命活动所需的能量来源减少，进而对肿瘤细胞的生长增殖产生抑制作用；山
楂果总黄酮对正常细胞的生长无明显影响，但可通过抑制肿瘤细胞 DNA 的生物合成，从而阻止细胞的分裂
繁殖；熊果酸能促进肿瘤细胞的凋亡，可能是通过阻断起始阶段复制叉的建立，从而抑制 DNA 的复制，诱
导细胞周期终止。

3. **抗氧化作用：** 由于对含有维生素 C、前花青素类、黄酮类等还原性物质的直接作用，可通过增强抗
氧化酶系统的活性，从而消除、捕捉、抑制自由基的连锁反应，抑制脂质过氧化物的产生，使机体保持基
本的抗氧化机能，起到显著的抗氧化作用。

4. **增强免疫作用：** 熊果酸对 CTX 造成的免疫低下小鼠具有保护作用，能极显著增加腹腔巨噬细胞吞噬
百分率，且能显著提高免疫抑制小鼠的白细胞数；山楂黄酮类主要成分金丝桃苷（Hyp）对小鼠胸腺指数及
脾 T、B 淋巴细胞增殖和腹腔巨噬细胞吞噬功能具有明显的增强作用。

【医疗用途】

药性归经： 味酸、甘，性微温。归脾、胃、肝经。

功能： 健脾消食，行气散瘀，化浊降脂。

主治： 肉食积滞，胃脘胀满，泻痢腹痛，瘀血经闭，产后瘀阻，心腹刺痛，胸痹心痛，疝气疼痛，高
脂血症。

用法用量： 内服：煎汤，9～12g；或入丸、散。

使用注意：脾胃虚弱者慎服。

【资源评述】山楂属（Crataegus）广泛分布于北半球，北美种类很多，约千种以上。中国约产 17 种。《中国药典》收载有山楂 C. pinnatifida Bnge.、山里红 C. pinnatifida Bge. var. major N. E. Br 2 种，主产于华北及华东一带。商品称北山楂，质量较好，为主流品种。

常见山楂的来源有湖北山楂 C. hupehensis Sarg. 产于河南、山西、陕西、甘肃、湖北、重庆、湖南、江西等地；华中山楂 C. wilsonii Sarg. 产于河南、陕西、山西、甘肃、四川、云南等地；云南山楂 C. scabrifolia (Franch.) Rehd 产于广西、四川、贵州、云南等地，又称云山楂。以上 4 种，多为产地区习用，自产自销。此外，陕西将甘肃山楂 C. kansuensis Wils. 作山楂用；新疆将辽宁山楂 C. sanguinea Pall. 作山楂用。

山楂对心血管系统有较好的疗效，且有增强免疫和抗癌的作用。野山楂对心血管系统的作用强于北山楂。

【参考文献】

[1] 晏仁义，魏洁麟，杨滨．山楂化学成分研究［J］．时珍国医国药，2013，24（5）：1066-1068.

[2] 楼陆军，罗洁霞，高云．山楂的化学成分和药理作用研究概述［J］．中国药业，2014，23（3）：92-94.

[3] 时岩鹏，丁杏苞．山楂化学成分的研究［J］．中草药，2000，31（3）：173-174.

[4] 于蓓蓓，闫雪生，孙丹丹．山楂药理作用及其机制研究进展［J］．中南药学，2015，13（7）：745-748.

[5] 柳军，王雪，罗丹，等．五环三萜抑制 A549 细胞生长与促进糖原累积作用的相关性研究［J］．中国新药杂志，2011（23）：2350-2353.

[6] 林科，张太平，朱顺，等．山楂熊果酸的制备及对小鼠免疫功能和肝癌细胞凋亡的影响［J］．中国生化药物杂志，2007，28（5）：308-311.

[7] 李敏芳，李慧，王学美．金丝桃苷药理作用研究进展［J］．中国中医药信息杂志，2008，15（4）：102-104.

枇杷叶

Pipaye

【来源】为蔷薇科植物枇杷 Eriobotrya japonica（Thunb.）Lindl. 的干燥叶。

【植物形态】常绿小乔木，高约 10m。叶片革质，叶柄短或几无柄，长 6～10mm，有灰棕色绒毛；托叶钻形，有毛；叶片披针形、倒披针形、倒卵形或长椭圆形，长 12～30cm，宽 3～9cm，先端急尖或渐尖，基部楔形或渐狭成叶柄，上部边缘有疏锯齿，上面光亮、多皱，下面及叶柄密生黄色绒毛。圆锥花序顶生，总花梗和花梗密生锈色绒毛；花直径 1.2～2cm；萼筒浅杯状，萼片三角卵形，外面有锈色绒毛；花瓣白色，长圆形或卵形，长 5～9mm，宽 4～6mm，基部具爪，有锈色绒毛；雄蕊 20 枚，花柱 5 枚，离生，柱头头状。果实球形或长圆形，黄色或橘红色；种子 1～5 粒，球形或扁球形，直径 1～1.5cm，褐色，光亮，种皮纸质。花期 10～12 月，果期 5～6 月。

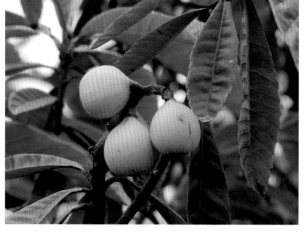

枇杷

【生境分布】多栽培。产于重庆各地。分布于中南、西南及陕西、甘肃、江苏、安徽、浙江、江西、福建、台湾等地。

【采收加工】全年可采，以夏秋间采收为多，采后晒干。

【药材鉴别】

性状鉴别：叶呈长椭圆形或倒卵形，长 12～30cm，宽 3～9cm。先端尖，基部楔形，边缘上部有疏锯齿，基部全缘。上表面灰绿色、黄棕色或红棕色，有光泽，下表面淡灰色或棕绿色，密被黄色茸毛。主脉于下表面显著突起，侧脉羽状。叶柄极短，被棕黄色茸毛，革质而脆，易折断。气微，叶微苦。

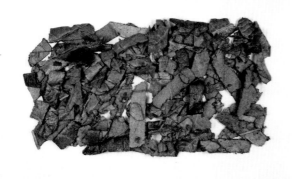

枇杷叶（蜜炙）

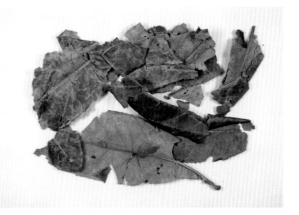

枇杷叶（生药）

【化学成分】叶中含苦杏仁苷、酒石酸、柠檬酸、苹果酸、齐墩果酸、熊果酸、2α-羟基熊果酸、6-羟基熊果酸、6α,19α-苷二羟基熊果酸、马斯里酸、马斯里酸甲酯、野鸦椿酸、枇杷呋喃、枇杷佛林 A、金丝桃苷、山奈酚、槲皮素、3,5,7-三羟基黄酮（高良姜素）、橙皮苷、3,7-二葡萄糖苷、异槲皮苷、槲皮苷、芦丁、糖苷、芦丁酯、arjunolic acid、methyl 2α-hydroxyursolate、马斯羟基齐墩果酸、2α-羟基齐墩果酸、蔷薇酸、vomifoliol、鼠李柠檬素、槲皮素-4'-O-β-D-半乳糖、eugenyl-β-rutinoside、白桦脂酸甲酯、2α-羟基齐墩果酸甲酯、科罗索酸甲酯、科罗索酸、委陵菜酸，还含有倍半萜类、挥发油等。

【药理作用】

1. 镇咳、祛痰和平喘作用：枇杷叶三萜酸对慢性支气管炎具有一定的抗感染作用，可同时对抗组胺引起的支气管收缩，增加支气管肺泡灌流量，具有良好的镇咳、祛痰和平喘作用。

2. 抗肿瘤作用：枇杷叶的主要有效成分有熊果酸（UA）、齐墩果酸（OA）。UA 诱导细胞的凋亡，与某些药物如美洛昔康合用对人胃癌细胞的增生具有抑制作用，同时对卵巢癌细胞、人急性白血病细胞、前列腺癌细胞也具有抑制作用；OA 能提高机体的免疫力，具有浓度依赖地诱导人肺腺癌细胞凋亡的作用，对人胃癌顺铂耐药细胞株亦有抑制作用。

3. 抗感染、抗病毒作用：枇杷叶的主要提取成分三萜酸类化合物具有抗感染作用，对一些球菌、杆菌、念珠菌有一定的抑菌作用。不同提取部位的抑菌强弱顺序为：乙醇＞水＞正烷，菌种的抑制效果强弱顺序为：金黄色葡萄球菌＞大肠杆菌＞枯草芽孢杆菌。除对上述细菌有抑菌作用外，对结核菌、白色念珠菌、乙型肝炎病毒也有抑菌作用。

4. 降血糖作用：主要有效成分是三萜酸类及倍半萜烯化合物，作用机制可能是刺激胰腺 β 细胞，增加胰岛素的释放水平，从而达到降低血糖的作用。

【医疗用途】

药性归经：味苦，性微寒。归肺、胃经。

功能：清肺止咳，降逆止呕。

主治：肺热咳嗽，气逆喘急，胃热呕逆，烦热口渴。

用法用量：内服：煎汤，6～10g，大剂量可用至 30g，纱布包煎；或熬膏。润肺下气止咳逆，宜蜜汁炒用。

使用注意：胃寒呕吐及风寒咳嗽证禁服。

附方：

1. 治疗急性支气管炎：枇杷叶 15g，百部、筋骨草、十大功劳各 9g，水煎服。

2. 治疗痤疮：枇杷叶、桑白皮、黄柏各 9g，黄连、甘草、人参各 6g。水煎服。

【资源评述】枇杷叶始载于《名医别录》，列为中品。历代本草多载为治肺热咳嗽、风热咳嗽及胃热呕吐之药，现临床主要用于镇咳平喘。对不同季节采收的枇杷叶中 4 种三萜成分的含量进行检测，结果发现科罗索酸、齐墩果酸、熊果酸的含量随月份的变化较小，齐墩果酸和熊果酸含量最高月份为 4 月，科罗索酸含量最高月份为 7 月，山楂酸含量变化较大，最高在 11 月。对不同生长期的枇杷叶的有效成分的研究发现，落叶中的齐墩果酸和熊果酸含量高于成年生长叶，总黄酮含量低于成年生长叶。

枇杷主要分布于亚热带地区，我国黄河以南各地多有栽培。现福建的莆田市建立有中药材枇杷叶 GAP 认证基地。

【参考文献】

[1] 陈剑，李维林，吴菊兰，等．枇杷叶的化学成分 [J]．植物资源与环境学报，2006，15（4）：67-68.

[2] 吕寒，于盱，陈剑，等．枇杷叶黄酮类化学成分研究 [J]．中成药，2014，36（2）：329-332.

[3] Er-Na L I, Zhou G D. Chemical Constituents from the Leaves of Eriobotrya japonica [J]. Chinese Journal of Natural Medicines, 2009, 7 (3): 190-192.

[4] 吕寒，陈剑，李维林，等．枇杷叶中三萜类化学成分的研究 [J]．中药材，2008，31（9）：1351-1354.

[5] 黎雪桂．枇杷叶主要提取物药理作用研究进展 [J]．中国当代医药，2012，19（11）：17-18.

[6] 柯发敏．枇杷叶的药理作用研究进展 [J]．现代医药卫生，2011，27（8）：1190-1191.

委陵菜

Weilingcai

【别名】 翻白草、白玉草、天青地白。

【来源】 为蔷薇科植物委陵菜 *Potentilla chinensis* Ser. 的干燥全草。

【植物形态】 多年生草本，高 30～60cm。根粗壮，稍木质化。茎、叶均被稀疏短柔毛及白色绢状长柔毛。基生叶为羽状复叶；小叶 5～15 对，小叶片长圆形、倒卵形或长圆披针形，长 3～5cm，宽 0.5～1.5cm，边缘羽状深裂，裂片三角卵形至长圆披针形，下面被白色绒毛，沿脉被白色绢状长柔毛；茎生叶与基生叶相似，唯叶片对数较少。聚伞花序顶生，基部有披针形苞片，外密被短柔毛；花瓣 5 枚，宽倒卵形，黄色；花柱近顶生，枝头扩大。瘦果卵球形，深褐色，有明显皱纹。花、果期 4～10 月。

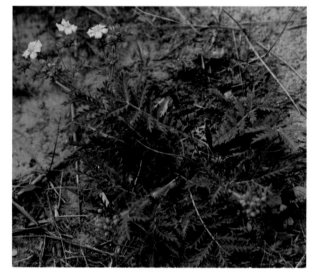

委陵菜

【生境分布】 生于海拔 400～3200m 的山坡、草地、沟谷、林缘、灌丛及疏林下。产于南川。分布于东北、华北、中南、西南及陕西、甘肃、山东、江苏、安徽、浙江、江西、台湾、西藏等地。

【采收加工】 4～10 月采挖带根的全草，除去花枝及果枝，晒干。

【药材鉴别】

性状鉴别： 根圆柱形或类圆锥形，有的分枝；表面暗棕色或暗紫红色，有纵纹，粗皮易成片状剥落；根头部稍膨大，质硬，易折断，断面皮部薄，暗棕色，常与木部分离，射线呈放射状排列。叶基生，单数羽状复叶，有柄；小叶狭长椭圆形，边缘羽状深裂，下表面及叶柄均密被灰白色柔毛。气微，味涩，微苦。

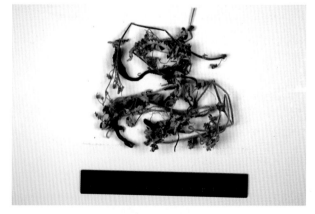

委陵菜（生药）

【化学成分】 全草含槲皮素，山柰素和没食子酸，壬二酸，3,3′,4′-三-O-甲基并没食子酸。熊果酸、丝石竹皂苷元、槲皮素-3-O-α-L-阿拉伯呋喃糖苷、槲皮素-3-O-α-L-吡喃鼠李糖苷、山柰酚-3-O-α-L-阿拉伯呋喃糖苷、山柰酚-3-O-β-D-(6-O-cis-p-香豆酰基)葡萄糖苷、山柰酚-3-O-β-D-(6-O-trans-p-香豆酰基)葡萄糖苷 4′,5,7-三甲氧基-黄酮醇、布卢姆醇 A、dihydrosyringenin、β-谷甾醇、β-胡萝卜苷、吐叶醇、乌苏酸、委陵菜酸、2α-羟基齐墩果酸、3-羟基-11-烯-11,12-脱氢-28,13-乌苏酸内酯、3-O-乙酰坡模醇酸、白桦酸、3-氧代-12-烯-28-乌苏酸、齐墩果酸。

【药理作用】

1. 抗溃疡作用：其水提液对胃部有保护作用，能够有效抑制乙醇引起的小鼠胃溃疡。

2. 抗氧化作用：其鞣质对羟基、超氧阴离子、DPPH 自由基和脂质过氧化均有清除和抑制作用，而且其抗氧化能力在一定范围内会随着鞣质浓度的增大而增加；其水煎剂能抑制 2 型糖尿病大鼠的氧化应激，改善其肝脏的能量代谢障碍，并且防止 2 型糖尿病对大鼠肝脏引起的氧化损伤。

3. 降血糖作用：其醇提物能降低四氧嘧啶糖尿病小鼠的血糖，并且在改善糖代谢和脂代谢异常方面的作用显著，可减轻糖毒性和脂毒性，能用于防治糖尿病及其并发症的发生与发展；其水提物对自发 2 型糖尿病 db/db 小鼠有降血糖作用，能显著降低小鼠空腹血糖和血清胰岛素水平，增加胰岛素的敏感指数。

4. 抑菌作用：其不同药用部位的抑菌作用具有一定差异，带根全草的抑菌作用最强，地上部分次之，而根部最弱。不同提取液的抑菌效果也具有一定差异，其中 70％乙醇提取液的作用最强，而且对革兰阳性菌的抑菌效果优于革兰阴性菌。

【医疗用途】

药性归经：味苦，性寒。归肝、大肠经。

功能：凉血止痢，清热解毒。

主治：赤痢腹痛，久痢不止，痔疮出血，疮痈肿毒。

用法用量：内服：煎汤，9～15g。研末或浸酒。外用：适量，煎水洗、捣敷或研末敷。

附方：

1. 治久痢不止：天青地白、白木模花各 15g。煎水服。

2. 治疮疔痈肿：委陵菜 15g，蒲公英 15g。水煎服。

3. 治消化道溃疡：委陵菜干根 60g，鸡 1 只（约 500g）。水炖服。

4. 治便血：委陵菜根 15g，小蓟炭 12g，侧柏炭 9g。水煎服。

【资源评述】 委陵菜始载《救荒本草》，又名"翻白菜"，反映了其叶下面具白色绒毛而呈白色的特征，民间又称"天青地白"。《中国药典》收载了委陵菜 *P. chinensis*。《救荒本草》中还记载有"翻白草"，为同属植物翻白草 *P. discolor* Bunge.。委陵菜属在我国有 80 余种，全国各地均产，主要分布于我国北方及西南地区的山坡、草地、林缘、荒漠，平原地区较少，为当地植被中常见的物种。本属植物资源可分为淀粉植物类、饲用植物类、蜜源植物类、药用植物类、鞣科植物类、水土保持植物类、观赏植物类、纤维植物类及染料植物类。

本属植物约有 20 种在各地民间药用，多数具有清热解毒、利水消肿、补气健脾之功。目前对该属植物研究报道较少，尚有待深入研究和开发。

【参考文献】

[1] 刘普，邓瑞雪，段宏泉，等. 委陵菜化学成分的研究 [J]. 中国药学杂志，2009，44（7）：493-495.

[2] 高雯，沈阳，张红军，等. 委陵菜的化学成分研究 [J]. 药学服务与研究，2007，7（4）：262-264.

[3] 王庆贺，李志勇，沈阳，等. 委陵菜三萜类化学成分研究 [J]. 中国中药杂志，2006，31（17）：1434.

[4] 张远荣，王锋. 翻白草鞣质的体外抗氧化作用研究 [J]. 中国药房，2011，22（11）：983-985.

[5] 马山，崔荣军. 翻白草对 2 型糖尿病肝脏大鼠氧化应激的实验性研究 [J]. 牡丹江医学院学报，2008，29（4）：7-9.

[6] 孙奕，邓雁如，王颖，等. 翻白草的化学成分及药理活性研究进展 [J]. 中成药，2016，38（3）：639-645.

[7] 严哲琳，孙文，杨美娟，等. 翻白草水提取物对自发 2 型糖尿病 db/db 小鼠降糖作用的研究 [J]. 环球中医药，2011，4（5）：348-350.

[8] 伍贤进，毛倩，刘胜贵，等. 翻白草提取物的抑菌作用研究 [J]. 辽宁中医杂志，2007，34（9）：1295-1296.

月季花
Yuejihua

【别名】月七花、月月红。

【来源】为蔷薇科植物月季 *Rosa chinensis* Jacq. 的干燥花。

【植物形态】灌木。小枝有粗壮而略带钩状的皮刺或无刺。羽状复叶,叶柄及叶轴疏生皮刺及腺毛;托叶大部附生于叶柄上,边缘有腺毛或羽裂;小叶 3～5 枚,宽卵形或卵状长圆形,长 2～6cm,宽 1～3cm,基部宽楔形或近圆形,边缘有锐锯齿。花单生或数朵聚生呈伞房状;花梗长,散生短腺毛;萼片卵形,羽裂,边缘有腺毛;花瓣红色或玫瑰色,重瓣;花柱分离,子房被柔毛。果卵圆形或梨形,长 1.5～2cm,红色。萼片宿存。花期 4～9 月,果期 6～11 月。

【生境分布】全国普遍栽培。月季适应性强,耐寒、耐旱,喜光,喜温暖。

【采收加工】夏、秋季采收半开放的花朵,晾干或用微火烘干。

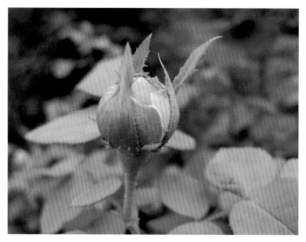

月季

【药材鉴别】

性状鉴别:花朵多呈圆球形,直径 1～1.5cm。花托倒圆锥或倒卵形,长 5～7mm,直径 3～5mm,棕紫色,基部较尖,常带有花梗。萼片 5 枚,先端尾尖,大多向下反折,背面黄绿色或橙黄色,有疏毛,内面被白色绵毛。花瓣 5 枚或重瓣,覆瓦状排列;散瓣,长 2～2.5cm,宽 1～2.5cm,紫红或淡红色,脉纹明显。体轻,质脆,易碎。气清香,味微苦、涩。

【化学成分】花含挥发油,多为萜醇类化合物,主要为牻牛儿醇、橙花醇、香茅醇及其葡萄糖苷。另含没食子酸、槲皮苷、山奈酚-3-O-鼠李糖苷、槲皮素、山奈黄素、琥珀酸、琥珀酸甲酯、没食子酸乙酯、原儿茶酸、香草酸、莽草酸、没食子酸甲酯-3-O-β-D-葡萄糖苷、苯甲基-6′-O-没食子酸基-β-D-葡萄糖苷、苯乙基-6′-O-没食子酸基-食子酸基葡萄糖苷、邻苯二酚、金丝桃苷、山奈酚-3-O-邻苯二酚葡萄糖苷、乔松素-7-O-乔松素酚葡萄糖苷、伊谷甾醇、菜油甾醇、环桉烯醇、齐墩果酸、熊果酸、2α,3α,19α,23-四羟基-12-烯-28-乌苏酸、2α,3α,19α-三羟基乌苏-12-烯-28-酸、山奈酚、山奈酚-3-O-β-D-槐糖苷、槲皮素-3-O-β-D-槐糖苷、槲皮素-7-O-β-龙胆二糖苷、银椴苷、芹菜素-7-O-(6″-O-对羟基苯甲酰基)-β-D-葡萄糖苷、苷鼠李糖苷、胡桃苷、槲皮素-3-O-胡桃苷、半乳糖苷、萹蓄苷、山奈酚-3-O-6″-反式-香豆酰基-β-D-葡萄糖苷、山奈酚-3-O-山奈酚、鼠李糖苷、槲皮素-3-O-6″-反式-香豆酰基-

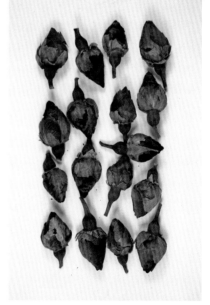

月季花(生药)

β-D-葡萄糖苷、山奈酚-3-O-2″-没食子酰基-β-D-葡萄糖苷、槲皮素-3-O-2″-没食子酰基-β-D-葡萄糖苷、β-谷甾醇等。

【药理作用】

1. 抗肿瘤作用:月季花中富含黄酮类化合物,主要通过抗自由基作用、直接抑制癌细胞生长和抗致癌因子 3 种途径来达到抗癌、抗肿瘤作用。

2. 抗氧化作用:月季花粗提物的乙酸乙酯有较强地清除 DPPH 的能力;水提物可减少 NO、MDA 释放,提高红细胞 SOD 水平,提高胰岛素的分泌量,且对由外源性 NO 导致的 DNA 含量降低也有一定的抑制作用；月季花中的花青素类色素，亦具有较强的抗氧化能力。

3. 免疫增强作用：月季花含有的槲皮素对机体细胞免疫功能有正向调节作用，可显著促进 T、B 淋巴细胞的转化，同时也增强 IL-2 的产生，能够增强细胞免疫功能。

4. 其他作用：月季花还有抑制血小板聚集、降低血管通透性、利尿、抗真菌、抗病毒等作用。

【医疗用途】

药性归经：味甘，性温。归肝经。

功能：活血调经，疏肝解郁。

主治：气滞血瘀，月经不调，痛经，闭经，胸胁胀痛。

用法用量：内服：煎汤或开水泡服，3～6g，鲜品 9～15g。

使用注意：脾虚便溏、孕妇及月经过多者慎服。

附方：

1. 治皮肤湿疹、疮肿：鲜月季花捣烂，加白矾少许，外敷。

2. 治高血压：月季花 9～15g。开水泡服。

3. 治月经不调，经闭：月季花 9g，益母草、马鞭草各 15g，丹参 12g。水煎服。

4. 治烫伤：月季花焙干研粉，茶油调搽患处。

【资源评述】月季在古籍中多作为花卉记载，宋代《益部方物略记》名"四季花"，《群芳谱》中称"长春花"，"月季花"之名始见于《本草纲目》。清代四川地方性草本《分类草药性》记载为"月月开"，准确地描述了月季 R. chinensis 的开花习性。月季花药材主产于江苏苏州、南京、无锡，湖北襄阳，山东长清、历城、菏泽，河北沧县、保定，天津，北京丰台等地；河南、安徽、重庆、四川、贵州、湖南等地亦产。以江苏产量大，品质佳。

作为常见花卉，月季 R. chinensis 有诸多栽培品种，《中国药典》收载了月季 R. chinensis，但药材中可能存在不同的栽培品种。

除药用花外，叶、根也在民间药用。月季花叶：味微苦，性平。归肝经。能活血消肿，解毒，止血。主治疮疡肿毒，瘰疬，跌打损伤，腰膝肿痛，外伤出血。月季花根：味甘、苦，性温。归肝经。能活血调经，消肿散结，涩精止带。主治月经不调，痛经，闭经，血崩，跌打损伤，瘰疬，遗精，带下。

【参考文献】

［1］赵倩，刘钫，李清娟，等．月季花化学成分的研究［J］．中草药，2012，43（8）：1484-1488.

［2］王晓燕，王雯雯，周勇辉，等．月季花化学成分的初步研究［J］．中国药学杂志，2012，47（7）：500-503.

［3］张沛，薛莹，青琳森，等．月季花的化学成分研究［J］．中草药，2010，41（10）：1616-1618.

［4］李春和，贾少英，王晓闻．月季花提取物对 DPPH 自由基的清除活性［J］．农产品加工（学刊），2010（9）：30-32.

［5］刘英发，王宪明，王敏伟．月季花水提物对外源性一氧化氮损伤的胰岛细胞的保护作用［J］．沈阳药科大学学报，2006，23（2）：109-112.

［6］袁克星，王海涛，常丽新，等．月季花色素对运动小鼠抗氧化酶系统及乳酸含量的影响［J］．河北师范大学学报（自然科学版），2011，35（5）：515-518.

［7］刘谋治，宋霞，姜远英，等．月季花化学成分及药理作用的研究进展［J］．药学实践杂志，2015，33（3）：198-200.

金樱子

Jin ying zi

【别名】糖罐子、刺糖果。

【来源】为蔷薇科植物金樱子 Rosa laevigata Michx. 的干燥成熟果实。

【植物形态】常绿攀援灌木。有钩状皮刺和刺毛。羽状复叶，叶柄和叶轴具小皮刺和刺毛；托叶披针形，与叶柄分离，早落；小叶革质，通常 3 片，稀 5 片，椭圆状卵形或披针状卵形，长 2.5～7cm，宽 1.5～4.5cm，基部近圆形，边缘具细齿状锯齿，有光泽。花单生于侧枝顶端，花瓣白色，直径 5～9cm，雄蕊多数，柱头塞于花托口，花梗和萼筒外面均密被刺毛。果近球形或倒卵形，紫褐色，外面密被刺毛。花期4～6月，果期7～11月。

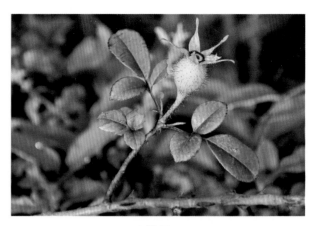

金樱子

【生境分布】生于海拔100～1600m的向阳的山野、田边、溪畔灌木丛中。喜温暖干燥的气候。产于重庆各地。分布于河南、陕西、江苏、安徽、浙江、江西、福建、台湾、湖北、湖南、广东、海南、广西、四川、贵州、云南等地。

【采收加工】10～11月果实红熟时采摘，晾晒后放入桶内搅拌，擦去毛刺，再晒至全干。

【药材鉴别】

性状鉴别：本品为花托发育而成的假果，呈倒卵形，长2～3.5cm，直径1～2cm。表面红黄色或红棕色，有突起的棕色小点，系毛刺脱落后的残基。果柄部分较细，中部膨大。宿萼端盘状，花萼残基多不完整，中央略突出。质坚硬，纵切开后，花托壁厚1～2mm，内有多数坚硬的小瘦果，内壁及瘦果均有淡黄色绒毛。气微，叶苦、微涩。

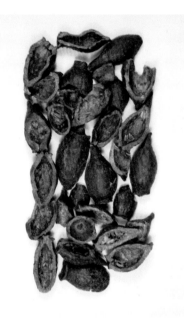

金樱子（炒黄）

【化学成分】果实含柠檬酸、苹果酸。果皮含多种水解型鞣质：金樱子鞣质A、B、C、D、E、F、G，仙鹤草素、前矢车菊素B-3、地榆素H-4、长梗马兜铃素、蛇含鞣质、仙鹤草酸A和B。金樱子皂苷A，β-谷甾醇、胡萝卜苷、熊果酸、2-甾醇、四羟基乌苏-12-烯-28酸、28-O-β-D-吡喃葡萄糖苷，2-喃葡萄糖苷，D-乌苏酸、三羟基乌苏-12-烯-28酸和4′,5,7-三羟黄酮醇-3-O-苷、D-［6″-O-（E)-O-羟基苯丙烯酰］吡喃葡萄糖苷。

【药理作用】

1. 抗氧化作用：金樱子果实中的水溶性多糖、水醇提取液、棕色素等多种成分都能清除超氧阴离子自由基和羟基自由基、抑制肝组织脂质过氧化产物MDA的生成等，具有抗氧化作用。

2. 抗炎抑菌作用：金樱子多糖对大肠杆菌、副伤寒杆菌、白葡球菌以及金黄色葡萄球菌等均有较强的抑制作用，且能抑制二甲苯引起的小鼠耳肿胀，具有一定的抗炎作用；醇提物能明显减少角叉菜胶所致的胸腔液白细胞总量。

3. 免疫调节作用：金樱子多糖能增强小鼠非特异性免疫、体液免疫和细胞免疫作用；金樱子果实和根提取物均可明显增加小鼠胸腺、脾脏重量及指数，明显促进血清溶血素的形成，使腹腔巨噬细胞吞噬百分率及吞噬指数增加，增加淋巴细胞转化率，促进淋巴细胞转化。

4. 保护肾脏作用：金樱子醇提物能显著降低被动型Heymann肾炎模型大鼠尿蛋白、Cr和BUN水平，升高血清总蛋白含量，减轻肾组织的病理变化，通过调节TXB_2与$6K-PGF_1\alpha$的平衡，增加血清尿素和肌酐清除率达到保护肾功能的作用。

【医疗用途】

药性归经：味酸、甘、涩，性平。归肾、膀胱、大肠经。

功能：固精，缩尿，涩肠，止带。

主治：遗精，滑精，遗尿，尿频，久泻，久痢，崩漏带下。

用法用量：内服，煎汤，6～12g；或入丸、散，或熬膏。

使用注意：有实火、邪热者慎服。

附方：

1. 治精滑梦遗、小便后遗沥：金樱子、鸡头肉各50g，白莲花蕊、龙骨（煅）各25g。上为末，糊丸梧桐子大，每服70丸，空腹盐汤下。

2. 治尿频遗尿：金樱子9g，桑螵蛸9g，莲须9g，山药12g。水煎服。

3. 治脾泄下利，止小便利，涩精气：金樱子，经霜后以竹夹子摘取，劈为两半，去其子，以水淘洗过，捣烂，入大锅用水煎，不得绝火，煎约水耗半，取出澄滤过，仍重煎似稀饧。每服取1匙，再暖酒一盏，调服。

4. 治子宫下垂：金樱子、生黄芪各30g，党参18g，升麻6g。水煎服。

【资源评述】金樱子在《蜀本草》以"刺榆子"之名记载，"金樱子"之名始见于《开宝本草》，《梦溪笔谈》名"金罂子"。《中国药典》收载其原植物为金樱子 *R. laecigata*，主产于江苏、浙江、湖北、安徽、江西、福建、湖南、广东、广西等地；河南、四川、贵州等地亦产，药材均来自于野生。

蔷薇属（*Rosa*）植物我国约有60种，全国各地多有分布，各地药用的种类也较多，常见的有长尖叶蔷薇 *R. longicuspis* Bertol.（四川、云南等）、大叶蔷薇 *R. macrophyllua* Lindl.（西藏）、美蔷薇 *R. bella* Rehd. et Wils.（内蒙古、河北、陕西、山西）、西北蔷薇 *R. davidii* Crep.（陕西、甘肃、宁夏）。因其果实有刺，民间习称"刺糖果"，也作水果食用，现已开发有饮料上市。

除果实外，其根、叶、花也药用。金樱根：味酸、涩，性平。归脾、肝、肾经。能收敛固涩，止血敛疮，祛风活血，止痛，杀虫。主治遗精，遗尿，泄泻，痢疾，咯血，便血，崩漏，带下脱肛，子宫下垂，风湿痹痛，跌打损伤，疮疡，烫伤，牙痛，胃痛，蛔虫症，诸骨梗喉，乳糜尿。金樱叶：味苦，性平。能清热解毒，活血止血，止带。主治痈肿疔疮，烫伤，痢疾，闭经，带下，创伤出血。

【参考文献】

[1] 毕葳，李强，龚卫红，等. 金樱子化学成分的研究 [J]. 北京中医药大学学报，2008，31（2）：110-111.

[2] 吴兴文，高品一，李玲芝，等. 中药金樱子的化学成分研究 [J]. 药学实践杂志，2009，27（3）：183-185.

[3] 曾日海，黄艳明，韦玉兰，等. 金樱子对大鼠肝组织脂质抗氧化作用的体外实验 [J]. 广西医科大学学报，2007，24（6）：868-870.

[4] 陈敬民，李友娣. 金樱子醇提物的抗炎作用 [J]. 中国民族民间医药，2011，20（5）：33-33.

[5] 林宣贤. 金樱子提取物对动物免疫功能影响的初步观察 [C]. 中国国际食品添加剂和配料展览会. 2010.

[6] 苏上贵，韦玉兰，黄艳明，等. 金樱子水-醇提取物保护 IgA 肾炎肾脏功能的实验研究 [J]. 时珍国医国药，2008，19（6）：1365-1366.

地　榆
Di yu

【别名】西地榆。

【来源】为蔷薇科植物地榆 *Sanguisorba officinalis* L. 的干燥根。

【植物形态】多年生草本。根多呈纺锤形，表面棕褐色或紫褐色，有纵皱纹及横裂纹。茎直立，有棱，无毛或基部有稀疏腺毛。基生叶为羽状复叶，小叶4～6对；叶柄无毛或基部有稀疏腺毛，小叶片有短柄；小叶片卵形或长圆形，长1～7cm，宽0.5～3cm，先端圆钝，基部心形至浅心形，边缘有多数粗大、圆钝的锯齿；茎生叶较少，小叶片长圆形至长圆状披针形，狭长，基部微心形至圆形，先端急尖，托叶大，草质，半卵形，外侧边缘有尖锐锯齿。穗状花序椭圆形、圆柱形或卵球形，紫色至暗紫色，从花序顶端向下开放；苞片2枚，披针形，先端渐尖至骤尖，比萼片短或近等长，背面及边缘有柔毛；萼片4枚，先端常具短尖头，紫红色；雄蕊4枚，*花丝丝状*，与萼片近等长，柱头顶端盘形。瘦果包藏在宿存萼筒内，外面有4棱。花期7～10月，果期10～11月。

【生境分布】生于海拔30～3000m的草原、草甸、山坡草地、灌丛中或疏林下。南川、城口、巫渡、巫山有产。分布于东北、华北、西北、华东、西南及河南、湖北、湖南、广西等地。

【采收加工】播种第2、3年春、秋均可采收，于春季发芽前，秋季枯萎

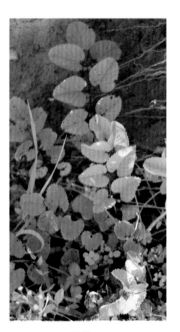

地榆

前后挖出，除去地上茎叶，洗净晒干，或趁鲜切片干燥。

【药材鉴别】

性状鉴别：根圆柱形，中、下部常膨大呈不规则纺锤形，略扭曲状弯曲，长18～22cm，直径0.5～2cm。表面棕褐色，具多数纵皱。顶端有圆柱状根茎或其残基。质坚，稍脆，折断面平整，略具粉质。横断面形成层环明显，皮部淡黄色，木部棕黄色或带粉红色，呈显著放射状排列。气微，味微苦、涩。

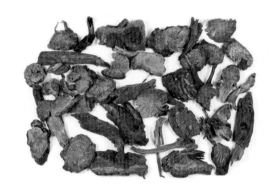

地榆（饮片）

【化学成分】地榆根主要含三萜及其苷、黄酮类、鞣质类、糖类和无机微量元素。

三萜及皂苷类：地榆皂苷A、B、C、D、E，甜茶皂苷R1，坡模醇酸-28-β-D-吡喃葡萄糖酯苷，2,4-二羟基-6-甲氧基苯乙酮，3,3′,4-三-O-甲基并没食子酸，3,4,4′-O-三甲基并没食子酸，地榆皂苷元，3′,3′,4′-O-三甲基逆没食子酸，3-O-甲基没食子酸甲酯，3β,19α-二羟基-乌索-12-烯-28-酸，3β-羟基-乌索-11,13（18）-二烯-28-酸，$β_2$谷甾醇，胡萝卜苷等。

酚类和鞣质类：地榆根、茎中含鞣质类物质很高，达17%，这类物质有很强的生理活性，主要用于止血、收敛、治疗烫伤等。已分离出这类物质有：儿茶酚、儿茶素、没食子酸、逆没食子酸、没食子儿茶素、没食子酰葡萄糖、丙氰定、1,2,3,6-四氧-没食子酰-食子酰-3-葡萄糖、1,2,3,4,6-五氧没食子酰-氧没食子葡萄糖、4,6-六氢二苯-D-葡萄糖、赤芍素、儿茶素等。

黄酮类：山柰酚苷、槲皮素、矢车菊苷、矢车菊双苷、茨菲醇、杨梅苷、花青苷、无色花青苷、黄酮醇。

其他成分：大黄酚、大黄素甲醚。

【药理作用】

1. 止血作用：地榆由于炒炭后其中具有止血作用的鞣质的含量明显增加，同时与凝血关系密切的Ca^{2+}含量也大幅度增加，从而缩短了小鼠出血的时间。

2. 抗肿瘤作用：地榆提取液对白血病细胞（K_{562}）、肝癌细胞（HepG2）、宫颈癌细胞（HeLa）、胃癌细胞（BGC_{823}）的生长都有明显抑制作用，且存在一定的量效关系。地榆总皂苷对荷S_{180}肉瘤小鼠肿瘤组织微血管的生成及VEGF表达具有一定的抑制作用。

3. 抗炎作用：地榆水提取液对大鼠甲醛性足趾肿胀、巴豆油合剂致小鼠耳肿胀、PGE Ⅰ致大鼠皮肤微血管通透性增加、大鼠棉球肉芽肿增生、二甲苯致小鼠耳郭肿胀、乙酸致小鼠腹腔毛细血管通透性增高和蛋清致大鼠足趾肿胀具有明显的抑制作用。

4. 止泻和抗溃疡作用：地榆对溃疡性结肠炎大鼠具有显著的治疗效果，并且可以显著降低IL-1β水平，升高IL-10的水平，明显下调NF-κB蛋白活性。地榆水煎液对蓖麻油或番泻叶致小鼠实验性腹泻有显著抗腹泻作用，能显著抑制小鼠肠推进运动，使肠蠕动减慢，抑制肠平滑肌活动。

5. 抗菌作用：地榆水煎剂抑菌作用依次为：金黄色葡萄球菌＞表皮葡萄球菌＞枯草杆菌＞变形杆菌＞甲型链球菌＞绿脓杆菌。地榆鞣质能够有效抑制革兰阳性菌，而对革兰阴性菌无明显的抑制作用。

6. 对皮肤的影响：地榆具有修护受损皮肤的作用，对疮面收敛作用强，减少疮面渗出效果好，同时还具有消炎、抗感染、减轻组织水肿、减轻疼痛的作用，从而促使疮面干燥、结痂和愈合，缩短创面愈合时间。

【医疗用途】

药性归经：味苦、酸、涩，性微寒。归肝、大肠经。

功能：凉血止血，清热解毒，消肿敛疮。

主治：便血，痔血，血痢，崩漏，疮痈肿毒，水火烫伤。

用法用量：内服：煎汤，9～15g；鲜品30～120g；或入丸、散，亦可绞汁内服。外用：适量，煎水或捣汁外涂；也可研末外掺或捣烂外敷。

使用注意：脾胃虚寒、中气下陷、冷痢泄泻、崩漏带下、血虚有瘀者均应慎服。

附方：

1. 治下血不止：地榆、鼠尾草各100g，水煎，顿服。

2. 治结阴便血不止，渐而极多者：地榆200g，砂仁7枚，生甘草4.5g，炙甘草3g，水煎温服。

3. 治妇人漏下赤色不止，令人黄瘦虚渴：地榆100g（细锉），以醋500ml，煮十余沸，去渣，食前稍热服50ml。亦治呕血。

4. 治胃溃疡出血：生地榆9g，乌贼骨15g，木香6g。水煎服。

5. 治原发性血小板减少性紫癜：生地榆、太子参各30g，或加怀牛膝30g，水煎服，连服2个月。

【资源评述】 地榆始载于《神农本草经》，《名医别录》名"酸赭"。各本草记载的地榆的原植物为地榆 S. officinalis，《中国药典》收载了地榆 S. officinalis 和长叶地榆 S. officinalis var. longifolia（Bert.）Yü er Li，现商品药材也主要来源于该2种，均为野生。

地榆属（Sanguisorba）植物全世界约有30种，分布在欧洲、亚洲及美洲。我国有7种6变种，南北均有分布，资源丰富，以东北与华东地区最多，华中、西南地区也有一定分布。除上述2种外，细叶地榆 S. tenuifolia Fisch ex Link（辽宁、山东、吉林）、小白花地榆 S. tenuifolia Fisch. var. alba Trautv. et Mey.（黑龙江、吉林）、大白花地榆 S. sitchensis C. A. Mey.（东北）、粉花地榆 S. officinalis L. var. carnea（Fisch.）Regel ex Maxim.（东北）在各地也药用。

最新研究表明，地榆能阻止硝基盐在肠内的硝基化，对预防癌症有一定的意义。地榆的提取物能防止紫外线引起的色素沉着，对紫外线引起的皮肤损伤有抑制作用，在保健美容方面有较大的开发价值。

【参考文献】

［1］于蓓蓓，钟方晓，董学. 地榆化学成分研究进展［J］. 中国中医药信息杂志，2009，16（s1）：103-105.

［2］代良敏，熊永爱，范奎，等. 地榆化学成分与药理作用研究进展［J］. 中国实验方剂学杂志，2016，22（20）：189-195.

［3］王振飞. 大蓟、小蓟、地榆提取液对四种癌细胞抑制作用的研究［D］. 内蒙古大学，2007.

［4］秦三海，王燕，周玲，等. 地榆总皂苷体内抗小鼠肿瘤组织微血管生成的实验研究［J］. 中医药学报，2012，40（5）：38-40.

［5］赵松，郑子春，沈洪. 地榆、白芷、白蔹在溃疡性结肠炎大鼠中的作用及机制探讨［J］. 实用临床医药杂志，2011，15（7）：1-4.

［6］周本宏，松长青，姜姗，等. 地榆鞣质提取物的抗菌活性及对金黄色葡萄球菌的抑菌机制研究［J］. 中国药师，2016，19（3）：464-469.

蓝布正

Lan bu zheng

【别名】 水杨梅、路边青、五气朝阳草

【来源】 为蔷薇科植物路边青 *Geum aleppicum* Jacq. 或柔毛路边青 *Geum japonicum* Thunb. var. *chinense* Bolle 的干燥全草。

【植物形态】

路边青：多年生草本。须根簇生。茎直立，高30～100cm，被开展粗硬毛，稀几无毛。基生叶为大头羽状复叶，通常有小叶2～6对，连叶柄长10～25cm，叶柄被粗硬毛，小叶大小极不相等，顶生小叶最大，菱状广卵形或宽扁圆形，长4～8cm，宽5～10cm，顶端急尖或圆钝，基部微心形至宽楔形，边缘常浅裂，有不规则粗大锯齿，锯齿急尖或圆钝，两面绿色，疏生粗硬毛；茎生叶羽状复叶，有时重复分裂，向上小叶逐渐减少，顶生小叶披针形或倒卵披针形，顶端常渐尖或短渐尖，基部楔形；茎生叶托叶大，绿色，叶状，卵形，边缘有不规则粗大锯齿。花序顶生，疏散排列，花梗被短柔毛或微硬毛；花直径1～1.7cm；花瓣黄色，几圆形，比萼片长；萼片卵状三角形，顶端渐尖，副萼片狭小，披针形，顶端渐尖稀2裂，比萼片短1倍多，外面被短柔毛及长柔毛；花柱顶生，在上部1/4处扭曲，成熟后自扭曲处脱落，脱落部分下部被疏柔毛。聚合果倒卵球形，瘦果被长硬毛，花柱宿存部分无毛，顶端有小钩；果托被短硬毛，长约1mm。花、

果期 7～10 月。

柔毛路边青：多年生草本。须根，簇生。茎直立，高 25～60cm，被黄色短柔毛及粗硬毛。基生叶为大头羽状复叶，通常有小叶 1～2 对，其余侧生小叶呈附片状，连叶柄长 5～20cm，叶柄被粗硬毛及短柔毛，顶生小叶最大，卵形或广卵形，浅裂或不裂，长 3～8cm，宽 5～9cm，顶端圆钝，基部阔心形或宽楔形，边缘有粗大圆钝或急尖锯齿，两面绿色，被稀疏糙伏毛，下部茎生叶 3 小叶，上部茎生叶单叶，3 浅裂，裂片圆钝或急尖；茎生叶托叶草质，绿色，边缘有不规则粗大锯齿。花序疏散，顶生数朵，花梗密被粗硬毛及短柔毛；花直径 1.5～1.8cm；萼片三角卵形，顶端渐尖，副萼片狭小，椭圆披针形，顶端急尖，比萼片短 1 倍多，外面被短柔毛；花瓣黄色，几圆形，比萼片长；花柱顶生，在上部 1/4 处扭曲，成熟后自扭曲处脱落，脱落部分下部被疏柔毛。聚合果卵球形或椭球形，瘦果被长硬毛，花柱宿存部分光滑，顶端有小钩，果托被长硬毛，长 2～3mm。花、果期 5～10 月。

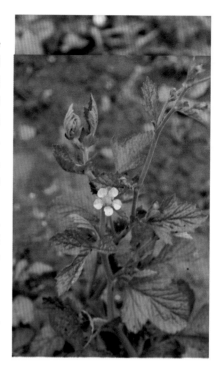

柔毛路边青

【生境分布】生于山坡草地、沟边、地边、河滩、林间隙地及林缘，海拔 200～3500m。产于重庆各地，分布于黑龙江、吉林、辽宁、内蒙古、山西、陕西、甘肃、新疆、山东、河南、湖北、四川、贵州、云南、西藏等地。

【采集加工】夏、秋二季采收，洗净，晒干。

【药材鉴别】

性状鉴别：本品长 20～100cm。主根短，有多数细根，褐棕色。茎圆柱形，被毛或近无毛。基生叶有长柄，羽状全裂或近羽状复叶，顶裂片较大，卵形或宽卵形，边缘有大锯齿，两面被毛或几无毛，侧生裂片小，边缘有不规则的粗齿；茎生叶互生，卵形，3 浅裂或羽状分裂。花顶生，常脱落。聚合瘦果近球形。气微，味辛、微苦。

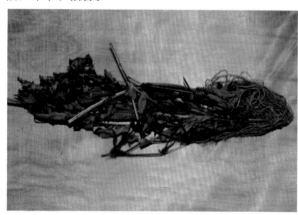

路边青（生药）

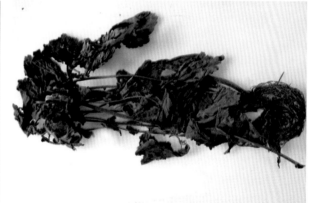

柔毛路边青（生药）

【化学成分】本品含鞣质类化合物 casuarinin、英国栎鞣花酸；三萜类有 glucosyl tormentate、2-gluco-二羟基乌苏-12-烯-8-酸、熊果酸、euscaphic acid、tormentic acid；挥发油类有 α-蒎烯、4-松油醇、松金娘烷醇等。

【药理作用】

1. 增强免疫作用：蓝布正水提液对非特异免疫功能和体液免疫功能有促进作用。

2. 抗氧化作用：蓝布正中的 gemin G、gemin A、casuarinin 和 pedunculagin 具有比维生素 C 更强的抗氧化活性。

【医疗用途】

药性归经：味甘、微苦，性凉。归肝、脾、肺经。

功能：益气健脾，补血养阴，润肺化痰。

主治：气血不足，虚痨咳嗽，脾虚带下。

用法用量：内服：煎汤，9～30g。

【参考文献】

[1] 李建宽，刘宏伟，王乃利，等. 柔毛水杨梅化学成分研究（Ⅱ）［J］. 中国药物化学杂志，2009，19（2）：135-139.

[2] 杨威，郑明善，吕惠子. 路边青化学成分的研究［J］. 延边大学医学学报，2013，36（1）：32-34.

[3] 邓炜，李泽春. 贵州民族药蓝布正免疫增强与抗炎药理研究［J］. 贵州医药，2006，30（12）：1126-1127.

[4] Liu H，Li J，Zhao W，et al. Fatty Acid Synthase Inhibitors from Geum japonicumThunb. var. chinense［J］. Chemistry & Biodiversity，2010，6（3）：402-410.

合欢

Hehuanpi

【别名】合欢树皮。

【来源】为豆科植物合欢 *Albizia julibrissin* Durazz. 或山合欢 *A. kalkora* (Roxb.) Prain. 的树皮。

【植物形态】

合欢：落叶乔木，高可达 16m。树干灰黑色；嫩枝、花序和叶轴被绒毛或短柔毛。二回羽状复叶，互生；总叶柄近基部及最顶 1 对羽片着生处各有 1 枚腺体；羽片 4～12 对，栽培的有时达 20 对，小叶 10～30 对，线形至长圆形，长 6～12mm，宽 1～4mm，向上偏斜，先端有小尖头，有缘毛，有时在下面或仅中脉上有短柔毛；中脉紧靠上边缘。头状花序在枝顶排成圆锥状花序；花粉红色；花萼管状，长 3mm；花冠长 8mm，裂片三角形，长 1.5mm，花萼、花冠外均被短柔毛；雄蕊多数，基部合生，花丝细长；子房上位，柱头圆柱形。荚果带状，嫩时有柔毛。花期 6～7 月，果期 8～10 月。

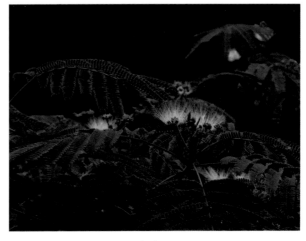

合欢

山合欢：与合欢主要区别：羽片 2～4 对，小叶 5～14 对，长 1.5～4.5cm，宽 1～1.8cm，中脉显著偏向小叶片上侧，两面有短柔毛。花白色，有梗；雄蕊花丝黄色、白色或淡红色。荚果长 6.5～18cm，宽 1～3cm。种子 5～12 粒。花期 7～8 月，果期 8～9 月。

【生境分布】生于山坡或栽培。合欢产于彭水、城口、涪陵、南川、江津等区县，分布于东北、华东、中南及西南各地。山合欢产于奉节、开州、丰都、垫江、涪陵、酉阳、秀山、南川、江北、璧山、合川、大足、江津、永川、荣昌等地，分布于东北、西北、华东、中南、西南各地，

【采收加工】夏、秋间剥皮，切段。晒干或炕干。

【药材鉴别】

性状鉴别

合欢皮：本品呈筒状或半筒状卷曲，厚 1～5mm。外表面灰绿色或灰褐色，稍有纵皱纹，有的具浅裂纹，密生明显的棕色或棕红色椭圆形皮孔，绝大多数横向，偶有突起的横棱或较大的枝痕，有的树皮有地衣斑；内表面淡黄色或黄白色，较平滑，有细密纵纹。质硬而脆，易折断，断面呈纤维性片状，淡黄棕色或黄白色。气微香，味淡、微涩，稍刺舌，而后喉部有不适感。

山合欢皮：与上种的主要区别：外表面棕褐色或灰黑色，多粗糙，有的老皮极粗糙并有纵裂隙，皮孔多纵向。嫩皮皮孔易见并有明显纵棱线。气微，苦涩，稍有刺舌感。

【化学成分】合欢皮中主要含有皂苷、鞣质、多种木脂素及其糖苷、吡啶醇衍生物的糖苷等。

皂苷：合欢苷、合欢三萜内酯、β-谷甾醇、α-菠甾醇-3-O-β-D-葡萄糖苷等。

木脂素类：（-）-丁香树脂酚-4-O-β-D-呋喃芹糖基-(1→2)-β-D-吡喃葡萄糖苷，（6R)-2-反式-2,6-二甲基-6-O-β-D-吡喃鸡纳糖基-2,7-辛二烯酸，（6S)-2-反式-2,6-二甲基-6-O-β-D-吡喃鸡纳糖基-2,7-辛二烯酸，5,5'-dimethoxy-7-oxolariciressinol 和（-)-丁香树脂酚等。

吡啶醇衍生物类：3-羟基-5-羟甲基-4-甲氧基甲基-α-甲基吡啶-3-O-β-D-吡喃葡萄糖苷，合欢素Ⅰ和合欢素Ⅱ。

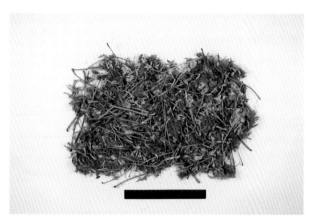

合欢花（生药）

其他：1-(19-羟基－二十九碳酸)-甘油酯。1-(24-羟基－二十四碳酸)-甘油酯，乙酸-△12-乌苏酸-3-β-醇酯；二十二碳酸乙酯。

【药理作用】

1. 抗抑郁作用：合欢皮提取物对小鼠悬尾模型、强迫游泳模型和利血平所致抑郁模型表现出抗抑郁的作用。

2. 中枢神经调节作用：合欢皮具有较明显的镇静催眠作用。对小鼠的自发活动均具有明显的抑制作用，与戊巴比妥钠有催眠协同作用，可延长小鼠睡眠时间，提高小鼠入睡率。

3. 抗肿瘤及抗生育作用：合欢皮乙醇提取物具有较好的体内抗肿瘤作用。合欢皮总皂苷对雄性小鼠具有抗生育作用，主要通过影响精子的生成及破坏生精组织而达到。

【医疗用途】

药性归经：味甘，性平。归心、肝、肺经。

功能：安神解郁，活血消痈。

主治：心神不安，忧郁，不眠，内外痈疡，跌打损伤。

用法用量：内服：水煎，6～12g；或入丸、散。外用：适量，研末调敷。

使用注意：风热自汗，外感不眠者禁用。

附方：

1. 治心烦失眠：合欢皮9g，夜交藤15g。水煎服。

2. 治夜盲：合欢皮、千层塔各9g。水煎服。

3. 治疗失眠：合欢皮、刺五加、五味子、夜交藤各15～30g，水煎服，每日1剂，分3次服。

【资源评述】合欢皮始载于《神农本草经》，列为中品，"合欢品"之名始见于《本草拾遗》。《中国药典》收载的合欢皮为合欢 Albizia julibrissin Durazz 的树皮。合欢皮主产于湖北、江苏、浙江、安徽等地，以湖北产量大，销向全国。山合欢皮在北京、山西、河北、河南、江苏、江西、湖南、四川部分地区也作合欢皮使用。山合欢皮具有抗早孕的作用，且毒性较合欢皮小，值得进一步研究。

合欢 Albizia julibrissin Durazz 的花序（合欢花）和花蕾（合欢米）也可药用，主要用于解郁安神，于《中国药典》（2015年版）收载。

【参考文献】

[1] 李海涛. 合欢皮三萜皂苷化学成分的研究 [D]. 长春中医药大学，2007.

[2] 廖颖，王琼，黎霞，等. 合欢皮抗抑郁作用研究 [J]. 安徽农业科学，2014，42（1）：57-58.

[3] 霍长虹，郝存书，李作平，等. 合欢皮水煎剂催眠作用的药理实验研究 [J]. 河北医科大学学报，2002，23（4）：216-217.

[4] 田维毅. 合欢皮活血消肿抗肿瘤作用的实验研究 [D]. 贵阳中医学院，2006.

[5] 舒杨，孙潇雅，李平，等. 合欢皮总皂苷对雄性小鼠的抗生育作用研究 [J]. 四川动物，2013，32（5）：746-750.

双肾藤
Shuangshenteng

【别名】夜关门、羊蹄甲、湖北羊蹄甲。

【来源】为豆科植物鄂羊蹄甲 *Bauhinia glauca*（Wall. ex Benth.）Benth. ssp *hupehana*（Craib.）T. Chen 的根及茎叶。

【植物形态】本质藤本，被稀疏红棕色柔毛。茎纤细，四棱。卷须1个或2个对生。单叶互生；叶片肾形或圆形，长3～8cm，宽4～9cm，先端分裂，裂片顶端圆形，基部心形至截平，两面疏生红褐色柔毛，后上面无毛；叶脉掌状，7～9条。伞房花序顶生，花序轴、花梗密被红棕色柔毛；苞片和小苞片丝状，被红棕色柔毛；萼管状，有红棕色毛，筒部长1.3～1.7cm，裂片2枚；花冠粉红色，花瓣5枚，匙形，两面除边缘外，均被红棕色长柔毛，边缘皱波状，基部楔形；能育雄蕊仅3枚，花丝长1.5～2cm，花药瓣裂；雌蕊单一，子房长柱形，具长柄，无毛；柱头头状。荚果条形，扁平，无毛，有明显的网脉，长14～30cm，宽4～5cm，种子多数。花期4～6月，果期8～9月。

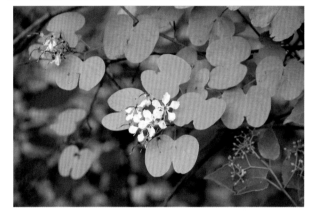

鄂羊蹄甲

【生境分布】生于海拔650～1400m的灌木丛中，林中及山坡石缝中。产于奉节、大足、丰都、垫江、涪陵、石柱、武隆、黔江、彭水、酉阳、秀山、南川、合川、江津、铜梁等地。分布于甘肃、江西、福建、湖北、湖南、广东、四川、贵州、云南等地。

【采收加工】野生的秋季挖根，栽培的于栽培三四年后，秋季挖根，晒干；茎叶夏秋采收，鲜用或晒干。

【药材鉴别】

性状鉴别：根圆柱形，稍扁，大小长短不一，直径1～3.5cm。表面褐色，有细纵皱纹及横长皮孔，并有少数细须根或残留须根痕，有的成凹沟。质坚硬，断面皮部褐棕色，木部色稍淡，密布细小孔洞（导管）。无臭，味涩微苦。

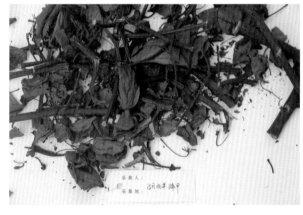

鄂羊蹄甲（生药）

【化学成分】根含香橙素，二氢槲皮素，5,7-二羟基色酮、（24R)-5α-豆甾烷-3,6-二酮、（22E,24R)-麦角甾-4,6,8(14),22-四烯-3-酮、（24R)-5α-豆甾-4-en-3,6-二酮、豆甾烷-4-烯-3-酮、β-谷甾醇、胡萝卜苷。3,5,7,3',5'-五羟基二氢黄酮醇、圣草酚、3-O-甲基槲皮素、木犀草素和黄颜木素。

【药理作用】

1. 降血糖作用：双肾藤提取物具有显著降血糖活性，效果与二甲双胍相近，能明显减少糖尿病小鼠饮水量和耗食量，轻度降低糖尿病小鼠血浆TG含量，但对TC、HDL-C及胰岛素水平无明显影响。

2. 抑菌作用：其多酚类化合物对志贺痢疾杆菌、鼠伤寒沙门菌、金黄色葡萄球菌和大肠杆菌等具有不同程度的抑菌作用。

【医疗用途】

药性归经：味苦、涩，性平。

功能：根：收敛固涩，解毒除湿。

主治：根：咳嗽，咯血，吐血，便血，遗尿，尿频，白带，子宫脱垂，痢疾，痹痛，疝气，肿痛，湿疹，疮疖肿痛。

用法用量：内服：水煎，10～30g，大剂量可用至 60g。外用：适量，煎水洗，或捣敷。

附方：

1. 治崩漏：双肾藤 30g，芝麻根 30g。水煎服。

2. 治风湿痹痛：双肾藤 20g，威灵仙 12g，牛马藤 15g。水煎服。

3. 治疝气腹痛，睾丸肿痛：双肾藤根 30g。炖猪小肚（膀胱）服。

4. 治阴囊湿疹：双肾藤、苦参、梅树叶、野花椒各适量，煎水洗患处。

【资源评述】羊蹄甲属（*Bauhinia*）全世界有 600 种，遍布热带地区。我国有 40 种，4 亚种，11 变种，主产于南部及西南部。

同属药用的植物有：金毛羊蹄甲 *B. aured*、鞍叶羊蹄甲 *B. brachycarpa*、龙须藤 *B. championii*、深裂叶羊蹄甲 *B. corymbosa*、二裂片羊蹄甲 *B. didyma*、多脉叶羊蹄甲 *B. pernervosa*、紫羊蹄甲 *B. perpurea*、红毛羊蹄甲 *B. pyrrhoclada*、薄叶羊蹄甲 *B. tenuiflora*、羊蹄甲 *B. variegata*、白花洋紫荆 *B. variegata var. candida* 等。

【参考文献】

[1] 唐祥怡，袁春平，张执候，等. 湖北羊蹄甲化学成分的研究 [J]. 中国中药杂志，1992，17（10）：613-615.

[2] 白明安图，任凤霞，杨郁，等. 湖北羊蹄甲化学成分研究 [J]. 国际药学研究杂志，2012，39（1）：42-44.

[3] 单俊杰，段秀梅，赵奇志，等. 双肾藤醇提物降血糖活性的研究 [J]. 军事医学，2007，31（4）：352-354.

[4] 苏志维，马仲辉，高程海，等. 双肾藤根抑菌成分的筛选研究 [J]. 中药材，2016，39（5）：1057-1061.

刀 豆

Daodou

【别名】挟剑豆、刀巴豆、大刀豆。

【来源】为豆科植物刀豆 *Canavalia gladiata*（Jacq.）DC. 的干燥成熟种子。

【植物形态】一年生缠绕草质藤本，长达 3m。三出复叶，叶柄长 7～15cm；顶生小叶宽卵形，长 8～20cm，宽 5～16cm，基部阔楔形，侧生小叶偏斜，基部圆形。总状花序腋生，有短梗；苞片卵形，早落；花萼钟状，萼管长约 1.5cm，二唇形，上萼 2 裂片大而长，下萼 3 裂片小而不明显；花冠蝶形，淡红色或淡紫色，旗瓣圆形，翼瓣较短，约与龙骨瓣等长，龙骨瓣弯曲；雄蕊 10 枚，连合为单体，对着旗瓣的 1 枚基部稍离生，花药同型；子房被毛。荚果大而扁，长 10～30cm，直径 3～5cm，被伏生短细毛，边缘有隆脊，先端弯曲呈钩状；种子 10～14 粒，种皮粉红色或红色，种脐约占种子全长的 3/4，扁平而光滑。花期 6～7 月，果期 8～10 月。

【生境分布】长江以南各地均有栽培。

【采收加工】秋季果实成熟时，采收果实，晒干，剥取种子；或采后即剥取种子，晒干。

【药材鉴别】

性状鉴别：种子扁卵形或扁肾形，长 2～3.5cm，宽 1～2cm，厚 0.5～1.5cm。表面淡红色至红紫色，微皱缩，略有光泽，边缘具眉状黑色种脐，长约为种子的 3/4，其上有白色细纹 3 条。质坚硬，难破碎。种皮革质，内表面棕绿色而光亮，子叶 2 片，黄白色，油润。气微，味淡，嚼之具豆腥气。

【化学成分】种子含蛋白质 28.75%、淀粉 37.20%、可溶性糖 7.50%、类脂物 1.36%、纤维 6.10%。还含有刀豆氨酸，刀豆四胺，γ-甲氧基丙胺，氨丙基刀豆四胺和氨丁基刀豆四胺。种子中还含刀豆球蛋白 A 和凝集素、没食子酸、没食子酸甲酯、1,6-二没食子酰基-β-D-吡喃葡萄糖苷、β-谷甾醇、羽扇豆醇、δ-生育酚等。

【药理作用】

1. 致炎作用：刀豆毒蛋白可诱导大鼠剂量依赖性的足趾肿胀，组织血清素、血小板激活因子、PEG、LOX 及 IL 都参与了炎症水肿，同时还促使炎症细胞向炎症部位的游走、浸润。

2. 抗肿瘤作用：刀豆酸 A 对 Lewis 和 S_{180} 实体瘤具有明显抑制作用，左旋刀豆氨酸可影响人胰腺癌细胞株 MIAPaCa-2 的生长；刀豆球蛋白与环磷酰胺交替使用，对小鼠 S_{180} 肉瘤有明显抑制作用。

3. 对心血管系统的影响：核糖、腺嘌呤和 ConA 联合对雄性大鼠进行离体心脏缺血再灌注，不但心肌收缩力显著升高，细胞内钙负荷减轻，肌酸激酶漏出减少，而且 ATP 含量显著恢复，有促进缺血后心功能不全恢复的作用。

【医疗用途】

药性归经：味甘，性温。归胃、肾经

功能：温中下气，止呃。

主治：虚寒呃逆，呕吐。

用法用量：内服：水煎，6～9g。或烧存性研末服。

使用注意：胃热患者禁服。

附方：

1. 治肾虚腰痛：大刀豆子 1 对，小茴香 6g，吴萸 3g，破故纸 3g，青盐 6g。打成粉，蒸猪腰子吃。

2. 治气血不和腰痛：用刀豆子 2 粒煨酒服。

3. 治扭伤腰痛：刀豆子 15g，泽兰、苦楝子各 12g，煎服。

4. 治百日咳：刀豆子 10 粒（打碎），甘草 3g。加冰糖适量，水 1 杯半，煎至 1 杯，去渣，顿服。

5. 治疗呃逆：刀豆子 10g，生姜 3 片，绿茶 3g，红糖 10g。诸药放保温杯内，沸水浸泡片刻，趁热饮服即可。

【资源评述】 除常见的刀豆外，四川、广东、广西、云南等地还栽培洋刀豆 *Canavalia ensiformis*（L.）DC，又称直立刀豆，其种子也作为刀豆用。与刀豆主要区别：洋刀豆为直立草或亚灌木，种子的种脐为种子的 1/2。

刀豆在本草记载中多治呃逆、腰痛。现代临床则用于治疗遗尿、尿频、泌尿系结石、胃癌。药理研究表明，刀豆对 S_{180} 实体瘤有抑制作用，与环磷酰胺交替使用效果明显。但也有不一样的报道。此外，刀豆蛋白 A 可诱导小鼠肝损伤，在药理学用于造模。L-刀豆氨酸可对抗创伤性休克。如何使用 ConA 来活化病态（或老年）时的 Ts 细胞这一途径，在改观一些自身免疫性疾病的治疗，或移植物排斥反应及恶性肿瘤的防治方面有较大前景。

刀豆也为常用藏药材，功能补肾、散寒、下气、利肠胃，与中药用法有所不同。

【参考文献】

[1] 李宁，李铣，冯志国，等 . 刀豆的化学成分 [J]. 沈阳药科大学学报，2007，24（11）：676-678.

[2] 张骁，梅英 . 刀豆药理研究进展 [N]. 中国医药报，2004.

决明子

Juemingzi

【别名】 假绿豆、草决明。

【来源】 为豆科植物决明 *Cassia obtusifolia* L. 的干燥成熟种子。

【植物形态】 一年生半灌木状草本。叶互生，羽状复叶；小叶 3 对，叶片倒卵形或倒卵状长圆形，长 2～6cm，宽 1.5～3.5cm，先端圆形，基部楔形，稍偏斜，下面及边缘有柔毛，最下一对小叶间有一个条形腺体，或下面两对小叶间各有一腺体。花成对腋生，最上部的聚生；萼片 5 枚，倒卵形；花冠黄色，花瓣 5 枚，倒卵形，长 12～15mm，基部有爪；雄蕊 10 枚，发育雄蕊 7 枚，3 个较大的花药顶端急狭成瓶颈状；子房细长，花柱弯曲。荚果细长，近四棱形。种子多数，菱柱形或菱形略扁，淡褐色，光亮，两侧各有 1 条线形斜凹纹。花期 6～8 月，果期 8～10 月。

【生境分布】 生于丘陵、路边、荒山、山坡疏林

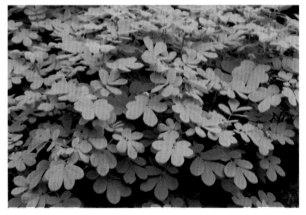

决明

下，亦有栽培。适宜高温湿润气候，需阳光充足，在盛夏高温多雨季节生长最快。适宜的土壤为疏松肥沃的砂质壤土。产于垫江、酉阳、南川、合川、大足、璧山、江津、铜梁、荣昌等地。我国大部分地区均有栽培。

【采收加工】秋末果实成熟、荚果变黄褐色时采收，将全株割下晒干，打下种子，去净杂质即可。

【药材鉴别】

性状鉴别：呈四棱状短圆柱形，两端平行倾斜，长 4～6mm，宽 2～3mm。表面棕绿色或暗棕色，平滑，有光泽，背腹面各有 1 条凸起的棱线，棱线两侧各有 1 条从脐点向合点斜向的浅棕色线形凹纹。质坚硬。横切面种皮薄；胚乳灰白色，半透明；胚黄色，两片叶子重叠呈 S 状折曲。完整种子气微，破碎后有微弱豆腥气；味微苦，稍带黏性。

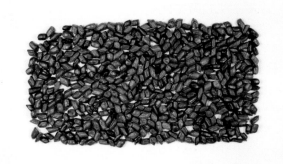

决明子（炒黄）

【化学成分】种子含蒽酮类、奈骈-吡咯酮类、脂肪酸类、氨基酸和无机元素等。

蒽醌类：含蒽酮类成分约 1.2%。有大黄素、大黄素甲醚、芦荟大黄素、大黄酚、决明素、决明子素、橙黄决明素、金黄决明素、大黄酸、灰绿曲霉多羟基蒽酮 8-O-D-葡萄糖-吡喃糖苷、有翅决明素-1-O-β-D-吡喃葡萄糖苷、大黄素-6-葡萄糖苷、大黄素蒽酮等、1-去甲基决明素、1-去甲基橙黄决明素、大黄酚-10,10-联蒽酮、大黄素-8-甲醚、大黄酚-9-蒽酮、钝叶素、钝叶决明素、甲基钝叶决明素、3-甲基-2-羟基-1,6,7,8-四甲氧基蒽醌、3-甲基-2,8-二羟基-1,6,7-三甲氧基蒽醌、3-甲基-1,2,8-三羟基-6,7-二甲氧基蒽醌、大黄酚-8-甲醚、大黄素-1-甲醚、1,2-二甲氧基-8-羟基-3-甲基-9,10-蒽醌、去氧大黄酚、1,3-二羟基-6-甲氧基-7-甲基蒽醌、1-羟基-3,7-二醛基蒽醌、1-去甲基橙钝叶决明、1-去甲基钝叶决明素等。

奈骈-吡酮类：决明苷、红镰霉素、决明内酯、决明蒽酮、决明苷 B2、决明苷 C2、异决明内酯、决明子内酯、2,5-二甲氧基苯醌、去甲基红镰霉素-6-O-β-D-（6-O-乙酰基）吡喃葡萄糖苷、红镰霉素-6-O-龙胆二糖苷、红镰霉素-6-β-龙胆二糖苷。

甾醇类：含有菜油甾醇和豆甾醇。

脂肪油类：软脂酸、硬脂酸、油酸、亚油酸，占 0.014%。还有二氢猕猴桃内酯、软脂酸甲酯、油酸甲酯、十六烷到三十一烷等。

糖及氨基酸类：大决明中含有胱氨酸、羟基精氨酸、组氨酸，小决明中含有半乳糖配甘露聚糖、葡萄糖、半乳糖、木糖、棉子糖以及胱氨酸、天门冬氨酸、羟基精氨酸等。

【药理作用】

1. 降血脂、抗动脉粥样硬化作用：决明子正丁醇提取物具有明显的降血脂作用，能显著降低高脂血症小鼠血清 TC 和 TG 含量。决明子可降低动脉粥样硬化兔血小板最大聚集率。决明子有较好的抑制动脉粥样硬化形成的作用，与其降血脂、升高机体抗氧化能力、抑制血小板聚集、改善血液流变学等作用有关。

2. 保肝作用：生、炒决明子均有显著的保肝作用，能降低血清 ALT、AST 水平。炒决明子保肝作用强于生决明子。

3. 免疫调节作用：决明子蒽醌苷（SCAG）体外给药可明显促进小鼠 T 淋巴细胞和 B 淋巴细胞的增殖，增强巨噬细胞吞噬中性红的能力，提高 NK 细胞活性及分泌 TNF 活性，并可促进 MLR，拮抗丝裂霉素 C 对淋巴细胞增殖的抑制作用。

4. 导泻作用：决明子石油醚提取物、正丁醇提取物和炒决明子正丁醇提取物能明显缩短燥结便秘模型小鼠的首便时间，并可增加排便粒数及粪便重量。

【医疗用途】

药性归经：味苦、甘、咸，性微寒。归肝、大肠经。

功能：消肝明目，润肠通便。

主治：目赤涩痛，羞明泪多，目暗不明，大便秘结。

用法用量：内服：水煎，9～15g，大剂量可用至30g；或泡茶饮。外用：适量，研末调敷。

使用注意：脾胃虚寒及便溏者慎服。

附方：

1. 治急性角膜炎：决明子15g，菊花9g，谷精草9g，荆芥9g，黄连6g，木通12g。水煎服。

2. 治夜盲症：决明子、枸杞子各9g，猪肝适量。水煎，食肝服汤。

3. 治高血脂症：草决明12g，山楂6g，丹参12g。水煎服。

【资源评述】决明始载于《神农本草经》，列为上品。《名医别录》载："决明子生龙门川泽。"《本草经集注》曰："龙门乃在长安北，今处处有。叶如茳芒，子形似马蹄，呼为马蹄决明。"《本草图经》曰："夏初生苗，高三四尺许。根带紫色，叶似苜蓿而大，七月有花黄白色，其子作穗如青绿豆而锐。"《本草衍义》谓："决明子，苗高四五尺，春亦为蔬，秋深结角，其子生角中如羊肾。今湖南北人家园圃所种甚多。"《本草纲目》曰："决明有二种：一种马蹄决明，茎高三四尺，叶大于苜蓿，而本小末葶，昼开夜合，两两相帖，秋开淡黄色花五出，结角如初生细豇豆，长五六寸，角中子数十粒，参差相连，状如马蹄，青绿色，入眼目药最良。一种茳芒决明，《救荒本草》所谓山扁豆是也。"上述本草所载决明或马蹄决明特征，与今用的决明子原植物形态基本一致。

除决明子外，尚有小决明 C. tora L. 的种子亦作决明子应用，主产于华东、西南、辽宁、吉林、河北等。栽培或野生。决明子曾见有以同属植物望江南 C. occidentalis L. 的种子冒充，其有小毒，而决明子为药食两用，常作茶饮，应注意区别。

【参考文献】

［1］国家中医药管理局《中华本草》编委会．中华本草4［M］，上海：上海科技出版社，1998.

［2］张开庆，谢亚，梁勇．高效液相色谱-电喷雾电离质谱联用研究［J］．华南师范大学学报（自然科学版），2008（2）：88-94，99.

［3］贾振宝，陈文伟，蒋家新，等．决明子中蒽醌类化学成分的研究［J］．林产化学与工业，2009，29（3）：100-102.

［4］焦素芳，韩海东．决明子的化学成分与药理作用［J］．临床合理用药杂志，2010，3（14）：81-82.

［5］李丽，张村，肖永庆，等．炒决明子的苷类成分研究［J］．中国中药杂志，2010，35（12）：1566-1568.

［6］张加雄，万丽，胡轶娟，等．决明子降血脂有效部位的研究［J］．时珍国医国药，2006，17（6）：904-905.

［7］李晋生，陈霞，靳冉，等．3味清热中药调节兔动脉粥样硬化相关因素的实验研究［J］．中国中医药信息杂志，2012，19（1）：42-44.

［8］高钦，许惠琴，陈建伟，等．不同炮制的决明子保肝及润肠通便作用研究［J］．中药新药与临床药理，2007，18（3）：194-196.

［9］邓响潮，孙桂波，宋威．决明子蒽醌苷对小鼠免疫功能的调节作用［J］．中国药业，2008，17（11）：10-11.

［10］成光宇．决明子的药理作用与临床应用［J］．中国医药指南，2010，8（30）：217-218.

白扁豆

Baibiandou

【别名】白扁豆、小刀豆、树豆。

【来源】为豆科植物扁豆 *Dolichos lablab* L. 的干燥成熟种子。

【植物形态】一年生缠绕草质藤本。茎常呈淡紫色或淡绿色。三出复叶；托叶披针形或三角状卵形，被白色柔毛；顶生小叶柄长被白色柔毛；顶生小叶宽三角状卵形，长5～10cm，宽约与长相等，基部广楔形或截形，两面均被短柔毛，基出3主脉，侧脉羽状；两侧小叶柄较短，仅长2～3mm，侧生小叶斜卵形，两面均被白色柔毛。总状花序腋生，花序轴较粗壮；2～4花或多花丛生于花序轴的节上；花萼宽钟状，边缘密被白色柔毛；花冠蝶形，白色或淡紫色，旗瓣广椭圆形，顶端向内微凹，翼瓣斜椭圆形，近基部处一例有耳状突起，龙骨瓣舟状，弯曲几成直角；雄蕊10枚，1枚单生，其余9枚的花丝部分连合成管状。荚果镰形或倒卵状长椭圆形先端较宽，顶上具一向下弯曲的喙。种子2～5粒，扁椭圆形，白色、红褐色或近黑色，种脐与种脊长而隆起，一侧边缘有隆起的白色半月形种阜。花期6～8月，果期9月。

【生境分布】多栽培。喜温暖湿润气候，怕寒霜；适宜肥沃、排水良好的砂质壤土种植。产于涪陵、南川。主要分布于华东、中南、西南及辽宁、河北、山西、陕西等地。

【采收加工】秋季种子成熟时，摘取荚果，剥出种子，晒干，拣净杂质。

【药材鉴别】

性状鉴别：种子扁椭圆形或扁卵形，长 0.8～1.3cm，宽 6～9mm，厚约 7mm。表面淡黄白色或淡黄色，平滑，稍有光泽，有的可见棕褐色斑点，一侧边缘有隆起的白色半月形种阜，剥去后可见凹陷的种脐，紧接种阜的一端有珠孔，另一端有种脊。质坚硬，种皮薄而脆，子叶 2 片，肥厚，黄白色。气微，味淡，嚼之有豆腥气。

以粒大、饱满、色白者为佳。

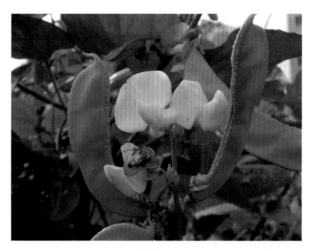

白扁豆

【化学成分】种子含油 0.62%，内有棕榈酸、亚油酸、反油酸、油酸、硬脂酸、花生酸、山萮酸。又含葫芦巴碱、蛋氨酸、亮氨酸、苏氨酸、维生素 B_1、维生素 C、胡萝卜素、蔗糖、葡萄糖、水苏糖、麦芽糖、棉子糖、L-2-哌啶酸、具有毒性的植物凝集素、甾体等。

【药理作用】

1. 抗菌、抗病毒作用：白扁豆的抗菌蛋白，对镰刀霉、丝核菌具有抗菌活性，并对人类 HIV 的反转录及 HIV 感染过程中涉及的甘油水解酶 α-葡萄糖苷酶和 β-葡萄糖苷酶有抑制作用。

2. 免疫增强作用：白扁豆多糖可显著提高正常小鼠腹腔巨噬细胞的吞噬百分率和吞噬指数，可促进

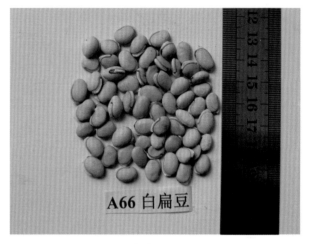

白扁豆

溶血素形成；白扁豆冷盐浸液对活性 E-玫瑰花结的形成有促进作用，即增强 T 淋巴细胞的活性，提高细胞的免疫功能。

3. 其他作用：白扁豆还具有提高造血功能，升高白细胞数、降血糖、降低胆固醇、抗氧化、抗肿瘤等作用。

【医疗用途】

药性归经：味甘，性微温。归脾、胃经。

功能：健脾，化湿，消暑。

主治：脾虚生湿，食少便溏，白带过多，暑湿吐泻，胸闷腹胀。

用法用量：内服：煎汤，9～15g；生品捣碎，绞汁饮；或入丸、散。外用：适量，捣敷。健脾止泻宜炒用；消暑、养胃、解毒宜生用。

使用注意：不宜多食，以免壅气伤脾。

附方：

1. 治妇人赤白带下：白扁豆炒黄为末，米饮调下。

2. 治心脾肠热，口舌干燥生疮：扁豆（炒）、蒺藜子（炒）各50g。水煎服，每日 3 次。

3. 解一切药毒：白扁豆（生）晒干为细末，每服 10g，温开水送下。

【资源评述】本品始载于《名医别录》，原名"藊豆"，列为中品。历代本草认为色白者方可入药，《本草思辨录》云："扁豆花白实白，实间藏芽处，别有一条，其形如眉，格外洁白，且白露后实更繁衍。盖得金气之最多者。"与现在用药情况一致，白扁豆原植物应是开白花者。《中国植物志》记载本品为扁豆 Lablab purpureus Sweet。白扁豆与其变种从植物外观上较难区别。

白扁豆中含红细胞非特异性植物凝集素（PHA），有抗胰蛋白酶活性，可抑制实验动物生长。另含一种

酶有非竞争性抑制胰蛋白酶的活性。故白扁豆不宜生食。

白扁豆的花也入药。解暑化湿，和中健脾。主治夏伤暑湿，发热，泻痢，赤白带下，药食中毒，跌打伤肿。

【参考文献】

[1] 卢金清，蔡君龙，戴艺，等. 白扁豆的研究进展 [J]. 湖北中医杂志，2013，35（12）：77-79.

[2] 弓建红，许小华，王俊敏，等. 白扁豆多糖对正常小鼠体内抗氧化和免疫实验研究 [J]. 食品工业科技，2010，31（9）：337-338.

猪牙皂

Zhuyazao

【别名】牙皂、皂角。

【来源】为豆科植物皂荚 *Gleditsia sinensis* Lam. 的干燥不育果实。

【植物形态】乔木，高达 15m。刺粗壮，通常分枝，长可达 16cm，圆柱形。小枝无毛。一回偶数羽状复叶，长 12～18cm，小叶 6～14 片，长卵形、长椭圆形至卵状披针形，长 3～8cm，宽 1.5～3.5cm，先端钝或渐尖，基部斜圆形或斜楔形，边缘有细锯齿，无毛。花杂性，排成腋生的总状花序；花萼钟状，有 4 枚披针形裂片；花瓣 4 片，白色；雄蕊 6～8 枚；子房条形，沿缝线有毛。荚果条形，长 12～30cm，宽 2～4cm，黑棕色，被白色粉霜。花期 4～5 月，果期 9～10 月。

【生境分布】生于路边、沟旁、住宅附近。喜温暖向阳的环境。产于巫溪、万州、奉节、江津。分布于东北、华北、华东、华南以及四川、贵州等地。

【采收加工】秋季果实成熟时采摘，晒干。

【药材鉴别】

性状鉴别：果实圆柱形，略扁，弯曲呈镰刀状，长 4～12cm，直径 0.5～1.2cm。表面紫棕色或紫黑色。被灰白色蜡质粉霜，擦去后有光泽，并有细小疣状突起及线状或网状裂纹，顶端有鸟喙状花柱残基，基部具果梗痕。质硬脆，断面棕黄色，外果皮革质，中果皮纤维性，内果皮粉性，中间疏松，有灰绿色或淡棕黄色丝状物。纵向剖开可见整齐的凹窝，偶有发育不全的种子。气微、有刺激性，粉末有催嚏性，味微苦、辛。

【化学成分】含有刺囊酸、皂荚皂苷 C、3-羟基-12-齐墩果烯-28-酸、3,16-二羟基-12-齐墩果烯-28-酸、gleditsioside A、gleditsioside B、gleditsioside H、gleditsioside I、gleditsioside J、gleditsioside K、gleditsia saponins C′、柽柳素-7-O-β-D-葡萄糖苷、新橙皮苷、金圣草素-7-O-新橙皮糖苷、丁香脂素-O-β-D-吡喃葡萄糖苷、鹅掌楸苷等。还含半乳糖、甘露糖和粗蛋白。

【药理作用】

1. 抗菌、抗病毒作用：皂荚皂苷对解脲支原体抑制活性较高，其次是大肠杆菌和枯草芽孢杆菌，对 HIV-1 也有较强的抑制作用。

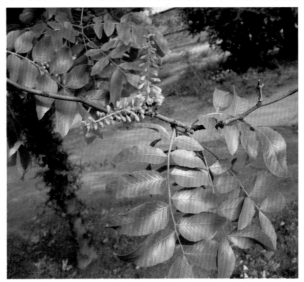

皂荚

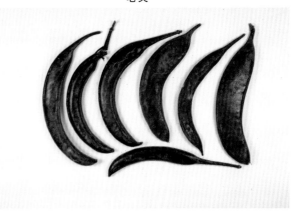

猪牙皂角

2. 镇痛、抗炎作用：猪牙皂总皂苷明显减少乙酸所致小鼠扭体反应次数，提高小鼠在热板的痛阈值；对二甲苯致小鼠耳郭肿胀、角叉菜胶致大鼠足跖肿胀和大鼠棉球肉芽肿，猪牙皂总皂苷均呈现显著的抑制作用。猪牙皂总皂苷显著降低小鼠血清溶血素水平，抑制绵羊红细胞所致小鼠迟发型足跖肿胀。

3. 抗过敏作用：猪牙皂正丁醇部分明显减少小鼠的擦鼻次数，降低鼻黏膜对组胺的敏感性和血清 NO 水平，抑制大鼠鼻腔嗜酸性粒细胞渗出，但对单核细胞和中性粒细胞渗出无明显影响。

4. 改善心肌缺血作用：皂荚皂苷能不同程度增加犬急性心肌缺血模型的冠状动脉血流量，减轻心肌缺血程度，缩小心肌梗死面积，降低血清中 AST、CK、LDH 活性，并可增加血清中 SOD 活性及降低血清中 MDA 含量；对大鼠急性心肌缺血模型的心电图 ST 的异常改变具有非常明显的改善作用。

【医疗用途】

药性归经：味辛、咸，性温，有小毒。归肺、大肠经。

功能：祛痰止咳，开窍通闭，散结消肿。

主治：痰咳喘满，中风口噤，痰涎壅盛，神昏不语，癫痫，关窍不通，喉痹，二便不通。

用法用量：内服：1～1.5g，多入丸、散用。外用：适量，吹鼻、煎水洗、研末掺或调敷、熬膏涂。

使用注意：体虚及孕妇、咯血者禁服。

附方：

1. 治偏头风：猪牙皂角、香白芷、白附子各等份。上为末。每服 3g，茶水调下。

2. 治急慢惊风，昏迷不醒：猪牙皂角 3g，生半夏 3g，北细辛 1g。共碾细末。用灯草心蘸药入鼻孔。或用姜汤调少许服之。

3. 治疗小儿厌食症：猪牙皂，炒炭存性。研细末，每服 1g，用糖水调服。

【资源评述】 猪牙皂原名"皂荚"，始载于《神农本草经》，"如猪牙皂者良"。唐《新修本草》始称"猪牙皂荚"；《肘后备急方》中尚记载有"皂角"，为皂荚 G. sinensis 的成熟果实，其功效与猪牙皂基本相似。现今全国各地药用多为猪牙皂，现《中国药典》也仅收载了猪牙皂，皂角则多为洗涤产品或化工原料，不作药材收购。

皂荚树除猪牙皂入药外，其棘刺也为常用的中药，称"皂角刺"（天丁），其味辛，性温；能消肿透脓，搜风杀虫；主治痈疽肿毒，瘰疬，疬风，疮疹顽癣，产后缺乳，胎衣不下。种子（皂角子）含种子树胶，种子内胚乳含由半乳糖与甘露糖的多糖组成，能润肠通便、祛风散热、化痰散结；主治大便燥结，肠风下血，痢疾，痰喘肿满，疝气疼痛，瘰疬，肿毒，疮癣。皂角叶含大量黄酮类化合物，可药用。皂荚（成熟果实）所含半乳糖甘露聚糖，可作为增稠剂；皂荚还含有大量三萜皂苷，可提取精制做高级洗涤品。

【参考文献】

［1］马林. 猪牙皂的化学成分［J］. 中国药科大学学报，2015，46（2）：188-193.

［2］高峥贞，夏玉凤，王强，等. 猪牙皂的化学成分和药理活性研究进展［J］. 中国野生植物资源，2008，27（1）：1-4.

［3］赵声兰，陈朝银，董其江，等. 皂荚皂苷的提取及其抗 HIV、抗解脲支原体和抗菌作用的研究［J］. 陕西中医，2007，28（7）：923-925.

［4］焦晓兰，朱文龙，殷志琦，等. 猪牙皂总皂苷的镇痛抗炎作用和免疫抑制活性［J］. 中药药理与临床，2011，27（3）：59-62.

［5］夏玉凤，戴岳，符麟军. 猪牙皂正丁醇部分对过敏性鼻炎的影响［J］. 中国临床药理学与治疗学，2005，10（8）：925-928.

［6］丁云录，王岩，赫玉芳，等. 皂荚皂苷对大鼠心肌缺血的影响［J］. 中国新药与临床杂志，2006，25（2）：110-113.

淡豆豉
Dandouchi

【别名】 香豉、大豆豉、豆豉。

【来源】 为豆科植物大豆 *Glycine max*（L.）Merr. 的黑色成熟种子经发酵而成。

【植物形态】一年生草本，高50～80cm。茎直立或上部蔓性，密生褐色长硬毛。三出复叶；叶柄长，密生黄色长硬毛；托叶小，披针形；小叶片菱状卵形，两面有白色长柔毛。总状花序短阔，腋生，有花2～10朵；花萼绿色，钟状，先端5齿裂，被黄色长硬毛；花冠白色或紫色，旗瓣倒卵形，先端圆形，翼瓣篦形，有细爪，龙骨瓣略呈长方形，基部有爪；雄蕊10枚，二体；子房线状椭圆形，被黄色长硬毛，基部有不发达的腺体，花柱短，柱头头状。荚果长圆形，先端微凸尖，褐色，密被黄色长硬毛。种子2～5粒，卵圆形或近于球形，种皮黄色、绿色或黑色。花期8月，果期10月。

【生境分布】全国各均有栽培。

【采收加工】秋季拔取全株，晒干，打下种子，取黑色者洗净。另取桑叶、青蒿的煎液拌入豆中，候吸尽后置蒸笼内蒸透，取出稍晾，再置容器内，用煎煮过的桑叶、青蒿覆盖，在25～28℃和相对湿度80%使其发酵，至长满黄衣时取出，除去药渣，加适量水搅拌，置容器内，保持50～60℃再闷15～20天，候其充分发酵，至有香气逸出时，取出，略蒸，干燥。每大豆100kg，用桑叶、青蒿10kg；或用青蒿、桑叶、苏叶各10kg，麻黄2.5kg，或用鲜辣蓼、鲜青蒿、鲜佩兰、鲜苏叶、鲜藿香、鲜薄荷及麻黄各2kg。

【药材鉴别】

性状鉴别：本品呈椭圆形、略扁。表面黑色，皱缩不平，无光泽。质柔软，断面棕黑色。气香，味微甘。

【化学成分】种子含较丰富的蛋白质、脂肪和碳水化合物，含有胡萝卜素、维生素B_1、维生素B_2、烟酸等。并含异黄酮类，包括大豆苷、染料木苷。皂苷类成分包括大豆皂醇A、B、C、D、E，与苷元结合的糖有葡萄糖、木糖、半乳糖、阿拉伯糖、鼠李糖和葡萄糖醛酸，苷元与糖的比例为1：1。还含有胆碱、叶酸、亚叶酸、泛酸、生物素、唾液酸、维生素B_{12}，水解产物中含乙酰丙酸。

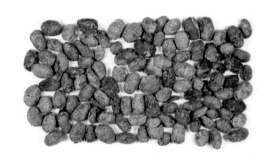

淡豆豉（发酵）

【药理作用】

1. 降脂作用：淡豆豉的大豆异黄酮具有降血脂的作用，其作用机理与其抗氧化作用、类雌激素作用、增强LDL-C受体活性、抑制毛细血管内皮细胞增殖、抑制血管渗透性因子诱导的冠状动脉舒张、抑制主动脉平滑肌细胞的作用有关。

2. 降糖作用：淡豆豉总提物、乙酸乙酯部分、正丁醇部分，对四氧嘧啶及链脲佐菌素腹腔注射造成小鼠及大鼠的糖尿病模型均有一定的降糖作用，其中正丁醇部分更为明显。

3. 抗骨质疏松作用：淡豆豉能够纠正骨质疏松大鼠骨组织形态计量学参数的异常，改善骨微细结构及骨生物学性能，提高骨质量。从淡豆豉中分离出的5个异黄酮类化合物具有一定的促成骨细胞增殖活性。

【医疗用途】

药性归经：味苦、辛，性凉。归肺、胃经。

功能：解肌发表，宣郁除烦。

主治：外感表证，寒热头痛，心烦，胸闷，失眠。

用法用量：内服：水煎，6～12g；或入丸剂。外用：适量，捣敷；或炒焦研末调敷。

附方：

1. 治痰饮头痛寒热，呕逆：淡豆豉15g，制半夏9g，茯苓12g，生姜10片。水煎服。

2. 治伤寒汗出不解，胸中闷：豆豉20g。水4L，水煎服。

3. 治咽喉肿痛，语声不出：豆豉20g。水煎，徐徐服之。

【资源评述】大豆始载于《神农本草经》，名"大豆"。《名医别录》云："生泰山平泽，九日采。"黑大豆之名则首见于《本草图经》，云："大豆有黑白二种，黑者入药，白者不用。"《本草纲目》云："大豆有黑、白、黄、褐、青、斑数色。黑者名乌豆，可入药，及充食，作豉。黄者可作腐、榨油、造酱，余但可作腐及炒食而已。皆以夏至前后下种，苗高三四尺，叶团有尖，秋开小白花成丛，结荚长寸余，经霜乃枯。"以上所述，与今之大豆相符。

【参考文献】

[1] 袁珊琴，于能江，赵毅民，等．淡豆豉中的化学成分 [J]．中药材，2008，32 (8)：1172-1174.

[2] 冯薇，刘敏彦，李琛，等．淡豆豉化学成分及其体外促成骨细胞增殖活性研究 [J]．中国药学杂志，2016，51 (3)：203-206.

[3] 李娜，黄庆柏．淡豆豉中的异黄酮成分及药理作用与临床应用 [J]．中国现代中药，2008，10 (7)：18-19.

一味药
Yiweiyao

【别名】狼马草、野蓝枝子、山绿豆。

【来源】为豆科植物马棘 *Indigofera pseudotinctoria* Matsum. 的根皮或地上部分。

【植物形态】小灌木，高 0.4～1m。茎多分枝，有棱，被丁字毛。奇数羽状复叶，小叶 7～11 片，叶片椭圆形、倒卵形或倒卵状椭圆形，长 1～2.5cm，先端圆或微凹，有小尖头，基部阔楔形或近圆形，两面有白色丁字毛。总状花序，花密集；淡红色或紫红色，旗瓣倒闭卵形，先端螺壳状，翼瓣基部有耳状附属物，龙骨瓣距长约 1mm，基部具耳；雄蕊 10 枚，二体。荚果线状圆柱形，长 2.5～5.5cm，先端渐尖，幼时密被短丁字毛，种子间有横隔，仅在横隔上有紫红色斑点。种子椭圆形。花期 5～8 月，果期 9～10 月。

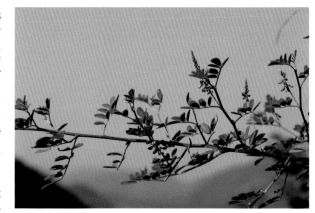
一味药

【生境分布】生于海拔 100～2300m 处的山坡林缘及灌木丛中。产于重庆各地。分布于华中及西南各地。

【采收加工】在播种后的第 2 年 8～9 月收获，选晴天，离地面 10cm 处，割下地上部分，晒干即成，以后可每年收割 1 次。其根宜在秋后采收，剥下皮，晒干或鲜用。

【药材鉴别】

性状鉴别：根皮形状不规则，卷曲不一，呈槽状至卷筒状，近地面部分为靴状，长短不一，厚 0.25～1.5mm；外表土黄色，具浅纵皱纹，并有密集、横向的皮孔痕，色略深，常有部分深褐色至黑褐色的栓皮残留；内表面很光滑，浅黄色至黄褐色，可看到有细根穿透皮部的小孔，对光观察小孔更明显；体轻，质硬，难折断。断面纤维性，不平坦，呈裂片状分层，浅黄色。气微，味极苦，苦味持久。

【化学成分】马棘皮含糖类、有机酸、生物碱、挥发油、香豆精和内酯类成分。三十一烷醇、3β-Acetoxy-12-oleanen-11-one、3β-羟基-5-烯-欧洲桤木烷醇、二十七烷酸、Lup-20(29)-en-3-one、β-谷甾醇、无羁萜、阿夫罗摩辛 7-O-β-D-葡萄糖苷、染料木苷、5,7,4′-三羟基-3′-甲氧基黄酮、硫磺菊素、8-Hydroxy-5-indolizidinone、紫铆查尔酮、2′,4′,4-三羟基查耳酮、Heptadecanoic acid-2,3-dihydroxypropyl ester、2′,7-二羟基-4′,5′-二甲氧基异黄酮、4′,7-二羟基-3′-甲氧基异黄酮、毛蕊异黄酮。马棘枝叶中含有羽扇豆-20(29)-烯-3-酮、木栓酮、3,β-乙酰氧基-齐墩果-12-烯-11-酮、3β-羟基-5-烯-欧洲桤木烷醇、β-谷甾醇、正三十烷醇。

【药理作用】马棘水提物和醇提物均影响小鼠的出血和凝血时间，具有明确的止血作用。马棘对实验小鼠具有明显的镇痛作用。马棘具有降低巨噬细胞 LDL-R 的表达和逆转 OX-LDL 的作用，这可能是其抗动脉粥样硬化的重要作用机制。

【医疗用途】

药性归经：味苦、涩，性平。

功能：清热解毒，散瘀消积。

主治：风热感冒，肺热咳嗽，烧烫伤，疔疮，毒蛇咬伤，瘰疬，跌打损伤，食积腹胀。

用法用量：内服：水煎，10～20g；外用适量。

附方：

1. 治瘰子初起，结核硬块：一味药 15～30g，配何首乌炖猪肉服。

2. 治食积：一味药根 15g。水煎服。

3. 治乳腺炎、疖肿：一味药根 30g，白茅根 12g。水煎服。

4. 治肺炎高热：一味药 20～30g，臭灵丹 20g，生石膏 25g，野韭菜根 15g，土黄柏 20g，黄连 15g。水煎服。

5. 治白喉：一味药鲜根（去栓皮）90～120g。加米汤（或米泔水）、冰糖或白糖蒸服。小儿 5 岁以内用量减为 9g，5～10 岁用 15g。

【资源评述】一味药为民间用药，全草也入药。《中国植物志》将本品拉丁名定名为河北木蓝 *Indigofera bungeana* Walp.。

【参考文献】

[1] 温而雅，梁鸿. 马棘根化学成分研究 [J]. 中国中药杂志，2010，35（20）：2708-2711.

[2] 周静. 马棘抗炎化学成分的研究 [D]. 华中科技大学，2010.

[3] 胡泽华，周静，田力，等. 马棘石油醚部分化学成分研究 [J]. 时珍国医国药，2011，22（9）：2208-2209.

[4] 胡泽华. 马棘止血作用的实验研究 [J]. 湖北民族学院学报（医学版），2009，26（2）：15-16.

[5] 胡泽华，刘莺，舒成仁. 马棘不同提取部位对小鼠镇痛作用的研究 [J]. 时珍国医国药，2007，18（10）：2442-2443.

[6] 胡泽华，郜邦鹏，黄德斌. 马棘 70% 醇提取物对小鼠巨噬细胞低密度脂蛋白受体表达的影响 [J]. 时珍国医国药，2009，20（10）：2486-2488.

鸡血藤

Jixueteng

【别名】昆明鸡血藤、鸡血崖豆藤、山鸡血藤、香花鸡血藤。

【来源】为豆科植物香花崖豆藤 *Millettia dielsiana* Harms 的藤茎。

【植物形态】攀援灌木，长 2～5m。茎皮灰褐色，剥裂，枝无毛或被微毛。羽状复叶；叶柄长 5～12cm，叶轴被稀疏柔毛，后秃净；小叶 2 对，纸质，披针形，长圆形至狭长圆形，长 5～15cm，宽 1.5～6cm，先端急尖至渐尖，基部钝圆，上面有光泽，下面被平伏柔毛或无毛，侧脉 6～9 对，中脉在上面微凹，下面隆起；小叶柄长 2～3mm。圆锥花序顶生，长达 40cm，较短时近直生，较长时呈扇状开展并下垂，花序轴多少被黄褐色柔毛；花单生；苞片线形，略短于花梗，宿存，小苞片线形，贴萼生，早落，花长 1.2～2.4cm；花萼阔钟状，长 3～5mm，宽 4～6mm，与花梗同被细柔毛，萼齿短于萼筒；花冠紫红色，旗瓣阔卵形至倒阔卵形，密被锈色或银色绢毛，基部稍呈心形，具短瓣柄，翼瓣甚短，约为旗瓣的 1/2，锐尖头，下侧有耳、龙骨瓣镰形；雄蕊二体，对旗瓣的 1 枚离生；花盘浅皿状；子房线形，密被绒毛。荚果线形至长圆形，扁平，密被灰色绒毛，果瓣薄，近木质，瓣裂，有种子 3～5 粒；种子长圆状凸镜形。花期 5～9 月，果期 6～11 月。

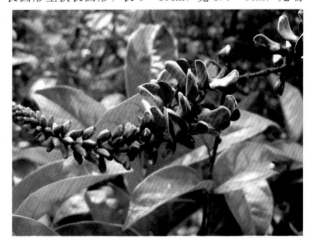

香花鸡血藤

【生境分布】生于海拔 2500m 以下的山坡杂木林与灌丛中，或阴处岩边。产于奉节、南川、隆昌。

【采收加工】秋季采收茎藤，除去枝叶，锯成段，晒干。或趁鲜时切片，晒干。

【药材鉴别】

性状鉴别：藤茎圆柱形，直径 1.5～2cm，表面灰褐色，粗糙，栓皮鳞片状，皮孔椭圆形，纵向开裂。药材饮片为椭圆形斜切片，厚 0.3～1cm。栓皮灰棕色，脱落处显红棕色。质坚硬。切面木部红棕色或棕色，导管孔多数；韧皮部有树脂状分泌物呈红棕色或棕色，与木部相间排列呈数个同心性椭圆形环或偏心性半圆形环；髓部偏向一侧。气微，味微涩。

【化学成分】含有羽扇烯酮、木栓酮、表木栓醇、豆甾醇、β-谷甾醇、异甘草素、2′,4′,3,4-四羟基查尔酮、6-methoxycalpogonium isoflavone A、durmillone、ichthynone、jamaicin、toxicarol isoflavone、barbigerone、染料木素等。

【药理作用】

1. 补血、活血作用：鸡血藤乙酸乙酯部位中分离的儿茶素具有一定的促进造血细胞增殖的作用，且其刺激增殖活性相对最强，对各系造血祖细胞均有明显刺激作用，是鸡血藤补血、活血作用的主要物质基础。鸡血藤总黄酮具有抗贫血作用，其作用机理可能与促进机体分泌 IL-3、调节 EPO 水平、促进红系造血有关。

2. 抗病毒作用：鸡血藤醇提物有抗甲型流感病毒、乙型肝炎病毒和单纯疱疹病毒Ⅰ型活性的作用，且抗单纯疱疹病毒Ⅰ型效果显著。

3. 抗肿瘤作用：鸡血藤黄酮类组分体外对人肺癌 A549 和人大肠癌 HT-29 细胞系具有直接抗肿瘤作用，对肿瘤细胞周期具有调控作用，可以明显阻滞肺癌细胞系 A549 于 S 和 G2/M 期，阻滞肠癌细胞系 HT-29 于 G2/M 期，因此调控细胞周期有可能是鸡血藤活性成分的主要抗癌机制之一，该组分无骨髓抑制作用，对红细胞生成有一定促进作用。

4. 其他作用：鸡血藤还具有降血脂、抗脂质过氧化、镇痛、镇静、催眠和对酪氨酸酶双向调节作用等。

【医疗用途】

药性归经：味苦、涩、微甘，性温。

功能：藤茎：补血止血，活血通络。根：补血活血，祛风活络。

主治：藤茎：血虚体弱，劳伤筋骨，月经不调，闭经，产后腹痛，恶露不尽，各种出血，风湿痹痛，跌打损伤。根：治气血虚弱，贫血，四肢无力，痢疾，风湿痹痛，跌打损伤，外伤出血。

附方：

1. 治经闭：鸡血藤、穿破石各 30g。水煎服，每日 1 剂。

2. 治白细胞减少症：鸡血藤 15g，黄芪 12g，白术、茜草根各 9g。水煎服，每日 1 剂。

3. 治风湿痹痛：鸡血藤 15g，半枫荷 15g，当归 15g，牛膝 9g，枫香寄生 15g，海风藤 15g，豆豉姜 15g。水煎服。

【资源评述】"鸡血藤"之名始见于《本草纲目拾遗》，据谢宗万考证其原植物为密花豆 *Spatholobus suberectus* Dunn。《中国药典》（2015 年版）收载的鸡血藤也来自于该种，为鸡血藤的主流品种。但全国各地药用的鸡血藤基原极为复杂，涉及豆科的多属多种，常见的有崖豆藤属（*Millettia*）的香花崖豆藤 *M. dielsiana*、丰城崖豆藤 *M. nitida var. hirsutissima*、黔滇崖豆藤 *M. gentiliana*、美丽崖豆藤 *M. speciosa*、密花豆属（*Spatholobus*）的密花豆 *S. suberectus*、黎豆藤属（*Mucumn*）的白花油麻藤 *M. birdwoodiana*、常春油麻藤 *M. sempervirens*。此外，某些地区还将其根入药。

【参考文献】

[1] 宋建兴，胡旺云. 香花崖豆藤化学成分的研究 [J]. 西南林业大学学报（自然科学），1992，12（1）：40-43.

[2] 巩婷，王洪庆，陈若芸. 香花崖豆藤中异黄酮类化合物的研究 [J]. 中国中药杂志，2007，32（20）：2138-2140.

[3] 刘屏，王东晓，陈桂芸，等. 鸡血藤单体化合物对造血祖细胞增殖的调控作用研究 [J]. 中国药理学通报，2007，23（6）：741-745.

[4] 曾凡力，程悦，陈建萍，等. 鸡血藤醇提物体外抗病毒活性研究 [J]. 中药新药与临床药理，2011，22（1）：16-20.

[5] 唐勇，何薇，王玉芝，等. 鸡血藤黄酮类组分抗肿瘤活性研究 [J]. 中国实验方剂学杂志，2007，13（2）：51-54.

[6] 梁宁，韦松基，林启云. 鸡血藤总黄酮对血虚小鼠抗贫血作用及机理研究 [J]. 时珍国医国药，2009，20（2）：362-363.

[7] 秦建鲜，黄锁义. 鸡血藤药理作用的研究进展 [J]. 时珍国医国药，2014，25（1）：180-183.

补骨脂
Buguzhi

【别名】黑故子、破固子、川故子。

【来源】为豆科植物补骨脂 *Psoralea corylifolia* L. 的干燥成熟果实。

【植物形态】一年生草本，高 60～150cm。全株被白色柔毛和黑褐色腺点。茎直立；枝坚硬。具纵棱。单叶互生，有时柱端侧生有长约 1cm 的小叶；叶柄长 2～4cm，被白色绒毛；托叶成对，三角状披针形，长约 1cm，膜质；叶片阔卵形，长 5～9cm，宽 3～6cm，先端钝或圆，基部心形或圆形，边缘具粗锯齿，两面均具显著黑色腺点。花多数密集成穗状的总状花序，腋生；花梗长 6～10cm；花萼钟状，基部连合成管状，先端 5 裂，被黑色腺毛；花冠蝶形，淡紫色或黄色，旗瓣倒阔卵形，翼瓣阔线形，龙骨瓣长圆形，先端钝，稍内弯；雄蕊 10 枚，花药小；雌蕊 1 枚，子房上位，倒卵形或线形，花柱丝状。荚果椭圆形，不开裂，果皮黑色，与种子粘贴。种子 1 粒，有香气。花期 7～8 月，果期 9～10 月。

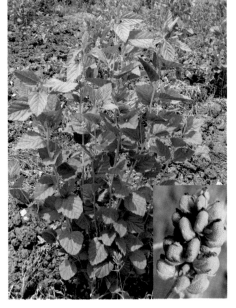

补骨脂

【生境分布】栽培或野生。喜温暖湿润气候。宜生长在向阳平坦、日光充足的环境中。对土壤要求不严，但以富含腐殖质的砂质壤土为最好。产于合川、南川。分布于河南、山西、陕西、安徽、浙江、江西、湖北、广东、四川、贵州、云南等地。

【采收加工】秋季果实成熟时，随熟随收，割取果穗，晒干，打出种子，除净杂质即可。

【药材鉴别】

性状鉴别：果实扁圆状肾形，一端略尖，少有宿萼。怀补骨脂长 4～5.5mm，宽 2～4mm，厚约 1mm；川补骨脂较小。表面黑棕色或棕褐色，具微细网纹，在放大镜下可见点状凹凸纹理。质较硬脆，剖开后可见果皮与外种皮紧密贴生，种子凹侧的上端略下处可见点状种脐，另一端有合点，种脊不明显。外种皮较硬，内种皮膜质，灰白色；子叶 2 片，肥厚，淡黄色至淡黄棕色，陈旧者色深，其内外表面常可见白色物质，于放大镜下观察为细小针晶；胚很小。宿萼基部连合，上端 5 裂，灰黄色，具毛茸，并密布褐色腺点。气芳香特异，味苦、微辛。

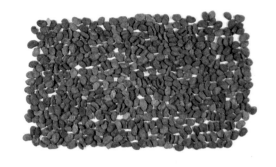

补骨脂（生药）

【化学成分】果实、种子含香豆精类、黄酮类、单萜酚类以及挥发油、皂苷、多糖、类脂等成分。

香豆精类：补骨脂素、异补骨脂素（即白芷素），花椒毒素（即 8-甲氧基补骨脂素）、补骨脂定、异补骨脂定、补骨脂呋喃香豆精、补骨脂定 2′,3′-环氧化物、双羟异补骨脂定、补骨脂香豆雌烷 A 及 B、槐属香豆雌烷 A 等。

黄酮类：有紫云英苷、补骨脂双氢黄酮（即补骨脂甲素）、异补骨脂双氢黄酮、补骨脂双氢黄酮甲醚、补骨脂乙素（即异补骨脂查耳酮）、补骨脂查耳酮、补骨脂色烯查耳酮、新补骨脂查耳酮、异新手补骨脂查耳酮、补骨脂呋喃查耳酮、补骨脂色酚酮、补骨脂异黄酮、新补骨脂异黄酮、补骨脂异黄酮醛、补骨脂异黄酮醇等。

苯并呋喃类衍生物：补骨脂苯并呋喃酚、异补骨脂苯并呋喃酚。又含对羟基苯甲酸、豆甾醇、β-谷甾醇-D-葡萄糖苷等。

其他：补骨脂酚，另含类脂化合物、多糖等。

【药理作用】

1. 对心血管系统的作用：补骨脂乙素具有强心和扩张冠状动脉、增加冠脉血流量的作用。补骨脂乙素能明显扩张大鼠、豚鼠、兔、猫等的离体心脏和冠状动脉，其作用强度是凯林（Khellin）的 4 倍；能对抗脑垂体后叶素对冠状动脉的收缩作用。给犬静注补骨脂乙素 20mg/kg 时，冠脉血流量增加 80％以上，冠脉阻力明显下降，每搏心输出量及做功量均有增加，而心肌耗氧量则增加不明显。对家兔实验性缓慢心率有明显提高作用，其效果与阿托品相当。

2. 平喘作用：补骨脂总香豆素对豚鼠过敏性哮喘及组胺性哮喘潜伏期有显著的延长作用，作用机制可能与补骨脂总香豆素调节体内环磷腺苷、环鸟苷酸的量及比值变化有关。

3. 雌激素样作用：通过研究补骨脂汤改善血管性痴呆大鼠学习记忆的作用，证实补骨脂汤能提高海马内 ER-β 基因的表达水平，这可能是由于方中具有植物雌激素的补骨脂素，直接作用于雌激素受体（ER），从而使 ER-β 基因的表达水平提高。

4. 抗病原微生物作用：异补骨脂查耳酮、补骨脂二氢黄酮甲醚有较强的抗金黄色葡萄球菌及表皮葡萄球菌作用。从补骨脂中分离出的抗真菌蛋白 Psc-AF 通过抑制胰蛋白酶活性，从而抑制白菜黑斑病毒、黑曲霉菌、头孢镰刀菌和小麦纹枯病菌生长。

5. 其他作用：补骨脂还具有抗氧化、抗炎、抗抑郁、促进皮肤色素增生等作用。

【医疗用途】

药性归经：味辛、苦，性温。归肾、脾经。

功能：温肾助阳，纳气平喘，温脾止泻，消风祛斑。

主治：肾阳不足，下元虚冷，腰膝冷痛，阳痿滑精，尿频，遗尿，肾不纳气，虚喘不止，脾肾两虚，大便久泻，白癜风，斑秃。

用法用量：内服：煎汤，6～10g；或入丸、散。外用：适量，酒浸涂患处。

使用注意：阴虚内热者禁服。

附方：

1. 治遗溺：补骨脂 15g，白茯苓、益智仁各 8g。为末。每服 3g，米汤送下。

2. 治白癜风、斑秃：补骨脂 60g，菟丝子 60g，栀子 60g。以上三味，粉碎成细粉，用 70％乙醇适量浸提，取浸出液 1000ml，即得。外涂患处。

【资源评述】补骨脂属（*Psoralea*）植物我国仅补骨脂 *P. corylifolia* 1 种，主产于重庆合川、江津，四川金堂、灌县、广元，河南商丘、新乡、博爱、信阳等地；安徽六安、阜阳，陕西兴平等地亦产。江西、云南、山西等地均自产自销。商品药材几乎均为栽培，产于四川者称"川故子"，主产于河南者称"怀故子"。现市场上常见来自于缅甸等地的野生补骨脂。

现代临床用于治疗功能失调性子宫出血、固胎、小儿神经性尿频、足跟痛、颈椎病、痛经、小儿脱肛、室女带下、宫外孕、风寒湿痹、泌尿系结石、牙痛、疣、乳腺增生、慢性肺源性心脏病、白细胞减少、病态窦房结综合征等疾病。

补骨脂的光敏性能增加皮下色素的沉积，临床多用于治疗白癜风、外阴白斑，并有白癜风散、补骨脂酊、补骨脂注射液、白斑酊、熄风酊等多种制剂。补骨脂素有抑制前列腺的作用，用于治疗前列腺增生。补骨脂素、8-甲氧基补骨脂素有抑制癌细胞的作用，在治疗癌症方面有较大的前景。

【参考文献】

[1] 邱蓉丽，李璘，乐巍. 补骨脂的化学成分与药理作用研究进展 [J]. 中药材，2010，33（10）：1656-1659.

[2] 颜冬梅，高秀梅. 补骨脂化学成分研究进展 [J]. 辽宁中医药大学学报，2012，14（9）：96-99.

[3] 柴丽娟，张晗，王少峡，等. 中药补骨脂的药理作用研究进展 [J]. 海峡药学，2013，25（7）：12-14.

[4] 余文新，李伟英，李鸿燕，等. 补骨脂总香豆素对哮喘大鼠血清 cGMP/cGMP 的影响 [J]. 现代中药研究与实践，2006，20（5）：27-29.

[5] 赵丕文，牛建昭，王继峰，等. 补骨脂素的植物雌激素作用及其机制探讨 [J]. 中国中药杂志，2008，33（1）：59-63.

[6] 寿清耀，杨荣平，王宾豪，等. 补骨脂雌激素样作用的有效成分研究 [J]. 中药新药与临床药理，2007，18（6）：425-427.

葛 根
Gegen

【别名】粉葛、葛。

【来源】为豆科植物野葛 *Pueraria lobata*（Willd.）Ohwi 的干燥根。

【植物形态】多年生落叶藤本，长达 10m。全株被黄褐色粗毛。茎基部粗壮，上部多分枝。三出复叶；顶生小叶柄较长，叶片菱状圆形，长 5.5～19cm，宽 4.5～180cm，基部圆形，有时浅裂，侧生小叶较小，斜卵形，两边不等，背面苍白色，有粉霜，两面均被白色伏生短柔毛。总状花序腋生或顶生，花冠蓝紫色或紫色；萼钟状，萼齿 5 枚，披针形，上面 2 齿合生，下面 1 齿较长；旗瓣近圆形或卵圆形，先端微凹，基部有两短耳，翼瓣狭椭圆形，较旗瓣短，龙骨瓣较翼瓣稍长；雄蕊 10 枚，二体；子房线形，花柱弯曲。荚果线形，密被黄褐色长硬毛。种子卵圆形，赤褐色，有光泽。花期 4～8 月，果期 8～10 月。

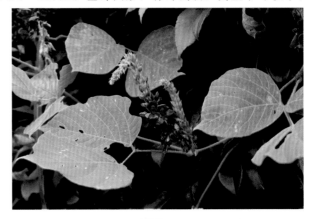

野葛

【生境分布】生于山坡、路边草丛中及较阴湿的地方。喜温暖气候，耐严寒。以土层深厚、肥沃、疏松的夹沙土栽培较好。产于重庆各地。除新疆、西藏外，全国大部分地区均有分布。

【采收加工】春、秋季采挖，洗净，除去外皮，切成条形，晒干或烘干。或用盐水、白矾水或淘米水浸泡，晒干。

【药材鉴别】

性状鉴别：根呈圆柱形。商品常为斜切、纵切、横切的片块，大小不等。表面褐色，具纵皱纹，可见横向皮孔和不规则的须根痕。质坚实，断面粗糙，淡黄褐色，隐约可见 1～3 层同心环层。纤维性强，略具粉性。气微，味微甜。

【化学成分】葛根中的含黄酮类化合物，其主要成分为异黄酮类化合物。其他还有三萜类、香豆素类、有机酸类、氨基酸类、微量元素等。

异黄酮类：含大豆苷元、大豆苷、葛根素、4′-甲氧基葛根素、大豆苷元-4′,7-二葡萄糖苷、大豆苷元-7-（6-O-丙二酰基）-葡萄糖苷、刺芒柄花素、葛根素木糖苷、3′-羟基葛根素、3′-甲氧基葛根素、4′-O-葡萄糖基葛根素、葛根苷 A、葛根苷 B、刺芒柄花素-7-葡萄糖苷、葛酚苷元 A、葛酚苷元 B、染料木

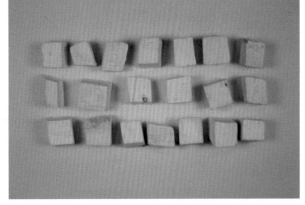

粉葛（块）

素、葛根素芹糖苷、大豆素 7,4′-二葡萄糖苷、葛香豆雌酚、邻苯二甲酸二异丁酯、邻苯二甲酸二（2-乙基）己酯、槐香豆素 A、香豆雌酚、芒柄花素、3′-甲氧基大豆苷元、芒柄花苷、3′-羟基大豆苷元、8-甲氧基芒柄花苷、5-羟基芒柄花苷等。

三萜类：β-谷甾醇、β-谷甾醇-类柄花葡萄糖苷、大豆皂醇 A、大豆皂醇 B、槐花二醇、羽扇豆醇、羽扇豆酮、葛根皂醇 C、葛根皂醇 A 和葛根皂醇-β-甲酯。

其他类：羽扇烯酮、二十二烷酸、二十四烷酸、1-二十四烷酸甘油酯、尿囊素，6,7-二甲氧基香豆精、5-甲基海因及广东相思子三醇。

【药理作用】

1. 对心脑血管系统的作用：葛根素能够扩张血管，增加血流量，对痉挛冠状血管尤其明显。葛根素对预收缩的冠状动脉血管环的舒张作用对高 K^+ 或者 TXA_2 类似物 U46619 具有浓度依赖性。葛根素具有抗心

肌缺血、抗再灌注损伤的保护作用，其作用机理涉及 PKCε 蛋白表达水平上调，对心肌组织细胞的凋亡起到调控作用，保护心肌组织。葛根素可以降低心肌兴奋性，预防心律失常。

2. 降血糖、血脂及血压作用：葛根素、大豆苷和大豆苷元等活性成分能显著降低血液中的血糖、总胆固醇含量。葛根素能减轻糖尿病大鼠肾小球的损害，降低尿清蛋白的排泄率，减少尿白蛋白，从而改善糖代谢、肾组织结构和肾功能；降血糖的机制是通过调节脂肪、骨骼肌组织的 GLUT4 基因表达及 TNF-α 水平，从而促使胰岛素分泌或改善胰岛素的抵抗。葛根素具有防治由肥胖所导致的血压升高、血糖升高以及脂质代谢紊乱等病症的功效。葛根提取物对高脂血症大鼠血清中的 TC、TG、MDA 和肝脏 MDA 水平、肝脏系数以及动脉粥样硬化指数均有改善作用。

3. 抗肿瘤作用：葛根中的主要活性成分异黄酮类化合物诱导癌细胞的凋亡，抑制其生长分化，是抗肿瘤的主要途径。葛根粗提物和葛根素对肝癌细胞 SMMC-7721 有增殖抑制和细胞周期调控的作用，均可不同程度抑制其生长，且葛根粗提物能促使 SMMC-7721 细胞的凋亡。葛根素能促进人 T 淋巴细胞 γδ 细的增殖，且能提高其杀伤活性。

4. 改善骨质疏松作用：葛根中异黄酮类化合物能够降低血清 IL-6 的水平，进而增加骨密度，防治骨质疏松症。葛根素可以双向调节骨髓基质细胞的成骨和成脂分化，主要体现在两方面：一是通过促进成骨细胞生成直接促进骨的形成；二是通过抑制脂肪细胞的生成间接促进骨髓基质细胞成骨分化，并通过降低脂肪细胞对破骨细胞的促进作用，在整体上使骨量增加，从而起到预防骨质疏松的效果。

5. 抗炎作用：葛根素作为一种醛糖还原酶抑制剂，可抑制蛋白非酶糖基化，从而具有抗炎的功效。葛根素注射液抑制糖尿病、肾病的炎症因子水平，并改善了糖尿病肾病患者的 24 小时尿微量白蛋白水平，改善血流动力学、血清中细胞因子的水平，降低炎症因子的产生，并通过控制炎症反应达到改善尿微量白蛋白的排除，从而抑制了炎症反应。

【医疗用途】

药性归经：味甘、辛，性平。归脾、胃、肺经。

功能：解肌退热，发表透疹，生津止渴，升阳止泻，通经活络，解酒毒。

主治：外感发热，头项强痛，麻疹初起，疹出不畅，温病口渴，消渴，泄泻，痢疾，眩晕头痛，中风偏瘫，胸痹心痛，酒毒伤中。

用法用量：内服：水煎，10～15g；或捣汁。外用：适量，捣敷。解表、透疹、生津宜生用；止泻多煨用。

附方：

1. 治疗高血脂症：葛根 30g，太子参、生地、茵陈各 15g，加水，文火煎，取汁 30ml，分 3 次服，每日 1 次。

2. 治疗顽固性失眠：葛根 45g，鸡血藤 30g，半夏、夏枯草各 12g。水煎服，每日 1 剂。

3. 治疗内耳眩晕症：肿足蕨、葛根、钩藤各 30g，白术 12g，泽泻 40g。上药混合，常规法煎 400ml。症状发作时，每日 1 剂，分 3 次服；症状缓解后，每日 1 剂，分 2 次服。

【资源评述】"葛"见于《诗经》，葛根入药始载于《神农本草经》。葛属植物约 35 种，分布于印度至日本，南至马来西亚。我国产 8 种及 2 变种，主要分布于西南部、中南部至东南部，长江以北少见。《中国药典》（2015 年版）收载的葛根为野葛 *P. lobata* 的根。此外，甘葛 *P. thomsonii* Benth.（商品习称"粉葛"，产于广东、广西、四川、重庆等地，以栽培为主）、峨眉葛藤 *P. omeiensis* Tang et Wang. 和食用葛 *P. edulis* Pamp.（四川、重庆）、三裂叶葛藤 *P. phaseoloides* Benth.（浙江）也在部分地区药用。云南葛根 *P. peduncularis* Grah. 在云南、四川称"苦葛"，重庆南川、金佛山有产，但该植物有毒，不可入药。

葛根所含的异黄酮类为其主要成分，其中含量较多的有葛根素、黄豆苷和黄豆苷元。葛根素为葛属的特有成分，具有改善心脑血管循环作用，在治疗脑梗死、脑血栓、妇女绝经后综合征、骨质疏松症、眼底病等方面也显示出明显的疗效，已开发有新药上市。

葛根素在水中溶解度低，因而生物利用度低。临床应用需加入高浓度的丙二醇作助溶剂，也因黏度大给生产带来不便。有研究报道，将葛根素与卵磷脂在一定条件下复合，制出乳化葛根素，或制成透皮吸收剂，以提高生物利用度。通过其结构修饰，提高生物利用度仍是今后对葛根素研究的重点。

【参考文献】

[1] 宋玮，李艳姣，乔雪，等．中药葛根的化学成分研究进展（英文）[J]．Journal of Chinese Pharmaceutical Sciences，2014，23（6）：347-360．

[2] 蔡琳．葛根的化学成分、药理及临床作用的研究进展 [J]．山东化工，2014，43（8）：40-41．

[3] 侯晓敏，秦小江．葛根素对大鼠离体冠状动脉血管环的舒张作用及其机制研究 [J]．中国药物与临床，2014，14（1）：36-37．

[4] 汤蕾，胥甜甜，易小清，等．PKCε信号通路介导的葛根素抗心肌细胞缺氧/复氧损伤作用 [J]．中国药理学通报，2014，30（1）：77-81．

[5] 李军，石博，黄可欣，等．葛根素对心肌缺血再灌注大鼠心肌组织 Bcl-2、Bax 和 Caspase-3 表达水平的影响 [J]．中国实验诊断学，2013，17（4）：631-633．

[6] 尹乐斌，夏秋良，赵良忠，等．葛根药理作用研究进展 [J]．现代农业科技，2016（4）：68-69，75．

[7] 崔秀玲，王远征，刘晓健．葛根素对糖尿病大鼠肾脏 NF-κB65、TNF-α 表达的影响 [J]．解放军医学杂志，2010，35（6）：679-682．

[8] 樊海龙，高莉．葛根抗糖尿病的药理作用及机制文献再评价 [J]．云南中医中药杂志，2013，34（1）：34-35．

[9] 代永霞，马记平，王君明．浅论葛根素对肥胖型高血压大鼠血压、血糖及血脂水平的影响 [J]．当代医药论丛，2015，13（11）：250-251．

[10] 王萌萌，梅振东，张森，等．葛根提取物对高脂血症大鼠血脂及抗氧化能力的影响 [J]．食品工业科技，2015，36（11）：369-372．

[11] 吕慧丽．葛根粗提物及葛根素对人肝癌 SMMC-7721 细胞的作用及机制 [D]．郑州大学，2009．

[12] 袁涛，朱炳喜，刘军权，等．葛根素对 γδT 细胞杀伤肝癌 SMMC-7721 细胞的影响 [J]．中国现代应用药学，2015，32（4）：419-424．

[13] 杨建．葛根总黄酮及葛根素对骨髓基质细胞成骨分化及成脂分化的影响 [D]．吉林大学，2013．

[14] 汤岚，汪望红．葛根素注射液治疗糖尿病肾病疗效评价及其对血清 IL-6 和 TNF-α 水平的影响 [J]．湖北科技学院学报（医学版），2015，29（5）：386-387．

苦 参
Kushen

【别名】山槐、野槐。

【来源】为豆科植物苦参 *Sophora flavescens* Ait. 的干燥根。

【植物形态】落叶半灌木，高 1.5～2m。根圆柱状，外皮黄白色。茎直立，多分枝，具纵沟；幼枝被疏毛。奇数羽状复叶，长 20～25cm，互生，小叶 15～29 片，叶片披针形至线状披针形，长 3～4cm，宽 1.2～2cm，基部圆，全缘，背面密生平贴柔毛。总状花序顶生，被短毛；萼钟状，扁平，5 浅裂；花冠蝶形，淡黄白色；旗瓣匙形，翼瓣无耳，与龙骨瓣等长；雄蕊 10 枚，花丝分离；子房柄被细毛，柱头圆形。荚果线形，先端具长隙，成熟时不开裂。种子间微缢缩，呈不明显的串珠状，疏生短柔毛。种子 3～7 粒，近球形，黑色。花期 5～7 月，果期 7～9 月。

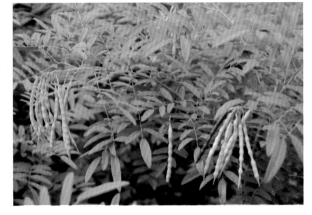

苦参

【生境分布】生于海拔 1500m 以下的沙地或向阳山坡草丛中、溪沟边。产于涪陵、万州、南川等地。分布于全国各地。

【采收加工】播种第 3 年 9～10 月采挖，除去地上部，将根挖出，洗去泥土、晒干。

【药材鉴别】

性状鉴别：根长圆柱形，下部常分枝，长 10～30cm，直径 1～2.5cm。表面棕黄色至灰棕色，具纵皱纹及横长皮孔样突起。栓皮薄，常破裂反卷，易剥落，露出黄色内皮，光滑。质硬，不易折断，折断面纤维性。切片厚 3～6cm，切面黄白色，具放射状纹理和裂隙，有的具异形维管束呈同心性环列或不规则散在。气微，味极苦。

以条匀、断面黄白、味极苦者为佳。

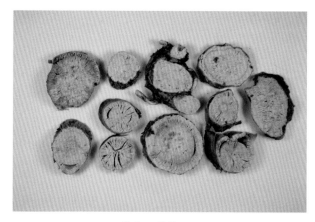

苦参（饮片）

【化学成分】根中含生物碱：苦参碱、氧化苦参碱、N-氧化槐根碱、槐定碱、别苦参碱、异苦参碱、槐花醇、N-氧化槐花醇、槐根碱、槐胺碱、N-甲基金雀花碱、臭豆碱、贋靛叶碱等。

黄酮类化合物：苦参新醇 A、B、C、D、E、F、G、H、I、J、K、L、M、N、O，苦参查耳酮，苦参查耳酮醇，苦参醇，新苦参醇，降苦参醇，异苦参酮，刺芒柄花素，苦参酮，降苦参酮，甲基苦参新醇C，1-山槐素，三叶豆紫檀苷苦参素，异脱水淫羊藿素，降脱水淫羊藿素，黄腐醇，异黄腐醇，木犀草素-7-葡萄糖苷等。

三皂苷：苦参皂苷 I、II、III、IV，大豆皂苷 I。

其他：苦参醌 A、蔗糖、二十四碳酸、β-谷甾醇、芥子酸十六酯、伞形花内酯等。

【药理作用】

1. 抗心律失常作用：苦参碱抗心律失常作用具有作用温和、持续时间长的优点。苦参对心脏具有负性频率、负性自律性及负性传导作用，是一种非特异性"奎尼丁样"作用。苦参碱抑制 I_{Na} 电流，呈浓度依赖性，浓度较高时抑制 I_{Na} 电流作用减弱。苦参碱能拮抗低镁诱发的心律失常，对治疗低镁性左心室流出道慢反应自律细胞异常电生理所诱发的心律失常有显著疗效。苦参碱对豚鼠心室肌细胞动作电位的变化具有明显的影响，具有剂量依赖性，还原苦参碱对休克血浆致豚鼠心室肌细胞的电生理也有影响，可以明显对抗休克血浆引起的动作电位幅度升高，与其影响细胞内外 Na^+ 和 Ca^{2+} 浓度有关。

2. 抗心肌细胞纤维化作用：氧化苦参碱能显著抑制急性心肌梗死 8 周后诱发的大鼠实验性心肌纤维化，抑制 TGF-β_1、TβR1、Smad2、Smad3、Smad4 mRNA 表达的上调和增加 Smad7 mRNA 的表达。提示氧化苦参碱对急性心肌梗死诱发实验性心肌纤维化具有一定的抑制作用，其作用机制与 TGF-β- Smads 信号系统密切相关。

3. 抗肿瘤作用：苦参碱对裸鼠 SW480-EGFP 实体瘤具有明显的抑瘤效应，病理形态学观察显示苦参碱的体内抑瘤活性可能与其能够直接杀死肿瘤细胞，诱导肿瘤细胞凋亡有关。苦参碱对乳腺癌细胞有明显的生长抑制作用和促凋亡作用。苦参碱对骨肉瘤 MG63 细胞的凋亡有明显的诱导作用，苦参碱不仅能直接杀伤细胞，而且能抑制 Caspase 信号通路，从而抑制肿瘤细胞的增殖，抑制率具有剂量依赖性与时间依赖性。

4. 抗病原微生物作用：苦参碱对敏感性和耐药性大肠杆菌有一定抑制作用；对耐药幽门螺杆菌有抑制作用，能明显抑制菌株生物膜形成；苦参水煎液对大肠杆菌、金黄色葡萄球菌、甲型链球菌、乙型链球菌、痢疾杆菌、鸡白痢沙门氏杆菌以及变形杆菌均有明显抑制作用。

5. 抗肝损伤作用：苦参素能改善乙肝患者肝纤维化程度，同时对 HBV 有抑制作用，具有抗免疫性肝损伤的作用。苦参碱对巨噬细胞、肝巨噬细胞分泌的 IL-1、IL-6、TNF -α 有明显抑制作用，因此苦参碱有抗肝纤维化的作用。

6. 其他作用：苦参还具有免疫抑制、免疫促进、抗过敏以及对神经系统抑制等作用。

【医疗用途】

药性归经：味苦，性寒。归心、肝、胃、大肠、膀胱经。

功能：清热燥湿，杀虫利尿。

主治：湿热泻痢，肠风便血，黄疸，小便不利，水肿，带下，阴痒，疥癣，麻风，皮肤瘙痒，湿毒疮疡。外用治滴虫性阴道炎。

用法用量：内服：煎汤，4.5～9g；或入丸、散。外用：适量，煎水熏洗；或研末敷；或浸酒搽。

使用注意：脾胃虚寒者禁服。反藜芦。

附方：

1. 治疗食管炎：苦参 30g，黄连 10g，大黄 6g。加水 150ml 煎至 60ml，每次服 20ml，每日 3 次，服药后禁食 1 小时。

2. 治皮肤湿疹、皮炎：百部 150g，川椒 60g，苦参 200g，蛇床子 100g，明矾 10g。水煎外洗。

3. 治疗烫伤：苦参 60g，连翘 20g。共研细末，过 80 目筛，用麻油调涂患处。

【资源评述】苦参为临床常用中药，始载于《神农本草经》，列为中品。苦参分布广，资源丰富。

传统中药理论认为苦参具有清热燥湿、祛风杀虫的功效，临床上多用于治疗湿热泻痢及各种皮肤病。现代研究发现苦参有抗心律失常、抗心肌缺血、抗肿瘤、抗肝纤维化、抗病原微生物等作用，并开发出新药心律宁（苦参总碱）、苦参素（博尔泰力）。

【参考文献】

[1] 陈慧芝，包海鹰，诺敏，等．苦参的化学成分和药理作用及临床研究概况 [J]．人参研究，2010，22（3）：31-37.

[2] 韦祎，唐汉庆，李晓华．苦参碱对豚鼠心室肌细胞钠离子通道电流的影响 [J]．中国实验方剂学杂志，2013，19（20）：199-202.

[3] 王雪芳，刘艳明，马建伟，等．苦参碱对低镁诱发豚鼠左心室流出道心律失常的电生理效应 [J]．时珍国医国药，2011，22（1）：146-147.

[4] 王雪芳，张晓云，刘艳明．苦参碱对异丙肾上腺素致豚鼠心律失常的保护作用 [C]．第十二次全国中西医结合微循环学术会议会议指南及论文摘要．2012.

[5] 沈祥春，杨钰萍，徐旖旎，等．基于 TGF-β-Smads 信号的氧化苦参碱干预急性心肌梗死诱发实验性大鼠心肌纤维化的研究 [J]．中国中药杂志，2012，37（5）：632-636.

[6] 王晓燕，梁磊，谢林英，等．苦参碱的体内抑瘤作用及机制研究 [J]．时珍国医国药，2013，24（4）：831-832.

[7] 李海军，王俊明，田亚江，等．苦参碱对 MCF-7 细胞 Fas、VEGF 及端粒酶活性的影响 [J]．中国中西医结合杂志，2013，33（9）：1247-1251.

[8] 尚剑，何礼，戴佳伊，等．苦参碱对骨肉瘤 MG63 细胞凋亡及 Caspase 蛋白表达的影响 [J]．中医药学报，2013，41（4）：48-52.

[9] 秦静英，李晓华，黄衍强，等．中药提取物对敏感性和耐药性大肠杆菌的抑制作用 [J]．现代医药卫生，2013，29（10）：1477-1478.

[10] 黄衍强，黄干荣，李晓华，等．中药提取物对耐药幽门螺杆菌生物膜形成的影响 [J]．医药导报，2013，32（11）：1407-1409.

[11] 邸大琳，李法庆，陈蕾，等．苦参体外抑菌作用的研究 [J]．时珍国医国药，2006，17（10）：1974-1974.

[12] 李丽丽，金哲雄．苦参现代研究进展 [J]．黑龙江医药，2012，25（5）：671-674.

槐　花
Huaihua

【别名】槐米。

【来源】为豆科植物槐 *Sophora japonica* L. 的干燥花及花蕾。

【植物形态】落叶乔木，高 8～20m。树皮灰棕色，具不规则纵裂。内皮鲜黄色，具臭味；嫩枝暗绿褐色，近光滑或有短细毛，皮孔明显。奇数羽状复叶，互生，长 15～25cm，叶轴有毛，基部膨大；小叶 7～15 片，柄长约 2mm，密生白色短柔毛；托叶镰刀状，早落。小叶片卵状长圆形。长 25～75cm，宽 1.5～3cm。先端渐尖具细突尖，基部宽楔形，全缘。上面绿色、微亮，背面伏生白色短毛。圆锥花序顶生；花冠蝶形，乳白色，旗瓣阔心形，有短爪，脉微紫，翼瓣和龙骨瓣均为长方形；雄蕊 10 枚，分离，不等长；子房筒状，有细长毛，花柱弯曲。荚果肉质，串珠状，长 2.5～5cm，黄绿色，不开裂，种子间极细缩。种子 1～6 粒，肾形，深棕色。花期 7～8 月，果期 10～11 月。

【生境分布】栽培于屋边、路边，各地普遍栽培。南川、北碚、合川等地有分布，北碚栽培量最大。

【采收加工】夏季花蕾形成时采收，及时干燥，除去枝、梗和杂质。亦可在花开放时，在树下铺布、席等，将花打落，收集晒干。

【药材鉴别】

性状鉴别：槐花多皱缩而卷曲，花瓣多散落。完整者花萼钟状，黄绿色，先端5浅裂；花瓣5枚，黄色或黄白色，1枚较大，近圆形，先端微凹，其余4枚长圆形；雄蕊10枚，其中9个基部连合，花丝细长；雌蕊圆柱形，弯曲。槐米呈卵形或椭圆形，长2～6mm，直径2～3mm。花萼下部有数条纵纹。萼的上方为黄白色未开放的花瓣。花梗细小。体轻，气微，味微苦、涩。

以个大、紧缩、色黄绿、无梗叶者为佳。

【化学成分】

三萜皂苷：赤豆皂苷Ⅰ、Ⅱ、Ⅴ，大豆皂苷Ⅰ、Ⅲ，槐花皂苷Ⅰ、Ⅱ、Ⅲ。

黄酮类：槲皮素、芦丁、异鼠李素、异鼠李素-3-芸香糖苷、山奈酚-3-芸香糖苷。

挥发油：主要成分有α-蒎烯（23.03％）、邻苯二甲酸癸基异丁基酯（6.20％）、长叶烯（4.88％）、苯乙醇（4.84％）、2-氨基-安息香酸甲酯（3.63％）、植酮（3.27％）、2-乙基己醇（2.73％）等。

其他：白桦脂醇、槐花二醇。花油中含月桂酸、十二碳烯酸、肉豆蔻酸、十四碳烯酸等。

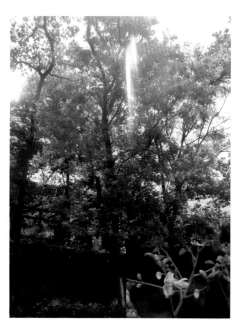

槐

【药理作用】

1. 对心血管系统的影响：槐花中的芦丁和三萜皂苷等药用成分，具有增强毛细血管韧性、防止冠状动脉硬化、降低血压、改善心肌循环的作用。槲皮素有降低血压、增强毛细血管抵抗力、减少毛细血管脆性、扩张冠状动脉、增加冠状动脉血流量等作用。槐花煎液可显著降低家兔心肌收缩力，减慢心率，减少心肌耗氧量，有保护心脏功能的作用，对于心动过速、房性早搏和室性早搏、心绞痛等心脏病具有治疗作用。

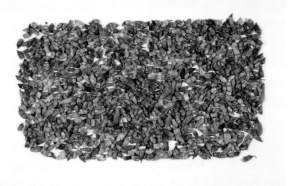

槐花（炒黄）

2. 抗氧化作用：槐花提取物具有抗氧化活性，特别是对超氧阴离子自由基和DPPH自由基的清除能力较强。槐花中除黄酮类和酚类物质外，还含有其他具有强抗氧化能力的活性物质。

3. 抑菌作用：槐花精油对金黄色葡萄球菌、威尔斯李斯特菌、单增李斯特菌、溶血性链球菌、志贺氏痢疾杆菌、大肠杆菌、伤寒沙门菌、甲型副伤寒沙门菌均有抑制作用，其中对金黄色葡萄球菌的抑制作用最为突出，丁香酚、苯甲醇、乙酸香叶酯、芳樟醇等物质可能是槐花精油中的主要抑菌成分。芦丁和槐花多糖具有抑菌活性，对金黄色葡萄球菌的抑菌活性最强。

4. 止血作用：生槐花、炒槐花、槐花炭及其提取物芦丁、槲皮素、鞣质均具有止血作用。槐花制炭后能显著缩短正常大鼠的出血时间和血浆复钙时间，作用强于生品，提示槐花制炭后止血作用显著增加。槐花还可用于治疗便血、痔疮出血、尿血、功能性子宫出血、衄血不止等病症，且对治疗溃疡性结肠炎大出血也有一定的疗效。

【医疗用途】

药性归经：味苦，性微寒。归肝、大肠经。

功能：凉血止血，清肝泻火。

主治：肠风便血，痔疮下血，血痢，崩漏，吐血，衄血，肝热头痛，目赤肿痛，头痛眩晕。

用法用量：内服：煎汤，5～10g；或入丸、散。外用：适量，煎水熏洗；或研末敷。

使用注意：脾胃虚寒及阴虚发热而无实火者慎用。

附方：

1. 治小便尿血：槐花（炒）、郁金各20。为末，每服6g，淡豆豉汤送下。

2. 治诸痔出血：槐花100g，地榆、苍术各45g，甘草30g。俱微炒，研为细末，每早、晚各食前服6g。

3. 治牙龈出血或牙痛：槐花、荆芥穗各等份，为末，擦牙，也可水煎服。

【资源评述】槐花全国各地均产，以黄土高原和华北平原为多。主产于巫山、北碚、渝北等地，主要作为林业绿化品种种植推广。其槐米还大量用于提取芦丁。从槐花中可提取抗氧化剂，用于食品工业。

【参考文献】

[1] 孙国禄，赵强，董晓宁，等.槐花化学成分及药理作用研究 [J].中兽医医药杂志，2009，28（6）：24-27.

[2] 王丽艳，周颖，逯相霞，等.槐花挥发油化学成分的GC-MS分析 [J].辽宁化工，2008，37（9）：646-648.

[3] 马利华，贺菊萍，秦卫东，等.槐花提取物抗氧化性能研究 [J].食品科学，2007，28（9）：75-77.

[4] 吴虹霏，兰昌云，陈媛.槐花的研究进展 [J].广东微量元素科学，2006，13（6）：1-6.

[5] 陈屹，姚卫蓉.槐花精油的提取及其抗菌作用研究 [J].安徽农业科学，2008，36（11）：4379-4381.

[6] 王亚男，柳秉润，邓旭明，等.芦丁对金黄色葡萄球菌Sortase A的抑制作用 [J].吉林农业大学学报，2013，35（3）：303-307.

[7] 胡喜兰，姜琴，尹福军，等.正交实验优选槐花多糖的最佳提取工艺及抑菌活性研究 [J].食品科技，2012，37（4）：164-167.

[8] 赵雍，郭静，刘婷，等.槐花制炭后新止血成分的药理研究 [J].中国中药杂志，2010，35（17）：2346-2349.

[9] 王琼，李信平.槐花汤加味治疗溃疡性结肠炎大出血验案 [J].中外医疗，2008，27（25）：88.

槐 角

Huaijiao

【来源】为豆科植物槐 *Sophora japonica* L. 的干燥成熟果实。

【植物形态】同"槐花"条。

【生境分布】同"槐花"条。

【采集加工】冬季采收，除去杂质，干燥。

【药材鉴别】

性状鉴别：本品呈连珠状，长1～6cm，直径0.6～1cm。表面黄绿色或黄褐色，皱缩而粗糙，背缝线一侧呈黄色。质柔润，干燥皱缩，易在收缩处折断，断面黄绿色，有黏性。种子1～6粒，肾形，长约8mm，表面光滑，棕黑色，一侧有灰白色圆形种脐；质坚硬，子叶2枚，黄绿色。果肉气微，味苦，种子嚼之有豆腥气。

【化学成分】黄酮及异黄酮类：染料木素、染料木苷、槐属苷、山奈酚、槲皮素、芸香苷等；生物碱：槐根碱、苦参碱、黎豆胺等；氨基酸：赖氨酸、天冬酰胺、精氨酸等；多糖类：半乳甘露聚糖等；其他：麦芽酚、槐二醇、β-谷甾醇、槐二醇等。

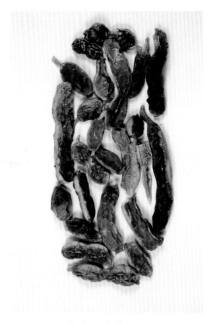

槐角（生药）

【药理作用】

1. 抗肿瘤作用：槐角中的染料木素对胃腺癌细胞和肺癌细胞活性有一定的抑制作用，槐角经裂褶菌转化后增强了对人乳腺癌 MCF-7（ER+）细胞的抗增殖作用，同时经转化生成的主要物质染料木素和异樱黄素对 MCF-7 细胞的抑制增殖作用具有剂量和时效相关性。

2. 抗氧化作用：槐角的水煎剂能提高 D-半乳糖致衰老小鼠脑组织 NOS、SOD 的活性，增加 NO 含量，降低 LPO 含量，说明槐角水煎液能提高脑的抗氧化作用，对抗衰老有一定的帮助。

3. 抗骨质疏松作用：槐角苷对卵巢摘除诱发的大鼠骨质疏松症有治疗作用，可以增加骨量，提高骨的生物力学性能，改善骨的微结构，进一步推测其作用可能是通过抑制骨的转换而实现。

【医疗用途】

药性归经：味苦，性寒。归肝、大肠经。

功能：清热泻火，凉血止血。

主治：肠热便血，痔疮出血，肝热头痛，眩晕目赤。

用法用量：内服：煎汤，6～9g。

附方：

治诸痔、脱肛及肠风下血：槐角（炒）、地榆、当归（酒焙）、防风、黄芩、枳壳（麸炒），共研为末，加酒、糊做成丸子，如梧子大。每服50丸，米汤送下。

【资源评述】槐角始载于《神农本草经》，列为上品，后历代本草均有记载。梁·陶弘景云："槐子以相连多者为好。"《本草纲目》中记载"槐实气味苦，无毒，久服明目益气，头不白，延年，治五痔疮瘘，堕胎，治大热难产、催生"。

【参考文献】

[1] 周金娥，陈聪颖，谢一凡，等. 槐角中脂溶性化学成分的研究 [J]. 上海交通大学学报（医学版），2006，26（11）：1245-1248.

[2] 何军，雷晓青，何珺，等. HPLC法同时测定槐角中4种黄酮苷元组分 [J]. 安徽大学学报（自科版），2012，36（4）：84-88.

[3] 马磊，楼凤昌. 槐角中的抗癌活性成分 [J]. Chinese Journal of Natural Medicines 中国天然药物，2006，4（2）：151-153.

[4] 邬建国. 槐角异黄酮生物转化及其产物抗乳腺癌细胞活性研究 [D]. 华中科技大学，2011.

[5] 杜宁，金慰芳，王洪复，等. 槐角苷对卵巢摘除引起的大鼠骨质疏松症和生殖系统萎缩的治疗作用的试验研究 [C]. 2009年全国中西医结合骨伤科学术研讨会，2009.

胡芦巴

Huluba

【别名】苦豆、香草子、胡卢巴。

【来源】为豆科植物胡芦巴 *Trigonella foenum-graecum* L. 的干燥成熟种子。

【植物形态】一年生草本，高30～80cm。全株有香气。茎、枝被疏毛。三出复叶，互生；小叶3片，顶生小叶片倒卵形或倒披针形，长1～4cm，宽0.5～1.5cm，先端钝圆，上部边缘有锯齿，两面均被疏柔毛，侧生小叶略小；托叶与叶柄连合，有毛。花1～2朵，腋生；花冠蝶形，黄白色或淡黄色，基部稍带紫色，旗瓣长圆形，翼瓣狭长圆形，龙骨瓣长方状倒卵形；雄蕊10枚，9枚合生呈束，1枚分离。荚果线状圆筒形，直或稍呈镰状弯曲，表面有纵长网纹。种子10～20粒，近椭圆形，稍扁，黄褐色。花期4～7月，果期7～9月。

【生境分布】多为栽培或野生于田间、路旁。产于城口、巫溪、南川。分布于东北、西南及河北、河南、陕西、甘肃、新疆、山东、江苏、安徽、浙江、湖北、广西等地。

【采收加工】果实成熟时，割取全株，晒干，脱下种子，除净杂质，再晒干。

【药材鉴别】

性状鉴别：种子略呈菱形或矩形，一端略尖，长3～4mm，宽2～3mm，厚约2mm。表面黄绿色或黄棕色，平滑，两侧各有1条深斜沟，种脐点状，位于两沟相连接处。质坚硬，不易破碎。种皮薄，胚乳半透明，遇水有黏性，子叶2片，淡黄色，胚根粗长、弯曲。气微，味微苦。

【化学成分】种子含生物碱、黄酮、甾体皂苷、18种氨基酸和8种微量金属元素。粗蛋白含量为

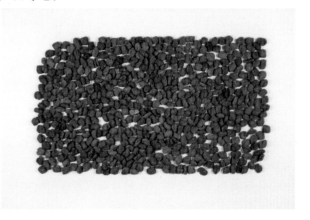

胡芦巴（生药）

54.06％，种子中聚糖含量为8.72％。

生物碱：胡芦巴碱、胆碱、番木瓜碱。

黄酮：6-C-木糖基-8-C-葡萄糖基芹菜素、6,8-二-C-葡萄糖基芹菜素、肥皂草素、合模苙草苷、牡荆素、牡荆素-7-葡萄糖苷、槲皮素、木犀草素、柚皮素和小麦黄素-7-O-葡萄糖苷等。

甾体皂苷：薯蓣皂苷元、芰脱皂苷元、替告皂苷元、新替告皂苷元、雅姆皂苷元、丝兰皂苷元。又含胡芦巴皂苷 H、I、J、K、L、M、N、Ⅷ和胡芦巴素B，其苷元都是薯蓣皂苷元。

三萜类：羽扇豆醇、31-去甲环阿尔廷醇、白桦醇、白桦酸、大豆皂苷Ⅰ和大豆皂苷Ⅰ甲酯、β-谷甾醇吡喃葡萄糖苷。

其他：胡芦巴肽酯、(2S,3R,4R)-4-羟基异亮氨酸〔(2S,3R,4R)-4-hydroxyiso- leucine〕、双咪唑、单棕榈酸甘油酯、硬脂酯、葡萄糖乙醇苷、D-3-甲氧基肌醇和蔗糖。

【药理作用】

1. 降血糖作用：胡芦巴种子对正常动物及化学诱导糖尿病动物具有降血糖作用。胡芦巴种子降血糖的主要成分为半乳甘露聚糖类的黏液质和甾体皂苷类。由于胡芦巴种子内胚乳中主要含有纤维和树胶，纤维可通过延迟胃排空和直接干扰胃肠吸收葡萄糖来调节血糖，水合黏性树胶（主要成分为半乳甘露聚糖）能减少胃排空和抑制小肠对葡萄糖的吸收而降低血糖。另外，胡芦巴也可能通过改善外周的葡萄糖利用，或通过对胰岛素受体的作用发挥其降血糖作用。

2. 降脂作用：胡芦巴种子所含甾体成分可明显增加正常大鼠对食物的摄入，转化稳定链脲佐菌素诱导的糖尿病大鼠的食物消耗，降低血清 TC 的含量，而对 TG 的含量没有影响。另外，胡芦巴胶体在消化道内可形成胶体屏障，抑制胆汁盐酸的吸收，减少肝内循环，从而降低血清 TC 的浓度。

3. 抗脑缺血、改善微循环作用：胡芦巴总皂苷可延长急性不完全性脑缺血小鼠平均存活时间及断颅喘息时间；还延长小鼠凝血时间，抑制兔血小板聚集率。

4. 抗氧化应激作用：用含有胡芦巴的饮食喂养小鼠4周，胡芦巴的剂量和组织类型不同，作用也不同。1％和2％的胡芦巴能增强 GLOⅠ的活性，而5％和10％则抑制该酶在肝中的活性，但 GLOⅡ的活性随剂量增加而持续下降；胡芦巴种子可使肝中 GSH 水平和 GST 活性升高，后者的活性随剂量增加而增强；1％和2％的胡芦巴对 SOD 和 CAT 活性没有影响，而5％和10％的胡芦巴则抑制其活性；5％胡芦巴还可使红细胞少量而持续地增多；10％胡芦巴可使脾中 GLOⅠ活性发生明显的变化，GSH 水平显著升高，CAT 活性显著升高。

【医疗用途】

药性归经：味苦，性温。归肾经。

功能：温肾阳，逐寒湿，祛痰。

主治：寒疝，腹胁胀满，寒湿脚气，肾虚腰痛，阳痿遗精，腹泻。

用法用量：内服，煎汤，3～10g；或入丸、散。

使用注意：阴虚火旺或有湿热者禁服。

附方：

1. 治疝气：胡芦巴、桃仁（炒），各等份为末，酒调6g，食前服。

2. 治外感头痛：葫芦巴（炒）、荆三棱（酒炙）各15g，干姜（炮）7g。上为细末，每服6g，温生姜汤或温酒调服。

3. 治腰痛：胡芦巴（焙研）15g，木瓜酒调服。

【资源评述】胡芦巴最早见于《饮膳正要》，以"苦豆"之名记载，"胡芦巴"之名始见于《嘉佑本草》，古今所用均为胡芦巴 *T. foenumgraecum*，现《中国药典》（2015年版）也收载了该种。胡芦巴属（*Trigonella*）植物约70余种，分布于地中海沿岸、中欧、非洲、西南亚、中亚和大洋洲，我国有9种。胡芦巴 *T. foenumgraecum* 在我国南北各地均有栽培，在西南、西北各地呈半野生状态。主产于安徽、四川、河南等地。安徽宿县及内蒙古部分地区已大面积种植。宁夏还引进国外品种进行良种选育，其中引自摩洛哥的品种，生育期与宁夏本地品种相当，产量无显著性差异，千粒重明显高于宁夏品种，初步认为可以进一步扩大试验示范的品种。

胡芦巴在临床上用于治疗疝气、糖尿病、高血脂症、脑栓塞等疾病。除此之外，胡芦巴还作为工业原料，主要从种子中提取植物胶。胡芦巴胶广泛用于石油开采、印染浆纱等。从制胶后的胡芦巴种子中还可提取薯蓣皂苷。

胡芦巴的全草有香豆素气味，可作饲料，嫩茎、叶可作蔬菜食用，茎、叶或种子晒干磨粉掺入面粉中蒸食可作增香剂，干全草可驱除害虫。鲜草含氮量在0.6%左右，翻压对土中后熟作物有明显增产的作用。

【参考文献】

［1］张仲，刘亚静．中药胡芦巴的化学成分研究进展［J］．中国药业，2011，20（14）：77-78.

［2］刘颖，郑彧，郭忠成，等．中药胡芦巴的研究进展［J］．实用药物与临床，2017，20（1）：98-101.

［3］刘世巍，黄述州，丁建海．胡芦巴挥发油成分的GC-MS分析［J］．华西药学杂志，2013，28（5）：504-505.

［4］安福丽，张仲，陈贵银，等．中药胡芦巴的药理作用研究进展［J］．中国药业，2010，19（4）：63-64.

赤小豆
Chixiaodou

【别名】红饭豆、红豆。

【来源】为豆科植物赤小豆 *Vigna umbellata*（Thunb.）Ohwi et Ohashi 或赤豆 *V. angularis*（Willd.）Ohwi et Ohashi 的干燥成熟种子。

【植物形态】

赤小豆：一年生半攀援草本。茎长可达1.8m，密被倒毛。三出复叶，叶柄长8～16cm；托叶披针形或卵状披针形；小叶3枚，披针形、长圆状披针形，长6～10cm，宽2～6cm，先端渐尖，基部阔三角形或近圆形，全缘或具3浅裂，纸质；小叶具柄；脉三出。总状花序腋生，小花多枚，花柄极短，小苞2枚，披针状线形，具毛；萼短钟状，萼齿5枚；花冠蝶形，黄色，旗瓣肾形，顶面中央微凹，基部心形，翼瓣斜卵形，基部具渐狭的爪，龙骨瓣狭长，有角状突起；雄蕊10枚，二体，花药小；子房上位，密被短硬毛，花柱线形。荚果线状扁圆柱形。种子6～10粒，暗紫色，长圆形，两端圆，有直而凹陷的种脐。花期5～8月。果期8～9月。

赤豆：一年生直立草本，高30～90cm。茎上有白色长硬毛。三出复叶；托叶披针形，被白色长柔毛，顶生小叶卵形，侧生小叶斜方状卵形，长5～10cm，宽3.5～7cm，先端短尖或渐尖，基部三角形或近圆形，全缘或微3裂，两面被疏长毛；基出脉3条。花2～6朵，着生于腋生的总花梗顶部，黄色；小苞片线形，较萼长；萼钟状，5齿裂，萼齿三角形；旗瓣扁圆形或近肾形，常稍歪斜，顶端凹，翼瓣宽于龙骨瓣，具短爪及耳，龙骨瓣上端弯曲近半卷，其中一片在中下部有一角状突起，基部有爪；雄蕊10枚，分成9枚与1枚两组。荚果圆柱形稍扁，成熟时种子间缢缩，含种子6～10粒。

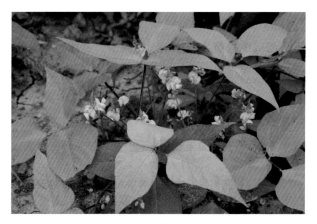

赤小豆

【生境分布】各地均有栽培。

【采收加工】秋季荚果成熟而未开裂时拔取全株，晒干并打下种子，去杂质，晒干。

【药材鉴别】

性状鉴别

赤小豆：种子圆柱形而略扁，两端稍平截或圆钝，长5～7mm，直径3～5mm。表面紫红色或暗红棕色，平滑，稍具光泽或无光泽；一侧有线形突起的种脐，偏向一端，约为种子长度的2/3，中央凹陷成纵沟；另侧有一条不明显的种脊。质坚硬，不易破碎；剖开后种皮薄而脆，子叶2枚，乳白色，肥厚，胚根细长，弯向一端。气微，味微甘，嚼之有豆腥气。

赤豆：种子近矩圆形而稍扁，直径4～6mm，与赤小豆的主要区别为种脐平而不突起，中央也不凹陷。

均以颗粒饱满、色紫红发暗者为佳。

【化学成分】

赤小豆：五环三萜皂苷类、黄酮类、鞣质等化合物。6 个齐墩果烯低聚糖苷、2β,15α-二羟基坝壳杉-16-烯-18,19-二羧酸、2β-O-β-D-葡萄吡喃糖-15α-羟基-贝壳杉-16-烯-18,19-二羧酸、2β-(O-β-D-葡萄吡喃糖)atractyligenin、3R-O-[β-L-阿拉伯吡喃糖基-(1→6)-β-D-葡萄吡喃糖]辛-1-烯-3-醇、(6S,7E,9R)-6,9-二羟基-megastigman-4,7-二烯-3-酮-9-O-β-D-葡萄吡喃糖苷、刺五加苷 D、白藜芦醇、麦芽酚等。

赤豆：3-吡喃甲醇-β-D-吡喃葡萄糖苷、右旋儿茶精-7-O-β-D-吡喃葡萄糖苷和 1D-5-O-(α-D-吡喃半乳糖基)-4-O-甲基肌醇-4-O-methyl-my-oinosiside、芦丁。

【药理作用】

1. 利尿作用：赤小豆氯仿及正丁醇萃取部位具有显著的利尿作用，可能是赤小豆利尿作用的主要有效部位。

2. 其他作用：赤小豆具有抗氧化、增强免疫、抗菌、雌激素样等药理作用。赤豆提取物能明显诱导 MCF-7 细胞孕激素受体（PR）基因 mRNA 和蛋白的表达，其作用均能被雌激素受体拮抗剂完全拮抗。临床用于治疗急性肾炎、肝硬化腹水、水痘、腮腺炎、炎性外痔、皮肤病等。

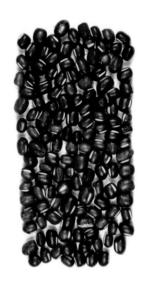

赤小豆（生药）

【医疗用途】

药性归经：味甘、酸，性平。归心、小肠经。

功能：利水消肿，清热排脓。

主治：水肿，脚气，黄疸，肿毒疮疡，风湿热痹，肠痈腹痛。

用法用量：内服：煎汤，9g～30g；或入散剂。外用：适量，生研调敷；或煎汤外洗。

使用注意：阴虚津伤者慎服。

附方：

1. 治血小板减少性紫癜：赤小豆 50g，带衣花生仁 30g，冰糖 20g。加水适量，隔水炖至豆熟烂，吃豆喝汤。

2. 治腮腺炎、痈肿：赤小豆 100g，鸭蛋清适量调成糊状，敷患处。

3. 治神经性皮炎、荨麻疹、急性和慢性湿疹：赤小豆 60g，苦参 60g，煎水 1000ml。冷渍患处，作冷湿敷亦可，每日 2～3 次，每次持续半小时。

【资源评述】 赤小豆及赤豆均作药用，据《本草纲目》所载，认为赤小豆的功效优于赤豆。闫婕等对全国 13 省 37 份赤小豆、赤豆的总三萜类成分检测，其含量在 0.26%～0.69% 之间，赤小豆的三萜类含量高于赤豆，符合《本草纲目》"以紧小而赤黯色者入药"的观点。卫莹芳等对全国 8 省 29 个产地赤豆的总黄酮含量测量，其含量在 0.76%～1.31%；其中，山西平遥最高，四川德阳的含量最低。全国 5 省 8 产地的赤小豆总黄酮含量在 0.84%～1.30%，购于清平药材市场的总黄酮为 1.3%，贵州黔东南苗族侗族自治州的含量最低。自采的赤豆黄酮含量比商品药材高。

赤小豆现代临床上多同麻黄、连翘等同用，治疗急性肾炎、皮肤病。同鲤鱼炖食可利水消肿，有的作减肥药。单用可治多种皮肤病。最近发现赤豆含有芦丁，因而可作为心血管病的食疗佳品。

【参考文献】

［1］宁颖，孙建，吕海宁，等．赤小豆的化学成分研究［J］．中国中药杂志，2013，38（12）：1938.

［2］彭游，李仙芝，柏杨．赤小豆活性成分的提取及保健功能研究进展［J］．食品工业科技，2013，34（9）：389-391.

［3］闫婕，卫莹芳，钟熊，等．赤小豆对小鼠利尿作用有效部位的筛选［J］．四川中医，2010，28（6）：53-55.

［4］张幸国，赵青威．赤豆的雌激素样作用及其对人类乳腺癌 MCF-7 细胞孕激素受体水平的影响［J］．中国中药杂志，2006，31（15）：1261-1265.

［5］闫婕，卫莹芳，龙飞，等．不同产地赤小豆总三萜的含量测定及品质评价［J］．时珍国医国药，2012，23

种子植物

（2）：305-306.

[6] 卫莹芳，闫婕，王化东，等．赤小豆总黄酮分光光度分析方法建立及全国不同产地药材含量测定［J］．时珍国医国药，2010，21（11）：2729-2731.

老鹳草

Laoguancao

【别名】五叶草、老宫草、五瓣花、老贯草、天罡草、五叶联、破铜钱、贯筋、五齿耙。

【来源】为牻牛儿苗科植物牻牛儿苗 *Erodium stephanianum* Willd.、老鹳草 *Geranium wilfordii* Maxim.、尼泊尔老鹳草 *Geranium nepalanse* Sweet 的地上部分。

【植物形态】

牻牛儿苗：一年生或二年生草本，高 10～50cm。根圆柱形。茎平铺地面或斜升，多分枝，具柔毛。叶对生，叶柄长 4～6cm；托叶披针形，长 5～10mm，边缘膜质；叶片长卵形或长圆状三角形，长 4～6cm，宽 3～4cm，二回羽状深裂，羽片 5～9 对，基部下延，小羽片条形，全缘或有 1～3 粗齿，两面具柔毛。伞形花序，腋生；花序梗长 5～15cm，通常有 2～5 朵花，花梗长 1～3cm；萼片长圆形，先端具芒尖，芒长 2～3cm；花瓣 5 枚，倒卵形，淡紫色或蓝紫色，与萼片近等长，先端钝圆，基部被白色，雄蕊 10 枚，2 轮，外轮 5 枚无药，内轮 5 枚具药，蜜腺 5 枚；子房密被白色长柔毛。强果，长 3～4cm，顶端具长喙，成熟时 5 枚果瓣与中轴分离，喙部呈螺旋状扭曲，其内侧有棕色的毛。花期 4～8 月，果期 6～9 月。

老鹳草：多年生草本，高 30～80cm。根茎短而直立，具略增厚的长根。茎直立或下部稍蔓生，有倒生柔毛。叶对生；基生叶和下部叶有长柄，向上渐短；托叶狭披针形，先端渐尖，有毛；叶片肾状三角形，基部心形，长 3～5cm，宽 4～6cm，3 深裂，中央裂片稍大，卵状菱形，先端尖，上部有缺刻或粗牙齿，齿顶有短凹尖，下部叶有时近 5 深裂，上下两面多少有伏毛。花单生叶腋，或 2～3 朵花成聚伞花序；花梗在花时伸长，果时弯曲下倾；萼片 5 枚，卵形或披针形，顶端有芒，长 5～6mm，被柔毛；花瓣 5 枚，淡红色或粉红色，与萼片近等长，具 5 条紫红色纵脉；雄蕊 10 枚，基部连合，花丝基部突然扩大，扩大部分具缘毛；子房上位，5 室，花柱 5 枚，不明显或极短。蒴果，有微毛，喙较短，果熟时 5 枚果瓣与中轴分离，喙部由下向上内卷，长约 2cm。花期 7～8 月，果期 8～10 月。

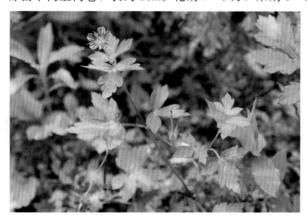

老鹳草

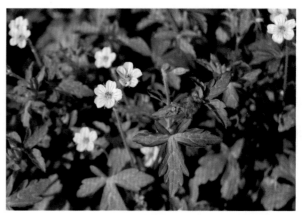

尼泊尔老鹳草

尼泊尔老鹳草：多年生草本，高 30～50cm 或更高，有时很矮小。根细长，斜生。茎细弱，蔓延于地面，斜上升，近方形，常有倒生疏柔毛。叶对生；下部茎生叶的柄长过于叶片；托叶狭披针形至披针形，长 0.4～1cm，先端渐尖；叶片肾状五角形，长 2～5cm，宽 3～5.5cm；3～5 深裂不达基部，裂片宽卵形，边缘具齿状缺刻或浅裂，上面有疏伏毛，下面有疏柔毛。聚伞花序数个。腋生，各有 2 朵花，有时 1 朵花，花序梗长 2～8cm。无苞片，有倒生柔毛，在果期向侧弯；萼片披针形，长约 0.6cm，先端具芒尖，边缘膜质，背面有 3 脉，沿脉具白色长毛；花瓣小，紫红色，稍长于萼片；花丝下部卵形，花药近圆形，紫红色；子房绿色，柱头紫红色，均被白毛。蒴果长约 1.7cm，有柔毛。花期 6～7 月，果期 7～8 月

植物检索表

1. 叶1~2回羽状全裂，雄蕊10枚，仅5枚发育；果熟时宿存花柱（长喙）由上向下呈螺旋卷曲 ……… 牻牛儿苗

1. 叶3~5深裂；雄蕊10枚全部发育果熟时宿存花柱由下向上内卷

    2. 植株较高大，通常35~80cm，叶肾状三角形，3深裂 …………………………………… 老鹳草

    2. 植株较矮小，通常不超过50cm，花瓣紫红色，略长于萼片…………………………… 尼泊尔老鹳草

【生境分布】

牻牛儿苗：生于山坡、草地、田埂、路边及村庄住宅附近。喜温暖湿润气候，耐寒、耐湿。喜阳光充足。以疏松肥沃、湿润的壤土栽种为宜。产于重庆各地。分布于东北、华北、西北、华中及云南西部、西藏等地。

老鹳草：生于山坡草地、平原路边和树林下。产于城口、巫溪、秀山。分布于东北、华北、华东地区及湖北、湖南、四川、云南、贵州等地。

尼泊尔老鹳草：生于潮湿山坡、路旁、田野、杂草丛中。产于城口、巫溪、秀山、巫山、开州。分布于东北、华北、西北、华中、西南等地。

【采收加工】夏、秋季果实将成熟时，割取地上部分或将全株拔起，去净泥土和杂质，晒干。老鹳草及尼泊尔老鹳草所含的老鹳草鞣质以茎顶端新生的小形叶片为最高，随着叶片老化含量降低，故以老鹳草鞣质为指标，故应以采收新生的叶为主。

【药材鉴别】

性状鉴别

牻牛儿苗：全株被白色柔毛。茎类圆形，长30~50cm或更长，直径1~7mm，表面灰绿色或带紫色，有纵棱，节明显而稍膨大。质脆，断面黄白色，有的中空。叶对生，具细长叶柄；叶片卷曲皱缩、质脆易碎，完整者为二回羽状深裂，裂片狭线形。蒴果长椭圆形，长6~10mm，宿存花柱形似鹳喙，成熟时5裂，喙长1~5cm，向上卷曲呈螺旋状。种子倒卵形。气微，味淡。

老鹳草：茎较细，直径1~3mm，具纵沟，表面微紫色或灰褐色，有倒伏毛。叶呈肾状三角形，3~5深裂，裂片近菱形，边缘具锯齿，两面具伏毛。蒴果长约2cm，宿存花柱长1~2cm，成熟时5裂，向上卷曲呈伞形。无臭，味淡。

尼泊尔老鹳草：全株被白色柔毛。茎细，直径1~3mm，表面灰褐色或紫红色，有纵棱。质脆。叶完整者呈肾状五角形，长2~3.5cm，宽2~4cm。3~5深裂，裂片棱状倒卵形，边缘有缺刻，被毛。蒴果长1.2~1.7cm，宿存花柱熟时5裂，向上反卷，喙不旋转。无臭，味先苦后麻。

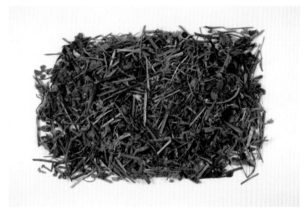

老鹳草（段）

性状检索表

1. 叶二回羽状全裂，喙长并卷曲，1~5cm ……………………………………………………… 牻牛儿苗

1. 3~5全裂，喙短，1~2cm

    2. 叶肾状三角形，味淡…………………………………………………………………………… 老鹳草

    2. 叶肾状五角形，味先苦后麻………………………………………………………………… 尼泊尔老鹳草

【化学成分】主要成分有鞣质、黄酮（槲皮素、山奈酚）、有机酸（没食子酸、鞣花酸）、挥发油（异薄荷酮、香茅醇、香茅醇甲酯等）等。还含有原儿茶酸、柯里拉京、老鹳草素、鞣花酸、金丝桃苷和槲皮素等。

牻牛儿苗：全草含挥发油，油中主要成分为牻牛儿醇；又含槲皮素、没食子酸、山奈酚、山奈酚-3-O-β-D-吡喃葡萄糖苷、柯里拉京、3-O-galloyl-（-）-shikimic acid，3,4-di-O-galloyl-（-）-shikimic acid，3,5-di-O-galloyl-（-）-shikimic acid、β-谷甾醇、山奈酚、槲皮素鞣花酸等。

老鹳草：全草含老鹳草鞣质2.2%，干叶含老鹳草鞣质9.5%、金丝桃苷0.21%。还含有β-谷甾醇、没

食子酸乙酯、水杨酸、短叶苏木酚酸乙酯、没食子酸、山奈酚-7-O-α-L-鼠李糖苷、琥珀酸、山奈酚、胡萝卜苷、山奈酚-3,7-O-α-L-鼠李糖苷等。

尼泊尔老鹳草：全草含老鹳草鞣质，另含山奈酚-7-鼠李糖苷和山奈苷。新鲜叶富含并没食子酸。

【药理作用】

1. 抗菌、抗病毒作用：全草煎剂对人卡他球菌、金黄色葡萄球菌、乙型链球菌、福氏痢疾杆菌、肺炎球菌等有较明显的抑制作用，其中所含鞣质对抑菌作用有一定的影响，对亚洲甲型流感病毒京科68-1株和副流感病毒Ⅰ型仙台株有较明显的抑制作用。

2. 抗氧化、抗溃疡作用：老鹳草中的主要鞣质老鹳草素是抗氧化作用的主要成分，它可减轻实验性盐酸-酒精性溃疡的发生，并有SOD样作用。老鹳草提取物具有明显的抗实验性胃溃疡作用，其作用机制可能与其抑制胃酸和胃蛋白酶活性有关。

3. 抗骨质疏松作用：老鹳草素能够明显促进小鼠骨髓基质干细胞（BMSCs）的增殖及向成骨方向分化。

4. 抗肿瘤作用：老鹳草中槲皮素能显著抑制人结肠癌细胞、人淋巴瘤细胞、人骨髓癌细胞、人卵巢癌细胞、人白血病细胞等的生长，有细胞毒作用和抗肿瘤活性；老鹳草鞣质提取物对鸡外周血T淋巴细胞和B淋巴细胞的增殖有显著的促进作用。

5. 其他作用：老鹳草可改善大鼠足关节状态，具有免疫调节功能，有助于机体恢复免疫稳定状态。

【医疗用途】

药性归经：味苦、微辛，性平。归肝、大肠经。

功能：祛风通络，活血，清热利湿。

主治：风湿痹痛，肌肤麻木，筋骨酸楚，跌打损伤，泄泻，痢疾，疮毒。

用法用量：内服：水煎，9～15g；或浸酒、熬膏。外用：适量，捣烂加酒炒热制成软膏外敷。

附方：

1. 治肌肉麻木、坐骨神经痛：老鹳草适量，清水煎成浓汁，去渣过滤，加糖收膏。每次9～15g，分2次，温开水兑服。

2. 治蛇虫咬伤：老鹳草鲜品，雄黄末少许捣烂外敷伤口周围。

3. 治疗乳腺增生：用单味老鹳草或鲜品每日30～60g，当茶冲服或煎服，每日2～3次。

【资源评述】 本品最早见于《救荒本草》，以"牤牛儿苗"记载，"老鹳草"之名始见于《本草纲目拾遗》。现《中国药典》在"老鹳草"条下收载了牤牛儿苗 *Erodium stephaniahum*、老鹳草 *Geranium wilfordii* Maxim. 和野老鹳草 *Geranium carolinianum* L. 3种基原植物。牤牛儿苗主产于山东、河北、天津等地，为商品老鹳草的主流产品；老鹳草主产于云南、四川、湖北、重庆等地，产量小，市场少见。

老鹳草属（*Geranium*）植物我国约有65种，全国各地均有分布，以西南部至西北部分布种类最多，各地药用的种类也极为复杂，其中尼泊尔老鹳草 *G. nepalanse* 主产于云南、贵州、四川、重庆、湖北等地，主销西南各地，为地方习用品种。重庆药用的还有野老鹳草 *G. carohinianum*（产于缙云山）、毛蕊老鹳草 *G. platyanthum* Duthie（产于金佛山）、草原老鹳草 *G. pratense* L.（产于城口、巫溪、开县，分布于东北、华北、重庆）、湖北老鹳草 *G. rosthornii* R. Kunth（产于奉节、城口）、西伯利亚老鹳草 *G. sibiricum* L.（产于城口、江北、奉节、万州、石柱、南川、巫溪）等。

【参考文献】

[1] 王志刚，李青，王斌，等. 中药老鹳草的成分和药理学研究进展 [J]. 中兽医学杂志，2008 (4)：44-48.

[2] 王如意，刘纲勇，梁晓欣，等. HPLC法同时测定野老鹳草中5种活性成分的含量 [J]. 中国药房，2016，27 (21)：2972-2975.

[3] 杨秀芳，程小伟，马养民，等. 老鹳草化学成分研究（Ⅱ）[J]. 陕西科技大学学报，2015，33 (1)：95-98.

[4] 程小伟，马养民，康永祥，等. 老鹳草化学成分研究 [J]. 中药新药与临床药理，2013，24 (4)：390-392.

[5] 何文涛，金哲雄，王宝庆. 老鹳草的研究进展 [J]. 航空航天医学杂志，2011，22 (10)：1200-1202.

[6] 程小伟. 老鹳草化学成分及其生物活性研究 [D]. 陕西科技大学，2014.

[7] 张艳苹，沈志强. 老鹳草素抗骨质疏松作用机制研究进展 [J]. 国际中医中药杂志，2016，38 (11)：1050-1052.

[8] Yang Y C，Ji L，Zu Y G，et al. Optimisation of microwave-assisted enzymatic extraction of corilagin and geraniin

from Geranium sibiricum Linne and evaluation of antioxidant activity. [J]. Food Chemistry，2010，122（1）：373-380.

［9］万永霞，王汉海，冯道俊. 老鹳草膏对佐剂性关节炎大鼠血清 VEGF 和 TGF-β₁ 表达的影响 [J]. 湖北农业科学，2014（9）：2111-2113.

［10］李祎，刘利民，李超，等. 老鹳草提取物抗胃溃疡作用实验研究 [J]. 南京中医药大学学报，2016，32（1）：54-57.

亚麻子

Yamazi

【别名】胡麻子、壁虱胡麻、亚麻仁、大胡麻、胡麻仁、鸦麻、胡麻饭、山西胡麻、山脂麻、胡脂麻、胡麻。

【来源】为亚麻科植物亚麻 *Linum usitatissimum* L. 的成熟种子。

【植物形态】一年生直立草本，高 30～100cm 或更高。全株无毛。茎圆柱形，表面具纵条纹，基部直径约 4mm，稍木质化，上部多分枝。叶互生；无柄或近无柄，叶片披针形或线状披针形，长 1～3cm，宽 2～5mm，先端渐尖，基部渐狭，全缘，叶脉通常三出。花多数，生于枝顶或上部叶腋，每叶腋生 1 花，直径约 15mm，花柄细弱；长约 2cm；花萼 5 枚，绿色，分离，卵形，长约为花瓣的半数；花瓣 5 枚，蓝色或白色，分离，广倒卵形，边缘稍呈波状；雄蕊 5 枚，花药线形；子房上位，5 室，花柱 5 枚，线形，分离，长约 4mm。蒴果近球形或稍扁，直径 5～7mm。种子卵形，长 4～6mm，宽约 2mm，一端稍尖而微弯，表面黄褐色而有光泽。花期 6～7 月，果期 7～9 月。

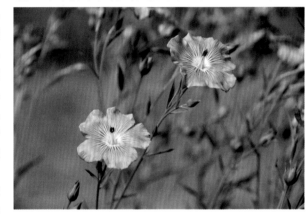

亚麻

【生境分布】本品适应性强，各地均可栽培。喜凉爽湿润气候。耐寒，怕高温。以土层深厚、疏松肥沃、排水良好的微酸性或中性土壤栽培为宜，含盐量在 0.2% 以下的碱性土壤亦能栽培。产于城口、巫溪、荣昌、巫山、奉节、南川等地。分布于东北及内蒙古、山西、陕西、山东、湖北、湖南、广东、广西、四川、贵州、云南等地。

【采收加工】秋季割下，拍下种子，除去杂质，晒干。

【药材鉴别】

性状鉴别：种子卵圆形，扁平，长 0.4～0.7cm，宽 0.2～0.3cm。表面灰棕色或棕红色，平滑，有光泽，可见棕色的小点。一端圆钝，一端尖而略偏斜，种脐位于尖端的凹陷处，种脊浅棕色，位于另一侧边缘。种皮薄，胚乳棕色，菲薄，子叶 2 枚，黄白色，富油性。气微，嚼之有豆腥味。种子用水浸泡后，外有透明液膜包围。

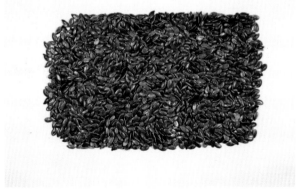

亚麻子（炒黄）

【化学成分】种子含脂肪油、甾类、三萜类及黏液质。脂肪酸占 99.91%，其中软脂酸、亚油酸、亚麻酸、硬脂酸和二十二烷酸的相对百分含量分别为 4.29%、8.25%、83.84%、3.53% 和 0.05%。

脂肪油：含 30%～40%，油中主要成分为亚油酸、亚麻酸、油酸、肉豆蔻酸、棕榈酸。

牻牛儿基：牻牛儿醇。

甾类及三萜类：胆甾醇、菜油甾醇、豆甾醇、谷甾醇、△⁶-燕麦甾醇、环木菠萝烯醇、24-亚甲基环木菠萝烷醇及二十烷醇的阿魏酸酯。此外尚含亚麻苦苷及黏液质。

子叶及幼芽含9种苷及对-香豆酸、咖啡酸、阿魏酸、芥子酸的酯、6种碳键黄酮苷等。

子叶及幼苗含光牡荆素-7-鼠李糖苷、荭草素-7-鼠李糖苷、异荭草素-7-葡萄糖苷。

【药理作用】

1. 抗肿瘤作用：亚麻子的多种活性成分能单独或联合通过一种或多种机理抑制动物和人体的肿瘤。亚麻子提取物能抑制裸鼠乳腺癌的生长和转移，其作用机制可能是降低细胞外的血管内皮细胞生长因子水平。木脂素的肠内酯可使人体 LNCaP 前列腺癌细胞间前列腺特异抗体水平下降，而且对 5α 还原酶同工酶1、2 均有抑制作用，这导致睾酮向 5α-二氢睾酮转化的减少，会降低前列腺癌细胞间雌激素作用，减缓前列腺癌细胞的生长。

2. 降血糖作用：亚麻子蛋白质降糖作用有两条途径：一是刺激胰岛素分泌，二是通过与多糖相互作用，木酚素和其他酚类成分具有较强的蛋白质结合性能，提示亚麻子蛋白质的部分生理活性与酚类物质的结合有关。

3. 降血脂、预防动脉粥样硬化和冠心病作用：大量的动物实验和临床试验证明，亚麻子能降血脂。α-亚麻酸是 n-3 型长碳链不饱和脂肪酸的前体，与鱼油有同样的医用效果，同时可降低鱼油的不良反应。给患有血管疾病的绝经妇女服用亚麻子，能降低神经应激所致血压升高、血浆皮质醇浓度增加和血浆纤维蛋白原升高，从而能够防止动脉粥样硬化的形成。这种作用是由于 SDG 的抗氧化作用和降低脂质所致。此外，亚麻子中所含的可溶性膳食纤维也可降低人体血浆胆固醇水平，对预防冠心病有积极的作用。

4. 健脑、明目作用：α-亚麻酸在肝脏内能转化成 DHA，DHA 具有易通过血管进入脑细胞的特性，是维持脑神经、视网膜正常生理作用的必需物质。DHA 易聚焦于人类的视网膜中，与维持视力的敏锐性有关。

【医疗用途】

药性归经：味甘，性平。归肝、肺、大肠经。

功能：养血祛风，润燥通便。

主治：麻风，皮肤干燥、瘙痒，脱发，湿疹，肠燥便秘。

用法用量：内服：煎汤，5～10g；或入丸、散。外用：适量榨油涂。

使用注意：大便滑泄者禁服，孕妇慎服。

附方：

1. 治皮肤干燥，起鳞屑：亚麻子、当归各90g，紫草30g。做成蜜丸。每服9g，开水送服，每日2次。

2. 治疮疡湿疹：亚麻仁15g，白鲜皮12g，地肤子15g，苦参15g。水煎，熏洗患处。

3. 治老年或病后体虚便秘：亚麻仁、当归、桑椹子各等份。研末为蜜丸。每服9g，每日3次。

4. 治产后大便不通：亚麻子、苏子各等份。合研，开水调服，每次9g，每日2次。

5. 治脂溢性脱发：亚麻仁、鲜柳枝各30g。煎服。

【资源评述】本品载于《植物名实图考》，名"山西胡麻"。吴其濬云："山西云南种之。根圆如指，色黄褐色、无纹，丛生细茎，叶如初生独帚发杈，开花五瓣，不甚圆，有纹，黑紫、蕊一簇，结实如豆蔻，子似脂麻。滇人研入面中食之，《大同府志》胡麻如石竹，花小翠蓝色、子榨油。"从附图看，与现时亚麻科植物亚麻形态相似。但《图经本草》《植物名实图考》所载非本品。

亚麻子在治疗癌症、红斑狼疮、肾移植排斥、高脂血症和风湿关节炎等严重疾病方面显示出良好前景。亚麻子可提高肝脏和脑中的 DHA 含量，可用于开发保健品。

【参考文献】

[1] 司秉坤，赵余庆. 亚麻子化学成分的研究 [J]. 中草药，2008，39 (12)：1793-1794.

[2] 王莉莉，巴俊杰. 中药亚麻子化学成分及其药理活性研究进展 [J]. 内蒙古中医药，2008，27 (6)：54-56.

枳　壳
Zhiqiao

【别名】酸柑子、皮头橙、钩头橙。

【来源】为芸香科植物酸橙 *Citrus aurantium* L. 的干燥未成熟果实。

【植物形态】常绿小乔木。枝三棱形，有长刺。单生复叶，互生，叶柄有狭长形或狭长倒心形的翼，长8～15mm，宽3～6mm；叶片革质，倒卵状椭圆形或卵状长圆形，长3.5～10cm，宽1.5～5cm，先端短而钝，渐尖或微凹，基部楔形或圆形，全缘或微波状，具半透明油点。花单生或数朵簇生于叶腋及当年生枝条的顶端，白色，芳香；花萼杯状，5裂；花瓣5枚，长椭圆形；雄蕊20枚以上，花丝基部部分愈合；子房上位，雌蕊短于雄蕊，柱头头状。柑果近球形，熟时橙黄色；味酸。花期4～5月，果期6～11月。

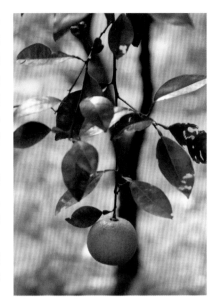

酸橙

【生境分布】多栽培。喜温暖湿润气候，耐阴性强，年平均气温要求在15℃以上。以微酸性冲积土或酸性黄壤、红壤栽培。产于涪陵、潼南、秀山、铜梁、荣昌、綦江、江津等地。我国长江流域以南各地均有栽培。

【采收加工】于7～8月果实近成熟而外皮尚绿色时采摘，大者横切成两半，晒干。或切成两半后，在50℃温度下，将切面烘至半干，再将背面烘干。用时麸炒。

【药材鉴别】

性状鉴别：果实呈半球形、球形或卵圆形，翻口似盆状，直径2.5～5cm。外表面黑绿色或暗棕绿色，具颗粒状突起，突起的顶端有凹点状油室。顶部有明显的花柱残迹或果梗痕。切面光滑而稍隆起，灰白色，厚3～7mm，边缘散有1～2列凹陷油点，瓤囊7～12瓣，中心有棕褐色的囊，呈车轮纹。质坚硬。气清香，味苦、微酸。

【化学成分】含有挥发油、黄酮苷、生物碱、维生素C等成分。

挥发油：主要含右旋柠檬烯、枸橼醛、右旋芳樟醇及邻氨基苯甲酸甲酯等。

黄酮苷类：含橙皮苷、新橙皮苷（5.6％～14％）、柚皮苷（1.5％～4.0％）、野漆树苷和忍冬苷（lonicerin）。此外还含有福橘素、甜橙素及5,7,8,3',4'-五甲氧基黄酮等。

生物碱类：含辛弗林（2.4％～14.5％）、N-甲基酪胺。

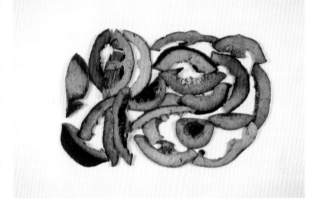

枳壳（麸炒）

最新化学成分：伞形花内酯、马尔敏、6',7'-二羟基香柠檬素、佛手酚、水合橙皮内酯、阿魏酸、柠檬苦素、胡萝卜苷棕榈酸酯、胡萝卜苷、川陈皮素、红橘素、5-羟基-6,7,8,4'-四甲氧基黄酮、3-羟基-5,6,7,8,3',4'-六甲氧基黄酮、5,6-二羟基-7,4'-二甲氧基黄酮、葡萄内酯、eposyaurapten、Meranzin、Marmin、Marminacetonide、β-谷甾醇、（2R）和（2S）-6''-O-乙酸基洋李苷、柚皮素-7-O-β-D-葡萄糖苷、5,7,4'-三羟基-8,3'-二甲氧基黄酮-3-O-6''-（3-羟基-3-甲基戊二酸单酯）-β-D-葡萄糖苷、4'-羟基-5,6,7-三甲氧基黄酮、柚皮黄素、5,6,7,4'-四甲氧基黄酮、5,7,8,4'-四甲氧基黄酮、3,5,6,7,8,3',4'-七甲氧基黄酮、桔皮素、5-去甲川陈皮素、5-羟基-6,7,3',4'-四甲氧基黄酮等。

【药理作用】

1. 调节胃肠运动：枳壳对胃肠平滑肌呈双相调节作用，既可兴奋胃肠使其蠕动增强，又可降低胃肠平滑肌张力起到解痉作用。枳壳水煎液能显著增强正常小鼠及阿托品抑制模型小鼠的胃肠蠕动，使胃肠运动收缩节律加快，收缩力增强。不同浓度枳壳水煎液能显著抑制家兔体外十二指肠自发活动，降低其收缩力，使其紧张性下降，且呈现一定的量效关系。

2. 利胆排石作用：枳壳具有松弛括约肌、收缩胆囊、促进胆汁分泌和排泄等作用。枳壳水煎液能显著促进大鼠胆汁流量，有一定利胆作用。

3. 升压、抗休克作用：枳壳能够升高血压，其主要成分辛弗林对家兔重症失血性休克模型有较好的升压作用。同时，增加细胞内钙可引起血管收缩，增加内皮细胞 NO 释放，又可引起血管舒张。其增加血管平滑肌细胞内钙的作用强于其促进内皮细胞释放 NO 的作用。

4. 抗血栓作用：枳壳水提液经乙醚萃取后的水相具有抑制血栓形成的作用。大鼠灌胃枳壳成分川陈皮素有抑制血小板聚集作用，可产生明显的抗血栓作用。

5. 抗肿瘤作用：枳壳所含川陈皮素具有抗肿瘤作用，对肺癌、腹膜肿瘤、胃癌、结肠癌、纤维瘤有较强的抗肿瘤活性。川陈皮素具有抑制人胃癌细胞在严重免疫缺陷小鼠腹膜内扩散的抗侵袭能力，对小鼠肝癌移植性肿瘤 H_{22} 有一定抑制作用。

6. 其他作用：枳壳中的挥发油有较强的体外抗蠕形螨活性，还具有一定的抗菌、杀菌的能力。此外，枳壳中的柚皮苷具有抗真菌、抑制高糖诱导的血管炎症、促进骨损伤部位骨质生长、改善心肌超微结构病变、保护心脏与促进小肠运动等作用。

【医疗用途】

药性归经：味苦、辛、酸，性微寒。归脾、胃经。

功能：理气宽胸，行滞消积。

主治：胸胁气滞，胀满疼痛，食积不化，痰饮内停，脏器下垂。

用法用量：内服：水煎，3～10g；或入丸、散。外用：适量，煎水洗。

使用注意：孕妇慎服。

附方：

1. 治慢性胃炎，痞闷饱胀：小茴香（炒）、石菖蒲根、枳壳各 30g，烧酒 1kg。浸泡 10 日后，每日 2 次，饭后适量饮服。

2. 治痔疮脱肛：枳壳（麸炒）、防风各 50g，白矾 10g。水煎 2 次，趁热熏洗患部。

3. 治子宫脱垂：枳壳、蓖麻根各 15g。水煎兑鸡汤服。每日 2 次。

【资源评述】 在宋代之前，并无枳壳、枳实之分。枳实始见于《神农本草经》，列为中品，而枳壳之名始见《开宝本草》。宋《本草图经》载："以皮厚而小者为枳实，完大者为壳。"《本草衍义》曰："枳实、枳壳一物也，小则其性酷而速，大则其性详而缓。"而《本草纲目》又将两者合为枳，云："枳实、枳壳气味功用俱同，上世亦无分别。魏晋以来，始分实、壳之用"。现今仍将枳实、枳壳分用。

枳壳植物来源在历史上也不一样，在宋代以前使用的枳壳为枸橘 *Poncirus trifdiata*（L.）Raf 的干燥成熟果实，明清以后为酸橙 *Citrus aurantium* L. 的未成熟果实。现今，枳壳主流品种的原植物来源于芸香科酸橙及其栽培变种臭橙、香橙和枳橙，其他同属植物和枸橘只在少数地区作为枳壳、枳实的来源。

根据产地不同，枳壳商品药材分为川枳壳、湘枳壳、江枳壳、建枳壳。按品种来源，枳壳商品药材可以分为酸橙枳壳、绿衣枳壳、香圆枳壳、甜橙枳壳、蟹甲枳壳、桔柑枳壳等。

川枳壳主产于重庆江津、綦江，主要品种为酸橙 *C. aurantium* L.。湘枳壳主产于湖南沅江、湘西各县也有栽培，品种为黄皮酸橙 *C. aurantium* L. cv. Huangpi。江枳壳产于江西新干、清江、新余等地，新干三湖所产枳壳，在历代中药材享有较高声誉，本草称之为商州枳壳，其品种为臭橙 *C. aurantium* L. cv. 'Xiucheng'、香橙 *C. aurantium* L. cv. 'Xiangcheng'。除此之外，浙江所产枳壳来源为朱栾 *C. aurantium* var. *decumana*、代代花 *C. aurantium* var. *amara*。贵州以甜橙为主，主产于水城、罗甸、兴江。福建以枸橘为主，产于南安、德江等地。

枳壳来源较广，药材品种多，但基本上以挥发油、黄酮苷类、生物碱类为主要成分。可根据主要化学成分，结合药理作用实验遴选优良品种，从而保证其质量稳定。枳壳挥发油中右旋柠檬烯具有溶胆石、排石的作用，加之枳壳本身具有抗炎、抗菌的作用，是治疗胆结石的良药。

【参考文献】

[1] 邓可众，丁邑强，周斌，等. 枳壳化学成分的分离与鉴定 [J]. 中国实验方剂学杂志，2015，21（14）：36-38.

[2] 杨武亮，陈海芳，余宝金，等. 枳壳活性化学成分研究 [J]. 中药材，2008，31（12）：1812-1815.

[3] 丁邑强，熊英，周斌，等. 枳壳中黄酮类成分的分离与鉴定 [J]. 中国中药杂志，2015，40（12）：2352-2356.

[4] 庄须国，潘振伟，刘晓丹，等. 枳壳醇提物对大鼠离体胸主动脉环的收缩作用与机制 [J]. 中国药理学通报，

2008，24（6）：810-814.

[5] 章斌，金剑，金芝贵，等 . 枳壳的药理作用与临床应用进展 [J]. 医药导报，2013，32（11）：1462-1464.

[6] 刘义，吴科锋，李延平 . 川陈皮素体外对微管蛋白聚合的影响 [J]. 中国中药杂志，2008，33（18）：2113-2116.

[7] 赵妍妍，马秀英，周黎明 . 川陈皮素对肝癌细胞的抑制作用 [J]. 华西药学杂志，2007，22（2）：149-151.

[8] 孙艳，刘继鑫，孙艳宏 . 中药材挥发油体外抑杀蠕形螨的实验研究 [J]. 中国媒介生物学及控制杂志，2009，20（4）：333-334.

[9] 熊莺，王广发，张俊艳，等 . 柚皮苷抑制高糖诱导的脐静脉内皮细胞与单核细胞的黏附作用 [J]. 南方医科大学学报，2010，30（2）：321-325.

[10] 唐琪，王维倩，王仁飞，等 . 柚皮苷对小鼠成骨细胞 MC3T3-E1 增殖功能的影响 [J]. 浙江中医药大学学报，2010，34（2）：171-172.

[11] 梁建光，吴铿 . 柚皮苷对糖尿病心肌病大鼠心肌超微结构和缺氧诱导因子 1α 的影响 [J]. 国际心血管病杂志，2012，39（2）：113-117.

[12] 张涵，唐立海，巫燕莉，等 . 柚皮苷对便秘小鼠排便的影响及作用机制初探 [J]. 时珍国医国药，2011，22（6）：1517-1518.

枳　实

Zhishi

【来源】为芸香科植物酸橙 *Citrus aurantium* L. 及其栽培变种或甜橙 *Citrus sinensis* Osbeck 的干燥幼果。

【植物形态】同"枳壳"条。

【生境分布】同"枳壳"条。

【采集加工】5～6月收集自落的果实，除去杂质，自中部横切为两半，晒干或低温干燥，较小者直接晒干或低温干燥。

【药材鉴别】

性状鉴别：本品呈半球形，少数为球形，直径 0.5～2.5cm。外果皮黑绿色或棕褐色，具颗粒状突起和皱纹，有明显的花柱残迹或果梗痕。切面中果皮略隆起，厚 0.3～1.2cm，黄白色或黄褐色，边缘有 1～2 列油室，瓤囊棕褐色。质坚硬。气清香，味苦、微酸。

【化学成分】

黄酮类：橙皮苷、橙皮素、柚皮苷、柚皮素、新橙皮苷、柚皮芸香苷、红橘素。

生物碱类：辛弗林、N-甲基酪胺、乙酰去甲辛弗林。

挥发油类：α-水茴香萜、α-蒎烯、桧烯、β-蒎烯、α-松油烯、柠檬烯。

其他成分：腺苷、柠檬苦素、去甲肾上腺素、脂肪、蛋白质、碳水化合物、胡萝卜素等。

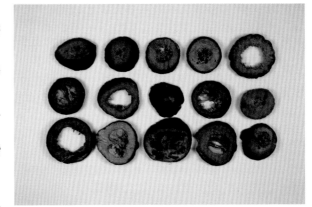

枳实（麦麸炒）

【药理作用】

1. 对胃肠道作用：枳实中的黄酮类成分如橙皮苷、新橙皮苷、柚皮苷均可改善功能性消化不良大鼠的胃排空和小肠推进，其中橙皮苷促进胃排空和小肠推进作用可能与其增加 MTL 的分泌有关。

2. 抗肿瘤作用：黄酮类化合物具有抑制肿瘤细胞增殖，诱导细胞凋亡的作用，甜橙黄酮（3′,4′,5,6,7-五甲氧基黄酮）对人 AGS 胃癌细胞的增殖有明显的抑制作用，并能使 AGS 胃癌细胞阻滞于 G2/M 期，诱导细胞凋亡。

3. 促脂质代谢作用：枳实中的生物碱类化合物，特别是辛弗林、N-甲基辛弗林等都是非常强的脂肪分解剂，并且副作用很小。

4. 抗菌作用：枳实挥发油对枯草芽孢杆菌 ATCC6633、肺炎克雷伯菌、鼠伤寒沙门菌、绿脓杆菌、荧

种子植物

光假单胞菌、金黄色葡萄球菌、大肠杆菌等都具有很好的抑制作用。

5. 抗炎作用：枳实总黄酮提取可以通过抑制 COX-2、iNOS 和促炎细胞因子（如 TNF-α 和 IL-6）的表达来阻断脂多糖诱导小鼠巨噬细胞 RAW264.7 细胞中的 NF-κB 和丝裂 MAPK 信号通路。

【医疗用途】

药性归经：味苦、辛、酸，性微寒。归脾、胃经。

功能：破气消积，化痰散痞。

主治：积滞内停，痞满胀痛，泻痢后重，大便不通，痰滞气阻，胸痹，结胸，脏器下垂。

用法用量：内服，煎汤，3～10g。

使用注意：孕妇慎用。

【资源评述】枳实始载于《神农本草经》，枳实药材资源丰富，分布广泛，其产地主要有四川、江西、湖南、福建等地，以江西产酸橙为道地药材，且以江西产鹅眼枳实质量最好。《中国药典》载枳实变种主要有黄皮酸橙 *C. aurantium* Huangpi、代代花 *C. aurantium* Daidai、朱栾 *C. aurantium* Chuluan、塘橙 *C. aurantium* Tangcheng。蔡逸平等通过到枳实药材产地进行原植物调查，并对收集到的国内 40 余件商品药材进行性状鉴别，证实我国枳实药材主流品种的原植物来源于芸香科酸橙及其栽培变种臭橙、香橙和枳橙，其他同属植物和枸橘只在少数地区作为枳壳、枳实的来源。

【参考文献】

[1] 彭友元，叶建农. 毛细管电泳电化学检测法测定中药枳实和枳壳中的辛弗林和 3 种黄酮 [J]. 分析测试学报，2007，26（5）：694-697.

[2] 刘文娟，耿秋菊，蔡蓉，等. 枳实药材中总黄酮提取工艺的研究 [J]. 时珍国医国药，2006，17（11）：2233-2234.

[3] 刘振丽，宋志前，张玲，等. 枳实饮片中 3 类化学成分含量测定 [J]. 中国中药杂志，2006，31（17）：1425-1427.

[4] 张红，孙明江，王凌. 枳实的化学成分及药理作用研究进展 [J]. 中药材，2009，32（11）：1787-1790.

[5] 黄爱华，迟玉广，曾元儿，等. 枳实黄酮对功能性消化不良大鼠胃肠动力的影响 [J]. 中药新药与临床药理，2012，23（6）：612-615.

[6] 董杨，季光，曹爱丽，等. 甜橙黄酮对人胃癌 AGS 细胞增殖和凋亡的作用及其机制研究 [J]. 中国中药杂志，2011，36（6）：790-794.

[7] Mercader J, Wanecq E, Chen J, et al. Isopropylnorsynephrine is a stronger lipolytic agent in human adipocytes than synephrine and other amines present in Citrus aurantium [J]. Journal of Physiology & Biochemistry, 2011, 67（3）：443-452.

[8] Siddique S, Shafique M, Parveen Z, et al. Volatile components, antioxidant and antimicrobial acivity of Citrus aurantium var. bitter orange peel oil [J]. Pharmacologyonline, 2011, 2：499-507.

[9] Sang R K, Park K I, Park H S, et al. Anti-inflammatory effect of flavonoids isolated from Korea Citrus aurantium, L. on lipopolysaccharide-induced mouse macrophage RAW 264. 7 cells by blocking of nuclear factor-kappa B (NF-κB) and mitogen-activated protein kinase (MAPK) signalling pathways [J]. Food Chemistry, 2011, 129（4）：1721-1728.

[10] Kim J A, Park H S, Kang S R, et al. Suppressive effect of flavonoids from Korean Citrus aurantium L. on the expression of inflammatory mediators in L6 skeletal muscle cells [J]. Phytotherapy Research, 2012, 26（12）：1904-1912.

[11] 蔡逸平，陈有根，范崔生. 中药枳壳、枳实类原植物调查及商品药材的鉴定 [J]. 中国中药杂志，1999，24（5）：259-262.

佛 手

Foshou

【别名】佛手香橼、密柑、密罗柑、五指柑、福寿柑、手柑。

【来源】为芸香科植物佛手 *Citrus medica* L. var. *sarcodactylis*（Noot.）Swingle 的干燥果实。

【植物形态】常绿小乔木或灌木。老枝灰绿色，幼枝略带紫红色，有短而硬的刺。单叶互生，叶柄短，长 3～6mm，无翼叶，无关节；叶片革质，长椭圆形或倒卵状长圆形，长 5～16cm，宽 2.5～7cm，先端钝，有时微凹，基部近圆形或楔形，边缘有浅波状钝锯齿。花单生、簇生或为总状花序；花萼杯状，5 浅裂，裂片三角形；花瓣 5 枚，内面白色，外面紫色，雄蕊多数；子房椭圆形，上部窄尖。柑果卵形或长圆形，顶端分裂如拳状，或张开似指尖，其裂数代表心皮数，表面橙黄色，粗糙，果肉淡黄色。种子数粒，卵形，先端尖，有时不完全发育。花期 4～5 月，果熟期 10～12 月。

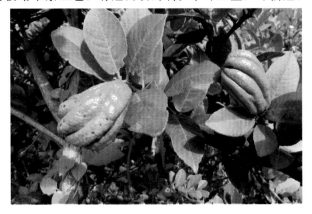

佛手

【生境分布】属热带、亚热带植物。喜温暖湿润气候，怕严霜、干旱，耐阴，耐瘠，耐涝。喜阳光。以土层富含腐殖质、排水良好的微酸性砂质壤土栽培为佳。产于云阳、开州、丰都、酉阳、梁平、万州、綦江、巴南、江津等地。我国浙江、江西、福建、广东、广西、四川、重庆、云南等地有栽培。

【采收加工】于晚秋待果皮由绿变浅黄绿色时，将果实剪下，选晴天，将果实顺切成 4～7mm 的薄片，晒干或烘干。

【药材鉴别】

性状鉴别：果实多纵切成类椭圆形或卵圆形的薄片，皱缩或卷曲，长 6～10cm，宽 3～7cm，厚 2～4mm。顶端稍宽，有的具指状裂瓣，常皱缩或卷曲，基部略窄，有时可见果柄痕。外表面黄绿色或橙黄色，密布凹陷的窝点，有时可见细皱纹。内表面类白色，散有黄色点状或纵横交错的维管束。质硬而脆，受潮后柔软。气清香，味甜而微苦。

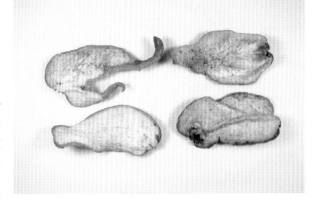

佛手片

【化学成分】主要含香豆精类、黄酮类、挥发油等成分。

香豆精类：佛手内酯、柠檬内酯、顺式头-尾-3,3′,4,4′-柠檬油素二聚体、顺式头-头-3,3′,4,4′-柠檬油素二聚体、6,7-二甲基香豆素、柠檬苦素、柠檬油素、6-羟基-7-甲氧基香豆素、5-羟基-7-甲氧基-8-异戊烯基香豆素。

黄酮类：含香叶木苷、橙皮苷、3,5,6-三羟基-4′,7-二甲氧基黄酮、3,5,6-三羟基-3′,4′,7-三甲氧黄酮、3,5,8-三羟基-7,4′-三甲氧基黄酮。

挥发油：主要含柠檬烯（约占 50%）、1-甲基-2-（1-甲乙基）-苯、γ-松油烯。

其他：β-谷甾醇、胡萝卜苷、棕榈酸、琥珀酸等。Sigmasteryl acetate、5-甲氧基-糠醛、surcmse、a-glucose、b-glucose、4-Hydmxy-benzaldehyde、4-Hydroxy-3-methoxy、benzoic acid、b-sitosteml、daucosterol、5-异戊烯氧基-7-甲氧基香豆素、自当归素等。

【药理作用】

1. 止咳、平喘、祛痰作用：佛手挥发油对支气管哮喘动物具有止咳、平喘、祛痰等治疗作用，使引咳和致喘潜伏期延长，气管酚红排泌量增加。佛手乙酸乙酯提取液能抑制哮喘模型小鼠嗜酸性粒细胞性炎症反应。

2. 抗肿瘤作用：佛手挥发油具有抑制 MDA-MB-435 癌细胞增殖的作用，诱导细胞凋亡且将细胞周期阻滞在 S 期和 G2/M 期，而高浓度的佛手挥发油引起细胞坏死。佛手挥发油可有效杀伤体外培养的小鼠 B16 黑色素瘤细胞，低中剂量的佛手挥发油可诱导细胞凋亡，高剂量的佛手挥发油可致细胞坏死。佛手挥发油对 B16 黑色素瘤细胞酪氨酸酶活性具有明显的抑制作用，且呈剂量依赖性。

3. 抗氧化作用：川佛手精油含有丰富的多酚和黄酮类物质，具有一定的抗氧化活性，对 DPPH 和

ABTS 自由基清除能力较强。

4. 免疫调节作用：佛手醇提液能显著提高小鼠免疫器官重量，延长小鼠常温下的耐疲劳能力和急性抗脑缺氧能力，表明佛手具有一定的增强体质、促进学习和增强免疫功能的作用。佛手多糖体外实验可提高免疫低下小鼠巨噬细胞产生 IL-6 的水平，表明它对体液免疫与细胞免疫的促进作用可能与增强巨噬细胞分泌 IL-6 有关。

5. 抑菌、抗炎作用：佛手果实挥发油对酵母菌、大肠杆菌、枯草杆菌和金黄色葡萄球菌均有较明显的抑制作用，其中对枯草杆菌的抑菌效果最强，对金黄色葡萄球菌的抑制作用相对较弱。佛手挥发油对二甲苯致小鼠耳肿胀、角叉菜致大鼠足肿胀有一定的抑制作用。

【医疗用途】

药性归经：味辛、苦、酸，性温。归肝、脾、胃、肺经。

功能：疏肝理气，和胃化痰。

主治：肝胃气滞，胸胁胀痛，胃脘痞满，食少呕吐，咳嗽痰多。

用法用量：内服，煎汤，3～10g；或泡茶饮。

使用注意：阴虚有火，无气滞者慎服。

附方：

1. 治食欲不振：佛手、枳壳、生姜各 6g，黄连 2g。水煎服，每日 1 剂。

2. 治肝胃气痛：佛手、延胡索各 6g。水煎服。

3. 治湿痰咳嗽：佛手、姜半夏各 6g。水煎服。

【资源评述】佛手最早见于《闽书》，名"佛手香橼"，《本草图经》名"枸橼"。苏颂曰："今闽广、江南皆有之，彼人呼为香橼子，形长如小爪状……"李时珍曰："枸橼产闽广间、木似朱栾而叶尖长、枝间有刺。植之近水乃生。其实状如人手、有指，俗呼为佛手柑。有长一尺四五寸者。"又说："佛手取象也。"据上所述及其附图，所指枸橼即现今之佛手 *Citrus medica* var. *sarcodactylis*。

按产地可分为广佛手、川佛手、金佛手、建佛手、云佛手和兰佛手等；现行规格主要分为广佛手、川佛手及金佛手。川佛手主产于重庆合川、江津、云阳、石柱，四川泸县、犍为，云南易门、宾川等地。主销北京、天津等华北地区及出口。广佛手主产于广东高要，集散于肇庆；其次产于广西凌乐、灌阳，云南易门、宾川、新平、峨山等地。此外，福建福安、莆田、闽侯、兰溪，安徽歙县亦产。销上海、杭州、华北等地及出口。金佛手主产于浙江金华，产量较小。传统认为川佛手品质较优。

佛手 *Citrus medica* var. *sarcodactylis* 的原变种枸橼 *C. medica* L. 为《中国药典》收载的"香橼"的原植物之一，两者均以果实入药，其功能、主治也基本一致。

佛手提取液具有抗皮肤衰老的作用，现多用于美容品。

【参考文献】

[1] 严玮. 佛手化学成分和药理作用研究进展 [J]. 实用中医药杂志，2015，31 (8)：788-790.

[2] 崔红花，高幼衡，梁盛林，等. 川佛手化学成分研究（Ⅰ）[J]. 中草药，2007，38 (9)：1304-1306.

[3] 秦枫. 川佛手化学成分的研究 [D]. 西南交通大学，2008.

[4] 张颖，孔令义. 佛手化学成分的研究 [J]. 中国现代中药，2006，8 (6)：16-17.

[5] 施长春，王建英，朱婉萍，等. 佛手挥发油对哮喘的治疗作用 [J]. 中华实用儿科临床杂志，2010，25 (4)：287-288.

[6] 尹洪萍，许顺美. 佛手乙酸乙酯提取液对哮喘模型小鼠的抗炎作用 [J]. 健康研究，2009，29 (2)：92-94.

[7] 麻艳芳，邵邻相，张均平，等. 佛手挥发油对 MDA-MB-435 人乳腺癌细胞体外增殖的影响 [J]. 中国药学杂志，2010，45 (22)：1737-1741.

[8] 吕学维，邵邻相，张均平，等. 佛手挥发油对 B_{16} 黑色素瘤细胞体外增殖的抑制作用 [J]. 中国粮油学报，2011，26 (8)：50-54.

[9] 郭卫东，郑建树，邓刚，等. 佛手挥发油抑菌活性的研究 [J]. 中国粮油学报，2009，24 (8)：103-107.

陈 皮

Chenpi

【别名】橘皮、黄橘皮、橘柑皮、柑子皮。

【来源】为芸香科植物橘 *Citrus reticuldta* Blanco 及栽培品种的干燥成熟果皮。

【植物形态】常绿小乔木或灌木，高 3～4m。枝多有刺。叶互生，叶柄长 0.5～1.5cm，有窄翼，顶端有关节；叶片披针形或椭圆形，长 4～11cm，宽 1.5～4cm，先端渐尖微凹，基部楔形，全缘或为波状具不明显的钝锯齿，有半透明油点。花单生或数朵丛生于枝端或叶腋；花萼杯状，5 裂；花瓣 5 枚，白色或带淡红色，开时向外反卷；雄蕊 15～30 枚，长短不一，花丝常 3～5 枚连合成组；雌蕊 1 枚，子房圆形，柱头头状。柑果近圆形或扁圆形，横径 4～7cm，果皮薄而宽，容易剥离，瓢囊 7～12 瓣，汁胞柔软多汁。种子卵圆形，白色，一端尖，数粒至数十粒或无。花期 3～4 月，果熟期 10～12 月。

【生境分布】喜高温多湿的亚热带气候，不耐寒，稍能耐阴。适宜阳光充足、地势高燥、土层深厚、通气性能良好的砂质壤土或壤土。产于万州、涪陵、长寿、綦江、巴南、合川、江津等地。

【采收加工】10～12 月果实成熟时，摘下果实，剥取果皮，阴干或烘干。

【药材鉴别】

性状鉴别：常剥成数瓣，基部相连，有的呈不规则的片状，厚 1～4mm。外表面橘红色或红棕色，有细皱纹及凹下的油点；内表面浅黄白色，粗糙，附黄白色或黄棕色筋络状维管束。质稍硬脆。气香，味辛、苦。

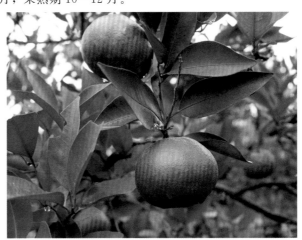

橘

【化学成分】含挥发油（1.198％～3.187％）、黄酮类、生物碱（辛弗林）等。

挥发油：其中主要成分为柠檬烯，还含 β-月桂烯、α-蒎烯、β-蒎烯、α-松油烯、α-侧柏烯、香桧烯、辛醛、α-水芹烯、对聚伞花素、α-罗勒烯、γ-松油烯、异松油烯、芳樟醇、3,7-二甲基-7-辛烯醛、4-松油醇、α-松油醇、癸醛、香茅醇、4-叔丁基苯甲醇、紫苏醛、香荆芥酚、α-金合欢烯、苯甲醇、橙花醇、橙花醛、辛醇、百里香酚、香叶醛、水化香桧烯等。

黄酮类：5,7,4′-三甲氧基黄酮、5,7,8,3′,4′-五甲氧基黄酮、5,7,8,4′-四甲氧基黄酮、5-羟基-7,8,4′-三甲氧基黄酮、甜橙素、川陈皮素、5-羟基-6,7,8,3′,4″五甲氧基黄酮、苏达齐黄酮、柑橘素、5-羟基-6,7,8,4′-四甲氧基黄酮、4′-羟基-5,6,7,8-四甲氧基黄酮、黄姜味草醇及橙皮苷、新橙皮苷、米橘素、5-去甲米橘素。还含有 β-谷甾醇、柠檬苦素等。

【药理作用】

1. 保肝作用：陈皮对肝脏疾病具有积极的预防、保护作用，可缓解肝损伤、肝纤维化、脂肪肝、肝衰竭等疾病的症状，主要药效成分为陈皮苷。

2. 抗肿瘤作用：陈皮具有显著的抗肿瘤作用，药效物质基础为黄酮类成分，如陈皮多甲氧基黄酮、川陈皮素等。陈皮多甲氧基黄酮体外及体内作用可直接抑制肿瘤生长；川陈皮素在体内外均可抑制肺癌细胞增殖。

3. 对呼吸系统的影响：陈皮挥发油可平喘、镇咳和抗变应性炎症；陈皮中生物碱类成分辛弗林对豚鼠药性哮喘有保护作用，可舒张豚鼠支气管平滑肌；黄酮类成分川陈皮素可激活囊性纤维化跨膜传导调节因子呈剂量依赖性，并能有效刺激小鼠气管黏膜下腺液体分泌速度；挥发油对博来霉素诱导的肺纤维化具有干预作用；陈皮精油可提高肺炎小白鼠存活率，对小白鼠肺炎具有恢复治疗作用。

4. 抗炎和抗氧化作用：陈皮及其成分具有广泛的治疗心血管疾病作用，包括调血脂、抗血栓、抗动脉粥样硬化、抗心肌缺血/梗死、脑保护作用等，上述作用多依赖于陈皮及其成分的抗炎和抗氧化作用。

5. 抗菌作用：挥发油中柠檬烯具有抗菌作用，对肺炎链球菌、甲型链球菌、金黄色葡萄球菌有很强的抑制作用。

【医疗用途】

药性归经：味辛、苦，性温。归肺、脾经。

功能：理气降逆，燥湿化痰。

主治：脘腹胀满，食少吐泻，咳嗽痰多。

用法用量：内服：煎汤，3～10g。

使用注意：气虚证、阴虚燥咳、吐血证及舌赤少津、内有实热者慎服。

附方：

1. 治断乳后乳房胀痛：陈皮40g，柴胡10g。水煎服，每日1剂，连服2～3日。

2. 咳嗽痰多，胸脘胀闷，恶心呕吐：陈皮250g，制半夏250g，茯苓150g，甘草750g，生姜50g。以上5味，取陈皮、生姜，以70％渗漉提取成稠膏，半夏、茯苓、甘草研细末，调和为蜜丸。每服15丸。

3. 治疗溃疡性结肠炎：陈皮15g，干荷叶10g，砂仁2g。水煎服。

【资源评述】陈皮原名橘皮，始载于《神农本草经》，列为上品。宋代之前，陈皮称橘皮或橘柚。经考证，橘柚实指宽皮橘（包括柑与橘）类。吴仪洛著《本草从新》中，对不同产地橘皮质量进行评价，认为"广产者为胜，皮厚不脆，有猪棕纹；福建产者名建皮，力薄；浙江衢州产者为衢皮，更为恶劣"。《中国药典》收载陈皮来源于 C. reticulata 的成熟果皮。陈皮商品药材根据产地分为川陈皮和广陈皮。川陈皮主产于重庆江津、綦江，四川成都金堂、泸州，年均收购达2000吨。品种以 Citrus reticuldta 'Dahongpao' 为主，其次为甜橙 C. sinensis。广陈皮主产于广东新会、潮汕，主要品种为茶枝柑 Citrus chachiensis Hort.，年均收购达1600吨，质量较优。此外，浙江黄岩、温州，福建闽侯和漳州，江西三湖、南丰，湖南怀化、邵阳等地亦有一定产量。

据对湖南涂浦、重庆江津、湖北秭归三地所产陈皮中对羟福林的分析，以重庆江津含量最高；对广陈皮、川陈皮、建陈皮的挥发油及橙皮苷分析，以广陈皮、川陈皮含量高，均可作道地药材。

古人认为陈皮"陈者为良"。以陈皮苷、挥发油含量为指标，研究贮存时间对质量的影响，发现贮存时间越长陈皮中挥发油的含量逐渐降低，而陈皮苷的含量则逐渐增加。

【参考文献】

［1］叶晓岚，宋粉云，范国荣，等．高效液相色谱法同时测定广陈皮药材中的11种化学成分［J］．色谱，2015，33（4）：423-427.

［2］马琳，黄小方，欧阳辉，等．UHPLC/Q-TOF-MS/MS快速鉴定陈皮化学成分［J］．亚太传统医药，2015，11（19）：33-37.

［3］宋保兰．陈皮药理作用［J］．实用中医内科杂志，2014，28（8）：132-133.

［4］李娜．陈皮多甲氧基黄酮抗肿瘤作用及其机理研究［D］．北京中医药大学，2007.

［5］罗刚，曾云，朱玲，等．川陈皮素对肺癌的增殖抑制作用及其机制［J］．四川大学学报（医学版），2009，40（3）：449-453.

［6］Shi Q，Liu Z，Yang Y，et al. Identification of anti-asthmatic compounds in Pericarpium citri reticulatae and evaluation of their synergistic effects.［J］．中国药理学报，2009，30（5）：567-575.

［7］杨爽，于波，张耀方，等．川陈皮素对囊性纤维化跨膜传导调节因子的激活作用［J］．药学学报，2013，48（6）：848-854.

［8］周贤梅，赵阳，何翠翠，等．陈皮挥发油对大鼠肺纤维化的干预作用［J］．Journal of Integrative Medicine，2012，10（2）：200-209.

［9］俞静静，苏洁，吕圭源．陈皮抗心脑血管疾病相关药理研究进展［J］．中草药，2016，47（17）：3127-3132.

橘 红

Juhong

【别名】川芸皮、芸红。

【来源】本品为芸香科植物橘 Citrus reticulata Blanco 及其栽培变种的干燥外层果皮。

【植物形态】小乔木或灌木。叶片披针形或椭圆形，顶端渐尖微凹，有半透明油点。花萼杯状，5 裂；花瓣 5 枚，白色或带淡红色；雄蕊 15～30 枚，雌蕊 1 枚。果扁圆形，果顶稍凹，有时有小柱突。朱红色，略粗糙，瓤囊约 8 瓣，味略甜；种子约 15 粒。

【生境分布】多栽培。产于江津、重庆、綦江、合川。江西、浙江、江苏、福建等地亦产。

【采收加工】秋末冬初果实成熟后采摘，剥取外层果皮，除去内膜，晒干或阴干。

【药材鉴别】

性状鉴别：呈长条形或不规则薄片状，边缘皱缩向内卷曲。长条形的整条可盘成"云头"状。外表面黄棕色或橙红色，存放后呈棕褐色，具光泽，密布点状凹下或凸起的油点，俗称"棕眼"，内表面黄白色，亦有明显的油点，对光照视透明。质脆易碎。气芳香，味微苦、麻。

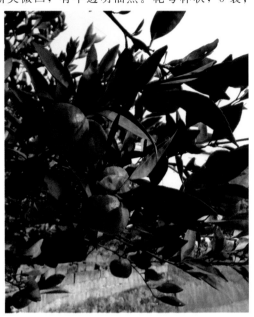

大红袍

【化学成分】参见"陈皮"条。

【药理作用】参见"陈皮"条。

【医疗用途】

药性归经：味辛、苦，性温。归脾、肺经。

功能：理气宽中，燥湿化痰。

主治：咳嗽痰多，食积伤酒，呕恶痞闷。

用法用量：内服：煎汤，3～10g。

使用注意：气虚证、阴虚燥咳及内有实热者慎服。

附方：

1. 治乳腺炎：陈皮、薄荷叶各 60g，加水 1000ml，水煎，去渣后用干净毛巾浸汤，热敷患处，每日早晚各热敷 1 次。

2. 治寒痰：橘红 10g，半夏、甘草各 6g，大附子、川贝母各 4g。水煎，加竹沥、姜汁煎服。

3. 治急性乳腺炎：橘红 50g，麝香 0.1g。研细混匀，酒调服下。出汗则愈。

【资源评述】近代药用的橘红分为橘类的"橘红"和柚类的"化橘红" 2 类，《中国药典》均收载。《本草纲目》引《圣济经》："凡橘皮入和中理胃药则留白，入下气消痰药则去白。"清代贾所学著《药品化义》将陈皮列于"气药"，橘红列于"痰药"，认为陈皮"味辛则散，散则分解，故泄逆气而快膈。用治膈痰呕逆、谷食酒毒，功在苏梗、枳壳之上"；认为橘红"入肺脾，主一切痰病，功居诸痰药之上"。这是从功效应用上对陈皮与橘红进行区分。至于橘红与化橘红的功效上区别，李时珍曰："橘皮性温，柑、柚性冷，不可不知。"

橘红来源于橘 *C. reticulate* Blanco 及其栽培变种的干燥外层果皮，药材主产区为重庆的万州、江津及重庆市郊，品种为大红袍 *C. reticulate* cv. Dahongpao（栽培变种），称为川橘红、川芸皮，产量大。此外，产于福建漳州、闽侯的福橘也作橘红，称为建橘红。量也较大，销全国。浙江黄岩、温州、衢州的朱橘称为温橘红、衢橘红。

化橘红，又称化皮，来源于化州柚 *C. grandis* cv. tomentosa 和柚 *C. grandis*（L.）Osbeek 的外层果皮。为历代医家所推崇，临床上发现化皮有许多独特的疗效，化皮在临床上应用较多，大有取代橘红之势。

国医大师金世元认为，橘红其产地和品种基本是固定的，并非产橘地区都产橘红。以产重庆江津、四川泸州等地大红袍，称为"川芸皮"，为橘皮类橘红中的佳品，其他产地橘红远不及川芸皮。

【参考文献】

金世元. 橘红的品种及今昔药用情况 [J]. 首都食品与医药，2005 (5)：41-42.

种子植物

吴茱萸

Wuzhuyu

【别名】食茱萸、茶辣、漆辣子、优辣子、曲药子、气辣子。

【来源】为芸香科植物吴茱萸 *Evodia rutaecarpa*（Juss.）Benth.、石虎 *Evodia rutaecarpa*（Juss.）Benth. var. *officinalis*（Dode）Huang 或毛脉吴茱萸 *Evodia rutaecarpa*（Juss.）Benth. var. *bodinieri*（Dode）Huang 的干燥近成熟果实。

【植物形态】

吴茱萸：常绿灌木或小乔木，高 3～10m。树皮青灰褐色，幼枝紫褐色，有细小圆形的皮孔；幼枝、叶轴及花轴均被锈色绒毛。奇数羽状复叶对生，连叶柄长 20～40cm；叶柄长 4～8cm，小叶柄长 2～5mm；小叶 5～9 片，椭圆形至卵形，长 5.5～15cm，宽 3～7cm，先端骤狭成短尖，基部楔形至广楔形或圆形，全缘或有不明显的钝锯齿，侧脉不明显，两面均被淡黄褐色长柔毛，脉上尤多，有明显的油点，厚纸质或纸质。雌雄异株；聚伞圆锥花序，顶生；花轴粗壮，密被黄褐色长柔毛，花轴基部有小叶片状的狭小对生苞片 2 枚；萼片 5 枚，被短柔毛；花瓣 5 枚，白色，长圆形，长 4～6mm；雄花具 5 枚雄蕊，插生在极小的花盘上，花药基着，椭圆形，花丝粗短，被毛，退化子房先端 4～5 裂；雌花的花瓣较雄花瓣大，退化雄蕊鳞片状，子房上位，心皮 5 枚，有粗大的腺点，柱头先端 4～5 浅裂。果实扁球形，成熟时裂开成 5 个果瓣，呈蓇葖果状，紫红色，表面有粗大油腺点，每分果有种子 1 粒，黑色，有光泽。花期 6～8 月，果期 9～10 月。

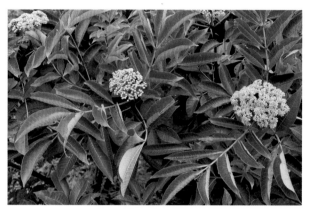

吴茱萸

石虎：与上种区别点：具有特殊的刺激性气味。小叶 3～11 片，叶片较狭，长圆形至狭披针形，先端渐尖或长渐尖，各小叶片相距较疏远，侧脉较明显，全缘，油腺粗大。花序轴常被淡黄色或无色的长柔毛。成熟果序不及上种密集。种子带蓝黑色。花期 7～8 月，果期 9～10 月。

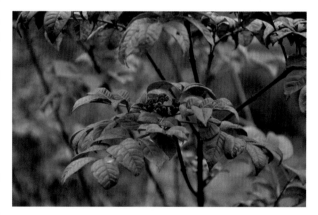

石虎

毛脉吴茱萸：与上种相似。小枝被黄锈色或丝光质的疏长毛。叶轴被长柔毛；小叶 5～11 片，叶形变化较大，长圆形、披针形、卵状披针形上表面中脉略被疏短毛，下面脉上被短柔毛，侧脉清晰，油腺点小。花期 7～8 月，果期 9～10 月。

植物检索表

1. 小叶片为厚纸质或纸质，两面密被长柔毛，先端常为骤狭的急尖，彼此靠拢 ·················· **吴茱萸**

1. 小叶片为纸质，上面几无毛或仅中脉及侧脉上略被短柔毛，先端常为渐尖，稀为骤狭的急尖，彼此远离

2. 小叶片常较宽，长圆形，先端短渐尖或短尖，下面仅脉上被疏柔毛 ·················· **毛脉吴茱萸**

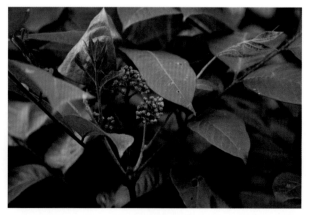

毛脉吴茱萸

2. 小叶片较狭，长圆形至狭披针形，先端渐尖，下面密被长柔毛 ·· 石虎

【生境分布】生于低海拔、向阳的疏林下或林缘旷地，多为栽培。喜温暖湿润气候，不耐寒冷、干燥。以选阳光充足、土层深厚、疏松肥沃、排水良好的砂质壤土和腐殖质壤土栽培为宜。吴茱萸：产于武隆、彭水、酉阳、巴南、江北、合川、涪陵、铜梁、万州、巫溪、开州、云阳、奉节、南川等地。分布于陕西、甘肃、安徽、浙江、福建、台湾、湖北、湖南、广东、广西、重庆、四川、贵州、云南等地。石虎：产于巫山、奉节、石柱、黔江、彭水、酉阳、秀山、南川、北碚等地。分布于浙江、江西、湖北、湖南、广西、重庆、四川、贵州等地。毛脉吴茱萸：产于南川。分布于江西、湖南、广东、广西及贵州、重庆等地。

【采收加工】7～8月待果实呈茶绿色而心皮未分离时采收，在露水未干前采摘整串果穗，切勿折断果枝，晒干，用手揉搓，使果柄脱落，扬净。如遇雨天，用微火炕干。贮干燥容器内，密闭，置阴凉干燥处。临床应用有制吴茱萸、盐炒吴茱萸、黄连制吴茱萸、酒炒吴茱萸、醋炒吴茱萸、姜制吴茱萸。

【药材鉴别】

性状鉴别：吴茱萸：果实类球形或略呈五角状扁球形，直径2～5mm。表面暗绿黄色至褐色，有多数点状突起或凹下油点。顶端有五角星状的裂隙，基部有宿存的花萼及果柄，被有黄色茸毛。质硬而脆，横切面可见子房5室，每室有淡黄色种子1粒。气芳香浓郁，味辛辣而苦。

以饱满、色绿、香气浓郁者为佳。

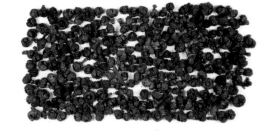

吴茱萸（炒黄）

【化学成分】

吴茱萸：果实含挥发油、生物碱类、柠檬苦素类、黄酮等。

生物碱类：果实中含吴茱萸碱、吴茱萸次碱、羟基吴茱萸碱、丙酮基吴茱萸碱、14-甲酰吴茱萸次碱、吴茱萸酰胺，吴茱萸卡品碱、吴茱萸因碱、罗勒烯、吴茱萸啶酮、吴茱萸精、7-羧基吴茱萸碱、二氢吴茱萸次碱、1-甲基-2-壬基-4（1H）-喹诺酮、N,N-二甲基-5-甲氧基色胺、N-甲基邻氨基苯甲酰胺、辛弗林、去氢吴茱萸碱、去甲基吴茱萸酰胺、1-甲基-2[（Z)- 6-十一碳烯]-4(1H)-喹诺酮、1-甲基-2-[（Z)-10-十五碳烯]-4(1H)-喹诺酮、1-甲基-2-t(Z)-6-十五碳烯-4(1H)-喹诺酮、1-甲基-2-[（6Z,9Z)-6,9-十五碳二烯]-4(1H)-喹诺酮、1-甲基-2-[（4Z,7Z)-4,7-十三碳二烯]-4(1H)-喹诺酮等。

柠檬苦素类：吴茱萸苦素、6-黄苦乙酰氧基-5-表柠檬苦素、6-柠檬乙酰氧基-5-表柠檬苦素、黄柏酮、吴茱萸苦素乙酸酯、臭辣树交酯A、羟基柠檬苦素、柠檬苦素、12-柠檬羟基吴茱萸内酯醇等。

挥发油：含吴茱萸烯、吴茱萸内酯醇等。

石虎：果实含吴茱萸内酯（即柠檬苦素）、吴茱萸碱、吴茱萸次碱、羟基吴茱萸碱、石虎甲素、吴茱萸卡品碱、二氢吴茱萸卡品碱、1-甲基-2-十一烷基-4(1H)-喹诺酮、1-甲基-2-[（Z)-6-十一烯基]-4(1H)-喹诺酮。

【药理作用】

1. 对消化系统的影响：吴茱萸具有止呕、止泻、抗实验性胃溃疡的作用。吴茱萸煎剂对喂饲泻下药大黄所引起的小鼠腹泻有明显的效果，而对离体肠肌具有双向调节作用，低浓度时兴奋，高浓度时抑制；吴茱萸中挥发油的主要成分是吴茱萸烯，有芳香健胃、抑制肠道内异常发酵的作用；吴茱萸次碱有保护胃黏膜、抗胃黏膜损伤的作用，作用机制与促进内源性降钙素相关基因多肽（CGRP）的释放和辣椒素受体的激活有关。

2. 对心血管系统的影响：①血压：吴茱萸中不同类型的生物碱既具有升压作用也具有降压作用，例如吴茱萸注射液静脉注射，对麻醉大鼠和狗有明显升高血压的作用；而其煎剂、蒸馏液和冲剂过滤后，分别给正常兔、犬和实验性肾型高血压犬进行静脉注射，均有明显降压作用。吴茱萸碱的降压作用是通过舒张内皮细胞及平滑肌细胞实现的；吴茱萸次碱的降压作用则是与刺激内源性CGRP释放有关；去氢吴茱萸碱的降压作用是通过前列腺素合成物而间接引起的。②心脏：吴茱萸水提醇沉液可以使加强蟾蜍心肌收缩力，增大心输出量，且随剂量的增大而作用增强。其物质基础是消旋去甲乌药碱、脱氧肾上腺素等；吴茱萸水

煎剂能使大鼠在冰水应激状态下延长出现疲劳的时间，其机理是对内源性儿茶酚胺分泌增加所致的心肌损伤有一定的保护作用，能使心肌细胞膜结合酶的异常变化得到一定的恢复；吴茱萸碱与吴茱萸次碱抗大鼠心肌细胞缺血再灌注和豚鼠心脏停搏引起的损伤、抗缺血性心律失常作用，均与刺激内源性 CGRP 的释放有关；而去氢吴茱萸碱可延长实验动物心肌细胞的动作电位时程，抑制钙超载引发的心律失常。

3. 对凝血系统和血栓形成的影响：吴茱萸次碱可明显延长出血时间，机理与抑制磷脂酶 C 活性，减少磷酸肌醇破坏，抑制 TXA_2 形成和血小板聚集激动剂引起的钙内流有关；吴茱萸次碱还能有效延长血栓形成时间，作用强于阿司匹林。

4. 抗肿瘤作用：抗肿瘤作用是吴茱萸碱的主要药理作用之一。吴茱萸碱一方面能抑制肿瘤细胞生长，引起细胞周期阻滞于 G2/M 或 G0/G1 期，并改变周期相关蛋白的表达；另一方面能通过多条信号通路，如依赖于 Caspase、凋亡诱导因子 AIF 或通过核因子 κBNF-κB、P38MAPK/EPK 等通路诱导细胞凋亡、坏死，从而提高肿瘤细胞的死亡率。此外，吴茱萸碱还能在体外抑制肿瘤细胞合成血管内皮生长因子 VEGF 以及与血管生成相关的多种酶的活化，从而抑制血管生成，并且在体内外抑制肿瘤细胞的浸润和转移。

5. 抗炎、镇痛作用和对内分泌系统的影响：吴茱萸内酯、吴茱萸次碱、吴茱萸碱等有镇痛、升高体温、轻度影响呼吸与血压的作用。吴茱萸碱可剂量依赖性的抑制由 INF-γ 或脂多糖刺激引起的小鼠巨噬细胞中 NO 的产生。吴茱萸碱有抑制大鼠睾丸间质细胞分泌睾丸素的作用；还可抑制大鼠肾上腺皮质带细胞醛固酮的分泌，它既可降低基础醛固酮的水平，也可抑制由 AngⅡ刺激引起的醛固酮释放。还能促进灌流的牛肾髓质儿茶酚胺的分泌，也可显著促进由 ACH 和高钾刺激引起的肾髓质儿茶酚胺的分泌。

6. 其他作用：吴茱萸还具有调节体温、松弛肛门括约肌、抑制 COX-2、调节 P450 酶介导的药物代谢及其他代谢酶、防治口腔溃疡及减肥等作用。

【医疗用途】

药性归经：味辛、苦，性热，小毒。归肝、脾、胃、肾经。

功能：散寒止痛，降逆止呕，助阳止泻。

主治：脘腹冷痛，厥阴头痛，疝痛，痛经，脚气肿痛，呕吐吞酸，寒湿泄泻。

用法用量：内服：水煎，2～5g；或入丸、散。外用：适量，研末调敷或煎水洗。

使用注意：不宜多服、久服，无寒湿滞气及阴虚火旺者慎服。

附方：

1. 治疗高血压：吴茱萸粉调醋，分敷两侧足心穴，盖薄膜，固定。

2. 小儿腹泻：吴茱萸 2g，丁香 1.5g，木香 1.5g，肉桂 3g，苍术 3g。以上 5 味混合粉碎，过筛。外用：取药粉适量，以食醋调糊状敷脐，用胶布封严，每 2 日换药 1 次。

3. 治牙齿疼痛：吴茱萸煎酒，含漱。

【资源评述】 吴茱萸始载于《神农本草经》，《草木便方》名"吴萸"。吴茱萸 *E. rutaecarpe* 主产于广西，石虎 *E. rutaecarpe* var. *officinalis* 主产于湖南新晃，毛脉吴茱萸 *E. rutaecarpe* var. *bodinieri* 主产于贵州铜仁。商品药材以石虎量最大，《中国药典》收载了此 3 种。此外，巴氏吴茱萸 *E. baberi*（重庆、贵州部分地区）、少果吴茱萸 *E. rutaecarpa*（Jess.）Benth. f. *meioncarpa*（Hand.-Mazz.）Huang（浙江）、牛斜吴茱萸 *E. trichotoma*（Lour.）Pierre（广西、云南、海南）和云南吴萸 *E. balansae* Dobe（云南）在各地也作吴茱萸用。

以吴茱萸类所含挥发油、吴茱萸碱、吴茱萸次碱、去甲吴茱萸碱的含量评价其品质，结果以石虎的质量为佳。

吴茱萸为温中止痛的必用药，临床上常用来治疗心血管系统疾病、消化系统疾病、生殖系统疾病以及口腔溃疡等疑难杂病，有较好的疗效。

除果实外，根和叶也作药用。吴茱萸根味辛、苦，性热，功能温中行气、杀虫，主治脘腹冷痛、泄泻、痢疾、风寒头痛、经闭腹痛、寒湿腰痛、疝气、蛲虫病、小儿疳疮。吴茱萸叶功能散寒、止痛、敛疮，治转筋、心腹冷痛、头痛、疮疡肿毒。

【参考文献】

[1] 文丽梅，马超英，余德林，等. 吴茱萸的化学成分和药理作用研究进展［J］. 中华中医药学刊，2012，30（9）：1976-1977.

［2］严春临，张季，薛贵平.中药吴茱萸药理作用研究概况［J］.神经药理学报，2009，26（1）：77-79.

［3］龙明立，张毅民，贺丽平，等.吴茱萸次碱的药理学研究进展［J］.解放军药学学报，2008，24（6）：528-531.

［4］龚慕辛，王智民，张启伟，等.吴茱萸有效成分的药理研究进展［J］.中药新药与临床药理，2009，20（2）：183-187.

［5］闵慧，李元建.吴茱萸次碱的药理作用研究进展［J］.中南药学，2008，6（4）：451-453.

［6］张醇，梁华平.吴茱萸碱抗肿瘤活性研究进展［J］.中国新药杂志，2010，19（17）：1558-1562.

［7］张璐，冯育林，王跃生，等.吴茱萸现代研究概况［J］.江西中医药大学学报，2010，22（2）：78-82.

黄 柏
Huangbo

【别名】川黄柏、檗皮、黄檗。

【来源】为芸香科植物黄皮树 *Phellodendron chinense* Schneid. 和秃叶黄皮树 *Phellodendron chinense* var. *glabriusculum* schneid. 的树皮。

【植物形态】

黄皮树：落叶乔木，高 10～12m。树皮棕褐色，可见椭圆形皮孔，外层木栓较薄。奇数羽状复叶对生；小叶 7～15 片，长圆状披针形至长圆状卵形，长 9～15cm，宽 3～5cm，先端长渐尖，基部宽楔形或圆形，不对称，近全缘，上面中脉上见有锈色短毛，下面密被锈色长柔毛，小叶厚纸质。花单性，雌雄异株，排成顶生圆锥花序，花序轴密被短毛。花紫色；雄花有雄蕊 5～6 枚，长于花瓣，退化雌蕊钻形；雌花有退化雌蕊 5～6 枚，子房上位，有短柄，5 室，花柱短，柱头 5 浅裂。果轴及果皮粗大，常密被短毛；浆果状核果近球形，直径 1～1.5cm，密集成团，熟后黑色，内有种子 5～6 粒。花期 5～6 月，果期 10～11 月。

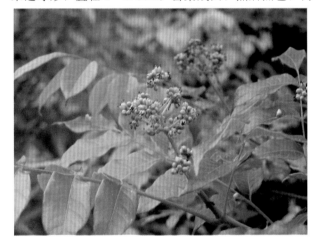

黄皮树

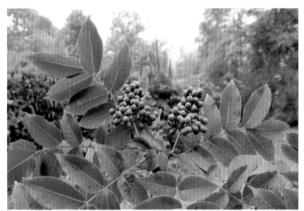

秃叶黄皮树

秃叶黄皮树：与黄皮树区别为：叶轴及叶柄光滑无名，叶背无毛或沿叶脉两侧至少在叶中部以下被疏柔毛。果序上的果通常疏散。

【生境分布】

黄皮树：喜凉爽气候，抗风力强，怕干旱、怕涝。以土层深厚、疏松肥沃、富含腐殖质的微酸性或中性壤土栽培为宜。产于南川、城口、武隆、彭水。分布于湖北、重庆、湖南西北部。

秃叶黄皮树：生于海拔 700～1600m 的山地疏林中或沟边路旁。产于彭水、武隆、南川。分布于湖北、重庆、湖南西北部。

【采收加工】5 月上旬至 6 月上旬，选取树龄 10 年以上树木，用半环剥或环剥、砍树剥皮等方法剥皮。剥下的皮趁鲜刮掉粗皮，晒至半干，再叠成堆，用石板压平，再晒至全干。

【药材鉴别】

性状鉴别：树皮呈浅槽状或板片状，略弯曲，长宽不一，厚 1～6mm，外表面黄褐色或黄棕色，平坦或具纵沟纹，有的可见皮孔痕及残存的灰褐色粗皮；内表面暗黄色或淡棕色，具细密的纵棱纹。体轻，质硬，断面皮层部略呈颗粒状，韧皮部纤维状，呈裂片状分层，鲜黄色。气微，味极苦，嚼之有黏性。

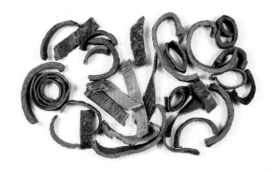
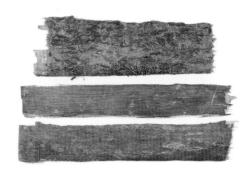

川黄柏（盐水炙）　　　　　　　　　　　　　　　　川黄柏（生药）

【化学成分】

黄皮树：树皮含小檗碱、木兰花碱、黄柏碱、掌叶防己碱、内酯、甾醇等。果实含赛奥林-NP36、匹西狄醇-A、尼洛替星、乙酰尼洛替星、二氢尼洛替星、N-甲基弗林德碱、黄柏呈、苦楝子酮、无羁萜、4,10-二亚甲基-7-异丙基-5（顺）环癸醇。另有报道从黄皮树的皮中分离得到线型呋喃香豆素类化合物；巴马汀、10,11-二甲氧基-β-甲基小檗碱、丁香脂素-O-β-D 葡萄糖苷、紫丁香酚苷、β-胡萝卜苷、黄柏内酯、石虎柠檬素 A、N-p-coumaroyltyramine、I-（4-hydroxy-3-methoxyphenyl）-2-4-（3-hydroxy-propyl）-2-methoxyphenoxy-propane-1,3-diol、药根碱、非洲防己碱、黄柏酮、异阔果芸香碱、γ 异花椒碱、茵芋碱、铁屎米酮、阿魏酸、5-O-阿魏酰基奎宁酸、咖啡酸乙酯、异香草醛、（±）-5,5′-dimethoxylariciresinol、Methyl-β-orsellinate、γ-崖椒碱、（±）-Lyoniresinol、豆甾醇等。

秃叶黄皮树：树皮含四氢小檗碱、四氢掌叶防己碱、四氢药根碱、黄柏碱、木兰花碱、β-谷甾醇。从其愈伤组织分得小檗碱。还含有 Phellocnnin A，7,8-dihydroxyrutaecarpine，Kihadalactone A、B。

【药理作用】

1. 抗菌、解热作用：黄柏的水煎液或醇浸剂对金黄色葡萄球菌、炭疽杆菌、肺炎球菌、白喉杆菌、痢疾杆菌、破伤风杆菌、脑膜炎球菌、溶血性链球菌等有较强的抑制作用。黄柏在解热消炎的同时还可促进血管新生，改善创面微循环，促进肉芽生长，加速伤口愈合。

2. 抗肿瘤、抗细胞凋亡作用：川黄柏中的豆甾醇、β-谷甾醇、小檗碱和黄柏内酯对胃癌 MGC803、肾癌 7860、肝癌 HepG2、肺癌 NIC-460、结肠癌 LoVo、宫颈癌细胞株都有抑制作用，其中对胃癌 MGC803、宫颈癌细胞株的抑制效果最好。川黄柏甲醇提取物对 1-甲基-4-苯基吡啶离子（MPP⁺）诱导的大鼠肾上腺髓质嗜铬瘤分化细胞株（PC12 细胞）神经元凋亡有保护作用。

3. 免疫调节作用：黄柏可抑制二硝基氟苯诱导的小鼠迟发型超敏反应，降低血清 IFN-γ 水平，抑制体内 IL-1、TNF-α、IL-2 等细胞炎症因子的产生，从而抑制免疫反应，减轻炎症损伤。川黄柏多糖具有抗肿瘤、免疫保护作用。植入肿瘤细胞的小鼠服用黄柏多糖后，胸苷酸合成酶和胸苷激酶的活性降低，血液循环系统中白细胞和腹膜渗出液细胞的数量明显增加。

4. 对消化系统的影响：黄柏水溶性成分能抑制水浸捆束应激负荷小鼠胃黏膜 SOD 活性的降低，机制与胃黏膜 PGE2 的参与有关，使水浸前 PGE2 量显著增加，并抑制水浸后 PGE2 量的减少。除去小檗碱类生物碱的黄柏提取物对乙醇性溃疡、幽门结扎性溃疡、阿司匹林溃疡也有抑制作用。家兔肠管离体实验发现肠管张力及振幅均增强、松弛、收缩增强，这分别为黄柏酮、柠檬苦素、小檗碱作用的结果。

5. 抗痛风作用：黄柏生品和盐制品均可降低高尿酸血症小鼠血清尿酸水平，抑制小鼠肝脏黄嘌呤氧化酶活性，从而具有抗痛风的作用。

6. 其他作用：黄柏及小檗碱有降血糖的作用，小檗碱还具有抗血小板凝集作用，黄柏碱有抗肾炎的作用，黄柏提取液对人胃癌细胞有光敏抑制效应，黄柏及炮制品具有清除氧自由基和抗脂质过氧化的作用等。

【医疗用途】

药性归经：味甘，性寒。归肾、膀胱、大肠经。

功能：清热燥湿，泻火解毒。

主治：湿热痢疾，泄泻，黄疸，梦遗，淋浊，带下，骨蒸劳热，痿躄，口舌生疮，目赤肿痛，痈疽疮毒，皮肤湿疹。

用法用量：内服，水煎，6～15g；或入丸、散。外用：水煎洗或研粉外用。

使用注意：脾虚泄泻、胃弱食少者禁服。

附方：

1. 治痈肿疔疮：黄柏20g，黄芩20g，黄连10g，栀子8g。研细粉，外用。

2. 治盗汗：黄柏、知母各10g，甘草8g。水煎服。

3. 治胆道感染：黄柏9g，茵陈30g，龙胆草9g。水煎服。

【资源评述】黄柏始载于《神农本草经》，列为上品。《本草图经》记载黄柏"以蜀中为佳"。黄檗属（Phellodendron）植物我国有2种1变种，由东北至西南均有分布，均为药用。商品黄柏分"关黄柏"和"川黄柏"2种，《中国药典》也分别收载了"关黄柏"和"黄柏"。前者为黄檗 P. amurense，主产于东北，产量大，以产延边者质佳；后者来源于黄皮树 P. chinense，黄皮树主产于湖北的西部，重庆的秀山、黔江、酉阳、石柱等地，湖南的湘西地区、张家界、常德地区，现已大面积栽培，以重庆、贵州、陕西所产质量好。但据市场调查，川黄柏的主流品种为秃叶黄檗 P. chinense var. glabriusculum Schneid. 的树皮，分布于陕西南部、甘肃南部、湖北、湖南、江苏、浙江、台湾、广西、贵州、四川、云南等地。

关黄柏和黄柏（川黄柏）的成分组成有一定差异。有研究报道，不同品种和产地的黄柏的小檗碱含量不同，川黄柏含量远高于关黄柏，关黄柏中还含有黄柏酮等成分。

【参考文献】

[1] 秦民坚，王衡奇. 黄皮树树皮的化学成分研究 [J]. 林产化学与工业，2003，23（4）：42-46.

[2] 廉莲，咸晓燕，楚冬海，等. 川黄柏的化学成分研究 [J]. 中国实验方剂学杂志，2013，19（19）：149-152.

[3] 李行诺，翟文丰，周孟宇，等. 黄柏化学成分研究 [J]. 浙江工业大学学报，2012，40（3）：244-246.

[4] 王萌，吉腾飞，杨建波，等. 川黄柏化学成分研究 [J]. 中药材，2009，32（2）：208-210.

[5] 吴嘉瑞，张冰，张光敏. 黄柏药理作用研究进展 [J]. 亚太传统医药，2009，5（11）：160-162.

[6] 张冠英，董瑞娟，廉莲. 川黄柏、关黄柏的化学成分及药理活性研究进展 [J]. 沈阳药科大学学报，2012（10）：812-821.

[7] 张少梅. 广西产川黄柏和巴豆中抗癌活性成分的初步研究 [D]. 广西师范大学，2008.

[8] Jung HyoWon, Jin GuangZhen, Kim SungYun, et al. Neuroprotective effect of methanol extract of Phellodendri Cortex against 1-methyl-4-phenylpyridinium（MPP＋）-induced apoptosis in PC-12 cells. [J]. Cell Biology International，2013，33（9）：957-963.

[9] 李丹丹，江培，杨书美，等. 黄柏的化学成分、药理作用及临床应用研究进展 [J]. 黑龙江医药，2014，27（3）：601-605.

花 椒

Huajiao

【别名】大椒、秦椒、蜀椒、南椒、巴椒、汉椒、点椒。

【来源】为芸香科植物花椒 *Zanthoxylum bungeanum* Maxim. 的干燥成熟果皮。

【植物形态】落叶小乔木，高3～7m。茎干的皮刺早落，当年生枝上刺基部扁且宽，呈三角形，枝被短柔毛。奇数羽状复叶互生，叶轴腹面两侧有狭小的叶翼，背面散生向上弯的小皮刺；叶柄两侧常有一对扁平基部特宽的皮刺；小叶无柄；叶片5～11枚，卵形或卵状长圆形，长15～7cm，宽1～3cm，先端急尖或短渐尖，通常微凹，基部楔尖，边缘具钝锯齿或为波状圆锯齿，齿缝处有大而透明的腺点，上面无刺毛，下面中脉常有斜向上生的小皮刺，基部两侧被一簇锈褐色长柔毛。聚伞圆锥花序顶生，花轴密被短毛；苞片细小，早落；花单性，花被片4～8枚，黄绿色，狭三角形或披针形；雄花雄蕊4～8枚，通常5～7枚；雌花心皮4～6枚，通常3～4枚，花柱外弯，柱头头状，成熟心皮通常2～3枚，蓇葖果球形，红色或紫红色，密生粗大而凸出的腺点。种子卵圆形，有光泽。花期4～6月，果期9～10月。

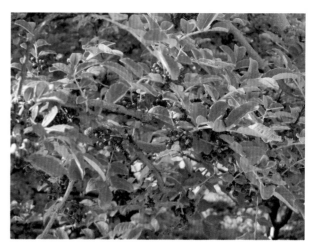
花椒

【生境分布】生于海拔700～2450m的山坡灌丛或密林中。产于江津、丰都、武隆、黔江、彭水、秀山、南川等地。我国各地均有分布。

【采收加工】9～10月果实成熟，选晴天，留下果穗，摊开晾晒，待果实开裂，果皮与种子分开，晒干。

【药材鉴别】

性状鉴别：由1～2个球形分果组成，每一分果直径45～5mm，自顶端沿腹缓线或腹背缝线开裂，常呈基部相连的两瓣状。分果顶端具微细的小喙，基部大多具1～2枚颗粒状未发育离生心皮，直径1～2mm。外表面深红色、紫红色或棕红色，皱缩，有众多点状凸起的油点。内果皮光滑，淡黄色，薄革质，与中果皮部分分离而卷曲，果柄直径约0.8mm，被稀疏短毛。果皮革质，稍韧，有特异香气，味持久麻辣。

【化学成分】挥发油：花椒果皮中挥发油的主要成分为柠檬烯，占总油量的25.10％；1,8-桉叶素占21.79％，月桂烯占11.99％，还含α-蒎烯和β-蒎烯、香桧烯等。果实挥发油中含量最多的是4-松油烯醇，占13.46％，还有辣薄荷酮占10.64％，芳樟醇9.10％，香桧烯占9.7％，柠檬烯占7.30％，邻聚伞花素占7.00％，月桂烯占3.00％，还有α-蒎烯和β-蒎烯、α-松油醇等。花椒籽中的挥发油主要成分是芳樟醇占18.5％，其次是月桂烯占10.2％和叔丁基苯占1.18％等。

生物碱：香草木宁碱、茵芋碱、合帕洛平碱、2′-羟基-N-异丁基[2E,6E,8E,10E]-十二碳四烯酰胺、青椒碱（N-甲基-2-庚基-4-喹啉酮）、diplofuranone A、lanyulactone、（10RS,11RS)-(2E,6Z,8E)-10,11-dihydroxy-N-（2-hydroxy-2-methylpropyl)-2,6,8-dodecatrienamide、6,11-dihydroxy-N-（2-hydroxy-2-methylpropyl)-2,7,9-dodecatrienamide、羟基-β-山椒素、羟基-γ-山椒素、白藓碱、γ-花椒碱、得卡瑞花椒碱等。

其他成分：7-甲氧基香豆素、反-7-羟基-3,7-二甲基-1,5-辛二烯-3-醇-乙酸酯、对羟基苯丙烯酸甲酯、花椒油素、hydroxylycopersene、辛夷脂素、horsfieldin、表芝麻脂素、6,7,8-三甲氧基香豆素、滨蒿内酯、对羟基肉桂醛、β-谷甾醇等。

【药理作用】

1. 抗肿瘤作用：花椒挥发油对嗜铬细胞瘤细胞在体外有杀伤作用，可抑制H_{22}肝癌细胞增殖并激发细胞凋亡。花椒挥发油高浓度对人肺癌A549细胞株、Caski肿瘤细胞有杀伤作用，低浓度具有诱导肿瘤细胞凋亡的作用。

2. 麻醉作用：花椒挥发油和水溶物对蟾蜍离体坐骨神经冲动传导和兴奋性均有影响，即可逆地阻断神经干的冲动传导和降低神经干的兴奋性，可能是花椒产生局部麻醉的生理基础。花椒挥发油和花椒水溶性物有近似于普鲁卡因的局部麻醉作用，且水溶性物的作用强于挥发油。花椒的麻醉作用可能与其水溶性生物碱对横纹肌的松弛作用有关。

3. 抗菌杀虫作用：花椒对炭疽、白喉、肺炎链球菌、溶血性链球菌、金黄色葡萄球菌、柠檬色及白色葡萄球菌等10种革兰阳性菌及大肠杆菌、变形杆菌、绿脓杆菌、伤寒杆菌、副伤寒杆菌、霍乱弧菌等肠内致病菌均有显著的抑制作用。同时对11种皮肤癣菌和4种深部真菌有一定的抑菌和杀菌作用，特别对某些深部真菌非常敏感（如羊毛样小孢子菌、红色毛癣菌等）。花椒精油对人体的螨虫具有较强的抑杀作用，α-山椒素对蛔虫有致命的毒性。花椒具有驱虫功效是由于挥发油中所含桉树脑、β-水芹烯、萜品油烯等几种成分的协同作用所致。

4. 对心血管系统的作用：花椒挥发油具有抗动脉粥样硬化的作用，与其降低血清过氧化脂质水平、抗脂质过氧化损伤有关。花椒水提物和醚提物对大鼠血栓的形成有明显的抑制作用，能明显延长实验性血栓形成的时间，有效预防血栓的形成。此外，花椒水提物及醚提物对冰水应激状态下儿茶酚胺分泌增加所引起的心脏损伤有一定的保护作用，可以减少心肌内酶及能量的消耗，同时提高机体的活力水平。花椒能明显延长血浆凝血酶原、部分凝血酶时间，推测花椒的抗栓、抗凝作用可能与血小板功能、血管内皮细胞的抗凝成分有关。

5. 对消化系统的作用：花椒具有抗消化道溃疡、抗腹泻、保肝利胆等作用，还可以治疗胃溃疡、肝损伤、炎症性和胃肠道功能紊乱性腹痛。花椒提取物对消化道溃疡有明显的抑制作用，对蓖麻油和番泻叶引起的腹泻均有对抗作用，对 CCl_4 诱发的肝损害也有一定的对抗作用。花椒对胃肠平滑肌具有高浓度抑制、低浓度兴奋的双向作用，对处于某些异常状态的肠平滑肌活动，还有使其恢复正常的作用。

【医疗用途】

药性归经：味辛，性温。归脾、胃、肾经。

功能：温中止痛，杀虫止痒。

主治：脾胃虚寒之脘腹冷痛，蛔虫腹痛，呕吐泄泻，阴痒，湿疹。

用法用量：内服：水煎，3～6g；或入丸、散。外用：适量，煎汤熏洗或含漱；或研末调敷。

使用注意：阴虚火旺者禁服，孕妇慎服。

附方：

1. 治寒疝腹痛：花椒 12g，干姜 4g。水煎服。

2. 治疗顽癣：川椒 25g，紫皮大蒜 100g。先将川椒研粉，再与大蒜混合，舂成药泥。外用患处。

3. 回乳：生花椒 7～8 粒，装入胶囊内，每次 2 枚，于生产后开始用，每日 3 次，连服 3～4 日。

【资源评述】 花椒始载于《尔雅》，名"檓""大椒"，为著名香料。我国有 39 种 14 变种，自辽东至海南岛，西至西藏东南部均有分布。花椒种类较多，《神农本草经》即有"秦椒"及"蜀椒"之分。《名医别录》曰："秦椒生太山（泰山）川谷及秦岭上或琅琊（山东东部）……蜀椒生武都（甘肃东南部）川谷及巴郡（重庆）。"《本草经集注》在"蜀椒"条下云："出蜀都北部，人家种之。皮肉厚，里白，气味浓。江阳（四川泸州）、晋原（四川崇庆）及建平（重庆巫山）间亦有，而细赤，辛而不香，力势不如巴郡巴椒。"《本草图经》又在"蜀椒"条下云："此椒江淮及北土皆有之，茎、实都相类，但不及蜀中者，皮肉厚，腹里白，气味浓烈耳。"由此可见，因长期的栽培产地不同，因而在形态及品质有一定的差异，药用一般以蜀椒优于秦椒。

蜀椒以产四川汉源为代表，习称"大红袍"，尤以汉源县清江所产的"贡椒"品优；秦椒以陕西凤县韩城所产的"凤椒"品质佳。此外，河南、山东、广西所产的花椒亦有一定的产量，并销售至相邻省区。商品药材中以花椒 *Z. bungeanum* Maxim. 为主；其次，青椒 *Z. schinifolium* Sieb. et Zucc. 的果皮也作花椒入药，称青花椒、川椒。分布于辽宁、河北、河南、山东、江苏、安徽、浙江、江西、湖南、广东、广西等地。以上两种均被《中国药典》所载。个别地方用竹叶椒 *Z. armatum* DC. 作花椒入药。

国内外文献对该属植物的研究多为果实以外的部位，对果实研究也集中于所含的挥发油，对其他成分研究报道较少。花椒所含的脂肪类结构与某些免疫增强剂结构类似，本草有久服可"轻身增年"的记载，这方面值得进一步研究。

【参考文献】

[1] 张敬文，赵镭，史波林，等. 花椒果皮中化学成分的研究 [J]. 华西药学杂志，2016，31 (2)：109-112.

[2] 李宏梁，薛婷. 花椒果皮的研究进展 [J]. 中国调味品，2014，39 (1)：124-128.

[3] 梁辉，赵镭，杨静，等. 花椒化学成分及药理作用的研究进展 [J]. 华西药学杂志，2014，29 (1)：91-94.

[4] 祝丹，郑桐，陈玉，等. 野花椒化学成分研究 [C]. 全国中药学术研讨会，2009：424-427.

[5] Tiwary M，Naik S N，Tewary D K，et al. Chemical composition and larvicidal activities of the essential oil of Zanthoxylum armatum DC (Rutaceae) against three mosquito vectors [J]. J Vector Borne Dis，2007，44 (3)：198-204.

椿 皮

Chunpi

【别名】 椿根皮、樗白皮、苦椿皮、樗皮。

【来源】 为苦木科植物臭椿 *Ailanthus altissima*（Mill.）Swingle 的干燥根皮或干皮。

【植物形态】落叶乔木，高可达 20m。树皮有直的浅裂纹，嫩枝赤褐色，被疏柔毛。奇数羽状复叶互生，小叶 13～25 片，揉搓后有臭味，卵状披针形，长 7～12cm，宽 2～4.5cm，先端渐尖，基部斜截形，全缘，仅在基部通常有 1～2 对粗锯齿，齿顶端背面有 1 枚腺体。圆锥花序顶生；花杂性，白色带绿；雄花有雄蕊 10 枚；子房为 5 枚心皮，柱头 5 裂。翅果长圆状椭圆形，长 3～5cm。花期 4～5 月，果熟期 8～9 月。

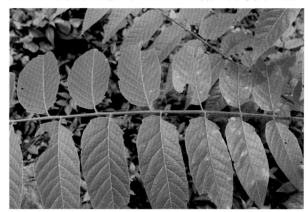

臭椿

【生境分布】栽培于或野生于海拔 600～2400m 的沟边、屋旁、农田边或杂木林中。喜温暖湿润气候，耐高温、耐严寒、耐旱、耐盐碱，不耐荫蔽、潮湿。以阳光充足、土层深厚、疏松肥沃、排水良好的砂质壤土或壤土栽培为宜。产于南川、城口、巫山、石柱、南岸等地。分布遍布全国各地。

【采收加工】春秋季，挖取根部，割取皮，或割下树干皮，去除粗皮，切丝，晒干。

【药材鉴别】

性状鉴别：根皮呈扁平块片或不规则卷片状，厚 2～10mm。外皮呈灰黄色或黄棕色，粗糙，皮孔明显，纵向延长，微突起，有时外面栓皮剥落，呈淡黄白色；内表面淡黄色，较平坦，密布细小棱形小点或小孔。质坚脆，折断而强纤维性，易与外皮分离。有油腥臭气，折断后更甚，味苦。干皮多呈扁平块状，厚 3～5mm 或更厚；外表暗灰色至灰黑色，具不规则纵横裂，皮孔大，去栓皮后呈淡棕黄色；折断面颗粒性。

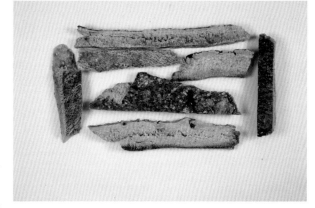

椿皮（丝）

【化学成分】树皮含臭椿苦酮、臭椿苦内酯、乙酰臭椿苦内酯、苦木素、新苦木素。还含有 $1\alpha,11\alpha$-epoxy-$2\beta,11\beta,12\beta,20$-thtrahydroxy-picrasa-3,13-(21)-dien-16-one、1-dien-16-one-$2\beta,11$-dien-16-one-$2\beta,11\beta,12\beta,20$-thtrahydr(21)-dien-16-one、苦味素 A。

根皮中含臭椿苦内酯、乙酰臭椿苦内酯、臭椿双内酯、丁香酸、香草酸、β-谷甾醇、壬二酸、D-甘露醇，苦楝素、鞣质、赭红等。

【药理作用】

1. 抗肿瘤作用：臭椿皮水提取物对小鼠移植性肿瘤 S_{180}、H22 均有较好的抑瘤作用，而其乙醇提物和氯仿提取物对瘤谱具有选择性。

2. 抑菌作用：臭椿皮水煎液及乙醇处理后的水煎液对葡萄球菌 CAU0183 有一定的抑制作用。

【医疗用途】

药性归经：味苦、涩，性寒。归大肠、胃、肝经。

功能：清热燥湿，涩肠止泻，止血，止带。

主治：赤白带下，湿热泻痢，久泻久痢，便血，崩漏。

用法用量：内服，煎汤，6～9g。

附方：

1. 治滴虫性阴道炎：椿皮 15g，水煎服。另用千里光全草 30g，薄荷、蛇床子各 15g。水煎，外用。

2. 治膀胱炎、尿道炎：椿皮 12g（鲜品 45g），鲜车前草 60g。水煎服。

3. 治关节疼痛：椿皮 30g，酒水各半，猪脚 1 只。同炖服。

【资源评述】臭椿古称"樗"（《诗经》），臭椿皮始载于《新修本草》，又名"樗树"。臭椿属（*Ailanthus*）植物约 10 种，分布于亚洲至大洋洲北部；我国有 5 种，2 变种，主产于西南部、南部、东南部、中部和北部各省区。臭椿主产于浙江、河北，产量大。除臭椿 *A. altissima* 外，同属的大果臭椿 *A. altissima* var. *sutchuenensus*（Dode）Rehd. et Wils. 的树皮在云南也作椿皮用，为《滇南本草》记载的"臭椿皮"。

另有香椿皮，也称椿皮、椿白皮，为楝科香椿 *Toona sinensis*（A. Juss）Roem. 的根皮或树皮。《本草纲目》将两者区分："椿皮色赤而香，樗皮色白而臭……盖椿皮入血分而性涩，樗皮入气分而性利。不可不辨……凡血分受病不足者，宜用椿皮；气分受病有郁者，宜用樗皮。"香椿皮的水提取物对金黄色葡萄球菌、绿脓杆菌、大肠杆菌均有抑杀作用；而臭椿皮水提物对金黄色葡萄球菌只有微弱的抑杀作用。对绿脓杆菌、大肠杆菌无抑杀作用。最近，韩国学者发现臭椿茎皮对 HIV-1 有显著抑制作用。此外还具有抗癌作用。种子含油量为 37.04%，可作工业用油的原料。

【参考文献】

[1] 莫小宇，麦景标. 臭椿皮乙酸乙酯部位化学成分研究［J］. 中国实验方剂学杂志，2013，19（16）：136-138.

[2] 李雪萍. 臭椿皮提取物体内抗肿瘤作用的实验研究［J］. 甘肃医药，2010，29（6）：685-686.

[3] 陈元坤，欧红萍，房春林，等. 臭椿皮及香椿皮体外抑菌活性测定［J］. 中国动物保健，2011，13（5）：24-26.

苦 木
Kumu

【别名】黄瓣树、苦弹子。

【来源】为苦木科植物苦树 *Picrasma quassioides*（D. Don）Benn. 的枝或叶。

【植物形态】落叶乔木，高达 10 余米；树皮紫褐色，平滑，有灰色斑纹。叶互生，奇数羽状复叶，长 15～30cm；小叶 9～15 片，卵状披针形或广卵形，边缘具不整齐的粗锯齿，先端渐尖，基部楔形，除顶生叶外，其余小叶基部均不对称，叶面无毛，背面仅幼时沿中脉和侧脉有柔毛，后变无毛；落叶后留有明显的半圆形或圆形叶痕。花雌雄异株，组成腋生复聚伞花序，花序轴密被黄褐色微柔毛；萼片小，通常 5 枚，卵形或长卵形，外面被黄褐色微柔毛，覆瓦状排列；花瓣与萼片同数，卵形成阔卵形，两面中脉附近有微柔毛；雄花中雄蕊长为花瓣的 2 倍，与萼片对生，雌花中雄蕊短于花瓣；花盘 4～5 裂；心皮 2～5 枚，分离，每心皮有 1 枚胚珠。核果成熟后蓝绿色，长 6～8mm，宽 5～7mm，种皮薄，萼宿存。花期 4～5 月，果期 6～9 月。

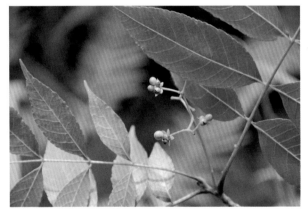

苦木

【生境分布】生于海拔 300～1400m 的山坡、山谷及村边的杂木林中。气候温暖，雨量丰足，年平均气温在 20℃左右，年平均降水量在 1600mm 左右。土壤以红黄壤为主，中酸性，质地较黏，土层较薄，含腐殖质。产于南川、城口、石柱、大足、黔江、彭水、奉节、酉阳、合川等地。分布于黄河以南各地。

【采收加工】全年可采。除去茎皮，切厚片或砍成细块，晒干。

【药材鉴别】

性状鉴别：枝呈圆柱形，长短不一，直径 0.5～2cm。表面灰绿色或灰棕色，有细密的皱纹及多数点状皮孔，皮孔呈圆形或长椭圆形。质脆，折断面不整齐。淡黄色，髓黄白色。气微，味苦。

【化学成分】

生物碱类：主要有 β-咔巴啉型生物碱、铁屎米酮类生物碱以及生物碱二聚体。含有 1-羟甲基-β-咔巴啉、苦木碱甲（1-乙氧甲酰-β-咔巴啉）、苦木碱乙、苦木碱丙、苦木碱庚、苦木碱辛、苦木碱壬、苦木碱

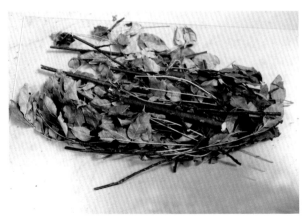

苦木（生药）

癸等。苦树碱 E、I、J、K、P，还含有苦木碱丁（即 4,5-二甲氧基铁屎米酮）、苦木碱己（即 4-甲氧基-5-羟基铁屎米酮）、苦木碱戊（即铁屎米酮 [23,3-甲基铁屎米酮-2,6-二酮]）。

苦木素类：苦木苦素、新苦木苦素、苦树内酯、苦木内酯（A～Q）、苦树素（D～G），苦木半缩醛（A、B、C、E、F），苦树醇（A～C）及苦树苷（A～H）。

三萜类：含有(24Z)-27-羟基-3-氧代-7,24-甘遂二烯-21-醛、（24Z）-27-羟基-7,24-甘遂二烯-3-酮、（24Z）-38-烯4-新苦木苦素、苦树内酯、苦木羟基-7,24-甘遂二烯-3-酮、（24Z）-27-羟基-3-氧代-7,24-甘遂二烯-21-羟酸甲酯、(24Z)-7,24-甘遂二烯-3二烯-4-新二醇。

此外还有甾醇类为 β-谷甾醇，色素类成分为 2,6-二甲氧基-p-苯醌等。

【药理作用】

1. 抗菌作用：苦木总生物碱对溶血性乙型链球菌、金黄色葡萄球菌、痢疾杆菌、八叠球菌、枯草杆菌等有抑菌作用。

2. 抗肿瘤作用：苦木提取物对人肝癌细胞 HepG2 有抑制作用，随着药物浓度的增高和时间的延长而增强，而且提取物对肝癌细胞有显著的凋亡作用。

3. 降压作用：苦木总生物碱对麻醉犬、兔、正常大鼠和肾型高血压大鼠均有明显降压作用，降压强度随剂量增加而增大，未发现快速耐受现象。

4. 抑制 cAMP 磷酸二酯酶活性：苦木单体生物碱体外对从猪嗜中性粒细胞中提取的磷酸二酯酶有显著的抑制作用，可能是其具有较强抗炎活性的原因。苦木溶于硫酸的碱性部分对 cAMP 磷酸酶具有很强的抑制活性作用，β-咔巴啉类生物碱在有甲酰基取代时抑制 cAMP 磷酸酯酶活性的作用较强，而甲氧基则是铁屎米酮类 cAMP 磷酸酯酶活性抑制剂的必需基团。

5. 毒性：苦木总生物碱给小鼠灌胃 LD_{50} 为 1.971g/kg，未见其他异常现象。

【医疗用途】

药性归经：味苦，性寒，小毒。归肺、大肠经。

功能：清热解毒，祛湿。

主治：风热感冒，咽喉肿痛，湿热泻痢，湿疹，疮疖，蛇虫咬伤。

用法用量：内服：枝 3～4.5g，叶 1～3g，水煎服；或入丸、散。外用：适量，水煎外洗；或研末调敷。

使用注意：孕妇慎服。

附方：

1. 治菌痢：苦木 12g。研粉，分 3～4 次服。

2. 治急性肠炎、菌痢：苦木 10g，穿心莲 10g。共研细，口服。

【资源评述】苦树属（Picrasma）植物约 9 种，多分布于美洲和亚洲的热带、亚热带地区；我国产 2 种 1 变种。苦木大致分布于北纬 40°至北回归线，东经 97°～122°5′，在朝鲜、日本、印度、尼泊尔也有分布。

苦木在临床常制成片剂和注射剂。片剂用于治疗炎性感染，并治疗高血压病。苦木注射液治疗毒蛇咬伤效果好。

【参考文献】

［1］赖正权．苦木化学成分及质量研究［D］．广州中医药大学，2011．

［2］祝晨蕖，邓贵华，林朝展．苦木化学成分研究［J］．天然产物研究与开发，2012，24（4）：476-478．

［3］李晓凤，方媛，蒋瑶，等．苦木科植物化学成分及生物活性研究进展［J］．中国药师，2015，18（5）：844-847．

［4］赵文娜，张新新，谢人明，等．苦木化学成分和药理作用研究进展［J］．中药材，2011，33（7）：1149-1152．

［5］刘岩，张虹，戴玮，等．苦木对 HepG-2 细胞增殖抑制作用及机制的研究［J］．中药材，2010，33（7）：1143-1146．

［6］刘军锋，邵萌，李景源，等．RP-HPLC 测定苦木生物碱体外对磷酸二酯酶 4 的抑制活性［J］．中国现代中药，2009，11（3）：30-33．

青　果

Qingguo

【别名】橄榄子、甘榄、青榄。

【来源】为橄榄科植物橄榄 *Canarium album*（Lour.）Raeusch. 的干燥成熟果实。

【植物形态】常绿乔木。树皮淡灰色，平滑；幼枝、叶柄及叶轴均被极短的柔毛，有皮孔。奇数羽状复叶互生，长 15～30cm；小叶 11～15 片，纸质或近革质，长圆状披针形，长 6～14cm，宽 2～5.5cm，先端渐尖，基部楔形至圆形，偏斜；叶网脉两面均明显，下面网脉上细小疣点。花序腋生，微被绒毛至无毛；雄花序为聚伞圆锥花序，多花；雌花序为总状，具花 12 朵以下。花疏被绒毛至无毛，雄花长 5.5～8mm，雌花长约 7mm；花萼长 2.5～3mm，在雄花上具 3 浅齿，在雌花上近截平；雄蕊 6 枚，花丝合生1/2以上（在雌花中几乎全长合生）；花盘在雄花中球形至圆柱形，在雌花中环状。核果卵形，初时黄绿色，后变黄白色，两端锐尖。花期 5～7 月，果期 8～10 月。

【生境分布】生于低海拔的杂木林中，有栽培。为热带植物。黔江、潼南、万州、彭水、南川、江津等地有栽培。分布于福建、台湾、广东、海南、广西、四川、贵州、云南等地。

【采收加工】秋季采收。摘下成熟果实，晒干或阴干；用盐水浸渍后或开水烫过后，晒干亦可。

【药材鉴别】

性状鉴别：果实纺锤形，两端钝尖，长 2.5～4cm，直径 1.5～2cm。表面棕黄色或紫褐色，有不规则深皱纹。果肉厚，灰棕色或棕褐色。果核梭形，暗红棕色，表面有纵棱 3 条，棱间有 2 条弧形弯曲的沟；质坚硬，破开后其内多分为 3 室，各有梭长形种子 1 枚。内果皮分为 2 层，外皮黄色，较厚，内皮红棕色，膜质。子叶 2 片，白色或黄白色，气清香。果肉味涩，久嚼微甜。

【化学成分】果实中含滨蒿内酯、东莨菪酯、(E)-3,3'-二羟基-4,4'-二甲氧基芪、没食子酸。果实中含蛋白质 1.2%、脂肪 1.09%、碳水化合物 12%、无机元素（Ca、P、Fe）等。种子含油量为 7%～8%，油中为香树脂醇及挥发油等。

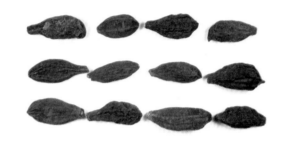

藏青果（生药）

【药理作用】

1. 抑菌作用：青果总黄酮对金黄色葡萄球菌、枯草杆菌、大肠杆菌、变形杆菌、痢疾杆菌、黑曲霉和青霉皆有抑制作用；橄榄多酚有较好的抗菌活性，对口腔颌面感染的常见革兰阳性病原菌的抗菌活性优于革兰阴性杆菌，对变形链球菌也有抑制作用。

2. 其他作用：还具有抗乙肝病毒、抗氧化、抗人类免疫缺陷病毒（HIV）、解酒护肝、抗炎镇痛等作用。

【医疗用途】

药性归经：味甘、酸，性平。归肺、胃经

功能：清肺利咽，生津止渴，解毒。

主治：咳嗽痰血，咽喉肿痛，暑热烦渴，鱼中毒。

用法用量：内服：水煎，5～10g。外用：适量，研末撒；或油调敷。

使用注意：不宜多服，脾胃虚寒及大便秘结者慎服。

附方：

1. 治咽喉炎：青果（去核）、桔梗、生寒水石、薄荷各 124g，青黛、硼砂各 24g，甘草 62g，冰片 4g。共研末，为蜜丸。每服 3g，每日 2 次。

2. 治孕妇胎动心烦，口渴咽干：青果适量，置猪肚内，炖熟，食肉饮汤。

3. 治酒伤昏闷：用青果肉 10 个，煎汤饮。

【资源评述】橄榄在本草中记载较少，《南方异物志》名"橄榄子"，《中国药典》以"青果"之名收载。橄榄属（*Canarium*）植物约有75种，分布于非洲热带、马达加斯加、毛里求斯、斯里兰卡、东南亚（从德干高原至我国华南和海南岛）、马来西亚、大洋洲东北部、美拉尼西亚，向东远至萨摩亚群岛。我国有7种，产于广东、广西、海南、福建、台湾及云南等地，多见于常绿阔叶林及其次生林中。

橄榄原产于我国南部地区，海南及四川西昌地区发现有原始野生橄榄。我国有着悠久的橄榄栽培历史，也是栽培最多的国家之一。主产区为广东的郊县及潮汕地区，以潮汕的"汕榄"最负盛名。橄榄含有丰富的蛋白质、Ca及维生素C等，是药食两用佳品。

橄榄叶也作药用，橄榄叶提取物对肿瘤坏死因子生成和β-氨基己糖苷酶释放有抑制作用。

【参考文献】

［1］陈碧琼，聂咏飞，涂华. 中药青果的化学成分及药理作用研究进展［J］. 广州化工，2012，40（21）：16-18.

［2］曲中堂，项昭保，赵志强. 橄榄总黄酮抑菌作用研究［J］. 中国酿造，2010，29（4）：62-64.

［3］王瑶，惠曦，田吉. 橄榄多酚对口腔致病菌的体外抑菌实验研究［J］. 泸州医学院学报，2008，31（6）：613-616.

苦楝皮
Kulianpi

【别名】楝皮、川楝皮。

【来源】为楝科植物楝 *Melia azedarach* L. 的干燥根皮或树皮。

【植物形态】落叶乔木。树皮暗褐色，纵裂，老枝紫色，有多数细小皮孔。二至三回奇数羽状复叶互生；小叶卵形至椭圆形，长3～7cm，宽2～3cm，基部宽楔形或圆形，边缘有钝尖锯齿，上面深绿色，下面淡绿色，幼时有星状毛，叶脉上有白毛。圆锥花序腋生或顶生，花淡紫色。花萼5裂，裂片披针形，两面均有毛，花瓣5枚，平展或反曲，倒披针形，雄蕊管通常暗紫色，子房上位。核果圆卵形或近球形，淡黄色，4～5室，每室具1枚种子。花期4～5月，果熟期10～11月。

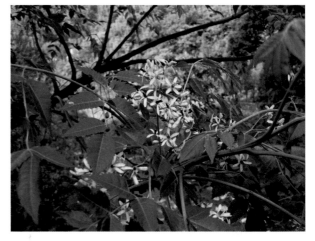

苦楝

【生境分布】栽培或野生于海拔300～1200m的山坡阳处林中。喜温暖湿润气候，耐寒、耐碱、耐瘠薄土壤。适应性较强。以上层深厚、疏松肥沃、排水良好、富含腐殖质的砂质壤土栽培为宜。重庆各地广布。其分布北至河北，南至广西、云南，西至四川等地。

【采收加工】春、秋两季采收，剥取干皮或根皮，除去泥沙，晒干。

【药材鉴别】

性状鉴别：干皮呈不规则块片状、槽状或半卷筒状，长宽不一，厚4～10mm。外表面粗糙，灰棕色或灰褐色，有交织的纵皱纹和点状灰棕色皮孔。除去粗皮者淡黄色；内表面类白色或淡黄色。质韧不易折断，断面纤维性，呈层片状。无臭，味苦。根皮呈不规则片状或卷曲，厚1～5mm。外表面灰棕色或棕紫色微有光泽，粗糙。

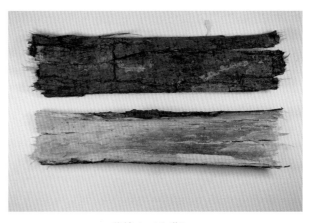

苦楝皮（生药）

树皮以皮细、近根部为佳。根皮以皮厚，去栓皮者为佳。根皮优于树皮。鲜皮优于干皮。

【化学成分】树皮中含有川楝素、苦楝酮、苦楝萜酸酮甲酯、苦楝萜醇内酯、苦楝萜酮内酯、苦楝子三醇、异川楝素，葛杜宁-3-O-β-D-吡喃葡萄糖苷，1,8-二羟基-2-甲基蒽醌-3-O-β-D-吡喃半乳糖苷、1,5-二羟基-8-甲氧基-2-甲基蒽醌-3-O-α-L-吡喃鼠李糖苷，4′,5-二羟基黄酮-7-O-α-L-吡喃鼠李糖基-(1-4)β-D-吡喃葡萄糖、桵酮，苦楝皮萜酮，苦楝萜酮内酯，南岭楝酮 B,苦楝酸。

【药理作用】

1. 驱虫作用：川楝素对蛔虫有抑制及麻痹作用，能够扰乱其能量代谢，造成收缩性疲劳而痉挛。

2. 抑菌作用：苦楝皮提取物是一种天然的抗菌性。苦楝皮乙醇提取物对绿色木霉、黑曲霉、黄色毛癣菌、同心性毛癣菌、许兰氏黄癣菌、奥杜盎氏小芽胞癣菌、铁锈色小芽胞癣菌等都具有一定的抑菌作用；乙醚提取物对串珠镰孢菌有一定的抑菌作用。

3. 抗肉毒杆菌素作用：川楝素可能是目前最有效的肉毒中毒治疗药，能有效阻止肉毒中毒患者和动物（小鼠、大鼠、兔和猴）死亡，并使之恢复正常活动。川楝素能延缓肉毒素的重链形成轻链通道，并使通道变窄，阻滞轻链移位进入胞液，产生抗肉毒中毒作用。

4. 其他作用：苦楝皮有抗胃溃疡、抗腹泻和利胆作用等。

【医疗用途】

药性归经：味苦，性寒；有毒。归肝、脾、胃经。

功能：杀虫，疗癣。

主治：蛔虫病，蛲虫病，虫积腹痛；外治疥癣瘙痒。

用法用量：内服，煎汤，3～6g。外用适量，研末，用猪脂调敷患处。

使用注意：孕妇及肝肾功能不全者慎用。

附方：

1. 治小儿蛔虫：苦楝皮 10g，石榴皮 10g，贯众 10g，槟榔 10g。混合粉碎，过 120 目筛，即得。每次 0.5g，饭前服用。

2. 治疥疮：苦楝皮、皂角各等份。水煎，外洗。

3. 治阴道滴虫：苦楝皮 100g，水煎，过滤。用时，将药棉浸湿纳入。

【资源评述】楝属（Melia）全球约 15 种，产于东半球热带和亚热带地区。我国共有 3 种，即楝 M. azeaarach L.、川楝 M. toosandan Sieb. et Zucc. 及南岭楝 M. dubra Cav.。楝分布于黄河以南各省区，为华东地区习用。川楝分布于陕西、河南、重庆、湖北、湖南西部、四川、贵州、云南等地，主产于四川，为西南、中南地区用，商品多为树皮。南岭楝则主产于广西等地，为华南及中南局部地区用。楝 M. azeaarach L. 和川楝 M. toosandan Sieb. et Zucc. 为《中国药典》收载。

【参考文献】

[1] 张淏，李行诺，孙博航，等. 苦楝皮的化学成分 [J]. 沈阳药科大学学报，2008，25 (7)：534-536.

[2] 张方，郜红利. 苦楝皮化学成分及药理作用研究进展 [J]. 内蒙古中医药，2015 (7)：142-143.

[3] 宋书群，王德利. 苦楝皮乙醚部分提取物抗串珠镰孢菌作用研究 [J]. 河北中医药学报，2007，22 (2)：38-38.

[4] Li M，Shi Y. Toosendanin interferes with pore formation of botulinum toxin type A in PC12 cell membrane1 [J]. Acta Pharmacologica Sinica，2010，27 (1)：66-70.

川楝子

Chuanlianzi

【别名】川楝实、楝子、金铃子。

【来源】为楝科植物川楝 Melia toosendan Sieb. et Zucc. 的干燥成熟果实。

【植物形态】乔木，高达 10m。幼枝密被星状鳞片；树皮灰褐色，具皮孔。二回奇数羽状复叶，长约 35cm；每一羽片有小叶 4～5 对；小叶对生，卵形或窄卵形，长 4～10cm，宽 2～4.5cm，全缘或少有疏锯齿。圆锥花序腋生，长为叶的 1/2；花萼片 5～6 枚，灰绿色；花瓣 5～6 枚，淡紫色，匙形；雄蕊 10 枚或 12 枚，花丝合生成筒。花盘近杯状，子房近球形，柱头圆柱形。核果大，椭圆形或近球形，长约 3cm，黄色或栗棕色，内果皮为坚硬木质，有棱，6～8 室。种子长椭圆形，扁平。花期 3～4 月，果期 9～11 月。

【生境分布】生于海拔 400～1800m 的路旁或林中。喜温暖湿润气候，喜阳，不耐荫蔽，在海拔 1000m 以下均可生长。以选阳光充足、土层深厚、疏松肥沃的砂质壤土栽培为宜。重庆境内广布。分布于河南、甘肃、湖北、湖南、广西、四川、贵州、云南等地。

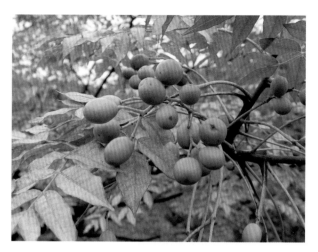

川楝

【采收加工】11～12 月果皮呈浅黄色时采摘，晒或烘干。用时炒黄、盐制、酒制。

【药材鉴别】

性状鉴别：核果呈类圆形，直径 2～3.2cm。表面金黄色至棕黄色，微有光泽，皱缩或略有凹陷，具深棕色小点。顶端有花柱残痕，基部凹陷，有果梗痕。外果皮革质，与果肉间常有空隙；果肉松，淡黄色，遇水润湿显黏性。果核球形或卵圆形，质坚硬，两端平截，有 6～8 条纵棱，内分 6～8 室，每室含黑棕色长圆形的种子 1 枚。气特异，味酸、苦。

以个大、饱满、外皮金黄色、果肉黄白色者为佳。

【化学成分】果实含驱蛔的有效成分川楝素。三萜成分：苦楝子酮、脂苦楝子醇、21-O-乙酰川楝子三醇、21-O-甲基川楝子五醇、川楝苷 A［3-甲氧基-5-羟基-9-（1′-O-β-D-葡萄糖）-苏式-苯丙三醇］、川楝苷 B［4-羟基-7,8-（2′,1′-O-β-D-葡萄糖）-苯丙三醇］。还含有苏式-愈创木基甘油、meliatoosenin E、川楝素、Δ5,6-异川楝素、异川楝素、meliatoosenin N、meliatoosenin P、1-deacetylnimbolinin B、meliatoosenin R、1-O-tigloyl-1-O-debenzoylohchinal、meliatoosenin R、nimbolinin B、3,7-diacetyl -14，15-deoxyhavanensin、7-O-acetyl-14,15-deoxyhavanensin、6α-Oacetyl-7-deacetylnimocinol、6α-hydroxyazadirone、印楝醛、高北美圣草素、阿魏酸、咖啡酸、原儿茶酸、山奈酚、大豆苷元、clematine、表松脂醇、槲皮素、异槲皮苷、对羟基苯甲醛、松柏醛、异香草酸、5-羟甲基糠醛等。

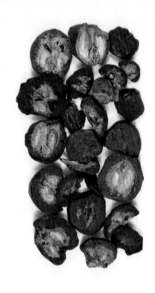

川楝子（炒焦）

【药理作用】

1. 驱虫杀虫作用：川楝素是川楝子驱蛔的有效成分。川楝素对蛔虫神经、肌肉所产生的兴奋作用不被阿托品所阻断，而较高浓度的川楝素对猪蛔虫特别是头部的神经节有麻痹作用；川楝素可以与大蒜合用治疗蛲虫病，也可以治疗鸡球虫病，防治棉铃虫害。

2. 对神经肌肉接头的作用：川楝素是一种有效的神经肌肉接头传递阻断剂，其作用部位在突触前神经末梢，作用方式是抑制刺激神经诱发的 ACH 释放，它可阻断神经肌肉接头间正常传递功能，对其他神经系统未见明显影响；也可作用于多种突触的递质的共同结构，通过干扰那些参与囊泡融合的蛋白来阻遏正常的胞吐，从而影响相关递质的产生和释放，进一步影响该神经系统。

3. 呼吸抑制作用：川楝素引起的呼吸抑制作用主要在呼吸中枢，而不是在神经肌肉接头，即其对神经肌肉接头的作用无关。

4. 抑菌及抗病毒作用：川楝子的水提物对堇色毛菌、奥杜盎氏小孢子菌、白色念珠菌、金黄色葡萄球菌有抑制作用；川楝素有抑制丙肝病毒（HCV）、抗 H1N1 病毒活性的作用。

5. 抗肿瘤作用：川楝素具有诱导细胞分化、抑制多种肿瘤细胞增生和凋亡的作用，具有广谱抗肿瘤效果。它能够抑制多种人源肿瘤细胞，如前列腺癌 PC3 细胞、肝癌 SMMC-7721、Hep3B 和 BEL7404 细胞、中枢神经系统肿瘤 SH-SY5Y 和 U251 细胞、白血病细胞 K562 和 HL-60 细胞、组织细胞淋巴瘤 U937 细胞、肺癌 A-549 细胞、乳腺癌 MDA-MB-468 细胞、肾上腺髓质嗜铬细胞瘤 PC12 细胞等的增殖，且这种抑制作用呈时间依赖和浓度依赖关系。

【医疗用途】

药性归经：味苦，性寒，小毒。归肝、膀胱、小肠经。

功能：疏肝泄热，行气止痛，杀虫。

主治：脘腹胁肋疼痛，疝气疼痛，虫积腹痛。

用法用量：内服：煎汤，5～10g；或入丸、散。外用：适量，研末调涂。

使用注意：脾胃虚寒者禁服。内服用量不宜过大及久服，以免引起恶心、呕吐，甚至死亡等毒副作用。

附方：

1. 治肋间神经痛：川楝子9g，橘络6g。水煎服。

2. 治冻疮：川楝子120g，水煎后乘热熏患处，再将药水泡洗。

3. 治疝气：川楝子40g，木香20g，吴茱萸（制）10g，小茴香（盐炒）30g，六神曲27g。以上五味共研为细粉，为蜜丸。每服9g，每日2次。

【资源评述】 川楝子原名楝实，首载于《神农本草经》，列为下品。《本草图经》曰："楝实，即金铃子也，生荆山山谷，今处处有之，以蜀川者为佳。"《本草纲目》曰："楝长甚速，三五年即可作椽。其子正如圆枣，以川中者为良。"可见自古以来认为川楝子产于四川为优，为四川的道地药材。

同属植物楝 *Melia azeaarach* L. 的果实也作川楝子用。川楝子可用提取川楝素，川楝素是迄今有效的抗肉毒药物，亦有杀农业害虫的作用，可用开发生物农药。此外，川楝的根皮或树皮亦作苦楝皮，具有综合开发价值。

【参考文献】

[1] 李振华，徐金娣，鞠建明，等. 川楝子水提化学成分的 UPLC-ESI-Q-TOF-MS 分析 [J]. 中草药，2015，46（4）：496-501.

[2] 陈琳，穆淑珍，晏晨，等. 川楝子中的化学成分研究 [J]. 中国实验方剂学杂志，2013，19（18）：90-95.

[3] 陈敏，胡芳，李丰，等. 川楝子化学成分研究（Ⅲ）[J]. 中药材，2011，34（12）：1879-1881.

[4] 李丰，朱训，陈敏，等. 川楝子化学成分研究 [J]. 中药材，2010，33（6）：910-912.

[5] 谢帆，张勉，张朝凤，等. 川楝子的化学成分研究 [J]. 中国药学杂志，2008，43（14）：1066-1069.

[6] 李志敏，左新，王兆炜，等. 川楝素驱猪蛔虫体外杀虫试验研究 [J]. 中国兽药杂志，2008，42（3）：28-31.

[7] 李振华，鞠建明，华俊磊，等. 中药川楝子研究进展 [J]. 中国实验方剂学杂志，2015，21（1）：219-223.

[8] Zhang Q，Shi Y，Liu X T，et al. Minor limonoids from Melia toosendan and their antibacterial activity [J]. Planta Medica，2007，73（12）：1298-1303.

[9] Watanabe T，Sakamoto N，Nakagawa M，et al. Inhibitory effect of a triterpenoid compound，with or without alpha interferon，on hepatitis C virus infection. [J]. Antimicrob Agents Chemother，2011，55（6）：2537-2545.

远 志

Yuanzhi

【别名】 宽叶远志、小叶远志、瓜子草、辰砂草

【来源】 为远志科植物西伯利亚远志 *Polygala sibirica* L.、瓜子金 *Polygala japonica* Houtt. 的干燥根。

【植物形态】

西伯利亚远志：多年生草本，高10～30cm。茎多分枝，被短柔毛。单叶互生，叶纸质至近革质，下部叶小，卵形，长约6mm，宽约4mm，先端钝，具短尖头；上部叶大，披针形或椭圆状披针形，长1～2cm，宽3～6mm，绿色，被短柔毛，先端钝，具骨质短尖头，全缘，反卷；主脉在上表面下陷，背面隆起。总状花序腋外生或假顶生，通常高出茎顶，具少数花，被短柔毛；具小苞片3枚，钻状披针形，被短柔毛；萼片5枚，宿存，外面3枚小，披针形，里面2枚大，花瓣状；花瓣3枚，蓝紫色，侧生花瓣到卵形，2/5以下与龙骨瓣合生，龙骨瓣较侧生花瓣长，背面被柔毛，顶端背部具流苏状、鸡冠状附属物；雄蕊8枚，2/3以下合生成鞘，鞘具缘毛，花药卵形；子房倒卵形，顶端具缘毛，花柱肥厚，顶端弯曲，柱头2枚。蒴果近倒心形，顶端微缺，具狭翅，疏被短柔毛；种子黑色，除种阜外，被白色柔毛。花期4～7月，果期5～8月。

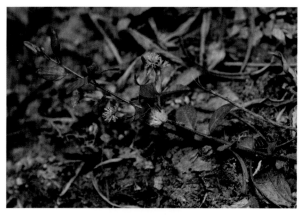

西伯利亚远志

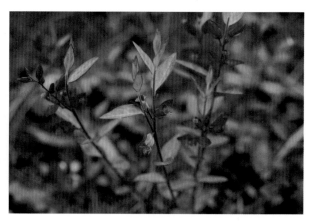

瓜子金

瓜子金：与上种的主要区别：叶片近革质，卵形至卵状披针形，两面无毛或沿脉被短柔毛，侧脉3～5对，两面突起；总状花序与叶对生，花丝全部合成一侧开放的鞘；蒴果圆形，直径6mm，具阔翅，无缘毛。

【生境分布】

西伯利亚远志：生于海拔300～4310m的山坡草地。喜冷凉气候。忌高温，耐干旱。宜选向阳、排水良好的砂质壤土栽培。产于南川。分布于我国大部分地区。

瓜子金：生于海拔350～2700m的山坡、田埂或土坎上。喜温暖湿润的气候。对土壤要求不严，但以排水良好、肥沃疏松的砂质壤土生长较好。产于城口、奉节、南川。分布于东北、华北、西北、华东、华中和西南地区。

【采收加工】栽种后第3、4年秋季倒苗后或春季出苗前挖取根部，除去泥土及杂质，用木棒敲打，使其松软，抽出木心，晒干即可。去除木心的远志称"远志肉"或"远志筒"，如采收后不去木心，直接晒干者，称"远志棍"。临床应用多蜜炙。

【药材鉴别】

性状鉴别

西伯利亚远志：根圆柱形或圆锥形，长4～18cm、直径2～8mm，根头部茎基2～5个。表面粗糙，灰棕色至灰黑色，少为灰黄色，纵沟纹较多，横沟纹较少，支根多，长2～5cm。质较硬，不易折断，断面皮部薄，木心较大。味微苦。

瓜子金：根圆柱形，稍弯曲。长4～8cm，直径2～4mm，根头部残茎较少，表面灰黄至褐色，有纵皱纹；支根多，有脱落的疤痕，质硬，易折断，断面黄白色，气微，味苦。

【化学成分】三萜皂苷类有远志皂苷A～G；糖及糖苷有远志糖苷A～P等；7-羟基-1,2,3-三甲氧基酮、1,3,6-三羟基-2,7-二甲氧基酮、3-羟基-2,8-二甲氧基酮、3-羟基-1,2,7-三甲氧基酮、1,7-二甲氧基-2,3亚甲二氧基酮、6,8,-二羟基-1,2,4-三甲氧基酮、6,8-二羟基-1,2,3-三甲氧基酮。另外还有3个新的酮碳苷类化合物 polygalaxanthone、sibiricaxanthone A 和 B。生物碱类有 N-9-甲酰基哈尔满、1-丁氧羰基-β-咔啉、1-乙氧羰基-β-咔啉、1-甲氟羰基-β-咔啉、perlolyrine、降哈尔满和哈尔满等。

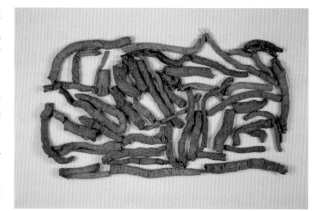

远志（煮制）

还含有黄花倒水莲皂苷A、细叶远志素、α-D-（6-O-白芥子酰基）-吡喃葡萄糖基（1→2）-β-D-（3-O-白芥子酰基）-呋喃果糖、西伯利亚远志糖A6、3-白芥子酰基-6′-对羟基苯甲酸-蔗糖酯、6′-白芥子酰基-3-（3,4,5-三甲氧基肉桂酸）-蔗糖酯、西伯利亚远志糖A2、1,6-二羟基-3,7二甲氧基酮苷、3,4,5-三甲氧基肉桂酸、3,5-二甲氧基-对羟基肉桂酸甲酯、3,4,5-三甲氧基肉桂酸甲酯、邻羟基苯甲酸等。

瓜子金还含有 β-谷甾醇、β-胡萝卜苷、槲皮素、鼠李亭-3-O-葡萄吡喃糖苷。

【药理作用】

1. 镇静催眠和抗惊厥作用：远志活性成分 3,4,5-三甲氧基肉桂酸（TMCA）可通过显著抑制蓝斑核神经元合成和分泌去甲肾上腺素（NE），进而对脑内注射促肾上腺皮质激素（CRH）引起的应激大鼠模型具有镇静作用。远志乙酸乙酯提取物可通过与戊巴比妥钠的协同作用，发挥对小鼠中枢神经的镇静催眠和抗焦虑作用。

2. 抗氧化与抗衰老作用：远志水提物可以显著提高 D-半乳糖致衰老小鼠血清中 SOD、肝细胞中 GSH-Px 的活力，降低 MDA 水平，清除机体过多自由基，改善机体的抗氧化能力，发挥延缓衰老的作用。远志皂苷也可通过提高 SOD 活性，降低 MDA 含量的作用机制来阻止 H_2O_2 介导的氧化损伤，降低脂质、蛋白质及 DNA 的损伤，进而对 H_2O_2 诱导的 PC12 细胞损伤表现出显著保护作用，发挥抗氧化作用。

3. 抗痴呆、脑保护、益智作用：远志提取物 BT-11、polygalasaponin ⅩⅩⅫ、远志酸、远志皂苷元等均具有脑保护作用。远志提取物 BT-11 通过增加小鼠脑内葡萄糖的利用以及神经细胞黏附因子的水平，修复压力诱导的记忆缺陷。BT-11 不仅能够提高老年人的认知能力，还能提高成年人的记忆力。Polygalasaponin ⅩⅩⅫ 可通过改善突触传递、激活促分裂素原活化蛋白（MAP）激酶串联和提高脑源性神经营养因子（BDNF）水平，进而提高海马区的学习和记忆能力。远志酸通过调节细胞外信号激酶的磷酸化作用，促进人体神经祖细胞的增殖。远志皂苷元通过清除细胞内的活性氧，调节 Bcl-2 及细胞凋亡相关蛋白酶的活性，进而表现出抗海马区神经细胞凋亡及抗氧化活性。

4. 祛痰镇咳作用：采用酚红法和氨水引咳法测定 4 种远志皂苷（2D、3D、5D、3C）的祛痰和镇咳作用，结果发现多数都具有较明显的祛痰和镇咳作用，其中 3D 可能是远志祛痰作用的主要成分，2D 和 3C 则为镇咳作用的主要成分，作用甚至强于等剂量的可待因和咳必清。

5. 抗炎和抑菌作用：远志皂苷通过对 IFN-γ 和 IL-4 的调节作用，使结肠炎的症状明显减轻，进而防治结肠炎。从远志中分离出 4 种皂苷（2D、3D、5D 和 3C），采用纸片法进行抑菌试验，结果表明 2D、3D 对大肠杆菌和金黄色葡萄球菌的生长有抑制作用，以 3D 的抑制作用最强，5D 可抑制变形杆菌，3C 仅抑制金黄色葡萄球菌。

6. 对心血管系统的作用：远志皂苷能够提高缺血再灌注组织 SOD 的活性，从而保护心肌，减轻缺血再灌注导致的心肌细胞损伤。远志的乙醇提取物及正丁醇萃取部分均可以减轻缺血再灌注时对脑的损伤。远志提取物的抗心肌缺血效应与抑制细胞内的钙增加有关。

7. 抗抑郁作用：远志的 50% 乙醇提取物部分能介导神经内分泌和神经保护系统，并通过刺激海马神经元的可塑性和神经形成，进而表现出抗抑郁作用。另外，远志中的 3,6′-disinapoyl sucrose 能通过增加大鼠 4 个神经可塑性基因的表达或者通过增加 SOD 活性，来抑制老鼠血浆皮质醇水平的升高，从而表现出抗抑郁作用。

【医疗用途】

药性归经：味苦、辛，性温。归心、肾、肺经。

功能：安神益智，交通心肾，祛痰，消肿。

主治：心肾不交引起的失眠多梦、健忘惊悸、神志恍惚，咳痰不爽，疮疡肿毒，乳房肿痛。

用法用量：内服：煎汤，3～10g；浸酒或入丸、散。外用：适量，研末，酒调敷。

使用注意：阴虚火旺、脾胃虚弱者以及孕妇慎服。用量不宜过大，以免引起呕恶。

附方：

1. 治健忘：远志、石菖蒲各等份。水煎汤，常服。

2. 治失眠：远志肉、酸枣仁（炒）、石莲肉各等份。水煎服。

3. 治阑尾炎：黄柏 30g，远志 20g（先煎），水煎，温服。

【资源评述】远志始载于《神农本草经》。《中国药典》收载了远志 *P. tenuifolia* Willd. 和卵叶远志 *P. sibirica* L.。商品远志的主产地以山西运城、阳高、合阳、闻喜、榆次，陕西韩城、大荔、华阴为主，质量较好。东北、华北、河南、山东、甘肃、安徽等部分地区有一定的产量。商品来源以远志 *P. tenuifolia* Willd. 为主，卵叶远志 *P. sibirica* L. 及瓜子金 *P. japonica* 为少数。

远志在加工时，除去木质部称"远志肉"，不去者称"远志棍"。以远志皂苷 B（onjisaponin B）为指标进行测定，结果远志根皮的含量明显高于全根，证明根去木芯具有科学依据。通过不同来源的比较，远志皂苷的含量以远志最高，瓜子金次之，宽叶远志最少。而且瓜子金皂苷成分及含量与远志相近，药理作用实验证明镇静、祛痰作用也较强。瓜子金植物分布广，资源远比远志及卵叶远志丰富，可作为替代品开发研究。远志根中远志皂苷的含量，其动态规律为现蕾期＞盛花期＞果期＞果后营养期。故采收应在开花采收为佳。除根以外，远志及卵叶远志地上部分所含皂苷大于 1%，仍有利用价值。

我国有远志属植物 39 种 8 变种，主要分布于我国的西南和华南地区，尤以西南最为丰富，其中有 33 种在民间作药用。由于远志野生资源日趋减少，其生长缓慢，难以满足市场的需求，种植远志前景看好。

【参考文献】

[1] 易东阳，闫磊，张慧，等 . 远志的化学成分及治疗阿尔茨海默病的药理作用研究进展 [J]. 中国药房，2014，25（11）：1049-1051

[2] 杜庆波 . 中药远志的化学成分研究概况 [J]. 齐齐哈尔医学院学报，2015，36（27）：4159-4160.

[3] 徐亮亮，李创军，杨敬芝，等 . 远志化学成分研究 [J]. 中药材，2014，37（9）：1594-1596.

[4] 文莉 . 远志抗焦虑作用部位的筛选 [J]. 中国中医药科技，2006，13（6）：401-402.

[5] 马菁菁，刘斌，罗跃娥 . 远志化学成分和药理活性的研究进展 [J]. 辽宁中医药大学学报，2009，11（12）：161-163.

[6] 闫明，李萍 . 远志抗衰老作用的研究 [J]. 实用药物与临床，2006，9（1）：22-23.

[7] 孙桂波，邓响潮，李楚华 . 远志皂苷对 H_2O_2 诱导的 PC12 细胞损伤的保护作用 [J]. 中药材，2007，30（8）：991-993.

[8] Shin K，Won B C，Kim H，et al. BT-11 improves stress-induced memory impairments through increment of glucose utilization and total neural cell adhesion molecule levels in rat brains [J]. Journal of Neuroscience Research，2010，87（1）：260-268.

[9] Shin K Y，Lee J Y，Won BY，et al. BT-11 is effective for enhancing cognitive functions in the elderly humans. [J]. Neuroscience Letters，2009，465（2）：157-159.

[10] Lee J Y，Kim K Y，Shin K Y，et al. Effects of BT-11 on memory in healthy humans. [J]. Neuroscience Letters，2009，454（2）：111-114.

[11] Wei X，Hu J F，Yuan Y H，et al. Polygalasaponin XXXII from Polygala tenuifolia root improves hippocampal-dependent learning and memory. [J]. 中国药理学报，2009，30（9）：1211-1219.

[12] Shi F，Liang Z，Guo Z，et al. Senegenin promotes in vitro proliferation of human neural progenitor cells [J]. Neural Regeneration Research［中国神经再生研究（英文版）］，2011，06（3）：171-176.

[13] Chen Y J，Huang X B，Li Z X，et al. Tenuigenin protects cultured hippocampal neurons against methylglyoxal-induced neurotoxicity. [J]. European Journal of Pharmacology，2010，645（1）：1-8.

[14] Park J H，Kim J S，Jang D S，et al. Effect of Polygala tenuifolia root extract on cerebral ischemia and reperfusion. [J]. American Journal of Chinese Medicine，2006，34（01）：115-123.

[15] Kang C W，Kim J H. Anti-ischemic effect of polygala tenuifolia in isolated rat heart [J]. Korean Journal of Physiology & Pharmacology，2007，11（3）：89-95.

[16] Hu Y，Liu P，Guo D H，et al. Antidepressant effects of the extract YZ-50 from Polygala tenuifolia in chronic mild stress treated rats and its possible mechanisms. [J]. Pharmaceutical Biology，2010，48（7）：794-800.

[17] Hu Y，Liao H B，Dai-Hong G，et al. Antidepressant-like effects of 3,6′-disinapoyl sucrose on hippocampal neuronal plasticity and neurotrophic signal pathway in chronically mild stressed rats. [J]. Neurochemistry International，2010，56（3）：461-465.

巴 豆
Badou

【别名】 巴菽、刚子、江子、老阳子、双眼龙、巴果、双眼虾、毒鱼子、巴仁、芒子。

【来源】 为大戟科植物巴豆 *Croton tiglium* L. 的干燥成熟果实。

【植物形态】 常绿灌木或小乔木，高 2～10m。幼枝绿色，被稀疏星状毛。单叶互生，叶膜质卵形至长圆状卵形，长 5～15cm，宽 2.5～8cm，基部圆形或阔楔形，近叶柄处有 2 枚无柄的杯状腺体，叶缘有疏浅锯

齿，齿尖常具小腺体，幼时两面均有稀疏星状毛，后变无毛或在下面
被极少数星状毛。总状花序顶生，上部着生雄花，下部着生雌花，也
有全为雄花而无雌花的；苞片钻状；雄花绿色，较小；花萼 5 深裂，
顶端疏生星状毛，裂片卵形，长约 2mm，花瓣 5 枚，长圆形，与花萼
几等大，反卷，内面和边缘生细绵毛；雄蕊 15～20 枚，着生于花盘边
缘，花丝上部被柔毛，花药干时呈黑色；花盘盘状，边缘有浅缺刻；
花萼 5 深裂，裂片长圆形，外被星状毛；无花瓣；子房倒卵形，密被
粗短的星状毛，3 室，每室 1 枚胚珠，花柱 3 枚，每个 2 深裂。蒴果倒
卵形至长圆形，有 3 钝角，近无毛或被稀疏星状毛，种子 3 颗，长卵
形，淡黄褐色。花期 3～10 月，果期 7～11 月。

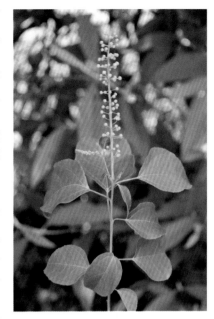

巴豆

【生境分布】生于山野、丘陵地，房屋附近常见栽培。喜温暖湿润
气候，不耐寒，怕霜冻。喜阳光，在气温 17～19℃、年雨量 1000mm、
全年日照 1000 小时、无霜期 300 天以上的地区适宜栽培。产于巫溪、
开州、璧山、潼南、永川、忠县、石柱、彭水、北碚、大足、合川、
铜梁、荣昌等地。分布于西南及福建、湖北、湖南、广东、广西等地。

【采收加工】秋季果实成熟时采收，堆置 2～3 天，摊开，干燥。
临床应用多用巴豆霜。

【药材鉴别】

性状鉴别：果实卵圆形，一般具三棱，长 1.8～2.2cm，直径 1.4～2cm。表面灰黄色或稍深，有纵线 6
条，顶端平截，基部有果梗痕。破开果壳，可见 3 室，每室含种子 1
枚。种子呈略扁的椭圆形，长 1.2～1.5cm，直径 0.7～0.9cm，表面棕
色或灰棕色，一端有小点状的种脐及种阜的疤痕，另一端有微凹的合
点，其间有隆起的种脊；外种皮薄而脆，内种皮呈白色薄膜，种仁黄
白色，油质。气微，味辛辣。

以个大、饱满、种仁色黄白者为佳。

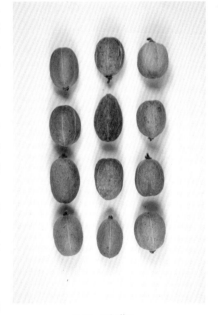

巴豆（生药）

【化学成分】种子含巴豆油 34%～57%，蛋白质约 18%。巴豆油中
含巴豆油酸、巴豆酸，由棕榈酸、硬脂酸、油酸、巴豆油酸、巴豆酸
等组成的甘油酯、巴豆醇及 16 种巴豆醇双酯化合物。种仁还含巴豆毒
素Ⅰ、Ⅱ，助癌剂 C3，巴豆苷等。还有壬二酸二甘油酯、12-O-(α-甲
基丁酰基)佛波醇-13-癸酸酯、12-O-(α-甲基巴豆酰基)佛波醇-13-癸酸
酯、（9S,10R,11E,13R）-9,10,13-三羟基十八碳-11-烯酸、
(9S,10R,11E,13R)-9,10,13-三羟基十八碳-11-烯酸甲酯、4(1H)-喹啉
酮、5-羟基-2-羟甲基吡啶。

【药理作用】

1. 致泻作用：巴豆霜 1.5g/kg 给小鼠灌胃，可明显增强其胃肠推
动运动，在兔离体回肠实验中，3.0×10^{-3}g/ml 可显著增强兔离体回肠
的收缩幅度。巴豆油水解液 1.4～2.8g/kg 能促进小鼠炭末的肠推进。

2. 抗肿瘤作用：巴豆生物碱作用于人卵巢癌细胞 HO-8910 细胞，通过时间依赖性和剂量依赖性方式，
促使细胞在 G2/M 期阻滞和抑制细胞有丝分裂，从而诱导人卵巢癌细胞 HO-8910 细胞凋亡。巴豆生物碱对
人胃腺 SGC-901 细胞的增殖有一定的抑制作用，且呈明显的时间、剂量依赖关系。巴豆生物碱能抑制
SMMC-7721 细胞的生长并促进其凋亡。巴豆水提液能使白血病ⅡL-60 细胞向正常方向分化。巴豆总生物碱
提取物使腹水型肝癌细胞质膜 Con 受体侧向扩散速度明显增加，受体的流动性增加，胞浆基质结构程度发
生改变。

3. 抗病原微生物：巴豆果壳和种子部分的提取物均具有一定的抑菌活性。巴豆油具有抗结核分枝杆菌
标准菌株和耐多药 RFP、INH 菌株的作用，且不会使结核分枝杆菌产生耐药性。巴豆煎剂在体外对金黄色
葡萄球菌、流感杆菌、白喉杆菌、铜绿假单胞杆菌均有一定的抑菌作用。皮下注射巴豆油，可降低流行性

乙脑炎病毒感染的小鼠的死亡率，延长生存时间。巴豆种子的水提物、甲醇提取物可以显著抑制 HIV-1 传染性和 HIV-1 诱导的 MT-4 细胞的病理性改变。

【医疗用途】

药性归经：味辛，性热，大毒。归胃、大肠经。

功能：蚀疮。

主治：恶疮疥癣，疣痣。

用法用量：外用：适量，研末涂患处，或捣烂以纱布包擦患处。

使用注意：孕妇禁服，不宜与牵牛子同用。

附方：

1. 治疗急性阑尾炎：巴豆、朱砂各 0.5～1.5g，研细混匀，置 6cm×6cm 大小的膏药或胶布上，贴于阑尾穴，外用绷带固定。24～36 小时检查所贴部位，皮肤应发红或起小水疱，若无此现象，可重新更换新药。

2. 治耳聋、耳塞：巴豆（炒）10 粒，松脂 25g。共捣烂，捏如枣核塞耳中，汁出，即愈。

3. 治小儿口疮，不能吃乳者：巴豆 1 粒，研烂，入朱砂或黄丹少许，贴在小儿囟门上。如四边起粟米疮，使用温水洗去药，再用菖蒲水洗。

【资源评述】巴豆始载于《神农本草经》，列为下品。《名医别录》曰："生巴郡川谷。"现巴豆药材主产于四川宜宾、重庆万州、重庆市郊等地，产量大，巴豆含油量高，质优。此外，重庆、云南、广西、贵州、湖北等地亦产。

巴豆脂肪油是巴豆泻下的有效成分，也是主要的毒性成分。临床上多制霜用，《中国药典》2015 版中规定巴豆含油量为 18％～20％。巴豆对桑蟥、水稻螟虫、蚜虫等害虫有杀灭作用，作植物杀虫剂引起人们关注。国外还从巴豆属多种植物中分离出杀虫活性物质，可开发成生物农药。

【参考文献】

[1] 金锋，张振凌，任玉珍，等 . 巴豆的化学成分和药理活性研究进展 [J]. 中国现代中药，2013，15（5）：372-375.

[2] 苏海国，杨槐，蒙春旺，等 . 巴豆化学成分及其细胞毒活性研究 [J]. 中国中药杂志，2016，41（19）：3620-3623.

[3] 赵小迎，陈俊，蔡平生 . 巴豆生物碱抑制卵巢癌细胞增殖和诱导其凋亡的实验研究 [J]. 中国全科医学，2010，13（21）：2345-2348.

[4] 胡林峰，韩会娟，朱红霞，等 . 巴豆提取物抑菌活性初步研究 [J]. 湖南农业科学，2011（7）：78-79.

[5] 赵中夫，赵正保 . 巴豆油各分离组份体外抗结核分枝杆菌实验研究 [J]. 长治医学院学报，2006，20（1）：1-3.

[6] 潘扬，吴晓峰，涂霞，等 . 中药巴豆经炮制与发酵后毒性效应的比较 [J]. 食品与生物技术学报，2011，30（5）：788-792.

地锦草

Dijincao

【别名】草血竭、血见愁草、扑地锦、奶花草、铺地锦、红莲草、斑鸠窝、三月黄花、红斑鸠窝、地马桑、地瓣草、铺地草。

【来源】为大戟科植物地锦草 *Euphorbia humifusa Willd.* 的干燥全草。

【植物形态】一年生匍匐草本。茎纤细，近基部分枝，带紫红色，无毛。叶对生，长圆形，长 4～10mm，宽 4～6mm，先端钝圆，基部偏狭，边缘有细齿，两面无毛或疏生柔毛，绿色或淡红色。杯状聚伞花序单生于叶腋；总苞倒圆锥形，浅红色，顶端 4 裂，裂片长三角形；腺体 4 枚，长圆形，有白色花瓣状附属物；子房 3 室；花柱 3 枚，2 裂。蒴果三棱状球形，光滑无毛；种子卵形，黑褐色，外被白色蜡粉，长约 1.2mm，宽约 0.7mm。花期 6～10 月，果实 7 月渐次成熟。

【生境分布】生于平原、荒地、路旁及田间。产于重庆各区县，分布于除广东、广西外的全国省市区。

【采收加工】夏秋二季采收，除去杂质，晒干。

【药材鉴别】

性状鉴别：常皱缩卷曲，根细小。茎细，呈叉状分枝，表面带紫红色，光滑无毛或疏生白色细柔毛；质脆，易折断，断面黄白色，中空。单叶对生，具淡红色短柄或几无柄；叶片多皱缩或已脱落，平展后呈长椭圆形，长 5～10mm，宽 4～6mm；绿色或带紫红色，通常无毛或疏生细柔毛；先端钝圆，基部偏斜，边缘具小锯齿或呈微波状。杯状聚伞花序腋生，细小。蒴果三棱状球形，表面光滑，种子细小，卵形，褐色。气微，味微涩。

【化学成分】含有三种黄酮苷，其中两个苷的苷元为山柰酚，另一个苷的苷元为槲皮素。还含香豆素类成分：东莨菪素、伞形花内酯、阿牙潘泽兰内酯。又含棕榈酸、没食子酸、没食子酸甲酯和内消旋肌醇。最近又发现其含 β-谷甾醇、鞣花酸、短叶苏木酚、芹菜素-7-O-葡萄糖苷、木犀草素-7-O-葡萄糖苷、槲皮素-3-O-阿拉伯糖苷等。

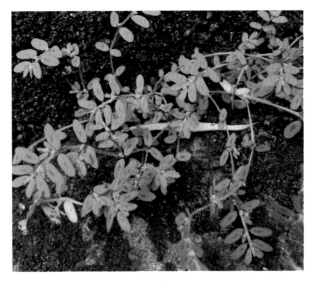

地锦草

【药理作用】

1. 抗氧化作用：地锦草在正常和病理生理状态下均能发挥显著的抗氧化作用。地锦草提取物能明显提高小鼠血液 SOD 活性，降低脂质过氧化产物 MDA 水平，提高肝脏组织的抗氧化能力，有保肝及抗衰老作用。地锦草的总黄酮通过抗氧化作用而延缓衰老。地锦草水煎液能升高心脏、肾脏和脾脏中 SOD 的活性，降低小鼠心脏、肾脏和脾脏中 MDA 含量，因此对不同重要脏器能发挥抗氧化作用。地锦草提取物通过提高肝组织 CAT 和 GSH-Px 活性来发挥清除自由基及抗氧化、防衰老作用。地锦草水提液使血浆产生的脂质过氧化物显著减少。地锦草通过抗氧自由基的作用能抑制肾缺血再灌注时引起的肾功能损伤。

2. 抗炎、抗菌及抗病毒作用：地锦草鲜汁、水煎剂等对金黄色葡萄球菌、白色葡萄球菌、溶血性链球菌、大肠杆菌、伤寒杆菌、绿脓杆菌、肠炎杆菌等多种致病性球菌及杆菌有明显的抑菌作用。地锦草通过影响真菌细胞膜麦角甾醇的生物合成而破坏真菌细胞膜，从而发挥抗真菌作用。地锦草中的黄酮类化合物对 HepG2.2.15 细胞中乙肝标志物（HBsAg、HBeAg）分泌均具有剂量依赖性的抑制作用，也具有抗病毒活性。

3. 止血作用：地锦草可用于治疗子宫出血、牙齿出血、急性出血性坏死性肠炎等各类出血性疾病。地锦草能增加血小板数量，并能随给药时间的延长血小板数量也不断增加，15 日后血小板聚集作用显著增强。

4. 免疫调节：地锦草水提液可以提高小鼠免疫器官重量，还明显增强巨噬细胞的吞噬能力。地锦草对脾脏造血系统有明显的兴奋作用。体外实验结果显示地锦草对 T、B 淋巴细胞有兴奋作用。

5. 解毒作用：地锦草对药物毒性和微生物毒素均有解毒作用。地锦草能减轻六氯环己烷对动物心、肝、脾、肾等器官引起的严重损害。地锦草对抗多种病原微生物毒素，其机制是地锦草能使内毒素超微结构改变并使其失去毒性。地锦草酊剂对白喉毒素有明显的"中和"作用。

6. 其他作用：地锦草水提液具有降血脂作用，能降低大鼠血中 TG 和 TC 的水平。地锦草水提物有抗癌作用，对抗宫颈癌方面有明显的活性。地锦草煎剂可显著提高小鼠的痛阈值，有明显的镇痛作用。

【医疗用途】

药性归经：味辛，性平。归肝、大肠经。

功能：清热解毒，利湿退黄，活血止血。

主治：痢疾，泄泻，咯血，尿血，便血，崩漏，疮疖痈肿，湿热黄疸。

用法用量：内服：水煎，9～20g；或入散剂。外用：适量，研末外敷。

使用注意：血虚无瘀及脾胃虚弱者慎服。

附方：

1. 治细菌性痢疾：地锦草 30g，铁苋菜 30g，凤尾草 30g。水煎服。

2. 治急性尿道感染：地锦草、海金沙、爵床各 60g，车前草 45g。水煎服。

3. 治小儿疳积：地锦草全草 6～9g。同鸡肝 1 具或猪肝 90g 煮熟，食肝及汤。

【资源评述】本品始载于《吴普本草》，名"地朕"。"地锦草"之名始见于《嘉祐本草》，现《中国药典》在"地锦草"条下收载了地锦 E. humifusa Willd. 和斑地锦 E. maculata L. 二种基原植物。我国的大戟科大戟属（Euphorbia）地锦类植物主要有 8 种和 1 变种，在民间都作地锦草药用。斑地锦产于江苏、江西、浙江、湖北、河南、河北和台湾，重庆北碚、大足、永川、长寿、九龙坡、武隆、南川有产。此外，通奶草 E. hyperieifolia L. 又称大地锦，在民间作地锦草用，产于万州全区。

地锦草在我国南方分布广，资源十分丰富，而且所含化学成分黄酮、香豆素及没食子酸等有着较好的生理活性，是值得开发利用的资源。

【参考文献】

[1] 王婷婷，文今福，金松南．地锦草的化学成分及药理作用研究进展 [J]．泰山医学院学报，2012，33（8）：629-632.

[2] 曹瑞珍，张国文，余集凯，等．地锦草总黄酮对老化模型小鼠血清衰老指标的影响 [J]．中国老年学杂志，2008，28（6）：562-563.

[3] 陈福星，陈文英，宫新城，等．地锦草对小鼠不同组织抗氧化作用的研究 [J]．黑龙江畜牧兽医，2008（6）：91-92.

[4] 安惠霞，古力娜·达吾提，李治建，等．地锦草有效部位抗真菌作用及其机制研究 [J]．中国药理学通报，2010，26（9）：1162-1165.

[5] Ying Tian, Li-Min Sun, Bin Li, et al. New anti-HBV caryophyllane-type sesquiterpenoids from Euphorbia humifusa Willd [J]. Fitoterapia, 2011, 82（2）: 251-254.

[6] 陈福星，陈文英，宫新城，等．地锦草水煎液对昆明小鼠非特异性免疫功能的影响 [J]．黑龙江畜牧兽医，2008（2）：91-92.

[7] 玮罕，耿果霞，李青旺，等．地锦草抗宫颈癌活性研究 [J]．中国畜牧兽医，2010，37（3）：192-194.

[8] 梁生林，温定文，肖红铃，等．地锦草煎剂对小鼠的镇痛作用 [J]．中国医院药学杂志，2009，29（23）：1993-1995.

千金子

Qianjinzi

【别名】千两金、菩萨豆、拒冬实、联步、拒冬子、白药排、千金药解、小巴豆。

【来源】为大戟科植物续随子 Euphorbia lathyris L. 的干燥成熟种子。

【植物形态】二年生草本，全株含乳汁。根柱状，侧根多而细。茎粗壮，上部二歧分枝。单叶交互对生，无柄；茎下部叶较密，由下而上叶渐增大，线状披针形至阔披针形，长 5～12cm，宽 0.8～2.5cm，先端锐尖，基部半抱茎，全缘。杯状聚伞花序顶生，伞梗 2～4 枚，基部轮生叶状苞片 2～4 枚，每个伞梗再叉状分枝；花单性，无花被；雄花多数和雌花 1 枚同生于萼状总苞内，总苞顶端 4～5 裂，腺体新月形，两端具短而钝的角；雄花仅具雄蕊 1 枚；雌花生于花序中央，雌蕊 1 枚，子房 3 室，花柱 3 枚，先端 2 裂，近于扩展而扁平。蒴果近球形。种子长圆状球形，表面有黑褐色相间的斑点。花期 4～7 月，果期 6～9 月。

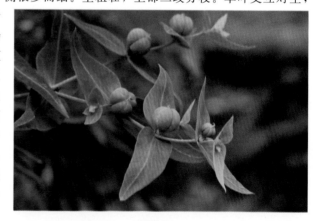

续随子

【生境分布】栽培或野生于向阳山坡。喜温暖湿润气候，耐干旱。以阳光充足、疏松肥沃、排水良好、富含腐殖质的壤土栽培为宜。产于重庆城口、巫溪、忠县、南川、云阳、彭水、南岸、黔江。分布于黑龙江、吉林、辽宁、河北、河南、山西、江苏、浙江、福建、台湾、湖南、广西、四川、贵州、云南等地。

【采收加工】夏秋二季果实成熟时采收，除去杂质，干燥。临床多以千金子霜入药。

【药材鉴别】

性状鉴别：种子呈椭圆形或倒卵形，长约 5mm，直径约 4mm。表面灰褐色或灰棕色，有不规则网状皱纹，网纹凹下部分灰黑色，形成细斑点。一侧有纵沟状种脊，上端有突起的合点，下端有一灰白色线形种脐，基部有类白色突起的种阜，常已脱落，留有圆形疤痕。种皮薄脆，种仁黄白色富油性。气微，味辛。

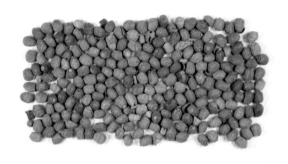

千金子（生药）

【化学成分】种子含油 48%，油中含多种脂肪酸，主要有油酸 89.2%、棕榈酸 5.5%、亚油酸 0.4%、亚麻酸 0.3% 等。还含有秦皮啶、6,7-二羟基香豆素、6-甲氧基-7 羟基香豆素、1-hydroxyl-3,5,8-trime-thoxyxanthone、1,5-dihydroxyl-3,8-dimethoxyxantho-ne、邻羟基苯甲酸、熊果酸、金色酰胺醇酯、（E）-8-oxooctadec-9-ennoic acid、3-O-苯甲酰基-5,15-O-二乙酰基续随子醇、3,7-O-二苯甲酰基-5,15-O-二乙酰基-7-羟基续随子醇、3-O-苯甲酰基-5,15-O-二乙酰基-6（17）-环氧续随子醇、千金二萜醇二乙酸烟酸酯、3-O-苯甲酰基-5,15,17-三乙酰基-17-羟基异续随子醇、胡萝卜苷、秦皮乙素、油酸甘油酯、水杨酸、大戟因子 L、1,3-O-苯乙酰基-5,15-O-二乙酰基-6（17）-环氧续随子醇、3,7-O-二苯甲酰基-5,15-O-二乙酰基-7-羟基续随子醇、3-O-苯甲酰基-5,15-O-二乙酰基续随子醇、3-O-十六碳酰基巨大戟醇、20-O-十六碳酰基巨大戟醇、3-9-肉桂酰基-15,17-D 二乙酰基-17-羟基交京大戟醇、3-O-苯甲酰基-5,15,17-O-三乙酰基-17-羟基异续随子醇、3-O-烟酰基-5,15-O-二乙酰基续随子醇、3-O-苯甲酰基-5,15-O-二乙酰基-7-O-烟酰基-7-羟基续随子醇、巨大戟醇、续随子醇、七叶树内酯、β-谷甾醇、1,2,3-三羟基苯、2,3-二羟丙基十九碳酸酯、2,3-二羟丙基-9-烯-十八碳酸酯、2,3,4-三羟基丁基-十五-3-烯碳酸酯、苯甲酸、金色酰胺醇酯、蔓荆子黄酮、青蒿亭等。

【药理作用】

1. 致泻作用：千金子脂肪油中的千金子甾醇对胃肠道有刺激作用，刺激胃肠蠕动，可产生峻泻作用，强度为蓖麻油的 3 倍。千金子甾醇既是千金子中的有毒成分，也是有效成分，故需炮制入药。

2. 抗肿瘤作用：巨大戟二萜醇-3-十六烷酸酯（大戟因子 L5）对 S_{180} 腹水癌有显著抗癌作用，而其同分异构体即巨大戟二萜醇-20-十六烷酸酯（euphorbia factorL4）则无抗肿瘤作用。千金子甲醇提取物是千金子抑瘤的主要成分，对人宫颈癌细胞（HeLa）、人红白血病细胞（K562）、人单核细胞性白血病细胞（U937）、人急性淋巴细胞性白血病细胞（HL60）和人肝癌细胞（HepG2）均有明显的抑制作用，呈现量效关系，随剂量增大疗效增加，且对白血病的抑制作用强于其他实体瘤。千金子的氯仿、丙酮提取物对人红白血病细胞（K562）、人单核细胞性白血病细胞（U937）和人肝癌细胞（HepG2）细胞株具有抑瘤作用，对人体的艾氏腹水癌细胞（EAC）、S_{180} 肿瘤细胞株呈现明显疗效。大戟因子 L3 对宫颈癌细胞、卵巢透明癌和卵巢囊腺癌细胞增殖均有明显的抑制作用，而大戟因子 L1 仅对宫颈癌细胞的增殖显示出较强的抑制活性，大戟因子 L2 对宫颈癌、宫内膜癌、卵巢透明癌和卵巢囊腺癌等实验用妇科肿瘤细胞的增殖均不显示任何抑制活性。

3. 抗肿瘤多药耐药作用：P-糖蛋白（P-gp）过表达是导致多药耐药性的主要机制，大戟因子 L10 对 P-gp 的过表达具有显著的抑制作用。

4. 其他作用：秦皮乙素有抗炎、抗菌、镇咳、祛痰、平喘等作用。千金子中的瑞香素有一定的抗炎镇痛作用，对金黄色葡萄球菌、大肠杆菌、福氏痢疾杆菌及绿脓杆菌的生长有抑制作用。白瑞香素有镇静催眠作用。千金子醇提物具有祛斑美白作用。

【医疗用途】

药性归经：味辛，性温，有毒。归肝、肾、大肠经。

功能：泻下逐水，破血消癥；外用疗癣蚀疣。

主治：二便不通，水肿，痰饮，积滞胀满，血瘀经闭。

用法用量：内服：入丸、散，0.5～1g。外用：适量，捣敷；或研末醋调涂。

使用注意：体弱便溏及孕妇禁服。

附方：

1. 治血瘀经闭：千金子3g，丹参、制香附各9g，水煎服。

2. 治水肿：千金子（霜）100g，大黄50g。研为末，为丸绿豆大，每次50丸。

【资源评述】本品在《日华子本草》名"千两金"，"千金子"之名始见于《开宝本草》，曰："今蜀郡处处有之。"《中国药典》以"千金子"之名收载，药材常称"续随子"。千金子含油量高达50％，可制肥皂和润滑油；近年来国外已将该种的油作为汽油的代用品研究并取得进展。千金子在我国分布广，资源丰富，但有关综合利用不足。

【参考文献】

[1] 杨君，卢禁，王书云，等．千金子中非萜类化学成分的分离与鉴定 [J]．沈阳药科大学学报，2016，33（3）：194-197，214.

[2] 朱娟娟，张超，王英姿，等．千金子石油醚部位化学成分的研究 [J]．山东中医药大学学报，2014，38（4）：381-382，391.

[3] 焦威，鲁璐，邓美彩，等．千金子化学成分的研究 [J]．中草药，2010，41（2）：187.

[4] 郑飞龙，罗跃华，魏孝义，等．千金子中非萜类化学成分的研究 [J]．热带亚热带植物学报，2009，17（3）：298-301.

[5] 宋卫国，孙付军，张敏，等．千金子和千金子霜及其主要成分泻下作用研究 [J]．中药药理与临床，2010，26（4）：40-42..

[6] 王正平，高燕，赵渤年．千金子的化学成分及药理作用研究进展 [J]．食品与药品，2014，16（1）：58-61.

[7] 王思明，王溪，苏晓会，等．续随子中千金二萜烷化合物抑制人妇科肿瘤细胞增殖活性的研究 [J]．中国药理学通报，2011，27（6）：774-776.

[8] 余霞，张卫明，石雪萍，等．高速逆流色谱法分离纯化续随子种子中的七叶内酯 [J]．色谱，2010，28（8）：809-812.

[9] 张家俊，刘宝屏，霍渊博，等．大戟科千金子毒性、化学成分及药理活性研究进展 [J]．北方药学，2013，10（8）：68-69.

[10] 余霞，张卫明，孙力军．千金子不同极性部位对酪氨酸酶活性的影响 [J]．中国野生植物资源，2011，30（2）：51-53.

[11] 梁娅君，郑飞龙，唐大轩，等．千金子不同提取物对小鼠的毒性及药效学的初步研究 [J]．华西药学杂志，2011，26（1）：27-29.

京大戟

Jingdaji

【别名】邛钜、红芽大戟、紫大戟、下马仙、大戟。

【来源】为大戟科植物大戟 *Euphorbia pekinensis* Rupr. 的干燥根。

【植物形态】多年生草本，高30～90cm，全株含白色乳汁。根粗壮，圆锥形，多侧根。茎单一或上部分枝，被白色短柔毛。单叶互生，几无柄；叶狭长圆状披针形，长3～8cm，宽6～12mm，先端钝或尖，基部渐狭，全缘，具明显中脉。上面无毛，下面在中脉上有毛。杯状聚伞花序顶生或腋生，顶生者通常5枝，排列成复伞形；基部有叶状苞片5枚；每枝再作2至数回分枝，分枝处着生近圆形的苞叶4枚或2枚，对生；苞叶卵状长圆形，先端尖；杯状聚伞花序的总苞钟形或陀螺形，4～5裂，腺体4～5枚，长圆形，肉质肥厚，内面基部有毛，两腺体之间有膜质长圆形附属物；雌雄花均无花被；雄花多数，花丝基部较花梗稍粗壮，两者之间有关节，花药球形，横裂；雌花1枚；花柱先端2裂；蒴果三棱状球形，密被刺疣。种子卵形，光滑。花期6～9月，果期7～10月。

【生境分布】生于山坡、路旁、荒地、草丛、林缘及疏林下，多为栽培。喜温暖湿润气候，耐旱、耐寒、喜潮湿。重庆各地栽培。分布于除新疆、西藏、海南外的各地。

【采收加工】秋季地上部分枯萎后至早春萌芽前，挖掘地下根，除去残茎及须根，洗净泥土，切段或切片晒干或烘干。药用须炮制。

【药材鉴别】

性状鉴别：主根呈不整齐的长圆锥形，略弯曲，常有分枝，长10～20cm，直径1.5～4cm。表面灰棕色或棕褐色，粗糙，具纵沟纹、横向皮孔样突起及支根痕。顶端略膨大，有多数茎基或及芽痕。质坚硬，不易折断，断面类白色或淡黄色，纤维性。气微，味微苦涩。

【化学成分】根含三萜类成分大戟苷、生物碱、大戟色素体 A、B、C。羊毛甾醇，3-甲氧基-4-羟基反式丙烯酸正十八醇酯，β-谷甾醇，伞形花内酯，2,2′-二甲氧基-3,3′-二羟基-5,5′-氧-6,6′-联苯二甲酸酐，α-松脂素，槲皮素，3,4-二甲氧基苯甲酸和3,4-二羟基苯甲酸，黑麦草内酯肉豆蔻酸酯、二十四烷醇、正十八烷醇、十四烷酸、大戟醇、阿魏酸二十八酯、(3β,12α,13α)-3,12-dihydroxypimara-7,15-dien-2-one、pekinenal、neomotiol、3,3′-二甲氧基鞣花酸、环阿尔廷醇、月腺大戟素 C、helioscopinolide E、3,3′-二甲氧基鞣花酸、3,3-二甲氧基鞣花酸-4-O-β-D-卜吡喃木糖苷、3,3-二甲氧基鞣花酸-4-O-β-D-吡喃葡萄糖苷、鞣花酸、没食子酸甲酯、没食子酸、地榆皂苷 I、3β-α-L-阿拉伯糖基-12,19(29)-二烯乌苏酸-28-β-D-葡萄糖酯、丹酚酸 B、Senarguine B 等。另含树胶、树脂。

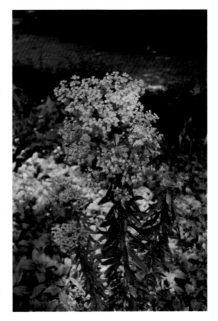

大戟

【药理作用】

1. 泻下作用：京大戟可诱导炎症反应．并明显促进肠推进运动，产生强烈的泻下作用，醋制后致炎及肠推进作用显著减弱，进而缓和京大戟的泻下作用。京大戟致泻作用的机制是通过对肠胃产生较强的刺激作用，有效增加肠管蠕动，促进肠内容物的排泄而产生泻下作用。

2. 抗白血病作用：大戟注射液具有抗癌作用，对于正常人骨髓粒单细胞集落的抑制作用明显低于高三尖杉酯碱的抑制作用，毒副作用较低。京大戟注射液可以使 L615 白血病小鼠的生存期延长，阻断 S 期细胞，抑制 KY821 白血病、L615 白血病细胞的合成。

3. 其他作用：制京大戟提取液可以扩张末梢血管，拮抗肾上腺素的升压作用。KIOM.79（京大戟、葛根、厚朴和甘草等 4 种药材提取得到的一种混合物）通过 AKT-NRF2-ARE 信号通路诱导 HO-1，增强胰岛 B 细胞抗氧化防御功能，从而保护细胞抵御氧化应激。乙酸乙酯部位是京大戟泻下作用、利尿作用和抗炎作用的主要部位，京大戟醋制后泻下及利尿作用减弱，抗炎作用增强。

【医疗用途】

药性归经：味苦，性寒，有毒。归肺、脾、肾经。

功能：泻水逐饮，消肿散结。

主治：水肿，胸腹积水，痰饮积聚，二便不利，痈肿，瘰疬。

用法用量：内服：水煎汤，1.5～3g；或入丸、散，每次 1g；内服醋制用。外用：适量，生用，研末或熬膏外敷，或煎水外洗。

使用注意：孕妇禁服。体弱者慎服。反甘草。

附方：

1. 治水肿：大戟 3g，陈皮、当归各 8g。水煎服。

2. 治淋巴结核：大戟 60g，鸡蛋 7 个。将药和鸡蛋共放砂锅内，水煮 3 小时，将蛋取出，每日早晨食鸡蛋 1 个，7 日为 1 个疗程。

3. 治晚期血吸虫病、腹水或肝硬化腹水：大戟根研细粉，微焙成咖啡色，装胶囊。每服 0.6～0.9g。隔日 1 次。

【资源评述】本品在《神农本草经》中以"邛钜"之名记载，列为下品。《中国药典》以"京大戟"之名收载。大戟又称草大戟、红芽大戟。大戟所含的二萜类成分既有抗癌作用，又有诱癌性质，在使用时应引起注意，建议炮制后入药。

另有红牙大戟，为茜草科植物红大戟 Knoxia valerianoides Thorel 的根，长于解毒疗疮，功效不同。

【参考文献】

[1] 王宝丽，邹迪新，程钱，等 . 京大戟化学成分及药理作用研究概述 [J]. 环球中医药，2016，9（7）：896-900.

[2] 陈海鹰，陶伟伟，曹雨诞，等 . 京大戟化学成分的研究 [J]. 中成药，2013，35（4）：745-748.

[3] 曾颜，侯朋艺，马冰洁，等 . 京大戟化学成分的分离与鉴定 [J]. 沈阳药科大学学报，2013，30（3）：178-181.

[4] 孔艺，刘媛，李国锋，等 . 大戟根的化学成分分析 [J]. 南方医科大学学报，2013，33（12）：1748-1751.

[5] 邱韵萦，郁红礼，吴皓，等 . 大戟属根类有毒中药醋制前后的毒性比较研究 [J]. 中国中药杂志，2012，37（6）：796-799.

[6] Kang K A, Kim J S, Zhang R, et al. Induction of heme oxygenase-1 by plant extract KIOM-79 via Akt pathway and NF-E2 related factor 2 in pancreatic beta-cells. [J]. Journal of Toxicology & Environmental Health Part A，2008，71（20）：1392-1399.

[7] 张乐林，葛秀允，孙立立，等 . 醋制对京大戟毒性和药效的影响 [J]. 中国实验方剂学杂志，2013，19（19）：276-279.

叶下珠

Yexiazhu

【别名】珍珠草、日开夜闭、夜关门、假油柑、叶后珠、山皂角、疳积草、夜盲草。

【来源】为大戟科植物叶下珠 *Phyllanthus urinaria* L. 的带根全草。

【植物形态】一年生草本，高 10～60cm。茎直，较粗，分枝侧卧而后上升，通常带紫红色，具翅状纵棱。单叶互生，排成 2 列；托叶小，披针形或刚毛状；叶片长椭圆形，长 5～15mm，先端斜或有小凸尖，基部偏斜或圆形；下面叶缘处合 1～3 列粗短毛。花小，单性，雌雄同株；无花瓣；雄花 2～3 朵簇生于叶腋，通常仅上面一朵开花；萼片 6 枚，雄蕊 3 枚，花丝合生成柱状，花盘腺体 6 枚，分离，与萼片互生。雌花单生叶腋，表面有小凸刺或小瘤体，萼片 6 枚，卵状披针形，结果后中部紫红色。花盘圆盘状，子房近球形，花柱顶端 2 裂。蒴果无柄，扁圆形，赤褐色，表面有鳞状凸起物；种子三角状卵形，淡褐色。花期5～10月，果期 7～11月。

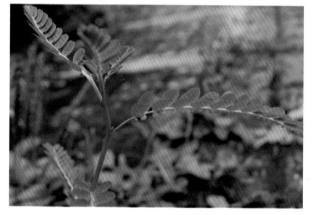

叶下珠

【生境分布】生于山坡、路旁、田边。喜温暖向阳，以土层、排水良好的黄砂土为好。产于重庆及万州全区。分布于江苏南部、安徽、浙江、江苏、福建、台湾、湖北、湖南、广东、海南、广西、四川、贵州、云南等地。

【采收加工】夏、秋季采收，去杂质，鲜用或晒干。

【药材鉴别】

性状鉴别：主根圆柱形，灰棕色或淡红色，须根多。茎近圆形，粗 2～3mm，灰褐色或棕红色，质脆易断，断面中空。分枝有纵皱及不甚明显的膜翅状脊线。叶较皱缩，长椭圆形，先端尖或微尖，基部圆形或偏斜。蒴果三棱状扁球形，黄棕色，表面细鳞状凸起。气微香，味微苦。

【化学成分】果实含鞣质，其中有葡萄糖没食子鞣苷、没食子酸、并没食子酸、鞣料云实精、原诃子酸、河黎勒酸、诃子酸、诃子次酸、3,6-二没食子酰葡萄糖，干果含黏质 4％～9％。果皮含没食子酸、油柑酸、余甘子酚。种子含固定油约 26％，油中含亚麻酸 8.8％、亚油酸 44％、油酸 28.4％、硬脂酸 2.2％、棕榈酸 3.0％、肉豆蔻酸 1％等。还含有没食子酸、咖啡酸、没食子酸乙酯、没食子酸甲酯、4-乙氧基苯甲酸、邻苯二甲酸二异丁酯、邻苯二甲酸二丁酯、（4R,6R)-2,3-dihydromenisdaurilide、（4R,6S)-2,3-dihydromenis-daurilide、aquilegiolide、menisdaurilide、cassipourol、（9Z,12Z)-nonadeca-9,12-dienoic acid、亚油酸甲酯、豆甾醇、（8R,8′S,7S)-4′-（3″-methoxyrhamnopyranosyl)oxy-8′-hydroxy-3,3′,4-trimethoxy-8- hydroxymethyl -

lign-7,9'-lactone。

【药理作用】

1. 抗病毒作用：叶下珠具有较强的抗 HBV 的作用，总黄酮组分为其抗病毒的主要有效成分之一。叶下珠所含柯里拉京有显著的抗 EV71 和 CA16 的活性作用，对 2 种病毒的抑制率均大于 80%。此外，叶下珠还有抗烟草花叶病毒和单纯疱疹病毒的作用。

2. 抗肿瘤作用：叶下珠水提物能显著地抑制肿瘤细胞，肿瘤细胞凋亡现象明显，其机制为叶下珠抑制肿瘤细胞的血管生成；叶下珠中的多酚类化合物通过抑制 MMP-2 等的表达，以及抑制 MMP-2、mRNA 的合成等作用来抗癌细胞转移。叶下珠诱导人的骨肉瘤 143B 细胞凋亡的研究表明叶下珠通过外源性和内源性诱导线粒体膜通透性的改变、诱导骨肉瘤细胞线粒体功能障碍等途径发挥抗肿瘤作用。

3. 抗菌和抗内毒素：叶下珠甲醇提取物、乙醇提取物和丙酮提取物对痢疾志贺氏菌、金黄色葡萄球菌和伤寒沙门氏菌有较强的抑制活性，甲醇提取物对痢疾志贺氏菌的抑菌活性最强，乙醇提取物、丙酮提取物对金黄色葡萄球菌的抑菌活性最强；叶下珠的氯仿提取物和甲醇提取物对幽门螺旋杆菌的抑制活性与克拉霉素相当。此外，叶下珠还能抑制表皮葡萄球菌、肠球菌、黑曲霉等微生物。

4. 抗血栓形成：叶下珠含有柯里拉京，具有明显的抗血栓形成作用，其作用机制与阻抑血小板-中性粒细胞间的黏附作用密切相关；叶下珠提取物可以显著减少高血脂症小鼠活化血小板比率、单核细胞-血小板聚集率和中性粒细胞血小板聚集率，能与抗血栓药物氯吡格雷产生明显的协同作用，增强其抗血栓形成的作用。

5. 免疫调节作用：叶下珠中柯里拉京、老鹳草素含量较大，是免疫调节的活性物质，能有效地抑制脂多糖诱导小鼠脾细胞 TNF-α、INF-γ 因子的过度释放，使免疫系统恢复平衡状态，从而发挥免疫系统对病毒的清除作用。

6. 保肝作用：叶下珠有显著的保肝活性，对化学性肝损伤及免疫性肝损伤有一定效果。叶下珠通过抗氧化、抑制炎症、减缓脂肪蓄积而减轻脂肪肝；叶下珠提取物可以保护对乙酰氨基酚诱导的肝细胞损伤，且治疗量的叶下珠提取物未见任何毒性反应；叶下珠甲醇提取物可减弱大鼠血清 ALT 和 AST 的活性，对 CCl_4 损伤肝细胞有很好的保护作用。

7. 抗氧化作用：叶下珠乙酸乙酯提取物和正丁醇提取物对 DPPH 自由基在较低浓度下即有较高的清除率；叶下珠的水提取物对清除羟基自由基、抑制 H_2O_2 诱导红细胞氧化溶血作用以及清除超氧阴离子均有很强的作用。叶下珠 60% 丙酮-水提取物分离出的 15 个酚类化合物均有较强的清除 DPPH 自由基能力，其中老鹳草素和柯里拉京表现出更高的活性，呈剂量依赖性。

8. 抑制 α 淀粉酶：叶下珠提取物对 α 淀粉酶有显著的抑制作用，50% 甲醇-水提乙酸乙酯萃取物对 5mg/ml 的 α 淀粉酶抑制率达 97%；没食子酸、柯里拉京和 macatannin B 3 个化合物对 α 淀粉酶（1mmoL/L）活性的抑制率分别为 23%、21%、33%。

9. 其他作用：叶下珠提取物对盐酸氮芥损伤小鼠睾丸组织有一定的保护作用。此外，叶下珠还有镇痛、抑制脾细胞产生 NO、抗肝纤维化、舒张肌肉等作用。

【医疗用途】

药性归经：味微苦，性凉。归肝、脾、肾经。

功能：清热解毒，利水消肿，明目，消积。

主治：治痢疾，泄泻，黄疸，水肿，热淋，石淋，目赤，夜盲，疳积，痈肿，毒蛇咬伤。

用法用量：内服：水煎服，15～30g。

【资源评述】 叶下珠属（Phyllanthus）植物在全世界约有 600 多个品种，广泛分布于热带、亚热带与温带。我国有 6 亚属、7 组、33 种、4 变种，主要分布长江以南各省市区。重庆分布有青灰叶下珠 *P. glaucus* Wall. ex Muell.（南川）、小果叶下珠 *P. reticulatus* Pior.（奉节）、黄珠子草 *P. virgatus* Forst. f.（奉节、南川）3 种。

不同产地、不同品种的叶下珠抗 HBV 的作用不一。研究表明，国产 6 种叶下珠的提取物对 HbsAg 或 HbeAg 有不同程度的抑制作用，以苦叶下珠 *P. amarus* 作用最明显；云贵叶下珠 *P. franchetianus* 的毒性较大，对 HbsAg 的抑制作用好；云泰叶下珠 *P. sootepensis* 毒性小，对 HbeAg 作用好。动物实验表明，云南叶下珠、广西叶下珠对核糖核酸滴度明显下降，但重庆所产叶下珠无此作用。也有报道重庆所产叶下珠能

种子植物

明显减轻 CCl_4 所致的肝损伤。不同产地的叶下珠中鞣料云实精的含量有较大差异，且同一产地不同的采收期的鞣料云实精含量相差也较大。这种药理作用与成分含量差异、品种、产地是否相关还有待进一步研究。

1988 年，印度学者 Thyagarajan 报告苦味叶下珠 P. amarus 治疗乙肝病毒携带者，可使 59% 患者的 HBsAg 转阴，引起了世界各国广泛的关注。1989 年我国在云南元江峡谷发现有苦味叶下珠分布，1992 年在西双版纳进行人工栽培成功。

【参考文献】

[1] 郑秀青. 叶下珠化学成分分离和药理作用的研究 [D]. 福建农林大学，2008.

[2] 杨孟妮，张慧，刘娟，等. 叶下珠化学成分研究 [J]. 中草药，2016，47（20）：3573-3577.

[3] 程艳刚，裴妙荣，孔祥鹏，等. 叶下珠化学成分和药理作用研究进展 [J]. 辽宁中医药大学学报，2016，18（4）：238-242.

[4] 吴莹，雷宇，王媛媛，等. 叶下珠提取物对急性乙型肝炎小鼠乙型肝炎病毒复制及其抗原表达的影响 [J]. 中国中医药信息杂志，2014，21（12）：51-54.

[5] Yeo S G，Song J H，Hong E H，et al. Antiviral effects of Phyllanthus urinaria containing corilagin against human enterovirus 71 and Coxsackievirus A16 in vitro. [J]. Archives of Pharmacal Research，2015，38（2）：193-202.

[6] Huang S T，Wang C Y，Yang R C，et al. Phyllanthus urinaria increases apoptosis and reduces telomerase activity in human nasopharyngeal carcinoma cells. [J]. Forschende Komplementrmedizin，2009，16（1）：34-40.

[7] 魏春山，唐海鸿，王宏艳，等. 叶下珠水提物对裸鼠人肝癌移植瘤 HBx 和 VEGFR3 表达的影响 [J]. 安徽中医药大学学报，2014，33（4）：73-78.

[8] Hsu-Hung Tseng，Jhih-Wei Wang，Shu-Chen Chu，et al. Antimetastatic potentials of Phyllanthus urinaria L. on A549 and lewis lung carcinoma cells via repression of Matrix-Degrading protease [J]. Integrative Cancer Therapies，2012，11（3）：267-278.

[9] Wu H Y，Lin T K，Kuo H M，et al. Phyllanthus urinaria Induces Apoptosis in Human Osteosarcoma 143B Cells via Activation of Fas/FasL- and Mitochondria-Mediated Pathways [J]. Evidence-Based Complementray and Alternative Medicine，2012，2012（4）：415-427.

[10] Huang S T，Bi K W，Kuo H M，et al. Phyllanthus urinaria，induces mitochondrial dysfunction in human osteosarcoma 143B cells associated with modulation of mitochondrial fission/fusion proteins [J]. Mitochondrion，2014，17（7）：22-33.

[11] 邓志勇. 叶下珠提取物的抑菌活性研究 [J]. 湖北农业科学，2013，52（12）：2812-2814.

[12] 杨映玲，戴卫波. 叶下珠提取物体外抗菌活性的实验研究 [J]. 新余学院学报，2014，19（3）：20-22.

[13] Gambari R，Borgatti M，Lampronti I，et al. Corilagin is a potent inhibitor of NF-kappaB activity and downregulates TNF-alpha induced expression of IL-8 gene in cystic fibrosis IB3-1 cells [J]. International Immunopharmacology，2012，13（3）：308-315.

[14] 朱艳芳，黄海定，朱伟. 叶下珠提取物对高血脂症小鼠血小板功能的影响 [J]. 中成药，2012，34（6）：1029-1033.

[15] 胡梦梅，朱伟. 叶下珠提取物和氯吡格雷联合使用对高血脂症小鼠血小板活化功能的影响 [J]. 时珍国医国药，2012，23（9）：2121-2123.

[16] Gunawanputeri M D，Kato E，Kawabata J. α-Amylase inhibitors from an Indonesian medicinal herb，Phyllanthus urinaria. [J]. J Sci Food Agric，2012，92（3）：606-609.

蓖麻子

Bimazi

【别名】 蓖麻仁、大麻子、红大麻子。

【来源】 为大戟科植物蓖麻 *Ricinus communis* L. 的种子。

【植物形态】 一年生高大草本，在热带或南方地区常为多年生灌木或小乔木。幼嫩部分被白粉，绿色或稍呈紫色。单叶互生，具长柄；叶片盾状圆形，直径 15～60cm，有时至 90cm，掌状分裂至叶片的一半以下，裂片 5～11 枚，卵状披针形至长圆形，顶端渐尖，边缘有锯齿，主脉掌状。圆锥花序与叶对生及顶生，长 10～30cm 或更长，下部生雄花，上部生雌花；花单性同株，无花瓣；雄花萼 3～5 裂；雄蕊多数，花丝多分枝；雌花萼 3～5 裂；子房 3 室，每室 1 枚胚珠；花柱 3 枚，深红色，2 裂。蒴果球形，长 1～2cm，有软刺，成熟时开裂，种子长圆形，光滑有斑纹。花期 5～8 月，果期 7～10 月。

【生境分布】房屋周围或土质肥沃处栽培。喜温暖湿润气候，生长适宜温度为 20～28℃。耐干旱，耐盐碱及弱酸土壤。以阳光充足、土层深厚疏松肥沃、排水良好的土壤栽培为宜。

【采收加工】当年 8～11 月蒴果呈棕色、未开裂时，选晴天，分批剪下果序，摊晒，脱粒，扬净。多以蓖麻子霜入药。

【药材鉴别】

性状鉴别：种子椭圆形或卵形，稍扁，长 0.9～1.8cm，宽 0.5～1cm。表面光滑，有灰白色与黑褐色或黄棕色与红棕色相间的花斑纹。一面较平，一面较隆起，较平的一面有 1 条隆起的种脊；一端有灰白色或浅棕色突起的种阜。种皮薄而脆，胚乳肥厚，白色，富油性。子叶 2 枚，菲薄。气微。味微苦辛。

以个大、饱满者为佳。

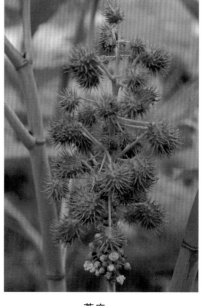
蓖麻

【化学成分】种子含蛋白质 18％～26％、脂肪油 64％～71％、碳水化合物 2％、酚性物质 2.5％、蓖麻毒蛋白及蓖麻碱 0.087％～0.15％。

脂肪油的成分为甘油三酯及甘油酯，还有少量的甾醇、磷脂、游离脂肪酸、碳氢化合物及蜡。甘油酯的脂肪酸中蓖麻油酸 84％～91％、油酸 3.1％～5.9％、亚油酸 2.9％～6.5％、硬脂酸 1.4％～2.1％、棕榈酸 0.9％～1.5％；磷脂含量 0％～0.12％，其中磷脂酰乙醇胺及其降解产物占 83％、磷脂酰胆碱占 13％、其他磷脂占 4％。

磷脂的脂肪酸组成为棕榈酸 27.7％、硬脂酸 12.9％、油酸 18.5％、亚油酸 33.2％，不含蓖麻油酸；游离脂肪酸含量 0.3％，其中蓖麻油酸占 78.5％、十八碳二烯酸占 8.4％、十八碳烯酸占 5.2％；蓖麻毒蛋白有蓖麻毒蛋白 D、酸性蓖麻毒蛋白、碱性蓖麻毒蛋白、蓖麻毒蛋白 E 及蓖麻毒蛋白 T 等。种子还含凝集素和脂肪酶。

【药理作用】

1. 抗肿瘤作用：蓖麻中的蓖麻毒素具有广谱抗肿瘤活性，但蓖麻毒素在杀伤肿瘤细胞的同时，对正常细胞也有破坏作用。炮制后蓖麻子毒性减低，保留抗肿瘤作用。野生蓖麻子中植物毒蛋白的 A 肽链与抗大肠癌单克隆抗体 Hb3 交联物 Hb3-RTA 对大肠癌细胞 HRT-18 具有较强杀伤作用，而对正常人淋巴细胞杀伤作用较小。蓖麻毒蛋白对肝癌的治疗作用明显。修饰后的蓖麻毒素毒性减小，且对癌组织有一定的亲和作用。蓖麻毒蛋白在低浓度下对肿瘤细胞的杀伤有选择性，对白血病细胞 K562 和大肠癌细胞 SW480 的杀伤作用在各种浓度下无选择性。蓖麻子的抗癌活性是抑制了蛋白质的合成，最终导致细胞死亡。

2. 抗生育作用：蓖麻油醇提物可明显增强离体子宫收缩，并能够显著提高晚期妊娠大鼠羊膜组织 PCE2 含量。蓖麻子提取物具有明显的抗生育作用，蓖麻蛋白及其蓖麻油的混合物在抗早孕方面的效果均可达到 100％，蓖麻油的抗着床效果也可达到 100％。蓖麻油能引起小鼠性激素水平和子宫结构的改变，作用效果有一定的量效关系。

3. 泻下通滞作用：蓖麻油口服后在小肠脂肪酶的作用下分解为蓖麻油酸和甘油，蓖麻油酸皂化为蓖麻油酸钠能刺激肠道，引起肠蠕动增加，同时蓖麻油还能润滑肠道，起到泻下通滞作用。

4. 抗病毒作用：单克隆抗体（MoAb）结合蓖麻毒蛋白亚单位能杀死 99％以上潜伏 HIV 的细胞。重组的 CD_4（AIDS 病毒受体蛋白）与蓖麻毒蛋白 A 链（ricinA）偶联可杀伤由 AIDS 病毒感染的人细胞。

5. 中枢神经兴奋作用：蓖麻子中的蓖麻碱具有中枢神经兴奋作用，低剂量具有一定的改善记忆效果，较大剂量时致惊厥。

【医疗用途】

药性归经：味甘、辛，性平，有毒。归肺、大肠经。

功能：消肿拔毒，泻下导滞。

主治：痈疽肿毒，瘰疬，喉痹，大便燥结。

用法用量：内服：入丸剂，1.5~5g，生研或炒。外用：适量，捣烂外敷，或调敷。

使用注意：孕妇及便溏者禁服。本品内服外用均可能引起中毒，重者可危及生命。有报道外用蓖麻子还可致过敏性休克。

附方：

1. 治足跟痛、扭伤、风湿关节痛：蓖麻子 10g，威灵仙 15g，白芥子 10g，蚕沙 30g，丁香 10g。以上 5 味，粉碎成细粉，过筛，混匀，即得。外敷患处，每日 1 次。

2. 治疗胃下垂：蓖麻子仁 10g，五倍子 1g。研成糊状，外敷百会穴，一日 3 次。

【资源评述】蓖麻属（Ricinus）仅蓖麻 1 种，广布全世界热带地区或栽培于热带至温带地区。本种的栽培品种多，依茎、叶呈红色或绿色，果具软刺或无，种子的大小和斑纹颜色等区分。蓖麻主要用来提取蓖麻油，它可以作表面活性剂的原料、表面活性剂、涂料、印染助剂、胶黏剂等，广泛应用于日化、汽车、涂料及纺织行业中。

蓖麻毒蛋白由于具有很强的抑制蛋白质合成的功能和很强的细胞毒性，被广泛用于抗癌免疫毒素的研究和生产生物杀虫剂。临床报道多见蓖麻油可作为晚期妊娠的引产剂。

【参考文献】

[1] 杨光义，叶方，王刚，等. 蓖麻子药效成分分离纯化和药理作用研究概述 [J]. 中国药师，2011，14（4）：552-554.

[2] Sehgal P，Khan M，Kumar O，et al. Purification，characterization and toxicity profile of ricin isoforms from castor beans [J]. Food & Chemical Toxicology An International Journal Published for the British Industrial Biological Research Association，2010，48（11）：3171-3176.

[3] 刘丽芬，柴天川，崔文华. 引产蓄醇提取物对大鼠子宫的影响 [J]. 时珍国医国药，2008，19（4）：820-821.

[4] 张小雪，韩峰，高平. 蓖麻油致小鼠生殖损伤作用研究 [J]. 湖北农业科学，2010，49（1）：150-152.

南酸枣

Nansuanzao

【别名】五眼果、山枣子、冬东子、醋酸果、广枣。

【来源】为漆树科植物南酸枣 *Choerospondias axillaris*（Roxb.）Burtt et Hill. 的鲜果或果核。

【植物形态】落叶乔木，高 8~20m。树皮灰褐色，纵裂呈片状剥落，小枝粗壮，暗紫褐色，无毛，具皮孔。奇数羽状复叶互生，长 25~40cm，小叶柄长 3~5mm；小叶 3~6 对，叶片膜质至纸质，卵状椭圆形或长椭圆形，长 4~12cm，宽 2~4.5cm，先端尾状长渐尖，基部偏斜，全缘，两面无毛或稀叶背脉腋被毛；侧脉 8~10 对。花杂性，异株；雄花和假两性花淡紫红色，排列成顶生或腋生的聚伞状圆锥花序，长 4~10cm；雌花单生于上部叶腋内，萼片、花瓣各 5 枚，雄蕊 10 枚，子房 5 室，花柱 5 枚。核果椭圆形或倒卵形，成熟时黄色，中果皮肉质浆状，果核长 2~2.5cm，直径 1.2~1.5cm，先端具 5 个小孔。花期 4 月，果期 8~10 月。

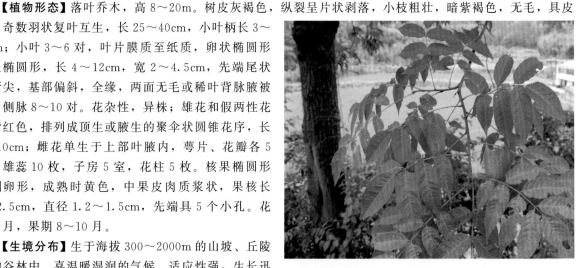

南酸枣

【生境分布】生于海拔 300~2000m 的山坡、丘陵或沟谷林中。喜温暖湿润的气候。适应性强，生长迅速。但不耐寒，要求充分阳光。除过酸过碱土壤外，一般土壤均能种植。产于巫溪、云阳、开州、南川。分布于西藏、云南、贵州、广西、广东、湖南、湖北、江西、福建、浙江、安徽等地。

【采收加工】9～10月果熟时收，鲜用，或取果核晒干。

【药材鉴别】

性状鉴别　果实呈类圆形或椭圆形。表面黑褐色或棕褐色，略有光泽，有不规则的皱褶；基部稍有环状的果梗痕。果肉棕褐色。果肉薄，果核坚硬，近卵形，红棕色或黄棕色，顶端有5个明显的小孔（偶有4个或6个）。横断面有五室，每室具有一粒种子，长圆形。无臭，味酸。

以个大、肉厚、色黑褐者为佳。

【化学成分】含有双氢槲皮素、槲皮素、原儿茶酸、没食子酸、3,3′-二甲氧基螺花酸、β-谷甾醇、胡萝卜苷、硬脂酸、三十烷酸、二十八烷醇、没食子酸乙酯、1-O-没食子酰基-β-D-吡喃葡萄糖、1,6-二-O-没食子酰基-β-D-吡喃葡萄糖、1,4-二-O-没食子酰基-β-D-吡喃葡萄糖、1,4,6-三-O-没食子酰基-β-D-吡喃葡萄糖、1,3,4,6-四-O-没食子酰基-β-D-吡喃葡萄糖、（+）-儿茶素、（+）-儿茶素-7-O-β-D-吡喃葡萄糖苷和（+）-儿茶素-4′-O-β-D-吡喃葡萄糖苷。此外，还含有氨基酸、蛋白质、有机酸等成分。

【药理作用】

1. 抗心律失常作用：广枣总黄酮（TFC）对多种房性和室性心律失常模型及培养大鼠心肌细胞自发性搏动节律失常均有明显的保护和对抗作用，可明显对抗大鼠离体心脏缺氧性心律失常，显著延长心律失常的出现时间，明显降低心律失常和心脏停搏发生率，可显著提高心脏室颤阈值，并且呈现良好的量效关系。乙醇提取物的乙酸乙酯萃取物和10％乙醇洗脱物均能明显延长心律失常出现时间，且呈剂量依赖性，70％乙醇洗脱物则能显著缩短心律失常的出现时间。TFC具有钙拮抗作用，可能是其抗心律失常和保护心肌缺血的主要作用机制。

2. 对缺氧和心肌缺血的保护作用：TFC能显著降低缺氧小鼠的耗氧量，延长小鼠存活时间；能明显对抗大鼠因垂体后叶素所致的急性心肌缺血，显著对抗由其引起的心电图ST-T段变化。南酸枣70％乙醇提取物经大孔吸附树脂吸附的60％乙醇洗脱物可明显改善急性心肌缺血大鼠的心电图，明显缩小心肌梗死范围，减轻心肌缺血损伤程度，并且具有一定的量效关系。TFC在抗急性心肌缺血、改善心肌代谢、保护心肌免受严重损伤等方面具有显著作用。

3. 对急性肾缺血再灌注损伤的保护作用：南酸枣能抑制肾缺血再灌注时引起的肾功能损伤，能明显降低大鼠急性肾缺血再灌注损伤模型血中MDA含量，升高SOD、Na^+-K^+-ATP酶和Ca^{2+}-ATP酶活性。

4. 对血小板聚集功能和血液流变学影响：TFC对ADP诱导的血小板聚集有明显的对抗作用，对红细胞压积、血沉、红细胞电泳时间、血浆黏度、全血黏度等血液流变学指标均呈显著降低作用。

5. 抗氧化、清除自由基活性：TFC能剂量依赖性地对抗超氧阴离子、羟基自由基对血红蛋白的氧化及抑制绿色素的生成，这与TFC能显著降低小鼠耗氧量和耗氧速度、提高耐缺氧能力有关。TFC使阿霉素（ADR）造模动物心肌中的SOD和GSH-Px上升，MDA下降，可能通过清除自由基、提高抗氧化酶的活性、抑制过氧化反应从而发挥保护心肌的作用。

6. 增强免疫作用：TFC可以显著增加正常和免疫功能抑制的小鼠免疫器官脾和胸腺的重量，增加小鼠血清溶菌酶的含量，提高小鼠血清抗体水平，小剂量TFC可明显促进小鼠血清HC_{50}的形成。TFC能显著增加小鼠体液免疫功能，可显著促进小鼠胸腺细胞增殖，抑制地塞米松（DEX）诱发的胸腺细胞凋亡，并促进胸腺细胞分裂、增殖，同时还能促进胸腺萎缩小鼠的胸腺细胞恢复胞内ADA活性。

7. 抗肿瘤活性：南酸枣树皮的乙醇提取物在高浓度时对小鼠乳腺癌tsFT210细胞具有坏死性细胞毒和细胞凋亡诱导活性，在低浓度时则呈细胞凋亡诱导和G2/M期抑制活性。分离得到的乔松素、柚皮素、白杨素、邻苯二甲酸二丁酯及反式阿魏酸十四酯等5个化合物对人大肠癌HCT-15细胞、人宫颈癌HeLa细胞均有不同程度的细胞增殖抑制活性。

8. 其他：南酸枣树皮的水煎液对革兰阳性菌、革兰阴性菌、真菌、白色念珠菌均有较强的广谱抗菌作用。南酸枣树皮的水提取液具有较好的治疗烧伤作用，能显著缩短烧伤愈合时间，并能减少感染。

【医疗用途】

药性归经：味甘、酸，性平。归脾、肝经。

功能：行气活血，养心安神。

主治：气滞血瘀，胸痹作痛，心神不安。心悸气短。

用法用量：内服，煎汤，1.5～2.5g；鲜果，2～3枚，嚼食；果核，煎汤，15～24g。外用：果核适量，烧炭研末，调敷。

附方：

1. 治慢性支气管炎：南酸枣 250g，炖肉吃。

2. 治疝气：酸枣种仁适量，磨水内服。

3. 治食滞腹痛：南酸枣鲜果 2～3 枚，嚼食。

【资源评述】 本品始见于晋代嵇含所著《南方草木状》，以"人面子"之名记载。现《中国药典》以"广枣"之名收载。藏医、蒙医也作药用，藏药译"吉如根·消夏"，始载于《月王药诊》，为清热、养心安神之用。

南酸枣属（*Choerospondias*）植物有 1 种 1 变种。其变种为毛脉南酸枣 *C. axillaris* (Roxb.) Burtt et Hill. var. *pubinervis* (Rehd. et Wils.) Burtt et Hill.。与原种区别为：小叶背面脉上以及小叶柄、叶轴及幼枝被灰白色微柔毛。产于石柱、武隆、彭水、秀山、南川、綦江等地。分布于四川、贵州（东部）、湖南（西部）、湖北（西部）、甘肃（东南部）等地。

【参考文献】

[1] 李长伟，崔承彬，蔡兵，等．南酸枣中没食子酰葡萄糖苷类化学成分及其体外抗肿瘤抗缺氧抗菌活性 [J]．国际药学研究杂志，2014，41（4）：449-455．

[2] 李胜华，伍贤进，郑尧，等．南酸枣树皮化学成分研究 [J]．中药材，2009，32（10）：1542-1544．

[3] 李长伟，崔承彬，蔡兵，等．南酸枣的黄烷类成分及其体外抗肿瘤与抗缺氧活性 [J]．中国药物化学杂志，2009，19（1）：48-51．

[4] 李长伟，崔承彬，蔡兵，等．南酸枣的研究进展 [J]．解放军药学学报，2008，24（3）：231-234．

[5] 禾雯雯，屈爱桃，刘爽．蒙药广枣的研究概况 [J]．中国民族医药杂志，2015，21（7）：47-49．

五倍子

Wubeizi

【别名】 百虫仓、文蛤、漆倍子、木附子、棓子。

【来源】 为漆树科植物盐肤木 *Rhus chinensis* Mill.、青麸杨 *R. potaninii* Maxim.、红麸杨 *R. punjabensis* Stew. var. *sinica* (Diels) Rehd. et Wils. 等树上寄生倍蚜科昆虫角倍蚜或倍蛋蚜后形成的虫瘿。

【植物形态】

盐肤木：落叶灌木或小乔木，高达 8m。树皮灰褐色，有皮孔和三角形叶痕。奇数羽状复叶，互生，具小叶 7～13 片，总叶柄和叶轴有显著的翅，小叶无柄，卵形至卵状椭圆形，长 6～12cm，宽 4～6cm，边缘有粗锯齿，下面具棕褐色柔毛。圆锥花序顶生，杂性；两性花的萼片 5 枚，广卵形；花瓣 5 枚，乳白

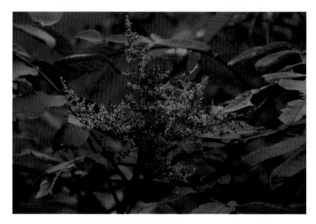

盐肤木

色，倒卵状长椭圆形；雄蕊 5 枚，花药、花丝均为黄色；雌蕊较雄蕊短，花柱 3 枚，柱头头状；雄花略小，中央有退化子房。核果近扁圆形，红色。花期 8～9 月，果熟期 10 月。

青麸杨：落叶乔木，高 5～8m。树皮粗糙，灰色。奇数羽状复叶，互生，具小叶 7～9 片，有极短而明显的柄，卵状长圆形至长圆状披针形，长 5～10cm，宽 2～4cm，全缘，背面沿叶脉处微有细毛或近于无毛。圆锥花序顶生，花小；萼片 5 枚，宿存；花瓣 5 枚，白色；雄蕊 5 枚，花药黄色；雌蕊 1 枚，花柱 3 裂。核果近球形，血红色，密被绒毛。花期 5～6 月，果期 9 月。

红麸杨：与上种主要区别：小枝被短柔毛，叶轴上部有狭翅，小叶无柄。花药红色。核果近圆形，红色，密被柔毛。花期 5 月，果期 9～10 月。

当早春盐肤木树萌发幼芽时，蚜虫的春季迁移时，便在叶芽上产生有性的雌雄无翅蚜虫，经交配后产

生无翅单性雌虫,称之为"干母"。"干母"侵入树的幼嫩组织,刺激组织膨大而形成疣状虫瘿。角倍蚜 *Melaphis chinensis*(Bell)寄主为盐肤木,所形成的虫瘿,称"角倍"。倍蛋蚜 *M. paitan* Tsai et Tang 寄主为红麸杨和青麸杨,所形成的虫瘿,称"肚倍"。

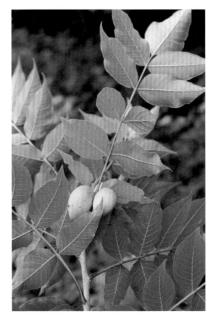

青麸杨

【生境分布】生于海拔 350～2300m 的石灰岩灌丛、疏林中。盐肤木:产于重庆各区、县。除新疆、青海外全国均有分布。青麸杨:产于城口、巫山、奉节、南川。分布于山西、陕西、甘肃、河南、湖北、重庆、四川、贵州、云南等地。红麸杨:产于奉节、石柱、武隆、黔江、彭水、酉阳、南川等地。分布于陕西、甘肃、湖北、湖南、重庆、四川、贵州、云南、西藏等地。

【采收加工】角倍于 9～10 月采摘,肚倍在 6 月间采摘,如过期则虫瘿开裂。采得后,用沸水煮 3～5 分钟,杀死内部仔虫,晒干或阴干。

【药材鉴别】

性状鉴别

角倍:呈不规则的囊状,有若干瘤状突起或角状分枝,表面黄棕色至灰棕色,有灰白色软滑的绒毛,破碎后,则见中心有空洞,有黑褐色五倍子蚜虫的尸体与白色的外皮以及粉状排泄物等,厚 1～2mm,内壁浅棕色,平滑。断面角质样,有光泽,质坚脆。气特异,味极涩而有收敛性。

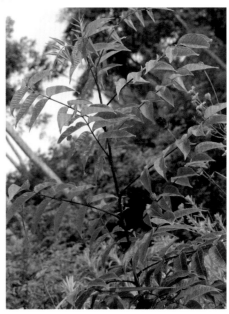

红麸杨

肚倍:呈长圆形或纺锤形囊状,无突起或分枝。外面毛茸较少,壁厚 2～3mm,折断面角质样,较角倍光亮。

【化学成分】虫瘿含五倍子鞣质 50%～80%、没食子酸 2.5%、脂肪、树脂、蜡质、淀粉等。五倍子鞣质遇酸水解则产生没食子酸及葡萄糖。2-羟基-6-十五烷基苯甲酸、白果酚、棕榈酸-1,3-二甘油酯、β-谷甾醇、正二十五烷、4-羟基-3-甲氧基-苯甲酸、棕榈酸、月桂酸、肉豆蔻酸及没食子酸等。

【药理作用】

1. 抗菌作用:五倍子具有广谱抗菌作用。五倍子煎剂对金黄色葡萄球菌、肺炎球菌、乙型溶血性链球菌、伤寒杆菌等多种细菌均有抑制作用。五倍子对大肠杆菌、绿脓杆菌、变形链球菌也有抑制作用,还能清除绿脓杆菌的生物膜。五倍子煎剂对接种于鸡胚的流感甲型 PR8 株病毒有抑制作用,可能与其中所含鞣酸有关。

2. 收敛作用:五倍子鞣质对蛋白质有沉淀作用,能使皮肤、黏膜、溃疡面等局部组织的蛋白凝固,呈收敛和止痒的作用;小血管也被压迫收缩,血液凝固而呈止血效果;鞣质的收敛作用不仅可以减轻肠道的炎症反应,还有良好的止泻功能。

3. 清除自由基、抗氧化作用:五倍子具有较强的清除超氧自由基作用,从而达到抗衰老的作用。五倍子酸可通过对"氧化/抗氧化"平衡的改变,减轻氟化钠导致的神经毒性。五倍子鞣酸有降低体内亚硝胺的产生和清除自由基的作用。五倍子多酚提取物具有较强 DPPH 自由基清除能力。

【医疗用途】

药性归经:味酸、涩,性寒。归肺、肾、大肠经。

功能:敛肺,止汗,涩肠,固精,止血,解毒。

主治:肺虚久咳,自汗盗汗,久痢久泻,脱肛,遗精,白浊,各种出血症,痈肿疮疖。

用法用量:内服:水煎,3～10g;研末,1.5～6g;或入丸、散。外用:适量,煎汤熏洗;研末撒或调敷。

使用注意:外感风寒或肺有实热之咳嗽者,及积滞未清之泻痢者禁服。

附方：

1. 治肺虚久咳：五倍子 6g，五味子 6g，罂粟壳 6g，水煎服。

2. 治滴虫性阴道炎：五倍子 15g，水煎冲洗患部。

3. 治自汗、盗汗：五倍子研末，醋调填脐中，用胶布固定，1 日后换。

【资源评述】五倍子为我国特产，主产于贵州、四川、重庆、湖北、湖南、陕西、云南等省市，这些省市的产量约占全国总量的 90％以上。商品五倍子有角倍类、肚倍类、倍花类。以角倍的产量为大，约占总产量的 75％，主产于长江以南；肚倍的质量较佳，主要分布于长江以北；倍花类产量较少。五倍子为重要的工业原料，广泛用于制革、食品、航天、制药等行业。五倍子也作为生产防腐剂苯甲酸的原料。

现代研究表明，收敛性是五倍子的鞣质多种生理活性的基础，对抗 HIV 的研究也得到类似的结果。此外，五倍子油对糖尿病有一定的疗效。2000 年开发出新药五倍子油胶囊。

【参考文献】

[1] 李春远，丁唯嘉，渠桂荣．五倍子化学成分研究 [J]．中草药，2008，39（8）：1129-1132．

[2] 江凯，李建科．五倍子单宁的超声提取工艺优化 [J]．食品与发酵工业，2010，36（11）：194-197．

[3] 阎爱荣，廖晖．中药对产 ESBLs 大肠埃希菌的作用研究进展 [J]．中国药房，2012，23（7）：668-670．

[4] 向丽，周铁军，叶迎春，等．五倍子鞣质提取物对白假丝酵母的抗菌活性研究 [J]．现代医药卫生，2012，28（12）：1785-1786．

[5] 代敏，彭成，叶强．五倍子有效部位抗病原微生物活性 [J]．中国实验方剂学杂志，2014，20（16）：147-151．

[6] Nabavi S F, Habtemariam S, Jafari M, et al. Protective Role of Gallic Acid on Sodium Fluoride Induced Oxidative Stress in Rat Brain [J]. Bulletin of Environmental Contamination & Toxicology, 2012, 89（1）：73-77.

[7] 勾明玥，刘梁，张春枝．五倍子醇提物的抗氧化活性 [J]．大连工业大学学报，2011，30（2）：90-93． [8] 李宁，姚令文．紫金散质量标准研究 [J]．中国药事，2010，24（7）：684-686．

干 漆

Ganqi

【别名】生漆、漆渣、续命筒、漆底、漆脚。

【来源】为漆树科植物漆树 *Toxicodendron verniciﬂoum*（Stokes）F. A. Barkl. 树脂的干燥品。

【植物形态】落叶乔木，高达 20m。树皮灰白色，粗糙，呈不规则纵裂，小枝粗壮，被棕色柔毛；奇数羽状复叶螺旋状，互生，长 22～75cm；叶柄长 7～14cm，被微柔毛，近基部膨大，半圆形，上面平；小叶 4～6 对，卵形、卵状椭圆形或长圆形，长 6～13cm，宽 3～6cm，基部偏斜，圆形或阔楔形，全缘，上面无毛或中脉被微毛，下面初有细毛，老时沿脉密被淡褐色柔毛；侧脉 10～15 对，两面略凸，膜质至薄纸质。圆锥花序长 15～30cm，被灰黄色微柔毛；花杂性或雌雄异株，花黄绿色；雄花花萼 5 枚，卵形；花瓣 5 枚，长圆形，开花外卷；雄蕊 5 枚，着生于花盘边缘，花丝线形；雌花较雄蕊小，子房球形，1 室，花柱 3 枚。果序稍下垂，枝果肾形或椭圆形，不偏斜，略压扁，外果皮黄色，具光泽，成熟后不裂，中果皮蜡质，具树脂条纹，果核棕色，与果同形，坚硬。花期 5～6 月，果期 7～10 月。

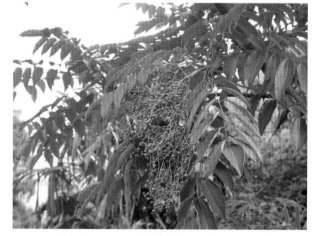

漆树

【生境分布】生于海拔 800～2800m 的向阳山坡林内。产于城口、巫溪、奉节、万州、丰都、涪陵、石柱、武隆、彭水、南川等地。全国除黑龙江、吉林、内蒙古、新疆各地均有分布。

【采收加工】割伤漆树树皮，收集自行流出的树脂为生漆，凝固后的团块即为干漆。但商品多收集漆缸壁或底部粘着的干渣，经煅制后入药。

【药材鉴别】

性状鉴别：本品呈不规则块状，黑褐色或棕褐色，表面粗糙，有蜂窝状细小孔洞或呈颗粒状，有光泽。质坚硬，不易折断，断面不平坦，具特殊臭气。遇火燃烧，发黑烟，漆臭更强烈。

以块整、色黑、坚硬、漆臭重者为佳。

【化学成分】生漆含漆酚50%～80%，少量氢化漆酚、漆树蓝蛋白、虫漆酶、鞣质及树胶等。

【药理作用】

1. 抗肿瘤作用：干漆中的抗肿瘤活性成分主要是多糖和黄酮类，主要通过抑制癌细胞增殖，诱导癌细胞凋亡，调节癌细胞信号通路，调节蛋白质表达及清除自由基等达到抗肿瘤作用。漆树提取物能还能降低顺铂化疗的副作用。

2. 抗炎作用：漆树提取的糖蛋白通过抑制LPS诱导巨噬细胞系（RAW）264.7的炎症信号因子体现抗炎活性；漆树提取物的非瑟酮能降低血管通透性、白细胞迁移，提高细胞免疫力，降低胶原诱导关节炎模型的炎症发生率与损害率。

3. 抗菌作用：漆酚能显著降低大肠杆菌和酵母菌造成的生物淤积影响。漆树的黄酮类化合物结构不同，其抑菌强度不同，抑制的菌种种属也不同。漆树提取物能迅速促进小鼠体内幽门螺杆菌菌株内的细胞膜分裂与细胞溶解，并降低或根除胃组织内的IL-1表达。

4. 降血糖、降血脂作用：漆树提取物能显著抑制链脲霉素诱导的糖尿病小鼠模型的血糖水平与血液硫代巴比妥酸反应物富集。漆树提取物通过抑制细胞因子诱导NO产物形成、iNOS诱导蛋白质表达、NF-κB转录以及胰岛素分泌，保护胰腺B细胞来治疗1型糖尿病，还具有治疗糖尿病并发症的作用。漆树中的糖蛋白可降低高血脂小鼠模型TC、TG、LDL和NO水平，升高HDL水平，促进HMG-CoA还原酶、TBARS、CAT、SOD、GSH-Px增强活性。

5. 抗凝血作用：漆树多糖的抗凝血反应活性强弱与漆树多糖羟基位置、硫基位置相关；漆树提取物能控制血小板膜上受体表达的构象变化，显著抑制钙动员和血小板凝聚。

6. 神经调节作用：漆树提取物具有神经调节和神经保护的作用，对帕金森病具有潜在的治疗作用；黄酮类物质具有治疗氧化应激与病理炎性导致的神经退行性疾病的作用。

【医疗用途】

药性归经：味辛，性温，小毒。归肝、脾经。

功能：破瘀通经，消积杀虫。

主治：瘀血经闭，癥瘕积聚，虫积腹痛。

用法用量：内服：入丸、散，2～5g。内服宜炒或煅后用。

使用注意：孕妇及体虚无瘀滞者禁服。

附方：

治产后恶露不下尽，下腹疼痛：干漆30g（煅），没药30g。两药捣细罗为散，每服食前以热酒调服3g。

【资源评述】漆属约有20余种，分布于亚洲东部、北美至中美，我国有15种，主要分布于长江以南各省区。我国有漆树3亿株，生漆年产量占世界总产量的80%。漆树主要分布于北纬26°34′～34°29′、东经103°13′～112°10′的秦岭、大巴山、巫山、武陵山、大娄山和乌蒙山区，即陕西、重庆、湖北、四川、贵州、云南、甘肃、河南、湖南、安徽等23个省市，是中国漆树分布的中心区，资源约占全国的84%。

重庆市的城口、巫溪、石柱、彭水、武隆有大量野生的漆树，所产生漆品质优良。重庆市城口县产的"城口漆"、石柱产"毛坝漆"均为漆中优品。生漆作为优良的涂料，广泛用于造船、建筑等行业。传统医药所用的干漆是生漆中的漆酚在虫漆酶的作用下，于空气中氧化生成的黑色树脂状物质，具有杀虫、破血的功效，在古方中应用较多，现代临床报道少见。

干漆除来源于漆树 *Toxicodendron verniciflourm*（Stokes）F. A. Barkl. 外，木腊树（*Rhus sylvestrls* Sieb. et Zucc.）和野漆树（*Rhus succedanea* L）的树干割破流出的黏稠液体（生漆）干燥品亦作干漆。

除树脂的干燥品入药外，其他部位亦可入药。

【参考文献】

[1] 程永现，吕青. 干漆提取物及其作为有效成分的抗癌药物：中国专利，CN101732373A [P]. 2010.

［2］潘宇，李顺祥，傅超凡．漆树的药理研究进展［J］．中成药，2014，36（3）：593-597.

［3］Oh P S, Lee S J, Lim K T. Glycoprotein isolated from Rhus verniciflua Stokes inhibits inflammation-related protein and nitric oxide production in LPS-stimulated RAW 264. 7 cells［J］. Biological & Pharmaceutical Bulletin，2007，30（1）：111-116.

［4］J Jaedong L，Jeongeun H，Geumseon J，et al. Flavonol-rich RVHxR from Rhus verniciflua Stokes and its major compound fisetin inhibits inflammation-related cytokines and angiogenic factor in rheumatoid arthritic fibroblast-like synovial cells and in vivo models.［J］. International Immunopharmacology，2009，9（3）：268-276.

［5］Choi Y H，Jin C K，Ahn J K，et al. Anti-biofouling behavior of natural unsaturated hydrocarbon phenols impregnated in PDMS matrix［J］. Journal of Industrial & Engineering Chemistry，2008，14（3）：292-296.

［6］Kim JuSung，Kwon YongSoo，Chun WanJoo，等. Rhus verniciflua stokes flavonoid extracts have anti-oxidant, anti-microbial and α-glucosidase inhibitory effect.［J］. Food Chemistry，2010，120（2）：539-543.

［7］Suk K T，Baik S K，Kim H S，et al. Antibacterial Effects of the Urushiol Component in the Sap of the Lacquer Tree（Rhus verniciflua，Stokes）on Helicobacter pylori［J］. Helicobacter，2011，16（6）：434-443.

［8］Chang H J，Song Z，Guo X D，et al. Antihyperglycemic Activity of Herb Extracts on Streptozotocin-Induced Diabetic Rats［J］. Journal of the Agricultural Chemical Society of Japan，2006，70（10）：2556-2559.

［9］Lee E H，Song D G，Lee J Y，et al. Inhibitory effect of the compounds isolated from Rhus verniciflua on aldose reductase and advanced glycation endproducts.［J］. Biological & Pharmaceutical Bulletin，2008，31（8）：1626.

［10］Oh P S，Lee S J，Lim K T. Hypolipidemic and antioxidative effects of the plant glycoprotein（36 kDa）from Rhus verniciflua stokes fruit in Triton WR-1339-induced hyperlipidemic mice［J］. Bioscience Biotechnology & Biochemistry，2006，70（2）：447-456.

［11］王少敏，陆继伟，孟莉，等．顶空进样 GC/MS 法研究干漆中的挥发性毒性成分［J］．中成药，2014，36（3）：567-571.

枸骨叶

Gouguye

【别名】功劳叶、猫儿刺。

【来源】为冬青科植物枸骨 *Ilex cornuta* Lindl. ex Paxt. 的叶。

【植物形态】小乔木或灌木，高 3～8m。树皮灰白色，平滑。叶硬革质，长椭圆状四方形，长 4～8cm，宽 2～4cm，顶端具有 3 枚坚硬刺齿，中央刺齿反曲，基部平截，两侧各有 1～2 枚刺齿，顶端短尖，基部圆形，表面深绿色，有光泽；背面黄绿色，两面无毛。雌雄异株或偶为杂性花，簇生于二年生枝的叶腋；花黄绿色，4 数；花萼杯状，细小；花瓣向外展开，倒卵形至长圆形，基部合生；雄蕊 4 枚，花丝长约 3mm；子房 4 室，花柱极短。核果浆果状，球形，熟时鲜红色，直径 4～8mm；分核 4 枚，骨质。花期 4～5 月，果期 9～10 月。

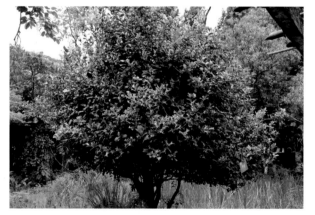

枸骨

【生境分布】生于海拔 150～1900m 的山坡、丘陵灌丛、疏林及路边。产于万州、南川、黔江、彭水、武隆。分布于河南、陕西、甘肃、江苏、安徽、浙江、江西、湖北、湖南、广东、广西、四川等地。

【采收加工】秋季采叶，拣去细枝，晒干。

【药材鉴别】

性状鉴别：叶类长方形或矩圆状长方形，偶有长卵圆形，长 3～8cm，宽 1.5～4cm。先端有 3 枚较大的硬刺齿，顶端 1 枚常反曲，基部平截或宽楔形，两侧有时各有刺齿 1～3 枚，边缘稍反卷；长卵圆形叶常无刺齿。上表面黄绿色或绿褐色，有光泽，下表面灰黄色或灰绿色。叶脉羽状。叶柄较短。革质，硬而厚。气微，味微苦。

以叶大、色绿者为佳。

【化学成分】枸骨叶中含咖啡碱、羽扇豆醇、熊果酸、胡萝卜苷、地榆糖苷Ⅰ和Ⅱ，苦丁茶苷A、B、C和D，互为立体异构体的苦丁茶糖脂A和B，3,4-二咖啡酰奎宁酸、3,5-二咖啡酰奎宁酸、腺苷；枸骨叶皂苷Ⅰ甲酯、枸骨叶皂苷Ⅱ；新木脂体［2-(3-甲氧基-4-经基苯基)-3-经甲基-7-甲氧基苯并呋喃-5-丙烯酸甲酯］、齐墩果酸糖苷、坡模醇酸糖苷和能促进前列环素12（PG_{12}）形成的物质。

【药理作用】

1. 对心血管系统的影响：枸骨叶对脑垂体后叶素诱发的大鼠心肌缺血有一定的改善作用，并可显著降低心肌收缩力。枸骨叶煎剂可明显改善正常大鼠的脂蛋白代谢，其作用机制可能与苦丁茶素、熊果酸、β-香树脂醇、β-谷甾醇等成分有关。

2. 免疫抑制作用：枸骨叶醇提物、乙酸乙酯萃取物和正丁醇萃取物对ConA刺激引起的淋巴细胞增殖有明显的抑制作用，枸骨叶醇提物与乙酸乙酯萃取物还能明显抑制ConA刺激T淋巴细胞CD69分子的表达。

3. 抗病原微生物作用：枸骨叶乙醇提取物、乙酸乙酯提取物和正丁醇萃取物均有一定的抑菌活性，其中乙酸乙酯萃取物对金黄色葡萄球菌和大肠杆菌的抑菌效果最强；枸骨叶粗提物、乙酸乙酯提取物和正丁醇提取物对白色假丝酵母和光滑假丝酵母具有明显的抑制作用。

4. 抗生育作用：枸骨叶水浸液对小鼠有抑孕作用。枸骨叶醇提取物也有避孕作用。

【医疗用途】

药性归经：味苦，性凉。归肝、肾经。

功能：清热养阴，益肾，平肝。

主治：肺痨咯血，骨蒸潮热，头晕目眩。

用法用量：内服：水煎，9～15g。外用：适量，熬膏涂敷。

使用注意：脾胃虚寒及肾阳不足者禁服。

附方：

1. 治肺痨：枸骨嫩叶30g，烘干，开水泡，代茶饮。

2. 治风湿性关节炎：鲜枸骨嫩枝叶120g（捣烂），加白酒360g，浸1日。每晚睡前温服15～30g。

【资源评述】本品始见于《本草拾遗》，原名"枸骨叶"。本品常与十大功劳叶相混淆，十大功劳叶为小檗科十大功劳属（*Mahonia*）植物的叶，最早见于《本经逢原》将十大功劳作为枸骨的俗名。《本草纲目拾遗》则在论述角刺茶时说："角刺茶，出徽州。土人二三月采茶时，兼采十大功劳叶，俗名老鼠刺，叶曰苦丁。"目前各地产苦丁茶多为枸骨及其同属多种植物的嫩叶的加工品。

【参考文献】

［1］国警月.枸骨叶化学成分的研究［D］.吉林大学，2010.

［2］李国文，吴弢，谢燕，等.中药枸骨叶研究进展［J］.国际药学研究杂志，2011，38（5）：356-361.

［3］旷春桃，陈如锋，吴斌，等.枸骨叶中多酚类物质的提取及抗氧化性能分析［J］.湖北农业科学，2009，48（2）：427-429.

［4］林林晨，谭玉波，张晶，等.枸骨叶不同溶媒萃取物对小鼠体外T淋巴细胞活化增殖的影响［J］.暨南大学学报（自然科学与医学版），2006，27（2）：199-203.

［5］杨卫华，赵玉丛.中药枸骨叶化学成分和药理作用的研究进展［J］.慢性病学杂志，2007（03）：103-105.

冬青叶
Dongqingye

【别名】四季青叶。

【来源】为冬青科植物冬青 *Ilex chinensis* Sims（*Ilex purpurea* Hassk.）的叶。

【植物形态】常绿乔木，高可达12m。树皮灰色或淡灰色，无毛。叶互生，叶柄长5～15cm；叶片革质，通常呈狭长椭圆形，长 6～10cm，宽 2～3.5cm，先端渐尖，基部楔形，边缘疏生浅锯齿、上面深绿色而有光泽，冬季变紫红色，中脉在下面隆起。花单性，雌雄异株，聚伞花序着生于叶腋外或叶腋内；花萼 4 裂；花瓣 4 枚，淡紫色；雄蕊 4 枚；子房上位。核果椭圆形，长 6～10mm，熟时红色，内含核 4 枚。花期 5 月，果熟期 10 月。

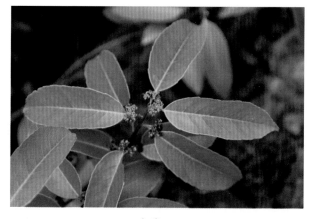

冬青

【生境分布】生于海拔 400～1400m 的山地林中。产于城口、巫山、奉节、秀山、南川、重庆、璧山、江津等地。分布于长江以南各地。

【采收加工】夏、秋季采摘，除去杂质，晒干。

【药材鉴别】

性状鉴别：叶长椭圆形或披针形，少卵形，长 5～11cm，宽 2～4cm，先端短渐尖，基部楔形，边缘有疏生的浅圆锯齿，上表面黄绿色至绿褐色，有光泽，下表面灰绿色至黄绿色，两面均无毛，中脉在叶下面隆起，侧脉每边 8～9 条。革质。气微，味苦、涩。

以身干、色绿、无枝者为佳。

【化学成分】四季青叶中主要成分为冬青三萜苷 A 和冬青三萜苷 B 甲酯。此外还含原儿茶酸、原儿茶醛、熊果酸、鞣质、黄酮苷和糖类等。还含有七叶内酯、槲皮素、异鼠李素、金丝桃苷、3-O-槲皮素、阿拉伯吡喃糖-28-O-6′-O-甲基葡萄糖坡摸醇酸苷、23-羟基乌索酸-3-O-α-L-阿拉伯吡喃糖（1→2）-β-D-葡萄糖醛酸-28-O-β-D-葡萄糖苷等。

【药理作用】

1. 抑菌作用：对革兰阳性球菌及阴性杆菌，如金黄色葡萄球菌、链球菌、痢疾杆菌、大肠杆菌、绿脓杆菌、变形杆菌等均有明显的抑制作用。

2. 对心血管的作用：四季青中原儿茶醛能明显增加猫冠状窦流量和缓解脑垂体后叶素引起家兔的急性心肌缺血。

3. 抗炎作用：四季青 95％乙醇提取液和水提液对二甲苯致小鼠耳郭炎症、角叉菜胶致小鼠足趾肿胀和乙酸所致小鼠腹腔毛细血管的通透性增高均有抑制作用。

【医疗用途】

药性归经：苦、涩，凉。归肺、大肠、膀胱经。

功能：清热解毒，生肌敛疮，活血止血。

主治：肺热咳嗽，咽喉肿痛，痢疾，腹泻，胆道感染，尿路感染，麻风溃疡，湿疹，冻疮，血栓闭塞性脉管炎，外伤出血。

用法用量：内服：水煎，15～30g；外用：适量捣敷；或水煎洗、涂。

附方：

1. 治乳腺炎：四季青 60g，夏枯草、木芙蓉各 45g。捣烂如泥敷患处，干后加水调湿再敷。

2. 治皮肤破裂、斑痕：冬青叶适量烧灰加凡士林、面粉各适量，调成软膏外涂，每日 3～5 次。

3. 治妇人阴肿：冬青叶、小麦、甘草各等份。煎水洗。

【资源评述】本品在《新修本草》以"冬青"之名记载，"冬青叶"之名始见于《本草拾遗》，又称"四季青叶"。现《中国药典》以"枸骨叶"之名收载了同属植物枸骨 I. cornuta Lindl. ex Paxt.，为《本草拾遗》之"枸骨"。

冬青属（Ilex）我国约有 200 种，主要分布在长江流域及其以南各省区，其中约 20 种、2 变种、1 变型供药用。冬青属的多种植物的叶在各地民间常作"苦丁茶"。

冬青具有较好的抗菌消炎、收敛的功效，曾研制成四季青片、复方四季青片、四季青糖浆、四季青注射液等制剂，被部颁或地方标准收载，用于泌尿感染、咳嗽、烫伤、湿疹等疾病。近年发现冬青子煎剂对大鼠环磷酰胺所致白细胞下降，对小鼠环磷酰胺所致低骨髓细胞，对小鼠深部 X 线照射所致的低白细胞、低骨髓细胞的血红蛋白具有恢复造血机能的作用。因此，冬青叶具有较大综合开发的潜力。

【参考文献】

[1] 钱景时. 冬青叶兔唇花化学成分研究 [D]. 上海中医药大学, 2012.

[2] 甄汉深. 四季青化学成分及药理作用研究进展 [J]. 中医药信息, 2007, 24 (6): 18-20.

[3] 左文健, 冉忠梅, 梅文莉, 等. 苦丁茶冬青叶的提取物抑菌活性研究 [J]. 医药前沿, 2011, 01 (21): 103-104.

鬼箭羽
Guijianyu

【别名】卫矛、鬼箭、四面戟。

【来源】为卫矛科植物卫矛 *Euonymus alatus* (Thunb.) Sieb. 具翅状物枝条或翅状附属物。

【植物形态】落叶灌木, 高 2~3m。多分枝, 小枝通常四棱形, 棱上常具木栓质扁条状翅, 翅宽约 1cm 或更宽。单叶对生, 叶柄极短; 叶片薄, 倒卵形、椭圆形至宽披针形, 长 2~6cm, 宽 1.5~3.5cm, 先端短渐尖或渐尖, 边缘有细锯齿, 基部楔形, 表面深绿色, 背面淡绿色。聚伞花序腋生, 花 3~9 朵, 花小, 两性, 淡黄绿色; 花萼 4 浅裂, 裂片半圆形, 边缘有整齐的毛状齿; 花瓣 4 枚, 近圆形, 边缘有时具微波状; 雄蕊 4 枚, 花丝短, 着生于肥厚方形的花盘上, 花盘与子房合生。蒴果椭圆形, 绿色或紫色, 1~3 室, 分离。种子椭圆形或卵形, 淡褐色, 外被橘红色假种皮。花期 5~6 月, 果期 9~10 月。

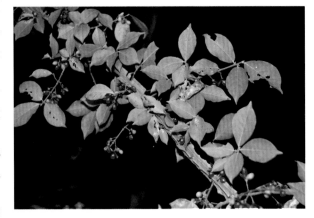

卫矛

【生境分布】生于海拔 600~1400m 的山坡、沟边。产于城口、巫溪、巫山、云阳、奉节、开州、石柱、武隆、黔江、南川等地。分布于东北及河北、陕西、甘肃、山东、江苏、安徽、浙江、湖北、湖南、四川、贵州、云南等地。

【采收加工】全年均可采, 割取枝条后, 取枝及其上翅状物, 晒干。

【药材鉴别】

性状鉴别: 为具翅状物的圆柱形枝条, 枝条直径 2~6mm, 表面较粗糙, 暗灰绿色至黄绿色, 有纵纹及皮孔, 皮孔纵生, 灰白色。翅状物扁平状, 靠近基部处稍厚, 向外渐薄, 宽 3~12mm, 厚约 2mm, 表面深灰棕色至暗棕红色, 具细长的纵直纹理或微波状弯曲, 翅极易剥落, 枝条上常见断痕。枝坚硬, 难折断, 断面淡黄白色, 纤维性。气微, 味微苦。

【化学成分】主要含黄酮类及甾类成分。黄酮类成分主要有槲皮素、柚皮素、二氢槲皮素、橙皮苷、山柰酚、山柰酚-7-O-α-L-鼠李糖苷、山柰酚、7-O-β-D-葡萄糖苷、槲皮素-7-O-α-L-鼠李糖苷、山柰酚-3,7-二-O-α-L-鼠李糖苷、槲皮素-3,7-二-O-α-L-鼠李糖苷、金丝桃苷、槲皮素-3-半乳糖-木糖苷、甾类成分有 △4-β 谷甾烯酮、豆甾-4-烯-3-酮、豆甾-4-烯-3,6-二酮、6β-羟豆甾-4-烯-3-酮、β-谷甾醇、木栓酮、卫矛醇等。还含有草酰乙酸钠, 香橙素, d-儿茶素、去氢双儿茶素 A 等。

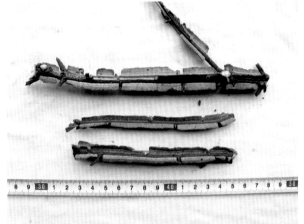

卫矛 (生药)

【药理作用】

1. 降糖、降脂作用: 鬼箭羽提取物可以显著降低糖尿病小鼠的空腹血糖值, 改善胰腺的病理损伤, 调节小鼠由于高血糖引起的糖代谢紊乱。鬼箭羽对四氧嘧啶所致的血糖升高有明显的降低作用, 未见刺激胰

种子植物

岛素释放或胰岛素样作用，其降血糖的作用可能与改善受损伤的 B 细胞功能或降低机体对胰岛素的拮抗性有关。鬼箭羽可使 2 型糖尿病大鼠血清 TC、TG、NEFA 水平降低，HDL-C 水平升高，全血黏度、血浆黏度和红细胞刚性指数明显下降，延缓动脉粥样硬化的形成。

2. 对心血管系统的影响：鬼箭羽能够有效保护缺血心肌细胞，提高心肌细胞耐缺氧能力，降低心肌细胞凋亡的发生，起到防治心肌缺血的作用。鬼箭羽提取物能使急性心肌缺血模型大鼠心电图抬高的 ST 段明显降低，显著降低血清心肌酶和 MDA 水平，增加 SOD、NO 含量。

3. 保护肾功能作用：鬼箭羽不仅能改善糖尿病肾功能损害，对肾小球硬化所致肾功能损害也有一定的保护作用。

4. 其他作用：鬼箭羽还有抑菌、抗病毒、抗氧化等作用。

【医疗用途】

药性归经：味苦、辛，性寒。归肝、脾经。

功能：破血通经，解毒消肿，杀虫。

主治：心腹疼痛，闭经，痛经，崩中漏下，产后瘀滞腹痛，恶露不下，疝气，疮肿，跌打伤痛，虫积腹痛，烫火伤，毒蛇咬伤。

用法用量：内服：水煎，4～9g；或泡酒，或入丸、散。外用：煎水外洗，或研末外敷。

使用注意：孕妇、气血虚弱者慎服。

附方：

1. 治月经不调：鬼箭羽 15g，水煎，兑红糖服。

2. 治漆性皮炎：鬼箭羽枝叶，加等量白果叶，水煎外洗。

3. 治跌打损伤：卫矛 50g，赤芍 25g，红花、桃仁各 15g，大黄 5g。共研细末，每服 5g，日服 3 次。

【资源评述】本品在《神农本草经》以"鬼箭"之名收载，"鬼箭羽"之名始见于《日华子本草》，以带翅的嫩枝入药。药材主产于湖北、河北、浙江；贵州、重庆、陕西等地产量也较大。

卫矛属（Euonymus）植物我国有 90 余种，自西南、华南至华北广布，多数分布于长江以南各省区，各地药用的种类约有 61 种，常见的有毛腺卫矛 E. alatus var. pubescens Maxim.（陕西、甘肃、宁夏、河南）、栓翅卫矛 E. phenymus Loes.（四川）。

有研究报道，卫矛的叶与翅含总黄酮高达 6% 以上，提示除传统使用的带翅嫩枝外，其叶也有综合利用价值。

临床报道卫矛用于治疗肺源性心脏病、冠心病、支气管哮喘、糖尿病、慢性肝炎、肝硬化腹水、慢性胆囊炎、子宫肌瘤、过敏性疾病、慢性粒细胞白血病等疾病。近年用鬼箭羽治疗 2 型糖尿病，不但能够刺激胰岛素分泌，而且还能增加外周组织对葡萄糖的利用，提高胰岛素与受体的亲和力。

【参考文献】

[1] 巴寅颖，刘倩颖，石任兵，等. 鬼箭羽中黄酮类化学成分研究 [J]. 中草药，2012，43（2）：242-246.

[2] 姚祖培，陈建新，李福如. 鬼箭羽化学、药理及临床应用概况 [J]. 中国中医药信息杂志，2000，7（12）：31-33.

[3] 梁红云. 鬼箭羽提取物降血糖作用及其机理的研究 [D]. 苏州大学. 2006.

[4] 郭永一，吴敏. 鬼箭羽研究进展 [J]. 山东中医杂志，2014，33（7）：604-606.

[5] 赵成国. 鬼箭羽提取物抗心肌缺血的实验研究 [D]. 黑龙江中医药大学，2007.

枳椇子

Zhijuzi

【别名】木蜜、鸡椇子、拐枣、鸡爪子、金钩钩、转钮子。

【来源】为鼠李科植物枳椇 Hovenia acerba Lindl. 的种子。

【植物形态】落叶乔木，高达 10m。树皮灰褐色，浅纵裂，不剥落；小枝红褐色，幼时被锈色细毛。叶互生，叶柄长 2～5cm，红褐色，具细腺点；叶片卵形或卵圆形，长 8～16cm，宽 6～11cm，先端渐尖，基部圆形或心形，边缘具细尖锯齿，背面脉上有细毛；三出脉，淡红色，侧脉 3～5 对。二歧式聚伞花序顶生或腋生，对称；花杂性；萼片5枚，卵状三角形；花瓣5枚，倒卵形，黄绿色；雄花有雄蕊5枚，中央有退化的雌蕊；两性花具雄蕊5枚，子房上位，3室，每室具1枚胚珠，柱头半裂或深裂。果实近球形，灰褐色；果柄肉质肥大，扭曲，红褐色，上具黄色皮孔，成熟后味甜可食。种子扁圆形，暗褐色，有光泽。花期5～6月。果期9～10月。【生境分布】生于2100m以下阳光充足的山坡、沟谷及路边，常栽培。产于重庆市郊、奉节、南川、铜梁。分布于华北、华东、中南、西南及陕西、甘肃等地。

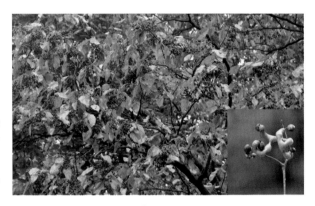

枳椇

【采收加工】10～11月果实成熟时连肉质花序轴一并摘下，晒干，取出种子。

【药材鉴别】

性状鉴别：种子扁平圆形，背面稍隆起，腹面较平坦，直径3～4.5mm，厚1～1.5mm。表面暗褐色或红棕色，有光泽，于放大镜下观察可见散在凹点，基部凹陷处有点状淡色种脐，顶端有微凹的合点，腹面有纵行隆起的种脊。种皮坚硬，胚乳白色，子叶淡黄色，肥厚，均富油质。气微，味微涩。

【化学成分】含黄酮，三萜皂苷，有机酸，氨基酸类等。

黄酮：山奈酚、洋芹素、$4',5,7$-三基-$3',5'$-二甲基黄酮、杨梅黄素、槲皮素、双氢杨梅黄素和蒽醌类化合物大黄素。槲皮苷、山奈酚-3-O-α-L-吡喃鼠李糖-β-D-吡喃半乳糖苷、山奈酚-3-O-芸香糖苷、槲皮素-3-O-α-L-吡喃鼠李糖-β-D-吡喃半乳糖苷。

三萜皂苷：为达玛烷型三萜皂苷。枳椇皂苷C2、酸枣仁皂苷元-3-[α-L-吡喃鼠李糖$(1 \to 2)$]、[β-D-吡喃半乳糖$(1 \to 2)$-β-D-吡喃葡萄糖$(1 \to 3)$]-α-L-吡喃阿拉伯糖苷。

其他：3-O-香豆酰奎宁、4-羟基-N-甲基脯氨酸、3-甲基-4-羟基-苯甲酸。

【药理作用】

1. 抗氧化、抗衰老作用：枳椇子提取物均能改善D-半乳糖致亚急性衰老小鼠的学习记忆能力，其抗衰老作用可能是增加体内抗氧化酶的活性，减少过氧化脂质的生成，提高机体抗氧化能力。

2. 解酒作用：枳椇子的解酒作用主要表现在可有效延长醉酒时间，缩短醉酒引起的睡眠时间，加速体内的酒精代谢等。

3. 保肝作用：枳椇子水提物显著抑制给予乙醇＋LPS所引起的ALT、AST升高。枳椇子对酒精所致小鼠肝脏脂质过氧化具有保护作用，有可能延缓和防止乙醇所致的脂肪肝形成。枳椇子预防非酒精性脂肪肝的重要机制之一可能是通过调节细胞因子网络，降低TNF-α、IL-6、IL-8等细胞因子的产生，从而起到减少炎性细胞浸润的作用。

4. 抗疲劳作用：枳椇子乙酸乙酯萃取物明显增加机体的T-AOC，增加脑组织SOD，减少脑组织MDA的含量，具有明显的抗疲劳作用，并且优于枳椇子水提醇沉提取物。

5. 对应激性胃溃疡的作用：枳椇皂苷对应激性胃溃疡有明显抑制作用，能促进肠管蠕动。

6. 中枢抑制作用：枳椇皂苷能显著减少自发活动，并延长环己巴比妥的睡眠时间；大鼠腹腔注射能特异性地抑制条件反射，显示有一定的镇静作用；小鼠腹腔注射有一定的抗惊厥作用。

【医疗用途】

药性归经：味甘，性平。归胃经。

功能：解酒毒，止渴除烦，止呕，利大小便。

主治：醉酒，烦渴，呕吐，二便不利。

用法用量：内服：水煎，6～15g；或泡酒服。

使用注意：脾胃虚寒者禁服。

附方：

1. 治醉酒：枳椇子12g（打碎），葛花9g，煎水冷服。

2. 治热病烦渴，小便不利：枳椇子、知母各9g，金银花24g，灯心草3g。水煎服。

3. 治伤暑烦渴，头晕，尿少：枳椇子、竹叶各 30g。水煎服。

4. 治小儿疳积：枳椇子 9g。研末，蒸鸡肝吃。

【资源评述】枳椇在《礼记》名"椇"，"枳椇子"之名始见于《新修本草》，《救荒本草》名"拐枣"，现四川等地民间多称"拐枣"。枳椇属（*Hovenia*）植物全世界有 3 种、3 变种，主要分布于中国、朝鲜、日本和印度等国家，我国有 3 种 2 个变种，民间作时令水果。作为药用的有北枳椇 *H. dulcis* Thunb.，产于陕西、湖北、江苏、安徽；此外，河北、山东、山西、甘肃、湖南、河南、四川等地亦产。枳椇 *H. acerba* L. 主产于福建、广东、广西、湖南、湖北、四川、云南、贵州等地；此外，甘肃、陕西、安徽、江苏、浙江、江西等地亦产。毛果枳椇 *H. trichocarpa* Chun et Tsiang 主产于江西、湖北、湖南、广东北部、贵州等地。

枳椇作为传统解酒中药，民间有"千杯不醉枳椇子"之说。有研究表明，枳椇子能加快乙醇的代谢，并有保护肝脏的作用。枳椇子有抑制食欲的作用，其效果与芬氟拉明接近，可用于减肥。枳椇子能显著降低血糖含量，中、低剂量还可显著升高小鼠肝糖原含量，所含黄酮能减轻糖尿病的并发症，有望成为治疗糖尿病的有效药物。

【参考文献】

[1] 张洪，叶丽萍，张如洪，等 . 枳椇子有效部位的初步研究 [J]. 广东药学院学报，2003，19（2）：111.

[2] 于斌如，汤银红 . 枳椇子的研究进展 [J]. 时珍国医国药，2004，15（9）：608-610.

[3] 王艳林，韩钰，钱京萍 . 枳椇子抗脂质过氧化作用的实验研究 [J]. 中草药，1994（6）：306-307，316，335.

[4] 方芳，王凤忠 . 枳椇子解酒护肝产品开发研究进展 [J]. 农产品加工（学刊），2013（20）：40-41.

[5] 时涛，王晓玲，陈振德，等 . 枳椇子化学成分及其药理活性研究进展 [J]. 中药材，2006，29（5）：510-513.

[6] 徐晶莹，朱肖鸿，胡洁，等 . 枳椇子对非酒精性脂肪肝大鼠血清 TNF-α、IL-6、IL-8 水平的影响 [J]. 中国中医药科技，2012，19（1）：35-36.

[7] 郑悦，嵇扬 . 枳椇子提取物对大鼠抗疲劳作用的比较 [J]. 解放军药学学报，2012，28（2）：141-144.

大　枣

Dazao

【别名】刺枣。

【来源】为鼠李科植物枣 *Ziziphus jujuba* Mill. 的果实。

【植物形态】落叶灌木或小乔木，高达 10m。有长枝、短枝和新枝，长枝平滑，无毛，幼枝纤细略呈"之"形弯曲，紫红色或灰褐色，具 2 枚托叶刺，长刺可达 3cm，粗直，短刺下弯，长 4～6mm；短枝短粗，长圆状，自老枝发出；当年生小枝绿色，下垂，单生或 2～7 个簇生于短枝上。单叶互生，纸质，叶柄长 1～6mm，长枝上的可达 1cm；叶片卵形、卵状椭圆形，长 3～7cm，宽 2～4cm，先端钝圆或圆形，具小尖头，基部稍偏斜，近圆形，边缘具细锯齿，上面深绿色，无毛，下面浅绿色，无毛或沿脉被疏柔毛；基生三出脉。花黄绿色，两性，常 2～8 朵着生于叶腋呈聚伞花序；花萼 5 裂，裂片卵状三角形；花瓣 5 枚，倒卵圆形，基部有爪；雄蕊 5 枚，与花瓣对生，着生于花盘边缘；花盘厚，肉质，圆形，5 裂；子房 2 室，与花盘合生，花柱 2 半裂。核果长圆形或长卵圆形，长 2～3.5cm，直径 1.5～2cm，成熟时红色，后变红紫色，中果皮肉质、厚、味甜，核两端锐尖。种子扁椭圆形，长约 1cm。花期 5～7 月，果期 8～9 月。

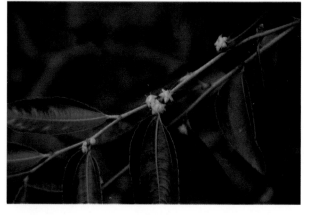

枣

【生境分布】喜干燥冷凉气候。喜光、耐寒、耐旱、耐盐碱，能耐-31.3℃的低温，也能耐 39.3℃的高温。向阳干燥的山坡、丘陵、荒地、平原及路旁均可种植，以砂土或砂壤土最宜栽培，不适于低洼水涝地。生于海拔 1700m 以下的山区、丘陵或平原，全国各地广为栽培，栽培品种甚多。原产我国，现亚洲、欧洲和美洲常有种植。

【采收加工】秋季果实成熟时采取，晒干或烘干。

【药材鉴别】

性状鉴别：果实椭圆形或球形，长 2～3.5cm，直径 1.5～2.5cm。表面暗红色，略带光泽，有不规则皱纹。基部凹陷，有短果柄。外果皮薄，中果皮棕黄色或淡褐色，肉质，柔软，富糖性而油润。果核纺锤形，两端锐尖，质坚硬。气微香，味甜。

以个大、色紫红、肉厚、油润者为佳。

【化学成分】果实含生物碱，包括光千金藤碱、N-去甲基荷叶碱、巴婆碱等。三萜酸类化合物有白桦脂酮酸、齐墩果酸、马斯里酸（山楂酸）、3-O-反式对香豆酰马斯里酸、3-O-顺式对香豆酰马斯里酸、白桦脂酸、麦珠子酸、3-O-反式对香豆酰麦珠子酸、3-O-顺式对香豆酚麦珠子酸。还含皂苷类化合物大枣皂苷、枣皂苷 II、枣皂苷 III 和酸枣皂苷 B。此外还有香豆素类衍生物、甾醇类（谷甾醇、豆甾醇）、氨基酸、多糖、维生素等。

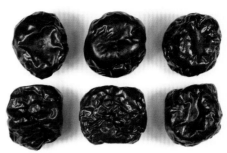

枣（生药）

【药理作用】

1. 对免疫系统的作用：大枣中多糖含量较高，可有效提高机体免疫力，免疫增强作用明显；能有效地促进小鼠脾细胞组织结构和免疫功能的改善；大枣多糖能增强小鼠腹腔巨噬细胞的吞噬功能以及小鼠红细胞免疫功能，并对环磷酰胺所致的免疫抑制具有明显的拮抗作用；水煎大枣能够促进呼吸道黏膜免疫分子 sIgA 的分泌，增强黏膜免疫的功能。

2. 抗肿瘤作用：大枣多糖对 S_{180} 瘤细胞具有一定的杀伤作用，且呈剂量依赖性；能够引起宫颈癌细胞的凋亡以及诱导白血病 T 细胞凋亡；对肿瘤细胞的增殖有抑制作用。分析 DNA 片段，大枣提取物可以诱导肿瘤细胞凋亡。

3. 抗氧化作用：大枣多糖抗氧化活性较强，具有一定的清除自由基的活性；大枣多糖和山楂提取物的复合物具有协同抗氧化作用。

4. 造血作用：大枣具有显著的补血生气作用，水提取物能够明显改善气血双虚模型小鼠症状。其机制是通过使血清粒-巨噬细胞集落刺激因子升高，使气血双虚小鼠出现兴奋免疫和促进骨髓造血的药理作用。大枣多糖对大鼠气血双虚模型机体的能量代谢有改善作用，也是大枣多糖补血、改善免疫功能的主要机制之一。

5. 保肝、抗疲劳作用：大枣对扑热息痛、乙硫氨酸、CCl_4 等引起的小鼠急性肝损伤具有保护作用，对抗疲劳也具有显著的作用。

6. 抗缺氧作用：大枣发酵液延长小鼠密闭缺氧存活时间、小鼠亚硝酸钠中毒缺氧存活时间，能延长小鼠对缺氧的耐受时间，增加全血血红蛋白含量，有较好的抗缺氧作用。

7. 改善肠道功能作用：大枣多糖可以使肠道蠕动时间明显缩短，令盲肠中的短链脂肪酸含量提高，使 β-D-葡萄糖苷酶、β-D-葡萄糖醛酸酶、黏蛋白酶活性下降，同时还抑制了粪便中的脲酶活性。大枣水溶性多糖可以减少肠道黏膜接触有害物质的机会，使肠道环境得到有效的改善。

【医疗用途】

药性归经：味甘，性温。归脾、胃、心经。

功能：补中益气，养血安神。

主治：脾虚食少，乏力便溏，妇人脏躁。

用法用量：内服：水煎，6～15g。

使用注意：凡湿盛、痰凝、食滞、虫积及齿病者慎服或禁服。

附方：

1. 治高血压：大枣 10～15 枚，鲜芹菜根 60g。水煎服。

2. 治疗非血小板减少性紫癜：生红枣洗净后内服，每日 3 次，每日吃 10 枚。

【资源评述】枣属（*Ziziphus*）植物全世界约有 170 种，12 变种，广泛分布于热带，以印度-马来西亚植物亚区种类最丰富（81 种）。该属植物分布最广的枣 *Z. jujuba* Mill. 和滇刺枣 *Z. mauritiana* Lam.，前者分布于整个北温带和亚热带，后者分布于亚、非、澳三大洲的热带和亚热带地区。我国枣属植物有 14 种、9 变种，除黑龙江外均有分布，以马来西亚植物亚区（云南、海南、广西）种类最丰富，有 13 种，是我国枣属多度中心和演化中心。南北分布有明显的特征，以华北和西北种的密度低，个体密度高；而在南方尤以云南、广西和海南种的密度高但个体密度低。

枣为著名食用果，我国有枣品种 400 多个，其分法多样，按大小分为大枣和小枣，按产地分为南枣和北枣。有的按大小结合果形分为小枣、长枣、圆枣、扁圆枣和葫芦枣等。关于药用大枣，历代本草均认为青州（今山东境内）、晋州（山西南部）为主产地，金华南枣亦佳（今浙江金华），其他地区南北皆有。一般认为小枣脆润、核细、味亦甘美，皆可充果实，不堪入药，入药须用大枣为良。而目前药用的枣不分大小，均同等入药。通过对不同品系的大枣和小枣的药理研究，两者无明显的差异，与现今临床应用情况一致。全国各地产量较大。

大枣原产于我国，历史悠久，营养丰富，是一味药食俱佳的水果。但由于长期的分株繁殖过程中，出现大量的变异，影响了药效和食用价值。故应培育优良品种，并提高产量及质量。

【参考文献】

[1] 刘世军，唐志书，崔春利，等. 大枣化学成分的研究进展 [J]. 云南中医学院学报，2015，38（3）：96-100.

[2] 蔡治华，顾有方，赵明，等. 大枣多糖对小鼠脾脏组织结构的影响 [J]. 中国中医药科技，2009，16（2）：128.

[3] 顾有方，丁静静，孙运，等. 大枣多糖对小鼠腹腔巨噬细胞吞噬功能的影响 [J]. 中国中医药科技，2009，16（4）：290-291.

[4] 刘德义，孙运，顾有方，等. 大枣多糖对小鼠红细胞免疫功能的影响 [J]. 中国中医药科技，2009，16（3）：202-203.

[5] 徐艳琴. 大枣对呼吸道黏膜免疫分子 sIgA 调节作用的实验研究 [J]. 中国医药指南，2013（15）：96-97.

[6] 陈熹，李玉洁，杨庆，等. 大枣现代研究开发进展与展望 [J]. 世界科学技术-中医药现代化，2015，17（3）：687-691.

[7] 顾有方，董策龙，陈会良，等. 大枣多糖对大鼠血清自由基代谢的影响 [J]. 中国中医药科技，2007，14（5）：347-348.

[8] 李玲，陈常秀. 大枣多糖的分离及抗氧化性研究 [J]. 食品研究与开发，2009，30（9）：49-51.

[9] 李晓梅，康文艺. 大枣多糖与山楂乙醇提取物协同抗氧化研究 [J]. 精细化工，2009，26（2）：146-149，191.

[10] 郭乃丽，苗明三. 大枣多糖对气血双虚模型小鼠全血细胞和血清粒-巨噬细胞集落刺激因子水平的影响 [J]. 中国组织工程研究，2006，10（15）：146-147.

[11] 苗明三，苗艳艳，孙艳红. 大枣多糖对血虚大鼠全血细胞及红细胞 ATP 酶活力的影响 [J]. 中国组织工程研究，2006，10（11）：97-99.

[12] 苗明三，苗艳艳，方晓艳. 大枣多糖对大鼠气血双虚模型胸腺、脾脏中组织形态及骨髓象的影响 [J]. 中药药理与临床，2010（2）：42-44.

[13] 苗明三，苗艳艳，魏荣锐. 大枣多糖对 CCl_4 所致大、小鼠肝损伤模型的保护作用 [J]. 中华中医药杂志，2011，26（9）：1997-2000.

[14] 苗明三，魏荣锐. 大枣多糖对乙硫氨酸及扑热息痛所致小鼠肝损伤模型的保护作用 [J]. 中华中医药杂志，2010，25（8）：1290-1292.

[15] 张钟，吴茂东. 大枣多糖对小鼠化学性肝损伤的保护作用和抗疲劳作用 [J]. 南京农业大学学报，2006，29（1）：94-97.

[16] 张国辉，李硕，王晶，等. 大枣发酵液对小鼠抗缺氧能力的影响 [J]. 武警后勤学院学报（医学版），2012，21（5）：344-345.

[17] Huang Y L，Yen G C，Sheu F，et al. Effects of water-soluble carbohydrate concentrate from Chinese jujube on different intestinal and fecal indices. [J]. Journal of Agricultural & Food Chemistry，2008，56（5）：1734-1739.

白蔹

Bailian

【别名】白敛、野红薯、母鸡抱蛋。

【来源】为葡萄科植物白蔹 *Ampelopsis japonia*（Thunb.）Makino 的块根。

【植物形态】落叶攀援木质藤本，长约 1m。块根粗壮，卵形、长圆形或长纺锤形，深棕褐色，数个相聚。茎多分枝、幼枝带淡紫色，光滑，有细条纹；卷须与叶对生。掌状复叶互生，叶片长 6～10cm，宽 7～12cm；小叶 3～5 片，羽状分裂或羽状缺刻，裂片卵形至椭圆状卵形或卵状被钩形，先端渐尖，基部楔形，边缘有深锯齿或缺刻，中间裂片最长，两侧的较小，中轴有阔翅，裂片基部有关节；叶柄长 3～5cm，微淡紫色，光滑或略具细毛。聚伞花序小，与叶对生，花序枝长 3～8cm，细长，常缠绕；花小，黄绿色；花萼 5 浅裂；花瓣、雄蕊各 5 枚；花盘边缘稍分裂。浆果球形，熟时白色或蓝色，有针孔状凹点。花期 5～6 月，果期 9～10 月。

【生境分布】生于山地、荒坡及灌木林中，也有栽培。产重庆各地，南川有栽培。分布于东北、华北、华东、中南及陕西、宁夏、四川等地。

【采收加工】春、秋二季采挖，除去茎及细须根，洗净，多纵切成两瓣、四瓣或斜片，晒干。

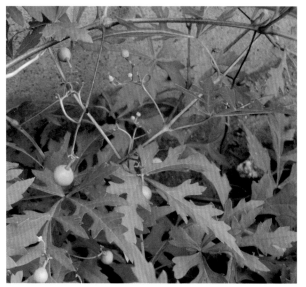

白蔹

【药材鉴别】

性状鉴别：块根长圆形或纺锤形，多纵切成瓣或斜片，完整者长 5～12cm，直径 1.5～3.5cm。表面红棕色或红褐色，有纵皱纹、细横纹及横长皮孔，栓皮易层层脱落，脱落处显淡红棕色。纵瓣剖面类白色或淡红色，皱缩不平，两侧各有一条形成层线纹。体轻，质硬脆，粉性。气微，味微甜。

以肥大、断面粉红色、粉性足者为佳。

【化学成分】含有槲皮素、大黄素甲醚、大黄素、大黄酚、齐墩果酸、羽扇豆醇、α-菠甾醇、β-谷甾醇、豆甾醇、豆甾醇-β-D-葡萄糖苷、碳十六酸、富马酸、反丁烯二酸、胡萝卜苷、没食子酸、正二十五烷、三十烷酸、二十八烷酸、卫矛醇、多酚及其糖苷。尿苷、腺苷、阿魏酸、原儿茶酸、没食子酸、大黄素-8-O-β-D-吡喃葡萄糖苷、咖啡酸、7β-羟基-β-谷甾醇等。

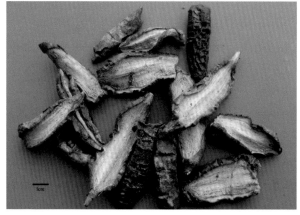

白蔹（饮片）

【药理作用】

1. 抗菌作用：白蔹乙醇提取物的正丁醇部位对革兰阳性菌和革兰阴性菌均有效，且抑菌作用的强弱与提取液浓度呈正相关；体外对金黄色葡萄球菌、绿脓杆菌、福氏痢疾杆菌、大肠杆菌等有抑菌作用，且以炒焦的作用最好；白蔹的水浸液对同心性毛癣菌、奥杜盎氏小芽胞癣菌、腹股沟和红色表皮癣菌等真菌有不同程度的抑制作用。

2. 抗肿瘤作用：白蔹的甲醇提取成分以及从中分离纯化得到的 momordin 能激活蛋白（AP-1）活性、抑制肿瘤细胞的增生；momordin Ⅰ 对白血病 HL-60 细胞的细胞毒作用，其作用机制是通过降低 Bcl-2 与 Bax 的比例及激活 Caspase-3，诱导了白血病 HL-60 细胞凋亡。白蔹水提取物对酪氨酸酶有很强的抑制作用，乙醚和乙酸乙酯所在的部位是其抗肿瘤的活性部位，并能引起人肝癌细胞株 HepG2 细胞的凋亡。

3. 免疫调节作用：白蔹醇提取物对小鼠外周血淋巴细胞 ANAE 阳性率、T 细胞增殖能力及巨噬细胞功能均有促进作用，并随剂量增加作用增强，量效呈正相关。

4. 其他作用：白蔹煎剂本身未见镇痛作用，但能明显增强黑附片及炙川乌的镇痛作用；白蔹煎剂可拮抗黑附片、炙川乌、炙草乌对离体蛙心的作用，但能加重以上 3 种药对小鼠给药后心电图的变化；此外还有兴奋作用。

【医疗用途】

药性归经：味苦，性微寒。归心、胃经。

功能：清热解毒，散结止痛，生肌敛疮。

主治：疮疡肿毒，瘰疬，烫伤，湿疮，温疟，惊痫，血痢，肠风，痔漏，白带，跌打损伤，外伤出血。

用法用量：内服：水煎，3～10g。外用：研粉调敷。

使用注意：脾胃虚寒及无实火者禁服；孕妇慎服。反乌头。

附方：

1. 治痛疖：白蔹、大黄、黄芩各等量，研细粉外用。

2. 治面上生疮：白蔹 12g，生矾、白石脂各 6g，杏仁 3g。上药研细，调鸡蛋清外敷。

3. 治湿热白带：白蔹、苍术各 6g；研细末。每服一钱，每日 2 次，白糖水送下。

【资源评述】白蔹原名白敛，始载于《神农本草经》，列为下品。据《新修本草》中"皮赤黑"、《蜀本草》中"枝端五叶"的记载看，历史上可能曾与同科植物乌蔹莓 *Cayratia japonica*（Thunb.）Gagnep. 有混淆的情况。唐代之后的本草所指的白蔹则与现今所用的白蔹 *A. japonia* 一致。白蔹主产于安徽、湖北、河南、江西等省区；江苏、浙江、湖南、贵州、四川、福建、广东、广西等地亦产。且多自产自销。

蛇葡萄属（*Ampelopsis*）植物在我国约有 15 种，除白蔹为常用的中药外，其他多在民间应用。在历代本草中所载。白蔹多用于疱疮痈疖等病，但近年来，对蛇葡萄属的其他植物研究发现具有护肝、抗癌、抗突变等作用。白蔹是否有类似的作用，尚待深入研究。

【参考文献】

［1］刘庆博，李飞，刘佳，等 . 白蔹的化学成分研究［J］. 药学实践杂志，2011，29（4）：284-284.

［2］白学莉，单文静 . 白蔹的化学成分研究［J］. 中国药业，2017，26（1）：16-18.

［3］朱长俊，朱红薇 . 白蔹正丁醇提取物抗菌作用研究［J］. 中国民族民间医药，2011，20（1）：67-68.

［4］林玲，魏巍，吴疆 . 白蔹的化学成分和药理作用研究进展［J］. 药物评价研究，2012，35（5）：391-392.

［5］张梦美，叶晓川，黄必胜，等 . 白蔹抗肿瘤活性部位的筛选研究［J］. 湖北中医药大学学报，2012，14（2）：40-42.

［6］林玲，魏巍，吴疆 . 白蔹的化学成分和药理作用研究进展［J］. 药物评价研究，2012，35（5）：391-392.

苘麻子

Qingmazi

【别名】苘麻、冬葵子、白麻子。

【来源】为锦葵科植物苘麻 *Abutilon theophrasti* Medicus 的成熟种子。

【植物形态】一年生亚灌木状草本，高达 1～2m。茎枝被柔毛。叶互生，被星状细柔毛；叶片圆心形，长 5～10cm，先端长渐尖，基部心形，两面均被星状柔毛，边缘具细圆锯齿。花单生于叶腋，被柔毛，近顶端具节；花萼杯状，密被短绒毛，裂片 5 枚，卵形；花黄色，花瓣倒卵形；雄蕊柱平滑无毛；心皮 15～20 枚，先端平截，具扩展、被毛的长芒 2 枚，排列成轮状，密被软毛。蒴果半球形，分果爿 15～20 枚，被粗毛，顶端具长芒 2 枚。种子肾形，褐色，被

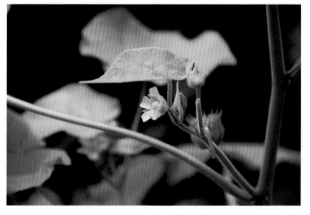

苘麻

星状柔毛。花期7～8月。

【生境分布】生于海拔500～1300m的路旁、荒地和田野间或栽培。产于南川、黔江、北碚及万州全区。我国除青海之外，其他各地均产。

【采收加工】秋季果实成熟时采收，晒干后，打下种子，筛去果皮及杂质，再晒干。

【药材鉴别】

性状鉴别：种子三角状扁肾形，一端较尖，长3.5～6mm，宽约3mm，厚1～2mm。表面暗褐色或灰黑色，散有稀疏短毛，边缘凹陷处有椭圆状淡棕色的种脐四周有放射状细纹。种皮坚硬，剥落后可见胚根圆柱形，子叶2枚，折叠，胚乳与子叶交错。气微，味淡。

以籽粒饱满，无杂质者为佳。

【化学成分】种子含有机酸、黄酮类、酚类、多糖类、皂苷、氨基酸、甾体类、内酯、单糖及香豆素等成分。

黄酮类成分有芦丁、飞燕草色素、花青色素、槲皮素、杨梅酮等。

种子含油15％～17％，其中58％为亚油酸，还含胆甾醇。脂肪酸中含有环丙烯脂肪酸、锦葵酸和萍婆酸。另含14种氨基酸。

【药理作用】

1. 抗炎、镇痛作用：苘麻茎叶提取物显著抑制二甲苯所导致小鼠耳郭肿胀和小鼠肉芽肿重量，抑制乙酸刺激腹腔黏膜引起的疼痛反应和延长热板致小鼠疼痛的痛阈值，提示抗炎镇痛活性部位为乙酸乙酯层和正丁醇层，且正丁醇层效果优于乙酸乙酯层。

2. 抑菌作用：苘麻叶总多酚和总黄酮对大肠杆菌和金黄色葡萄球菌均有一定的抗菌活性；体内抑菌实验结果表明，苘麻对金黄色葡萄球菌和大肠杆菌感染小鼠均有保护作用；黄酮类成分对细菌和真菌有较强的光谱抗菌活性。

3. 对泌尿系统的影响：苘麻子水提物有明显的利尿作用，但其脂溶性成分和正己烷提取物均有抗利尿作用。

【医疗用途】

药性归经：味苦，性平。归大肠、小肠、膀胱经。

功能：清热解毒，利湿，退翳。

主治：赤白痢疾，淋证涩痛，痈肿疮毒，目生翳膜。

用法用量：内服：水煎，3～9g；或入散剂。

附方：

1. 治赤白痢：苘麻子50g。炒香炒熟，为末，以蜜浆下3g。

2. 治腹泻：苘麻子焙干，研细末。每次3g，每日2次。

3. 治尿道炎，小便涩痛：苘麻子15g。水煎服。

【资源评述】苘麻子始见于唐《新修本草》，以"苘实"之名记载。"苘麻子"之名始见于宋《圣济总录》，历史上多与"冬葵子（冬葵果）"混淆（参见"冬葵子"条）。现《中国药典》将两者分别收载。苘麻属植物全世界约有150种，分布于热带和亚热带地区。我国有9种4个变种，分布在南北各省区。在商品流通及临床使用中，常见苘麻子冬葵子名称相混，两者所含的成分及功效不同，应注意区别。

苘麻子含有大量的亚油酸，可作提取亚油酸的原料；茎皮富含纤维，可供编织用。但其脂肪酸中含有环丙烯脂肪酸具有不良反应，食用有害，在使用时应引起注意。

【参考文献】

［1］施昆明，李春英，李朝，等．苘麻化学成分研究进展［J］．黑龙江医药，2015（2）：223-227.

［2］苏连杰，阳丽华，张晓敏，等．苘麻茎叶抗炎镇痛活性部位研究［J］．中国中医药科技，2010，17（4）：314-314.

［3］刘惠，倪士峰，康金虎，等．苘麻属植物的药学研究概况［J］．西北药学杂志，2010，25（1）：68-69.

［4］赵薇．苘麻茎叶抑菌抗炎作用及质量标准研究［D］．黑龙江中医药大学，2012.

种子植物

木槿皮
Mujinpi

【别名】川槿皮、槿皮。

【来源】为锦葵科植物木槿 *Hibiscus syriacus* L. 的茎皮或根皮。

【植物形态】落叶灌木，高 3～4m。小枝密被黄色星状绒毛。叶互生，被星状柔毛；托叶线形，疏被柔毛；叶片菱形至三角状卵形，长 3～10cm，宽 2～4cm，具深浅不同的 3 裂或不裂，先端钝，基部楔形，边缘具不整齐齿缺，下面沿叶脉微被毛或近无毛。花单生于枝端叶腋间，被星状短绒毛；小苞片 6～8 枚，线形，密被星状疏绒毛；花萼钟形，密被星状短绒毛，裂片 5 枚，三角形；花钟状，淡紫色，直径 5～6cm，花瓣倒卵形，长 3.5～4.5cm，外面疏被纤毛和星状长柔毛；雄蕊柱长约 3cm；花柱枝无色。蒴果卵圆形，密被黄色星状绒毛。种子肾形，背部被黄色长柔毛。花期 7～10 月。

【生境分布】多栽培。喜温暖，喜光，半阴亦能生长，对气候、土壤适应性较强，耐干旱、瘠薄，山坡、平地均可栽种，以向阳、肥沃、排水良好的砂质壤土栽种为好。产于丰都、涪陵、石柱、黔江、彭水、秀山、南川、重庆市区等地。华东、中南、西南及河北、陕西、台湾等地均有栽培。

【采收加工】4～5 月剥取茎皮，晒干。秋季挖取根，洗净，剥取皮，晒干。

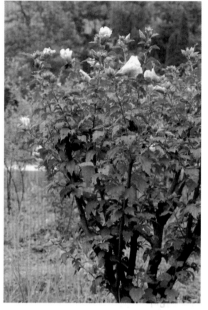

木槿

【药材鉴别】

性状鉴别：本品多内卷成长槽状或单筒状，厚 1～2mm。外表面青灰色或灰褐色，有细而略弯曲的纵皱纹，皮孔点状散在。内表面类白色至淡黄白色，平滑，具细致的纵纹理。质坚韧，折断面强纤维性，类白色。气微，味淡。

以身干、条长、宽厚、无霉者为佳。

【化学成分】壬二酸、辛二酸、二十八醇-1、β-谷甾醇、二十二碳二醇、白桦脂醇、古柯三醇等。

【药理作用】

1. 抗氧化作用：从木槿树根皮中分离出的 2 个五环三萜咖啡酸酯对脂质过氧化有抑制作用；从木槿中分离到的 6″-O-acetyldaidzein、6″-O-acetylgenistin 和 3-O-hydroxydaidzein 能显著抑制鼠肝脏微粒体的脂质过氧化。另外分离到的 2 个木脂素也具有抗氧化作用；玫瑰茄提取物对体外乳鼠心肌细胞损伤有保护作用。

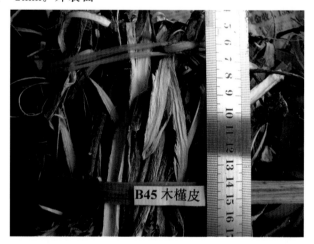

木槿皮

2. 抗肿瘤作用：从木槿树根皮中分离出的 2 个三萜化合物 3β,23,28-trihydrox y-12-oleanene-23-caffeate 和 3β,23,28-trihydrox y-12-oleanene-3β-caffeate，前者对人体癌细胞（ACHN、SW620、HCT15、SF539）有显著细胞毒性；后者对人体癌细胞（SW620、HCT15）有显著细胞毒性。

3. 其他作用：此外，木槿皮还有抗炎、抑菌、抗生育作用、抗痉挛活性、降脂作用等。

【医疗用途】

药性归经：味甘、苦，性微寒。归肝、脾、大肠经。

功能：清热利湿，杀虫止痒。

主治：湿热泻痢，肠风泻血，脱肛，痔疮，赤白带下，阴道滴虫，皮肤疥癣，阴囊湿疹。

用法用量：内服：水煎，3～9g。外用：适量，水煎或浸酒外搽。

附方：

1. 治脚癣：木槿皮 60g，浸酒外搽。

2. 治脱肛：木槿皮 30g，水煎，加明矾、五倍子外用。

【资源评述】 木槿皮始载于《本草拾遗》，《本草纲目拾遗》名"川木槿皮"。除皮作药用外，其花、根、叶也作药用。木槿叶的水提液含蛋白质 13%，所构成蛋白质的氨基酸，对头发具有亲和性较强的氨基酸约占 50%。香波复配表明，木槿叶是一种较理想的发用天然调理剂。木槿为常见的园林花卉物种，资源丰富，其资源开发利用值得关注。

【参考文献】

[1] 申万祥，崔超，刘向辉，等.木槿药学研究概况 [J].畜牧与饲料科学，2011 (11)：54-55.

[2] 陈雪，肇鑫宇，王淼，等.苘麻中木槿素 A 在大鼠体内的药动学研究 [J].沈阳药科大学学报，2015 (6)：441-444.

[3] 张道敬，张偲，吴军，等.药用木槿属植物化学成分和药理作用研究进展 [J].中南药学，2005，3 (3)：158-161.

冬葵果
Dongkuizi

【别名】 冬葵子。

【来源】 为锦葵科植物野葵 *Malva verticillata* L. 的果实。

【植物形态】 二年生草本，高 60～90cm。茎被星状长柔毛。叶互生，叶柄长 2～8cm，仅上面槽内被绒毛；托叶卵状披针形，被星状粟毛；叶片肾形至圆形，直径 5～11cm，常为掌状 5～7 裂，裂片短，三角形，具钝尖头，边缘有钝齿，两面被极疏糙状毛或几无毛。花 3 至数朵簇生于叶腋间，几无柄至有极短柄；总苞的小苞片 3 枚，线状披针形，被纤毛；花萼杯状，5 裂，广三角形，被疏星状长硬毛；花冠淡白色至淡红色，花瓣 5 枚，先端凹入，具爪；雄蕊柱长 4mm，被毛；花柱分枝 10～11 枚。果扁圆形，直径 5～7mm，分果爿 10～11 枚，背面平滑，两侧具网纹。种子肾形，直径约 1.5mm，紫褐色。花期 3～11 月。

【生境分布】 生于平原、山野等处。多为栽培。产于丰都、涪陵、石柱、黔江、彭水、秀山、南川、北碚等地。全国各地均有分布。

【采收加工】 夏、秋季果实成熟时采收，除去杂质，阴干。

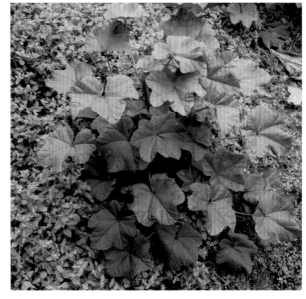

冬葵

【药材鉴别】

性状鉴别： 果实由 7～9 个小分果组成，呈扁平圆盘状，底部有宿存花萼。宿萼钟状，黄绿色或黄棕色，有的微带紫色，先端 5 齿裂，裂片内卷，其外有条状披针形的小苞片 3 片。果梗细短。分果呈类扁圆形，直径 1.4～2.5mm，较薄的一边中央凹下。果皮外表为棕黄色，背面较光滑，两侧面靠凹下处各有一微凹下圆点，由圆点向外有放射性条纹。种子橘瓣状肾形，种皮黑色至棕褐色。质坚硬，破碎子叶心形，两片重叠折曲。气微、味涩。

【化学成分】 含有生物碱、蛋白质、脂肪油、甾体三醇、多糖、黏液质等成分。有十八碳二烯酸、十六碳酸、十八碳一烯酸等 9 种脂肪酸、18 种氨基酸及 20 种微量元素、MVS-1 等多糖及单糖。

【药理作用】

1. 利尿作用：冬葵果石油醚提取物和乙酸乙酯提取物具有明显的利尿作用，可能是脂肪酸及黄酮类成分。

2. 抗氧化作用：冬葵果多糖对羟基具有较强的清除作用，其活性比同浓度的维生素 C 强；对超氧根离子的清除能力，与同浓度的维生素 C 相当。冬葵果多糖在一定浓度下显著抑制脂质过氧化产物的产生，即降低肝脏中 MDA 的含量，其清除和抑制能力随着浓度的增大而增强。

3. 抗胃溃疡作用：冬葵子水提物对利血平致小鼠胃溃疡模型的胃溃疡面积减少，胃溃疡抑制率升

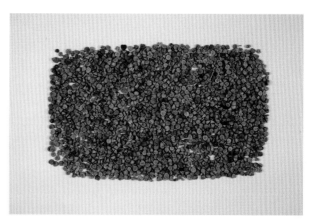

冬葵果（生药）

高，胃液量减少、pH 升高；小鼠血清中 IL-6、IL-12、TNF-2、IFN-2、MOT、SP 含量减少，SS、VIP 含量增加；小鼠胃黏膜组织 SOD、GSH-Px 活性增强，NO 含量增加，MDA 含量减少，发挥对胃黏膜的保护和修复作用。

4. 其他作用：此外，冬葵果还有抑菌作用、免疫作用和治疗前列腺增生的作用等。

【医疗用途】

药性归经：味甘、涩，性凉。归大肠、小肠、膀胱经。

功能：清热利尿，消肿。

主治：尿闭，水肿，口渴；尿路感染。

用法用量：内服：水煎，3～9g；或入散剂。

使用注意：脾虚肠滑者禁服，孕妇慎服。

附方：

1. 治尿路感染，小便涩痛：冬葵子、车前子、萹蓄、蒲黄各 12g。水煎服。

2. 治血痢、产痢：冬葵子为末，每服 6g，温水冲服。

【资源评述】 冬葵子始载于《神农本草经》，历代本草有所记载，但历史上"冬葵子（冬葵果）"和"苘麻子"多有混淆。《中国药典》1985 年版及 1990 年版也曾将冬葵子作苘麻子副名，自 1995 年版始《中国药典》将"冬葵果"（内蒙古习用药材）和"苘麻子"分别收载，冬葵果来源于野葵（冬葵）*M. verticillata* 的果实，苘麻子来源于苘麻 *Abutilon theophrasti* Medic. 的种子。但目前市场上的冬葵子商品，绝大多数为苘麻 *A. theophrasti* 的种子，系名称误用。藏医、蒙医、维医均习用冬葵，除野葵 *M. verticillata* 外，也使用锦葵 *M. sylvestris* L. 和蜀葵 *Althaea rosea*（L.）Cavan.。各自的药用部位也有所不同，藏医用花和果实，蒙医用果实，而维医使用种子。

冬葵子与苘麻子中分别含有 16 种和 14 种氨基酸，总含量分别高达 30.92% 和 18.77%。冬葵子比苘麻子中多蛋氨酸和组氨酸两种成分，而蛋氨酸可用于治疗肝硬化和脂肪肝，组氨酸可用于治疗胃及十二指肠溃疡和肝炎。冬葵子与苘麻子中无机元素分别为 20 种和 19 种，其中冬葵子铁的含量明显高于苘麻子。还从冬葵子中分离出多糖，药理研究表明有显著的降血糖活性和抗补体活性。

冬葵 *M. crispa* L. 也作冬葵子入药，我国西南及河北、甘肃、江西、湖北、湖南等地均有种植，其苗作蔬菜，称冬寒菜、冬苋菜、滑菜。

【参考文献】

[1] 孟和毕力格，吴香杰. 蒙药材冬葵果的研究进展 [J]. 中国民族医药杂志，2012，18（12）：37-40.

[2] 何晓燕. 冬葵果药效物质基础与药材质量标准的研究 [D]. 成都中医药大学，2006.

[3] 乌兰格日乐，赵杰，巴虎山. 冬葵果多糖的抗氧化作用研究 [J]. 天然产物研究与开发，2012，24（4）：536-538.

[4] 朱凯，赵欣. 冬葵子对胃溃疡模型小鼠的预防效果研究 [J]. 中国药房，2015，26（1）：49-52.

茶　油
Chayou

【别名】茶籽油。

【来源】为山茶科植物油茶 *Camellia oleifera* Abel 的成熟种子压榨后的脂肪油。

【植物形态】灌木或小乔木，高达 7m。树皮黄褐色；芽有疏松的鳞片，稍被毛。单叶互生；叶柄长约
6mm，有毛；叶片革质，椭圆形或椭圆状短圆形，长 4～10cm，宽 2～4cm，先端渐尖，基部宽楔形，边缘有小锯齿，上面有光泽，嫩时疏生茸毛，侧脉不明显。花单生或并生于枝顶，无梗；花直径约 4cm；薄片圆形；花瓣 5～7 枚，倒卵形，长 2.5～4.5cm，先端深 2 裂；雄蕊多数；子房密被丝状绒毛，花柱顶端 3 浅裂，基部有毛，蒴果近球形，直径约 2.2cm，2～3 裂，果瓣厚木质。种子 1～3 粒。

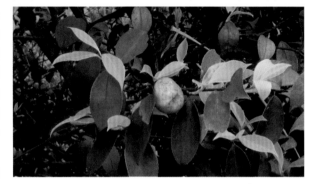

油茶

【生境分布】栽培或野生于海拔 300～1300m 的向阳山坡。产于城口、巫溪、酉阳、秀山、江津、永川、荣昌等地。分布于安徽、浙江、江西、福建、湖北、湖南、广西、广东、四川及贵州等地。

【采收加工】秋季采摘，晒裂，取出种子，压榨取油。

【药材鉴别】

1. 性状鉴别：为淡黄色澄清的液体，具黏性，气清香，味淡。碘值 80～90，皂化值 188～196，酸值小于 3，折光率在 25℃时为 1.466～1.470，相对密度在 25℃时为 0.909～0.915。在氯仿、乙醚、二硫化碳中易溶，在乙醇中微溶。

2. 理化鉴别：

(1) 检查纯度：取本品 2ml，小心加入新制放冷的发烟硝酸-硫酸-水（1：1：1）10ml 中，放置片刻，两液接界处显蓝绿色。

(2) 检查是否掺桐油：取本品 3ml，加石油醚 3ml，溶解成澄清液，加亚硝酸钠结晶少量与稀硫酸数滴，即有气泡发生，强力振摇后，静置片刻观察，油液层应澄清，油液与酸液接界处亦不得显混浊。

(3) 检查是否掺棉子油：取本品 5ml 置试管中，加含硫黄的二硫化碳溶液（1→100）与戊醇的等容混合液 5ml，置饱和食盐水浴中，注意缓缓加热至泡沫停止（除去二硫化碳），继续加热使水浴保持沸腾，2 小时内不得显红色。

【化学成分】脂肪酸为油酸（80%），甘油三酯为三油酸甘三酯（55%～65%），还含有不饱和脂肪酸、胡萝卜素、维生素、角鲨烯、山茶苷、皂苷、茶多酚、矿物质等有效物质。此外含有 β-谷甾醇、菜油甾醇、豆甾醇、三萜醇等。山奈酚-3-O-葡萄吡喃糖基（6→1）-鼠李糖苷、山奈酚-3-O-葡萄吡喃糖基［（2→1）葡萄吡喃糖基（6→1）]-鼠李糖苷。

【药理作用】

1. 抗动脉粥样硬化作用：茶油具有明显的延缓动脉粥样硬化形成的作用。通过降低血浆脂蛋白、胆固醇及 TG 的作用，延缓动脉粥样硬化的形成和发展，有预防高血脂症及动脉粥样硬化的作用。

2. 抑菌作用：茶油对金黄色葡萄球菌、大肠杆菌、枯草芽孢杆菌、黑曲霉、米曲霉、啤酒酵母具有明显的抑菌作用，且其抑菌能力几乎不受 pH 影响，热稳定性高。

3. 抗氧化作用：茶油能有效清除自由基，对肝脂质过氧化有明显抑制作用；可通过抑制氧化损伤减轻结肠炎症反应。

4. 促渗透作用：山茶油对非甾体抗炎药的经皮透过性有不同程度增加，尤其对氟比洛芬的促渗作用最强。

5. 保肝作用：茶油能明显改善梗阻性黄疸大鼠营养状况，明显降低 TB、DB、GPT 和 GOT 的水平，增

种子植物

强肝细胞线粒体内 SDH 的活性，在一定程度上能保持肝细胞线粒体膜、内质网膜和核膜结构的完整性。

【医疗用途】

药性归经：味苦、甘，性凉。归大肠、胃经。

功能：清热解毒，润肠，杀虫。

主治：痧气腹痛，便秘，蛔虫腹痛，蛔虫性肠梗阻，疥癣，烫伤。

用法用量：内服：冷开水送服，30～60g。外用：适量，调涂。

附方：

1. 治疗烫伤：茶油适量，外抹患处。

2. 治跌打损伤，未破皮：茶油适量，外涂患处。

【资源评述】山茶属植物在我国有近 200 种，大部分产于我国南方。该属植物常作烹调、饮料、油料、药物及观赏的植物，具有很高的经济价值。我国是世界上最大的茶油生产国，年产 15 万吨以上。茶油中富含单不饱和脂肪酸，能清除氧自由基，预防心血管疾病的发生，是具有保健作用的高级食用油。从茶油中提取不饱和脂肪酸等成分制成微胶囊，可作为预防心血病的保健品。此外，茶油还可开发美发洗涤及化妆产品，加工成可可脂代用品。

文献研究发现，山茶油比普通的食用油能更有效地防治高血压、高血脂症、糖尿病。山茶油在新生儿皮炎、肿瘤放射治疗后皮炎、产妇产后妊娠纹、压疮以及各种皮肤红肿疼痛等皮肤疾病的防治方面有巨大优势。山茶油经过提取后剩下的油茶籽饼可作为饲料资源和有机肥料。

【参考文献】

[1] 李丽，吴雪辉，寇巧花. 茶油的研究现状及应用前景 [J]. 中国油脂，2010，35（3）：10-14.

[2] 冯秋瑜，宋宁，黄慧学，等. 山茶油的药用研究进展 [J]. 中国实验方剂学杂志，2016，22（10）：215-220.

[3] 李毛宁，满乐，刘芳，等. 茶油对乙酸诱导大鼠结肠炎的治疗作用及抗氧化机制 [J]. 大家健康，2015（3）：582.

[4] 赖梅生，杨柳. 茶油的药理与临床应用研究进展 [J]. 中医外治杂志，2007，16（3）：6-7.

[5] 王爱萍，孙考祥，袁丹，等. 山茶油对氟比洛芬经皮促渗作用的研究 [J]. 中国新药杂志，2008，17（17）：1519-1521.

贯叶金丝桃

Guanyejinsitao

【别名】过路黄、千层楼、上天梯。

【来源】为藤黄科植物贯叶连翘 *Hypericum perforatum* L. 的干燥地上部分。

【植物形态】多年生草本。茎直立，多分枝，高 20～60cm。茎或枝两侧各有凸起纵脉 1 条。叶椭圆形至线形，长 1～2cm，宽 0.3～0.9cm，基部心形抱茎，全缘，上面布满透明腺点。花较大，黄色，聚伞花序生于茎顶或枝端，多个再组成顶生，圆锥花序；萼片披针形，长 4mm，宽 1～1.2mm，边缘疏布黑色腺点；花瓣较萼片大，花瓣边缘及花药均有黑色腺点；雄蕊多数组成 3 束，每束有雄蕊 15 枚，花丝长短不一，花药黄色，具黑腺点。子房卵圆形，蒴果长圆形，具背生腺条及侧生黄褐色囊状腺体；种子黑褐色，圆柱形，具纵向条纹，表面有细蜂窝状纹理，花期 6～7 月，果期 9～10 月。

【生境分布】生于山坡路旁或杂草丛中。产于丰都、武隆、璧山、合川、大足、永川等地。分布于我国河北、山东、江苏、江西、湖北等地。

【采收加工】夏秋季开花或结果时，采收全草，除去杂质，阴干。

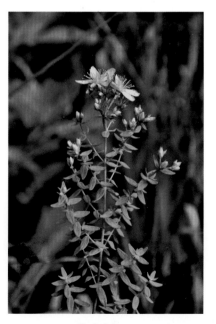

贯叶连翘

【药材鉴别】

性状鉴别：茎呈圆柱形，长 10～100cm，多分枝，茎和分枝两侧各具一条纵棱，小枝细瘦，对生于叶腋。单叶对生，无柄抱茎，叶片披针形或长椭圆形，长 1～2cm，宽 0.3～0.7cm，散布透明或黑色的腺点，黑色腺点大多分布子叶片边缘或近顶端。聚伞花序顶生，花黄色，花萼、花瓣各 5 片，长圆形或披针形，边缘有黑色腺点；雄蕊多数，合生为 3 束，花柱 3 枚。气微，味微苦涩。

【化学成分】

1. 苯并二蒽醌类：含量约为全草的 0.05%～3%，包括金丝桃素、伪金丝桃素、异金丝桃素和它们的前体原金丝桃素、原伪金丝桃素和环伪金丝桃素等。基本结构为二分子大黄素的缩合物。

2. 黄酮类：花中含量约为 11.71%，茎叶中约为 7.4%，包括槲皮素、异槲皮素、金丝桃苷、木犀草素、阿曼托黄素、芦丁、扁蓄苷、I_3、II_8-双芹菜素、山柰黄素、杨梅树皮素、山柰酚、大黄素、6″-O-乙酰基槲皮素-3-O-β-D-阿洛糖苷。

3. 间苯三酚类：包括贯叶金丝桃素、加贯叶金丝桃素、山酮、百矢车菊素。还含有 1,7-二羟基山酮、kielcorin（5-hydroxymethyl-6-guaiacyl-2,3,3′,2′,4′-methoxy-xanthone-1,4-dioxane）、2,5-二甲基-7-羟基色原酮。

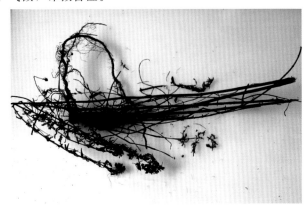

贯叶连翘（生药）

4. 其他成分：香草酸、β-谷甾醇、氨基酸及多种酮类化合物。挥发油含有 54 种成分，主要是倍半萜物质。

【药理作用】

1. 抗抑郁作用：含有金丝桃素类成分的贯叶连翘提取物治疗轻度和中度抑郁症患者时，效果明显优于安慰剂，与三环类抗抑郁药物相比副作用更小。贯叶连翘提取物抗抑郁机理是能抑制 5-HT、DA、NE 等单胺类神经递质的摄取。

2. 抗肿瘤作用：金丝桃素对喉癌、肺癌等具有抗肿瘤作用，贯叶金丝桃素不仅是贯叶连翘提取物抗抑郁的主要活性成分之一，还具有显著的抗肿瘤活性；贯叶金丝桃素与金丝桃素在抑制 K562 和 U937 细胞生长时有协同作用；从贯叶连翘中提取的槲皮素对多种致癌剂、促癌剂有拮抗作用，可以抑制多类恶性肿瘤细胞的生长和转移。

3. 抑菌、抗病毒作用：贯叶连翘总提取物对黄色短杆菌、金黄色葡萄球菌、枯草杆菌、绿脓杆菌、苏云金杆菌 7216 有很强的抑菌和杀菌作用。贯叶连翘总提取物对有耐药性的革兰阳性细菌株均有较强的抑菌和杀菌作用。金丝桃素具有抗 HIV 逆转录酶的作用，抗 HIV 病毒机理可能是抑制逆转录酶，金丝桃素不影响病毒的转录和翻译，而是干扰病毒的装配和释放；还对包膜病毒、乙型肝炎病毒和丙型肝炎病毒等也有一定抗病毒作用。

4. 抗衰老作用：贯叶连翘衍生物 GF1029 对 H_2O_2 及 Aβ 25-35 诱导的大鼠皮层神经细胞损伤有保护作用，并可改善痴呆模型大鼠学习记忆能力，对抗神经系统衰老，提高脑组织抗氧化能力。

5. 对免疫系统的影响：贯叶连翘提高 SOD 活力来增强了抗氧自由基的能力；通过增加胸腺指数和淋巴细胞增殖，提高了小鼠对流感病毒感染的免疫功能。

【医疗用途】

药性归经：味辛，性寒。归肝经。

功能：疏肝解郁，清热利湿，消肿通乳。

主治：肝气郁结，情志不畅，心胸郁闷，关节肿痛，乳痈，乳少。

用法用量：内服：水煎，2～3g。

【资源评述】贯叶连翘 *H. perforatum* 在我国有一定的药用历史。经考证，宋以前"连翘"中的"大翘"应是湖南连翘，宋以后则主要为木犀科的连翘；唐以后应用的"小翘"主要是贯叶连翘。该种在我国分布较为广泛，主要产于四川、云南、贵州、华东及陕甘等地。野生贯叶连翘以贵州贵阳、陕西丹凤所含金丝桃苷量高。近年来局部地区已有栽培。

贯叶连翘（*H. perforatum* L.）英文俗名：St. John's Wort（圣·约翰草），分布于欧洲、小亚细亚、俄国、印度、北非、美洲、澳大利亚等地。在德国使用贯叶连翘也有百年的历史，1994 年德国开始大量使用贯叶连翘的提取物治疗抑郁症，至 1998 年贯叶连翘浸膏制剂所产值近 60 亿美元，在美国草药的销售量仅次于银杏。

有研究报道，川产的同属植物元宝草 *H. sampsonii* Hance 和扬子小连翘 *H. faberi* R. Kellerd 的醇提物与贯叶连翘一样具有抗抑郁作用，还有待开发利用。贯叶连翘中的贯叶金丝桃素（Hyperforin）是抗抑郁作用的主要成分而非金丝桃素，临床试验表明其抗抑郁作用与氟西汀接近，且副作用小。

【参考文献】

[1] 殷志琦，叶文才，赵守训. 国产贯叶连翘化学成分的研究 [J]. 中国药科大学学报，2002，33（4）：277-279.

[2] 欧阳辉，谢丽艳，黄小方，等. 贯叶连翘的化学成分与药理研究进展及前景展望 [J]. 江西中医药，2010，41（7）：78-80.

[3] 吴晶晶，何宇新，李玲. 贯叶连翘的研究进展 [J]. 时珍国医国药，2009，20（2）：404-405.

[4] 李宏，姜怀春. 贯叶连翘总提取物对 11 株致病细菌的抗菌作用 [J]. 河南师范大学学报（自然版），2006，34（2）：466-468.

[5] 赵宇红，李坤平，郑凌云. 贯叶金丝桃素衍生物 GF1029 体外抗 AD 活性及对 AD 模型大鼠行为学的影响 [J]. 解剖学研究，2012，34（5）：331-334.

[6] 蒲秀瑛. 贯叶连翘提取物对甲型流感病毒的作用及免疫调节机制的研究 [D]. 甘肃农业大学，2009.

紫花地丁

Zihuadiding

【别名】 箭头草、犁头草、地丁。

【来源】 为堇菜科植物戟叶堇菜 *Viola betonicifolia* T. E. Smith、长萼堇菜 *V. inconspicua* Bl.、紫花地丁 *V. philipica* Cav. 的全草。

【植物形态】

戟叶堇菜：多年生无茎草本，高 10～15cm。地下根茎短，根伸直单生或成束。叶基生，具长柄，纤细，托叶基部与叶柄合生，分离部分膜质，边缘有疏锯齿；叶片条状披针形或条形，长 2～9cm，叶片变异很大，先端尖或钝圆，基部截形或略呈心形，边缘有疏而浅的圆齿，近基部的渐深。果期叶片增大，呈戟状；基部有明显的垂片，花具长梗。苞片 2 枚，在花梗中下部；萼片 5 枚，披针形或长圆状披针形，附器长约 1mm，先端钝成截形；花瓣 5 枚，淡紫色，花距管状，顶端等粗，稍呈蓝绿色。侧瓣有毛。蒴果椭圆形。种子多数细小，浅褐色。花期 4 月，果期 5～6 月。

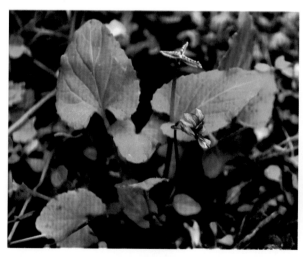

长萼堇菜

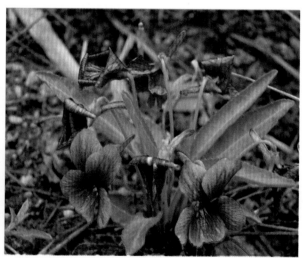

紫花地丁

长萼堇菜：叶基生，三角状卵形、三角形或舌状三角形，长 2.5～5.5cm，宽 1～3.5cm，先端稍钝或急尖至渐尖，基部宽心形，并稍下延于叶柄，果期叶增大，有时呈头盔状，叶缘有钝齿，上表面有乳头状突起呈白点状；花紫色。花瓣 5 枚，紫堇色，圆形或长圆形，长约 1cm；花距短，长 4～5mm，管状。

紫花地丁（光瓣紫堇）：叶多数，基生，莲座状；叶片下部者通常较小，呈三角状卵形或狭卵形，上部者较长，呈长圆形、狭卵状披针形或长圆状卵形，长 1.5～4cm，宽 0.5～1cm，先端圆钝，基部截形或楔形，边缘具较平的圆齿，两面无毛或被细短毛，果期叶片增大；叶柄于花期长于叶片 1～2 倍，具狭翅，于果期长可达 10cm 多，上部具较宽的翅；托叶膜质，苍白色或淡绿色。花梗与叶片等长或高出于叶片；花紫堇色或淡紫色，喉部色较淡并带有紫色条纹；萼片 5 枚，卵状披针形或披针形，附属物短；花瓣 5 枚，倒卵形或长圆状倒卵形；花距细管状；雄蕊 5 枚，药隔顶部的附属物长约 1.5mm；子房卵形，花柱棍棒状，柱头三角形。蒴果长圆形，种子卵球形，淡黄色。花果期 4～9 月。

植物检索表

1. 叶三角状卵形、近三角形或戟形，基部心形，平截 ·················· 长萼堇菜
1. 叶舌形，三角状披针形或线状广披针形，条形，狭长形
  2. 叶片舌形三角状披针形或线状广披针形，基部平截，微心形 ············ 紫花地丁
  2. 叶条形，条状戟形，基部浅心形，有垂片，片基部边缘有锐齿 ············ 戟叶堇菜

【生境分布】生于田野路边、山坡草地、灌丛、林缘等处。戟叶堇菜：产于涪陵、武隆、南川，分布于华东、中南及陕西、甘肃、台湾、重庆、四川、云南、西藏等地。长萼堇菜：产于巫溪、垫江、丰都、石柱、涪陵、秀山、南川、北碚、璧山、江津等地，分布于陕西、甘肃南部、江苏、安徽、浙江、江西、福建、台湾、湖北、湖南、广东、海南、广西、重庆、四川、云南等地。紫花地丁：产于万州全区、南川，全国大部分地区均有分布。

【采收加工】5～6 月间采收全草，除去杂质，洗净，晒干。

【药材鉴别】

性状鉴别

紫花地丁：多皱缩成团的干燥全草。主根较短，浅黄棕色，有节，可见环形叶痕及支根、须根，叶基生，灰绿色，展平后，叶片呈披针形或卵状披针形，长 4～10cm，宽 1～4cm，先端钝，基部平截或浅心形。边缘有钝锯齿，两面被毛。蒴果长圆形或 3 裂。种子多数，浅黄棕色，卵圆或长圆形，一侧可见类白色隆起的种脊。气微，味微苦，稍黏。

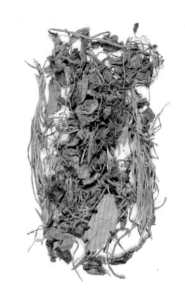

紫花地丁（段）

戟叶堇菜：多皱缩成团的干燥全草，灰绿色。叶片展平后呈条状、条状披针形或条状戟形，先端尖或钝圆，基部截形、心形或戟形，叶缘有平圆齿，近基部有尖锐深齿，果期叶基部心形或戟形，有明显垂片。蒴果椭圆形。偶可见花，花瓣紫色，花距等粗管状。气微，味微苦。

长萼堇菜：皱缩成团，灰绿色。根棕黄色。叶片展平后呈三角形、三角状卵形、戟形或舌状三角形，长 0.8～6cm，宽 0.8～3.5cm，先端稍钝或急尖至长渐尖，基部宽心形，并沿叶柄向下延伸，叶片上表面有白色小点状突起，两面均被疏短毛，边缘具平圆齿。蒴果卵圆形。气微，味微苦，有黏滑感。

性状检索表

1. 叶片三角状卵形近三角形，戟形，基部宽心形 ·················· 长萼堇菜
2. 叶舌形，矩圆状形，狭长，条形。
  1. 叶条状戟形，基部心形或戟形，有垂片，叶缘基部有尖锐深齿 ············ 戟叶堇菜
  2. 叶舌形，卵状披针形，基部平截，浅心形，两面密生白柔毛 ············ 紫花地丁

显微组织特征检索表

1. 叶表面毛茸有两型，即圆锥状和圆柱状 ·················· 紫花地丁

2. 叶表面毛茸同型，为圆柱形

    1. 叶下表皮细胞中有小方晶，下表皮无乳突 ·· **戟叶堇菜**

    2. 叶下表皮细胞中无小方晶，上表皮有乳突 ·· **长萼堇菜**

【化学成分】全草含棕榈酸，对羟基苯甲酸，反式对羟基桂皮酸，琥珀酸，地丁酰胺即是二十四碳酰对羟基苯乙胺，山柰酚-3-O-吡喃鼠李糖苷。又分离得到抑制艾滋病毒活性的大分子成分，系相对分子质量介于 10000～15000 的磺化聚糖。

紫花地丁 V. philipica Cav. ［V. yedoensis］中分离出山柰酚-3-O-鼠李糖苷、对羟基苯甲酸、软脂酸、丁二酸、二十四酰对羟基苯乙胺、反式对羟基桂皮酸等 6 种化合物。槲皮素-3-O-卢-D-葡萄糖-（1→4）-O-α-L-鼠李糖苷、山柰酚-3-O-芸香糖苷、山柰酚-3-O-β-D-葡萄糖-(1-2)-O-α-L-鼠李糖苷、6,7-二羟基香豆素、7-羟基-8-甲氧基香豆素、柚皮素、木犀草素、山柰酚-3-O-β-D-槐糖-7-O-α-L-鼠李糖苷、山柰酚-3,7-二-O-α-L-鼠李糖苷、芹菜素-6,8-二-G-β-D-葡萄糖苷、腺苷、秦皮乙素（s）、芹菜素 16-C-α-L-阿拉伯糖-8-C-β-D-木糖苷、芹菜素-6-C-β-D-葡萄糖-8-C-α-L-阿拉伯糖苷、芹菜素-6-C-β-D-葡萄糖-8-C-β-D-木糖苷、芹菜素-6,8-二-C-α-L-阿拉伯糖苷、芹菜素-6-C-β-D-葡萄糖-8-C-β-L-阿拉伯糖苷、芹菜素、槲皮素、5,7-二羟基-3,6-二甲氧基黄酮、芦丁、咖啡酸、2-羟基-1-(4-羟基-3-甲氧基)苯基-1-丙酮、3,4-二羟基苯甲酸、3-羟基-4-甲氧基苯甲酸甲酯、奎宁酸、4-muurolene-3,10-diol、β-谷甾醇、金色酰胺醇酯、金色酰胺醇、金圣草素、黑麦草内酯、异黑麦草内酯、金合欢素-7-O-β-D-葡萄糖苷、金合欢素-7-O-β-D-芹菜糖-(1→2)-β-D-葡萄糖苷、七叶内酯、异莨菪亭、6-hydroxymethyl-3-pyridinol、5,5′-6,6′,7,7′-tetra-hydroxy-5,8′-bicoumarin、loliolide、dehydrololiolide、东莨菪素、菊苣苷、早开堇菜苷、秦皮甲素、双七叶内酯、槲皮素-3-O-β-D-葡萄糖苷、胡萝卜苷。

【药理作用】

1. 抑菌作用：紫花地丁水煎剂和乙醇提取物乙酸乙酯部位对大肠杆菌、金黄色葡萄球菌、表皮葡萄球菌和沙门氏菌有较强的抑菌作用。紫花地丁乙醇提取物对金黄色葡萄球菌、痢疾杆菌、大肠杆菌、蜡样芽孢杆菌、变形杆菌、表皮葡萄珠菌、念珠菌、假单胞菌、粪肠球菌均具有较好的抑菌活性，且提取物浓度越高抑菌活性越强。紫花地丁中的黄酮类化合物对沙门氏菌和乳腺炎病原菌，包括金黄色葡萄球菌、无乳链球菌、停乳链球菌、乳房链球菌、沙门氏菌及大肠杆菌都有良好的抑制作用。此外，紫花地丁能增强苯唑西林对耐甲氧西林金黄色葡萄球菌的敏感度，提高苯唑西林对 MRSA 感染小鼠败血症的治疗作用。

2. 抗病毒作用：紫花地丁在体内、外试验中均有抗乙型肝炎病毒活性作用。从紫花地丁中分离的磺化多聚糖，体外试验研究发现其具有抗 HIV-1 活性；二甲亚砜提取物有体外抗 HIV-1 活性，甲醇提取物也具有此活性。紫花地丁、夏枯草等为主要组成的艾可清复方制剂在体外具有显著的抗 SIV 活性作用。紫花地丁总生物碱有抗鸡新城疫病毒作用，黄酮类提取物能明显抑制 IBV 的致病作用，全草提取物体外具有抗 RSV 活性。

3. 抗炎作用：紫花地丁水提物和丁醇提取物对二甲苯致小鼠耳肿胀及角叉菜胶致小鼠足肿胀均具有显著的抑制作用，且可不同程度地降低角叉菜胶致炎小鼠血清白 IL-1β、TNF-α 及炎性组织中 PGE$_2$ 的含量。紫花地丁水煎剂能抑制 LPS 诱导的正常近交系 C57 小鼠脾 B 淋巴细胞的增殖，下调抗体生成，但对小鼠细胞免疫功能无明显影响。

4. 其他作用：紫花地丁还有抗氧化作用、抗内毒素作用，此外还具有清除自由基活性、抗肿瘤活性、降脂等作用。

【医疗用途】

药性归经：味微苦、辛，性寒。归心、肝经。

功能：清热解毒，散瘀消肿。

主治：疮疡肿毒，喉痛，乳痈，肠痈，黄疸，目赤肿痛，跌打损伤，刀伤出血。

用法用量：内服：水煎，10～30g，鲜品 30～60g。外用：适量，捣敷。

使用注意：阴疽无头及脾胃虚寒者慎服。

附方：

1. 治腮腺炎：鲜紫花地丁 9g，白矾 6g。捣烂混匀外敷患处，每日换 1 次。

2. 治前列腺炎：紫花地丁、紫参、车前草各 15g，海金沙 30g。水煎，每日 1 剂，分 2 次服，连服数日。

3. 治阑尾炎：紫花地丁、金银花各 30g，连翘、赤芍各 15g，黄柏 9g。水煎服。

【资源评述】"紫花地丁"之名始见于《本草纲目》，《本经逢原》名"地丁"。《中国药典》在"紫花地丁"条下收载了紫花地丁 *Viloa yedoensis* Makino。《中国植物志》紫花地丁定名为紫花地丁 *Viola philipica* Cav.。但全国各地作"紫花地丁"或"地丁"药用的种类极为复杂，常见的有四大类：第一类是来源于堇菜科堇菜属（*Viola*）植物的地丁。堇菜属植物在我国约有 111 种，南北均有分布，大多数种类分布在西南地区，约有 20 余种在各地作"紫花地丁"或"地丁"药用。商品药材多为同属多种的混合物，但以紫花地丁 *V. philipica* Cav.、戟叶堇菜 *V. betonicifolia* T. E. Smith、长萼堇菜 *V. inconspicua* Bl. 为主，其他还有东北堇菜 *V. mandshurica* W. Beck.（东北、台湾、陕西）、早开堇菜 *V. prionantha* Bunge（东北、华北、湖北）、心叶堇菜 *V. concordifolia* C. J. Wang（江苏、湖北、内蒙古等）。

第二类是来源于罂粟科植物的"苦地丁"，主要为布氏紫堇 *Corydalis bungeanz* Turcz，在北京、天津、河北、内蒙古、青海、山东部分地区、山西部分地区、黑龙江部分地区使用。河北和山东有栽培。

第三类是来源于豆科植物的"甜地丁"，主要为米口袋 *Gueldenstaetia multiflora* Bge.，在辽宁、河南、湖南、江西部分地区、湖北部分地区、山东部分地区使用。

第四类是来源于龙胆科植物的地丁，常见的为华南龙胆 *Gentiana loureiri* Griseb，又称广地丁，在广东、广西等曾用，现已较少见。

紫花地丁作为常用的清热解毒药，多用于治疗疱疮痈疖等。药理研究也仅见于抑菌试验，近年来还发现对 HIV-1 病毒有抑制作用。民间还用于治疗跌打损伤、止咳、毒蛇咬伤等，是否有抗炎、镇痛作用，有待深入研究。

【参考文献】

[1] 柳航，胡巍，方芸. 紫花地丁乙酸乙酯部位的化学成分研究 [J]. 安徽医药，2015，19（6）：1068-1071.

[2] 曹捷，秦艳，尹成乐，等. 紫花地丁化学成分及抗氧化活性 [J]. 中国实验方剂学杂志，2013，19（21）：77-81.

[3] 陈胡兰，董小萍，张梅，等. 紫花地丁化学成分研究 [J]. 中草药，2010，41（6）：874-877.

[4] 徐金钟，曾珊珊，瞿海斌，等. 紫花地丁化学成分研究 [J]. 中草药，2010，41（9）：1423-1425.

[5] 黄霁秋，杨敬芝，薛清春，等. 紫花地丁化学成分研究 [J]. 中国中药杂志，2009，34（9）：1114-1116.

[6] 周海艳，秦民坚，洪俊丽，等. 紫花地丁的化学成分 [J]. Chinese Journal of Natural Medicines，2009（4）：290-292.

[7] 陈胡兰，汤沛然，陈兴，等. 紫花地丁抗炎及体外抑菌作用活性部位的筛选研究 [J]. 成都中医药大学学报，2008，31（2）：52-53.

[8] 康怀兴. 紫花地丁的抗菌活性分析 [J]. 中国民族民间医药，2012，21（14）：51-52.

[9] 李定刚，张武岗，宋毓民，等. 紫花地丁抗菌活性成分研究 [J]. 西北农林科技大学学报（自然科学版），2006，34（4）：87-90.

[10] 杨明炜，陆付耳，徐丽君，等. 紫花地丁联用苯唑西林对质粒介导的耐甲氧西林金黄色葡萄球菌（MRSA）感染小鼠败血症的治疗作用 [J]. 中西医结合研究，2010，2（5）：233-234.

[11] 王玉，吴中明，敖弟书. 紫花地丁抗乙型肝炎病毒的实验研究 [J]. 中药药理与临床，2011，27（5）：70-74.

[12] 李永生，何希瑞，杨燕，等. 紫花地丁化学成分与药理活性研究新进展 [J]. 环球中医药，2013，6（4）：313-318.

[13] 李艳丽，胡彦武. 紫花地丁抗炎作用及机制研究 [J]. 中国实验方剂学杂志，2012，18（24）：244-247.

[14] 李金艳，伟忠民. 中药紫花地丁的研究进展 [J]. 中国现代中药，2008，10（1）：27-28.

小通草

Xiaotongcao

【别名】小通花、鱼泡桐。

【来源】为旌节花科植物西域旌节花 *Stachyurus himalaicus* Hook. f. et Thoms. ex Benth.、中国旌节花

S. chinensis Franch、宽叶旌节花 *S. chinensis* Franch. var. *latus* Li 的茎髓。

【植物形态】

西域旌节花：灌木或小乔木，高达 2～5m。老枝栗褐色，小枝密被浅色小皮孔。叶互生，坚纸质至革质，卵形、长圆形至长圆状披针形，长 7～12cm，宽 3.5～5.5cm，先端尾状渐尖，尾尖长达 2cm，基部圆形或心形，边缘具密而锐尖的细锯，中脉带紫红色，侧脉 5～7 对；叶柄长 0.5～2cm，紫红色。花单生，雌雄异株，穗状花序腋生，长 5～12cm，多下垂，基部无叶。雄花苞片三角形，小苞片三角状卵形，褐色，萼片 4 枚，绿黄色，花瓣 4 枚，倒卵形，雄蕊 8 枚，退化的子房卵形；雌花的雄蕊退化，雌蕊常伸出瓣外，子房卵圆形。浆果球形，直径 8mm；果梗长 2mm。花期 3～4 月，果期 5～8 月。

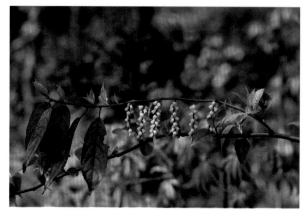

西域旌节花

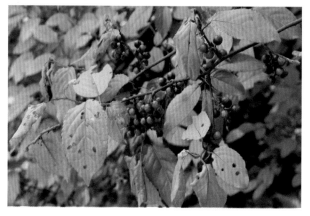

中国旌节花

中国旌节花：落叶灌木，高 1.5～5m。叶互生，纸质，卵圆形或卵状长圆形，长 6～15cm，先端骤尖或尾尖，基部宽阔楔形，边缘有疏锯齿，齿端有加厚的小尖头；叶柄长 1～2.5cm；侧脉 5～6 对。花单性异株或杂性，常由 15～20 朵花组成穗状花序，长 3～10cm。雄花萼片卵形，花瓣倒卵形，外轮雄蕊大，花药大；雌花花瓣倒卵形，子房长卵形，子房和花柱均被白色长茸毛。浆果近球形。果径 6mm，果柄长约 2mm。花期 3～4 月，果期 6～7 月。

宽叶旌节花：与中国旌节花类似，区别在于本变种的叶较宽，薄纸质，宽卵形或近圆形，长 6～7cm，先端具急渐尖头，尖头长 5～8cm，基部心形。

植物检索表

1. 叶圆形、矩圆形或椭圆形，叶坚革至纸质，花序有 25 朵以上 ·················· **西域旌节花**

1. 叶卵形或卵状长圆形，叶纸质，花序少于 20 朵

  2. 叶卵形或卵状长圆形，先端渐尖，基部阔楔形 ························ **中国旌节花**

  2. 叶宽卵形，先端具急渐尖头，尖头长 5～8cm，基部心形 ·············· **宽叶旌节花**

【生境分布】生于海拔 400～3000m 的山坡、谷地、林中或林缘。喜温暖气候，一般土壤条件均可生长，但宜选择肥沃、疏松的砂壤土或壤土栽培为好。

西域旌节花：产于万州全区及南川、涪陵。分布于四川、重庆、西藏、云南、贵州、湖北、湖南、广东、广西、江西等地。

中国旌节花：产于城口、巫溪、巫山、云阳、奉节、开州、忠县、垫江、涪陵、丰都、黔江、石柱、彭水、酉阳、秀山、南川、大足、璧山、合川、铜梁、江津、永川等地。分布于四川、安徽、浙江、江西、福建、广东、广西、湖南、湖北、陕西、甘肃、云南、贵州等地。

宽叶旌节花：产于城口、巫溪、巫山、奉节、开州、涪陵、秀山、南川等地。

【采收加工】秋季将嫩枝砍下，剪去过细或过粗的枝，然后用细木棍将茎髓捅出，再用手拉平，晒干。

【药材鉴别】

性状鉴别

西域旌节花：茎髓圆柱形，长 30～50cm，直径 0.5～1.2cm。表面白色或淡黄白色，无纹理，上有胶质

样发亮物质。体轻，质松软，略有弹性，捏之能变形，易折断，断面实心，平坦，显银白色光泽。水浸后有黏滑感。无臭，无味。

中国旌节花及宽叶旌节花：与西域旌节花类似，区别于茎髓较细，直径 0.4～0.8cm。质稍硬，捏之不易变形。

【化学成分】喜马拉雅旌节花含多糖、氨基酸（异亮氨酸等 12 种）及无机元素（14 种）等。中国旌节花含有多糖、氨基酸（谷氨酸等 13 种）及无机元素等。

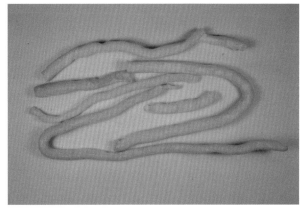

小通草（生药）

【药理作用】

1. 调节免疫和抗氧化作用：通草总多糖提取物可提高小鼠血清溶菌酶活力和单核网状内皮细胞吞噬功能，提高小鼠血清溶血素抗体水平，抑制 DNCB 致小鼠 DTH 反应，并明显提高小鼠血清 CAT 活性。

2. 抗炎、解热和利尿作用：小通草对大鼠角叉菜胶致足肿胀有不同程度的抑制作用；对啤酒酵母（或角叉菜胶）所致的大鼠发热模型表现出不同程度的解热作用；喜马拉雅旌节花抗炎作用较强；喜马拉雅旌节花、中国旌节花具有明显的利尿作用。

3. 抗衰老作用：通草多糖可明显降低小鼠血清和肝脏中 LPO 含量，降低小鼠脑组织和心肌中脂褐素含量，提高小鼠全血 SOD 活力，具有良好的抗氧化效应，有一定抗衰老作用。

【医疗用途】

药性归经：味甘、淡，性凉。归肺、胃、膀胱经。

功能：清热，利水，通乳。

主治：热病烦渴，小便黄赤，尿少或尿闭，急性膀胱炎，肾炎，水肿，小便不利，乳汁不通。

用量：内服：水煎，3～6g。

使用注意：气虚无湿热及孕妇患者慎服。

附方：

1. 治小便黄赤：小通草 6g，木通 4.5g，车前子 9g（布包）。水煎服。

2. 治产后缺乳：黄芪 30g，当归 15g，小通草 9g。水煎服。

3. 治急性尿道炎：小通草 6g，地肤子、车前子（布包）各 15g。煎服，

4. 治小便不利：小通草 15g，车前仁 15g，水菖蒲 15g，水灯草 3g，生石膏 3g。煎服。

5. 治淋病，小便不利：滑石 30g，甘草 6g，小通草 9g。水煎服。

6. 治产后乳汁不通：小通草 6g，王不留行 9g，黄蜀葵根 12g。煎水当茶饮。如因血虚乳汁不多，加猪蹄 1 对，炖烂去药渣，吃肉喝汤。

7. 治闭经：小通花、川牛膝各 9～15g。水煎服。

8. 治心烦失眠：通条树髓 3～4.5g，拌朱砂。水煎服。

【资源评述】全国各地药用的小通草来源较为复杂，共计有 6 科 15 种在不同地区作小通草入药。现商品主流品种为西域旌节花 Stachyurus himalaicus 和中国旌节花 S. chinesis，主产于陕西安康、贵州、四川成都、湖北恩施州、云南、河南等地；宽叶旌节花 S. chinesis var. latus Li 在安徽、湖北也与中国旌节花同样入药。但有研究表明，不同的种类的小通草的功效有一定差异，西域旌节花抗炎、解热作用强，利尿作用稍弱；中国旌节花利尿、解热作用强，抗炎作用稍弱。

除此之外，尚有下列植物的茎髓作小通草入药。倒卵叶旌节花 S. obovatus，产于重庆（南川、江津）、四川、贵州；柳叶旌节花 S. salicifolius，产于重庆（南川）、四川、云南、贵州；矩圆叶旌节花 S. oblongifolius，产于重庆（奉节、南川）、四川、贵州、湖南；四川旌节花 S. szechuanensis Fang 产于重庆（南川）、四川；云南旌节花 S. yumanensis Franch.，产于广东、广西、重庆（城口、巫溪、巫山、奉节、武隆、彭水、南川）、四川、贵州、云南；蔷薇科植物棣棠花 Kerria japonica，产于四川、贵州、陕西、湖北；山茱萸科植物青荚叶 Helwingia japonica，主产于四川、贵州、陕西、广西、湖北、江西，资源较丰

富；虎耳草科西南绣球藤 *Hydrangea davidii*，主产于四川、贵州、云南，在四川部分地区作小通草应用，资源丰富。

除茎髓入药外，其叶和根也入药。小通草叶（嫩茎叶）：解毒，接骨。主治毒蛇咬伤，骨折。小通草根：味辛，性温。祛风通络，利湿退黄，活血通乳。主治风湿痹痛，黄疸性肝炎，跌打损伤，乳少。内服：煎汤，15～30g；或浸酒。孕妇慎服。

【参考文献】

[1] 徐国钧，徐珞珊. 常用中药材品种整理和质量研究（第三册）[M]，福州：福建科学技术出版社，1997：256-299.

[2] 沈映君，曾南. 通草及小通草多糖药理作用的初步研究 [J]. 中国中药杂志，1998，23（12）：741-743.

[3] 沈映君，曾南，贾敏如，等. 几种通草及小通草的抗炎、解热、利尿作用的实验研究 [J]. 中国中药杂志，1998，23（11）：687-690.

[4] 曾南，沈映君，贾敏如，等. 通草及小通草多糖抗氧化作用的实验研究 [J]. 中国中药杂志，1999，24（1）：46-48.

石榴皮

Shiliupi

【别名】石榴壳。

【来源】为石榴科植物石榴 *Punica granatum* L. 的成熟果皮。

【植物形态】落叶灌木或乔木，高通常 3～5m。枝顶常成尖锐尖长刺。叶对生或簇生；叶片长圆状披针形，纸质，长 2～9cm，宽 1～1.8cm，先端尖或微凹，基部渐狭，全缘，上面光亮；侧脉稍细密。花 1～5 朵生枝顶；花梗长 2～3mm；花萼筒钟状，长 2～3cm，通常红色或淡黄色，6 裂，裂片略外展，卵状三角形，外面近顶端有 1 枚黄绿色腺体，边缘有小乳突；花瓣 6 枚，红色、黄色或白色，与萼片互生，倒卵形，长 1.5～3cm，宽 1～2cm，顶端圆钝；雄蕊多数，着生于萼管中部，花药球形，花丝短；雌蕊 1枚，子房下位或半下位，柱头头状。浆果近球形，通常淡黄褐色、淡黄绿色或带红色，果皮肥厚，顶端有宿存花萼裂片。种子多数，钝角形，红色至乳白色。花期 5～6 月，果期 7～8 月。

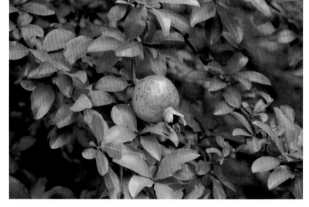

石榴

【生境分布】生于向阳山坡或栽培于庭园等处。喜温暖向阳的环境，对土壤要求不严，但以排水良好的夹砂土栽培为宜。重庆各地有栽培。我国大部分地区均有分布。

【采收加工】秋季果实成熟，顶端开裂时采摘，除去种子及隔瓤，切瓣晒干，或微火烘干。贮干燥容器内，置通风干燥处，防潮。

【药材鉴别】

性状鉴别：果皮半圆形或不规则块片。外表面黄棕色、暗红色或棕红色，稍具光泽，粗糙，有多数疣状突起，有的有突起的筒状宿萼或粗短果柄。内表面黄色或红棕色，有种子脱落后的凹窝，呈网状隆起。质硬而脆，断面黄色，略显颗粒状。气微，味苦、涩。

【化学成分】果皮含鞣质 10.4%、蜡 0.8%、树脂 4.5%、甘露醇 1.8%、黏液质 0.6%、没食子酸

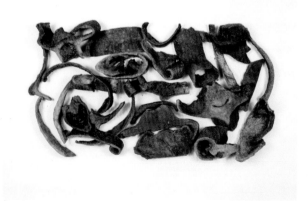

石榴皮（丝）

有很强的 α-葡萄糖苷酶抑制活性，显示明显的降糖作用。

4．保肝作用：菱壳醇提取液、乙酸乙酯部位提取物和正丁醇部位提取物均能显著降低肝损伤小鼠血清中的 GPT、GOD 含量及小鼠肝组织中 MDA 含量，并能显著提高 SOD 活力。

【医疗用途】

药性归经：味甘，性凉。

功能：健脾益胃，除烦止渴，清暑解毒。

主治：脾虚泄泻，暑热烦渴，消渴，饮酒过度，痢疾。

附方：

1．治消化道溃疡：菱角 60g，薏苡仁 30g。炖粥服。

2．治食管癌：菱实、紫藤、诃子、薏苡仁各 9g。煎汤服。

【资源评述】菱角作为食品，还常见有乌菱 *T. bicornis* Osbeck、四角菱 *T. quadrispinosa* Roxb.，其果肉也作菱角入药。

菱角的其他部位也可入药。菱粉：味甘，性凉。健脾养胃，清暑解毒。主治脾虚乏力，暑热烦渴，消渴。菱壳：味涩，性平。涩肠止泻，止血，敛疮，解毒。主治泄泻，痢疾，胃溃疡，便血，脱肛，痔疮，疔疮。菱蒂：味微苦，性平。解毒散结。主治胃溃疡，赘疣。菱叶：味甘，性凉。清热解毒。主治小儿走马牙疳，疮肿。菱茎：味甘，性凉。清热解毒。主治胃溃疡，赘疣，疮毒。

菱角的果肉捣汁澄出的淀粉为菱粉，常加工成保健品。

【参考文献】

［1］牛凤兰，陈林，宋德锋，等．菱角的化学成分及药效活性研究进展［J］．中药材，2009，32（12）：1926-1929．

［2］任思堂．含多糖菱角水提物的体外抗癌研究［D］．天津大学，2007．

［3］李鹏婧，柳旭光，龙海荣，等．超声波辅助提取菱角壳总黄酮及抗氧化性研究［J］．食品科技，2011（1）：167-171．

［4］裴刚，胡乔铭，向德标，等．二角菱壳和四角菱壳不同提取物抗氧化能力比较研究［J］．中国药物经济学，2013（z1）：225-226．

［5］陈百泉，张倩，王微，等．南湖菱壳中 α-葡萄糖苷酶抑制活性成分研究［J］．中国中药杂志，2012，37（10）：1408-1411．

［6］康文艺，李园园，黄嫒．南湖菱壳提取物在制备保肝护肝药物方面的应用：CN，CN 102319276 A［P］．2012．

红毛五加

Hongmaowujia

【别名】川加皮、蜀五加。

【来源】为五加科植物红毛五加 *Acanthopanax giraldii* Harms、毛梗红毛五加 *A. giraldii* Harms var. *hispidus* Hoo、糙叶藤五加 *A. leucorrhizus*（Oliv.）Harms var. *fulvescens* Harms et Rehd. 的茎皮或根皮。

【植物形态】

红毛五加：灌木，高 1～3m；枝灰色，小枝灰棕色，无毛或稍有毛，密生直刺，稀无刺；刺向下，细长针状。叶互生或簇生于短枝上，小叶 5 片，稀 3 片；叶柄稀有细刺；小叶片倒卵状长圆形，稀卵形，长 2.5～6cm，宽 1.55～2.5cm，先端尖或短渐尖，基部狭楔形，边缘有不整齐细重锯齿，侧脉约 5 对。伞形花序单个顶生，直径 1.5～2cm，有花多数；总花梗粗短，长 5～7mm，稀长至 2cm，无毛，花长 5～

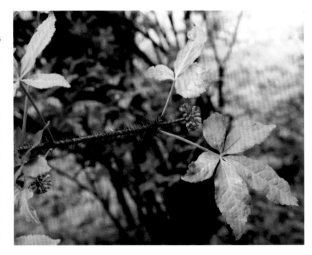

红毛五加

7mm，无毛；花白色，花萼长约2mm，边缘近全缘；花瓣5枚，卵形，长约2mm；雄蕊5枚；子房5室，花柱5枚，基部合生。果实球形，有5棱，黑色，直径8mm。花期6～7月，果期8～10月。

毛梗红毛五加：与上种的主要区别在于嫩枝贴生绒毛，总花梗密生粗毛或硬毛，花梗密生或疏生长柔毛。

糙叶藤五加：灌木，高1.5～3m，老枝灰色或灰红色，无刺或近无刺；幼枝暗黄色，有斜倒刺，当年生枝紫红色。叶互生或数叶簇子短枝上；小叶5枚，稀4～6枚；叶柄较叶为长，有细棱，无毛或疏生短刺毛；小叶倒卵形至长椭圆形，一般长4～13cm，宽2～6cm，顶端1片较大，两侧小叶渐次细小，先端短尖或渐尖，基部楔形，边缘有锐利锯齿，上面有糙毛，下面脉上有黄色短柔毛。伞形花序单生于短枝梢，有花多数；总花梗长约2cm，被刚毛；萼筒与子房合生，先端5齿裂；花瓣5枚，白绿色；雄蕊5枚，与花瓣互生；子房5室，柱头5枝联合成柱。果实卵状圆形，绿色。花期6月。

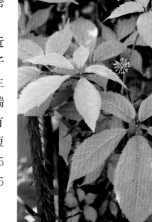

糙叶藤五加

植物检索表

1. 花柱5枚，稀4～3枚，基部至中部以下合生，伞形花序单生
  2. 嫩枝无毛或稍有毛，总花梗及花梗均无毛 ·················· 红毛五加
  2. 嫩枝贴生绒毛，总花梗密生粗毛或硬毛，花梗被长柔毛 ·········· 毛梗红毛五加
1. 花柱5枚，全部合成柱状，伞形花序组成复伞形花序圆锥花序 ·········· 糙叶藤五加

【生境分布】

红毛五加：生于海拔1300～3500m的丘陵、林缘或灌木丛中。产于城口、巫溪、巫山、开州、南川。分布于陕西、宁夏、甘肃、青海、河南、湖北、四川等省区。

糙叶藤五加：生于海拔1000～3000m的森林或灌木丛中。产于武隆、南川。分布于陕西、甘肃、江西、湖南、广东、四川、贵州、云南等地。

【采收加工】6～7月砍下茎枝，用木棒敲打，使木部与皮部分离，剥取茎皮，晒干。全年均可采根，洗净，剥取根皮，晒干。

【药材鉴别】

性状鉴别

红毛五加：茎皮呈卷筒状，长30cm. 直径0.5～1.5cm. 厚0.5～1mm。外表面黄色或黄棕色，密生黄棕色、红棕色或棕黑色的皮刺，皮刺下向，细长针形，长3～7mm；节部有芽痕及叶柄痕。内表面黄绿色或淡棕色，平滑。体轻质脆，易折断，断面纤维性。气微，味淡。

糙叶藤五加：根皮表面灰棕色或棕褐色，有纵向皱纹及横长皮孔。茎皮表面灰棕色，有细纵向条纹或皱纹，皮孔点状，色略浅，直径1～2.5mm。

【化学成分】

红毛五加：茎皮含丁香树脂酚、胡萝卜苷，常春藤皂苷元3-O-β-D-吡喃葡萄糖基-(1→2)-α-L-吡喃阿拉伯糖苷，齐墩果酸3-O-β-D-吡喃葡萄糖基-(1→2)吡喃葡萄糖苷，常春藤皂苷元-3-O-α-L-吡喃阿拉伯糖苷，常春藤皂苷元-3-O-α-L-吡喃阿拉伯糖苷-28-O-α-L-吡喃鼠李糖基-(1→4)-β-D-吡喃葡萄糖基(1→6)-β-D-吡喃葡萄糖苷，常春藤皂苷元-3-O-α-L-吡喃鼠李糖基-(1→2)-α-L-吡喃阿拉伯糖苷。另含有胸腺嘧啶、

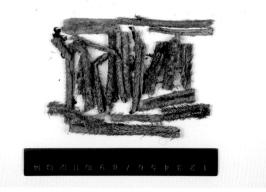

红毛五加（生药）

尿嘧啶，黄嘌呤，腺嘌呤，次黄嘌呤，腺苷，丙三醇，鹅掌楸苷，尿囊素及多糖。

毛梗红毛五加：茎皮含丁香树脂酚双葡萄糖苷、6-异次黄嘌呤核苷、1-二十六碳烯、β-谷甾醇、d-芝麻

素和脂肪酸。挥发油含倍半萜、有机酸、烷烃等 34 种成分。

【药理作用】

1. 抗肿瘤作用：红毛五加多糖可通过诱导肿瘤细胞凋亡、调节凋亡相关蛋白和细胞内凋亡信号通路、抑制肿瘤细胞增殖、调节细胞周期、免疫调节等途径发挥抗肿瘤作用。

2. 抗缺氧作用：红毛五加总苷使常压、低压密闭缺氧小鼠及注射空气、KCN、NaNO₂ 致缺氧小鼠存活时间明显延长，缺氧小鼠肾上腺内维生素 C 含量、血乳酸水平及整体耗氧量显著降低。

3. 免疫增强作用：红毛五加水提多糖可显著促进脾 IgM 分泌细胞产生，明显提高 NK 细胞活性以及增强 ConA 刺激脾细胞产生 IL-2。

4. 中枢抑制作用：红毛五加醇提物和水提物有明显的中枢抑制作用，可以减少小鼠的自发活动，协同戊巴比妥钠的中枢抑制作用，并拮抗苯丙胺的中枢兴奋作用。

5. 其他作用：红毛五加总苷具有镇静、镇痛、抗炎等作用；红毛五加多糖具有保肝、改善心脏功能、抗病毒等作用。

【医疗用途】

药性归经：味辛、微苦，性温。归肝、肾经。

功能：祛风湿，强筋骨，活血利水。

主治：风寒湿痹，拘挛疼痛，筋骨痿软，足膝无力，心腹疼痛，疝气，跌打损伤，骨折，体虚浮肿。

用法用量：内服：水煎，3～15g；或泡酒服。外用：适量，研末调敷。

使用注意：阴虚火旺者慎服。

附方：

1. 治风湿痹痛：五加皮 9g，独活 9g，木瓜 12g，桑枝 24g。水煎服。

2. 治小便不利：五加皮 9g，茯苓皮 12g，大腹皮 9g，生姜皮 1.5g，陈皮 4.5g。水煎服。

【资源评述】红毛五加 *A. giraldii* 为《神农本草经》记载的"五加皮"的基原植物之一，《滇南本草》名"五抓刺"，但"红毛五加"之名始见于《四川中药志》（1960 年），为糙叶藤五加 *A. leucorrhizus* var. *fulvescens*。毛梗红毛五加 *A. giraldii* var. *hispidus* 广布于华中、华北和西北各省，以四川为主产地，资源丰富。在民间红毛五加也常作五加皮用。

红毛五加与刺五加相比，水提物抗疲劳作用虽然稍低于刺五加，但升白细胞作用和抗炎作用更强。成分分析表明四川刺五加组的植物与刺五加具有较高的相似性，且资源更为丰富，提示红毛五加具有一定的开发利用前景。

【参考文献】

［1］钟世红. 红毛五加品质评价及种群生态学研究［D］. 成都中医药大学，2009.

［2］王祝伟. 红毛五加化学成分及其多维指纹图谱研究［D］. 沈阳药科大学，2005.

［3］刘恒言，金钟焕，刘向前，等. 糙叶五加根皮化学成分研究［J］. 湖南中医药大学学报，2012，32（11）：34-37.

［4］刘江. 红毛五加多糖抗肿瘤机制研究进展［J］. 中国药房，2012，23（39）：3743-3744.

［5］王欣，鞠洋，骆勤，等. 红毛五加总苷对小鼠的抗缺氧作用及其机制［J］. 兰州大学学报（医学版），2008，34（4）：41-43.

［6］郭辉，李善玲. 红毛五加茎皮化学成分及临床研究进展［J］. 现代中药研究与实践，2002，16（4）：55-56.

五加皮
Wujiapi

【别名】南五加皮、细柱五加。

【来源】为五加科植物细柱五加 *Acanthopanax gracilistylus* W. W. Smith 的干燥根皮。

【植物形态】灌木，高 2～3m；枝灰棕色，蔓生状，节上生反曲扁刺。叶为掌状复叶，小叶 5 片，稀 3～4 片，在长枝上互生，在短枝上簇生；叶柄长 3～8cm，常有细刺；小叶片膜质至纸质，倒卵形至倒披针形，长 3～8cm，宽 1～3.5cm，先端尖至短渐尖，基部楔形，两面无毛或沿叶脉疏生刚毛，边缘有细钝齿，下面脉腋间有淡棕色簇毛。伞形花序腋生，或顶生在短枝上，有花多数；总花梗长 1～2cm，结实后延长，花梗长 6～10mm；花黄绿色，花萼边缘近全缘或有 5 小齿；花瓣 5 枚；雄蕊 5 枚；子房 2 室，花柱 2 枚，细长，离生或基部合生。果实扁球形，黑色，宿存花柱长 2mm，反曲。花期 4～8 月，果期 6～10 月。

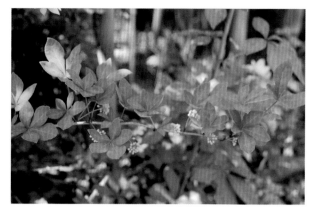

细柱五加

【生境分布】生于海拔 200～1600m 的森林或灌木丛中。喜温和湿润气候，耐荫蔽、耐寒。宜选向阳较潮湿的山坡、丘陵、河边、土层深厚肥沃、排水良好、稍带酸性的冲积土或砂质壤土栽培。产于万州、酉阳、南川、江北、长寿。分布于中南、西南及山西、陕西、江苏、安徽、浙江、江西、福建等地。

【采收加工】栽后 3～4 年于夏、秋两季采收，挖取根部，除掉须根，刮皮，抽去木心，晒干或炕干。

【药材鉴别】

性状鉴别：根皮呈不规则双卷或单卷筒状，有的呈块片状，长 4～15cm，直径 0.5～1.5cm，厚 1～4mm。外表面灰棕色或灰褐色，有不规则裂纹或纵皱纹及横长皮孔样瘢痕；内表面黄白色或灰黄色，有细纵纹。体轻，质脆，断面不整齐，灰白色或灰黄色。气微香。味微辣而苦。

【化学成分】根皮含丁香苷、刺五加苷 B1（异秦皮定-D-葡萄糖苷）、右旋芝麻素、16α 羟基-（-）-贝壳松-19-酸、左旋对映贝壳松烯酸、β-谷甾醇、葡萄糖苷、硬脂酸、棕榈酸、亚麻酸及维生素 A、维生素 B$_1$ 等。还含挥发油，有单萜、倍半萜、马鞭草烯酮、反式香芹烯、邻苯二甲酸丁基异丁基酯等成分。另含五加酸、异贝壳杉烯酸、1-芝麻素、豆甾醇、刺五加苷 B 等。

【药理作用】

1. 抗肿瘤作用：五加皮多糖对人宫颈癌细胞 HeLa 细胞有明显的抑制作用；五加皮提取物对肿瘤细胞增殖反应有很大的影响，并且能够很好地抑制肿瘤细胞的增殖。

2. 抗诱变作用：五加皮对小鼠体细胞遗传物质无致突变毒性，对 CdSO$_4$ 诱发的体细胞遗传物质损伤具有明显的拮抗作用，是良好的抗诱变剂。

3. 抗炎镇痛作用：细柱五加对巴豆油引起的小鼠耳部炎症均有显著的抑制作用；细柱五加根皮水煎酒沉针剂对大鼠急、慢性炎症均有明显抑制作用。以南五加正丁醇提取物对小鼠热板法致痛以及对大鼠角叉菜胶性足肿胀进行试验，均有明显抑制作用。

4. 抗衰老作用：五加皮总皂苷可以延长小鼠在水中游泳的时间、常压缺氧和在寒冷的情况下生存时间；还可以抑制中老龄大鼠体内过氧化脂质的生成速度与能力。五加皮水提液能有效地延长小鼠在水中游泳的时间、常压缺氧和在寒冷的条件下存活时间，也能抑制中老龄大鼠体内过氧化脂质的生成。

【医疗用途】

药性归经：味苦、辛，性温。归肝、肾经。

功能：祛风除湿，补益肝肾，强筋壮骨，利水消肿。

主治：风湿痹痛，筋骨痿软，小儿行迟，体虚乏力，水肿，脚气。

用法用量：内服：水煎，5～10g，鲜品加倍，浸酒或入丸、散。外用：适量，煎水熏洗或为末敷。

使用注意：阴虚火旺者慎服。

附方：

1. 治风湿筋肉关节痛：五加根 30g，薜荔藤 30g，猪蹄 1 只。加水同煮，去渣，用甜酒兑服。

2. 治老人腰痛：五加皮 120g，鹿角霜 60g，烧酒 600ml。泡 10 日，去渣过滤，每日 2～3 次，适量饮服。

【资源评述】五加皮在《神农本草经》以"豺漆"之名收载，《名医别录》名"五茄"。《中国药典》在"五加皮"条下收载了细柱五加 Acanthopanax gracilistylus W. W. Smith。五加属（Acanthopanax）植物全世界约有 35 种，分布于亚洲。我国有 26 种 18 变种，广布于南北各省，以长江流域最丰富。除《中国药典》收载的细柱五加外，各地民间药用的五加皮基原极为复杂，在重庆、四川一带分布的 17 种 8 变种中，有 8

有很强的 α-葡萄糖苷酶抑制活性，显示明显的降糖作用。

4. 保肝作用：菱壳醇提取液、乙酸乙酯部位提取物和正丁醇部位提取物均能显著降低肝损伤小鼠血清中的 GPT、GOD 含量及小鼠肝组织中 MDA 含量，并能显著提高 SOD 活力。

【医疗用途】

药性归经：味甘，性凉。

功能：健脾益胃，除烦止渴，清暑解毒。

主治：脾虚泄泻，暑热烦渴，消渴，饮酒过度，痢疾。

附方：

1. 治消化道溃疡：菱角 60g，薏苡仁 30g。炖粥服。

2. 治食管癌：菱实、紫藤、诃子、薏苡仁各 9g。煎汤服。

【资源评述】菱角作为食品，还常见有乌菱 T. bicornis Osbeck、四角菱 T. quadrispinosa Roxb.，其果肉也作菱角入药。

菱角的其他部位也可入药。菱粉：味甘，性凉。健脾养胃，清暑解毒。主治脾虚乏力，暑热烦渴，消渴。菱壳：味涩，性平。涩肠止泻，止血，敛疮，解毒。主治泄泻，痢疾，胃溃疡，便血，脱肛，痔疮，疔疮。菱蒂：味微苦，性平。解毒散结。主治胃溃疡，赘疣。菱叶：味甘，性凉。清热解毒。主治小儿走马牙疳，疮肿。菱茎：味甘，性凉。清热解毒。主治胃溃疡，赘疣，疮毒。

菱角的果肉捣汁澄出的淀粉为菱粉，常加工成保健品。

【参考文献】

［1］牛凤兰，陈林，宋德锋，等 . 菱角的化学成分及药效活性研究进展［J］. 中药材，2009，32（12）：1926-1929.

［2］任思堂 . 含多糖菱角水提物的体外抗癌研究［D］. 天津大学，2007.

［3］李鹏婧，柳旭光，龙海荣，等 . 超声波辅助提取菱角壳总黄酮及抗氧化性研究［J］. 食品科技，2011（1）：167-171.

［4］裴刚，胡乔铭，向德标，等 . 二角菱壳和四角菱壳不同提取物抗氧化能力比较研究［J］. 中国药物经济学，2013（z1）：225-226.

［5］陈百泉，张倩，王微，等 . 南湖菱壳中 α-葡萄糖苷酶抑制活性成分研究［J］. 中国中药杂志，2012，37（10）：1408-1411.

［6］康文艺，李园园，黄嫒 . 南湖菱壳提取物在制备保肝护肝药物方面的应用：CN，CN 102319276 A［P］. 2012.

红毛五加

Hongmaowujia

【别名】川加皮、蜀五加。

【来源】为五加科植物红毛五加 *Acanthopanax giraldii* Harms、毛梗红毛五加 *A. giraldii* Harms var. *hispidus* Hoo、糙叶藤五加 *A. leucorrhizus*（Oliv.）Harms var. *fulvescens* Harms et Rehd. 的茎皮或根皮。

【植物形态】

红毛五加：灌木，高 1～3m；枝灰色，小枝灰棕色，无毛或稍有毛，密生直刺，稀无刺；刺向下，细长针状。叶互生或簇生于短枝上，小叶 5 片，稀 3 片；叶柄稀有细刺；小叶片倒卵状长圆形，稀卵形，长 2.5～6cm，宽 1.55～2.5cm，先端尖或短渐尖，基部狭楔形，边缘有不整齐细重锯齿，侧脉约 5 对。伞形花序单个顶生，直径 1.5～2cm，有花多数；总花梗粗短，长 5～7mm，稀长至 2cm，无毛，花长 5～

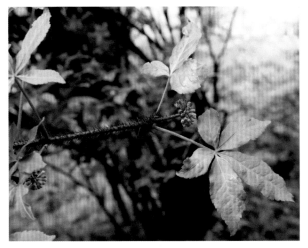

红毛五加

7mm，无毛；花白色，花萼长约 2mm，边缘近全缘；花瓣 5 枚，卵形，长约 2mm；雄蕊 5 枚；子房 5 室，花柱 5 枚，基部合生。果实球形，有 5 棱，黑色，直径 8mm。花期 6～7 月，果期 8～10 月。

毛梗红毛五加：与上种的主要区别在于嫩枝贴生绒毛，总花梗密生粗毛或硬毛，花梗密生或疏生长柔毛。

糙叶藤五加：灌木，高 1.5～3m，老枝灰色或灰红色，无刺或近无刺；幼枝暗黄色，有斜倒刺，当年生枝紫红色。叶互生或数叶簇子短枝上；小叶 5 枚，稀 4～6 枚；叶柄较叶为长，有细棱，无毛或疏生短刺毛；小叶倒卵形至长椭圆形，一般长 4～13cm，宽 2～6cm，顶端 1 片较大，两侧小叶渐次细小，先端短尖或渐尖，基部楔形，边缘有锐利锯齿，上面有糙毛，下面脉上有黄色短柔毛。伞形花序单生于短枝梢，有花多数；总花梗长约 2cm，被刚毛；萼筒与子房合生，先端 5 齿裂；花瓣 5 枚，白绿色；雄蕊 5 枚，与花瓣互生；子房 5 室，柱头 5 枝联合成柱。果实卵状圆形，绿色。花期 6 月。

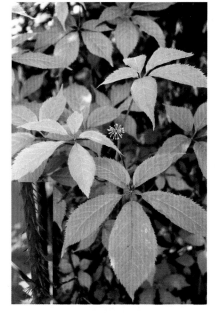

糙叶藤五加

植物检索表

1. 花柱 5 枚，稀 4～3 枚，基部至中部以下合生，伞形花序单生
  2. 嫩枝无毛或稍有毛，总花梗及花梗均无毛 ⋯⋯⋯⋯⋯⋯⋯⋯⋯⋯⋯⋯⋯⋯ 红毛五加
  2. 嫩枝贴生绒毛，总花梗密生粗毛或硬毛，花梗被长柔毛 ⋯⋯⋯⋯⋯ 毛梗红毛五加
1. 花柱 5 枚，全部合成柱状，伞形花序组成复伞形花序圆锥花序 ⋯⋯⋯⋯⋯ 糙叶藤五加

【生境分布】

红毛五加：生于海拔 1300～3500m 的丘陵、林缘或灌木丛中。产于城口、巫溪、巫山、开州、南川。分布于陕西、宁夏、甘肃、青海、河南、湖北、四川等省区。

糙叶藤五加：生于海拔 1000～3000m 的森林或灌木丛中。产于武隆、南川。分布于陕西、甘肃、江西、湖南、广东、四川、贵州、云南等地。

【采收加工】6～7 月砍下茎枝，用木棒敲打，使木部与皮部分离，剥取茎皮，晒干。全年均可采根，洗净，剥取根皮，晒干。

【药材鉴别】

性状鉴别

红毛五加：茎皮呈卷筒状，长 30cm。直径 0.5～1.5cm。厚 0.5～1mm。外表面黄色或黄棕色，密生黄棕色、红棕色或棕黑色的皮刺，皮刺下向，细长针形，长 3～7mm；节部有芽痕及叶柄痕。内表面黄绿色或淡棕色，平滑。体轻质脆，易折断，断面纤维性。气微，味淡。

糙叶藤五加：根皮表面灰棕色或棕褐色，有纵向皱纹及横长皮孔。茎皮表面灰棕色，有细纵向条纹或皱纹，皮孔点状，色略浅，直径 1～2.5mm。

【化学成分】

红毛五加：茎皮含丁香树脂酚、胡萝卜苷，常春藤皂苷元 3-O-β-D-吡喃葡萄糖基-(1→2)-α-L-吡喃阿拉伯糖苷，齐墩果酸 3-O-β-D-吡喃葡萄糖基-(1→2)吡喃葡萄糖苷，常春藤皂苷元-3-O-α-L-吡喃阿拉伯糖苷，常春藤皂苷元-3-O-α-L-吡喃阿拉伯糖苷-28-O-α-L-吡喃鼠李糖基-(1→4)-β-D-吡喃葡萄糖基(1→6)-β-D-吡喃葡萄糖苷，常春藤皂苷元-3-O-α-L-吡喃鼠李糖基-(1→2)-α-L-吡喃阿拉伯糖苷。另含有胸腺嘧啶，

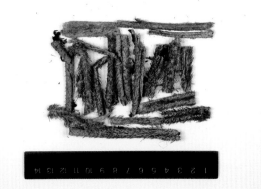

红毛五加（生药）

尿嘧啶，黄嘌呤，腺嘌呤，次黄嘌呤，腺苷，丙三醇，鹅掌楸苷，尿囊素及多糖。

毛梗红毛五加：茎皮含丁香树脂酚双葡萄糖苷、6-异次黄嘌呤核苷、1-二十六碳烯、β-谷甾醇、d-芝麻

素和脂肪酸。挥发油含倍半萜、有机酸、烷烃等 34 种成分。

【药理作用】

1. 抗肿瘤作用：红毛五加多糖可通过诱导肿瘤细胞凋亡、调节凋亡相关蛋白和细胞内凋亡信号通路、抑制肿瘤细胞增殖、调节细胞周期、免疫调节等途径发挥抗肿瘤作用。

2. 抗缺氧作用：红毛五加总苷使常压、低压密闭缺氧小鼠及注射空气、KCN、$NaNO_2$ 致缺氧小鼠存活时间明显延长，缺氧小鼠肾上腺内维生素 C 含量、血乳酸水平及整体耗氧量显著降低。

3. 免疫增强作用：红毛五加水提多糖可显著促进脾 IgM 分泌细胞产生，明显提高 NK 细胞活性以及增强 ConA 刺激脾细胞产生 IL-2。

4. 中枢抑制作用：红毛五加醇提物和水提物有明显的中枢抑制作用，可以减少小鼠的自发活动，协同戊巴比妥钠的中枢抑制作用，并拮抗苯丙胺的中枢兴奋作用。

5. 其他作用：红毛五加总苷具有镇静、镇痛、抗炎等作用；红毛五加多糖具有保肝、改善心脏功能、抗病毒等作用。

【医疗用途】

药性归经：味辛、微苦，性温。归肝、肾经。

功能：祛风湿，强筋骨，活血利水。

主治：风寒湿痹，拘挛疼痛，筋骨痿软，足膝无力，心腹疼痛，疝气，跌打损伤，骨折，体虚浮肿。

用法用量：内服：水煎，3～15g；或泡酒服。外用：适量，研末调敷。

使用注意：阴虚火旺者慎服。

附方：

1. 治风湿痹痛：五加皮 9g，独活 9g，木瓜 12g，桑枝 24g。水煎服。

2. 治小便不利：五加皮 9g，茯苓皮 12g，大腹皮 9g，生姜皮 1.5g，陈皮 4.5g。水煎服。

【资源评述】红毛五加 A. giraldii 为《神农本草经》记载的"五加皮"的基原植物之一，《滇南本草》名"五抓刺"，但"红毛五加"之名始见于《四川中药志》（1960 年），为糙叶藤五加 A. leucorrhizus var. fulvescens。毛梗红毛五加 A. giraldii var. hispidus 广布于华中、华北和西北各省，以四川为主产地，资源丰富。在民间红毛五加也常作五加皮用。

红毛五加与刺五加相比，水提物抗疲劳作用虽然稍低于刺五加，但升白细胞作用和抗炎作用更强。成分分析表明四川刺五加组的植物与刺五加具有较高的相似性，且资源更为丰富，提示红毛五加具有一定的开发利用前景。

【参考文献】

[1] 钟世红. 红毛五加品质评价及种群生态学研究 [D]. 成都中医药大学，2009.

[2] 王祝伟. 红毛五加化学成分及其多维指纹图谱研究 [D]. 沈阳药科大学，2005.

[3] 刘恒言，金钟焕，刘向前，等. 糙叶五加根皮化学成分研究 [J]. 湖南中医药大学学报，2012，32（11）：34-37.

[4] 刘江. 红毛五加多糖抗肿瘤机制研究进展 [J]. 中国药房，2012，23（39）：3743-3744.

[5] 王欣，鞠洋，骆勤，等. 红毛五加总苷对小鼠的抗缺氧作用及其机制 [J]. 兰州大学学报（医学版），2008，34（4）：41-43.

[6] 郭辉，李善玲. 红毛五加茎皮化学成分及临床研究进展 [J]. 现代中药研究与实践，2002，16（4）：55-56.

五加皮

Wujiapi

【别名】南五加皮、细柱五加。

【来源】为五加科植物细柱五加 *Acanthopanax gracilistylus* W. W. Smith 的干燥根皮。

【植物形态】灌木，高 2～3m；枝灰棕色，蔓生状，节上生反曲扁刺。叶为掌状复叶，小叶 5 片，稀 3～4 片，在长枝上互生，在短枝上簇生；叶柄长 3～8cm，常有细刺；小叶片膜质至纸质，倒卵形至倒披针形，长 3～8cm，宽 1～3.5cm，先端尖至短渐尖，基部楔形，两面无毛或沿叶脉疏生刚毛，边缘有细钝齿，下面脉腋间有淡棕色簇毛。伞形花序腋生，或顶生在短枝上，有花多数；总花梗长1~2cm，结实后延长，花梗长6~10mm；花黄绿色，花萼边缘近全缘或有5小齿；花瓣5枚；雄蕊5枚；子房2室，花柱2枚，细长，离生或基部合生。果实扁球形，黑色，宿存花柱长2mm，反曲。花期4~8月，果期6~10月。

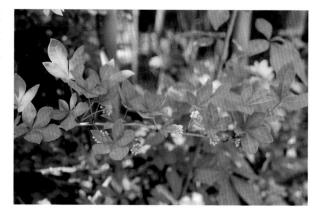
细柱五加

【生境分布】生于海拔200~1600m的森林或灌木丛中。喜温和湿润气候，耐荫蔽、耐寒。宜选向阳较潮湿的山坡、丘陵、河边、土层深厚肥沃、排水良好、稍带酸性的冲积土或砂质壤土栽培。产于万州、酉阳、南川、江北、长寿。分布于中南、西南及山西、陕西、江苏、安徽、浙江、江西、福建等地。

【采收加工】栽后3~4年于夏、秋两季采收，挖取根部，除掉须根，刮皮，抽去木心，晒干或炕干。

【药材鉴别】

性状鉴别：根皮呈不规则双卷或单卷筒状，有的呈块片状，长4~15cm，直径0.5~1.5cm，厚1~4mm。外表面灰棕色或灰褐色，有不规则裂纹及纵皱纹及横长皮孔样瘢痕；内表面黄白色或灰黄色，有细纵纹。体轻，质脆，断面不整齐，灰白色或灰黄色。气微香。味微辣而苦。

【化学成分】根皮含丁香苷、刺五加苷B1（异秦皮定-D-葡萄糖苷）、右旋芝麻素、16α羟基-（−）-贝壳松-19-酸、左旋对映贝壳松烯酸、β-谷甾醇、葡萄糖苷、硬脂酸、棕榈酸、亚麻酸及维生素A、维生素B_1等。还含挥发油，有单萜、倍半萜、马鞭草酮、反式香芹烯、邻苯二甲酸丁基异丁基酯等成分。另含五加酸、异贝壳杉烯酸、1-芝麻素、豆甾醇、刺五加苷B等。

【药理作用】

1. 抗肿瘤作用：五加皮多糖对人宫颈癌细胞HeLa细胞有明显的抑制作用；五加皮提取物对肿瘤细胞增殖反应有很大的影响，并且能够很好地抑制肿瘤细胞的增殖。

2. 抗诱变作用：五加皮对小鼠体细胞遗传物质无致突变毒性，对$CdSO_4$诱发的体细胞遗传物质损伤具有明显的拮抗作用，是良好的抗诱变剂。

3. 抗炎镇痛作用：细柱五加对巴豆油引起的小鼠耳部炎症均有显著的抑制作用；细柱五加根皮水煎酒沉针剂对大鼠急、慢性炎症均有明显抑制作用。以南五加正丁醇提取物对小鼠热板法致痛以及对大鼠角叉菜胶性足肿胀进行试验，均有明显抑制作用。

4. 抗衰老作用：五加皮总皂苷可以延长小鼠在水中游泳的时间、常压缺氧和在寒冷的情况下生存时间；还可以抑制中老龄大鼠体内过氧化脂质的生成速度与能力。五加皮水提液能有效地延长小鼠在水中游泳的时间、常压缺氧和在寒冷的条件下存活时间，也能抑制中老龄大鼠体内过氧化脂质的生成。

【医疗用途】

药性归经：味苦、辛，性温。归肝、肾经。

功能：祛风除湿，补益肝肾，强筋壮骨，利水消肿。

主治：风湿痹痛，筋骨痿软，小儿行迟，体虚乏力，水肿，脚气。

用法用量：内服：水煎，5~10g，鲜品加倍，浸酒或入丸、散。外用：适量，煎水熏洗或为末敷。

使用注意：阴虚火旺者慎服。

附方：

1. 治风湿筋肉关节痛：五加根30g，薜荔藤30g，猪蹄1只。加水同煮，去渣，用甜酒兑服。

2. 治老人腰痛：五加皮120g，鹿角霜60g，烧酒600ml。泡10日，去渣过滤，每日2~3次，适量饮服。

【资源评述】五加皮在《神农本草经》以"豺漆"之名收载，《名医别录》名"五茄"。《中国药典》在"五加皮"条下收载了细柱五加 Acanthopanax gracilistylus W. W. Smith。五加属（Acanthopanax）植物全世界约有35种，分布于亚洲。我国有26种18变种，广布于南北各省，以长江流域最丰富。除《中国药典》收载的细柱五加外，各地民间药用的五加皮基原极为复杂，在重庆、四川一带分布的17种8变种中，有8

种 5 变种在各地供药用。据文献记载，全国作五加皮使用的该属植物计有 15 种 5 变种。

商品五加皮多为细柱五加及同属植物的根，而非根皮。五加皮类主要含有皂苷类成分，其中的紫丁香酚苷（刺五加苷 B）和紫丁香树脂酚葡萄糖苷（刺五加苷 D）是主要有效成分。根和茎的总苷、苷 B 及苷 D 的含量相近，根皮和茎皮除苷 B 外，总苷和苷 D 含量也相差不大。皮部的总苷含量高 0.5 倍，苷 B 高 1～2.5 倍；苷 D 高 1 倍。苷 B 在茎皮中的含量明显较高，茎部还有待于开发利用，也有利于资源保护。

五加属植物具有增强免疫功能，抗应激及抗肿瘤等作用，相对人参皂苷来说，具有较强的"适应原"的作用，且副作用更小，因而被国内外广泛关注，现已有较多的新药及保健品上市。此外，五加皮提取物与烟酸、毛果芳香碱等合用制成的生发剂，可促进头发生长，防止头发发白；五加所含的多种葡萄糖苷，对皮脂分泌、皮肤水合作用，减少皱纹有益，效果优于人参的提取物，可用于开发成美容美发产品。

【参考文献】

[1] 郑婧，张贵君，韦敏，等. 五加皮药材基原、化学成分及药理作用研究进展 [J]. 辽宁中医药大学学报，2015（8）：104-107.

[2] 赵长胜，郭树科，张小东，等. 五加皮挥发油的气相色谱-质谱联用分析 [J]. 中国药物经济学，2013（1）：28-30.

[3] 刘芳，杨翠军，孙黎，等. 五加皮多糖对人宫颈癌 HeLa 细胞凋亡作用的研究 [J]. 时珍国医国药，2009，20（5）：1178-1179.

[4] 吕团伟，刘孟宇，李淑红，等. 中草药五加皮和茯苓的拮抗镉诱变作用 [J]. 吉林大学学报（医学版），2008，34（4）：598-600.

[5] 鞠康，刘耀武. 五加皮的本草沿革及现代药理研究 [J]. 绥化学院学报，2014，34（11）：151-153.

九眼独活
Jiuyanduhuo

【别名】独活、川当归、土当归。

【来源】为五加科植物食用土当归 *Aralia cordata* Thunb. 的根及根茎。

【植物形态】多年生草木，高 0.5～3m。根粗大，长圆柱形。茎分枝稀疏开展，叶为二至三回羽状复叶；每羽片有小叶 3～5 片，叶片长卵形至长圆状卵形，长 4～15cm，宽 3～7cm，先端突尖，基部圆形至心形，侧生小叶片基部歪斜，边缘有细锯齿，两面脉上有毛。叶柄长 15～30cm，托叶与叶柄基部合生，先端分离部分锥形。花序内多数伞形花序组成疏松的顶生或腋生的圆锥花序，有一至三级分枝；花梗长 1～15cm，有短柔毛，苞片线形，长 3～5mm，小花梗细，有短柔毛；萼无毛，边缘有 5 个三角状尖齿；花白色，花瓣 5 枚，卵状三角形，开花时反曲；雄蕊 5 枚；子房 5 室。花柱 5 枚，离生。核果球形，浆果状，紫黑色，具 5 棱。宿存花柱长 2mm。花期 7～8 月，果期 9～10 月。

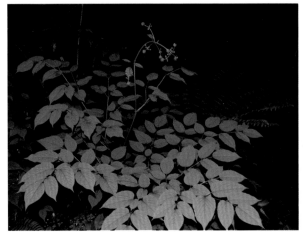

九眼独活

【生境分布】生于海拔 1300～1600m 的林荫下或山坡草丛中。产于万州全区、南川。分布于江苏、安徽、江西、福建、台湾、湖北、广西、四川等地。

【采收加工】秋季采挖，除去杂质，洗净切片，晒干或烘干。

【药材鉴别】

性状鉴别：根茎粗大，圆柱形，常呈扭曲状，长 10～80 cm，直径 3～9cm，表面灰棕色或棕褐色，粗糙。上面有 6～11 个圆形凹窝（茎痕），呈串珠状排列，故有"九眼独活"之称，凹窝直径 1.5～3cm，深约 1cm，底部或侧面残留有数条圆柱形的不定根，表面有纵皱纹。质轻，坚脆，易折断，断面灰黄色或棕黄色，疏松有多数裂隙和油点。气微香，味淡后苦。

【化学成分】含齐墩果酸 2.60％、正己醛、α-蒎烯、3-侧柏烯-2-醇、β-蒎烯、对聚伞花素、柠檬烯、1-(1,4-二甲基-3-环己烯-1-基)-乙酮、α-樟脑烯醛、松香芹醇、1-(1,3-二甲基-3-环己烯-1-基)-乙酮、松樟酮、丁香烯、牡丹皮酚、α-荜草烯、对映贝壳杉烯酸、对映海松二烯酸、左旋-贝壳杉烯酸、16,17-二羟基-16β-贝壳杉-9-酸、左旋-海松二烯酸，7-酮基左旋-海松二烯酸、7α-羟基-1-海松二烯酸、7β-羟基-左旋-海松三烯酸、左旋-海松三烯醇。挥发油中含 α-蒎烯（含量为 34.275％）等 56 个成分。

【药理作用】

1. 抗氧化作用：九眼独活类黄酮提取物对 DPPH 自由基有较好的清除效果，具有较好的抗氧化活性和还原能力。

2. 对血液系统的影响：九眼独活水提物可使辐照损伤小鼠红细胞计数明显提高，但对辐照小鼠的体重、白细胞和血小板计数未见明显影响。

3. 其他作用：九眼独活根中提取的栲利烯酸及海松酸具有镇痛、降低体温、延长戊巴比妥诱导麻醉持续时间、抑制由甲苯丙胺引起的运动失调等作用。九眼独活中的总有机酸也是抗炎镇痛的有效部位。

【医疗用途】

药性归经：味辛、苦，性温。归肝、肾经。

功能：祛风除湿，舒筋活络，和血止痛。

主治：风湿疼痛，腰膝酸痛，四肢痿痹，腰肌劳损，鹤膝风，手足扭伤肿痛，骨折，头风，头痛，牙痛。

用法用量：内服：水煎，3～12g；或泡酒。外用：适量，研末用或水煎外洗。

使用注意：阴虚火旺者慎服。

附方：

1. 治两足风湿疼痛：九眼独活 9g，牛膝 12g，薏苡仁 15g，防己 9g，木瓜 15g。水煎服。

2. 治偏头风：九眼独活 12g，桑寄生 9g，秦艽 6g，防风 6g，竹沥 200ml。水煎服。

【资源评述】宋《本草图经》记载有"茂州独活"和"文州独活"图，前者为伞形科独活属（Heracleum）植物短毛牛尾独活 H. moellendorffii Hance；后者及明代《本草蒙筌》的"独滑"则为五加科的心叶九眼独活（食用土当归）A. cordata Thunb. 或短序九眼独活 A. henryi Harms 的根茎。

楤木属（Aralia）植物全世界有 40 余种，主要分布亚洲。我国产 28 种，主要分布于长江流域及以南的山区。九眼独活主要在西南地区、鄂西及陕西西南部药用。市售九眼独活的主流品种为食用土当归，以四川凉山、甘孜、阿坝等州产量最大，一般自产自销，少部分调往省外。

九眼独活来源除食用土当归外，尚有以下品种混作或民间作九眼独活用：龙眼独活 A. fargesii Franch. 生于海拔 1800～2600m 的林下或溪边，产于城口、南川，在重庆城口、湖北鄂西民间作九眼独活用。柔毛龙眼独活 A. henryi Harms 生于海拔 1500～2300m 的山坡林下及草丛中，南川（大佛岩、金佛山）、川西及川西北地区将其根茎及根作九眼独活用，湖北鄂西民间认为其疗效与食用土当归、龙眼独活相同，故常混在一起使用。浓紫龙眼独活 Aralia atropurpurea Franch. 生于海拔 3000m 以下的山地阴湿林下，产于南川（金佛山、大佛岩），西藏民间作九眼独活用。

植物检索表

1. 花序 3 级分枝；伞序有花 7～10 朵，萼齿尖，根柱状 ·································· **浓紫龙眼独活**

1. 花序 1 级分枝

  2. 伞形花序稀疏，一级分枝呈伞房状排列，伞形花序花较少

    3. 花序有花 10～20 朵，花紫色；复叶，羽片有小叶 3～5 片，边缘为重锯齿；根茎粗大 ············· **龙眼独活**

    3. 花序有花 3～12 朵，花白色；2～3 回三出式复叶，小叶缘有钝锯齿；根茎细小 ············· **柔毛龙眼独活**

  2. 花序较密集，一级分枝总状排列，伞形花序有花 20～17 朵，花淡绿白色或白色 ············· **食用土当归**

【参考文献】

[1] 蒲兰香，唐天君，袁小红，等. 不同产地九眼独活挥发油成分分析 [J]. 安徽农业科学，2010，38（17）：124-126.

[2] 刘向鸿，侯大斌，赵纳，等. 九眼独活类黄酮的提取和抗氧化活性研究 [J]. 中药材，2010，33（9）：

1484-1487.

[3] 刘颖，秦继勇，李文辉，等. 土当归对辐射损伤小鼠体重与血常规的影响 [J]. 江苏中医药，2013，45（1）：71-72.

[4] 杨菁，彭腾，禹亚杰. 食用土当归总有机酸的抗炎镇痛作用 [J]. 中成药，2016，38（10）：2117-2121.

川桐皮

Chuantongpi

【别名】刺楸皮、丁桐皮、钉皮。

【来源】为五加科植物刺楸 *Kalopanax septemlobus*（Thunb.）Koiodz. 的树皮。

【植物形态】落叶大乔木，高约10m。树皮灰棕色，小枝圆柱形，淡黄棕色或灰棕色，具鼓钉状皮刺，刺长5～6mm，基部宽。叶在长枝上互生，在短枝上簇生；叶片近圆形或扁圆形，掌状5～7浅裂，裂片三角卵形至长椭圆状卵形，长不及全叶片的1/2，苗壮枝的叶片分裂较深，裂片长超过全叶片的1/2；基部心形，边缘有细锯齿，上面深绿色，下面淡绿色。仅脉上具淡棕色软毛或除基部脉腋外无毛。伞形花序聚生为项生圆锥花序，长15～25cm，直径20～30cm；伞形花序，有花数朵；花萼边缘有5齿；花瓣5枚，三角状卵形，白色或淡黄绿色；雄蕊5枚，内曲，花丝较花瓣长1倍以上；子房下位，2室。核果近球形，成熟时蓝黑色；宿存花柱长2mm。种子2粒，扁平。花期7～10月，果期9～12月。

【生境分布】生于海拔500～2500m的山坡林中。在阳光充足、土质肥沃地段生长良好。产于巫溪、云阳、垫江、涪陵、黔江、彭水、南川、合川、江津、潼南、永川等地。分布于东北、华北、华东、中南、西南及陕西、西藏等地。

【采收加工】初夏剥取有钉刺的树皮，晒干。

【药材鉴别】

性状鉴别：树皮呈板状或微带内卷曲，长宽不一。外表面灰褐色，粗糙，有灰黑色纵裂隙及横向裂纹，并有地衣斑及菱形皮孔；皮上有钉刺，直径0.5～2cm，纵向延长呈椭圆形，先端扁平尖锐，较大的钉刺可见环纹，脱落处露出黄色内皮。内表面黄棕色或紫褐色，光滑，有明显细纵纹。质脆易折断，折断面外部灰棕色，内部灰黄色，强纤维性，呈明显片层状。气微辛，略有麻舌感。

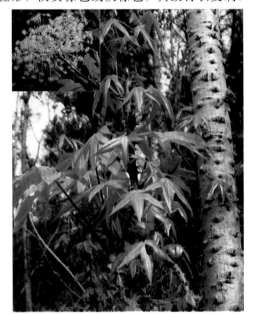
刺楸

【化学成分】含生物碱，皂苷类（刺楸皂苷A、C），鞣质和挥发油。水解后产生常春藤苷元、阿拉伯糖及鼠李糖；刺楸皂苷B水解后产生一分子阿拉伯糖两分子鼠李糖及葡萄糖。叶和树皮含鞣质13.30%。

【药理作用】

1. 降糖作用：刺楸丁香脂苷成分具有降血糖的作用。

2. 镇痛、抑菌作用：刺楸皮对小鼠醋酸扭体法、热板法均有明显的镇痛作用。刺楸皮水煎液（1：50）抑制金黄色葡萄球菌，对堇色毛癣菌、许兰氏黄癣菌、铁锈色癣菌、红色毛癣菌均有抑制作用。

【医疗用途】

药性归经：味苦、微辛，性平，有小毒。归肾经。

功能：祛风湿，通络，止痛。

主治：风湿性关节炎，腰膝酸痛；外治湿疹。

用法用量：内服：煎汤，9～15g；或泡酒。外用：适量，水煎洗；或捣敷；或研末调敷。

使用注意：孕妇慎服。

附方：

1. 治风湿腰腿筋骨痛：鲜川桐皮9g，桑寄生30g，鸡血藤12g。水煎服。

种子植物

种子植物

2. 治虫牙痛：川桐皮 15g。煎水漱口。

【资源评述】川桐皮为地方习用品，主要在四川、重庆、贵州、河北、天津、新疆、湖南、福建及山东等地使用。

【参考文献】

［1］范艳君，程东岩，王隶书．刺楸树皮的化学成分［J］．中国实验方剂学杂志，2011，17（24）：92-96.

［2］杨月，唐祖年，韦玉先，等．广西刺楸茎皮中降血糖活性成分的研究［J］．武汉大学学报（医学版），2008，29（6）：759-762.

珠子参
Zhuzishen

【别名】钮子七、黄连三七、大叶三七。

【来源】为五加科植物珠子参 *Panax japonicus* C. A. Mey. var. *major*（Burk.）C. Y. Wu et k. Feng 的根茎。

【植物形态】多年生草本，高约80cm。根茎串珠状，节间通常细长如绳；有时部分结节密生呈竹鞭状。掌状复叶 3～5 枚轮生茎顶，小叶通常 5 片，两侧的较小，小叶柄长 5～15mm，中央小叶片椭圆形或椭圆状卵形，长 10～15cm，宽 5～7cm，边缘有细密锯齿，边缘及两面散生刺毛。伞形花序单一，有时其下生 1 至多个小伞形花序；花萼先端有 5 尖齿；花小，淡绿色。花瓣 5 枚，卵状三角形；雄蕊 5 枚，花丝短；子房下位，花柱通常 2 枚，分离。果为核果状浆果，圆球形，熟时鲜红色。花期 7～8 月，果期 8～10 月。

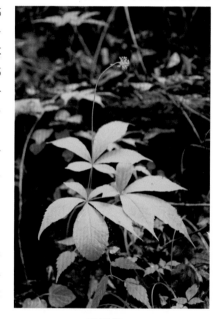

【生境分布】生于海拔 1200～3300m 的山地混交林下阴湿处。产于巫溪、丰都、南川。分布于西南及河南、陕西、宁夏、甘肃、湖北、湖南等地。

【采收加工】秋季采挖根茎，除去外皮及须根，干燥。

【药材鉴别】

性状鉴别：根茎略呈扁球形、圆锥形或不规则菱角形，偶有呈连珠状的，直径 0.5～2.8cm。表面棕黄色或黄褐色，有明显的疣状突起及皱纹，偶有圆形凹陷的茎痕，有的一侧或两侧残存细的节间。质坚硬，断面不平坦，淡黄白色，粉性。气微，味苦、微甘，嚼之刺喉。

珠子参

【化学成分】根中含多种皂苷，属齐墩果烷型的有竹节人参皂苷Ⅳa、竹节人参皂苷Ⅴ、齐墩果酸-28-O-β- D-吡喃葡萄糖苷等。达玛烷型的有人参皂苷-Rd、人参皂苷-Re、人参皂苷 Rg2、三七皂苷-R2 等。奥寇梯木型的有珠子参苷-R1、珠子参苷-R2。甾醇型有 β-谷甾醇苷、5,7-二羟基-8-甲氧基黄酮、人参皂苷 Rs2、西洋参苷 R1、人参皂苷 Rs、三七皂苷 Fe、gypenosiden IX、24（R）-珠子参苷 R1、6-O-［β-D-吡喃葡萄糖基（1→2）-β-D-吡喃葡萄糖基］-20-O-［β-D-吡喃葡萄糖基（1→4）-β-D-吡喃葡萄糖基］-20（S）-原人参三醇、6″-乙酰基-人参皂苷 Rd、人参皂苷 Rf、竹节参皂苷Ⅴ、齐墩果酸-3-O-β-D-吡喃葡萄糖基（1→2）-β-D-（6′-丁酯）吡喃葡萄糖醛酸苷、竹节参皂苷Ⅳa、人参皂苷 Rg。此外，还含多糖、氨基酸、苯甲酸、豆甾醇、齐墩果酸、胡萝卜苷等。

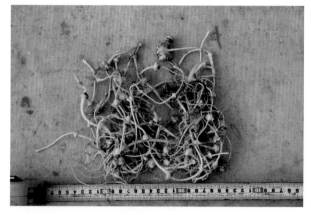

珠子参（生药）

【生境分布】生于海拔10～2800m的向阳肥厚土壤中，或栽培于庭园中。产于云阳、垫江、南川、潼南、永川、荣昌、渝北、铜梁等地。分布于西南及陕西、江苏、安徽、浙江、江西、福建、台湾、湖北、湖南、广东、广西等地。

【采收加工】秋季采2～3年生的通脱木茎，趁鲜截成段，用细木棍或圆竹顶出髓部，轻轻理直，晒至干透。

【药材鉴别】

性状鉴别：茎髓呈圆柱形，长20～40cm，直径1～2.5cm。表面白色或淡黄色，有浅纵沟纹。体轻，质松软，稍有弹性，易折断，断面平坦，显银白色光泽，中部有直径0.3～1.5cm的空心或半透明的薄膜，纵剖面呈梯状排列，在细小茎髓中的某小段为实心。无臭，无味。

【化学成分】茎髓中含灰分5.95%、脂肪1.07%、蛋白质1.11%、粗纤维48.73%、戊聚糖5%及糖醛酸28.04%。含糖类有α-半乳糖醛酸、半乳糖、葡萄糖、木糖、半乳糖醛酸；还含天门冬氨酸、苏氨酸、谷氨酸、苯丙氨酸等13种氨基酸以及Ca、Ba、Mg、Fe等18种微量元素。

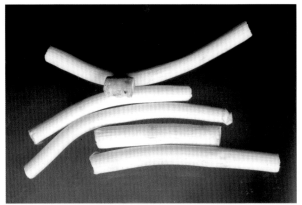

通草（生药）

叶含通脱木皂苷L-Ⅱa、L-Ⅱb、L-Ⅱc、L-Ⅱd，其中L-Ⅱa是L-Ⅱc的后生产物，而L-Ⅱb也可能是L-Ⅱd的后生产物，还含通脱木皂苷元A～J，原通脱木皂苷元A1、A2和槲皮苷。

【药理作用】

1. 利尿作用：通脱木、盘叶柏那参、青荚叶、棣棠花有明显利尿作用，其中以通脱木作用最强，而罗伞、喜马山旌节花、云南绣球利尿作用不明显、喜马山旌节花作用最弱。

2. 抗炎、解热作用：通脱木、喜马山旌节花、云南绣球、贵州绣球、盘叶柏那参、中国旌节花、实心大通草与棣棠花的水煎液均有不同程度解热作用，通脱木、实心大通草、盘叶柏那参和喜马山旌节花均有不同程度抗炎作用。齐墩果烷型三萜苷papyriosideL-Ⅱa、L-Ⅱb、L-Ⅱc和L-Ⅱd以及它们的糖配基papyriogenin A、C和propapyriogenin A1、A2都有抗炎活性。

3. 免疫增强及抗氧化作用：通草的多糖成分对小鼠非特异性和特异性免疫功能均有一定促进作用，并能提高小鼠血清CAT的活性，实验结果提示通草多糖有一定调节免疫和抗氧化的作用。通草多糖可提高小鼠血清溶菌酶活力和单核网状内皮细胞吞噬功能，提高小鼠血清溶血素。

4. 其他作用：此外，还有抗肝毒性作用、细胞毒性作用、抗凝血酶活性、抗艾滋病活性等。

【医疗用途】

药性归经：味甘、淡，性微寒。归肺、胃经。

功能：清热利尿，通乳。

主治：湿热淋证，水肿尿少，乳汁不下。

用法用量：内服，煎汤，3～5g。

使用注意：孕妇慎用。

【资源评述】"通草"之名始见于《本草拾遗》，但历代使用的通草基原较为复杂。明代之后，通草多以通脱木*T.papyriferus*为正品，现《中国药典》也收载了该种。通脱木主产于渝东南、湖南、贵州、四川等地。

商品通草分大通草、小通草。大通草即指通脱木的茎髓，小通草为旌节花科多种植物（见"小通草"条）的茎髓。大通草有利尿、抗炎、解热作用，并能提高溶血素抗体水平，并对老龄动物有良好的抗氧化作用，是通草中质量最好的种类，市场上大通草的流通大于小通草。

【参考文献】

［1］徐静兰，胡慧军，张虹，等．通草的化学成分及生物活性的研究进展［J］.临床合理用药杂志，2016，9（11）：178-181.

［2］ Park J A，Jin K S，Ji Y L，et al. Anti-Oxidative and Anti-Obesity Activities of Tetrapanax papyriferus and Siegesbeckia pubescens Extracts and their Synergistic Anti-Obesity Effects ［J］. Korean Journal of Microbiology & Biotechnology，2013，41（41）：341-349.

［3］ Jin K S，et al. Anti-Oxidative and Anti-Inflammatory Activities of Seven Medicinal Herbs including Tetrapanax papyriferus and Piper longum Linne ［J］. Korean Journal of Microbiology & Biotechnology，2013，41（2）.

［4］ 徐静兰，胡慧军，张虹，等. 通草的化学成分及生物活性的研究进展 ［J］. 临床合理用药杂志，2016，9（11）：178-181.

独 活
Duhuo

【别名】川独活、肉独活。

【来源】为伞形科植物重齿当归 *Angelica pubescen* Maxim. f. *biserrata* Shan et Yuan 的根。

【植物形态】多年生高大草本。根类圆柱形，棕褐色，有特殊香气。茎高 1～2m，粗至 1.5cm，中空，常带紫色，光滑或稍有浅纵沟纹，上部有短糙毛。叶二回三出式羽状全裂，宽卵形，长 20～40cm，宽 15～25cm；茎生叶，叶柄长达 30～50cm，基部膨大成长管状、半抱茎的厚膜质叶鞘，背面无毛或稍被短柔毛；末回裂片膜质，卵圆形至长椭圆形，长 5.5～18cm，宽 3～6.5cm，边缘有不整齐的尖锯齿或重锯齿，齿端有内曲的短尖头，顶生的末回裂片多 3 深裂，基部常沿叶轴下延成翅状，侧生的具短柄或无柄，两面沿叶脉及边缘有短柔毛。序托叶简化成囊状膨大的叶鞘。复伞形花序顶生和侧生，花序密被短糙毛；总苞片 1 枚，长钻形，有缘毛，早落；伞辐 10～25 条，密被短糙毛；伞形花序有花 17～36 朵；小总苞片阔披针形，比花柄短，顶端有长尖，背面及边缘被短毛。花白色；花瓣倒卵形，顶端内凹。果实椭圆形，侧翅与果体等宽或略狭，背棱线形，隆起，棱槽间有油管 1～3 条，合生面有油管 2～6 条。花期 8～9 月，果期 9～10 月。

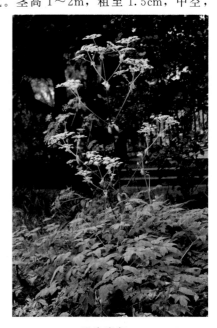

重齿当归

【生境分布】生于阴湿山坡、林下草丛中或稀疏灌丛间。喜阴凉潮湿气候，耐寒，宜生长在海拔 1200～2000m 的高寒山区。以土层深厚、富含腐殖质的黑色灰泡土、黄砂土栽培。产于万州、巫山、巫溪、奉节。分布于安徽、浙江、江西、湖北、四川等地。

【采收加工】霜降至立春前，挖出根部，去除杂质，晾干水气后，堆放炕楼上，用柴火熏炕，炕至五成时，将每枝顺直捏拢，扎成小捆，炕至全干即成。

【药材鉴别】

性状鉴别：根头及主根粗短，略呈圆柱形，长 1.5～4cm，直径 1.5～3.5cm；根头部膨大，有横皱纹，具多列环状叶柄痕，中央为凹陷的茎痕，下部有数条弯曲的支根。表面灰棕至棕黄色，具不规则纵皱纹及横裂纹，并有多数横长皮孔及细根痕；质坚硬，受潮则变软，断面灰黄白色，形成层环棕色，皮部有棕色油点（油管），木部黄棕色；根头横断面有大形髓部，亦有油点。香气特异，味苦、辛、麻舌。

【化学成分】根含香豆精类化合物及挥发油。

挥发油：主要有佛术烯、百里香酚、α-柏木烯、葎草烯、对甲氧基苯酚、β-柏木烯、氧杂环十六烷-2-酮等 50 多种成分。

香豆精类：二氢山芹醇及其乙酸酯、欧芹酚甲

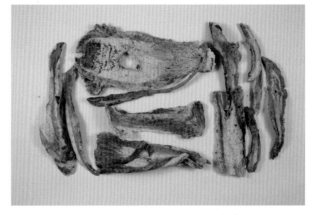

独活（饮片）

醚、异欧前胡内酯、香柑内酯、花椒毒素、二氢山芹醇当归酸酯、二氢山芹醇葡萄糖苷、毛当归醇、当归醇 D、当归醇 G、川白芷素、当归醇 A、异紫花前胡苷、紫花前胡苷元、伞形花内酯、哥伦比亚苷元、二氢山芹醇-β-D-葡萄糖苷、哥伦比亚苷、tert-O-β-D-glucopy-ranosyl-（R）-byakan-gelicin、sec-O-β-D-glucopyr-anosyl-（R）-byakangelicin、甲氧基欧芹素、二氢欧山芹素、2′-去氧橙皮内酯水合物、二氢欧山芹醇乙酸酯、香柑内酯、花椒毒素、佛手酚、二氢欧山芹醇、异欧前胡素、补骨脂素（Ⅺ）、没药当归烯酮（Ⅻ）等。

其他成分：γ-氨基丁酸、β-谷甾醇、胡萝卜苷等。

【药理作用】

1. 抗炎、镇痛作用：独活能抑制或明显抑制蛋清致大鼠足肿胀、大鼠佐剂性关节炎的原发性和继发性肿胀以及小鼠腹腔毛细血管的通透性，说明其具有抗风湿性关节炎的作用。且独活对 COX-1 和 COX-2 都有不同程度的抑制作用，在相同剂量时，独活对 COX-2 的抑制率大于 COX-1，祛风湿作用可能是通过抑制环氧化酶介导而发挥。此外，高剂量的独活挥发油还具有镇痛作用。

2. 抗肿瘤作用：独活的有效成分蛇床子素、补骨脂素、花椒毒素、伞形花内酯等均具有抗肿瘤功效，其可能有直接诱导肿瘤细胞凋亡，抑制 DNA 复制，影响细胞 Ca^{2+} 浓度，逆转肿瘤细胞多药耐药性，抑制肿瘤细胞侵袭转移，抗肿瘤血管生成等作用。

3. 抗老年痴呆作用：独活能缩短 AD 模型大鼠在水迷宫中定位航行的时间，对定位航行学习记忆能力有一定的改善作用；独活可以通过抑制 p38MARK 的表达来改善痴呆模型大鼠的学习记忆能力。此外还可以通过提高血清 SOD 活力，降低脑组织 AchE 活性等方面来延缓 AD 的发生。

4. 其他作用：独活还有抗胃溃疡、抗血管生成、抑菌、抗氧化等作用。

【医疗用途】

药性归经：味苦、辛，性温。归肾、膀胱经。

功能：祛风胜湿，通痹止痛。

主治：风寒湿痹，腰膝疼痛，少阴伏风头痛，风寒挟湿头痛。为治疗风寒湿痹之要药，尤治病位偏下之腰膝疼痛。

用法用量：内服：煎汤，3～10g；浸酒或入丸、散。外用：适量，煎汤洗。

使用注意：阴虚血燥者慎服。

附方：

1. 治风疼痛：独活 15g，桑寄生、杜仲、牛膝、细辛、秦艽、茯苓、桂心、防风、川芎、人参、甘草、当归、芍药、干地黄各 10g。水煎服，分 3 次服。

2. 治寒凝头痛：川独活 15g，防风 10g。水煎服。

3. 治齿痛：独活 15g，黄芪、川芎、细辛、荜茇各 10g，当归 15g，丁香 5g。水煎含漱。

【资源评述】据谢宗万考证，《神农本草经》上品中记载的"独活"，又名"羌活""羌青"，系今之羌活（羌活 *Notopterygium incisium* Ting、宽叶羌活 *N. franchetii* Boiss.）；宋《本草图经》的"茂州独活"为伞形科独活属（*Heracleum*）植物短毛牛尾独活 *Heracleum moellendorffii* Hance；《本草图经》的"文州独活"和明代《本草蒙荃》的"独滑"为五加科的心叶九眼独活 *Aralia cordata* Thunb. 或短序九眼独活 *A. henryi* Harms 的根茎；清《植物名实图考》记载的独活为伞形科平截独活 *H. vicinum* Boiss. 的根。现《中国药典》（2015 年）收载的独活来源于伞形科植物重齿毛当归 *Angelica pubescen* Maxim. f. *biserrata* Shan et Yuan 的干燥根，而《中国植物志》认定为重齿当归 *Angelica biserrata*（Shan et Yuan）Yuan et Shan。

独活（重齿当归 *A. pubescen f. biserrata*）主产于重庆奉节、巫山、巫溪和四川灌县，湖北资丘、巴东、恩施、长阳、陕西镇平、佛坪、汉阳、紫阳，甘肃天水等地，多系栽培品。按传统用药习惯认为，野生品称"浙独活"，产于湖北、四川、安徽、江西、陕西等地；栽培品产于湖北长阳、五峰者，称"资丘独活"；产于四川达县地区和重庆万州地区者，称"川独活"；产于陕西、甘肃者，称"西独活"。现在湖北巴东建立了独活规范化生产基地。

不同的商品独活，其挥发油的化学成分存在着一定的差异，浙独活与资丘独活的共有成分为 12 个，资丘独活与川独活的共有成分 13 个，3 种商品独活的共有成分仅 4 个。浙独活的主要化学成分为 α-蒎烯、δ-3-蒈烯、β-水芹烯等。资丘独活的主要化学成分为 α-蒎烯、1-柠檬烯、4-甲氧基苯基乙烯酮等。川独活的主要

化学成分为 γ-萜品烯、1,2-二甲基-4-亚甲基环戊烯、α-蒎烯、环回香萜、甲基百里基醚、α-红没药醇等。香豆素的含量以浙独活为高，其次为资丘独活、川独活。药理实验表明，解痉作用以浙独活为强，其次为资丘独活，再次为川独活。以上说明，独活的质量与其生长方式、产地及加工等因素有关。

在四川等地除用当归属重齿当归作独活外，部分地区习用独活属的几种植物作独活用，常见的有：独活 *Heracleum hemsleyanum* Dieds，主产于四川西昌、雅安、绵阳，湖北、云南也有少量生产。四川称"牛尾独活"，产量较大，多自产自销；短毛独活 *H. moellendorffii* Hance，主产于东北、西北、华北、华东以及四川等省区，本种在四川称"牛尾独活"，浙江习称"独活"，山东称"大活"，陕西称"山独活"，产量较大，但多自产自销；绵毛独活 *H. lanatum* Michx.，主产于四川、陕西、湖北、安徽、浙江等省，习称"山独活"或"软毛独活"，产量较小，一般自产自销；白亮独活 *H. candicans* Wall. ex DC.，主产于四川、云南、西藏等省区，四川习称"白独活""骚独活"，云南称"滇独活"，产量不大，一般自产自销。

【参考文献】

[1] 杨秀伟，郭庆梅，张才煜，等. 独活化学成分的进一步研究 [J]. 解放军药学学报，2008，24 (5)：389-392.

[2] 丁希飞，冯煦，董云发，等. 中药独活化学成分的研究 [J]. 中药材，2008，31 (4)：516-518.

[3] 张才煜，张本刚，杨秀伟. 独活化学成分的研究 [J]. 解放军药学学报，2007，23 (4)：241-245.

[4] 赵琦，张军武. 短毛独活抗风湿性关节炎的药效学研究 [J]. 吉林中医药，2010，30 (9)：816-818.

[5] 邱建波，徐清，姜笑寒. 独活乙醇提取物对环氧化酶的影响 [J]. 中国医药导报，2011，08 (16)：42-43.

[6] 范莉，李林，何慧凤. 独活挥发油抗炎、镇痛药理作用的研究 [J]. 安徽医药，2009，13 (2)：133-134.

[7] 林黎，钱晓萍，刘宝瑞. 中药独活的化学成分及其抗肿瘤活性的研究进展 [J]. 现代肿瘤医学，2011，19 (2)：373-376.

[8] 杜久钢，高嵩松，王辰，等. 独活对 AD 模型大鼠定位航行行为学的影响 [J]. 辽宁中医杂志，2009 (1)：144-145.

[9] 张杰，杜文彬. 独活对痴呆大鼠脑中 p38MAPK 信号转导通路的影响 [J]. 中国老年学杂志，2010，30 (11)：1514-1515.

[10] 于兆霞，钟秀宏. 独活乙醇提取物对阿尔茨海默病模型小鼠学习记忆能力及相关酶的影响 [J]. 中国社区医师（医学专业），2010，12 (18)：7-8.

[11] 周刚，马宝花. 中药独活的研究进展 [J]. 中国当代医药，2012，19 (16)：15-16.

白 芷

Baizhi

【别名】香白芷、川白芷。

【来源】 为伞形科植物白芷 *Angelica dahurica* (Fisch. ex Hoffm.) Benth. et Hook. f. ex Franch. et Sav. cv. Hangbaizhi Yuan et Shan 的根。

【植物形态】多年生草本，高 1～1.5m。根长圆锥形。茎及叶鞘多为黄绿色。基生叶一回羽状分裂，有长柄，叶柄下部有管状抱茎、边缘膜质的叶鞘；茎上部叶二至三回羽状分裂，叶片轮廓为卵形至三角形，长 15～30cm，宽 10～25cm，叶柄下部为囊状膨大的膜质叶鞘，常带紫色；末回裂片长圆形、卵形或线状披针形，长 2.5～6cm，宽 1～2.5cm，急尖，边缘有不规则的白色软骨质粗锯齿，具短尖头，基部两侧常不等大，沿叶轴下延成翅状；花序下方的叶简化成显著膨大的囊状叶鞘。复伞形花序顶生或腋生，花序梗、伞辐和花柄均有短糙毛；花白色，花瓣倒卵形，顶端内曲成凹头状；花柱比短圆锥状的花柱基长

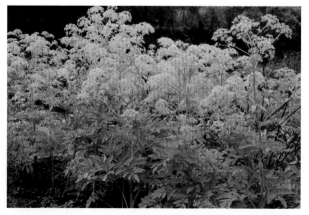

白芷

2倍。果长圆形，黄棕色，有时带紫色，背棱扁，厚而钝圆，远较棱槽宽，侧棱翅状，较果体狭，棱槽中有油管1条，合生面有油管2条。花期 7～8 月，果期 8～9 月。

【生境分布】喜温暖湿润气候，耐寒。宜在阳光充足，土层深厚，疏松肥沃，排水良好的砂质壤土栽培。产于大足、梁平、酉阳、南川、铜梁、江津、永川、荣昌。分布于江苏、安徽、浙江、黑龙江、吉林、河北、山西、湖南、湖北、四川等地。

【采收加工】夏、秋间叶枯萎时采收，抖去泥土，晒干或烘干。

【药材鉴别】

性状鉴别：根圆锥形，长 10～25cm，直径 1.5～2.5cm。上部近方形或类方形，表面灰棕色，有多数皮孔样横向突起，长 0.5～1cm，略排成四纵行，顶端有凹陷的茎痕。质坚实较重，断面白色，粉性，皮部密布棕色油点，形成层环棕色，近方形。气芳香，味辛、微苦。

以独根粗壮、质硬、体重、粉性足、香气浓者为佳。

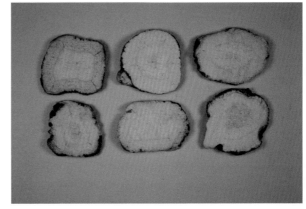

白芷饮片

【化学成分】根含欧前胡内酯、异欧前胡内酯、别异欧前胡内酯、别欧前胡内酯、氧化前胡素、异氧化前胡素、水合氧化前胡素、白当归素、白当归脑、新白当归脑、珊瑚菜素、花椒毒酚、香柑内酯、5-甲氧基-8-羟基补骨脂素、8-甲氧基-4-氧-（3-甲基-2-丁烯基）补骨脂素、5-氧-（3-甲基-2-羟基-3-丁烯基）补骨脂素等多种香豆精类成分。还含有叔-O-β-D-吡喃葡萄糖基-（R）-白当归素、（2″S）-3″-O-β-D-吡喃葡萄糖基水合氧化前胡内酯、印枳苷、仲-O-β-D-吡喃葡萄糖基白当归素、异秦皮定-7-O-β-D-吡喃葡萄糖苷、苄基-O-β-D-吡喃葡萄糖苷、花椒毒酚-8-O-β-D-吡喃葡萄糖苷、异戊烯基-O-β-D-吡喃葡萄糖苷、东莨菪苷、（2′R）-5′-羟基印枳苷元-5′-O-β-D-吡喃葡萄糖苷、（2′S，3′R）-3′-羟基印枳苷、茵芋苷、苄基-O-β-D-呋喃芹糖基-（1″→6′）-β-D-吡喃葡萄糖苷和前胡苷Ⅳ等。此外还有谷甾醇、棕榈酸及 Ca、Cu、Fe、Zn、Mn、Na、P、Ni、Mg、Co、Cr、Al 等多种元素。

【药理作用】

1. 抗炎镇痛作用：白芷镇痛机制可能是通过增加中枢脑干黑皮素（POMC）mRNA 表达以及内源性镇痛物质的量，进而激活内源性镇痛机制而产生镇痛作用。白芷的抗炎作用是通过其主要成分中呋喃香豆素实现的，呋喃香豆素能通过抑制 COX-2 来调节花生四烯酸的代谢途径，从而发挥抗炎作用。对大鼠佐剂性关节炎有显著抑制作用，其作用机制可能与降低血清炎症细胞因子 TNF-α、PGE$_2$ 水平及 NOS 活力有关。

2. 抗病原微生物作用：白芷具有抗菌作用，对大肠杆菌、痢疾杆菌、伤寒杆菌、绿脓杆菌、革兰阳性菌以及人型结核杆菌等细菌均有不同程度的抑制作用。

3. 对心血管与血液的作用：比克白芷素对冠状血管有扩张作用，白芷醚溶性成分对离体兔耳血管有显著扩张作用，而白芷水溶性成分有血管收缩作用和止血作用；异欧前胡素和印度前胡素对猫有降血压作用。

4. 抗肿瘤作用：白芷及白芷的有效成分欧前胡素可以抑制毒激素-L 所诱导的脂肪分解反应，从而遏制恶性肿瘤的发生和进展。白芷中戊烯氧呋豆素能抑制毒霉素-L 在大鼠体内产生的诱导恶病质样表现，包括引起大鼠体内自由脂肪酸的释放量增加、血糖和血锌降低、血铜升高和摄食行为被抑制，发挥对恶性肿瘤的抑制作用。呋喃香豆素类化合物可应用于需要抑制细胞分化的疾病，而独活素和欧前胡素对肿瘤细胞具有毒性选择性，其中的独活素能够通过阻滞细胞周期进程进而诱导细胞凋亡。此外，呋喃香豆素在体内还可抑制细胞色素 P450 氧化酶的活性，从而影响体内很多生理生化反应。

5. 对中枢神经的作用：白芷具有兴奋中枢神经作用，白芷中白芷毒素在小剂量时能兴奋延脑呼吸中枢、血管运动中枢、迷走中枢和脊髓，从而产生呼吸兴奋、血压升高、心率减慢、流涎等作用；大剂量时导致间歇性惊厥，继而导致麻痹。白芷中珊瑚菜素能有效抑制苯甲二氮对中枢神经的束缚。

6. 平滑肌解痉作用：白芷及其多种有效成分具有解痉作用。对东莨菪素、雌激素或氯化钠所致在体或离体大鼠子宫痉挛有解痉作用，白芷醚溶性成分能抑制家兔离体小肠自发性运动，醚溶性成分尚能对抗毒扁豆碱、甲基新斯的明和氯化钡所致强直性收缩，水溶性成分也能对抗氯化钡所致强直性收缩。

7. 光敏作用：白芷中的呋喃香豆素成分中，线型呋喃香豆素具有光敏作用。实验研究证明，白芷中欧前胡素、异欧前胡素、别欧前胡素、珊瑚菜内酯、氧化前胡内酯、异氧化前胡内酯、花椒毒酚等 7 种呋喃香豆素具有光毒活性，其中以欧前胡素的光敏活性较强，异欧前胡素、花椒毒酚、珊瑚菜素次之，而别欧前胡素、氧化前胡内酯、异氧化前胡内酯最弱，其他 4 种成分均无光毒活性。欧前胡素在紫外光照下能与蛋白质发生反应，生成新的物质，其光照引起蛋白质变性的可能机制是光照诱导了欧前胡素的活性增加使其与蛋白质中的酸性基团发生反应，导致蛋白质结构的改变，从而引起脱皮等皮肤损害现象。

8. 对脂肪代谢的作用：白芷能增强肾上腺素和 ACTH 所诱导的脂肪分解作用，抑制胰岛素诱导的由葡萄糖转化为脂肪的作用，而发挥间接促进脂肪分解和抑制脂肪合成的作用。

【医疗用途】

药性归经：味辛，性温。归肺、大肠、胃经。

功能：解表散寒，祛风止痛，宣通鼻窍，燥湿止带，消肿排脓。

主治：感冒头痛，眉棱骨痛，鼻塞流涕、鼻衄、鼻渊、牙痛，带下，疮疡肿痛。

用法用量：内服：煎汤，3～10g；或入丸、散。外用：适量，研末撒或调敷。

使用注意：血虚有热者，阴虚阳亢之头痛者禁用。

附方：

1. 治眉棱痛：黄芪（酒浸，炒）、白芷各等份。共研细末，每服 6g，温水送下。

2. 治溃疡病胃痛：白芷、白芍、白及各 10g，白豆蔻 6g。每天 1 剂，水煎分 2 次服。

【资源评述】商品白芷均为栽培品，按产地可分为川白芷、杭白芷、禹白芷、祁白芷四大类。按来源分，川、杭白芷为一类，来源为 *Angelica dahurica*（Fisch. ex Hoffm.）Benth. et Hook. f. ex Franch. et Sav. cv. Hangbaizhi Yuan et Shan；禹、祁白芷为一类，来源为 *Angelica dahurica*（Fisch. ex Hoffm.）Benth. et Hook. f. ex Franch. Et Sav. cv. Qibaizhi Yuan et Shan。

川白芷：主产于四川遂宁、安岳、射洪、中江、内江，重庆的南川、大足、荣昌等地。湖北、贵州、云南、湖南、广西、江西等省也有栽培，产量大，占全国年产量的一半以上，并供出口。其中以四川遂宁所产白芷品质佳。

杭白芷：主产于浙江杭州、余杭、临海、永康等地，广东、江苏、福建、上海等地有栽培。产量较小，仅供本地使用。

禹白芷：主产于河南禹县、长葛、商丘等地，河北、山东、山西、陕西、内蒙古、甘肃、青海等省有栽培。为禹县的道地药材。产量较大，主要供北方各省用。

祁白芷：主产于河北安国、定县，分布于北方各省。产量较小。

近年来，白芷得到深入研究，开发出了大量的白芷产品，如韩国从白芷中分得 byakangelicin 治疗白内障有较好疗效，已申请世界专利。此外，以白芷为原料已开发有较多的美容产品。

【参考文献】

［1］张倩，陈进春．白芷活性成分的研究进展［J］．中医临床研究，2016，8（28）：145-146.

［2］邓改改，崔治家，杨秀伟．川白芷根极性化学成分研究［J］．中国中药杂志，2015，40（19）：3805-3810.

［3］赵春苗，李亮亮．白芷总香豆素对疮疡模型的影响［J］．中药药理与临床，2014，30（1）：61-64.

［4］孙守坤，丛立新，郭环宇．白芷总挥发油对大鼠佐剂性关节炎的影响［J］．中国老年学，2016，36（22）：5544-5546.

［5］朱艺欣，李宝莉，马宏胜，等．白芷的有效成分提取、药理作用及临床应用研究进展［J］．中国医药导报，2014，11（31）：159-162.

［6］夏令先，王玉斌，黄文龙，等．香豆素类化合物的抗肿瘤作用研究进展［J］．中国新药杂志，2013（20）：2392-2404.

［7］于静，朱艳华．白芷在外用方中的应用概述［J］．黑龙江医药，2013，26（5）：837-838.

紫花前胡
Zihuaqianhu

【别名】土当归、野当归。

【来源】为伞形科植物紫花前胡 *Peucedanum decursivum*（Miq.）Maxim. 的根。

【植物形态】多年生草本，高 1～2m。茎直立，紫色，具浅纵沟纹，上部分枝，被柔毛。叶柄长 13～36cm，基部膨大成圆形的紫色叶鞘；叶片三角形至卵圆形，坚纸质，长 10～25cm，一回三全裂或一至二回羽状分裂；第一回裂片的小叶柄翅状延长，侧裂片和顶端裂片的基部联合，呈翅状延长，翅边缘有锯齿；末回裂片卵形或长圆状披针形，长 5～15cm，宽 2～5cm，边缘有白色软骨质锯齿，齿端有尖头，主脉常带紫色；茎上部叶简化成囊状膨大的紫色叶鞘。复伞形花序顶生和侧生，花序梗长 3～8cm，有柔毛；总苞片 1～3 枚，卵圆形，阔鞘状，反折，紫色；小总苞片 3～8 枚，线形至披针形；花深紫色；花瓣倒卵形或椭圆状披针形，顶端通常不内折成凹头状；花药暗紫色。果实长圆形至卵状圆形，背棱线形隆起、尖锐，侧棱有较厚的狭翅，与果体近等宽，棱槽内有油管 1～3 条，合生面有油管 4～6 条，胚乳腹面凹入。花期 8～9 月，果期 9～11 月。

【生境分布】生于海拔 300～1000m 的山坡林缘、溪沟边或杂木灌丛中，或栽培。喜冷凉湿润气候，耐旱、耐寒。适应性较强，在山地及平原均可生长。以肥沃深厚的腐殖质壤土生长最好，重黏土及过于低温地方不宜栽种。产于涪陵、石柱、忠县、南川。分布于辽宁、河北、河南、陕西、江苏、安徽、浙江、江西、台湾、湖北、广东、广西、四川等地。

【采收加工】秋、冬季挖取根部，除去地上茎及泥土，晒干。

【药材鉴别】

性状鉴别：根近圆柱形、圆锥形或纺锤形，稍扭曲，下部有分枝，长 5～20cm，直径 1～2cm。根头部较粗短，偶有纤维状叶鞘残基。表面灰棕色至黑褐色，有不规则纵沟及纵皱纹，并有横向皮孔；上部有密集的环纹。质较柔软，干者质硬，不易折断，折断面不整齐、疏松，折断面皮部易与木部分离，皮部窄，油点少，木部黄白色。气芳香，味微苦、辛。

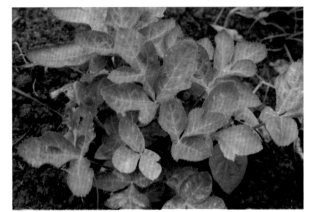

紫花前胡

【化学成分】

香豆素类：6,7-吡喃香豆素、紫花前胡素 Pd-C-Ⅰ、Pd-C-Ⅱ、d-C-Ⅲ、Pd-C-V、AD-I、紫花前胡次素、紫花前胡素、3′-异戊酰基-4′-O-当归酰基-3′,4′-二氢花椒内醌、紫花前胡素 D、紫花素 F、（+）-3′S-Decursinol、（+）-trans-Decursidinol、6,7-呋喃香豆素、紫花前胡苷、紫花前胡苷元，紫花前胡苷Ⅰ、Ⅱ、Ⅲ、Ⅳ、Ⅴ。

简单香豆素：伞形戊烯内酯。

三萜皂苷：紫花前胡皂苷Ⅰ、Ⅱ、Ⅲ、Ⅳ、Ⅴ。

挥发性成分：爱草脑、柠檬烯、3-侧柏烯、间-伞花烃、4（10）-侧柏烯、对-特丁基茴香醚。

【药理作用】

1. 祛痰作用：紫花前胡水煎剂能显著增多呼吸道黏液的分泌，具有化痰作用；紫花前胡苷能增强气管排泌酚红的作用，显示出其祛痰作用。

2. 对血小板聚集的影响：紫花前胡苷和紫花前胡苷元对 ADP 诱发的原发性相继发性血小板聚集均有明显抗聚集作用，紫花前胡素（C-V）对原发性血小板聚集有促进作用，紫花前胡苷是中药紫花前胡抗血小板活化因子（PAF）的主要活性成分之一。

3. 抗哮喘作用：紫花前胡苷能够显著抑制气道炎性反应和气道高反应；降低血清或 BALF 中 IgE、IL-4、IL-5 和 IL-13 的水平。

4. 其他作用：紫花前胡苷具有抗炎、抗过敏、抗氧化等多种生物活性。

【医疗用途】

药性归经：味苦、辛，性微寒。归肺经。

功能：散风清热，降气化痰。

主治：痰热喘满，咯痰黄稠，风热咳嗽痰多。

用法用量：内服：水煎，3～9g；或入丸、散。

使用注意：阴虚咳嗽，寒饮咳嗽患者慎服。

附方：

1. 治骨蒸热：前胡3g，柴胡6g，胡黄连3g，猪脊髓1条，猪胆1个。水煎，入猪胆汁服之。

2. 治小儿风热气喘：前胡，研为细末，炼蜜和丸如小豆大。每日1丸，温水送下。

【资源评述】前胡始载于《名医别录》，但诸本草中有与"当归"相混的情况，如《本草图经》的"滁州当归"、《救荒本草》的"杜当归"、《植物名实图考》之"土当归"（实为紫花前胡 *P. decursivum*）。《中国植物志》定为当归属 *Angelica decursiva*（Miquel）Franchet & Savatier。《中国药典》（2015年版）收载紫花前胡 *P. decursiva*。白花前胡又称信前胡，主产于浙江、安徽、重庆、湖南、广西等地，其中以浙江临安、城口所产前胡质量佳，但产量有限。近年来，江西方丰县开始大面积栽培。紫花前胡又称鸭脚前胡，主产于江西修水、安徽宁国、重庆涪陵，湖南、浙江等省亦产。

全国各地使用的前胡类药材基原较为复杂，涉及到40余种，其中来源伞形科的有13属，其中仅前胡属植物就有17种。重庆各地作前胡的习用品有：长前胡 *P. turgeniifolium* Wolff. 药材名"长前胡"；竹节前胡 *P. dielsianum* Fedde ex Wolff. 分布于万州、涪陵、黔江地区；华中前胡 *P. medicum* Dunn. 药材名"光前胡"，分布于万州地区、涪陵地区、黔江地区；南川前胡 *P. dissolutum*（Diels）Wolff. 分布于南川、武隆、彭水、西阳等地，药材名"光前胡"；武隆前胡 *P. wulongense* Shan et Sheh. 习称"毛前胡"，分布于涪陵、彭水、武隆、西阳等区县。

【参考文献】

[1] 孙希彩，张春梦，李金楠，等. 紫花前胡的化学成分研究 [J]. 中草药，2013，44（15）：2044-2047.

[2] 刘元，李星宇，宋志钊，等. 白花前胡丙素和紫花前胡苷祛痰作用研究 [J]. 时珍国医国药，2009，20（5）：1049-1049.

[3] 熊友谊，时维静，俞浩，等. 紫花前胡苷抑制哮喘小鼠气道炎性反应和 NF-κB 信号传导通路 [J]. 基础医学与临床，2014，34（5）：690-694.

当 归

Danggui

【别名】秦归。

【来源】为伞形科植物当归 *Angelica sinensis*（Oliv.）Diels 的根。

【植物形态】多年生草本，高0.4～1m。根圆柱状，黄棕色，有浓郁香气。茎直立，绿色或带紫色，有纵深沟纹。叶三出式，二至三回羽状分裂；基生叶及茎下部叶轮廓为卵形，长8～18cm，宽15～20cm，小叶片3对，近顶端的1对无柄，末回裂片卵形或卵状披针形，2～3浅裂，边缘有缺刻状锯齿，齿端有尖头，叶下面及边缘被稀疏的乳头状白色细毛；茎上部叶简化成囊状鞘和羽状分裂的叶片；叶柄长3～11cm，基部膨大成管状的薄膜质鞘。复伞形花序顶生，花序长4～7cm，密被细柔毛；伞幅9～30条；小伞形花序有花13～36朵；小总苞片2～4枚，线形，萼齿5枚，卵形；花瓣长卵形，顶端狭尖，内折；花柱短，花柱基圆锥形。果实椭圆形至卵形，背棱线形，隆起，翅边缘淡紫色，棱槽内油管1条，合生面油管2条。花期6～7月，果期7～9月。

【生境分布】多人工栽培。为低温长日照作物，宜高寒凉爽气候，海拔1500～3000m地区均可栽培。宜土层深厚、疏松、排水良好、肥沃富含腐殖质的砂壤土栽培。巫山、巫溪、武隆、西阳等地均有栽培。全国主要栽培于陕西、甘肃、湖北、四川、云南、贵州等地。

【采收加工】在10月下旬挖取，除去杂质，待水分稍蒸发后，扎把，搭棚熏干，先用湿柴火熏烟，使当归上色，至表皮呈赤红色，再用柴火熏干。贮干燥容器内，密闭，置阴凉干燥处，防潮、防蛀。

【药材鉴别】

性状鉴别：根头及主根粗短，略呈圆柱形，根头部具横纹，顶端残留多层鳞片状叶基。根头长1.5～3.5cm，直径1.5～3cm，下部有支根3～5条或更多，多弯曲，长短不等。表面黄棕色或棕褐色，有不规则纵皱纹及横长皮孔样突起；质坚硬，易吸潮变软，断面黄白色或淡黄棕色，形成层环黄棕色，皮部有多数棕色油点及裂隙，木部射线细密。中心有时有白色的髓心。有浓郁的香气，味甜、辛、微苦。

以身干、枝大、根头肥大、体长腿少、外皮色黄棕、肉质饱满、断面白色、气浓香、味甜者为佳。

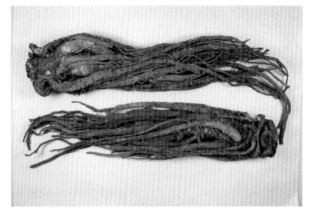
当归（生药）

【化学成分】根主要含挥发油，其酚性油中主要含香荆芥酚，还含苯酚、邻甲苯酚、对甲苯酚、愈创木酚、2,3二甲苯酚、对乙苯酚、间乙苯酚、4-乙基间苯二酚、2,4-二羟基苯乙酮、异丁香油酚、香草醛等。中性油中主要含藁本内酯，还含有α-蒎烯、月桂烯、β-罗勒烯、别罗勒烯、6-正丁基-1,4-环庚二烯、2-甲基-5-十二烷酮、双环榄香烯、苯乙酮、β-甜没药烯、菖蒲二烯、异菖蒲二烯、反式-β-金合欢烯、γ-榄香烯、花侧柏烯、α-柏木烯、正丁基苯酞、正丁基苯酞、当归酮等。酸性油中含樟脑酸、茴香酸、壬二酸、癸二酸、肉豆蔻酸、邻苯二甲酸酐等。挥发油中尚含马鞭草烯酮、黄樟醚、对乙基苯甲醛、3,4-二甲基苯甲醛、优葛缕酮、1,1,5-三甲基-2-甲酰基-2,5-环己二烯-4-酮、钴巴烯、2,4,6-三甲基苯甲醛、β-芹子烯、香柑油烯、γ-荜澄茄烯、(Z)-6,7-反式-二羟基藁苯内酯、(Z)-6,7-环氧藁本内酯、(Z)-藁本内酯、当归酸(Z)-藁本内酯-11-醇酯。

其他成分：厚朴酚、反式阿魏酸、正丁基苯酞、双藁本内酯、4-(2-羟基-1-乙氧乙基)-苯酚、正十四醇、棕榈酸、新当归内酯、藁本内酯、香草酸、阿魏酸、6-甲氧基-7-羟基香豆精、烟酸、琥珀酸、布雷菲德菌素A、β-谷甾醇、胡萝卜苷及单糖和多糖。还含多种氨基酸、磷脂类及23种微量元素。

【药理作用】

1. 对血液系统的作用：当归多糖不仅可以增加外周白细胞、血红细胞、血红蛋白的数量，还能显著促进造血干细胞与造血祖细胞的增殖分化，多方面改善机体造血功能。当归多糖通过刺激与造血相关的细胞、分子等来修复造血功能，能动员外周血和骨髓中的单个核细胞促进造血功能的修复。当归多糖通过降低放射损伤小鼠骨髓单个核细胞（BMNC）凋亡相关基因p53 mRNA的表达来抑制细胞凋亡，加速BMNC增殖分化，从而促进造血。当归多糖能有效地改变肌卫星细胞的生长特性，明显促进肌卫星细胞增殖及干细胞因子受体蛋白的表达。当归对实验性高血脂症有降低血脂作用，可显著抑制血清胆固醇水平升高。

2. 对循环系统的作用：

（1）对心血管系统的作用：当归及其挥发油具有调节血管生成、抑制心肌细胞肥大和抗心律失常的作用。当归挥发油和正丁烯基苯酞内酯能抗血管生成，而当归水煎液能促进血管生成。当归注射液能有效抑制血管紧张素Ⅱ诱导的心肌细胞肥大。

（2）抗血小板凝聚作用：当归所含的挥发油、阿魏酸能够改善血液黏度，抑制血小板聚集，促进微循环。当归注射液可改善失血性休克大鼠微循环障碍，降低血小板聚集率，增加器官血液灌流量。当归挥发油对ADP诱导的血小板聚集有显著的对抗作用，同时还可以延长凝血酶原时间。当归中的阿魏酸能对抗TXA2的生物活性，增加PGI2的生物活性，使PGI2/TXA2的值升高，从而抑制血小板凝聚。当归多糖能显著延长凝血时间、缩短出血时间；延长凝血酶时间和活化部分凝血酶时间，而对凝血酶原时间影响较小。

（3）抗动脉粥样硬化：当归及其有机酸成分阿魏酸均具有抗动脉粥样硬化的作用。当归能够改善高脂血清对血管内皮细胞形态结构的损伤，逆转高脂血清导致的内皮细胞中TGB表达降低和bFGF表达增加，达到抗动脉粥样硬化的作用。当归内酯对大鼠局部脑缺血损伤具有明显的保护作用。

3. 对平滑肌的作用：当归对子宫呈"双向性"作用。当归挥发油可抑制小鼠离体正常子宫平滑肌的收缩幅度、频率和活动力，对催产素所致离体子宫平滑肌的剧烈收缩亦可抑制。当归水煎液对离体小鼠子宫肌有兴奋作用。当归挥发油对兔离体胃底、胃体、十二指肠、空肠和回肠平滑肌均具有舒张作用，且呈现浓度依赖关系。当归挥发油可明显抑制 NE、KCl 引起的兔离体胸主动脉平滑肌的收缩。

4. 免疫作用：当归多糖可以激活不同种类的免疫细胞，同时也可以激活补体系统，促进细胞因子的生成，对免疫系统起恢复调节的作用。当归多糖能上调乙型肝炎病毒转基因小鼠的树突状细胞功能，对非特异性免疫有促进作用。当归多糖及其亚组分能显著促进脾细胞、混合淋巴细胞和 T 细胞的增殖；增加培养的脾细胞中 CIM 细胞亚群的比例以及刺激小鼠产生特异性 IgG 类抗体，对细胞免疫和体液免疫均有作用。

5. 抗肿瘤作用：硫酸酯化当归多糖对 S_{180} 小鼠的肿瘤生长有抑制作用。当归多糖不仅在体内对大鼠 S_{180} 肉瘤细胞、白血病细胞、Ehrlich 腹水癌细胞具有抑制作用，而且在体外可抑制肝癌细胞的入侵和转移。

6. 对脏器的保护作用：当归多糖是防治肺纤维化的有效成分，能改善肺纤维化大鼠模型的各项肺功能。当归提取液能明显减轻大鼠的肺间质纤维化。当归具有防治肾缺血再灌注损伤的作用，其机制可能与当归对 TNF-α、IL-6 和 bFGF 等细胞因子的调控有关。当归多糖能降低酒精性及 CCl_4 性肝损伤的 ALT 和 AST，减轻肝脏损伤。

7. 抗炎镇痛作用：当归提取物能明显提高小鼠对热刺激致痛的痛阈，抑制小鼠对化学刺激致痛的扭体反应。当归对多种致炎剂引起的急性毛细血管通透性增高、组织水肿及慢性炎性损伤均有抑制作用，且抑制炎症后期肉芽组织增生。

8. 抗病毒作用：当归多糖可以促进乙肝病毒（HBV）转基因小鼠树突状细胞（DC）的成熟，上调其表面协同刺激分子 CD86 的表达，提高促淋巴细胞增殖和分泌 IL-12、IFN-γ 的能力。当归多糖具有抗细胞氧化损伤的作用，对获得性免疫缺陷综合征（AIDS）、HBV 可能有一定的治疗作用。当归多糖对抑制人巨细胞病毒（HCMV）感染的巨核系细胞有一定的保护作用，能够促进鸡胚成纤维细胞增殖，抵抗新城疫病毒的感染，能抑制鸡传染性法氏囊病毒感染细胞。

9. 其他作用：当归具有抗辐射、抗氧化、抗衰老、抗银屑病作用，还能明显降低糖尿病大鼠的血糖。当归注射液可通过降低神经干细胞的增殖来保护宫内缺氧新生大鼠的神经干细胞。

【医疗用途】

药性归经：味甘、辛，性温。归肝、心、脾经。

功能：补血活血，调经止痛，润肠通便。

主治：血虚诸证，月经不调，经闭，痛经，癥瘕结聚，崩漏，虚寒腹痛，痿痹，肌肤麻木，肠燥便难，赤痢后重，痈疽疮疡，跌打损伤。

用法用量：内服，煎汤，6～12g，或入丸、散；或浸酒；或熬膏。补血用当归身，破血用当归尾，和血用全当归，止血用当归炭，用酒制能增强活血功能。

使用注意：热盛出血患者禁服，湿盛中满及大便溏泄者慎服。

附方：

1. 用于妇女贫血，经期不准，经闭经少：当归、熟地黄各 40g，川芎、白术各 10g，益母草清膏 6g。将前四味水煎，兑益母草膏服。每日 2 次。

2. 治大便不通：当归、白芷各等份。为末，每服 3g，米汤送下。

【资源评述】当归属（*Angelica* L.）主要分布于北温带和新西兰，全世界约 90 种，我国产有 45 种，为当归属植物分布中心，中国特有种有 32 种 2 变种。四川、重庆市二地有 19 种 1 变种 1 变型，约占全国种类的一半，是我国当归属植物的多度中心之一。

当归始载于《神农本草经》，列为中品。陶弘景曰："今陇西叨阳黑水当，多肉少枝，气香，名马尾当归，稍难得，四川北部当归，多根枝而细。历阳所出……不相似。"《唐本草》载："今出当州（今四川松潘）、岩州（今甘肃岩昌）、翼州（今河北翼县）、松州（即松潘）。岩州最佳，细叶者名蚕头当阳，大叶者名马尾当归，今多用马尾当归，蚕头者不如，此不复用。陶弘景称历阳者是蚕头当归也。"《图经本草》载："今川蜀、陕西诸郡及江宁府、滁州（今安徽滁州）皆有之，以蜀者为胜。"李时珍曰："今陕、蜀、秦州（今甘肃）、汉州（今四川汶川）诸州人多栽莳为货，以秦归头圆、尾多色紫、气香肥润者名马尾当归，最胜他处。"并曰："川产者力刚而善攻，秦产者力柔而善补。"结合《图经本草》附"文州当归"及"滁州当归"图两幅，"文州当归"与现用当归 *A. sinensis* 形态相符；"滁州当归"应为紫花前胡 *Peucedanum dex-ursivum*（Miq.）Maxim.。当归主要栽培于甘肃岷山山脉的岷县、武都、漳县、两当、舟曲、西和、武山、渭源和义县等地以及云南。其次为四川、重庆、陕西、湖北等省。

在青海、四川民间的部分地区，以青海当归 *A. nitida*、大叶当归 *A. megaphylla* 的根代替当归入药，在吉林省的延边朝鲜族自治州以东当归 *A. acutiloba* 栽培作"当归"使用已有长久历史。在日本、朝鲜、韩国等以本种称当归栽培入药，功效与我国产当归类似。我国一度也曾因当归药用资源匮缺，由欧洲引种了与当归同科不同属的欧当归 *Levisticum officinale* 代用。但二者所含主要成分的性质与含量均有差异，现已不作当归用。

【参考文献】

[1] 尹辉. 当归化学成分及药理活性研究进展 [J]. 重庆科技学院学报：自然科学版，2015，17（1）：100-101.

[2] 徐璨. 当归化学成分分离与鉴定 [J]. 亚太传统医药，2016，12（24）：42-43.

[3] 李曦，张丽宏，王晓晓，等. 当归化学成分及药理作用研究进展 [J]. 中药材，2013，36（6）：1023-1028.

[4] 吴国霞，邓毅. 当归及其不同入药部位补血活血相关作用研究进展 [J]. 中医研究，2016，29（9）：73-77.

[5] 钟小明，陈旭东，余鸿. 当归药理作用的研究进展 [J]. 四川解剖学杂志，2007，15（1）：44-46.

[6] 刘雪东，李伟东，蔡宝昌. 当归化学成分及对心脑血管系统作用研究进展 [J]. 南京中医药大学学报，2010，26（2）：155-157.

[7] 李明，李慧芬，崔伟亮，等. 当归主要化学成分及抗病毒、抗炎药理作用研究进展 [J]. 山东中医杂志，2013（9）：88-89.

柴 胡

Chai hu

【别名】柴草、茹草。

【来源】为伞形科植物北柴胡 *Bupleurum chinensis* DC.、小柴胡 *B. tenuie* Buch.-Ham. ex D. Don 及窄竹叶柴胡 *B. mauginaarum* Wall. ex DC. var. *stenophyllum*（Wolff）Shan et Y. Li 的带根的全草。

【植物形态】

北柴胡：多年生草本，高 50～120cm。主根较粗，灰褐色至棕褐色。茎单一或 2～3 枝丛生，上部多回分枝略作"之"字形曲折。叶互生，基生叶倒披针形或狭椭圆形，长 5～10cm，宽 6～10mm，先端渐尖，基部收缩成柄；茎生叶长圆状披针形，长 5～16cm，宽 6～20mm，先端渐尖或急尖，有短芒尖头，基部收缩成叶鞘，抱茎，脉 7～9 条，表面鲜绿色，背面淡绿色。复伞形花序多分枝，形成疏松的圆锥状；伞幅 3～8 条，纤细，不等长；总苞片 2～4 枚，狭披针形，大小不等；小总苞片 5 枚，披针形，长 3～3.5mm，顶端尖锐，3 脉；小伞形花序有花 5～12 朵，花柄长约 1.2mm；花瓣鲜黄色，上部内折，中肋隆起，小舌片半圆形，先端 2 浅裂；花柱基深黄色，宽于子房。双悬果广椭圆形，棕色，两侧略扁，长 2.5～3mm，棱狭翼状，淡棕色，每棱槽中有油管 3 条，很少 4 条，合生面油管 4 条。花期 7～9 月，果期 9～11 月。

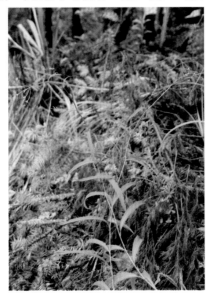

竹叶柴胡

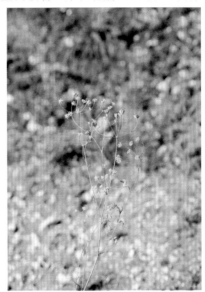

窄竹叶柴胡

小柴胡：二年生草本，高 20～80cm。根细瘦，浅土黄色。茎带紫褐色，下部往往大量分枝成丛生状，再分生小枝。叶小，长圆状披针形或线形，长 3～8cm，宽 4～8cm，顶端钝或圆，有小突尖头，基部略收缩抱茎，7～9 脉，沿小脉边缘和末端均有棕黄色的油脂积聚；分枝上的叶更短小些，形状相似。伞形花序小而多；伞辐 2～5，线形，不等长，6～13mm；总苞片 2～4 枚，披针形或长椭圆形，不等大，顶端锐尖，基部渐狭，5～7 脉，支脉末端也有棕黄色的油脂凝集；小总苞片 5 枚，披针形或椭圆形，草质，顶端渐尖，有小突尖头，3 脉；小伞形花序多数；花瓣近圆形，上端内折，小舌片近长方形，每小伞形花序通常有发育果 3。果广卵圆形或椭圆形，长 2.5mm，宽 1.5mm，棕色，棱粗而显著，淡黄色；分生果横切面五角形，棱呈三角形；每棱槽油管 1 条，合生面油管 2 条；胚乳腹面平坦。花果期 9～10 月。

窄竹叶柴胡：多年生草本，高 60～100cm。根略粗，细长，红棕色或棕褐色。根茎长而发达，有时与根较难区分。茎直立。基生叶长匙形或披针形，长 6～10cm，宽 3～6mm，茎生叶披针形或狭长披针形，长 6～16cm，宽 3～8cm。复伞形花序具伞幅 4～7 条；总苞片 3～5 枚，小总苞片 5 枚；小伞形花序具花 6～14 朵；花小，浅黄色。果长圆形，棕褐色；果棱狭翼状，棱油管 3 条，合生面油管 4 条。花期 7～9 月，果期 9～10 月。

植物检索表

1. 二年生草本，果棱槽油管 1 条，合生面油管 2 条 ·· 小柴胡
1. 多年生草本，果棱槽油管 3 条，合生面油管 4 条
　 2. 叶为狭椭圆形或广线状披针形，宽者超过 1cm ······································ 北柴胡
　 2. 叶为线性或狭披针形，最宽不超过 1cm ·· 窄竹叶柴胡

【生境分布】

北柴胡：生于 300～1900m 的向阳旱荒山坡、路边、林缘灌丛或草丛中。产于万州全区及武隆、铜梁、大足、江津、荣昌。分布于东北、华北、西北、华中、华东等地。

小柴胡：生于海拔 600～2900m 的向阳山坡草丛中或干燥土中。产于城口、巫溪、南川、綦江、江津、永川。分布于云南、贵州、四川、重庆、广西等地。

窄竹叶柴胡：生于 1200～3700m 的林区草地、向阳山坡。产于万州，分布于云南、贵州、四川、西藏、广西、广东、福建及湖南、湖北西部等地。

【采收加工】 春、秋两季采挖根，除去茎叶及泥沙，洗净，晒干。小柴胡及窄竹叶柴胡 7～8 月采收，除去杂质，晒干。

【药材鉴别】

性状鉴别

柴胡：根圆锥形或圆柱形，有时略弯曲，长 6～15cm，直径 0.3～1.2cm，常有分枝；根头膨大，顶端残留数个茎基或短纤维叶基，下部分枝。表面灰褐色或棕褐色，具纵皱纹、支根痕及皮孔。质坚硬，不易折断，断面纤维性，横断面皮部淡棕色、木部黄白色。气微香，味微苦、辛。

小柴胡：全草带根。根细瘦，高度木质化，直径 1～4mm；坚韧不易折断。茎实心，直径 1～1.5mm，基部木质化。叶质薄而软，长圆形至线性，宽 3～6mm，常皱缩。气微香，味淡。

窄竹叶柴胡：全草带根。全草长 50～80cm。根皮红棕色，质脆，易折断。根茎坚硬，木质化，茎实心，上有明显纵条纹，鲜绿色。叶线形，宽 3～8mm，有时被折断，具白色软骨质叶缘。气清香，味淡。

性状检索表

1. 为根或根茎，根表面灰褐色 ·· 北柴胡
1. 药用为带根的全草
　 2. 根细瘦，高度木质化 ··· 小柴胡
　 2. 根较粗，叶具明显软骨质叶缘 ··· 窄竹叶柴胡

【化学成分】

北柴胡：根含挥发油：2-甲基环戊酮、柠檬烯、月桂烯、右旋香荆芥酮、反式香苇醇、胡薄荷酮、桃金娘醇、α-松油醇、芳樟醇、牻牛儿醇、正十三烷、（E）-牻牛儿基丙酮、α-荜澄茄油烯等。皂苷：柴胡皂苷

a、c、d、s1，柴胡皂苷 s1 就是 3-O-α-L-吡喃阿拉伯糖基（1→3）-β-D-吡喃葡萄糖醛酸基齐墩果酸-28-β-D-吡喃葡萄糖酯。其他还有侧金盏花醇、α-菠菜甾醇、多糖等。

窄竹叶柴胡：根含挥发油，2-甲基环戊酮、β-蒎烯、柠檬烯、3,3,5-三甲基庚烷、反式香苇醇、桃金娘醇、α-松油醇、芳樟醇、正十一烷、α-荜澄茄油烯、葎草烯、香橙烯、广藿香烷、γ-广藿香烯、β-甜没药烯、努特卡花柏酮、菖蒲二烯。柴胡皂苷 a、c、d、b3、b4、15、16，3″-O-乙酰基柴胡皂苷 a、6″-O-乙酰基柴胡皂苷 a、3″-O-乙酰基柴胡皂苷 d、6″-O-乙酰基柴胡皂苷 d、大叶柴胡皂苷 I 及 D、11α-甲氧基柴胡皂苷 f。

【药理作用】

1. 解热镇痛作用：竹叶柴胡水提液能够明显降低二硝基苯酚引起大鼠体温升高情况。柴胡水提物、柴胡皂苷提取物和柴胡挥发油提取物 3 种提取物具有很好的解热作用，挥发油提取物解热作用起效最快、作用最持久。其解热作用可能与改变体内 cAMP 及 AVP 的合成分泌有关。竹叶柴胡和北柴胡水提物均可以增加小鼠对疼痛的耐受性，醇提物的作用效果不明显。

2. 保肝作用：

（1）抗肝损伤作用：竹叶柴胡和北柴胡的水提物可以减少 CCl₄ 所致的肝脏细胞坏死、炎性细胞浸润，具有保护肝脏损伤的作用，机制可能与改善小鼠肝脏组织内氧化应激状态的失衡、减少转化生长因子-β 和 NF-κB 等炎症因子的表达有关。北柴胡水提部位、乙醇提取物对急性肝损伤小鼠肝脏具有保护作用，北柴胡正丁醇萃取部位对于小鼠急性肝损伤具有保护作用。

（2）抗肝纤维化作用：柴胡皂苷对肝纤维化大鼠的肝功能有一定的保护作用，能在一定程度上改善大鼠肝脏的纤维化程度。

3. 抗肿瘤作用：柴胡皂苷 d 作为药理活性最好的三萜皂苷单体，具有很好的诱导肝癌细胞分化逆转恶性表型的作用，能显著降低肝癌模型大鼠肝脏功能指标、增强模型大鼠免疫功能、抑制癌细胞的增殖。柴胡皂苷 d 还可以通过抑制人肝癌细胞血管内皮生成因子和血管紧张肽-2 的表达发挥抗肝癌血管生成作用。柴胡皂苷 d 对人肺癌 A549 细胞、人宫颈癌 HeLa 细胞系的增殖具有明显的抑制及诱导凋亡的作用。

4. 抗炎作用：竹叶柴胡和北柴胡水煎液均可以降低二甲苯引起的小鼠耳肿胀程度和蛋清引起的足趾肿胀程度。

5. 抗菌与抗病毒作用：北柴胡茎叶总黄酮对乙型流感病毒感染小鼠具有明显的保护作用，能明显降低乙型流感病毒感染小鼠肺指数值。柴胡水提物对金黄色葡萄球菌和伤寒杆菌有显著的抑制作用，对伤寒杆菌引起的急性腹腔感染死亡率有明显的降低效果，低剂量的柴胡丙酮提取物对甲型 H1N1 病毒感染狗肾传代细胞系（MDCK）引起的病理性改变具有显著的抑制作用。

6. 镇静与抗癫痫作用：柴胡总皂苷和柴胡皂苷 a 具有抗最大电休克发作（MES）惊厥作用，而柴胡皂苷 C 和柴胡皂苷 d 的抗 MES 惊厥作用不明显。柴胡总皂苷可以影响戊四氮点燃模型动物海马 CA1 区的谷氨酸表达水平，从而抑制其痫性发作。柴胡皂苷能够显著延长戊四氮致痫动物惊厥潜伏期，明显减轻痫样发作程度，对脑电图有一定的改善作用。柴胡皂苷 a 具有明确的抗癫痫作用，还可降低动物的强直性惊厥发作率，其机制可能与抑制戊四氮致痫动物海马区 TNFR1 的表达显著升高有关。

7. 抗抑郁作用：柴胡皂苷能够通过抑制大脑组织海马区 ChAT 蛋白表达、降低大脑海马区 AChE 活性和减少大脑海马区神经细胞凋亡而起到抗抑郁作用。柴胡皂苷 a 可以显著逆转抑郁导致的脑内单胺类神经递质的降低，减少由此造成的神经细胞损伤，达到治疗抑郁症的目的。柴胡皂苷可显著加强石菖蒲提取液的抗抑郁作用。柴胡还可通过增加单胺类神经递质的含量、调节其代谢，改善海马细胞的形态、活性及调节相关基因的表达，调节免疫和抗氧化作用等途径来产生抗抑郁的作用。

8. 其他作用：柴胡提取物能增加大鼠体内雌激素的水平。柴胡多糖通过增加巨噬细胞及 NK 细胞的杀伤力来发挥其免疫调节作用。柴胡皂苷 a、d、f 可增加小鼠 T、B 淋巴细胞的活性及 IL-2 的分泌水平。柴胡多糖还有胃黏膜保护作用。柴胡皂苷具有减少肾小球底膜（GBM）肾炎模型大鼠尿蛋白、改善低蛋白血症和高血脂症的效果，并有能改善肾组织病理变化的作用。

【医疗用途】

药性归经：味苦、辛，性微寒。归肝、胆经。

功能：解表退热，疏肝解郁，升举阳气。

主治：外感发热，寒热往来，疟疾，胁痛乳胀，头痛头眩，月经不调，气虚下陷之脱肛、子宫脱垂、胃下垂。

用法用量：内服：水煎，3～10g；或入丸、散。外用：适量，煎水洗，或研末调敷。

使用注意：真阴亏损，肝阳上亢及肝风内动之证禁服。

附方：

1. 治耳聋：柴胡30g，香附30g，川芎15g。研为细末。早晚开水冲服9g。

2. 治胰腺炎：柴胡15g，黄芩、胡连、木香、延胡索各10g，杭芍15g，生大黄15g（后下），芒硝10g（冲服）。水煎服，每日1剂，重者2剂。

【资源评述】柴胡在《神农本草经》以"茈胡"之名记载。我国有柴胡属（*Bupleurum*）植物42种、17变种和7变型，我国大部分地区均有分布，各地药用的种类涉及约17种、6变种、1变型。《中国药典》在"柴胡"条下收载了柴胡 *B. chinense* 和狭叶柴胡 *B. scorxonerifolium* 2种，前种为《神农本草经》记载的"茈胡"，习称"北柴胡"，后种为明代《本草汇言》记载的"软柴胡"，习称"南柴胡"。

柴胡商品药材通常分为：北柴胡、红柴胡、竹叶柴胡三类。北柴胡来源北柴胡 *B. chinense*、小叶黑柴胡 *B. smithii* var. *parvifolium* 和银州柴胡 *B. yinchowense*；红柴胡类有：红柴胡 *B. scorzonerifolium*、锥叶柴胡 *B. bicaule*、线叶柴胡 *B. angustissimum*；竹叶柴胡类主要为窄竹叶柴胡 *B. marginatum* var. *stenophyllum.*。

药理实验证明，解热作用以锥叶柴胡和北柴胡好，镇痛作用北柴胡较明显，而保肝的作用以锥叶柴胡和小叶柴胡最强，其保肝的作用可能与含多糖成分有一定的关系。竹叶柴胡为西南地区习用品，药用全草。药理实验证明也具有解热、镇痛和保肝的作用。

【参考文献】

[1] 陈亚双，孙世伟. 柴胡的化学成分及药理作用研究进展 [J]. 黑龙江医药，2014，27（3）：630-633.

[2] 卢伟，杨光义，杜士明，等. 竹叶柴胡化学成分和药理作用研究进展 [J]. 医药导报，2016，35（2）：164-168.

[3] 杜士明，杜婷，王刚，等. 竹叶柴胡与北柴胡解热镇痛作用的比较 [J]. 中国医院药学杂志，2013，33（7）：526-529.

[4] 金国泰，李博，王树荣. 柴胡解热的物质基础、药效及机制研究 [J]. 西部中医药，2014，27（2）：20-22.

[5] 杨辉，杨亮，蒋玲. 柴胡、竹叶柴胡对小鼠的抗炎镇痛作用研究 [J]. 中国药房，2012，23（47）：4442-4444.

[6] 石慧，谢东浩. 春柴胡及北柴胡水提部位对急性肝损伤小鼠的保护作用 [J]. 南京中医药大学学报，2009，25（6）：461-462.

[7] 李苑实，延光海，李镐，等. 北柴胡乙醇提取物对急性肝损伤小鼠肝脏的保护作用及成分分析 [J]. 延边大学医学学报，2010，33（2）：105-107.

[8] 卫冰，李晓坤，杨云，等. 北柴胡正丁醇部位保肝作用及其化学成分特征初步研究 [J]. 中国实验方剂学杂志，2012，18（19）：141-144.

[9] 吕晓慧，孙宗喜，苏瑞强，等. 柴胡及其活性成分药理研究进展 [J]. 中国中医药信息杂志，2012，19（12）：107-109.

[10] 李春娜，刘悦，刘洋洋，等. 北柴胡化学成分及活性部位研究进展 [J]. 中华中医药学刊，2014，32（11）：2674-2677.

[11] 郑纯威，丁华煜，陈宇，等. 柴胡皂苷改善大鼠肝纤维化的实验研究 [J]. 中国中医急症，2011，20（5）：755-755.

[12] 沈霞，赵振宇. 柴胡治疗肝病有效成分及药理作用研究进展 [J]. 生物技术世界，2014（2）：100-100.

[13] 和水祥，朱占芳，卢新兰，等. 柴胡皂甙d对肝癌细胞VEGF和Ang-2表达的影响 [J]. 第三军医大学学报，2011，33（12）：1233-1236.

[14] 徐明明. 柴胡皂苷d诱导人宫颈癌Hela细胞系凋亡的研究 [J]. 医药论坛杂志，2011，32（8）：89-91.

[15] 代光明. 柴胡皂苷D对肺癌A-549细胞增殖、凋亡的影响及机制探讨 [J]. 西南师范大学学报：自然科学版，2011，34（3）：75-78.

[16] 张静艳，张晓杰. 柴胡皂苷对抑郁模型大鼠海马乙酰胆碱代谢及组织形态学影响的实验研究 [J]. 齐齐哈尔医学院学报，2011，32（4）：506-508.

[17] 王丽娜，汪巍，贾天柱. 柴胡及醋柴胡对大鼠雌激素（E）水平的调节作用研究 [J]. 中医药学报，2014，

42（1）：56-58.

[18] 谢东浩，蔡宝昌，安益强，等．柴胡皂苷类化学成分及药理作用研究进展 [J]．南京中医药大学学报，2007，23（1）：63-65.

[19] 李忻，靳耀英，张锟，等．柴胡皂苷防治肝病机制研究进展 [J]．中国中西医结合杂志，2009，29（11）：1049-1051.

积雪草

Jixuecao

【别名】大马蹄草、土细辛、马蹄草。

【来源】为伞形科植物积雪草 *Centella asiatica*（L.）Urb. 的全草。

【植物形态】多年生草本，茎匍匐，细长，节上生根。单叶互生；叶片肾形或近圆形，长 1～3cm，宽 1.5～5cm，基部阔心形，边缘有钝锯齿，两面无毛或在背面脉上疏生柔毛；掌状脉 5～7 条，叶柄长 2～15cm，基部鞘状。伞形花序单生，或 2～4 个聚生叶腋；苞片 2～3 枚，卵形，膜质；伞形花序有花 3～6 朵，聚集成头状；花瓣卵形，紫红色或乳白色。果实圆球形，基部心形或平截，长 2～3mm，宽 2～3.5mm，每侧有纵棱数条，棱间有明显的小横脉，网状，平滑或稍有毛，花、果期 4～10 月。

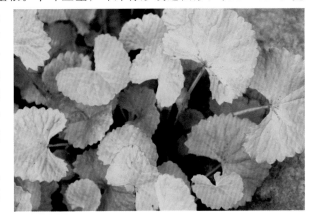
积雪草

【生境分布】生于海拔 200～1990m 的阴湿草地、田边、沟边。重庆市各区县均有分布。分布于黄河以南各地。

【采收加工】夏、秋季采收，除去杂质，晒干，或鲜用。

【药材鉴别】

性状鉴别：常卷缩成团状。根圆柱形，长 2～4cm；表面淡黄色或灰黄色。茎细长弯曲，淡黄色，有细纵皱纹，节上常着生须状根。叶片多皱缩、破碎，完整者展平后呈近圆形或肾形，直径 1～4cm；灰绿色，边缘有粗钝齿；叶柄长 3～6cm，常扭曲。气微，味淡。

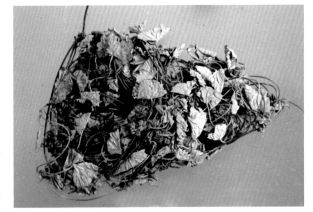
积雪草（生药）

【化学成分】

三萜类：积雪草中含大量的三萜皂苷类成分，如积雪草苷、羟基积雪草苷、波热模苷、波热米苷、参枯尼苷、异参枯尼苷、centelloside、积雪草酸、羟基积雪草酸、波热米酸、马达积雪草酸、centic acid、centoic acid、cenellic acid、indocentic acid、6β-羟基积雪草酸、23-乙酰氧-2α,3β-二羟基乌苏-12-烯-28-酸、28-O-α-L-吡喃鼠李糖基-（1→4）-O-β-D-吡喃葡糖基-（1→6）-β-D-吡喃葡糖酯以及 2α,3β,6β-三羟基乌苏-12-烯-28-酸、3β,6β,3-三羟基乌苏-12-烯-28-酸、2α,3β,6β-三羟基齐墩果-12-烯-28-酸和 3β,6β,23-三羟基齐墩果-12-烯-28-酸的 28-O-α-L-吡喃鼠李糖基-（1→4）-O-β-D-吡喃葡糖基-（1→6）-β-D-吡喃葡糖酯、胡萝卜苷、β-谷甾醇。

多炔烯类：$C_{16}H_{21}O_2$、$C_{19}H_{27}O_4$、$C_7H_{21}O_3$、$C_{15}H_{20}O_2$ 等 20 余个多炔烯类化合物。

挥发油类：含量较高的有石竹烯、法尼烯、榄香烯、长叶烯等。

其他成分：香草酸、内消旋肌醇、积雪草糖、胡萝卜烃类、叶绿素、山柰酚、2,4,6-三叔丁基苯、月桂酸，还有生物碱以及鞣质等成分。

【药理作用】

1. 对皮肤系统的作用

(1) 抑制瘢痕增生作用：积雪草具有抑制瘢痕增生的药效作用，积雪草苷可引起金属基质蛋白酶抑制物（TIMPS）表达明显减少，促进Ⅰ型胶原降解，从而减轻瘢痕增生；也可通过增加抑制性 R-Smads 转导信号的 Smad7 的表达，抑制 TGF-β 的病理作用，阻止成纤维细胞的增殖。积雪草苷可影响成纤维细胞的超微结构，使成纤维细胞的增殖变得不活跃，合成和分泌蛋白的活性减弱。积雪草酸可抑制肝星状细胞 HSC-T6 细胞Ⅰ型胶原蛋白表达。羟基积雪草酸、积雪草酸、羟基积雪草苷和积雪草皂苷 B 均可抑制瘢痕成纤维细胞的增殖，且作用强于积雪草总苷。

(2) 修复皮肤损伤作用：积雪草苷能有效促进细胞周期蛋白 B1 和增殖细胞核抗原的表达，使细胞周期的 S+G2 期明显提前，从而加快细胞增殖，促进创面愈合。积雪草苷作用于体外培养成纤维细胞，可明显增加细胞内和细胞外的Ⅰ型和Ⅲ型胶原合成，上调皮肤损伤修复的相关基因，增加细胞外基质合成以加快皮肤损伤修复过程。

2. 对神经系统的作用

(1) 抗抑郁作用：积雪草苷通过提高机体对各种非特异性刺激的抵抗力，避免过度应激刺激所致机体下丘脑-垂体-肾上腺皮质轴和下丘脑-垂体-甲状腺轴等调节功能的紊乱，发挥抗抑郁作用。积雪草挥发油对利血平引起的大鼠眼睑下垂和体温下降具有明显的拮抗作用，可明显缩短点刺激小鼠角膜引起的最长持续不动状态时间。积雪草提取物能显著地抑制小鼠体外脑 MAO-A 的活性。积雪草苷能够恢复抑郁症大鼠海马区的 BDNF、PSD95、synapsin Ⅰ，通过 BDNF 信号通路发挥抗抑郁的效果。积雪草总苷元与 5-HT 产生协同作用，使小鼠甩头次数明显增加，通过抑制 5-HT 重摄取、增强脑内神经递质 5-HT 的神经功能达到抗抑郁的效果。

(2) 保护神经元：羟基积雪草苷对铜锌 SOD 突变肌萎缩侧索硬化小鼠运动神经元变性有保护作用，能延长小鼠的生存时间。羟基积雪草苷对慢性铝中毒小鼠的海马神经元具有保护作用，从而改善学习记忆能力，产生对拟痴呆模型的治疗作用。积雪草酸衍生物可拮抗由 β-淀粉样蛋白产生的神经毒性。积雪草苷能抑制 NMDA 诱导的钙内流，对 NMDA 引起的损伤神经元具有显著的保护作用。羟基积雪草苷可通过提高抗氧化应激、阻遏神经元凋亡和抗炎作用，减轻慢性铝中毒所致小鼠海马神经元损伤。

(3) 镇痛作用：积雪草苷具有明显镇痛效应。积雪草苷能够明显减少脂多糖诱导痛觉增敏型小鼠乙酸扭体次数，提高痛阈。积雪草总苷使热刺激所致小鼠疼痛的痛阈反应时间延长，痛阈提高百分率增大，表明积雪草总苷对实验性小鼠具有一定的镇痛作用。

3. 抗炎作用：积雪草苷明显抑制脂多糖诱导炎症模型中 RAW 264.7 细胞核转录因子 NF-κB 活化，抑制促炎因子 TNF-α 和 IL-1 的表达，同时上调抗炎因子 IL-10 的表达，从而维持促炎系统与抗炎系统的平衡而发挥抗炎作用。羟基积雪草苷能够明显降低脂多糖诱导发热模型大鼠肝组织 MPO 活性、脑组织 PGE$_2$ 和血浆 IL-6 的含量。积雪草苷能减轻胶原诱导性关节炎小鼠的关节炎症状，抑制淋巴细胞增殖反应及滑膜细胞增生，减少踝关节软组织中高水平的 COX-2 表达及 PGE$_2$ 含量，降低血清中炎症因子 TNF-α 和 IL-6 的水平，减轻炎性细胞浸润。

4. 抗肿瘤作用：积雪草苷抗肿瘤的作用机制主要是诱导肿瘤细胞的凋亡，阻断肿瘤细胞 DNA 的合成以及抑制肿瘤细胞的增殖。积雪草苷可改变 Bax/Bcl-2 的比例和半胱天冬酶的活性，从而诱导肿瘤细胞凋亡，治疗人类皮肤癌；通过抑制肿瘤细胞 DNA 的合成，从而发挥抑制氧化偶氮甲烷诱导的变体小囊病灶生成，从而引发肿瘤细胞增殖速度的减缓，达到抑制癌变趋势。积雪草苷能够有效抑制 CNE 细胞发生增殖。羟基积雪草酸具有较强的促 CT26 细胞凋亡能力，可增强 T 淋巴细胞的增殖能力，促进肿瘤细胞凋亡，促使裸鼠移植瘤消退。积雪草苷能够诱导口腔表皮样癌细胞凋亡，对宫颈癌 HeLa 细胞有显著的抑制作用，能够促进人乳腺癌细胞的凋亡而增强抗肿瘤活性。

5. 抗溃疡作用：积雪草提取物能通过加强黏膜的自身阻碍以及减少自由基的损害来抵抗小鼠乙醇所致的胃黏膜损害。积雪草水提物可使乙酸引起的胃溃疡面积减小，同时伴随着胃组织 MPO 活性的减弱，上皮细胞的增殖、血管发生和成纤维细胞的生长，从而治疗胃溃疡。

6. 对脏器的保护作用：积雪草能够调控多种细胞因子的表达，调节肾脏的局部免疫反应，从而减轻肾组织的损伤，延缓肾衰竭的进展。积雪草苷对盲肠结扎穿孔所致脓毒症的急性肾损伤具有保护作用。积雪草苷对脂多糖诱导急性肺损伤小鼠有保护作用。积雪草苷能够抑制炎症因子 TNF-α、IL-6 的表达，增加 IL-

10 的表达，对脂多糖诱导的肺脏起保护作用。羟基积雪草苷对 CCl_4 诱导的急性肝损伤小鼠有一定的肝保护作用。积雪草酸衍生物对 CCl_4 或氨基半乳糖诱导大鼠急性肝损伤模型具有显著的保肝作用。

7. 其他作用：积雪草黄酮类成分具有较强的抗氧化作用，起到一定的免疫调节作用。积雪草苷具有很强的体内及体外抗菌活性，尤其对各种耐药细菌，包括金葡球菌、表葡菌、粪肠球菌、大肠杆菌、克雷伯菌、不动杆菌以及绿脓杆菌等有较好的抑菌作用。此外，积雪草酸具有降血脂作用。

【医疗用途】

药性归经：味苦、辛，性寒。归肝、脾、肾经。

功能：清热利湿，解毒消肿。

主治：湿热黄疸，中暑腹泻，石淋血淋，痈肿疮毒，跌仆损伤。

用法用量：内服：水煎，15～30g，或捣汁。外用：适量，捣敷或绞汁涂。

使用注意：脾胃虚寒者慎服。

附方：

1. 治肺热咳嗽：积雪草 30g，麦冬 30g，白茅根 30g，枇杷叶 15g，桑叶 15g。水煎服。

2. 治肝肿大：积雪草 250g，水煎服。

【资源评述】 全世界约有积雪草属植物 20 种，主要分布在热带、亚热带地区。我国仅产积雪草 1 种，并广泛分布于华南、华中、华东、中南、西南各地，多生长在海拔 2000m 以下的阴湿地处。

近年，积雪草抗抑郁的作用引起了人们的关注。加拿大科学家通过临床试验，证明积雪草有抗焦虑的作用，其受试者耐受良好，无副作用，有望开发成为抗抑郁新药。从积雪草中提取的积雪草苷片，在临床上治疗皮肤损伤、疤痕、硬皮病，可用于美容产品中。

【参考文献】

[1] 殷林虹 . 积雪草的化学成分分析及药理作用研究进展 [J] . 化工管理，2015（17）：48-49.

[2] 李亚楠，李志辉，霍丽妮，等 . 积雪草化学成分的研究 [J] . 广西中医药，2015，38（2）：78-80.

[3] 项佳媚，肖伟，许利嘉，等 . 积雪草的研究进展 [J] . 中国现代中药，2016，18（2）：233-238.

[4] 李珊珊，王玮蓁，曾宪玉 等 . 积雪草苷对瘢痕组织成纤维细胞 I、III 胶原和 TGF-β_1 mRNA 表达的影响 [J] . 中国麻风皮肤病杂志，2013，29（5）：310-313.

[5] 欧阳丹薇，邵燕，孔德云，等 . 积雪草总苷及其化学成分对瘢痕成纤维细胞增殖的抑制作用 [J] . 世界临床药物，2014，35（4）：215-220.

[6] 丁元，张翥，王锁刚 . 积雪草苷的研究进展 [J] . 时珍国医国药，2016（3）：697-699.

[7] Luo L，Liu X L，Mu R H，et al. Hippocampal BDNF signaling restored with chronic asiaticoside treatment in depression-like mice. [J]. Brain Research Bulletin，2015，114：62-69.

[8] 曹尉尉，李晏，伊佳 . 积雪草总苷元抗抑郁作用机制的初步研究 [J] . 解放军药学学报，2009，25（1）：40-43.

[9] 白洁如，刘颖菊，宋昀，等 . 羟基积雪草苷干预神经元退变的机制研究 [J] . 中国老年学杂志，2008，28（23）：2297-2300.

[10] 章卓，万敬员，罗福玲，等 . 积雪草苷对小鼠脂多糖致痛觉增敏及对 MPO、NO 和 TNF-α 影响研究 [J] . 中国药学杂志，2008，43（10）：751-753.

[11] 翁小香，黄文武，孔德云 . 积雪草中三萜类成分及其药理活性研究进展 [J] . 中国医药工业杂志，2011，42（9）：710-716.

[12] 江程澄，赵恒光，吴亚梅 . 积雪草苷对脂多糖诱导的 RAW264.7 细胞核转录因子 κB 活化及炎症反应的作用 [J] . 中国呼吸与危重监护杂志，2010，09（4）：422-425.

[13] 章卓，周洁，李多，等 . 羟基积雪草苷对脂多糖诱导大鼠发热及相关炎症因子影响研究 [J] . 中药药理与临床，2007，23（6）：14-17.

[14] 李洪忠，万敬员，张力，等 . 积雪草苷对小鼠胶原诱导性关节炎的抑制作用 [J] . 药学学报，2007，42（7）：698-703.

[15] Al-Saeedi F J. Study of the cytotoxicity of asiaticoside on rats and tumour cells [J]. BMC Cancer，2014，14（1）：1-13.

[16] 郑佳佳，张丽娜，吴孟娇，等 . 积雪草苷对小鼠脓毒症致急性肾损伤的保护作用 [J] . 中国中药杂志，2010，

35 (11)：1482-1485.

［17］章卓，万敬员，罗福玲，等．积雪草苷对脂多糖诱导小鼠急性肺损伤的影响［J］．中草药，2008，39（8）：1196-1199.

［18］章卓，秦大莲，万敬员，等．积雪草苷对 LPS 诱导小鼠急性肺损伤炎症因子平衡的影响［J］．中药材，2008，31（4）：547-549.

［19］李洪忠，万敬员，张力，等．羟基积雪草苷对小鼠急性肝损伤的保护作用［J］．中草药，2008，39（10）：1525-1527.

［20］Long-Xuan Zhao，Hyeung-geun Park，Sang-sup Jew，et al. Modification of C11，C28，C2，3，23 or C2，23，28 Functional Groups on Asiatic Acid and Evaluation of Hepatoprotective Effects［J］．ChemInform，2007，38（45）：970-976.

南鹤虱

Nanheshi

【别名】野胡萝卜子。

【来源】为伞形科植物野胡萝卜 *Daucus carota* L. 的干燥成熟果实。

【植物形态】二年生草本，高 20～120cm。全株被白色粗硬毛。根肉质细圆锥形，黄白色。基生叶薄膜质，长圆形，二至三回羽状全裂，末回裂片线形或披针形，长 2～15mm，宽 0.5～4mm，先端尖，光滑或有糙硬毛；叶柄长 3～12cm；茎生叶近无柄，有叶鞘，末回裂片小而细长。复伞形花序顶生，花序梗长 10～55cm，有糙硬毛；总苞片多数，叶状，羽状分裂，裂片线形，长 3～30mm；伞幅多数；小总苞片 5～7 枚，线形，不分裂或 2～3 裂，边缘膜质，具纤毛；花通常白色，有时带淡红色。萼片 5 枚，大小不等，倒卵形，先端凹陷，成狭窄内折的小舌片，子房下位，密生细柔毛，花柱短，基部圆锥形。双悬果长卵形，具棱，棱上有翅，棱上有短钩刺或白色刺毛。花期 5～7 月，果期 6～8 月。

【生境分布】生于山坡路旁、旷野或田间。产于重庆各区县。分布于江苏、安徽、浙江、江西、湖北、四川、重庆、贵州等地。

【采收加工】在果实成熟时采收，除去杂质，晒干。

【药材鉴别】

性状鉴别：双悬果椭圆形，多裂为分果。长 3～4mm。宽 1.5～2.5mm，表面淡绿棕色或黄棕色。先端有花柱残基，基部钝圆，偶有小果柄。背面隆起，有四条窄翅状次棱，翅上密生一列黄白色钩刺；次棱间的凹陷处散生短柔毛，接合面平坦，有 3 条脉纹，上具柔毛。种仁类白色，有油性。体轻。搓碎时有特异香气，味微辛、苦。

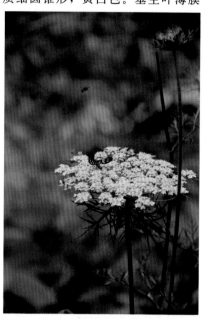

野胡萝卜

【化学成分】果实含挥发油约 2%，其中含细辛醚、甜没药烯、巴豆酸、细辛醛；栽培物果实含含胡萝卜次醇 9%～63%、牻牛儿醇乙酸酯、环氧二氢丁香烯，其他成分则有芳樟醇、柠檬烯、香柑油烯、α-蒎烯、β-蒎烯、百里香酚、胡萝卜烯、榄香脂素、α-姜黄烯、α-没药烯、β-没药烯、甲基丁香酚。还含有石竹烯、α-古芸烯、香柠檬醇、乙酸柏木酯、香柠檬醇乙酸酯、罗汉柏二烯、胡萝卜苦苷。果实中还含黄酮类、糖、季铵生物碱、氨基酸、甾醇等。

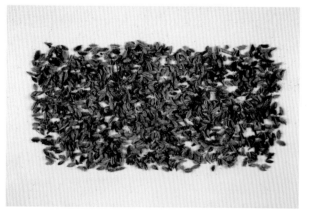

南鹤虱（生药）

【药理作用】

1. 杀虫作用：南鹤虱的挥发油在体外实验对猪蛔虫有良好的杀虫作用。野胡萝卜果实精油对白纹伊蚊和致倦库蚊幼虫有极强的毒杀活性。

2. 抑菌作用：野胡萝卜挥发油对金黄色葡萄球菌、大肠杆菌有抑制作用，己烷、二氯甲烷、甲醇提取物对蜡样芽孢杆菌活性有抑制作用。野胡萝卜中分离得到的 5 个化合物做了对革兰阳性菌（金黄色葡萄球菌、疥疮链霉菌、枯草芽孢杆菌、蜡样芽孢杆菌）、革兰阴性菌（Pseudo-monas aeroginosa、大肠杆菌）和真菌（尖孢镰刀菌、曲霉菌）的抗菌活性实验，结果化合物 1、2 对除大肠杆菌外的其他菌种均有抗菌活性；化合物 4、5 对除大肠杆菌、尖孢镰刀菌外的其他菌种均有抗菌活性；化合物 6 对参与测试的所有菌种均有抗菌活性。野胡萝卜挥发油对皮肤真菌菌株显示出有效的抗真菌活性，含榄香素的样品活性最强。

3. 抗生育作用：野胡萝卜石油醚部位和脂肪酸部位具有抗生育作用，能够抑制成年雌鼠正常的发情周期，并且能显著地减少卵巢的重量。胡萝卜籽挥发油对小鼠有抗着床，抗早、中、晚期妊娠作用；对大鼠也有抗着床作用。胡萝卜籽挥发油中萜类碳氢化合物部位对假孕小鼠蜕膜瘤有抑制作用，此作用不能被甲地孕酮拮抗，能降低早孕大鼠血浆孕酮浓度。

4. 保肝作用：提取物对 CCl_4 导致的肝损伤有明显的保护作用。

5. 改善认知功能障碍：野胡萝卜种子的乙醇提取物通过其改善记忆、降低胆固醇和抗胆碱酯酶活性等多重作用改善认知功能障碍。

【医疗用途】

药性归经：味苦、辛，性平；小毒。归脾、胃经。

功能：杀虫消积。

主治：蛔虫，蛲虫，绦虫，虫积腹痛，小儿疳积。

用法用量：内服：煎汤，3～9g；或入丸、散。外用：适量煎水熏洗。

使用注意：孕妇禁服。

附方：

1. 治蛔虫病、绦虫病、蛲虫病：南鹤虱 6g。研末水调服。

2. 治钩虫病：南鹤虱 45g，浓煎 2 次汁合并，加白糖适量调味，晚上临睡前服，连用 2 剂。

3. 治虫积腹痛：南鹤虱 9g，南瓜子、槟榔各 15g。水煎服。

4. 治阴痒：南鹤虱 6g。煎水熏洗阴部。

【资源评述】 鹤虱有"南鹤虱"和"北鹤虱"之分，现《中国药典》分别收载了"南鹤虱"和"鹤虱"，南鹤虱为野胡萝卜（南鹤虱）*Daucus carota* L.，鹤虱为菊科植物天明精 *Carpesium abrotanoides* L. 果实，东北三省多用。现商品以南鹤虱为主，此外，部分地区还见有以窃衣 *Troilis japonica* L. 作鹤虱用的情况。

南鹤虱除药用外，还可提取鹤虱油，用作食品、烟草、日化品的调香剂。但随产地、野生和栽培不同，其所含化学成分不一样，因此导致药效不等，有待对产地及质量方面的研究。维药理论认为其具有增强性欲、温胃、开通阻滞、填精利尿、通经作用，用于性欲减退、湿寒性胃病、闭尿、闭经等症。而这方面的研究未见报道，有较大的开发潜力。

【参考文献】

[1] 王锡宁，孙玉泉. 南鹤虱挥发油化学成分的分析 [J]. 光谱实验室，2003，20（4）：530-532.

[2] 付红伟，易涛，张琳，等. 南鹤虱果实中愈创木烷型倍半萜和其他化学成分的研究 [C]. 中国药学大会暨中国药师周. 2009.

[3] 崔兆杰，邱琴. 南鹤虱挥发油化学成分的气相色谱/质谱分析 [J]. 分析化学，2001，29（9）：1114.

[4] 易涛，郑龙海，张琳，等. 胡萝卜属化学成分及药理活性的研究进展 [J]. 亚太传统医药，2009，05（7）：151-153.

[5] 秦巧慧，彭映辉，何建国，等. 野胡萝卜果实精油对蚊幼虫的毒杀活性 [J]. 中国生物防治学报，2011，27（3）：418-422.

[6] Vasudevan M，Parle M. Pharmacological evidence for the potential of Daucus carota in the management of cognitive dysfunctions [J]. Biological & Pharmaceutical Bulletin，2006，29（6）：1154-1161.

[7] 俞发荣. 野胡萝卜改善认知功能障碍作用的药理学证据 [J]. 现代药物与临床，2007（5）：216.

小茴香

Xiaohuixiang

【别名】小香、小茴。

【来源】为伞形科植物茴香 *Foeniculum vulgare* Mill. 的干燥成熟果实。

【植物形态】多年生草本，高 0.4～2m。具强烈香气。茎直立，灰绿色或苍白色，上部分枝开展，表面有细纵沟纹。茎生叶互生，较下部的茎生叶柄长 5～15cm，中部或上部的叶柄部分或全部成鞘状，鞘边缘膜质，叶片轮廓为阔三角形，四至五回羽状全裂；末回裂片丝状。复伞形花序顶生或侧生，直径 3～15cm。花序梗长达 25cm，无总苞和小总苞；伞幅 6～30 条，长 1.5～10cm，小伞花序有花 14～30 朵，花柄纤细，不等长；花小，花瓣黄色，倒卵形或近倒卵形，中部以上向内卷曲，顶端微凹；雄蕊 5 枚，花丝略长于花瓣，花药卵圆形，淡黄色，纵裂；子房下位，2 室，花柱基圆锥形，向外叉开或贴伏在花柱基上。双悬果长圆形，主棱 5 条，尖锐；每棱槽内有油管 1 条，合生面有油管 2 条。花期 5～6 月，果期 7～9 月。

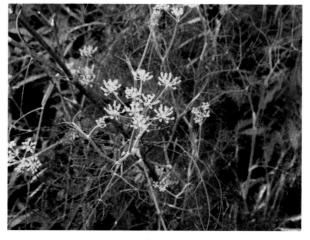
小茴香

【生境分布】各地均为栽培。喜湿润凉爽气候，耐盐，适应性强，以地势平坦、肥沃疏松、排水良好的砂壤土或轻碱性黑土为宜。重庆各区县均有栽培。

【采收加工】8～10 月果实呈黄绿色，并有淡黑色纵线时割取地上部分，晒干，打下果实，除去杂质。

【药材鉴别】

性状鉴别：双悬果细圆柱形，两端略尖，有时略弯曲，长 4～8mm，直径 1.5～2.5mm；表面黄绿色至棕色，光滑无毛，顶端残留有黄棕色突起的花柱基，有时基部有小果柄，分果长椭圆形，背面有 5 条纵直棱线，接合面平坦而较宽。横切面近五边形，背面的四边约等长。气特异而芳香，味微甜而辛。

【化学成分】主要含脂肪油、挥发油、甾醇及糖苷、氨基酸等，还含有三萜、鞣质、黄酮、强心苷、生物碱、皂苷、香豆素、挥发性碱、蒽醌等多种类型的化合物。

挥发油主要为反式-茴香脑，还含有柠檬烯（13.1%）、小茴香酮（12.1%）、爱草脑（4.7%）、γ-松油烯（2.7%）、α-蒎烯（1.9%）、月桂烯（0.7%）、β-蒎烯、樟脑（0.2%）、樟烯（0.1%）、甲氧苯基丙酮（0.1%）等。

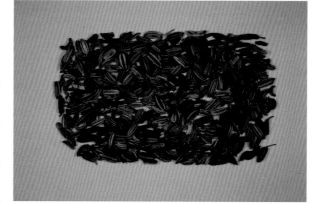
小茴香（盐水炙）

果实中还含豆甾醇、伞形或花内酯、β-谷甾醇、花椒毒素、α-香树脂醇、莳萝脑、邻苯二甲酸丁基异丁基二酯、镰叶芹二醇、亚油酸蔗糖苷、镰叶芹二醇等。还含由 16 种脂肪酸组成的脂肪油和氨基酸。

【药理作用】

1. 抑菌作用：小茴香蒸馏提取物对导致水果腐败变质的常见霉菌、汉逊德巴利酵母菌和耐盐酵母菌均有较好的抑菌效果。

2. 调节胃肠机能作用：小茴香油对胃肠具有双向调节作用。小茴香油对小鼠离体肠管、豚鼠回肠及鹌鹑离体直肠均有增强肠的收缩作用及促进肠的蠕动作用，可促进活体家兔肠蠕动作用。

3. 保肝利胆作用：小茴香显著减轻肝纤维化大鼠肝细胞的变性坏死，抑制肝脏炎症，显著减轻肝纤维化程度，具有保肝降酶作用。小茴香有利胆作用，其作用表现为伴随着胆汁固体成分增加促进胆汁分泌。

4．抗炎作用：小茴香挥发油能够很好地抑制炎症致使的小鼠耳郭和大鼠足的肿胀，具有抗炎作用。

5．利尿作用：小茴香对肝硬化腹水大鼠总排尿量有明显的促进作用。小茴香15％乙醇提取物能够明显增加小鼠尿液的排泄量和尿液中钠的含量。

6．对中枢系统的作用：小茴香油、茴香脑对青蛙都有中枢麻痹作用。小茴香水煎液与挥发油对乙酸致痛有镇痛作用。

7．性激素样作用：小茴香中的茴香脑是活跃雌激素的有效成分，茴香脑的聚合物可以有效增加乳汁分泌，促进月经，减轻更年期的症状。小茴香挥发油对于小鼠子宫平滑肌有解痉的作用。

8．抗氧化作用：小茴香是一种天然抗氧化剂，对 H_2O_2 及多种活性氧或自由基有不同程度清除和抑制脂质过氧化的作用。小茴香中所含的草蒿脑、小茴香酮和柠檬烯均具有较强的 DPPH 自由基清除、抗脂质过氧化和金属螯合等作用。

9．其他作用：小茴香油可作驱风剂，在腹气胀时可排除气体，减轻疼痛。小茴香酮为樟脑异构体，故有与樟脑相似的某些局部刺激作用。小茴香提取的植物聚多糖，有抗肿瘤作用。

【医疗用途】
药性归经：味辛，性温。归肝、肾、脾、胃经。

功能：散寒止痛，理气和胃。

主治：寒疝腹痛，睾丸偏坠，脘腹冷痛，恶心呕吐，食少吐泻，胁痛，肾虚腰痛，痛经。

用法用量：内服：煎汤，3～6g；或入丸、散。外用，适量，研末调敷，或炒热温熨。

注意事项：阴虚火旺者禁服。

【资源评述】小茴香始见于《备急千金要方》，又称"茴香菜"，亦为著名的香料。商品有西小茴、川谷香等，以山西产量最大，内蒙古河套附近产品质优，籽粒肥满，色黄绿，气香浓。

近年来研究发现，小茴香油、茴香脑、茴香醛等成分具有增渗作用，有望成为新一类的透皮吸取剂。印度研究表明，小茴香的提取物具有很强的清除体内 NO 的活性，甚至强于银杏。小茴香油还是一种广谱的抗菌剂，对灰指甲、发癣菌及霉菌等具有较强的抑制作用，而且小茴香油在 80℃可保存近一年。小茴香多作食用的香料，有待深入研究。

【参考文献】
[1] 付起凤，张艳丽，许树军，等．小茴香化学成分及药理作用的研究进展［J］．中医药信息，2008，25（5）：24-26.

[2] 王婷，苗明三，苗艳艳．小茴香的化学、药理及临床应用［J］．中医学报，2015，30（6）：856-858.

[3] 王建清，杨艳，金政伟，等．小茴香等7种植物蒸馏提取物的抑霉菌效果［J］．天津科技大学学报，2011，26（1）：10-13.

[4] 范强，佐合拉古丽·木塔力甫，阿地力江·伊明，等．小茴香对大鼠肝纤维化及脂质过氧化的影响［J］．新疆医科大学学报，2011，34（9）：958-962.

[5] 滕光寿，刘曼玲，毛峰峰，等．小茴香挥发油的抗炎镇痛作用［J］．现代生物医学进展，2011，11（2）：344-346.

[6] 海热尼沙·黑提甫．研究小茴香对大鼠肝硬化去腹水保钾、补钾的作用［J］．中国医药指南，2013，11（25）：354-355.

[7] 董思敏，张晶．小茴香化学成分及药理活性研究进展［J］．中国调味品，2015（4）：121-124.

[8] 范强，阿地力江·伊明，王水泉，等．小茴香对肝纤维化大鼠脂质过氧化水平的影响［J］．现代生物医学进展，2011，11（21）：4043-4046.

川 芎
Chuanxiong

【别名】芎穷、金芎。

【来源】为伞形科植物川芎 *Ligusticum chuanxiong* Hort. 的干燥根茎。

【植物形态】多年生草本，高 40～70cm。全株有浓烈香气。根茎呈不规则的结节状拳形团块。茎直立，圆柱形，中空，表面有纵直沟纹，茎下部的节膨大成盘状（俗称苓子）。下部叶具柄，柄长 3～10cm，基部扩大成鞘；叶片轮廓卵状三角形，长 12～15cm，宽 10～15cm，三至四回三出式羽状全裂，羽片 4～5 对。卵状披针形，长 6～7cm，宽 5～6cm，末回裂片线状披针形至长卵形，顶端有小尖头，仅脉上行稀疏的短柔毛。复伞形花序顶生或侧生，总苞片 3～6 枚，线形；伞幅 7～20 条，不等长；小伞形花序有花 10～24 朵；小总苞片 2～7 枚，线形，略带紫色；萼齿不发育；花瓣白色，倒卵形至椭圆形；雄蕊 5 枚，花药淡绿色；花柱 2 枚，向下反曲。幼果两侧扁压；背棱槽内有油管 1～5 条，侧棱格内有油管 2～3 条，合生面有油管6～8 条。花期7～8月，果期9～10月。

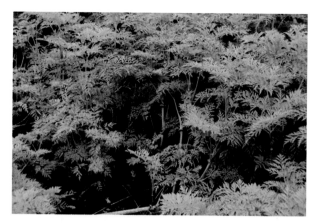

川芎

【生境分布】多栽培。喜温暖气候、雨量充沛、日照充足的环境，稍能耐旱，怕荫蔽和水涝。适宜在土层深厚、疏松肥沃，排水良好、中性或微酸性的砂质壤土上栽培。繁殖方式有"异育苓"和"同地育苓"法。重庆市南川、彭水、石柱、酉阳等地有栽培。主要栽培于四川灌县，云南、贵州、广西、湖北、湖南、江西、浙江、江苏、陕西、甘肃等地均有引种栽培。

【采收加工】夏季当茎上的节盘显著突出，并略带紫色时采挖，除去泥沙，晒后烘干，再去须根。

【药材鉴别】

性状鉴别：块茎为不规则结节状拳形团块，直径1.5～7cm。表面黄褐色至黄棕色，粗糙皱缩，有多数平行隆起的轮节；顶端有类圆形窝状茎痕，下侧及轮节上有多数细小的瘤状根痕，质坚实，不易折断，断面黄白色或灰黄色，具波状纹形成层，全体散有黄棕色油点。香气浓郁而特殊。味苦、辛，微回甜，有麻舌感。

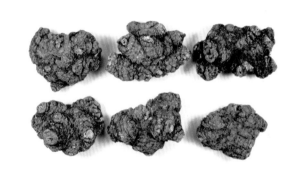

川芎（生药）

【化学成分】

挥发油：主要成分是藁本内酯（58.00％）、3-丁叉苯酞（5.29％）和香桧烯（6.08％）。其他成分还有 α-侧柏烯、α-蒎烯、莰烯、β-蒎烯、月桂烯、α-水芹烯、δ-3-蒈烯、α-松油烯、对-聚伞花素、柠檬烯、β-罗勒烯等。

苯酞衍生物：川芎内酯、川芎酚（4-羟基、3-丁基苯酞）、5-羟基-3-亚丁基苯酞、4,5-二氢-3-亚丁基苯酞、3-亚丁基苯酞、3-丁基苯酞、7-羟基-3-亚丁基苯酞、3（S）-3-丁基-4,5-二氢苯酞、（Z,Z′）-二藁本内酯、（Z）-6,8′,7,3′-二藁本内酯、（Z′）-3,8-二氢-6,6′,7,3′α-二藁本酯、Z′-6,6′,7,3′α-二聚藁本内酯、Z-6,8′,7,3′-二聚藁本内酯、Z′-3,8-二氢-6,6′,7,3′α-二聚藁本内酯、4-羟基-3-丁基苯肽。

生物碱类：川芎嗪（即四甲基吡嗪）、L-异亮氨酸-L-缬氨酸酐、perolyrine［即 1-（5-羟甲基-2-呋喃基）-9H-吡啶-（3,4- b）吲哚］。

有机酸类：阿魏酸、dedanonic acid、叶酸、香草酸、咖啡酸、原儿茶酸、棕榈酸、亚油酸、大黄酸、正十六烷酸等。

多糖类：LCXP-1、LCXP-2、LCXP-3 三部分多糖。其中 LCXP-1 和 LCXP-2 均由甘露糖、葡萄糖、半乳糖、阿拉伯糖组成，而 LCXP-3 则由甘露糖、葡萄糖、半乳糖、阿拉伯糖、鼠李糖、半乳糖醛酸组成。

其他：有机酸酯、香草醛、β-谷甾醇、胡萝卜苷、川芎三萜等。

【药理作用】

1. 对心、脑血管系统的作用：

（1）抗脑缺血作用：川芎嗪易透过血脑屏障，对多种实验性局灶性或全脑缺血-再灌注损伤具有保护作用。川芎嗪抗脑缺血的机制与抑制神经元凋亡、抗氧自由基有关。川芎生物碱能降低 NO、MDA 的含量和 NOS 活性，提高 SOD 活性，减少大鼠神经功能和脑组织的损害。阿魏酸钠能抑制血小板聚集，抑制血小板释放 5-HT，阻止颅内外血管异常收缩。

（2）抗心肌缺血作用：川芎嗪注射液可改善冠状动脉的血液循环，减轻缺血引起的心肌细胞损伤，促进心肌梗死后大鼠缺血心肌血管新生，减轻缺血后缺血性室性心律失常时心外膜单相动作电位改变的程度，同时扩张冠脉并阻断内皮素的冠脉收缩作用，防止心肌缺血。阿魏酸钠能缓解兔和大鼠离体主动脉痉挛性收缩，增加豚鼠心脏灌流量及降低大鼠全血黏度等作用。阿魏酸哌嗪能明显增加冠脉流量，拮抗肾上腺素引起的动脉条收缩和 ADP 诱导的血小板聚集，延缓心肌细胞动作电位的传导，增加心肌收缩力，改善血液循环。

（3）保护血管内皮细胞、抗增殖作用：川芎水提液能抑制高糖诱导的血管内皮细胞凋亡，川芎嗪亦可抑制血管内皮因子诱导的细胞增殖，对血管内皮细胞损伤具有保护作用。

（4）抗动脉粥样硬化：川芎嗪能通过抑制或阻断氧化型 LDL、VLDL 和 Ang II 诱导的 NF-κB 活化及核内移位，抑制血管壁细胞血管细胞黏附分子 1 和单核细胞趋化蛋白 1 表达，抑制单核细胞黏附于内皮，而发挥其抗动脉粥样硬化作用。川芎总苯酞也具有抗动脉粥样硬化作用。

2. 对中枢神经系统的作用：川芎嗪对代谢性疾病并发中枢神经系统、周围神经系统和眼底视神经病变均具有一定保护作用。川芎嗪通过对神经细胞和血管内皮细胞的抗凋亡作用，抑制神经细胞炎症反应，起到抗氧化作用、Ca^{2+} 通道阻滞作用，促进中枢神经营养因子表达，保护中枢神经细胞尼氏体以及促进中枢血管内皮生长等，从而达到保护中枢神经细胞的作用。

3. 镇静、镇痛作用：川芎所含挥发油及水煎剂有镇静作用，水煎剂能对抗咖啡因的兴奋作用。川芎水提取物能明显减轻受损神经根的水肿变性、髓鞘脱失等损伤，减轻模型大鼠的颈神经根性疼痛。川芎嗪具有一定镇痛作用，对鼠背根节神经元 ATP 激活电流具有非竞争性抑制作用，有 Ca^{2+} 拮抗作用，能舒张血管及发挥抗血管痉挛作用。

4. 保肝护肾作用：川芎嗪对肝缺血再灌注损伤和肝纤维化有保护作用。川芎嗪能显著降低大鼠 ALT、MDA、透明质酸、III 型前胶原及肝组织中 MDA；提高肝组织中 SOD 活性，显著减轻肝胶原纤维增生程度；川芎嗪可对抗 TXA2 的合成与活性，抑制乳酸脱氢酶的异常变化，从而明显减轻鼠、兔肝缺血的再灌注损伤。川芎嗪能抑制肾细胞凋亡。阿魏酸钠对缺血性急性肾衰模型有保护肾脏功能和抑制肾小管上皮细胞凋亡的作用。

5. 对呼吸系统的作用：川芎嗪能通过抑制氧自由基的释放而起到保护细胞膜，减轻肺损伤的作用。川芎中的内酯类成分具有平滑肌解痉作用，并可解除乙酰胆碱组织胺引起的气管平滑肌痉挛，对中性粒细胞释放溶酶体功能及趋化性有明显抑制作用。

6. 其他作用：阿魏酸钠盐可用于治疗阿尔茨海默病。川芎对多种革兰阴性肠道细菌有明显的抑制作用。阿魏酸钠可增强小鼠腹腔巨噬细胞吞噬鸡红细胞能力，具有增强机体免疫功能。川芎挥发油具有明显的解热作用。川芎嗪对慢性低氧、高二氧化碳环境所致的大鼠空间学习记忆障碍有一定的防治作用。川芎嗪还能改善痴呆模型小鼠的学习记忆能力。川芎嗪具有抗肿瘤作用，对卵巢癌、肺癌及胰腺癌具有一定的抑制作用。

【医疗用途】

药性归经：味辛，性温。归肝、胆、心包经。

功能：活血行气，祛风止痛。

主治：月经不调，经闭痛经，癥瘕肿块，胸胁疼痛，头痛眩晕，风寒湿痹，胸痹心痛。

用法用量：内服：水煎，3～10g；或入丸、散。外用：适量，研末撒或煎汤漱口。

使用注意：阴虚火旺、月经过多及出血性疾病慎服。

附方：

1. 治偏头痛：川芎 50g，白芷 50g，远志（炙）50g，冰片 7g。以上四味，冰片单独粉碎，其余三味混合粉碎，过筛，再与冰片混匀，即得。每取适量，以布包塞鼻。

2. 治胃脘痛：川芎、山栀子各等份，姜 5 片。水煎服。

【资源评述】川芎原名"芎䓖"，始载于《神农本草经》，列为上品。《本草图经》"今关陕、蜀川、江东山中多有之，而以蜀川者为胜"，故有川芎之名。古今均以川产者为道地，现仍主产于四川灌县、崇庆等地。此外，芎䓖类还有抚芎 *Ligusticum chuaxiong* Hort cv. Fuxiong，产于江西武宁、瑞昌等县（古为抚州）；金芎 *L. chuaxiong* Hort cv. Jinxiong，产于云南大理、丽江、中甸，贵州毕节、独山，重庆南川，陕西垅县、太白等地亦有栽培。东芎主产于吉林龙井、和龙等县。

商品以川芎为主，其中产于四川灌县质优，量大；抚芎及金芎多自产自销。从化学成分来看，川芎、抚芎均含川芎嗪，金芎和东芎却不含或含极低的川芎嗪。川芎嗪是川芎的主要活性成分之一，与血管血流量呈平行关系，但东芎的醇提物增加血流量的作用很强，甚至略强于川芎，有可能是与其他成分有关。

川芎嗪的结构为四甲基吡嗪（tetxamethylpynline，TMP），是从川芎嗪中提取的生物碱类成分，其药理效应主要是吡嗪环的作用。但是由于其半衰期短、代谢快、生物利用度低，其原因在于分子中的甲基很容易被氧化代谢。近年来，利用川芎嗪可与酸反应，还可进行还原反应、取代反应、络合反应等进行结构修饰，使某些川芎嗪衍生物药效得到加强或延长。

川芎嗪除在川芎 *L. chuaxiong* Hort 中含有外，在姜科植物温莪术 *Curcuma Aromatica* Salisb 根茎及大戟科植物通风麻风树 *Jatropha podagrica* Hook 茎中也含有，因此值得开发研究。

【参考文献】

[1] 张翠英，章洪，戚琼华. 川芎的有效成分及药理研究进展 [J]. 辽宁中医杂志，2014，41（10）：2264-2266.

[2] 杜旌畅，谢晓芳，熊亮，等. 川芎挥发油的化学成分与药理活性研究进展 [J]. 中国中药杂志，2016，41（23）：4328-4333.

[3] 邱芬，刘勇，张蓬勃，等. 川芎嗪对成体大鼠局灶性脑缺血后皮质和纹状体半暗带细胞增殖的作用 [J]. 中药材，2006，29（11）：1196-1200.

[4] 李庚华，杨迎春，任占川. 川芎嗪对大鼠脑缺血再灌注损伤后大脑皮质 Bcl-2 表达的影响 [J]. 解剖学杂志，2010，33（1）：82-85.

[5] 张慧利，余为治，黄亮. 川芎嗪对心脏骤停鼠脑复苏的作用 [J]. 南昌大学学报（医学版），2006，46（6）：32-34.

[6] 孙余明，楼建涛，黄光强. 川芎素在脑出血早期应用的临床研究 [J]. 中国中药杂志，2008，33（21）：2545-2548.

[7] 赵秋振，刘玉利，张辉，等. 川芎嗪对大鼠脑缺血再灌注海马神经元 Bax mRNA 表达的影响 [J]. 时珍国医国药，2011，22（2）：435-436.

[8] 张景秋，赵喜庆，吉训明，等. 川芎嗪对大鼠脑缺血再灌注损伤的作用 [J]. 临床误诊误治，2011，24（2）：41-43.

[9] 纪云峰，刘慧霞. 川芎生物碱对大鼠脑组织中 SOD 活性、NO、NOS、MDA 含量的影响 [J]. 中国中医药现代远程教育，2011，09（2）：212-213.

[10] 金玉青，洪远林，李建蕊，等. 川芎的化学成分及药理作用研究进展 [J]. 中药与临床，2013，4（3）：44-48.

[11] 纳鑫，汪雪兰，皮荣标. 川芎嗪对中枢神经系统的药理作用及其机制的研究进展 [J]. 中药新药与临床药理，2008，19（1）：77-80.

[12] 魏郁辉. 阿魏酸钠对神经细胞的保护作用 [J]. 海峡药学，2011，23（10）：91-93.

[13] 杨雪梅. 川芎嗪药理作用研究进展 [J]. 中国生化药物杂志，2010，31（3）：215-216.

[14] 王茹，张俊录. 阿魏酸钠在肾脏疾病中的药理作用 [J]. 中国煤炭工业医学杂志，2010，13（3）：490-491.

[15] 叶小军，陈松芳，王小同，等. 川芎嗪对慢性低 O_2 高 CO_2 大鼠空间学习记忆的影响 [J]. 温州医科大学学报，2007，37（2）：145-146.

[16] 袁树民，曹兴水，高翔，等. 川芎嗪对痴呆小鼠模型学习记忆能力的影响 [J]. 中国比较医学杂志，2010，20（5）：46-49.

藁　本

Gaoben

【别名】茶芎。

【来源】为伞形科植物藁本 *Ligusticum sinense* Oliv. 的干燥根茎和根。

【植物形态】多年生草本，高达 1m。根茎具膨大的结节。茎直立，圆柱形，中空，有纵直沟纹。基生叶具长柄，长达 20cm；叶片轮廓宽三角形，长 10～15cm，宽 15～18cm，二回三出式羽状全裂，第一回羽片轮廓长圆状卵形，长 6～10cm，宽 5～7cm，下部羽片具柄，柄长 3～5cm，基部略膨大；末回裂片卵形，长约 3cm，宽约 2cm，顶端渐尖，边缘齿状浅裂，有小尖头，脉上有短柔毛，顶生小羽片先端渐尖至尾状；茎中部叶较大；茎上部叶近无柄，基部膨大成卵形抱茎的鞘。复伞形花序顶生或侧生；总苞片 6～10 枚，线形至羽状细裂；伞幅 14～30 条，长达 5cm，四棱形，有短糙毛；小伞花序有小总苞片约 10 枚，线形或窄披针形；花小；花瓣白色，倒卵形，先端微凹，具内折小尖头；雄蕊 5 枚；花柱长，向外反曲。双悬果长圆卵形，分生果背棱突起，侧棱扩大成

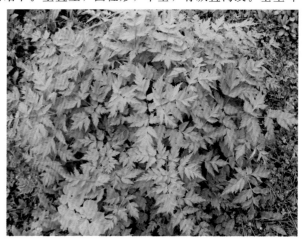

藁本

翅状，背棱棱槽内有油管 1～3 条，侧棱棱槽内有油管 3 条，合生面有油管 4～6 条，胚乳腹面平直。花期 7～9 月，果期 9～10 月。

【生境分布】生于海拔 1000～2700m 的林下、沟边草丛中及湿润的水滩边。喜冷凉湿润气候，耐寒，怕涝。对土壤要求不严格，但以土层深厚、疏松肥沃、排水良好的砂质壤土栽种生长最好。忌连作。产于城口、巫溪、巫山、万州、奉节、涪陵、南川、石柱、武隆、彭水等地。分布于河南、陕西、浙江、江西、湖北、湖南、四川等地。

【采收加工】在 9～10 月倒苗后，挖取地下部分，去掉泥土及残茎，晒干或炕干。贮于干燥容器内，密闭，置阴凉干燥处。防蛀。

【药材鉴别】

性状鉴别：根茎呈不规则结节状圆柱形，稍扭曲，有分枝，长 3～10cm，直径 1～2cm。表面黄棕色或暗棕色，粗糙，有纵皱纹，栓皮易剥落，顶端残留有数个圆孔状茎基，下侧有多数点状突起的根痕及残根。体轻，质较硬，易折断，断面黄色或黄白色，纤维状。气浓香，味辛、苦、微麻。

【化学成分】含挥发油 0.85%，主要成分为新川芎内酯（25.57%）、柠檬烯（14.44%）、川芎内酯（10.78%）、4-松油醇（8.0%）。还含有藁本内酯、1,3-二亚油酸甘油酯、松柏醛、肉豆蔻醚、豆甾醇、香草醛、孕烯醇酮、佛手柑内酯、花椒毒素、吲哚-3-甲酸甲酯、阿魏酸、（E）-3-甲氧基 4,5-亚甲二氧基肉桂醇、对羟基苯甲醛、3-甲氧基-4,5-亚甲二氧基-乙酰苯、α-乙氧甲基 4-羟基-苄醇、阿魏酸、异阿魏

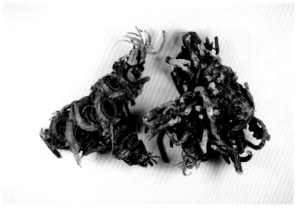

藁本（生药）

酸、胡萝卜苷、香草酸、柑橘黄酮、川陈皮素、3′,4′,3,5,7-五甲氧基黄酮等。还含乙酸-4-松油醇酯、棕榈酸、α-柏木烯、β-原 δ-芹子烯、2,3-二氢 4-甲基呋喃、庚醛、α-蒎烯、3-莳烯、香桧烯、β-罗勒烯、异松油烯、异戊酸-3-甲基丁基酯、对甲氧基乙酰苯酚、对甲氧基乙酰苯酯、α-δ-榄香烯、δ-愈创木烯、雪松烯、β-荜澄茄烯、异肉豆蔻醚、榄香脂素、3-亚丁基苯酞、新川芎内酯 3-亚丁基-4,5-二氢苯酞、蔗糖、对苯二甲酸二甲酯、洋川芎内酯（A、G、H、I）、β-谷甾醇等。

【药理作用】

1. 抗炎作用：藁本乙醇提取物和中性油均能明显对抗二甲苯所致的小鼠耳郭肿胀，对小鼠角叉菜胶性足趾肿胀等也有较好的抗炎作用。藁本中性油能显著对抗摘除双侧肾上腺大鼠角叉菜胶性足趾肿胀。丁基苯酞是藁本抗炎的主要活性成分之一，可抑制炎症区域花生四烯酸释放和中性粒细胞浸润而发挥抗炎作用。

2. 解热、镇痛作用：藁本中性油对伤寒-副伤寒杆菌所致的家兔体温升高有明显的解热作用，作用持

久。藁本乙醇提取物和水提取物均能显著减少乙酸或酒石酸锑钾引起的小鼠扭体反应次数，延长小鼠缩尾反应潜伏期。藁本内酯是解热镇痛的活性成分之一，其解热机制可能与氯丙嗪相似。

3. 中枢抑制作用：藁本中性油能对抗苯丙胺引起的小鼠运动兴奋，抑制自发活动，加强戊巴比妥钠催眠作用。藁本乙醇提取物可明显缩短小鼠进入睡眠状态的时间。

4. 抗血栓作用：藁本乙醇提取物能明显延长电刺激麻醉大鼠颈动脉血栓形成时间，但对凝血时间的影响无统计学意义。丁基苯酞是藁本抗血栓的活性成分之一，其作用机制可能与其升高血小板内环磷酸腺苷水平、抑制 5-HT 的释放有关，有较强的抑制血小板聚集的功能。

5. 对心、脑和血管的作用：藁本中性油能明显延长 NaNO$_2$ 和 KCN 中毒小鼠存活时间。藁本水提取物或乙醇提取物可延长正常小鼠常压状态下缺氧存活时间，并降低死亡时瓶内氧气残存量。丁基苯酞、丁烯基苯酞是藁本扩张血管、改善脑部微循环、抗心肌缺血缺氧的活性成分。

6. 对消化系统作用：藁本乙醇提取物可对抗小鼠实验性胃溃疡的形成，且对抗盐酸性胃溃疡形成的效果优于吲哚美辛-乙醇性胃溃疡。藁本中性油可明显减少番泻叶和蓖麻油引起的小鼠腹泻次数，但作用持续时间较短。藁本乙醇提取物可明显促进 SD 大鼠的胆汁分泌，具有良好的利胆作用。藁本水提液对正常兔离体肠管有明显抑制作用，也能对抗乙酰胆碱兴奋离体肠平滑肌活动，具有非特异性解痉作用。丁烯基苯酞、丁基苯酞和藁本内酯是藁本抑制肠平滑肌活动的有效成分。

【医疗用途】

药性归经：味辛，性温。归膀胱经。

功能：祛风，散寒，除湿，止痛。

主治：风寒感冒，巅顶疼痛，风湿痹痛。

用法用量：内服：水煎，3～10g；或入丸、散。外用：适量，煎水洗或研末调涂。

使用注意：阴虚、血虚及热证头痛禁服。

附方：

1. 治风湿关节痛：藁本 9g，苍术 9g，防风 9g，牛膝 12g。水煎服。

2. 治头屑：藁本、白芷各等份，水煎外洗。

3. 治头痛：川芎、细辛、白芷、甘草、藁本各 8g。水煎服。

【资源评述】藁本始载于《神农本草经》，列为中品。《唐本草》记载："藁本茎叶与芎藭小别，今出岩州（今甘肃境内）者佳。"《图经本草》曰："藁本今西川、河东州郡（今山西境内）及兖州（今山东境内），杭州皆有之，叶似白芷香，不似芎穷，但芎穷似水芹而大，藁本叶细尔，五月有花，七八月结子，根紫色。"根据其分布，产于杭州、西川者与现时藁本 L. sinense 的分布区相同，产于河东州郡者与辽藁本 L. jeholense Nakai et Kitag. 一致。现《中国药典》在"藁本"条下也收载了该 2 种。

重庆南川区有用金芎 L. chuanxiong Hort. cv. jinxiong 的块根作"水藁本"入药。云南地区用的藁本有"黄蒿本"和"黑藁本"两个品种，前者为伞形科滇芹属植物滇芹 Sinodielsia yunnanensis Wolff 和藁本属植物丽江藁本 L. delavayi Franch.，后者为蕨叶藁本 L. pteridophyllum Franch.。

【参考文献】

[1] 唐忠. 藁本化学成分及药理研究 [J]. 中国医药指南，2011，9（30）：34-35.

[2] 华燕青. 藁本的化学成分研究 [J]. 杨凌职业技术学院学报，2007，6（2）：15-16.

[3] 张明发，沈雅琴. 藁本的药理与归经探讨 [J]. 上海医药，2006，27（9）：415-418.

[4] 王维，孙靖辉，康治臣. 藁本醇提物的镇痛作用实验研究 [J]. 中国实验诊断学，2008，12（2）：171-174.

羌 活
Qianghuo

【别名】蚕羌、大头羌。

【来源】为伞形科植物羌活 Notopterygium incisum Ting ex H. T. Chang 及宽叶羌活 Notopterygium franchetii H. de Boissieu. 的根茎和根。

【植物形态】

羌活：多年生草本，高60～150cm。根茎粗壮，圆柱形或不规则块状，暗棕色至棕红色，顶端有枯萎叶鞘，有特殊香气。茎直立，圆柱形，中空，表面淡紫色，有纵直细条纹。基生叶及茎下部叶有长柄，叶柄由基部向两侧扩展成膜质叶鞘，抱茎；叶片为三出三回羽状复叶。小叶3～4对，末回裂片卵状披针形至长圆卵形，长2～5cm，宽0.5～2cm，边缘缺刻状浅裂至羽状深裂；茎上部叶简化成鞘状，近无柄，顶端有羽状分裂的小叶片。复伞形花序顶生或腋生，直径3～13cm，侧生者常不育，总苞片3～6枚，线形，早落；伞幅7～18（39）条、长2～10cm；小伞形花序直径1～2cm，小总苞片6～10枚，线形，长3～5mm；花多数，萼齿卵状三角形；花瓣5枚，白色，倒卵形，顶端钝而内凹；雄蕊的花丝内弯，黄色；花柱2枚，很短，花柱基平压，稍隆起。分果长圆形，长4～6mm，宽约3mm，主棱均扩展为宽约1mm的

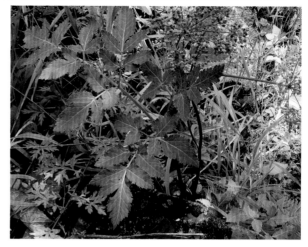

卵叶羌活

翅，油管明显，每棱槽内3～4条，合生面5～6条，胚乳腹面内凹成沟槽状。花期7～9月，果期8～10月。

宽叶羌活：植株高80～180cm。叶片大，三出二至三回羽状复叶，末回裂片长圆状卵形至卵状披针形，长3～8cm，宽1～3cm，顶端钝或渐尖，基部略带楔形，边缘有粗锯齿，脉上及叶缘有微毛；茎上部叶少数，叶片简化，仅有3枚小叶。复伞形花序有伞幅10～23条，花瓣淡黄色。分生果近圆形，长约5mm，宽约4mm，每棱槽内有油管3～4条，合生面有油管4条。花期7～8月，果期8～9月。

【生境分布】生于海拔2000～4200m林缘、灌丛下、沟谷草丛中。属中国-喜马拉雅森林植物亚区的核断山脉地区、中国-日本森林植物亚区的黄土高原亚地区以及青藏高原植物亚区的唐古特地区。喜凉爽湿润气候，耐寒，稍耐荫。羌活：在南川（金佛山）有栽培，分布于陕西、甘肃、青海、四川、西藏等地。宽叶羌活：产于石柱、城口，分布于内蒙古南部、山西中部、陕西东南部、甘肃中部、青海东部、四川西部至东北部、湖北部等地。

【采收加工】春、秋季挖取根部，除去地上部分及泥土，微火烘干或晒干。

【药材鉴别】

性状鉴别

羌活（蚕羌）：根茎圆柱形，略弯曲。两端渐小，长4～13cm，直径0.5～2.5cm，顶端具残留的茎基或疤痕。表面棕褐色至黑棕色，外皮脱落处呈棕黄色，环节密集隆起，其上有点状突起的细根痕，常附棕红色的小鳞片。质轻泡，断面不平整，可见菊花样纹理，有多数裂隙，皮部黄棕色至棕褐色，油润，有棕色油点；木部色淡，黄色，射线明显；髓黄白色至黄棕色。气芳香浓烈，味微苦而辛。（竹节羌）根茎细长圆柱形，呈竹鞭状，常折断，直径0.4～1.5cm。表面棕黄色至棕褐色，节间长，具纵向细条纹，节明显，膨大，节上可见脱落后的根痕。中心髓部常空。

宽叶羌活：大头羌，又称头羌。根茎长圆锥形、圆柱形或不规则块状，长5～20cm，直径1～3cm。表面棕黄色至棕褐色，具不规则的纵向皱纹，外皮脱落处呈黄白色至黄棕色；顶端膨大，呈不规则的团块状，具茎残基或脱落后的疤痕，下端根长圆锥形，有侧根或折断的根痕。断面不平整，皮部厚，黄棕色或红棕色，木部色淡，气芳香，味微苦而辛。

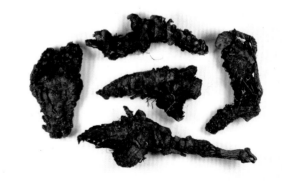

羌活（生药）

条羌：区别在于根长条形或圆柱形。

【化学成分】羌活和宽叶羌活均含有4-烯-3-孕甾酮、β-谷甾醇、异前胡内酯、β-谷甾醇葡萄糖苷、羌活

醇、6′-O-反-阿魏酰紫花前胡苷、异珊瑚菜内酯、茴香酸对羟苯乙酯、紫花前胡素、紫花前胡苷、手酚葡萄糖苷、反式阿魏酸。挥发油主要是单萜和倍半萜衍生物，包括 α-侧柏烯、α-蒎烯、β-蒎烯、β-罗勒烯、γ-松油烯、柠檬烯、4-松油烯醇、乙酸龙脑酯、5-去甲基香柑内酯-O-β-D-吡喃葡萄糖苷等。

羌活：还含呋喃香豆素类化合物：异前胡内酯、异珊瑚菜内酯、5′-羟基香柑素即羌活醇、香柑内酯、8-（3′,3′-二甲基烯丙基）-5-去甲基香柑内酯［5-羟基-8-（3′,3′-二甲基烯基）-补骨脂内酯］、5-去甲基香柑内酯、紫花前胡苷元、5-去甲基香柑内酯-O-β-D 吡喃葡萄糖苷、二氢山芹醇、二氢山芹醇苷、欧前胡内酯、marmesin 等。酚性化合物包括-羟基苯乙酯面香酸酯、阿魏酸。甾醇及甾酮类化合物：β-谷甾醇葡萄糖苷，β-谷甾醇，4-烯-3-孕甾酮。挥发油：反式-β-金合欢烯、欧芹脑、愈创木醇及苯甲酸苄酯等 50 种化合物。

宽叶羌活：根茎主含香豆精类化合物：香柑素、异欧前胡内酯、8-甲氧基异欧前胡内酯、8-（3′,3′-二甲基烯丙基）-5-去甲基香柑内酯、5-去甲基香柑内酯、二氢山芹醇。酚性成分有对-羟基苯乙基茴香酸。还有己醛、庚醛、辛醛、香桔烯、樟烯、月桂烯、α-水芹烯、3-carene、2-carene、对-聚伞花素等 20 种。

【药理作用】

1. 解热、镇痛作用：羌活提取物能明显减少乙酸所致小鼠的扭体次数，有一定的镇痛作用。紫花前胡苷具有显著的镇痛作用。羌活挥发油能明显降低酵母致热性大鼠的体表温度。

2. 抗炎作用：羌活对小鼠胃溃疡有一定的抑制作用。羌活水提醇溶液对大鼠蛋清性足肿胀、小鼠二甲苯所致耳肿胀、纸片所致小鼠炎性增生及小鼠胸腔毛细血管通透性的增加、弗氏完全佐剂所致大鼠足肿胀的第Ⅰ、Ⅱ期炎症肿胀等具有明显的抑制作用。

3. 抗过敏作用：羌活挥发油能使 2,4-二硝基氯苯所致小鼠迟发型超敏反应受到一定的抑制作用。

4. 对脑循环的影响：羌活水溶性制剂静脉注射可以增加麻醉猫和麻醉犬的脑血流量，但不引起外周血流量的增加，不会使心率加快，也不升高血压。

5. 抗病毒作用：羌活水提醇溶液能够直接杀死小鼠肺内的流感病毒，降低肺内流感病毒的血凝滴度和感染力。

6. 抗心律失常作用：羌活的提取物部分具有抗心律失常、减缓心率、扩张冠脉及增加心肌营养性血流量等作用。羌活浓缩水提物能够延迟乌头碱诱发心律失常的大鼠心律失常出现的时间并缩短其心律失常持续的时间。

7. 抗菌活性：羌活挥发油对弗氏痢疾杆菌、绿脓杆菌、伤寒杆菌、大肠杆菌、金黄色葡萄球菌均有明显抑制作用。

8. 对凝血及血栓形成的影响：羌活 75％乙醇提取物能够明显延长电刺激大鼠颈总动脉的血栓形成时间和凝血时间；羌活水提醇沉液可抑制离体兔血小板聚集、血小板血栓形成、纤维蛋白血栓形成和血栓增长速度，也有微弱的抗凝血酶的作用，使体外血栓形成时间得以延长。

9. 其他作用：羌活能使因肾上腺素引起的小鼠肠系膜微动脉、微静脉收缩。羌活中的苯乙基阿魏酸酯和镰叶芹二醇能够抑制 5-LOX 和 COX 的活性。羌活提取物能有效预防 OVA 诱导的小鼠哮喘发作。

【医疗用途】

药性归经：味辛、苦，性温。归肾、膀胱经。

功能：散表寒，祛风湿，利关节，止痛。

主治：风寒感冒，头痛项强，风湿痹痛，肩背酸痛。

用法用量：内服：水煎，3～10g；或入丸、散。

使用注意：气血亏虚者慎服。

附方：

1. 治外感，风湿痹痛：羌活 12g，防风 12g，苍术 12g，细辛 3g，川芎 8g，白芷 10g，黄芩 10g，甘草 10g，地黄 10g。水煎服，每日 1 次。

2. 治腰腿痛、关节炎：羌活 12g，独活 12g，细辛 12g，防风 12g。水煎服。

【资源评述】羌活始见于《神农本草经》，作为"独活"之异名，实为今之羌活。至唐代《药性论》始将"独活"与"羌活"分开。《中国药典》在"羌活"条下收载了羌活 *N. incisum* 和宽叶羌活 *N. forbesii*。

羌活属（*Notopterygium*）植物为我国特有的高山植物，约有 7 种 1 亚种。其水平分布西起西藏丁青，北至内蒙古的凉城，东南至湖北的房县、长阳一带。垂直分布下限为 1700m，上限为 5000m。除卵叶羌活

N. oviforme Shan 分布较低（1850～2700m）外，其他种主要集中分布于2500～3500m，垂直分布的幅度一般比较大，常跨越几个植被垂直带。主要集中于川西高山峡谷和川西北高原，尤以小金、金川、理县、马尔康、黑水、南坪、松潘、康定、丹巴等县分布普遍。宽叶羌活 *N. forbesii* 分布于内蒙古南部、山西中部、陕西东南部、甘肃中部、青海东部、四川西部至东北部、湖北部等地。

羌活生长缓慢，分布地域窄，产量低，因而被列三级保护植物。羌活以蚕羌和竹节羌占羌药材总量的95%，是我国主流商品。羌活及宽叶羌活在化学成分类型和种类上十分相似，挥发油的含量也接近，但羌活中羌活醇含量较高，紫花前胡苷含量低，而宽叶羌活则相反。由于宽叶羌活分布海拔较低，蕴藏量大，易于栽培，单株产量高，化学成分指标与羌活相近，可大力开发。卵叶羌活根茎松软，药用价值较差，未作为商品药材收购。

【参考文献】

[1] 李丽梅，梁宝德，俞绍文，等．羌活的化学成分［J］．中国天然药物，2007，5（5）：351-354.

[2] 张军，杨涛，郭琪，等．濒危药用植物羌活的研究进展［J］．安徽农业科学，2016，44（15）：118-120.

[3] 李智勇，张兴水，王军练，等．羌活的研究进展［J］．陕西中医学院学报，2003，26（6）：56-59.

[4] 陈虹宇，尹显梅，陈玲，等．不同商品规格等级羌活的镇痛抗炎作用对比研究［J］．中药与临床，2016，7（2）：15-17.

[5] 金晟宇，吴太林，莫廷廷，等．羌活提取物抗哮喘的研究［J］．中国保健营养，2012，22（14）：2431-2432.

川防风

Chuanfangfeng

【别名】竹节防风、西风、防风。

【来源】为伞形科植物竹节前胡 *Peucedanum dielsianum* Fedde ex Wolff 的根。

【植物形态】植株高达90cm。根茎圆柱形，有突起环状节痕，节间皮层纵向条裂。茎圆柱形，髓部充实。基生叶柄长6～22cm；叶宽三角状卵形，三回羽裂或全裂，小裂片披针形、菱形或椭圆形，长1～4cm，宽0.4～1.5cm，具1～3锯齿，稍革质，下面粉绿色。花序径4～8cm，无总苞片或偶有1片；伞幅12～26条，长1～4cm，四棱形，内侧有鳞片状短毛，小总苞片2～4枚，线形，膜质，较花梗短，萼齿不显著。花柱基圆锥形，花柱细短。果长椭圆形，长约6mm，直径约3mm，背棱线形突起，侧棱宽翅状；棱槽油管1～2条，合生面油管4～6条。花期7～8月，果期9～10月。

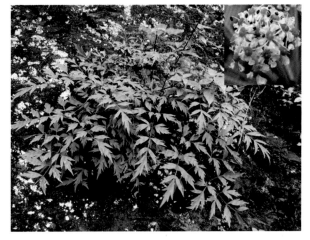

竹节防风

【生境分布】生于海拔600～1500m的山坡湿润岩石上。产于巫山、云阳、涪陵、武隆、石柱、黔江、彭水、秀山等地。分布于重庆、湖北等地。

【采收加工】春、秋季挖根，除去茎叶，洗净，晒干。

【药材鉴别】

性状鉴别：根呈圆柱形，稍弯曲，长10～30cm，直径1～1.5cm。表面粗糙，黄棕色，具有不规则的纵沟及多数疣状突起，有时可见较密的侧根痕。根头部顶端具基生叶柄残基。体轻，质脆，易折断，断面纤维状，皮部棕色，木质部淡黄色。气特异，味辛、微苦。

【化学成分】挥发油中含吲哚菲、十四酸、六氢金合欢基丙酮、十六酸甲酯、邻苯二甲酸二酯、十六酸、9,12-十八碳二烯酸甲酯、十八烯酸、十八酸等。

【药理作用】川防风对伤寒副伤寒甲乙三联菌引起的大鼠体温上升有抑制作用。川防风醇提物对乙酸扭体法引起的疼痛有明显的镇痛作用。川防风的解热镇痛作用为防风的70%左右，但毒性相对较强。

【医疗用途】

药性归经：味辛、微甘，性微温。归肺、膀胱、肝、脾经。

功能：发表，祛风，胜湿，止痛。

主治：风寒感冒，感冒夹湿，头痛，昏眩，寒湿腹痛，泄泻，风湿痹痛，四肢拘挛，破伤风，目赤，疮疡，疝瘕，疥癣，风疹。

用法用量：内服：水煎 3～9g；或入丸、散。外用：适量，研末或捣敷。

使用注意：虚热、体虚多汗者禁服。

附方：

1. 治风湿关节炎：防风、秦艽、桂枝、海风藤、鸡血藤各 9g。水煎服。

2. 治目赤肿痛：防风、桑叶、菊花、栀子各 9g。水煎服。

3. 治风疹：防风、荆芥各 9g，蝉蜕 6g。水煎服。

【资源评述】竹节前胡 *Peucedanum dielsianum* Fedde ex Wolff. 为重庆涪陵、万州地区及湖北恩施州的习用品。以前认为短片藁本 *Ligusticum brachylobum* Franch 作"川防风"，重庆涪陵及四川宜宾部分地作"毛前胡"，主要区别根较粗壮，茎基部有较多的纤维状叶柄残基，叶最终裂片条形，长 2cm，宽 0.1～0.2cm。重庆开州将华中前胡 *P. medicum* Dunn. 作川防风入药。

据药理研究，川防风在防风类药材中具有较强的解热作用和一定的镇痛作用，但毒性也相对较大。川防风的研究报道少见，作为地方习用品，川防风使用有一定的历史，生长普遍，资源丰富，有待对其深入研究。

【参考文献】

［1］吉力，潘炯光，杨健，等.防风、水防风、云防风和川防风挥发油的 GC-MS 分析［C］.1999 中药研究论文集.2000：678-680.

［2］阎玉凝，丁书风，郭彦文，等.防风地区习惯用药的研究Ⅰ—川防风、竹节防风的生药与化学成分［J］.西北药学杂志，1988（1）：31-34.

［3］王建华，崔景荣，朱燕，等.防风及其地区习用品解热镇痛作用的比较研究［J］.中华中医药杂志，1989（1）：20-22.

前 胡
Qianhu

【别名】白花前胡、官前胡、岩棕。

【来源】为伞形科植物前胡 *Peucedanum praeuptorum* Dunn 的根。

【植物形态】多年生草本，高 0.6～1m。根茎粗壮，径 1～1.5cm；根圆锥形，末端细瘦，常分叉。茎圆柱形，髓部充实。基生叶具长柄，叶柄长 5～15cm，基部有卵状披针形叶鞘；叶片轮廓宽卵形或三角状卵形，三出式二至三回分裂，第一回羽片具柄，柄长 3.5～6cm；复伞形花序多数，顶生或侧生，伞形花序直径 3.5～9cm；花序梗上端多短毛；总苞片无或 1 至数片，线形；小伞形花序有花 15～20 朵；花瓣卵形，白色；花柱短，弯曲，花柱基圆锥形。果实卵圆形，背部扁压，长约 0.4cm，宽 0.3cm。花期 8～9 月，果期 10～11 月。

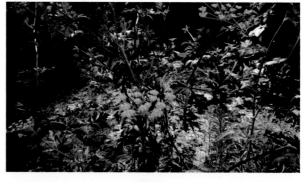

前胡

【生境分布】生于海拔 250～2000m 的山坡林缘、路旁或半阴的山坡草丛中。喜冷凉湿润气候，耐旱、耐寒。适应性较强，在山地及平原均可生长，以肥沃深厚的腐殖质壤土生长最好。产于丰都、武隆、南川、石柱、忠县、丰都等地。分布于河南、甘肃、江苏、安徽、浙江、江西、福建、湖北、湖南、广西、四川、贵州等地。

【采收加工】秋、冬季挖取根部，除去杂质，洗净，晒干。贮干燥容器内，蜜前胡密闭，置阴凉干燥处，防霉，防蛀。

【药材鉴别】

性状鉴别：根呈不规则的圆锥形或纺锤形，根头部常有茎痕及纤维状叶鞘残基，根上部有密集的环纹，下部有分枝，长3～15cm，直径1～2cm。表面灰黄色至黑褐色，全体有不规则纵沟或纵皱纹，并有横向皮孔。质较柔软，干者可折断，断面不整齐，较疏松。皮部淡黄白色，形成层明显，木部淡黄色。气特异，味微苦、辛。

【化学成分】含有香豆素类、挥发油类、菲醌类、有机酸类以及甾醇类等化合物。

香豆素类：伞形花内酯、东莨菪内酯、（-）-前胡醇、scopolin、isoscopoletin、shimmin、补骨脂素、佛手苷内酯、8-甲氧基补骨脂素、5-甲氧基补骨脂素、异补骨脂素、Pd-Ia、前胡香豆素、白花前胡甲素、白花前胡乙素、白花前胡丙素、白花前胡丁素、d-白花前胡素E、前胡香豆素（A～H）、前胡香胡苷（Ⅱ～Ⅶ）。还含有异紫花前胡苷、芸香扔、异芸香扔、4H-1-benzopyran-4-one、5-hydroxy-6-methoxy-2-phenyl-7-O-α-D- glucuronyl methyl ester、5-hydroxy-6- methoxy-2-phenyl-7-O-α -D-glucuronyl acid 等。

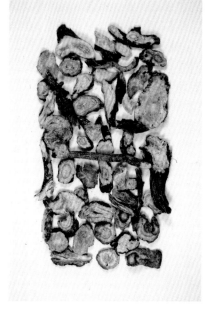

前胡（饮片）

挥发性成分：β-榄香烯、α-蒎烯、草脑、柠檬烯、3-侧柏烯、间-伞花烃、4（10）-侧柏烯、对-特丁基茴香醚等。

其他成分：D-甘露醇、β-谷甾醇、半乳糖醇、胡萝卜苷及紫花前胡皂苷。

【药理作用】

1. 对心血管的影响：

（1）抗心肌缺血及保护心肌作用：白花前胡提取物对垂体后叶素诱发小鼠急性心肌缺血模型、冠脉结扎引起的大鼠急性心肌缺血模型有显著的保护作用，白花前胡丙素能提高动物心肌组织耐缺氧能力，对急性缺血以及缺血-再灌注模型有保护作用。白花前胡丙素对冠脉结扎引起的大鼠心肌细胞缺血有明显的保护作用，有较强的钙拮抗作用。前胡甲素具有钙内流阻滞剂和钾通道开放剂双重作用，保护或减轻心肌缺血再灌注时心肌细胞的损伤，能拮抗血管紧张素Ⅱ诱导的心肌细胞肥大，能明显降低心肌缺血再灌注时血清中乳酸脱氢酶、天冬氨酸转氨酶、肌酸激酶及同工酶的活性，并呈剂量依赖趋势。

（2）改善心脏功能：白花前胡提取液能够抑制肥大心肌细胞凋亡，改善腹主动脉缩窄所致心衰。白花前胡香豆素可增加冠脉流量及心输出量，改善心脏舒张功能，白花前胡丙素能逆转左室肥厚，改善血管肥厚，减少胶原及血管反应性，使血管松弛，血流通畅。

（3）降血压：白花前胡中香豆素类化合物具有舒张肺动脉的作用。白花前胡丙素对动脉粥样硬化和高血压等血管增生性疾病有防治作用，还能降低脑、肾血压，减轻高血压刺激导致的血管痉挛、血流量下降、细胞有氧化代谢障碍。

2. 抗氧化作用：白花前胡中的香豆素类能清除氧自由基作用对脂质过氧化反应有抑制作用，能明显抑制小鼠肝匀浆丙二醛的产生。

3. 祛痰作用：白花前胡丙素和紫花前胡苷能增强小鼠气管排泌酚红，具有祛痰作用。

4. 抗菌作用：白花前胡中的挥发油成分对大肠杆菌、伤寒沙门菌和弗氏志贺菌有一定的抗菌活性。

5. 抗肿瘤作用：白花前胡中的凯尔消旋内酯衍生物对B16小鼠黑色素瘤细胞系的黑素生成有一定的抑制作用，角型吡喃骈香豆素可以诱导人急性髓样白血病HL-60细胞分化。

6. 其他作用：白花前胡中的香豆素类有解热镇痛抗炎、抑制肝药酶活性的作用。白花前胡甲素能促进体外培养的视网膜神经细胞存活，有一定的抑制体外高压诱导的视网膜神经细胞凋亡的作用，还能改善CUMS诱导的大鼠抑郁行为。

【医疗用途】

药性归经：味苦、辛，性微寒。归肺经。

功能：散风清热，降气化痰。

主治：痰热喘满，咯痰质稠，风热咳嗽痰多。

用法用量：内服：水煎，3～10g；或入丸、散。

使用注意：阴虚咳嗽、寒饮咳嗽患者慎服。

【资源评述】参考"紫花前胡"条下。

【参考文献】

[1] 薛俊超. 白花前胡化学成分及相关药理作用的研究进展 [J]. 海峡药学，2012，24（2）：34-38.

[2] 张村，肖永庆，李丽. 白花前胡化学成分研究 [C]. 中药与天然药高峰论坛暨全国中药和天然药物学术研讨会，2012：1005-1006.

[3] 刘元，李星宇，宋志钊，等. 白花前胡丙素和紫花前胡苷祛痰作用研究 [J]. 时珍国医国药，2009，20（5）：1049.

[4] 周晓霞，张建情，刘春晓，等. 白花前胡有效成分 Pd-Ia 对急性肺损伤的作用及机制研究 [J]. 中国药理学通报，2016，32（8）：1165-1170.

[5] 王晓媚，许慧慧. 白花前胡甲素对 CUMS 大鼠的抗抑郁作用及机制研究 [J]. 中药材，2014，37（12）：2259-2262.

[6] 吴霞，毕赢，王一涛. 前胡化学成分及药理作用的研究进展 [J]. 食品与药品，2010，12（011）：442-445.

山茱萸

Shanzhuyu

【别名】蜀枣、山萸肉、实枣儿、枣皮、红枣皮。

【来源】为山茱萸科植物山茱萸 *Cornus officinalis* Sieb. et Zucc. 的干燥成熟果实。

【植物形态】落叶灌木或乔木。枝黑褐色。叶对生；叶柄长 0.6～1.2cm，上面有浅沟；叶片纸质，卵形至椭圆形，稀卵状披针形，长 5～12cm，先端渐尖，基部楔形，上面疏生平贴毛，下面毛较密；侧脉 6～8 对，脉腋具黄褐色髯毛。伞形花序先叶开花，腋生，下具 4 枚小型的苞片，苞片卵圆形，褐色，花黄色；花萼 4 裂，裂片宽三角形，花瓣 4 枚，卵形，花盘环状，肉质，子房下位。核果椭圆形，成熟时红色。花期 3～4 月，果期 9～10 月。

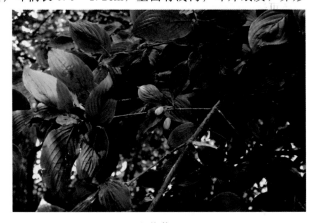

山茱萸

【生境分布】生于海拔 400～1500m，稀达 2100m 的林缘或林中。喜温暖湿润气候。喜光。宜选择土质肥沃、土层深厚、排水良好的砂质壤土或壤土栽培。用种子繁殖、压条繁殖和扦插繁殖。重庆、四川有引种栽培。分布于山西、陕西、甘肃、山东、江苏、安徽、浙江、江西、河南、湖南等地。

【采集加工】9～11 月上旬果实呈红色时成熟，分批采摘，切忌损伤花芽。将新鲜果置沸水中煮 10～15 分钟，捞出冷浸，及时挤出种子，将果肉晒干或烘干即成。亦可用机械脱粒法，挤出果肉干燥。

【药材鉴别】

性状鉴别：果肉呈不规则片状或囊状，长 1～1.5cm，宽 0.5～1cm。表面紫红色至紫黑色，皱缩，有光泽。部分果实顶端有圆形宿萼痕，基部有果梗痕。质柔软。气微，味酸、涩、微苦。

以肉厚、柔软、色紫红者为佳。

【化学成分】山茱萸果肉含挥发油、糖苷、鞣质、有机酸及多糖等成分。

挥发油：含量较多的主要成分有异丁醇、丁醇、异戊醇、顺式的和反式的芳樟醇氧化物、糠醛、β-苯乙醇、甲基丁香油酚、榄香脂素、异细辛脑、棕榈酸乙酯、油酸乙酯、亚油酸乙酯、桂皮酸苄酯、棕榈酸、硬脂酸、玷𤨙烯、α-松油醇、α-姜黄烯、茴香脑、4-甲氧基-1,2-苯并间二氧杂环戊烯、细辛醚、马兜铃酮、乙基香草醛、亚麻酸乙酯、胡薄荷酮、黄樟醚等。

糖苷及苷元：含有山茱萸裂苷、莫罗忍冬苷、7-O-甲基莫罗忍冬苷、马钱子苷、当药苷。还含有5,5′-二甲基糠醛醚、5-羟甲基糠醛、脱水莫诺苷元、马钱子素等。

鞣质：山茱萸鞣质 1、2、3，株木鞣质 A、B、C、G，丁子香鞣质，路边青鞣质 D 以及 2,3-二-O-没食子酰葡萄糖，1,2,3-三-O-没食子酰葡萄糖，1,2,6-三-O-没食子酰葡萄糖，1,2,3,6-四-O-没食子酰葡萄糖等。

其他成分：β-谷甾醇、有机酸（熊果酸、没食子酸、苹果酸等）、糖类（葡萄糖、果糖、蔗糖等）及维生素 A 等。

山茱萸

【药理作用】

1. 对免疫系统的作用：山茱萸对免疫系统具有特征性的双向作用。山茱萸多糖明显改善免疫低下小鼠脾淋巴细胞的增殖反应。山茱萸不同提取部位均可以减少模型小鼠骨髓细胞的损伤，明显抑制骨髓细胞的凋亡，山茱萸石油醚萃取部位作用突出。山茱萸水煎液可使正常小鼠和免疫低下小鼠的碳粒廓清指数和吞噬指数明显降低，胸腺和脾脏明显萎缩，且同一给药剂量下炮制品比生品的抑制作用更强。山茱萸水煎剂显著延长大鼠异位移植心脏存活时间，山茱萸总苷眼液能延长角膜植片存活时间。山茱萸总苷明显抑制关节炎大鼠的淋巴细胞增殖反应和抑制腹腔巨噬细胞产生 IL-1、IL-6 和 TNF-α。

2. 神经保护作用：山茱萸环烯醚萜苷（CIG）对脑缺血沙土鼠学习记忆能力以及海马区 BDNF 蛋白表达均有促进作用。同时，CIG 能减少切断穿隆海马伞的成年 SD 大鼠海马区神经元死亡数量。山茱萸有效成分还可通过抑制自由基损伤及炎症反应、降低钙超载、抑制细胞凋亡等途径减轻脑缺血再灌注引起的脑损伤。

3. 对糖尿病及并发症作用：山茱萸中的多种活性成分均有降血糖作用。山茱萸不同溶剂萃取物对 α-葡萄糖苷酶均有抑制作用，其中乙酸乙酯萃取物的抑制活性最好。山茱萸提取物齐墩果酸能在体外促进神经末梢释放乙酰胆碱，从而激活大鼠胰岛 B 细胞 M3 受体，增加胰岛素分泌，降低血浆葡萄糖水平。山茱萸中多元酚类粗提物可减轻糖尿病小鼠模型中由糖尿病引起的肾脏损伤。山茱萸颗粒能改善糖尿病大鼠肾功能、24 小时尿蛋白情况，增加肾组织 TGF-β$_1$、Smad7 蛋白的表达，可治疗早期糖尿病肾病。山茱萸的醇提取物和乙酸乙酯提取物均可降低四氧嘧啶糖尿病模型小鼠血清 TG 的含量，山茱萸的醇提取物还可提高血清胰岛素水平。山茱萸提取的总三萜烯酸能减轻糖尿病心肌病的作用。

4. 心肌保护作用：10g/L 山茱萸总苷能降低原代培养乳鼠心肌细胞缺血、缺氧模型凋亡率，抑制心肌细胞凋亡。

5. 抗肿瘤作用：山茱萸多糖对 S$_{180}$ 肉瘤小鼠有明显的瘤抑制作用，可以使外周血 CD4$^+$T 细胞数量增加，CD8$^+$T 细胞数量降低，并能提高 IL-2 水平，降低 IL-4 水平，且与剂量和浓度呈正相关。山茱萸水提取物对人宫颈癌 HeLa、人肺癌 A549 细胞株的细胞增殖有较强的抑制作用，能诱导其细胞凋亡。

6. 抗衰老作用：山茱萸乙醇提取液在 10mg/ml 的浓度下，对 DPPH 自由基的清除率超过 70%，总抗氧化能力的 FRAP 值＞200，表明山茱萸的抗氧化能力很强。山茱萸醇提液可抑制 D-半乳糖致衰老大鼠体内糖化血红蛋白、糖化血清蛋白、晚期糖化终末产物水平，并减少外周血淋巴细胞损伤，具有一定抗衰老作用。山茱萸石油醚萃取部位对老年小鼠大脑衰老有一定的保护作用。山茱萸水煎液能明显促进老年小鼠骨髓及胸腺细胞的增殖，并能使老年小鼠胸腺细胞和脾细胞凋亡率明显降低，通过保护老年小鼠免疫器官而发挥抗衰老作用。

7. 其他作用：山茱萸甲醇提取液对黑色素的合成有促进作用，可以适当利用山茱萸来治疗白发。另外，山茱萸富含多酚，具有良好的抗炎作用，还具有抗疲劳、抗菌、抗骨质疏松、肝肾保护、提高免疫力等作用。

【医疗用途】

药性归经：味酸、涩，性微温。归肝、肾经。

种子植物

功能：补益肝肾，收敛固脱。

主治：头晕目眩，耳聋耳鸣，腰膝酸软，遗精滑精，小便频数，妇女崩漏，大汗虚脱，内热消渴。

用法用量：内服：煎汤，6～12g；或入丸、散。

使用注意：命门火炽、素有湿热、小便淋涩者禁服。

附方：

1. 治腰膝酸软：牛膝 50g，山茱萸 50g，桂心 1g。上药研细，每于食前以温酒调下 6g。

2. 治肾虚精亏：山茱萸（酒浸）取肉 50g，破故纸（酒炙）25g，当归 20g，麝香 0.3g。上为细末，炼蜜丸，梧桐子大。每服 81 丸，临卧酒盐汤下。

3. 治心虚怔忡：龙眼肉 50g，酸枣仁（炒，捣）15g，山茱萸（去净核）15g，柏子仁（炒，捣）12g，生龙骨（捣细）12g，生牡蛎（捣细）12g，乳香 3g，没药 3g。水煎服。

4. 治虚汗：山茱萸 10g，生龙骨 5g，生牡蛎 5g，生杭芍 2g，党参 6g，炙甘草 3g。水煎服。一日 2 次。

5. 治消渴病：苁蓉（酒炙）、五味子（炒）、山茱萸、山药各等份。上为末，为丸如梧桐子大。每服 15 粒，每日 2 次。

【资源评述】山茱萸始载于《神农本草经》，列为中品。《吴普本草》载："或生冤句、琅琊，或东海承县，叶如梅，有刺毛，二月花如杏，四月实如酸枣赤，五月采实。"《名医别录》载："生汉中山谷及琅琊、冤句，东海、承县，九月十月采实，阴干。"《本草经集注》称："出近道诸山中，大树，子初熟未干赤色，如胡颓子，亦可啖。既干，皮甚薄"《本草图经》载："今海州亦有之，木高丈余，叶似榆，花白。"从上述本草图、文记述及《本草图经》《本草纲目》及《植物名实图考》所载的图，与现今所用山茱萸相同。

山茱萸分布于北温带、亚热带的高山地区，主产于中国、日本、朝鲜、英国、美国等国家。在我国多分布于长江南北，海拔 600～1400m 的山岭地区。主产于浙江临安、淳安，河南南阳、嵩县、济源、巩义，安徽歙县、石埭，陕西、山西、四川亦产。其中，产量较大的地区为河南伏牛山主峰老界岭以南的西峡、内乡、南召等深山地带，其产量占全国总产量的 1/3。

山茱萸药材主要来自于栽培，在长期的栽培过程中，已形成了较多的栽培品种，这些品种在果实的形状、大小、颜色、重量到产量、干果肉（药材）得率等方面存在较大的差异，根据果实形状可分 7 个品种。目前，各地栽培品种不一，尚有待进行优良品种的选育，培育出适合本区域生长的优质高产的品种。

山茱萸是古方复方应用较多的品种之一，也是目前中成药主要原料药，如六味地黄丸、金匮肾气丸等。临床上广泛用于高血压、糖尿病、冠心病等疾病。山茱萸有免疫兴奋免疫抑制的双重作用，在临床应用时应引起注意。

【参考文献】

[1] 叶贤胜，赫军，张佳琳，等．山茱萸的化学成分研究 [J]．中国中药杂志，2016，41（24）：4605-4609.

[2] 程琛舒．山茱萸化学成分的研究 [D]．安徽大学，2011.

[3] 梁晋如．山茱萸的化学成分及其生物活性研究 [D]．西北大学，2014.

[4] 张月娥，刘鄂湖，李会军，等．山茱萸的化学成分 [J]．Chinese Journal of Natural Medicines，2009（5）：365-367.

[5] 杜伟锋，王明艳，蔡宝昌．山茱萸炮制前后多糖对小鼠免疫功能的影响 [J]．中药材，2008，31（5）：715-717.

[6] 王明艳，江励华，董菊，等．山茱萸提取部位对 D-半乳糖致衰模型小鼠骨髓细胞脱氧核糖核酸的影响 [J]．时珍国医国药，2010，21（10）：2425-2427.

[7] 余宗亮，丁霞，蔡宝昌，等．山茱萸炮制前后对小鼠免疫功能的影响 [J]．中华中医药学刊，2006，24（8）：1445-1446.

[8] 曹喻灵，雷小勇．山茱萸现代药理作用研究进展 [J]．湘南学院学报（医学版），2013，15（2）：76-78.

[9] 付桂香，李建民，周勇，等．山茱萸总苷抗炎免疫抑制作用及其机理的大鼠实验研究 [J]．中华微生物学和免疫学杂志，2007，27（4）：316-320.

[10] 李小黎，叶翠飞，张丽，等．山茱萸环烯醚萜苷对脑缺血沙土鼠学习记忆能力和脑内神经营养因子的影响 [J]．中华中医药学刊，2011，29（2）：263-266.

[11] 丁月霞，张丽，叶翠飞，等．山茱萸环烯醚萜苷对穹隆海马伞切断大鼠海马区神经元存活和细胞凋亡调控因子的影响 [J]．首都医科大学学报，2011，32（1）：73-78.

［12］蔡小军，邵南齐，宋惠珠，等 . 山茱萸主要有效成分的脑保护作用及其分子机制研究进展［J］. 中国生化药物杂志，2015，35（1）：181-184.

［13］王俊霞，武晓红，李昌勤，等 . 山茱萸提取物对 α-葡萄糖苷酶的抑制作用［J］. 中国实验方剂学杂志，2011，17（5）：74-76.

［14］黄平，陈丹，华健，等 . 山茱萸颗粒对糖尿病肾病大鼠 TGF-$β_1$/Smad7 通路的影响［J］. 中华中医药学刊，2013，13（5）：762-764.

［15］杨勇，容蓉，蒋春红，等 . 山茱萸不同极性提取物降糖作用的研究［J］. 辽宁中医杂志，2011，38（1）：170-172.

［16］陈克芳，李建军，潘爱珍，等 . 山茱萸总苷干预急性缺氧乳鼠心肌细胞凋亡的研究［J］. 中西医结合心脑血管病杂志，2012，10（12）：1488-1489.

［17］邹品文，赵春景，李攀，等 . 山茱萸多糖的抗肿瘤作用及其免疫机制［J］. 中国医院药学杂志，2012，32（1）：20-22.

［18］何杨，段斐，靳祎，等 . 山茱萸水提取物对 Hela 细胞体外增殖的影响［J］. 山东医药，2011，51（40）：83-84.

［19］王恩军，靳祎，季文琦，等 . 山茱萸水提取物对人肺癌 A549 细胞凋亡的作用［J］. 中国老年学，2012，32（23）：84-86.

［20］陈玉霞，刘建华，林峰，等 . DPPH 和 FRAP 法测定 41 种中草药抗氧化活性［J］. 实验室研究与探索，2011，30（6）：11-14.

［21］王明艳，江励华，杜伟峰，等 . 山茱萸炮制增效活性部位对老年小鼠大脑衰老影响的研究［J］. 中医药信息，2009，26（5）：30-32.

［22］许冬青，江励华，李育，等 . 山茱萸水煎液对老年小鼠免疫器官保护作用的研究［J］. 时珍国医国药，2012，23（8）：1864-1865.

［23］杨明明，袁晓旭，赵桂琴，等 . 山茱萸化学成分和药理作用的研究进展［J］. 承德医学院学报，2016，33（5）：407-410.

鹿衔草

Luxiancao

【别名】鹿蹄草、小秦王草、破血丹、纸背金牛草、大肺筋草、红肺筋草、鹿寿茶、鹿安茶、鹿含草。

【来源】为鹿蹄草科植物普通鹿蹄草 *Pyrola decorata* H. Andr.、鹿蹄草 *P. calliantha* H. Andr. 的全草。

【植物形态】

普通鹿蹄草：常绿亚灌木状小草本。根茎细长，横生或斜升，有分枝。叶 3～6 片，近基生，叶柄长 1.5～4cm；叶片薄革质，长圆形至倒卵状长圆形或匙形，稀为卵状长圆形，长 3～7cm，宽 2.5～4cm，基部楔形或阔楔形，下延于叶柄，上面绿色，下面色较淡，常带紫色，边缘有疏齿。花葶常带紫色，有 1～3 枚褐色鳞片状叶，基部稍抱花葶。总状花序，有花 4～10 朵，半下垂；花冠碗形，淡绿色、黄绿色或近白色；花瓣倒卵状椭圆形，长达 1cm，宽达 7mm，先端圆形；雄蕊 10 枚，花丝无毛，花药黄色，具小角；花柱倾斜，上部弯曲，先端有环状突起稀不明显，伸出花冠，柱头 5 圆裂。蒴果扁球形，直径 7～10mm。花期 6～7 月，果期 7～8 月。

鹿蹄草：萼片较长，长 4～7.5mm，边缘近全缘；花较大，直径 1.5～2cm。花期 6～8 月，果期 8～9 月。

【生境分布】

普通鹿蹄草：生于海拔 600～3000m 的山地阔叶林或灌丛下。喜较冷凉阴湿。土壤以有较多枯朽落叶而排水良好的腐殖质土为好，可在林下栽培。产于云阳、奉节、彭水、南川。分布于西南及陕西、甘肃、安徽、浙江、江西、福建、台湾、河南、湖北、湖南、广东、广西等地。

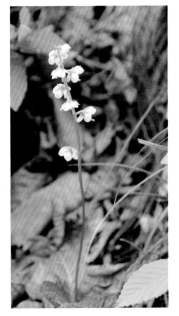

普通鹿蹄草

鹿蹄草：生于海拔300～4100m山地针叶林、针阔叶混交林或阔叶林下。产于南川（金佛山、柏枝山）。分布于华东、西南及河北、山西、陕西、甘肃、青海、河南、湖北、湖南、西藏等地。

【采集加工】在9～10月结合分株采收，除去杂草，晒至发软，堆积发汗，盖麻袋等物，使叶片变紫红或紫褐色后，晒或炕干。

【药材鉴别】

性状鉴别

普通鹿蹄草：全草长14～30cm，全体无毛，棕绿色或近浅红棕色。根茎细长，具细根及鳞叶；稍具纵棱，棱间有细纵皱纹。叶互生；基生叶3～6片，叶柄长2～4cm，具棱；叶片革质，较厚，长卵形、椭圆形或长椭圆形，长3.5～7cm，宽2.3～4cm，先端钝尖，有小突尖头，叶基广楔形，下延至叶柄，叶缘有稀疏小齿；表面枯绿色，背面紫红色。花葶高15～30cm；总状花序具花5～8朵；苞片线状披针形，花广钟状；萼5深裂。蒴果深棕色，扁球形。气微，味淡、微苦。

鹿蹄草：全草长10～30cm。根茎细长，有分枝。基生叶4～7片，叶片椭圆形或卵圆形，稀近圆形，长达5.2cm，宽达3.5cm，叶背面常有白霜，有时带紫色。

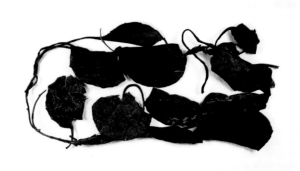

鹿蹄草（生药）

【化学成分】

普通鹿蹄草：含鹿蹄草素（2,5-二羟基甲苯）、山柰酚-3-O-葡萄糖苷、槲皮素-3-O-葡萄糖苷、高熊果酚苷、鹿蹄草苷、金丝桃苷、槲皮素-3-O-呋喃阿拉伯糖苷、$2''$-O-没食子酰基金丝桃苷、β-谷甾醇苷等。

鹿蹄草：含N-苯基-2-奈胺、伞形梅笠草素、高熊果酚苷、没食子酸、原儿茶酸、鹿蹄草素、槲皮素、没食子鞣质、肾叶鹿蹄草苷、6-O-没食子酰高熊果酚苷、金丝桃苷（hyperin）、没食子酰金丝桃苷，以及多种氨基酸等。

【药理作用】

1. 抗菌作用：鹿蹄草素抗菌谱广，对革兰阳性菌和革兰阴性菌的体外抑菌效果均超过青霉素。鹿蹄草中的多种化学成分对新生隐球菌、白色假丝酵母菌、红色毛癣菌等真菌生长有不同的抑制作用，其中梅笠草素的抗真菌活性较强。鹿蹄草对金黄色葡萄球菌的有较强的抑制，其抗菌性和杀菌功能与其对金黄色葡萄球菌细胞膜和细胞壁结构的破坏直接相关。

2. 抗炎作用：鹿衔草水煎剂对炎症早期渗出有对抗作用，能明显抑制二甲苯致小鼠耳肿胀及乙酸致腹腔毛细血管通透性增高。鹿衔草提取物抑制小鼠巨噬细胞系RAW264.7细胞中p38 MAP激酶和NF-κB的磷酸化，进而抑制iNOS的表达和NO的产生从而发挥抗炎作用。

3. 对心血管系统的作用：鹿衔草水提液可明显增加血管灌注液流量，其血管扩张作用和毛冬青呈协同作用。鹿衔草中的$2''$-O-没食子酰基金丝桃苷对心肌缺血再灌注损伤具有保护作用。鹿衔草总黄酮能够降低垂体后叶素诱发的缺血性心律失常的发生率，还能抑制病理性动脉内膜增生和管腔狭窄。鹿衔草黄酮苷能够浓度依赖性地舒张大鼠胸主动脉。鹿衔草总黄酮对异丙肾上腺素诱导的大鼠急性心肌缺血具有保护作用。

4. 抗氧化作用：鹿衔草中的$2''$-O-没食子酰基金丝桃苷具有很强的单宁活性，并具有抗氧化、清除脂质过氧自由基和抑制脂质过氧化活性的作用。鹿衔草甲醇提取物、水提取物、氯仿提取物和石油醚提取物抗氧化活性测定结果表明4种粗提物对DPPH自由基清除能力大小、总抗氧化性强弱和总酚含量高低有着一致的顺序，即高极性溶剂提取物的抗氧化活性较低极性溶剂提取物要强。

5. 降血脂作用：鹿衔草提取液经过LSA-5B大孔树脂用20％乙醇洗脱的水溶性部分对高脂血症小鼠三酰甘油有显著的降低作用。

6. 抗肿瘤作用：鹿衔草醇提物对HeLa肿瘤细胞生长增殖具有非常显著的抑制作用，IC_{50}为95.40mg/L，且具有明显的剂量依赖性。

7. 促进成骨细胞增殖：鹿衔草氯仿部位和正丁醇部位能推进体外培养成骨细胞周期，从而促进成骨细胞增殖。

【医疗用途】

药性归经：味甘、苦，性温。归肝、肾经。

功能：补肾强骨，祛风除湿，止咳，止血。

主治：肾虚腰痛，风湿痹痛，筋骨痿软，月经过多，久咳劳嗽。

用法用量：内服：煎汤，9～15g；研末，6～9g。外用：适量，捣敷或研末撒；或煎水洗。

使用注意：孕妇慎服。

附方：

1. 治慢性风湿性关节炎，类风湿性关节炎：鹿蹄草、白术各12g，泽泻6g。水煎服。

2. 治肾虚腰痛，阳痿：鹿衔草30g，猪蹄1对。炖食。

3. 治子宫功能性出血：鹿衔草、苦丁茶各9g。水煎，经期服。

4. 治产后瘀滞腹痛：鹿含草15g，一枝黄花6g，苦荬菜9g，

5. 治产后胎盘不下：鹿衔草60g，水煎服。

【资源评述】 本品始载于《滇南本草》，云："鹿衔草，紫背者好。叶团，高尺余。出落雪厂（今东川）者效。"所述应为普通鹿蹄草 *Pyrola decorata* H. Andr.。《本草纲目》云："鹿蹄多生江广平陆及寺院荒处，淮北绝少，川陕亦有。苗似堇菜，而叶颇大，背紫色。春生紫花，结青实，如天茄子。"按其记述，生境及形态与鹿蹄草 *P. cailiantha* 相似。鹿蹄草属植物在明代称之为"鹿蹄草"，系指植物叶形而言，清代称其为"鹿衔草"系指药材及其功效。《中国药典》在"鹿衔草"条下收载了鹿蹄草 *P. calliantha* 和普通鹿蹄草 *P. decorata*。

鹿蹄草属（Pyrola）植物共30余种，我国产27种，广泛分布于全国各省区，尚有多种在不同地区作鹿衔草药用：椭圆叶鹿蹄草 *P. elliptica* Nutt.（四川）、红花鹿蹄草 *P. incarnate* Fisch. Ex DC.（东北、陕西）、日本鹿蹄草 *P. japonica* Klenze ex Alef.（东北、陕西、安徽、贵州）、短柱鹿蹄草 *P. minor* L.（东北、新疆、云南、西藏）、肾叶鹿蹄草 *P. renifolia* Maxim.（东北、河北、内蒙古）、圆叶鹿蹄草 *P. rotundifolia* L.（新疆）、皱叶鹿蹄草 *P. rugosa* Andres（陕西、甘肃、四川）、四川鹿蹄草 *P. szechuanica* H. Andres（四川）。

文献报道，大理鹿蹄草 *P. forrestiana* H. Andr. 在抗心室纤颤、增强心肌收缩力、延长常压缺氧生存时间方面作用较强，普通鹿蹄草和鹿蹄草的消炎、镇痛作用明显优于大理鹿蹄草。三者对免疫功能的影响及抗菌作用相似。

【参考文献】

[1] 潘微薇，裴刚，王亚敏，等. 鹿衔草的化学成分研究 [J]. 西北药学杂志，2014，29（3）：221-222.

[2] 盛华刚. 鹿衔草的化学成分与药理作用研究进展 [J]. 西北药学杂志，2012，27（4）：383-385.

[3] 刘蕾，陈玉平，万喆，等. 鹿蹄草化学成分研究 [J]. 中国中药杂志，2007，32（17）：1762-1765.

[4] 徐丽萍. 鹿蹄草提取物的抑菌作用比较研究 [J]. 哈尔滨商业大学学报自然科学版，2007，23（3）：265-266.

[5] 艾启俊，于庆华，张红星，等. 鹿蹄草素对金黄色葡萄球菌的抑制作用及其机理研究 [J]. 中国食品学报，2007，7（2）：33-37.

[6] Lee M H，Jee YH，Kim JS，et al. The anti-inflammatory effects of Pyrolae herba extract through the inhibition of the expression of inducible nitric oxide synthase（iNOS）and NO production. [J]. Journal of Ethnopharmacology，2007，112（1）：49-54.

[7] 丁存晶，刘俊田，王军宪，等. 鹿衔草总黄酮对大鼠急性心肌缺血的保护作用 [J]. 中药材，2007，30（9）：1105-1109.

[8] 刘书勤，李增利，臧伟进，等. 鹿蹄草总黄酮抑制动脉内膜增生的研究 [J]. 中草药，2009，40（11）：1792-1795.

[9] 何秀权，叶明磊，顾袁琴，等. 鹿衔草黄酮苷对大鼠离体胸主动脉的作用及机制探讨 [J]. 时珍国医国药，2010，21（4）：900-902.

[10] 路培培，刘俊田，刘娜，等. 鹿衔草总黄酮对异丙肾上腺素诱导的大鼠急性心肌缺血的保护作用 [J]. 中药材，2010，33（1）：73-76.

[11] 路培培，刘俊田，刘娜，等. 鹿衔草总黄酮对大鼠急性心肌缺血的影响 [J]. 西安交通大学学报（医学版），

2010，31（5）：581-583.

[12] 冀晓雯，何春欢，潘英明，等．鹿衔草不同溶剂提取物抗氧化活性研究 [J]．食品工业科技，2009（4）：100-102.

[13] 张璐，王中秋，宋莉，等．鹿衔草降血脂作用有效部位的研究 [J]．西北药学杂志，2010，25（3）：195-196.

[14] 秦盛莹，刘雯，张园园，等.4 种中药抗肿瘤活性的初步研究 [J]．西北药学杂志，2007，22（1）：16-18.

[15] 吴银生，黄美雅，陈旭征，等．鹿衔草不同极性部位对成骨细胞增殖的影响 [J]．中国中医骨伤科杂志，2010，18（9）：4-6.

金钱草

Jinqiancao

【别名】神仙对坐草、铜钱草、四川大金钱草、大金钱草、黄疸草、一面锣、铜钱花、大连钱草、遍地黄、铺地莲。

【来源】为报春花科植物过路黄 Lysimachia christinae Hance 的全草。

【植物形态】多年生蔓生草本。茎柔弱，平卧延伸，表面灰绿色或带红紫色，全株无毛或被疏毛，幼嫩部分密被褐色无柄腺体，下部节间较短，常发出不定根，中部节间长。叶对生；叶柄长 1～3cm；叶片卵圆形、近圆形以至肾圆形，长 1.5～8cm，宽 1～6cm，先端圆钝以至圆形，基部截形至浅心形，稍肉质，透光可见密布的透明腺条，干时腺条变黑色，有腺毛。花单生于叶腋；花梗长 1～5cm，通常不超过叶长，花梗幼嫩时稍有毛；花萼长 4～10mm，5 深裂，分裂近达基部，裂片披针形，椭圆状披针形以至线形或上部稍扩大而近匙形。花冠黄色，辐状钟形，5 深裂，基部合生，裂片狭卵形以至近披针形，先端锐尖或钝，具黑色长腺条；雄蕊 5 枚，下半部合生成筒；子房卵球形，花柱长 6～8mm。蒴果球形，直径 3～5mm，有稀疏黑色腺条，瓣裂。花期 5～7 月，果期 7～10 月。

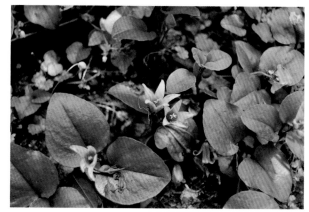

金钱草

【生境分布】生于土坡路边、沟边及林缘较阴湿处，垂直分布可达海拔 2300m 处。喜温暖、阴凉、湿润环境，不耐寒。适宜肥沃疏松、腐殖质较多的砂质壤土。用扦插繁殖或种子繁殖。产于重庆各区县，以铜梁为多。分布于中南、西南及山西、陕西、甘肃、江苏、安徽、浙江、江西、福建等地。

【采集加工】栽种当年 9～10 月收获。以后每年收获 2 次，第 1 次在 6 月，第 2 次在 9 月。用镰刀割取，留茬 10cm 左右，以利萌发。割下的全株，除去杂草，用水洗净，晒干或烘干即成。

【药材鉴别】

性状鉴别：全草多皱缩成团，下部茎节上有时着生纤细须根。茎扭曲，直径约 1mm；表面红棕色，具纵直纹理；断面实心，灰白色。叶对生，多皱缩破碎，完整叶宽卵形或心形，全缘，上面暗绿色至棕绿色，下面色较浅，用水浸后，透光可见黑色短条纹；叶柄细长，叶腋有时可见花或果实。气微，味淡。

以叶大、色绿者为佳。

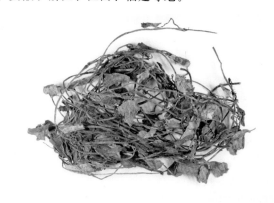

金钱草（生药）

【化学成分】含有黄酮类：异鼠李素、山柰酚、槲皮素、黄芪苷、三叶豆苷、金丝桃苷、蒙花苷、橙皮苷、异鼠李素-3-O-β-D-刺槐双糖苷、山柰酚-3-O-D-刺槐双糖苷、芦丁、新西兰牡荆苷-2、山柰酚-3-O-D-吡喃葡萄糖苷、山奈酚-3-O-α-L-鼠李糖-（1→6）- β-D-吡喃葡萄糖苷、山奈酚-3-O-α-L-鼠李糖（1→2）- β-D-吡喃葡萄糖苷、槲皮素等。

挥发油主要组分为酮、醇和萜类化合物，主要有 β-香叶烯、β-蒎烯、右旋萜二烯、石竹烯、（Z,Z,Z）-1,5,9,9 四甲基-1,4,7 环十一碳三烯、D-柠檬烯、4,8-二甲基十一烷、邻苯二甲酸二乙酯和 1,2,3,5-四甲基苯等。

还含有对羟基苯甲酸、尿嘧啶、环腺苷酸、环鸟苷酸样物质、多糖等。

【药理作用】

1. 排石作用：金钱草的醇不溶物中的多糖成分对尿路结石的主要成分—水草酸钙的结晶有抑制作用，且抑制作用随浓度的增加而增加。金钱草还可使血液、尿液偏酸性，使在碱性环境中才能存在的结石溶解。金钱草对雄性 Wistar 大鼠有利尿作用，且其醇提物利尿作用强于水提物，可用于预防大鼠肾结石的形成。金钱草醇提物和乙酸乙酯提取物能明显促进小鼠和大鼠胆汁的分泌。金钱草乙酸乙酯提取物可预防致石饲料诱导的豚鼠实验性胆红素结石，降低成石率。金钱草水提物对石胆酸诱导的豚鼠胆囊炎模型具有良好的抗胆囊炎效果，更能改善胆囊病变程度。

2. 抗炎镇痛作用：金钱草及其总黄酮腹腔注射对组胺引起的小鼠血管通透性增加有显著的抑制作用，对注射蛋清引起的大鼠踝关节肿胀和棉球肉芽肿有显著抑制作用。金线草地上部分（简称茎叶）的水提物和根的水提物均能明显抑制耳肿胀，明显抑制腹腔毛细血管通透性，抑制小鼠棉球肉芽肿增生，明显减少扭体次数。

3. 抑菌、抗病毒作用：槲皮素既具有抗感染活性，又有抗复制活性，槲皮素能抑制 ROUS 肉瘤病毒和诱发肿瘤的人疱疹病毒，对假狂犬病毒、门哥病毒感染、小核糖核酸病毒有抗病毒作用。体外试验表明金钱草黄酮类化合物对 HBsAg 有明显的抑制作用。金钱草黄酮类化合物对多种细菌（肺炎链球菌、金黄色葡萄球菌）有抑制作用。

4. 对循环系统的作用：金钱草水提物静脉给药可使麻醉犬脑动脉血流量显著增加，脑血管阻力下降，颈总动脉血压下降，心肌耗氧减少，冠脉阻力减小，并对脑垂体后叶素所致的冠脉流量减少和血压升高有一定的保护作用。金钱草总黄酮对动物心肌缺血所致的心肌损伤均有保护作用，可抑制血小板聚集，降低大鼠急性血流循环障碍模型的全血黏度、红细胞压积。

5. 其他作用：金钱草总黄酮能显著减轻病理状态下大鼠体内静脉血栓形成的湿重和干重，降低血栓形成的百分率，显示出显著的血栓抑制作用。金钱草对细胞免疫有抑制作用，能增强小鼠巨噬细胞的吞噬功能。金钱草对氧自由基有较好的清除作用。

【医疗用途】

药性归经：味甘、咸，性微寒。归肝、肾、胆、膀胱经。

功能：利湿退黄、利尿通淋，解毒消肿。

主治：湿热黄疸，胆胀胁痛，石淋，热淋，小便涩痛，痈肿疔疮，蛇虫咬伤。

用法用量：内服：煎汤，15～60g，鲜品加倍；或捣汁饮。外用：适量，鲜品捣敷。

使用注意：外用鲜品煎水熏洗时易引起接触性皮炎。

附方：

1. 治胆囊炎：金钱草 45g，虎杖根 15g。水煎服。如有疼痛加郁金 15g。

2. 治石淋：金钱草 60g，海金沙、郁金各 9g，滑石、炒鸡内金各 15g，甘草 6g。水煎服。

3. 治肾盂肾炎：金钱草 60g，海金沙 30g，青鱼胆草 15g。每日 1 剂，水煎分 3 次服。

4. 治痢疾：鲜金钱草 60g，鲜马齿苋 30g，枳壳 9g。水煎服。

5. 治乳腺炎：鲜金钱草适量，红糟、红糖各少许。同捣烂外敷患处。

6. 治毒蛇咬：捣金钱草汁饮，以药渣外敷伤口。

【资源评述】本品首载于《百草镜》，名"神仙对坐草"，云："此草清明时发苗，高尺许，生山湿阴处。叶似鹅肠草，对节，立夏时开小花，三月采，过时无。"《本草纲目拾遗》中亦载有"神仙对坐草"，曰："一名蜈蚣草。山中道旁皆有之，蔓生，两叶相对，青圆似佛耳草，夏开小黄花，每节间有二朵，故名。"《植物名实图考》所载"过路黄"之二，曰："过路黄，江西坡塍多有之。铺地拖蔓，叶如豆叶，对生附茎。叶间春开五尖瓣黄花，绿跗尖长，与叶并苗。"以上《百草镜》与《本草纲目拾遗》中所载"神仙对坐草"，

《植物名实图考》中所载"过路黄",均与今金钱草的原植物相符。

现代临床研究,金钱草可用于治疗婴儿肝炎综合征、非细菌性胆道感染、瘢痕疙瘩。

金钱草主产于四川及长江流域各省区。多自产自销或销省外。同属植物聚花过路黄 *Lysimachia congestiflora* Hemsl. 常混作金钱草,但无治疗结石的作用,不应混用。点腺过路黄 *L. hemsleyana* Maxim. 在浙江一带多作金钱草的混淆品用。

【参考文献】

[1] 杨念云,段金廒,李萍,等. 金钱草中黄酮类化合物的分离与结构鉴定 [J]. 中国药学杂志,2006,41 (21): 1621-1623.

[2] 王宇杰,孙启时. 金钱草的化学成分研究 [J]. 中国药物化学杂志,2005,15 (6):357-359.

[3] 刘瑞来,刘俊劭,林志銮,等. 不同方法提取的金钱草叶挥发油化学成分的GC-MS分析 [J]. 安徽农业科学,2012 (12):7036-7037.

[4] 周凌波. 金钱草挥发性化学成分分析 [J]. 广西科学院学报,2010,26 (3):221-222.

[5] 潘维,周卓. 金钱草药用价值及研究 [J]. 中国民族民间医药,2010,19 (9):11-12.

[6] 熊颖,王俊文,邓君. 金钱草和广金钱草的药理作用比较 [J]. 中国中药杂志,2015,40 (11):2106-2111.

[7] 李静,贺绍君,刘德义. 金钱草防治泌尿系统结石机理研究进展 [J]. 辽宁中医药大学学报,2015,17 (3):79-81.

[8] Yang X,Wang B C,Zhang X,et al. Evaluation of Lysimachia christinae,Hance extracts as anticholecystitis and cholagogic agents in animals [J]. Journal of Ethnopharmacology,2011,137 (1):57-63.

柿 蒂

Shidi

【别名】柿钱、柿丁、柿子把、柿蒂。

【来源】为柿科植物柿 *Diospyros kaki* Thunb. 的干燥宿存花萼。

【植物形态】落叶大乔木,高达 14m。树皮深灰色至灰黑色,长方块状开裂;枝开展,有深棕色皮孔,嫩枝有柔毛。单叶互生;叶柄长 8～20mm;叶片卵状椭圆形至倒卵形或近圆形,长 5～18cm,宽 2.8～9cm,先端渐尖或钝,基部阔楔形,全缘,上面深绿色,主脉生柔毛,下面淡绿色,有短柔毛,沿脉密被褐色绒毛。花杂性,雄花成聚伞花序,雌花单生叶腋;总花梗长约 5mm,有微小苞片;花萼下部短筒状,4 裂,内面有毛;花冠黄白色,钟形,4 裂;雄蕊在雄花中 16 枚,在两性花中 8～16 枚,雌花有 8 枚退化雄蕊;子房上位,8 室,花柱自基部分离。浆果形状种种,多为卵圆球形,直径 3.5～8cm,橙黄色或鲜黄色,基部有宿存萼片。种子褐色,椭圆形。花期 5 月,果期 9～10 月。

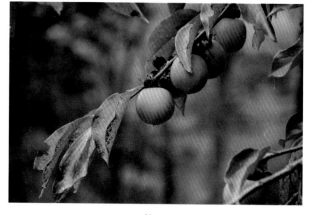

柿

【生境分布】多为栽培种。奉节、石柱、长寿、璧山、铜梁、永川有栽培。分布于华东、中南及辽宁、河北、山西、陕西、甘肃、台湾等地。

【采集加工】秋、冬季收集成熟柿子的果蒂(带宿存花萼),去柄,晒干。

【药材鉴别】

性状鉴别:宿萼近盘状,先端 4 裂,裂片宽三角形,多向外反卷或破碎不完整,具纵脉纹,萼筒增厚,平展,近方形,直径 1.5～2.5cm,表面黄褐色或红棕色,被稀疏短毛,中央有短果柄或圆形凹陷的果柄痕;内面黄棕色,密被锈色短绒毛,放射状排列,具光泽,中心有果实脱落后圆形隆起的疤痕。裂片质脆,易碎,萼筒坚硬木质。质轻,气微,味涩。

以个大而厚、质硬、色黄褐者为佳。

【化学成分】含羟基三萜酸0.37%，其中有齐墩果酸、白桦脂酸、熊果酸和19α-羟基熊果酸。含有机酸有硬脂酸、棕榈酸、琥珀酸、丁香酸、香草酸、没食子酸等。此外，还有无羁萜、β-谷甾醇、β-谷甾醇葡萄糖苷、三叶豆苷、金丝桃苷、山柰酚、槲皮素、葡萄糖、果糖、脂肪油、鞣质等。

【药理作用】

1. 抗心律失常作用：柿蒂提取物能显著对抗氯仿诱发的鼠室颤，亦能对抗乌头碱、氯化钡所致的大鼠心律失常，还能对抗哇巴因所致豚鼠室性心律失常。

2. 镇静作用：柿蒂提取物具有镇静作用，能使小鼠自发活动明显减少，增强阈下剂量戊巴比妥钠的催眠作用，延长睡眠时间，并能明显抵抗吗啡引起的小鼠竖尾反应。

3. 抑制膈肌收缩作用：丁香柿蒂汤及其拆方对小鼠离体小肠收缩会产生抑制效应。抑制大鼠离体膈肌收缩反应的有效成分主要是糖苷类或一些带有极性基团的大分子物质。

4. 抗生育作用：柿蒂有一定的抗生育功效，柿蒂"柄"优于柿蒂"蒂"。

5. 抗氧化作用：柿蒂总鞣质提取物有较强的还原力，能显著抑制脂质过氧化。

6. 抗癌作用：柿蒂的甲醇提取物（PCE）对人类癌症细胞有细胞毒作用。

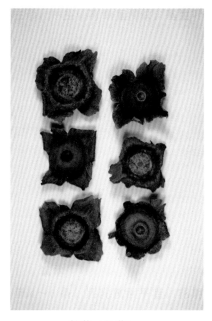

柿蒂（生药）

【医疗用途】

药性归经：味苦、涩，性平。归胃经。

功能：降逆止呃。

主治：呃逆。

用法用量：内服：煎汤，5～10g；或入散剂。

附方：

1. 治呃逆不止：柿蒂、丁香、人参各等份。上为细末，水煎，食后服。

2. 治伤寒呕哕不止：柿蒂7枚，白梅3枚。上2味，粗捣筛，只作一服，用水一盏，煎至半盏，去滓温服，不拘时。

3. 治伤寒咳逆、噎、汗：柿蒂、丁香各3g，甘草（炙）、良姜各1.5g。上为末。热汤冲服，趁热服，不以时。

4. 治聤耳：柿蒂4.5g，细辛0.9g，海螵蛸6g，梅片0.3g。共研细末，拭净耳内脓水，吹入药末。

【资源评述】本品入药首见于《本草拾遗》。《本草图经》谓："今南北皆有之。柿之种亦多，黄柿生近京州郡；红柿南北通有；朱柿出华山，似红柿而皮薄，更甘珍；椑柿出宣、歙、荆、襄、闽、广诸州，但可生啖，不堪干。"《本草纲目》谓："柿，高树，大叶圆而光泽，四月开小花，黄白色，结实青绿色，八、九月乃熟。"据以上所述，参考《本草图经》及《本草纲目》之附图特征考证，古代所用柿蒂的原植物与今柿科植物柿一致。柿在中国有悠久的栽培历史，且分布地区广，品种亦多。

全世界的柿属（Diospyros）植物共190种左右。大部分分布在热带和亚热带。我国有柿属植物57种6变种1变型。除新疆、黑龙江、内蒙古、吉林、宁夏、青海等6省（区）外，其他各省均有分布。西南和华南地区是我国柿属植物的分布中心。柿品种也较丰富，主要分为涩柿和甜柿2大类。现柿蒂的主产区山东、河南所栽培的均为涩柿类，在湖北罗田栽培为甜柿。

据报道，柿果实的提取物可抑制人淋巴细胞白血病Molt4细胞的生长，诱导细胞程序性死亡，可抑制C-nitro和C-nitroso化合物的致突变作用，且当与一些蛋白激酶共同作用时，效果更持久。

秋季将未成熟的果实摘下，剥除外果皮，日晒夜露，经过1个月后，放置席圈内，再经1个月左右，即成柿饼。具有润肺、止血、健脾、涩肠的作用。主治咯血，吐血，便血，尿血，脾虚消化不良，泄泻，痢疾，喉干音哑，颜面黑斑。

在将果实制成柿饼时外表所生的白色粉霜称"柿霜"，具有润肺止咳、生津利咽、止血的功效。主治肺热燥咳，咽干喉痛，口舌生疮，吐血，咯血，消渴。

柿及同属植物的未成熟果实，经加工制成的胶状液，称柿漆。从柿漆的提取物中，可得到胆碱及乙酰胆碱，还有某些物质，能降低兔血压，抑制离体蛙心活动，兴奋豚鼠肠管，此等作用可被阿托品阻断；在水蛭背肌标本上，其作用强度相当于乙酰胆碱的3/4。柿漆有溶血作用，注射入兔体，则引起红细胞的形态变化及淋巴细胞的减少。

【参考文献】

[1] 潘旭，具敬娥，贾娴，等. 柿蒂化学成分的分离与鉴定 [J]. 沈阳药科大学学报，2008，25（5）：356-359.

[2] 张晓凯. 柿蒂活性成分的研究 [D]. 湖北中医学院，2008.

[3] 陈义，高玉琼，霍昕，等. 柿蒂挥发油成分的GC-MS分析 [J]. 中国药房，2014，25（43）：4096-4098.

[4] 蒋莺，程建宇，钟晓红. 柿蒂的研究进展 [J]. 现代园艺，2013（7）：22-23.

[5] 谢金东，涂春香，陈继承，等. 丁香柿蒂汤及其拆方对小鼠离体小肠收缩活动的影响 [J]. 康复学报，2010，20（4）：36-37.

[6] 韦小雪，马蕊，刘慧，等. 柿蒂药学研究概况 [J]. 安徽农业科学，2013，41（10）：4329-4330.

[7] 周本宏，魏嫣，张琛霞，等. 柿蒂总鞣质的抗氧化活性研究 [J]. 广东药科大学学报，2010，26（6）：599-601.

[8] Jo K J，Lee J M，Lee S C，et al. Anticancer activity of persimmon（Diospyros kaki L.）calyx extracts on human cancer cells [J]. Journal of Medicinal Plants Research，2011，5（12）：2546-2550.

柿 叶

Shiye

【来源】为柿科植物柿 *Diospyros kaki* Thunb. 的叶。

【植物形态】见"柿"条下。

【采收加工】霜降后采收，晒干。

【化学成分】含黄酮苷、鞣质、酚类、树脂、香豆精类、还原糖、多糖、挥发油、有机酸、叶绿素等。

有机酸：白桦脂酸、齐墩果酸、熊果酸、琥珀酸、苯甲酸、水杨酸、焦粘酸及丁香酸等。

香豆精类：东莨菪素（7-羟基-6-甲氧基香豆素）、6-羟基-7-甲氧基香豆素等。

黄酮苷：有紫云英苷、异槲皮苷、芸香苷。又含丰富的维生素、胡萝卜素、胆碱等。

【药理作用】

1. 降血糖作用：柿叶总黄酮可显著对抗小鼠机体内脂质过氧化作用，抑制载脂蛋白E基因敲除（ApoE-/-）小鼠动脉粥样硬化（AS）病变的产生和发展。柿叶提取物可显著降低空腹血糖，明显增加肝糖原的量。柿叶三萜粗提物对链脲佐菌素所致糖尿病小鼠有显著降低血糖的作用，能增加肝糖原合成。柿叶提取物能降低链脲佐菌素致糖尿病小鼠模型的血糖水平，有明显的抗氧化、增强免疫功能、改善胰岛素抵抗、调节脂代谢紊乱、保护胰腺及肝损伤的作用。柿叶多酚可以在淀粉摄入后抑制血糖升高。柿叶粉末可降低血脂、肝脂水平，增加血浆中HDL-C和脂联素水平，降低血糖水平，改善血清和肝中氧化作用力。

2. 抗氧化作用：柿叶总黄酮具有一定的还原能力，对超氧阴离子自由基有一定的清除能力，在一定范围内呈明显的量效关系，柿叶粗提物（PLF）及其乙酸乙酯萃取相（EAF）对DPPH、羟基、超氧根离子3种自由基有极强的清除能力，EAF的还原力远远高于PLF，对脂质过氧化的抑制能力更强。柿叶多酚也具有较强的抗氧化能力。柿叶总黄酮提取物总的抗氧化活性和抗超氧根离子、羟基自由基和金属螯合物的活性比芦丁要强，但对于DPPH自由基的清除能力不如芦丁。

3. 抗菌、抗肿瘤作用：柿叶乙醇提取物和乙酸乙酯萃取物对金葡菌、枯草芽孢杆菌、蜡样芽孢杆菌、大肠杆菌、变形杆菌、巨大芽孢杆菌有较强的抑制作用；水相对黄曲霉菌、黑曲霉菌、康宁木霉、青霉属真菌、木素木霉有较强的抑制作用；正丁醇萃取物对细菌有不同程度的抑制作用。柿叶对人宫颈癌细胞HeLa和鼠肝癌细胞均有明显的增殖抑制作用，且具有明显的量效关系。柿叶中4种萘酮类化合物具有抗炎作用，萘醌的环氧化物diospquinone对10种癌细胞都有毒杀作用。

4. 对心血管系统的作用：柿叶黄酮苷和异槲皮素对尿烷引起麻醉鼠的血压升高有明显的抑制作用。柿叶提取物能显著提高红细胞电泳率，降低全血和血浆比黏度，减少纤维蛋白原；还能降低心肌耗氧量，增加冠脉流量，改善全身血液循环，对冠心病心绞痛有一定的治疗意义。柿叶黄酮对 TNF-α 诱导血管平滑肌细胞增殖有明显的抑制作用。

5. 止血作用：柿叶对早孕和中孕大鼠药物流产后的子宫出血有一定的止血作用，其机制可能与调节子宫组织 NO、ET 水平的平衡有关。

6. 调血脂作用：鲜柿叶汁有一定的减肥、调血脂作用，能抑制高脂饮食诱导的大鼠体重、血清 TG 和 LDL-C 水平，升高 HDL-C 水平。柿叶提取物可明显降低糖尿病模型小鼠血清 TC、TG 及 LDL-C，升高 HDL-C，有调节血脂的作用。柿叶总黄酮对高脂血症大鼠的脂质代谢紊乱有显著的调节作用。

7. 其他作用：柿叶醇提物及其萃取物对黑素细胞的增殖均有抑制作用，且呈量效关系。柿叶提取物对酪氨酸酶有抑制作用，低浓度强于高浓度。不同的果胶残基能够抑制脂多糖诱导的 B 淋巴细胞增生，但对 ConA 诱导的 T 淋巴细胞增生影响不大。柿叶中的黄酮和三萜类化合物对人体中性粒细胞中由刺激物引起的过氧化物产生及蛋白质酪氨酸残基的磷酸化有抑制作用。

【医疗用途】

药性归经：味苦，性寒。归肺经。

功能：止咳定喘，生津止渴，活血止血。

主治：咳喘，消渴及各种内出血，臁疮。

用法用量：内服：煎汤，3～9g；或适量泡茶。外用：适量，研末敷。

附方：

1. 治高血压：柿叶研末，每次 6g。

2. 治紫癜风：柿叶研末，每次 3g，每日 3 次。

【资源评述】现代临床研究，柿叶可治疗各种出血、血小板减少性紫癜、面部褐斑。

【参考文献】

［1］周鑫堂，王丽莉，韩璐，等．柿叶化学成分和药理作用研究进展［J］．中草药，2014，45（21）：3195-3203.

［2］徐锦龙，王一奇，徐佳丽，等．柿叶提取物对高血糖大鼠血糖及肝糖原含量的影响［J］．中华中医药学刊，2010（2）：413-415.

［3］邓航，黎荣，林兴，等．柿叶三萜粗提物对糖尿病小鼠血糖及其肝糖原的影响［J］．时珍国医国药，2012，23（5）：1198-1199.

［4］Kawakami，K，Aketa，S，Nakanami，M，等．Major water-soluble polyphenols，proanthocyanidins，in leaves of persimmon（Diospyros kaki）and their α-amylase inhibitory activity．［J］．Journal of the Agricultural Chemical Society of Japan，2010，74（7）：1380-1385.

［5］Jung U J，Yong B P，Sang R K，et al．Supplementation of Persimmon Leaf Ameliorates Hyperglycemia，Dyslipidemia and Hepatic Fat Accumulation in Type 2 Diabetic Mice［J］．Plos One，2012，7（11）：822-824.

［6］王小芳，董晓宁，刘玉姣，等．柿叶中总黄酮提取工艺模式的建立及抗氧化活性研究［J］．中兽医医药杂志，2011，30（1）：32-35.

［7］赵丰丽，张云鹤，庞冠兰．柿叶多酚测定条件及其抗氧化活性的研究［J］．中国实验方剂学杂志，2012，18（11）：173-176.

［8］Sun L，Zhang J，Lu X，et al．Evaluation to the antioxidant activity of total flavonoids extract from persimmon（Diospyros kaki，L.）leaves［J］．Food & Chemical Toxicology，2011，49（10）：2689-2696.

［9］欧阳平，张彬，贝伟剑，等．柿叶黄酮对肿瘤坏死因子 α 诱导大鼠血管平滑肌细胞凋亡信号调节激酶 1 表达的影响［J］．中药材，2007，30（7）：819-822.

［10］陈丽，梁宇红，马新博，等．柿叶总黄酮对高脂血症大鼠脂肪肝和脂蛋白代谢相关酶的影响［J］．中国现代应用药学，2011，28（7）：606-611.

［11］曾祖平，张秀梅，李萍，等．柿叶提取物对黑素细胞增殖和酪氨酸酶活性的影响［J］．中国民族民间医药，2009，18（20）：1-2.

［12］Duan J，Chen V L，Dong Q，et al．Chemical structure and immunoinhibitory activity of a pectic polysaccharide containing glucuronic acid from the leaves of Diospyros kaki［J］．International Journal of Biological Macromolecules，2010，46（5）：465-470.

女贞子

Nvzhenzi

【别名】女贞实、冬青子、白蜡树子、鼠梓子。

【来源】为木犀科植物女贞 *Ligustrum lucidum* Ait. 的干燥成熟果实。

【植物形态】常绿灌木或乔木。树皮灰褐色，枝黄褐色、灰色或紫红色，圆柱形，疏生圆形或长圆形皮孔。单叶对生；叶柄上面具沟；叶片革质，卵形、长卵形或椭圆形至宽椭圆形，长6～17cm，宽3～8cm，先端锐尖至渐尖或钝，基部圆形，有时宽楔形或渐狭。圆锥花序顶生；花序基部苞片常与叶同型，小苞片披针形或线形，凋落；花萼无毛，齿不明显或近截形；花冠长4～5mm，裂片长2～2.5mm，反折。果肾形或近肾形，深蓝黑色，成熟时呈红黑色，被白粉。花期5～7月，果期7月至翌年5月。

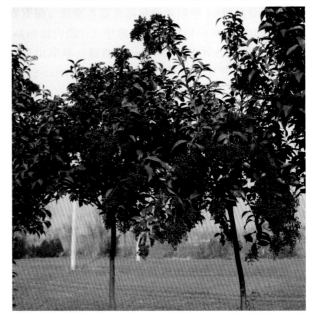

女贞

【生境分布】生于海拔2900m以下的疏林或密林中，亦多栽培于庭院或路旁。喜温暖湿润气候，喜光耐荫，不甚耐寒。对土壤要求不严，以砂质壤土或黏质壤土栽培为宜。产于重庆各区县。分布于陕西、甘肃及长江以南各地。

【采集加工】女贞移栽后4～5年开始结果，在每年12月果实变黑而有白粉时打下，除去梗、叶及杂质，晒干或置热水中烫过后晒干。临床上使用有酒制和盐制。

【药材鉴别】

性状鉴别：果实呈卵形、椭圆形或肾形，长6～8.5mm，直径3.5～5.5mm。表面黑紫色或棕黑色，皱缩不平，基部有果梗痕或具宿萼及短梗。外果皮薄，中果皮稍厚而松软，内果皮木质，黄棕色，有数条纵棱，破开后种子通常1粒，椭圆形，一侧扁平或微弯曲，紫黑色，油性。气微，味微酸、涩。

以粒大、饱满、色黑紫者为佳。

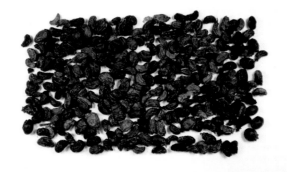

女贞子（生药）

【化学成分】果实中含萜类、黄酮类、多糖、油脂等化合物。

三萜类：齐墩果酸、乙酰齐墩果酸、熊果酸、乙酰熊果酸、19α-羟基-3-乙酰乌苏酸、达玛-25-烯-3β-20,24-三醇、2α-羟基齐墩果酸、达玛-24-烯-3β-乙酰氧基-20α-醇、2α-羟基-3β-反式对羟基肉桂酰氧基齐墩果酸、2-乌苏酸甲酯、β-谷甾醇、羽扇豆醇、白桦酯醇和萎陵菜酸，还含有女贞子酸等。

环烯醚萜类：女贞苷、红景天苷、10-羟基女贞苷、女贞苦苷、新女贞子苷、橄榄苦苷、10-羟基橄榄苦苷、橄榄苦苷酸及代号为GI-3的裂环烯醚萜苷等。

黄酮类：槲皮素、外消旋-圣草素、右旋-花旗松素、芹菜素等。

苯甲醇类：对羟基苯乙醇、3,4-二羟基苯乙醇、洋丁香酚苷、对-羟基苯乙基-β-D-葡萄糖苷、3,4-二羟基苯乙基-β-D-葡萄糖苷等。

挥发油：主要成分为桉油精、苯乙醇、乙酸龙脑酯、芳樟醇、邻苯二甲酸二丁酯、苯甲醇、α-萜品醇、牻牛儿醇等。

其他成分：甘露醇、甲基-α-D-吡喃半乳糖苷、棕榈酸、大黄素甲醚等。

【药理作用】

1. 保肝作用：女贞子中五环三萜类化合物（齐墩果酸、熊果酸）和苯乙醇苷类成分具有保肝活性。齐墩果酸可降低 ALT，对呋喃苯胺酸、溴苯、内毒素、秋水仙素等的肝毒性都具有明显的拮抗作用。女贞子提取物可以增强糖尿病大鼠肝脏的抗氧化防御功能，减轻糖尿病大鼠早期肝脏组织的损伤，具有一定的护肝作用。女贞子抗 CCl_4 致小鼠肝损伤的作用机制可能与抑制肝脏炎症反应基因的表达有关。

2. 对免疫系统的作用：女贞子中齐墩果酸对Ⅰ、Ⅲ、Ⅳ型变态反应具有明显抑制作用，可以对抗可的松所致小鼠胸腺、脾脏萎缩，升高抗体 IgG 含量。女贞子对特异性和非特异性免疫均有免疫调节作用。齐墩果酸能显著升高外周白细胞数目，女贞子多糖能直接或协同刺激小鼠脾 T 淋巴细胞的增殖。齐墩果酸和女贞子多糖还具有增强体液免疫功能的作用。

3. 强心作用：女贞子中齐墩果酸有强心利尿的作用，女贞子水煎浸液能使离体兔心冠脉血流量增加，且同时抑制心肌收缩力，但是对心率影响并不明显。红景天苷能够降低心脏前后负荷的 LVEPD（左室舒张末压）、BP（股动脉平均压）指标，有利于改善心衰症状，恢复心脏功能。

4. 降脂作用：女贞子具有防治动脉粥样硬化的作用。女贞子中齐墩果酸对实验性高脂血症大鼠和兔有明显的降脂作用，能明显降低胆固醇、肝脏脂质过氧化物（LPO）水平，降低动脉壁胆固醇含量和粥样硬化斑块发生率，减少脂质在兔主要脏器的沉积，升高高脂血症 PGI2/ TXA 比值。女贞子总黄酮调节高脂模型大鼠脂质代谢紊乱。女贞子还有改善老龄小鼠脑和肝脏脂质代谢的作用。

5. 抗炎作用：女贞子中齐墩果酸、熊果酸、红景天苷、酪醇以及羟基酪醇是女贞子的抗炎活性成分。女贞子对巴豆油或二甲苯引起的小鼠耳郭肿胀，乙酸引起的小鼠腹腔毛细血管通透性增高，组胺引起的大鼠皮肤毛细血管通透性增高，角叉菜胶、蛋清、甲醛性大鼠足趾肿胀，棉球致大鼠肉芽组织增生等急慢性炎症均有抑制作用，并且能增加大鼠的肾上腺质量，降低大鼠炎性组织 PGE 的含量。

6. 抗衰老作用：女贞子提取物齐墩果酸能清除氧自由基，提高机体对自由基的防御力。女贞子多糖能使衰老模型小鼠肝、肾组织中的 MDA 下降，脑组织中 LF 下降，通过清除羟基自由基，提高 SOD、GSH-Px 活性发挥抗脂质过氧化作用。女贞子能明显地改善 D-半乳糖致衰老小鼠的学习与记忆能力。齐墩果酸能提高更年期鼠 E2、SOD、GSH-Px 水平，降低 MDA 水平，改善卵巢及肾上腺的形态和功能。女贞子中的环烯醚萜类化合物有较强的抗氧化作用，能抑制自由基诱导的红细胞溶血，延长人红细胞存活时间。

7. 抗菌及抗病毒作用：女贞子中有效成分齐墩果酸为广谱抗生素，对溶血性链球菌、金黄色葡萄球菌、伤寒杆菌、大肠杆菌、弗氏痢疾杆菌均具有抗菌作用。齐墩果酸、橄榄苦苷还具有明显的抗病毒作用。熊果酸在体内和体外试验结果均显示能抑制人肝癌细胞生长，并对血管内皮生长因子、TNF-α 表达有明显的抑制作用。

8. 降血糖作用：女贞子水煎剂能明显对抗肾上腺素引起的血糖升高，显著降低四氧嘧啶造成的糖尿病小鼠的血糖，还可降低小鼠口服葡萄糖造成的外源糖引起的血糖升高。女贞子中女贞素和齐墩果酸具有良好的降糖作用。

9. 抗诱变、抗肿瘤的作用：女贞子具有抑制肿瘤细胞逆转录酶及多种 DNA 聚合酶的作用。女贞子对胃、大肠消化道的 9 种癌细胞有明显的抑制作用，对正常纤维细胞有促进增殖作用。女贞子中的齐墩果酸对卵巢癌细胞 IGROV1 和乳腺癌细胞 MDA-MB-231 有抑制作用，熊果酸对移植性肿瘤 H22 具有抑制作用，对 S_{180} 肉瘤实体型小鼠也具有抑制作用。

10. 其他作用：女贞子还有双向调节激素、降低家兔眼压、促进头皮毛囊生长等作用。齐墩果酸能够增强酪氨酸酶的活性，促进正常人黑色素细胞黑色素的合成，促进黑色素细胞干细胞生长因子受体（c-kit）蛋白的表达，并对环磷酰胺及氨基甲酸乙酯引起的染色体损伤有保护作用。红景天苷具有抑制 SH-SY5Y 细胞凋亡的作用，可对神经细胞起到保护作用。

【医疗用途】

药性归经：味甘、苦，性凉。归肝、肾经。

功能：补益肝肾，明目乌发。

主治：头昏目眩，腰膝酸软，耳鸣，须发早白，骨蒸潮热，目暗不明，内热消渴。

用法用量：内服：煎汤，6～12g；或入丸剂。外用：适量，敷膏点眼。

使用注意：补肝肾宜熟用。脾胃虚寒泄泻及阳虚者慎服。

附方：

1. 治脂溢性脱发：女贞子 10g，何首乌 10g，菟丝子 10g，当归 10g。水煎服，每日 1 剂，连服 2 个月。

2. 治阴虚骨蒸潮热：女贞子、地骨皮各 9g，青蒿、夏枯草各 6g。煎服。

3. 治神经衰弱：女贞子、墨旱莲、桑椹子各 15～30g。水煎服。或女贞子 1000g，浸米酒 1000ml，每日酌量服。

4. 治视神经炎：女贞子、草决明、青葙子各 50g。水煎服。

5. 治慢性苯中毒：女贞子、墨旱莲、桃金娘根各等量。共研细粉，炼蜜为丸。每丸 6～9g，每服 1～2 丸，每日 3 次，10 天为一疗程。

【资源评述】女贞子原名"女贞实"，始载于《神农本草经》，列为上品。《新修本草》云："女贞叶似枸骨及冬青树等，其实九月熟，黑似牛李子……叶大，冬茂。"《本草纲目》称："女贞、冬青、枸骨，三树也。女贞即今俗呼蜡树者……东人因女贞茂盛，亦呼为冬青，与冬青同名异物，盖一类二种尔。二种皆因子自生，最易长。其叶厚而柔长，绿色，面青背淡。女贞叶长者四五寸，子黑色；冻青叶微团，子红色，为异。其花皆繁，子并累累满树，冬月鹳鸽喜食之，木肌皆白腻。今人不知女贞，但呼为蜡树。"据本草记载的形态、《本草图经》的附图，结合现实际使用情况看，古今所用女贞子均为女贞 Ligustrum lucidum Ait. 的果实。

女贞子主产于浙江金华、兰溪，江苏淮阴、镇江，湖南衡阳。此外，江西、福建、湖北、广西、四川、重庆等地亦产。

临床报道，女贞子多用于治疗白细胞减少症、高脂血症、慢性支气管炎、慢性萎缩性胃炎、肝炎、更年期综合征、不孕症、心律失常等疾病。

女贞子含有多种生物活性的成分，但临床应用及开发多集中于齐墩果酸或多糖，对其他成分的利用还有待加强。除女贞子外，女贞树皮可治疗慢性支气管炎，叶可用于烧伤和放射性损伤，又可用于急性菌痢，具有综合开发利用价值。

【参考文献】

[1] 邱蓉丽，李璘. 中药女贞子化学与药理研究进展 [J]. 中药材，2007，30（7）：891-894.

[2] 尹辉. 中药女贞子化学成分研究综述 [J]. 九江学院学报（自然科学版），2015，30（1）：74-75..

[3] 徐小花，杨念云，钱士辉，等. 女贞子黄酮类化合物的研究 [J]. 中药材，2007，30（5）：538-540.

[4] 秦红霖，高月. 女贞子化学成分及药理研究进展 [J]. 中药新药与临床药理，2007，18（1）：84-85.

[5] 聂映，姚卫峰. 女贞子的化学成分研究 [J]. 南京中医药大学学报，2014，30（5）：475-477.

[6] 刘亭亭，王萌. 女贞子化学成分与药理作用研究进展 [J]. 中国实验方剂学杂志，2014，20（14）：228-234.

[7] 王利萍，王琛，赵艳红，等. 女贞子提取物对糖尿病大鼠早期肝损伤的干预研究 [J]. 中华中医药学刊，2017（1）：236-238.

[8] 苏慧，姚永琴，李志毅，等. 女贞子抗 CCl₄ 致小鼠肝损伤的作用机制研究 [J]. 华西药学杂志，2017，32（1）：47-48.

[9] Guan S，Feng H，Song B，et al. Salidroside attenuates LPS-induced pro-inflammatory cytokine responses and improves survival in murine endotoxemia [J]. International Immunopharmacology，2011，11（12）：2194-2199.

[10] 丁玉琴，徐持华. 女贞子对 D-半乳糖致衰老小鼠学习和记忆的影响 [J]. 解放军预防医学杂志，2006，24（4）：247-249.

[11] Ju H Y，Chen S C，Wu K J，et al. Antioxidant phenolic profile from ethyl acetate fraction of Fructus Ligustri Lucidi with protection against hydrogen peroxide-induced oxidative damage in SH-SY5Y cells [J]. Food & Chemical Toxicology，2012，50（3-4）：492-502.

[12] 高大威，李青旺，刘志伟，等. 女贞子中齐墩果酸抗糖尿病效果研究 [J]. 中成药，2009，31（10）：1619-1621.

[13] 吴林蔚，蒲蔷，陈晓珍，等. 齐墩果酸对卵巢癌细胞 IGROV1 和乳腺癌细胞 MDA-MB-231 生长的抑制作用 [J]. 应用与环境生物学报，2010，16（2）：202-204.

[14] 张迪敏，李永伟，尉晓冬，等. 女贞子对培养的黑素细胞酪氨酸酶活性和黑素合成的影响 [J]. 中华皮肤科杂志，2006，39（4）：197-199.

连 翘
Lianqiao

【别名】旱连子、大翘子。

【来源】为木犀科植物连翘 *Forsythia suspense*（Thunb.）Vahl 的干燥果实。

【植物形态】落叶灌木。小枝土黄色或灰褐色，略呈四棱形，疏生皮孔，节间中空，节部具实心髓。叶通常为单叶，或 3 裂至 3 出复叶；叶柄长 0.8～1.5cm；叶片卵形、宽卵形或椭圆状卵形至椭圆形，长 2～10cm，宽 1.5～5cm，先端锐尖，基部圆形至楔形，叶缘除基部外具锐锯齿或粗锯齿。花通常单生或 2 至数朵，先于叶开放；花萼绿色，裂片 4 枚，长圆形或长圆状椭圆形，边缘具睫毛；花冠黄色，裂片 4 枚，倒卵状椭圆形，长 1.2～2cm，宽 6～10mm；雄蕊 2 枚，着生在花冠管基部；花柱细长，柱头 2裂。蒴果卵球形，2 室，长 1.2～2.5cm，宽 0.6～1.2cm，先端喙状渐尖，表面疏生瘤点。花期 3～4月，果期 7～9 月。

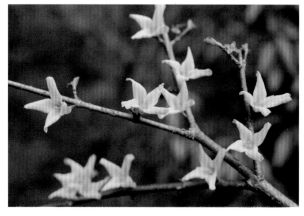

连翘

【生境分布】生于山坡灌丛、疏林及草丛中。分布于城口、巫溪、万州、云阳、酉阳、南川等地，海拔 1000～1900m，北碚缙云山有栽培。

【采集加工】连翘定植 3～4 年后开花结果。药用分"青翘""老翘"两种。青翘在 9 月上旬，果皮呈青色尚未成熟时采下，置沸水中稍煮片刻或放蒸笼内蒸约 0.5 小时，取出晒干。老翘在 10 月上旬果实熟透变黄，果壳裂开时采收，晒干，筛去种子及杂质。

【药材鉴别】

性状鉴别：本品呈长卵形至卵形，稍扁，长 1.5～2.5cm，直径 0.5～1.3cm。表面有不规则的纵皱纹及多数凸起的小斑点，两面各有 1 条明显的纵沟。顶端锐尖，基部有小果梗或已脱落。青翘多不开裂，表面绿褐色，凸起的灰白色小斑点较少，质硬；种子多数，黄绿色，细长，一侧有翅。老翘自顶端开裂或裂成两瓣，表面黄棕色或红棕色，内表面多为浅黄棕色，平滑，具 1 纵隔；质脆；种子棕色，多已脱落。气微香，味苦。

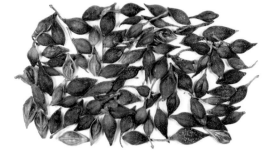

连翘（老翘生药）

【化学成分】

苯乙醇苷类：连翘酯苷（A～F）、连翘酚、异连翘酯苷、caleolarioside A、plantainoside A、suspensaside A、suspensaside B 等。

木脂素类：连翘苷、连翘脂素、（+）-表松脂素、异落叶松脂素、异橄榄脂素、异落叶松脂素-4-O-β-D-葡萄糖苷、异落叶松脂素-9′-O-β-D-葡萄糖苷等。

黄酮类：槲皮素、异槲皮素、芦丁、紫云英苷、汉黄芩素-7-O-β-D-葡萄糖醛酸苷等。

挥发油和萜类：α-蒎烯、β-蒎烯、伞花烃、芳樟醇、水芹烯等。

三萜类：齐墩果酸、熊果酸、白桦脂酸等。

生物碱类：suspensine A、7′-O-methylegenine、egenine、bicuculline 等。

有机酸及甾醇类：硬脂酸、棕榈酸、丁二酸、香荚兰酸、棕榈酸、琥珀酸、咖啡酸等有机酸类和胡萝卜苷、β-谷甾醇等。

【药理作用】

1. 抗菌、抗病毒作用：连翘有效成分连翘酯苷具有极强的抗菌、抗病毒活性，其对金黄色葡萄球菌的抑制作用强于四环素。连翘酚对金黄色葡萄球菌、志贺氏痢疾杆菌也有一定的抑菌作用。

2. 抗炎作用：连翘的甲醇提取物有明显的抗炎活性，牛蒡苷元有显著的抗炎和镇痛作用，在急性炎症动物实验模型中，可以抑制毛细管通透性的增加，补充发炎组织中的白细胞。连翘脂素、连翘酯苷 A 及连翘酯苷 B 显示较强的抗炎活性。

3. 抗氧化作用：连翘果实和连翘叶的乙酸乙酯、正丁醇和乙醇提取部分均有较强的抗氧化活性。给予连翘提取物的老鼠，15 天后与阴性对照组相比血浆中的 TNF-α、IL-1β 和 IL-6 都有明显降低。连翘苷和 8-羟基松脂素对过氧硝基引起的细胞损害有抵抗作用。

4. 保肝作用：连翘煎剂能明显抑制大鼠皮下注射 CCl₄ 引起的血清 ALT 及 ALP 活性增高，同时明显减轻肝脏坏死和变性，肝细胞内积蓄的肝糖原及核糖核酸大部分恢复或接近正常量，表明连翘具有抗肝损伤作用，其中连翘酯苷、齐墩果酸和熊果酸是连翘抗肝损伤的有效成分。

【医疗用途】

药性归经：味苦，性微寒。归肺、心、小肠经。

功能：清热解毒，消肿散结，疏散风热。

主治：用于痈疽，瘰疬，乳痈，丹毒，风热感冒，温病初起，温热入营，高热烦渴，神昏发斑，热淋涩痛。

用法用量：内服，煎汤，6～15g；或入丸、散。

使用注意：脾胃虚弱慎服。

附方：

1. 治小儿发热：连翘、防风、甘草（炙）、山栀子各等份。上捣罗为末，每服二钱（6g），水一中盏，煎七分，去滓温服。

2. 治赤游瘤毒：连翘一味，煎汤饮之。

3. 治乳痈，乳核：连翘、雄鼠屎、蒲公英、川贝母各二钱（6g）。水煎服。

4. 治瘰疬结核不消：连翘、鬼箭羽、瞿麦、甘草（炙）各等份。上为细末，每服二钱（6g），临卧米泔水调下。

【资源评述】 连翘始载于《神农本草经》，应用始自宋代，多以果实入药。我国连翘资源比较丰富，华北黄土高原是其分布中心，主要分布于秦岭山脉中部、东部和太行山西麓，呈丁字形分布。大多作为城市绿化和观赏树。目前，药材商品主要来源于山西省，约占全国的 50%，河南占 30%，陕西占 20% 左右，重庆各地均有少量栽培。

商品连翘有"青翘"和"老翘"之分。秋季果实初熟尚带绿色时采收，习称"青翘"，多未开裂，表面绿褐色，质硬，种子多数；果实熟透时采收，习称"老翘"（黄翘），多开裂成两瓣，表面黄棕色或红棕色，质脆，种子多已脱落，内表面浅黄棕色，有 1 条纵向隔。习惯认为老翘优于青翘，老翘为主流品种，传统上乘的老翘多为医院配方和出口，而中成药生产企业和连翘提取加工企业则常采用青翘为原料。

连翘除果实作药用外，其根和茎叶也有清热、解毒的功效。山西等地将连翘花、叶作为茶，有清热解毒的作用。

【参考文献】

[1] Chang M J，Hung T M，Min B S，et al. Lignans from the Fruits of Forsythia suspensa（Thunb.）Vahl Protect High-Density Lipoprotein during Oxidative Stress [J]. Biosci Biotechnol Biochem，2008，72（10）：2750-2755.

[2] Xiang-Lan Piao，Moon Hee Jang，Jian Cui，et al. Lignans from the fruits of Forsythia suspensa [J]. Bioorganic & Medicinal Chemistry Letters，2008，18（6）：1980-1984.

[3] 方颖，邹国安，刘焱文. 连翘的化学成分 [J]. 中国天然药物，2008，6（3）：235-236.

[4] Jiao X，Li X，Liu B R，et al. Triterpenoids from the fruits of Forsythia suspensa. [J]. Chinese Journal of Natural Medicines，2010，8（6）：414-418.

[5] Dai S J，Yan R，Li S，et al. New alkaloids from Forsythia suspensa and their anti-inflammatory activities. [J]. Planta Medica，2009，75（04）：375-377.

[6] 冯卫生，李珂珂，郑晓珂. 连翘化学成分的研究 [J]. 中国药学杂志，2009，44（7）：490-492.

[7] 才谦，刘玉强，冯雪. 连翘籽化学成分研究 [J]. 中药材，2009，32（11）：1691-1693.

[8] 夏伟，董诚明，杨朝帆，等. 连翘化学成分及其药理学研究进展 [J]. 中国现代中药，2016，18（12）：1670-1674.

[9] Kang HS，Lee JY，Kim CJ. Anti-infl ammatory activity of arctigeninfrom Forsythiae Fructus [J]. J Ethnopharmacol.，2008，116（13）：305-312.

[10] 全云云，袁岸，龚小红，等. 连翘抗炎药效物质基础筛选研究 [J]. 天然产物研究与开发，2017，29（3）：435-438，471.

[11] Lu T，Piao XL，Zhang Q，et al. Protective effects of Forsythiasuspensa extract against oxidative stress induced by diquat in rats [J]. Food Chem Toxicol.，2010，48（7）：764-770.

[12] Piao XL，Cho EJ，Jang MH，et al. Cytoprotective effect of lignansfrom Forsythia suspensa against peroxynitriteinduced LLC-PK1 cell damage [J]. Phytotherapy Reasearch，2009，23（7）：938-942.

[13] 张天锡，史磊，刘雯，等. 连翘化学成分、药理活性现代研究 [J]. 辽宁中医药大学学报，2016，18（12）：222-224.

水灵芝
Shuilingzhi

【别名】鱼胆草、青鱼胆草、水黄连。

【来源】为龙胆科植物川东獐牙菜 *Swertia davidi* Franch. 的全草。

【植物形态】多年生草本，高 15～50cm。根明显黄色，茎四棱形，基部多分枝。单叶对生；基生叶及下部叶具柄，上部叶近于无柄；叶片线形或线状披针形至线状椭圆形，长 1～4cm，宽 1～3mm，先端尖或稍钝，边缘略反卷，两面均为绿色。圆锥状复伞形花序，长达 36cm，稀为聚伞花序，花梗纤细，长 1.5～4.5cm；花萼裂片 4 枚，线状披针形；花蓝色或淡紫色，直径 1.5cm，具蓝紫色脉纹；花瓣 4 裂，裂片卵形或卵状披针形，先端渐尖，花瓣内侧基部有 2 个腺体，腺体沟状，具长毛状流苏；雄蕊 4 枚，着生于花冠基部；子房狭椭圆形，无柄，花柱短，不明显，柱头 2 裂。蒴果椭圆形。花、果期 9～11 月。

【生境分布】生于海拔 900～1200m 的混交林下、河边、潮湿地。产于万州、彭水、酉阳、云阳。分布于安徽、浙江、湖北、湖南、四川、云南等地。

【采集加工】夏、秋季采收，洗净，晒干或鲜用。

【药材鉴别】

性状鉴别：全草多分枝，尤以基部为多。光滑无毛。茎纤细略呈四棱形。单叶对生，近无柄；多皱缩。完整叶片线形或线状披针形，长 1～4cm，宽 1～3mm，先端尖，全缘，略反卷。有时可见残留花序或花。气微，味苦。

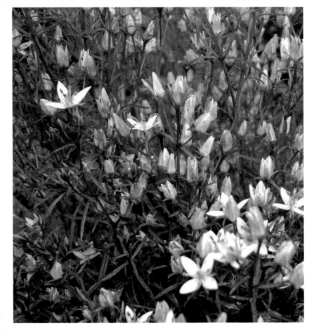

川东獐牙菜

【化学成分】全草含秦艽碱甲、熊果酸、1,5,8-三羟基-3-甲氧基呫吨酮（雏菊叶龙胆酮）、苦龙胆酯苷、雏菊叶龙胆苷、去甲基雏菊叶龙胆酮、1,7-二羟基-3,8-二甲氧基酮、1,8-二羟基-3,7-二甲氧基酮、1,8-二羟基-3,4,7-三甲氧基酮、獐牙菜苦苷、齐墩果酸等。

还含有 5-羧基-3,4-二氢-1H-2-苯并吡喃-1-酮、3D,12β-二羟基-孕烷-16-烯-20-酮、当药黄素、日当药黄素、异金雀花素、6-去甲氧基-7-甲基茵陈色原酮、3-乙酰氧基-28-羟基-12-烯-乌苏烷、龙胆苦苷、N-正二十五烷、2-羧基苯甲酰胺、4-O-2-羟基-6-甲氧基苯乙酮苷、槲皮素-3-O-β-D-木糖-（1→2）-β-D-半乳糖苷、8-表金吉苷、3,5-二咖啡酰奎宁酸、2-甲基苯基-1-O-β-D-吡喃葡萄糖苷。

【药理作用】

1. 抗菌、抗病毒作用：水灵芝对大肠杆菌感染小鼠具有一定的保护作用。醇沉前后的鱼胆草提取物和獐牙菜苦苷对大肠杆菌、金黄色葡萄球菌有明显的抑菌作用。川东獐牙菜去甲基雏菊叶龙胆酮对人肝癌细胞系 HepG2.2.15 细胞培养上清液中分泌的 HBsAg 和 HBeAg 有较强抑制作用，量效关系明显。川东獐牙菜苦龙苷对人肝癌细胞系 HepG2.2.15 细胞培养上清液中分泌的 HBeAg 有较强抑制作用，呈量效关系；高浓度对 HBsAg 有强抑制作用。

2. 解热、抗炎作用：水灵芝具有较好的解热作用，能明显抑制细菌内毒素所致家兔的体温升高。鱼胆草能抑制角叉菜所致大鼠足趾肿胀及巴豆油所致小鼠耳肿胀。

3. 保肝作用：川东獐牙菜提取物熊果酸能抑制 CCl_4 引起的大鼠血清 ALT 升高，吨酮类成分能促进肝功能好转，改善肝脏酶系统。单环醚苷能降低血清转氨酶、改善肝功能、保护肝细胞。

4. 抗肿瘤的作用：獐牙菜苦苷对肝癌细胞有明显的抑制作用，能明显抑制 α-葡萄糖苷酶活性。重组人 TRAIL 蛋白联合川东獐牙菜正丁醇部位提取物对 HepG2 人肝癌细胞有凋亡诱导效应。

5. 抗氧化作用：川东獐牙菜 70％乙醇提取物的还原力、清除 DPPH 自由基及 ABTS 自由基能力为最强，水提取物次之，而乙酸乙酯提取物的上述能力相对较弱。各提取物的抗氧化活性与其总酚组成及含量有关。川东獐牙菜素 A 对溶血性磷脂酰胆碱所致的血管内皮细胞损伤有保护作用，其作用与增加 DDAH 活性和降低 ADMA 浓度有关。

【医疗用途】

药性归经：味苦，性凉。

功能：清热解毒，利湿。

主治：湿热黄疸，肺热咳嗽，咽喉肿痛，牙痛，痢疾，尿路感染，化脓性骨髓炎，结膜炎，附件炎，盆腔炎，带状疱疹，疥癣疮毒。

用法用量：内服：煎汤，3～9g；或研末冲服。外用：适量，捣敷。

附方：

1. 治头痛，胃痛：水灵芝研粉。每日 3 次，每次 0.3～1g，温开水送服。

2. 治肺炎：水灵芝 10g，栀子 12g，黄芩 9g。水煎服。

3. 治带状疱疹：水灵芝适量。捣烂，搽患处。

【资源评述】獐牙菜属（Swertia）我国约有 79 种，约有 35 种在各地民间、民族药用，也是著名的藏药"蒂达"、蒙药"地格达"的主要来源之一，但不同地区、民族的药用种类存在较大的差异，与使用地区分布的种类密切相关。

川东獐牙菜 S.davidi 多分布于湘鄂渝黔交界之地，民间多用于治疗乙肝、急慢性肠炎、慢性溃疡性结肠炎、胃炎、胆囊炎等疾病。临床报道，川东獐牙菜用于治疗急性病毒性肝炎、急性菌痢具有较好的疗效。目前川东獐牙菜野生变家种获得成功，为进一步开发奠定了良好基础。

【参考文献】

[1] 谭桂山，徐康平，徐平声，等.川东獐牙菜化学成分研究 [J].药学学报，2002，37（8）：630-632.

[2] 曾光尧，谭桂山，徐康平，等.川东獐牙菜水溶性化学成分 [J].药学学报，2004，39（5）：351-353.

[3] 梁娟，李胜华，陈超群.川东獐牙菜的化学成分研究 [J].中草药，2014，45（7）：919-923.

[4] 田洪，潘善庆.鱼胆草的解热抑菌消炎作用研究 [J].中药新药与临床药理，2006，17（5）：346-347.

[5] 张小艺，何润霞，易琼，等.鱼胆草提取物及其活性成分獐牙菜苦苷的药理学初探 [J].黑龙江畜牧兽医，2015（9）：185-187.

[6] 周慧.川东獐牙菜抗乙肝病毒物质基础的研究 [D].重庆理工大学，2010.

[7] 赵李剑，左泽乘，邹洪波，等.川东獐牙菜苦甙类成分的提取及其体外抗肿瘤作用研究 [J].中医药导报，2006，12（5）：62-64.

[8] 李润琴，杨建平，黄春，等.TRAIL 联合川东獐牙菜诱导人肝癌细胞的凋亡 [J].中药药理与临床，2012，28（1）：121-124.

[9] 韩林，徐龙，叶茜攀，等.川东獐牙菜中抗氧化成分的提取及活性研究 [J].食品科技，2012，37（3）：217-220.

[10] 姜德建，江俊麟，谭桂山，等.川东獐牙菜素 A 保护溶血性磷脂酰胆碱诱导的内皮细胞损伤 [J].中南药学，2003，1（2）：75-79.

白首乌

Baishouwu

【别名】隔山消、白何乌、白何首乌、隔山撬、一肿三消。

【来源】为萝藦科植物牛皮消 Cynanchum auriculatum Royle ex Wight、隔山消 C. wilfordii（Maxim.）Hemsl. 的块根。

【植物形态】

牛皮消：蔓性半灌木，具乳汁。宿根类圆柱形，肥厚。茎被微柔毛。叶对生，膜质，心形至卵状心形，长 4～12cm，宽 3～10cm，基部深心形，两侧呈耳状内弯，上面深绿色，下面灰绿色，被微毛。聚伞花序伞房状，花约 30 朵；花萼近 5 全裂，裂片卵状长圆形，反折；花冠白色，辐状，裂片反折，内具疏柔毛；副花冠浅杯状，裂片椭圆形，在每裂片内面的中部有 1 个三角形的舌状鳞片；雄蕊 5 枚，着生于花冠基部，花丝连成筒状，花药 2 室，附着于柱头周围，每室有黄色花粉块 1 个；柱头圆锥状，先端 2 裂。蓇葖果双生，基部较狭，中部圆柱形，上部渐尖。种子卵状椭圆形至倒楔形，边缘具狭翅，先端有 1 束白亮的长绒毛。花期 6～9 月，果期 7～11 月。

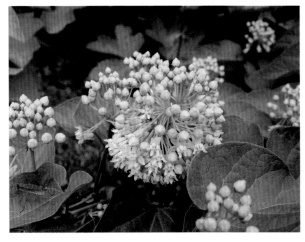

牛皮消

隔山消：草质藤本。肉质根近纺锤形，灰褐色。茎被单列毛。叶对生；叶片薄纸质，卵形，长 5～6cm，宽 2～4cm，基部耳状心形，两面被微柔毛；基脉 3～4 条，放射状，侧脉 4 对。近伞房状聚伞花序半球形，有花 15～20 朵，花序梗被单列毛；花萼外面被柔毛；花冠淡黄色，辐状，裂片长圆形，内面被长柔毛；副花冠裂片近四方形，比合蕊柱短；花粉块每室 1 个，长圆形，下垂。蓇葖果单生，刺刀形，长达 12cm，直径约 1cm。种子卵形，顶端具约 2cm 的白绢质种毛。花期 5～9 月，果期 7～10 月。

【生境分布】

牛皮消：生于海拔 3500m 以下的山坡岩石缝中、灌丛中或路旁、墙边、河流及水沟边潮湿地。产于石柱、武隆、彭水、南川、长寿、巴南。分布于华东、中南及河北、陕西、甘肃、四川、贵州、云南等地。山东、江苏有栽培。

隔山消：生于海拔 800～1300m 的山坡、山谷或灌木丛中、路边草地。牛皮消适应性较强，最适宜生长温度为 25～30℃，喜通风和充足光照。以选疏松肥沃、排水良好的砂壤土栽培为好。用分根繁殖。产于重庆各区县。分布于辽宁、山西、陕西、甘肃、新疆、山东、江苏、安徽、河南、湖北、湖南、重庆、四川等地。

【采集加工】春初或秋季采挖块根，洗净泥土，除去残茎和须根，晒干，或趁鲜切片晒干。鲜品随采随用。

【药材鉴别】

性状鉴别

牛皮消：根呈长圆柱形、长纺锤形或结节状圆柱形，稍弯曲，长 7～15cm，直径 1～4cm。表面浅棕色，有明显的纵皱纹及横长皮孔，栓皮脱落处土黄色或浅黄棕色，具网状纹理。质硬而脆，断面平坦，类白色，粉性，具鲜黄色放射状纹理。气微，味微甘后苦。

隔山消：根圆锥形或纺锤形，长 10～20cm，直径 1～4cm，微弯曲，中部末端又分出数根支根。表面白色或黄色，具纵皱纹及横长皮孔，栓皮破裂处显黄白色木部。质坚硬，折断面不平坦，略带粉性。黄色放射状纹理较宽。气微，味苦、甜。以块大、粉性足者为佳。

【化学成分】

牛皮消：隔山消苷 C3N、C1N、C1G、K1N 和牛皮消苷 A、B、C，以及萝藦胺、牛皮消素、萝藦苷元、

12-O-桂皮酰基去酰萝藦苷元等 4 个苷元。β-香树脂醇乙酸酯、谷甾醇、齐墩果酸、甘油-1-棕榈酸酯、白首乌二苯酮、胡萝卜苷、东莨菪内酯、罗索他明、萝藦米宁、去乙酰基-萝藦苷元、青阳参苷元、告达亭 3-O-β-D-吡喃洋地黄毒糖苷、告达亭 3-O-β-D-吡喃磁麻糖基-（1→4）-β-D-吡喃夹竹桃糖苷、告达亭 3-O-β-D-吡喃磁麻糖基-（1→4）-β-D-吡喃磁麻糖苷、青阳参苷 B、告达亭 3-O-β-D-吡喃夹竹桃糖基-（1→4）-β-D-洋地黄毒糖基-（1→4）-β-D-吡喃磁麻糖苷、萝藦米宁 3-O-α-L-磁麻吡喃糖基-（1→4）-β-D-磁麻吡喃糖基-（1→4）-β-D-磁麻吡喃糖苷、2,4-二羟基苯乙酮、奎乙酰苯、对羟基苯乙酮、4-羟基-3-甲氧基苯乙酮、2,4-二羟基-5-甲氧基苯乙酮、3-羟基 4-甲氧基苯甲酸、对甲基苯酚、β-香树脂醇乙酸脂等。

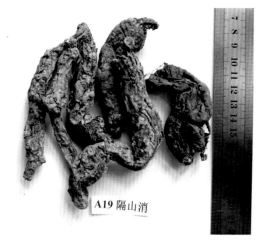

隔山消（生药）

【药理作用】

1. 抗氧化及清除自由基作用：白首乌可改善动物因吸臭氧（O_3）造成的体重减轻、体温降低、体力减弱、御寒能力下降等一系列生理功能减退的变化，并降低肝、脑、肺 LPO 含量和脑 MAO-B 活性，升高红细胞 SOD 活性。对 O_3 造成小鼠肺终末细支气管上皮脱落伴增生，肝损伤和胸腺、脾脏萎缩等类似衰老的变化皆有明显减轻作用。白首乌粗甾苷能有效地抑制 MDA 生成，显著抑制急性酒精中毒后肝脏脂质过氧化物的产生。总苷通过自身对氧自由基的直接清除作用和激活机体的抗氧化防御系统两个方面来提高机体的抗氧化水平，减少自由基对机体的危害。

2. 免疫调节作用：给正常小鼠灌服白首乌水可溶清膏和白首乌总苷，均可使细胞免疫和体液免疫功能明显增强。白首乌总苷能激活小鼠腹腔巨噬细胞，显著提高其吞噬消化功能，从而提高小鼠的非特异性免疫力；能显著提高腹腔巨噬细胞的抗原提呈能力，从而提高机体的特异性免疫作用。白首乌总苷还能对抗 N-乙酰苯肼引起的胸腺萎缩，对抗环磷酰胺引起免疫抑制。白首乌苷在体外高浓度（50、25、12μg/ml）时对小鼠脾脏 T1 淋巴细胞增殖反应及产生 IL-2、IFN-γ 的活性均有抑制作用，而在低浓度（1.5μg/ml）时则有促进作用。

3. 抗肿瘤作用：白首乌甾体苷对艾氏腹水癌、Lewis 肺癌、小鼠 S_{180} 实体瘤、小鼠肝癌（H22）均有抑制作用，以艾氏腹水癌及小鼠肝癌（H22）效果好。抗肿瘤作用机理可能与其将癌细胞周期阻滞于 G0/G1 期、诱导肿瘤细胞凋亡有关。

4. 对心脏的影响：白首乌 C_{21} 总甾苷 200mg/kg 可使小鼠平均耗氧量降低 33.3％，存活时间延长 54％。白首乌总甾体酯苷液可明显降低心肌细胞悬液的耗氧量，并与药物浓度呈量效关系。

5. 降血脂作用：白首乌总苷部分及原生药粉均能显著降低高脂血症模型大鼠血清 TC，总苷剂量为 200mg/kg 或原生药粉为 5g/kg 时降脂作用更明显，其降脂途径可能与调节肝细胞内 ATP 酶、SDH、6-磷酸葡萄糖酶的活性有关。白首乌总苷还有一定降脂、促动脉平滑肌细胞增生的作用。

6. 其他作用：白首乌总苷可明显改善用 N-乙酰苯肼造成大鼠溶血性贫血（血虚证模型）的一般症状和体征，对 N-乙酰苯肼造成肝组织损伤及肝组织 SDH、6-磷酸葡萄糖酶、ATP 酶、NSE 等多种酶均有明显保护作用。白首乌总磷脂外涂可促进耳毛生长，增加毛干及毛孔的直径，并使其分布曲线右移和毛孔群间距离缩小。

【医疗用途】

药性归经：味甘、微苦，性平。归肝、肾、脾、胃经。

功能：补肝肾，强筋骨，益精血，健脾消食，解毒疗疮。

主治：肝肾两虚之头昏眼花，失眠健忘，须发早白，阳痿，遗精，腰膝酸痛，头晕耳鸣，心悸失眠；脾虚不运之脘腹胀满，食欲不振，小儿疳积，泄泻，产后乳汁稀少；以及疮痈肿痛，毒蛇咬伤，鱼口疮毒。

用法用量：内服：煎汤，6～15g，鲜品加倍；研末，每次 1～3g；或浸酒。外用：适量，鲜品捣敷。

使用注意：内服不宜过量。

附方：

1. 治神经衰弱，阳痿，遗精：白首乌15g，酸枣仁9g，太子参9g，枸杞子12g。水煎服。

2. 治小儿疳积：白首乌、糯米草、鸡矢藤各等份，研末备用。每次9g，加米粉18g，蒸熟食。

3. 治消化不良，气膈噎食：白首乌100g，鸡肫皮50g，牛胆南星、朱砂各50g，急性子6g。为末，炼蜜丸，小豆大。每服3g，淡姜汤下。

4. 治胃痛，痢疾腹痛：白首乌、蒲公英各9g。水煎服。

5. 治乳汁不足：白首乌（去皮）30g，母鸡1只（去内脏）。将药放入鸡腹内，炖熟，去药渣，汤肉同服。不放盐。

【资源评述】"牛皮消"之名最早见于《救荒本草》，《天宝本草》名"隔山锹"。"白首乌"之名始见于《全国中草药汇编》，该名系源自于宋《开宝本草》，记载何首乌"有赤、白二种"，而江苏、江西等民间将牛皮消 *C. auriculatum* 作"白何首乌"。但据谢宗万考证，《开宝本草》之何首乌应为蓼科植物棱枝何首乌 *Polygonum multiflorum* Thunb. var. *angulatum* S. Y. Liu 的块根。

牛皮消 *C. auriculatum* 在江苏滨海县已有100余年栽培历史，江苏部分地区还以其根作何首乌用。山东泰山地区称戟叶牛皮消 *Cynanchum bungei* Decne. 为"白首乌"，誉为泰山四大名产药材之一。

【参考文献】

[1] 马艳. 近10年来牛皮消的生物活性研究进展 [J]. 化工时刊，2013，27（9）：33-34.

[2] 邓余，何江波，管开云，等. 牛皮消化学成分研究 [J]. 天然产物研究与开发，2013，25（6）：729-732.

[3] 陈艳，徐必学，曹佩雪，等. 隔山消化学成分的研究 [J]. 天然产物研究与开发，2008，20（6）：1522-1524.

[4] 郭娜，李晓鹏，许枬，等. 耳叶牛皮消中 C_（21）甾类化学成分的分离与鉴定 [J]. 沈阳药科大学学报，2016（1）：28-33.

[5] 陆宇，吴刚，梅之南. 隔山消化学成分研究 [J]. 时珍国医国药，2010，21（1）：20-21.

[6] 颜剑，林玲，刘圆圆，等. HPLC检测隔山消化学成分的研究 [J]. 北方药学，2015，12（9）：14-15.

[7] 单磊. 耳叶牛皮消化学成分和活性研究 [D]. 第二军医大学，2008.

[8] 李艳，黎开燕. 隔山消的药理作用研究进展 [J]. 现代中西医结合杂志，2015，24（2）：213-215.

[9] 李青，董兆稀，赵冰清. 白首乌多糖抗疲劳及耐缺氧、耐高温作用研究 [J]. 湖南师范大学自然科学学报，2012，35（5）：76-79.

[10] 曾郁敏，邱泽计，潘爱群，等. 白首乌总苷与环磷酰胺合用对荷瘤小鼠免疫功能的影响 [J]. 北京中医药大学学报，2009，32（3）：167-169.

[11] 姚楠，顾晓洁，李友宾. 白首乌中 C21 甾体皂苷类成分的抗肿瘤活性研究 [J]. 中成药，2010，32（11）：1975-1978.

[12] 王一奇，刘玉兰，张如松. 白首乌新苷 A 抗肿瘤及诱导肿瘤细胞凋亡作用的研究 [J]. 中草药，2009，40（6）：920-924.

[13] 李娜，仇凤梅，郑燕一，等. 白首乌苷体外抗肿瘤作用研究 [J]. 医药导报，2010，29（5）：582-584.

[14] 姚楠，顾晓洁，李友宾. 白首乌中 3 个 C21 甾体皂苷类成分对人肺癌 A549 细胞生长及周期的影响 [J]. 中国中药杂志，2009，34（11）：1418..

[15] Peng YR, Ding YF, Wei YJ, 等. Caudatin-2, 6-dideoxy-3-O-methy-β-D-cymaropyranoside 1 induced apoptosis through caspase 3-dependent pathway in human hepatoma cell line SMMC7721 [J]. Phytotherapy Research Ptr, 2011, 25（5）: 631-637.

[16] 杨小红，袁江，周远明，等. 白首乌粗多糖对酒精性肝损伤的保护作用研究 [J]. 时珍国医国药，2009，20（11）：2704-2705.

[17] 陆佳静，王晓岚，姚文杰，等. 白首乌 C_{21} 甾苷对小鼠脑缺血再灌注致学习记忆损伤的保护作用 [J]. 中成药，2009，31（3）：463-465.

[18] 杨小红，周远明，张瑜，等. 白首乌多糖降血脂作用研究 [J]. 时珍国医国药，2010，21（6）：1381-1382.

徐长卿
Xuchangqing

【别名】对节连。

【来源】为萝藦科植物徐长卿 *Cynanchum paniculatum* （Bunge）Kitag. 的干燥根及根茎。

【植物形态】多年生直立草本，高达 1m，根细呈须状，具特殊气味；茎不分枝，无毛或被微毛；叶对生，纸质，披针形至线形，长 4～13cm，宽 3～15mm，两面无毛或上面具疏柔毛，叶缘有睫毛；圆锥聚伞花序近顶腋生，着花 10 余朵；花萼内的腺体或有或无；花冠黄绿色，近辐状，裂片长达 4mm，宽 3mm，副花冠裂片 5 枚，基部增厚；子房椭圆形，柱头五角形；蓇葖果单生披针状，长约 6cm；种子长圆形，长约 3mm，顶端具白绢质种毛，长 1cm。花期 5～7 月，果期 9～12 月。

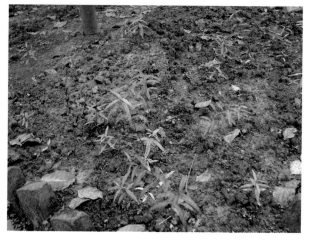

徐长卿

【生境分布】生于海拔 1500m 以下的阳坡草丛中。多为栽培，适应性较强，以腐殖质土或者肥沃深厚、排水良好的沙质壤土生长较好。产于巫溪、巫山、奉节、万州。

【采收加工】播种后 1～3 年收，秋季采挖，除去杂质，阴干后扎成小把即可。

【药材鉴别】

性状鉴别：本品根茎呈不规则柱状，有盘节，长 0.5～3.5cm，直径 2～4mm。有的顶端带有残茎，细圆柱形，长约 2cm，直径 1～2mm，断面中空；根茎节处周围着生多数根。根呈细长圆柱形，弯曲，长 10～16cm，直径 1～1.5mm。表面淡黄白色至淡棕黄色，或棕色；具微细的纵皱纹，并有纤细的须根。质脆，易折断，断面粉性，皮部类白色或黄白色，形成层环淡棕色，木部细小。气香，味微辛凉。

【化学成分】全草主要含有 β-谷甾醇、丹皮酚、牡丹酚苷 A、对羟基苯乙酮等。还含有 β-胡萝卜苷、丹皮酚原苷、santamarin、annobraine、落叶松脂醇、α-细辛醚、7-angelyheliotridine、β-香树脂醇、尿苷、山奈酚-3-O-β-D-吡喃葡萄糖(1→2)-α-L-吡喃阿拉伯糖苷、山奈酚-7-O-(4″,6″-二对羟基肉桂酰基-2″,3″-二乙酰基)-β-D-吡喃葡萄糖苷、（2S,E)-N-[2-羟基-2-(4-羟基苯)乙酯]-阿魏酰胺。

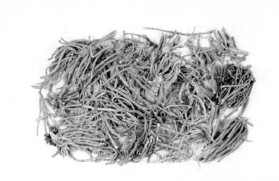

徐长卿（生药）

还有白薇苷 A、白前苷元 C、白前苷 A、徐长卿苷 A、新白薇苷元 F、新白薇苷元 F-3-O-β-D-夹竹桃糖吡喃糖、3β,14β-二羟基-孕甾-5-烯-20-酮-3-D-β-D-葡萄吡喃糖苷、3-甲氧基-4,5-亚甲二氧基-苯乙酮、3-吲哚甲醛、丁香醛、3,5-二甲氧基-4-羟基苯乙酮、2,5-二羟基-4-甲氧基苯乙酮、罗布麻宁、2,4-二羟基苯乙酮、肉桂酸、对甲氧基苯甲酸、3-羟基苯乙酮、对羟基苯乙酮、间甲基苯酚、苯甲酸等。

【药理作用】

1. 镇痛作用：徐长卿水提液能明显减少小鼠扭体次数，说明徐长卿提取物对化学刺激性物质引起的炎性疼痛有抑制作用。

2. 对心血管系统的作用：徐长卿能有效降低心肌细胞内 Ca^{2+} 浓度，减轻心肌细胞内的钙超载，保护心肌细胞，从而改善心肌的舒张功能，提高心肌收缩力，可防治心肌缺血再灌注损伤所致的心功能低下，减轻心肌损伤。

3. 对血脂的影响：通过徐长卿提取物对损伤内皮细胞中炎症介质 LDH、TNF-α 及 IL-8 活性的调节作用的研究，表明徐长卿可能通过降低炎症介质 LDH、TNF-α 及 IL-8 活性、修复内皮细胞损伤来达到治疗动脉粥样硬化的目的。

4. 抗炎作用：关节腔内注射徐长卿丹皮酚能推进损伤软骨的自我修复，延缓兔膝关节炎模型的关节软骨退变进程，进而实现治疗关节炎的目的。

5. 其他作用：徐长卿多糖 CPBB 有明显对抗 ^{60}Co-γ 辐射引起的小鼠胸腺、脾缩小和骨髓 DNA 降低的作用，同时也有对抗 ^{60}Co-γ 辐射或 CTX 所引起白细胞降低的作用。

【医疗用途】

药性归经：味辛，性温；归肝、胃经。

功能：祛风，化湿，止痛，止痒。

主治：风湿痹痛，胃痛胀满，牙痛，腰痛，跌仆伤痛，风疹，湿疹。

用法用量：内服：煎汤。3～12g，后下。

使用注意：体弱者慎服。

附方：

1. 治风湿痛：徐长卿 100g，微火煮 15～20 分钟，取其药汁加入适量合粟米粉外敷。

2. 治皮肤瘙痒：徐长卿适量，煎水洗。

【资源评述】徐长卿始载于《神农本草经》，别名"鬼督邮"。野生资源一般零星分布于向阳山坡草丛中，除新疆、西藏、青海、宁夏外，全国大部分地区均有分布。随着野生资源的不断减少，从 20 世纪 80 年代开始了野生变家种的研究，并在山东等地建立了徐长卿药材生产基地。以徐长卿产量及丹皮酚含量为指标，徐长卿的最适宜栽培周期应为 2 年，其丹皮酚的含量可达 1.96%。

【参考文献】

[1] 赵超，杨再波，张前军，等. 固相微萃取/气相色谱/质谱法分析徐长卿挥发性化学成分 [J]. 贵州大学学报（自然版），2007，24（4）：407-409.

[2] 付明，王登宇，胡兴，等. 徐长卿化学成分研究 [J]. 中药材，2015，38（1）：97-100.

[3] 李翼鹏. 徐长卿的化学成分研究 [D]. 山西大学，2014.

[4] 许青松，张红英，李迎军，等. 徐长卿水煎剂抗炎及镇痛作用的研究 [J]. 时珍国医国药，2007，18（6）：1407-1408.

[5] 金贤兰. 徐长卿药理作用及临床应用研究进展 [J]. 现代医药卫生，2010，26（19）：2947-2948.

[6] 李阳，孙世光，谢予朋，等. 徐长卿提取物对损伤内皮细胞中乳酸脱氢酶、肿瘤坏死因子及白细胞介素-8 活性的影响 [J]. 中国医药导报，2013，10（28）：10-12.

[7] 吴琪，胡华，熊昌源. 徐长卿丹皮酚关节内注射对关节软骨影响的实验研究 [J]. 湖北中医药大学学报，2013，15（2）：18-20.

[8] 朱世权，蔡文秀，薛玲，等. 徐长卿多糖的分离纯化及其抗辐射和升高白细胞的作用 [J]. 中草药，2010，41（1）：103-106.

白　前

Baiqian

【别名】水杨柳。

【来源】为萝藦科植物柳叶白前 Cynanchum stauntonii （Decne.）Schltr ex Lévl. 或芫花叶白前 C. glaucescens（Decne.）Hand.-Mazz. 的根茎及根。

【植物形态】

柳叶白前：多年生直立半灌木，高约 1m，分枝或不分枝；须根纤细、节上丛生。叶对生，纸质，狭披针形，长 6～13cm，宽 3～5mm，两端渐尖；中脉在叶背显著，侧脉约 6 对。伞形聚伞花序腋生；花序梗长达 1cm，小苞片众多；花萼 5 深裂；花冠紫红色，辐状，内面具长柔毛；副花冠裂片盾状，隆肿，比花药为短；花粉块每室 1 个，长圆形；柱头微凸，包在花药的薄膜内。蓇葖单生，长披针形，长达 9cm，直径 6mm。花期 5～8 月，果期 9～10 月。

芫花叶白前：直立矮灌木，高达 50cm；茎具二列柔毛。叶长圆形或长圆状披针形，长 1～5cm，宽 0.7～1.2cm，基部楔形或圆形，近无柄。伞形聚伞花序腋内或腋间生，比叶为短，无毛或具微毛，着花 10 余朵；花萼 5 深裂，内面基部有腺体 5 个，极小；花冠黄色、辐状；副花冠浅杯状，裂片 5 枚，肉质，卵形；花粉块每室 1 个，下垂；柱头扁平。蓇葖单生，纺锤形，先端渐尖，基部紧窄，长 6 厘米，直径 1cm；种子扁平，种毛白色绢质，长 2cm。花期 5～11 月，果期 7～11 月。

【生境分布】生长于海拔 230～780m 的山谷、湿地、水旁及沙石间，也有在路边丘陵地区。产于酉阳、武隆、彭水、南川、丰都、涪陵、开州等地。

【采收加工】秋季采挖，洗净，晒干。

【药材鉴别】

性状鉴别

柳叶白前：根茎呈细长圆柱形，有分枝，稍弯曲，长 4～15cm，直径 1.5～4mm。表面黄白色或黄棕色，节明显，节间长 1.5～4.5cm，顶端有残茎。质脆、断面中空。节处簇生纤细弯曲的根，长可达 10cm，直径不及 1mm。有多次分枝呈毛须状，常盘曲成团。气微，味微甜。

芫花叶白前：根茎较短小或略呈块状；表面灰绿色或灰黄色，节间长 1～2cm。质较硬。根稍弯曲，直径约 1mm。分枝少。

【化学成分】

柳叶白前：含有 β-谷甾醇、高级脂肪酸、三萜华北白前醇、苯乙酮类、间二苯酚、齐墩果酸、蔗糖以及挥发油成分等。还含有丁香脂素、（-）-（7R,7'R,7"R,8s,8'S,8"S）-4',4"-二羟基-3,3',3",5-甲氧基-7,9',7',9-环氧 4,8"-O-8,8'-倍半木质素-7",9"-二醇、8,8'-二羟基松脂素、对羟基白首乌二苯酮、2,4-二羟基苯乙酮、对羟基苯酚、6-O-［E］-芥子酰-α-D-吡喃葡萄糖苷、6-O-［E］-芥子酰-β-D-吡喃葡萄糖苷、1-O-甲基-α-D-吡喃加拿大麻糖甲苷、β-胡萝卜苷等。

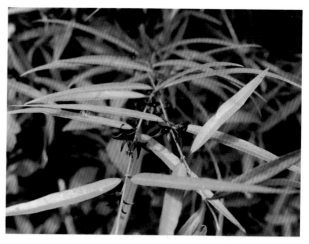
柳叶白前

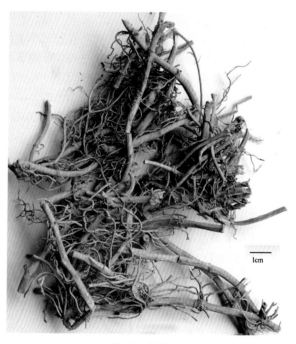
柳叶白前药材

【药理作用】

1. 抗氧化作用：白前中的邻苯二甲酸正丁异丁酯和熊果酸具有清除 DPPH 的能力，自由基清除率超过了 50%，表明具有很好的抗氧化活性。

2. 镇痛、抗炎作用：白前醇提物能显著延长热痛刺激甩尾反应的潜伏期，减少由乙酸引起的扭体反应次数，抑制二甲苯引起的耳肿、角叉菜胶引起的足趾肿胀。

3. 抗血栓作用：白前水提物、醇提物均可延长小鼠体外血栓形成时间。

【医疗用途】

药性归经：味辛、苦，性微温。归肺经。

功能：降气，消痰，止咳。

主治：肺气壅实，咳嗽痰多，胸满喘急。

用法用量：内服：煎汤，3～10g。

使用注意：咳喘属气虚者不宜应用。

附方：

1. 主治肺实喘满，咳嗽，多痰，胃脘疼痛：白前 100g，白酒 500ml。将白前捣成粗末，用白纱布袋盛之，置于净器中，入白酒浸泡，封口；7 日后开启，去掉药袋，澄清备用。每日 3 次，每次 10～15ml，空腹温饮。

2. 治咳逆上气，身体浮肿，短气胀满：白前、紫菀、半夏、大蓟各 6g。为粗末，水煎，分 3 次服。

3. 治跌打胁痛：白前 15g，香附 9g，青皮 3g。水煎服。

【资源评述】白前的混淆品较多，据报道有 4 属 18 种在全国不同地区作白前用。白前主流品种为柳叶白前，主产于湖北省新洲、黄冈、红安、麻城，浙江、广西、四川、重庆、安徽、福建、江西等省区也有分布。湖北省人工种植技术成功，一年生的亩产为 150～180kg（干重），基本能满足市场需求。

重庆部分地区尚有狭叶白前 *C. stenophyllum* Hemsl.、轮叶白前 *C. verticillatum* Hemsl. 等同属植物分布，民间也作白前应用。同属植物催吐白前 *C. vincetoxicum*（L.）Pers 生于海拔 1000m 以下杂木林中。根的制剂有催吐作用，种子抽提物对心脏有类似"羊角拗"作用，应慎用。

白前含有孕烷苷，具有抑制食欲和产生饱腹感的作用，减少进食，从而有望开发出高效、安全的减肥药物。

【参考文献】

[1] 龚小见，朱海燕，杨小生，等．柳叶白前化学成分研究 [J]．天然产物研究与开发，2006（b06）：50-51，54.

[2] 田效民，李凤，黄顺菊，等．柳叶白前挥发性成分的 GC-MS 分析 [J]．中国实验方剂学杂志，2013，19（5）：111-113.

[3] 余舒乐，马林，吴正凤，等．柳叶白前中非 C_（21）甾体类化学成分 [J]．中国药科大学学报，2015，46（4）：426-430.

[4] 刘洋，王四旺，唐志书，等．白前的现代研究与开发应用前景 [J]．西北药学杂志，2015（6）：768-770.

[5] 李婷婷．柳叶白前化学成分及其抗氧化活性研究 [D]．延边大学，2015. PHam

[6] 黄芳，方悦，郑琦，等．白前抗血栓形成作用的研究 [J]．浙江中西医结合杂志，2012，22（7）：574-575.

菟丝子

Tusizi

【别名】吐丝子、无娘藤米米、黄藤子、龙须子、缠龙子、黄丝子。

【来源】为旋花科植物菟丝子 *Cuscuta chinensis* Lam.、南方菟丝子 *C. australis* R. Br. 或金灯藤 *C. japonica* Choisy 等的干燥成熟种子。

【植物形态】

菟丝子：一年生寄生草本。茎缠绕，黄色，纤细，多分枝，随处可生出寄生根，伸入寄主体内。叶稀少，鳞片状，三角状卵形。花两性，多数簇生成小伞形或小团伞花序；苞片小，鳞片状；花萼杯状；花冠白色，壶形，5 浅裂，花冠筒基部具鳞片 5 枚，长圆形，先端及边缘流苏状；雄蕊 5 枚，着生于花冠裂片弯缺微下处；雌蕊 2 枚，心皮合生，子房近球形，2 室，花柱 2 枚，柱头头状。蒴果近球形，几乎被宿存的花冠所包围，成熟时整齐地周裂。种子 2～4 粒，黄或黄褐色，卵形，长约 1.4～1.6mm，表面粗糙。花期 7～9 月，果期 8～10 月。

南方菟丝子：与菟丝子形态相似，区别在于：雄蕊着生于花冠裂片弯缺处，花丝较长，花冠基部的鳞片先端 2 裂；蒴果仅下半部被宿存花冠包围，成熟时不整齐地开裂；种子通常 4 粒，卵圆形，长 0.7～2mm，淡褐色。花、果期 6～8 月。

金灯藤：与菟丝子的主要区别是：茎较粗壮，肉质，直径 1～2.5mm，黄色或红色的茎上常带紫红色瘤状斑点。花序穗状，长达 3cm，基部常多分枝；花萼碗状，肉质，背面常有紫红色瘤状突起；花柱单一，柱头 2 裂。蒴果卵圆形，长约 5mm；种子 1～2 粒，长 3～3.5mm，种皮黄至黄棕色。花期 8～10 月，果期 9～11 月。

植物检索表

1. 花柱 1 枚，总状或圆锥花序，茎粗，种子直径 2～2.5mm，种孔长线形 ················· 金灯藤
1. 花柱 2 枚，小伞形或小团伞形，茎细如黄丝，种子直径 1～1.5mm，种孔短线形
  2. 蒴果成熟时仅下半部被宿存花冠包围；种子近球形，灰褐色，种脐圆形 ············· 南方菟丝子
  2. 蒴果成熟时全部被宿存花冠包围；种子近卵形，淡褐色或灰褐色，背面稍隆起，腹面为 1 棱线，棱的一端有
    圆点状的种脐 ················· 菟丝子

【生境分布】

菟丝子：生于田边、路边、荒地、灌木丛中、山坡向阳处。多寄生于豆科、菊科、藜科等草本植物上，尤以大豆、黑豆为好。产于铜梁、潼南。全国大部分地区有分布，以北方地区为主。

南方菟丝子：寄生于田边、路旁的豆科、菊科蒿属、马鞭草科牡荆属等的草本或小灌木上。产于奉节、南川、长寿。分布于吉林、辽宁、河北、甘肃、宁夏、新疆、陕西、山东、安徽、江苏、浙江、福建、江西、台湾、湖南、湖北、广东、四川、云南等地。

金灯藤：寄生于草本或木本植物上。产于巫溪、城口、巫山、丰都、涪陵、彭水、石柱、秀山、南川、巴南、合川、永川、荣昌等地。分布于我国南北多数地区。

【采集加工】菟丝子种子在 9～10 月收获，采收成熟果实，晒干，打出种子，簸去果壳、杂质。

【药材鉴别】

性状鉴别

菟丝子：种子类球形或卵圆形，腹棱线明显，两侧常凹陷，长径 1.4～1.6mm，短径 0.9～1.1mm。表面灰棕色或黄棕色，有细密深色小点，并有分布不均匀的白色丝状条纹；种脐近圆形，位于种子顶端。

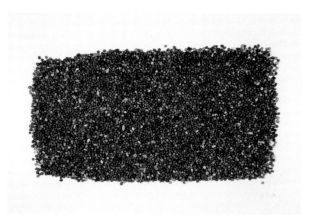

菟丝子

种皮坚硬，不易破碎，用沸水浸泡，表面有黏性，煮沸至种皮破裂，露出黄白色细长卷旋状的胚，称"吐丝"。除去种皮可见中央为卷旋 3 周的胚，胚乳膜质套状，位于胚周围。气微，味微苦、涩。

南方菟丝子：种子卵圆形，腹棱线不明显，大小相差较大，长径 0.7～2.0mm，短径 0.5～1.2mm。表面淡褐色至棕色，一端有喙状突出并偏向一侧。于扩大镜下可见种脐微凹陷，位于种子先端靠下侧。

大菟丝子：种子较大，长径约 3mm，短径 2～3mm，表面淡褐色或黄棕色。

均以粒饱满者为佳。

性状检索表

1. 种子直径 2～2.5mm，种孔长线形 ················· 金灯藤
1. 种子直径 1～1.5mm，种孔短线形
  2. 种子近球形，灰褐色，腹棱线明显，种脐圆形 ················· 南方菟丝子
  2. 种子近卵形，淡褐色或灰褐色，腹棱线不太明显，种凹陷 ················· 菟丝子

【化学成分】菟丝子种子含黄酮类化合物，主要有槲皮素、紫云英苷、金丝桃苷及槲皮素-3-O-β-D-半乳糖-7-O-β-葡萄糖苷等。还含有槲皮素-3-O-β-D-半乳糖-（2→1）-β-D-芹糖苷、异鼠李糖、山奈酚、d-芝麻素和 9R-羟基-d-芝麻素、紫云英苷-6″-O-没食子酸酯、槲皮素-3-O-（6″-没食子酰基）-β-D-葡萄糖苷、槲皮素-3-O-β-D-半乳糖-7-O-β-D-葡萄糖苷、异鼠李素、新芝麻脂素、山奈酚-3-O-β-D-吡喃葡萄糖苷、4′,4,6-三羟基橙酮、软脂酸、硬脂酸、β-谷甾醇和胡萝卜苷等。

南方菟丝子含芝麻素、棕榈酸、山奈酚、槲皮素、紫云英苷、金丝桃苷、咖啡酸、槲皮素-3-O-β-D-半乳糖-（2→1）-β-D-芹糖苷、吡喃木糖苷、胸腺嘧啶脱氧核苷咖啡酸、对羟基桂皮酸、咖啡酸-β-D 葡萄糖酯苷、4-O-（8′-咖啡酸甲酯）-咖啡酸-α-鼠李糖苷、咖啡酸乙酯-α-半乳糖苷、对羟基苯酚 L-手性肌醇、β-谷甾醇、胡萝卜苷等。

【药理作用】

1. 对生殖系统的作用：

（1）对雌性生殖的影响：菟丝子黄酮类物质有类雌激素样作用。菟丝子水提取物具有抗卵巢过度刺激综合征（OHSS）作用，使卵巢重量降低。菟丝子黄酮能提高去势成年雌性大鼠血清 E2 水平，并增加大鼠的垂体、卵巢、子宫的重量。

（2）对雄性生殖的影响：菟丝子水提浓缩液加入冷冻人精子的保护液，精子存活率和活力明显提高，对活性氧所致的精子超微结构损伤具有保护作用。菟丝子具有促性腺激素样作用，菟丝子提取物能提高环磷酰胺造模雄鼠的血清睾酮值。菟丝子醇提液可促小鼠睾丸和附睾发育，具有增强绒毛膜促性腺激素的分泌，从而刺激睾酮基础分泌而具有类雄激素样作用。菟丝子黄酮使大鼠的腺垂体、睾丸及附睾重量增加，可抑制无血清培养离体的大、小雄鼠睾丸细胞氧化损伤和凋亡作用。

（3）对胎盘及绒毛细胞的作用：菟丝子总黄酮具有使流产大鼠的胎盘、蜕膜病理结构发生良性逆转的作用，通过降低孕鼠的流产率来达到保胎目的。菟丝子总黄酮的含药血清体外培养人早孕期滋养细胞，可促进人早孕期滋养细胞增殖。

2. 对骨与软骨的作用：菟丝子黄酮对去卵巢骨质疏松大鼠有明显的治疗作用，能升高血 Ca、P、BALP（骨碱性磷酸酶）值以及尿 Ca/Cr（肌酐）、P/Cr、DPD（脱氧吡啶酚）/Cr、骨密度（BMD）值。菟丝子总多糖可促进透明软骨修复，能修复家兔膝关节股骨内髁滑车面的缺损。用菟丝子提取液体外培养成骨细胞，能提高成骨细胞的基质钙，促进增殖和提高 ALP 的活性，同时抑制破骨细胞的生存率并可诱导其凋亡。

3. 对癌细胞的影响：菟丝子水提液能使二甲基苯丙蒽诱导皮肤乳头状瘤小鼠的乳头状瘤生长速度明显延缓，而且癌变的发生率也降低。菟丝子醇提液 10、50、100mg/L 3 种浓度的培养液均可抑制体外培养的人胃癌细胞的分裂与增殖，其中以 100mg/L 浓度效果最佳。

4. 对血糖、血脂的作用：菟丝子多糖灌胃糖尿病模型小鼠后血糖值明显下降、体重增加、肝糖原的含量增加，显示其有抗糖尿病的作用。菟丝子多糖在体内还可通过提高 SOD 的水平而降低血糖，而在体外通过抑制淀粉酶活性来降糖。菟丝子黄酮促使双侧去势雌性大鼠的血 TG 水平明显降低。菟丝子水提物促进离体大鼠的脂肪组织释放游离脂肪酸，加快离体脂肪组织的分解代谢并呈量效关系。

5. 清除自由基、抗氧化的作用：菟丝子多糖使衰老模型小鼠血清、肝、肾中的 MDA 含量下降，SOD 及 GSH-Px 的活性上升，脑组织中的 LF 下降，达到清除氧自由基及抗脂质过氧化作用。

6. 对免疫系统的作用：菟丝子提取物能使小鼠胸腺及脾脏免疫器官的湿重量增加，腹腔巨噬细胞吞噬功能增强，促进脾淋巴细胞的增殖反应，诱导 IL 产生等，从而使免疫力增强。金丝桃苷具有双向免疫调节作用，金丝桃苷体内剂量在 50mg/kg 时对小鼠脾脏 T、B 淋巴细胞的增殖和腹腔巨噬细胞的吞噬功能具有明显的增强作用，但大剂量时有抑制作用。

7. 对肝脏的作用：菟丝子水煎液对慢性肝损伤小鼠有明显的治疗作用，血清 ALT、AST 明显降低，SOD 升高，同时小鼠的肝组织损伤情况明显好转，体现了保肝功效。菟丝子多糖体外培养大鼠肝脏的干细胞，具有提高活性、细胞增殖的功效，从而保护肝脏的干细胞。

【医疗用途】

药性归经：味辛、甘，性平。归肝、肾、脾经。

功能：补肾益精，养肝明目，固胎止泻。

主治：腰膝酸痛，遗精，阳痿，早泄，不育，消渴，淋浊，遗尿，目昏耳鸣，胎动不安，流产，泄泻。

用法用量：内服：煎汤，6～15g；或入丸、散。外用：适量，炒研调敷。

使用注意：阴虚火旺、阳强不痿及大便燥结之证禁服。

附方：

1. 治精气不足，耳鸣头晕，腰膝疼痛：菟丝子 100g，五味子 50g。上为末，炼蜜丸如桐子大。每次 30 丸，空腹盐汤或酒送下。

2. 治心气不足，思虑太过：菟丝子 250g，白茯苓 150g，石莲子（去壳）100g。上为细末，炼蜜为丸，如梧桐子大。每次 30 丸，空腹盐汤下。

3. 治消渴，遗精，白浊：菟丝子 300g，白茯苓、干莲肉各 150g，五味子（酒浸）350g。上为末，炼蜜为丸如梧子大。每次 50 丸，空腹，食前米汤下。

4. 治虚劳小便利：菟丝子、鹿茸、肉苁蓉、五味子各 100g。上四味，捣罗为末，炼蜜为丸如梧桐子大，每次 50 丸，空腹米饮下。

5. 治关节炎：菟丝子 6g，鸡蛋壳 9g，牛骨粉 15g。研粉末，每次 6g，每日 3 次。

【资源评述】菟丝子原名"兔丝子"，源于《抱朴子》"兔丝子初生之根，其形似兔……则兔丝之名因此也"。《名医别录》云："生朝鲜川泽田野，蔓延草木之上，色黄而细为赤网，色浅而大为菟累。九月采实暴干。"陶隐居云："田野墟落中甚多，皆浮生蓝、纻麻、蒿上。"《日华子本草》曰："苗茎似黄麻线，无根株，多附田中，草被缠死，或生一丛如席阔，开花结子不分明，如碎黍米粒。"《本草图经》谓："夏生苗如丝综，蔓延草木之上，或云无根，假气而生，六七月结实，极细如蚕子，土黄色，九月收采暴干。"《本草纲目》载："多生荒园古道，其子入地，初生有根，及长延草物，其根自断。无叶有花，白色微红，香亦袭人，结实如秕豆而细，色黄，生于梗上尤佳。"可知古人已认识到菟丝子为寄生植物，"色黄而细者"与菟丝子 *Cuscuta chinensis* Lam. 相似；"色浅而大者"与金灯藤 *Cuscuta japonica* Choisy 相似。

菟丝子属共有 170 多种，我国有 8 种，入药有 5 种。商品分为小粒菟丝子和大粒菟丝子。《品汇精要》载："用坚实细者为好。"说明古代就认为小粒菟丝子入药为佳。李时珍称"惟怀孟林（今河南的沁阳、焦作等六市县）中多有之，入药更良"，苏颂则认为："今近道亦有之，以冤句（今山东菏泽西南、曹县西北一带）者为胜。"可见古代认为河南、山东所产药材质量佳。菟丝子 *C. chinensis* L. 主要寄生于杂草中，产量较低。而目前商品的主流品种为南方菟丝子 *C. australis* R. Br.，该种主要寄生于大豆上，产量高，分布集中。据研究，二者化学成分及药理作用也较为接近。

菟丝子为寄生植物，主要寄生于藜科、豆科、大戟科、萝藦科、菊科、禾本科等植物上。单柱亚属的金灯藤寄主植物以灌木及小乔木为主，线茎亚属的菟丝子和南方菟丝子寄主为草本或小灌木。不同寄主植物对菟丝子的黄酮成分影响很大，含量也相差较大。若寄主植物为有毒植物，还可能造成菟丝子有毒。为了菟丝子药材安全，应选用优良的寄主植物。

菟丝子的全草也可入药，具有清热解毒、凉血止血、健脾利湿的功效，主治痢疾、黄疸、吐血、衄血、便血、血崩、淋浊、带下、便溏、目赤肿痛、咽喉肿痛、痈疽肿毒、痱子。全草含对淋巴细胞具有致有丝分裂作用的菟丝子多糖，还含卵磷脂及脑磷脂。

【参考文献】

[1] 林倩，贾凌云，孙启时．菟丝子的化学成分 [J]．沈阳药科大学学报，2009，26（12）：968-971．

[2] 叶敏，阎玉凝，乔梁，等．中药菟丝子化学成分研究 [J]．中国中药杂志，2002，27（2）：115-117．

[3] 郭洪祝，李家实．南方菟丝子化学成分研究 [J]．北京中医药大学学报，2000，23（3）：20-23．

[4] 谢广妹．菟丝子水提取物对卵巢过度刺激大鼠细胞因子分泌的影响 [J]．中药药理与临床，2010，26（1）：45-47．

[5] 夏卉芳，李啸红．菟丝子的药理研究进展 [J]．现代医药卫生，2012，28（3）：402-403．

[6] 马红霞，尤昭玲，刘华，等．菟丝子总黄酮对早孕期人细胞滋养细胞增殖能力的影响及其信号机制 [J]．中药材，2009，32（6）：939-943．

[7] 胡晓梅，王俊锋，杨松涛，等．菟丝子总多糖对家兔全层关节软骨缺损Ⅱ型胶原表达的影响 [J]．实用医院临床杂志，2011，8（1）：23-25．

[8] 金松，辛国荣，孟繁石，等．菟丝子醇提物对胃癌 SGC7901 细胞的生长抑制作用研究 [J]．中国全科医学，2011，14（6）：675-676．

[9] 余文景，杨松涛，胡晓梅．地黄多糖、淫羊藿多糖、菟丝子多糖对成体大鼠肝脏干细胞生长活性的影响 [J]．四川中医，2010，28（5）：67-69．

小金钱草

Xiaojinqiancao

【别名】荷包草、小马蹄草、小铜钱草、鸡眼草、小半边莲、落地金钱、小蛤蟆碗、九连环。

【来源】为旋花科植物马蹄金 *Dichondra repens* Forst. 的全草。

【植物形态】多年生匍匐小草本。茎细长，被灰色短柔毛，节上生根。单叶互生；叶柄长 3～5cm；叶片肾形至圆形，直径 0.4～2.5cm，先端宽圆形或微缺，基部阔心形，叶面微被毛，背面被贴生短柔毛，全缘。

花单生于叶腋，花柄短于叶柄，丝状；萼片5枚，倒卵状长圆形至匙形，长2～3mm，背面及边缘被毛；花冠钟状，黄色，深5裂，裂片长圆状披针形；雄蕊5枚，着生于花冠2裂片间弯缺处；子房被疏柔毛，2室，花柱2枚，柱头头状。蒴果近球形，直径约1.5mm，膜质。种子1～2粒，黄色至褐色，无毛。花期4月，果期7～8月。

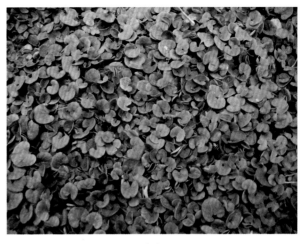
马蹄金

【生境分布】生于路边、沟边草丛中或墙下、花坛等半阴湿处。分布于长江以南各地区。

【采集加工】全年随时可采，鲜用或洗净晒干。

【药材鉴别】

性状鉴别：全草缠绕成团。茎圆柱形细长，被灰色短柔毛，节上生根，质脆，易折断，断面中有小孔。叶互生，多皱缩，青绿色、灰绿色或棕色，完整者展平后圆形或肾形，直径0.5～2cm，基部心形，上面微被毛，下面具短柔毛，全缘；叶柄长约2cm；质脆易碎。偶见灰棕色近圆球形果实，直径约2mm。种子1～2粒，黄色或褐色。气微，味辛。

以叶多、色青绿者为佳。

【化学成分】全草含委陵莱酸、尿嘧啶、菌芋苷、甘油、N-（-N-苯甲酰基-L-苯丙氨酰基）-O-乙酰基-L-苯丙氨醇、β-谷甾醇、香荚兰醛、正三十八烷、麦芽酚、熊果酸、东莨菪素、伞形花内酯等。挥发油中含有35个化学成分，包括单萜烯类、倍半萜烯类及其含氧衍生物等，主要有反式丁香烯和异杜松烯等。

【药理作用】

1. 保肝降酶作用：马蹄金提取物对几种致肝毒剂造成的动物急性肝损伤均有一定的对抗作用。马蹄金提取物可明显降低 CCl_4 肝损伤小鼠血清转氨酶，明显减轻肝细胞变性和坏死；明显降低 D-半乳糖胺所致肝损伤小鼠的血清转氨酶及肝脏中 TG，并减轻肝组织病理改变；可降低硫代乙酰胺致肝损伤小鼠的血清 ALT；降低异硫氰酸-1-奈酯所致胆汁郁积型黄疸小鼠升高的血清总胆红素、血清转氨酶（ALT 及 AST）及肝组织中 TG 含量。

2. 镇痛作用：马蹄金提取物对不同方法（扭体法、热板法、电刺法）刺激小鼠痛阈提高率均达到50％以上，有较好镇痛作用。

3. 抗炎作用：马蹄金提取物对乙酸所致的毛细血管通透性的增加有明显的抑制作用，可抑制角叉菜胶所致的大鼠足趾炎症性肿胀。马蹄金提取物及其石油醚提取物均可明显抑制二甲苯所致小鼠耳郭急性炎症性水肿，但马蹄金石油醚提物的抗炎作用无明显剂量依赖关系。

4. 抗菌作用：马蹄金提取物对金黄色葡萄球菌、乙型溶血性链球菌等革兰阳性致病球菌的抗菌作用较强，对大肠杆菌、伤寒杆菌、变形杆菌、产气杆菌等革兰阴性杆菌作用较弱，主要为抑制作用。

5. 解热利胆作用：马蹄金提取物能明显降低蛋白胨所致大鼠发热体温，且持续时间较长，有较好的解热作用；能明显增加大鼠十二指肠120分钟内胆汁流量，表明该药有较强的利胆作用。

6. 增强免疫的作用：马蹄金有促进细胞免疫和体液免疫的作用，明显增加动物免疫器官重量，明显提高小鼠碳粒廓清 K 值及 α 值，增强单核巨噬细胞的吞噬功能；明显促进小鼠溶血素的产生，提高血清溶血素的水平。

7. 抗脂质过氧化：马蹄金鲜汁可明显降低无损伤小鼠和由 CCl_4 诱导急性肝损伤小鼠血清、肝组织中 MAD 的生成量，明显升高血清、肝组织中 SOD 的活性，具有抗脂质过氧化作用。

【医疗用途】

药性归经：味苦、辛，性凉。

功能：清热，利湿，解毒。

主治：黄疸，痢疾，砂淋，白浊，水肿，疔疮肿毒，跌打损伤，毒蛇咬伤。

用法用量：内服：煎汤，6～15g，鲜品30～60g。外用：适量，捣敷。

使用注意：忌盐及辛辣食物。

附方：

1. 治急性黄疸型传染性肝炎：马蹄金 30g，鸡骨草 30g，千屈菜 30g，山栀子 15g，车前子 15g。水煎服。

2. 治全身水肿（肾炎）：马蹄金鲜草捣烂敷脐上，每日 1 次，7 日为 1 疗程；或 15～30g，水煎服。

3. 治蛇咬：灰藋、马蹄金、野甜菜，各适量，共捣敷之。

【资源评述】本品以"荷包草"之名载于《本草纲目拾遗》，云："生古寺园砌石间，似地连钱，而叶有皱纹，形如腰包，青翠可爱。"又引《百草镜》云："二月、十月发苗，生乱石缝中，茎细，叶如芡实大，中缺形似挂包、馄饨，故名。蔓延贴地，逐节生根，极易繁衍，山家阶砌乱石间多有之，四月、十月采，过时无。"据考证以上两书所载之形态及生长环境与旋花科植物马蹄金一致。小金钱草产于重庆、四川、浙江、福建、广西、湖南等地，多自产自销。

【参考文献】

［1］屈相玲，梁光义. 苗药马蹄金的现代研究进展 [J]. 贵阳中医学院学报，2007，29（4）：49-51.

［2］古丽丽，乔丽蓬. 苗药马蹄金的药效学研究进展 [J]. 中国民族民间医药，2012，21（10）：56-57.

牵牛子

Qianniuzi

【别名】草金铃、金铃、黑牵牛、白牵牛、黑丑、白丑、丑牛子、二丑。

【来源】为旋毛科植物牵牛 *Pharbitis nil*（L.）Choisy.、圆叶牵牛 *Pharbitis purpurea*（L.）Voigt 的干燥成熟种子。

【植物形态】

牵牛：一年生缠绕性草本。茎左旋，被倒向的短柔毛及杂有倒向或开展的长硬毛。叶互生叶柄长 2～15cm；叶片宽卵形或近圆形，深或浅 3 裂，偶有 5 裂，长 4～15cm，宽 4.5～14cm，基部心形，中裂片长圆形或卵圆形，侧裂片较短，三角形，裂口锐或圆，叶面被微硬的柔毛。花腋生，单一或 2～3 朵着生于花序梗顶端，花序梗长短不一，被毛；苞片 2 枚，线形或叶状；萼片 5 枚，近等长，狭披针形，外面有毛；花冠漏斗状，长 5～10cm，蓝紫色或紫红色，花冠管色淡；雄蕊 5 枚，不伸出花冠外，花丝不等长，基部稍阔，有毛；雌蕊 1 枚，子房无毛，3 室，柱头头状。蒴果近球形，直径 0.8～1.3cm，3 瓣裂。种子 5～6 粒，卵状三棱形，黑褐色或米黄色。花期 7～9 月，果期 8～10 月。

圆叶牵牛：叶片圆心形或宽卵状心形，长 4～18cm，宽 3.5cm，通常全缘。花腋生，单一或 2～5 朵成伞形聚伞花序，萼片卵状披针形。

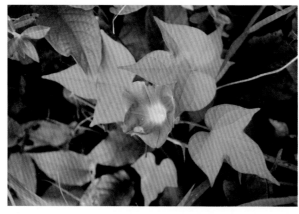

牵牛

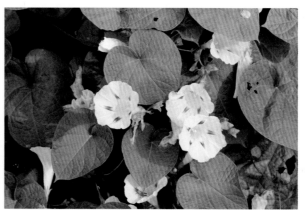

圆叶牵牛

【生境分布】生于地平线至海拔 2800m 的田边、路旁、宅旁或山谷林内，栽培或野生。我国各地多见。产于酉阳、秀山、黔江、涪陵、丰都、石柱、南川、永川、江津、大足、铜梁等地，合川、巫溪亦有栽培。

【采集加工】秋季果实成熟未开裂时将藤割下，晒干，种子自然脱落，除去果壳杂质。

【药材鉴别】

性状鉴别：种子似橘瓣状，略具 3 棱，长 5～7mm，宽 3～5mm。表面灰黑色（黑丑），或淡黄白色（白丑），背面弓状隆起，两侧面稍平坦，略具皱纹，背面正中有一条浅纵沟，腹面棱线下端为点状微凹浅色种脐。质坚硬，横切面可见淡黄色或黄绿色皱缩折叠的子叶 2 片，微显油性。水浸后种皮呈龟裂状，有明显黏液。气微，味辛、苦，有麻舌感。

以颗粒饱满、无果皮等杂质者为佳。

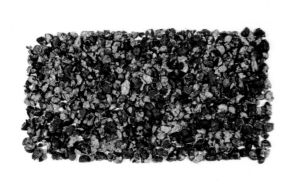

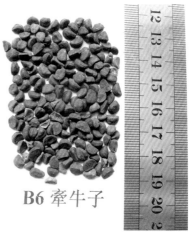

牵牛子（炒黄）　　　　　　　　　　　牵牛子

【化学成分】

牵牛：种子含苷类，牵牛子苷约 3%，系树脂性苷，用碱水解得到牵牛子酸、巴豆酸、裂叶牵牛子酸、α-甲基丁酸及戊酸等。

还含有裸麦角碱、野麦碱、狼尾草麦角碱、田麦角碱、麦角醇等生物碱成分，大黄素甲醚、大黄素、大黄酚等蒽醌类成分，以及咖啡酸乙酯、咖啡酸、α-乙基-D-吡喃半乳糖苷、β-胡萝卜苷、β-谷甾醇等。

还含有 17.50% 脂肪油，是人体必需的不饱和脂肪酸，其主要成分为棕榈酸（15.07%）、硬脂酸（10.02%）、油酸（29.55%）、亚油酸（32.04%）、亚麻酸（7.03%）等。此外，还测定了 18 种氨基酸、24 种矿质元素等成分。

圆叶牵牛：种子含赤霉素 A3、A5、A8、A17、A19、A20、A26、A27、A29、A33、A44、A55。又含圣苯素-7-O-B-D-吡喃木糖基-O-β-D-吡喃阿拉伯糖苷、2-羟基-1-苯基-1,4-戊二酮、2,3,22,23-四羟基胆甾-6-酮、栗木甾酮和麦角类生物碱等。

【药理作用】

1. 泻下及利尿作用：牵牛子苷在肠内遇胆汁及肠液分解出牵牛子素，刺激肠道，增进肠蠕动，导致泻下。除牵牛子苷外，尚含其他泻下成分。牵牛子能加速菊糖在肾脏中的排出，提示可能有利尿作用。

2. 抑菌作用：牵牛子乙醇提取物浓度为 0.02g/ml 时对灰霉菌抑菌率在 70% 以上，对链格孢菌菌丝生长的抑制率达 50% 以上。

3. 兴奋子宫：牵牛子提取物对动情期离体小鼠子宫具有明显的兴奋作用，可能与其促进前列腺素的释放有关。

4. 抗癌作用：牵牛子酒提取物对体外培养的 Lewis 肺癌细胞呈剂量依赖性生长抑制作用，半数抑制浓度（IC_{50}）为 37.21μg/ml。牵牛子酒提取物能减少 Lewis 肺癌细胞低血清自噬，阻止细胞迁移。牵牛子酒提取物能降低荷瘤小鼠血清 CEA 和 β2-MG 水平，明显抑制肿瘤生长，高剂量和低剂量抑瘤率分别为 43.5% 和 38.2%。牵牛子酒提取物对实验性肺转移模型小鼠的肺癌转移有明显的阻止作用，使荷瘤小鼠生存期延长，自主活动能力增强，免疫器官指数无明显差异。

5. 其他作用：牵牛子乙醇提取物具有明显激活钙调神经磷酸酶的作用，能明显改善动物记忆力。

【医疗用途】

药性归经：味苦，性寒，有毒。归肺、肾、大肠经。

功能：泻水通便，消痰涤饮，杀虫攻积。

主治：水肿胀满，二便不通，痰饮积聚，气逆喘咳，虫积腹痛。

用法用量：内服．煎汤，3～6g；丸、散，每次1.5～3g。

使用注意：炒用药性较缓。孕妇禁服，体质虚弱者慎服。不宜多服、久服，以免引起头晕头痛，呕吐，剧烈腹痛腹泻，心率加快，心音低钝，语言障碍，突然发热，血尿，腰部不适，甚至高热昏迷，四肢冰冷，口唇发绀，全身皮肤青紫，呼吸急促短浅等中毒反应。不宜与巴豆、巴豆霜同用。

附方：

1. 治水肿：黑牵牛20g，茴香5g（炒），或加木香5g。上为细末。以生姜自然汁调3～6g，临卧服。

2. 治腰脚湿气疼痛：黑牵牛、大黄各10g，白术5g。上为细末，炼蜜为丸如桐子大。每服30丸，食前生姜汤下。

3. 治新久积聚，胸胁胀满等症：大黄、黑牵牛（头末）各200g，甘遂25g，芒硝150g。上为细末，滴水为丸，如桐子大。每服80丸，温水食前送下，量虚实加减，或五六十丸亦得。

4. 治一切虫积：牵牛子100g（炒），槟榔50g，使君子肉50个（微炒）。俱为末。每服6g，砂糖调下，小儿减半。

【资源评述】《本草图经》云："牵牛子旧不著所出州土，今处处有之。"《本草纲目》载："牵牛有黑白二种，黑者处处，野生尤多。其蔓有白毛，断之有白汁。叶有三尖，如枫叶。花不作瓣，如旋花而大。其实有蒂裹之，生青枯白。其核与棠林子核一样，但色深黑尔。白者人多种之，其蔓微红，无毛有柔刺，断之有浓汁。叶团有斜尖，并如山药茎叶。其花小于黑牵牛花，浅碧带红色。其实蒂长寸许，生青枯白。其核白色，稍粗。"以上本草所述主要特征及《本草图经》所附"越州牵牛子"图、《本草纲目》所附"牵牛子"图形态均与牵牛相似，《本草纲目》所附"白牵牛"图形态则似圆叶牵牛。

据临床报道，牵牛用于治疗便秘、水肿、单纯性肥胖症、精神病、癫痫病、小儿肺炎、小儿高热等。

现代医学认为，阿尔兹海默病患者主要出现老年斑和神经纤维缠结等典型病理改变。生物分子模型显示靶酶钙调神经磷酸酶在神经纤维缠结形成的这一病理过程中起着重要的作用。牵牛子对钙调神经磷酸酶有激活作用，并对东莨菪碱所致小鼠记忆获得性障碍有比较明显的改善作用，因而具有开发抗老年性痴呆药物的潜力。

【参考文献】

[1] 陈立娜，李萍．牵牛子化学成分研究 [J]．中国天然药物，2004，2（3）：146-148.

[2] 陈立娜，李萍．牵牛子化学成分研究Ⅱ [J]．林产化学与工业，2007（7）：105-108.

[3] 陈立娜，李萍，张重义，等．牵牛子脂肪油类成分分析 [J]．中草药，2003，34（11）：983-984.

[4] 田连起，张振凌，张本山．牵牛子药理、毒副作用及临床应用的研究进展 [J]．光明中医，2008，23（11）：1864-1865.

[5] 余东坡，王兰菊，司芳，等．21种中草药醇提物抑菌活性研究 [J]．安徽农业科学，2008，36（3）：1086-1087.

[6] 李佳桓，杜钢军，刘伟杰，等．牵牛子酒提取物对Lewis肺癌的抗肿瘤和抗转移机制研究 [J]．中国中药杂志，2014，39（5）：879-884.

臭牡丹

Choumudan

【别名】臭八宝、大红袍、矮童子、大红花、臭枫草、臭珠桐、矮桐、逢仙草、臭灯桐、臭树、臭草、臭茉莉、臭芙蓉。

【来源】为马鞭草科植物臭牡丹 *Clerodendrum bungei* Steud. 的干燥全株。

【植物形态】灌木。植株有臭味。叶柄、花序轴密被黄褐色或紫色脱落性的柔毛。小枝皮孔显著。单叶对生，叶片纸质，宽卵形或卵形，长8～20cm，宽5～15cm，边缘有粗或细锯齿，背面疏生短柔毛和腺点或无毛，基部脉腋有数个盘状腺体。伞房状聚伞花序顶生，密集，有披针形或卵状披针形的叶状苞片；小苞片披针形；花萼钟状，宿存，有短柔毛及少数盘状腺体，萼齿5深裂，三角形或狭三角形，长1～3mm；花冠淡红色、红色或紫红色，花冠管长 2~3cm，先端 5 深裂，裂片倒卵形，长 5~8mm；雄蕊 4 枚，与花柱均伸于花冠管外；子房 4 室。核果近球形，成熟时蓝紫色。花果期 5~11 月。

【生境分布】生于海拔 2500m 以下的山坡、林缘、沟谷、路旁及灌丛中。产于丰都、垫江、涪陵、武隆、彭水、酉阳、秀山等地。分布于华北、西北、西南及江苏、安徽、浙江、江西、湖南、湖北、广西等地。

【采集加工】夏、秋季采集茎叶，鲜用或切段晒干。

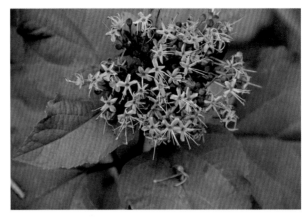
臭牡丹

【药材鉴别】

性状鉴别： 小枝呈长圆柱形，直径 3~12mm，表面灰棕色至灰褐色，皮孔点状或稍呈纵向延长，节处叶痕呈凹点状；质硬，不易折断，切断面皮部棕色，木部灰黄色，髓部白色。气微，味淡。叶多皱缩破碎，完整者展平后呈宽卵形，长 7~20cm，宽 6~15cm，先端渐尖，基部截形或心形，边缘有细锯齿，上面棕褐色至棕黑色，疏被短柔毛，下面色稍淡，无毛或仅脉上有毛，基部脉腋处可见黑色疤痕状的腺体；叶柄黑褐色，长 3~6cm。气臭，味微苦、辛。

以枝嫩、叶多者为佳。

【化学成分】臭牡丹叶和茎含有琥珀酸、茴香酸、香草酸、乳酸镁、硝酸钾、麦芽醇、β-谷甾醇、蒲公英甾醇、算盘子酮、算盘子醇酮、算盘子二醇、臭牡丹甾醇、桢桐酯、α-香树脂醇等。

地上部分含有挥发油，主要有乙醇、丙酮、1-戊烯-3-醇、2-戊醇、（Z）-2-戊烯-1-醇、3-呋喃甲醛、3-己烯-1-醇、4-己烯-1-醇、1-己醇、1-辛烯-3-醇、3-辛醇、苯甲醇、氧化芳樟醇、反式氧化芳樟醇、芳樟醇、2,5-二甲基环己醇、苯乙醇等。

【药理作用】

1. 镇痛作用：臭牡丹根提取液能明显抑制乙酸引起的小鼠扭体反应，且可显著提高热板法致痛小鼠的痛阈。臭牡丹根正丁醇提取物对小鼠痛阈值的提高在不同时间点存在明显的量效关系，可以显著提高乙酸致痛鼠的阈值，并可成剂量依赖性地抑制由角叉菜胶诱发炎性肿胀的前列腺素生成，并发现其镇痛作用与抑制前列腺素合成有关。

2. 抗肿瘤作用：臭牡丹提取物 B 部分能延缓小鼠 S_{180} 和小鼠 H22 肿瘤的生长，还能干扰 S_{180} 动物移植性肿瘤的 DNA 代谢。臭牡丹根提取物能延缓动物移植性肿瘤 S_{180}、H22 的生长和干扰 S_{180} 肿瘤细胞 DNA 代谢，还能明显抑制小鼠腹腔巨噬细胞吞噬鸡红细胞及 SRBC 所致溶血素抗体的产生，从而起到抗肿瘤的作用。臭牡丹叶的甲醇提取物中的咖啡酸酯 acteoside（类叶升麻苷）和 isoacreoside（异类叶升麻苷）具有抗细胞增殖作用。臭牡丹根丙酮水溶性提取物分离出的二萜类化合物，对小鼠黑色素瘤细胞株 B_{16}、人胃癌细胞株 HCG-27 和人肾脏上皮细胞株 HEK-293 有细胞毒性作用，uncinatone（钩状酮）具有中度细胞毒性，可抑制肿瘤细胞增殖，并诱导细胞周期阻滞在 G_2/M 期。

3. 镇静和催眠作用：臭牡丹根提取液可明显减少小鼠的自发活动，能明显延长戊巴比妥钠小鼠的睡眠时间，而且增强阈下催眠剂量戊巴比妥钠的催眠作用。

4. 局部麻醉作用：臭牡丹能完全抑制蟾蜍坐骨神经动作电位的产生，阻滞动作电位的传导，而且这种阻滞作用是可逆的。

5. 对免疫功能的影响：臭牡丹根乙醇提取物对小鼠腹腔巨噬细胞的吞噬功能有明显抑制作用，并能抑制绵羊红细胞所致的溶血素抗体产生。

6. 缩宫作用：臭牡丹乙醇提取物、总生物碱成分和硫酸镁成分能增强家兔子宫圆韧带肌电发放作用，其机制可能与兴奋肾上腺素受体有关。

7. 抗炎作用：臭牡丹根可以显著抑制大鼠佐剂性关节炎的急性和继发性足爪肿胀。臭牡丹提取物能显著抑制小鼠腹腔毛细血管炎性渗出及二甲苯所致小鼠耳郭肿胀，具有抗炎作用。

8. 抗气道高反应作用：臭牡丹氯仿萃取部分能减轻气道高反应模型小鼠的气道与肺泡病理改变、炎症反应以及气道高反应。

9. 其他作用：臭牡丹根丙酮提取部位可通过抑制溶血活性来抑制补体经典途径，达到抗补体活性的作用。

【医疗用途】

药性归经：味辛、微苦，性平。

功能：解毒消肿，祛风湿，降血压。

主治：痈疽，疔疮，发背，乳痈，痔疮，湿疹，丹毒，风湿痹痛，高血压病。

用法用量：内服：煎汤，10～15g，鲜品30～60g；或捣汁；或入丸剂。外用：适量，煎水熏洗；或捣敷；或研末调敷。

附方：

1. 治疔疮：苍耳、臭牡丹各1大握。捣烂，新汲水调服，泻下黑水愈。

2. 治痈肿发背：臭牡丹叶晒干，研细末，蜂蜜调敷。

3. 治多发性疖肿：臭牡丹全草90g，鱼腥草30g。水煎服。

4. 治乳腺炎：鲜臭牡丹叶250g，蒲公英9g，麦冬草12g。水煎冲黄酒、红糖服。

5. 治高血压：臭牡丹、玉米须、夏枯草各30g，野菊花、稀莶草各10g。水煎服。

6. 治眩晕，头痛：臭牡丹根20片，青壳鸭蛋3个。水煮至蛋熟，剥去蛋壳，再煮30min，吃蛋喝汤。

【资源评述】臭牡丹始载于《本草纲目拾遗》。《植物名实图考》云："一名臭枫根，一名大红袍，高可三四尺，圆叶有尖，如紫荆而薄，又似桐叶而小，梢端叶颇红，就梢内开五瓣淡紫花，成攒，颇似绣球，而须长如聚针。"以上所述及附图与现马鞭草科臭牡丹 *C. bungei* 一致。

臭牡丹产于浙江、江苏、河南、湖北、湖南、广东、广西、重庆、四川、云南等地，自产自销。

【参考文献】

[1] 高黎明，魏小梅，何仰清．臭牡丹化学成分的研究［J］．中国中药杂志，2003，28（11）：1042-1044.

[2] 余爱农．臭牡丹挥发性化学成分的研究［J］．中国中药杂志，2004，29（2）：157-159.

[3] 陈思勤，朱克俭，程晓燕，等．臭牡丹化学成分及其药理作用研究进展［J］．湖南中医杂志，2012，28（2）：141-142.

[4] 邹晓琴，欧阳娟，黄诚．臭牡丹的药理作用研究进展［J］．赣南医学院学报，2013，33（2）：318-320.

[5] 周红林，刘建新，周俐，等．臭牡丹提取物抗炎镇痛抗过敏作用的实验研究［J］．中国新药杂志，2006，15（23）：2027-2029.

[6] Kim S K，Cho S B，Moon H I. Anti - complement activity of isolated compounds from the roots of Clerodendrum bungei Steud［J］. Phytotherapy Research，2010，24（11）：1720-1723.

[7] 陈思勤，朱克俭，程晓燕，等．臭牡丹化学成分及其药理作用研究进展［J］．湖南中医杂志，2012，28（2）：141-142.

臭梧桐

Chouwutong

【别名】臭桐、臭芙蓉、地梧桐、八角梧桐、楸叶常山、楸茶叶、百日红、臭桐柴。

【来源】为马鞭草科海州常山 *Clerodendrum trichotomum* Thunb. 的嫩枝及叶。

【植物形态】灌木或小乔木，高1.5～10m。幼枝、叶柄及花序等多被黄褐色柔毛或近无毛；老枝灰白色，有皮孔，髓部白色，有淡黄色薄片横隔。单叶对生；叶柄长2～8cm；叶片纸质，宽卵形、卵形、卵状椭圆形或三角状卵形，长5～17cm，宽5～14cm，基部宽楔形至楔形，偶有心形，全缘或具波状齿，两面疏生短毛或近无毛伞房状聚伞花序顶生或腋生，通常二歧分枝，具椭圆形叶状苞片，早落；花萼幼时绿白色，后紫红色，基部合生，中部略膨大，具5棱，先端5深裂；花冠白色或带粉红色，花冠管细，先端5裂，雄蕊4枚，与花柱同伸出花冠外。核果近球形，径6～8mm，包于增大的宿萼内，熟时蓝紫色。花、果期6～11月。

【生境分布】生于山坡灌丛中。喜温暖湿润气候，但能耐寒。产于万州全区、涪陵、石柱、武隆、酉阳、

黔江、秀山、南川、合川、荣昌等地。分布于华北、华东、中南、西南等地

【采集加工】6～10月采收，捆扎成束，晒干。

【药材鉴别】

性状鉴别：小枝类圆形或略带方形，直径约3mm，黄绿色，有纵向细皱纹，具黄色点状皮孔，密被短柔毛，稍老者柔毛脱落；质脆，易折断，断面木部淡黄色，髓部白色。叶对生，多皱缩卷曲，或破碎，完整者展平后呈广卵形或椭圆形，长7～15cm，宽5～9cm，先端渐尖，基部阔楔形或截形，全缘或具波状齿，上面灰绿色，下面黄绿色，两面均有短柔毛；叶柄长2～8cm，密被短柔毛。花多枯萎，黄棕色，具长梗，雄蕊突出于花冠外；已结实者，花萼宿

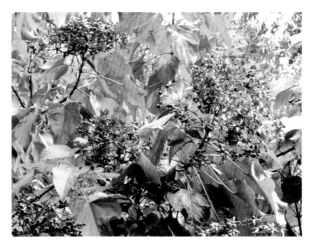

海州常山

存，枯黄色，内有1枚果实，三棱状卵形，灰褐色，具皱缩纹理。气异臭，味苦、涩。

以花枝干燥、叶色绿者为佳。

【化学成分】臭梧桐叶含臭牡丹苷、内消旋肌醇、刺槐素-7-双葡萄糖醛酸苷、植物血凝素、臭梧桐素A和B、海州常山苦素A和B、β-谷甾醇、羽扇豆醇、22-脱氢赤铜甾醇、棕榈酸、木栓酮、蒲公英赛醇、22-脱氢桤桐甾醇、植物醇、1H-吲哚-3-羧酸等。

从叶分离出有挥发性成分70个，含量占精油总量的89.5%。其中芳香族化合物16个，约占总组分含量的17.2%；醇、酚、醛、酮、酯类化合物16个，约占40.7%；长链脂肪烃、酸类化合物11个，约占26.3%；萜类化合物3个，约占3.1%；胺类化合物1个，约占1.1%。含量最多的是（E,E,E）-9,12,15-十八碳三烯醇，占13.4%；其次是（E,E,E）-9,12,15-十八碳三烯酸甲酯，占12.65%。臭梧桐还含洋丁香酚苷。

【药理作用】

1. 降压作用：海州常山提取物能降低自发性高血压大鼠的血压，正常血压大鼠则不受任何影响。海州常山比杜仲的降压效果更好，与二仙合剂的降压效果相似，但不及黄芩、藜芦以及萝芙木的降压效果。

2. 抗炎作用：海州常山所含的芹菜素-7-O-β-葡萄糖醛酸吡喃糖苷对小鼠回流性食管炎和胃炎有很强的抗炎作用，甚至要比奥美拉唑更强。海州常山80%甲醇提取物和毛蕊花糖苷都有明显的抗炎作用，其抗炎效果优于吲哚美辛的抗炎效果。

3. 抗氧化作用：海州常山中的焦地黄苯乙醇苷D、异洋丁香酚苷以及臭梧桐糖苷均能够对脂质过氧化进行抑制，具有清除DPPH自由基活性的作用。且海州常山中焦地黄苯乙醇苷D和异洋丁香酚苷还能够使细胞的SOD、抗氧化酶和CAT的活性增强。

4. 抗艾滋病毒作用：海州常山中的异洋丁香酚苷和洋丁香酚苷具有抗艾滋病活性。

5. 抗细胞增殖作用：海州常山所含3,4-二羟基苯乙基基团和3,4-二羟基肉桂酰基团（咖啡酰基团）具有抗细胞增殖的作用。进一步研究发现海州常山中分离的部分化合物对5种人类癌症细胞株有显著的细胞毒性效应。海州常山叶片中分离得到的环己酮、5-O-butyl cleroindie D、类固醇等部分化合物对人类肿瘤细胞A549系也有细胞毒性。

【医疗用途】

药性归经：味苦、微辛，性平。

功能：祛风除湿，平肝降压，解毒杀虫。

主治：风湿痹痛，半身不遂，高血压病，偏头痛，疟疾，痢疾，痈疽疮毒，湿疹疥癣。

用法用量：内服：煎汤，10～15g，鲜品30～60g；或浸酒；或入丸、散。外用：适量，煎水洗；或捣敷；研末掺或调敷。

使用注意：臭梧桐经高温煎煮后，降压作用减弱。

附方：

1. 治风湿痛，骨节酸痛及高血压病：臭梧桐9～30g，煎服；研粉，每服3g，每日3次。也可与稀莶草

配合应用。

2. 治高血压病：臭梧桐、野菊花等量。研细，蜜为丸。每服9g。

3. 治半边头痛：川椒15g，臭梧桐100g。先将桐叶炒黄，次入椒再炒，以火酒洒在锅内，拌和取起，卷在绸内，扎在痛处；吃热酒1碗，取被盖颈而睡，出汗即愈。

4. 治一切内外痔：臭梧桐7片，瓦松7枝，皮硝9g。煎汤熏洗。

5. 治湿疹或痱子发痒：臭梧桐适量。煎汤洗浴。

【资源评述】本品最早见于《本草图经》，以"海州常山"之名收载本品，但其附图归于"蜀漆"之下，云："海州出者，叶似楸叶，八月有花，红白色，子碧色，似山楝子而小。"其形态与海州常山 *C. trichotomum* 基本相符。

海州常山枝叶含有杀死农作物害虫（如棉蚜虫等）的药用成分，可以用作生物农药。此外，海州常山因花序大，花果艳丽，可作为园林美化树种。海州常山还具有较强的抗旱能力、盐碱能力，可作为盐碱地植被恢复树种。

【参考文献】

［1］王昭.海州常山的化学成分研究［D］.湖北中医药大学，2013.

［2］黄智，程友斌，潘宏林.海州常山叶石油醚萃取部位化学成分的研究［J］.世界最新医学信息文摘，2015，15（93）：137-138.

［3］胡海军，刘青，杨颖博，等.海州常山叶化学成分研究［J］.中药材，2014，37（9）：1590-1593.

［4］李珊，陈巧利，姚默，等.海州常山药学研究概况［J］.宁夏农林科技，2012，53（11）：85-86.

［5］Lee J Y, Lee J G, Sim S S, et al. Anti-asthmatic effects of phenylpropanoid glycosides from Clerodendron trichotomum leaves and Rumex gmelini herbes in conscious guinea-pigs challenged with aerosolized ovalbumin.［J］. Phytomedicine, 2011, 18 (2-3): 134-142.

［6］程友斌，杨成俊，胡玉涛，等.海州常山的化学成分与药理作用研究［J］.中国实验方剂学杂志，2012，18（20）：325-328.

［7］Wang W X, Xiong J, Tang Y, et al. Rearranged abietane diterpenoids from the roots of Clerodendrum trichotomum, and their cytotoxicities against human tumor cells［J］. Phytochemistry, 2013, 89 (9): 89-95.

［8］Xu R L, Wang R, Ding L, et al. New cytotoxic steroids from the leaves of Clerodendrum trichotomum［J］. Steroids, 2013, 78 (7): 711-716.

［9］Li L, Wu L, Wang M, et al. Abietane diterpenoids from Clerodendrum trichotomum and correction of NMR data of Villosin C and B［J］. Natural Product Communications, 2014, 9 (7): 907-910.

［10］Xu R L, Wang R, Wei H, et al. New cyclohexylethanoids from the leaves of Clerodendrum trichotomum［J］. Phytochemistry Letters, 2014, 7 (2): 111-113.

黄荆子

Huangjingzi

【别名】布荆子、黄金子。

【来源】为马鞭草科植物黄荆 *Vitex negundo* L. 的干燥成熟果实。

【植物形态】直立灌木，植株高1～3m。小枝四棱形，叶及花序通常被灰白色短柔毛。叶柄长2～5.5cm；掌状复叶，小叶5片，小叶片长圆状披针形至披针形，基部楔形，全缘或有少数粗锯齿，表面绿色，背面密生灰白色绒毛，中间小叶长4～13cm，宽1～4cm，两侧小叶渐小，若为5片小叶时，中间3片小叶有柄，最外侧2片无柄或近无柄，侧脉9～20对。聚伞花序排列成圆锥花序式，顶生；花萼钟状，先端5齿裂，外面被灰白色绒毛；花冠淡紫色，外有

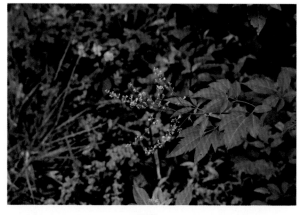

黄荆

微柔毛，先端5裂，二唇形；雄蕊伸于花冠管外。核果褐色，近球形，径约2mm，等于或稍短于宿萼。花期4～6月，果期7～10月。

【生境分布】生于山坡、路旁或灌丛中。宜在山坡南侧或小溪两旁阳光充足的地方生长。产于云阳、南川、巴南、重庆、长寿、璧山、合川、大足、江津、铜梁、永川、荣昌等地。分布于长江以南各地。

【采集加工】8～9月采摘果实，晾晒干燥。

【药材鉴别】

性状鉴别：果实连同宿萼及短果柄呈倒卵状类圆形或近梨形，长3～5.5mm，直径1.5～2mm。宿萼灰褐色，密被棕黄色或灰白色绒毛，包被整个果实的2/3或更多，萼筒先端5齿裂，外面具5～10条脉纹。果实近球形，上端稍大略平圆，有花柱脱落的凹痕，基部稍狭尖，棕褐色。质坚硬，不易破碎，断面黄棕色，4室，每室有黄白色或黄棕色种子1颗或不育。气香，味微苦、涩。

以颗粒饱满者为佳。

【化学成分】种子含对羟基苯甲酸、5-氧异酞酸、3β-乙酰氧基-12-齐墩果烯-27-羧酸、2α,3α-二羟基-5,12-齐墩果二烯-28-羧酸、2β,3α-二乙酰氧基-5,12-齐墩果二烯-28-羧酸、2α,3β-二乙酰氧基-18-羟基-5,12-齐墩果二烯-28-羧酸、6-羟基-4-（4-羟基-3-甲氧基苯基）-3-羟基甲基-7-甲氧基-3,4-二氢-2-萘甲醛，还含蒿黄素、葡萄糖及5,7,3′-三羟基-6,8,4-三甲氧基黄酮。

种子油非皂化成分有5β-氢-8,11,13-松香三烯-6α-醇、8,25-羊毛甾二烯-3β-醇、β-谷甾醇、正三十三烷、正三十一烷、正三十五烷、正二十九烷等C_{27}～C_{37}烷烃，其脂肪酸成分有棕榈酸、油酸、亚油酸及硬脂酸等。

黄荆浸析液含对羟基苯甲酸、阿魏酸、对香豆酸、香草酸及丁香酸。

黄荆挥发油含桉叶素、左旋-香桧烯、α-蒎烯、樟烯、β-丁香烯、蒽及柠檬醛等，主要成分为石竹烯、桉树脑、β-水芹烯、别-香树烯和β-法尼烯。

【药理作用】

1.抗炎镇痛作用：黄荆子2种二萜化合物（VN-68、VN-2）通过降低细胞中iNOS和COX-2的蛋白表达来抑制鼠性巨噬细胞系（RAW264.7）的细胞中NO的生成，对急性、早期炎症具有抗炎作用。黄荆子乙酸乙酯部位对乙酸引发的小鼠扭体次数有很强的抑制作用，其镇痛活性和机制类似吗啡；同时从该部位分离得到的单体化合物6-羟基-4B-（4-羟基-3-甲氧基苯基）-3A-羟甲基-7-甲氧基-3,4-二氢-2-萘醛也对小鼠扭体有较好的抑制作用，作用机制与阿司匹林相似。

2.镇咳平喘作用：黄荆子通过抑制金黄色葡萄球菌、肺炎球菌等对慢性气管炎有一定的抗炎作用。其煎剂对豚鼠支气管平滑肌有扩张作用，同时小鼠离体肺灌流实验也表明可解除气管、支气管痉挛。黄荆子提取物以含黄酮及强心苷部分效力较好。

3.抗氧化作用：黄荆提取物毛地黄黄酮可以缓解亚硒酸盐诱导氧化应激，并通过维持抗氧化状态减少活性氧ROS生成和脂质过氧化反应。黄荆子提取物中分离得到的2个化合物〔异嗪皮啶和3,4-二氢-6-羟基-4-（4-羟基-3-甲氧基苯基）-3-羟甲基-7-甲氧基-2-醛基萘〕有较好的抗氧化活性，其抗氧化作用均较2,6-二叔丁基-4-甲基苯酚（BHT）强，说明这2种化合物的抗氧化作用很强，且具有一定的量效关系。

4.抗菌作用：黄荆水提物对金黄色葡萄球菌、乙型溶血性链球菌及大肠杆菌、炭疽杆菌、白喉杆菌、伤寒杆菌、绿脓杆菌、痢疾杆菌等均有抑制作用。黄荆的乙醇提取物对金黄色葡萄球菌、青霉和曲霉的抑制效果较好。

5.抗肿瘤作用：黄荆乙酸乙酯提取物（EVn-50）对T47D裸鼠异种移植瘤瘤重有较高的抑制率，对SGC-7901细胞裸鼠异种移植瘤、人肝癌HepG2裸鼠异种移植瘤等的瘤重抑制率随浓度的增大而升高。6种黄荆子提取物对人乳腺癌（MCF-7）细胞的增殖活性具有不同程度的抑制作用，以黄荆子乙酸乙酯提取物（EVn-50）作用最强。多聚甲基黄酮具有杀伤白血病细胞的作用。毛地黄黄酮可以有效抑制人髓系白血病细胞增殖并诱导凋亡。

6.其他作用：黄荆挥发油对腹腔巨噬细胞活力有显著提高，具有调节免疫作用倾向。

【医疗用途】

药性归经：味辛、苦，性温。归肺、胃、肝经。

功能：祛风解表，止咳平喘，理气消食，止痛。

主治：伤风感冒，咳嗽，哮喘，胃痛吞酸，消化不良，食积泻痢，胆囊炎，胆结石，疝气。

用法用量：内服：煎汤，5～10g；或入丸、散。

使用注意：凡湿热燥渴无气滞者忌用。

附方：

1. 治哮喘：黄荆子6～15g。研粉加白糖适量，每日2次，水冲服。

2. 治慢性气管炎：黄荆子9g，胡颓子叶、鱼腥草（后下）、枇杷叶各15g。水煎服。

3. 治痢疾，肠炎，消化不良：黄荆子300g，酒药子30g。分别炒黄，加白糖150g，拌匀。每次4～6g，小儿1～3g，每日4次。

4. 治疝气：黄荆子、小茴香各9g，荔子核12g。水煎服。

【资源评述】《本草纲目拾遗》引《玉环志》云"叶似枫而有杈，结黑子如胡椒而尖"，其形态与黄荆 Vitex negundo 相似。

据临床报道，将黄荆制成胶囊、滴丸、乳剂、气雾剂临床治疗慢性支气管炎5000余例，总有效率达90％。黄荆子主要有效成分为β-丁香烯（β-caryophellene）、α-蒎烯（α-pinene），具有溶解胆结石、降血脂及预防动脉硬化的作用。德国专利报道了一种含有α-蒎烯等的胆结石溶解剂，可以在60分钟内将人类胆汁中的胆固醇结石溶解；α-蒎烯可阻碍血脂在肝脏、主动脉和心脏的沉积，并可阻碍动脉瘤斑块在主动脉内膜的形成，因而可成为一种动脉粥样硬化的防治剂。黄荆子抗肿瘤作用也值得关注。

【参考文献】

[1] 李妍岚，曾光尧，周美辰，等. 黄荆子化学成分研究 [J]. 中南药学，2009，7（1）：24-26.

[2] 胡浩斌，郑旭东，胡怀生，等. 黄荆子挥发性成分的分析 [J]. 分析科学学报，2007，23（1）：57-60.

[3] 青山，曾光尧，谭健兵，等. 黄荆子亲脂性化学成分研究 [J]. 中南药学，2011，9（7）：492-495.

[4] 申璀，曾光尧，谭健兵，等. 黄荆子抗肿瘤有效部位化学成分研究 [J]. 中草药，2009，40（1）：33-36.

[5] 王雅静，何熙，曾光尧，等. 黄荆子三萜类化学成分研究 [J]. 中南药学，2012，10（6）：409-412.

[6] 郑公铭，李忠军，刘纲勇，等. 黄荆子中香豆素木脂素的分离及油脂抗氧化作用 [J]. 精细化工，2012，29（4）：366-368.

[7] 孔靖，裴世成，陈君. 黄荆子不同溶剂提取物的抗炎镇痛作用 [J]. 中国医院药学杂志，2011，31（10）：803-806.

[8] 徐荣，赵海梅，黄敏芳，等. 黄荆子及其提取物的药理学价值品鉴 [J]. 中医药学报，2014，42（6）：90-92.

[9] Rooban B, Lija Y P, Sasikala V, et al. Vitex negundo attenuates calpain activation and cataractogenesis in selenite models [J]. Experimental Eye Research, 2009, 88 (3): 575-582.

[10] 熊彪. 黄荆抑菌作用研究 [J]. 湖北民族学院学报（自科版），2007，25（1）：82-84.

[11] 陈雪莲，姜浩，曹建国，等. 黄荆子乙酸乙酯提取物对人乳腺癌T47D细胞及其裸鼠移植瘤生长抑制的影响 [J]. 现代肿瘤医学，2009，17（3）：432-435.

[12] 肖集文，庄英帜，曹建国，等. 黄荆子提取物EVn-50对人乳腺癌MCF-7细胞增殖和凋亡的影响 [J]. 中华肿瘤防治杂志，2009，16（3）：175-178.

[13] 彭娟，周应军，封萍，等. 黄荆子乙酸乙酯提取物抑制人乳腺癌MCF-7裸鼠移植瘤生长 [J]. 湖南师范大学学报（医学版），2007，4（3）：16-19.

[14] 韩家凯，焦东晓，曹建国，等. 黄荆子乙酸乙酯提取物体内外对胃癌SGC-7901细胞作用的研究 [J]. 中国药理学通报，2008，24（12）：1652-1656.

牡荆叶

Mujingye

【别名】荆叶。

【来源】为马鞭草科植物牡荆 Vitex negundo L. var. cannabifolia (Sieb. et Zucc.) Hand.-Mazz. 的叶。

【植物形态】落叶灌木或小乔木，植株高1～5m。多分枝，具香味。小枝四棱形，绿色，被粗毛，老枝褐色，圆形。掌状复叶，对生；小叶5片，稀为3片，中间1片最大；叶片披针形或椭圆状披针形，基部楔形，边缘具粗锯齿，先端渐尖，表面绿色，背面淡绿色，通常被柔毛。圆锥花序顶生，长10～20cm；花萼钟状，先端5齿裂；花冠淡紫色，先端5裂，二唇形。果实球形，黑色。花、果期7～10月。

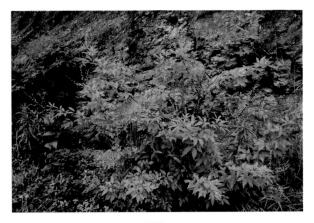
牡荆

【生境分布】生于低山向阳的山坡路边或灌丛中。产于巫溪、奉节、丰都、垫江、涪陵、石柱、武隆、酉阳、秀山、南川等地。分布于华东及河北、湖南、湖北、广东、广西、四川、贵州等地。

【采收加工】生长季节均可采收，鲜用或晒干。

【药材鉴别】

性状鉴别：掌状复叶多皱缩、卷曲，展平后小叶3～5片，中间3片小叶披针形，长6～10cm，宽2～5cm，基部楔形，先端长尖，边缘有粗锯齿；两侧小叶略小，卵状披针形。上表面灰褐色或黄褐色，下表面黄褐色，被稀疏毛。羽状叶脉于背面隆起。总叶柄长3～8cm，密被黄色细毛。气特异，味微苦。

以色绿、香气浓者为佳。

【化学成分】主要含黄酮类、木脂素、二萜类、环烯醚萜类及芳酸类等。含有牡荆素、紫花牡荆素、异绿原酸、木犀草素、木犀草素-7-O-D-葡萄糖苷等。从牡荆叶95％乙醇提取物的乙酸乙酯萃取部位分离得到芹菜素、5,4′-二羟基-3,6,7-三甲氧基黄酮、猫眼草酚、槲皮素、1,4-二羟基（3R,5R）-二咖啡酰氧基环己甲酸甲酯、灰毡毛忍冬素F、椒二醇、caryolandiol、β-谷甾醇、对羟基苯甲酸和β-胡萝卜苷等。

牡荆叶含挥发油约0.1％，其中主成分为β-丁香烯，含量达44.94％；其次为香桧烯，含量10.09％；还含α-侧柏烯、α-蒎烯、β-蒎烯、樟烯、月桂烯、α-水芹烯、对-聚伞花素、柠檬烯、1,8-桉叶素、α-松油烯、γ-松油烯、异松油烯、芳樟醇、4-松油烯醇、α-松油醇、乙酸龙脑酯、乙酸橙花醇酯、β-榄香烯、δ-榄香烯、乙酸松油醇酯、β-波旁烯、葎草烯、γ-衣兰油烯、β-荜澄茄油烯、佛术烯、β-甜没药烯、δ-荜澄茄烯、菖蒲烯、丁香烯氧化物、β-桉叶醇等。

【药理作用】

1. 镇咳、祛痰、平喘作用：牡荆叶油1.04g/kg灌胃，对氨水喷雾引咳的小鼠有显著镇咳作用。粗提牡荆黄酮苷静注能抑制电刺激麻醉猫喉上神经所致的咳嗽，其作用强度随剂量增加而增强。牡荆叶挥发油、牡荆煎剂、粗提牡荆黄酮苷均有显著祛痰作用。牡荆叶油乳剂有一定平喘作用和抗组胺作用。

2. 对心血管的作用：牡荆叶油乳剂十二指肠给药或牡荆叶油石油醚洗脱物静脉注射，均可使血压下降。牡荆叶油的降压作用不受乙酰胆碱、阿托品或切断迷走神经影响，表明与胆碱能神经无直接关系。牡荆黄酮冠脉注射、静脉注射后，均可使麻醉犬冠脉血流量明显增加，冠脉阻力明显减低，血压明显下降。有明显扩张冠状动脉的作用。牡荆黄酮静注后，尚可使心肌氧耗量明显减少。

3. 对免疫功能的影响：牡荆挥发油0.35ml/（kg·d）灌胃，连续6天，有增强腹腔巨噬细胞对鸡红细胞吞噬作用的趋势。牡荆叶油主成分丁香烯能增加血清IgG水平，表明有增强体液免疫的作用。牡荆叶油治疗巨噬细胞吞噬功能低下的慢性气管炎患者，能使巨噬细胞的吞噬率、吞噬指数和消化程度显著提高，并使之接近正常人水平。

4. 其他作用：牡荆叶油能显著延长腹腔注射戊巴比妥钠所致催眠作用时间，也能增加腹腔注射阈下剂量引起催眠小鼠的数量。牡荆茎叶水煎剂在体外对金黄色葡萄球菌和炭疽杆菌有显著抗菌作用。牡荆挥发油的主要成分石竹烯和β-榄香烯对大肠杆菌、枯草杆菌、四联球菌均具有较强的抑制作用。牡荆叶中的倍半萜烯对小鼠肉瘤（S_{180}）、小鼠肝癌（H22）有一定抑制作用。

【医疗用途】

药性归经：味辛、苦，性平。

功能：解表化湿，祛痰平喘，解毒。

主治：伤风感冒，咳嗽哮喘，胃痛，腹痛，暑湿泻痢，脚气肿胀，风疹瘙痒，脚癣，乳痈肿痛，蛇虫咬伤。

用法用量：内服：煎汤9～15g，鲜者可用至30～60g；或捣汁饮。外用：适量，捣敷；或煎水熏洗。

附方：

1. 治风寒感冒：鲜牡荆叶24g，或加紫苏鲜叶12g。水煎服。

2. 治中暑：牡荆鲜叶、积雪草各15g。水煎服。

3. 治久痢不愈：牡荆鲜茎叶15～24g。加入冰糖，冲开水炖1小时，饭前服，每日2次。

4. 治脚气肿胀：牡荆叶60g，丝瓜络21g，紫苏21g，水菖蒲根21g，艾叶21g。水煎熏洗。

【资源评述】牡荆始载于《神农本草经》"蔓荆"条下。《名医别录》云："生河间、南阳、冤句山谷，或平寿、都乡高岸上及田野中，八月、九月采实，阴干。"《本草纲目》载："牡荆，处处山野多有，樵采为薪。年久不樵者，其树大如碗也。其木心方，其枝对生，一枝五叶或七叶。叶如榆叶，长而尖，有锯齿。五月杪间开花成穗，红紫色。其子大如胡荽子，而有白膜皮裹之。"本草中记载的形态及《本草纲目》所附牡荆图与牡荆 Vitex negundo L. var. cannabifolia 相符。

牡荆的种子也可药用，具有镇咳、平喘和祛痰的作用；茎有祛风解表、消肿止痛的作用；药理研究有体外抗炎和比细胞毒性的作用，具有一定的抗氧化活性。茎用火烤灼而流出的液汁称牡荆沥，具有除风热、化痰涎、通经络、行气血的作用，主治中风口噤、痰热惊痫、头晕目眩、喉痹、热痢、火眼。

【参考文献】

[1] 林艳英，麦志雄，黄罕妮，等.牡荆属植物化学成分及质量控制方法的研究进展［J］.当代医药论丛，2014，12（4）.141-143.

[2] 李曼曼，黄正，霍会霞，等.牡荆叶化学成分研究［J］.世界科学技术-中医药现代化，2015，17（3）：578-582.

[3] 黄琼，林翠梧，黄克建，等.牡荆叶茎和花挥发油成分分析［J］.时珍国医国药，2007，18（4）：807-809.

[4] 黄琼.牡荆挥发油和黄酮提取工艺及其生理活性研究［D］.广西大学，2006.

[5] 国家中医药管理局中华本草编委会.中华本草（第18卷）.上海：上海科技出版社，1999：599-604.

[6] 凌玮玮，张正竹，凌铁军，等.牡荆挥发油的组成及其抑菌活性研究［J］.食品工业科技，2010，31（12）：75-79.

[7] 孙煦，李德山，刘淑清.牡荆叶油提取物的抑制肿瘤作用研究［J］.中华医学丛刊，2004（10）：11-12.

马鞭草

Mabiancao

【别名】马鞭梢。

【来源】为马鞭草科植物马鞭草 Verbena officinalis L. 的干燥地上部分。

【植物形态】多年生草本，植株高30～120cm。茎四方形，节及枝上有硬毛。叶对生；叶片卵圆形、倒卵形至长圆状披针形，长2～8cm，宽1～5cm，基生叶的边缘通常有粗锯齿及缺刻；茎生叶多为3深裂，裂片边缘有不整齐锯齿，两面均被硬毛。穗状花序顶生及腋生；花小，初密集，结果时疏离；每花具1枚苞片，有粗毛；花萼管状，膜质，具5齿；花冠淡紫色至蓝色，花冠管直或弯，先端5裂，裂片长圆形；雄蕊4枚，着生于花冠管的中部。果长圆形，长约2mm，包于宿萼内，成熟后4瓣裂。花期6～8月，果期7～9月。

【生境分布】生于山坡、路边、溪旁或林边。产于巫溪、云阳、奉节、忠县、酉阳、南川、綦江、巴南、南岸、合川、江津等地。另外中南、西南及山西、陕西、甘肃、新疆、江苏、安徽、浙江、江西、福建等地也有分布。

【采收加工】6～8月花开放时采收，除去泥土，晒干。

【药材鉴别】

性状鉴别：茎方柱形，直径0.2～0.4cm；表面灰绿色至黄绿色，粗糙，有纵沟；质硬，易折断，断面

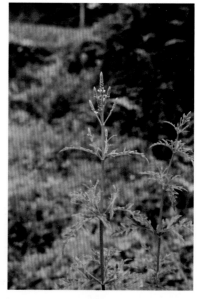

马鞭草

纤维状，中央有白色的髓或已成空洞。叶对生，灰绿色或棕黄色，多皱缩破碎，具毛；完整叶片卵形至长圆形，羽状分裂或3深裂。穗状花序细长，小花排列紧密，有的可见黄棕色花瓣，有的已成果穗。果实包于灰绿色宿萼内，小坚果灰黄色，长约0.2cm，于放大镜下可见背面有纵脊纹。气微，味微苦。

以色青绿、带花穗、无杂质者为佳。

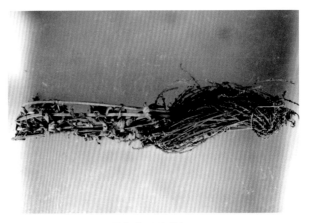

马鞭草（生药）

【化学成分】含有环烯醚萜类糖苷类、黄酮类、苯丙酸类糖苷、有机酸类等成分。

环烯醚萜类糖苷类：马鞭草苷、5-羟基马鞭草苷（戟叶马鞭草苷）、龙胆苦苷、3,4-二氢马鞭草苷、桃叶珊瑚苷等。

黄酮类：槲皮苷、山奈素、芹菜素、4-羟基汉黄芩素、7-木犀草素糖苷、6-羟基木犀草糖苷等。

苯丙酸类糖苷：毛蕊花糖苷、异毛蕊花苷、阿克替苷、Parvifloroside B、Campneoside I 等。

有机酸类：熊果酸、草酸、十六酸、齐墩果酸、3-表齐墩果酸等。

此外，还含有挥发油、苦杏仁酶、鞣质、腺苷、β-胡萝卜素等。

【药理作用】

1. 抗炎、镇痛、镇咳作用：马鞭草水提取液、醇提取液、石油醚萃取液、氯仿萃取液、乙酸乙醋萃取液、正丁醇萃取液均可显著减轻二甲苯所致的小鼠耳郭肿胀，显著抑制乙酸所致小鼠扭体反应，明显延长热板引起小鼠疼痛反应的痛阈值。马鞭草醇提液中、高两种剂量均能明显减少豚鼠因枸橼酸所致的咳嗽次数，延长潜伏期。

2. 护肝作用：马鞭草总黄酮对 CCl_4 所造成的肝细胞损伤具有较好的改善和保护作用，减少炎症的渗出，降低氧化损伤程度。马鞭草黄酮类化合物具有清除羟基自由基、超氧阴离子自由基的作用，并呈量效关系。

3. 抗肿瘤作用：马鞭草的水提物在体内可抑制小鼠肝癌细胞 H22 的生长，与顺铂联合应用具有协同抑瘤作用，小剂量时能显著增加紫杉醇的抗肿瘤活性。

4. 对生殖系统的作用：马鞭草苷对消痔灵诱导的慢性非细菌性前列腺炎大鼠具有良好的抑制作用。25g/L 马鞭草提取液能明显抑制细胞生长及激素分泌，绒毛膜促性腺激素（HCG）分泌量48小时后仅为对照组的1/4。用早孕人工流产蜕膜组织进行体外培养，观察马鞭草提取液 A、B、C、D 对蜕膜细胞的形态、增殖、细胞凋亡及细胞周期动力学的影响，结果表明马鞭草有抗早孕作用。抑制蜕膜细胞生长，促进凋亡为其抗早孕机制之一。

5. 其他作用：马鞭草提取液能明显降低实验性高尿酸大鼠肾组织中草酸和钙含量，减少乙二醇诱导的草酸钙结晶在肾中形成沉积，从而显著抑制大鼠草酸钙肾结石形成。马鞭草醇提液有明显的抗脑水肿作用，其作用机制可能与其抑制脑组织 AQP4 的表达有关。此外，马鞭草全草煎剂对金黄色葡萄球菌、福氏痢疾杆菌、白喉杆菌等病菌有抑制作用。

【医疗用途】

药性归经：味苦，性凉。归肝、脾经。

功能：活血散瘀，截疟，解毒，利水，退黄。

主治：癥瘕积聚，经闭痛经，疟疾，喉痹，痈肿，黄疸，水肿。

用法用量：内服：煎汤，5～10g。

使用注意：孕妇慎服。

附方：

1. 治伤风感冒、流感：鲜马鞭草一两五钱，羌活五钱，青蒿一两。上药煎汤二小碗，每日2次分服，连服2～3天。咽痛加鲜桔梗五钱。

2. 治鼓胀烦渴，身干黑瘦：马鞭草细锉，曝干，勿见火。以酒或水同煮，至味出，去滓，温服。

3. 治痢疾：马鞭草二两，土牛膝五钱。将两药洗净，水煎服。每天1剂，一般服2～5剂。

4. 破腹中恶血，杀虫：马鞭草，生捣，水煮去滓，煎如饴，空腹酒服一匕。

5. 治妇人月水滞涩不通，结成癥块，腹肋胀大欲死：马鞭草根苗五斤，细锉，以水五斗，煎至一斗，去滓，别于净器中熬成煎。每于食前，以温酒调下半匙。

【资源评述】马鞭草始载于《名医别录》中，马鞭草茶具有提神、平缓情绪、消除恶心、促进消化的功效。

马鞭草科柠檬马鞭草 *Lippia citriodora* 原产于南美，现在上海等地种植，该植物能够强化神经系统，改善焦虑及神经衰弱，对神经系统具有滋补及松弛功效，强化肝脏功能，减缓静脉曲张，可缓和多种皮肤病症，提高人体免疫系统。

【参考文献】

[1] 田菁，赵毅民，栾新慧. 马鞭草的化学成分研究（Ⅱ）[J]. 天然产物研究与开发，2007，19（2）：247-249.

[2] 金伟军，张志东. 马鞭草的研究进展 [J]. 时珍国医国药，2007，18（3）：693-694.

[3] 辛菲，金艺淑，沙沂，等. 马鞭草化学成分研究 [J]. 中国现代中药，2008，10（10）：21-23.

[4] 陈兴丽，孟岩，张兰桐. 马鞭草化学成分和药理作用的研究进展 [J]. 河北医药，2010，32（15）：1-3.

[5] 张秀立. 马鞭草有效成分与生物活性的研究概况 [J]. 中国实用医药，2009，4（36）：232-236.

[6] 任非，袁志芳，段坤峰，等. 马鞭草提取物的镇咳、抗炎和祛痰作用研究 [J]. 中国药房，2013，24（31）：2887-2890.

[7] 于伟凡. 马鞭草总黄酮对四氯化碳致小鼠急性肝损伤的影响 [J]. 医药导报，2013，32（10）：1289-1292.

[8] 卞杰松，冯纪南，谭巧燕，等. 马鞭草中总黄酮的超声波辅助提取及其抗氧化活性研究 [J]. 宝鸡文理学院学报（自然科学版），2013，33（1）：22-27.

[9] 曹志然，戎瑞雪，王蓓，等. 马鞭草水提取物对荷瘤小鼠抑瘤作用的实验研究 [J]. 医学研究与教育，2009，26（5）：1-2.

[10] 李小龙，曹志然. 马鞭草对肝癌小鼠抑瘤作用及 IL-2 生物活性的影响 [J]. 河北医药，2011，33（2）：234-235.

[11] 徐华娥，袁红宇，欧宁. 马鞭草醇提液小剂量时能显著增加紫杉醇的抗肿瘤活性 [J]. 南京医科大学学报：自然科学版，2008，28（10）：1275-1278.

[12] 王琳琳，李寒冰，苗明三. 马鞭草总苷对大鼠慢性非细菌性前列腺炎的干预作用 [J]. 中国医药导报，2016，13（16）：4-7.

[13] 王海燕，杨静. 马鞭草提取液抑制鼠草酸钙结石形成的实验研究 [J]，四川中医，2011，29（7）：58-59.

[14] 谭文波，谭刚. 马鞭草醇提液对大鼠局灶性缺血再灌注后脑水肿的影响 [J]. 中国老年学，2013，33（12）：2815-2817.

筋骨草
Jingucao

【别名】白毛夏枯草、散血草、金疮小草、苦草、苦地胆。

【来源】为唇形科植物筋骨草 *Ajuga decumbens* Thunb. 的全草。

【植物形态】多年生草本，茎高 25～40cm。茎四棱形，紫红色或绿紫色。叶对生，基部抱茎；叶片卵状椭圆形至狭椭圆形，长 4～7.5cm，宽 3.2～4cm，基部楔形，下延，两面略被糙伏毛，边缘具不整齐的双重牙齿。轮伞花序多花，密集成顶生假穗状花序；苞片叶状，卵圆形，长 1～1.5cm；花萼漏斗状钟形，具 10 脉，萼齿 5 枚；花冠紫色，具蓝色条纹，二唇形，上唇短，2 裂，下唇增大，3 裂；雄蕊 4 枚；子房无毛。小坚果长圆状三棱形，背部具网状皱纹，果

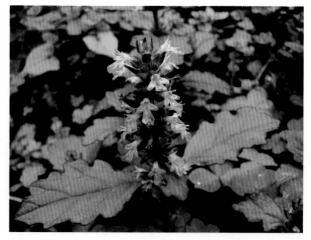

筋骨草

脐大。花期 4～8 月，果期 7～9 月。

【生境分布】生于海拔 340～1800m 的草地、林下或山谷溪旁。产于丰都、垫江、涪陵、黔江、彭水、酉阳、秀山、南川、南岸、江北、大足、江津、铜梁、永川等地。另外河北、山西、陕西、甘肃、山东、浙江、河南、四川等地也有分布。

【采收加工】春季花开时采收，洗净，晒干或鲜用。

【药材鉴别】

性状鉴别：本品长 10～35cm。根细小，暗黄色。地上部分灰黄色或黄绿色，密被白色柔毛。细茎丛生，质软柔韧，不易折断。叶对生，多皱缩、破碎，完整叶片展平后呈匙形或倒卵状披针形，长 3～6cm，宽 1.5～2.5cm，绿褐色，边缘有波状粗齿，叶柄具狭翅。轮伞花序腋生，小花二唇形，黄棕色。气微，味苦。

【化学成分】全草含新克罗烷二萜类化合物：金疮小草素 A2、B2、G1、H1、F4 等；环烯醚萜类化合物：筋骨草苷 A、B、C、D、雷朴妥苷、8-乙酰基哈帕苷等；甾类化合物：环苋甾酮、蜕皮甾酮、筋骨草甾酮 B、筋骨草甾酮 C、筋骨草内酯等；黄酮类化合物：木犀草素、槲皮素、6,7-二羟基-香豆素、5,7-二羟基- 4′-甲氧基黄酮等。根含筋骨草糖。

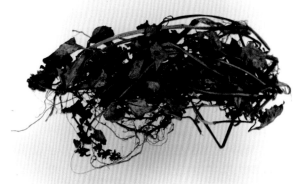

筋骨草

【药理作用】

1. 抗炎作用：筋骨草水煎液和醇洗液浓缩后对二甲苯致小鼠耳郭肿胀和琼脂皮下注射形成肉芽肿 2 种致炎模型有抑制作用，醇洗液效果更佳，且有明显量效关系。筋骨草具有清热抗炎、抑制 Ⅰ 型变态反应等作用，进一步分析发现筋骨草的有效成分为木犀草素。

2. 抗菌、抗病毒作用：筋骨草的石油醚提取物和甲醇提取物均具有抗皮肤真菌 T. mentagrophytes 和 M. gypseum 的活性，但对白色念珠菌和植物病原体 C. cucumerinum 无抑制作用，筋骨草中的黄酮类成分可以抑制 HIV-RT 和马传染贫血病毒逆转录酶。筋骨草具有抗感染作用，能够明显抑制金黄色葡萄球菌、表皮葡萄球菌肺炎克雷伯菌、大肠杆菌和绿脓杆菌的生长，并能够增强小鼠腹腔巨噬细胞的吞噬作用。

3. 抗肿瘤作用：筋骨草中的 8-乙酰基哈巴苷对由肿瘤细胞生长促进剂诱导产生的病毒早期抗原具有强烈的抑制作用，表现出潜在的抗肿瘤活性，具有抗肿瘤作用；其中的 3 种甾醇类化合物对 KB（HeLa）和 Jurkat T 癌细胞均有很强的细胞毒作用。

4. 降血糖、血脂作用：筋骨草水提物对糖尿病大鼠有很好的降血糖作用，由于其具有降血糖、降血脂以及毒性小等特点，可发展为降糖药。筋骨草甾酮可降低大鼠血脂水平。

5. 其他作用：筋骨草提取物对小鼠慢性支气管炎具有良好的干预作用。筋骨草通过提高机体的抗氧化功能而达到抗运动性疲劳作用。筋骨草总黄酮能抑制 LPS 诱导的肾小球系膜细胞异常增殖和炎症介质 NO、iNOS、MCP-1 的释放。筋骨草总黄酮抗小鼠肝纤维化的机制是促进 MMP-13，抑制 TIMP-1、SDF-1、CX-CR4、内质网应激分子蛋白表达，使 ECM 沉积减少，抑制肝纤维化发生。

【医疗用途】

药性归经：味苦，性寒。归肺经。

功能：清热解毒；凉血消肿。

主治：咽喉肿痛；肺热咯血；跌打肿痛。

用法用量：内服：煎汤，15～30g。外用：适量，捣烂敷。

附方：

1. 治肺热咯血：筋骨草五钱，白茅根一两，冰糖一两。水煎服。

2. 治扁桃体炎，咽炎，喉炎：筋骨草五钱至一两。水煎服。或用筋骨草鲜草 4～5 株，加豆腐共煮，吃豆腐并饮汤。

3. 治跌打伤，扭伤：鲜筋骨草加少量生姜、大葱，捣烂外敷。

【参考文献】

[1] Castro A，Coll J，Tandrón Y A，et al. Phytoecdysteroids from Ajuga macrosperma var. breviflora roots [J]. Journal of Natural Products，2008，71（7）：1294.

[2] 罗会. 筋骨草研究进展 [J]. 广东化工，2011，38（11）：68-69.

[3] Xu D，Huang Z，Cen Y J，et al. Antifeedant activities of secondary metabolites from Ajuga nipponensis，against adult of striped flea beetles，Phyllotreta striolata [J]. Journal of Pest Science，2009，82（2）：195-202.

[4] Grace MH，Cheng DM，Raskin I，et al. Neo-Clerodane Diterpenes from Ajuga turkestanica. [J]. Phytochemistry Letters，2008，1（2）：81-84.

[5] 李卫文，吴文玲，刘守金，等. 筋骨草属植物的化学成分 [J]. 安徽医药，2009，13（3）：329-336.

[6] 陈芳，李孝栋，吴符火. 筋骨草抗炎有效部位及其量效关系研究 [J]. 康复学报，2009，19（6）：27-29.

[7] 南丽红，彭卫华，方泰惠，等. 筋骨草对改良慢性血清病系膜增生性肾小球肾炎大鼠影响的实验研究 [J]. 福州总医院学报，2011，18（1）：18-19.

[8] 熊焰，曲玮，梁敬钰. 筋骨草属植物化学成分和药理作用研究进展 [J]. 海峡药学，2012，24（2）：1-7.

[9] 张彪，曾富佳，张学愈. 筋骨草抗感染作用研究 [J]. 中华医院感染学杂志，2014，24（12）：2937-2939.

[10] El-Hilaly J，Tahraoui A，Israili Z H，et al. Hypolipidemic effects of acute and sub-chronic administration of an aqueous extract of Ajuga iva L. whole plant in normal and diabetic rats [J]. Journal of Ethnopharmacology，2006，105（3）：441-448.

[11] 唐洁，罗丽，李璇，等. 筋骨草甾酮对大鼠血脂的影响研究 [J]. 中国药业，2015，24（9）：16-17.

[12] 熊蕾，汪佳政，皮建辉，等. 筋骨草提取物对小鼠慢性支气管炎的干预作用 [J]. 华西药学杂志，2016，31（6）：577-580.

[13] 文婷，皮建辉，谭娟，等. 筋骨草提取物抗运动疲劳的作用 [J]. 中国应用生理学杂志，2016，32（3）：245-249.

[14] 南丽红，黄枚，赖文芳，等. 筋骨草总黄酮对肾小球系膜细胞增殖的影响 [J]. 福建中医药，2016，47（4）：34-36.

[15] 应雄，赖文芳，许力伟，等. 筋骨草总黄酮抗小鼠肝纤维化的作用机制 [J]. 福建中医药，2016，47（5）：13-15.

断血流

Duanxueliu

【别名】风轮菜、荫风轮。

【来源】为唇形科植物灯笼草 *Clinopodium polycephalum*（Vaniot）C. Y. Wu et Hsuan 或风轮菜 *C. chinensis*（Benth.）O. Kuntze 的干燥地上部分。

【植物形态】

灯笼草：多年生草本，高 0.5～1m。茎基部有时匍匐生根，多分枝，被糙硬毛及腺毛。叶对生；叶柄长 3～8mm；叶片卵形，长 2～5cm，宽 1.5～3.2cm，基部楔形，边缘具圆齿状牙齿，两面被糙硬毛。轮伞花序多花，圆球状，沿茎及分枝形成宽而多头的圆锥花序；苞片针状，被毛；花萼管状，外面被具节柔毛及腺毛，上唇 3 齿，先端具尾尖，下唇 2 齿，先端芒尖；花冠紫红色，外面被微柔毛，上唇先端微缺，下唇 3 裂；雄蕊 4 枚，不露出，前对较长，花药 2 室，后对雄蕊短，花药小；子房 4 裂，花柱着生于子房底，柱头 2 裂。小坚果 4 枚，卵形。花期 7～8 月，果期 8～9 月。

风轮菜：高可达 1m。茎基部匍匐生根，密被短柔毛及腺毛。叶对生，边缘具锯齿，上面密被短硬毛，下面被疏柔毛。轮伞花序沿茎生于叶腋，花多而密集，常偏向一侧，呈半球形；小坚果 4 枚，倒卵形，黄棕色。

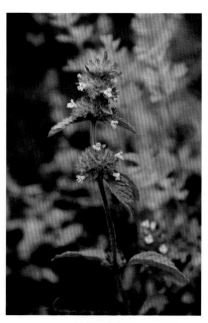

灯笼草

【生境分布】

灯笼草：生于海拔1000m以下的山坡、路旁、草丛、林下或灌丛。产于城口、巫溪、奉节、垫江、涪陵、南川、巴南、北碚、合川等地。另外华东、西南及河北、陕西、甘肃、河南、湖北、湖南、广西等地也有分布。

风轮菜：产于丰都、垫江、涪陵、石柱、武隆、黔江、酉阳、秀山、南川、合川、大足、璧山、铜梁等地。另外华东及湖北、广东、广西及云南等地也有分布。

【采收加工】夏季开花前采收，洗净，切段晒干或鲜用。

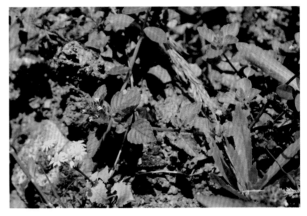

风轮菜

【药材鉴别】

性状鉴别：本品茎呈方柱形，四面凹下呈槽，分枝对生，长30～90cm，直径1.5～4mm；上部密被灰白色茸毛，下部较稀疏或近于无毛，节间长2～8cm，表面灰绿色或绿褐色；质脆，易折断，断面不完整，中央有髓或中空。叶对生，有柄，叶片多皱缩、破碎，完整者展平后呈卵形，长2～5cm，宽1.5～3.2cm；边缘具疏锯齿，上表面绿褐色，下表面灰绿色，两面均密被白色茸毛。气微香，味涩、微苦。

【化学成分】全草含黄酮、皂苷、三萜、有机酸、甾体、芳香族等化合物。

黄酮类：主要有黄酮及其苷类、二氢黄酮及其苷类。包括橙皮苷、芹菜素、香蜂草苷，母核为5-羟基-2-苯基色原酮等。

皂苷类：风轮菜皂苷A～G、Clinosaponin I～XII等。

苯丙素类：咖啡酸、迷迭香酸、clinopodic acid A～I等。

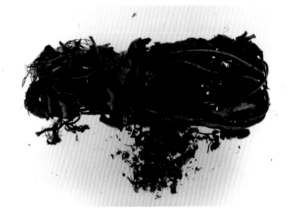

灯笼草

甾体及萜类：熊果酸、β-谷甾醇、蒲公英醇、蒲公英赛-9,12,17-三烯-3-23-二醇、齐墩果酸、α醇菠甾醇、6-十六碳酸酯-六碳-E-菠甾醇-3-O-酸酯果酸葡萄糖苷、6-十八碳酸酯-八碳-E-菠甾醇-3-O-酸酯果酸葡萄糖苷等。

【药理作用】

1. 止血作用：断血流的止血作用主要表现在直接（创伤）止血、间接促进凝血、收缩血管3个方面。荫风轮总苷通过ADP促进血小板活化，调节血小板膜表面黏附受体的表达，从而促进活化血小板黏附，加速凝血过程。

2. 降血糖作用：风轮菜乙醇提取物可显著降低肾上腺素所致的小鼠血糖升高，并使低下的肝糖原回升。且明显降低四氧嘧啶糖尿病小鼠的血糖及减轻四氧嘧啶对胰岛细胞的损伤。风轮菜乙酸乙酯部位显著降低链脲佐菌素诱导的糖尿病小鼠的血糖水平及血清中TC含量，且有保护胰岛细胞、抑制葡萄糖苷酶及保护血管内皮细胞等作用。

3. 抗炎、抑菌作用：荫风轮总皂苷（CPS）对急性炎症的毛细血管透性增加、炎症渗出和组织水肿有抑制作用，而且还抑制角叉菜胶引起的足趾肿胀。风轮菜水浸液对金黄色葡萄球菌、大肠杆菌、绿脓杆菌和白色念珠菌有抑制作用。

4. 收缩子宫作用：荫风轮水提液、2％粗皂苷水溶液及浸膏片剂样品液对动情期离体大鼠子宫有明显的收缩作用，粗皂苷的作用尤为显著。

【医疗用途】

药性归经：味微苦、涩，性凉。归肝经。

功能：收敛止血。

主治：用于崩漏，尿血，鼻衄，牙龈出血，创伤出血。

用法用量：内服：煎汤9～15g。外用适量，研末或取鲜品捣烂敷患处。

附方：

1. 治风热感冒：断血流、连翘各15g，桑叶、菊花各9g，淡豆豉12g。煎服。

2. 治咯血、衄血、吐血、尿血、便血、子宫出血：断血流、白茅根各30g，生地、丹皮、白芍、黄芩各9g，地榆炭12g。煎服。

3. 治外伤出血：鲜断血流嫩茎叶捣烂敷伤口；或用干品研细粉外敷，加压包扎。

4. 治外伤肿痛：鲜断血流、鲜景天三七各适量，捣烂敷患处，肿胀重者，用猪胆汁适量熬浓，加雄黄粉少许调匀，和前者调匀涂肿处。

【资源评述】风轮菜首载于《救荒本草》草部，叶可食用，名曰风轮菜。现为《中国药典》（2015版）收载"灯笼草"和"风轮菜"。本品是从民间发掘出的草药，风轮菜分布偏向沿海省份，分布于皖、赣、鲁、闽、云、桂等省区；荫风轮则偏向于内地，分布于冀、晋、豫、陕、甘、滇、黔、川、藏等省区。风轮菜主要分布于平原地区的林地、路旁、水沟边及低湿地区；荫风轮（灯笼草）大量分布在深山区及海拔500～600m的山坡、山路旁、沟边。

【参考文献】

［1］年四辉，刘丽敏，廖启元，等．断血流及其制剂中总黄酮的含量测定研究［J］．中国民族民间医药，2012，21（4）：37-38.

［2］朱海琳，孟兆青，丁岗，等．断血流的研究进展［J］．世界科学技术-中医药现代化，2013，15（9）：2002-2010.

［3］昝丽霞，孙文基．断血流的化学成分及药理作用研究进展［J］．西北药学杂志，2008，23（2）：126-128.

［4］程霞，陈国广，石绍华．止血中草药断血流的研究进展［J］．安徽医药，2007，11（5）：454-456.

［5］许许钒，彭代银，李玉宝，等．荫风轮总苷对ADP诱导血小板黏附及黏附受体表达的作用［J］．中国中药杂志，2010，35（13）：1763-1764.

［6］陈凯，吴斐华，严杭松，等．风轮菜属植物化学成分和药理作用研究进展［J］．海峡药学，2012，24（7）：6-10.

［7］刘霞，徐玉春．断血流的研究进展［J］．中草药，2006，37（5）：5-6.

藿 香

Huoxiang

【别名】排香草、大叶薄荷、绿荷荷、川藿香、野藿香、猫尾巴香、鱼香、鸡苏。

【来源】为唇形科植物藿香 Agastache rugosa (Fisch. et Mey.) O. Kuntze 的地上部分。

【植物形态】一年生或多年生草本，高40～110cm。茎直立，四棱形，略带红色，稀被微柔毛及腺体。叶对生；叶柄长1～4cm；叶片椭圆状卵形或卵形，长2～8cm，宽1～5cm，先端锐尖或短渐尖，基部圆形或略带心形，边缘具不整齐的钝锯齿，齿圆形；上面无毛或近无毛，散生透明腺点，下面被短柔毛。花序聚成顶生的总状花序；苞片大，条形或披针形，被微柔毛；萼5裂，裂片三角形，具纵脉及腺点；花冠唇形，紫色或白色，长约8mm，上唇四方形或卵形，先端微凹，下唇3裂，两侧裂片短，中间裂片扇形，边缘有波状细齿，花冠外被细柔毛；雄蕊4枚，二强，伸出花冠管外；子房4深裂，花柱着生于子房底部中央，伸出花外，柱头2裂。小坚果倒卵状三棱形。花期6～7月，果期10～11月。

【生境分布】生于山坡或路旁。喜温暖湿润气候，稍耐寒，怕干旱。一般土壤均可栽培，但以排水良好的砂质土壤为好。用种子繁殖，秋播。产于奉节、丰都、涪陵、垫江、石柱、武隆、黔江、彭水、酉阳、秀山、南川、巴南、合川、铜梁、江津、潼南、永川、荣昌等地。分布于东北、华东、西南及河北、陕西、河南、湖北、湖南、广东等地。

【采集加工】北方作一年生栽培，南方种后可连续收获2年，产量以第2年为高。6～7月，当花序抽出而未开花时，择晴天齐地割取全草，薄摊晒至日落后，收回堆叠过夜，次日再晒。第2次在10月收割，迅速晾干、晒干或烤干。

【药材鉴别】

性状鉴别：地上部分长 30～90cm，常对折或切断扎成束。茎
方柱形，多分枝，直径 0.2～1cm，四角有棱脊，四面平坦或凹入
成宽沟状；表面暗绿色，有纵皱纹，稀有毛茸；节明显，常有叶
柄脱落的疤痕，节间长 3～10cm；老茎坚硬、质脆，易折断，断
面白色，髓部中空。叶对生；叶片深绿色，多皱缩或破碎，完整
者展平后呈卵形，长 2～8cm，宽 1～6cm，先端尖或短渐尖，基部
圆形或心形，边缘有钝锯齿，上表面深绿色，下表面浅绿色，两
面微具毛绒。茎顶端有时有穗状轮伞花序，呈土棕色。气芳香，
味淡而微凉。

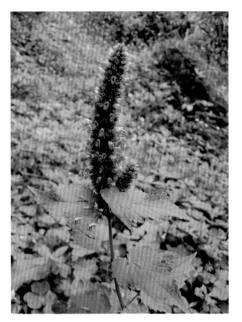

藿香

以茎枝色绿、叶多、香气浓者为佳。

【化学成分】

挥发性成分：不同产地藿香的成分和含量不同，主要成分为
甲基胡椒酚。并含有 D-柠檬烯、对-甲氧基桂皮醛、丁香酚甲醚、
β-衣兰油烯、α-蒎烯、β-蒎烯、3-辛酮、1-辛烯-3-醇、芳樟醇、丁
香烯、β-榄香烯、β-荜草烯、α-衣兰烯、β-金合欢烯、γ-荜澄茄烯、
菖蒲烯、茴香脑、茴香醛等。

黄酮类：异鼠李素-3-O-β-D-半乳糖苷、金丝桃苷、3,5,8,3′,4′-五羟基-7-甲氧基黄酮-3-O-β-D-吡喃葡萄
糖苷、尼泊尔鸢尾异黄酮-7-O-α-L-吡喃鼠李糖苷等。

此外，还含正三十烷酸。

【药理作用】

1. **抗菌抗病毒作用：**藿香煎剂（8％～15％）对许兰毛癣菌等多种致病性真菌有抑制作用，藿香乙醚浸
出液（3％）及醇浸出液（1％）亦能抑制多种致病性真菌，水浸出液的抗真菌能力与煎剂相似；趾间毛癣
菌在煎剂15％时才出现抑制，而乙醚浸出液于3％、醇浸出液于5％及水浸出液于10％等浓度时均呈抑制作
用，因此藿香的浸出液比煎剂抗菌力强。藿香中的黄酮类物质具有抗病毒作用。

2. **抗螺旋体作用：**藿香水煎剂（15mg/ml）对钩端螺旋体有抑制作用。当浓度增至 31mg/ml 以上时，
有杀死钩端螺旋体作用。

3. **调节胃肠动力：**藿香具有调节胃肠动力的作用。川藿香可明显改善胃肠动力障碍小鼠一般状况，对
模型小鼠的胃排空和肠推进以及 D-木糖吸收有明显促进作用，升高丙酮酸、葡萄糖和 SDH 活性水平，同时
对胃肠激素（胃动素和胃泌素）的分泌有明显的修复作用。川藿香对胃肠动力障碍模型小鼠胃肠动力吸收
和有氧代谢具有明显调节作用。挥发油能促进胃液分泌，提高消化能力，对胃肠道有解痉作用。

4. **其他作用：**用 ^{45}Ca 跨膜测量技术测定藿香钙拮抗活性，结果正己烷提取部分钙拮抗作用最好。从藿
香中分离得到了新的二萜类成分及衍生化后的产物均具有细胞毒活性，在体外能非特异性地作用于多种人
的癌细胞链。

【医疗用途】

药性归经：味辛，性微温。归肺、脾、胃经。

功能：祛暑解表，化湿和胃。

主治：夏令感冒，寒热头痛，胸脘痞闷，呕吐泄泻，妊娠呕吐，鼻渊，手、足癣。

用法用量：内服：煎汤，6～10g；或入丸、散。外用：适量，煎水洗；或研末搽。不宜久煎。

使用注意：阴虚火旺者禁服。

附方：

1. 治夏日感冒，寒热头痛，胸膈满闷，不思饮食：藿香 15g，佩兰 9g，滑石 15g，竹叶 9g，甘草 6g。
水煎服。

2. 治夏季受暑，头昏，胸闷，恶心，口中发黏，胃口不开：藿香、佩兰各 9g，砂仁、木香各 4.5g，神
曲 6g。水煎服。

种子植物

3. 预防伤暑：藿香、佩兰各等份。煎水饮用。

4. 治腹胀欲吐，食欲不振：藿香、莱菔子、神曲、半夏各9g，生姜6g。水煎服。

5. 治妊娠呕吐：藿香梗、竹茹各9g，砂仁45g。煎服。

【资源评述】 古代本草所载之藿香，多指广藿香。《滇南本草》之"土藿香"，有别于"广藿香"，经考证即为本品。卢之颐《本草乘雅半偈》在论藿香时曰："叶似荏苏，边有锯齿。七月擢穗，作花似蓼，房似假苏，子似茺蔚。"藿香花期6～7月，而广藿香花期1～2月，且很少开花，这显然是指土藿香而言。《植物名实图考》载"今江西、湖南人家多种之，为辟暑良药"，再参考其藿香附图，与藿香 A. rugosa 相符。

藿香属植物约有10余种，世界广布。目前藿香药材商品主要有藿香 *Agastache rugosa* 和广藿香 *Pogostemon cablin* 两种，现《中国药典》仅收载有广藿香。藿香 *Agastache rugosa* 主产于辽宁、吉林、黑龙江、四川等地，在北方习用；广藿香 *Pogostemon cablin* 主产于广东、广西、海南、四川等地，以广东石牌所产最负盛名，为广东的道地药材。现已在广东吴川建立了广藿香GAP种植基地。

不同产地藿香挥发油主要成分不同，主要以甲基胡椒酚为主，且甲基胡椒酚为抗真菌、细菌的主要活性成分。而广藿香挥发油的主要成分相同，均以广藿香酮和广藿香醇为主，且广藿香酮与广藿香醇为其主要活性成分。甲基胡椒酚与广藿香酮、广藿香醇虽然都有抗细菌、真菌的作用，但所表现的抗菌活性强弱不同，且抑制的菌株也不同。通过非挥发性成分的比较分析，藿香主要成分为黄酮类和萜类化合物，而广藿香主要以黄酮类化合物为主；通过生物活性的对比分析，发现二者虽然有共同的生物活性，如抗真菌、抗氧化、保护胃肠道等作用，但其抗真菌的类型和活性程度不同，且其对胃肠道的运动作用也截然相反。因而在临床应用有必要区分。

近年来发现，藿香全草的甲醇提取物对依托泊苷诱导的U937细胞株的凋亡显示强抑制作用。并从该植物中分离和鉴定了2个具细胞凋亡抑制作用的新木脂素类化合物 agastinol（1）和 agastenol（2），IC_{50}分别为15.2μg/ml和11.4μg/ml。

【参考文献】

[1] 王建刚. 藿香挥发性成分的GC-MS分析 [J]. 食品科学，2010，31（8）：223-225.

[2] 胡浩斌，郑旭东. 藿香的化学成分分析 [J]. 化学研究，2005，16（4）：77-79.

[3] 郑虎占，董泽宏，佘靖. 中药现代研究与临床应用（第五卷）[M]. 北京：学苑出版社，2001：4170.

[4] 徐萌，王吉娥，张慧慧，等. 川藿香对胃肠动力障碍模型小鼠胃肠动力吸收及有氧代谢影响的相关性研究 [J]. 中药药理与临床，2014，30（6）：81-84.

[5] 曹鹏然，宋雪婷，陆振雅，等. 藿香与广藿香化学成分和生物活性比较研究 [J]. 河南大学学报（医学版），2016，35（2）：148-152.

益母草

Yimucao

【别名】 茺蔚、益母艾、益母蒿、红花益母草、月母草、旋风草、地母草。

【来源】 为唇形科植物益母草 *Leonurus japonicus* Houtt. 的地上部分。

【植物形态】 一年生或二年生草本。茎直立，四棱形，微具槽，被倒向糙伏毛。叶对生；叶形多种。一年生植物基生叶具长柄，叶片略呈圆形，直径4～8cm，5～9浅裂，裂片具2～3钝齿，基部心形；茎中部叶有短柄，3全裂，裂片近披针形，中央裂片常再3裂，两侧裂片再1～2裂，最终小裂片宽度通常在3mm以上，先端渐尖，边缘疏生锯齿或近全缘；最上部叶不分裂，线形，近无柄，上面绿色，被糙伏毛，下面淡绿色，被疏柔毛及腺点。轮伞花序腋生，具花8～15朵；小苞片刺状；花萼管状钟形；花冠唇

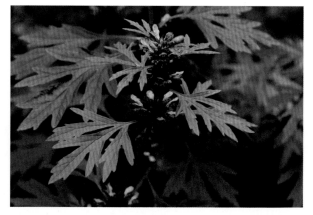

益母草

形，淡红色或紫红色，外面被柔毛，上唇与下唇几等长，上唇长圆形，边缘具纤毛，下唇 3 裂，中央裂片较大，倒心形；雄蕊 4 枚，二强；雌蕊 1 枚，子房 4 裂，花柱丝状，略长于雄蕊，柱头 2 裂。小坚果褐色，三棱形，先端较宽而平截，基部楔形，直径约 1.5mm。花期 6～9 月，果期 7～10 月。

【生境分布】 生于田埂、路旁、溪边或山坡草地，尤以向阳地带为多，生长地可达海拔 1500m。喜温暖湿润气候，海拔在 1000m 以下的地区都可栽培，对土壤要求不严，但以向阳、肥沃、排水良好的砂质壤土栽培为宜。用种子繁殖，分春播和秋播。丰都、涪陵、石柱、南川、江津均有分布，亦分布于全国各地。

【采集加工】 全草在每株开花 2/3 时收获，选晴天齐地割下，应即摊放，晒干后打成捆。

【药材鉴别】

性状鉴别： 茎呈方柱形，四面凹下成纵沟，长 30～60cm，直径约 5mm。表面灰绿色或黄绿色，密被糙伏毛。质韧，断面中部有髓。叶交互对生，多脱落或残存，皱缩破碎，完整者下部叶掌状 3 裂，中部叶分裂成多个长圆形线状裂片，上部叶羽状深裂或浅裂成 3 片。轮伞花序腋生，花紫色，多脱落。花序上的苞叶全缘或具稀齿，花萼宿存，筒状，黄绿色，萼内有小坚果 4 枚。气微，味淡。

【化学成分】 含有生物碱、三萜类、黄酮类及挥发油等成分。

生物碱类：益母草碱、水苏碱、益母草定等。

二萜类：包括前益母草素、筋瓣花二萜、前益母草二萜、益母草二萜、2,6-二甲基-2E,7-辛二烯-1,6-二醇和 ajugoside 等。

黄酮类及其他成分：槲皮素、山奈素、洋芹素、芫花素、延胡索酸、胡萝卜苷和益母草酰胺等。

挥发油：含量在 0.05%～1%，主要成分 1-辛烯-3-醇、3-辛醇、β罗勒烯、芳樟醇、壬醇、反式石竹烯、葎草烯、γ-草榄香烯等成分。

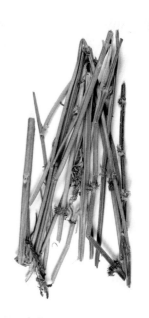

益母草（生药）

【药理作用】

1. 对子宫的作用：益母草对子宫具有较好的双向调节作用，对正常状态子宫有兴奋收缩的作用，对痉挛状态子宫有松弛的作用，对未孕动物子宫同样具有兴奋作用。益母草能对抗缩宫素诱发的多种条件下子宫平滑肌痉挛，还可通过降低子宫平滑肌上 PGF2α 和 PGE2 的含量、升高体内孕激素水平以及改善子宫炎症状况等多种途径来缓解痛经症状。益母草的水煎醇提物、醇提物以及水提取物均能增加大鼠离体子宫的强度、频率、张力和子宫活动力，其中以水提物作用最强。益母草碱能明显抑制药物所引起的流产后大鼠子宫出血。

2. 对心血管的作用：益母草能够增加冠状动脉血流，提高心功能，改善心肌缺血，其作用机制为清除氧自由基、抗氧化作用及促进血管发生，改善微循环。益母草注射液对防治链脲佐霉素制备的大鼠糖尿病心肌病有良好的效果，同时改善超微结构的异常。益母草生物碱可浓度依赖性地拮抗去甲肾上腺素诱导的大鼠心肌细胞的肥大反应。益母草注射液可治疗早期急性脑梗死，其效果也要优于复方丹参。

3. 抗炎、镇痛作用：益母草含有的生物碱化学成分具有明显的抗炎、镇痛作用。益母草能缓解化学刺激法和热板法刺激小鼠产生的疼痛，对足跖肿胀和耳郭肿胀有明显的抑制作用。益母草总生物碱可缓解或抑制热刺激造成的疼痛及角叉菜胶引起的渗出性炎症。

4. 对免疫系统的作用：益母草具有抗诱变作用，能够提高淋巴细胞的功能，并活跃淋巴微循环，提高机体免疫力和恢复机体内环境的恒定。益母草素对于由 Con A 激活的 T 淋巴细胞具有明显的促进其增殖的作用，而且作用是单独使用 Con A 的 5～8 倍。

5. 利水消肿作用：益母草具有明显的利尿消肿作用，但是其水溶液作用微弱，水溶液联合挥发油应用可提高利尿作用。益母草中的水苏碱能使大鼠尿量显著增加，益母草碱也有一定利尿效果，其作用均在 2 小时内达高峰；两者比较而言，水苏碱的作用更加迅速，而益母草碱作用则较为温和。尿液离子分析表明 2 种生物碱成分均可减少 K⁺、Cl⁻ 的排出量，增加 Na⁺ 的排出量，具有保钾利尿作用。

6. 抗衰老作用：益母草所含的水苏碱、月桂酸、益母草碱及油酸等化学物质，能够促进皮肤新陈代谢。益母草鲜汁具有促进成纤维细胞分裂及其合成，增加成纤维细胞的数量，提高弹性蛋白的能力和促进分泌胶原蛋白的作用，从而使皮肤弹性活力得到恢复。益母草鲜汁同时也可抑制酪氨酸酶活性和 B16 黑素瘤细胞的增殖，以达到祛斑、消除面黑和益颜美容的作用。

7. 对血液流变学的作用：益母草能够改善血流动力学和血液流变学，对血小板凝集、血栓形成以及红细胞聚集均有抑制作用。益母草中的总生物碱能明显降低正常家兔血液黏度，益母草浸膏部分也在一定程度上降低了血液黏度，提高了红细胞变形能力。但浸膏中去除生物碱之后的其他成分对血液黏度没有影响。

8. 其他作用：益母草还有兴奋呼吸中枢、抗真菌及降血脂等药理作用。

【医疗用途】

药性归经：味辛、苦，性微寒。归肝、膀胱、心包经。

功能：活血调经，利尿消肿，清热解毒。

主治：月经不调，痛经经闭，恶露不尽，水肿尿少，疮疡肿毒。

用法用量：内服：煎汤，9～30g；鲜品12～40g；熬膏或入丸、散。外用：适量，煎水洗或鲜草捣敷。

使用注意：阴虚血少、月经过多、瞳仁散大者均禁服。

附方：

1. 治痛经：益母草30g，香附9g。水煎，冲酒服。

2. 治产后瘀血痛：益母草、泽兰各30g，红番苋120g，酒120ml。水煎服。

3. 治胎死腹中：益母草捣烂，以暖水少许和，绞取汁，顿服之。

4. 治赤白带下，恶露下不止：益母草（开花时采），为细末。每服6g，空腹温酒下，一日3次。

5. 治折伤筋骨，遇天阴则痛：益母草不拘多少，用水煎膏，随病上下，食前后服，酒化下。

6. 治急性肾炎浮肿：益母草60g，茅根30g，金银花15g，车前子、红花各9g。水煎服。

【资源评述】益母草始载于《神农本草经》"茺蔚子"条下，列为上品。历代本草均有收载。《本草纲目》曰："茺蔚近水湿处甚繁。春初生苗如嫩蒿，入夏长三四尺，茎方如黄麻茎。其叶如艾叶而背青，一梗三叶，叶有尖歧。寸许一节，节节生穗，丛簇抱茎。四五月间，穗内开小花，红紫色，亦有微白色者。每萼内有细子四粒，粒大如同蒿子，有三棱，褐色。"其记载并参考附图，与今使用的益母草 *L. japonicus* 一致，《中国药典》也收载了该种。益母草在全国分布广泛，药材主产于河南嵩县、栾州，安徽六安、蚌埠，四川温江、邛崃，江苏南京、镇江，浙江奉化、嵊州。此外，广东、广西、河北等全国大部分地区均产。

益母草属植物有23种，5变种，广泛分布于欧亚大陆温带，少数种在美洲、非洲各地。我国产12种，1变种，2变型。除益母草 *L. japonicus* 外，同属多种在各地也作益母草用，最常见的为细叶益母草 *L. sibiricus* L.，产于内蒙古、河北、山西、陕西，多自产自销。

据测定，全国19个省市药材益母草的总生物碱含量差异较大，其中，以北京、新疆、辽宁产益母草品质最优。与药材中生物碱含量相关的因素有生长地土壤中有机质、有效磷、速效钾的含量和土壤的pH等，其中土壤的pH是呈正相关的重要因素。北方的碱性土壤比南方的酸性土壤更有利于生物碱的积累。

蒙药的白益母草来源于唇形科植物白龙昌菜（脓疮草）*Panzeria alaschanica* Kupr. 的地上部分，是蒙医治疗妇科病常用药之一，具有调经、活血、退翳的功效，主治产后腹痛、月经不调、痛经、血郁宫中、眼翳白斑等病症。蒙医认为其疗效优于益母草，该种主要分布于江苏、福建、广西、广东、贵州、云南、重庆及四川等地。

植物检索表

1. 花萼漏斗状；花冠紫红、粉红至白色

2. 叶深裂达基部而成3个窄裂片，其上再羽状分裂成小裂片

3. 叶分裂成的小裂片宽3mm以上，花序上的苞叶全缘或具稀少齿状；花冠小，外被柔毛，下唇与上唇约等长；花萼外面贴生微柔毛

    4. 花冠粉红色至淡紫红色 ·· **益母草**

    4. 花冠白色 ·· **白花益母草**

3. 叶分裂成的小裂片宽1～3mm，线形，花序上的苞叶明显3深裂，小裂片线形，花冠较林，外被长柔毛，下唇短于上唇1/4，花萼外面尤其中中部密生疏柔毛

    5. 花冠粉红色至紫红色 ·· **细叶益母草**

    5. 花冠白色 ·· **细叶白花益母草**

2. 叶裂片宽大，其上有缺刻或粗锯齿状，不呈小裂片状 ·· **大花益母草**

1. 花萼管状钟形，10 脉；花冠黄白 1 色 ·· **脓疮草**

【参考文献】

[1] 张雪，宋玉琴，杨雨婷，等．益母草活血化瘀化学成分与药理作用研究进展［J］．药物评价研究，2015，38（2）：214-217.

[2] 李月仕，黄锁义．益母草的研究进展［J］．国外医学（医学地理分册），2014，35（4）：342-345.

[3] 李霞，陈飞虎，袁凤来，等．益母草碱对药物流产后大鼠子宫的作用研究［J］．中国临床药理学与治疗学，2009，14（5）：481-486.

[4] 冯群，赵红，孙蓉．益母草临床应用和不良反应研究进展［J］．中国药物警戒，2014，11（2）：74-76.

[5] 王丽娟，张丽，王勇，等．益母草镇痛抗炎作用的实验研究［J］．时珍国医国药，2009，20（3）：645-646.

[6] 邢沈阳，乔萍，温得中，等．益母草提取液对小鼠遗传物质损伤的保护作用及对淋巴细胞功能的增强作用［J］．吉林大学学报（医学版），2008，34（5）：799-801.

[7] 程静，邝飞虹，但汉雄．益母草鲜汁抗皮肤衰老的实验研究［J］．中国药师，2007，10（12）：1181-1183.

[8] 申利红，王胜利．益母草的研究进展［J］．安徽农业科学，2010，38（8）：4414-4416.

茺蔚子

Chongweizi

【异名】益母子、冲玉子。

【来源】为唇形科植物益母草 *Leonurus japonicas* Houtt 的干燥成熟果实。

【植物形态】同"益母草"条。

【生境分布】同"益母草"条。

【采集加工】秋季果实成熟时采割地上部分，晒干，打下果实，除去杂质。

【药材鉴别】

性状鉴别：本品呈三棱形，长 2～3mm，宽约 1.5mm。表面灰棕色至灰褐色，有深色斑点，一端稍宽，平截状，另一端渐窄而钝尖。果皮薄，子叶类白色，富油性。气微，味苦。

【化学成分】生物碱类：益母草碱、水苏碱、益母草啶等；黄酮类：汉黄芩素、大豆素、芫花素及苷、槲皮素、芦丁等；脂肪酸类：延胡索酸、月桂酸、硬脂酸、软脂酸等；苯丙醇苷类：薰衣草叶苷、毛蕊花苷、益母草苷 A、益母草苷 B 等；二萜类：前益母草素、前益母草乙素等。

茺蔚子

【药理作用】

1. 收缩子宫作用：茺蔚子总碱和水苏碱对离体子宫有兴奋作用，表现为张力增高，收缩力增加，频率加快，高浓度的茺蔚子总碱对离体小鼠子宫的兴奋作用较弱。

2. 降血压作用：茺蔚子水提物对正常大鼠有明显降压作用，茺蔚子醇提液的正丁醇层、乙酸乙酯层、乙醚层均可使正常大鼠收缩压降低，对舒张压无明显影响。

3. 调节血脂作用：茺蔚子黄酮具有降低 LDL、TG，升高 HDL 的作用，并具有减少 LDL 颗粒体积和防止 LDL 过度氧化的作用，可减少 LDL 颗粒在冠状动脉壁上的沉积，从而降低粥样硬化的发生率。

【医疗用途】

药性归经：味辛、苦，性微寒。归心包、肝经。

功能：活血调经，清肝明目。

主治：月经不调，经闭痛经，目赤翳障，头晕胀痛。

用法用量：内服：煎汤，5～10g。

使用注意：瞳孔散大者慎用。

【资源评述】茺蔚子始载于《神农本草经》，列为上品。《本草纲目》载："此草及子皆茺盛密蔚，故名茺蔚，其功宜于妇人及明目益精……"茺蔚子脂肪油作为一种食用油，具有很高的营养价值和科学价值。

【参考文献】

[1] 高佳，蔡广知，刘汇，等. 茺蔚子脂肪酸成分的研究 [J]. 长春中医药大学学报，2006，22（3）：49-50.

[2] 康琛，张强，仝会娟，等. GC-MS 法鉴定茺蔚子挥发油的化学成分 [J]. 中国实验方剂学杂志，2010，16（3）：36-38.

[3] 高文义，李银清，蔡广知，等. 茺蔚子挥发性成分的 GC-MS 分析 [J]. 辽宁中医杂志，2009，36（8）：1379-1380.

[4] 高佳，巫庆珍. 茺蔚子挥发性化学成分分析 [J]. 海峡药学，2009，21（8）：92-93.

[5] 常影. 茺蔚子化学成分及药理研究 [J]. 中药现代化，2008，28（3）：207-208.

[6] 高文义，李银清，蔡广知，等. 茺蔚子降血压活性成分筛选的实验研究 [J]. 长春中医药大学学报，2008，24（2）：142-143.

[7] 宋宇，孙立伟，申野. 茺蔚子黄酮对高脂血症小鼠血脂的影响 [J]. 中国老年学，2011，31（23）：4616-4617.

夏枯草
Xiakucao

【别名】棒槌草、铁色草、大头花、夏枯头。

【来源】为唇形科植物夏枯草 *Prunella vulgaris* L. 的干燥果穗。

【植物形态】多年生草本。茎下部伏地，自基部多分枝，钝四棱形，具浅槽，紫红色，被稀疏的糙毛或近无毛。叶卵状长圆形或卵圆形，长 1.5～6cm，宽 0.7～2.5cm，基部圆形、截形至宽楔形，下延至叶柄成狭翅，具波状齿或近全缘，上面橄榄绿，下面淡绿色，侧脉 3～4 对；轮伞花序密集组成顶生长 2～4cm 的穗状花序，苞片宽心形，先端骤尖，脉纹放射状，沿脉上疏生刚毛，边缘具睫毛，浅紫色。花萼钟形，倒圆锥形，外面疏生刚毛，二唇形，上唇扁平近扁圆形，先端几截平，下唇较狭，2 深裂，边缘具缘毛。花冠紫、蓝紫或红紫色，略超出于萼，冠筒长 7mm，喉部宽约 4mm，冠檐二唇形，上唇近圆形，稍呈盔状，先端微缺，下唇中裂片近心形，具流苏状小裂片，侧裂片长圆形。雄蕊 4 枚，前对花丝先端 2 裂，1 裂片能育具花药，另 1 枚裂片钻形，长过花药，稍弯曲或近于直立，后对花丝的不育裂片微呈瘤状突出，花药 2 室。小坚果黄褐色，长圆状卵珠形。花期 4～6 月，果期 6～8 月。

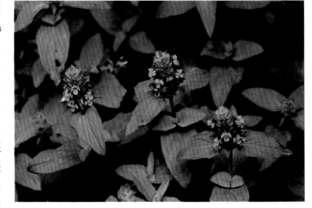
夏枯草

【生境分布】生于荒坡、草地、溪边及路旁等湿润地上，海拔高可达 3000m。重庆各地均产。

【采收加工】夏季果穗呈棕红色时采收，除去杂质，晒干。

【药材鉴别】

性状鉴别：本品呈圆柱形，略扁，长 1.5～8cm，直径 0.8～1.5cm；淡棕色至棕红色。全穗由数轮至 10 数轮宿萼与苞片组成，每轮有对生苞片 2 片，呈扇形，先端尖尾状，脉纹明显，外表面有白毛。每 1 苞片内有花 3 朵，花冠多已脱落、宿萼二唇形，内有小坚果 4 枚，卵圆形，棕色，尖端有白色突起。体轻。气微，味淡。

【化学成分】夏枯草中含三萜类化合物有齐墩果酸、熊果酸等；甾体类化合物主要有 β-谷甾醇、豆甾醇、α-菠甾醇等；黄酮类有芸香苷、木犀草素、异荭草素、木犀草苷等；香豆素类有伞型酮、莨菪亭七叶苷元等；有机酸类有咖啡酸、软脂酸、硬脂酸等；另外还含糖类、挥发油等成分。

【药理作用】

1. 免疫抑制作用：夏枯草多糖可明显减轻抗单纯性疱疹病毒（HSV）致病作用，还能显著提高腹腔注射 CTX 复制免疫功能低下小鼠的脏器指数，增强腹腔巨噬细胞吞噬功能，促进溶血素水平及溶血空斑的形成。夏枯草水煎醇沉注射液可明显抑制 K562 细胞的增殖。

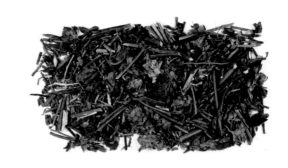

夏枯草

2. 对心血管系统的作用：夏枯草醇提取物是通过 NO-鸟苷酸环化酶途径产生内皮依赖性的血管舒张作用，夏枯草 75％乙醇提取物可能通过降低内皮素、AngⅡ含量和升高 NO 含量来发挥降压作用。

3. 调节血糖作用：夏枯草提取物以对 α-淀粉酶、α-葡萄糖苷酶的活性均有抑制作用，而且在长时间的给药条件下，可能抑制参与葡萄糖吸收的这些靶点基因的表达，进而延缓对碳水化合物水解和影响对葡萄糖的吸收。

4. 抗病原微生物作用：夏枯草醇提液对金黄色葡萄球菌、大肠杆菌和绿脓杆菌有抑菌作用，而有机溶剂提取物未见明显抑菌作用。夏枯草多糖及凝胶在体外和体内实验中均具有抗单纯疱疹病毒的活性。

5. 抗肿瘤的作用：夏枯草对不同病理类型的人甲状腺癌细胞均有不同程度的抑制增殖作用。夏枯草极性部位化合物具有一定的抗乳腺癌细胞增殖作用。夏枯草提取物干预 Burkitt 淋巴瘤细胞株 Raji 的作用，抑制其增殖，并诱导其凋亡。夏枯草粗提物对体外培养的甲状腺鳞癌 SW579 有明显的抗增殖作用。

【医疗用途】

药性归经：味辛、苦，性寒。归肝、胆经。

功能：清肝泻火，明目，散结，消肿。

主治：目赤肿痛，目珠夜痛，头痛眩晕，瘰疬，瘿瘤，乳痈，乳癖，乳房胀痛。

用法用量：内服，煎汤，9～15g。

使用注意：脾胃虚弱者慎服。

附方：

1. 治赤白带下：夏枯草花，花开时采，阴干为末。每服 10g，食前米饮下。

2. 治口眼歪斜：夏枯草 5g，胆南星 2.5g，防风 5g，钩藤 5g。水煎，点水酒临卧时服。

3. 治头目眩晕：夏枯草（鲜）100g，冰糖 25g。开水冲炖，饭后服。

【资源评述】夏枯草始载于《神农本草经》，干燥果穗入药称"夏枯球"，全草入药称"夏枯草"。长期以来，夏枯草以野生资源为主，分布范围广，随着夏枯草市场需求的增加，有关夏枯草栽培技术的研究报道也越来越多，为夏枯草资源的可持续利用奠定了基础。另外，重庆南川及巴南地区还产出白花夏枯草 *P. vulgaris* L. var. *leucantha* Schur 和狭叶夏枯草 *P. vulgaris* L. var. *lanceolata*（Barton）Fernald，亦作夏枯草用。

夏枯草治疗高血压既有千年传统理论作基础，又有现代科学实验研究结果支持，治疗高血压具有良好的发展前景。此外，在肿瘤治疗方面也具有极大的开发价值。

【参考文献】

［1］秦蕊，陆军. 夏枯草的化学成分及药理作用的研究进展［J］. 中国医药指南，2012，10（36）：435-436.

［2］崔体圣，苗明三. 夏枯草的化学、药理及临床应用探讨［J］. 中医学报，2014，29（3）：386-388.

［3］柏玉冰，李春，周亚敏，等. 夏枯草的化学成分及其三萜成分的抗肿瘤活性研究［J］. 中草药，2015，46（24）：3623-3629.

［4］姜玲海，冯怡，徐德生，等. 夏枯草多糖抗单纯性疱疹病毒及相关免疫活性初步研究［J］. 时珍国医国药，2007，18（11）：2622-2623.

［5］陆鹰，吴允孚，马前军. 夏枯草多糖的体内免疫活性研究［J］. 广东药科大学学报，2011，27（5）：502-505.

［6］张可杰，张明智，王庆端. 夏枯草注射液诱导 K562 细胞凋亡的实验研究［J］. 中草药，2005，36（7）：1031-1035.

[7] 许松日，金光，李文，等．夏枯草醇提取物对正常大鼠离体胸主动脉环的舒张作用［J］．四川中医，2010，28（4）：52-54.

[8] 梁健钦，熊万娜，罗远，等．夏枯草提取物对大鼠自发性高血压降血压作用研究［J］．中药材，2011，34（1）：99-100.

[9] 吴慧平，哈团柱，邰明．夏枯草提取物对 Caco-2 细胞 α-葡萄糖苷酶、SGLT-1、GLUT-2、Na^+-K^+-ATP 酶 mRNA 表达的影响［J］．中国生化药物杂志，2010，31（6）：373-376.

[10] 黄波，王平，何光志，等．夏枯草提取物对五株临床耐药菌株体外抗菌活性研究［J］．河南中医，2013，33（5）：779-780.

[11] 蔡双璠，杨扬，吴蓉，等．夏枯草多糖及凝胶抗单纯疱疹病毒的药效学研究［J］．世界科学技术-中医药现代化，2017，19（2）：247-253.

[12] 熊燚，杨哲，赵敏，等．夏枯草对人甲状腺癌细胞增殖的影响［J］．华南预防医学，2017，43（1）：34-38.

[13] 周亚敏，唐洁，熊苏慧，等．夏枯草极性部位的化学成分及其抗乳腺癌活性研究［J］．中国药学杂志，2017，52（5）：362-366.

[14] 王萍，张少华．中药夏枯草抗肿瘤机制研究概况［J］．山东科学，2010，23（2）：38-41.

冬凌草

Donglingcao

【别名】山香草、破血丹、雪花草、野藿香。

【来源】为唇形科植物碎米桠 *Rabdosia rubescens*（Hemsl.）Hara 的干燥地上部分。

【植物形态】多年生草本或小灌木。茎直立，基部近圆柱形，灰褐色或褐色，茎上部及分枝均四棱形，具条纹，褐色或带紫红色，密被小疏柔毛，茎叶对生，卵圆形或菱状卵圆形，基部宽楔形，骤然渐狭下延成假翅，边缘具粗圆齿状锯齿；叶柄连具翅假柄在内长 1～3.5cm，向茎、枝顶部渐变短。聚伞花序 3～5 朵花；苞叶菱形或菱状卵圆形至披针形。花萼钟形，外密被灰色微柔毛及腺点，明显带紫红色，脉 10 条，萼齿 5 枚，二唇形，齿均卵圆状三角形。花冠外疏被微柔毛及腺点，冠筒长 3.5～5mm，冠檐二唇形，外反，先端具 4 圆齿，下唇宽卵圆形，内凹。雄蕊 4 枚，有时雄蕊退化而内藏，花丝扁平，中部以下具髯毛。花柱丝状，先端相等 2 浅裂。花盘环状。小坚果倒卵状三棱形。花期 7～10 月，果期 8～11 月。

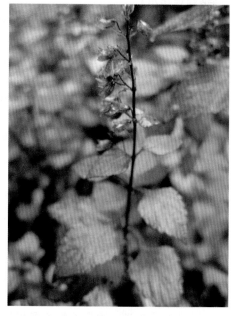

碎米桠

【生境分布】生于海拔 100～2800m 的山坡、灌木丛、林边、路边向阳处。产于重庆城口、南川、巴南。

【采收加工】夏、秋二季茎叶茂盛时采割，晒干。

【药材鉴别】

性状鉴别：本品茎基部近圆形，上部方柱形，长 30～70cm。表面红紫色，有柔毛；质硬而脆，断面淡黄色。叶对生，有柄；叶片皱缩或破碎，完整者展平后呈卵形或卵形菱状，长 2～6cm，宽 1.5～3cm；先端锐尖或渐尖，基部宽楔形，急缩下延成假翅，边缘具粗锯齿；上表面棕绿色，下表面淡绿色，沿叶脉被疏柔毛。有时带花，聚伞状圆锥花序顶生，花小，花萼筒状钟形，5 裂齿，花冠二唇形。气微香，味苦、甘。

【化学成分】冬凌草主要的化学成分为贝壳杉烯类二萜，包括冬凌草甲素、冬凌草乙素、冬凌草丙素、冬凌草丁素、冬凌草戊素；三萜类及甾体类：木栓酮、β-谷甾醇、胡萝卜苷、豆甾醇、α-香树脂醇、熊果酸和齐墩果酸；其他还含黄酮类、生物碱类、挥发油、有机酸等成分。

【药理作用】

1. 抗肿瘤作用：冬凌草甲素能抑制人肝癌细胞 SMMC-7721、HepG2、BC-SD、A_{549}、$SKOV_3$、T_{24}、U_{266} 等癌细胞的生长及诱导细胞发生凋亡，而且呈现出明显的量效与时效关系；冬凌草乙素能诱导白血病

NB$_4$、HL-60 细胞发生凋亡。

2. 抗脑缺血作用：冬凌草提取物可显著提高小鼠常压耐缺氧能力，显著升高脑缺血动物模型的脑匀浆 Ca^{2+}-ATP 酶、Mg^{2+}-ATP 酶及 Ca^{2+}- Mg^{2+}-ATP 活力。

3. 保肝作用：冬凌草能降低酒精性肝损伤模型大鼠炎性因子含量，减轻肝损伤，缓解炎症反应。冬凌草甲素对肝细胞的保护作用与清除羟基自由基的作用有关。

4. 其他作用：冬凌草甲素可阻断心肌的 β 受体，表现出负性肌力和负性频率作用，为一级的 β 受体阻滞剂。冬凌草甲素有明显的降压作用，与其阻断外周血管平滑肌突触前膜 β 受体有关。冬凌草多糖对体液免疫和细胞免疫有增强作用。

【医疗用途】

药性归经：味苦、甘，性微寒。归肺、胃、肝经。

功能：清热解毒，活血止痛。

主治：咽喉肿痛，癥瘕痞块，蛇虫咬伤。

用法用量：内服：煎汤，30～60g。

使用注意：虚寒怕冷体质者忌用。

附方：

1. 治急、慢性咽炎、扁桃体炎、腮腺炎等：冬凌草 50～100g，煎汤，内服。

2. 治感冒头痛：冬凌草 250g，水煎洗患处。

3. 治风湿骨痛，关节炎：冬凌草 150g，泡酒 1 斤，早晚各服 1 两。

【资源评述】香茶菜属植物在中国有 90 种和 21 变种，主产于湖北、四川、重庆、贵州、广西、陕西、甘肃、山西、河南、河北、浙江、安徽、江西及湖南等地，主要集中于太行山及武陵山一带。冬凌草对多种肿瘤均有抑制作用，为《中国药典》（2015 年版）所收载。冬凌草在河南有种植，济源冬凌草已获得地理标志产品保护。以冬凌草为主要原料药的冬凌草含片、冬凌草片、冬凌草糖浆等中成药已经上市；此外还有冬凌草茶、冬凌草可乐、冬凌咖啡等保健品；还可用于美容产品，如冬凌草洁面乳、冬凌草爽肤水、冬凌草美白面膜等。由冬凌草等七味草药组成的复方 PC-SPES，作为治疗前列腺癌的替代剂，在北美地区所使用。

冬凌草的种内变异比较常见，存在很多变异类型，且不同产地、不同变异类型冬凌草中冬凌草甲素和乙素的含量差异明显，直接影响冬凌草的药材质量。因而有必要开展遗传多样性的研究，选育良种，从而保证药材质量的稳定。

【参考文献】

[1] 刘净，谢韬，魏秀丽，等．等．冬凌草化学成分的研究 [J]．中草药，2007，38 (1)：25-27.

[2] BAI N S,，HE K，ZHOU Z, et al. Ent－kaurane diterpcnoids from Rabdosia rubescens and their cytotoxic effects on human cancel cell lines [J]．Planta Med.，2010，76 (2)：140-145.

[3] 卢海英，梁敬钰，陈荣，等．冬凌草化学成分研究 [J]．林产化学与工业，2008，28 (3)：7-12.

[4] 冯卫生，李红伟，郑晓珂，等．冬凌草化学成分研究进展 [J]．中国新药杂志，2008，17 (23)：2003-2007.

[5] 刘建群，高俊博，刘小红．冬凌草的化学成分研究 [J]．中国药房，2015，26 (33)：4724-4726.

[6] 高世勇，王珑．冬凌草的化学和药理作用研究 [J]．哈尔滨商业大学学报（自然科学版），2014，30 (1)：1-6.

[7] 邓志成，陈胜，刘双海．冬凌草甲素抑制人肝癌 SMMC-7721 细胞增殖及诱导细胞凋亡的机制研究 [J]．中国肿瘤外科杂志，2013，5 (1)：50-54.

[8] 王辉，刘填桂，王苑芳，等．冬凌草甲素抑制肝癌细胞 HepG-2 生长的实验研究 [J]．广东药学院学报，2014，30 (2)：220-223.

[9] 丁笑笑，罗文达，张佳，等．冬凌草甲素通过线粒体途径诱导人胆囊癌 GBC-SD 细胞凋亡 [J]．医学研究杂志，2013，42 (3)：111-114.

[10] 王允，张玉媛，申玲．冬凌草甲素对肺腺癌 A549 细胞凋亡的影响及相关机制的研究 [J]．毒理学杂志，2013，27 (3)：204-206.

[11] 李娜，金平，张春洁．冬凌草甲素诱导人卵巢癌 SKOV3 细胞凋亡及其机制 [J]．肿瘤防治研究，2013，40 (1)：36-41.

[12] 赵冬，刘红耀，赵唤.冬凌草甲素对膀胱癌 T24 细胞增殖的抑制作用 [J].中国当代医药，2013，20 (14)：4-5.

[13] 段浩清，李绵洋，高丽，等.冬凌草甲素对多发性骨髓瘤抗肿瘤的机制研究 [J].中国实验血液学杂志，2014，22 (2)：364-369.

[14] Liu Z, Ouyang L, Peng H, et al. Oridonin：targeting programmed cell death pathways as an anti-tumour agent. [J]. Cell Proliferation, 2012, 45 (6)：499-507.

[15] 宋琪雯，刘智，孙为民，等.冬凌草对酒精性肝损伤模型大鼠炎性因子及肝功能的影响 [J].中国生化药物杂志，2015，35 (10)：15-17.

[16] 苏秀红，董诚明，陈随清，等.冬凌草叶片形态多样性的研究 [J].时珍国医国药，2007，18 (10)：2351-2353.

[17] 陈随清，崔璨，裴莉昕，等.不同产地和来源冬凌草药材的质量评价 [J].中国实验方剂学杂志，2011，17 (17)：122-126.

连钱草

Lianqiancao

【别名】遍地香、活血丹、铜钱草、马蹄草、透骨消、透骨风、过墙风、巡骨风、胡薄荷、团经药、透骨草、破铜钱、对叶金钱草。

【来源】为唇形科植物活血丹 Glechoma longituba (Nakai) Kupr 的干燥地上部分。

【植物形态】多年生草本。匍匐茎着地生根，茎上升，高 10～30cm，幼嫩部分被疏长柔毛，茎四棱形。叶对生，叶柄长为叶片的 1.5 倍，被长柔毛；叶片心形或近肾形，长 1.8～2.6cm，宽 2～3cm，边缘具圆齿，两面被柔毛或硬毛。轮伞花序通常 2 朵花；小苞片线形，被缘毛；花萼筒状，外面被长柔毛，萼齿 5 枚，上唇 3 齿较长，下唇 2 齿略短；花冠蓝或紫色，下唇具深色斑点，花冠筒有长和短两型，外面多少被柔毛，上唇 2 裂，裂片近肾形，下唇伸长，3 裂，中裂片最大，先端凹入；雄蕊 4 枚，花药 2 室；子房 4 裂；花盘杯状，前方呈指状膨大。小坚果长圆状卵形，长约 1.5mm，深褐色。花期 4～5 月，果期 5～6 月。

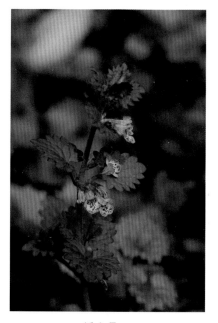

活血丹

【生境分布】生于海拔 50～2000m 的林缘、疏林下、草地上或溪边等阴湿处。产于巫溪、巫山、武隆、南川、巴南、綦江、合川、大足、永川、荣昌。全国各地除甘肃、青海、新疆及西藏外均有分布。

【采集加工】春至秋季采收，除去杂质，晒干。

【药材鉴别】

性状鉴别：茎呈方柱形，细而扭曲，长 10～30cm，直径 1～2mm，表面黄绿色或紫红色，具纵棱及短柔毛，节上有不定根；质脆，易折断，断面常中空。叶对生，灰绿色或绿褐色，多皱缩，展平后呈肾形或近心形，长 1～3cm，宽 1.5～3.5cm，灰褐色或绿褐色，边缘具圆齿；叶柄纤细，长 4～7cm。轮伞花序腋生，花冠淡蓝色或紫色，二唇形，长达 2cm。搓之气芳香，味微苦。

以叶多、色绿、气香浓者为佳。

【化学成分】挥发油：左旋松樟酮、左旋薄荷酮、胡薄荷酮、α-蒎烯、β-蒎烯、柠檬烯、1,8-桉叶素、对聚伞花素、异薄荷酮、异松樟酮、芳樟醇、薄荷醇及 α-松油醇等。连钱草的成分随产地、采期及其他因素而有所差异。

黄酮类：成分包括芹菜素、芹菜素-7-O-葡萄糖醛酸乙酯苷、6-C-阿拉伯糖-8-C-葡萄糖-芹菜素、6-C-葡萄糖-8-C-葡萄糖-芹菜素、木犀草素、木犀草素-7-O-葡萄糖醛酸乙酯苷、木犀草素-7-O-葡萄糖苷、芦丁、槲皮素、蒙花苷、连钱草酮、大波斯菊苷等。

萜类：欧亚活血丹呋喃、欧亚活血丹内酯、齐墩果酸、熊果酸、白桦脂醇、白桦脂酸、2′,3′,24-二烯三羟基乌苏-12-烯-28-酸、熊果醇、20-羟基达玛-24-烯酮、3β-羟基-20,24-二烯、3β-羟基-20,24-达玛烷、豆甾-4-烯-3,6-二酮等。

有机酸类：月桂酸、二十四烷酸、丁二酸、棕榈酸、琥珀酸、咖啡酸、阿魏酸、顺丁烯二酸、三十烷酸等。

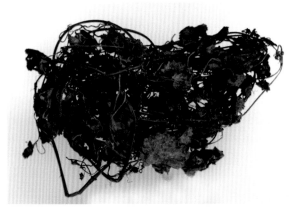

连钱草

【药理作用】

1. 利尿利胆作用：连钱草具有显著的利尿作用，并能促进肝细胞胆汁分泌，肝胆管内胆汁增加，内压增高，胆道括约肌松弛，使胆汁排出。连钱草水提取物能有效地促进试验动物胆汁的排出，降低胆汁中总胆红素、直接胆红素的浓度，对大鼠排尿量的影响大于金钱草，但利胆作用相对弱于金钱草。

2. 降脂、溶石作用：连钱草提取物具有降低血脂水平、抑制胆固醇结石形成的作用。体外试验结果显示连钱草提取物对人胆固醇有明显的溶解作用，体内试验表明其可有效降低豚鼠血清 TC、TG、LDL-C 及胆汁中胆固醇、蛋白质浓度，提高胆汁中胆汁酸，卵磷脂含量。连钱草煎剂可使小便变为酸性，促使碱性环境中结石的溶解及排出。

3. 降血糖作用：连钱草中槲皮素、木犀草素等可通过抗氧化作用，保护胰岛 B 细胞免受损伤和促进胰岛细胞的再生而发挥降血糖作用。芹菜素对链脲佐菌素（STZ）引起的高血糖有较好的降血糖作用。连钱草对正常小鼠血糖没有影响，但能明显降低糖尿病小鼠的血糖水平，其降糖机制是增加胰岛 B 细胞数量。

4. 抗炎、抗菌作用：连钱草提取物对二甲苯致小鼠耳郭肿胀和小鼠腹腔毛细血管通透性增加等炎症模型具有较强的炎症抑制作用。连钱草水提物 8g/kg、4g/kg 剂量组能显著抑制角叉菜胶致大鼠足趾肿胀率和降低大鼠棉球肉芽组织重量；连钱草水提物 8g/kg、4g/kg 剂量组能显著减少乙酸引起的小鼠扭体反应次数和延长小鼠热板痛阈值。因此连钱草水提物具有显著的抗炎和镇痛作用。连钱草提取物与连钱草挥发油对大肠杆菌、变形杆菌、金黄色葡萄球菌和绿脓杆菌都具有较好的抑菌作用，其治疗腹泻的作用可能与其抑菌作用有关。

5. 对平滑肌的影响：连钱草乙醇提取物对大黄冷浸液引起的小鼠腹泻有明显的拮抗作用，对炭末在小鼠小肠内的推进率有抑制作用，亦能对抗新斯的明所致的小肠运动亢进。离体试验中，连钱草水提物能够显著兴奋豚鼠回肠的自发活动，使收缩力加强；醇提物能够显著抑制豚鼠回肠的自发活动，使收缩力减弱。

6. 抗肿瘤作用：连钱草中的槲皮素具有广泛的抗肿瘤作用，可以诱导细胞周期停滞和细胞凋亡而抑制肝癌 HepG2 细胞增殖，抑制胃癌 SGC-7901 细胞的生长，以及具有抗前列腺癌、卵巢癌、鼻咽癌、食管癌、肺癌、结肠癌、黑色素瘤等不同肿瘤的作用。连钱草中分离的其他成分如熊果酸、齐墩果酸在 Raji 细胞内能降低 EBV 病毒活性，芹菜素具有干扰细胞信号通路、诱导细胞凋亡、抗增殖、抗侵袭及抗转移等作用。

【医疗用途】

药性归经：味微苦、辛，性微寒。归肝、肾、膀胱经。

功能：利湿通淋，清热解毒，散瘀消肿。

主治：热淋石淋，湿热黄疸，疮痈肿痛，跌打损伤。

用法用量：内服：煎汤，15～30g。外用：适量，煎汤洗。

使用注意：阴疽、血虚及孕妇慎服。

附方：

1. 治肾炎水肿：连钱草、萹蓄草各 30g，荠菜花 15g。煎服。

2. 治胆囊炎，胆结石：金钱草、蒲公英各 30g，香附子 15g。水煎服，每日 1 剂。

3. 治肺热咳嗽，肺痈：金钱草 60g，甘草 30g。用大麦煎汤浸泡 1～2 小时。去渣加蜂蜜 15g，当茶饮。

4. 治胃痛：连钱草 30g，或配五味子根 9g，水煎服。呕泛酸水者加鸡蛋壳（炒黄研粉）9g 吞服。

5. 治跌打损伤：连钱草（鲜）30g，杜衡根（鲜）3g，捣汁，水酒冲服；药渣捣烂敷患处。

【资源评述】 活血丹载于《植物名实图考》隰草类中，"活血丹，产九江、饶州，园圃、阶角、墙阴下皆有之。春时极繁，高六七寸，绿茎柔弱，对节生叶，叶似葵菜初生小叶，细齿深纹，柄长而柔。开淡红花，微似丹参花，如蛾下垂。入夏后即枯，不易寻矣"，与现使用品种相符。

【参考文献】

[1] 陈利华，李欣.连钱草化学成分及药理作用研究［J］.亚太传统医药，2014，10（15）：33-35.

[2] 张前军，杨小生，朱海燕，等.连钱草中三萜类化学成分［J］.中草药，2006，37（12）：1780-1781.

[3] 张前军，杨小生，朱海燕，等.连钱草中有机酸成分研究［J］.天然产物研究与开发，2006（b06）：55-56.

[4] 胡万春，郭宇，喻晓洁.连钱草和金钱草利尿利胆活性筛选与比较试验研究［C］.中华中医药学会中医药传承创新与发展研讨会.2007.

[5] 葛少祥，彭代银，刘金旗，等.连钱草治疗胆固醇结石的实验研究［J］.中药材，2007，30（7）：842-845.

[6] 袁春玲，王佩琪，郭伟英.连钱草的降血糖作用及其机制研究［J］.中药药理与临床，2008，24（3）：57-58.

[7] 何平，邹佳峻，费士杰.连钱草水提物抗炎镇痛实验研究［J］.云南中医中药杂志，2014，35（2）：63-64.

[8] 陶勇，石米扬.连钱草的抑菌活性研究［J］.中国医院药学杂志，2011，31（10）：824-825.

泽 兰
Zelan

【别名】小泽兰、虎蒲、地瓜儿苗、红梗草、风药、奶孩儿、蛇王草、捕斗蛇草、接古草、地溜秧、甘露秧、方梗草。

【来源】为唇形科植物地笋 *Lycopus lucidus* Turcz. 及硬毛地笋 *Lycopus lucidus* Turcz. var. *hirtus* Regel 的地上部分。

【植物形态】

地笋：多年生草本，高可达 1.7m。具多节的圆柱状地下横走根茎，其节上有鳞片和须根。茎直立，不分枝，四棱形，节上多呈紫红色，无毛或在节上有毛丛。叶交互对生，具极短柄或无柄；上部叶椭圆形，狭长圆形或呈披针形，长 5～10cm，宽 1.5～4cm，基部渐狭呈楔形，边缘具不整齐的粗锐锯齿，表面暗绿色，下面具凹陷的腺点，无毛或脉上疏生白色柔毛。轮伞花序多花，腋生；小苞片卵状披针形，先端刺尖，较花萼短或近等长，被柔毛；花萼钟形，4～6 裂，裂片狭三角形，先端芒刺状；花冠钟形白色，有黄色发亮的腺点，上、下唇近等长，上唇先端微凹，下唇 3 裂，中裂片较大，近圆形，2 侧裂片稍短小；前对能育雄蕊 2 枚，超出于花冠，后对雄蕊退化，仅花丝残存或有时全部消失，有时 4 枚雄蕊全部退化，仅有花丝、花药的残痕；子房长圆形，4 深裂，着生于花盘上，花柱伸出于花冠外，柱头 2 裂不均等。小坚果扁平，倒卵状三棱形，长 1～1.5mm，暗褐色。花期 6～9 月，果期 8～10 月。

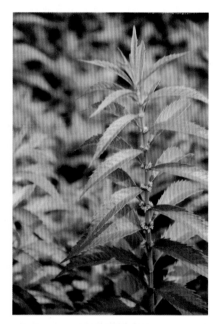

硬毛地笋

硬毛地笋：茎棱上被白色向上小硬毛，节上密集硬毛；叶披针形，暗绿色，两端渐尖，上面密被细刚毛状硬毛，下面主要在肋及脉上被刚毛状硬毛，边缘具锐齿，并有缘毛。

【生境分布】

地笋：生于海拔 2100m 以下的沼泽地、山野低洼地、水边等潮湿处。喜温暖湿润气候。在 6 月、7 月高温多雨季节生长旺盛。耐寒，不怕水涝，喜肥，在土壤肥沃地区生长茂盛，以选向阳、土层深厚、富含腐殖质的壤土或砂壤土栽培为宜；用根茎或种子繁殖。

硬毛地笋：产于重庆、武隆、秀山、南川、璧山、大足、涪陵、彭水、丰都、江北等地。分布于东北、华北、西南及陕西、甘肃等地。

【采集加工】根茎繁殖当年，种子繁殖第 2 年的夏、秋季节，茎叶生长茂盛时采收。割取地上部切段，晒干。

【药材鉴别】

性状鉴别

地笋：茎呈方柱形，四面均有浅纵沟，长50～100cm，直径2～5mm，表面黄绿色或稍带紫色，节明显，节间长2～11cm；质脆，易折断，髓部中空。叶对生，多皱缩，展平后呈披针形或长圆形，边缘有锯齿，上表面黑绿色，下表面灰绿色，有棕色腺点。花簇生于叶腋成轮状，花冠多脱落，苞片及花萼宿存。气微，味淡。

硬毛地笋：茎节及叶面上密被硬毛，余均与地笋相似。

以质嫩、叶多、色绿者为佳。

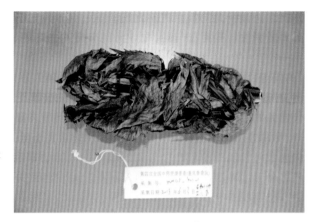

毛叶地瓜儿苗（生药）

【化学成分】地笋主要含酚酸类、黄酮类、萜类与甾体类等成分。

酚酸类成分：原儿茶醛、原儿茶酸、咖啡酸、迷迭香酸、Methyl rosmarinate、Ethyl rosmarinate、Rosmarinic acid ethyl ester、Lycopic acid A、Lycopic acid B、Lycopic acid C、Clinopodic acid C、Clinopodic acid E、Schizotenuin A、（−）-Syringaresinol、3-O-（caffeoyl）-rosmarinicacid、3-O-（caffeoyl）-rosmarinic acid-9′-methylester、Verbascoside、3-O-[β-D-xylopyranosyl-(1→6)-β-D-glucopyranosyl]-(3R)-1-octen-3-ol。

黄酮类成分：芹菜苷、木犀草素-7-O-β-葡萄糖苷、木犀草素-7-O-β-D-葡萄糖醛酸甲酯、木犀草素-7-O-β-D-吡喃葡萄糖醛酸丁酯、7,3′,4′-三羟基黄酮、3′,4′,5-三羟基-3,7-二甲氧基黄酮、金圣草黄素、木犀草素、槲皮素、槲皮黄苷、Thermopsoside、异槲皮苷、芦丁、芹菜素、金合欢素、Acacetin-7-O-β-D-glucuronopyranoside、野黄芩苷、高车前素、Pectolinarigenin-7-O-β-D-glucopyranoside、Pectolinarigenin-7-O-β-D-glucuronopyranoside-methylester、Pectolinarigenin-7-O-β-D-glucuronopyranoside。

萜类与甾体类成分：齐墩果酸、熊果酸、β-谷甾醇、桦木酸、乙酰熊果酸、胆甾酸、2α-羟基熊果酸、β-胡萝卜苷、白桦酸、齐墩果酸-28-O-β-D-葡萄糖酯、β-胡萝卜素、α-香树脂醇、β-香树脂醇、24-羟基-乌苏-12-烯-28-酸、24-甲基-5α-胆甾-7,22-二烯-6α-醇-3β-O-葡萄糖苷等。

毛叶地瓜儿苗全草含挥发油和鞣质。地笋全草含糖类，如葡萄糖、半乳糖、泽兰糖、水苏糖、棉子糖、蔗糖，另含虫漆蜡酸、白桦脂酸、熊果酸、β-谷甾醇。

【药理作用】

1. 抗凝血及活血化瘀作用：泽兰的2个化学部位（F04-A、F04-B）均可抑制大鼠体外血小板聚集和小鼠体内血小板聚集，延长小鼠凝血时间，但对出血时间无明显影响。泽兰有效部位能明显改善血瘀证模型大鼠红细胞变性，抑制红细胞聚集、抑制血小板最大聚集率的作用明显增加，且呈剂量依赖关系。泽兰有效成分（二氯甲烷萃取）能显著抑制急性血瘀证大鼠血栓的形成并调节其凝血功能。

2. 降血脂作用：泽兰能明显降低家兔血清TC和TG水平，实验性高血脂症大鼠血清TG水平也显著降低。

3. 肝保护作用：泽兰预防给药后使CCl_4肝硬化模型大鼠、小鼠血清ALT、AST水平降低，血清总蛋白、白蛋白显著升高，有较好的抗实验性大鼠、小鼠肝硬化形成的作用。对正常大鼠有显著的利胆作用，胆汁流量及熊去氧胆酸量均持续增加。泽兰水提取物可使肝纤维化模型小鼠血清AST显著降低，病理检查证明肝细胞变性、坏死和肝纤维化均有明显减轻，对小鼠肝纤维化有一定的防治作用。

4. 抗氧化作用：泽兰和地笋乙酸乙酯部位和正丁醇部位具有较强的清除超氧阴离子自由基能力、抑制脂质过氧化能力和还原Fe^{3+}能力。泽兰抗氧化活性与泽兰中所含的多酚类成分相关，主要化学成分是迷迭香酸。另外，泽兰中的挥发油具有抗氧化的作用。

5. 改善免疫力作用：泽兰水煎剂能明显降低小鼠外周血中淋巴细胞ANAE阳性细胞百分数、单核-巨噬细胞吞噬碳粒的功能、小鼠抗体生成细胞分泌的抗体IgM量、小鼠双耳的质量差、由ConA刺激引起的T淋巴细胞转化率和由脂多糖刺激引起的B淋巴细胞转化率，具有明显抑制小鼠免疫功能的作用。泽兰叶子中的多糖具有提高机体免疫力的作用，其中多糖的主要成分是半乳糖。

6. 其他作用：泽兰还具有抑制人冠状动脉平滑肌细胞增殖的活性、舒张血管效应、抗炎、抗过敏、镇痛、镇静、改善肾脏功能、保护大鼠胃黏膜、杀螨虫等作用。

【医疗用途】

药性归经：味苦、辛，性微温。归肝、脾经。

功能：活血化瘀，行水消肿，解毒消痈。

主治：妇女经闭，痛经，产后瘀滞腹痛，癥瘕，身面浮肿，跌打损伤，痈肿疮毒。

用法用量：内服：煎汤，6～12g，或入丸、散。外用：适量，鲜品捣敷；或煎水熏洗。

使用注意：无血瘀或血虚者慎服。

附方：

1. 治经闭腹痛：泽兰、铁刺菱各 9g，马鞭草、益母草各 15g，土牛膝 3g。同煎服。

2. 治产后恶露不尽，腹痛：泽兰（熬）、生干地黄、当归各 1g，芍药、生姜各 3g，甘草 2g，大枣 14 枚。水煎，分为 3 服。

3. 治产后血虚，风肿，水肿：泽兰叶、防己等分。上为末，每服 6g，温酒调下。不能饮者，醋汤调亦可。

4. 治水肿：泽兰、积雪草各 30g，一点红 25g。水煎服。

【资源评述】本品始载于《神农本草经》。《吴普本草》云："生下地水旁。叶如兰，二月生，香，赤节，四叶相值枝节间。"《新修本草》谓："泽兰，茎方，节紫色，叶似兰草而不香。今京下用之者是。陶云都梁香，乃兰草尔，俗名兰香，煮以洗浴。亦生泽畔，人家种之。花白，紫萼，茎圆，殊非泽兰也。"《本草图经》载："泽兰，今荆、徐、随、寿、蜀、梧州、河中府皆有之……二月生苗，高二三尺。茎干青紫色，作四棱。叶生相对如薄荷，微香，七月开花……亦似薄荷花。"本草所载的泽兰，主要是茎方，节紫色，叶对生似薄荷的一种，与唇形科植物地笋 Lycopus lucidus 及硬毛地笋 L. lucidus var. hirtus 相符。《中国药典》2015 年版"泽兰"收载为硬毛地笋，其根作地笋，多为食用。

【参考文献】

［1］ Murata T, Watahiki M, Tanaka Y, et al. Hyaluronidase inhibitors from Takuran, Lycopus lucidus. ［J］. Chemical & Pharmaceutical Bulletin, 2010, 58 (3): 394-397.

［2］ 王涛，李超，濮社班，等. 泽兰的化学成分研究［J］. 中国实验方剂学杂志，2012，18 (5)：83-85.

［3］ Malik A, Yuldashev M P, Obid A, et al. Flavonoids of the Aerial Part of Lycopus lucidus［J］. Chemistry of Natural Compounds, 2002, 38 (6): 612-613.

［4］ 彭涛，王微，张前军，等. 硬毛地笋化学成分研究［J］. 天然产物研究与开发，2013，25 (6)：782-784.

［5］ 任强，王红玲，周学刚，等. 泽兰的化学成分、质量分析及药理作用研究进展［J］. 中国药房，2015 (18)：2588-2592.

［6］ 周迎春，郭丽新，王世龙. 泽兰有效成分对急性血瘀大鼠凝血功能和体外血栓形成的影响［J］. 中医药学报，2013，41 (1)：22-24.

［7］ 杨甫昭，张晓彬，冯英菊. 泽兰水提物对四氯化碳致小鼠肝纤维化的防治作用［J］. 中国实验方剂学杂志，2008，14 (7)：50-51.

［8］ 聂波，何国荣，刘勇，等. 地笋抗氧化活性的研究［J］. 中国实验方剂学杂志，2010，16 (8)：176-178.

［9］ 聂波，黄锋，刘勇，等. 泽兰抗氧化活性的研究及活性部位的筛选［J］. 中国中药杂志，2010，35 (13)：1754-1757.

［10］ Slusarczyk S, Hajnos M, Skalicka-Woźniak K, et al. Antioxidant activity of polyphenols from Lycopus lucidus, Turcz［J］. Food Chemistry, 2009, 113 (1): 134-138.

［11］ Yu J Q, Lei J C, Zhang X Q, et al. Anticancer, antioxidant and antimicrobial activities of the essential oil of Lycopus lucidus Turcz. var. hirtus Regel［J］. Food Chemistry, 2011, 126 (4): 1593-1598.

［12］ 王红梅，马素好. 泽兰对小鼠免疫功能的抑制效应［J］. 新乡医学院学报，2010，27 (3)：220-222.

［13］ Yang X, Lv Y, Tian L, et al. Composition and systemic immune activity of the polysaccharides from an herbal tea (Lycopus lucidus Turcz)［J］. J Agric Food Chem, 2010, 58 (10): 6075-6080.

［14］ 聂波，李佳彦，王硕仁，等. 泽兰对人冠状动脉平滑肌细胞增殖的影响［J］. 中西医结合心脑血管病杂志，2010，08 (9)：1078-1080.

［15］ 崔昊震，林长青. 泽兰乙醇提取物对大鼠血管的舒张作用及其机制研究［J］. 延边大学医学学报，2012，35

    （4）：260-262.

[16] Yun J L，Kang D G，Jin S K，et al. Lycopus lucidus inhibits high glucose-induced vascular inflammation in human umbilical vein endothelial cells [J]. Vascular Pharmacology，2008，48（1）：38-46.

[17] 曹赛霞，赵直光，孙德珍. 泽兰防治慢性肾衰竭的实验研究 [J]. 中国中西医结合肾病杂志，2008，9（8）：712-714.

[18] 项琼，宋恩峰，贾汝汉，等. 泽兰对单侧输尿管梗阻大鼠肾间质纤维化的影响 [J]. 中国中西医结合肾病杂志，2009，10（3）：197-200.

[19] Yao Y，Yang J，Wang D，et al. The aqueous extract of Lycopus lucidus Turcz, ameliorates streptozotocin-induced diabetic renal damage via inhibiting TGF-β₁ signaling pathway [J]. Phytomedicine，2013，20（13）：1160-1167.

[20] 贾亮，徐铁，周微，等. 泽兰提取物对乙醇致小鼠胃溃疡保护作用 [J]. 时珍国医国药，2010，21（3）：589-590.

[21] Yang J Y，Lee H S. Acaricidal activities of the active component of Lycopus lucidus oil and its derivatives against house dust and stored food mites (Arachnida：Acari) . [J]. Pest Management Science，2012，68（4）：564-572.

薄 荷

Bohe

【别名】南薄荷、野薄荷、夜息花、见肿消、水益母、鱼香草、香薷草。

【来源】为唇形科植物薄荷 *Mentha haplocalyx* Briq. 的地上部分。

【植物形态】多年生芳香草本，高 30～80cm。具匍匐的根茎，质脆。茎锐四棱形，多分枝，角隅及近节处毛较显著。单叶对生；叶柄长 2～15mm；叶形变化较大，披针形、卵状披针形、长圆状披针形至椭圆形，长 2～7cm，宽 1～3cm，基部楔形至近圆形，边缘在基部以上疏生粗大的牙齿状锯齿，侧脉 5～6 对，上面深绿色，下面淡绿色，两面具柔毛及黄色腺鳞，下面分布较密。轮伞花序腋生；总梗上有小苞片数枚，线状披针形，具缘毛；花萼管状钟形，外被柔毛及腺鳞，具 10 脉，萼齿 5 枚，缘有纤毛；花冠淡紫色至白色，花冠喉内部被微柔毛；雄蕊 4 枚，前对较长，常伸出花冠外或包于花冠筒内，花药卵圆形，2 室，药室平行；花柱略超出雄蕊，先端近相等 2 浅裂，裂片钻形。小坚果长卵球形，褐色或淡褐色，具小腺窝。花期 7～9 月，果期 10～11 月。

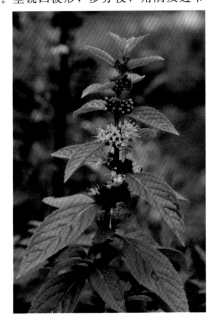

薄荷

【生境分布】生于溪沟旁、路边及山野湿地，海拔可高达 3500m。在海拔 2100m 以下地区都可以生长，而以低海拔栽培其精油和薄荷脑含量较高。喜温暖、湿润气候，喜阳光，不宜在荫蔽处栽培。用种子、扦插、分枝和根茎繁殖。产于万州全区、武隆、黔江、秀山、南川、铜梁、江津、大足、永川、荣昌等地。分布于华北、华东、华中、华南及西南各地。

【采集加工】在江浙每年可收 2 次，夏、秋两季茎叶茂盛或花开至 3 轮时选晴天分次采割。华北采收 1～2 次，四川可收 2～4 次。一般头刀收割在 7 月，二刀在 10 月，选晴天采割，摊晒 2 天，稍干后扎成小把，再晒干或阴干。薄荷茎叶晒至半干，即可蒸馏，得薄荷油。

【药材鉴别】

性状鉴别：茎方柱形，有对生分枝，长 15～40cm，直径 0.2～0.4cm；表面紫棕色或淡绿色，棱角处具茸毛，节间长 2～5cm；质脆，断面白色，髓部中空。叶对生，有短柄；叶片皱缩卷曲，完整叶片展平后呈宽披针形、卵形或长椭圆形，长 2～7cm，宽 1～3cm，边缘在基部以上疏生粗大的牙齿状锯齿，侧脉 5～6 对；上表面深绿色，下表面灰绿色，两面均有柔毛，下表面在扩大镜下可见凹点状腺鳞。茎上部常有腋生的轮伞花序，花萼钟状，先端 5 齿裂，萼齿狭三角状钻形，微被柔毛；花冠多数存在，淡紫色。揉搓后有特殊香气，味辛、凉。

以叶多、色绿、气味浓者为佳。

【化学成分】薄荷鲜叶含油1%～1.46%，油中主成分为左旋薄荷醇，含量62.3%～87.2%；还含左旋薄荷酮、异薄荷酮、胡薄荷酮、乙酸癸酯、乙酸薄荷酯、苯甲酸甲酯、α-蒎烯、β-蒎烯、β-侧柏烯、3-戊醇、2-己醇、3-辛醇、右旋月桂烯、柠檬烯、桉叶素、α-松油醇等。

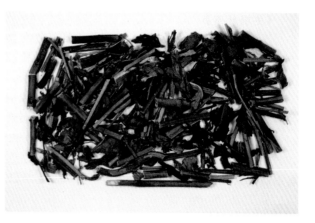

薄荷（段）

黄酮类成分：异瑞福灵、木犀草素-7-葡萄糖苷、薄荷异黄酮苷、5,6,4'-三羟基-7,8-二甲氧基黄酮、5,6,4'-三羟基-7,8,3'-三甲氧基黄酮、5,6-二羟基-7,8,3',4'-四甲氧基黄酮、5-羟基-6,7,8,3',4'-五甲氧基黄酮、5,3'-二羟基-6,7,8',4'-四甲氧基黄酮、5-羟基-6,7,3',4'-四甲氧基黄酮、5,4'-二羟基-7-甲氧基黄酮、5,6-二羟基-7,8,4'-三甲氧基黄酮、5,4'-二羟基-6,7,8-三甲氧基黄酮、醉鱼草苷、薄荷木酚素、5-羟基-6,7,8,4'-四甲氧基黄酮、桦木酸、橙皮素-7-O-β-D-葡萄糖苷、龙胆酸-5-O-β-D-(6'-水杨酰基)-葡萄糖苷、蒙花苷、刺槐素、田蓟苷、藿香苷等。

有机酸成分：迷迭香酸、咖啡酸、紫草酸、紫草酸B、紫草酸镁B、紫草酸钠B、丹参缩酚酸、顺式丹参缩酚酸等。

最近又从叶中分得具抗炎作用的多种成分，以二羟基-1,2-二氢萘二羧酸为母核：1-(3,4-二羟基苯基)-6,7-二羟基-1,2-二氢萘-2,3-二羧酸、1-(3,4-二羟基苯基)-3-[2-(3,4-二羟基苯基)-1-羧基]乙氧基羰基-6,7-二羟基-1,2-二氢萘-2-羧酸、7,8-二羟基-2-(3,4-二羟基苯基)-1,2-二氢萘-1,3-二羧酸、1-[2-(3,4-二羟基苯基)-1-羧基]乙氧基羰基-2-(3,4-二羟基苯基)-7,8-二羟基-1,2-二氢萘-3-羧酸、3-[2-(3,4-二羟基苯基)-1-羧基]乙氧基羰基-2-(3,4-二羟基苯基)-7,8-二羟基-1,2-二氢萘-1-羧酸等。

【药理作用】

1. 对中枢神经系统的作用：内服少量薄荷油可通过兴奋人中枢神经，使皮肤毛细血管扩张，促进汗腺分泌，增加散热，有发热解热作用。薄荷醇可缩短戊巴比妥钠诱导的小鼠入睡潜伏期，使其急性死亡率增加，但对睡眠的持续时间无明显影响。

2. 保肝利胆作用：薄荷提取物样品能明显降低D-氨基半乳糖所致急性肝损伤模型小鼠血清中AST及ALT水平，对小鼠急性肝损伤有明显的保护作用。薄荷提取物样品能显著增加大鼠胆汁分泌量，对大鼠有明显利胆作用，石油醚萃取部位作用最为明显。

3. 抗肿瘤作用：薄荷提取物能明显减轻Lewis肺癌和S_{180}荷瘤小鼠的瘤重，对小鼠Lewis肺癌和S_{180}荷瘤有一定的抗肿瘤作用。

4. 对消化系统和平滑肌的作用：在离体状态下，薄荷油及其主要成分薄荷醇对家兔、豚鼠回肠活动的张力、强度、强度-张力差有明显的抑制作用，且能对抗组胺、乙酰胆碱、$BaCl_2$等引起的肠管活动亢进。

5. 对生殖系统的作用：薄荷油及其主要成分薄荷醇对家兔、豚鼠的离体子宫的张力、强度、强度-张力差有明显的抑制作用。薄荷油对家兔终止早孕和抗着床作用机制可能与子宫收缩无关，而主要与滋养液的损害有关。

6. 对呼吸系统的作用：薄荷醇直接作用于呼吸道黏液细胞，其刺激作用导致器官产生新的分泌，使稠厚的黏液易于排出。薄荷醇用于支气管炎时，能减少呼吸道的泡沫痰，使有效通气腔道增大，而表现祛痰作用。

7. 促进透皮吸收作用：薄荷醇和薄荷脑都为单萜类化合物，外用具有促进药物渗透的作用。薄荷醇作用机理是通过皮肤角质层的结构改变来促进药物吸收。不同浓度的薄荷脑对维生素E乳膏均有促透作用。

8. 抗炎镇痛作用：浓薄荷水对二甲苯引起的小鼠耳肿胀和蛋清引起的大鼠足趾肿胀均有明显抑制作用，对早期急性炎症的充血水肿过程有明显抑制作用；薄荷提取物灌胃对小鼠乙酸扭体反应有明显抑制作用。

9. 抗真菌、抗病毒作用：薄荷油、薄荷醇分别与核盘菌、匍茎根霉菌、毛霉菌共处于一个封闭环境中，均可以剂量依赖性地抑制这些真菌的生长和繁殖，而薄荷酮则无此作用。在体外蚀斑抑制试验中，薄荷对单纯疱疹病毒的2种亚型（HSV21和HSV22）均显示较强的抑制作用，IC_{50}分别为0.002%和0.0008%。

【医疗用途】

药性归经：味辛，性凉。归肺、肝经。

功能：散风热，清头目，利咽喉，透疹，解郁。

主治：风热表证，头痛目赤，咽喉肿痛，麻疹不透，隐疹瘙痒，肝郁胁痛。

用法用量：内服：煎汤，3～6g，不可久煎，宜作后下；或入丸、散。外用：适量，煎水洗或捣汁涂敷。

使用注意：表虚汗多者禁服。

附方：

1. 治外感咳嗽，咽喉不利：薄荷100g，桔梗150g，防风100g，甘草50g。为末。每服12g，水煎服。

2. 治眼弦赤烂：薄荷，以生姜汁浸一夜，晒干为末，每用3g，沸汤泡洗。

3. 治结合膜炎：将薄荷叶用冷开水洗净后，浸入乳汁中10～30分钟。患眼用5％盐开水冲洗后，取薄荷叶盖于患眼上，经10分钟可再换1叶，每天数次。

4. 治干湿疥疮：薄荷50g，百部50g，地肤子50g。水煎洗，每日数次。

【资源评述】薄荷属（Mentha Linn.）植物全世界约有30种，广泛分布于北半球的温带地区。我国有12种、1亚种、3变种、2变型。薄荷 Mentha haplocalyx Briq. 是常用的中药，其提取的薄荷油是医药、食品、饮料及日用品的重要原料，也是我国传统的出口物资，其产量居世界首位。

薄荷始载于《新修本草》，曰："薄荷茎叶似荏而尖长，根经冬不死，又有蔓生者。"《本草纲目》载："薄荷，人多栽莳。二月宿根生苗，清明前后分之。方茎赤色，其叶对生，初时形长而头圆，及长则尖。吴、越、川、湖人多以代茶。苏州所莳者，茎小而气芳，江西者稍粗，川蜀者更粗，入药以苏产为胜。"古今药用薄荷一致，均为薄荷 Mentha haplocalyx Briq.，并以江苏所产的苏薄荷为道地药材。

薄荷原主产于江苏南通、海门、东台、淮阴、盐城、徐州、太仓等地；现主产地已逐渐转移至安徽北部，其产量占全国的约70％，而江苏产量约占20％。安徽主产区域以太各县为中心的五河、涡阳、临安等地。江西九江、宜春、赣州、吉安、上饶以及河南驻马店、南阳、安阳、周口也有大量栽培。此外，四川宜宾、云南楚雄等地亦有少量栽培。江苏、安徽所产者为苏薄荷，主销上海、北京、天津等地；江西、河南、四川、云南等地栽培的薄荷多自产自销。

对家种薄荷、野生薄荷、苏薄荷及市售薄荷的比较研究表明，家种薄荷最好，其次野生薄荷，但其质量受采收期、加工及包装的影响较大。夏季采收的薄荷中以薄荷醇（91.86％）、薄荷酮（5.09％）含量较高，秋季采收的薄荷以薄荷醇（85.73％）、薄荷酮（5.12％）、α-蒎烯（2.68％）、β-蒎烯（2.07％）和柠檬烯（1.71％）为主。

欧薄荷 M. longifolia（L.）Huds. 原产于欧洲，上海、南京有引种栽培。花序及叶的出油率为0.23％～1.1％，油的成分主为胡薄荷醇（约40％）、薄荷脑及薄荷酮。辣薄荷 M. piperita L. 原产于前苏联，为提取的薄荷油及药用的主要原料，南京、北京有引种栽培，油中含薄荷脑38％～65％。

【参考文献】

[1] 张援虎，刘颖，胡峻，等. 薄荷中黄酮类成分的研究 [J]. 中草药，2006，37（4）：512-514.

[2] 徐凌玉，李振麟，蔡芷辰，等. 薄荷化学成分的研究 [J]. 中草药，2013，44（20）：2798-2802.

[3] She, G M, Xu C, Liu B, et al. Polyphenolic Acids from Mint (the Aerial of Mentha haplocalyx Briq.) with DPPH Radical Scavenging Activity [J]. Journal of Food Science, 2010, 75 (4)：C359-C362.

[4] 景玉霞，兰卫. 薄荷的化学成分和药理作用 [J]. 新疆中医药，2012，30（4）：122-124.

[5] 彭蕴茹，钱士辉，石磊，等. 薄荷非挥发性提取部位的药理活性研究 [J]. 中药材，2008，31（1）：104-107.

[6] 梅全喜，钟希文，高玉桥，等. 浓薄荷水抗炎作用实验研究 [J]. 中国药业，2008，17（21）：11-12.

香 薷
Xiangru

【别名】香菜、华荠苧、石香薷、紫花香菜、蜜蜂草、香薷草、小香薷、满山香、青香薷、土香薷、土香草。

【来源】为唇形科植物石香薷 *Mosla chinensis* Maxim. 的地上部分。

【植物形态】直立草本，茎高55～65cm。基部分枝较长，向上分枝渐短。茎四棱形，基部类圆形，中上部茎具细浅纵槽数条，四棱上疏生长柔毛，槽内为卷曲柔毛。叶对生；叶柄被小纤毛；叶线状披针形，长1.8～2.6cm，宽0.3～0.4cm，先端渐尖，基部渐狭，边缘具疏锯齿3～4枚，上面黄绿色，被短柔毛，间有长绵毛，下面较淡，主脉上为长柔毛，余为短柔毛，两面均具凹陷腺点。总状花序密集成穗状，苞片覆瓦状排列，倒卵圆形或圆卵形，先端短尾尖，全缘，上面上半部被疏柔毛，下半部近无毛；下面密被白色长柔毛，上半部密生凹陷腺点，边缘具长睫毛，多为5条脉，自基部掌状生出。花梗被短柔毛。花萼钟形，外被白色柔毛及凹陷腺点，内面在喉部以上被白色绵毛，下半部无毛，萼齿5枚，花冠淡紫色，或少有白色，伸出苞片；雄蕊、雌蕊内藏，退化雄蕊2枚；柱头2裂，反卷；花盘前方指状膨大。小坚果扁圆球形，表面具深穴状或针眼状雕纹，穴窝内具腺点。花期6月，果期7月。

【生境分布】野生于海拔1400m以下草坡或林下、生荒地、田边、山边草丛等地，或栽培。对土壤要求不严格，怕旱，不宜重茬。种子繁殖。产于秀山、綦江、石柱、酉阳、江津、涪陵、南川等地。分布于华东、中南、台湾、贵州等地。

【采集加工】夏、秋季茎叶茂盛、花初开时采割，阴干或晒干，捆成小把。

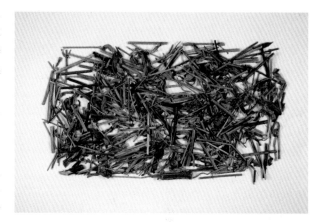

香薷（段）

【药材鉴别】

性状鉴别：全体长14～30cm，密被白色短茸毛。茎多分枝，四方柱形，近基部圆形，直径0.5～5mm；表面黄棕色，近基部常呈棕红色，节明显，节间长2～5cm；质脆，易折断，断面淡黄色。叶对生，多脱落，皱缩或破碎，完整者展平后呈狭长披针形，长0.7～2.5cm，宽约4mm，边缘有疏锯齿，黄绿色或暗绿色；质脆，易碎。花轮密集成头状；苞片被白色柔毛；花萼钟状，先端5裂；花冠皱缩或脱落。小坚果4枚，包于宿萼内，香气浓，味辛凉。

以枝嫩、穗多、香气浓者为佳。

【化学成分】香薷挥发性成分中主要含高级烷烃、烯烃、醇、酮、酚及有机酸等多种化学成分。石香薷：全草含挥发油2%，内含香荆芥酚，对聚伞花素，对异丙基苯甲醇，β-蒎烯，4-蒈烯，α-松油烯，百里香酚，葎草烯，β-金合欢烯，柠檬烯。

最近又分离出：6-甲基三十三烷、β-谷甾醇、熊果酸、5-羟基-6,7-二甲氧基黄酮、5-羟基-6-甲基-7-O-β-D-吡喃木糖（3→1）-β-D-吡喃木糖双氢黄酮苷、5,7-二羟基-4′-甲氧基黄酮、洋芹素、山奈素-3-O-β-D-葡萄糖苷、桑色素-7-O-β-D-葡萄糖苷、肉桂酸异西酯、α-香芹酮、5,7-二甲氧基-4′-羟基黄酮、芹菜素-7-O-α-L-鼠李糖(1-4)-6′-O-乙酰基-β-D-葡萄糖甙、5,7-二甲氧基 4′-O-α-L-鼠李糖(1-2)-β-D-葡萄糖甙及金合欢素-7-O芸香甙等。

还分离出乙酸百里酚、乙酸香荆芥酚、α-石竹烯、黄芩素-7-甲醚、木犀草素、槲皮素、金圣草黄素、芹菜素、百里氢醌-5-O-β-吡喃葡萄糖苷、百里氢醌-2-O-β-吡喃葡萄糖苷、百里氢醌-2,5-O-β-吡喃葡萄糖苷、吲哚-3-甲酸-β-D-吡喃葡萄糖苷、丁香酸、对羟基苯甲酸、邻苯二甲酸二丁酯、5,6-二羟基-7-甲氧基黄酮等。

【药理作用】

1. 抗病原微生物：香薷挥发油有较广谱的抗菌作用，其主要抗菌有效成分为百里香酚、香荆芥酚和对聚伞花素等。香薷挥发油对金黄色葡萄球菌、表皮葡萄球菌、伤寒杆菌、变形杆菌等10种菌株均有一定的抑制作用。香薷挥发油具有抗流感病毒 A3 的作用。石香薷水提物能够抑制流感病毒。石香薷挥发油对大肠杆菌、巴氏杆菌、金黄色葡萄球菌、链球菌均有较强的抑制作用。

2. 解热作用：香薷具有一定的解热作用，能使实验性动物体温降低。香薷散煎液30g/kg灌胃啤酒酵母感染所致发热的大鼠，一次给药有短暂的退热作用，连续3次给药有显著解热作用。

3. 镇静、镇痛作用：石香薷挥发油剂量在0.15ml/kg、0.3ml/kg对醋酸所致小鼠扭体有明显的抑制作用，并呈量效关系。石香薷挥发油0.3ml/kg灌胃阈下剂量戊巴比妥钠的小鼠，有明显抑制催眠作用，表明有镇静作用。

4. 增强免疫作用：石香薷挥发油能使小鼠脾脏重量增加、脾脏抗体形成细胞合成和分泌抗体的活力增强、抗 SRBC 抗体总量增加，具有增强机体特异性和非特异性免疫应答、提高机体防御机制的作用，对抗体免疫的反应阶段和效应阶段均有促进作用。

5. 利尿作用：香薷能够对肾血管产生刺激作用而引起肾小管充血、滤过压增高，从而发挥利尿作用。

【医疗用途】

药性归经：味辛，性微温。归肺、胃经。

功　能：发汗解表，化湿和中。

主　治：暑湿感冒，恶寒发热，头痛无汗，腹痛吐泻，小便不利，水肿。

用法用量：内服：煎汤，3～10g，或入丸、散，或煎汤含漱。外用：适量，捣敷。

使用注意：内服宜凉饮，热饮易致呕吐。表虚者禁服。

附方：

1. 治中暑烦渴：香薷 10g。水煎服。

2. 治霍乱吐利，四肢烦疼，冷汗出，多渴：香薷 10g，蓼子 5g。水煎去渣温服，每日 3 次。

3. 治水肿：干香薷 500g，白术 210g。上二味各捣碎过筛，浓煮香薷取汁，和白术为丸，如梧桐子大。每服 10 丸，日夜 4～5 次。

4. 治小儿白秃，发不生，汗出：浓煮陈香薷汁少许，脂和胡粉敷上。

5. 治口臭：香薷适量，煎水含漱。

【资源评述】 香薷药用历史悠久，《本草经集注》以"香菜"之名记载，但各本草记载的香薷的基原有变化。据谢宗万先生考证，《本草经集注》（香菜）、《食疗本草》（香戎）、《图经本草》（香茸）等记载的为香薷 Elsholtzia ciliate（Thunb.）Hyland.；《四声本草》（石香菜）和《开宝本草》（石香菜）记载的为石香薷 Mosla chinensis Maxim.。从历代本草记载看出，在明代之前也用过香薷 Elscholtzia cilliata 入药。香薷最早的药用品种应为唇形科香薷属香薷组的几个品种，并非专指海州香薷；至明代《本草品汇精要》记载，"江西新定新安产者"为香薷的"道地"药材，即以石香薷为香薷的新兴品种。目前国内香薷主流品种为江香薷 Mosla chinensis cv. jiangxiangru，为石香薷 Mosla chinensis 的栽培变种，《中国药典》在"香薷"条下也收载了石香薷 Mosla chinensis 和江香薷 Mosla chinensis cv. Jiangxiangru。

江香薷的原植物过去很多文献都认为是海州香薷 Elsholtzia splendens，《中国药典》1990 年版之前各版所载的香薷也为该种。但据市场调查，各地市售商品以石香薷 M. chinensis 为主，系野生品，又称"青香薷"，其次为江香薷 M. chinensis cv. Jiangxiangru 栽培品，而海州香薷并非现时的药材商品。青香薷主产于广西富川、兴安、钟山，广东梅县、照关，湖南长沙、湘潭，湖北孝感、黄岗等地。销河北、山西、陕西、宁夏、河南、湖北、湖南、广东、福建、四川等省（自治区）。"江香薷"主产于江西分宜、新余、宜春、上高等地，主销江西、四川、浙江、山东、江苏、上海、北京等地。江香薷的与青香薷的主要区别：茎较粗，高 55～65cm，节间长 4～7cm。叶片被针形，长 3～6cm，宽 6～10mm，先端渐尖，基部渐狭，边缘具 5～9 个锐浅锯齿。总状花序密集成穗状，长 2～3.5cm，花冠淡紫色或少有白色。主要栽培于江西省分宜等地。

香薷 Elscholtzia cilliata 在全国各地习称"土香薷"，不作正品香薷用。重庆还产有石荠苧 Mosla scabra，在民间称野荆芥、土香茹草，代香薷入药。另外，牛至属牛至 Origanam vuglare 在民间也称"土香薷"，药理活性与江香薷或青香薷相似，而且毒性小。

<h3 style="text-align:center">香薷及常见混淆品植物检索表</h3>

1. 轮伞花序组成穗状花序，花序偏向一侧

  2. 花萼前 2 齿较其余 3 齿为长，叶卵形式椭圆状拉针形，边缘具锯齿 ·················· **土香薷**

  2. 花萼齿近等长；叶卵状三角形，卵状长圆形至长圆状披针形，边缘具整齐，锐或稍钝的疏锯齿 ······ **海州香薷**

1. 轮伞花序 2 花，在主茎及分枝上组成顶生的总状花序

  3. 苞片较宽，花萼具近相等的 5 齿；小坚果具深穴状雕纹

    4. 茎较纤细，高 9～35cm，叶线状长圆形，边缘具疏而不明显的浅锯齿 ·················· **石香薷**

4. 茎较粗大，高 55～65cm，叶片披针形，边缘具 5～9 个锐浅锯齿 ·· 江香薷

3. 苞片常狭小，花 2 唇形；小坚果具疏网纹，稀具深雕纹 ·· 石荠苎

【参考文献】

[1] 舒任庚，胡浩武，黄琼．江香薷籽挥发油成分的 GC—MS 分析 [J]．中国药房，2009，20 (9)：674-675.

[2] 胡浩武，谢晓鸣，张普照，等．江香薷黄酮类化学成分研究 [J]．中药材，2010，33 (2)：218-219.

[3] 刘华，张东明，罗永明．江西道地药材江香薷的化学成分研究 [J]．中国实验方剂学杂志，2010，16 (3)：56-59.

[4] 李敏，苗明三．香薷的化学、药理与临床应用特点分析 [J]．中医学报，2015，30 (4)：578-579.

[5] 徐军烈，蒋维尔．石香薷水提物抗流感病毒作用研究 [J]．浙江中医杂志，2013，48 (4)：273-274.

[6] 张忠华，殷建忠．唇形科香薷属植物化学成分药理作用及开发应用研究进展 [J]．云南中医中药杂志，2008，29 (8)：48-50.

紫苏叶
Zisuye

【别名】苏、苏叶、紫菜。

【来源】为唇形科植物紫苏 *Perilla frutescens* (L.) Britt. 的干燥叶（或带嫩枝）。

【植物形态】一年生草本，具有特殊芳香。茎直立，多分枝，紫色、绿紫色或绿色，钝四棱形，密被长柔毛。叶对生；叶柄长 3～5cm，紫红色或绿色，被长节毛；叶片阔卵形、卵状圆形或卵状三角形，长 4～13cm，宽 2.5～10cm，有时呈短尾状，边缘具粗锯齿，有时锯齿较深或浅裂，两面紫色或仅下面紫色，上下两面均疏生柔毛，沿叶脉处较密，叶下面有细油腺点。轮伞花序，由 2 花组成偏向一侧成假总状花序，顶生和腋生，花序密被长柔毛；苞片卵形、卵状三角形或披针形；花萼钟状，外面下部密被长柔毛和有黄色腺点，顶端 5 齿，2 唇，上唇宽大，有 3 齿，下唇有 2 齿，结果时增大，基部呈囊状；花冠唇形，白色或紫红色，花冠筒内有毛环，外面被柔毛，上唇微凹，下唇 3 裂，裂片近圆形，中裂片较大；雄蕊 4

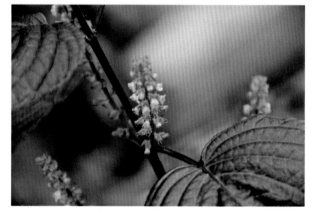

紫苏

枚，二强，着生于花冠筒内中部；花盘在前边膨大；雌蕊 1 枚，子房 4 裂，花柱基底着生。小坚果近球形，灰棕色或褐色，直径 1～1.3mm，有网纹。花期 6～8 月，果期 7～9 月。

【生境分布】全国各地广泛栽培。喜温暖、湿润气候，在阳光充足的环境下生长旺盛，产量较高。以疏松、肥沃、排灌方便的壤土栽培为宜。用种子繁殖，直播和育苗移栽法。

【采集加工】南方 7～8 月，北方 8～9 月，枝叶茂盛时收割，摊在地上或悬于通风处阴干，干后将叶摘下即可。

【药材鉴别】

性状鉴别：叶片多皱缩卷曲、破碎，完整者展平后呈卵圆形，长 4～11cm，宽 2.5～9cm。先端长尖或急尖，基部圆形或宽楔形，边缘具圆锯齿。两面紫色或上表面绿色，下表面紫色，疏生灰白色毛，下表面有多数凹点状的腺鳞。叶柄长 2～5cm，紫色或紫绿色。质脆。带嫩枝者，枝的直径 2～5mm，紫绿色，断面中部有髓。气清香，味微辛。

【化学成分】含挥发油类、黄酮和花色苷类、酚酸类、苷类、三萜类和甾体等主要化学成分。

挥发油其成分主要有紫苏醛、柠檬烯、β-丁香烯、α-香柑油烯、芳樟醇、石竹烯、石竹素、棕榈酸、丹皮酚、桉油烯醇、反式-橙花叔醇、α-石竹素、11 顺-十六碳-烯酸、反式-α-香柑油烯等。

地上部分含紫苏酮、异白苏烯酮、白苏烯酮、紫苏烯、亚麻酸乙酯、亚麻酸及 β-谷甾醇等。紫苏茎中含有黄酮类、二氢黄酮类、黄酮醇类和二氢黄酮醇类等多种黄酮化合物。含有 (+)-isololiolide、dehydrovomifoliol、（-）-loliolide、野黄芩苷、对羟基苯甲醛、对羟基苯乙酮、3-吲哚甲醛、反式对羟基桂皮酸、芹菜素、木犀草素、秦皮乙素、迷迭香酸甲酯、sericoside、咖啡酸乙烯酯、黄芩素-7-甲醚、紫苏醇-β-D-吡喃葡萄糖苷、紫苏苷 B、紫苏苷 C 及 1,2-亚甲二氧基-4-甲氧基-5-烯丙基-3-苯基-β-D-吡喃葡萄糖苷等。

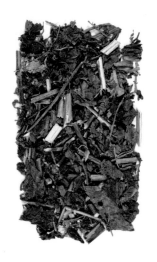

还含高山黄芩苷、新西兰牡荆苷Ⅱ、5,3′,4′-三羟基黄酮-7-(2-O-β-D-葡萄糖醛酸基)-β-D-葡萄糖醛酸苷、（R)-苯乙腈-2-2-O-β-D-吡喃葡萄糖基-β-D-吡喃葡萄糖苷、野樱苷［(R)-苯乙腈-2-O-β-D-吡喃葡萄糖苷］、咖啡酸、(Z,E)-2-(3,4-二羟基苯基)-乙烯咖啡酸酯、(Z,E)-2-(3,5-二羟基苯基)-乙烯咖啡酸酯、豆甾醇、β-谷甾醇、菜油甾醇等。

【药理作用】

1. 抗菌、抗病毒作用：紫苏叶挥发油对革兰阳性菌中金黄色葡萄球菌和革兰阴性菌中大肠杆菌具有较强的抗菌作用，特别是金黄色葡萄球菌。紫苏中的紫苏醛、柠檬醛具有抑菌作用。紫苏茎叶提取物对常见菌具有抑制作用。此外，紫苏醛、蒎烯、芋烯具有抗绿脓杆菌的活性。

紫苏叶（段）

2. 对血液的作用：紫苏能直接作用于血管，有短暂的收缩血管作用；可以促进血小板血栓的形成，可缩短血凝时间、血浆复钙时间和凝血活酶时间。紫苏水提取物对高脂血症小鼠有显著的降血脂和抗氧化作用。紫苏叶提取物可对抗家兔动脉粥样硬化情况，具有调节血脂的作用。

3. 镇静、镇痛作用：紫苏叶提取物中紫苏醛与豆甾醇协同具有镇静、镇痛活性。从紫苏中分离出的莳萝芹菜脑可使环己烯巴比妥诱导的睡眠时间延长，在一定范围内呈剂量依赖关系。在＜10mg/kg 的剂量下，莳萝芹菜脑的活性与盐酸氯丙嗪几乎相当；而大剂量时，可引起致幻；剂量达 718mg/kg 时，可使睡眠小鼠发生持续的惊厥。

4. 抗氧化作用：紫苏叶及紫苏子皮中含有较丰富的抗氧化成分，用不同溶剂提取得到的提取物在紫苏油中都显示出一定的抗氧化活性，紫苏子乙醇提取物的抗氧化效果优于紫苏叶乙醇提取物。

5. 抗肿瘤作用：紫苏叶及其提取物紫苏醇可抑制病毒诱导癌变的活性，能明显抑制化学致癌剂或皮下移植瘤株所致乳腺癌的发病率，减少肿瘤的重量和体积，延长肿瘤出现的时间，可抑制乳腺癌生长及大鼠肝脏肿瘤细胞生长。紫苏挥发油对人肺癌 LTEP-a-2 细胞的生长抑制作用。

6. 其他作用：紫苏叶的石油醚提取物及乙醇提取物具有促进肠胃消化吸收的作用。

【医疗用途】

药性归经：味辛，性温。归肺、脾经。

功能：解表散寒，行气和胃。

主治：风寒感冒，咳嗽呕恶，妊娠呕吐，鱼蟹中毒。

用法用量：内服：煎汤，5～10g。外用：适量，捣敷、研末掺或煎汤洗。

使用注意：阴虚、气虚及温病者慎服。

附方：

1. 治伤风发热：紫苏叶、防风、川芎各 4.5g，陈皮 3g，甘草 2g。加生姜 2 片，煎服。

2. 治咳嗽：紫苏叶、贝母、款冬花、汉防己各等份。上四味研为细末，每服 3g，水一茶碗，煎至七分，温服。

3. 治吐乳：紫苏叶、甘草、滑石各等份，水煎服。

4. 治噎膈病吐逆：紫苏叶 100g，白蜜、姜汁各 1.5g，和匀，微火煎沸。每服半匙，空腹细呷。

5. 治水气虚肿，小便赤涩：陈皮（去白）50g，防己、木通、紫苏叶各 15g。上为末，每服 6g，姜 3片。水煎，食前服。

【资源评述】紫苏原名"苏"，入药始载于《名医别录》，列为中品，"紫苏叶"之名始见于《药性论》。《本草经集注》云："叶下紫色，而气甚香，其无紫色、不香似荏者，多野苏，不堪用。"《本草图经》载：

"苏，紫苏也。……叶下紫色，而气甚香，夏采茎、叶，秋采实。"《本草纲目》曰："紫苏、白苏皆以二三月下种，或宿子在地自生。其茎方，其叶圆而有尖，四围有巨齿，肥地者面背皆紫，瘠地者面青背紫，其面背皆白者，即白苏，乃荏也。"《植物名实图考》谓："今处处有之，有面背俱紫、面紫背青二种，湖南以为常茹，谓之紫菜，以烹鱼尤美。"可知古代所用紫苏有紫苏、野苏、白苏之分，紫苏 Perilla frutescens（L.）Britt. 和野紫苏 P. frutescens（L.）Britt. var. acura（Thunb.）Kudo。

《本草纲目》云："今有一种花紫苏，其叶细齿密纽，如剪成之状，香、色、茎、子并无异者，人称回回苏云。"《植物名实图考》在"苏"条下附有回回苏图，可见古代作紫苏入药的尚包括同属植物回回苏 Perilla frutescens（L.）Britt. var. crispa（Thumb.）Hand. - Mazz，现江苏、广西、四川、重庆、云南、贵州等地区用其叶作紫苏叶。本种主要特征为叶皱曲，边缘有狭而深的锯齿呈流苏状，或条状深裂呈鸡冠状；果萼较小，长约 4mm；小坚果直径 0.5～1mm，暗棕色或暗褐色。全国各地多有栽培。

紫苏属植物分类一直存在纷争，有的主张将白苏与紫苏合为一种，《中国植物志》即记载有 1 种 2 变种（2 变种即回回苏和野紫苏）。但近年学者研究发现，紫苏和白苏不仅叶、花的颜色不同，所含挥发油的组分亦有明显差别。从其药材气味来看，也存在较大差别。魏长玲等对全国 43 份紫苏叶样品挥发油分析，挥发油主要包括紫苏酮（PK）、紫苏醛（PA）、紫苏烯（PP）、石竹烯（EK）、α-法尼烯（PL）等 31 个成分。紫苏变种 Perilla frutescens var. frutescens 包括了 5 个化学型，以 PK 型最多，其中 PK 型主要是绿色叶，PA 型为紫色叶或绿色叶，野生紫苏变种 P. frutescens var. acuta 为 PK、PA 型，且 PK 型较 PA 型多，其中 PK 型均为绿色叶，PA 型为紫色叶，且与叶色呈现较好的相关性。回回苏变种 P. fruteseens var. crispa 主要为 PA 型，两面紫色叶。主流化学型的区分为历代本草区别使用紫色香气的"紫苏"和绿色无香的"白苏"提供了科学依据。基于 PK 可导致家畜食用后产生肺部毒性，以及紫苏的使用传统，建议紫苏药用限制为紫苏醛型。

野紫苏这一变种与紫苏的植物区别在于果萼小，长 4～5.5mm，下面被疏柔毛，具腺点；茎被短柔毛；叶较小，卵形，长 4.5～7.5cm，宽 2.8～5cm，两面被疏柔毛。小坚果较小，土黄色，直径 1～1.5mm。花期 6～8 月，果期 7～9 月。

临床报道，紫苏用于治疗慢性气管炎；治疗宫颈出血，总有效率为 79.63%；还可治疗寻常疣、鞘膜积液、肾炎、肾功能衰退、腹泻、呕吐、小儿外感、鱼蟹中毒、花粉过敏症等。

由回回苏叶中提取的白色无定形粉末和磷糖蛋白类具有干扰素诱导作用，由回回苏叶制取的干扰素诱导剂，在家兔及家兔的脾、骨髓和淋巴结细胞悬液的实验中均证实其干扰素诱导活性。

【参考文献】

[1] 霍立娜，王威，刘洋，等．紫苏叶化学成分研究 [J]．中草药，2016，47（1）：26-31．

[2] 杨慧，马培，林明宝，等．紫苏叶化学成分、抗炎作用及其作用机制研究进展 [J]．中国药理学与毒理学杂志，2017，31（3）：279-286．

[3] 何彦康．紫苏中多酚类天然活性成分的结构解析与功能研究 [D]．华东理工大学，2015

[4] 郭雪红．中药紫苏药理及临床研究新进展 [J]．天津药学，2016，28（2）：70-73．

[5] 王婧瑜，王涵，谷岩．紫苏水提取物对高脂血症小鼠的降血脂及抗氧化作用 [J]．东北农业科学，2017，42（1）：56-60．

[6] 梁景岩，王英歌．紫苏叶提取物抗家兔动脉粥样硬化作用研究 [J]．亚太传统医药，2015，11（16）：18-19．

[7] 张扬，孙和平，刘卓，等．紫苏油在乙醇诱导氧化损伤模型小鼠体内的抗氧化作用 [J]．食品科学，2015，36（23）：279-282．

[8] 胡晓丹，张德权，杜为民，等．紫苏提取物对紫苏油抗氧化作用的研究 [J]．食品工业科技，2007（8）：118-120．．

[9] 杜雨柔，赵菊梅，张生军，等．紫苏油诱导人乳腺癌细胞系 MCF7 凋亡的研究 [J]．重庆医学，2014，43（21）：2753-2755，2758．

[10] 袁芃，牛晓涛，宋梦薇，等．紫苏挥发油对人肺癌细胞的体外抑制作用研究 [J]．食品科技，2017，42（2）：235-238．

[11] 岳崟，郝靖，杜天宇，等．紫苏叶促进大鼠肠胃消化吸收作用的研究 [J]．武汉轻工大学学报，2014，33（1）：21-25．

[12] 魏长玲，郭宝林，张琛武，等．中国紫苏资源调查和紫苏叶挥发油化学型研究 [J]．中国中药杂志，2016，41（10）：1823-1834．

紫苏子

Zisuzi

【别名】苏子、黑苏子、紫苏籽。

【来源】为唇形科植物紫苏 *Perilla frutescens*（L.）Britt 的干燥成熟果实。

【植物形态】见"紫苏叶"条。

【生境分布】见"紫苏叶"条。

【采收加工】秋季果实成熟时采收，除去杂质，晒干。

【药材鉴别】

性状鉴别：本品呈卵圆形或类球形，直径约 1.5mm 或更大。表面灰棕色或灰褐色，有微隆起的暗紫色网状花纹，基部稍尖，有灰白色点状果梗痕。果皮薄而脆，易压碎。种子黄白色，种皮膜质，子叶 2 枚，类白色，富有油性。压碎有香气，味微辛。

【化学成分】种子含大量脂肪油（42.16％），油中含大量不饱和脂肪酸，如亚麻酸、亚油酸、油酸等，总量达 94.682％。此外，种子含 18 种氨基酸和 18 种矿质元素，表明种子含有种类齐全的氨基酸和矿质元素。

紫苏种子含脂类 25.7 ％，其中包括三酰甘油、二酰甘油、一酰甘油、甾醇、甾醇酯、结合脂及游离脂肪酸。结合脂中包含卵磷脂、溶血卵磷脂、单半乳糖基甘油二酯、脑苷脂、脑磷脂及磷脂酰丝氨酸等。

甾醇中主要为 β-谷甾醇及豆甾醇。脂类的脂肪酸组成主要为十八碳三烯酸（45％～59％），此外为十八碳二烯酸、十八碳-烯酸、十六碳酸及十八碳酸等。

紫苏子

【药理作用】

1. 降血脂的作用：紫苏子的脂肪油提取物具有明显的降血脂作用。紫苏子油对大鼠脂代谢紊乱有预防作用，对兔实验性高脂血症有改善作用。紫苏子油对高脂血症大鼠有一定的调整血脂的作用，且作用优于对照组。炒紫苏子醇提取物具有较强的降血脂作用。

2. 促进学习记忆能力：紫苏子的脂肪油提取物具有促进小鼠学习记忆能力的作用，可减少小鼠跳台错误次数，能明显提高小鼠水迷路测验的正确率，缩短到达终点时间，并能促进小鼠脑内核酸及蛋白质的合成，调节小鼠脑内单胺类神经递质水平。其机制可能是与其富含的 α-亚麻酸有关。

3. 止咳、平喘作用：紫苏子提取的脂肪油有明显的止咳和平喘作用。小鼠注射 5g/kg 紫苏子油后，对于喷雾组织胺和乙酰胆碱所致的支气管哮喘，小鼠出现喘息性抽搐的潜伏期能明显延长，其作用与 0.05g/kg 氨茶碱相似。紫苏子油能显著延长小鼠咳嗽潜伏期，减少咳嗽次数。

4. 抗衰老作用：紫苏油可明显降低脑及肝中 MDA 含量，对脑的作用优于肝，还可显著提高红细胞中 SOD 活力，具有很好的抗衰老作用。紫苏子油具有增强衰老小鼠记忆力的作用并对正常小鼠有镇静作用。

5. 抗过敏作用：紫苏子油明显降低小鼠因抗原诱发过敏性休克的死亡率，抗过敏作用机理与 α-亚麻酸有关。炒紫苏子醇提取物具有明显的肥大细胞脱颗粒及组胺释放等抗过敏作用。

6. 其他作用：紫苏子油具有抑制结肠癌、肾脏肿瘤的作用；其种皮具有防止油脂及其他食用物品氧化的作用。紫苏子能使 CCl_4 造成的急性肝损伤模型的肝细胞变性、坏死得到明显改善和恢复。

【医疗用途】

药性归经：味辛，性温。归肺经。

功能：降气化痰，止咳平喘，润肠通便。

主治：痰壅气逆，咳嗽气喘，肠燥便秘。

用法用量：内服：煎汤，3～10g；或入丸、散。

使用注意：肺虚咳喘，脾虚便溏者禁服。

附方：

1. 治气喘咳嗽，食痞兼痰：紫苏子、白芥子、莱菔子各适量。上三味微炒，击碎，水煎服。
2. 治气结心胀喘急：苏子末 10g，草豆蔻 6g，莱菔子末（炒）10g，橘红末 3g。每服 3g，姜汤调下。
3. 治冷气心腹痛，不能下食：紫苏子 100g（微炒），桂心末 6g。捣碎紫苏子，煮粥候热，入桂末食之。
4. 治大便不通：紫苏子（去皮研）、橘皮（洗）各 100g，知母 50g。上为末，用生姜汁调成稀膏，于重汤上煮，不住手搅。候可，丸如梧桐子大。蜜汤下 30 粒。

【资源评述】紫苏子始见于《药性论》记载。现商品药材主要来源于紫苏 *Perilla frutescens*，一般为大粒紫苏子。我国大部分地区有产，主产于湖北、河南、山东、江西、浙江、四川、河北、黑龙江等地，以湖北产量较大，销全国。野生或逸生的紫苏果实一般为小粒紫苏子，一般自产自销。

白苏的果实在部分地区亦作苏子用。与紫苏子的主要区别：白苏子果实较大，长径 2.16～2.47～2.76mm，短径 1.90～2.15～2.30mm，表面灰白色。对二者脂肪油比较，白紫苏油中主要成分为紫苏酮（78%）和 β-丁香烯；紫苏油中主要成分为紫苏醛、柠檬烯和 β-丁香烯；白苏子脂肪油中 α-亚麻酸高于紫苏 5%。还含有丁香酚、桉油精、2-甲氧基苯酚、蒎烯、金合欢醇、α-亚油酸、n-十六酸等。

苏子脂肪油中含有 α-亚麻酸，具有重要的生理作用和药用价值。在一般食用油中的含量不到 10%，而苏子的脂肪油中的 α-亚麻酸的最高可达 63.5%，因而苏子油是一种较为理想的保健和食用油。另外，还含有黄酮类、酚酸类、蛋白质、氨基酸、萜类、甾醇类、有机酸、多糖、β-胡萝卜素等，具有很高的保健作用。

紫苏野生资源主产区有河南、四川、安徽、江西、广西、湖南、江苏及浙江等地；栽培药用资源产区有河北安国、安徽亳州、重庆涪陵、广西玉林和广东茂名；栽培籽用资源产区包括甘肃庆阳、黑龙江桦南、吉林、重庆彭水及云南；栽培出口资源产区有浙江湖州、江苏连云港和山东烟台。太极集团在重庆丰都、涪陵等地建有紫苏基地，并进行紫苏油的提取。

【参考文献】

[1] 张鑫. 紫苏有效成分提取与资源分类 [D]. 中北大学，2010.
[2] 郑君. 紫苏子的研究 [J]. 中国中医药咨讯，2011，3（19）：44-45.
[3] 王雨，刘佳，高敏，等. 紫苏子对高脂血症大鼠血脂水平的影响 [J]. 贵州医科大学学报，2006，31（4）：336-338.
[4] 董敏，李素华，刘毅，等. 炒紫苏子醇提物对小鼠降血脂作用的研究 [J]. 国际检验医学杂志，2008，29（6）：564-565.
[5] 王永奇，邢福有，刘凡亮，等. 紫苏子镇咳，祛痰，平喘作用的药理研究 [J]. 中南药学，2003，1（3）：135-138.
[6] 王亚萍，陈错，符兆英，等. 紫苏子油对衰老小鼠记忆力和对正常小鼠镇静作用的影响 [J]. 中国老年学杂志，2016，36（7）：1544-1546.
[7] 王钦富，王永奇，于超，等. 炒紫苏子醇提物对肥大细胞脱颗粒及组胺释放的影响 [J]. 中国中医药信息杂志，2006，13（1）：30-32.
[8] 杜雨柔，赵菊梅，张生军，等. 紫苏油诱导人乳腺癌细胞系 MCF7 凋亡的研究 [J]. 重庆医学，2014，43（21）：2753-2755.

紫苏梗

Zisugeng

【别名】紫苏茎、苏梗。

【来源】为唇形科植物紫苏 *Perila frutescens*（L.）Britt. 的干燥茎。

【植物形态】同"紫苏"条。

【生境分布】同"紫苏"条。

【采集加工】秋季果实成熟后采割，除去杂质，晒干，或趁鲜切片，晒干。

【药材鉴别】

性状鉴别：本品呈方柱形，四棱钝圆，长短不一，直径 0.5～1.5cm。表面紫棕色或暗紫色，四面有纵沟和细纵纹，节部稍膨大，有对生的枝痕和叶痕。体轻，质硬，断面裂片状。切片厚 2～5mm，常呈斜长方形，木部黄白色，射线细密，呈放射状，髓部白色，疏松或脱落。气微香，味淡。

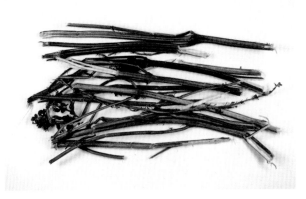

紫苏梗（生药）

【化学成分】含有紫苏醛、紫苏酮、胡萝卜苷、齐墩果酸、迷迭香酸、常春藤皂苷元、芹菜素、2,6-二甲氧基苯醌、肌醇、2,4-二甲基庚烯、对二甲苯、邻伞花烃等及黄酮类成分。

【药理作用】

1. 抗氧化作用：紫苏油可降低脑及肝中 MDA 的含量，提高红细胞中 SOD 的活性以及衰老小鼠脑部的 GSH 的含量，具有提高脑功能和增强学习记忆力的作用。

2. 抗菌作用：紫苏醛和柠檬醛能抑制各种白癣菌，可协同抑制皮肤丝状菌；紫苏醛还能抑制大部分革兰阳性菌、阴性菌及真菌。紫苏梗水提物对大肠杆菌和枯草芽孢杆菌的抑制作用强于黑曲霉和酵母菌。

3. 镇静、镇痛作用：紫苏中的莳萝芹菜脑可使环己烯巴比妥诱导的睡眠时间延长，且在一定范围内呈剂量依赖关系，小剂量的莳萝芹菜脑的活性与盐酸氯丙嗪几乎相当，大剂量的可使睡眠小鼠发生持续惊厥。

4. 对平滑肌的作用：紫苏梗水提液对肢体缺血再灌注大鼠离体单个结肠平滑肌细胞有明显的收缩作用，其作用主要通过胞外 Ca^{2+} 内流介导。紫苏叶、梗挥发油及水提物均可明显促进正常小鼠的小肠运动，并能拮抗硫酸阿托品所致小鼠的胃肠抑制作用。

5. 其他作用：紫苏梗和孕酮具有相同的作用，能激发动物子宫内膜酶活性增长，而且随所给剂量的增加而增加。

【医疗用途】

药性归经：味辛，性温。归肺、脾经。

功能：理气宽中，止痛，安胎。

主治：胸膈痞闷，胃脘疼痛，嗳气呕吐，胎动不安。

用法用量：内服：煎汤 5～10g。

【资源评述】同属植物白苏、野生紫苏和回回苏在不同地区也作紫苏使用。

【参考文献】

[1] 宋明明，尚志春，付晓雪，等. 紫苏梗的化学成分研究 [J]. 中国药房，2014，25（31）：2947-2948.

[2] 任淑清，孙长海，方洪壮，等. 紫苏梗挥发油的 GC-MS 定性分析 [J]. 中国药房，2008，19（9）：683-685.

[3] 刘娟，雷焱霖，唐友红，等. 紫苏的化学成分与生物活性研究进展 [J]. 时珍国医国药，2010，21（7）：1768-1769.

[4] 黄亮辉. 紫苏化学成分与药材质量分析研究 [D]. 西北大学，2011.

[5] 陈菊. 生药紫苏研究概况 [J]. 凯里学院学报，2009，27（3）：58-59.

[6] 刘蓉，唐方. 紫苏梗影响结肠平滑肌细胞收缩作用的实验研究 [J]. 天津中医药，2009，26（3）：184-186.

[7] 朱伟，张丹，李志. 紫苏叶梗对小鼠胃排空和小肠推进功能的影响 [J]. 陕西中医，2011，32（8）：1081-1083.

[8] 王惠玲，肖明. 紫苏梗、孕酮对子宫内膜酶活性效应的比较试验 [J]. 西安交通大学学报（医学版），1990（2）：121-124.

丹 参

Danshen

【别名】赤参、紫丹参、红根、山红萝卜、活血根、蜜罐头、血参根、红丹参。

【来源】为唇形科植物丹参 *Salvia miltiorrhiza* Bunge 的干燥根和根茎。

【植物形态】多年生草本，高 30～100cm。全株密被淡黄色柔毛及腺毛。茎四棱形，具槽，上部分枝。叶对生，奇数羽状复叶；具叶柄；小叶通常 5 片，顶端小叶最大，侧生小叶片卵圆形至宽卵圆形，先端急尖或渐尖，基部斜圆形或宽楔形，边缘具圆锯齿，两面密被白色柔毛。轮伞花序组成顶生或腋生的总状花序，每轮有花 3～10 朵，下部者疏离，上部者密集；苞片披针形，下面略被毛；花萼近钟状，紫色；花冠二唇形，蓝紫色，上唇直立，呈镰刀状，先端微裂，下唇较上唇短，先端 3 裂，中央裂片较两侧裂片长且大；发育雄蕊 2 枚，着生于下唇的中部，伸出花冠外，退化雄蕊 2 枚，线形，着生于上唇喉部的两侧，花药退化成花瓣状；花盘前方稍膨大。小坚果长圆形，熟时棕色或黑色，长约 3.2cm，直径 1.5mm，包于宿萼中。花期 5～9 月，果期 8～10 月。

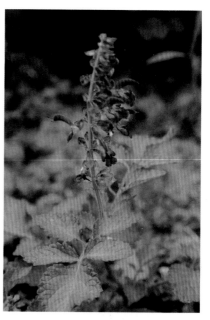
丹参

【生境分布】生于海拔 120～1300m 的山坡、林下草地或沟边。喜温和湿润气候，耐寒，适应性强。以地势向阳，土层深厚，中等肥力，排水良好的砂质壤土栽培为宜。用种子、分根或扦插繁殖。产于垫江、涪陵、南川、巴南、大足、江津、永川等地。分布于辽宁、河北、山西、陕西、宁夏、甘肃、山东、江苏、安徽、浙江、福建、江西、河南、湖北、湖南、四川、贵州等地。

【采集加工】春栽春播于当年采收；秋栽秋播于第 2 年 10～11 月地上部枯萎或翌年春季萌发前将全株挖出，除去残茎叶，摊晒，使根软化，抖去泥沙（忌用水洗），运回晒至 5～6 成干。把根捏拢，再晒 8～9 成干，再捏一次，把须根全部捏断晒干。

【药材鉴别】

性状鉴别：根茎粗大，顶端有时残留红紫色或灰褐色茎基。根 1 至数条，砖红色或红棕色，长圆柱形，直或弯曲，有时有分枝和根须，长 10～20cm，直径 0.2～1cm，表面具纵皱纹及须根痕；老根外皮疏松，多显紫棕色，常呈鳞片状脱落。质硬而脆，断面疏松，有裂隙或略平整而致密，皮部棕红色，木部灰黄色或紫褐色，导管束黄白色，呈放射状排列。气微，味微苦涩。栽培品较粗壮，直径 0.5～1.5cm。表面红棕色，具纵皱纹，外皮紧贴不易剥落。质坚实，断面较平整，略呈角质样。

【化学成分】根主含脂溶性的二萜类成分和水溶性的酚酸成分，还含黄酮类、三萜类、甾醇等其他成分。

脂溶性成分中多含有二萜类化合物，分醌、酮型结构，包括丹参酮Ⅰ、丹参酮ⅡA、丹参酮ⅡB、丹参酮Ⅴ、丹参酮Ⅵ、隐丹参酮、异丹参酮Ⅰ、异丹参酮Ⅱ、异丹参酮ⅡB、异隐丹参酮、羟基丹参酮ⅡA、丹参酸甲酯、亚甲基丹参醌、二氢丹参酮Ⅰ、丹参新醌 A、丹参新醌 B、丹参新醌 C、丹参新醌 D、二氢异丹参酮Ⅰ、新隐丹参酮、去羟新隐丹参酮、2-异丙基-8-甲基菲-3,4-二酮（代号为 Ro-090680）、去甲丹参酮、丹参二醇 A、丹参二醇 B、丹参二醇 C、丹参

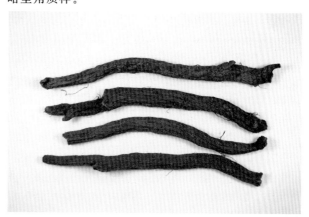
丹参（生药）

新酮、1-氢丹参新酮、1-氢丹参酮ⅡA、1-氧代异隐丹参酮、3α-羟基丹参酮ⅡA、1,2-二氢丹参醌、醛基丹参酮、亚甲二氢丹参酮、7β-羟基-8,13-松香二烯-11,12-二酮、1,2,5,6-四氢丹参酮Ⅰ、4-亚甲丹参新酮、丹参酚醌Ⅰ、丹参酚醌Ⅱ、鼠尾草呋萘嵌苯酮、丹参内酯、二氢丹参内酯、丹参螺缩酮内酯、表丹参螺缩酮内酯、丹参螺缩酮内酯Ⅱ（丹参隐螺内酯）、表丹参螺缩酮内酯Ⅱ（丹参隐螺内酯）、鼠尾草酮、鼠尾草酚酮、丹参酮二酚等。丹参环庚三烯酚酮等；属其他类型结构的有降鼠尾草氧化物、弥罗松酚、鼠尾草酚、柳杉酚等。还含有 9-dihydro-1,6-dimethylfuro［3,2-c］naphtha［2,1-e］oxepine-10,12-dione 和 1,2,6,7,8,9-hexahydro-1,6,6- trimethyl-3、11-dioxanaphtho［2,1-e］azulene-10,12-dione 等。

水溶性的酚性酸化合物有丹参酸 A、丹参酸 B、丹参酸 C。丹参酸 A 又称丹参素，其结构为 D（+）-B-（3,4-二羟基苯基）乳酸 ［D（+）-B-（3,4-dihydroxyphenyl）lactic acid］；丹参酸 B 是由 3 分子的丹参素和 1 分子的咖啡酸缩合形成的，即丹参酚酸 B；丹参酸 C 是 2 分子丹参素的缩合物。还含有丹参酚酸 A、B、C、D、E、G，迷迭香酸，迷迭香酸甲酯，紫草酸单甲酯，紫草酸二甲酯，紫草酸乙酯，紫草酸，原儿茶醛，咖啡酸，异阿魏酸，熊果酸、原儿茶醛，丹参酸钾，丹参二醇 A，丹参二醇 B，丹参二醇 C，丹参新酮 Ⅳ等。

还含黄芩苷、异欧前胡内酯、熊果酸、β-谷甾醇、胡萝卜苷、5-（3-羟丙基）-7-甲氧基-2-（3′-甲氧基-4′-羟苯基）-3-苯并呋喃甲醛替告皂苷元、豆甾醇等。

【药理作用】

1. 对心血管系统的影响：丹参能提高纤溶酶活性、促进血液循环、促进纤维蛋白溶解、抗血栓的形成，与其抗凝血及抑制血小板聚集等作用有关。丹参酮在扩张血管、保护血管内皮细胞、抗氧化、抗纤维化以及抗心律失常等方面作用显著，其中丹参酮ⅡA 对心血管系统具有突出的保护作用。丹参素在抗缺血再灌注引起的心肌损伤、抗心肌梗死、抗动脉粥样硬化、抗高血脂、抗高血压、保护内皮细胞等方面来保护心血管系统。丹参水提物有明显的预防急性心肌缺血的作用。丹参多酚酸 B 可明显降低动脉粥样硬化大鼠心肌炎症标志物 TNF-α 和 IL-6 水平，从而保护血管内皮细胞，延缓细胞因子介导的动脉粥样硬化过程。丹参酮ⅡA 能部分阻断 TGF-β 胞内信号传导，减少其诱导的下游细胞外基质的表达，从而抑制心肌纤维化。

2. 免疫调节作用：丹参通过对细胞因子、抗体及免疫复合物、免疫细胞的影响发挥对免疫应答的内调节作用，并且这种作用具有双向调节性。丹参水煮醇提液对大鼠肺泡巨噬细胞分泌的 IL-1、TNF-α 和 IL-6 有明显的激活作用，且与浓度相关。丹参多糖对小鼠淋巴细胞增殖反应有着显著的促进作用，可以显著提高小鼠腹腔巨噬细胞的吞噬作用，抑制 DNFB 所致的小鼠耳郭变应性接触性皮炎所致的耳肿胀以及血管通透性的增加，同时能影响胸腺、脾脏系数，显著抑制 iNOS、TNF-α 以及 IL-1 mRNA 基因表达，显示出较好的免疫调节保护活性。

3. 抑菌消炎作用：丹参有明确的抗菌消炎作用，可调节中性粒细胞的氧化过程，参与化学趋化作用、炎症过程和增强中性粒细胞的杀菌能力。丹参精油对念珠菌有明显的抗菌活性。丹参中隐丹参酮对革兰阳性菌尤其是金黄色葡萄球菌有较强的抑制作用，是总丹参酮中抑菌活性的主要成分。

4. 保肝作用：丹参能保护肝细胞功能，改善肝功能指标，阻断病毒性肝炎向肝硬化发展。丹参可以刺激大鼠血浆纤维联结蛋白含量升高，从而提高其网状内皮系统的吞噬功能及调理素活性，预防肝脏的免疫损伤，发挥保护肝细胞和促进细胞再生的作用。丹参水煎醇提液使急性肝损伤大鼠血浆 TNF-α、ALT 下降、肝损伤面积减小。丹参多糖具有抗免疫性肝损伤的作用，表现在直接的保肝降酶方面，还对肝损伤小鼠的免疫功能起到调节作用，通过免疫功能的调控进一步发挥保肝降酶作用。

5. 抗氧化的作用：丹参能够显著提高红细胞、肝细胞、血浆中 SOD 的活性；明显降低血清及肝中过氧化脂质的数量；并通过抑制超氧阴离子的产生和清除超氧阴离子来实现消除氧自由基及抗氧化的作用。丹参提取剩余物也有抗氧化的功能。

6. 抗肿瘤作用：丹参能有效抑制肿瘤细胞的增殖，诱导肿瘤凋亡，并能提高机体的免疫功能从而抑制肿瘤细胞的侵袭及转移。丹参活性单体 ERJT-12 能抑制肿瘤细胞的生长并引起细胞周期改变，具有较好的抗肿瘤活性。丹参酮ⅡA 能够阻止肿瘤细胞的有丝分裂，对多种肿瘤细胞有直接杀伤作用，并可诱导肿瘤细胞分化和凋亡，抑制肿瘤细胞的侵袭和转移。丹参酮ⅡA 与顺铂联用可诱导抑制凋亡的 Bcl-2 表达下调，促进凋亡的 Bax 及 Bid 表达上调及细胞色素 C 释放至胞浆。其对肝癌细胞 HepG2 的生长具有抑制作用，该作用具有时间和浓度依赖性。

7. 对消化系统的影响：丹参酚酸类成分为其抗消化性溃疡的有效成分，其机制表现为：改善上皮细胞增生和黏液分泌，抑制迷走神经兴奋，降低胃肠运动，从而减轻胃黏膜的损伤。丹参保护消化系统的特点在于增强胃黏膜的防御功能。

8. 其他作用：丹参对中枢系统具有抑制作用，对局部缺血大脑有保护作用，能够有效预防呼吸困难综合征；丹参还能改善诱导性大鼠肾功能衰竭和尿毒症症状，促进肾功能的恢复。

【医疗用途】

药性归经：味苦，性微寒。归心、肝经。

功能：活血祛瘀，通经止痛，清心除烦，凉血消痈。

主治：胸痹心痛，癥瘕积聚，热痹疼痛，心烦不眠，月经不调，痛经经闭，疮疡肿痛。

用法用量：内服，煎汤，10～15g。

使用注意：妇女月经过多及无瘀血者禁服；孕妇慎服；反藜芦。

附方：

1. 治痛经：丹参15g，郁金6g。水煎，每日1剂，分2次服。

2. 治经血涩少，产后瘀血腹痛，闭经腹痛：丹参、益母草、香附各9g。水煎服。

3. 治急、慢性肝炎，两胁作痛：茵陈15g，郁金、丹参、板蓝根各9g。水煎服。

4. 治血栓闭塞性脉管炎：丹参、金银花、赤芍、土茯苓各30g，当归、川芎各15g。水煎服。

5. 治腰痛并冷痹：丹参、杜仲、牛膝、续断各150g，桂心、干姜各100g。上为末，炼蜜为丸，如梧桐子大。每服20丸，白天2次，晚上1次。

【资源评述】丹参始载于《神农本草经》，列为上品，历代本草均有收载。历代诸家本草所述，主要形态特征均与丹参 *Salvia miltiorrhiza* Bunge 一致。

鼠尾草属（*Salvia* L.）全世界有700余种，分布于热带及温带。我国有78种24变种8变型，分布于全国各地，以西南为多。丹参商品主产于四川、安徽、江苏、山西、河北等地；湖北、辽宁、陕西、甘肃、山东、浙江、河南、江西等地亦产。其中，以四川中江县所产的量大，质量佳而闻名。重庆长寿、开州等地也产。四川所产的丹参 *Salvia miltiorrhiza* Bunge 的野生品，可分为大叶型和小叶型两种生态型，以小叶型质优高产，为丹参栽培的优质品种。近年，陕西商洛等地栽培面积较大。

各地作丹参药用的还有10余种，常见的有：白花丹参 *Salvia miltiorrhiza* Bunge f. *dlba* C. Y. Wu et H. W. Li 分布于淮北平原、滁县、铜陵等地；拟丹参 *S. paramiltiorrhiza* H. W. Li et X. L. Huang 分布于安徽舒城、大别山区，湖北亦产；紫花拟丹参 *S. paramiltiorrhiza* H. W. Li et X. L. Huang f. *purpureorubra* H. W. Li 分布于安徽的芜湖、铜陵、舒城，湖北亦产。云南还将鼠尾草属植物甘西鼠尾 *S. przewalskii*、褐毛甘西鼠尾 *S. przewalskii* var. *mandarinorum*、云南鼠尾 *S. yunnanensis* 作丹参代用品，并形成了商品，后2种已收入云南省地方药品标准。有研究报道甘西鼠尾 *S. przewalskii* 中有效成分含量高，药理作用也强，且资源非常丰富，值得进一步开发。

【参考文献】

[1] 李巧玉，刘杨，包华音. 近5年丹参化学成分及药理作用研究进展［J］. 食品与药品，2014，16（2）：145-146.

[2] 伏继萍，方健平，苏海霞. 丹参脂溶性成分的化学研究［J］. 云南大学学报（自然科学版），2017，39（1）：115-119.

[3] 姜雪，史磊. 丹参活性成分及药理作用研究进展［J］. 药学研究，2017，36（3）：166-169.

[4] 杨小孟. 中药丹参化学成分和临床应用的研究进展［J］. 中国民族民间医药，2013，22（9）：54-55.

[5] 巴翠晶，李得鑫，段雪磊，等. 丹参的药理研究进展［J］. 中兽医学杂志，2016（1）：65-67.

[6] 何文凤，吕湛，张全波. 丹参酮在心血管保护中的药理作用机制研究进展［J］. 中国医药导报，2013，10（29）：34-38.

[7] 蒋晓蕊，苗琳，吴晓燕，等. 丹参酮ⅡA对心血管系统保护作用及机制的研究进展［J］. 中国当代医药，2014，21（14）：183-185.

[8] 王冰瑶，吴晓燕，樊官伟. 丹参素保护心血管系统的药理作用机制研究进展［J］. 中草药，2014，45（17）：2571-2575.

[9] 叶剑. 丹参的药用成分与药理作用探析［J］. 陕西中医学院学报，2012，35（5）：71-73.

[10] 陈昕琳，顾仁樾，章怡祎. 丹参多酚酸B对动脉粥样硬化大鼠炎症细胞因子的影响［J］. 上海中医药大学学报，2011（1）：63-67.

[11] Marcin Dobaczewski, Marcin Bujak, Na Li, et al. Smad3 Signaling Critically Regulates Fibroblast Phenotype and Function in Healing Myocardial Infarction［J］. Circulation Research, 2010, 107（3）：418-428.

[12] 周代星，李智慧，占成业，等. 丹参酮ⅡA抑制心肌细胞的纤维化［J］. 中国组织工程研究，2013，17（20）：3715-3722.

[13] 张湘东，许定舟，李金华，等. 丹参多糖的免疫调节活性研究［J］. 中药材，2012，35（6）：949-952.

[14] 李昌勤, 赵琳, 薛志平, 等. 隐丹参酮抑菌作用机制研究 [J]. 中国药学杂志, 2012, 47 (21): 1706-1710.

[15] 熊汉申, 燕兰英, 孙薇薇, 等. 苦参碱葡萄糖注射液合并丹参注射液对四氯化碳所致大鼠慢性肝损伤的保护作用 [J]. 河北中医, 2009, 31 (9): 1369-1372.

[16] 宋雨鸿, 刘强, 徐舒, 等. 丹参多糖对小鼠免疫性肝损伤的保护作用 [J]. 中南药学, 2013, 11 (5): 345-348.

[17] 姚莹华, 刘强, 陈育尧, 等. 丹参多糖对小鼠急性肝损伤的保护作用 [J]. 中国实验方剂学杂志, 2010, 16 (6): 227-230.

[18] 李鹏, 李萍, 田向学, 等. 丹参提取剩余物的体外抗氧化活性研究 [J]. 天津农业科学, 2011, 17 (5): 50-52.

[19] 杨华, 程金建. 丹参活性单体 XH-14 类似物的抗肿瘤活性 [J]. 中国新药杂志, 2011, 20 (16): 1563-1568.

[20] 杨雪鸥, 王小云, 开国银, 等. 丹参酮ⅡA抗肿瘤作用及其新剂型的研究进展 [J]. 中成药, 2011, 33 (8): 1389-1392.

[21] 侯莉莉, 许秋菊, 胡国强, 等. 丹参酮IIA增强顺铂抗前列腺癌作用及分子机制研究 [J]. 药学学报, 2013 (5): 675-679.

[22] 林立忠, 李剑锋. 丹参酮ⅡA对人肝癌细胞 HepG2 生长的抑制及诱导凋亡的研究 [J]. 中国现代医生, 2013, 51 (8): 4-6.

[23] 刘娟, 刘颖. 丹参药理活性成分研究进展 [J]. 辽宁中医药大学学报, 2010, 12 (7): 15-17.

荆 芥
Jingjie

【别名】假苏、鼠蓂、姜芥。

【来源】为唇形科植物裂叶荆芥 *Schizonepeta tenuifolia* (Benth.) Briq. 的干燥地上部分。

【植物形态】一年生草本, 高 60~100cm。具强烈香气。茎四棱形, 上部多分枝, 基部棕紫色。全株被灰白色短柔毛。叶对生; 茎基部的叶片无柄或近无柄, 羽状深裂, 裂片 5 枚; 中部及上部叶无柄, 羽状深裂, 裂片 3~5 枚, 长 1~3.5cm, 宽 1.5~2.5cm, 基部楔状渐狭并下延至叶柄, 裂片披针形, 全缘, 上面暗绿色, 下面灰绿色, 脉上及边缘较密, 有腺点。花为轮伞花序, 多轮密集于枝端, 形成穗状; 苞片叶状, 小苞片线形; 花小, 花萼漏斗状倒圆锥形, 被灰色柔毛及黄绿色腺点, 先端 5 齿裂; 花冠浅红紫色, 二唇形, 上唇先端 2 浅裂, 下唇 3 裂; 雄蕊 4 枚, 二强; 子房 4 纵裂。小坚果 4 枚, 长圆状三棱形, 长约 1.5mm, 径约 0.7mm, 棕褐色。花期 7~9 月, 果期 9~11 月。

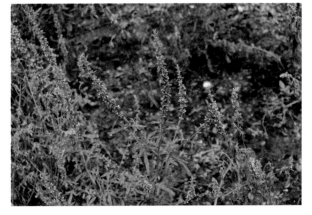

裂叶荆芥

【生境分布】生于山坡路旁或山谷、林缘。海拔在 540~2700m。喜温暖湿润气候, 幼苗能耐 0℃左右低温, -2℃以下则会出现冻害。喜阳光充足, 怕干旱, 忌积水。以疏松肥沃、排水良好的砂质壤土、油砂土、夹砂土栽培为宜, 忌连作。产于云阳、万州、涪陵、黔江、彭水、酉阳、江津、铜梁、潼南、永川、荣昌等地。分布于黑龙江、辽宁、河北、山西、陕西、甘肃、青海、河南、四川、贵州等地; 江苏、浙江、福建、云南等地有栽培。

【采集加工】秋季花开穗绿时割取地上部分, 晒干。也有先摘下花穗, 再割取茎枝, 分别晒干。

【药材鉴别】

性状鉴别: 为带花穗的茎枝。茎方柱形, 上部有分枝, 长 50~80cm, 直径 0.2~0.4cm; 表面淡黄绿色或浅紫红色, 被白色短柔毛; 体轻, 质脆, 折断面纤维状, 黄白色, 中心有白色疏松的髓。叶对生, 多已脱落, 叶片 3~5 片, 羽状分裂, 裂片细长。顶生穗状轮伞花序, 长 3~13cm, 直径约 7mm。花冠多脱落, 宿萼淡棕色或黄绿色, 钟形, 先端 5 齿裂, 被短柔毛, 质脆易碎, 内有棕黑色小坚果。气芳香, 味微涩而辛凉。

【化学成分】地上部分、穗、梗各含挥发油 1.12%、1.69%、0.60%，其中主要成分均为胡薄荷酮、薄荷酮、异薄荷酮、异胡薄荷酮，还含有乙基戊基醚、3-甲基环戊酮、3-甲基环己酮、苯甲醛、1-辛烯-3-醇、3-辛酮、3-辛醇、聚伞花素、柠檬烯、新薄荷醇、薄荷醇、辣薄荷酮、辣薄荷烯酮、葎草烯、丁香烯等；地上部分挥发油中还含有 β-蒎烯、3,5-二甲基-2-环己烯-1-酮、乙烯基二甲苯、桉叶素、葛缕酮、二氢葛缕酮、马鞭草烯酮。穗状花序含单萜类成分：荆芥苷 A、B、C、D、E，荆芥醇，荆芥二醇等。

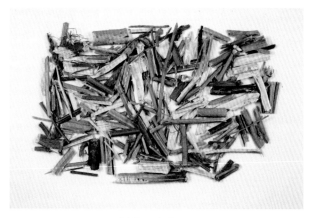

荆芥（生药）

黄酮类：香叶木素、橙皮苷（橙皮素-7-O-芸香糖苷）、木犀草素、芹菜素-7-O-葡萄糖苷、木犀草素-7-O-葡萄糖苷、芹菜素、山奈酚、芦丁、去甲中国蓟醇、5,8,3',4'-四羟基-6,7-二甲氧基黄酮、5,6,4'-三羟基-7,8-二甲氧基黄酮、芫花素、金谷醇、刺槐素蓟黄素、8,8-羟基蓟黄素和鼠尾草素等。

萜类：8,15-异海松二烯-7β,18-二醇、α-生育醌、植醇、异海松酸、异海松醇、1,5,9-表脱氧马前苷和 1,5,9-表脱氧番木鳖酸等。

酚酸类：咖啡酸、迷迭香酸、迷迭香酸单甲酯、荆芥素 A、1-羧基-2-(3,4-二羟苯基)乙基-(E)-3-3-羟基-4-[(E)-1-甲氧基羰基-2-(3,4-二羟苯基)-乙烯氧基]丙烯酸酯、(E)-3-{3-[1-羧基-2-(3,4-二羟苯基)乙氧基羰基]-7-羟基-2-(3,4-二羟苯基)苯并呋喃-5-基}丙烯酸、1-羧基-2-(3,4-二羟苯基)乙基-(E)-3-{3-[1-甲氧基羰基-2-(3,4-二羟苯基)乙氧基羰基]-7-羟基-2-(3,4-二羟苯基)苯并呋喃-5-基}丙烯酸酯等。

近又发现含有二十烷酸、β-谷甾醇、齐墩果酸、熊果酸、胡萝卜苷、城四酸、3-亚胺基-N-氮代乙酰胺基丁内酰胺等。

【药理作用】

1. 解热镇痛作用：荆芥内酯制备成的荆芥内酯聚乳酸乙醇酸纳米粒（SCH-PLGA-NP）冻干粉末作用于乙酸致痛和酵母致热小鼠模型，结果发现 SCH-PLGA-NP 具有较好的镇痛和解热作用，其有效剂量范围在 10～15mg/kg。荆芥粉超微粉体解热镇痛效果明显优于其他粒径，解热镇痛效果临床使用剂量可减少至普通粉剂量的 1/4～1/2。

2. 抗炎作用：荆芥挥发油（VOHS）对二甲苯致小鼠耳郭肿胀、小鼠腹腔毛细血管通透性亢进、角叉菜胶导致的大鼠足肿胀均有显著的抑制作用，是荆芥祛风解表功效的主要物质基础。VOHS 能够显著降低急性胸膜炎模型大鼠胸腔炎性渗出液体积以及白细胞、蛋白质和炎症介质 PGE2、IL-1 与 TNF-α 的含量，同时对大鼠肺组织中 MDA 的生成有显著抑制作用，并降低 MPO 含量。荆芥水合提取物（STE）可以明显降低血清中 IFN-γ、IL-4 和 TNF-α 的水平，升高 IL-2 和 IL-6。荆芥炭可以抑制 CCRI、MAPK 和 TLR 信号通路，从而达到抗炎效果。

3. 抑菌作用：荆芥挥发油对大肠杆菌、金黄色葡萄球菌和白色念珠菌在 3 分钟内平均灭杀率达到 99.9% 以上。

4. 抗氧化作用：荆芥提取物起抗氧化作用的主要成分是 3 种酚类物质：香叶木素、橘皮苷和毛地黄黄酮。

5. 止血作用：荆芥穗炭及其鞣质部位可以通过提高凝血过程中的纤维蛋白原的利用度来影响动物内、外源性凝血途径，起到止血、凝血的作用。

6. 抗肿瘤作用：荆芥挥发油高质量浓度（4～16mg/ml）时对人肺癌 A549 细胞株有杀伤作用，低质量浓度（0.25～1mg/ml）时对 A549 有诱导细胞凋亡的作用。

7. 抗病毒作用：荆芥油和荆芥穗总提取物对小鼠甲型流感病毒感染具有一定的预防作用。荆芥挥发油预防给药（0.110mg/kg）可显著降低流感病毒性肺炎小鼠肺组织中的 TRAF6 蛋白相对表达量，对 Myd88 蛋白的表达有一定抑制趋势。

【医疗用途】

药性归经：味辛，性微温。归肺、肝经。

功能：解表，透疹，消疮。

主治：感冒，头痛，麻疹，风疹。疮疡初起。

用法用量：内服：煎汤，5～10g；或入丸、散。外用：适量，煎水熏洗；捣烂敷；或研末调散。

使用注意：表虚自汗，阴虚头痛者禁服。

附方：

1. 治头目眩疼，鼻流清涕，羞明畏光：荆芥穗3g，白菊花4.5g，川芎3g，栀仁6g（炒）。同灯芯草煎服。

2. 治风痰上攻，头目昏眩，咽喉疼痛，涎涕稠黏：荆芥穗2g，牛蒡子（炒）1g，薄荷1g。泡作茶服。

3. 治阴囊肿大：荆芥穗5g，朴硝10g。上为粗末。萝卜、葱白同煎汤淋洗。

4. 治损伤吐唾出血：荆芥穗、淡竹茹、当归各10g。水煎温服，不计时候。

5. 治产后血晕：荆芥50g，川芎25g，泽兰叶、人参各1g。上为末，用温酒、热汤各半杯，调3g急灌之。

【资源评述】 "荆芥"之名始见于《吴普本草》，云："叶似落藜而细。"《本草图经》绘有成州（今甘肃成县）假苏和岳州（今湖南岳阳市）荆芥图，观其形状与现用的裂叶荆芥相似。李时珍曰："荆芥原为野生，今为世用，遂多栽莳。……方茎细叶，似独帚叶而狭小，淡黄绿色。八月开小花，作穗成房，房如紫苏，房内有细子如葶苈子状，黄赤色，连穗收采用之。"其所述形态特征及图，亦似今用的裂叶荆芥。全国大部分地区均产，主产于河北安国、易县、唐县、江苏洪都、扬州、泰兴、浙江萧山、杭州、江西吉安、吉水、湖北，湖南等地。

《中国药典》（2015年版）分别收载了荆芥 *Schizonepeta tenuifolia* Briq（全草入药）和荆芥穗（花序入药），基原植物相同，两者功能主治也相同，但在挥发油、胡薄荷酮含量上有差异。

东北、河北、江苏、贵州等地还使用多裂叶荆芥 *Schizonepeta multifida* (L.) Briq.，与裂叶荆芥 *S. tenuifolia* 的主要区别为叶羽状深裂或分裂，下面白黄色，被白色短硬毛，脉上及边缘被睫毛，小苞片卵状披针形或披针形，带紫色，与花等长或稍长；花萼紫色。重庆南川（三泉、文凤）有栽培。

【参考文献】

［1］张援虎，胡峻，石任兵，等 . 荆芥化学成分的研究［J］. 中国中药杂志，2006，31（13）：1118-1119.

［2］胡峻，石任兵，张援虎，等 . 荆芥穗化学成分研究［J］. 北京中医药大学学报，2006，29（1）：38-40.

［3］张丽，张敏，孙娥，等 . 荆芥内酯聚乳酸乙醇酸纳米粒的抗炎、镇痛及解热作用［J］. 中国药科大学学报，2008，39（5）：433-436.

［4］蔡光先，刘林，王宇红，等 . 荆芥不同粒径粉体解热镇痛作用的比较研究［J］. 湖南中医药大学学报，2008，28（6）：18-20.

［5］解宇环，沈映君 . 荆芥挥发油抗炎作用的实验研究［J］. 中国民族民间医药，2009，18（11）：1-2.

［6］曾南，李军晖，付田，等 . 荆芥挥发油对白三烯拮抗活性的实验研究［J］. 中华中医药学刊，2006，24（6）：1033-1035.

［7］Kang H，Jayoung M，Nakwon S. Regulation of interferon-γ，interleukin-4 and interleukin-2 by Schizonepeta tenuifolia through differential effects on nuclear factor-κB，NFATc2 and STAT4/6. ［J］. Experimental Biology & Medicine，2010，235（2）：230-236.

［8］Kang H，Han S，Hong J，et al. Suppression of tumour necrosis factor-alpha by Schizonepeta tenuifolia water extract via inhibition of IkappaBalpha degradation and Jun N-terminal kinase/stress-activated protein kinase activation. ［J］. Journal of Pharmacy and Pharmacology，2010，62（8）：1069-76.

［9］Sohn S H，Cho S，Ji E S，et al. Microarray analysis of the gene expression profile of HMC-1 mast cells following Schizonepeta tenuifolia Briquet treatment ［J］. Cellular Immunology，2012，277（1-2）：58-65.

［10］赵立子，魏建和 . 中药荆芥最新研究进展［J］. 中国农学通报，2013，29（4）：39-43.

［11］唐风雷，徐旭红，徐英，等 . 五种中药挥发油杀菌作用的研究［J］. 中国消毒学杂志，2010，27（5）：583-585.

［12］曹琳琳，李娴，张丽 . 荆芥穗炭及其有效部位对大鼠凝血系统影响的实验研究［J］. 中成药，2010，32（4）：

611-613.

[13] 钱雯，单鸣秋，丁安伟. 荆芥的研究进展 [J]. 中国药业，2010，19（22）：17-20.

半枝莲

Banzhilian

【别名】 狭叶韩信草、通经草、并头草、牙刷草、水韩信、方草儿、半向花、偏头草。

【来源】 为唇形科植物半枝莲 *Scutellaria barbara* D. Don 的全草。

【植物形态】 多年生草本，高 15～50cm。茎四棱形，不分枝或具或多或少的分枝。叶对生；具叶柄；叶片卵形、三角状卵形或披针形，长 1～3cm，宽 0.4～1.5cm，基部宽楔形或近截形，边缘具疏浅钝齿，上面橄榄绿色，下面带紫色，侧脉 2～3 对，与中脉在下面隆起。花对生，偏向一侧，排列成 4～10cm 的顶生或腋生的总状花序；苞叶叶状，全缘；花萼外面沿脉有微柔毛，裂片具短缘毛；花冠蓝紫色，长 1～1.4cm，外被短柔毛，花冠筒基部囊状增大，上唇盔状，下唇较宽，中裂片梯形。侧裂片三角状卵形；雄蕊 4 枚，前对较长，具能育半药，退化半药不明显，后对较短，具全药；花盘盘状，前方隆起，后方延伸成短子房柄；子房 4 裂。小坚果褐色，扁球形，径约 1mm，具小疣状突起。花期 5～10 月，果期 6～11 月。

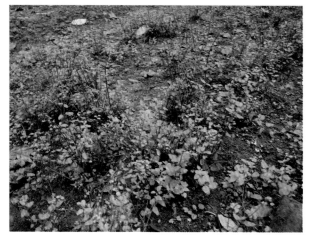

半枝莲

【生境分布】 生于海拔 2000m 以下的溪沟边、田边或湿润草地上。喜温暖湿润气候，宜选疏松肥沃、排水良好的壤土或砂质壤土栽培。用种子繁殖或分株繁殖，以种子繁殖为主。产于垫江、涪陵、南川、合川、大足、璧山、江津、永川、荣昌等地。分布于华东、华南、西南及河北、陕西南部、河南、湖北、湖南等地。

【采集加工】 种子繁殖，从第 2 年起，每年的 5 月、7 月、9 月都可收获一次。分株繁殖，在当年 9 月收获第 1 次，以后每年可收获 3 次。用刀齐地割取全株，拣除杂草，捆成小把，晒干或阴干。

【药材鉴别】

性状鉴别： 全草长 15～35cm，无毛或花轴上疏被毛。根纤细。茎丛生，较细，四棱形，直径 2～5mm，表面棕绿色至暗紫色。叶对生，叶柄短或近无柄；叶片多皱缩，展平后呈三角状卵形或披针形，长 1.5～3cm，宽 0.5～1cm，先端钝，基部宽楔形，全缘或有少数不明显的钝齿；上表面暗绿色，下表面灰绿色。花单生于茎枝上部叶腋，花萼裂片钝或较圆；花冠二唇形，棕黄色或浅蓝紫色，长约 0.2cm，被毛。果实扁球形，浅棕色。

气微，味微苦。以色绿、味苦者为住。

【化学成分】 主要含黄酮类、二萜类、多糖、甾醇、有机酸、生物碱及其他类成分。

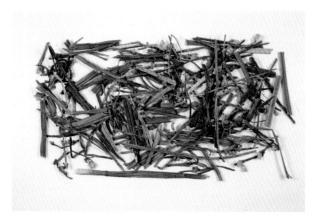

半枝莲（段）

黄酮类：红花素、异红花素、高山黄芩素、高山黄芩苷、汉黄芩素、半枝莲种素、柚皮素、芹菜素、粗毛豚草素、圣草素、木犀草素、5,7,4′-三羟基-8-甲氧基黄烷酮、5,7,4′-三羟基-6-甲氧基黄烷酮、4′-羟基汉黄芩素、7-羟基-5,8-二甲氧基黄酮及苷、5,7,4′-三羟基-8-甲氧基黄酮。还含一种具抗菌活性的芹黄素。

二萜类及二萜内酯类：半枝莲二萜 A～I，半枝莲内酯 A、B、C_1、D、C_2。

挥发油类：氢法尼基丙酮、3,7,11,15-四甲基-2-十六烯-1-醇、薄荷醇和 1-辛烯-3-醇等。

其他化合物：对香豆酸、原儿茶酸、熊果酸、对羟基苯甲醛、对羟基苄基丙酮、β-谷甾醇、植物甾醇、植物甾醇-β-D-葡萄糖苷、多糖、半枝莲碱 A、反式-1-（4′-羟基苯基）-丁-1-烯-3-酮、（S）-2-（4-羟苯基）-6-甲基-2,3-二羟基-4-氢-吡喃-4-酮、2-羟基-3-甲基蒽醌和反式-3-（4′-羟基苯基）丙烯酰乙酯等。还有半枝莲生物碱类、半枝莲素类等。

【药理作用】

1. 抗肿瘤作用：半枝莲抗肿瘤作用体现在诱导肿瘤细胞凋亡、增强机体免疫力、抑制端粒酶活性、抗致突变作用、抑制肿瘤细胞增殖、抑制血管生成等方面，与白花蛇舌草有相互协调、协同增效的作用。半枝莲 75％乙醇提取物中的异鼠李素有明显的抑制血管生成活性。半枝莲能抑制 SGC-7901 细胞增殖。半枝莲总黄酮（ESB）通过内源性线粒体凋亡途径诱导 HT-29 细胞凋亡发挥抗肿瘤作用。半枝莲可通过下调宫颈癌细胞 HeLa 细胞 VEGF 蛋白合成进而影响血管内皮细胞增殖、生长、迁移及血管通透性的增加，发挥阻断血管生成的作用。

2. 抗氧化作用：半枝莲黄酮提取物对羟基自由基清除效果随其浓度的增大而增强。半枝莲乙醇提取物具有明显抗羟基自由基、ABTS 和 DPPH 自由基活性，不同极性溶剂萃取半枝莲黄酮对其抗氧化能力有着不同程度影响。半枝莲醇提液、乙酸乙酯、正丁醇萃取液均具有明显抗氧化活性。半枝莲多糖 SBPw、SB-PS 在一定浓度范围内均能抑制化学法诱导的红细胞溶血和肝组织过氧化物生成；能剂量依赖性提高给药小鼠血清和肝组织中的 SOD 活力，降低给药小鼠血清和肝组织中 MDA 的水平，有良好的抗氧化作用。

3. 保肝作用：半枝莲通过抗脂质过氧化反应，可保护肝细胞膜结构的完整，阻断常见肝损伤途径，使 CCl_4 引起肝损伤小鼠血清 ALT、AST 活性降低，对 CCl_4 所致的肝损伤有保护作用。半枝莲能抑制 TGF-β₁ 和 TNF-α 的分泌，因而有抗肝纤维化作用。

4. 抗病毒、抑菌作用：半枝莲总黄酮对甲型 H1N1 流感病毒所致的小鼠感染及其导致的死亡表现了一定的治疗和（或）拮抗作用，呈剂量相关性。半枝莲总生物碱对金黄色葡萄球菌有一定的抑菌作用，主要抑菌对象是革兰阳性菌，特别是金黄色葡萄球菌，但对大肠杆菌、粪肠球菌、铜绿假单胞菌没有抑菌作用。

5. 解热作用：半枝莲中的黄芩苷对伤寒、副伤寒内毒素诱导的单核细胞产生内生致热原过程中 DNA 合成和 Ca^{2+} 内流有明显抑制作用，其解热机理可能是通过抑制下丘脑中 PGE2 和 cAMP 含量升高来降解内毒素从而发挥作用。

【医疗用途】

药性归经：味辛、苦，性寒。归肺、肝、肾经。

功能：清热解毒，化瘀利尿。

主治：疔疮肿毒，咽喉肿痛，跌仆伤痛，水肿，黄疸，蛇虫咬伤。

用法用量：内服：煎汤，15～30g，鲜品加倍，或入丸、散。外用：适量，鲜品捣敷。

使用注意：体虚及孕妇慎服。

附方：

1. 治痈疽疔毒：半枝莲、蒲公英各 30g，煎服；另用鲜半枝莲捣烂敷患处，干则更换。

2. 治毒蛇咬伤：鲜半枝莲、观音草各 30～60g，鲜半边莲、鲜一包针各 120～240g。水煎服。另取上述鲜草洗净后加食盐少许，捣烂取汁外敷。

3. 治胃气痛：干半枝莲 30g，猪肝或鸡 1 只（去头及脚尖、内脏），水、酒各半，炖熟。分 2～3 次服。

4. 治白带：半枝莲、鸡血藤各 30g，野菊花、爵床、白马骨各 15g。水煎服。

5. 治早期肺癌、肝癌、直肠癌：半枝莲、白花蛇舌草各 30g。煎服。

6. 治乳房纤维瘤，多发性神经痛：半枝莲、六棱菊、野菊花各 30g。水煎，服 20～30 剂。

【资源评述】半枝莲之名最早见于《滇南本草》，明末清初医家陈实功所著《外科正宗》用治毒蛇伤人。陈实功为江苏人氏，现江苏也为半枝莲 Scutellaria barbata D. Don 的主产区。我国除西北砂荒地、东北高寒地区外，各省区均有分布。本品民间应用广泛，各地所用种类涉及同属的直萼黄芩 S. orthocalyx Hand.-Mazz.、韩信草 S. indica L.、并头黄芩 S. scordifolia Fisch. Ex Fchrank 等，尚有待研究。

【参考文献】

［1］林靖怡，刘韶松，明艳林．半枝莲化学成分及药理活性研究进展（综述）［J］．亚热带植物科学，2015，44（1）：77-82.

[2] 乔春峰，韩全斌，宋景政，等．RP-HPLC测定半枝莲药材中4种主要黄酮类成分的含量 [J]．中国药学杂志，2006，41 (17)：1342-1344.

[3] Wang G, Wang F, Liu J K.. Two new phenols from Scutellaria barbata [J]. Molecules, 2011, 16 (2)：1402-1408.

[4] 余群英，张德武，戴胜军．半枝莲化学成分的分离与鉴定 [J]．中国现代中药，2011，13 (2)：25-28.

[4] 罗金强，刘宏斌．半枝莲、白花蛇舌草抗肿瘤的研究进展 [J]．现代肿瘤医学，2014，22 (2)：481-484.

[5] 袁延强，韩利文，王希敏，等．半枝莲化学成分及抑制血管生成活性的研究 [J]．中国药学杂志，2012，47 (13)：1032-1034.

[6] 张跃，张科，赵琦，等．半枝莲抑制胃癌 SGC-7901 细胞浸润转移作用及机理 [J]．时珍国医国药，2012，23 (11)：2692-2694.

[7] 彭军，林久茂，魏丽慧，等．半枝莲提取物诱导结肠癌 HT-29 细胞凋亡的机制研究 [J]．康复学报，2010，20 (6)：35-38.

[8] 韦鹏涯，浦洪琴，韦星，等．半枝莲提取物诱导人肺癌 SPC-A-1 细胞凋亡及对凋亡相关基因表达的影响 [J]．中药材，2007，30 (10)：1270-1273.

[9] 肖海涛，李铣．半枝莲化学成分和药理活性研究进展 [J]．中国现代中药，2005，10 (4)：20-22.

[10] 陈莉华，张烨，李三艳．半枝莲黄酮的超声提取及其抗氧化活性 [J]．生物加工过程，2013，11 (4)：36-41.

[11] 廖月霞，王笑娜，孔桂美，等．半枝莲乙醇提取物体外抗氧化活性研究 [J]．时珍国医国药，2012，23 (3)：520-522.

[12] 杨明宇，潘伟东，赵胜男，等．中药材半枝莲研究进展 [J]．承德医学院学报，2015，32 (3)：243-245.

[13] 赵杰，孙设宗，官守涛，等．半枝莲多糖对四氯化碳致小鼠肝损伤保护作用的研究 [J]．中国中医药科技，2012，19 (1)：39-40.

[14] 赵铁华，邓淑华，杨鹤松，等．半枝莲总黄酮抗甲型 H1N1 流感病毒感染的药效学研究 [J]．中国药理学通报，2014，30 (1)：147-148.

[15] 王桂玲，房建强，边书芹，等．半枝莲中总生物碱的提取及抑菌作用的初步研究 [J]．中成药，2013，35 (6)：1315-1319.

[16] 徐珊，孟庆刚．黄芩提取物解热作用及机制研究进展 [J]．中华中医药学刊，2008，26 (6)：1179-1181.

洋金花

Yangjinhua

【别名】曼陀罗花、曼陀罗花、千叶曼陀罗花、层台曼陀罗花、胡茄花、风茄花、佛花、天茄弥陀花、虎茄花、酒醉花、羊惊花。

【来源】为茄科植物白曼陀罗 *Datura metel* L. 和毛曼陀罗 *Datura innoscia* Mill. 的花。

【植物形态】

白曼陀罗：一年生草本，高 30～100cm。茎直立，圆柱形，上部呈叉状分枝，绿色，表面有不规则皱纹，幼枝四棱形，略带紫色，被短柔毛。叶互生，上部叶近对生；叶柄长 2～5cm；叶片宽卵形、长卵形或心脏形，长 5～20cm，宽 4～15cm，基部不对称，边缘具不规则短齿，或全缘而波状，两面无毛或被疏短毛，叶背面脉隆起。花单生于枝叉间或叶腋；花梗长约 1cm，直立或斜伸，被白色短柔毛；花萼筒状，长 4～6cm，直径 1～1.5cm，淡黄绿色，先端 5 裂，裂片三角形，花后萼管自近基部处周裂而脱落，遗留的萼筒基部则宿存，果时增大呈盘状；花冠管漏斗状，长 14～20cm，檐部直径 5～7cm，下部直径渐小，向上扩大呈喇叭状，白色，具 5 棱，裂片 5 片，三角形，先端长尖；雄蕊 5 枚，生于花冠管内，花药线形，扁平，基部着生；雌蕊 1 枚，子房球形，2 室，疏生短刺毛，胚珠多数，花柱丝状，柱头盾形。蒴果圆球形或扁球状，直径约 3cm，外被疏短刺，熟时淡褐色，不规则 4 瓣裂。种子多数，扁平，略呈三角形，熟时褐色。花期 3～11 月，果期 4～11 月。

毛曼陀罗：一年生草本，高 1～2m。有恶臭，全株被白色细腺毛及短柔毛。茎粗壮，直立，圆柱形，基部木质化，上部多呈叉状分枝，灰绿色。叶互生或近对生；叶片广卵形，长 8～20cm，宽 5～12cm，先端急尖，基部斜心形，全缘或呈微波状，背面叶脉隆起。花大，直立或斜升，长 15～20cm，直径 7～8cm，花冠白色或淡紫色，具 5 棱；花萼筒部有 5 棱角，先端 5 浅裂，花后自近基部断裂，宿存部分随果实而增大并向外反折。蒴果生于下垂的果梗上，近圆形，密生柔韧针状刺并密被短柔毛，熟时先端不规则裂开。种子多数，肾形，淡褐色或黄褐色。花期 5～9 月，果期 6～10 月。

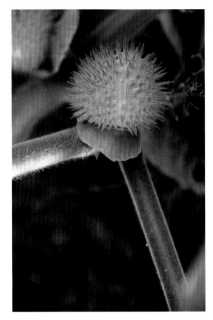

毛曼陀罗

【生境分布】

白曼陀罗：生于山坡、草地或住宅附近。喜温暖湿润气候，气温 5℃ 左右种子开始发芽；气温低于 2～3℃ 时，植株死亡。以向阳、土层疏松肥沃、排水良好的砂质壤土栽培为宜。忌连作。用种子繁殖。产于南川、彭水、江津、荣昌等地。分布于江苏、浙江、福建、湖北、广东、广西、四川、贵州、云南等地；上海、南京等地有栽培。

毛曼陀罗：原为栽培种，现村边路旁沙质地上也见有野生。产于丰都、涪陵、武隆、合川、潼南、永川、荣昌等地。分布于辽宁、河北、江苏、浙江、河南等地。

【采集加工】在 7 月下旬至 8 月下旬盛花期，于下午 4～5 时采摘、晒干；遇雨可用 50～60℃ 烘 4～6 小时即干。

【药材鉴别】

性状鉴别

白曼陀罗花：本品多皱缩成条状，完整者长 9～15cm。花萼呈筒状，长为花冠的 2/5，灰绿色或灰黄色，先端 5 裂，基部具纵脉纹 5 条，表面微有茸毛，花冠呈喇叭状，淡黄色或黄棕色，先端 5 浅裂，裂片有短尖，短尖下有明显的纵脉纹 3 条，两裂片之间微凹；雄蕊 5 枚，花丝贴生于花冠筒内，长为花冠的 3/4；雌蕊 1 枚，柱头棒状。烘干品质柔韧，气特异，晒干品质脆，气微，味微苦。

毛曼陀罗花：带有花萼，萼筒长 4～9cm，顶端 5 裂，裂片长约 1.5cm，表面密生毛茸。花冠长 10～18cm，先端裂片三角形，裂片间有短尖。花药长约 1cm。

【化学成分】花含生物碱、内酯、黄酮、酚酸、甾体等成分。

生物碱类：曼陀罗碱、莨菪碱、阿托品、阿朴阿托品、山莨菪碱、东莨菪碱、茵芋碱、红古豆碱、巴豆酰莨菪碱、降阿托品、曼陀罗素、二羟基莨菪碱、羟基二巴豆酰氧基托烷等。

醉茄内酯类：茄曼陀罗灵 C、茄曼陀罗灵 E、茄曼陀罗灵 G、北曼陀罗灵 G、北曼陀罗灵 H、含氧醉茄内酯 E、含氧醉茄内酯 F、奥克巴胺 Ⅲ 等。

黄酮类：松脂醇二吡喃葡萄糖苷、松脂醇葡萄吡喃糖苷、异落叶松树脂素等。

酚酸类：托品酸甲酯、托品酸、苯甲酸甲酯、羟基苯乙酮、二羟基甲苯等。

甾体类：过氧化麦角甾醇、Alkesterol B、Lucium substance B、β-谷甾醇和豆甾醇等。

【药理作用】

1. 对中枢神经系统的影响：洋金花主要有效成分为东莨菪碱，对中枢神经系统作用强，使大脑皮层和皮层下某些部位抑制，具有明显的剂量依赖性，随着剂量的增加依次产生镇静、催眠、抗惊厥、抗癫痫和麻醉作用。洋金花能明显阻止连续应用吗啡出现的镇痛耐受性的发展，恢复小鼠对吗啡镇痛作用的敏感性，具有良好的镇静作用。

2. 对心血管系统的影响：洋金花生物碱在小剂量时兴奋迷走中枢，使心率减慢，剂量较大时，阻滞心脏胆碱受体，使心率加快，改善微循环。洋金花总生物碱能明显对抗拟胆碱药所引起的血管扩张，大剂量时也能拮抗 NE 所引起的血管收缩。对心脏排血量有一定的影响。

3. 对呼吸系统的影响：洋金花水煎液和生物碱组分具有止咳、平喘、镇痛、解痉的作用，非生物碱组分不具有此类作用。洋金花生物碱具有抑制呼吸道腺体分泌，松弛支气管平滑肌的作用，是其作用于效应细胞的 M 胆碱受体阻滞乙酰胆碱作用的结果。洋金花所含的东莨菪碱能兴奋呼吸中枢，使呼吸加快，并能对抗冬眠灵药物的呼吸抑制作用。

4. 抗炎作用：洋金花有效部位随剂量增加抗瘙痒作用强度增加，可明显抑制二甲苯引起的小鼠耳肿胀；

对蛋清所致大鼠足肿胀的抑制作用呈一定量效关系；可明显增加组织胺所致豚鼠皮肤瘙痒的阈值；具有较强的抗炎、抗瘙痒作用。

5. 对上皮细胞有丝分裂及皮肤角化的影响：洋金花有效部位具有明显促进皮肤鳞片角化、对抗有丝分裂作用，可明显抑制银屑病小鼠阴道上皮细胞有丝分裂，显著提高小鼠尾鳞片颗粒层形成数，具有明显的抗增殖、促进皮肤角化的作用。

6. 细胞保护作用：洋金花黄酮组分具有一定细胞保护作用，可以减轻二甲基亚砜（DMSO）的细胞毒性，对中国仓鼠卵巢（CHO）细胞有明显保护作用，可能与改善细胞线粒体的功能有关，而对细胞膜的损伤无明显保护作用。

7. 其他作用：洋金花总酚和总黄酮具有抗氧化活性。洋金花总黄酮对金黄色葡萄球菌、大肠杆菌、绿脓具有一定的抑制作用。洋金花的甲醇和氯仿粗提物对欧文氏杆菌、丁香假单胞菌也具有显著的抑制作用。

【医疗用途】

药性归经：味辛，性温；有毒。归肺、肝经。

功能：平喘止咳，麻醉止痛，解痉止搐。

主治：哮喘咳嗽，脘腹冷痛，风湿痹痛，癫痫、惊风，外科麻醉。

用法用量：内服：煎汤，0.3～0.5g，宜入丸、散用。如作卷烟分次燃吸，每日量不超过 1.5g。外用：适量，煎水洗；或研末调敷。

使用注意：内服宜慎。外感及痰热喘咳、青光眼、高血压、心脏病及肝肾功能不全者和孕妇禁用。本品有毒，用量过大易致中毒，出现口干、皮肤潮红、瞳孔散大、心动过速、眩晕头痛、烦躁、谵语、幻觉、甚至昏迷，最后可因呼吸麻痹而死亡。

附方：

1. 治哮喘：洋金花 0.4g，甘草 3g，远志 4g。研细粉和匀，分成 10 份，每次 1～3 份，睡前或发作前 1 小时顿服，每次不超过 3 份。

2. 治慢性气管炎：洋金花 0.1g，金银花、远志、甘草各 0.5g（每丸含量）。共研细末，加适量蜂蜜制成蜜丸。每次服 1 丸，每日 2 次，连服 30 天。

3. 治骨折疼痛，关节疼痛：曼陀罗全草晒干，研末，每服 0.03g。

4. 治面上生疮：洋金花，晒干研末，少许贴之。

5. 治化脓性骨髓炎：洋金花研粉，加适量面粉糊拌匀，制成 2mm 大药线，高压消毒备用。用时先清洁患处，然后将药线插入瘘管内，盖上纱布，每 2～3 天换药 1 次。

【资源评述】曼陀罗药用记载最早见于南宋《扁鹊心书》，名"山茄花"。"洋金花"之名始见于《本草纲目拾遗》。周去非《岭外代答》云："广西曼陀罗花，遍生原野，大叶白花，结实如茄子，而遍生小刺，乃药人草也。盗贼采，干而末之，以置人饮食，使之醉闷，则挈箧而趋趄。"《本草纲目》曰："曼陀罗生北土，人家亦栽之。春生夏长，独茎直上，高四五尺，生不旁引，绿茎碧叶，叶如茄叶。八月开白花，凡六瓣，状如牵牛花而大。"所述形态特征及功效，并参考《履巉岩本草》附图，与今药用的白曼陀罗 *D. metel*、毛曼陀罗 *D. innoxia* 基本一致。

曼陀罗属（*Datura*）植物我国有 4 种、3 变种及 3 个栽培变种。多数分布于热带和亚热带地区。除白曼陀及毛曼陀罗外，各地作洋金花药用的还有曼陀罗 *Detura stramonium* L.（分布于我国大部分地区，巫山、南川有栽培）、紫花曼陀罗 *D. stramonium* var. *tatula* Torr.（上海、四川）、无刺曼陀罗 *D. stramonium* var *incrmis*、大白洋金花 *D. metel* cv. Alba、重瓣白花曼陀罗 *D. metel* cv. Ovata、大紫曼陀罗 *D. metel* cv. Viols、美丽曼陀罗 *D. metel* var. *fastuosa*、木本曼陀罗 *D. arborea*。

商品药材主要为白曼陀罗及栽培变种重瓣白花曼陀罗，白曼陀罗又称"南洋金花"，主产于江苏、广东、海南等地；重瓣白花曼陀罗（植物高达 2.5m，灌木状，花冠重瓣，白色，果卵圆形）产于山东惠民地区，为高产优质品种。毛曼陀罗产于江苏、河北，称"北洋金花"，多自产自销。

【参考文献】

［1］刘高峰，张艳海，杨炳友，等 . 北洋金花的化学成分研究 ［J］. 中国中医药科技，2010，17（6）：522-524.

［2］杨炳友，唐玲，太成梅，等 . 洋金花化学成分的研究（I）［J］. 中国中医药科技，2006，13（4）：1147-1149.

［3］李振宇，匡海学，夏永刚，等．洋金花的化学成分研究（Ⅳ）［J］．中医药信息，2010，27（6）：13-14.

［4］潘娟，杨炳友，王欣，等．洋金花甾体类化学成分研究［J］．中医药信息，2015，32（4）：23-25.

［5］孙超，于海食，贾强华，等．洋金花的现代研究［J］．中国医药指南，2013，11（26）：48-49.

［6］井佳楠，吕邵娃，王秋红，等．洋金花化学成分和药理作用及临床应用研究进展［J］．中草药，2016，47（19）：3513-3521.

［7］李振宇，杨炳友，舒尊鹏，等．洋金花化学拆分组分的性味药理学评价——化学拆分组分的制备及性味辛温的评价［J］．中医药信息，2011，28（6）：8-13.

［8］王秋红，肖洪彬，杨炳友，等．洋金花治疗银屑病有效部位的药理作用研究（Ⅰ）——抗炎、抗瘙痒及抗过敏作用［J］．中国实验方剂学杂志，2008，14（2）：49-51.

［9］王秋红，肖洪彬，杨炳友，等．洋金花治疗银屑病有效部位的药理作用研究（Ⅱ）——对免疫功能、上皮细胞有丝分裂及皮肤角化的影响［J］．中国实验方剂学杂志，2008，14（11）：32-34.

［10］唐玲，王秋红，杨炳友，等．洋金花有效部位及其组分对二甲基亚砜损伤的中国仓鼠卵巢细胞的保护作用［J］．中草药，2006，37（12）：1826-1831.

［11］Hossain M A，Kalbani M S A A，Farsi S A J A，et al. Comparative study of total phenolics, flavonoids contents and evaluation of antioxidant and antimicrobial activities of different polarities fruits crude extracts of Datura metel L ［J］．Asian Pacific Journal of Tropical Disease，2014，4（5）：378-383.

［12］Vadlapudi V，Kaladhar D S V G K. Antimicrobial study of plant extracts of Datura metel，L. against some important disease causing pathogens ［J］．Asian Pacific Journal of Tropical Disease，2012，2（12）：S94-S97.

地骨皮

Digupi

【别名】杞根、地骨、地辅、地节、枸杞根、苟起根、枸杞根皮、山杞子根、甜齿牙根、红耳坠根、山枸杞根、狗奶子根皮、红榴根皮、狗地芽皮。

【来源】为茄科植物枸杞 *Lycium chinense* Mill. 的干燥根皮。

【植物形态】落叶灌木，植株较矮小，高 1m 左右。蔓生，茎干较细，外皮灰色，具短棘，生于叶腋，长 0.5～2cm。叶片稍小，卵形、卵状菱形、长椭圆形或卵状披针形，长 2～6cm，宽 0.5～2.5cm，先端尖或钝，基部狭楔形，全缘，两面均无毛。花紫色，边缘具密缘毛；花萼钟状，3～5 裂；花冠管部和裂片等长，管之下部急缩，然后向上扩大成漏斗状，管部和裂片均较宽；雄蕊 5，着生花冠内，稍短于花冠，花药"厂"字形着生，花丝通常伸出。浆果卵形或长圆形，长 10～15mm，直径 4～8mm，种子黄色。花期 6～9 月，果期 7～10 月。

【生境分布】生于山坡、田梗或丘陵地带。产于巫溪、南川、酉阳、武隆、秀山、合川、巴南等地。全国大部分地区有分布。

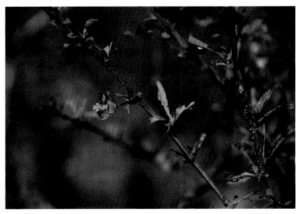

枸杞

【采集加工】早春、晚秋采挖根部，洗净泥土，剥取皮部，晒干。或将鲜根切成 6～10cm 长的小段，再纵剖至木质部，置蒸笼中略加热，待皮易剥离时，取出剥下皮部，晒干。

【药材鉴别】

性状鉴别：根皮呈筒状、槽状或不规则卷片，长短不一，一般长 3～10cm，直径 0.5～2cm，厚 1～3mm。外表面土黄色或灰黄色，粗糙疏松，有不规则纵裂纹，易成鳞片状剥落；内表面黄白色至灰黄色，具细纵条纹。质松脆，易折断，断面不平坦，外层（落皮层）较厚，土黄色；内层灰白色。气微，味微甘，后苦。

以筒粗，肉厚，整齐，无木心及碎片者为佳。

【化学成分】

生物碱类：甜菜碱、苦可胺 A、盐酸甜菜碱、Alkaloid A、Alkaloid B、kukoamine A、kukoamine B、枸杞酰胺、1,2,3,4,7-五羟基-6-氮杂双环［3.3.0］辛烷、1,4,7,8-四羟基-6-氮杂双环［3.3.0］辛烷、dihydro-N-caffeoyltyramine、trans-N-caffeoyltyramine、cis-N-caffeoyltyramine、trans-N-feruloyloctopamine 等。

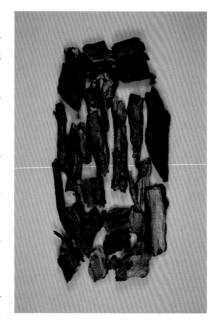

地骨皮（段）

蒽醌类：2-甲基-1,3,6-三羟基-9,10-蒽醌、大黄素甲醚、大黄素、2-甲基-1,3,6-三羟基-9,10-蒽醌-3-O-（6-O-乙酰基）-α-鼠李糖基（1→2）-β-葡萄糖苷等。

苯丙素类：莨菪亭、东莨菪苷、芳基四氢萘木脂素-3α-O-β-D-吡喃葡萄糖苷等。

肽类：枸杞环八肽 A 和 B，杞酰胺（乙酸橙黄胡椒酰胺酯），前二者为抗肾素作用兼抗血管紧张素Ⅰ转变酶作用。还含有枸杞素 C、枸杞素 D 等。

有机酸类：（S）-9-羟基-10E,12Z-十八碳二烯酸和（S）-9-羟基-10E,12Z,15Z-十八乙碳三烯酸具抗血管紧张素Ⅰ转变酶活性作用。还含有硬脂酸、棕榈酸、油酸、亚油酸、亚麻酸、蜂花酸、桂皮酸、香草酸等。

黄酮类：芹菜素、蒙花苷等。

糖苷：枸杞苷Ⅰ、Ⅱ、Ⅲ，紫丁香酸葡萄糖苷及地骨皮苷甲等。

甾醇：β-谷甾醇、胆甾醇、菜油甾醇、豆甾醇、谷甾醇、β-谷甾醇葡萄糖苷 5α-豆甾烷-3,6-二酮等。

其他成分：柳杉酚。根含以正二十三烷和正三十三烷为主的具 15～33 个碳原子的正烷烃；具 18～31 个碳原子的长链醇。

【药理作用】

1. 降血糖作用：地骨皮水煎剂对四氧嘧啶糖尿病小鼠有明显的降血糖作用，牛磺酸是地骨皮降血糖的有效成分之一。地骨皮水煎液对链脲佐菌素、四氧嘧啶、盐酸肾上腺素复制的 3 种高血糖模型均有不同程度的降血糖作用，其中对链脲佐菌素、四氧嘧啶模型小鼠的降糖强度优于盐酸肾上腺素注射液复制的小鼠高血糖模型。地骨皮中有效成分甜菜碱和山柰酚均具有抑制高糖刺激下系膜细胞增殖以及细胞外基质分泌的作用。

2. 解热镇痛作用：枸杞根皮乙醇提取物对角叉菜胶所致的大鼠体温升高有明显的抑制作用，时间长达 7 小时，强度与解热镇痛药阿司匹林相当。地骨皮能明显降低小鼠扭体次数、提高疼痛阈值，提高家兔齿髓刺激致痛的疼痛阈值，具有明显的镇痛作用。

3. 抗自由基作用：地骨皮水提液质量浓度为 3.3mg/ml 时对超氧阴离子自由基有显著的清除作用，清除率达 90％以上。

4. 抑菌作用：地骨皮乙醇提取物对金黄色葡萄球菌、表皮葡萄球菌、白色念珠菌、大肠杆菌、肺炎克雷伯菌、甲型副伤寒杆菌、伤寒沙门菌、福氏志贺杆菌、痢疾志贺杆菌、甲型溶血性链球菌、肺炎链球菌、绿脓杆菌等 12 种常见细菌和真菌均具一定的抗菌活性，尤其对甲型溶血性链球菌、肺炎链球菌、铜绿假单胞菌效果更为明显。

5. 免疫调节作用：地骨皮可升高免疫抑制小鼠下降的 IL-2，而对免疫超常小鼠 IL-2 产生呈现抑制作用，对异常的免疫功能具有双相调节作用。同时地骨皮水煎剂抑制正常小鼠脾细胞产生 IL-2。

6. 调节成骨样细胞：地骨皮对 UMR106 成骨细胞增殖的作用部位主要在水层、30％醇层，其中水层对成骨样细胞作用呈明显的量效关系，当生药浓度为 2.0g/ml 时促细胞增殖作用最强，平均增值率为 18.7％。

7. 降血脂作用：地骨皮浸膏能使家兔血清 TC 的量下降 36.9％，与对照组相比有显著差别，但对 TG 的量影响不大，对肝脏脂肪的量亦无明显影响。地骨皮总蒽醌显著升高高脂大鼠粪便中的胆汁酸水平，并且胆汁酸升高水平与地骨皮总蒽醌的给药剂量呈正相关。

8. 降血压作用：地骨皮的甲醇提取物 0.5g（生药）/kg 对大鼠可产生明显的降血压作用，主要成分为苦可胺 A。地骨皮的氯仿提取物经进一步精制得到 9-羟基-10,12-十八碳二烯酸和 9-羟基-10,12,15-十八碳三烯酸，它们对血管紧张素转化酶具有抑制作用。枸杞素 A 和枸杞素 B 对肾素、血管紧张素肽原酶、血管紧张素和血管紧张素转化酶均有抑制作用。

9. 其他作用：地骨皮中所含的褪黑激素可通过改变生物节律，有效地促进生理性睡眠冲动，改善睡眠质量。地骨皮注射剂能显著兴奋未孕大鼠与小鼠的离体子宫，加强其收缩功能，有潜在的抗生育作用。地骨皮石油醚提取部位可以促进已损伤皮肤成纤维细胞的凋亡，促进正常细胞的新生。

【医疗用途】

药性归经：味甘，性寒。归肺、肾、肝经。

功能：清虚热，泻肺火，凉血。

主治：阴虚潮热，骨蒸盗汗。肺热喘咳，咯血，尿血，内热消渴。

用法用量：内服煎汤，9～15g；大剂量可用 15～30g。

使用注意：脾胃虚寒者慎服。

附方：

1. 治虚劳，口渴，骨节烦热或寒：地骨皮（切）10g，麦门冬 8g，小麦 6g。上三味，水煎服。

2. 治热劳：地骨皮 10g，柴胡 5g，麦冬 3g。水煎服，不计时候。

3. 治肺脏实热，喘促上气，胸膈不利，烦躁鼻干：地骨皮 10g，桑根白皮 7g，甘草（炙，锉），紫苏茎、叶各 5g。水煎服，食后临卧温服。

4. 治消渴病：地骨皮、土瓜根、天花粉、芦根各 8g，麦门冬 10g，枣 7 枚（去核）。水煎温服。

5. 治风虫牙痛：地骨皮，煎醋漱之，虫即出，亦可煎水饮。

6. 治耳聋，有脓水不止：地骨皮 25g，五倍子 0.3g。上二味，捣为细末。每用少许，渗入耳中。

7. 治鸡眼：地骨皮、红花同研细。于鸡眼痛处敷之，或成脓亦敷，次日结痂好。

【资源评述】 本品始见于《神农本草经》记载，列为上品。《本草图经》曰："春生苗，叶如石榴叶而软薄，堪食，俗呼为甜菜，其茎干高三五尺，作丛，六月、七月生小红紫花，随便结红实，形微长如枣核。" 根据以上所述的形态特征，并参考《本草图经》《本草纲目》及《植物名实图考》附图，其原植物与枸杞基本一致。

枸杞属植物全属约 80 种，主要分布在南美洲，分布在欧亚大陆温带，我国产 7 种 3 变种，多分布华北及西北地区。枸杞在我国分布广泛，地骨皮药材主产于山西平遥、晋城，山东禹城，河南郑州、荥阳，浙江嘉兴、平湖、慈溪、绍兴，江苏靖江、苏州、泰州、南通等地。以山西和河南产量较大。江苏、浙江产者质量为好，称"南骨皮"。

《中国药典》（2015 年版）收载枸杞 *Lycium chinense*、宁夏枸杞 *Lycium barbarum* L. 根皮。宁夏枸杞分布于河北北部、内蒙古、山西北部、陕西北部、甘肃、宁夏、青海、新疆等地，我国中部和南部也有栽培。与枸杞根皮外形极相似，其区别为宁夏枸杞根皮没有石细胞和纤维。北方枸杞 *L. chinense* Mill var. *potaninii* (Pojark.) A. M. Lu. 的根皮在分布区华北和西北等地作地骨皮用。

据研究，枸杞根皮所含的肽类和香豆素成分的含量较宁夏枸杞、北方枸杞高，解热和降血糖作用也强于后两种。

【参考文献】

[1] 高大威，刘志伟，刘智华，等. 地骨皮降血糖效果研究及成分分析 [J]. 燕山大学学报，2007，31（3）：269-272.

[2] 宁娜，韩建军. 地骨皮的化学成分与药理作用 [J]. 现代药物与临床，2010，25（3）：172-176.

[3] 张秀云，周凤琴. 地骨皮药效成分及临床应用研究进展 [J]. 山东中医药大学学报，2012（3）：243-244.

[4] 魏智清，于洪川，樊瑞军. 地骨皮降血糖有效成分的初步研究 [J]. 时珍国医国药，2009，20（4）：848-850.

[5] 崔璀，韩宝来，张娜娜，等. 地骨皮水煎液对 3 种高血糖模型小鼠的降糖作用研究 [J]. 中国药师，2016，19（11）：2023-2026.

[6] 周盈，皮文霞，蔡宝昌，等. 地骨皮活性成分对高糖致肾小球系膜细胞增殖及细胞外基质的影响 [J]. 南京中医药大学学报，2015（5）：465-468.

[7] 杨凤琴，陈少平，马学琴. 地骨皮的醇提取物及其体外抑菌活性研究 [J]. 宁夏医学杂志，2007，29（9）：

787-789.

[8] 李惠，王卫杰，何栋. 地骨皮蒽醌对高脂血症大鼠胆汁酸代谢机理研究 [J]. 饲料博览，2016（11）：40-43.

[9] 叶田园，李志勇，李彦文，等. 地骨皮提取物对热损伤大鼠皮肤成纤维细胞的保护作用 [J]. 时珍国医国药，2015，26（11）：2641-2643.

玄 参
Xuanshen

【别名】重台、玄台、鹿肠、鬼藏、逐马、黑参、野脂麻、元参、水萝卜。

【来源】为玄参科植物玄参 *Scrophularia ningpoensis* Hemsl 的干燥根。

【植物形态】多年生草本，高 60～120cm。根肥大，近圆柱形，皮灰黄或灰褐色。茎直立，四棱形，有沟纹，光滑或有腺状柔毛。下部叶对生，上部叶有时互生，均具柄；叶片卵形或卵状椭圆形，长 7～20cm，宽 3.5～12cm，先端渐尖，基部圆形或近截形，边缘具细锯齿，无毛或背面脉上有毛。聚伞花序疏散开展，呈圆锥形；花梗长 1～3cm，花序轴和花梗均被腺毛；萼 5 裂，裂片卵圆形，先端钝，边缘膜质；花冠暗紫色，管部斜壶状，长约 8mm，先端 5 裂，不等大；雄蕊 4 枚，二强，另有 1 退化雄蕊，呈鳞片状，贴生于花冠管上；子房上位，2 室，花柱细长，柱头短裂。蒴果卵圆形，先端短尖，长约 8mm，深绿色或暗绿色，萼宿存。花期 7～8 月，果期 8～9 月。

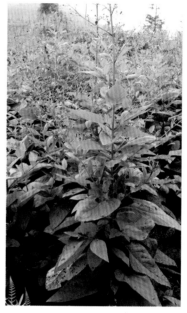
玄参

【生境分布】生于山坡林下。喜温和湿润气候，耐寒、耐旱、怕涝。茎叶能经受轻霜，适应性较强，在平原、丘陵及低山坡均可栽培，对土壤要求不严，但以土层深厚、疏松、肥沃、排水良好的砂质壤土栽培为宜。忌连作。用子芽、种子、分株、扦插等繁殖。主产于南川、武隆、江北。分布于河北、山西、陕西、江苏、安徽、浙江、江西、福建、河南、湖北、湖南、广东、四川、贵州等地。南方各地均有栽培。

【采集加工】栽种 1 年，在 10～11 月当茎叶枯萎时收获。挖起全株，摘下块根晒或炕到半干时，堆积盖草压实，经反复堆晒待块根内部变黑、再晒（炕）至全干。

【药材鉴别】

性状鉴别：根类圆柱形，中部略粗，或上粗下细，有的微弯似羊角状，长 6～20cm，直径 1～3cm。表面灰黄色或灰褐色，有不规则的纵沟、横长皮孔样突起和稀疏的横裂纹和须根痕。质坚实，难折断，断面黑色，微有光泽。有焦糖气，味甘微苦。以水浸泡，水呈墨黑色。

以条粗壮、质坚实、断面色黑者为佳。

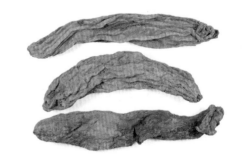
玄参（生药）

【化学成分】主要含环烯醚萜、苯丙素、萜类（三萜、二萜等）、苯酚及苯乙醇苷、甾醇、黄酮、脂肪酸、糖类等。

环烯醚萜类：环烯醚萜化合物主要存在于玄参的根部，根据环烯醚萜类化学成分的结构特征可以分为环烯醚萜苷类和非苷环烯醚萜类，环烯醚萜苷类成分根据其结构又可进一步分为环戊烷型、7,8-环戊烯型、7,8-环氧环戊烷型环烯醚萜苷，以及变异环烯醚萜苷。如：哈巴俄苷、哈巴苷、8-O-乙酰基哈巴苷、8-O-阿魏酰哈巴苷、益母草苷 A、6-O-甲基梓醇、京尼平苷、6-O-α-L-鼠李糖基桃叶珊瑚苷等。

苯丙素类：安格洛苷、赛斯坦苷、阿克替苷、去咖啡酰阿克替苷、斩龙剑苷 A、4-O-咖啡酰基-3-O-α-L-吡喃鼠李糖基-D-吡喃葡萄糖、4-O-（对甲氧基肉桂酰基）-A-L-鼠李糖、3-O-乙酰基-2-O-阿魏酰基-α-L-鼠李糖（ningposide A）、4-O-乙酰基-2-O-阿魏酰基-α-L-鼠李糖、3-O-乙酰基-2-O-对羟基肉桂酰基-α-L-鼠李糖、3-O-乙酰基-2-O-对甲氧基肉桂酰基-α-L-鼠李糖、赛斯坦苷 F、O-反式肉桂酰基-1-O-α-D-呋喃果糖基-β-D-吡喃葡萄糖等。

其他：苯酚及其苯乙醇苷类、挥发油、氨基酸、天冬酰胺、β-谷甾醇、熊果酸、黄酮类、脂肪酸等。

【药理作用】

1. 对心脑血管系统的影响：

（1）抗心肌缺血作用：玄参具有减少耗氧量和增加供氧量的双重作用，玄参75％乙醇提取物对麻醉猫平均降压40.5％，能显著增加离体兔心冠脉流量；轻度抑制心率、心收缩力，增强小鼠缺氧耐力，对家兔急性心肌缺血具有保护作用。玄参水提物明显促进血管生成的活性。Harpagide、harpagoside、6″-O-caffeoylharpagide 等能显著抑制 KCl 诱导的 Ca^{2+} 浓度的增加，从而减轻心肌损伤。

（2）抗动脉粥样硬化：玄参提取物可明显降低动脉硬化模型大鼠胆固醇和低密度脂蛋白的水平，提高 HDL 与 LDL 的比值，抑制动脉 NF-κB 过量表达，抑制模型大鼠动脉壁中膜的增厚。

（3）抗心肌肥大：在玄参水提物对心室重构大鼠心肌纤维化的影响研究中发现，对心肌细胞和间质胶原重构两方面都有显著的抑制作用，具有抑制心室重构的特点，其改善心室重构的作用机制可能与抑制心肌 AngⅡ、醛固酮生成和 AngⅡ受体 1 型基因表达密切相关。玄参具有防治心肌肥厚的功效。

（4）抗脑缺血：玄参提取物能明显减少缺血性脑梗死的体积，改善神经功能。玄参总苷可以改善大鼠因中动脉缺血所致的行为学障碍，缩小脑部缺血大鼠的脑梗死面积，降低梗死率，体现出对局灶性脑缺血较好的保护作用。

（5）抗血小板聚集：玄参醚、醇、水提取物在抗血小板聚集、增强纤维蛋白溶解活性方面具有较强作用，能显著抑制血小板聚集，降低 PAI-1。玄参苯丙素 XS-8 抗血小板聚集的原因是能降低血浆 TXB2 和 6-keto-PGF10，但对 TXB2 的降低作用更明显。哈巴俄苷能降低阴虚小鼠血浆中 cAMP 含量，使 cAMP/cGMP 比值恢复。

（6）保护神经元：玄参提取物对毒胡萝卜素（TG）刺激的 U-87MG 细胞具有很好修复作用，从而提示对神经衰退疾病具有较好的作用。Harpagoside 能提升胶质细胞系源性神经营养因子，从而降低多巴胺神经变性及运动障碍。

2. 抗炎作用：玄参提取物可显著降低炎症因子 TNF-α、IL-1β、IL-6 的浓度，提高抗炎因子 IL-10 的浓度。玄参色素提取物明显的抑制二甲苯致小鼠耳郭肿胀、冰醋酸致腹腔毛细血管通透性增高。scropolioside A 可显著降低炎性病变并抑制细胞通透性。玄参环烯醚萜选择性抑制 TX 合成酶、angoroside C 能抑制 TXB2 的释放，且 angoroside C 和 acteoside 均抑制中性白细胞中花生四烯酸及代谢产物白三烯 B4，verbascoside 降低超氧化物自由基的产量进而降低 iNOS 的活性。

3. 保肝作用：玄参苯丙素类具有较好的肝保护作用。其中 acteoside 能明显提高受损伤肝细胞的存活率，抑制模型肝细胞凋亡，上调 Bcl-2 蛋白表达，下调 Fas/FasL 的表达，降低肝衰竭大鼠的 LDH、AST、ALT 水平。另外，玄参黄酮类成分也具有保肝活性。

4. 抗高尿酸血症（抗痛风）：玄参成分 Acteoside 能降低高尿酸血症小鼠尿酸水平，机制可能与 Acteoside 抑制 XDH 和 XO 活性有关。

5. 其他作用：玄参提取物的其他药理活性包括解热、催眠、止痒、降血糖、抗氧化、纠正内毒素血症的蛋白变化、降低大鼠肝脏 CYP450 酶含量等作用。单体化合物药理活性有抑制脂体过氧化活性、预防大鼠糖性白内障的形成、抗肿瘤活性等作用。

【医疗用途】

药性归经：味甘、苦、咸，性微寒。归肺、胃、肾经。

功能：清热凉血，滋阴降火，解毒散结。

主治：热入营血，身热，烦渴，舌绛，发斑，骨蒸劳嗽，虚烦不寐，津伤便秘，目涩昏花，咽喉肿痛，瘰疬痰核，痈疽疮毒。

用法用量：内服：煎汤，9～15g；或入丸、散。外用：适量，捣敷或研末调敷。

使用注意：脾虚便溏或有湿者禁服。

附方：

1. 治口腔溃疡：玄参 30g，麦冬、生地各 24g，花粉 9g，木通 6g，黄连 3g。水煎，每日 2 次。
2. 治便秘：玄参 30g，麦冬 15g，甘草 3g，桔梗 9g，胖大海 5 枚。沸水泡茶饮，每天 1 剂。
3. 治血栓闭塞性脉管炎：玄参、当归、金银花、甘草各适量。水煎服，每日 1 剂。
4. 治手脱皮：玄参 30g，生地 40g。泡茶饮，日服 3～5 次。

【资源评述】玄参始载于《神农本草经》，列为中品。《开宝本草》云："玄参茎方大，高四五尺，紫赤色而有细毛。叶如掌大而尖长。根生青白，干即紫黑。"《本草图经》云："二月生苗。叶似脂麻，又如槐柳，细茎青紫色。七月开花青碧色，八月结子黑色。亦有白花，茎方大，紫赤色而有细毛。有节若竹者，高五六尺……一根可生五七枚。"《本草纲目》云："花有紫白二种。"综上所述，本草所用玄参为 *Scrophularia ningpoensis*，与现代所用相符。

同属植物北玄参 *Scrophularia buergeriana* Miq 与上种极相似，其植物形态主要区别：根呈圆柱形，有纵皱纹，表面灰褐色，有细根及细根痕。叶较小，叶片卵形至长卵形，长 5～12cm，宽 2～5cm。聚伞花序紧缩成穗状，小聚伞花序无总花梗，或有长达 5mm 的短梗，常互生而不成轮，花梗长约 5mm；萼裂片卵形，花冠黄绿色。蒴果卵形，长约 6mm。药材性状区别：根圆柱形，有纵皱纹，表面灰褐色，有细根及细根痕。产于东北、华北及河南、山东、江苏等地，多自产自销。

重庆主要栽培地为南川、武隆，以及与南川毗邻的贵州道真县，其中南川的玄参通过药材 GAP 的认证。另外，湖北省巴东县也通过药材 GAP 的认证。

【参考文献】

[1] 尹辉. 中药玄参化学成分研究概况 [J]. 山东农业工程学院学报，2016，33（10）：138-139.

[2] 许福泉，许旭东，陈士林. 玄参化学成分及药理活性研究进展 [J]. 中国现代中药，2013，15（9）：752-759.

[3] 李媛，宋宝安，杨松，等. 中草药玄参化学成分的研究 [J]. 天然产物研究与开发，2012，24（1）：47-51.

[4] 薛刚强，杜婧，潘新艳，等. 玄参化学成分研究 [J]. 中药材，2014，37（9）：1597-1599.

[5] 杜晓煌，方勇飞，李莉，等. 玄参主要成分生物活性研究进展 [J]. 中国药房，2015，26（15）：2158-2160.

[6] Chen B，Liu Y，Liu H，et al. Iridoid and aromatic glycosides from Scrophularia ningpoensis HEMSL. and their inhibition of［Ca²⁺］(i) increase induced by KCl [J]. Chemistry & Biodiversity，2010，5（9）：1723-1735.

[7] 李静，陈长勋，高阳，等. 玄参提取物抗炎与抗动脉硬化作用的探索 [J]. 时珍国医国药，2010，21（3）：532-534.

[8] 顾伟梁，陈长勋，王樱，等. 玄参水提物对心室重构大鼠心肌纤维化的影响 [J]. 中草药，2008，39（9）：1371-1374.

[9] 顾伟梁，陈长勋，王樱. 玄参对心室重构大鼠血管紧张素 Ⅱ 及其 1 型受体基因表达的影响 [J]. 时珍国医国药，2008，19（7）：1547-1549.

[10] 顾伟梁，陈长勋，王樱. 玄参和附子抗鼠心肌肥厚作用的对比实验研究 [J]. Journal of Integrative Medicine，2008，6（4）：376-380.

[11] 陈磊，邰明，陆茵. 玄参总苷对电凝法致实验性大鼠局灶性脑缺血模型的实验研究 [J]. 南京中医药大学学报，2009，25（3）：230-232.

[12] Sohn S H，Ko E，Jeon S B，et al. The genome-wide expression profile of Scrophularia ningpoensis-treated thapsigargin-stimulated U-87MG cells [J]. Neurotoxicology，2009，30（3）：368-376.

[13] Xiaoyu Sun，Zhongkui Xiong，Zhang Y，et al. Harpagoside attenuates MPTP/MPP＋，induced dopaminergic neurodegeneration and movement disorder via elevating glial cell line-derived neurotrophic factor [J]. Journal of Neurochemistry，2012，120（6）：1072-1083.

[14] 王珲，陈平，张丽萍，等. 玄参总色素提取物抗炎镇痛活性的研究 [J]. 中国医院药学杂志，2008，28（17）：1456-1458.

[15] Speranza L，Franceschelli S，Pesce M，et al. Antiinflammatory effects in THP-1 cells treated with verbascoside [J]. Phytotherapy Research，2010，24（9）：1398-1404.

[16] Morikawa T，Pan Y，Ninomiya K，et al. Acylated phenylethanoid oligoglycosides with hepatoprotective activity from the desert plant Cistanche tubulosa．[J]. Bioorganic & Medicinal Chemistry，2010，18（5）：1882-1890.

[17] Qu X J，Xia X，Wang Y S，et al. Protective effects of Salvia plebeia compound homoplantaginin on hepatocyte injury [J]. Food & Chemical Toxicology，2009，47（7）：1710-1715.

[18] Huang C G, Shang Y J, Zhang J, et al. Hypouricemic effects of phenylpropanoid glycosides acteoside of Scrophularia ningpoensis on serum uric acid levels in potassium oxonate-pretreated Mice. [J]. Am J Chin Med, 2008, 36 (01): 149-157.

[19] 王强, 李兴平, 白筱璐, 等. 玄参的抗炎解热作用研究 [J]. 中药药理与临床, 2011, 27 (3): 76-78.

[20] 刘质净, 李丽, 王晶, 等. 玄参中多酚类化合物的抗氧化活性研究 [J]. 时珍国医国药, 2010, 21 (4): 796-798.

[21] 武佰玲, 刘萍, 高月, 等. 天王补心丸中生地黄、玄参、天冬和麦冬水提液对大鼠肝 CYP450 酶含量及其亚型 CYP3A, CYP2E1 和 CYP1A2 活性的影响 [J]. 中国中药杂志, 2011, 36 (19): 2710-2714.

凌霄花

Lingxiaohua

【别名】紫葳华、陵霄花、堕胎花、藤萝花、吊墙花、杜灵霄花。

【来源】为紫葳科植物凌霄 *Campsis grandiflora* (Thunb.) K. Schum.、美洲凌霄 *Campsis radicans* (L.) Seem. 的干燥花。

【植物形态】

凌霄：落叶木质藤本，借气根攀附。茎黄褐色具棱状网裂。叶对生，奇数羽状复叶；叶轴长 4~3cm；小叶柄长 5~10mm，小叶 7~9 片，卵形至卵状披针形，长 4~6cm，宽 1.5~3cm，基部阔楔形，两侧不等大，边缘有粗锯齿，小叶柄着生处有淡黄褐色束毛。花序顶生，圆锥状，花直径 4~5cm；花萼钟状，不等 5 裂，裂至筒之中部，裂片披针形；花冠漏斗状钟形，裂片 5 枚，圆形，橘红色，开展；雄蕊 4 枚，2 长 2 短；子房上位，2 室，基部有花盘。蒴果长如豆荚，具子房柄；2 瓣裂。种子多数，扁平，有透明的翅。花期 7~9 月，果期 8~10 月。

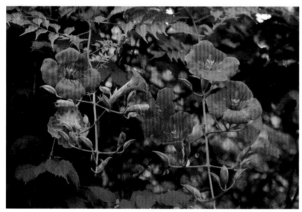

凌霄

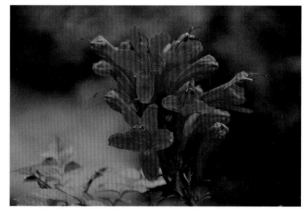

美洲凌霄

美洲凌霄：小叶 5~13 片，椭圆形至卵状长圆形，背上有毛，以叶脉上为多。花萼 5 等裂，裂片三角形，向外微卷，无凸起的纵棱；花冠为细长的漏斗形，直径较凌霄小，橙红色至深红色，内有明显的棕红色纵纹，筒部为花萼的 3 倍。花期 7~10 月，果期 11 月。

【生境分布】

凌霄：生长于山谷、小河边、疏林下，攀援于树上、石壁上，亦有庭园栽培。喜温暖湿润环境，对土壤要求不严，砂质壤土、黏壤土均能生长。分布于华东、中南及河北、陕西、四川、贵州等地。

美洲凌霄：多为庭园栽培。江苏、上海、湖南等地有栽培。

【采集加工】7~9 月采收，择晴天摘下刚开放的花朵，晒干。

【药材鉴别】

性状鉴别

凌霄：花多皱缩卷曲，黄褐色或棕褐色，完整者长 3~5.5cm；花萼钟状，长约 2cm，裂片 5 枚，裂至中部，萼筒基部至萼齿尖有 5 条纵棱，花冠先端 5 裂，裂片半圆形，下部联合呈漏斗状，表面可见细脉纹，内表面较明显；雄蕊 4 枚，着生在花冠上，2 长 2 短，花药呈 "个" 字形，黑棕色；花柱 1 枚，柱头扁平。气微香，味微苦、酸。

美洲凌霄：完整花朵长 6～7cm；萼筒长 1.5～2cm，硬革质，先端 5 齿裂，裂片短三角状，长约为萼筒的 1/3，萼筒外无明显的纵棱；花冠内表面具明显的深棕色脉纹。

均以完整、朵大、色黄棕、无花梗者为佳。

【化学成分】黄酮类：芹菜素、Disaccharidenaringenin7-O-α-L-rham(1-74)rhamoside、dihydrokaempferol-3-O-α-L-rham-5-O-β-D-glucosyloside、芪青素-3-芸香糖苷、柯厄醇、鼠李柠檬素等。

环烯醚萜苷：campenoside、cachineside Ⅰ、5-hydroxycampenoside、cachineside Ⅲ、Ⅳ、Ⅴ、campsiside、campsiol、ixoroside、7-O-(Z)-p-coumaroylcachineside Ⅴ、7-O-(E)-p-coumaroylcachineside Ⅰ、5-hydroxycampsiside 等。

苯丙素苷类：毛蕊花糖苷、leucosceptoside A 等。

五环三萜类：齐墩果酸、山楂酸、阿江榄仁酸、熊果酸、熊果醛、23-羟基熊果酸、可乐苏酸、β-香树脂醇、α-香树脂醇等。

挥发油类：糠醛、5-甲基糠醛、糠醇、2-乙酰呋喃等。

其他：β-谷甾醇、胡萝卜苷、酚酸、环己乙醇、脂肪醇、脂肪酮、脂肪酸、花色素等。

【药理作用】

1. 对血液循环系统的影响：凌霄花甲醇提取物对致敏小鼠血流量有显著改善作用。凌霄花粗提物可加快老龄大鼠血流速度、扩张小血管管径、抑制红细胞聚集、降低血液黏度、抑制血小板聚集、改善红细胞功能。凌霄花水煎液可抑制大鼠血栓形成，加快红细胞电泳，增加红细胞电泳率，使血液红细胞处于分散状态，能改善心血管功能。凌霄花水提物、醇提物及水提醇沉上清液均具有抗凝血活性；醇提物萃取后正丁醇层药效最显著；水提醇沉上清液过大孔树脂后 10％乙醇部位药效最显著。

2. 对平滑肌的作用：凌霄花能抑制猪离体冠状动脉收缩，强于丹参注射液。凌霄花能显著地抑制未孕小鼠子宫收缩，显著降低收缩强度，减慢收缩频率，降低收缩活性；能增强离体孕子宫收缩活性。

3. 对脑缺血的影响：凌霄花总黄酮通过抑制脑缺血大鼠脑组织中炎性因子和趋化因子的水平，对脑缺血急性期的炎性损伤有一定的阻抑作用，从而产生脑保护作用。

4. 其他作用：凌霄花提取物对自由基和活性氧等物质具有清除活性，能抑制化学药物诱导的小鼠耳肿胀，提高热板法小鼠慢性疼痛模型动物的痛阈值。凌霄花可抑制人酰基辅酶 A-胆固醇酰基转移酶-1 活性，有助于抗高胆固醇血症和动脉粥样硬化。

【医疗用途】

药性归经：味甘、酸，性寒。归肝、心包经。

功能：活血通经，凉血祛风。

主治：月经不调，经闭癥瘕，产后乳肿，风疹发红，皮肤瘙痒，痤疮。

用法用量：内服：煎汤，5～9g；或入散剂。外用：适量，研末调涂；或煎汤熏洗。

使用注意：气血虚弱、内无瘀热及孕妇慎服。

附方：

1. 治妇人血闭不行，或干血劳，渐羸瘦少食，寒热癥瘕：凌霄花 100g，干漆 15g，俱酒炒；当归身、白术、枸杞子、黄芪、川芎各 100g，研末；怀熟地 200g。酒煮捣膏为丸，梧子大。每早服 15g，酒送下。

2. 治消渴：凌霄花 50g。水煎，分 3 次服。

3. 治婴儿百日内无故口青，不饮乳：用凌霄花、大蓝叶、芒硝、大黄等分为末，每服 1g，乳送下，寒者忌之。

4. 治通身痒：凌霄花为末，酒调服 3g。

5. 治风疹：凌霄花 150g，蒴藋根 250g。水煮，入白矾末 100g 搅匀，淋浴。

【资源评述】本品在《神农本草经》以 "紫葳" 记载，列为中品。"凌霄花" 之名始见于《新修本草》，云："此即凌霄花也，及茎、叶俱用。"《本草图经》曰："紫葳，凌霄花也。多生山中，人家园圃亦或种莳，初作藤蔓生依大木，岁久延引至巅而有花，其花黄赤，夏中乃盛。"《本草衍义》云："紫葳，今蔓延而生，谓之为草，又有木身，谓之为木，又须物而上。然干不逐冬毙，亦得木之多也……其花赭黄色。"《本草纲目》云："凌霄野生，蔓才数尺，得木而上，即高数丈，年久者藤大如杯。春初生枝，一枝数叶，尖长有齿，深青色。自夏至秋开花，一枝十余朵，大如牵牛花，而头开五瓣，赭黄色，有细点，秋深更赤。八月结荚如豆荚，长三寸许，其子轻薄如榆仁、马兜铃仁。其根长亦如兜铃根状。"从古代本草对凌霄花的描述和附图看，与现今使用的凌霄花 *Campsis grandiflora*（Thunb.）ex K. Schum 相符合。现《中国药典》收载的凌霄花基原为凌霄花 *C. grandiflora* 和美洲凌霄花 *C. radicans*，后者为近代从国外引进的栽培品种。

【参考文献】

[1] 杨阳，绳慧峰，张慰．凌霄花的化学成分及药理作用综述 [J]．中国药师，2008，11（12）：1521-1522.

[2] 郑虎占，董泽宏，佘靖．中药现代研究与应用（第六卷），北京：学苑出版社，1999：5818.

[3] 韩海燕，褚纯隽，姚士，等．美洲凌霄花的化学成分研究 [J]．华西药学杂志，2013，28（3）：241-243.

[4] Han X. H, Oh J. H, Hong S. S, et al. Novel Iridoids from the Flowers of Campsis grandiflora [J]. Archives of Pharmacal Research，2012，35（2）：327-332.

[5] 马宁，张帆，苗明三．中药凌霄花现代研究与分析 [J]．中医学报，2011，26（6）：704-705.

[6] 来李娟，杨阳．凌霄花化学成分及与其伪品鉴别的研究进展 [J]．中国药业，2016，25（2）：25-29.

[7] 贺玉琢．凌霄花改善致敏小鼠血液循环的作用 [J]．国际中医中药杂志，2006（6）：364-364.

[8] 李建平，侯安继．凌霄花粗提物对老龄大鼠微循环的影响 [J]．医药导报，2007，26（2）：136-138.

[9] 田璐璐，方昱，祝德秋．凌霄花提取物抗凝血活性部位研究 [J]．药物评价研究，2014，37（1）：17-20.

[10] 方晓艳，栗俞程，刘丹丹，等．凌霄花总黄酮对脑缺血大鼠脑组织中炎性因子及趋化因子的影响 [J]．中华中医药杂志，2016（9）：3481-3483.

[11] Cui X Y, Kim J H, Zhao X, et al. Antioxidative and acute anti-inflammatory effects of Campsis grandiflora flower. [J]. Journal of Ethnopharmacology，2006，103（2）：223-228.

黑芝麻

Heizhima

【别名】胡麻、巨胜、藤蓠、狗虱、乌麻、乌麻子、油麻、油麻子、黑油麻、脂麻、巨胜子、黑脂麻、乌芝麻、小胡麻。

【来源】为胡麻科植物芝麻 *Sesamum indicum* L. 的干燥成熟种子。

【植物形态】一年生草本，高80～160cm。茎直立，四棱形，棱角突出，基部稍木质化，不分枝，具短柔毛。叶对生，或上部者互生；具叶柄长1～7cm；叶片卵形、长圆形或披针形，长5～15cm，宽1～8cm，基部楔形，全缘、有锯齿或下部叶3浅裂，叶两面无毛或稍被白色柔毛。花单生，或2～3朵生于叶腋；花萼稍合生，绿色，5裂，裂片披针形，长5～10cm，具柔毛；花冠筒状，唇形，白色，有紫色或黄色彩晕，裂片圆形，外侧被柔毛；雄蕊4枚，着生于花冠筒基部，花药黄色，呈矢形；雌蕊1枚，心皮2枚，成熟后为2室，花柱线形，柱头2裂。蒴果椭圆形，长2～2.5cm，多4棱或6、8棱，纵裂。初期绿色，成熟后黑褐色，具短柔毛。种子多数，卵形，黑色、白色或淡黄色。花期5～9月，果期7～9月。

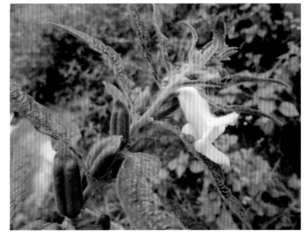

黑芝麻

【生境分布】常栽培于夏季气温较高，气候干燥，排水良好的砂壤土或壤土地区。重庆各区县有栽培。我国除西藏高原外，各省市均有栽培。

【采集加工】8～9月果实呈黄黑时采收，割取全株，捆扎成小把，顶端向上，晒干，打下种子，去除杂质后再晒。

【药材鉴别】

性状鉴别：种子扁卵圆形，一端稍圆，另端尖，长 2～4mm，宽 1～2mm，厚约 1mm。表面黑色，平滑或有网状皱纹，于扩大镜下可见细小疣状突起，边缘平滑或呈棱状，尖端有棕色点状种脐。种皮薄纸质。胚乳白色，肉质，包于胚外成 1 薄层，胚较发达，直立，子叶 2 枚，白色，富油性。气微弱，味淡，嚼之有清香味。

以籽粒大、饱满、色黑者为佳。

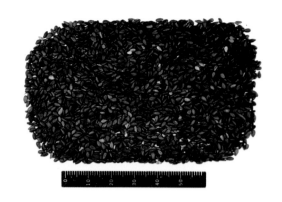

黑芝麻（生药）

【化学成分】

脂肪酸：油酸、亚油酸、棕榈酸、硬脂酸、花生油酸、十四烷酸、十六碳二烯酸、十六碳烯酸、十六酸、9-十八碳烯酸、十七烷酸、十八烷酸、8-十八烯酸、9,10-亚甲基-十六烷酸、十九烷酸、7,10-十六碳二烯酸、9,12,15-十八碳三烯酸（α-亚麻酸）、11-二十碳烯酸、二十酸、二十一烷酸、二十二烷酸、二十三烷酸、二十四烷酸、二十五烷酸、11-甲基十八酸、二十六烷酸等。

色素：黑芝麻黑色素等。

木脂素类：芝麻素、芝麻林素、芝麻酚、表芝麻素、芝麻素酚、芝麻林素酚等。

其他类：维生素 E、烟酸、维生素 B_1、维生素 B_2、叶酸等。另外，还含有胡麻苷（pedaliin）、车前糖、芝麻糖、寡糖等。

【药理作用】

1. 对心血管保护作用：黑芝麻含大量维生素 E，维生素 E 能改善脂质代谢、预防冠心病、动脉粥样硬化、抑制 NA 诱导的心肌细胞凋亡和肥大。芝麻油有抗氧化作用，能够预防和减轻动脉粥样硬化的发生和发展。芝麻素具有保护心脏作用，能抑制代谢综合征大鼠心肌损伤，抑制心肌重构。芝麻素通过减轻血管病理损伤、降低血脂作用，达到预防和减轻动脉粥样硬化发生和发展的目的。芝麻素能调节高脂血症大鼠的脂代谢，缓解机体的氧化应激，改善肝脏的脂肪变性。

2. 保肝作用：芝麻素对慢性肝损伤有明显的保护作用，能改善 CCl_4 慢性肝损伤大鼠肝细胞损害和坏死状况，保护肝功能，抑制或延缓乙酰氨基酚引起肝脏纤维化。芝麻素具有调血脂和防治脂肪肝的作用，其机制除调血脂作用外，可能与下调 iNOS 及 NT 表达、减轻氧化应激损伤有关。黑芝麻中的黑色素具有保肝作用。芝麻油可减轻小鼠氧化应激和缓解注射内毒素后的肝中毒症状。

3. 抗氧化、抗衰老作用：黑芝麻具有很强的抗氧化活性，能有效清除细胞内的自由基，阻止其引发的细胞内不饱和脂质的过氧化反应，延缓细胞衰老，主要成分为木脂素类和生育酚类。芝麻素有一定的体外清除自由基的能力，在体内通过影响抗氧化酶和非酶系统发挥其抗氧化作用。芝麻酚的抗氧化效果与同浓度的 2,6-二叔丁基对-甲酚（BHT）相当，维生素 E 为自由基清除剂，具有抗氧化活性、增强免疫功能、抗衰老作用。黑芝麻黑色素能有效清除自由基，抗氧化作用较多糖强，对 DPPH、羟基自由基、超氧自由基有较强的消除作用。

4. 降压作用：芝麻素能抑制血压升高，改善血管重构。芝麻木酚素可能通过升高 NO 的浓度，降低内皮素（ET）的含量和抗氧化等作用，降低肾性高血压大鼠的血压和心率。芝麻木脂素对乙酸去氧皮质甾酮食盐负荷引起的大鼠血压升高有明显抑制作用。

5. 抑菌作用：芝麻素抗菌作用显著，MIC 为 0.1%，既可抑制细菌生长，又有杀菌作用，但以杀菌作用为主，芝麻素的作用优于同浓度的苯甲酸钠。

6. 抗肿瘤作用：芝麻素有显著的抑瘤作用，其直接治疗效果虽不如环磷酰胺，但其毒性小于环磷酰胺。芝麻素对二乙基亚硝胺诱发大鼠肝癌形成具有一定的抑制和延缓作用，能保护肝细胞免受损伤。芝麻素能明显抑制小鼠 H22 肝癌细胞和肝癌 HepG2 细胞的增殖。芝麻素和表芝麻素能抑制人类淋巴性白细胞 Molt4B 细胞的生长并诱导其编程性死亡。

7. 其他作用：芝麻油还具有预防骨质疏松、润肠通便、缓解皮肤老化等作用。芝麻素具有改善肾功能、保护肾脏的作用。

【医疗用途】

药性归经：味甘，性平。归肝、肾、大肠经。

功能：补益肝肾，养血益精，润肠通便。

主治：精血亏虚，头晕眼花，耳鸣耳聋，须发早白，病后脱发，肠燥便秘。

用法用量：内服：煎汤，9～15g；或入丸、散。外用：适量，煎水洗浴或捣敷。

使用注意：便溏者禁服。

附方：

1. 益寿延年：胡麻子、白茯苓（去黑皮）、生干地黄（焙）、天门冬（去心，焙）各250g。上四味，捣罗为细散。每服3g，食后温水调下。

2. 治肝肾不足，时发目疾，皮肤燥涩，大便闭坚：桑叶、黑芝麻（炒）等分。为末，以糯米饮捣丸（或炼蜜为丸）。每日服12～15g。

3. 治一切风湿，腰脚疼重，并游风行止不定：胡麻500g，白术250g，威灵仙（酒炒）120g。共研为末，每早服15g，白汤调下。

4. 治风眩：巨胜子、白茯苓、甘菊花各等份，炼蜜丸如梧子大，每服9g，清晨白汤下。

5. 治疬疡风：油麻不拘多少（净择，生用）。上一味，取50g，生细嚼，用热酒下，空腹服用，午时、夜卧各1次，渐加至100g，服一百日疾愈。

【资源评述】本品始载于《神农本草经》，列为上品，原名胡麻。《本草经集注》云："……本生大宛，故名胡麻。又茎方名巨胜，茎圆名胡麻。"《新修本草》云："此麻以角作八棱者为巨胜，四棱者名胡麻，都以乌者良，白者劣尔。"《本草衍义》云："胡麻，诸家之说参差不一，止是今脂麻，更无他义。盖其种出于大宛，故言胡麻。今胡地所出者皆肥大，其纹鹊，其色紫黑，故如此区别。取油亦多。"《本草纲目》云："胡麻即脂麻也。有迟、早二种，黑、白、赤三色，其茎皆方。秋开白花，亦有带紫艳者。节节结角，长者寸许。有四棱、六棱者，房小而子少；七棱、八棱者，房大而子多，皆随土地肥瘠而然……其茎高者三四尺。有一茎独上者，角缠而子少，有开枝四散者，角繁而子多，皆因苗之稀稠而然也。其叶有本团而末锐者，有本团而末分三叉如鸭掌形者。"古代将种子的黑白、茎的方圆以及果实的棱数不同分为胡麻、巨胜二物，实为同物异名，黑色者黑芝麻也。

通过白芝麻和黑芝麻成分的比较，白芝麻的脂肪、芝麻素含量均显著高于黑芝麻，芝麻林素、维生素E含量也显著高于黑芝麻。脂肪含量随芝麻籽粒颜色的加深呈下降趋势，白色、黄色和褐色芝麻的脂肪含量均显著高于黑色芝麻；蛋白质含量则随芝麻籽粒颜色的加深呈上升趋势，白色、黄色和褐色芝麻的蛋白质含量均显著低于黑色芝麻；但不同粒色芝麻间芝麻素含量差异不显著。若以芝麻为原料制油，白芝麻要明显优于黑芝麻。黑芝麻黑色素具有清除自由基活性，其稳定性优于花色苷类黑色素，具有较好的开发潜力。

【参考文献】

［1］回瑞华，侯冬岩，李铁纯，等．黑芝麻和白芝麻中脂肪酸组成的比较［J］．食品科学，2009，30（18）：333-334.

［2］Panzella L，Eidenberger T，Napolitano A，et al. Black sesame pigment：DPPH assay-guided purification，antioxidant/antinitrosating properties，and identification of a degradative structural marker［J］．Journal of Agricultural & Food Chemistry，2012，60（36）：8895-901.

［3］陈平，邓承颖．中药黑芝麻的研究概况及其应用［J］．现代医药卫生，2014，30（4）：541-543.

［4］徐芳，蔡缨．芝麻素对大鼠慢性肝损伤的保护作用［J］．中国高等医学教育，2010（5）：133，135.

［5］乔义岭，魏艳静，姜秀芳．芝麻素对四氯化碳慢性肝损伤大鼠肝脏的保护作用［J］．河北中医，2010，32（11）：1711-1713.

［6］陈祥攀，杨解人，刘艳，等．芝麻素对高脂血症家兔的调脂与保肝作用［J］．皖南医学院学报，2012，31（3）：173-176.

［7］郭莉群，杨解人，孔祥．芝麻素对代谢综合征性脂肪肝大鼠肝组织iNOS和NT表达的影响［J］．中国病理生理杂志，2010，26（2）：337-340.

［8］Sihyung P，Sunoh R，Bu Y M，et al. Antioxidant components as potential neuroprotective agents in sesame（Sesamum indicum L.）．［J］．Food Reviews International，2010，26（2）：103-121.

［9］杜少陵，杨解人，张俊秀，等. 芝麻素对自发性高血压大鼠肾病的保护作用［J］. 中国临床药理学与治疗学，2012，17（5）：502.

青 黛

Qingdai

【别名】靛花、青蛤粉、青缸花、蓝露、淀花、靛沫花。

【来源】为爵床科植物马蓝 *Baphicacanthus cusia*（Nees）Bremek.、蓼科植物蓼蓝 *Polygonum tinctorium* Ait.、十字花科植物菘蓝 *Isatis indigotica* Fort. 的叶或茎叶经加工制得的干燥粉末、颗粒或团块。

【植物形态】

马蓝：多年生草本，高 30～70cm。根茎粗壮，断面呈蓝色。地上茎基部稍木质化，略带方形，节膨大，幼时被褐色微毛。叶对生；叶柄长 1～4cm；叶片倒卵状椭圆形或卵状椭圆形，长 6～15cm，宽 4～8cm；基部渐狭细，边缘有浅锯齿或波状齿或全缘，有稠密狭细的钟乳线条，下面幼时脉上稍生褐色微软毛。花无梗，成疏生的穗状花序，顶生或腋生；苞片叶状，狭倒卵形，早落；花萼裂片 5，条形，通常 1 片较大，呈匙形；花冠漏斗状，淡紫色，5 裂近相等，先端微凹；雄蕊 4 枚，二强。蒴果为稍狭的匙形，长 1.5～2cm。种子 4 粒。花期 6～10 月，果期 7～11 月。

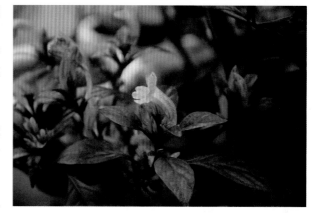

马蓝

蓼蓝：一年生草本，高 50～80cm。茎圆柱形，具明显的节。单叶互生；叶柄长 5～10mm；基部有鞘状膜质托叶，淡褐色，先端截形，边缘有长睫毛；叶片卵形或卵状披针形，长 3～8cm，宽 1.5～5.5cm，基部圆形或楔形，全缘，干后两面均蓝绿色。穗状花序顶生或腋生；苞片钟形，近革质，有睫毛；花小，红色，花被 5 裂，裂片倒卵形，淡红色；雄蕊 6～8 枚；雌蕊 1 枚，花柱不伸出，柱头 3 叉。瘦果椭圆状三棱形或两凸形，有光泽，包于宿存花被内。花期 7～9 月，果期 8～10 月。

菘蓝：原植物参见"板蓝根"条。

【生境分布】

马蓝：生于山地、林缘潮湿的地方，野生或栽培。南川栽培。分布于江苏、浙江、福建、湖北、广东、广西、重庆、四川、贵州、云南等地。

蓼蓝：野生于旷野或水沟边。多为栽培或为半野生状态。产于武隆。分布于辽宁、河北、陕西、山东等地。现东北至广东均有野生或少有种植。

菘蓝：各地栽培。

【采集加工】夏、秋季采收茎叶，置缸中，加清水浸 2～3 天，至叶腐烂、茎脱皮时，将茎枝捞出，加入石灰（每 1kg 药材加石灰 0.1kg），充分搅拌，至浸液由深绿色转为紫红色时，捞出液面泡沫，于烈日下晒干，即得。茎叶浸泡时间及加入石灰量直接影响青黛和靛蓝的产量和质量。

【药材鉴别】

性状鉴别：本品为深蓝色的粉末，体轻，易飞扬；或呈不规则多孔性的团块、颗粒，用手搓捻即成细末。微有草腥气，味淡。

【化学成分】

从马蓝制得的青黛中分得靛玉红、靛蓝、异靛蓝、靛棕、靛黄、鞣酸、色胺酮、1H-吲哚-3-羧酸、4(3H)-喹唑酮、2-氨基苯甲酸、5,7,4′-三羟基-6-甲氧基黄酮、5,7,4′-三羟基-6-甲氧基黄酮-7-O-β-D-吡喃葡萄糖苷、（-）-loliolide（8）、（+）-isololiolide 等。

从蓼蓝制得的青黛中分得靛玉红、靛蓝、N-苯基-2-萘胺、β-谷甾醇、虫漆蜡醇、靛苷（indican）、松蓝苷 B、色胺酮、青黛酮、6-甲基-2-羧酸吡啶、2,4-二甲基环己醇、3-甲基苯甲醛、2-甲氧基-4-烯丙基苯酚、

4-甲基-5-氨基乙烯基-6-羟基-2-羰基-3-吡啶甲腈、3-氨基-2-环己烯-1-酮、6,10,14-三甲基-2-十五酮、十六碳酸、3,7,11,15-四甲基-2-十六烯-1-醇、9,12,15-十八碳三烯酸-2,3-二羟基丙酯、2-甲氧基-4-烯丙基苯酚等。

从菘蓝制得的青黛中分得靛玉红、靛蓝、色胺酮、青黛酮、靛红（isatin）、正二十九烷（n-nonacosane）、1-甲氧基-3-乙酸基吲哚、胡萝卜苷、腺苷、棕榈酸、β-谷甾醇等。

【药理作用】

1. 抗肿瘤作用：青黛含有靛玉红，对动物移植性肿瘤有中等强度的抑制作用，对肺癌抑制率为43％左右，对小鼠乳腺癌亦有一定的抑制作用。靛玉红有破坏白血病细胞的作用，能增强动物单核巨噬系统的吞噬能力；在靛玉红作用下，变性坏死的细胞多呈肿胀、溶解性坏死。

2. 抑菌作用：青黛对金黄色葡萄球菌、炭疽杆菌、志贺痢疾杆菌、霍乱弧菌等具有抑制作用。色胺酮为青黛的抗真菌活性成分，对羊毛状小孢子菌、断发癣菌、石膏样小孢子菌、紫色癣菌、絮状表皮癣菌、红色癣菌等均有较强的抑制作用。

3. 抗炎、镇痛作用：青黛能明显减少小鼠扭体次数，对大鼠棉球肉芽肿和大鼠足肿胀有显著的抑制作用，且镇痛作用呈量效关系。

4. 对T淋巴细胞的增殖作用：青黛对胸腺T淋巴细胞和脾脏T淋巴细胞有促进增殖作用，且在检测范围内药量与药效有较明显的剂量关系。青黛通过调节模型大鼠TGAb、TPOAb、IL-10及IFN-γ水平，从而改善桥本甲状腺炎。

5. 其他作用：青黛的有效成分靛蓝能降低四氯化碳所致小鼠急性肝脏损伤模型动物ALT、AST，减轻病理性损伤，有一定的保肝作用。青黛能减弱兔免疫复合物肾炎的C3沉积强度，对肾炎有一定作用。青黛新三萜物质合剂是抗高危HPV病毒安全有效的中药制剂，它在预防宫颈癌的发生、治疗宫颈糜烂方面有确切的临床价值。

【医疗用途】

药性归经：味咸，性寒。归肝经。

功能：清热解毒，凉血消斑，泻火定惊。

主治：温毒发斑，血热吐衄，胸痛咳血，口疮，痄腮，喉痹，小儿惊痫。

用法用量：内服：研末，1～3g；或入丸、散。外用：适量，干撒或调敷。

使用注意：脾胃虚寒者禁服。

附方：

1. 治口舌生疮：黄柏200g，甘草（炙）100g，青黛50g。先取二味为末，以青黛研匀干贴。

2. 治热毒上攻，咽喉肿痛：寒水石、石膏各200g，青黛100g。上为细末，拌和，青黛水浸，蒸饼研糊，丸龙眼大。每日1丸，食后井花水化下。

3. 治两腮肿：青黛1.5g，甘草6g，银花15g，瓜蒌半个。水、酒煎服。

4. 治面疮有黄水者：青黛9g，松香9g，硫黄3g。上为末，香油调搽，如湿干搽。

【资源评述】 本品始见于唐《药性论》，其后收入《开宝本草》，云："青黛，从波斯国来及太原并庐陵、南康等。"明《本草品汇精要》曰："……青黛出于蓝也，其种人家园圃莳之，叶似蓼，夏采得以水渍缸罂中，日搅令沫旋结水面取晒干入药，……轻浮者为好，色，味碱。"《本草纲目》载："淀，石殿也，其滓澄殿在下也，亦作靛。南人掘地作坑，以蓝浸水一宿，入石灰搅至千下，澄去水，则青黑色。亦可干收，用染青碧。其搅起浮沫，掠出阴干，称之靛花，即青黛。"由上述可知，青黛源于波斯，至宋代开始生产青黛，是从蓝的植物中提取而得。

"蓝"是古代民间常用的染料，我国称"蓝"的植物很多，除爵床科植物马蓝 Strobilanthes cusia（Nees）O. Kuntze、蓼科植物蓼蓝 Polygonum tinctorium Ait.、十字花科植物菘蓝 Isatis indigotica Fort. 外，豆科植物木蓝 Indigofera tinctoria L. 的茎叶也作制青黛的原料，且有悠久的历史。《中国药典》2015版收载了前3种。

"建青黛"主产于福建仙游，用马蓝叶制成，历史悠久，质量好。由菘蓝制成的青黛主产于江苏武进、如皋、江阴等地，销省内、外。由蓼蓝制成的青黛主产于河北安国、蓟县等地，销省内、外。现今已很少见用木蓝生产青黛。

文献报道，各地青黛性状有一定的差别，质量参差不齐，造成的因素与加工工艺、原料的质量等有关。

研究表明靛玉红为青黛的主要成分之一，已证实其对慢性粒细胞型白血病有一定疗效，《中国药典》2015年版也规定含靛玉红（$C_{19}H_{10}N_2O_2$）不得少于0.13％。

【参考文献】

[1] 刘远，欧阳富，于海洋，等．马蓝叶化学成分研究 [J]．中国药物化学杂志，2009，19（4）：273-275.

[2] 刘福涛，宋晓静，魏蕾，等．蓼蓝挥发性成分研究 [J]．北京师范大学学报（自然科学版），2010，46（5）：586-588.

[3] 裴毅，聂江力，韩英梅，等．菘蓝根化学成分研究 [J]．安徽农业科学，2011，39（25）：15258-15259.

[4] 谢静．青黛药理研究近况 [J]．内蒙古中医药，2012，31（15）：100.

[5] 张毅，张敏．青黛对实验性自身免疫甲状腺炎大鼠 TGAb、TPOAb 的影响 [J]．上海中医药杂志，2016（9）：77-80.

[6] 闵志强，陈科，李亚丽，等．青黛配方分散片对四氯化碳致小鼠急性肝损伤的保护作用及大鼠原位灌注试验 [J]．中药药理与临床，2010（4）：38-40.

[7] 帅丽华，胡志坚，李婷，等．青黛新三萜物质合剂抗高危 HPV 病毒临床疗效观察 [J]．实验与检验医学，2016，34（4）：442-445.

味牛膝

Weiniuxi

【别名】牛膝马蓝、牛客膝、谓牛膝、土牛膝、窝牛膝。

【来源】为爵床科植物腺毛马蓝 *Strobilanthes forrestii* Diels 的根。

【植物形态】多年生草本，高达100cm。根茎粗大，呈不规则的块状，多分枝；细根丛生如马尾状。植株遍被柔毛和腺毛，后渐脱落。叶对生，具短柄；叶片椭圆形，卵形至卵状长圆形，长2～5cm，宽1.2～3cm，基部楔形并下延成柄，边缘有锯齿，两面疏被白色短伏毛和明显的短棒状钟乳体。穗状花序，长5～15cm，茎部有分枝，每节有对生2花，节间长1～2.5cm；苞片叶状，其中1片稍长；花冠紫色或白色，长约3.5cm，花冠筒基部细狭，上部扩大并弯曲，外面疏被微毛，内面有2行柔毛，冠檐裂片5枚，几相等，长约3mm；雄蕊4枚，二强，花丝基部有膜相连；子房细长圆形，先端有腺毛。蒴果长约1.2cm。种子4粒，有微毛。

【生境分布】生海拔1400～3200m的林下或草坡。产于城口、巫溪、奉节、开州、南川。分布于湖北、四川、贵州、云南等地。

【采集加工】夏、秋季采挖，洗净，晒干。

【药材鉴别】

性状鉴别：根茎粗大，多分枝，盘曲结节，有多数茎基残留。须根丛生，细长圆柱形。长可达50cm，直径1～6mm，有时可达8mm。表面暗灰色，平滑无皱纹，常有环形的断节裂缝，有时剥落而露出木心。木心质坚韧，不易折断。无臭，味淡。

【医疗用途】

药性归经：味苦，性平。

功能：活血通络，清热利湿。

主治：闭经，癥瘕，腰膝酸疼，小便淋痛。

用法用量：内服：煎汤，6～15g。

使用注意：孕妇慎服。

附方：

1. 治风湿疼痛：味牛膝12g，九节风、秦艽、威灵仙各9g，老鹳草15g。水煎服。

2. 治白喉：味牛膝、左转藤、夏枯草、玄参、三匹风各9g。水煎服。

【资源评述】味牛膝 *Radix Strobilanthis* Forrestii 产于湖北、重庆、四川等地。在重庆主产于巫溪、城口、巫山等地，多作马饲料添加剂出口。本品易与升麻形态相似，故常有冒充升麻用。本品的成分及药理研究较少，有待深入研究。

与本品功效相近的尚有同属植物牛膝马蓝 *Strobilanthes nemorosus* R. Ben［*S. grossus* C. B. Clarke］，又名大紫云菜、尾膝、窝牛膝。分布于湖北、四川、云南等地。

车前草

Cheqiancao

【别名】车前、当道、牛舌草、牛遗、车轮菜、蛤蟆草、虾蟆草、猪耳草、饭匙草、猪肚子、车轱辘草。

【来源】为车前科植物车前 *Plantago asiatica* L、大车前 *Plantago major* L. 或平车前 *Plantago depressa* Willd. 的全草。

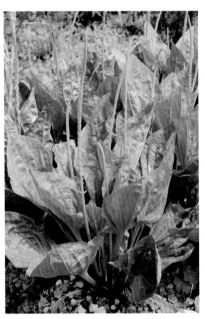
大车前

【植物形态】

车前：多年生草本。具须根。基生叶；具长柄，几与叶片等长或长于叶片，基部扩大；叶片卵形或椭圆形，长 4～12cm，宽 2～7cm，基部狭窄成长柄，全缘或呈不规则的波状浅齿，通常有 5～7 条弧形脉。花茎数个，高 12～50cm，具棱角，有疏毛，穗状花序为花茎的 2/5～1/2；花淡绿色；花萼 4 枚，基部稍合生，椭圆形或卵圆形，宿存；花冠小，膜质，花冠管卵形，先端 4 裂，裂片三角形；雄蕊 4 枚，着生于花冠管近基部，与花冠裂片互生，花药长圆形，先端有三角形突出物，花丝线形；雌蕊 1 枚；子房上位，卵圆形，2 室（假 4 室），花柱 1 枚。蒴果卵状圆锥形，种子 4～9 粒，近椭圆形，黑褐色。花期 6～9 月，果期 10 月。

大车前：叶片卵形或宽卵形，长 6～10cm，宽 3～6cm，先端圆钝，基部圆或宽楔形；叶柄基部常扩大或鞘状。穗状花序长 3～10cm，花排列紧密。种子 7～15 粒，黑色。

平车前：植株具圆柱形直根。叶片椭圆形、椭圆状披针形或卵状披针形，基部狭窄。萼裂片与苞片约等长。蒴果圆锥状。种子长圆形，棕黑色。

植物检索表

1. 须根系，无主根
　2. 根茎较短，叶缘多有锯齿 ·· 车前
　2. 根茎较长，叶缘多为全缘 ·· 大车前
1. 直根系，主根明显，叶缘具锯齿 ·· 平车前

【生境分布】

车前：生于山野、路旁、花圃或菜园、河边湿地。喜温暖湿润气候，较耐寒，山区、丘陵、平坝均能生长。对土壤要求不严，一般土地、田边地角、房前屋后均可栽种，但以较肥沃、湿润的夹沙土生长较好。重庆各地均产。分布于全国各地。

大车前：生于路边、沟旁、田边潮湿处。产于南川、长寿。分布于全国各地。

平车前：生于海拔 1800m 以下的山坡田埂和河边。重庆各地均产。分布几遍全国，但以北方为多。

【采集加工】夏季采收，挖起全株，洗净泥沙，晒干或鲜用。

【药材鉴别】

性状鉴别

车前：须根丛生。叶在基部密生，具长柄；叶片皱缩，展平后为卵状椭圆形或宽卵形，长 6～13cm，宽 2.5～8cm，先端钝或短尖，基部宽楔形，全缘或有不规则波状浅齿，具明显弧形脉 5～7 条，叶表面灰绿色或污绿色。穗状花序数条，花茎长。蒴果椭圆形，盖裂，萼宿存。气微香，味微苦。

大车前：具短而肥的根状茎，并有须根。叶片卵形或宽卵形，长 6～10cm，宽 3～6cm，先端圆钝，基

部圆或宽楔形，基出脉5～7条。穗状花序排列紧密。余同车前。

平车前：主根圆锥状，直而长。叶片长椭圆形或椭圆状披针形，长5～14cm，宽2～3cm，边缘有小齿或不整齐锯齿，基部狭窄，基出脉5～7条。穗状花序顶端花密生，下部花较稀疏。余同上。

均以叶片完整、色灰绿者为佳。

性状检索表

1. 无主根，叶片卵圆形、椭圆形或倒卵形，含种子3～30粒
  2. 蒴果椭圆形或倒卵形，具短柄 ·················· **车前**
  2. 蒴果卵圆形，无柄 ·················· **大车前**
1. 主根明显，叶椭圆状披针形，长卵形或长椭圆形，种子4～5粒
  ·················· **平车前**

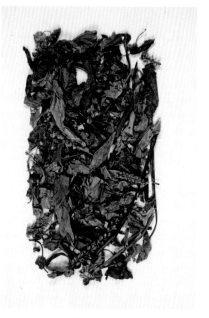

车前草（段）

【化学成分】

车前：全草含熊果酸、正三十一烷、β-谷甾醇、豆甾醇、β-谷甾醇棕榈酸酯、豆甾醇棕榈酸酯、桃叶珊瑚苷、车前草苷（A、B、C、D、E、F）、去鼠李糖异洋丁香酚苷B（3,4-二羟基苯乙醇-6-O-咖啡酰基-β-D-葡萄糖苷）、去鼠李糖洋丁香酚苷、异洋丁香酚苷（isoacteoside）、洋丁香酚苷、天人草苷A、异角胡麻苷、角胡麻苷等。地上部分含车前黄酮苷、去鼠李糖异洋丁香酚、洋丁香酚苷、大车前苷，7″-羟基大车前苷。叶含桃叶珊瑚苷、车前黄酮苷、高车前苷等。根中含有水苏糖、蔗糖、棉子糖等糖类。

大车前：全草含齐墩果酸、β-谷甾醇、菜油甾醇、豆甾醇、木犀草素、6-羟基木犀草素、洋丁香酚苷、木犀草素7-O-葡萄糖苷、6-羟基木犀草素-7-O-葡萄糖苷、桃叶珊瑚苷、车前醚苷、龙船花苷、车叶草苷、山萝花苷、大车前草苷等。

【药理作用】

1. 利尿作用：车前草乙醇提取物能增加大鼠排尿量和尿中 Na^+、K^+、Cl^- 含量，具有利尿作用，而水溶性成分不具有利尿作用。苯乙醇苷类化合物可能是车前草的利尿活性成分，还有待进一步证实。

2. 抑菌作用：车前草的不同有机溶剂无水乙醇、甲醇、乙醚、石油醚、氯仿和苯提取物均具有一定的抗菌作用，对金黄色葡萄球菌、大肠杆菌、青霉和假丝酵母等常见食物致病菌的抑制作用显著，对绿脓杆菌的抑制作用也较好。

3. 抗氧化作用：车前草多糖在体外条件下有较强的自由基清除能力，可有效预防羟基自由基和超氧自由基对机体产生的危害，提高免疫力。车前草总黄酮有效清除 DPPH 自由基和 $ABTS^+$ 自由基，抑制脂质体过氧化，有效降低氧化损伤小鼠血清和肝脏中 MDA 含量，增高血清和肝脏中 GSH-Px、SOD 的活性，且具有量效关系，从而保护 D-半乳糖诱导的氧化损伤。

4. 保肝作用：车前草总三萜对小鼠急性肝损伤具有明显的保护作用，能降低肝损伤小鼠 ALT 和 AST 水平，提高肝活性，能降低脂质过氧化产物含量，减轻肝组织损伤程度。另外，芹菜素、木犀草素、大车前草苷、齐墩果酸、角胡麻苷、高车前苷及高车前素能明显对抗 CCl_4 所致的肝细胞损伤，其中大车前苷具有较强的保肝活性。

5. 对消化系统的作用：车前草可对抗不同模型的胃十二指肠溃疡，包括乙酸诱导慢性胃溃疡、吲哚美辛诱导胃溃疡、半胱氨酸诱导的十二指肠溃疡和幽门结扎引起的胃溃疡。车前草水提物通过抑制胃黏液的分泌和保护细胞的作用机制，能更好地愈合溃疡。

6. 修复受损细胞的作用：车前草的醇提物和水提物都有促进受损细胞增殖的作用，其中鲜草的醇提物作用最强，鲜草水提物次之，而干草的水提物作用最弱。酚类化合物可能是其活性化合物，但需进一步的研究证实。

7. 其他作用：车前草具有抗炎作用，排名前位的化合物依次为桃叶珊瑚苷、车前草苷B、阿魏酸、6-羟基木犀草素、芹菜素、京尼平苷酸、梓醇。车前草醇提液可显著降低高尿酸血症模型大鼠血尿酸水平。车前草可通过抑制表皮生长因子受体激酶、抑制肿瘤细胞的转化而具有抗肿瘤作用。车前草还有镇咳祛痰、

减肥等药理作用。

【医疗用途】

药性归经：味甘，性寒。归肝、肾、膀胱经。

功能：清热利尿，凉血，解毒。

主治：热结膀胱，小便不利，淋浊带下，暑湿泻痢，衄血，尿血，肝热目赤，咽喉肿痛，痈肿疮毒。

用法用量：内服：煎汤，15～30g，鲜品30～60g；或捣汁服。外用：适量，煎水洗、捣烂敷或绞汁涂。

使用注意：若虚滑精气不固者禁用。

附方：

1. 治小便出血，下焦客热：车前叶50g，石韦、当归、白芍药、蒲黄各5g。水煎，食前温服。

2. 治小儿小便不通：车前草1kg，小麦2.5kg。上二味，水煎，去滓，煮粥服，日三四服。

3. 治热痢：车前草叶捣绞取汁一盏，入蜜一合，同煎一二沸，分温二服。

4. 治一切丹毒，身体赤肿疼痛不可忍：车前草、益母草、地胆草各等份。研烂涂之，干即更涂。

【资源评述】本品在《神农本草经》以"当道"之名记载，"车前草"之名始见于《四声本草》。《本草图经》云："……今江湖、淮甸、近京、北地处处有之。春初生苗，叶布地如匙面，累年者长及尺余，如鼠尾，花甚细，青色微赤；结实如葶苈，赤黑色。"并绘"滁州车前子"图。《新修本草》曰："今出开州（今重庆市开州区）者为最。"《救荒本草》曰："春初生苗叶布地如匙面，累年者长及尺余，又似玉簪，叶稍大而薄，叶从中心抽葶三四茎，作长穗，如鼠尾，花甚密，青色微亦，结实如葶苈子，赤黑色，生道旁。"从本草记载及附图来看，"大叶，细子，长穗"与车前科车前属相似。

车前科（Plantaginaceae）有3属约270种，其中车前属（*Plantago*）有265种，广布于全世界。我国仅有车前属约13种，全国均产。按根系类型可将其分为直根系和须根系两大类群，车前 *Plantago asiatica* L. 和大车前 *Plantago major* L. 属于须根系；平车前 *P. depressa* Willd. 和狭叶车前 *P. lessingii* Fish. et Mey. 属于直根系。各地所用车前草的基原较多，《中国药典》收载了车前 *P. asiatica* 和平车前 *P. depressa*。其他常见的药用种类有大车前 *P. major* L.（广东、广西、海南、江苏、浙江等地），疏花车前 *P. erosa* Wall.（云南），台湾车前 *P. formosana* Tateishi et Masam.（台湾）和草车前 *P. stepposa* Kupr.（新疆）等。毛平车前 *P. depressa* var. *montata* Kitag. 主产于内蒙古等地，具有降血脂和抗氧化作用。

现代临床研究发现，车前草可治疗慢性气管炎、急性扁桃体炎、急性黄疸型肝炎、急性细菌性痢疾、慢性细菌性痢疾、乳糜尿等。

【参考文献】

[1] 杨亚军，周秋贵，曾红，等. 车前草化学成分及新生物活性研究进展 [J]. 中成药，2011，33（10）：1771-1776.

[2] 李丽，刘质净，时东方，等. 车前草中苯乙醇苷类化合物的抗氧化活性研究 [J]. 江苏农业科学，2010（1）：275-277.

[3] 黄锁义，张婧萱，程辉，等. 超声波提取车前草总黄酮及鉴别 [J]. 时珍国医国药，2006，17（4）：557-558.

[4] 吴恋，吕维，王春艳，等. 大车前草与车前草的有效成分比较 [J]. 华西药学杂志，2014，29（3）：262-265.

[5] 耿放，孙虔，杨莉，等. 车前子与车前草利尿作用研究 [J]. 上海中医药杂志，2009，43（8）：72-74.

[6] 陈红云，申元英. 车前草的不同提取物抗菌活性比较研究 [J]. 安徽农业科学，2012，40（14）：8155-8156.

[7] 孔阳，马养民，李彦军，等. 车前草提取物抗菌活性的研究 [J]. 中国酿造，2010，29（10）：151-153.

[8] 肖怀秋，李玉珍. 车前草粗多糖提取及抗氧化试验 [J]. 氨基酸和生物资源，2009，31（3）：59-61.

[9] 夏道宗，刘杰尔，陈佩佩. 车前草总黄酮清除自由基及对小鼠氧化损伤的保护作用 [J]. 科技通报，2009，25（6）：792-797.

[10] 杨亚军，李庆耀，梁生林，等. 车前草总三萜对四氯化碳致小鼠肝损伤的保护作用 [J]. 中成药，2012，34（1）：140-142.

[11] 夏玲红，金冠钦，孙黎，等. 车前草的化学成分与药理作用研究进展 [J]. 中国药师，2013，16（2）：294-296.

[12] 王芳芳，潘竞先，欧阳飚. 基于分子对接的车前草抗炎机制研究 [J]. 中医药学报，2012，40（2）：78-81.

[13] 钱莺，傅旭春，白海波，等. 车前草醇提液降大鼠血尿酸作用的研究 [J]. 中国现代应用药学，2011，28（5）：406-408.

车前子

Cheqianzi

【别名】车前实、虾蟆衣子、猪耳朵穗子、凤眼前仁。

【来源】为车前科植物车前 *Plantago asiatica* L.、大车前 *Plantago major* L. 及平车前 *Plantago depressa* Willd. 的干燥成熟种子。

【植物形态】见"车前草"条。

【生境分布】见"车前草"条。

【采收加工】在6~10月陆续剪下黄色成熟果穗，晒干，搓出种子，去掉杂质。

【药材鉴别】

性状鉴别

车前：种子略呈椭圆形或不规则长圆形，稍扁，长约2mm，宽约1mm。表面淡棕色或棕色，略粗糙不平。于扩大镜下可见微细纵纹，于稍平一面的中部有淡黄色凹点状种脐。质硬，切断面灰白色。种子放入水中，外皮有黏液释出。气微，嚼之带黏液性。

大车前：种子类三角形或斜方形，粒小，长0.88~1.60mm，宽0.55~0.90mm。表面棕色或棕褐色，腹面隆起较高，脐点白色，多位于腹面隆起的中央或一端。

平车前：种子长椭圆形，稍扁，长0.90~

车前子（盐水炙）

1.75mm，宽0.60~0.98mm。表面黑棕色或棕色，背面略隆起，腹面较平坦，中央有明显的白色凹点状种脐。

均以粒大、均匀饱满、色棕红者为佳。

三者性状检索表

1. 种子较大，长1.8mm，宽1.0mm以上
  2. 种子呈类三角形，长在1.8~2.8mm，棕黑色或黄棕色 ············· 车前
  2. 种子呈船形，中间内凹，长在1.9~2.8mm，黄色半透明状 ············· 狭叶车前
1. 种子较小，长1.7mm以下，宽1.0mm以下
  3. 种子长0.9~1.7mm，多类三角形，或斜方形；黑褐色 ············· 平车前
  3. 种子长0.4~1.7mm，多长椭圆形，卵形；棕黄色，油润有光泽 ············· 大车前

【化学成分】

车前：车前种子含有环烯醚萜类：大车前草苷、美利妥单苷、10-乙酰基美利妥单苷、地黄苷D、梓醇、6′-葡萄糖桃叶珊瑚苷、3,4-二羟基桃叶珊瑚苷等。

多糖类：车前黏多糖A、车前子胶（含有L-阿拉伯糖，D-半乳糖，D-葡萄糖，D-甘露糖，L-鼠李糖，D-葡萄糖酸及少量D-木糖和炭藻糖，主要以β-1,4连接为主链，2和3位含侧链）等。

苯丙苷类：消旋-车前子苷、车前子苷（A~F）、车前子酸、琥珀酸、腺嘌呤、胆碱、脂肪油（10.43%）、β-谷甾醇、β-谷甾醇-3-O-β-D-吡喃葡萄糖苷、大车前苷、天人草苷、麦角皂苷、异麦角皂苷、去鼠李糖麦角皂苷、角胡麻苷、异角胡麻苷等。

大车前：种子含桃叶珊瑚苷、异槲皮苷、琥珀酸、毛蕊花苷、异毛蕊花苷、去咖啡酰基毛蕊花苷、肉豆蔻酸、bis（2-ethythexyl）benzene-1,2-dicarboxylate等。

【药理作用】

1. 利尿作用：车前子和车前草乙醇提取物均能增加大鼠排尿量和尿中Na^+、K^+和Ca^{2+}含量，相同浓度下车前子作用略强于车前草，但水提物则无利尿作用。大车前子能增加排尿量，且对12小时和24小时

的尿量和钠排泄没有影响。

2. 免疫调节作用：车前子和大车前子提取物对人类单核细胞表现出双重调节作用，当粗提物浓度低于 $50\mu g/ml$ 时，可提高单核细胞的反应，反之则抑制。精制车前子多糖可显著提高免疫抑制小鼠腹腔巨噬细胞的吞噬活性、促进淋巴细胞转化，具有较好的免疫增强作用。80％乙醇车前子浸提液中分离到 4 种多糖，可促进小鼠骨髓来源树突状细胞（BMDCs）的成熟。车前子 80％乙醇浸提液除去蛋白质后所得样品 ESPL、多糖、麦角皂苷和异麦角皂苷可促进树突状细胞（DCs）的成熟，表现出良好的免疫增强活性。

3. 降血糖作用：大车前子提取物对健康小鼠和四氧嘧啶糖尿病型小鼠具有降血糖作用，实验结果表明正己烷和二氯甲烷提取物的降血糖效果明显优于甲醇提取物。车前子多糖 PLP 对糖扩散和抑制 α-淀粉酶具有明显的作用，可能与延长血糖反应并能控制饭后血糖浓度有关。车前子中环烯醚萜苷类化合物对蛋白酪氨酸磷酸酯酶 1B（PTP1B）的抑制作用，化合物 alpinoside 和 anagalloside 可有效抑制 PTP1B 的活性，其 IC_{50} 值分别为 $(17.7\pm2.5)\mu mol/L$ 和 $(19.8\pm1.2)\mu mol/L$。

4. 降血脂作用：车前子有显著降血脂的作用，降低血清 TC、TG 和 LPO 含量。车前子挥发油芳樟醇具有降血脂作用，可以抑制羟甲基戊二酰辅酶 A 还原酶在体外和体内的表达，并对小鼠有显著的降胆固醇作用。车前子多糖 PLP 能降低胰脂肪酶和蛋白酶的活性。车前子多糖可以抑制氧化型低密度脂蛋白诱导的血管平滑肌细胞增殖。

5. 抗氧化作用：车前子多糖具有抗氧化效应及清除氧自由基的作用，可降低大鼠血清 TC、TG 和 LPO 水平，降低 MDA 含量，并提高 NO 含量以及 SOD 和一氧化氮合酶（NOS）的活性。车前子中黄酮提取物对羟基自由基的清除作用随浓度增大而增强，对油脂有较强的抗氧化活性，抗氧化能力接近维生素 C 与柠檬酸。车前子黄酮提取物具有较强的体外抗氧化活性。车前子中分离得到的 2 个苯乙醇苷单体化合物麦角甾苷和异麦角甾苷均有很好的抗氧化活性，麦角甾苷的抗氧化活性高于异麦角甾苷。

6. 抗炎作用：车前子甲醇提取物具有抗炎活性。车前子多糖能够抑制二甲苯致小鼠耳郭肿胀、乙酸致小鼠毛细血管通透性的增加，降低渗出液中 WBC、MDA、TNF-α 含量及血清中 MDA 水平，并能提高渗出液和血清中 SOD 的活性，减轻各期炎症形成。熊果酸可以选择性地抑制 COX-2 的活性，抑制前列腺素的生成。车前子提取物中桃叶珊瑚苷、京尼平苷和梓醇的混合物对 COX-2 的 IC_{50} 值为 $8.61\mu g/ml$，其中桃叶珊瑚苷为主要抗炎物质。

7. 其他作用：车前子提取物具有广谱抗病毒活性、明目、祛痰镇咳的作用，车前子多糖促排便、调整阴道菌群失调、保护人脐静脉内皮细胞、抑制肝线粒体脂质过氧化等作用。

【医疗用途】

药性归经：味甘、淡，性微寒。归肺、肝、肾、膀胱经。

功能：清热利尿，渗湿止泻，明目，祛痰。

主治：小便不利，淋浊带下，水肿胀满，暑湿泻痢，目赤障翳，痰热咳喘。

用法用量：内服：煎汤，5～15g，包煎；或入丸、散。外用：适量，水煎洗或研末调敷。

使用注意：中气下陷、肾虚遗精及内无湿热者禁服。

附方：

1. 治诸淋小便痛不可忍：车前子25g，淡竹叶、荆芥穗、赤茯苓、灯心草各7.5g。水煎服，每日3次。

2. 治小便热秘不通：车前子50g，川黄柏15g，芍药6g，甘草3g。水煎徐徐服。

3. 治腹泻：车前子、木瓜、五味子各等份。共为细末。每次3～4g，每日3次，水煎服。

4. 治风热目暗涩痛：车前子、黄连各5g。水煎服，日二服。

5. 治阴疬肿痛：车前子，捣罗为散末，水调敷患处。

【资源评述】"车前子"之名始见于《神农本草经》，历代本草均有记载。我国有车前属（*Plantago*）植物约13种，全国广布，各地药用的种类约有10种，《中国药典》在"车前子"条下收载了车前 *P. asiatica* 和平车前 *P. depressa*。

历史上车前多产于河北、四川、江淮流域。其商品药材有"大车前子"与"小车前子"两种，按产地有"江车前""大车前子""淮南车前""衢州车前"之分。

"大车前子"为车前 *P. asiatica*，主产于江西、河南等地，以江西吉安、吉水、泰和一带家种大车前子最为著名；"小车前子"为大车前 *P. major* L. 和平车前 *P. depressa*，主产于河北、辽宁、山西、四川等地，以黑龙江的拜泉、明水、海伦、青岗、望奎、绥化等地为多。此外，各地入药的还有疏花车前 *P. erosa* Wall.（为《滇南本草》记载的"车前子"，云南称"小车前"）、北车前 *P. medica* L.、台湾大车前 *P. macronipponica* Yamamoto、亚麻子车前 *P. psyllium* L.（新疆）、毛车前 *P. jehohlensis* Koidz.、长叶车前 *P. lanceolata* L.（辽宁、山东、江苏、浙江、江西、台湾）、深波大车前 *P. major* L. var. *sinuate*（Lam.）Decne.（广西、云南）、草车前 *P. stepposa* Kupr.（新疆）等。

车前子以江西为道地产区，据对各地车前子多糖的比较，江西吉安产大粒车前子生品多糖含量在 9.15%～9.83%，炮制后其多糖含量在 6.29%～6.81%；南昌新祺周车前 GAP 标准基地的大粒车前子生品多糖含量为 7.85%～8.38%，炮制后其多糖含量为 6.01%～6.64%；东北产的小粒车前子生品多糖含量为 6.61%，炮制后其多糖含量为 6.45%。

车前子为药食两用之品。车前子种皮中含有的大量黏液质是杂多糖，该多糖是一种部分发酵性膳食纤维，其不仅具有润肠通便作用，还有降低血脂、调节血糖的作用。美国 FDA 允许在食物标签标明富含可溶性纤维的食物。

除常用的车前子外，新疆还用圆苞车前 *Plantago ovata* Forsk. 的种子入药。维吾尔语名称为"伊斯普古勒"（Ispaghul），是维吾尔医常用药材。过去由印度、巴基斯坦等国进口，现已引种于新疆和田、喀什地区。

【参考文献】

[1] 曾金祥，毕莹，许兵兵，等. 车前子化学成分研究 [J]. 中药材，2015，38（5）：985-987.

[2] 耿放，孙虔，杨莉，等. 车前子与车前草利尿作用研究 [J]. 上海中医药杂志，2009，43（8）：72-74.

[3] 郑秀棉，杨莉，王峥涛. 车前子的化学成分与药理活性研究进展 [J]. 中药材，2013，36（7）：1190-1196.

[4] Huang D F, Xie M Y, Yin J Y, et al. Immunomodulatory activity of the seeds of Plantago asiatica L. [J]. Journal of Ethnopharmacology，2009，124（3）：493-498.

[5] Huang D F, Tang Y F, Nie S P, et al. Effect of phenylethanoid glycosides and polysaccharides from the seed of Plantago asiatica L. on the maturation of murine bone marrow-derived dendritic cells. [J]. European Journal of Pharmacology，2009，620（1）：105-111.

[6] Hu J L, Nie S P, Li C, et al. In vitro effects of a novel polysaccharide from the seeds of Plantago asiatica L. on intestinal function. [J]. International Journal of Biological Macromolecules，2013，54（2）：264-269.

[7] 崔龙，李志，孙亚楠，等. 车前子环烯醚萜苷类化合物与其抑制 PTP1B 的活性研究 [J]. 延边大学学报（自然科学版），2011，37（2）：180-183.

[8] 张宁，王素敏，车文文，等. 车前子多糖抑制氧化型低密度脂蛋白诱导的血管平滑肌细胞增殖及其机制 [J]. 中国细胞生物学学报，2009（5）：683-688.

[9] 张然，袁从英，冯娜，等. 车前子多糖对糖尿病小鼠氧化应激的影响 [J]. 天津医药，2011，39（3）：253-255.

[10] 张俊生，陈莉华，段琛圭，等. 车前子中黄酮提取物对油脂的抗氧化活性研究 [J]. 中国粮油学报，2012，27（2）：62-67.

[11] 李丽，时东方，任长忠，等. 车前子中苯乙醇苷化合物抗氧化活性研究 [J]. 辽宁中医杂志，2009，36（11）：1949-1951.

[12] Beara I N, Orci? D Z, Lesjak M M, et al. Liquid chromatography/tandem mass spectrometry study of anti-inflammatory activity of Plantain (Plantago L.) species [J]. J Pharm Biomed Anal，2010，52（5）：701-706.

[13] 冯娜，刘芳，郭会彩，等. 车前子多糖抗炎作用机制的实验研究 [J]. 天津医药，2012，40（6）：598-601.

[14] Bonghyun K, Kyoungsik P, Chang I M. Elucidation of anti-inflammatory potencies of Eucommia ulmoides bark and Plantago asiatica seeds. [J]. Journal of Medicinal Food，2009，12（4）：764-9.

[15] 车文文，段丽红，张宁，等. 车前子多糖对氧化型低密度脂蛋白致人脐静脉内皮细胞损伤的保护作用 [J]. 中国细胞生物学学报，2010，32（6）：855-861.

[16] 袁从英，张然，车文文，等. 车前子多糖对大鼠肝线粒体自由基防御功能的影响 [J]. 中国老年学，2011，31（4）：618-620.

栀 子
Zhizi

【别名】支子、山栀子、枝子、黄鸡子、黄栀子、黄栀、山黄栀、山栀。

【来源】为茜草科植物栀子 *Gardenia jasminoides* Ellis 的干燥成熟果实。

【植物形态】常绿灌木，高 1～2m。小枝绿色，幼时被毛。单叶对生，稀 3 叶轮生，叶柄短；托叶 2 片，生于叶柄内侧；叶片革质，椭圆形、阔倒披针形或倒卵形，长 6～14cm，宽 2～7cm，基部楔形，全缘，上面光泽，仅下面脉腋内簇生短毛；侧脉羽状。花大，极芳香，顶生或腋生，具短梗；花萼绿色，长 2～3cm，裂片 5～7 枚，线状披针形，通常比萼筒稍长；花冠高脚碟状，白色，后变乳黄色，基部合生成筒，上部 6～7 裂，旋转排列，先端圆；雄蕊与花冠裂片同数，着生于花冠喉部；雌蕊 1 枚，子房下位，1 室。果实深黄色，倒卵形或长椭圆形，长 2～4cm，有 5～9 条翅状纵棱，先端有条状宿存之萼。种子多数，鲜黄色，扁椭圆形。花期 5～7 月，果期 8～11 月。

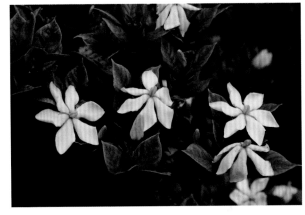
栀子

【生境分布】生于海拔 10～1500m 的山野、丘陵、山地或山坡灌林中，多数为栽培。喜温暖湿润气候，较耐旱，忌积水。以土层深厚、疏松肥沃、排水透气良好的冲积土、砾质土等酸性土壤为好，盐碱地不宜栽培。以种子繁殖为主，采用育苗移栽法。产于万州、南川、江北、綦江、合川、江津、铜梁、大足、永川等地。分布于中南、西南及江苏、安徽、浙江、江西、福建、台湾等地。

【采集加工】于 10 月中、下旬，当果皮由绿色转为黄绿色时采收，除去果柄杂物，置蒸笼内微蒸，取出晒干或烘干。亦可直接将果实晒干或烘干。

【药材鉴别】

性状鉴别：果实倒卵形、椭圆形或长椭圆形，长 1.4～3.5cm，直径 0.8～1.8cm。表面红棕色或红黄色，微有光泽，有翅状纵棱 6 条，棱间常有 1 条明显的纵脉纹，并有分枝。顶端残存萼片，基部稍尖，有残留果梗。果皮薄而脆，略有光泽；内表面色较浅。有光泽，具隆起的假隔膜 2～3 条。折断面鲜黄色，种子多数，扁卵圆形，聚结成团，深红色或红黄色，表面密具细小疣状突起。气微，味微酸苦。

以皮薄、饱满、色红黄者为佳。

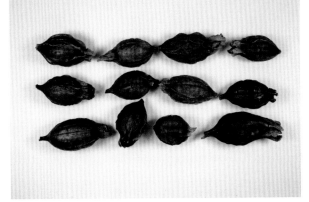
栀子（生药）

【化学成分】果实中含环烯醚萜类、二萜类、黄酮类、有机酸、挥发油、多糖等。

环烯醚萜类：栀子苷（京尼平苷）、羟异栀子苷、京尼平-1-β-D-龙胆双糖苷、山栀苷、栀子酮苷、鸡屎藤次苷甲酯、栀子苷酸、去乙酰基车叶草苷酸、6″-对-香豆酰基都桷子素龙胆双糖苷等。

单萜类：jasminoside B、jasminoside G、jasminodiol、(7R)-6-羟甲基-1,1,5-三甲基环己-3-烯酮、(7S)-6-羟甲基-1,1,5-三甲基环己-3-烯酮、(10R,11R)-栀子二醇、(10S,11S)-栀子二醇、bornyl-6-O-β-D-xylopyranosyl-β-D-glucopyranoside、(5S,9S)-gardenate A、(5R,9R)-gardenate A、jasminoside E、5,6-二羟甲基-1,1-二甲基环己-4-烯酮等。

二萜类：藏红花素、藏红花酸、藏红花素葡萄糖苷等。

黄酮类：栀子素（A、B、C、D、E）、芸香苷、槲皮素、槲皮素-3-O-β-D-吡喃葡萄糖苷、芦丁、5-羟基

种子植物

-7,3′,4′,5′-四甲氧基黄酮、5,3′-二羟基-7,4′,5′-三甲氧基黄酮、5,7-二羟基-3′,4′,5′-三甲氧基黄酮、5,7,3′-三羟基-8,4′,5′-三甲氧基黄酮、5,7,4′-三羟基-8-甲氧基黄酮、5,7,4′-三羟基-6-甲氧基黄酮、5-羟基-6,7,3′,4′,5′-五甲氧基黄酮、5,7,3′,5′-四羟基-6,4′-二甲氧基黄酮和5,7,4′-三羟基-3′,5′-二甲氧基黄酮等。

酸类：绿原酸、3,4-二-O-咖啡酰基奎宁酸、3-O-咖啡酰基-4-O-芥子酰基奎宁酸、3,5-二-O-咖啡酰基-4-O-（3-羟基-3-甲基）戊二酰基奎宁酸、3,4-二咖啡酰基-5-（3-羟基-3-甲基戊二酰基）奎宁酸等。

挥发油：乙酸苄酯、苯酸甲酯、橙花叔醇、反-2,4-癸二烯醛、棕榈酸、丹皮酚、硬脂酸和12-乙酰氧基-9-十八碳烯酸甲酯等。

其他成分：多糖 Gps3、多糖 Gps4、D-甘露醇、β-谷甾醇、胆碱、二十九烷、叶黄素等。

种子含有油脂，主要是由亚油酸、棕榈酸、亚麻酸组成。还含有 jasminoside A、epijasminoside A、苯甲醇、熊果酸、4-羟基苯甲醇-O-β-D-葡萄吡喃糖基-（1→6）-β-D-葡萄吡喃糖苷、3,4-二羟基苯甲醇-O-β-D-葡萄吡喃糖基-（1→6）-β-D-葡萄吡喃糖苷、3-羟基-4-甲氧基苯甲醇-O-β-D-葡萄吡喃糖基-（1→6）-β-D-葡萄吡喃糖苷、3-羟基-4-甲氧基苯甲醇-O-β-D-葡萄吡喃糖苷等。

【药理作用】

1. 保肝利胆作用：栀子苷可明显抑制 CCl_4 致肝中毒小鼠血清中 ALT 和 AST 的活性，抑制小鼠肝微粒体内 CYP4502E1 活性，增强肝脏内 GR 以及 GST 活性，增加肝脏内 GSH 的含量，从而呈现显著的保肝作用。栀子苷可明显增加大鼠胆汁流量，降低胆汁内胆固醇含量，增加胆汁内 HCO_3^- 浓度，从而改变胆汁成分，可在一定程度上阻止胆固醇结石的形成。

2. 抗炎作用：栀子苷不仅能抑制炎症早期水肿和渗出，而且能抑制炎症晚期的组织增生和肉芽组织生成。栀子苷对二甲苯、乙酸和角叉菜胶引起的小鼠肿胀有明显的抗肿作用。

3. 解热镇痛作用：栀子苷可对乙酸诱发的小鼠扭体反应呈明显抑制作用，明显升高小鼠对热板刺激的痛阈，延长痛觉反应时间，且镇痛作用与剂量呈正相关趋势。栀子对鲜酵母所致的大鼠发热具有良好的解热作用，并有一定的镇静作用，还可明显延长异戊巴比妥钠对小鼠睡眠时间的影响。

4. 对神经系统的作用：栀子苷对脑出血后的炎症引发的脑损伤有明显的保护作用。栀子和其中含有的京尼平苷具有抗焦虑活性。京尼平能抑制活化小神经胶质细胞产生的各种细胞毒性成分，具有神经保护作用；能改善 Aβ 转基因果蝇的短期记忆，具有潜在的抗阿尔茨海默病作用。

5. 对心血管系统的作用：栀子乙醇提取物能有效抑制 TNF-α 诱导的 NF-κB 活性和 VCAM-1 的 mRNA 以及蛋白质的表达，从而可用于动脉粥样硬化等血管疾病的治疗。藏红花酸可降低血清中 CK 和 LDH 的活性，升高心肌组织 ATP 的含量，缓解心肌顿抑，从而改善心肌缺血，防止心肌梗死。栀子中西红花苷及其代谢物藏红花酸可抑制胰脂酶的活性，显著降低血清 TG、TC、LDL-C 和 VLDL-C，从而达到降血脂作用。京尼平苷及其代谢产物京尼平能影响体内血栓因子及血小板聚集，显著延迟大鼠股动脉血栓闭塞时间，抑制磷脂酸酶的活性，达到抗血栓作用。

6. 其他作用：栀子苷可以显著降低小鼠血糖含量。栀子苷和京尼平苷能延长因光化学引起的肿瘤诱变时间，引起了胶原蛋白变性，具有抗肿瘤的作用。

【医疗用途】

药性归经：味苦，性寒。归心、肺、三焦经。

功能：泻火除烦，清热利湿，凉血解毒；外用消肿止痛。

主治：热病心烦，湿热黄疸，淋证涩痛，血热吐血，目赤肿痛，火毒疮疡；外治扭挫伤痛。

用法用量：内服：煎汤，6～10g；或入丸、散。外用：生品适量，研末掺或调敷。

使用注意：清热泻火多生用，止血每炒焦用。脾虚便溏，胃寒作痛者慎服。

附方：

1. 治热水肿：山栀子15g，木香4.5g，白术7.5g。细切，水煎服。

2. 治冠心病：栀子10g，附子（炮）5g。水煎温服。

3. 治肺热咳血：山栀9g，青黛粉（冲）3g，瓜蒌仁12g，海浮石9g，诃子2g。水煎服。

4. 治暴吐衄血，因热极妄行者：用山栀子炒黑50g，怀生地100g，炮姜灰15g。水3碗，煎至1碗，徐徐服。

【资源评述】本品始见于《神农本草经》，以"厄子"之名记载，列为中品。《本草经集注》云："处处有，亦两三种小异，以七棱者为良。经霜乃取之。今皆入染用。"《本草图经》云："今南方及西蜀州郡皆有之。木高七八尺，叶似李而厚硬，又似樗蒲子，二、三月生白花，花皆六出，甚芬香，俗说即西域詹匐也。夏秋结实，如诃子状，生青熟黄，中人深红，九月采实，暴干。"还曰："入药者山栀子，方书所谓越桃也。皮薄而圆小，刻房七棱至九棱者为佳。"《本草纲目》云："卮子叶如兔耳，厚而深绿，春荣秋瘁。入夏开花，大如酒杯，白瓣黄蕊，随即结实，薄皮细子有须。霜后收之。"据本草的记载和有关附图，历代所用栀子为栀子 *Gardenia jasminoides* Ellis 及同属植物的其他种类。

栀子主产于浙江平阳、温岭，湖南湘潭、浏阳，江西永丰、萍乡，湖北宜昌、孝感，福建惠安、晋江，四川宜宾，重庆大足、江津、南川、合川等地。以湖南产量大，浙江品质佳，销全国。河南、江苏、安徽、广东、广西、云南、贵州亦产，自产自销。重庆主产区有南川三泉镇、合川盐进区柳平乡、江津白沙区扬岩药场。

栀子属（*Gardenia*）植物广泛分布于热带和亚热带地区，我国有 10 种（现《中国植物志》将其归并为5 种 1 变种）。《中国药典》在"栀子"条下收载了栀子 *Gardenia jasminoides* Ellis。此外，水栀子 *G. jasminoides* Ellis. f. *lonicarpa* Z. W. Xie et Okada.、大花栀子 *G. jasminoides* Ellis var. *grandiflora* Nakai. 仅在部分地区使用作外用伤科药，另外还用于提取工业染料和食用色素。

对栀子类药材研究发现，水栀子、朝鲜栀子为栀子类药材中含栀子苷很高的品种。水栀子也具有利胆抗炎的作用，其利胆作用比栀子强，是否可作药用，还有待深入研究。

【参考文献】

［1］张忠立，左月明，杨雅琴，等. 栀子中的黄酮类化学成分研究［J］. 中国实验方剂学杂志，2013，19（4）：79-81.

［2］左月明，张忠立，杨雅琴，等. 栀子果实中单萜类化学成分研究［J］. 中草药，2013，44（13）：1730-1733.

［3］张忠立，左月明，罗光明，等. 栀子化学成分研究（Ⅱ）［J］. 中药材，2013，36（3）：401-403.

［4］王亭. 中药栀子有效成分及药理作用的研究进展［J］. 中国药师，2015，18（10）：1782-1784.

［5］廖夫生. 中药栀子研究进展［J］. 广州化工，2013，41（1）：12-13.

［6］Nam K N，Choi Y S，Jung H J，et al. Genipin inhibits the inflammatory response of rat brain microglial cells［J］. International Immunopharmacology，2010，10（4）：493-499.

［7］Yu Y，Xie Z，Gao H，et al. Bioactive Iridoid Glucosides from the Fruit of Gardenia jasminoides［J］. Journal of Natural Products，2009，72（8）：1459-1464.

茜草

Qiancao

【别名】茜根、蒨草、地血、血见愁、地苏木、红龙须根、满江红、九龙根、拉拉秧子根、土丹参、四方红根子、红内消。

【来源】为茜草科植物茜草 *Rubia cordifolia* L. 的干燥根和根茎。

【植物形态】多年生攀援草本。根数条至数十条丛生，直径 2～6mm，外皮紫红色或橙红色。茎四棱形，棱上生多数倒生的小刺。叶 4 片轮生，具长柄；叶片形状变化较大，卵形、三角状卵形、宽卵形至窄卵形，长 2～6cm，宽 1～4cm，先端通常急尖，基部心形，上面粗糙，下面沿中脉及叶柄均有倒刺，全缘，基出脉 5 条。聚伞花序腋生及顶生，圆锥状；花小，黄白色；花萼不明显；花冠辐状，直径约 4mm，5 裂，裂片卵状三角形，先端急尖；雄蕊 5 枚，着生在花冠管上；子房下位，2 室。浆果球形，直径 5～6mm，红色后转为黑色。花期 6～9 月，果期 8～10 月。

【生境分布】生于海拔 300～3500m 的地边、路边草地，山坡路旁、沟沿、田边、灌丛及林缘。喜温暖湿润气候。适应性较强，南北各地均可栽培。以肥沃的砂质壤土栽培为宜。用种子、扦插、分株繁殖。产于万州全区及奉节、南川、巴南、长寿、北碚等地。分布于全国大部分地区。

【采集加工】春秋均可采挖，以秋季采挖为好。挖取根部，洗净，晒干。

【药材鉴别】

性状鉴别：根茎呈结节状，丛生粗细不等的根。根圆柱形，略弯曲。长 10～25cm，直径 0.2～1cm；表面红棕色或暗棕色，有细纵纹及少数细根痕；皮、木部较易分离，皮部脱落处呈黄红色。质脆，易断，断面平坦，皮部狭，紫红色，木部宽广，浅黄红色，导管孔多数。气微，味微苦，久嚼刺舌。

【化学成分】 茜草根主要含蒽醌及其苷类、萘醌及苷类、三萜类、环己肽及多糖等化合物。

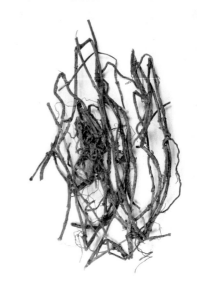

茜草（生药）

蒽醌衍生物：羟基茜草素、茜草素、异茜草素、1-羟基-2-甲基蒽醌、1,4-二羟基-6-甲基蒽醌、大黄素甲醚、1-羟基-2-甲氧基蒽醌、1,4-二羟基-2-甲基-5-（或8）-甲氧基蒽醌、1,3-二甲氧基-2-羧基蒽醌、1,3-二羟基-2-甲基蒽醌、1,3-二羟基-2-乙氧基甲基蒽醌、2-甲基-1,3,6-三羟基蒽醌、1,4-二羟基-2-乙氧基羰基蒽醌、1-羟基-2-羧基-3-甲氧基蒽醌、1-羟基-2-甲基-6（或7）-甲氧基蒽醌、1,3-二羟基-2-甲氧基甲基蒽醌、1-甲氧基-2-甲氧基甲基-3-羟基蒽醌、4-羟基-2-羧基蒽醌、1,4-二羟基-2-羟甲基蒽醌、1-羟基-2-羟甲基蒽醌、3-甲酯-1-羟基蒽醌、1,4-二羟基-2-甲基蒽醌、乌楠醌、1,2-二羟基蒽醌-2-O-β-D-木糖（1→6）-β-D-葡萄糖苷等。

萘醌及其苷类：大叶茜草素、2-氨基甲酰基-3-甲氧基-1,4-萘醌、2-氨基甲酰基-3-羟基-1,4-萘醌、去氢-α-拉杷醌、呋喃大叶茜草素、二氢大叶茜草素、茜草内酯、2′-甲氧基大叶茜草素、2′-羟基大叶茜草素、1′-甲氧基-2′-羟基二氢大叶茜草素、1′,2′-二羟基二氢大叶茜草素、2-羧甲基-3-异戊烯基-2,3-环氧-1,4-萘醌、钩毛茜草聚萘醌 B、2-甲酯基-3-异戊烯基-1,4-萘氢醌-双-β-D-葡萄糖苷、3-甲酯基-2-（3′-羟基）-异戊基-1,4-萘氢醌-1-O-β-D-葡萄糖苷等。

环己肽类：RA（rubiaakane）-Ⅰ、Ⅱ、Ⅲ、Ⅳ、Ⅴ、Ⅵ、Ⅶ、Ⅷ、Ⅸ、Ⅹ、Ⅺ、Ⅻ、ⅩⅢ、ⅩⅣ、ⅩⅤ、ⅩⅥ等。

三萜化合物：黑果茜草萜 A、黑果茜草萜 B、茜草阿波醇、齐墩果酸乙酸酯、齐墩果醛乙酸酯、茜草萜三醇、β-谷甾醇、胡萝卜苷。

多糖：茜草多糖 RPS-1、RPS-2 和 RPS-3，茜草多糖 QA$_2$ 等。

其他：6-甲氧基都桷子苷酸、东莨菪素、脂肪酸、右旋-异落叶松脂醇等。

【药理作用】

1. 止血化瘀作用：茜草或茜草炭能降低急性血瘀模型大鼠全血黏度及血浆黏度，升高血浆纤维蛋白原含量，延长凝血酶原时间，缩短凝血酶时间和活化部分凝血活酶时间，茜草炭则可以缩短上述 3 种凝血时间并对由 ADP 诱导的血小板聚集表现出更加明显的促进作用，但对血栓素和 6-酮-前列腺素含量的影响弱于茜草。茜草对组织型纤溶酶原激活剂活性的提高作用较茜草炭的更为显著。茜草既能化瘀又能止血，茜草炭则主要发挥止血作用。

2. 抗氧化作用：茜草乙醇提取物能够提高 SOD 和 CAT 的活力、GSH 的含量，抑制脂质过氧化，从而减轻硝酸铅对小鼠的氧化损伤。茜草水提物中的多糖成分也能通过抗氧化作用改善 D-半乳糖对小鼠心肌线粒体的损伤。茜草中的小分子化合物也具有良好的抗氧化功效。茜草双酯能缓解乳鼠心肌细胞在缺氧/复氧后 LDH 和 MDA 含量的上升，心肌细胞的凋亡水平明显降低。羟基数目的增加能够增强茜草蒽醌类成分清除自由基的能力，但是糖苷键的形成会减少羟基数目，从而导致抗氧化活性降低。

3. 抗炎作用：大叶茜草素能降低经脂多糖处理的小鼠 RAW264.7 巨噬细胞的 NO、iNOS、IL-1β 和 IL-6 的含量，其降解产物羰基大叶茜草素也能抑制脂多糖诱导 RAW264.7 巨噬细胞中 NO 含量的升高。茜草中 1-羟甲基蒽醌可通过抑制 iNOS 表达来减少 NO 含量，从而缓解脂多糖和干扰素 IFN-γ 对小鼠腹腔巨噬细胞的损伤。大叶茜草素及其降级产物能够抑制脂多糖诱导的 JAK2 磷酸化，并能抑制 NF-κB 的转录，具有调节炎症相关信号通路的潜力。

4. 抗肿瘤作用：茜草提取物能够抑制多种肿瘤细胞的增殖并诱导细胞凋亡，环肽是其发挥活性的重要物质基础。茜草环己肽及其衍生物均能够抑制小鼠白血病、腹水瘤、黑素瘤、结肠癌、Lewis 肺癌等相关癌细胞的增殖，显示出良好的抗肿瘤活性。而环肽类化学结构的 C-3εα、C-6β 位被羟基取代后，其抗肿瘤活性将下降。茜草素能够降低诱变剂 4-硝邻苯二胺和 2-氨基芴对 DNA 的损伤。大叶茜草素能够通过调控 PI3K/AKT、ERK 等信号通路，从而增强细胞自噬功能，诱导细胞凋亡，抑制人口腔癌细胞 HN4 和人乳腺癌细胞 SKBR-3 的增殖。

5. 免疫调节作用：茜草乙醇提取物能够提高巨噬细胞的数目和吞噬指数、免疫球蛋白水平以及与 β 细胞功能相关的空斑形成细胞数目，从而减轻硝酸铅对雄性 Swiss albino 小鼠肾脏免疫功能的损伤。茜草具有芳香环的酚羧酸苷能升高外周血白细胞。

6. 抑菌作用：茜草的不同提取部位对多种致病性细菌均有一定的抑制作用，茜草丙酮提取物对致病性大肠杆菌、金黄色葡萄球菌和枯草芽孢杆菌的抑菌率较高，乙酸乙酯提取物和甲醇提取物的抑菌率次之。茜草素具有广谱的抗菌作用，毒性较低。除了抑制病菌繁殖，茜草提取物还可以有效减少 HIV-1NL4.3 感染人 CD$^+$T 细胞 CEM-GFP 中病毒的生成，具有抗病毒的作用。

7. 神经保护作用：茜草多糖明显减少关键致病蛋白 Aβ42 在胚肾细胞 T-REx293 细胞内的聚集，细胞活力有所提高，而且茜草多糖可能通过增强蛋白酶体的降解功能来抑制 Aβ42 细胞毒性。大叶茜草素可抑制谷氨酸对大鼠肾上腺髓质嗜铬瘤分化细胞 PC12 的兴奋性毒性。

8. 其他作用：茜草及其成分还具有保肝护肾、降血脂、降血糖的作用。

【医疗用途】

药性归经：味苦，性寒。归肝经。

功能：凉血，祛痰，止血，通经。

主治：吐血，衄血，崩漏，外伤出血，瘀阻经闭，跌仆肿痛，关节痹痛。

用法用量：内服：煎汤，6～10g；或入丸、散；或浸酒。

使用注意：脾胃虚寒及无瘀滞者慎服。

附方：

1. 治咯血、尿血：茜草 9g，白茅根 30g。水煎服。

2. 治月经过多，子宫出血：茜草根 7g，艾叶 5g，侧柏叶 6g，生地 10g。水 500ml，煎至 200ml，去渣后，加阿胶 10g，溶化。每日 3 次分服。

3. 治女子经水不通：茜草 50g。黄酒煎，空腹服。

4. 治脚气并骨节风痛因血热者：茜草根 50g，木瓜、牛膝、羌活各 15g。水煎服。

5. 治肾炎：茜草根 30g，牛膝、木瓜各 15g。水煎备用。另取童子鸡 1 只，去肠杂，蒸出鸡汤后，取汤一半同上药调服，剩下鸡肉和汤同米炖吃。

6. 治牙痛：鲜茜草 30～60g。水煎服。

7. 治乳痛：茜草、枸橘叶各 9g。水煎，酌加黄酒服。外用鲜茜草茎叶捣烂敷患处。

【资源评述】茜草始载于《神农本草经》，原名"茜根"。《名医别录》指出"可以染绛……生乔山川谷"，又称"茜根生山阴谷中，蔓木上，茎有刺，实如椒"。《本草经集注》云："此则今染绛茜草也。"《蜀本草》曰："染绯草叶似枣叶，头尖下阔，茎叶俱涩，四五叶对生节间，蔓延草木上，根紫赤色。"《本草纲目》谓："茜草十二月生苗，蔓延数尺。方茎中空有筋，外有细刺，数寸一节。每节五叶，叶如乌药叶而糙涩，面青背绿。七、八月开花，结实如小椒大，中有细子。"以上所述形态特征，对照《本草图经》所附图，与今主要使用的茜草 *R.cordifolia* L. 相符。

茜草属植物我国有 24 种 10 变种，广布我国各地，以西南地区种类最多。本草所言"东间诸处乃有而少，不如西之多之语，谓茜字从西而北""以西多而佳"。现茜草商品主产于陕西渭南，河南、安徽、河北、山东、湖北、江苏、浙江、江西、甘肃、辽宁、广东、广西、四川、重庆等地亦产。以陕西渭南、河南嵩县产量大且品质优，与"以西多而佳"是相符合的。

临床研究报道，重用茜草治肝炎有明显的疗效，茜草滴眼液用于治疗慢性结膜炎及点状角膜炎，茜草双酯片治疗 IgA 肾病患者有效率为 52.5%。此外，还用于治末梢神经炎及腰腿痛，各种出血症，白细胞减少，冠心病等。但茜草具有抗癌、清除氧自由基的作用还未得到广泛应用，有待进一步临床研究。

除正品茜草外，四川、重庆将以下植物作为茜草用：大叶茜草 *Rubia schumanmana* Pritz. 为重庆（万州全区及南川）、四川茜草的主流品种，云南、广西也作茜草使用。据研究，大叶茜草所含的化学成分与茜草相同外，还含有蒽醌类成分大叶茜草苷丙。披针叶茜草 *R. lanceolata* Hayata 四川、重庆、贵州将根、藤一起收购当茜草使用，福建、广西、陕西南部也作茜草使用。膜叶茜草 *R. membranacea*（Franch.）Diels 重庆（南川）、四川、云南、陕西南部民间以根作茜草使用。金剑草 *R. alata* Wall. 重庆（巫溪、云阳、万州、南川）、四川、贵州当茜草使用。卵叶茜草 *R. ovatlfolia* Z. Y. Zhang 四川、重庆、陕西南部当茜草使用。

另外，产于欧美等地的欧茜草，原为消石素的成分之一，因含有致突变成分 Lucidin，一度被美国 FDA 禁止。我国茜草与欧茜草所含的化学成分主要为蒽醌类，含量基本一致，但不含 Lucidin，可替代欧茜草作药用。

植物检索表

1. 叶无柄或近无柄，叶通常 2 片对生，另一对叶退化呈托叶状 ……………………………………………………… **大叶茜草**
1. 叶具明显的柄或长柄，叶通常 4～6 对
  2. 茎上的棱呈明显的翅状，节间长达 12cm，叶披针形；基出脉 3 条
    3. 植株粗，叶片较大，下部叶长 5～9cm，宽 2～3cm，披针形或卵状披针形 ………………… **披针叶茜草**
    3. 植株较纤小，叶片较小，下部叶长 3～6cm，宽 2cm 以下，披针形 ………… **金剑草**
  2. 茎上的棱不呈翅状，节间较短非披针形，基出脉 3～5 条
    4. 披散或攀援状草本，茎棱上密生多数倒钩刺
      5. 叶膜质，较大，叶上面疏被短柔毛，下面密被白色柔毛，圆锥状花序纤细 ………………… **膜叶茜草**
      5. 叶纸质或薄革质，较小，仅叶上面有时疏生小刺状硬毛，圆锥状花斥大而松散 ………… **茜草**
    4. 多为直立草木，茎光滑或近无毛，棱上少钩刺 ……………………………………… **卵叶茜草**

【参考文献】

[1] 楼之岑，秦波. 常用中药材品种整理和质量研究. 第 2 册，北方编 [M]. 北京：北京医科大学、中国协和医科大学联合出版社，1995：884-951.

[2] 姜哲，韩东哲，金光洙. 茜草化学成分和抗癌活性研究 [J]. 中国医院药学杂志，2012，32（14）：1126-1128.

[3] 杨连荣，周庆华，张哲锋，等. 茜草的化学成分与药理作用研究进展 [J]. 中医药信息，2007，24（1）：21-23.

[4] 孙鑫. 蒽醌衍生物的合成及抗菌活性研究 [D]. 鲁东大学，2015.

[5] 单鸣秋，陈星，李娟，等. 茜草与茜草炭对大鼠急性血瘀模型的影响比较研究 [J]. 中国中药杂志，2014，39（3）：493-497.

[6] 耿启彬，黄海龙，翁壮锋，等. 茜草和茜草炭对正常大鼠凝血-纤溶系统的影响 [J]. 中国实验方剂学杂志，2013，19（13）：279-282.

[7] Shweta L，Veena S，Leena K. The protective effect ofRubia cordifoliaagainst lead nitrate-induced immune response impairment and kidney oxidative damage [J]. Indian Journal of Pharmacology，2011，43（4）：441-444.

[8] 李海峰，肖凌云，张菊，等. 茜草化学成分及其药理作用研究进展 [J]. 中药材，2016，39（6）：1433-1436.

[9] 黄桥华，刘心强，邱倩. 茜草双酯对缺氧/复氧心肌细胞的保护作用研究 [J]. 中国现代药物应用，2012，6（19）：13-14.

[10] Zhu Z G，Jin H，Yu P J，et al. Mollugin inhibits the inflammatory response in lipopolysaccharide-stimulated RAW264. 7 macrophages by blocking the Janus kinase-signal transducers and activators of transcription signaling pathway [J]. Biological & Pharmaceutical Bulletin，2013，36（3）：399.

[11] Morita H，Nishino H，Nakajima Y，et al. Oxomollugin, a potential inhibitor of lipopolysaccharide-induced nitric oxide production including nuclear factor kappa B signals. [J]. Journal of Natural Medicines，2015，69（4）：608.

[12] Ghosh S，Das S M，Patra A，et al. Anti-inflammatory and anticancer compounds isolated from Ventilago madraspatana Gaertn. Rubia cordifolia Linn. and Lantana camara Linn. [J]. Journal of Pharmacy & Pharmacology，2010，62（9）：1158-66.

[13] Fan J T，Su J，Peng Y M，et al. Rubiyunnanins C-H, cytotoxic cyclic hexapeptides from Rubia yunnanensis inhibiting nitric oxide production and NF-κB activation. [J]. Bioorganic & Medicinal Chemistry，2010，18（23）：8226-8234.

[14] Kaur P，Chandel M，Kumar S，et al. Modulatory role of alizarin from Rubia cordifolia, L. against genotoxicity

of mutagens [J]. Food & Chemical Toxicology, 2010, 48 (1): 320-325.

[15] Do M T, Hwang Y P, Kim H G, et al. Mollugin inhibits proliferation and induces apoptosis by suppressing fatty acid synthase in HER2-overexpressing cancer cells. [J]. Journal of Cellular Physiology, 2013, 228 (5): 1087-1097.

[16] Zhang L, Wang H, Zhu J, et al. Mollugin induces tumor cell apoptosis and autophagy via the PI3K/AKT/mTOR/p70S6K and ERK signaling pathways. [J]. Biochemical & Biophysical Research Communications, 2014, 450 (1): 247-254.

[17] 刘艳娟，杨世海，陈德仁，等. 茜草不同极性提取物的体外抑菌活性研究 [J]. 人参研究，2013，25 (2): 35-38.

[18] SSabde S, Bodiwala H S, Karmase A, et al. Anti-HIV activity of Indian medicinal plants [J]. Journal of Natural Medicines, 2011, 65 (3-4): 662-669.

[19] Chakrabortee S, Liu Y, Zhang L, et al. Macromolecular and small-molecule modulation of intracellular Aβ42 aggregation and associated toxicity. [J]. Biochemical Journal, 2012, 442 (3): 507-515.

[20] Jeong G S, Lee D S, Kim D C, et al. Neuroprotective and anti-inflammatory effects of mollugin via up-regulation of heme oxygenase-1 in mouse hippocampal and microglial cells. [J]. European Journal of Pharmacology, 2011, 654 (3): 226-234.

[21] 权美平，田呈瑞. 茜草精油的保肝作用 [J]. 现代食品科技，2015，31 (5): 12-17.

猪殃殃
Zhuyangyang

【别名】六叶葎、小锯锯藤。

【来源】为茜草科植物六叶葎 *Galium asperuloides* Edgew var. *hoffmeisteri* (Klotzsch) Hara 的地上部分。

【植物形态】一年生草本，常直立，高 10～60cm，近基部分枝，有红色丝状的根；茎直立，具 4 角棱，具疏短毛或无毛。叶片薄，纸质或膜质，生于茎中部以上的常 6 片轮生，生于茎下部的常 4～5 片轮生，长圆状倒卵形、倒披针形、卵形或椭圆形，长 1～3.2cm，宽 4～13mm，上面散生糙伏毛，常在近边缘处较密，下面有时亦散生糙伏毛，中脉上有或无倒向的刺，边缘有时有刺状毛，具 1 条中脉，近无柄或有短柄。聚伞花序顶生和生于上部叶腋，少花，2～3 次分枝，常广歧式叉开，总花梗长可达 6cm；苞片常成对，较小，披针形；花小；花冠白色或黄绿色，裂片卵形；雄蕊伸出；花柱顶部 2 裂，长约 0.7mm。果盘近球形，单生或双生，密被钩毛。花期 4～8 月，果期 5～9 月。

【生境分布】生于海拔 920～3800m 的山坡林下、路边沟边、草丛中。产于城口、巫溪、巫山、奉节、万州、石柱、丰都、黔江、酉阳、秀山、涪陵、武隆、南川等地。

【采收加工】夏秋季生长旺盛时采挖，除去杂质，鲜用或晒干备用。

【药材鉴别】

性状鉴别：全草表面灰绿色或绿褐色。茎有四棱角，具疏短毛。叶常 6 片轮生，长圆状倒卵形、倒披针形、卵形或椭圆形，长 1～3.2cm，宽 4～13mm，顶端钝圆而具凸尖，基部渐狭或楔形，上面边缘常具糙伏毛。聚伞花序顶生和生于上部叶腋，2～3 次分枝，苞片常成对，披针形。果近球形，单生或双生，密被钩毛；气微，味淡，以色绿、有花果者为佳。

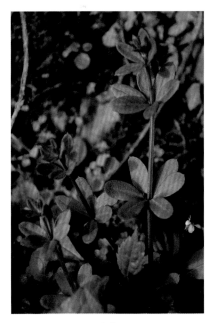

六叶葎

【化学成分】同属植物猪殃殃含黄酮类、环烯醚萜类、挥发油及其他化学成分。

黄酮类：柯伊利素、芹菜素、木犀草素、槲皮素、柯伊利素-7-O-β-D-葡萄糖苷、芹菜素-7-O-β-D-葡萄糖苷、木犀草素-4′-0-8-β-D-葡萄糖苷、和木犀草素-7-O-β-D-葡萄糖苷等。

酚酸类：对羟基苯乙酮、香草酸、3,4-二羟基苯甲酸、对羟基桂皮酸、没食子酸和 4-羟基古柯间二酸等。

环烯醚萜类：6-O-乙酰鸡屎藤次苷、6α-羟基京尼平苷、京尼平苷酸、6β-羟基京尼平苷、交让木苷、6α-甲氧基京尼平苷酸、去乙酰基车叶草苷酸等。

挥发油：水蒸气蒸馏法提取挥发油经鉴定，挥发油主要含十六烷酸、芳樟醇、6,10,14-三甲基-2-十五烷酮、3-乙基-1,4-己二烯、2-戊-呋喃、2-己烯醛、己醛、Z-香叶醇、α-松油苷、植醇等。

其他：1-甲基乙醚-3-O-芸香糖苷、1,4-二羟基-3-异戊烯基-2-萘酸甲酯双葡萄糖苷、6-羟基-7-甲基-茜草根定、香草酸、香豆素、1,3-二甲醚、原儿茶酸、1-甲基乙醚、3-O-β-芸香糖苷和茜草-1-甲基乙醚等。

【医疗用途】

药性归经：味甘、涩，性寒。

功能：清热解毒，消肿止痛，止血。

主治：感冒，急性阑尾炎，白血病，乳癌，下颌腺癌，甲状腺癌，子宫颈癌，便血，尿血，白口疮，痈疖疔毒，跌打损伤。

用法用量：内服：煎汤，20～50g；外用：适量，鲜草捣烂敷患处。

附方：

1. 治乳癌溃烂：鲜品猪殃殃180g，水煎服，每日1剂，连服7天。另用鲜草捣烂取汁和猪油外敷患处，每日换3～6次。

2. 治急性膀胱炎：猪殃殃、车前草各30g，金银花10g，水煎服，连服3～5天。

3. 治跌打肿痛：猪殃殃根、脾草根各120g，水酒各半煎服。

4. 治感冒发热：猪殃殃全草30g（或鲜品60g），水煎服。

【资源评述】六叶葎及其同属多种植物（如四叶葎 G. bungei Steud.、猪殃殃 G. aparine L. var. tenerum (Gren. et Godr) Rchb、蓬子菜 G. verum L.）等在民间均作药用。该类植物也是一种农业常见杂草，其生长迅速，生物量很大，资源相对丰富，应加大该类植物的研究与利用，不仅对临床医药有重要意义，还对农业生产有很大帮助。

【参考文献】

[1] 蔡小梅，王道平，杨娟. 猪殃殃挥发油化学成分的 GC-MS 分析 [J]. 天然产物研究与开发，2010，22（6）：1031-1035.

[2] 赵思佳，杨柳，高昂，等. 猪殃殃属药学研究概况 [J]. 安徽农业科学，2011，39（31）：19086-19087.

钩　藤
Gouteng

【别名】钓藤、钓钩藤、金钩藤、挂钩藤、钩丁、倒挂金钩、钩耳、双钩藤、鹰爪风。

【来源】为茜草科植物钩藤 *Uncaria rhynchophylla*（Miq.）Miq. ex Havil.、华钩藤 *Uncaria sinensis* (Oliv.）Havil. 的带钩茎枝。

【植物形态】

钩藤：常绿木质藤本，长可达 10m。小枝四棱柱形，褐色，秃净无毛。叶腋有成对或单生的钩，向下弯曲，先端尖，长 1.7～2cm。叶对生；具短柄；叶片卵形、卵状长圆形或椭圆形，长 5～12cm，宽 3～7cm，先端渐尖，基部宽楔形，全缘，上面光亮，下面在脉腋内常有束毛，略呈粉白色，干后变褐红色；托叶 2 深裂，裂片条状钻形，长 6～12mm。头状花序单个腋生或为顶生的总状花序式排列，直径 2～2.5cm；总花梗纤细，长 2～5cm；花黄色，花冠合生，上部 5 裂，裂片外被粉状柔毛；雄蕊 5 枚；子房下位。蒴果倒卵形或椭圆形，被疏柔毛，有宿存萼。种子两端有翅。

华钩藤：本种与钩藤的区别在于：叶片无毛；托叶全缘，宽三角形至圆形，或有时顶端略微陷；萼裂片短于 2mm，线状长圆形；花和小蒴果近于无柄，花间小苞片存在。

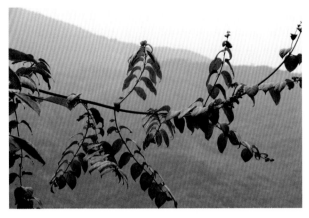

钩藤

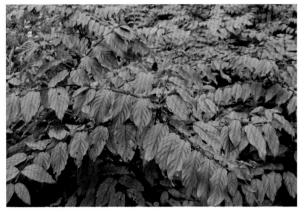

华钩藤

【生境分布】

钩藤：生于海拔 400～1000m 的山坡丛，山谷溪边的疏林中。喜温暖湿润气候，不耐严寒。以土层深厚、疏松、肥沃、富含腐殖质的壤土栽培为宜。产于云阳、奉节、万州、涪陵、武隆、秀山、南川、垫江、合川、大足、璧山、江津、荣昌、綦江、长寿等地。分布于陕西、安徽、浙江、江西、福建、湖北、湖南、广东、广西、四川、贵州、云南等地。

华钩藤：生于海拔 700～1800m 的山地林中润湿处。产于巫溪、丰都、黔江、彭水、酉阳、南川、綦江、江津。分布于湖北、湖南、广西、四川、贵州、云南等地的路边或岩边。

【药材鉴别】

性状鉴别

钩藤：茎枝圆柱形或类方柱形，直径 2～5mm。表面红棕色至紫棕色，上有细纵纹，光滑无毛。茎上具略突起的环节，对生 2 个向下弯曲的钩（不育花序梗），或仅一侧有钩，另一侧为凸起疤痕；钩长如锚状，先端渐尖，基部稍圆。钩基部的枝上可见叶柄脱落后的凹点及环状的托叶痕。体轻，质坚韧。横切面外层棕红色，髓部淡棕色或淡黄色。气微，味淡。

华钩藤：茎枝方柱形，四角有棱，直径 2～5mm。表面黄绿色或黄棕色。钩长 1.3～2.8cm，弯曲成长钩状。钩基部枝上常留有半圆形反转或不反转的托叶，基部扁阔。体轻，质松。断面髓部白色。

均以质坚、色红褐或棕褐、有钩者为佳。

【化学成分】

钩藤：吲哚类生物碱：异去氢钩藤碱、异钩藤碱、去氢钩藤碱、钩藤碱、去氢硬毛钩藤碱、硬毛钩藤碱、柯楠因碱、二氢柯楠因碱、阿枯米京碱、瓦来西亚朝它胺、缝籽木萦甲醚、钩藤碱 E、喜果苷、cadambine、柯诺辛碱、柯诺辛碱 B 等。黄酮类化合物：左旋-表儿茶酚、金丝桃苷、三叶豆苷、山奈酚、槲皮素、槲皮苷、afzelin、异槲皮苷、（-）-表儿茶素、金丝桃苷、芦丁和 manghaslin 等。萜类化合物：熊果酸、27,28-二羧基熊果酸、3β,6β,19α-三羟基熊果酸、3-酮-6β,19α-二羟基熊果酸、3β,6β,19α,24-四羟基熊果酸、6-酮-3β,19α,23-三羟基齐墩果酸、3β,19α,24-三羟基熊果酸、23-醛-3β,6β,19α-三羟基熊果酸、钩藤苷元 C、sumresinolic 等。此外，还含地榆素、甲基 6-O-没食子酰 β-D-葡萄糖苷、3-O-没食子酰原矢车菊素、糖脂、己糖胺、脂肪酸和草酸钙等。

华钩藤：吲哚类生物碱：异钩藤碱、钩藤碱、四氢鸭脚木碱、异翅柄钩藤碱、翅柄钩藤碱、钩藤碱 A、帽柱木碱、异钩藤碱-N-氧化物、翅柄钩藤碱 N-氧化物、钩藤碱-N-氧化物、帽柱木碱-N-氧化物、异翅柄钩藤酸、翅柄钩藤酸、帽柱木酸、异钩藤酸、钩藤酸等。尚含东莨菪素。

钩藤（生药）

【药理作用】

1. 降压作用：钩藤的降压作用效果显著，涉及神经系统、心血管系统的多个环节，其降压机制是直接反射性抑制血管中枢并阻滞交感神经及神经节，使外周血管扩张，阻力降低；也通过对降压活性物质的水平调节发挥降压作用。二氢卡丹宾和异二氢卡丹宾具有明显的降压作用。钩藤碱、异钩藤碱、钩藤总碱及非生物碱部分均有减压作用，对鼠、兔、猫、犬都具有降压作用，降压强度的顺序为异钩藤碱＞钩藤碱＞钩藤总碱＞钩藤非生物碱，其降压特点是先降压，继而快速升压，再持续降压。钩藤碱可以直接扩张小血管，且对多种激动剂所致的血管收缩有明显作用，能明显抑制血管平滑肌细胞外钙离子内流。钩藤对高血压模型大鼠具有显著的降压效果，对肾素-血管紧张素-醛固酮系统具有明显的调节作用。

2. 镇静、抗惊厥、抗癫痫：钩藤能使戊巴比妥钠阈下催眠实验及巴比妥钠阈剂量诱导小鼠睡眠时间，鼠自主活动减少，延长戊巴比妥钠阈剂量睡眠时间。钩藤提取物以及吲哚类生物碱如异钩藤碱、柯诺辛具有显著的镇静催眠效果，这一作用可能与中枢多巴胺系统的调节相关。钩藤提取物具有一定的抗惊厥作用，与天麻配伍合用有明显的协同效果。钩藤醇提液能明显抑制中枢神经系统的突触传递过程，具有抗癫痫活性，可能与钩藤的钙拮抗作用及通过对 NO 生成的抑制进而抑制其促进钙内流和谷氨酸释放有关。

3. 抗肿瘤及免疫作用：钩藤中的钩藤酸类及三萜酯类对磷脂酶 Cγ1 具有抑制作用，对磷脂酶 Cγ1 过分表达的 HCT-15（结肠癌）、A549（肺癌）、HT-1197（膀胱癌）、MCF-7（乳腺癌）等肿瘤细胞的增殖有较好的抑制作用。钩藤中的三萜类化合物乌索酸在体内外都具有较强的抗肿瘤活性，对 U20S 骨肉瘤细胞及小鼠体内的 S_{180} 肉瘤都有较强的抑制作用。异钩藤碱可以逆转 A549/DDP 细胞的多药耐药，与增强化疗药物诱导的细胞凋亡有关。钩藤提取物能够通过不同途径抑制免疫介导的糖尿病的病理过程。

4. 对脑的保护：钩藤碱对大鼠缺血-再灌注损伤有保护作用，其机制主要与抑制自由基的产生或增加自由基的消除有关。钩藤碱具有抑制 NOS 活性，提高 SOD 活性，减少神经细胞脂质过氧化损伤，抑制神经细胞凋亡等作用，对脑缺血造成的损伤有保护作用。钩藤甲醇提取物对缺血引起的海马 CA1 区神经元造成的损伤也具有保护作用。

5. 抗炎、镇痛作用：异钩藤碱能有效地抑制 LPS 诱导的星形胶质细胞炎性介质释放，降低 iNOS mR-NAS 的表达水平，可较好地抑制中枢炎症反应，是多种次生代谢产物共同作用的结果。

6. 抗氧化、抗突变作用：钩藤不同溶剂提取物均有较好的抗氧化作用，并随着溶剂极性增大抑制活性增强，其中乙醇提取物活性最强。钩藤的乙醇提取物比水提取物更显著地抑制人类红细胞的氧化。

7. 其他作用：钩藤碱还有收缩平滑肌、利尿等作用。

【医疗用途】

药性归经：味甘，性凉。归肝、心包经。

功能：息风定惊，清热平肝。

主治：肝风内动，惊痫抽搐，高热惊厥，感冒夹惊，小儿惊悸，妊娠子痫，头痛眩晕。

用法用量：内服：煎汤，3～12g，不宜久煎，宜后下；或入散剂。

使用注意：脾胃虚寒者慎服。

附方：

1. 治小儿惊热：钩藤 50g，硝石 25g，甘草（炙微赤，锉）1g。上药捣细，罗为散。每服以温水调下 1.5g，日三四服。量儿大小，加减服之。

2. 治小儿夜啼：钩藤 6g，蝉蜕 7 个，灯心草 1 札。水煎服。

3. 治高血压，头晕目眩，神经性头痛：钩藤 6～15g。水煎服。

4. 治风热目赤头痛：钩藤 12g，赤芍 10g，桑叶 10g，菊花 10g。水煎服。

【资源评述】本品始载于《名医别录》，原名"钓藤"。《本草经集注》云："出建平。"《新修本草》曰："出梁州，叶细长，茎间有刺若钓钩者是。"《本草衍义》谓："钓藤中空，二经不言之。长八九尺或一二丈者，湖南、（湖）北、江南、江西山中皆有。"《本草纲目》云："状如葡萄藤而有钩，紫色。古方多用皮，后世多用钩，取其力锐尔。"以上所言形态特征与钩藤属植物相符。我国有钩藤属植物约 13 种，主要分布于华南及西南一带，各地药用的种类也有所不同，《中国药典》2015 年版在"钩藤"条下收载了钩藤 *Uncaria rynchophylla*（Miq.）Jacks、大叶钩藤 *U. macrophylla* Wall.、毛钩藤 *U. hirsuta* Havil.、华钩藤 *U. sinensis*（Oliv.）Havil 及无柄果钩藤 *U. sessilifructus* Roxb. 以带钩茎枝入药。

本草记载钩藤的产地有"建平"（今重庆巫山）、"出梁州"（今陕西汉中一带）、"秦中兴元府"（陕西）。按地理分布，重庆、四川及陕西一带的钩藤应为华钩藤。现主产于四川昭化、宜宾，贵州、云南、湖北等地亦产。钩藤主产于广西桂林、苍梧，江西武宁、吉水，湖南湘潭、黔阳，浙江永嘉、兰溪，福建宁化、福安，以及安徽、广东等地。据市场调查，商品钩藤的主流品种为钩藤及华钩藤，其次为大叶钩藤，其他多混入前几种商品中。

钩藤的药用部位主要是带钩的茎枝，资源有限。日本学者测定了钩藤各部分生物碱含量，氧化吲哚碱（钩藤碱、异钩藤碱、去氢钩藤碱、异去氢钩藤碱）绝大部分分布于钩、幼茎和叶中；吲哚生物碱（毛钩藤碱、去氢毛钩藤碱）绝大部分分布于植物地下部分的皮部；地上部分的皮部上述二类生物碱含量基本相等；木质部柯南因碱、二氢柯南因碱的含量却高于植物其他各部分。因而，可考虑将茎及叶入药。

药理研究表明，同属植物中大叶钩藤、华钩藤、毛钩藤、白钩藤、披针叶钩藤对老龄和正常大鼠的降压作用与钩藤相似，大叶钩藤和披针叶钩藤由于总碱含量高，降压效果较好，披针叶钩藤和正品钩藤在降压的同时伴有心率减慢。5种钩藤均有抗惊厥的作用。从有效成分、药理作用来看，披针叶钩藤可作钩藤用。

【参考文献】

[1] 马大勇，汪冶，晏晨，等．攀茎钩藤化学成分的研究 [J]．中国医药工业杂志，2008，39（7）：507-509.

[2] 郑嘉宁，王定勇．大叶钩藤生物碱类化学成分研究 [J]．中医药导报，2009，15（1）：80-81，86.

[3] 辛文波，俞桂新，王峥涛．毛钩藤叶的化学成分 [J]．中国天然药物，2008，6（4）：262-264.

[4] 邓美彩，焦威，董玮玮，等．钩藤化学成分的研究 [J]．天然产物研究与开发，2009，21（2）：242-245.

[5] 巫龙，卞筱泓，聂煜，等．降压中药有效成分组合对大鼠胸主动脉的舒张作用 [J]．西北药学杂志，2011，26（2）：113-115.

[6] 叶齐，齐荔红．钩藤的主要成分及生物活性研究进展 [J]．西北药学杂志，2012，27（5）：508-508.

[7] 张丽心，孙涛，曹永孝．钩藤碱的降压及舒张血管作用 [J]．中药药理与临床，2010，26（5）：39-41.

[8] 杨运姣，彭康．绒毛钩藤与国产钩藤对高血压大鼠血压及 Ang Ⅱ、ET、CGRP 影响的比较研究 [J]．南方医科大学学报，2009，29（3）：587-588.

[9] 崔莹．钩藤化学成分和药理活性研究进展 [J]．西安文理学院学报（自然科学版），2015，18（4）：16-18.

[10] Domingues A，Sartori A，Golim M A，et al. Prevention of experimental diabetes by Uncaria tomentosa，extract：Th2 polarization，regulatory T cell preservation or both？ [J]．Journal of Ethnopharmacology，2011，137（1）：635-642.

[11] 高丽娜，宋宇，徐薇，等．钩藤碱对缺血再灌注诱导大鼠星形胶质细胞损伤的作用 [J]．药学与临床研究，2009，17（1）：1-4.

[12] 尹文清，段少卿，张岩，等．钩藤不同溶剂提取物及总生物碱抗氧化活性研究 [J]．广西师范大学学报（自然科学版），2010，28（1）：31-34.

陆 英

Luying

【别名】蒴藋、接骨草、排风藤、臭草、走马箭、八棱麻、小接骨丹、水马桑、走马风、七叶根、七爪阳姜、屎缸杖、掌落根、散血椒。

【来源】为忍冬科植物陆英 *Sambucus chinensis* L. 的茎叶。

【植物形态】高大草本或半灌木，高达 2m。茎有棱条，髓部白色。奇数羽状复叶对生；小叶 5～9 片，最上 1 对小叶片基部相互合生，有时还和顶生小叶相连，小叶片披针形，长 5～15cm，宽 2～4cm，边缘具细锯齿，近基部或中部以下边缘常有 1 或数枚腺齿；小叶柄短。大型复伞房花序顶生；各级总梗和花梗无毛至多少有毛，具由不孕花变成的黄色杯状腺体；苞片和小苞片线形至线状披针形，长 4～5mm；花小，萼筒杯状，萼齿三角形；花冠辐状，冠筒长约 1mm，花冠裂片卵形，反曲；花药黄色或紫色；子房 3 室，花柱极短，柱头 3 裂。浆果红色，近球形；核 2～3 粒，卵形，长约 2.5mm，表面有小疣状突起。花期 4～5 月，果期 8～9 月。

【生境分布】生于林下、沟边或山坡草丛，也有栽种。喜阴湿环境，对土壤要求不严。主要用分根繁殖。

产于丰都、石柱、黔江、酉阳、南川、北碚、合川、永川等地。分布于河北、陕西、甘肃、青海、江苏、安徽、浙江、江西、福建、台湾、湖北、湖南、广东、广西、四川、贵州、云南等地。

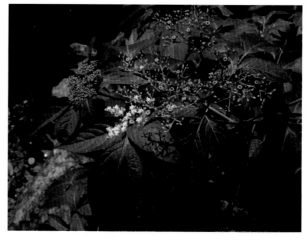

接骨草

【采集加工】夏、秋季采收，切段，鲜用或晒干。

【药材鉴别】

性状鉴别：茎呈类圆柱形而粗壮，直径约 1cm，具细纵棱，多分枝。幼枝有毛。质脆易断，断面可见淡棕色或白色髓部。羽状复叶，小叶 2～3 对，互生或对生；小叶片纸质，易破碎，多皱缩，展平后呈狭卵形至卵状披针形，先端长渐尖，基部钝圆，两侧不等，边缘有细锯齿。鲜叶片揉之有臭气。气微，味微苦。

以茎质嫩、叶多、色绿者为佳。

【化学成分】陆英全草含黄酮类、酚性成分、鞣质、糖类、挥发油等成分，种子含氰苷类成分。

黄酮类：3-黄酮醇、槲皮素、木犀草素、Kaempferol、Kaempferol-3-O-β-D-glu-copyranoside、Kaempferol-3-O-β-D-glu-copyranoside、Kaempferol-3-O-β-D-galactopyranoside、Kaempferol-3-O-（6″-acetyl）-β-D-galactopyranoside、Kaempferol-7-O-β-D-glucopyranoside-3-O-（6″-acetyl）-β-D-glucopyranoside 等。

三萜类：五环三萜结构主要有熊果烷型、齐墩果烷型和木栓烷型。如熊果酸、齐墩果酸、山楂酸、12 楂酸、3 二羟基齐墩果-3-氧代-28-酸、3-氧代齐墩果酸、科罗索酸、β-香树脂醇等。

甾体类：β-谷甾醇、胡萝卜苷、异落叶松脂素、豆甾醇、油菜素甾醇等。

挥发油类：1-甲氧基-4-（2-烯丙基）苯、苄腈、2-乙基-1,4-二甲基苯、植醇、石竹烯、棕榈酸、二十二烷等。

苯丙素类：绿原酸、东莨菪素等。

酚酸类：咖啡酸、阿魏酸、对香豆素等。

【药理作用】

1. 抗肝炎作用：陆英成分中的熊果酸和齐墩果酸有抗肝炎作用。齐墩果酸对急性肝损伤有明显保护作用，对黄疸性肝炎有一定退黄和降低转氨酶的功效。熊果酸能使 CCl_4 引起急性肝损伤的大鼠的 ALT 显著下降，肝糖原含量明显增加，肝 TG 含量减少，血清 TG 及 β-脂蛋白含量增多，有明显降脂作用。陆英 75％ 乙醇提取物能非常显著地对抗 CCl_4 导致小鼠肝损伤。

2. 镇痛作用：陆英煎剂具有明显的镇痛作用，有无耐受及成瘾等缺点，其镇痛药效成分体内半衰期 $t_{1/2}$ 为 3.9 小时。陆英煎剂提高小鼠热板致痛的痛阈值，对小鼠乙酸致痛引起的扭体次数有明显的降低作用，镇痛作用比盐酸曲马多弱。

3. 消炎作用：陆英 β-谷甾醇不论口服或注射给药均有显著消炎作用，且不依赖垂体-肾上腺系统，与羟基保太松和氢化可的松的消炎作用相等，但致溃疡性却不到羟基保太松的 1/4，安全范围大。齐墩果酸尚能抑制血管通透性增高，使组织释放 POE 量减少，抑制肉芽组织增生，有一定的抗炎作用。

4. 其他作用：陆英煎剂能够明显降低血栓重量，抑制血栓形成。陆英与乌索酸能降低全血黏度、红细胞沉降率值，并随着剂量的增加效果更明显。

【医疗用途】

药性归经：味甘、微苦，性平。

功能：祛风，利湿，舒筋，活血。

主治：风湿痹痛，腰腿痛，水肿，黄疸，跌打损伤，产后恶露不行，风疹瘙痒，丹毒，疮肿。

用法用量：内服：煎汤，9～15g，鲜品 60～120g。外用：适量，捣敷，或煎水洗；或研末调敷。

使用注意：孕妇禁服。

附方：

1. 治肾炎水肿：陆英全草 30～60g。水煎服。

2. 治骨折筋伤：顺筋枝 15g，当归、白芍、川芎各 9g，乳香 1.5g。研末，炼蜜为丸，黄酒送服，每次 6g；或用叶及嫩枝一把加山枝子 15g，酒适量，捣烂外敷。

3. 治慢性支气管炎：鲜陆英茎、叶 120g。水煎 3 次，浓缩，为 1 天量，分 3 次服，10 天为 1 疗程。

4. 治疥癣，牛皮癣疮：用陆英叶阴干为末，小油调涂。

【资源评述】关于《神农本草经》所载陆英与《名医别录》所载蒴藋是否为同一物，历代本草学者争议颇多，陶弘景、马志认为两者性味不同，或认为生长环境也不同，应为两种。甄权、苏颂等人认为是同一物。《政和本草》引《新修本草》陆英条注云："此即蒴藋是也，后人不识，浪出蒴藋条。"《本草纲目》言："陶苏本草、甄权药性论，皆言陆英即蒴藋，必有所据。马志、寇宗奭虽破其说，而无的据，仍当是一物，分根茎花叶用，如苏颂所云也。"将陆英与蒴藋合并。并据《本草图经》所载"生田野，今所在有之。春抽苗，茎有节，节间生枝，叶大似水芹及接骨"的描述及所附"蜀州陆英"图考证，与今忍冬科陆英 *Sambucus chinensis* 形态一致。《中国植物志》将本种定为原产东南亚的 *Sambucus javanica* Blume 的异名，但 *S. javanica* 的果实成熟时转为紫黑色或黑色，而本种果实为红色或橘红色。在我国除云南、四川有少数记载果为黑色外，其余也均为红色，全国大部分地区均有分布。各地多自产自销。

【参考文献】

[1] 陶佳颐，方唯硕．陆英中化学成分的研究 [J]．中国中药杂志，2012，37 (10)：13991401．

[2] 张天虹．陆英的化学成分和质量控制方法研究 [D]．沈阳药科大学，2010．

[3] 董立莎，胡静静，陈晓昱，等．贵州苗药陆英的研究新进展 [J]．贵阳中医学院学报，2007，29 (6)：17-20．

[4] 姚元枝，伍贤进，黎晓英，等．接骨草的化学成分与药理活性研究进展 [J]．中成药，2015，37 (12)：2726-2732．

[5] 朱少璇，廖琼峰，王茜莎，等．陆英不同工艺提取物对四氯化碳致小鼠肝损伤的影响实验研究 [J]．中药材，2008，32 (8)：1216-1219．

[6] 吴丽霞，吴铁松，郑敏．陆英煎剂对小鼠镇痛作用的实验研究 [J]．今日药学，2012，22 (8)：481-483．

[7] 陈东波，黄清松，曾繁涛．陆英煎剂对大鼠体外血栓形成的影响 [J]．辽宁医学院学报，2013，34 (5)：13-15．

[8] 黄电波，黄清松．陆英与乌索酸对大鼠全血黏度和红细胞沉降率的影响 [J]．实用临床医学，2012，13 (6)：10-12．

山银花

Shanyinhua

【别名】二宝花、假大花忍冬、腺叶忍冬、大银花、菰腺忍冬。

【来源】为忍冬科植物灰毡毛忍冬 *Lonicera macranthoides* Hand.-Mazz.、红腺忍冬 *Lonicera hypoglauca* Miq 的干燥花蕾或带初开的花。

【植物形态】

灰毡毛忍冬：藤本；幼枝被开展的硬毛。叶卵状椭圆形至卵状矩圆形，稀披针形，长 4～11cm，顶端尖至渐尖，基部圆形至近心形，上面中脉上有小硬毛，边有睫毛，下面生毡毛和硬毛，并杂有极少数橘红色腺毛。总花梗多个集生呈伞房状；萼筒无毛，萼齿披针形，长约 1.5mm，有小硬毛；花冠先白色后转黄色，有微香，外具小硬毛、微毛和腺毛，长 4.5～7cm，唇形，上唇具 4 裂片，下唇反卷，2～3 倍短于花冠筒；雄蕊 5 枚，与花柱均稍超过花冠。浆果球形，直径约 7mm，黑色。

红腺忍冬：落叶藤本；幼枝、叶柄、叶下面和上面中脉及总花梗均密被上端弯曲的淡黄褐色短柔毛，有时还有糙毛。叶纸质，卵形至卵状矩圆形，长 6～

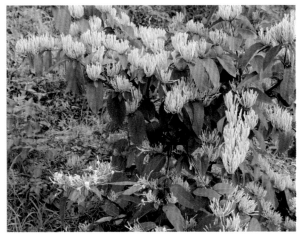

灰毡毛忍冬

11.5cm，顶端渐尖或尖，基部近圆形或带心形，下面有时粉绿色，有无柄或具极短柄的黄色至橘红色蘑菇形腺；叶柄长5～12mm。双花单生至多朵集生于侧生短枝上，或于小枝顶集合成总状，总花梗比叶柄短或有时较长；苞片条状披针形，与萼筒几等长，外面有短糙毛和缘毛；小苞片圆卵形或卵形，顶端钝，很少卵状披针形而顶端尖，长约为萼筒的1/3，有缘毛；萼筒无毛或有时略有毛，萼齿三角状披针形，长为筒的1/2～2/3，有缘毛；花冠白色，有时有淡红晕，后变黄色，长3.5～4cm，唇形，筒比唇瓣稍长，外面疏生倒微伏毛，并常具无柄或有短柄的腺；雄蕊与花柱均稍伸出，无毛。果实熟时黑色，近圆形，有时具白粉，直径7～8mm；种子淡黑褐色，椭圆形，中部有凹槽及脊状凸起，两侧有横沟纹，长约4mm。花期4～6月，果熟期10～11月。

【生境分布】生于丘陵地的山坡、杂木林和灌丛中及平原旷野路旁或河边，海拔最高达800m。产于奉节、忠县、黔江、秀山、南川、巴南、江北、北碚、合川、江津、綦江等地。

【采集加工】夏初花开放前采收，干燥。

【药材鉴别】

性状鉴别

灰毡毛忍冬：呈棒状而稍弯曲，长3～4.5cm，上部直径约2mm，下部直径约1mm。表面黄色或黄绿色。总花梗集结成簇，开放者花冠裂片不及全长之半。质稍硬，手捏之稍有弹性。气清香，味微苦甘。

红腺忍冬：长2.5～4.5cm，直径0.8～2mm。表面黄白至黄棕色，无毛或疏被毛，萼筒无毛，先端5裂，裂片长三角形，被毛，开放者花冠下唇反转，花柱无毛。

【化学成分】含皂苷类成分：灰毡毛忍冬皂苷甲、灰毡毛忍冬次皂苷甲、忍冬绿原酸酯皂苷、葳岩仙皂苷C、常春藤皂苷F等；黄酮类：木犀草素、槲皮素、苜蓿素等；有机酸类：绿原酸、咖啡酸等。

【药理作用】

1. 抗菌作用：山银花提取物对金黄色葡萄球菌、肺炎球菌、甲型溶血性链球菌、乙型溶血性链球菌、白喉杆菌、绿脓杆菌均有很强的抗菌作用。

2. 抗炎退热作用：通过MTT比色法及酶联免疫吸附法分析，发现山银花提取物绿原酸对大鼠腹腔巨噬细胞生物活性有影响，表明绿原酸具有体外抗炎作用。

3. 抗氧化作用：灰毡毛忍冬提取物对DPPH自由基有较强的清除作用，可能和其中含有的绿原酸、异绿原酸等多羟基酚有关。

4. 抗肿瘤作用：灰毡毛忍冬次皂苷乙对体外的多种肿瘤细胞均具有抑制增殖的作用，并且可显著降低经肿瘤移植的裸鼠的肿瘤体积和重量。

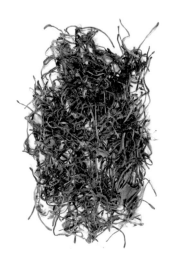

山银花（生药）

5. 抗动脉粥样硬化：山银花提取物中能不同程度地降低荷脂细胞内胆固醇含量，其中黄酮类成分抗动脉粥样硬化作用较强。

【医疗用途】

药性归经：味甘，性寒。归肺、心、胃经。

功能：清热解毒，疏散风热。

主治：痈肿疔疮，喉痹，丹毒，热毒血痢，风热感冒，温病发热。

用法用量：内服：煎汤6～15g。

【资源评述】"山银花"之名首载于1977年版《中国药典》，属于植物名称而非药物名称。山银花在2015年版《中国药典》收载毡毛忍冬 *Lonicera macranthoides* Hand.-Mazz、黄褐毛忍冬 *L. fulvotomentosa* Hsu et S. C. Cheng、红腺忍冬 *L. hypoglauca* Miq 和华南忍冬 *L. confusa*（Sweet）DC. 四种，其功能与主治与"金银花"完全一致。

《中国植物志》将灰毡毛忍冬 *L. macranthoides* Hand.-Mazz、黄褐毛忍冬 *L. fulvotomentosa* Hsu et S. C. Cheng 归为同一物种，称"大花忍冬" *L. macranthoides* Hand.-Mazz。红腺忍冬 *L. hypoglauca* Miq 命

名为"菰腺忍冬"。

【参考文献】

[1] 陈君，许小方，柴兴云，等. 灰毡毛忍冬花蕾的化学成分 [J]. 中国天然药物，2006，4（5）：347-351.

[2] 陈雨，冯煦，贾晓东，等. 灰毡毛忍冬花蕾的化学成分研究 [J]. 中草药，2008，39（6）：823-825.

[3] Chen Y, Zhao Y, Wang M, et al. The first chlorogenic acid ester saponin from Lonicera macranthoides [J]. Chemistry of Natural Compounds，2012，47（6）：940-943.

[4] 陈雨，赵友谊，吴双，等. 灰毡毛忍冬花蕾水溶性化学成分研究 [J]. 中药材，2012，35（2）：231-234.

[5] 胡扬帆，吴楚材. 灰毡毛忍冬藤化学成分研究 [J]. 中药材，2012，35（1）：66-69.

[6] 陈丽娜. 山银花的抗菌作用初步研究 [J]. 临床医学工程，2009，16（10）：46-47.

[7] 杨斌，丘岳，王柳萍，等. 广西山银花绿原酸体外抗炎作用及分子机制研究 [J]. 中国药理学通报，2009，25（4）：542-545.

[8] 刘敏，管福琴，王海婷，等. 灰毡毛忍冬茎叶不同极性成分的体外抗氧化活性研究 [J]. 食品科技，2012（4）：211-214.

[9] 谢学明，钟远声，李熙灿，等. 22种华南地产药材的抗氧化活性研究 [J]. 中药药理与临床，2006，22（1）：48-50.

[10] Jia W, Zhao X Z, Qi Q, et al. Macranthoside B, a hederagenin saponin extracted from Lonicera macranthoides and its anti-tumor activities in vitro and in vivo. [J]. Food & Chemical Toxicology，2009，47（7）：1716.

[11] 李荣，周玉生，匡双玉，等. 山银花提取物抗动脉粥样硬化成分研究 [J]. 中国现代应用药学，2011，28（2）：92-95.

金银花

Jinyinhua

【别名】忍冬花、鹭鸶花、银花、双花、金藤花、金花。

【来源】为忍冬科植物忍冬 *Lonicera japonica* Thunb. 的干燥花蕾或带初开的花。

【植物形态】半常绿藤本；幼枝呈红褐色，密被黄褐色、开展的硬直糙毛、腺毛和短柔毛，下部常无毛。叶纸质，卵形至矩圆状卵形，有时卵状披针形，稀圆卵形或倒卵形，极少有1至数个钝缺刻，长3～9.5cm，有糙缘毛，上面深绿色，下面淡绿色，小枝上部叶通常两面均密被短糙毛；叶柄长4～8mm，密被短柔毛。总花梗通常单生于小枝上部叶腋，与叶柄等长或稍较短，下方者则长达2～4cm，密被短柔毛，并夹杂腺毛；苞片大，叶状，卵形至椭圆形，长达2～3cm，两面均有短柔毛或有时近无毛；小苞片顶端圆形或截形，有短糙毛和腺毛；萼筒长约2mm，萼齿卵状三角形或长三角形，顶端尖而有长毛，外面和边缘都有密毛；花冠白色，有时基部向阳面呈微红，后变黄色，长2～6cm，唇形，筒稍长于唇瓣，

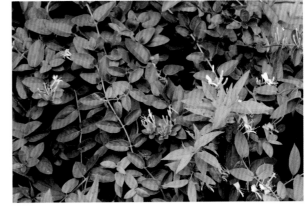

忍冬

很少近等长，外被多少倒生的开展或半开展糙毛和长腺毛，上唇裂片顶端钝形，下唇带状而反曲；雄蕊和花柱均高出花冠。果实圆形，熟时蓝黑色，有光泽；种子卵圆形或椭圆形，褐色，中部有1凸起的脊，两侧有浅的横沟纹。花期4～6月（秋季亦常开花），果熟期10～11月。

【生境分布】生于山坡灌丛或疏林中、乱石堆、山路旁及村庄篱笆边，海拔最高达1500m。也常栽培。产于重庆各地。

【采集加工】夏初花开放前采收，干燥。

【药材鉴别】

性状鉴别：本品呈棒状，上粗下细，略弯曲，长2～3cm，上部直径约3mm，下部直径约1.5mm。表面黄白色或绿白色（贮久色渐深），密被短柔毛。偶见叶状苞片。花萼绿色，先端5裂，裂片有毛，长约2mm。开放者花冠筒状，先端二唇形；雄蕊5枚，附于筒壁，黄色；雌蕊1枚，子房无毛。气清香，味淡、

微苦。

【化学成分】

有机酸类：绿原酸、棕榈酸、咖啡酸、豆蔻酸、阿魏酸、原儿茶酸、苯甲酸、6,7,10-三羟基-8-十八烯酸等。

黄酮类：木犀草苷、忍冬苷、槲皮素、5,7-二羟基黄酮、3'-甲氧基木犀草素、金圣草黄素、5-羟基-7,3',4'-三甲氧基黄酮等。

环烯醚萜类：金吉苷、裂环马钱苷-7-甲酯等。

皂苷类：常春藤皂苷、齐墩果酸皂苷、常春藤-28-O-D-吡喃葡萄糖苷等。

挥发油类：芳樟醇、香叶醇、香树烯、苯甲酸甲酯、丁香酚等。

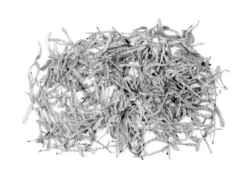

金银花（生药）

【药理作用】

1. 抗菌作用：金银花提取物对短小芽孢杆菌、枯草芽孢杆菌、肺炎链球菌、表皮葡萄球菌、大肠杆菌、乙型链球菌、科氏葡萄球菌和洋葱假单胞杆菌具有较强抑制作用。

2. 抗病毒作用：绿原酸在体外抑制甲型流感病毒、RSV、柯萨奇 B3、腺病毒 7 型、腺病毒 3 型和柯萨奇 B5 型等常见呼吸道病毒。

3. 抗氧化作用：金银花水煎液对大鼠进行灌胃，血浆中的总抗氧化能力、GSH-Px、还原型谷胱甘肽和 SOD 明显增加，而 MDA 明显下降，且呈剂量依赖性。

4. 抗肿瘤作用：原儿茶酸、绿原酸和木犀草素对 HepG2、人肺鳞状癌 CH27 细胞有抑制作用。

【医疗用途】

药性归经：味甘，性寒。归肺、心、胃经。

功能：清热解毒，疏散风热。

主治：痈肿疔疮，喉痹，丹毒，热毒血痢，风热感冒，温病发热。

用法用量：内服：煎汤 6～15g。

附方：

1. 治太阴风温、温热，冬温初起，但热不恶寒而渴者：连翘 50g，银花 50g，苦桔梗 30g，薄荷 30g，竹叶 20g，生甘草 25g，荆芥穗 20g，淡豆豉 25g，牛蒡子 30g。上杵为散，每服 30g，鲜苇根汤煎服。

2. 治痢疾：金银花（入铜锅内，焙枯存性）25g。红痢以白蜜水调服，白痢以砂糖水调服。

3. 治疮疡痛甚，色变紫黑者：金银花连枝叶（锉）100g，黄芪 200g，甘草 50g。上细切，用酒 1L，同入壶瓶内，闭口，重汤内煮 4～6 小时，取出，去滓，顿服之。

4. 治一切肿毒，不问已溃未溃，或初起发热，并疔疮便毒，喉痹乳蛾：金银花（连茎叶）自然汁半碗，煎八分服之，以滓敷上，败毒托里，散气和血，其功独胜。

【资源评述】本品始载于《名医别录》，列为上品。"金银花"一名始见于李时珍《本草纲目》，在"忍冬"项下提及，近代文献沿用已久。

我国金银花主产于山东、河南、河北 3 省。宁夏、河北、四川、甘肃、浙江、广东、重庆、新疆等有栽培。山东金银花集中沂蒙山区，年产 8000 吨，占全国总产量的 70%。商品称"东银花"，山东平邑为"金银花"之乡，形成毛花系、鸡爪花系和野生系等栽培品系。河南省产的银花，称"密银花"，主产于新密和封丘。栽培集中于五指岭及其周围山区，素有"五指岭银针"。河北省银花主产于巨鹿，以堤村乡为中心，培育出"巨花一号"栽培品种。

重庆为忍冬属（Loniceraw）分布较集中区域，除金银花外，重庆分布的有细毡毛忍冬、峨眉忍冬、灰毡毛忍冬、淡毛忍冬、忍冬、红腺忍冬、大花忍冬、异毛忍冬、葡匐忍冬、短柄忍冬等。

【参考文献】

[1] 宋亚玲，倪付勇，赵祎武，等. 金银花化学成分研究进展 [J]. 中草药，2014，45（24）：3656-3664.

[2] Choi C W, Jung H A, Kang S S, et al. Atioxidant constitutes and a new triterpenod glycoside from Flos

Lonicerae [J]. Arch Pharm Res., 2007, 30 (1)：1-7.

［3］宋卫霞. 金银花水溶性化学成分研究 [D]. 北京：中国协和医科大学，2008.

［4］毕跃峰，田野，裴姗姗，等. 金银花化学成分分析 [J]. 郑州大学学报（理学版），2007，39（2）：184-186.

［5］冯卫生，陈欣，郑晓珂，等. 金银花化学成分研究 [J]. 中国药学杂志，2011，46（5）：338-340.

［6］王清，朱萱萱，张赤兵，等. 金银花提取物抗菌作用的实验研究 [J]. 中国医药导刊，2008，10（9）：1428-1430.

［7］胡克杰，王跃红，王栋. 金银花中氯原酸在体外抗病毒作用的实验研究 [J]. 中医药信息，2010，27（3）：27-28.

［8］季志平，朱萱萱，倪文澎，等. 金银花提取物抗病毒的作用研究 [J]. 中国医药导刊，2009，11（1）：92-93.

［9］宫璀璀，郑玉霞，郑乃刚，等. 金银花在体内抗氧化作用的实验研究 [J]. 实用医药杂志，2006，23（5）：584-585.

［10］Yip E C H，Chan A S L，Pang H，et al. Protocatechuic acid induces cell death in HepG2 hepatocellular carcinoma cells through a c-Jun N-terminal kinase-dependent mechanism [J]. Cell Biology & Toxicology，2006，22（4）：293.

［11］Leung W C，Hour M J，Chang W T，et al. P38-associated pathway involvement in apoptosis induced by photodynamic therapy with Lonicera japonica, in human lung squamous carcinoma CH27 cells [J]. Food & Chemical Toxicology，2008，46（11）：3389-3400.

忍冬藤

Rendongteng

【别名】鸳鸯草、鹭鸶藤、忍冬草、金银花藤、过冬藤、甜藤、右旋藤、二花藤。

【来源】为忍冬科植物忍冬 *Lonicera japonica* Thunb. 的茎枝。

【植物形态】见"金银花"条。

【采收加工】秋、冬两季割取，除去杂质，捆成束或卷成团，晒干。

【药材鉴别】

性状鉴别：本品常捆成束或卷成团。茎枝长圆柱形，多分枝，直径 1.5～6mm，节间长 3～6cm，有残叶及叶痕。表面棕红色或暗棕色，有的灰绿色，有细纵纹，老枝光滑，细枝有淡黄色毛茸；外皮易剥落露出灰白色内皮。质硬脆，易折断，断面黄白色，中心空洞。气微，老枝味微苦，嫩枝味淡。

以表面色棕红、质嫩者为佳。

【化学成分】

藤：含绿原酸、异绿原酸。地上部分含马钱子苷、断马钱子苷二甲基缩醛、断马钱子苷半缩醛内酯、表断马钱子苷半缩醛内酯、常春藤皂苷元-3-O-α-L-吡喃阿拉伯糖苷、常春藤皂苷元-3-O-β-D-吡喃葡萄糖基（1→2）-α-L-吡喃阿拉伯糖苷、常春藤皂苷元-3-O-α-L-吡喃鼠李糖基（1→2）-α-L-吡喃阿拉伯糖苷、常春藤皂苷元-3-O-α-L-吡喃阿拉伯糖基-28-O-β-D-吡喃葡萄糖基（1→6）-β-D-吡喃葡萄糖苷、常春藤皂苷元-3-O-β-D-吡喃葡萄糖基（1→2）-α-L-吡喃阿拉伯糖-28-O-β-D-吡喃葡萄糖基（1→6）-β-D-吡喃葡萄糖苷、齐墩果酸-3-O-β-D-吡喃葡萄糖基（1→2）-α-

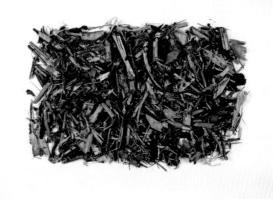

忍冬藤（段）

L-吡喃阿拉伯糖苷、齐墩果酸-3-O-α-L-吡喃阿拉伯糖基-28-O-β-D-吡喃葡萄糖基（1→6）-β-D-吡喃葡萄糖苷、齐墩果酸-3-O-β-D-吡喃葡萄糖基（1→2）-α-L-吡喃阿拉伯糖基-28-O-β-D-吡喃葡萄糖基（1→6）-β-D-吡喃葡萄糖苷等；（+）-松脂酚-4-O-β-D-吡喃葡萄糖苷、香叶木苷、槲皮素-7-O-β-D-吡喃葡萄糖苷、尿嘧啶核苷、2-甲氧基对苯二酚-4-O-β-D-葡萄糖苷、咖啡酸-4-O-β-D-葡萄糖苷等。

幼枝：含断氧化马钱子苷等。

叶：含木犀草素、忍冬素，3'-甲氧基-5,7,4'-三羟基黄酮、木犀草素-7-鼠李葡萄糖苷（忍冬苷）、木犀草素-7-O-双半乳糖苷、忍冬素-6-鼠李葡萄糖苷、异绿原酸、咖啡酸、香草酸、喜树次碱等。

菰腺忍冬地上部分：含左旋-4-羟基-2,6-二-（4'-羟基-3'-甲氧基）苯基-3,7-二氧双环（3,3,0）辛烷、正-10-二十九醇、东莨菪素、丁香酸、β-谷甾醇及β-谷甾醇葡萄糖苷等。

【药理作用】

1. 抑菌作用：忍冬不同部位绿原酸提取物对大肠杆菌和金黄色葡萄球菌都有显著的抑菌作用，对金黄色葡萄球菌的抑制作用较强，对大肠杆菌的抑制作用较弱。

2. 抗氧化作用：忍冬藤多糖具有较强的体内和体外抗氧化活性，对 DPPH 具有很强的清除能力，且清除能力随多糖浓度的升高而增强；此外，还可显著提高肝损伤小鼠血清和肝脏中 SOD、GSH-Px 活力，降低 MDA 的含量，抑制脂质过氧化产物的产生。

3. 抗肿瘤作用：体内抑瘤实验及体外杀瘤细胞实验表明，忍冬藤具有抗肿瘤作用。通过艾氏腹水癌（EAC）细胞的体外实验和 S_{180} 实体瘤的体内光动力研究，发现忍冬藤提取物对艾氏腹水癌（EAC）细胞有明显的光动力灭活作用，且对荷 S_{180} 实体瘤昆明小鼠的瘤重抑制率达 63.6%。

4. 其他作用：忍冬藤含有有机酸类化合物，能够发挥抗血小板聚集以及保护过氧化损伤组织的作用，从而达到抗血栓的目的。忍冬藤所含的木犀草素能直接扩张支气管，并对抗组胺、乙酰胆碱所致的气管平滑肌痉挛，但作用较弱。

木犀草素的药理作用参见"白毛夏枯草"条。

【医疗用途】

药性归经：味甘，性寒。归胃、肺经。

功能：清热解毒，疏风通络。

主治：温病发热，疮痈肿毒，热毒血痢，风湿热痹，关节红肿热痛。

用法用量：内服：煎汤，10～30g；或入丸、散；或浸酒。外用：适量，煎水熏洗，或熬膏贴，或研末调敷，亦可用鲜品捣敷。

使用注意：脾胃虚寒者慎服。

附方：

1. 治一切痈疽：忍冬藤（生取）250g，大甘草节50g。以上用水2碗，煎至1碗，入无灰好酒1碗，再煎数沸，去滓，分三服，昼夜用尽，病重昼夜二剂，至大小便通利为度；另用忍冬藤一把，烂研，酒少许敷四周。

2. 治恶疮不愈：忍冬藤一把。捣烂，入雄黄1.5g，水1000ml，瓦罐煎之，以纸封七重，穿一孔，待气出，以疮对孔熏之，三时久。大出黄水后，用生肌药取效。

3. 治消渴愈后，预防发痈疽：用忍冬草根茎花叶皆可，不拘多少，入瓶内，以无灰好酒浸，以糠火煨一宿，取出晒干，入甘草少许，碾为细末，以浸药酒打面糊，丸梧子大。每服五十至百丸，汤酒任下。此药不特治痈疽，大能止渴。

4. 治筋骨疼痛：忍冬藤捣为细末，每服6g，热酒调服。如只锉碎，用木瓜、白芍药、官桂、当归、甘草一处，用酒、水各半盏，煎至八分，去滓，食前热服，善治脚气。

【资源评述】忍冬藤主产于浙江、四川、江苏、河南、山东、广西等地。以浙江产量最大，江苏产者质量最佳。《中国药典》2015 年版收载的"忍冬藤"的基原为忍冬 *Lonicera japonica* Thunb.。此外，菰腺忍冬 *L. hypoglauca* Miq 的茎藤也作忍冬藤入药。

【参考文献】

[1] 贾献慧，李静，张永清. 忍冬藤化学成分研究进展 [J]. 山东中医杂志，2015，34（8）：641-643.

[2] 马荣，殷志琦，张聪，等. 忍冬藤正丁醇萃取部位的化学成分 [J]. 中国药科大学学报，2010，41（4）：333-336.

[3] 李瑞国，王彩君. 忍冬不同器官绿原酸提取及抑菌作用 [J]. 时珍国医国药，2012，23（5）：1196-1197.

[4] 刘蕾，刘富岗，杨云，等. 忍冬藤多糖抗氧化活性研究 [J]. 中华中医药杂志，2014，29（6）：1826-1829.

[5] 鲁思爱. 忍冬藤的化学成分及其药理应用研究进展 [J]. 临沂大学学报，2012，34（3）：132-134.

[6] 姚存姗，伍期专. 忍冬藤提取物光敏化作用的初步研究 [J]. 中国激光医学杂志，2006，15（6）：361-364.

［7］赵媛媛，杨倩茹，郝江波，等．金银花与忍冬藤及叶药理作用差异的研究进展［J］．中国中药杂志，2016，41（13）：2422-2427.

续　断
Xuduan

【别名】龙豆、属折、接骨、南草、接骨草、鼓锤草、和尚头、川断、川萝卜根、马蓟、黑老鸦头、小续断、山萝卜。

【来源】为川续断科植物川续断 *Dipsacus asper* Wall. ex Henry 的干燥根。

【植物形态】多年生草本，高 60～200cm。根 1 至数条，圆柱状，黄褐色，稍肉质。茎具 6～8 棱，棱上有刺毛。基生叶稀疏丛生，具长柄，叶片琴状羽裂，两侧裂片 3～4 对，靠近中央裂片一对较大，侧裂片倒卵形或匙形，上面被短毛，下面脉上被刺毛；茎生叶在茎中下部的羽状深裂，中央裂片特长，披针形，长可达 11cm，宽达 5cm，有疏粗锯齿，两侧裂片 2～4 对，披针形或长圆形，较小，具长柄，向上叶柄渐短；上部叶披针形，不裂或基部 3 裂。花序头状球形；总苞片 5～7 片，着生在花序基部，披针形或长线形，被硬毛；小苞片倒卵楔形，先端稍平截，被短柔毛，小总苞每侧面有 2 条浅纵沟，顶端 4 裂；花萼四棱皿状，外被短毛，先端毛较长；花冠淡黄白色，花冠管窄漏斗状，长 9～11mm，基部 1/4～1/3 处窄缩成细管，先端 4 裂，裂片倒卵形，一片稍大，外被短柔毛；雄蕊 4 枚，生于花冠管的上部，花丝扁平，花药紫色，椭圆形；花柱短于雄蕊，柱头短棒状，子房下位，包于小总苞内。瘦果长倒卵柱状，长约 4mm，仅先端露于小总苞之外。花期 8～9 月，果期 9～10 月。

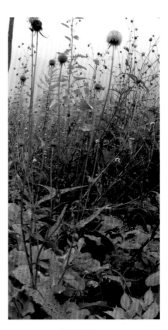

川续断

【生境分布】生于土壤肥沃、潮湿的山坡、草地。喜较凉爽湿润的气候，耐寒，忌高温。适于土层深厚、肥沃、疏松的土壤栽培。用种子和分株繁殖，种子萌发适宜温度为 20～25℃。产于城口、武隆、南川。分布于江西、湖北、湖南、广西、四川、贵州、云南、西藏等地。

【采集加工】在霜冻前采挖，将全根挖起，除去泥土，用火烘烤或晒干。也可将鲜根置沸水或蒸笼中蒸或烫至根稍软时取出，堆起，用稻草覆盖任其发酵至草上发生水珠时，再摊开晒干或烤至全干，去掉须根、泥土。

【药材鉴别】

性状鉴别：根长圆柱形，略扁，微弯曲，长 5～15cm，直径 0.5～2cm。外表棕褐色或灰褐色，有多数明显而扭曲的纵皱纹及沟纹，并可见横长皮孔样瘢痕及少数须根痕。质稍软，久置干燥后变硬。易折断，断面不平坦，皮部墨绿色或棕色，外缘褐色或淡褐色，木部黄褐色，导管束呈放射状排列。气微香，味苦，微甜而后涩。

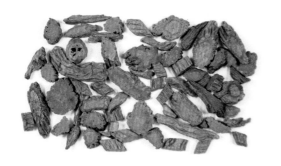

续断（酒炙）

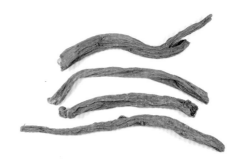

续断（生药）

以条粗、质软、皮部绿褐色为佳。

【化学成分】川续断根含环烯醚萜、三萜皂苷、挥发油、甾醇等成分。

环烯醚萜糖苷：当药苷、马钱子苷、荼茱萸苷、林生续断苷Ⅱ、马钱苷、獐牙菜苷、6′-O-β-D-apiofuranosyl-sweroside、续断苷 H、续断苷 F、续断苷 E、triplostoside 等。

三萜皂苷：木通皂苷 D［3-O-α-L-吡喃阿拉伯糖基常春藤皂苷元-28-O-β-D-吡喃葡萄糖基（1→6）-β-D-吡喃葡萄糖苷］、3-O-（4-O-乙酰基）-α-L-吡喃阿拉伯糖基常春藤皂苷元-28-O-β-D-吡喃葡萄糖基（1→6）-β-D-吡喃葡萄糖苷、3-O-α-L-吡喃阿拉伯糖基齐墩果酸-28-O-β-D-吡喃葡萄糖基（1→6）-β-D-吡喃葡萄糖苷、3-O-β-D-吡喃葡萄糖基（1→3）-α-L-吡喃鼠李糖基（1→2）-α-L-吡喃阿拉伯糖基常春藤皂苷元-28-O-β-D-吡喃葡萄糖基（1→6）-β-D-吡喃葡萄糖苷、川续断皂苷 H₁；3-O［L 吡喃鼠李糖（1-3）］［β-D-吡喃葡萄糖（1-4）］-β-D 吡喃葡萄糖（1-3）-α-L-吡喃鼠李糖（1-2）-α-L-吡喃阿拉伯糖-常春藤苷元-28-β-D 吡喃葡萄糖（1-6）-β-D-吡喃葡萄糖酯苷、β-谷甾醇、胡萝卜苷等。

挥发油：其成分有 41 种，已鉴定的有 29 种，其中含量较高的有莳萝艾菊酮、2,4,6-三叔丁基苯酚、3-乙基-5-甲基苯酚、2,4-二甲基苯酚、4-甲基苯酚、3-甲基苯酚、2-乙基-4-甲基苯酚、2,6-二叔丁基-4-甲基苯酚、苯酚、α,α,4-三甲基-3-环己烯甲醇、4-甲基-1-异丙基-3-环己烯-1-醇、4-（3-甲基-2-丁烯基）-4-环己烯-1,3-二酮、2′-羟基-4′-甲氧基-苯乙酮、1,2-二甲氧基苯及丙酸乙酯等。

木质素类：(7R,8S,7′R,8′S)-5-methoxyprinsepiol-4-O-β-D-glucopyranoside、(7R,8S,7′R,8′S)-prinsepiol-4-O-β-D-glucopyranoside、acanthoside D、(7R,8S,7′R,8′S)-fraxiresinol-4′-O-β-D-glucopyranoside、(7R,8S,7′R,8′S)-8-hydroxypinoresinol-4′-O-β-D-glucopyranoside、(7R,8S,7′R,8′S)-8-hydroxypinoresinol-4-O-β-D-glucopyranoside 等。

其他成分：常春藤皂苷元、蔗糖及含量较多的微量元素。

【药理作用】

1. 促进骨损伤愈合作用：续断水煎液及其总皂苷粗提取物均有明显的促进骨损伤愈合的作用。续断能改善骨质疏松性骨折愈合骨痂的生物力学性能，具有一定的促进骨折愈合的作用。

2. 对子宫的作用：川续断化学成分能显著抑制未孕和妊娠大鼠离体子宫的自发收缩活性；浸膏与挥发油能显著抑制妊娠小鼠子宫的自发收缩频率；总生物碱显著抑制妊娠大鼠子宫平滑肌的自发收缩活动，降低其收缩幅度和张力，并具有对抗大鼠摘除卵巢后导致的流产作用。

3. 抗衰老作用：续断对 AD 模型大鼠的学习记忆缺损有恢复作用，并能有效抑制和清除海马结构齿状回和 CA1 区 β-AP 的沉积。

4. 对免疫功能的影响：续断水溶性粗提取物中的多糖部分具有抗补体活性和刺激淋巴细胞的有丝分裂，而且其中的蛋白质部分还具有抑制巨噬细胞的吞噬作用。续断水煎液能使小鼠负重游泳持续时间延长，小鼠耐缺氧能力提高。

5. 对神经系统的影响：川续断总皂苷有神经保护作用，能提高海马神经细胞生存率，减少由 Aβ 诱导的神经细胞凋亡。

6. 其他作用：川续断有抗炎镇痛的作用，对肺炎链球菌有抑制作用。川续断挥发油对金黄色葡萄球菌有较强的抑菌能力。川续断还能抗维生素 E 缺乏症。

【医疗用途】

药性归经：味苦、辛，性温。归肝、肾经。

功能：补肝肾，强筋骨，续折伤，止崩漏。

主治：腰背酸痛，肢节痿痹，跌打创伤，损筋折骨，胎动漏红，血崩，肝肾不足，风湿痹痛。

用法用量：内服：水煎服，9～15g；或入丸、散。

使用注意：恶雷丸；禁与苦寒药同用以治血病及与大辛热药用于胎前；初痢勿用，怒气郁者禁用。

附方：

1. 治气滞腰痛：续断、威灵仙、肉桂、当归各 50g。泡酒服。

2. 治老人风冷，转筋骨痛：续断、牛膝（去芦，酒浸）。上为细末，温酒调下 6g，食前服。

3. 治跌打损伤：川续断、当归各 50g，自然铜五钱（火煅酒淬），土鳖虫 30 个。研细末，每早晚各服 1.5g，温酒送下。

4. 保胎：川续断（酒浸）、杜仲（姜汁炒）各100g。研为细末，为蜜丸如梧子大。每服30丸，米汤送下。

【资源评述】续断之名首见于《神农本草经》，其后诸本草中多有记载，但从各本草记载的形态看，历代所用续断基原较为复杂。《滇南本草图说》所载："鼓锤草，独苗对叶，苗上开花似槌。"《植物名实图考》曰："今所用皆川中产。"又云："今滇中生一种续断，极似芥菜，亦多刺，与大蓟微类。梢端夏出一苞，黑刺如球，大如千日红花，开花白，宛如葱花，茎劲，经冬不折。"参考其附图，均与川续断 *D. asperoides* 一致，《中国药典》也仅收载了该种。

我国续断属植物有16种2变种，其中引种栽培2种，除黑龙江、吉林和海南外，各省区均有分布。西南各省区（包括西藏）为续断属的分布中心，共有10种2变种。其中日本续断 *D. japonicas* Miq. 分布最广，但因根部木化一般不药用。川续断 *D. asper* Wall. 遍布长江以南各省区，至甘肃和陕西南部。现商品也以川续断 *D. asper* 为主，主产于湖北恩施地区，重庆秀山、酉阳，湖南湘西，四川，贵州等地。此外，云南、江西等地亦产。以湖南省西部及湖北五峰、鹤峰所产药材品质最优，现重庆武隆有栽培。同属植物深紫续断 *D. atropurpureus* C. Y. Cheng et T. T. Yin 的根（习称"六汗"），同作川续断入药。日本续断 *D. japonicus* Miq. 作续断入药。湖北恩施民间还以恩施续断 *D. enshiensis* C. Y. Cheng et T. M. Ai 代续断用。

续断加工中，有"发汗"的过程，但研究表明，"发汗"后续断所含皂苷成分 Akebiasaponin D 明显低于未"发汗"品种，鲜品采后于100℃干燥的含量又高于低温干燥品，可能是由于"发汗"和低温干燥易使皂苷成分水解有关。皂苷为川续断的活性组分，从化学成分角度来，是否需"发汗"有待进一步研究。

【参考文献】

[1] 孙欣光，黄文华，郭宝林. 续断的化学成分研究 [J]. 现代药物与临床，2014，29（5）：459-464.

[2] 王云华，刘继华，陈凡波，等. 川续断中三萜皂苷类成分的研究概况 [J]. 特产研究，2015，37（2）：74-78.

[3] 白玫，胡生福，刘婧，等. 中药续断的研究进展 [J]. 中外医疗，2014，33（22）：197-198.

[4] 刘二伟，吴帅，樊官伟. 川续断化学成分及药理作用研究进展 [J]. 中华中医药学刊，2010，28（7）：1421-1423.

冬瓜子

Dongguazi

【别名】白瓜子、瓜子、瓜瓣、冬瓜仁、瓜犀。

【来源】为葫芦科植物冬瓜 *Benincasa hispida*（Thunb.）Cogn 的种仁。

【植物形态】一年生蔓生或架生草本。茎被黄褐色硬毛及长柔毛，有棱沟。单叶互生；叶柄粗壮，长5～20cm，被黄褐色硬毛及长柔毛；叶片肾状近圆形，宽15～30cm，5～7浅裂或有时中裂，裂片宽卵形，先端急尖，基部深心形，两面均被粗毛。卷须生于叶腋，2～3歧，被粗硬毛和长柔毛。花单性，雌雄同株；花单生于叶腋，花梗被硬毛；花萼管状，裂片三角卵形，边缘有锯齿，反折；花冠黄色，5裂至基部，外展；雄花有雄蕊3枚，花丝分生，花药卵形；雌花子房长圆筒形或长卵形，柱头3枚。瓠果大型，肉质，长圆柱状或近球形，表面有硬毛和蜡质白粉。种子多数，卵形，白色或淡黄色。花期5～6月，果期6～8月。

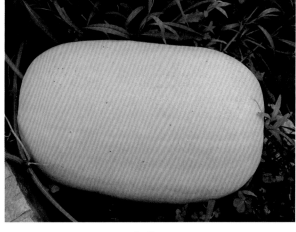

冬瓜

【生境分布】全国各地均有栽培。

【采收加工】食用冬瓜时，收集成熟种子，洗净，晒干。

【药材鉴别】

性状鉴别：种子长椭圆形或卵圆形，扁平，长1～1.5cm，宽0.5～1cm，厚约0.2cm。表面黄白色，略粗糙，边缘光滑（单边冬瓜子）或两面外缘各有1环纹（双边冬瓜子）。一端稍尖，有2个小突起，较大的突起上有珠孔，较小的为种脐，另一端圆钝。种皮稍硬而脆，剥去种皮，可见子叶 2 枚，白色，肥厚，胚根短小。体轻，富油性。

以颗粒饱满、色白者为佳。

【化学成分】 冬瓜子含油 14%，其中三酰甘油的含量在 72%～96%，所含主要脂肪酸为亚油酸、油酸、硬脂酸、棕榈酸、十八碳二烯酸及十八碳三烯酸等。

脂类：有磷脂酰胆碱、磷脂酰乙醇胺、磷脂酰丝氨酸、磷脂酰肌醇、神经鞘磷脂、脑苷脂等。

甾醇类：β-谷甾醇、菜油甾醇、豆甾醇、24-乙基胆甾-7,25-二烯醇、24-乙基胆甾-7,22,25-三烯醇、24-乙基胆甾-7-烯醇、24-乙基胆甾-7,22-二烯醇、24α-乙基-5α-胆甾-8,22-二烯醇、24β-乙基-5α-胆甾-8,22-二烯醇、24α-乙基-5α-胆甾-5,25（27）-二烯醇、24β-乙基-5α-胆甾-8,22,25（27）-三烯醇等。

三萜类：粘霉烯醇、西米杜鹃醇、5,24-葫芦二烯醇、葫芦素 B、羽扇豆醇、isomultiflorenol 等。

生物碱类：腺嘌呤、葫芦巴碱、5-甲基胞嘧啶等。

【药理作用】

1. 抗肿瘤作用：冬瓜子水提液对小鼠淋巴细胞的有丝分裂活性呈浓度依赖性促进作用，呈现免疫促进作用。冬瓜子提取物对 bFGF（碱性成纤维细胞生长因子）诱导的内皮细胞增殖有抑制作用，对人的脐静脉内皮细胞和正常的成纤维细胞无细胞毒性。冬瓜子提取物冬瓜棕榈蜡丝（BCM）对小鼠 B 细胞有显著的增殖作用，能增强腹膜巨噬细胞抗肿瘤活性、IgM、IgG 抗体活性，能延长接种 Meth A 纤维肉瘤小鼠的存活时间。

2. 抗氧化作用：冬瓜肉、冬瓜子、冬瓜皮均具有不同程度的抗氧化效果及血管紧张素转化酶（ACE）抑制活性，以冬瓜子抗氧化能力及 ACE 抑制活性最强，其抗氧化能力与总酚类物质和 SOD 活性有关。冬瓜子水提物具有优良的清除羟基自由基、超氧自由基作用及抗体外脂质过氧化作用。冬瓜子甲醇提取物同抗坏血酸作用一样，具有重要的清除自由基活性。

3. 抗炎、镇痛、解热作用：冬瓜子甲醇提取物能显著抑制角叉菜胶所致的大鼠足趾肿胀，冬瓜子甲醇提取物 300mg/kg 剂量能减少大鼠足容积 59.7%；并且通过小鼠甩尾试验发现，冬瓜子甲醇提取物具有较强镇痛活性，冬瓜子甲醇提取物 300mg/kg 剂量能有效减轻疼痛。另外，冬瓜子乙醇提取物也具有良好的外周镇痛作用及解热作用。

4. 抗糖尿病作用：在链脲霉素诱导的动物实验中，冬瓜子粉末能升高糖尿病小鼠肝糖原，提高肾蛋白，血浆甘油酸酯和游离脂肪酸 4 周后恢复正常。肝糖原、甘油三酯、游离氨基酸均是糖尿病的重要指标，因此冬瓜子有很好的抗糖尿病活性作用。

5. 祛痰及抑制肺纤维化作用：冬瓜子能促进黏液分泌，因此有祛痰的效果，并且能预防胃炎。冬瓜子提取物能有效缓解博莱霉素诱导的大鼠肺纤维化进程，且其作用机制可能与下调 TGF-β_1 和 TNF-α 的水平有关。

6. 抑制前列腺增生：冬瓜子提取物对前列腺细胞有抗血管增生作用，冬瓜子油对睾酮诱导的小鼠前列腺增生有抑制作用。

7. 抑菌作用：从冬瓜子中提取和表征了 2 种多肽 α-benincasin、β-benincasin，并发现它们具有转移抑制活性及抗真菌活性。对冬瓜子水提物及醇提物抑菌活性的初步研究发现，冬瓜子醇提物对金黄色葡萄球菌、大肠杆菌有较好的抑菌效果，而水提物抑菌效果不及醇提物。

8. 其他作用：冬瓜子油有驱虫作用，冬瓜子灰能止血，并能治疗淋病；冬瓜子油还有催眠作用，有益于大脑和肝脏，并且能用于治疗梅毒；另外冬瓜子还具有蛋白酶抑制活性，并且能美容护肤。

【医疗用途】

药性归经：味甘，性微寒。归肺、大肠经。

功能：清肺化痰，消痈排脓，利湿。

主治：痰热咳嗽，肺痈，肠痈，白浊，带下，脚气，水肿，淋证。

用法用量：内服：水煎服，10～15g；或研末服。外用：适量，研膏涂敷。

使用注意：脾胃虚寒者慎服。

附方：

1. 治痰热咳嗽：冬瓜仁 15g，浙贝母、牛蒡子、枇杷叶各 9g，黄芩 6g。煎服。

2. 治咽喉肿痛：冬瓜仁、连翘各15g，射干6g，桔梗、生甘草各4.5g。水煎服。

3. 治消渴不止，小便多：干冬瓜仁、麦门冬、黄连各100g。水煎饮之。

4. 治遗精白浊：冬瓜仁炒为末，空心米饮调下15g。

5. 治白带：冬瓜仁15g，柳树根30g，紫茉莉根30g，龙葵15g。水煎服。

【资源评述】冬瓜，原名白瓜，始载于《神农本草经》。《本草图经》谓："其实生苗蔓下，大者如斗而更长，皮厚而有毛，初生正青绿，经霜则白如涂粉。其中肉及子亦白，故谓之白瓜。"《本草纲目》曰："冬瓜三月生苗引蔓，大叶团而有尖，茎叶皆有刺毛。六七月开黄花，结实大者径尺余，长三四尺，嫩时绿色有毛，老则苍色有粉，其皮坚厚，其肉肥白……其子谓之瓜犀，在瓤中成列。"上述形态特征及《本草图经》附图均与本品一致。

冬瓜子主产于河北、河南、安徽、江苏、浙江和四川等地，全国各地均产。商品有双边和单边两种，混合销售。主销向东北、华北。

除冬瓜仁入药外，冬瓜皮亦作药用，具有清热利水、消肿作用，用于水肿、小便不利、泄泻、疮肿等。临床报道用于治疗糖尿病，三多症状有不同程度的改善或消失。

【参考文献】

［1］邹宇晓，徐玉娟，廖森泰，等. 冬瓜的营养价值及其综合利用研究进展［J］. 中国果菜，2006（5）：46-47.

［2］杨静，郑艳青，刘静，等. 冬瓜子的研究进展［J］. 中药材，2014，37（9）：1696-1698.

［3］刘静，唐旭利，吕光宇，等. 冬瓜子营养成分分析及抑菌活性研究［J］. 中国海洋大学学报（自然科学版），2013，43（12）：62-65.

［4］Nam Z，Anwar F，Hamid A A，et al. Kundur［Benincasa hispida（Thunb.）Cogn.］：A potential source for valuable nutrients and functional foods［J］. Food Research International，2011，44（7）：2368-2376.

［5］周清，江浩，高云涛，等. 冬瓜籽水提取物抗氧化作用研究［J］. 微量元素与健康研究，2010，27（5）：22-23.

［6］Gill N S，Dhiman K，Bajwa J，et al. Evaluation of Free Radical Scavenging，Anti-inflammatory and Analgesic Potential of Seed Extract［J］. International Journal of Pharmacology，2009.

［7］Qadrie Z L，Hawisa N T，Khan M W，et al. Antinociceptive and anti-pyretic activity of Benincasa hispida（thunb.）cogn. in Wistar albino rats［J］. Pakistan Journal of Pharmaceutical Sciences，2009，22（3）：287.

［8］Mikyoung M，Kang D G，Yunjung L，et al. Effect of Benincasa hispida Cogniaux on high glucose-induced vascular inflammation of human umbilical vein endothelial cells.［J］. Vascular Pharmacology，2009，50（3 - 4）：116-122.

［9］姜文，周兆山，胡海波，等. 茯苓、薏苡仁与冬瓜子对肺纤维化大鼠血清 TGF-β_1 和 TNF-α 浓度影响［J］. 齐鲁医学杂志，2013（3）：237-240.

［10］Chetan Nandecha M，Alok Nahata M，Mpharm V K D. Effect of Benincasa hispida，fruits on testosterone-induced prostatic hypertrophy in albino rats［J］. Current Therapeutic Research，2010，71（5）：331.

土贝母

Tubeimu

【别名】土贝、大贝母、地苦胆、草贝、藤贝母、垒贝、猪屎贝。

【来源】为葫芦科植物假贝母 *Bolbostemma paniculatum*（Maxim.）Franquet 的块茎。

【植物形态】攀援性蔓性草本。鳞茎肥厚，肉质，白色，扁球形或不规则球形，直径达3cm。茎纤细，具棱沟。叶柄纤细；叶片卵状近圆形，长4～11cm，宽3～10cm，掌状5深裂，每裂片角3～5浅裂；侧裂片卵状长圆形，急尖，中间裂片长圆状披针形，渐尖，基部小裂片先端各有1个显著突出的腺体，叶片两面无毛或仅在脉上有短柔毛。卷须丝状，单一或2歧。雌雄异株。雌、雄花序均为疏散的圆锥状，花黄绿色；花萼花冠相似，裂片均为卵状披针形，先端具长丝状尾；雄蕊5枚，离生，花丝分离或双双成对；子房近球形，疏散生不显著的疣状凸起，花柱3枚，柱头2裂。果实圆柱状，成熟后由果先端开裂，果盖圆锥形，具6粒种子，种子卵状菱形，暗褐色，表面有雕纹状突起，边缘有不规则的齿，先端有膜质的翅，翅长8～10mm。花期6～8月，果期8～9月。

【生境分布】常生长于阴山坡，但现已广泛栽培。喜温暖湿润气候，耐严寒。对土壤适应范围广，但宜选择肥沃、疏松的砂壤土栽培。用种子和鳞茎繁殖法。产于城口、奉节、开州。分布于河北、山西、陕西、甘肃、山东、河南、湖北、湖南、四川等地。

【采集加工】秋、冬两季采挖，把块茎洗净，在蒸笼上蒸透，晒干备用，用时打碎。

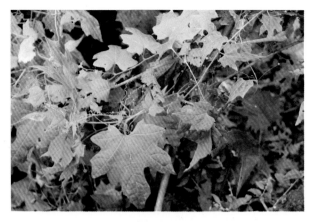

假贝母

【药材鉴别】

性状鉴别：本品呈不规则块状，大小不等。表面淡红棕色或暗棕色，凹凸不平。质坚硬，不易折断，断面角质样，气微，味微甜而后苦辛，稍带黏性。

以个大，质坚实，色淡红棕，断面角质样半透明者为佳。

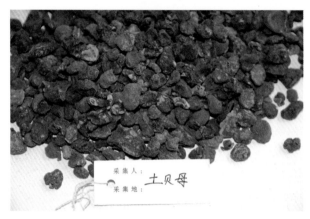

假贝母（生药）

【化学成分】

鳞茎含三萜皂苷：土贝母糖苷（Ⅰ、Ⅱ、Ⅲ、Ⅳ、Ⅴ）、7β,18,20,26-四羟基-（20S）-达玛-24E-烯-3-O-α-L-（3-乙酰基）吡喃阿拉伯糖基-（1→2）-β-D-吡喃葡萄糖苷、7β,18,20,26-四羟基-（20S）-达玛-24E-烯-3-O-α-L-（4-乙酰基）吡喃阿拉伯糖基（1→2）-β-D-吡喃葡萄糖苷等。

甾醇及苷类：$\triangle^{7,16,25(26)}$-豆甾三烯醇、豆甾三烯醇-3-O-葡萄糖苷、$\triangle^{7,22,25}$-豆甾三烯-3-醇、$\triangle^{7,22,25}$-豆甾三烯醇-3-O-β-D-吡喃葡萄糖苷、β-谷甾醇棕榈酸酯、$\triangle^{7,22,25}$-豆甾三烯醇-3-O-十九烷酸酯等。

生物碱类：4-（2-甲酰基-5-甲氧基-甲基吡咯-1）-丁酸甲酯、2-（2-甲酰基-5-甲氧基-甲基吡咯-1）-3-苯基丙酸甲酯、α-甲基-吡咯酮等。

其他化合物：麦芽酚、棕榈酸、麦芽糖、蔗糖等。

【药理作用】

1. 抗肿瘤作用：土贝母苷甲、乙、丙均能显著抑制 BALB/c 小鼠移植 S_{180} 肉瘤，并呈现量效关系，3 种皂苷作用强度依次为：土贝母苷甲＜土贝母苷乙＜土贝母苷丙。土贝母水煎液对肌氨酸乙酯盐酸盐和亚硝酸盐诱发瑞士种小鼠前胃鳞癌不但无抑制作用，而且还可能有促进作用。皂苷甲在体外对多种人癌细胞的生长均有明显地抑制效果。各种人癌细胞对皂苷甲的敏感性按下列次序递增：胃癌＜宫颈癌＜结肠癌＜胰腺癌＜神经母细胞癌＜神经胶质母细胞癌。此外，土贝母对肺癌细胞、鼻咽癌细胞、肝癌细胞、肾癌细胞、舌癌细胞都有很强的抑制作用。土贝母皂苷甲有诱导肿瘤细胞周期阻滞和凋亡的作用，其作用靶点是线粒体、细胞色素 C、微管和微管蛋白。

2. 免疫抑制作用：土贝母皂苷腹膜内给药能使小鼠脾脏空斑形成细胞显著增高；而口服给药使小鼠脾脏空斑形成细胞下降，同剂量可使胸腺重量显著减轻，使血清补体 C3 含量显著增高。土贝母皂苷甲和土贝母皂苷乙对大鼠实验性变态反应性脊髓炎、特异性超敏反应有抑制作用。对小鼠血清溶血素生成、IgG 含量及总补体活性均无明显影响。

3. 抗病毒作用：土贝母皂苷浓度在 10^{-4}～10^{-5}（0.1g）时对单纯疱疹病毒Ⅰ型有效，浓度大于 10^{-3} 时对细胞毒性较大，浓度小于 10^{-6} 时对病毒无抑制作用。土贝母皂苷甲能抑制人免疫缺陷病毒核心蛋白 P24 的产生，也能抑制细胞病变。另外土贝母皂苷体内、外有抗乙型肝炎病毒的作用。

4. 其他作用：土贝母总皂苷及其 A、D 成分具有较强的杀精子作用，其杀精机理主要是破坏精子的生物膜系统，使精子的质膜、顶体及线粒体受损，且损伤作用不可逆。贝母皂苷有显著抑制对苯二胺诱发豚鼠接触性皮炎的活性。

【医疗用途】

药性归经：味苦，性微寒。归肺、脾经。

功能：解毒，散结，消肿。

主治：乳痈，瘰疬，痰核。

用法用量：内服：水煎服，5～10g；或入丸、散。外用：适量，研末调敷或熬膏贴敷。

附方：

1. 治乳痈初起：白芷、土贝母各等份。为细末，每服 9g，陈酒热服，护暖取汗即消；重者再一服。如壮实者，每服 15g。

2. 治乳腺癌：土贝母、蒲公英、山甲、橘核、银花、夏枯草各 15g。水煎服，每日 1 剂，分 2 次服完。对于伴有红肿热痛者，疗效尤佳。

3. 治骨结核溃烂流脓：土贝母、蜈蚣各等量。共研细末，每次 3g，每日 2 次，甜米酒炖热冲服。

4. 治痈肿疮疖：鲜土贝母，捣烂外敷。如痈肿已破出脓，而肿不消，用土贝母、旱莲草各 12g，水煎服。

【资源评述】土贝母始载于《证类本草》以"贝母"之名记载，《百草镜》称"土贝"，云："土贝形大如钱，独瓣不分，与川产迥别，各处皆产，有出自安徽六安之安山者，有出江南宜兴之章注者，有出宁国府之孙家埠者，浙江惟宁波鄞县之樟村及象山有之，入药选白大而燥，皮细者良。"出自浙江宁波者当指浙贝 *Fritillaria thunbergii* Miq.，其余各地产者均与假贝母 *B. paniculatum* 相符。《本草纲目拾遗》载："味大苦，专消痈疽毒痰，杨梅结核，非此不除。可治乳痈、乳岩、疬串、痰核、消瘰疬、汗斑、鼠疮、毒蛇咬、手发背。"可知土贝母古代曾作为治疗癌症用药。

土贝母提取物中的皂苷甲对多种人癌细胞的生长均有明显的抑制效果，但各种人癌细胞的敏感性不一，依次为胃癌＜宫颈癌＜结肠癌＜胰腺癌＜神经母细胞瘤＜神经胶质母细胞瘤。土贝母制剂不仅具有细胞毒作用，尚有诱导癌细胞凋亡和抑制细胞增殖周期的作用，具有抗肿瘤药物开发前景。

【参考文献】

[1] 马挺军，李军，屠鹏飞，等．土贝母中一个新的三萜皂苷（英文）[J]．中草药，2006，37（3）：327-329．

[2] 孙健，温庆辉．土贝母的化学成分及药理作用研究进展[J]．中国药物警戒，2010，7（7）：430-431．

[3] 李娟，何峰，尹娴，等．土贝母正丁醇部位化学成分研究[J]．华中师范大学学报（自科版），2016，50（5）：721-725．

[4] 钟洪哲，郭红，王雅婕，等．土贝母苷甲对人肝癌 HepG2 细胞迁移和侵袭的抑制作用[J]．武警后勤学院学报：医学版，2016，25（9）：705-708，781．

[5] 王昕洁，李成军，崔紫慧，等．土贝母苷甲对雄激素非依赖性前列腺癌 PC3 细胞增殖和形态学的影响[J]．现代肿瘤医学，2016，24（16）：2509-2511．

[6] 于立坚，张永平，马润娣，等．土贝母皂苷抑制对苯二胺诱发豚鼠接触性皮炎效应的研究[J]．中国免疫学杂志，2016，32（11）：1626-1631．

绞股蓝

Jiaogulan

【别名】七叶胆、小苦药、公罗锅底、落地生、遍地生根。

【来源】为葫芦科植物绞股蓝 *Gynostemma pentaphyllum*（Thunb.）Makino 的全草。

【植物形态】多年生攀援草本。茎细弱，多分枝，具纵棱和沟槽，无毛或疏被短柔毛。叶互生；叶柄长 3～7cm；卷须纤细，2 歧，稀单一，无毛或基部被短柔毛；叶片膜质或纸质，鸟足状，具 5～9 枚小叶，通常 5～7 枚，卵状长圆形或长圆状披针形，中央小叶长 3～12cm，宽 1.5～4cm，侧生小叶较小，先端急尖或短渐尖，基部渐狭，边缘具波状齿或圆齿状牙齿，上面深绿色，背面淡绿色，两面均被短硬毛；侧脉 6～8 对，上面平坦，下面突起，细脉网状。雌雄异株，雄花为圆锥花序，花序穗纤细，多分枝，长 10～20cm，分枝扩展，长 3～15cm，有时基部具小叶，被短柔毛，花梗丝状，长 1～4mm；基部具钻状小苞片；花萼筒极短，5 裂，裂片三角形；花冠淡绿色，5 深裂，裂片卵状披针形，长 2.5～3mm，宽约 1mm，具 1 条脉，边缘具缘毛状小齿；雄蕊 5 枚，花丝短，联合成柱；雌花为圆锥花序，较雄花小，花萼、花冠均似雄花；子房球形，花柱 3 枚，短而分叉，柱头 2 裂，具短小退化雄蕊 5 枚。果实球形，直径 5～6mm，成熟后为黑色，光滑无毛。内含倒垂种子 2 颗，卵状心形，直径约 4mm，灰褐色或深褐色，顶端钝，基部心形，压扁状，面具乳突状突起。花期 3～11 月，果期 4～12 月。

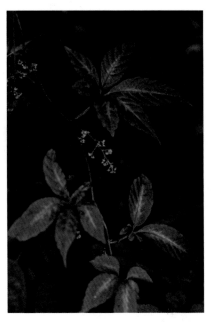

绞股蓝

【生境分布】生于海拔 100～3200m 的山谷密林中、山坡疏林下或灌丛中。喜阴湿环境，忌烈日直射，耐旱性差。对土壤条件要求不严格，宜选择山地林下或阴坡山谷种植，以肥沃、疏松的砂壤土为好。用种子、根茎分段和茎蔓扦插繁殖。产于城口、石柱、彭水、秀山、南川、江津、铜梁等。分布于陕西、甘肃和长江以南各地。

【采集加工】每年 7～9 月采收，除去杂质，洗净晒干。

【药材鉴别】

性状鉴别：本品为干燥皱缩的全草，茎纤细灰棕色或暗棕色，表面具纵沟纹，被稀疏毛茸，润湿展开后，叶为复叶，小叶膜质，通常 5～7 枚，少数 9 枚，叶柄长 2～4cm 被糙毛；侧生小叶卵状长圆形或长圆状披针形，中央 1 枚较大，长 4～12cm，宽 1～3.5cm；先端渐尖，基部楔形，两面被粗毛，叶缘有锯齿，齿尖具芒。常可见到果实，圆球形，直径约 5mm，果梗长 3～5mm。味苦，具草腥气。

【化学成分】

达玛烷型四环三萜皂苷：绞股蓝糖苷 TN-1 和 TN-2；绞股蓝苷 I～L I X X I X 共 79 个，其中Ⅲ、Ⅳ、Ⅷ、Ⅻ级结构和人参皂苷（gensenoside）-Rb₁、Rb₃、Rd、F₂ 的相同；6″-丙二酰基人参皂苷-Rb₁ 和 Rd，6″-丙二酰基绞股蓝苷 V 等。这些皂苷的苷元有人参二醇、2α-羟基人参二醇、（20R,25S)-12β,25-环氧-20,26-环达玛烷-3β-醇、（20R,25S)- 12β,25-环氧-20,26-环达玛烷-2α,3β-二醇、绞股蓝苷元Ⅱ[gyno- geninⅡ,（即（20R)-21,24-环-3B,25-二羟基-23(24)-达玛烯-21-酮]、3-O-β-D-吡喃葡萄糖基 2α,3β,12β,20（S)-3-羟基-达玛烷 24-烯 20-O-β-D-吡喃葡萄糖等。

甾醇类：5,24-葫芦二烯醇，24,24-二甲基-5α-胆甾-8-烯-3β-醇，（24R)-5α-豆甾-7-烯-22-炔-3β-醇，24,24-二甲基-5α-胆甾-7-烯-22-炔-3β-醇，24,24-二甲基-5α-胆甾-7,25-二烯-22-炔-3β-醇，菠菜甾醇，α-菠菜甾醇，24,24-二甲基-5α-胆甾-7-烯-3β-醇，（22E)- 24,24-二甲基-5α-胆甾-7,22-二烯-3β-醇，24,24-二甲基-5α-胆甾-7,25-二烯-3β-醇，14α-甲基-5α-麦角甾-9(11),24(28)-二烯-3β-醇、24(28)-dien-3β-ol，24,24-二甲基-5α-胆甾-3β-醇，24α-乙基-5α-胆甾-3β-醇，14α-甲基-5α-麦角甾-9（11）-烯-3β-醇的（24R）和（24S）的差向异构体，4α,14α-二甲基-5α-麦角甾-7,9(11),24(28)-三烯-3β-醇，异岩藻甾醇，β-谷甾醇等。

黄酮类：芸香苷、商陆苷、商陆黄素、商陆素、异鼠李素、槲皮素、3,5,3′-三羟基-4′,7-二甲氧基二氢黄酮、3′-O-甲基花旗松素、鼠李素、异鼠李素-3-O-β-D-芸香糖苷、芦丁等。

其他成分：丙二酸，维生素 C，天冬氨酸、苏氨酸、丝氨酸、谷氨酸等 17 种氨基酸，棕榈酸，月桂酸，邻二苯酚，3,4-二羟基苯甲酸，鼠李糖，β-乙氧基芸香糖苷，胡萝卜苷等。

【药理作用】

1. 抗肿瘤作用：绞股蓝皂苷（Gyp）有明显的体内外抗肿瘤作用，其直接的细胞毒作用可抑制肿瘤细胞生长繁殖。对体外培养的黑色素肿瘤细胞（B16）、子宫颈癌细胞（HeLaS3）、肺癌细胞（3LL）以及肝癌细胞（MH1C1）具有明显的抑制作用，且在 2～10μg/ml 范围内随质量浓度增高表现出抑制作用增强，对正常细胞增殖无不良影响。Gyp 能直接杀伤 S₁₈₀ 肉瘤细胞，抑制小鼠白血病 L₁₂₁₀ 细胞的增殖。绞股蓝总皂苷对小鼠 Lewis 肺癌具有明显的抑制作用。绞股蓝总皂苷对培养的小鼠艾氏腹水癌（EAC）、HeLa 细胞均有直接杀灭作用，提取物对人胃癌、宫颈癌、舌癌等培养癌细胞也有明显的杀灭作用。

2. 对心脑血管的保护作用：绞股蓝总皂苷对心脑血管系统具有广泛的保护作用。其对大鼠心肌缺血、心脏收缩功能具有保护作用，可通过抑制心脑 Na⁺-K⁺-ATP 酶活性而发挥其强心作用和中枢抑制作用，可对抗氧自由基对心脏的损伤，具有保护心肌细胞膜完整性，改善急性心肌缺血时心肌舒张功能等。

（1）对缺血脑组织的保护作用：绞股蓝制剂绞股蓝丹对脑缺血再灌注损伤具有明显的脑组织保护作用。绞股蓝总皂苷能明显增加小鼠耳郭血管、脑膜血管的血流速度及流量，微循环显微镜下可见小动脉血管交通支开放数明显增多，证明绞股蓝增加组织血流量与加快血流速度及增加脑动脉侧支循环有关。此外，Gyp还可明显抑制谷氨酸引起的Wistar大鼠胚胎大脑皮层神经细胞内NO和H_2O_2水平的升高，减少大脑皮层神经元的损伤。

（2）对心肌缺血及再灌注损伤的保护作用：绞股蓝总黄酮（TFG）对缺氧损伤组心肌培养基中LDH和cTnI的量及心肌细胞内游离Ca^{2+}浓度较正常对照组明显增加；经TFG干预后细胞培养基中LDH和cTnI的量及心肌细胞内游离Ca^{2+}浓度较缺氧损伤组明显降低，TFG对缺氧心肌细胞具有保护作用，其机制可能与减轻心肌细胞内钙超负荷有关。Gyp能显著升高家兔左心室收缩峰压（LVSP）、室内压最大上升速率（$+dp/dt$max）、室内压最大值（Vpm），降低室内压最大下降速率（$-dp/dt$max），表明Gyp可明显改善心肌的收缩功能，对损伤的心肌有保护作用。

（3）抗血栓及抑制血小板聚集功能：Gyp对大鼠实验性脑血栓形成、体外动脉血栓形成、小鼠急性肺血栓形成有不同程度抑制作用。可以抑制大鼠体内血栓形成，并能延长凝血时间、凝血酶原时间、部分凝血活酶时间，其机制可能与其抑制血小板聚集，保护血管内皮舒张痉挛血管有关。

3. **降血糖作用**：绞股蓝及其复方制剂有一定的降血糖、改善糖尿病并发症的作用。绞股蓝能明显降低糖尿病大鼠空腹血糖、胰岛素、血清TG、TC、血清LPO水平，升高血清SOD活性。Gyp可刺激胰岛细胞释放胰岛素，且呈现剂量依赖性。绞股蓝皂苷及其衍生物可以通过抑制蛋白酪氨酸磷脂酶来控制胰岛素的敏感度。绞股蓝多糖可降低四氧嘧啶血糖大鼠的空腹血糖及糖耐量。绞股蓝乙醇提取液通过改变葡萄糖代谢酶活性可明显降低血液中葡萄糖的水平。绞股蓝总皂苷上调2型糖尿病大鼠脑神经生长因子mRNA表达来防治糖尿病性神经病变。

4. **调血脂作用**：绞股蓝及绞股蓝总苷有预防和治疗高脂血症、高黏滞血症、动脉粥样硬化的作用，其调脂作用与抑制脂肪细胞产生游离脂肪酸及合成中性脂肪有关。绞股蓝总苷能够不同程度地降低高脂喂养的大鼠血清中的TC、TG、LDL-C浓度，显著提高HDL-C，并且可显著降低血浆内皮素，从而减少动脉粥样硬化的发生。

5. **增强免疫力作用**：绞股蓝对免疫系统的活性主要体现在增强非特异性免疫、体液免疫、细胞免疫，对淋巴细胞转化和IL-2分泌的影响，以及对自然杀伤细胞（NK）的增殖作用。Gyp具有广泛的增强机体免疫力的能力，并可抑制排斥反应，对细胞免疫和体液免疫有促进作用。

6. **保肝作用**：绞股蓝总皂苷可保护大鼠肝功能，抑制大鼠肝纤维化形成。绞股蓝总皂苷可显著降低大鼠血清中ALT、TBA、TBIL水平和HA、PCⅢ和层粘连蛋白（LN）水平。绞股蓝总皂苷还可显著减少白蛋白攻击所致的胶原纤维生成，并改善大鼠肝纤维化病理损伤。绞股蓝总皂苷在保护小鼠CCl_4肝损伤的同时能降低肝组织NO水平和升高肝组织谷胱甘肽（GSH）水平。

7. **抗氧化作用**：绞股蓝总皂苷能明显增加老龄大鼠红细胞SOD活性，证明绞股蓝总皂苷能通过提高SOD活性增强老龄大鼠机体的抗氧化能力。同时，绞股蓝多糖同样具有很好的抗氧化作用。

8. **抗衰老作用**：绞股蓝提取液通过提高血液中SOD活性和降低自由基能力而起到延缓小鼠自然衰老的作用。绞股蓝总皂苷能提高抗氧化物酶的活性，有效抑制衰老大鼠下丘脑氧自由基的形成，增加免疫器官质量，并可拮抗下丘脑NO引起的神经毒性，从而延缓D-半乳糖所致的大鼠衰老。

9. **抗溃疡作用**：绞股蓝总皂苷（100mg/kg）能明显抑制溃疡的发生，降低水浸应激大、小鼠溃疡发生率。

10. **其他作用**：Gyp 50～200 mg/kg能显著抑制小鼠扭体、热板反应，有镇痛作用，无耐受现象。绞股蓝的强心作用体现在对大鼠心、脑微粒体Na^+-K^+-ATP酶具有显著、迅速的抑制作用。绞股蓝对肾脏有保护作用。此外，绞股蓝尚有抗运动疲劳、抑制神经细胞凋亡、保护神经细胞以及促进学习记忆能力、抑菌、镇静、催眠等作用。

【医疗用途】

药性归经：味苦、微甘，性凉。归肺、脾、肾经。

功能：清热，补虚，解毒。

主治：体虚乏力，虚劳失精，白细胞减少症，高脂血症，病毒性肝炎，慢性胃肠炎，慢性气管炎。

用法用量：内服：水煎服，15～30g，研末，3～6g；或泡茶饮。外用：适量，捣烂涂擦。

附方：

1. 治慢性支气管炎：绞股蓝晒干研粉，每次 3～6g，吞服，每日 3 次。

2. 治劳伤虚损，遗精：绞股蓝 15～30g，水煎服，每日 1 剂。

【资源评述】绞股蓝始载于《救荒本草》，云："绞股蓝，生田野中，延蔓而生，叶似小蓝叶，短小较薄，边有锯齿，又似痢见草，叶亦软，淡绿，五叶攒生一处，开小花，黄色，亦有开白花者，结子如豌豆大，生则青色，熟则紫黑色，叶味甜。"据图及形态特征所述与本种相符。

绞股蓝属植物全世界约有 16 种和 3 变种，我国有 15 种和 3 变种。其中 7 种为我国特有，我国长江以南尤其是西南地区为该属植物的分布分化中心，多数分布于海拔 1000～2000m 的山地，资源丰富。自 80 年代始，因发现绞股蓝含有与人参皂苷类似的成分，绞股蓝得到了多方面的开发利用，现已有绞股蓝皂苷片、冲剂、胶囊、口服液、糖丸、绞股蓝茶、保健茶、袋泡茶、绞股蓝饮料、啤酒、食品添加剂等上市。目前绞股蓝有一定面积的种植栽培，但不同品种、不同产地绞股蓝中总皂苷含量差异较大，尚有待进一步研究。

【参考文献】

[1] 卢汝梅，潘立卫，韦建华，等. 绞股蓝化学成分的研究 [J]. 中草药，2014，45（19）：2757-2761.

[2] 许泽龙，杨丰庆，夏之宁. 绞股蓝化学成分研究 [J]. 天然产物研究与开发，2013，25（8）：1067-1069.

[3] 史琳，赵红，张璐雅，等. 绞股蓝药理作用的研究进展 [J]. 药物评价研究，2011，34（2）：125-129.

[4] 杨靓，王攀，成晓霞，等. 绞股蓝总皂苷对小鼠白血病 L1210 细胞抑制作用初探 [J]. 中药材，2010，33（10）：1588-1592.

[5] Lu H F, Chen Y S, Yang J S, et al. Gypenosides induced G0/G1 arrest via inhibition of cyclin E and induction of apoptosis via activation of caspases-3 and -9 in human lung cancer A-549 cells [J]. Vivo, 2008, 22（2）：215-221.

[6] Chen J C, Lu K W, Tsai M L, et al. Gypenosides induced G0/G1 arrest via CHk2 and apoptosis through endoplasmic reticulum stress and mitochondria-dependent pathways in human tongue cancer SCC-4 cells. [J]. Oral Oncology, 2009, 45（3）：273-283.

[7] 李乐，高小利，丁宝兴. 绞股蓝总黄酮对缺氧心肌细胞损伤标记物及细胞内游离 Ca^{2+} 浓度的影响 [J]. 浙江工业大学学报，2008，36（1）：23-25.

[8] Xu J Q, Shen Q, Li J, et al. Dammaranes from Gynostemma pentaphyllum and synthesis of their derivatives as inhibitors of protein tyrosine phosphatase 1B. [J]. Bioorganic & Medicinal Chemistry, 2010, 18（11）：3934-3939.

[9] Yeo J, Kang Y J, Jeon S M, et al. Potential hypoglycemic effect of an ethanol extract of Gynostemma pentaphyllum in C57BL/KsJ-db/db mice [J]. Journal of Medicinal Food, 2008, 11（4）：709-716.

[10] 刘青青，吴景东. 绞股蓝提取液对自然衰老影响的实验研究 [J]. 辽宁中医药大学学报，2008，10（6）：203-205.

[11] Chi A P, Chen J P, Wang Z Z, et al. Morphological and structural characterization of a polysaccharide from Gynostemma pentaphyllum Makino and its anti-exercise fatigue activity [J]. Carbohydrate Polymers, 2008, 74（4）：868-874.

丝 瓜
Sigua

【别名】天丝瓜、天罗、布瓜、天罗瓜、天吊瓜、天罗布瓜、洗锅罗瓜、天罗絮、天骷髅、菜瓜、水瓜。

【来源】为葫芦科植物丝瓜 *Luffa cylindrica* (L.) Roem. 的鲜嫩果实或霜后干枯的老熟果实。

【植物形态】一年生攀援草本。茎枝粗糙，有棱沟，有微柔毛。茎须粗壮，通常 2～4 枝。叶互生；叶柄粗糙；叶片三角形或近圆形，长宽均为 10～12cm，掌状 5～7 裂，裂片三角形，中间较长，先端尖，边缘有锯齿，基部深心形，上面深绿色，有疣点，下面浅绿色，有短柔毛，脉掌状，具白色长柔毛。花单性，雌雄同株；雄花通常 10～20 朵生于总状花序的顶端，花序梗粗壮；花萼筒钟形，被短柔毛；花冠黄色，幅状，开后直径 5～9cm，裂片 5 枚，长圆形，里面被黄白色长柔毛，外面具 3～5 条突起的脉，雄蕊 5 枚，稀 3 枚，花初开放时稍靠合，最后完全分离；雌花单生；花被与雄花同，退化雄蕊 3 枚，柱头 3 枚。果实圆柱状，表面平滑，通常有深色纵条纹，未成熟时肉质，成熟后干燥，里面有网状纤维。种子多数，黑色，卵形，扁，平滑，边缘狭翼状。花、果期夏秋季。

【生境分布】我国南北各地普遍栽培。喜温暖气候，耐高温、高湿，忌低温。对土壤适应性广。

【采集加工】嫩丝瓜于夏、秋间采摘，鲜用。老丝瓜（天骷髅）于秋后采收，晒干。

【药材鉴别】

性状鉴别：果实（瓠果）长圆柱形，长20～60cm，肉质，绿而带粉白色或黄绿色，有不明显的纵向浅沟或条纹，成熟后内有坚韧的网状瓜络。

【化学成分】

三萜皂苷成分：丝瓜苷（A、E、F、J、K、L、M）、3-O-β-D-吡喃葡萄糖基常春藤皂苷元、3-O-β-D-吡喃葡萄糖基齐墩果酸。此外，在丝瓜组织培养液中还提取到一种具抗过敏活性物质泻根醇酸。还含有Acutosides（A-G）和Lucyoside（A-L）、α-菠甾醇、α-菠甾醇苷、$\triangle^{7,22,25}$豆甾三烯醇、$\triangle^{7,22,25}$豆甾三烯醇葡萄糖苷、丙二酸、枸橼酸等脂肪酸，甲氨甲酸萘酯、瓜氨酸等。

【药理作用】

1. 抗应激作用：丝瓜皂苷有抗应激作用，对高温、缺氧、疲劳、辐射等造成的小鼠损伤有显著的保护作用；对CCl_4及扑热息痛引起的肝损伤高转氨酶血症有减轻作用；还能抑制大剂量氢化可的松引起的

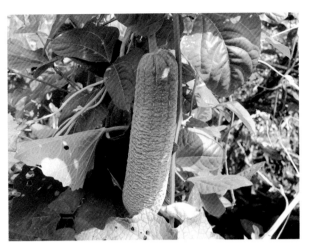

丝瓜

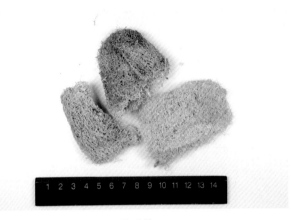

丝瓜络

小鼠"耗竭"现象发生。丝瓜皂苷可恢复抑制状态巨噬细胞功能，较正常状态时增强更明显，有类似人参的"适应原"样作用。丝瓜皂苷对防止肾皮质激素致大鼠肾萎缩和血浆皮质溶胶量减少有显著作用。

2. 增强免疫作用：丝瓜皂苷能提高小鼠腹腔巨噬细胞吞噬功能，且对肾阳虚小鼠作用更强，也能促进正常小鼠循环抗体溶血素（IgM）的形成，既有非特异免疫功能，又有促进体液免疫功能，有较强的免疫增强功能。

3. 防止激素副作用：丝瓜皂苷可防止肾上腺皮质激素副作用。

4. 抗病毒作用：鲜嫩丝瓜提取物（LO43）腹腔注射时对刚断奶小鼠皮下感染乙型脑炎病毒有明显预防作用。从丝瓜中可提取干扰素诱生剂。丝瓜种子所含的核糖体可抑制该病毒的复制，能显著降低逆转录酶的活性。

5. 抗过敏作用：丝瓜组织培养细胞中的泻根醇酸（BA）对大鼠Ⅰ型过敏反应，具有与甘草次酸（GA）相同的抗过敏作用，能明显抑制小鼠耳触性Ⅳ型过敏反应及组胺、血清素或舒缓激肽引起的小鼠足趾肿胀，BA明显强于GA。

6. 其他作用：丝瓜种子中丝瓜苷N、丝瓜苷P在体外有较强的纤溶活性。丝瓜苦味质可使小鼠淋巴肉瘤细胞减少约30%。

【医疗用途】

药性归经：味甘，性凉。归肺、肝、胃、大肠经。

功能：清热化痰，凉血解毒。

主治：热病身热烦渴，咳嗽痰喘，肠风下血，痔疮出血，血淋，崩漏，痈疽疮疡，乳汁不通，无名肿毒，水肿。

用法用量：内服：水煎服，9～15g，鲜品60～120g；或烧存性为散，每次3～9g。外用：适量，捣汁涂，或捣敷，或研末调敷。

使用注意：脾胃虚寒或肾阳虚弱者不宜多服。

附方：

1．疮毒脓疱：嫩丝瓜捣烂，敷患处。

2．治婴儿身热，心中烦闷，睡中惊悸，喷嚏，眼涩，鼻涕，出气粗，手足酸软：丝瓜（阴干）1g，升麻、芍药、桔梗、甘草各2g。水煎温服。

3．治筋骨疼痛：生丝瓜切片晒干，研末。每次3g，用酒吞服。

【资源评述】丝瓜药用始见于宋《本事方》以"天丝瓜""天罗"之名记载，形象地描述了"络"之特征。《救荒本草》云："丝瓜，人家园篱种之，延蔓而生，叶似栝蒌叶，而花又大，每叶间出一丝藤，缠附草木上，茎叶间开五瓣大黄花。结瓜形如黄瓜而大，色青，嫩时可食，老则去皮，内有丝缕……"与丝瓜 *Luffa cylindrica* 形态相符。

丝瓜属植物有8种，分布东半球热带及亚热带。我国有2种，即丝瓜 *Luffa cylindrica*（L.）Roem 和粤丝瓜 *L. acutangla*（L.）Roxb（八棱丝瓜），全国各地作蔬菜广泛栽培。丝瓜药用广泛，如《本草纲目》所载"除热利肠、去风化痰、凉血解毒、杀虫除癣、通经络、行血脉、下乳汁、暖胃补阳、固气和胎"等功效。临床报道，丝瓜还可防治激素副作用。

除丝瓜络外，其叶、藤、根均有较高的药用价值。据研究，丝瓜藤醇提取物具有明显抗炎和抗过敏作用。丝瓜叶或全草的水提醇沉物可明显降低乙酰胆碱对离体豚鼠回肠的收缩作用；对离体兔子宫有极显著的兴奋作用。丝瓜叶中所含成分 L-6α 能显著提高大鼠学习记忆能力。丝瓜叶浸液能明显降低小鼠血清、心肌的 LPO 浓度，具有抗氧化及降低脂质过氧化物作用。丝瓜藤煎剂、鲜汁及藤的甲醇提取物（L_{13}）有一定的止咳作用，丝瓜藤的醇提取物有明显增加呼吸道排泌酚红的作用。

【参考文献】

［1］刘桂智，刘微，宋士清，等．丝瓜的药用价值［J］．北方园艺，2003（3）：26-27.

［2］潘永勤，李菁，朱伟杰，等．丝瓜降血脂及抗氧化作用的实验研究［J］．中国病理生理杂志，2008，24（5）：873-877.

丝瓜络

Sigualuo

【别名】天萝筋、丝瓜网、丝瓜壳、瓜络、絮瓜瓤、天罗线、丝瓜筋、丝瓜瓤、千层楼、丝瓜布。

【来源】为葫芦科植物丝瓜 *Luffa cylindrica*（L.）Roem. 成熟果实的维管束。

【植物形态】见"丝瓜"项下。

【采收加工】秋季果实成熟，果皮变黄，内部干枯时采摘，搓去外皮及果肉；或用水浸泡至果皮和果肉腐烂，取出洗净，除去种子，晒干。

【药材鉴别】

性状鉴别：全体由维管束纵横交错而成。多呈长圆形状，略弯，两端稍细，长短不一，长可达70cm，直径5～10cm。表面黄白色，粗糙，有数条浅纵沟，有时可见残存的果皮和膜质状果肉。体轻，质韧，富弹性；横断面可见3个空腔，偶见残留黑色种子。气微，味淡。

以个大、完整、筋络清晰、质韧、色淡黄白色、无种子者为佳。

【化学成分】丝瓜络含木聚糖、甘露聚糖、半乳聚糖等。还含有丝瓜皂苷、黄酮类、酚类、蛋白质、氨基酸类、油脂和有机酸类等。

【药理作用】

1．利尿消肿，祛痛风：丝瓜络连续用药可显著增加心衰大鼠尿量，减少后肢足趾容积，并可明显抑制心衰大鼠肾髓质 AQP-2 免疫荧光的过度表达，对心衰大鼠有一定利尿作用，其机制是通过降低肾脏髓质 AQP-2 蛋白的表达，减少水的重吸收。大剂量应用丝瓜络可以降低心衰大鼠血清 ALD 水平，使其尿量明显增多，促进尿酸排出，具有利尿消肿和祛痛风的功效。

2．抗炎、镇痛作用：通过小鼠炎症试验证明丝瓜络有明显的抗炎镇痛作用。

3．降血脂作用：丝瓜络具有明显快速降低内源性胆固醇的作用，能明显抑制高脂饮食诱导的体重增加。

4. 降血糖作用：丝瓜络对糖尿病小鼠有一定的降血糖作用。

5. 抗氧化作用：新鲜丝瓜多酚粗提液具有较强的抑制羟基自由基生成的能力。丝瓜具有较强的抗氧化作用能增加 SOD 活性，能明显降低高脂血症小鼠的体重、肝指数及血脂水平。

6. 预防心肌缺血：丝瓜络能降低垂体后叶素所引起的小鼠心电图中 T 波增高幅度，抑制心率减慢；并显著降低心肌缺血后造成的血清 LDH 以及心肌组织内 MDA 含量的增高，增加心肌组织中 SOD 活性。对急性缺血心肌有明显的保护作用，其作用机制可能与抑制心肌脂质过氧化，增强其抗氧化能力有关。

【医疗用途】

药性归经：味甘，性平。归肺、肝、胃经。

功能：祛风，通络，活血，下乳。

主治：胸胁疼痛，痹痛，拘挛，乳汁不通，乳痈肿痛。

用法用量：内服：水煎服，5～12g；或烧存性研末，每次 1.5～3g。外用：适量，煅存性研末调敷。

附方：

1. 治胸胁疼痛：炒丝瓜络、赤芍、白芍、延胡索各 9g，青皮 6g。煎服。

2. 治胸痹及心气痛：丝瓜络 15g，橘络 3g，丹参 10g，薤白 12g。水煎服。

3. 治风湿性关节痛：丝瓜络 15g，忍冬藤 24g，威灵仙 12g，鸡血藤 15g。水煎服。

4. 治乳少不通：丝瓜络 30g，无花果 60g。炖猪蹄或猪肉服。

【资源评述】丝瓜络主产于江苏、浙江。销全国，并出口。全国大部分地区也产，多自产自销。

据临床报道，丝瓜络治疗急性乳腺炎总有效率为 90%。病后 24～48 小时立即接受此疗法者效果显著，超过 48 小时以上的疗效不理想。

【参考文献】

［1］房春燕，王琳，李万忠，等．综合评分法优选丝瓜中强心成分的提取工艺［J］．中药材，2009，32（11）：1769-1770.

［2］Chang M H，Ke L S，Tai S F. Studies on the polyphenol oxidase activity，peroxidase activity and total phenolic compounds of smooth loofah（Luffa cylindrical Roem.）fruit.［J］. Journal of the Agricultural Association of Taiwan，2010.

［3］王辉，康白，许莉莉，等．丝瓜络对慢性心力衰竭大鼠肾脏水通道蛋白-2 免疫荧光表达的影响［J］．潍坊医学院学报，2011，33（4）：276-278.

［4］许莉莉，康白，韩慧蓉，等．丝瓜络对慢性充血性心衰模型大鼠利尿作用及机制的研究［J］．山东中医杂志，2010（11）：778-779.

［5］杨花，高昂，赵兵，等．丝瓜络药学研究概况［J］．安徽农业科学，2011，39（34）：20990-20991.

［6］李小玲，李菁，朱伟杰，等．丝瓜络对高脂血症小鼠 LDL-R 基因表达的影响［J］．中国病理生理杂志，2009，25（6）：1156-1159.

［7］黎炎．丝瓜络理化性能及其多糖分离纯化和活性研究［D］．广西大学，2010.

［8］关颖，李菁，朱伟杰，等．丝瓜络对小鼠心肌缺血性损伤的预防效应［J］．中国病理生理杂志，2006，22（1）：68-71.

木鳖子

Mubiezi

【别名】木蟹、土木鳖、壳木鳖、漏苓子、地桐子、藤桐子、鸭屎瓜子、木鳖瓜。

【来源】为葫芦科植物木鳖子 *Momordica cochinchinensis*（Lour.）Spreng. 的成熟种子。

【植物形态】多年生藤本。具板状根。全株近无毛和稍被短柔毛，卷须较粗壮，光滑无毛，不分歧。叶柄粗壮，初时被黄褐色柔毛，在基部和中部有 2～4 个腺体；叶片卵状心形或宽卵状圆形，质较硬，长宽均为 10～20cm，3～5 中裂至深裂或不分裂，叶脉掌状。雌雄异株；雄花单生于叶腋或有时 3～4 朵着生在极短的总状花序梗轴上，花梗粗壮，顶端有 1 枚大苞片，苞片无梗，兜状，圆肾形，两面被短柔毛，花萼筒漏斗状，裂片宽披针形或长圆形，花冠黄色，裂片卵状长圆形，密被长柔毛，基部有齿状黄色腺体，外面 2 枚稍大，内面 3 枚较小，基部有黑斑，雄蕊 3 枚，2 枚 2 室，1 枚 1 室；雌花单生于叶腋，花梗长 5～10cm，近中部生 1 枚苞片，苞片兜状，长宽均为 2mm，花冠花萼同雄花，子房卵状长圆形，密生刺状毛。果实卵球形，先端有 1 短喙，基部近圆形，长达 12～15cm，成熟时红色，肉质，密生 3～4mm 的刺状突起。种子多数，卵形或方形，干后黑褐色，边缘有齿，两面稍拱起，具雕纹。花期 6～8 月，果期 8～10 月。

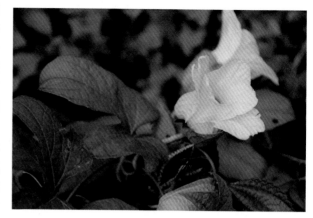

木鳖子

【生境分布】常生于海拔 450～1100m 的山沟、林缘和路旁。喜温暖潮湿的气候和向阳的环境。对土壤条件要求不严，宜选择排水良好、肥沃深厚的砂质壤土栽培。用种子和根头繁殖。产于涪陵、酉阳、南川、铜梁、合川。分布于安徽、浙江、江西、福建、台湾、广东、广西、湖南、四川、贵州、云南和西藏等地。

【采集加工】冬初采集果实，沤烂果肉，洗净种子，晒干备用。临床多用木鳖子霜入药。

【药材鉴别】

性状鉴别：种子呈扁平圆板状或略三角状，两侧多少不对称，中间稍隆起或微凹下，长 2～4cm，宽 1.5～3.5cm，厚约 5mm。表面灰棕色至棕黑色，粗糙，有凹陷的网状花纹或仅有细皱纹。周边有十数个排列不规则的粗齿，有时波状，种脐端稍窄缩，端处近长方形。外壳质硬而脆，内种皮甚薄，其内为 2 片肥大子叶，黄白色，富油质。有特殊的油腻气，味苦。

以饱满、外壳无破裂、种仁色黄白者为佳。

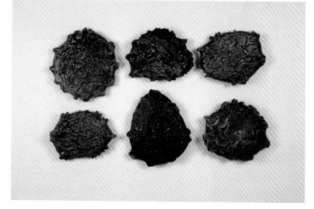

木鳖子（生药）

【化学成分】种子含木鳖子皂苷 I 及 II，它们分别是棉根皂苷元和皂皮酸的 3-O-β-D-吡喃半乳糖基 (1→2)-[α-L-吡喃鼠李糖基 (1→3)]-β-D-吡喃葡萄糖酸基-28-O-β-D-吡喃木糖基 (1→2)-β-D-吡喃葡萄糖基 (1→3)-[β-D-吡喃木糖基 (1→4)]-α-L-吡喃鼠李糖基 (1→2)-β-D-吡喃岩藻糖苷，在植物体内以羧酸盐形式存在。还含 α-菠菜甾醇、木鳖子酸、海藻糖、α-桐酸、齐墩果酸、甾醇、脂肪油等。又含木鳖糖蛋白 S、木鳖子素，属核糖体失活蛋白质。正二十七烷、熊果酸、齐墩果酸、18 -三十五酮、豆甾-4 -烯-3β,6α-二醇、硬脂酸、栝楼仁二醇、异栝楼仁二醇、5-脱氢栝楼仁二醇、7-氧代二氢栝楼仁二醇、β-谷甾醇和豆甾-7-烯-3β-醇等。

【药理作用】

1. 对心血管的作用：木鳖子的水浸出液、乙醇-水浸出液和乙醇浸出液对狗、猫及兔等麻醉动物有降压作用。木鳖子皂苷静脉注射于大鼠，血压暂时下降，呼吸短暂兴奋，心搏加快。注射于狗股动脉，可暂时增加后肢血流量，其作用强度约为罂粟碱的 1/8，对离体蛙心则呈抑制作用。

2. 对肠管的作用：木鳖子皂苷对离体兔十二指肠呈抑制作用，而对豚鼠回肠则能加强乙酰胆碱的作用，拮抗罂粟碱的作用，高浓度时引起不可逆性收缩。

3. 抗炎作用：大鼠口服或皮下注射木鳖子皂苷，能显著抑制角叉菜胶引起的足肿胀。

4. 抗病毒作用：木鳖子素 5～40mg/ml 时有轻度到明显抗病毒作用，对 HBsAg 或 HBeAg 的治疗指数分别达到 2.6 和 5.9，有望研制成抗乙肝病毒的靶向药物。

5. 抗氧化作用：木鳖子具有清除羟基自由基的作用。

6. 抗癌作用：木鳖子提取物与已知的己糖激酶抑制剂 3-溴-2-氧代丙酸（3BrPA）具有同样的活性，表明了其抗癌机制。木鳖子素较强烈地抑制兔网织细胞裂解液蛋白质合成和小鼠 Thy1.1 阳性细胞蛋白质合成，表现出抗癌活性。木鳖子皂苷体外对艾氏腹水癌细胞有细胞毒作用，体内对小鼠及肝实体癌有抑制作用。木鳖子提取物含有胰蛋白酶抑制剂活性成分。

7. 抗菌杀螨作用：木鳖子水煎液对白色念珠菌具有一定的抑制作用，最低抑菌浓度为 2.5mg/ml，抑菌效价为 50mg/ml。木鳖子 0.1g/ml 的丙酮提取物对孢子萌发有抑制作用，抑制率在 75％以上。木鳖子汤剂及粉剂均可抑制葡萄球菌及化脓链球菌的生长，但无杀菌作用。木鳖子煎剂对嗜热链球菌及人蠕形螨也有一定抑制作用。

【医疗用途】

药性归经：味苦、微甘，性凉，有毒。归肝、脾、胃经。

功能：消肿散结，攻毒疗疮。

主治：痈肿，疔疮，无名肿毒，痔疮乳痈。

用法用量：内服：水煎服，0.9～1.2g；多入丸、散。外用：适量，研末调醋敷、磨汁涂或煎水熏洗。

使用注意：孕妇及体虚者禁服。

附方：

1. 治痔疮：荆芥、木鳖子、朴硝各等份。煎汤，入于瓶内，熏后，汤温洗之。

2. 治阴疝偏坠痛甚：木鳖子 1 枚，磨醋，调黄柏、芙蓉末敷之。

3. 治风牙疼痛：木鳖子去壳，磨稀，调上患处。

【资源评述】木鳖子始载于《日华子本草》。《开宝本草》云："藤生，叶有五花，状如薯蓣叶，青色，面光，花黄，其子似栝楼而极大，生青熟红，肉上有刺，其核似鳖，故以为名。"其后，《本草图经》《本草纲目》对其形态亦有类同描述。以上所述皆为本种。

有研究报道，取木鳖子捣烂，加适量蜂蜜或陈醋成泥糊状为药，用于治疗面神经麻痹。木鳖子研极细末调成糊状治疗痔疮有效率达 90.9％，且多能获痊愈。木鳖子醇浸液加升汞 3g、甘油 10ml，治疗神经性皮炎患者有效率达 96％。木鳖子在南方大部分地区均产，主产于湖北、广西、重庆及四川等地。

【参考文献】

[1] 刘涛，石军飞，吴晓忠．蒙药木鳖子的化学成分研究 [J]．内蒙古医科大学学报，2010，32（4）：390-393．

[2] 阚连娣，胡全，巢志茂，等．木鳖子脂肪油不皂化物质的化学成分研究 [J]．中国中药杂志，2006，31（17）：1441-1444．

[3] 林慧彬，安芸，路俊仙，等．中药木鳖子的研究进展 [J]．时珍国医国药，2009，20（4）：785-787．

[4] 张丹，潘乐，江峥，等．木鳖子提取液抗氧化活性的分析 [J]．复旦学报（医学版），2010，37（3）：319-321．

[5] Le P，Yu Y，Sun L. AN LC－MS Method for a Hexokinase Inhibitor Study Based on Adenosine 5′-Triphosphate Determination and Application to the Anticancer Mechanism of Momordica, cochinchinensis [J]. Chromatographia，2010，72（5-6）：425-430．

[6] 领小，博·格日勒图，苏日娜．木鳖子研究进展 [J]．中药材，2007，30（11）：1475-1478．

[7] 王铭章，陈执中．木鳖子及其活性成分的研究进展 [J]．食品与药品，2011，13（9）：364-365．

[8] Lin Z Y，Yu Y Q. An HPLC method for the assay of trypsin inhibitors and its application to the study of Momordica cochinchinensis extract [J]. Journal of Chinese Pharmaceutical Sciences，2011，20（4）：1151－1156．

王 瓜

Wanggua

【别名】土瓜、雹瓜、老鸦瓜、野甜瓜、马雹儿、马剥儿、马㼎瓜、杜瓜、鸽蛋瓜、吊瓜、山冬瓜、小苦兜。

【来源】为葫芦科植物王瓜 *Trichosanthes cucumeroides*（Ser.）Maxim. 的果实。

【植物形态】多年生草质藤本。块根纺锤形，肥大。茎细且分枝，具纵棱和槽，被短柔毛。卷须 2 歧，被短柔毛。叶互生；叶柄具纵条纹，密被短茸毛和疏短刚毛状软毛；叶片纸质，阔卵形或圆形，基部深心形，边缘具细齿或波状齿，长 5～19cm，宽 5～18cm，常 3～5 浅裂至深裂，或有时不分离，裂片卵形或倒卵形，上面深绿色，被短绒毛和疏散短刚毛，下面淡绿色，密被短茸毛，基出掌状脉 5～7 条，细脉网状。花雌雄异株；雄花总状花序，或 1 单花与其并生，总花梗具纵条纹，被短茸毛；花梗被短茸毛；小苞片线状披针形被短茸毛；花萼筒喇叭形，被短茸毛，裂片线状披针形；花冠白色，裂片长圆状卵形，具极长的丝状流苏；雄蕊 3 枚，花丝短，分离；退化雌蕊刚毛状；雌花单生，花梗短，子房长圆形，均密被短柔毛，花萼花冠与雄花同。果实卵圆形、卵状椭圆形或球形，成熟时橙红色，两端钝圆，具喙。种子横长圆形，深褐色，近圆形，表面具瘤状突起。花期 5～8 月，果期 8～11 月。

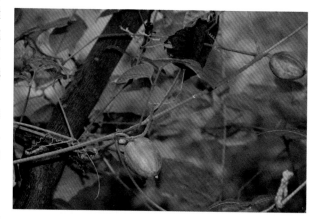

王瓜

【生境分布】生于海拔 250～1700m 的山谷森林中、山坡疏林中、灌丛中。产于丰都、石柱、武隆、黔江、彭水、酉阳、秀山、大足、璧山、江津、铜梁等地。分布于华东、华中、华南和西南等地。

【采集加工】秋季果熟后采收，鲜用或连柄摘下，防止破裂，用线将果柄串起，挂于日光下或通风处干燥。

【药材鉴别】

性状鉴别：果实卵状椭圆形或椭圆形，长约 6～9cm，宽 3～6cm。先端窄，留有长 3～7mm 的柱基，基部钝圆。青时有 10～12 条苍白色条纹，熟后橙红色。果皮薄，光滑，稍有光泽。果梗长 5～20mm。种子略呈十字形似螳螂头，长约 12mm，宽 14mm，中央室成一宽约 5mm 的环带，两侧有扁圆形的较小空室，黄棕色，表面有凹凸不平的细皱纹。具香甜气，味甘微酸。

【化学成分】

果实：含 β-胡萝卜素、番茄烃、7-豆甾烯-3β-醇、α-菠菜甾醇（7,22-豆甾二烯-3β-醇）。

瓜皮：含壬酸、癸酸、月桂酸、肉豆蔻酸、十五酸、棕榈酸、硬脂酸、棕榈油酸、亚油酸、亚麻酸等有机酸。

叶：含山奈苷、山奈酚-3-葡萄糖-7-鼠李糖苷等黄酮类成分。

【药理作用】

王瓜具有抗早孕和引产作用。王瓜抗早孕蛋白 ED_{100} 是 1.5mg/kg，对子宫组织的作用较天花粉引产蛋白强。

王瓜中分离得到葫芦素 D，其可抑制大鼠乳腺癌细胞株 Walker256 增殖，诱导其凋亡。

【医疗用途】

药性归经：味苦，性寒。归心、肾经。

功能：清热，生津，化瘀，通乳。

主治：消渴，黄疸，噎膈反胃，经闭，乳汁不通，痈肿，慢性咽喉炎。

用法用量：内服：水煎服，9～15g；或入丸、散。外用：适量，捣敷。

使用注意：孕妇、虚证禁服。

附方：

1. 治消渴饮水：王瓜去皮，每食后嚼 100～150g，5～7 次，即好。
2. 治反胃吐食：王瓜（灯上烧存性）3g，入好枣肉，平胃散末 6g。酒服。
3. 治大肠下血：王瓜（烧存性）50g，地黄 100g，黄连 25g。为末，蜜丸梧子大。米饮下 30 丸。
4. 治痰热头风：用王瓜 7 个，瓜蒌（炒）1 个，牛蒡子（烘）200g。共为末，每食后茶调下 6g。

【资源评述】王瓜始载于《神农本草经》列为中品，一名土瓜。但历代本草对王瓜的记载包括了王瓜和赤瓟 *Thladiantha dubia* Bunge。《本草衍义》云："王瓜，体如栝楼，其壳径寸，一种长二寸许，上微圆，下尖长，七八月间熟，红赤色，壳中子如螳螂头者，今人又谓之赤雹子。其根即土瓜根也。于根上又生淡黄根，三五相连，如大指许。"所述特征与王瓜 *T. cucumeroides* 相符。但《证类本草》引《唐本草注》云："此物蔓生，叶似栝楼，圆无叉缺，子如栀子，生青熟赤，但无棱尔。"《本草图经》也称："叶似栝楼，圆无叉缺，有刺如毛，五月开黄花，花下结子如弹丸，生青熟赤。"所述特征及《本草图经》所绘"均州王瓜"、《植物名实图考》所附图的形态与赤瓟 *Thladiantha dubia* 相类似。

王瓜产于江苏、福建、浙江、江西、湖北、四川等地，现主要为民间用药。王瓜子也药用，具有清热利湿，凉血止血。主治肺痿吐血，黄疸，痢疾，肠风下血。

【参考文献】

［1］巢志茂. 王瓜子化学成分的研究［C］. 全国中药研究学术讨论会论文集. 2003.

［2］唐春风. 王瓜子中三萜和甾醇成分的研究［J］. 国际中医中药杂志，2003，25（6）：359-359.

［3］巢志茂. 王瓜子中两个新的五环三萜和十个已知化合物的化学成分研究［C］. 2004.

［4］马媛媛，蒋璐鹭，李婕，等. 王瓜养生价值浅谈［J］. 安徽农业科学，2013，41（10）：4320-4321.

［5］史若诗，姚万军，郝新才，等. 王瓜葫芦素 D 的提取及其对大鼠乳腺癌细胞增殖、凋亡和体内成瘤作用的影响［J］. 山东医药，2016，56（31）：20-23.

王瓜根
Wangguagen

【别名】土瓜根、耗子枕头、土花粉、山苦瓜。

【来源】为葫芦科植物王瓜 *Trichosanthes cucumeroides*（Ser.）Maxim. 的根。

【植物形态】见"王瓜"条。

【采收加工】夏、秋间采收，鲜用或切片晒干。

【药材鉴别】

性状鉴别：块根纺锤形，常 2～9 个呈簇生状，直径约 3cm，表面淡黄色或黄白色，质坚硬，难折断，断面洁白或黄白色，粉性；味稍苦涩。

【化学成分】根含三萜皂苷、甾醇及其苷类、有机酸、蛋白质及多糖等化学成分。

三萜皂苷：11-氧代-5-葫芦烯-3β,24（R）,25-三醇-3-O-三糖苷、25-O-β-D-（6-O-乙酰基）吡喃葡萄糖基-11-氧代-5-葫芦烯-3β,24（R）,25-三醇-3-O-三糖苷、25-O-β-D-吡喃葡萄糖基-11-氧代-5-葫芦烯-3β,24（R）,25-三醇-3-O-三糖苷等。

甾醇及甾醇苷：α-菠菜甾醇、$\triangle^7$-豆甾烯醇、α-菠菜甾醇-3-O-β-D-吡喃葡萄糖苷、$\triangle^7$-豆甾烯醇-3-O-β-D-吡喃葡萄糖苷、α-菠菜甾醇-3-O-β-D-（6′-棕榈酰）吡喃葡萄糖苷、α-菠菜甾醇-3-O-β-D-（6′-亚油酰）吡喃葡萄糖苷、$\triangle^7$-豆甾烯醇-3-O-β-D-（6′-棕榈酰）吡喃葡萄糖苷、$\triangle^7$-豆甾烯醇-3-O-β-D-（6′-亚油酰）吡喃葡萄糖苷。

其他成分：棕榈酸、棕榈酸甲酯、香草酸、亚油酸、亚麻酸、精氨酸、胆碱等。还含一种新的引产有效蛋白 β-天花粉蛋白，其活性是天花粉蛋白的 2 倍；另据报道，还含另一种引产有效蛋白，效价比栝楼和日本栝楼所含的高 6 倍。又含 2 个对肺癌有抑制活性的糖蛋白，其中糖部分有半乳糖和木糖。

【药理作用】

1. 抗肿瘤作用：王瓜根含有的葫芦素 B 和葫芦素 E 对鼻咽癌细胞具有较强的杀伤作用，浓度为 20μg/ml 时，对鼻咽癌细胞的杀伤率为 82.6%，浓度提高至 80μg/ml 时，其杀伤率达 94.1%，而对正常人淋巴细胞转化率的影响则分别为 90.6% 和 89.5%。葫芦素 B 和葫芦素 E 是王瓜根抗癌的有效活性成分，同时能促进正常淋巴细胞的转化功能。王瓜根原汁存在抗肺腺癌细胞作用，对鼻咽癌细胞的杀伤力较葫芦素 B 和葫芦素 E 强，其杀伤率与王瓜根原汁新鲜度有关，对淋巴细胞也有明显的杀伤作用。加热后的王瓜根原汁杀癌细胞作用较原汁低，表明王瓜根毒蛋白也是一种抗癌有效成分。王瓜根的糖蛋白有杀伤肺腺癌细胞作用。

2. 解热镇痛作用：王瓜根对伤寒副伤寒甲乙混合菌苗引起的发热具有较明显的退热作用，同时也有镇痛作用。

【医疗用途】

药性归经：味苦，性寒。归大肠、胃经。

功能：泻热通结，散瘀消肿。

主治：热病烦渴，黄疸，热结便秘，小便不利，经闭，乳汁不下，癥瘕，痈肿。

用法用量：内服：水煎服，5～15g，鲜者 60～90g；或捣汁。外用：适量，捣敷或磨汁涂。

使用注意：脾胃虚寒及孕妇慎服。

种子植物

附方：

1. 治痔疮：王瓜根 10g，三百棒 15g，水煎外洗。

2. 治妇人产难：用王瓜根捣罗为散，醋汤调下 6g，便生。

3. 治手术后疼痛，外伤痛，肠胃道疼痛：王瓜根，切片，每次 0.3～0.6g，嚼烂吞服。

4. 治痈肿疖毒，指疔：王瓜根适量，用酒磨汁，涂搽患处。

5. 治毒蛇咬伤：王瓜根适量，晒干研末，加水调成饼状，外敷于伤处。

【资源评述】王瓜根为少用中药材，民间称山苦瓜，用于治疗各种疼痛，如糖尿病、痔疮、痈肿、蛇伤等疾病的疼痛。据报道，山苦瓜含有抗癌成分，还可用于治疗癌症，但未见有相关的药理研究报道。该植物分布广泛，也易于栽培，还有待开发利用。

【参考文献】

[1] Yeung H W, Li W W. Beta-trichosanthin：a new abortifacient protein from the Chinese drug, wangua, Trichosanthes cucumeroides. [J]. International Journal of Peptide & Protein Research, 1987，29（3）：289-292.

[2] 罗蕾，李祖强，张元清，等. 山苦瓜中三萜及甾体成分的研究 [J]. 药学学报，1998（11）：839-842.

[3] 马媛媛，蒋璐鹭，李婕，等. 王瓜养生价值浅谈 [J]. 安徽农业科学，2013，41（10）：4320-4321.

[4] 吴伯良，罗玉香. 王瓜根抗癌糖蛋白的生理生化特征及其对肺腺癌细胞. [J]. 暨南大学学报：自然科学与医学版，1990（1）：79-87.

[5] 梁荣能，吴伯良，莫志贤. 王瓜根有效活性成份对鼻咽癌细胞的杀伤作用 [J]. 中药药理与临床，1995（4）：18-20.

瓜　蒌
Gualou

【别名】地楼、泽巨、天圆子、狗使瓜、野苦瓜、杜瓜、大肚瓜、药瓜、鸭屎瓜、山金匏、吊瓜。

【来源】为葫芦科植物栝楼 *Trichosanthes kirilowii* Maxim. 或双边栝楼 *Trichosanthes rosthornii* Harms 的干燥成熟果实。

【植物形态】

栝楼：攀援藤本。块根肥厚圆柱状。茎较粗，具纵棱及槽，多分枝，被白色伸展柔毛。叶互生；叶柄具纵条纹，被长柔毛；卷须3～7分歧，被柔毛；叶片纸质，轮廓近圆形或近心形，长宽均约5～20cm，常3～7浅裂至中裂，稀深裂或不分裂而仅有不等大粗齿，裂片菱状倒卵形、长圆形，边缘常再浅裂，基部心形，表面深绿色，粗糙，背面淡绿色，两面沿脉被长柔毛状硬毛，基出掌状脉5条，细脉网状。雌雄异株；雄总状花序单生或与一单花并生，或在枝条上部者单生，总状花序长10～20cm，粗壮，具纵棱及槽，被微柔毛，顶端有5～8朵花，单花花梗长约15cm，小花梗长约3mm，小苞片倒卵形或阔卵形，中上部具粗齿，基部具柄，被短柔毛；花萼筒状，长2～4cm，先端扩大，被短柔毛，裂片披针形，全缘；花冠白色，裂片倒卵形，先端中央具1绿色尖头，两侧具丝状流苏，被柔毛；花药靠合，花丝分离，粗壮，被长柔毛；雌花单生，花梗被柔毛；花萼筒圆筒形，裂片和花冠同雄花；子房椭圆形，绿色，柱头3枚。果实椭圆形或圆形，成熟时黄褐色或橙黄色。种子卵状椭圆形，压扁，淡黄褐色，近边缘处具棱线。花期5～8月，果期8～10月。

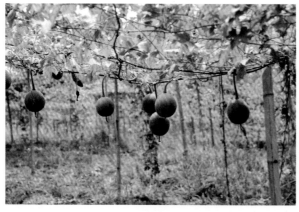

栝楼

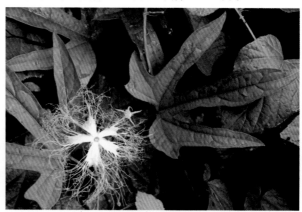

中华栝楼

中华栝楼：本种与栝楼十分相似，唯其植株较小；叶片常 3～7 深裂几达基部，裂片线状披针形或倒披针形，极稀具小裂片；雄花的小苞片较小，通常长 5～16mm，宽 5～11mm；花萼裂片线形；种子棱线距边缘较远。

【生境分布】

　　栝楼：常生长于海拔 200～1800m 的山坡林下、灌丛中、草地和村旁田边，或在自然分布区内，广为栽培。产于万州、武隆、秀山、大足、铜梁。分布于华北、中南、华东及辽宁、陕西、甘肃、四川、重庆、贵州、云南等地。

　　中华栝楼：生于海拔 200～1750m 的山坡或林边。喜温暖潮湿气候，较耐寒，不耐干旱。选择向阳、土层深厚、疏松肥沃的砂质壤土地块栽培为好。不宜在低洼地及盐碱地栽培。用种子、分根及压条繁殖，以分根繁殖为主。产于丰都、武隆、彭水、酉阳、南川、长寿、合川、璧山、铜梁、永川等地。分布于甘肃（东南部）、陕西（南部）、江西、湖北（西南部）、重庆、贵州、云南（东北部）等地。

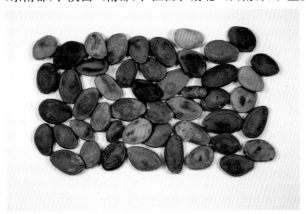

瓜蒌子（炒黄）

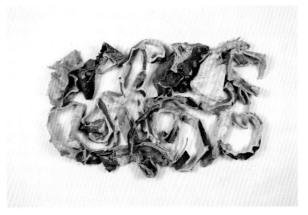

瓜蒌皮（丝）

　　【采集加工】 果实成熟时采收。采时，用剪刀在距果实 15cm 处，连茎剪下，悬挂通风干燥处晾干，即成全瓜蒌。采时将种子及瓤取出，晒干即成瓜蒌皮。

　　【药材鉴别】

　　性状鉴别

　　果实：类球形或宽椭圆形，长 7～10cm，直径 6～8cm。表面橙红色或橙黄色，顶端有圆形的花柱残基，基部略尖，具残存果梗。质脆，易破开，果瓤橙黄色，黏稠，与多数种子黏结成团。具焦糖气，味微酸甜。

　　果皮：栝楼果瓣呈舟状，边缘内卷曲 7～10cm。外表面橙红色或橙黄色，皱缩，有的有残存柱基或果梗残迹，内表面黄白色。质较脆。具香甜气，味甘、微酸。中华栝楼果瓣长 9～12cm，外表面浅橙黄色，平滑不皱。

　　【化学成分】 栝楼的成熟果实含三萜皂苷、脂肪酸、树脂、糖类和色素等。果肉中还含丝氨酸蛋白酶 A 及 B。果皮含有 17 种氨基酸和 11 种无机元素。

　　脂肪酸类：瓜蒌酸、1-瓜蒌酸-2-亚麻酸-3-棕榈酸甘油酯、1-瓜蒌酸-2,3-二亚麻酸甘油酯、石榴酸、亚油酸、油酸、棕榈酸、硬脂酸、亚麻油酸、亚油烯酸等。

　　三萜及其苷类：栝楼仁二醇、7-氧代二氢栝楼仁二醇、5-脱氢栝楼仁二醇、异栝楼仁二醇、3-表栝楼仁二醇、7-oxoisomulti- florenol、7-氧代-8-β-D-C-异齐墩果-9（11）-烯-3,29-二醇等。

　　栝楼果皮含 7-豆甾烯-3β-醇、7-豆甾烯醇-3-O-β-D-葡萄糖苷、β-菠菜甾醇、棕榈酸、半乳糖酸 γ-内酯和半乳糖等。

　　中华栝楼果皮含棕榈酸、二十四烷酸、二十六烷酸、褐煤酸、蜂花酸、L-（-）-α-棕榈酸甘油酯、7-豆甾烯醇、7-豆甾烯-3-酮、7-豆甾烯醇-3-β-D-葡萄糖苷、二十七烷、二十九烷和三十一烷的混合物等。

　　两者果皮均含少量挥发油，以棕榈酸的含量最高，其次是亚麻酸和亚油酸。栝楼皮中的月桂酸和肉豆蔻酸的含量高于中华栝楼皮中的含量，而硬脂酸的含量低于中华栝楼皮中的含量。

【药理作用】

1. 抗血小板聚集作用：栝楼酸对胶原、ADP、肾上腺素刺激的人血小板聚集有抑制作用。栝楼酸的脂肪酸酶水解物通过抑制血小板 COX 的活性、减少 TXA2 的产生而发挥抗血小板聚集作用。

2. 抗炎作用：栝楼中的菠菜甾醇对动物角叉菜胶、热烫性足肿胀及巴豆油气囊肿肉芽组织增生均有明显抑制作用。其抗炎作用可能与抑制缓激肽、组胺、PGE2、5-HT 等炎症介质的致炎作用、抑制白细胞游走有关。

3. 祛痰作用：瓜蒌水煎剂有明显的镇咳祛痰作用。瓜蒌所含天门冬氨酸能促进骨髓淋巴细胞前体转化为成熟的淋巴细胞及辅助 B 淋巴细胞促进细胞免疫，有利于减轻炎症程度，减少分泌物。半胱氨酸能裂解痰液黏蛋白，使痰液变稀、黏度下降而易于咳出。蛋氨酸可变为半胱氨酸及胱氨酸，起协同作用。

4. 对心血管系统的影响：瓜蒌提取物能延长异丙肾上腺素作用的小鼠常压缺氧存活时间，对抗垂体后叶素所致的大鼠急性心肌缺血作用，并能显著保护缺血后再灌注损伤的大鼠。

5. 降糖作用：栝楼提取物对 α-葡萄糖苷酶活性有不同程度的抑制作用，栝楼乙酸乙酯提取物的抑制作用略强于阿卡波糖。

6. 其他作用：瓜蒌皮能提高免疫抑制小鼠吞噬系数、血清溶血素含量，促进 T 淋巴细胞转化；能提高巨噬细胞的活性及其吞噬鸡红细胞的能力，具有提高免疫抑制小鼠免疫功能的作用。

【医疗用途】

药性归经：味甘、微苦，性寒。归肺、胃、大肠经。

功能：清热涤痰，宽胸散结，润燥滑肠。

主治：肺热咳嗽，胸痹，结胸，便秘，痰浊黄稠，乳痈，肺痈，肠痈。

用法用量：内服：水煎服，9～15g；或入丸、散。外用：适量，捣敷。

使用注意：脾胃虚寒，便溏及寒痰、湿痰者慎服。反乌头。

附方：

1. 治干咳：熟瓜蒌捣烂绞汁，入蜜等份，加白矾 3g，熬膏，频含咽汁。

2. 治胸痹不得卧，心痛彻背者：栝楼实（捣）1 枚，薤白 150g，半夏 250g，白酒 500ml。上药煮取 2000ml，温服 500ml，每日 3 次。

3. 治肝气躁急而胁痛：全瓜蒌（重 50～100g）1 枚，甘草 6g，红花 2.1g。水煎服。

4. 治消渴小便多：栝楼 250g，水煎服，分多次服。

5. 治乳痈：栝楼 50g，乳香 3g。上为细末，每服 3g，温酒调下。

6. 治一切痈疽已溃未溃者：栝楼 1 枚，大甘草节 6g，没药（研末）3g。前 2 味用酒 2 碗，煎至 1 碗，去渣，入没药服。

7. 治胸闷咳嗽：栝楼果皮 15g，陈皮 9g，枇杷叶（去毛）9g。水煎服，冰糖为引。

8. 治肺痈：瓜蒌皮、冬瓜子各 15g，薏苡仁、鱼腥草各 30g。煎服。

【资源评述】 栝楼始载于《神农本草经》。《本草图经》云："栝楼……三四月内生苗，引藤蔓，叶如甜瓜叶，作叉，有细毛。七月开花，似葫芦花，浅黄色。实在花下，大如拳，生青，至九月熟，赤黄色。"《本草纲目》云"……其实圆长，青时如瓜，黄时如熟柿"，又曰"内有扁子，大如丝瓜子，壳色褐，仁色绿，多脂，作青气"。以上本草所述形态特征与栝楼 *T. kirilowii* 相似。而《滇南本草》中所载栝楼与中华栝楼 *T. rosthornii* Harms 相符。

栝楼 *T. kirilowii* 主产于山东、河南、河北，以山东肥城、长清、淄博所产瓜蒌质量最佳。销全国各地。中华栝楼 *T. rosthornii* 主产于四川、重庆。多自产自销。

同属植物绵阳栝楼 *T. mianyangensis* Yueh et R. G. Liao 分布于四川、湖北；南方栝楼 *T. damiaoshanensis* C. Y. Cheng et Yueh 分布于广西、贵州；央果栝楼 *T. stylopodifera* C. Y. Cheng et Yueh 分布于安徽、湖北、湖南、广西、贵州、四川，其果皮在部分地区亦作瓜蒌皮使用。

【参考文献】

[1] 刘金娜，温春秀，刘铭，等. 瓜蒌的化学成分和药理活性研究进展 [J]. 中药材，2013，36（5）：843-848.

[2] 王玲娜，于京平，张永清. 栝楼化学成分研究概述 [J]. 环球中医药，2014，7（1）：72-76.

[3] 徐美霞. 瓜蒌皮化学成分分离与鉴定 [D]. 山东农业大学，2013.

［4］葛洪，刘畅．瓜蒌的化学成分及药理活性研究进展［J］．浙江临床医学，2014（9）：1496-1497.

［5］叶肖栗，汤海燕，任国飞，等．栝楼提取物的 α-葡萄糖苷酶抑制活性研究［J］．西北药学杂志，2008，23（5）：306-307.

［6］张霄翔，王艳苹，王玉凤，等．瓜蒌皮对环磷酰胺致免疫功能低下小鼠免疫功能的影响［J］．中国药房，2009（9）：648-650.

瓜蒌子
Gualouzi

【别名】瓜蒌仁、栝楼仁、瓜米。

【来源】为葫芦科植物栝楼 *Trichosanthes kirilowii* Maxim. 及中华栝楼 *T. rosthornii* Harms. 的干燥成熟种子。

【采收加工】秋季分批采摘成熟果实，将果实纵剖，瓜瓤和种子放入盆内，加木灰反复搓洗，取种子冲洗干净后晒干。入药需炒制或制霜。取净栝楼子，置热锅内，用文火加热，炒至鼓起，取出，放凉。栝楼霜：取净栝楼子，碾成泥状，用布包严后蒸至上气，压去油脂，碾细。

【药材鉴别】

性状鉴别

栝楼子：卵状椭圆形，扁平，长 1.1～1.8cm，宽 0.6～1.2cm，厚约 3.5mm。表面光滑，淡棕色或棕褐色。沿边缘有 1 圈不甚明显的棱线，顶端稍尖，有 1 色浅的短条状种脐，基部钝圆或稍偏斜。种皮坚硬，剖开后内表面淡绿色，子叶 2 片，富油性。气微，味淡，有油腻感。

中华栝楼子：较大，极扁，长方椭圆形，长 1.2～2.0cm，宽 0.7～1cm，厚约 2.5mm。表面深棕色或棕褐色，圈沟明显，环边较宽，先端较宽而平截。

以个均匀、饱满、油足、味甘者为佳。

【化学成分】

栝楼子：含油脂、甾醇类、三萜类及多种氨基酸等。

油脂：含量约 26%，其中饱和脂肪酸占 30%，不饱和脂肪酸占 66.5%，以栝楼酸为主要成分。含有 1-栝楼酸-2-亚油酸-3-棕榈酸甘油酯、1-栝楼酸-2,3-二亚油酸甘油酯以及 1,3-二栝楼酸-2-亚油酸甘油酯等，前二种具有抗血栓的作用。

甾醇类：菜油甾醇、豆甾醇、7-菜油甾烯醇、谷甾醇、7,22-豆甾二烯-3-醇、7，25-豆甾二烯-3-醇、7,24-豆甾二烯-3-醇、7,22,25-豆甾三烯-3-醇、7-豆甾烯醇、5,25-豆甾二烯醇等。

三萜类：栝楼萜二醇、栝楼萜二醇-3-苯甲酸酯、7-氧代二氢栝楼萜二醇、5-去氢栝楼萜二醇、10？-葫芦二烯醇、豆甾-7,22-二烯-3-O-β-D-葡萄糖苷等。

黄酮类：2-(4-羟基-3-甲氧基苯基)-3-(2-羟基-5-甲氧基苯基)-3-氧代-1-丙醇、7-羟基色原酮、2′,4′,5′,5,7-五羟基黄酮-5′-甲醚和小麦黄素等。

苯丙素类：6-（3-羟基-4-甲氧基苯乙烯基）-4-甲氧基-2H-吡喃-2-酮、(−) 开环异落叶松树脂酚、(−) 1-O-阿魏酸-开环异落叶松树脂酚、1,4-O-二阿魏酸开环异落叶松树脂酚、(−)-松脂醇、4-松脂醇酮等。

氨基酸：以谷氨酸、精氨酸、天冬氨酸和亮氨酸含量较高。还含一种能使核糖体失去活性的栝楼子糖蛋白。

中华栝楼子：含 11-甲氧基去甲央戈宁、香草酸、小麦黄素、3-豆甾烯醇葡萄糖苷和 α-菠菜甾醇葡萄糖苷混合物等。又含多种氨基酸，以谷氨酸、精氨酸、天冬氨酸和亮氨酸含量较高。还含有栝楼仁二醇、7-氧代二氢栝楼二醇、10α-葫芦二烯醇等。

【药理作用】

1. 对心血管系统的影响：以瓜蒌皮和种子制备的注射液具有扩张离体豚鼠心脏冠状动脉、增加冠脉流量的作用。瓜蒌子中的栝楼酸在试管内对胶原、腺苷二磷酸、肾上腺素刺激的人血小板聚集有抑制作用，可抑制血小板 COX 活性，减少 TXA2 发挥抗血小板聚集作用，用于防治心脑血栓性疾病。

2. 降糖、降脂作用：瓜蒌子有降血脂的作用。瓜蒌子中花生四烯酸是人体合成前列腺素的必需物，而

种子植物

人体细胞缺乏 PG 时将引起脂代谢异常。瓜蒌子原药材及其石油醚提取部位对四氧嘧啶糖尿病模型小鼠的血糖升高有一定的抑制作用，并能促进小鼠体重增长；瓜蒌子石油醚提取部位对糖耐量有一定的改善作用。

3. 镇咳祛痰：瓜蒌仁可使小鼠的咳嗽潜伏期延长，咳嗽次数减少。瓜蒌子中的氨基酸有较好的祛痰作用，半胱氨酸能裂解痰液黏蛋白，使痰液黏度下降而易于咳出；天门冬氨酸可促进骨髓 T 淋巴细胞前体转化为成熟的 T 淋巴细胞，有利于减少炎性分泌物；蛋氨酸可转变为半胱氨酸及胱氨酸发挥作用。

4. 抗肿瘤作用：瓜蒌子挥发油对肿瘤胃癌细胞株 SGC-7901 细胞有显著的细胞毒活性；瓜蒌子中分离得到 isoetin-5′-methylether 对 A549、SK-Mel-2 及 B16F1 等肿瘤细胞有明显的细胞毒作用。瓜蒌子中栝楼素对完整细胞毒性很低，对蛋白质生物合成有明显的抑制作用，与单克隆抗体缀合制备而成的免疫毒素对肿瘤有辅助治疗作用。

5. 其他作用：瓜蒌仁所含脂肪油可致泻。瓜蒌子中亚油酸在新陈代谢、新生组织生长及受损组织的修复过程中起到重要作用；EPA 能明显提高人体免疫力，具有预防肿瘤和心血管疾病的作用。瓜蒌子油中含有丰富的维生素 E，具有较强的抗氧化作用。

【医疗用途】

药性归经：味甘，性寒。归肺、胃、大肠经。

功能：润肺化痰，滑肠通便。

主治：肠燥便秘，燥咳痰黏。

用法用量：内服：水煎服，9～15g；或入丸、散。胃弱者宜去油取霜用。外用：适量，研末调敷。

使用注意：脾胃虚冷作泻者禁服。反乌头。

附方：

1. 治咳嗽：栝楼仁霜 15g，配陈胆星、川贝母各 5g。每次服 3g，每日 2 次。

2. 治胃气痛：瓜蒌仁炒熟。煎酒服。

3. 治大便燥结：栝楼子、火麻仁各 9g。水煎服。

4. 下乳汁：栝楼炒香。酒调下 2g，睡少时。

5. 治产后恶露不尽，或经后瘀血作痛：薏苡仁 12g，桃仁、牡丹皮、瓜蒌仁各 6g。水煎，食前空腹服。

6. 治热游丹毒：栝楼子仁适量，捣烂，醋调涂。

【资源评述】栝楼 T. kirilowii 主产于山东、安徽、河南。销向全国，并出口。中华栝楼 T. rosthornii 主产于四川、重庆。多自产自销。

通过对全国 6 个主要产区的瓜蒌子质量研究发现，各地平均含量均符合国家药典规定，但产区间产区之间有效成分含量存在明显的差别，且稳定性都比较低。不同产地瓜蒌子形态差异不明显。

【参考文献】

[1] 王玲娜，于京平，张永清. 栝楼化学成分研究概述 [J]. 环球中医药，2014，7（1）：72-76.

[2] 闫永婷，何家庆，黄训端，等. 栝楼籽油的理化性质及其脂肪酸组成分析 [J]. 中国林副特产，2008（5）：29-31.

[3] Moon S S, Rahman A A, Kim J Y, et al. Hanultarin, a cytotoxic lignan as an inhibitor of actin cytoskeleton polymerization from the seeds of Trichosanthes kirilowii [J]. Bioorganic & Medicinal Chemistry, 2008, 16 (15): 7264-7269.

[4] 万丽娟，卢金清，许俊洁，等. 瓜蒌子化学成分和药理作用的研究进展 [J]. 中国药房，2015，26（31）：4440-4443.

[5] 滕勇荣，王连侠，张永清. 瓜蒌药理研究进展 [J]. 药学研究，2010，29（7）：417-419.

[6] 颜军，苟小军，徐光域，等. 栝楼籽油清除自由基作用研究 [J]. 食品科学，2008，29（11）：77-79.

[7] 李钦，陆红，陈爱君，等. 瓜蒌子降血糖作用及其有效成分初步研究 [J]. 天然产物研究与开发，2009（b05）：194-197.

[8] 金情政，李钦，赵吟. 瓜蒌子油对糖尿病小鼠降血糖作用的研究 [J]. 药学实践杂志，2015，33（4）：324-327.

天花粉

Tianhuafen

【别名】 栝楼根、白药、瑞雪、天瓜粉、花粉、屎瓜根、栝楼粉、萎粉。

【来源】 为葫芦科植物栝楼 *Trichosanthes kirilowii* Maxim. 及中华栝楼 *T. rosthornii* Harms 的干燥根。

【植物形态】 见"瓜萎"条。

【采收加工】 春、秋季均可采挖，以秋季采者为佳。挖出后，洗净泥土，刮去粗皮，切成 10～20cm 长段，粗大者可再切对开，晒干。用硫黄熏白。

【药材鉴别】

性状鉴别

栝楼根：不规则圆柱形、纺锤形或瓣块状，长 8～40cm，直径 2～5cm。外皮黄棕色，有纵皱纹及横长皮孔；外皮刮去后较光滑，黄白色，有横皱纹及残留栓皮斑块，纵剖面可见黄色纵条纹。质坚实，断面淡黄白色，粉性，导管孔明显，略呈放射状排列。气微，味微苦。

中华栝楼根：去皮者浅灰黄色至棕黄色，断面淡灰黄色，粉性稍差；具皮者显灰棕色，有网状皱纹。

【化学成分】 从鲜根汁中分离出天花粉蛋白。还得到多种氨基酸，如 α-羟甲基丝氨酸、天冬氨酸、苏氨酸、丝氨酸、谷氨酸、瓜氨酸、甘氨酸、缬氨酸、酪氨酸、苯丙氨酸、组氨酸、赖氨酸、精氨酸、鸟氨酸等。还含有肽类、核糖、木糖、阿拉伯糖、葡萄糖、半乳糖、植物凝血素等。

根含具有降血糖作用的多糖：栝楼根多糖（A、B、C、D、E）；根茎含具有抗癌和免疫活性的多糖，系由葡萄糖、半乳糖、果糖、甘露糖、木糖和小量蛋白质组成。鲜根还含 7-豆甾烯-3β-醇、7-豆甾烯-3β-醇-3-O-β-D-吡喃葡萄糖苷、泻根醇酸、葫芦苦素 B、葫芦苦素 D、23，24-二氢葫芦苦素 B 等。

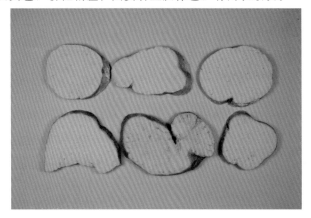

天花粉（饮片）

【药理作用】

1. 抗肿瘤作用：天花粉的主要有效成分天花粉蛋白（TCS），是抗肿瘤的主要活性成分。TCS 对肺癌、宫颈癌、绒癌、乳腺癌、肝癌、胃癌、结肠癌、卵巢癌、黑色素瘤、白血病和淋巴瘤等多种肿瘤细胞的生长与增殖具有抑制作用，并诱导其凋亡。

2. 降血糖作用：天花粉乙酸乙酯提取物和凝集素粗品具有较强的降糖作用，其中以凝集素部位为佳，凝集素为天花粉降糖的主要有效部位。

3. 终止妊娠作用：TCS 可迅速引起胎盘的滋养层细胞变性坏死，使绒毛破损，导致血循环障碍，然后加速绒毛组织退化坏死，引起炎症反应，出现胎盘循环和营养障碍，造成胎儿死亡。同时，内源性前列腺素的合成和子宫积液增加，使子宫收缩增强，导致流产。

4. 对抗炎和免疫系统的影响：TCS 能增加 IL-4、IL-2、IFN-γ 和 IL-10 的产生。TCS 通过抑制 Th1 反应改变 IL-12 生产和 IL-10 的比例，通过激活 IL-4 和 IL-10 分泌一种属于 CD8 Tc2 亚群 T 细胞，诱导相关免疫抑制表达。天花粉多糖对人 PBMC 有明显促增殖和活化作用，不同程度地上调 T 淋巴细胞亚群中 $CD3^+$，$CD4^+$，$CD8^+$ T 细胞的含量，并可诱导人 PBMC 高水平分泌产生 TNF-α、IL-6，具有明显增强免疫活性的作用。

5. 抗病毒作用：TCS 能抑制 HIV-1 和 HSV-1 病毒。TCS 主要影响 HSV-1 在人喉癌上皮细胞复制。TCS 能富集 HIV-1 病毒，使感染性严重受损；TCS 在 HSV-1 感染的细胞比未感染的细胞选择性地诱导细胞凋亡作用更强。

【医疗用途】

药性归经：味甘、微苦，性微寒。归肺、胃经。

功能：清热泻火，生津止渴，消肿排脓。

主治：热病口渴，消渴多饮，肺热燥咳，疮疡肿毒。

用法用量：内服：水煎服，9～15g；或入丸、散。外用：适量，研末撒布或调敷。

使用注意：脾胃虚寒、大便溏泄者慎服。反乌头。少数病人可出现过敏反应。

附方：

1. 治虚劳烦热，口干舌燥，烦渴：天花粉、甘草、杏仁、乌梅肉各50g。研细为末煮枣肉，入少许蜜和丸如梧桐大。每服3g，每日4～5次。

2. 治咳嗽热痰多：用天花粉50g，杏仁、桑皮、贝母各9g，桔梗、甘草各3g。水煎服。

3. 治肝经火盛，胁肋胀闷，遍身走注疼痛：天花粉15g，牡丹皮、白芍药、白芥子各6g。水煎服。

4. 治男子尿精：天花粉、泽泻、土瓜根各100g。上3味捣合下筛，以牛膝和为丸如梧子。饭前服三丸。

5. 治乳无汁：天花粉（切）一升，酒四升。煮3沸，去滓，分3服。

6. 治产后吹奶：乳香3g（研），天花粉末50g。上研令匀，温酒调6g服。

7. 治痈未溃：天花粉、赤小豆各等份，为末，醋调涂。

【资源评述】"天花粉"原称"栝楼根"，始载于《神农本草经》。"天花粉"之名始见于《雷公炮炙论》；《本草图经》至《本草纲目》前把"天花粉"和"栝楼根"作为2种药物记载；《本草纲目》则认为二者当并为一条；以后的本草著作多以"天花粉"作为本品正名，并一直沿用至今。

除此之外，以下2种同属植物的根在部分地区作天花粉入药：多卷须栝楼 T. rosthornii Harms var. multicirrata (C. Y. Chcng et Yueh) S. K. Chen，分布于重庆、四川、贵州、广东、广西等地；长萼栝楼 T. laceribractea Hayata 分布于台湾、江西、湖北、重庆、广西、广东、四川等地。

现代临床研究，天花粉用于中期引产，成功率在95％～99％。还用于治疗恶性肿瘤、异位妊娠。近年用于治疗HIV有一定疗效。天花粉蛋白具有较强的抗病毒的作用，有望是继干扰素之后另一种具有广谱抗病毒作用的蛋白。

【参考文献】

[1] 李爱峰，张永清. 栝楼的化学成分研究进展 [J]. 安徽农业科学，2012，40（30）：14713-14716.

[2] 冯果，陈娟，刘文，等. 天花粉有效成分及药理活性研究进展 [J]. 微量元素与健康研究，2015，32（6）：59-62.

[3] 李琼，叶小利，陈新，等. 天花粉降糖作用有效部位的研究 [J]. 长春中医药大学学报，2012，28（1）：9-11.

[4] 戴良图，张华，王晨曦，等. 天花粉蛋白治疗异位妊娠的临床应用及不良反应分析 [J]. 海军医学杂志，2013，34（5）：321-324.

[5] Zhou X, Yang N, Lu L, et al. Up-regulation of IL-10 expression in dendritic cells is involved in Trichosanthin-induced immunosuppression [J]. Immunology Letters，2007，110（1）：74-81.

[6] Zhou H, Jiao Z, Pan J, et al. Immune suppression via IL-4/IL-10-secreting T cells：a nontoxic property of anti-HIV agent trichosanthin. [J]. Clinical Immunology，2007，122（3）：312-322.

[7] 徐水凌，赵桂珠，屠婕红，等. 天花粉多糖对人外周血单个核细胞的免疫活性作用 [J]. 中国中药杂志，2010，35（6）：745-749.

党 参

Dangshen

【别名】大宁党参、潞党、庙党、防党参、狮头参。

【来源】为桔梗科植物党参 Codonopsis pilosula (Franch.) Nannf.、川党参 Codonopsis tangshen Oliv. 或管花党参 Codonopsis tubulosa Kom. 的根。

【植物形态】

党参：多年生草本。根长圆柱形，顶端有一膨大的根头，具多数瘤状的茎痕。茎缠绕，长而多分枝，下部疏被白色粗糙硬毛；上部光滑或近光滑。叶对生、互生或假轮生；叶柄长0.5～2.5cm；叶片卵形或广卵形，长1～7cm，宽0.8～5.5cm，基部截形或浅心形，全缘或微波状，上面绿色，被粗伏毛，下面粉绿色，被疏柔毛。花单生，花梗细；花萼绿色，裂片 5 枚，长圆状披针形，先端钝，光滑或稍被茸毛；花冠阔钟形，直径 2～2.5cm，淡黄绿色，有淡紫堇色斑点，先端 5 裂，裂片三角形至广三角形，直立；雄蕊 5 枚，花丝中部以下扩大；子房下位，3 室，花柱短，柱头 3 枚，极阔，呈漏斗状。蒴果圆锥形，有宿存花萼。种子小，卵形，褐色有光泽。花期 8～9 月，果期 9～10 月。

川党参：本种与前种的区别在于：茎下部的叶基部楔形或较圆钝，仅偶尔呈心脏形；花萼仅紧贴生于子房最下部，子房对花萼而言几乎为全上位。花、果期 6～8 月。

管花党参：本种与前两种的区别在于：茎不缠绕，多攀援或蔓生状。叶柄较短，长 5mm 以下。花萼贴生于子房中部，裂片阔卵形，长1.2mm，宽约 8mm，长不及花冠的一半；花冠管状；花丝被毛，花药龙骨状。花、果期 7～10 月。

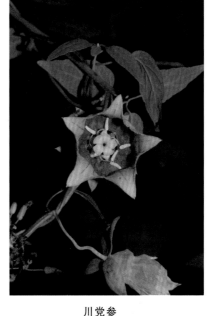

川党参

植物检索表

1. 茎不缠绕，多攀援或蔓生，花冠管状 ………………………… **管花党参**
1. 茎多缠绕，花冠阔钟状
  2. 茎下部叶心形，叶明显被毛。花萼贴生至子房中部，蒴果成熟时不变成紫红色 …………………………… **党参**
  2. 茎下部叶多披针形，花萼近全裂至子房基部；蒴果成熟时变成紫红色 …………………………… **川党参**

【生境分布】

党参：生于山地灌木丛中及林缘。党参喜冷凉气候，忌高温。幼苗期喜阴，成株喜阳光。以土层深厚、排水良好、富含腐殖质的砂质壤土栽培为宜。不宜黏土、低洼地、盐碱土和连作地上种植。产于丰都、南川、巫溪。分布于东北、华北及陕西、宁夏、甘肃、青海、河南、四川、云南、西藏等地。

川党参：生于海拔 900～2300m 的山地林边灌丛中，现有大量栽培。产于城口、巫溪、巫山、奉节、云阳、开州、忠县、丰都、涪陵、石柱、彭水、南川、武隆、江北等地。分布于陕西、湖北、湖南、重庆、四川、贵州等地。

管花党参：生于海拔 1900～3000m 间的山地灌木林下及草丛中。南川（金佛山）有栽培。分布于四川、贵州、云南等地。

【采集加工】 9～10 月采挖，洗净，晒 4～6 小时，然后用绳捆起，揉搓使根充实，经反复 3～4 次处理后，即可扎成小捆，贮藏或进行加工。

【药材鉴别】

性状鉴别

党参：根略呈圆柱形、纺锤状圆柱形或长圆锥形，少分枝或中部以下有分枝，长 15～45cm，直径 0.5～2.5cm。上部多环状皱纹，近根头处尤密；根头有多数突起的茎痕及芽痕，集成球状，习称"狮子盘头"；表面米黄或灰黄色，有不规则纵沟及皱缩，疏生横长皮孔。支根断裂处有时可见黑褐色胶状物。质柔润或坚硬，断面较平整，皮部较厚，黄白色、淡棕色或棕褐色，常有裂隙，与木部交接处有一深棕色环，木部约占根直径的 1/3～1/2，淡黄色。气微香，味甜，嚼之无渣。

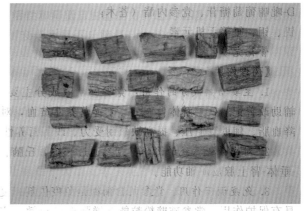

党参（段）

川党参：根下部很少分枝。表面灰棕色，栓皮常局部脱落，上部环纹较稀。断面皮部肥厚裂隙较少。味微甜、酸。

管花党参：根不分枝或下部略有分枝。表面常皱缩成纵沟，疏生横长皮孔，上部环纹稀疏；根头有球状狮子盘头，破碎处有棕黑色胶状物溢出。断面粉质或糖样角质。气微香，味微甜。

以根条肥大粗壮、肉质柔润、香气浓、甜味重、嚼之无渣者为佳。

性状检索表

1. 根上部环纹密集 ·· **党参**
1. 根上部无环纹或环纹稀疏
3. 栓皮常局部脱落，表面纵沟少；断面皮部淡棕色，与木部相接处有一暗棕色环 ·············· **川党参**
3. 栓皮不易脱落，表面纵沟多，断面皮部类白色，与木部相接处无暗棕色环 ·············· **管花党参**

【化学成分】

党参：根大部分成分是糖类，此外，还含甾醇、三萜类、生物碱、氨基酸、挥发油等成分。

多糖：有果糖，菊糖，多糖和 4 种杂多糖 CP_1、CP_2、CP_3、CP_4 等。

苷类成分：丁香苷、正己基-β-D-吡喃葡萄糖苷、乙基-α-D-呋喃果糖苷、党参苷。

甾醇及三萜类成分：蒲公英赛醇、乙酸蒲公英甾醇酯、无羁萜、α-菠菜甾醇、α-菠菜甾醇-β-D-葡萄糖苷、7-豆甾烯醇、7-豆甾烯醇-β-D-葡萄糖苷、豆甾醇、豆甾醇-β-D-葡萄糖苷、7-豆甾烯-3-酮、α-菠菜甾酮、5,22-豆甾二烯-3-酮等；还含有 codonolaside（I-V）、lancemaside（A-G）、齐墩果酸、刺囊酸、阔叶合欢萜酸、蒲公英萜醇、蒲公英萜酮等。

生物碱和含氮成分：胆碱、黑麦草碱、脲基甲酸正丁酯、焦谷氨酸 N-果糖苷、烟酸、5-羟基-2-吡啶甲醇等。还含有党参碱、党参脂、党参酸、5-羟基-2-羟甲基吡啶、烟酸挥发油、正丁基脲基甲酸酯等[2]。

氨基酸类：谷氨酸、胱氨酸、丝氨酸、组氨酸、甘氨酸、酪氨酸、精氨酸、脯氨酸、苏氨酸、蛋氨酸、缬氨酸、亮氨酸、异亮氨酸、赖氨酸、苯丙氨酸等。

其他成分：丁香醛、香草酸、2-呋喃羧酸、苍术内酯Ⅱ、苍术内酯Ⅲ、5-羟甲基糠醛、棕榈酸甲酯，以及无机元素等。近有发现含有白芷内酯、补骨脂内酯和琥珀酸等。

党参中共鉴定了 64 种挥发性化合物，包括醇类 10 种，醛类 20 种，萜类 14 种，酮类 3 种，酯类 4 种，呋喃类 4 种，羧酸类 3 种，烯烃类 1 种，烷烃 1 种，硫化物 2 种，其他类化合物 2 种。其中正己醛、2-己烯醛和正己醇相对百分含量较高，为党参主要的挥发性成分；潞党、白条党、纹党、凤党、板桥党正己醛相对百分含量分别为 54.89%、59.01%、55.07%、42.42%、56.74%，是党参特殊香气的最重要的挥发性成分。潞党鉴定出的挥发性成分多达 61 种，包括 2-异丙基-3-甲基-3,5-己二烯醛（0.38%）等 8 种特异成分。潞党正己醛含量显著高于板桥党、纹党、凤党，与相同基原的白条党无显著性差异；3 年生潞党正己醇含量显著高于二年生正己醇含量。

川党参：根含多糖、蒲公英赛醇、乙酸蒲公英甾醇酯、无羁萜、豆甾醇、丁香苷、党参炔苷、党参苷（Ⅰ、Ⅱ、Ⅲ、Ⅳ）、（E）-2-己烯基-β-槐糖苷、（E）-2-己烯基-α-L-吡喃阿拉伯糖基（1→6）-β-D-吡喃葡萄糖苷、己基-β-龙胆二糖苷、己基-β-槐糖苷、（6R,7R）-E，E-十四碳-4,12-二烯-8,10-二炔-1,6,7-三醇-6-O-β-D-吡喃葡萄糖苷、党参内酯（苍术内酯Ⅲ）、党参酸等，以及多种氨基酸和铁、铜、钴、锰、锌、镍、砷、钒、钼、氟等无机元素。

管花党参：根含 Fe、Cu、Co、Mn、Zn、Ni、As、V、Mo、F 等无机元素和多糖。

【药理作用】

1. **主要功效成分的作用**：党参的功效成分主要为粗多糖类、皂苷类，前者的功能主要是增强免疫力、辅助改善记忆、缓解体力疲劳、改善营养性贫血，对胃黏膜损伤有辅助保护功能；后者的功能主要是辅助降血脂、辅助降血压、提高缺氧耐受力、改善营养性贫血等。

2. **对内分泌系统的影响**：党参通过兴奋下丘脑、垂体，促进 ACTH 的释放，增强肾上腺皮质和下丘脑-垂体-肾上腺皮质轴功能。

3. **免疫调节作用**：党参所含菊糖是免疫佐剂，复方党参提取物对环磷酚胺处理制作免疫抑制小鼠模型具有保护作用。党参破壁粉粒能够增强迟发超敏反应，小鼠耳肿胀度显著提高；党参破壁粉粒还能显著提高免疫抑制小鼠免疫器官的脾脏指数和胸腺指数。

4. **延缓衰老作用**：党参可以提高 CAT、SOD 活性，减少组织中过氧化脂质和脂褐质的含量，具有抗氧化、清除自由基、抑制脑细胞凋亡、延缓衰老等作用。党参可使急性衰老模型小鼠的脾脏、胸腺指数均显著升高，修复损伤的脾脏超微结构，脾脏组织中 CD138 表达增加、血清中 IgG、IgM 和补体 C3、C4 含量显著增加。

5. 对消化系统的影响：党参能促进小肠吸收功能，调节缓解消化道平滑肌痉挛；减小溃疡大鼠的溃疡面积，降低溃疡发生率，并能抑制胃酸分泌。

6. 对循环系统的影响：党参能改善心肌能量代谢，对心肌缺血再灌注损伤具有明显的保护作用。还可改善机体血液流变性和微循环，降低红细胞硬化指数，抑制形成体外试验性血栓。党参多糖能促进脾脏代偿性造血功能，对溶血性血虚模型小鼠能显著升高外周血血压，并能促进 $^{60}Co\text{-}\gamma$ 射线照射后小鼠内源性脾结节生成。

7. 对神经系统的影响：党参能显著减少小鼠自主活动次数，延长因戊四氮、硝酸士的宁所致的惊厥、死亡时间，减少惊厥和死亡数，还能延长戊巴比妥钠及乙醚引起的睡眠时间，具有镇静、催眠、抗惊厥作用。党参多糖能改善东莨菪碱、亚硝酸钠和乙醇所致记忆障碍模型小鼠学习记忆。

8. 耐缺氧、抗疲劳、抗应激作用：党参发酵液均能够显著延长小鼠游泳时间以及缺氧死亡时间，并能抑制血清尿素氮的产生，提高小鼠肝糖原的含量。党参水煎剂能增强小鼠抗应激反应能力、增强其抗热刺激和耐缺氧能力，延长其低温游泳时间。

9. 其他作用：党参还具有抗菌、抗炎、祛痰、平喘、抗肿瘤和抗辐射等作用。

【医疗用途】

药性归经：味甘，性平。归脾、肺经。

功能：健脾补肺，益气生津。

主治：脾胃虚弱，食少便溏，四肢乏力，肺虚喘咳，气短自汗，气血两亏诸证。

用法用量：内服：水煎服，6～15g；或熬膏、入丸、散。生津、养血宜生用，补脾益肺宜炙用。

使用注意：实证、热证禁服；正虚邪实证不宜单独应用。

附方：

1. 补元气，强筋力：党参 5g，沙参 25g，桂圆肉 20g。水煎服，每日 2 次。亦可泡酒服。

2. 治小儿自汗症：党参 15g，黄芪 10g。水煎分 3 次服，1 岁以内减半。

3. 治小儿口疮：党参 30g，黄柏 15g。共为细末，吹撒患处。

4. 治脱肛：党参 30g，升麻 9g，甘草 6g。水煎 2 次，早晚各 1 次。

【资源评述】党参属植物在我国约有 40 余种，四川、重庆有 27 种，占全国党参种类的 69.2%，可供药用的有 21 种，其中常用的有 4 种。重庆产量最大的品种为川党参。清·光绪《大宁县志》载："药之属，党参以狮子头、菊花心为上品，产鞋底山、关口山及林橦垭等处。"海拔 1800m 的猫儿背林区，至今尚存清·雍正年间的完好石碑，石刻谓之曰："山之高，水之冷，五谷不长，唯产党参。"

《中国药典》2015 年版收载有 3 种，即桔梗科党参 *Codonopsis pilosula*（Franch.）Nannf.、素花党参 *C. pilosula* var. *modesta*（Nannf.）L. T. Shen. 和川党参 *C. tangshen* Oliv.。

党参商品根据其产地、来源分为如下几种：

潞党（党参 *Codonopsis pilosula*）多为栽培，主产于山西长治、平顺、壶关、黎城、陵川、屯留、长子、武乡、辽县、代县、五台等地，产于五台习称"台党"。河南、内蒙古、河北亦产。东党（党参 *Codonopsis pilosula*）为野生品，主产于黑龙江铁力、虎林、密山，吉林的桦甸、蛟河、永吉，辽宁丹东、锦州、本溪。主销东北、华北。

条党又称单枝党（来源川党参 *C. tangshen*），主产于重庆、湖北、陕西。主产重庆的东部、南部等地区。根据产地及加工方式不同，有不同的商品名。产于重庆巫溪称"大宁党"，产于巫山称"庙党"，产于湖北恩施板桥镇称"板党"。

白党又称叙党（管花党参 *C. tubulosa*），主产于贵州毕节、六盘水及遵义，云南凉山州，四川东南部等地。因历史上集散于宜宾的叙永，故称"叙党"。性状多圆锥形，具芦头，表面黄褐色或灰褐色，体硬，断面黄白色，糖质少，味微甜。

纹党又称西党（素花党参 *C. pilosula* var. *modesta*），产于甘肃、陕西、四川西北部等地。以甘肃的武都地区与四川交界外的文县多产。

此外，川鄂党参 *C. henryi* Oliv. 在湖北、重庆、四川部分地区亦作党参药用。

据研究，管花党参多糖含量高于党参。抗缺氧、抗疲劳的作用亦优于党参。在四川、云南、贵州等地资源丰富，可开发利用。不同产地、规格的党参多糖含量差异较大，板桥党、庙党高达84%和72%，潞党为48%。抗疲劳作用，以云南宣威党参、庙党和管花党参为优，板桥党参、潞党、文党次之。目前，巫山县已开始进行川党的规范化种植，栽培面积达3万余亩。

【参考文献】

[1] 张淑君，李明，王震寰，等. 轮叶党参的化学成分及药理作用研究进展概述 [J]. 中国药师，2016，19（2）：347-350.

[2] 冯佩佩，李忠祥，原忠. 党参属药用植物化学成分和药理研究进展 [J]. 沈阳药科大学学报，2012，29（4）：307-311.

[3] 冯亚静，王晓霞，庄鹏宇，等. 党参的化学成分研究 [J]. 中国中药杂志，2017，42（1）：135-139.

[4] 郭琼琼，李晶，孙海峰，等. 党参挥发性成分分析及其特殊香气研究 [J]. 中药材，2016，39（9）：2005-2012.

[5] 樊长征，洪巧瑜. 党参对人体各系统作用的现代药理研究进展 [J]. 中国医药导报，2016，13（10）：39-43.

[6] 贾宁，王汉，郑晶. 复方党参提取物对环磷酰胺处理小鼠免疫功能的调节作用 [J]. 中国实验方剂学杂志，2011，17（17）：206-209.

[7] 吴君，黄萍，成金乐，等. 党参破壁粉粒增强免疫功能及抗疲劳作用的研究 [J]. 中国实验方剂学杂志，2011，17（4）：179-181.

[8] 耿广琴，杨雅丽，李扬，等. 党参水提物对D-半乳糖致衰老模型小鼠肝、肾线粒体呼吸链复合体Ⅰ、Ⅳ酶活性及线粒体结构的影响 [J]. 中医研究，2015，28（1）：67-70.

[9] 郑天珍，李伟，张英福，等. 党参对动物小肠推进运动的实验研究 [J]. 甘肃中医药大学学报，2001，18（1）：19-20.

[10] 成金乐，邓雯，黄萍，等. 党参破壁粉粒的抗溃疡作用与急性毒性实验研究 [J]. 西北药学杂志，2011，26（2）：120-122.

[11] 钟灵. 党参对心肌缺血/再灌注损伤家兔血流动力学和心肌酶的影响 [J]. 中国老年学，2012，32（5）：966-968.

[12] 刘福青. 党参合剂对急性心肌缺血大鼠血液流变学的影响 [J]. 中成药，2013，35（6）：1152-1154.

[13] 张振东，吴兰芳，景永帅，等. 党参多糖对小鼠学习记忆作用研究 [J]. 山地农业生物学报，2010，29（3）：242-245.

[14] 刘燎原，曹兰秀，彭来祥，等. 党参发酵液对小鼠抗疲劳耐缺氧的实验研究 [J]. 湖南中医杂志，2015，31（3）：148-150.

南沙参

Nanshashen

【别名】四叶沙参。

【来源】为桔梗科植物轮叶沙参 Adenophora tetraphylla（Thunb.）Fisch. 的干燥根。

【植物形态】茎高大，可达1.5m，不分枝，无毛，少有毛。茎生叶3~6枚轮生，无柄或有不明显叶柄，叶片卵圆形至条状披针形，长2~14cm，边缘有锯齿，两面疏生短柔毛。花序狭圆锥状，花序分枝（聚伞花序）大多轮生。蒴果球状圆锥形或卵圆状圆锥形。种子黄棕色，矩圆状圆锥形，稍扁，有1条棱，并由棱扩展成1条白带，长1mm。花期7~9月。

【生境分布】生于海拔2000m以下的草地和灌丛，海拔3000m的向阳草坡和丛林中也有生长。家种沙参多栽于土层厚、肥沃、排水良好的砂质壤土中。产

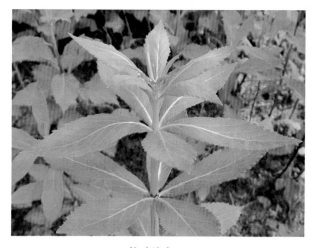

轮叶沙参

于巫溪、云阳、南川、涪陵。

【采收加工】春、秋二季采挖，除去须根，洗后趁鲜刮去粗皮，洗净，干燥。

【药材鉴别】

性状鉴别：本品呈圆锥形或圆柱形，略弯曲，长 7～27cm，直径 0.8～3cm。表面黄白色或淡棕黄色，凹陷处常有残留粗皮，上部多有深陷横纹，呈断续的环状，下部有纵纹及纵沟。顶端具 1 或 2 个根茎。体轻，质松泡，易折断，断面不平坦，黄白色，多裂隙。气微，味微甘。

【化学成分】含 β-谷甾醇、胡萝卜苷、蒲公英萜酮、羽扇豆烯酮、氨基酸、多糖、磷脂类成分及微量元素（Ca、K、Mg、Sr、Fe、P）等。还含有 α-香树脂醇乙酸酯、羽扇豆醇乙酸酯、无柄沙参酸-3-O-异戊酸酯、胡萝卜苷、正十五烷酸、邻苯二甲酸二己酯、汉黄芩苷、愈创木酚、β-D-吡喃葡萄糖苷、5-羟甲基糠醛、黄芩苷等。

【药理作用】

1. 免疫调节、抗辐射作用：南沙参水煎浓缩液可提高小鼠细胞免疫和非特异性免疫，且可抑制体液免疫，具有调节免疫平衡功能。南沙参多糖能使受 ^{60}Co-γ 射线照射后的小鼠染色体畸变率、外周血淋巴细胞微核数以及精子畸变率降低，从而表现出对遗传损伤的拮抗作用。

2. 保肝作用：南沙参多糖（RAPS）能显著降低 D-氨基半乳糖（D-Gal）及 CCl_4 所致急性肝损伤小鼠及肝细胞培养液中的 AST、ALT、MDA 含量，并能提高肝损伤小鼠肝组织 SOD、GSH-Px 活性，明显减轻肝组织损伤；南沙参多糖对慢性乙型肝炎患者有较好的保肝、降酶、改善临床症状等作用。

3. 抗衰老和清除氧自由基作用：南沙参多糖能够降低老龄小鼠肝、脑脂褐素含量，增加睾酮含量，并且降低单胺氧化酶活性，具有抗衰老作用。南沙参多糖对 Lewis 肺癌瘤株感染小鼠肺癌病变引起的 SOD 含量减少、GSH-Px 活性降低有明显的保护和恢复作用，并使脂质过氧化的终产物 MDA 含量下降，减少其损伤。RAPS 对超氧自由基有清除作用，尤其是对危害性极大的羟基自由基有较强的直接清除作用。

4. 改善学习记忆障碍的作用：南沙参多糖对东莨菪碱、亚硝酸钠和乙醇引起的小鼠学习记忆的损害具有明显的改善作用，作用与影响脑中神经递质及血糖有关。

【医疗用途】

药性归经：味甘，性微寒。归肺、胃经。

功能：养阴清肺，益胃生津，化痰，益气。

主治：肺热燥咳，阴虚劳嗽，干咳痰黏，胃阴不足，食少呕吐，烦热口干。

用法用量：内服：煎汤，9～15g。

使用注意：不宜与藜芦同用。

附方：

1. 治气管炎：南沙参 10～20g。水煎服。

2. 治肺热咳嗽，无痰，咽干：南沙参、桑叶、麦冬各 20g，杏仁、贝母、枇杷叶各 15g。水煎服。

【资源评述】沙参在历代本草中都有记载，《本草从新》首次把沙参分为南沙参和北沙参。南沙参在我国分布很广，蕴藏丰富，长期以野生资源入药。以贵州、四川及甘肃产量较大，另外云南、湖北、河南、山西、山东、陕西、甘肃、新疆、内蒙古、江苏、浙江、安徽、黑龙江、吉林等地亦产。

南沙参也是重要的食药两用品种，市场需求逐渐扩大，野生资源还能利用多长时间的问题值得思考。在开发利用南沙参资源的同时，应加强南沙参资源的动态监测工作，并积极开展南沙参人工栽培技术研究。另外，除轮叶沙参、沙参外，同属丝裂沙参 *A. capillaris* Hemsl.、杏叶沙参 *A. hunanensis* Nannf.、鄂西沙参 *A. hubiensis* Hong 等多种植物也作南沙参用。

【参考文献】

[1] 徐谦，李振麟，赵彦敏，等. 南沙参的化学成分 [J]. 中国实验方剂学杂志，2016，22（7）：58-61.

[2] 魏巍，吴疆，郭章华. 南沙参的化学成分和药理作用研究进展 [J]. 药物评价研究，2011，34（4）：298-300.

[3] 辛晓明，张倩，王浩，等. 南沙参的化学成分及药效学研究进展 [J]. 中国实用医药，2008，3（28）：188-189.

[4] 梁莉，乔华，王婷，等. 南沙参多糖对 CCl_4 及 D-氨基半乳糖致急性肝损伤的保护作用 [J]. 中药药理与临床，2008，24（4）：38-40.

[5] 梁莉，乔华，王婷，等．南沙参多糖治疗慢性乙型肝炎 30 例疗效观察［J］．中国药师，2008，11（3）：261-263.

[6] 张涛，马艳杰，王晓琴．沙参属植物化学成分与药理作用研究进展［J］．北方药学，2013，10（6）：74-75.

桔 梗

Jiegeng

【别名】梗草、卢茹、房图、苦梗、苦桔梗、大药、苦菜根。

【来源】为桔梗科植物桔梗 *Platycodon grandiflorus*（Jacq.）A. DC. 的干燥根。

【植物形态】多年生草本，高 30～120cm。全株有白色乳汁。主根长纺锤形。茎通常不分枝或上部稍分枝。叶 3～4 片轮生、对生或互生；无柄或有极短的柄；叶片卵形至披针形，长 2～7cm，宽 0.5～3cm，先端尖，基部楔形，边缘有尖锯齿，下面被白粉。花 1 朵至数朵单生茎顶或集成疏总状花序；花萼钟状，裂片 5 枚；花冠阔钟状，直径 4～6cm，蓝色或蓝紫色，裂片 5 枚，三角形；雄蕊 5 枚，花丝基部变宽，密被细毛；子房下位，花柱 5 裂。蒴果倒卵圆形，熟时顶部 5 瓣裂。种子多数，褐色。花期 7～9 月，果期 8～10 月。

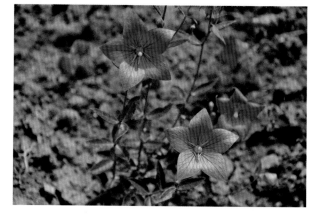

桔梗

【生境分布】生于山地草坡、林缘或有栽培。喜凉爽气候，耐寒，喜阳光。宜栽培在海拔 1100m 以下的丘陵地带半阴半阳的砂质壤土中，以富含磷钾肥的中性夹沙土生长较好。用种子繁殖，分直播法和育苗移栽法。巫溪、石柱、武隆、彭水、南川等地有栽培。分布于全国各地区。

【采集加工】播种两年或栽培当年秋季采挖，割去茎叶，挖出全根，洗净泥土，乘鲜用碗片或竹片刮去外皮，放清水中浸 2～3 小时，捞起，晒干；或去芦切片，晒干。

【药材鉴别】

性状鉴别：根圆柱形或纺锤形，下部渐细，有的分枝，长 6～20cm，直径 1～2cm。表面淡黄白色，微有光泽，皱缩，有扭曲的纵沟，并有横向皮孔斑痕及支根痕，有时可见未刮净的黄棕色或灰棕色栓皮；上端根茎（芦头）长 0.5～4cm，直径约 1cm，具半月形的茎痕，呈盘节状。质硬脆，易折断，折断面略不平坦，可见放射状裂隙，皮部类白色，形成层环棕色，木部淡黄色。气微，味微甜、苦。

以根肥大、色白、质充实、味苦者为佳。

【化学成分】根主要含三萜皂苷，包括桔梗皂苷 A、C、D、D₂、D₃，去芹菜糖基桔梗皂苷 D、D₃，2′-O-乙酰基桔梗皂苷 D₂，3″-O-乙酰基桔梗皂苷 D₂，远志皂苷 D、D₂，2″-O-乙酰基远志皂苷 D、D₂，3″-O-乙酰基远志皂苷 D、D₂，桔梗苷酸-A 甲酯，2-O-甲基桔梗苷酸-A 甲酯，桔梗苷酸-A 内酯（platyconic acid-A lactone）；其中主成分是桔梗皂苷 D、桔梗皂苷 A（2′-O-乙酰基桔梗皂苷 D）、桔梗皂苷 C（3″-O-乙酰基桔梗皂苷 D）。

多种混合皂苷经完全水解所产生的皂苷元有桔梗皂苷元、远志酸，以及少量的桔梗酸 A、B、C；如混合皂苷进行部分水解，则得到 8 种次皂苷，它们在分离过程中是以甲酯形式分得 3-O-β-D-吡喃葡萄糖基远志酸甲酯、3-O-β-昆布二糖基远志酸甲酯、3-O-β-D-吡喃葡萄糖基桔梗皂苷元甲酯、3-O-β-昆布二糖基桔梗皂苷元甲酯、3-O-β-龙胆二糖基桔梗皂苷元甲酯、3-O-β-D-吡喃葡萄糖基桔梗酸 A 内酯甲酯、3-O-β-D-吡喃葡萄糖基桔梗酸 A 二甲酯、2-O-甲基-3-O-β-D-吡喃葡萄糖基桔梗酸 A 二甲酯等。

黄酮类：黄杉素、（2R,3R）黄杉素-7-O-α-L-吡喃鼠李糖基（1→6）-β-D-吡喃葡萄糖苷、槲皮素-7-O-葡萄糖苷、槲皮素-7-O-芸香糖苷、木犀草素-7-O-葡萄糖苷、芹菜素-7-O-葡萄糖苷、木犀草素、芹菜素等。

酚类化合物：咖啡酸、绿原酸、香草酸异阿魏酸、间-香豆酸、对-香豆酸、3,4-二甲氧基酸、α-二羟基酸、对羟基苯甲酸、2-羟基-4-甲氧基苯甲酸和 2,3-二羟基羧酸等。

根还含白桦脂醇、α-菠菜甾醇、α-菠菜甾醇-β-D-葡萄糖苷、菠菜甾醇、Δ^7-豆甾烯醇、β-谷甾醇等。

【药理作用】

1. 祛痰、镇咳、平喘作用：桔梗皂苷胶囊能延长组胺引喘及枸橼酸致咳的潜伏期，减少咳喘次数，增加呼吸道的酚红排泄量。桔梗水提物可使哮喘模型豚鼠引喘潜伏期延长，升高血清 IFN-γ 水平，增强细胞免疫功能和非特异性抗感染能力，抑制 B 淋巴细胞增殖及 IgE 分泌，起到平喘作用。

2. 抗炎作用：桔梗皂苷对鹿角菜胶性急性炎症和棉球性慢性炎症均有抑制作用，并通过抑制慢性支气管炎模型小鼠肺组织中炎性细胞因子和自由基的生成而达到抗炎作用。

3. 抗肿瘤作用：桔梗皂苷对人肝癌 Bel-7402、胃癌 BGC-823、乳腺癌 MCF-7、白血病细胞 K562 等肿瘤细胞有抑制增殖和诱导凋亡的活性，其体外抗肿瘤活性与皂苷结构存在明显的构效关系。

4. 降糖、保肝作用：桔梗水提醇沉上清部分能增强糖尿病大鼠的胰岛素敏感性，修复胰腺损伤，改善糖耐量水平；对离体和在体的 α-葡萄糖苷酶活性有显著的抑制作用；对 IGT 小鼠餐后各时段血糖的升高均有显著改善作用，显著降低糖尿病大鼠的血脂水平并有效抑制肾脏并发症。桔梗总皂苷能降低高糖高脂糖尿病模型大鼠 GLU、TC、TG、LDL 的水平，升高血清 HDL 水平和改善肝功能；对 2 型糖尿病肝病大鼠血糖、血脂代谢紊乱和肝脏组织的病理改变也有改善作用。

5. 抗氧化作用：桔梗皂苷可以显著提高抗氧化酶 SOD 活性和降低超氧自由基、羟基自由基和 H_2O_2、NO 等自由基及 iNOS 活性，对机体氧化应激损伤有明显改善作用。桔梗皂苷 D 能抑制氧化型低密度脂蛋白诱导的内皮细胞氧化应激损伤。

6. 抑制肺纤维化作用：桔梗皂苷 D 能有效降低肺纤维化模型大鼠血清中 C-I、PIIIP、HA 的含量，下调大鼠肺组织 TGF-β mRNA 表达，有效地改善肺纤维化大鼠的一般临床症状。桔梗皂苷能明显抑制慢性支气管炎小鼠支气管胶原纤维增生，改善气道重塑各项指标（总管壁厚度、内壁厚度、平滑肌厚度），减少 MMP9 和 TIMP-1 表达水平。

7. 其他作用：桔梗还具有抑制血管生成、抑菌和降脂等作用。

【医疗用途】

药性归经：味苦、辛，性平。归肺经。

功能：宣肺，祛痰，利咽，排脓。

主治：咳嗽痰多，咽痛音哑，肺痈吐脓，胸闷不畅。

用法用量：内服：水煎服，3~10g；或入丸、散。外用：适量，烧灰研末敷。

使用注意：阴虚久咳及咳血者禁服；胃溃疡者慎服。内服过量可引起恶心呕吐。

附方：

1. 治风热咳嗽痰多，咽喉肿痛：桔梗 9g，桑叶 15g，菊花 12g，杏仁 6g，甘草 9g。水煎服。

2. 治肺痈吐血：桔梗 9g，冬瓜仁 12g，薏苡仁 15g，芦根 30g，金银花 30g。水煎服。

3. 治风热咳嗽，咽膈不利：桔梗、甘草、防风各等份。水煎服。

4. 治肺虚声音不出：桔梗（用蜜炙）10g，诃子肉 2 个，甘草 10g（半生半炙）。水煎分多次含咽。

5. 治腹胀：桔梗、枳壳（炙，去穰）各 50g。水煎，分二服。

【资源评述】 桔梗始载于《神农本草经》，列为下品。《本草经集注》载："桔梗，近道处处有，叶名隐忍，二三月生，可煮食之。"《新修本草》载："人参苗似五加阔短，茎圆，有三四桠，桠头有五叶，陶引荠苨乱人参，谬矣。且荠苨、桔梗，又有叶差互者，亦有叶三四对者，皆一茎直上，叶既相乱，惟以根有心无心为别尔。"《本草图经》载："今在处有之，根如小指大，黄白色，春生苗，茎高尺余，叶似杏叶而长椭，四叶相对而生，嫩时亦可煮食之，夏开花紫碧色，颇似牵牛子花，秋后结子，八月采根……其根有心，无心者乃荠苨也。"《本草纲目》则进一步将桔梗与荠苨分为二条，认为两者性味功效皆不同。据诸家本草记述，所载桔梗与今所用桔梗相符。

现商品桔梗以栽培品为主，内蒙古、山东、浙江、陕西、安徽、四川、重庆、云南等地均有栽培，以东北、华北产量大，称"北桔梗"；传统认为华东产的质量较好，称"南桔梗"。

桔梗属为单种属，北至原苏联西伯利亚，南至我国广东、广西、云南均有分布。《中国药典》规定桔梗含桔梗皂苷 D（$C_{57}H_{92}O_{28}$）不得少于 0.10%。据对全国不同产地桔梗的比较，不同产地桔梗中桔梗皂苷 D 的含量差异较大。桔梗在 20 世纪 70 年代种植迅速发展，不同产地生态环境差异极大，同时各地引种栽培种源混乱，可能是其质量差异的主要原因。除药用外，朝鲜族也以桔梗做咸菜食用，现栽培的桔梗也有较多用于制作咸菜，故对桔梗的良种选育宜分药用和食用定向育种。

【参考文献】

[1] 李盈，王举涛，桂双英，等．桔梗的化学成分及药理作用研究进展［J］．食品与药品，2016，18（1）：72-75.

[2] 葛鼎，王举涛，桂双英，等．桔梗化学成分作用与综合利用研究进展［J］．广州化工，2015.43（20）：7-9.

[3] 郭丽，张村，李丽，等．中药桔梗的研究进展［J］．中国中药杂志，2007，32（3）：181-186.

[4] 孙荏苒，张满云，陈勤．桔梗皂苷胶囊抗炎止咳平喘作用研究［J］．中药药理与临床，2010，26（4）：27-29.

[5] 于维颖，祝红杰．桔梗治疗支气管哮喘的药理机制研究［J］．中医药学报，2012，40（3）：38-40.

[6] 贺立立，陈勤，彭申明，等．桔梗皂苷对慢性支气管炎小鼠肺细胞中的 IL-1β 和 TNF-α 表达的影响［J］．中国细胞生物学学报，2013，35（1）：17-23.

[7] 韩向晖，叶依依，郭保凤，等．桔梗皂苷 D 配伍不同中药有效成分对乳腺癌 4T1 和 MDA-MB-231 细胞增殖及侵袭的影响［J］．结合医学学报（英文），2012，10（1）：67-75.

[8] 李伟，齐云，王梓，等．桔梗皂苷体外抗肿瘤活性研究［J］．中药药理与临床，2009，25（2）：37-40.

[9] 陈美娟，喻斌，江亚兵，等．桔梗水提醇沉上清部分对链脲菌素致糖尿病大鼠糖耐量影响的研究［J］．中药药理与临床，2010，26（1）：52-55.

[10] 陈美娟，喻斌，赵玉荣，等．桔梗对 α-葡萄糖苷酶活性的抑制作用及对 IGT 小鼠糖耐量的影响［J］．中药药理与临床，2009（6）：60-62.

[11] 陈美娟，金嘉宁，蒋层层，等．桔梗有效部位对糖尿病大鼠微血管病变干预作用研究［J］．辽宁中医药大学学报，2013（2）：23-25.

[12] 栾海艳，欧芹，齐淑芳，等．桔梗总皂苷对 2 型糖尿病大鼠肝脏的保护作用［J］．黑龙江医药科学，2009，32（3）：52-52.

[13] 陈尘，张满云，孙荏苒，等．桔梗皂苷胶囊对慢性支气管炎小鼠肺组织中抗氧化酶活性和自由基浓度的影响［J］．中国中医药科技，2010，17（4）：323-324.

[14] 王茂山，吴敬涛．桔梗皂苷 D 对氧化型低密度脂蛋白诱导的内皮细胞氧化损伤的作用［J］．食品科学，2013，34（13）：293-296.

[15] 刘琴，蔡斌，王伟，等．桔梗皂苷-D 对大鼠肺纤维化的干预作用及部分机制研究［J］．中华中医药学刊，2014，30（3）：2057-2059.

[16] 陈勤，朱敏，李杨，等．桔梗皂苷对慢性支气管炎小鼠气道重塑的干预作用研究［J］．安徽大学学报（自然科学版），2013，37（3）：1-8.

[17] 金欣，陈勤．桔梗的药理作用研究新进展［J］．现代中药研究与实践，2015，29（2）：79-82.

牛蒡子

Niubangzi

【别名】恶实、大力子、鼠粘子、黍粘子、鼠见愁。

【来源】为菊科植物牛蒡 *Arctium lappa* L. 的成熟果实。

【植物形态】二年生草本，高 1～2m。茎直立，上部多分枝，带紫褐色，有纵条棱。基生叶大形，丛生，有长柄；茎生叶互生；叶片长卵形或广卵形，长 20～50cm，宽 15～40cm，先端钝，具刺尖，基部常为心形，全缘或具不整齐波状微齿，上面绿色或暗绿色。具疏毛，下面密被灰白色短绒毛。头状花序簇生于茎顶或排列成伞房状，直径 2～4cm，花序梗长 3～7cm，表面有浅沟，密被细毛；总苞球形，苞片多数，覆瓦状排列，披针形或线状披针形，先端钩曲；花小，红紫色，均为管状花，两性，花冠先端 5 浅

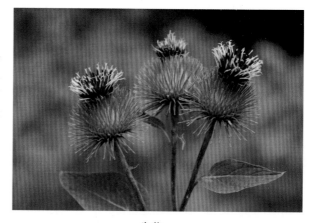

牛蒡

裂，聚药雄蕊 5 枚，与花冠裂片互生，花药黄色；子房下位，1 室，先端圆盘状，着生短刚毛状冠毛；花柱细长，柱头 2 裂。瘦果长圆形或长圆状倒卵形，灰褐色，具纵棱，冠毛短刺状，淡黄棕色。花期 6～8 月，果期 8～10 月。

【生境分布】常栽培。野生者多生于山野路旁、沟边、荒地、山坡向阳草地、林边和村镇附近。喜温暖湿润气候，耐寒、耐旱，怕涝。种子发芽适宜温度 20～25℃，发芽率 70％～90％。以土层深厚、疏松肥沃、排水良好的砂质壤土栽培为宜。产于奉节、南川、江津，栽培或野生。分布于东北、西北、中南、西南及河北、山西、山东、江苏、安徽、浙江、江西、广西等地。

【采集加工】7～8 月果实呈灰褐色时，分批采摘，堆积 2～3 天，曝晒，脱粒，扬净，再晒至全干。

【药材鉴别】

性状鉴别：瘦果长倒卵形，两端平截，略扁，微弯，长 5～7mm，直径 2～3mm。表面灰褐色或淡灰褐色，具多数细小黑斑，并有明显的纵棱线。先端较宽，有 1 圆环，中心有点状凸起的花柱残迹；基部狭窄，有圆形果柄痕。质硬，折断后可见子叶 2 片，淡黄白色，富油性。果实无臭；种子气特异，味苦微辛，稍久有麻舌感。

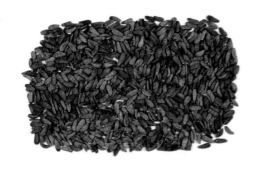

牛蒡子（炒黄）

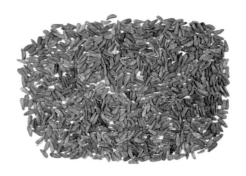

牛蒡子（生药）

以粒大、饱满、色灰褐者为佳。

【化学成分】

果实中含牛蒡苷，水解生成牛蒡苷元及葡萄糖。又含罗汉松脂酚、络石苷元、倍半木质素 AL-D 及倍半木质素 AL-F 等。

种子中含牛蒡苷、牛蒡酚（A、B、C、D、E、F、H）。又含脂肪油，其中脂肪酸成分有花生酸、硬脂酸、棕榈酸和亚油酸。还含有 β-谷甾醇、牛蒡子苷元、罗汉松脂素、8-hydroxypinoresinol、（＋）-Fraxiresinol、胡萝卜苷、邻苯二甲酸二异丁酯、9，12，15-十八碳三烯酸、二十六烷酸、亚油酸乙酯、十八烷酸甘油酯、2,3-二苄基丁内酯木脂素等。

近来用 GC-MS 法从牛蒡子挥发油中分离和鉴定出 66 个化学成分，其中有顺式-2-甲基环戊醇、7-甲基-1-辛烯、丙基环戊烷等。

【药理作用】

1. 抗肿瘤作用：牛蒡子木脂素类成分是其抗癌和抗肿瘤的活性成分，其作用机制包括抑制肿瘤细胞增殖、直接细胞毒作用、抗肿瘤细胞转移、诱导肿瘤细胞凋亡、诱导分化、免疫增强以及抗突变作用等。牛蒡子苷元对 A549、HepG2、KATO Ⅲ 等肿瘤细胞均具有细胞毒性。牛蒡子苷元可明显抑制 SMMC-7721 细胞增殖并诱导其凋亡。

2. 抗病毒作用：牛蒡子提取物可降低凝血效价，延长抑制病毒的时间，还可预防和保护治疗感染流感病毒的鸡胚。牛蒡子苷元可降低病毒感染小鼠肺指数，延长其寿命，并诱生干扰素。

3. 抗炎作用：牛蒡苷具有良好的抗急性炎症和解热作用。牛蒡子苷元可以通过下调 iNOS 的表达和酶活力来抑制 LPS 刺激的 NO、TNF-α、IL-6 过量产生。牛蒡子苷元可通过其抗氧化活性来抑制 ROS 依赖 STAT 信号，还可显著抑制 STAT1、STAT3 和 JAK2 的磷酸化来抑制 iNOS 的表达，进而降低炎症因子的表达。

4. 抗糖尿病作用：牛蒡子苷对糖尿病大鼠肾脏有一定的保护作用，可能与调控肾小球滤过屏障中相关蛋白的表达有关。牛蒡子可降低大鼠糖尿病肾脏基质细胞衍生因子 mRNA 和蛋白水平。牛蒡子苷还可抑制 NF-κB 活化及核转位并降低促炎细胞因子的水平，提高 SOD 活力，进而改善膜性肾小球肾炎病症。

【医疗用途】

药性归经：味辛、苦，性寒。归肺、胃经。

功能：疏散风热，宣肺透疹，解毒利咽。

主治：风热咳嗽，咽喉肿痛，斑疹不透，风疹瘙痒，疮疡肿毒，痄腮，丹毒。

用法用量：内服：煎汤，6～12g；或入散剂。外用：适量，煎汤含漱。

使用注意：脾虚便溏者禁服。

附方：

1. 治风热闭塞咽喉，遍身浮肿：牛蒡子 250g，半生半熟，研为末。热酒调下 5g。

2. 治风壅痰涎多，咽膈不利：牛蒡子（微炒）、荆芥穗各 5g，甘草（炙）3g。水煎服。食后夜卧。

3. 治疮疹壮热，大便坚实，或口舌生疮，咽喉肿痛：牛蒡子（炒香）10g，甘草（炙）、升麻、射干各 3g。水煎，温服。

4. 治皮肤风热，遍身瘾疹：牛蒡子、浮萍各等份。以薄荷汤调下 6g，日 2 服。

【资源评述】牛蒡子原名"恶实"，始载于《名医别录》；《卫生简易方》又称"大力子"。《新修本草》云："其草叶大如芋，子壳似栗状，实细长如茺蔚子"。《本草图经》云："恶实即牛蒡子也。生鲁山平泽，今处处有之，叶如芋而长，实似葡萄核而褐色。外壳如栗株，小而多刺，鼠过之则缀惹不可脱……根有极大者，作菜茹尤益人，秋后采子入药用。"《本草纲目》云："牛蒡古人种子，以肥壤栽之……三月生苗，起茎高者三四尺。四月开花成丛，淡紫色。结实如枫株而小，萼上细刺百十攒簇之，一株有子数十颗。……七月采子，十月采根。"各本草记载的形态及《本草图经》"蜀州恶实"附图、《本草纲目》附图均与现今使用的牛蒡 Arctium lappa 一致，现《中国药典》也收载了该种。

牛蒡子药材主产于东北、浙江等地。以东北产量大，称作"关力子"，销全国；浙江桐乡产者质佳，称作"杜大力"，主销江苏、浙江。其他各地产者，多自产自销。

《中国药典》规定牛蒡子含牛蒡苷（$C_{27}H_{34}O_{11}$）不得少于 5.0%。有文献报道，比较辽宁凤城、黑龙江木兰、江苏南京、福建泉州、贵州贵阳等 5 产地商品牛蒡子所含牛蒡苷元含量发现，以福建泉州产牛蒡子的牛蒡苷含量最高。

牛蒡的根在民间也药用，其味苦、微甘，性凉。归肺、心经。散风热，消毒肿，用于风热感冒、头痛、咳嗽、热毒面肿、咽喉肿痛、齿龈肿痛、风湿痹痛、癥瘕积块、痈疖恶疮、痔疮脱肛等。药理实验发现牛蒡根能使大鼠成长加速，并超过单用基础饮食组大鼠。牛蒡根中还含有能抑制肿瘤生长的物质。此外，还具有抗菌作用。

【参考文献】

［1］李卓恒，于彩平，管海燕，等．牛蒡子化学成分的分离与鉴定［J］．中国药房，2012，23（39）：3696-3699．

［2］齐艳明，柏玲，张文治．牛蒡子化学成分研究［J］．齐齐哈尔大学学报（自然科学版），2012，28（2）：19-21．

［3］张兴德，张彩琴，刘启迪，等．牛蒡子抗肿瘤活性成分及作用机制研究进展［J］．中国现代中药，2012，14（12）：12-17．

［4］Susanti S，Iwasaki H，Itokazu Y，et al．Tumor specific cytotoxicity of arctigenin isolated from herbal plant Arctium lappa L［J］．Journal of Natural Medicines，2012，66（4）：614．

［5］郑国灿，王兵，钱程佳．牛蒡子苷元对肝癌 SMMC-7721 细胞增殖、凋亡的影响及机制探讨［J］．山东医药，2011，51（14）：13-15．

［6］王雪峰，潘翠翠，闫丽娟，等．牛蒡子提取物体外抗甲型流感病毒 FM1 株的实验研究［J］．中医研究，2007，20（6）：18-21．

［7］符林春，徐培平，刘妮，等．牛蒡子苷元复方抗流感病毒的实验研究［J］．中药新药与临床药理，2008，19（4）：266-269．

［8］张淑雅，王小萍，陈昕，等．牛蒡苷抗炎和解热作用研究［J］．药物评价研究，2013，36（6）：422-425．

［9］ Zhao F，Wang L，Liu K. In vitro anti-inflammatory effects of arctigenin, a lignan from Arctium lappa L. through inhibition on iNOS pathway. ［J］. Journal of Ethnopharmacology，2009，122（3）：457-462.

［10］ Kou X，Qi S，Dai W，et al. Arctigenin inhibits lipopolysaccharide-induced iNOS expression in RAW264. 7 cells through suppressing JAK-STAT signal pathway. ［J］. International Immunopharmacology，2011，11（8）：1095-102.

［11］ Ma S T，Liu D L，Deng J J，et al. Effect of arctiin on glomerular filtration barrier damage in STZ-induced diabetic nephropathy rats ［J］. Phytotherapy Research，2013，27（10）：1474-1480.

［12］ 蔡景英，王育斌，李华，等. 牛蒡子对糖尿病大鼠肾组织基质细胞衍生因子1表达的影响 ［J］. 武汉大学学报（医学版），2010，31（6）：746-749.

［13］ Wu J G，Wu J Z，Sun L N，et al. Ameliorative effects of arctiin from Arctium lappa on experimental glomerulonephritis in rats. ［J］. Phytomedicine，2009，16（11）：1033-1041.

青 蒿

Qinghao

【别名】草蒿、臭蒿、蒿子、草蒿子、细叶蒿、香青蒿、苦蒿、臭青蒿、香丝草。

【来源】为菊科植物黄花蒿 *Artemisia annua* L. 的干燥地上部分。

【植物形态】一年生草本，高 40～150cm。全株特殊气味。茎直立，具纵条纹，多分枝，光滑无毛。基生叶平铺地面，开花时凋谢；茎生叶互生，幼时绿色，老时变为黄褐色，无毛，有短柄，向上渐无柄；叶片通常为三回羽状全裂，裂片短细，有极小粉末状短柔毛，上面深绿色，下面淡绿色，具细小的毛或粉末状腺状斑点；叶轴两侧具窄翅；茎上部的叶向上逐渐细小呈条形。头状花序细小，球形，直径约 2mm，具细软短梗，多数组成圆锥状；总苞小，球状，花全为管状花，黄色，外围为雌花，中央为两性花。瘦果椭圆形。花期 8～10 月，果期 10～11 月。

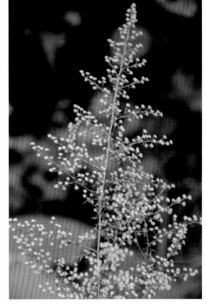

黄花蒿

【生境分布】生长于旷野、山坡、路边、河岸等处。喜温暖湿润气候，不耐阴蔽，忌涝。种子发芽温度 8～25℃。以阳光充足，疏松肥沃，富含腐殖质，排水良好的砂质壤土栽培为宜。用种子和分株繁殖。主产于酉阳、秀山、南川（因在此地区青蒿素的含量高）；重庆各地均产，野生或栽培。分布于我国南北各地。

【采集加工】7 月下旬～8 月下旬。晴天取全株叶（带少量幼枝），置阴凉处风干。

【药材鉴别】

性状鉴别：茎圆柱形，上部多分枝，长 30～80cm，直径 0.2～0.6cm；表面黄绿色或棕黄色，具纵棱线；质略硬，易折断，断面中部有髓。叶互生，暗绿色或棕绿色，卷缩，易碎，完整者展平后为三回羽状深裂，裂片及小裂片矩圆形或长椭圆形，两面被短毛。气香特异，味微苦。

以色绿、叶多、香气浓者为佳。

【化学成分】地上部分含萜类、黄酮、香豆精、挥发油类及甾醇等化合物。

萜类：青蒿素、青蒿素Ⅰ、青蒿素Ⅱ、青蒿素Ⅲ（氢化青蒿素）、去氧青蒿素、青蒿素Ⅳ、青蒿素Ⅴ、青蒿素Ⅵ、青蒿素 C、青蒿素 G、去氧异青蒿素 B、去氧异青蒿素 C、青蒿烯、青蒿酸、去氢青蒿酸、环氧青蒿酸、11R-左旋二氢青蒿酸、青蒿酸甲酯、青蒿醇、去甲黄花蒿酸、二氢去氧异青蒿素 B、黄花蒿内酯、无羁萜及 3β-无羁萜醇、β-谷甾醇、胡萝卜苷等。

黄酮类：槲皮万寿菊素-6,7,3′,4′-四甲醚、猫眼草酚、蒿黄素、3′-甲氧基猫眼草酚（猫眼草黄素）、3,5,3′-三羟基-6,7,4′-三甲氧基黄酮、5-羟基-3,6,7,4′-四甲氧基黄酮、紫花牡荆素（casticin）、中国蓟醇、5,3′-二羟基-6,7,4′-三甲氧基黄酮、5,4′-二羟基-3,6,7-三甲氧基黄酮、5,7,3′,4′-四羟基-3,6-二甲氧基黄

种子植物

酮、去甲中国蓟醇、柽柳黄素、鼠李素、槲皮素-3-甲醚、滨蓟黄素、鼠李柠檬素、金圣草素、5,2',4'-三羟基-6,7,5'-三甲氧基黄酮、5,7,8,3'-四羟基-3,4'-二甲氧基黄酮、槲皮万寿菊素-3,4'-二甲醚、山奈酚、槲皮素、木犀草素、万寿菊素、槲皮素-3-芸香糖苷、木犀草素-7-O-糖苷、山奈酚-3-O-糖苷、槲皮素-3-O-糖苷、万寿菊素-3-O-糖苷及 6-甲氧基山奈酚-3-O-糖苷等。还有芹菜素、紫云英苷、木犀草苷、7-甲氧基木犀草素、泽兰黄素、垂叶黄素、3',5,7,8-四羟基-3,4'-二甲氧基黄酮、5,4'-二羟基-3,7,3'-三甲氧基黄酮、4'-甲氧基槲皮万寿菊素、3-甲氧基槲皮万寿菊素、槲皮素-3'-O-β-D-葡萄糖苷、槲皮苷、3-甲氧基

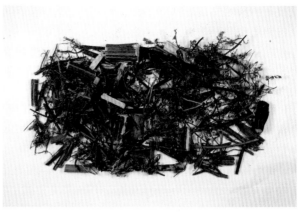

青蒿（段）

槲皮素、鼠李黄素、金圣草黄素、甲基寿菊素、蔓荆子黄素、金腰素、去甲金腰素、3'-甲氧基金圣草醇 D、甲基条叶蓟素、条叶蓟素、泽兰林素、2',4',5-三羟基-5',6,7-三甲氧基黄酮、3,4'-二甲基-槲皮万寿菊素等。

香豆精类：东莨菪素、香豆精、6,8-二甲氧基-7-羟基香豆精、5,6-二甲氧基-7-羟基香豆精及蒿属香豆精等。

香豆素类：七叶内酯、刺五加苷、秦皮啶、东莨菪内酯、东莨菪苷和 tomentin 等。

挥发油：其成分有左旋-樟脑、β-丁香烯、异蒿属酮、β-蒎烯、乙酸乙脑酯 1,8-桉叶素、香苇醇、苄基异戊酸、β-金合欢烯、玷圯烯、γ-衣兰油烯、三环烯、α-蒎烯、小茴香酮、蒿属酮、芳樟醇、异龙脑、α-松油醇、龙脑、樟烯、月桂烯、柠檬烯、γ-松油醇、异戊酸龙脑酯、γ-荜澄茄烯、δ-荜澄茄烯、α-榄香烯、β-榄香烯、γ-榄香烯、水杨酸、β-松油烯、α-侧柏烯、4-蒈烯、乙酸异龙脑酯、4-松油醇、4-乙酸松油醇酯及乙酸芳樟醇酯等。

其他：棕榈酸、豆甾醇、石南藤酰胺乙酸酯、5-十九烷基间苯二酚-3-O-甲醚、二十九醇、2-甲基三十烷-8-酮-23-醇、三十烷酸三十一醇酯、2,29-二甲基三十烷、黄花蒿双环氧化物、本都山蒿环氧化物及相对分子质量分别为 150,000、100,000 的 β-糖苷酶、玉米素、植醇、茴香酮、十八醇、苯骈呋喃衍生物等。

【药理作用】

1. 抗疟及抗血吸虫作用：青蒿素类药物（青蒿素、蒿甲醚、蒿乙醚、青蒿琥酯和还原青蒿素等）对多种疟疾的治疗有着良好的效果，且各有侧重。对各种血吸虫亦有着明显的杀伤作用。蒿甲醚、蒿乙醚、青蒿琥酯和还原青蒿素等青蒿素衍生物对血吸虫幼虫的杀伤作用最好。

2. 抗心律失常作用：青蒿素能明显抑制冠脉结扎、电刺激、乌头碱、哇巴因所致大鼠心律失常，还能改善垂体后叶素引起的大鼠心肌缺血，使心率加快。

3. 平喘作用：青蒿琥酯有着良好的平喘作用，可通过阻滞外钙内流和激活气管组织腺苷酸环化酶明显延长引喘潜伏期，缓解引喘作用，减少动物抽搐数量。青蒿琥酯可通过抑制 TLR-4 的表达，降低 TGF-β 的表达，有效的缓解甚至逆转哮喘过程并改善哮喘症状。

4. 抗系统性红斑狼疮作用：双氢青蒿素能明显降低狼疮小鼠血清中抗 ds-DNA 抗体和 TNF-α 含量，抑制 NF-κB 的活化，使肾组织中蛋白 p65 的下降，从而抑制多种免疫球蛋白及补体在肾脏沉积，减轻小鼠的肾脏损害。青蒿琥酯则可通过降低肾脏组织中炎细胞浸润、抑制系膜细胞增殖、降低肾脏血管内皮因子的表达及蛋白表达水平而起到对肾脏的保护作用，明显抑制狼疮的发生发展。

5. 抗组织纤维化作用：青蒿素可通过抑制成纤维细胞增殖及降低胶原合成，促进胶原的分解，发挥抗组织纤维化的作用。青蒿琥酯、双氢青蒿素等也有类似作用。

6. 抗变态反应及免疫抑制作用：青蒿琥酯对大鼠被动皮肤过敏反应呈抑制作用，还能抑制 III 型变态反应，抑制补体参与的体外溶血反应。青蒿素能显著抑制 ConA 诱导 T 淋巴细胞增殖。

7. 抗癌作用：青蒿素类药物不仅可以选择性抑制和（或）杀灭多种肿瘤细胞，而且毒副反应小并有良好的耐受性，对多药耐药的肿瘤细胞具有活性。青蒿琥酯有较好的抗肝癌作用，抑制肿瘤细胞增殖、诱导肿瘤细胞凋亡是作用机制之一。青蒿素及其衍生物还有一定的辐射增敏作用，青蒿素与蒿甲醚联合应用可提高鼻咽癌细胞 CNE-1 对射线的敏感性。

8. 其他作用：青蒿素类药物还具有抑制细菌、真菌的作用。

【医疗用途】

药性归经：味苦、辛，性寒。归肝、胆经。

功能：清虚热，解暑热，除骨蒸，截疟，退黄。

主治：湿邪伤阴，夜热早凉，阴虚发热，骨蒸劳热，暑邪发热，疟疾寒热，湿热黄疸。

用法用量：内服：煎汤，6～12g，治疟疾可用 20～40g，不宜久煎；鲜品用量加倍，水浸绞汁饮；或入丸、散。外用：适量，研末调敷；或鲜品捣敷；或煎水洗。

使用注意：脾胃虚寒者慎服。

附方：

1. 治暑温，暑热，暑泻，秋暑：滑石（水飞）10g，生甘草 2g，青蒿 4.5g，白扁豆 3g，连翘（去心）10g，白茯苓 10g，通草 3g。加西瓜翠衣 1 片入煎。每日 1～2 剂，水煎服。

2. 治暑毒热痢：青蒿叶 50g，甘草 3g。水煎服。

3. 退骨蒸劳热：银柴胡 4.5g，胡黄连、秦艽、鳖甲（醋炙）、地骨皮、青蒿、知母各 3g，甘草 1.5g。水二盅，煎八分，食远服。血虚甚，加当归、芍药、生地；嗽多，加阿胶、麦门冬、五味子。

4. 截疟：青蒿 500g，冬瓜叶、官桂、马鞭草各 100g。上末，发丸如胡椒大。每两分作四服，临发前一二时尽服之。

【资源评述】 青蒿之名最早见载于《五十二病方》。《肘后备急方》及其后历代医籍中均有用青蒿治疗疟疾的记载。《梦溪笔谈》指出："青蒿一类，自有两种，有黄色者，有青色者，本草谓之青蒿，亦恐有别也。陕西绥、银之间有青蒿，在蒿丛之间时有一两株，迥然青色，土人谓之香蒿，茎叶与常蒿悉同，但常蒿色绿，而此蒿青翠，一如松桧之色，至深秋，余蒿并黄，此蒿独青，气稍芬芳。"《本草纲目》中分列青蒿与黄花蒿二条，并认为青蒿能"治疟疾寒热"，而黄花蒿则"主治小儿风寒惊热"。综合本草所言，并观所附之图，青蒿为植物 *Artemisia carvifolia* Buch.-Ham. ex Roxb.（即 *A. apiacea* Hance ex Waep.）之有瘿者；黄花蒿为植物 *A. annua* L.，并多用色深青之蒿 *A. carvifolia* Buch.-Ham. ex Roxb.。但就现代研究和调查的结果比较，仅黄花蒿 *A. annua* 含有抗疟有效成分青蒿素，且资源丰富，产量极大，使用最为广泛。《中国药典》在"青蒿"条下仅收载了黄花蒿 *A. annua*。

黄花蒿为广布种，但青蒿素的含量与种质及环境有密切关系。除我国少数地区外，世界绝大多数地区生长的黄花蒿中的青蒿素含量都很低（1‰或以下），且在近缘的植物中也未发现含有青蒿素，使得青蒿素的天然资源相对贫乏。通过对华中地区武陵山地所属的川东南、鄂西、湘西及黔东北各地黄花蒿的生态环境对青蒿素含量影响研究发现，该区域内黄花蒿的青蒿素含量普遍较高，平均在 4.847‰～8.853‰，最高可达 10.221‰，其中，以重庆酉阳所产的平均值高。现重庆的酉阳已建设成青蒿的 GAP 生产基地。

近年来，对黄花蒿的研究发现，青蒿素类衍生物如青蒿琥酯和双氢青蒿素有较好生理活性，特别在抗疟方面，已被列为 WHO 推荐抗疟一线药。除抗疟作用外，尚具有抗菌、避孕、抗肿瘤、免疫调节等的作用，有进一步开发的价值。此外，青蒿还可提取精油；青蒿的其他脂溶性浸提物和水浸提物都对多种杂草有抑制生长的作用，可以作为一种植保素来抵抗病虫的侵害，甚至可作为生物农药。

【参考文献】

[1] 屠呦呦，倪慕云，钟裕容，等. 中药青蒿化学成分的研究 I [J]. 科技导报，2015，33（20）：124-126.

[2] 赵祎武，倪付勇，宋亚玲，等. 青蒿化学成分研究 [J]. 中国中药杂志，2014，39（24）：4816-4821.

[3] 黄文瑜. 湖南产青蒿挥发油化学成分的 SPME/GC/MS 研究 [J]. 湖北中医杂志，2016，38（2）：75-76.

[4] 张秋红，朱子微，李晋，等. 中药青蒿化学成分与种植研究现状 [J]. 中国医药导报，2011，8（19）：10-12.

[5] 史海霞. 中药青蒿的药理学研究进展 [J]. 武警后勤学院学报（医学版），2015，24（1）：77-80.

[6] 宋丽君，余传信. 血吸虫病治疗药物的研究进展 [J]. 医学研究杂志，2009，38（12）：16-19.

[7] 黄发军，詹光杰，张宏. 青蒿琥酯对哮喘大鼠肺组织 TLR-4 及 TGF-β_1 表达的影响 [J]. 中国医药生物技术，2011，6（4）：266-269.

[8] Li W D, Dong Y J, Tu Y Y, et al. Dihydroarteannuin ameliorates lupus symptom of BXSB mice by inhibiting production of TNF-alpha and blocking the signaling pathway NF-kappa B translocation. [J]. International Immunopharmacology，2006，6（8）：1243-1250.

[9] 金鸥阳, 张华勇, 徐婷, 等. 青蒿琥酯治疗 MRL/lpr 狼疮鼠肾炎的病理变化及机制 [J]. 实用临床医药杂志, 2007, 11 (7): 5-9.

[10] 李覃, 陈虹, 梅昕, 等. 青蒿素的免疫抑制作用及其调控机制研究 [J]. 中国药理学通报, 2011, 27 (6): 848-854.

[11] 潘麓羽, 曹建平, 陈光烈, 等. 青蒿素与蒿甲醚对人鼻咽癌 CNE-1 细胞放射增敏作用的比较研究 [J]. 辐射研究与辐射工艺学报, 2010, 28 (3): 177-180.

艾 叶
Aiye

【别名】艾、艾蒿、五月艾、白艾、蕲艾。

【来源】为菊科植物艾 *Artemisia argyi* Levl. et Vant. 的干燥叶。

【植物形态】多年生草本, 高 50～120cm。全株密被白色茸毛, 中部以上或仅上部有开展及斜升的花序枝。叶互生, 下部叶在花期枯萎; 中部叶卵状三角形或椭圆形, 长 6～9cm, 宽 4～8cm, 基部急狭或渐狭成短或稍长的柄, 或稍扩大而成托叶状; 叶片羽状或浅裂, 侧裂片约 2 对, 常楔形, 中裂片又常 3 裂, 裂片边缘有齿, 上面被蛛丝状毛, 有白色密或疏腺点, 下面被白色或灰色密茸毛; 上部叶渐小, 三裂或不分裂, 无柄。头状花序多数, 排列成复总状, 长约 3mm, 直径 2～3mm, 花后下倾; 总苞卵形; 总苞片 4～5 层, 边缘膜质, 背面被绵毛; 花带红色, 多数, 外层雌性, 内层两性。瘦果常几达 1mm, 无毛。花期 7～10 月。

【生境分布】生于荒地林缘。喜温暖湿润气候, 耐旱、耐荫。用分株繁殖。重庆市内广布。以疏松肥沃、富含腐殖质的壤土栽培为宜。分布于全国大部分地区。

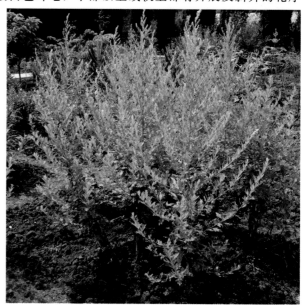

艾

【采集加工】6月（端午节前后）花未开时割取地上部分, 摘取叶片嫩梢, 晒干。

饮片加工: 艾叶炭: 取净艾叶, 置锅内, 用中火炒至外表焦黑色, 喷淋清水少许, 灭尽火星, 略炒, 取出凉透。艾叶炒炭后辛散之性大减, 增强止血功效。

【药材鉴别】

性状鉴别: 叶多皱缩, 破碎, 有短柄。完整叶片展平后呈卵状椭圆形, 羽状深裂, 裂片椭圆状披针形, 边缘有不规则粗锯齿, 上表面灰绿色或深黄绿色, 有稀疏的柔毛及腺点, 下表面密生灰白色绒毛。质柔软。气清香, 味苦。

以叶厚、色青、背面灰白色、绒毛多、质柔软、香气浓郁者为佳。

【化学成分】叶主要含有挥发油、黄酮类、桉叶烷类、三萜类、甾醇类及微量元素等。

挥发油: 叶中已鉴定出 60 个成分, 主要有 α-侧柏烯、α-蒎烯、樟烯、香桧烯、β-蒎烯、樟脑、龙脑、异龙脑、4-松油烯醇、对-聚伞花-α-醇、α-松油醇、1-辛烯-3-醇、2,4 (8)-对-盖二烯、对-聚伞花素、1,8-桉叶素、γ-松油烯、蒿属醇、α-松油烯、二甲基苏合香

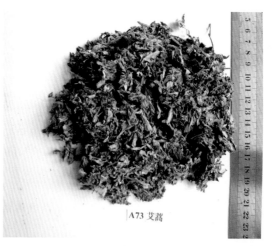

A73 艾蒿

艾（生药）

烯、顺式辣薄荷醇、马鞭草烯酮、桃金娘醇、2-甲基丁醇、2-己烯醛、顺式-3-己烯-1-醇、三环烯、反式-辣薄荷醇、反式香苇醇、顺式-香苇醇、乙酸-顺式-3-己烯醇酯、对-异丙基苯甲醛、葛缕酮、香苇烯酮、紫苏醛、乙酸龙脑酯、紫苏醇、香荆芥酚、丁香油酚、copaene、β-波旁烯、β-榄香烯、甲基丁香油酚、反式-丁香烯、β-荜澄茄油烯、顺式-β-金合欢烯、葎草烯、β-橄榄烯、反式-β-金合欢烯、β-芹子烯、γ-衣兰油烯、γ-榄香烯、α-衣兰油烯、丙酸橙花醇酯、δ-荜澄茄烯、丁香烯氧化物、喇叭醇、十五烷醛、六氢金合欢烯基丙酮、邻-苯二甲酸二丁酯、棕榈酸等。又从全株的挥发油中分得乙酸乙酯、7-辛烯-4-醇、甲基异丙基苯、1,8-桉叶素、水合樟烯、1,4-桉叶素、樟脑、龙脑、4-松油烯醇、α-松油醇、反式-香苇醇、葛缕酮、紫苏醛、乙酸龙脑酯、丁香油酚、α-金合欢烯、喇叭醇、2-N-丙基-1,3-二氧戊环、α-水芹烯、芳樟醇、2-四氢吡喃甲醇、优葛缕酮、顺式-辣薄荷醇、蒿属酮、辣薄荷酮、异辣薄荷酮、马鞭草烯酮、2,6,6-三甲基-2,4-环庚二烯酮、α-姜黄烯、二氢猕猴桃内酯、羽毛柏烯、2,2-二甲基-3-苯基丙酸乙烯酯等。

黄酮类：5,7-二羟基-6,3′,4′-三甲氧基黄酮、5-羟基-6,7,3′,4′-四甲氧基黄酮、槲皮素、柚皮素、5,7,3′-三羟基-3,6,4′-三甲氧基黄酮醇（矢车菊黄素）、5,3″-二羟基-3,6,7,4′-四甲氧基黄酮醇（紫花牡荆素）、5,7,4′-三羟基-6,3′-二甲氧基黄酮（棕矢车菊素）、芹菜素、山奈酚、木犀草素等。

桉叶烷类：柳杉二醇、魁蒿内酯、1-氧代-4β-乙酰氧基桉叶-2,11（13）-二烯-12,8β-内酯、1-氧代-4α-乙酰氧基桉叶-2,11（13）-二烯-12,8β-内酯等。

三萜类：α-香树脂醇、β-香树脂醇、无羁萜、α-香树脂醇乙酸酯、β-香树脂醇乙酸酯、羽扇烯酮、粘霉烯酮、羊齿烯酮、24-亚甲基环木菠萝烷酮、西米杜鹃醇、3β-甲氧基-9β,19-环羊毛甾-23（E）烯-25,26-二醇、β-谷甾醇等。

其他成分：豆甾醇、棕榈酸乙酯、油酸乙酯、亚油酸乙酯、反式的苯亚甲基丁二酸等以及 Ni、Co、Al、Cr、Se、Cu、Zn、Fe、Mn、Ca、Mg 等元素。

【药理作用】

1. 抗菌、抗病毒作用：艾叶乙醇提液可使葡萄孢霉、镰刀菌属、黑曲霉、短帚霉等多种霉菌活性降低；艾熏蒸对绿脓杆菌、白喉杆菌、结核杆菌、葡萄球菌等常见细菌具有抑制或杀灭作用；葡萄球菌，肺炎链球菌等在艾叶油 4×10^{-3} 浓度下有抑制作用。枯草芽孢杆菌、革兰氏阳性球菌、大肠杆菌在艾叶提取物中其活性被抑制。

2. 对呼吸系统的影响：艾烟有平喘、抗过敏作用，对乙酰胆碱所致豚鼠哮喘有防护作用，能抑制气管平滑肌痉挛收缩。艾叶油的主要成分 α-萜品烯醇作用于呼吸中枢，调节气管，有镇咳、平喘、祛痰功效，对药物性哮喘有治疗作用，能延长乙酰胆碱和组胺所引起哮喘的潜伏期，减少抽搐。

3. 镇痛作用：艾灸具有中枢性镇痛功能，可使脑内 β-内啡肽水平提高。艾叶挥发油具有明显的镇痛作用，可使小鼠热板反应时间增加，大鼠耐痛能力增强，并抑制己烯雌酚及缩宫素导致的大鼠子宫收缩，还可使小鼠扭体次数减少。

4. 抗肿瘤作用：艾叶具有抗癌细胞增殖作用，对消化道肿瘤、肺癌、乳腺癌和结肠癌等有抑制作用。艾叶中的棕矢车菊素对癌蛋白有抑制作用；艾蒿黄酮类也有抑制肿瘤活性作用。

5. 对免疫系统的影响：艾叶挥发油通过参与变态反应后续过程，抑制速发型变态反应。对小鼠体内抗体溶血素生成、小鼠单核吞噬能力、小鼠脾和胸腺的生长等均有抑制作用；体外还能抑制大鼠腹腔肥大细胞膜上 Ca^{2+}-Mg^{2+}-ATP 酶和 Mg^{2+}-ATP 酶活力，抑制 Ca^{2+} 的转运。

6. 其他作用：艾叶还具有止血抗凝、抗自由基和镇静催眠作用。

【医疗用途】

药性归经：味辛、苦，性温；有小毒。归肝、脾、肾经。

功能：温经止血，散寒止痛，祛湿止痒。

主治：吐血，衄血，崩漏，胎漏下血，月经过多，少腹冷痛，经寒不调，宫冷不孕。多治皮肤瘙痒。醋艾炭温经止血，用于虚寒性出血。

用法用量：内服：煎汤，3～9g；或入丸、散；或捣汁。外用：适量，捣绒作炷或制成艾条熏灸；或捣敷；或煎水熏洗；或炒热温熨。

使用注意：阴虚血热者慎服。

附方：

1. 治冲任虚弱，月经不调，来多不断，淋沥不止：艾叶（醋炒）、鹿角霜、干姜（炮）、伏龙肝各等份。上为细末，熔鹿角胶和药，乘热丸如梧桐子大。每服 50 丸，淡醋汤下，空心食前。

2. 治吐血不止：柏叶、干姜各 150g，艾 50g。水煎温服。

3. 治转筋吐泻：艾叶、木瓜各 25g，盐 6g。水煎冷服。

4. 治湿气两腿作痛：艾叶 100g，葱头（捣烂）1 根，生姜（捣烂）65g。上用布共为 1 包，蘸极热烧酒擦患处，以痛止为度。

5. 治膝风：陈艾、菊花。二味作护膝内，久自除患。熟艾和水捣汁敷之亦佳。

【资源评述】本品始载于《名医别录》。《本草图经》曰："艾叶，旧不著所出州土，但云生田野，今处处有之。以复道者为佳，云此种灸百病尤胜，初春布地生苗，茎类蒿而叶背白，以苗短者为佳，三月三日，五月五日，采叶暴干，经陈久方可用。"《本草纲目》曰："艾叶……近代惟汤阴者谓之北艾，四明者谓之海艾。自成化以来，则以蕲州者为胜，用充方物，天下重之，谓之蕲艾。相传他处艾灸酒坛不能透，蕲艾一灸则直透彻为异也。"本草所述及附图表明，其原植物基本与艾 Artemisia argyi 相符，并以产湖北蕲州者为佳。

艾叶主产于安徽、湖北、河北、河南、山东等地。近年来以安徽滁州嘉山地区产品销售量最大，供做艾叶油之原料。全国大部分地区有产，多自产自销。

根据不同产地，艾叶分为蕲艾、北艾、川艾，蕲艾产于湖北蕲春，北艾产于河南汤阴，川艾产于四川资阳。测定三地艾叶中挥发油含量，结果表明蕲春艾叶的挥发油含量 0.83%，河南汤阴的为 0.39%，四川资阳的为 0.35%，因此本草认为蕲艾为佳是具有一定依据的。但也有文献报道安国所产艾叶抗血小板聚集及抗菌作用均比蕲艾强，魁艾最次。艾叶从 4 月份到端午节挥发油含量逐渐上升，在端午节前后达到最高峰，约 1.0%，之后挥发油含量逐渐下降，至花期（8 月份）最低。这与民俗端午节挂艾一致。

艾叶是制作艾条、艾柱的主要原料，而艾条、艾柱的质量与其燃烧时释放的热量有密切关系。蕲艾的燃烧放热值最高，达 18139J/g，四川艾最低，为 16116J/g，河北和河南艾则介于两者之间，从燃烧放热值来看蕲艾比其他艾质量好。

商品艾叶中除艾 A. argyi 外，各地药用艾叶还有同属多种：魁蒿 Artemisia princeps Pamp. 分布几遍全国，日本以该种作艾叶，我国仅陕西局部地区使用；五月艾 A. indica Willd. 分布于华北、华东、中南、西南及辽宁、台湾、西藏等地；野艾蒿 A. lavandulaefolia DC. 分布于东北、华北、中南、西南及陕西、甘肃、山东、江苏、安徽、浙江、江西等地，重庆广布；还有红足蒿 A. rubripes Nakai、宽叶山蒿 A. stolonifera（Maxim.）Komar.、蒙古艾 A. mongolica（Fisch. ex Bess.）Nakai 等，东北、华北、华东使用。

【参考文献】

[1] 王锦军，黄兆文，李瑶瑶．艾叶化学成分的研究 [J]．药学服务与研究，2008，8（6）：465-466.

[2] 杜家俊，高瑞，王少圣，等．安徽产艾叶挥发油成分 GC-MS 分析 [J]．皖南医学院学报，2017，36（1）：11-15.

[3] 李真真，吕洁丽，张来宾，等．艾叶的化学成分及药理作用研究进展 [J]．国际药学研究杂志，2016，43（6）：1059-1066.

[4] 王舒，姜勇，曾克武，等．艾叶中抗神经炎症的成分研究（英文）[J]．Journal of Chinese Pharmaceutical Sciences，2013，22（4）：377-380.

[5] 赵宁，辛毅，张翠丽，等．艾叶提取物对细菌性皮肤致病菌的抑制作用 [J]．中药材，2008，31（1）：107-110.

[6] 兰蕾，常小荣，石佳，等．艾灸的作用机理研究进展 [J]．中华中医药学刊，2011，29（12）：2616-2620.

[7] 张甜甜，孙立立，周倩．艾叶现代研究概述 [C]//.2010 中药炮制技术，学术交流暨产业发展高峰论坛论文集．2010.

[8] 梁坤伦，孙金豪，张瑞芳．艾叶的生物化学成分及药理作用研究 [J]．科技创新与应用，2015（30）：80-81.

茵 陈

Yinchen

【别名】因尘、马先、茵陈蒿、因陈蒿、绵茵陈、绒蒿、臭蒿。

【来源】为菊科植物猪毛蒿（滨蒿）*Artemisia scoparia* Waldst. et Kit.、茵陈蒿 *Artemisia capillaris* Thunb. 的地上部分。春采的去根幼苗，习称"绵茵陈"，秋割的地上部分称"茵陈蒿"。

【植物形态】

猪毛蒿：一二年生至多年生草本。根纺锤形或圆锥形，多垂直。全株幼时被灰白色绢毛。茎常单一，基部常木质化。表面紫色或黄绿色，有纵条纹，多分枝，老枝近无毛，幼嫩枝被灰白色绢毛。叶密集，下部叶与不育枝的叶同形，有长柄，叶片长圆形，长 1.5～5cm，二至三回羽状全裂，最终裂片披针形或线形，常被绢毛或上面较稀；中部叶长 1～2cm，二回羽状全裂，基部抱茎，裂片线形或毛管状，有毛或无毛；上部叶无柄，3 裂或不裂，裂片短，毛管状。头状花序极多数，有梗，在茎的侧枝上排列成复总状花序；总苞卵形或近球形，直径 1～2mm，总苞片 3～5 层，每层 3 片，覆瓦状排列，卵形、椭圆形、长圆形或宽卵形，先端钝圆，外层者短小，内层者大，边缘宽膜质，背面绿色，近无毛；花杂性，均为管状花；外层者为雌花 5～15 朵，以 10～12 朵为多见，能育，柱头 2 裂，叉状，伸出花冠外，内层为两性花 3～9 朵，先端稍膨大，5 裂，裂片三角形，有时带紫色，下部收缩，倒卵状，子房退化，不育。瘦果小，长圆形或倒卵形，长约 0.7mm，具纵条纹，无毛。花期 8～9 月，果期 9～10 月。

茵陈蒿：半灌木状多年生草本。根分枝，常斜生，或为圆锥形而直生，但不呈纺锤状。茎常数个丛生，斜上，第 1 年生长者常单生，基部较粗壮，木质化程度较猪毛蒿为强。有时中部毛管状小裂片较前种细弱挺直而长，可达 2.5cm。外层的雌花 4～12 朵，常为 7 朵左右。瘦果较前种的稍大，长可达 1mm。其余均与猪毛蒿相似。

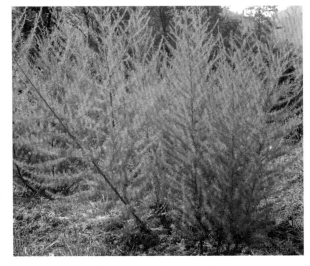

茵陈蒿

【生境分布】

猪毛蒿：生于山坡、旷野、路旁及半干旱或半湿润地区的山坡、林缘、路旁、草原、黄土高原和荒漠边缘地区。喜温暖湿润气候，适应性较强。以向阳、土层深厚、疏松肥沃、排水良好的砂质壤土栽培为宜。产于南川。分布几遍全国。

茵陈蒿：生于低海拔地区河岸、海岸附近的湿润砂地、路旁及低山坡地区。产于巫溪、武隆、南川、长寿。分布于华东、中南及辽宁、河北、陕西、台湾、四川、重庆等地。

【采集加工】绵茵陈在 3～4 月即可采收嫩梢，茵陈蒿的可在立秋前后采收，除去杂质，晒干。

【药材鉴别】

性状鉴别

猪毛蒿：幼苗卷缩成团状，灰白色或灰绿色，全体密被白色茸毛，绵软如绒。茎细小，长 1.5～2.5cm，直径 0.1～0.2cm，除去表面白色茸毛后可见明显纵纹。质脆，易折断。叶具柄，展平后叶片长 1～3cm；小裂片卵形或稍呈倒披针形、条形，先端锐尖。气清香，味微苦。

茵陈蒿：茎呈圆柱形，多分枝，长 30～100cm，直径 2～8mm；表面淡紫色或紫色，被短柔毛；断面类白色。叶多淡紫色或紫色，被短柔毛；断面类白色。叶多脱落；下部叶二至三回羽状深裂，裂片条形，两面被白色柔毛；茎生叶一至二回羽状全裂，基部抱茎，裂片细丝状。头状花序卵形，长 1.2～1.5cm，直径 1～1.2mm，有短梗；总苞片多 3～4 层，外层雌花常为 6～10 朵，内层两性花常为 2～9 朵。瘦果长圆形，黄棕色。气芳香，味微苦。

以质嫩、绵软、色灰白、香气浓者为佳。

【化学成分】

猪毛蒿：全草中含挥发油，其成分有丁醛、糠醛、桉叶素、葛缕酮、侧柏酮、侧柏醇、丁香油酚、异丁香油酚、糠醇、欧芹脑、对-聚伞花素、月桂烯、α-蒎烯、β-蒎烯、荜澄茄烯、乙酸龙牛儿醇酯、α-姜黄烯、茵陈二炔及茵陈二炔酮等，全草还含绿原酸、对羟基苯乙酮、大黄素等。幼苗中绿原酸含量最高，花蕾中对羟基苯乙酮含量最高可达 0.025%，幼苗中含胆碱。

花蕾、花和果实中含蒿属香豆精（马栗树皮素二甲醚或 6,7-二甲氧基香豆精），其他部位均未检出，花蕾中含量约 0.5%。

花序中含芸香苷、槲皮素-3-O-葡萄糖半乳糖苷、山奈酚-3-O-葡萄糖半乳糖苷、槲皮素-3,7-芸香糖半乳糖苷、槲皮素-3,7-芸香糖二半乳糖苷、7-甲基香橙素、鼠李柠檬素、5,7-二羟基-6,3′,4′-三甲氧基黄酮、滨蓟黄素、3,5,3′,4′-四羟基-6,7-二甲氧基黄酮、7-甲基马栗树皮素和东莨菪素等。

地上部分含蒿黄素、紫花牡荆素、匙叶桉油烯醇和茵陈素等。

茵陈蒿：茵陈蒿中含有挥发油、酚类、脂肪酸、香豆素等成分。

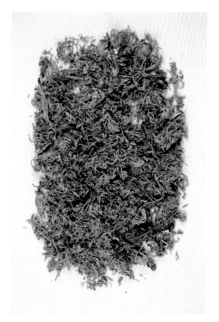

茵陈（段）

挥发油类：α-蒎烯、β-蒎烯、柠檬烯、α-松油烯、γ-松油烯、月桂烯、对-聚伞花素、β-丁香烯、α-葎草烯、β-古芸烯、α-香柑油烯、β-榄香烯等 20 多种。

苯乙炔、双亚乙基类：茵陈二炔、茵陈烯酮、茵陈二炔酮、降茵陈二炔、茵陈炔醇、邻-甲氧基茵陈二炔及 5-苯基-1,3-戊二炔等。

酚类：苯酚、邻-甲苯酚、对-甲苯酚、间-甲苯酚、邻-乙基苯酚、对-乙基苯酚及丁香油酚等。

脂肪酸：棕榈酸、硬脂酸、亚油酸、油酸、肉豆蔻酸、月桂酸、癸酸、己酸及丁酸等。

香豆素类：6,7-二甲氧基香豆素、东莨菪内酯、6-羟基-7-甲氧基香豆素、茵陈炔内酯、7-甲氧基香豆素等。

苯氧基色原酮类：茵陈色原酮、4′-甲基茵陈色原酮、7-甲基茵陈色原酮、6-去甲氧基-4′-甲基茵陈色原酮、6-去甲氧基茵陈色原酮等。

黄酮类：中国蓟醇、滨蓟黄素、芫花素、鼠李柠檬素、茵陈蒿黄酮、异茵陈蒿黄酮等。

其他：3,5-二甲氧基烯丙基苯、茵陈素、去氢镰叶芹醇、去氢镰叶芹酮及马栗树皮素二甲醚、对羟基苯乙酮、维生素 B3、3（R）-癸-4,6,8-三炔-1,3-二醇、3（R）-癸-4,6,8-三炔-1,3-二醇-1-O-β-D-吡喃葡萄糖苷、3（R）-9-癸烯-4,6-二炔-1,3,8-三醇、对羟基苯乙酮吡喃葡萄糖苷、苯甲醇-β-D-吡喃葡萄糖苷、胸腺嘧啶脱氧核苷、茵陈蒿酸 A、茵陈蒿酸 B 等。

花序：含马栗树皮素二甲醚、东莨菪素、异东莨菪素、茵陈色原酮、7-甲基茵陈色原酮、茵陈蒿酸 B、茵陈蒿灵 A、茵陈蒿灵 C、茵陈素及滨蓟黄素等。

花蕾：含马栗树皮素二甲醚、茵陈色原酮、4′-甲基茵陈色原酮、7-甲基茵陈色原酮、茵陈蒿黄酮、中国蓟醇、滨蓟黄素、泽兰苷元、异鼠李素、槲皮素、鼠李柠檬素、异鼠李素-3-O-半乳糖苷、异鼠李素-3-O-葡萄糖苷及金丝桃苷等。花蕾中马栗树皮素二甲醚含量最高，在开花季节含量可达 1.98%，随即迅速降低。

【药理作用】

1. 利胆作用：茵陈有松弛胆道括约肌、促进胆汁分泌、增加胆汁中胆酸和胆红素排出量的作用，茵陈色原酮利胆作用最强。茵陈煎剂、水提取物和挥发油中的茵陈二炔、茵陈二炔酮和茵陈炔内酯及醇提取物等也有促进胆汁分泌和排泄的作用。

2. 保肝作用：茵陈具有保护肝细胞膜完整性及良好的通透性、防止肝细胞坏死、促进肝细胞再生及改善肝脏微循环、抑制葡萄糖醛酸酶活性、增强肝脏解毒功能等作用。茵陈色原酮、东莨菪内酯、茵陈黄酮等对 CCl₄ 诱发的肝细胞毒性也具有治疗作用。

3. 对心血管系统的影响：茵陈蒿中的香豆素类化合物具有扩张血管、促使血管内皮细胞释放 NO 和前列环素、降血脂、抗凝血、降压、治疗心绞痛等作用。黄酮类物质还能减轻高胆固醇症家兔动脉粥样硬化、减少内脏脂肪沉着等。

4. 抗病原微生物作用：茵陈水提物对金黄色葡萄球菌、痢疾杆菌、白喉杆菌等及某些皮肤真菌有抑制作用，对人型结核菌有完全抑制作用；还能抑制流感病毒、肝炎病毒、单纯性疱疹病毒、脊髓灰质炎病毒及 SARS 病毒等。

5. 抗肿瘤作用：茵陈蒿能降低诱变剂 AFB1 诱发微核、染色体畸变、姊妹染色单体交换和基因突变，对原癌基因 C-myc、C-fos、V-sis 的表达有一定的抑制作用，对亚硝酸钠和 N 甲基苄胺诱发癌有阻断作用。蓟黄素、茵陈二炔酮、茵陈二烯酮和茵陈素等也具有一定的抗癌活性。

6. 免疫调节作用：茵陈中的咖啡酸等能增加白细胞数目，其中的植物蛋白能诱导生干扰素的生成。茵陈水提物能通过作用于 HaCaT 细胞抑制 Hs-68 细胞的增殖，起到免疫抑制作用。

7. 解热、镇痛、抗炎作用：6,7-二甲氧基香豆素能降低正常小鼠及鲜啤酒酵母、2,4-二硝基苯酚致热大鼠的体温，并具有明显镇痛作用。茵陈中的挥发油成分可阻滞分裂素活化蛋白激酶介导的通路，降低真核细胞的转录因子的活化率，抑制炎性递质表达和生成。

8. 其他作用：茵陈还具有抑制肥胖、降低血糖、抗抑郁等作用。

【医疗用途】

药性归经：味苦、辛，性微寒。归脾、胃、肝、胆经。

功能：清热利湿，利胆退黄。

主治：黄疸，小便不利，湿温暑湿，湿疮瘙痒。

用法用量：内服：煎汤，6～15g；或入丸、散。外用：适量，煎汤熏洗。

使用注意：脾虚血亏而致的虚黄、萎黄，一般不宜使用。

附方：

1. 治阳明病，但头汗出，身无汗，小便不利，渴饮，瘀热在里，身发黄者：茵陈蒿 300g，栀子 14 枚，大黄 100g。以水先煎茵陈，后加二味，分三服。

2. 治黄疸：茵陈 200g，黄芩 150g，枳实（炙）100g，大黄 150g。四味捣筛蜜丸如梧子大。空腹，以米饮服 20 丸，每日 1 次，渐加至 25 丸，微利为度。忌热面、蒜、荞麦、粘食、陈臭物。

3. 治发黄，脉沉细迟，肢体逆冷，腰以上自汗：茵陈 25g，附子 4g，干姜（炮）15g，甘草（炙）12g。水煎服。

4. 治一切胆囊感染：茵陈 30g，蒲公英 12g，忍冬藤 30g，川军 10g。水煎服。

【资源评述】本品始载于《神农本草经》，名"因陈"，列为上品。"茵陈蒿"之名始见于《名医别录》，云："生太山及丘陵坡岸上。"《本草经集注》谓："今处处有，似蓬蒿而叶紧细，茎（经）冬不死，春又生。"《蜀本草》："《本草图经》云：叶似青蒿而背白。"现全国各地主要使用猪毛蒿 Artemisia scoparia Waldst. et Kit.（滨蒿）和茵陈蒿 A. capillaris Thunb.，古今药用品种一致。现《中国药典》以"茵陈"之名收载了该 2 种。

猪毛蒿 A. scoparia 主产于陕西、河北、山西等地。商品通称绵茵陈；陕西产者称"西茵陈"，质量最佳，除供应本省外并运销南方各地。茵陈蒿 A. capillaris 主产于山东、江苏、浙江、福建等地，多自产自销。此外，东北还使用柔毛茵陈蒿 A. capillaries f. villosa Korsh、宽叶猪毛蒿 A. scoparia var. heteromorpha Kitag.。

【参考文献】

［1］马宏宇，孙奕，吕阿丽，等. 茵陈蒿化学成分的分离与鉴定［J］. 中国药物化学杂志，2010，20（1）：61-63.

［2］刘俊山，巩丽丽. GC-MS 法分析茵陈挥发油成分［J］. 化学分析计量，2014，23（4）：17-19.

［3］章林平，孙倩，王威，等. 茵陈有效成分的药理作用及其临床应用的研究进展［J］. 抗感染药学，2014，11（1）：28-31.

［4］曹锦花. 茵陈的化学成分和药理作用研究进展［J］. 沈阳药科大学学报，2013，30（6）：489-494.

［5］林霄. 茵陈蒿的药理作用研究［J］. 长春中医药大学学报，2008，24（6）：663.

［6］董岩，王新芳，崔长军，等. 茵陈蒿的化学成分和药理作用研究进展［J］. 时珍国医国药，2008，19（4）：874-876.

［7］Lee H I，Seo K O，Yun K W，et al. Comparative study of the hepatoprotective efficacy of Artemisia iwayomogi and Artemisia capillaris on ethanol-administered mice.［J］. Journal of Food Science，2011，76（9）：T20-T21.

[8] 王喜军,孙文军,孙晖,等.CCl₄诱导大鼠肝损伤模型的代谢组学及茵陈蒿汤的干预作用研究 [J]. 世界科学技术:中医药现代化,2006,8 (6):101-106.

[9] 孟繁钦,吴宜艳,雷涛,等.茵陈的药理作用及临床应用进展 [J]. 牡丹江医学院学报,2009,30 (1):46-48.

[10] Jin X, Uchiyama M, Zhang Q, et al. Artemisiae capillaris herba induces prolonged survival of fully cardiac allografts and generates regulatory cells in mice. [J]. Transplantation Proceedings,2012,44 (4):1073-1075.

[11] 陈倩倩,李清,毕开顺.绵茵陈、穿心莲不同配伍比例水提取物的体外抗菌活性研究 [J]. 中国民族民间医药,2013,22 (5):29-30.

[12] Tse W P, Che C T, Liu K, et al. Evaluation of the anti-proliferative properties of selected psoriasis-treating Chinese medicines on cultured HaCaT cells [J]. Journal of Ethnopharmacology,2006,108 (1):133-141.

[13] Habib M, Waheed I. Evaluation of anti-nociceptive, anti-inflammatory and antipyretic activities of Artemisia scoparia hydromethanolic extract [J]. Journal of Ethnopharmacology,2013,145 (1):18-24.

[14] Cha J D, Moon S E, Kim H Y, et al. The Essential Oil Isolated from Prevents LPS-Induced Production of NO and PGEby Inhibiting MAPK-Mediated Pathways in RAW 264.7 Macrophages [J]. Immunological Investigations,2009,38 (6):483-497.

紫 菀
Ziwan

【别名】青菀、紫倩、返魂草根、夜牵牛、紫菀茸、关公须。

【来源】为菊科植物紫菀 *Aster tataricus* L. f. 的根和根茎。

【植物形态】多年生草本,高40～150cm。茎直立,通常不分枝,粗壮,有疏糙毛。根茎短,密生多数须根。基生叶花期枯萎、脱落,长圆状或椭圆状匙形,长20～50cm,宽3～13cm,基部下延;茎生叶互生;叶片长椭圆形或披针形,长18～35cm,宽5～10cm,中脉粗壮,有6～10对羽状侧脉。头状花序多数,直径2.5～4.5cm,排列成复伞房状;总苞半球形,总苞片3层,外层渐短,全部或上部草质,先端尖或圆形,边缘宽膜质,紫红色;花序边缘为舌状花20多朵,雌性,蓝紫色,舌片先端3齿裂,花柱柱头2分叉;中央有多数筒状花,两性,黄色,先端5齿裂;雄蕊5枚;柱头2分叉。瘦果倒卵状长圆形,扁平,紫褐色,长2.5～3mm,两面各有1条脉或少有3条脉,上部具短伏毛,冠毛污白色或带红色。花期7～9月,果期9～10月。

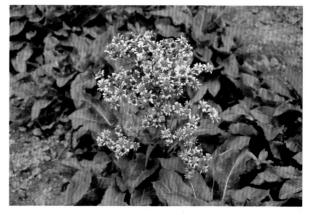

紫菀

【生境分布】生于低山阴坡湿地、山顶和低山草地及沼泽地。喜温暖湿润气候,耐寒、耐涝、怕干旱。冬季气温-20℃时根可以安全越冬。除盐碱地外均可栽种,尤以土层深厚、疏松肥沃、富含腐殖质、排水良好的砂质壤土栽培为宜,黏性土不宜栽培。忌连作。产于南川,栽培。分布于东北、华北、陕西、甘肃南部及安徽北部、河南西部等地。

【采集加工】10月下旬至翌年早春,待地上部分枯萎后,挖掘根部,除去枯叶,将细根编成小辫状,晒至全干。

【药材鉴别】

性状鉴别:根茎不规则块状,长2～5cm,直径1～3cm;表面紫红色或灰红色,顶端残留茎基及叶柄残痕,中下部丛生多数细根;质坚硬,断面较平坦,显油性。根多数,细长,长6～15cm,直径1～3mm,多编成辫状;表面紫红色或灰红色,有纵皱纹;质较柔韧,易折断,断面淡棕色,边缘一圈现紫红色,中央有细小木心。气微香,味甜、微苦。

以根长、色紫红、质柔韧者为佳。

【化学成分】根含三萜类、皂苷类、肽类挥发油等成分。

三萜类：无羁萜、表无羁萜醇、紫菀酮、木栓酮、表木栓醇、紫菀苷A、紫菀苷B、紫菀苷C、紫菀酮苷、表紫菀酮、β-香树脂、蒲公英萜醇、蒲公英醇乙酸酯、齐墩果酸等。

皂苷类：紫菀皂苷A、B、C、D、E、F及G。

肽类：紫菀五肽A、紫菀五肽B、五肽C等。

挥发油：主要成分有毛叶醇、乙酸毛叶酯、茴香脑、烃、脂肪酸、芳香族酸等。

有机酸类：苯甲酸、对羟基苯甲酸、咖啡酸、阿魏酸、阿魏酸二十六烷酯、二十四烷酸、棕榈酸。

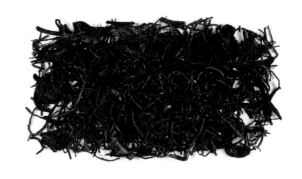

紫菀（蜜炙）

其他成分：还含植物甾醇葡萄糖苷、豆甾醇、槲皮素、山柰酚、3-甲氧基山柰酚、东莨菪素、大黄素、大黄酚、大黄素甲醚、芦荟大黄素、木犀草素、芦丁、橙皮苷、芹菜素等。

【药理作用】

1. 祛痰、平喘作用：紫菀水煎剂、石油醚及醇提液中乙酸乙酯提取物部分都能明显增加小鼠呼吸道酚红排泄量和延长小鼠氨水致咳的潜伏期。紫菀能抑制组胺对豚鼠气管的收缩作用而抑制气管痉挛，具有平喘的作用。

2. 抗菌、抗病毒作用：紫菀乙醇提取物对金黄色葡萄球菌、巴氏杆菌、大肠埃希菌、链球菌和沙门菌都有较强的抑菌作用；紫菀对牛分枝杆菌、结核分枝杆菌有抑制作用。紫菀中分离出的三萜类 astershion-one C 能够抗乙型肝炎病毒及其分泌物。

3. 抗氧化作用：紫菀的花部和茎部提取物具有抗氧化作用。所含槲皮素和山柰酚能够抑制红细胞溶血、脑脂质过氧化作用，槲皮素、山柰酚、东莨菪素和大黄素均能很好地抑制超氧自由基的生成。紫菀乙酸乙酯提取物对油脂也有较好的抗氧化作用。

4. 利尿通便作用：紫菀能提高小鼠肠组织乙酰胆碱酯酶活力，减少 NE 含量，增加脑组织中 5-HT 含量，通过调节上述脑肠肽的分泌，发挥利尿通便作用。

5. 抗炎作用：紫菀醇沉部分能抑制小鼠毛细血管通透性和氨水致敏引起的小鼠急性气道炎症，并能抑制 LPS 刺激巨噬细胞释放 NO。

6. 抗肿瘤作用：紫菀中除了肽类、微量元素外，还有某些多糖类也具有抗肿瘤作用。

【医疗用途】

药性归经：味苦、辛，性温。归肺经。

功能：润肺下气，化痰止咳。

主治：痰多喘咳，新久咳嗽，劳嗽咳血。

用法用量：内服：煎汤，4.5～10g；或入丸、散。

使用注意：润肺宜蜜炙用。有实热者慎服。

附方：

1. 治久嗽：紫菀、款冬花各 25g，百部 12g，生姜 3 片，乌梅 1 个。水煎服。

2. 治伤寒劳嗽，唾脓血腥臭：紫菀 12g，桔梗 14g，天门冬 12g，贝母 12g，百合 10g，知母 10g，生干地黄 12g。水煎，不计时候温服。

3. 治小儿咳嗽气急：紫菀 10g，贝母、款冬花各 8g。水煎，食后，温服。

4. 治妊娠咳嗽不止，胎动不安：紫菀 12g，桔梗 6g，甘草、杏仁、桑白皮各 4g，天门冬 12g。竹茹 1 块，水煎去滓，入蜜半匙，再煎二沸，温服。

【资源评述】紫菀始载于《神农本草经》，列为中品，但历代本草收载的紫菀非一种。宋《本草经集注》记载："近道处处有，生布地，花亦紫，本有白毛，根甚柔细。"其特征与今用紫菀属（Aster）植物相符。《本草图经》记载"紫菀生房陵山谷及真定邯郸，今耀成泗寿台孟州国军皆有之。三月内布地生苗叶，其叶三四相连，五月六月开黄紫白花，结黑子……"，并附有"成州紫菀"和"解州紫菀"图。成州即今甘肃省成县，所产紫菀开紫白色花，有基生叶，与今所用 *Aster* 属植物紫菀相近；解州在今山西省运城境内，所产紫菀开黄色花，花序作总状排列，与橐吾属（*Ligularia*）植物相近，现今西北地区所用"紫菀"多为橐吾属植物。现《中国药典》在"紫菀"条下仅收载了紫菀 *Aster tataricus*。

商品紫菀有"软紫菀"和"硬紫菀"之分，软紫菀即紫菀 *Aster tataricus*，因根长，药材常编成辫状，故又称"辫紫菀"，以根长、色紫、质柔韧、去净茎苗者为佳，主产于河北安国及安徽亳县、涡阳。药材几乎均为栽培，野生品不药用。"硬紫菀"又称"山紫菀""土紫菀"，为橐吾属多种植物的地下部分。由于橐吾属植物种类多、分布广，各地习用品种极为复杂，达10余种。

重庆药用的山紫菀商品分"毛紫菀"和"光紫菀"2种，毛紫菀四周密生细根，微弯曲，表面棕褐色或棕色，有特殊枯草气味；光紫菀系除去须根的根茎，呈类球形或长椭圆形，有的呈葫芦形，棕黄色或棕褐色，有特殊青草气味。常见的基原有：川鄂橐吾 *L. wilsoniana*，主要分布于武隆、南川、丰都、石柱等县，当地习称毛菀、大紫菀，以武隆、南川产量大，年收购量达80吨，主要在重庆、贵州使用，也有出口，该种在南川70年代曾栽培；狭苞橐吾 *L. intermedia*，主要分布于武隆、南川、秀山等区县，其根细，采挖后除去须根，又称"铁紫菀"，每年收购量达60吨，主销川东地区、贵州，并出口，尤以重庆销量最大；毛苞橐吾 *L. sibirica* var. *aranosa*，主分布于酉阳、秀山等县，当地习称毛紫菀、紫菀，每年收购达80吨，销全省及贵州；窄头橐吾 *L. strenocephala*，主要分布于南川等地，其根茎当地习称"细须毛紫菀"，民间习用，历史上当地药材公司也曾收购；南川橐吾 *L. nanchanica*，主要分布于南川金佛山，由于其茎细而光滑，当地习称"铁杆紫菀"，多为民间使用。

贵州省历来习用橐吾属植物作紫菀的入药。贵州省药材标准在"紫菀"条下收载了鹿蹄橐吾、川橐吾、狭苞橐吾及毛苞橐吾的根茎及根。

橐吾属植物普遍含有吡咯西啶生物碱（pyrolixidin alkaloid，PAs），具有肝脏毒性，可致突变、致癌及致畸胎。文献报道该属伞房组伞形系的鹿蹄橐吾、宽叶橐吾、齿叶橐吾、大黄橐吾等 PAs 的含量均很高，其中以大黄橐吾最高，临床上应禁止使用；而橐吾组橐吾系、短缨系的品种，如蹄叶橐吾、川鄂橐吾、毛橐吾及黄亮橐吾等的 PAs 含量极低或未检出，临床使用较为安全。

鹿蹄橐吾、狭苞橐吾、毛苞橐吾、川鄂橐吾均具明显的镇咳祛痰作用，与相同剂量的紫菀无明显差异，说明山紫菀作紫菀用有一定的合理性。山紫菀祛痰镇咳的有效成分目前尚未见报道，有待进一步研究。

【参考文献】

[1] Sawai S, Uchiyama H, Mizuno S, et al. Molecular characterization of an oxidosqualene cyclase that yields shionone, a unique tetracyclic triterpene ketone of Aster tataricus. [J]. Febs Letters, 2011, 585 (7)：1031-1036.

[2] 彭文静，辛蕊华，任丽花，等. 紫菀化学成分及药理作用研究进展 [J]. 动物医学进展，2015，36 (3)：102-107.

[3] 卢菲，任晓倩，张朝凤，等. 紫菀正丁醇萃取液化学成分研究 [J]. 亚太传统医药，2013，9 (8)：41-44.

[4] 唐小武，刘湘新，唐宇龙，等. 紫菀有效成分分析及生物碱的提取与体外抑菌研究 [J]. 中兽医医药杂志，2006，25 (1)：16-18.

[5] Zhou W B, Zeng G Z, Xu H M, et al. Astershionones A-F, six new anti-HBV shionane-type triterpenes from Aster tataricus [J]. Fitoterapia, 2014, 93 (3)：98-104.

[6] 张应鹏，张海雷，杨云裳，等. 紫菀提取物不同极性部位体外抗氧化活性研究 [J]. 时珍国医国药，2011，22 (11)：2799-2800.

[7] 陈睿，廖艳芳，霍丽妮. 紫菀提取物油脂抗氧化效果研究 [J]. 化工技术与开发，2012，41 (11)：4-6.

[8] 贾志新，王世民，冯五金，等. 紫菀通便利尿作用研究 [J]. 中药药理与临床，2012，28 (1)：109-111.

[9] 李聪，黄芳，窦昌贵，等. 紫菀、款冬花配伍对抗炎作用的影响 [J]. 中国临床药理学与治疗学，2009，14 (2)：155-159.

苍 术
Cangzhu

【别名】山精、赤术、南苍术、马蓟、青术、仙术。

【来源】为菊科植物茅苍术 *Atractylodes lancea*（Thunb.）DC. 的根茎。

【植物形态】多年生草本。根状茎横走，结节状。茎多纵棱，高30～100cm，不分枝或上部稍分枝。叶互生，革质；叶片卵状披针形至椭圆形，长3～8cm，宽1～3cm，基部渐狭，中央裂片较大，卵形，边缘有刺状锯齿或重刺齿，上面深绿色，有光泽，下面淡绿色，叶脉隆起，不裂，或下部叶常3裂，裂片先端尖，先端裂片极大，卵形，两侧的较小，基部楔形，无柄或有柄。头状花序生于茎枝先端，叶状苞片1列，羽状深裂，裂片刺状；总苞圆柱形，总苞片5～8层，卵形至披针形，有纤毛；花多数，两性花或单性花多异株；花冠筒状，白色或稍带红色，长约1cm，上部略膨大，先端5裂，裂片条形；两性花有多数羽状分裂的冠毛；单性花一般为雌花，具5枚线状退化雄蕊，先端略卷曲。瘦果倒卵形。

【生境分布】生于山坡灌丛、草丛中。喜凉爽气候，耐寒、耐旱、忌积水。最适生长温度15～22℃，幼苗能耐-15℃左右低温。以半阴半阳、土层深厚、疏松肥沃、富含腐殖质、排水良好的砂质壤土栽培为宜。分布于山东、江苏、安徽、浙江、江西、河南、湖北、四川等地，各地多有栽培。

【采集加工】栽培2～3年后，9月上旬至11月上旬或翌年2～3月，挖掘根茎，除净残茎，抖掉泥土，晒干，去除根须或晒至九成干后用火燎掉须根，再晒至全干。

【药材鉴别】

性状鉴别：根茎呈不规则结节状或略呈连珠状圆柱形，有的弯曲，通常不分枝，长3～10cm，直径1～2cm。表面黄棕色至灰棕色，有细纵沟、皱纹及少数残留须根，节处常有缢缩的浅横凹沟，节间有圆形茎痕，往往于一端有残留茎基，偶有茎痕，有的于表面析出白色絮状结晶。质坚实，易折断，断面稍不平，类白色或黄白色，散有多数橙黄色或棕红色油室（俗称朱砂点），暴露稍久，可析出白色细针状结晶。横断面于紫外光（254nm）灯下不显蓝色荧光。香气浓郁，味微甘而苦、辛。

以质坚实、断面朱砂点多、香气浓者为佳。

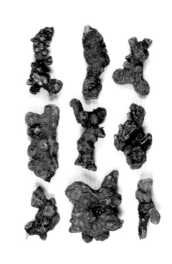

苍术（生药）

【化学成分】含挥发油、倍半萜糖苷、黄酮类、多酚类、氨基酸、多炔类化合物等成分。

挥发油：含5%～9%，内含茅术醇、β-桉叶醇、苍术酮、β-橄榄烯、2-蒈烯、1,3,4,5,6,7-六氢-2,5,5-三甲基-2H-2,4α-桥亚乙基萘、α-愈创木烯、δ-愈创木烯、花柏烯、丁香烯、榄香烯、葎草烯、芹子烯、广藿香烯、1,9-马兜铃二烯、榄香醇、芹子二烯酮、苍术呋喃烃等。

倍半萜糖苷：3,5-二甲氧基-4-葡萄糖氧基苯基烯丙醇、2-(1,4α-二甲基-3-葡萄糖氧基-2-酮基-2,3,4,4α,5,6,7,8-八氢萘-7-基)异丙醇葡萄糖苷、2-[8-甲基-2,8,9-三羟基-2-羟甲基双环(5.3.0)癸-7-基]异丙醇葡萄糖苷、2-[8-甲基-2,8-二羟基-9-酮基-2-羟甲基双环(5.3.0)癸-7-基]异丙醇葡萄糖苷、2-(1,4α-二甲基-2,3-二羟基十氢萘-7-基)异丙醇葡萄糖苷等成分。

聚乙烯炔类：苍术素、苍术素醇、乙酰苍术素醇、(1Z)-苍术素、(1Z)-苍术素醇、(1Z)-乙酰苍术素醇、(4E,6E,12E)-十四癸三烯-8,10-二炔-1,3-二基二乙酸酯等。

其他成分：3β-乙酰氧基苍术酮、3β-羟基苍术酮等。还含有 Atrctytenolid Ⅲ、wogonin 和 vanillic acid。根茎还含糠醛、色氨酸等。

【药理作用】

1. 对消化系统的影响：苍术可通过阻断 H_2 受体抑制胃酸分泌，抑制胃组织炎性因子过度表达产生抗胃溃疡作用。苍术还可阻断 5-HT 受体，从而提高血清和胃组织的胃泌素、三叶因子水平，增加胃黏膜血流量，促进胃黏膜生长和修复，产生抗溃疡作用。而苍术促进胃排空和胃肠推进运动主要与其抑制中枢促皮质素释放因子的释放和刺激迷走神经以及促进胃肠激素胃泌素、胃动素释放，抑制血管活性肠肽释放的功效有关，也可能与提高胃肠组织 Cajal 间质细胞数量有关。抗炎作用是苍术抗腹泻的主要机制。

2. 利尿：苍术的有效成分 β-桉叶醇通过抑制 Na^+-K^+-ATP 酶活性，阻止水和 Na^+ 在肾脏的重吸收而产生利尿作用。

3. 保肝作用：苍术水煎剂能明显促进正常小鼠肝脏蛋白的合成；苍术酮、β-桉叶醇对 CCl_4、半乳糖胺所致小鼠肝脏中毒模型具有一定的保护作用。苍术酮对叔丁基过氧化物诱导的 DNA 损伤及大鼠肝细胞毒性有抑制作用。

4. 抑菌作用：苍术对 15 种真菌有不同程度的抑制作用。苍术中果聚糖酸可延长白色酵母感染的小鼠的存活时间；苍术对耐药志贺菌有很强的抑制作用。苍术消毒剂还可有效杀灭空气中的细菌，预防医院感染。

5. 其他作用：苍术醇提取物对小鼠有镇痛作用；β-桉叶醇可以对抗人工诱导产生的小鼠神经肌肉阻断。

【医疗用途】

药性归经：味辛、苦，性温。归脾、胃、肝经。

功能：燥湿健脾，祛风散寒，明目。

主治：湿阻中焦，脘腹胀满，泄泻，水肿，脚气痿躄，风湿痹痛，风寒感冒，夜盲，眼目昏涩。

用法用量：内服，煎汤，3～9g；或入丸、散。

使用注意：阴虚内热、气虚多汗者禁服。

附方：

1. 治慢性胃炎：苍术 12g，厚朴、陈皮各 8g，甘草（炒）6g。研为细末。每服 3g，每日 2 次。

2. 治胃肠炎：苍术 10g，芍药 5g，黄芩 3g。加桂枝 1.5g，水煎，温服。

3. 治湿气身痛：苍术（米泔制）15g，水煎，取浓汁熬膏服。

4. 补虚明目，健骨和血：苍术（泔浸）200g，熟地黄（焙）100g。研细为末，为丸如梧子大。每温酒下 30 丸，每日 3 次。

【资源评述】据《本草崇原》载："《本经》未分苍白。而仲祖《伤寒》方中皆用白术，《金匮》方中又用赤术，至《别录》则分为二，须知赤、白之分，始于仲祖，非弘景始分之也。"《本草衍义》曰："苍术其长如大小指，肥实，皮色褐，气味辛烈。"《本草图经》曰："术今处处有之，以嵩山（《大观本草》）、茅山者为佳。春生苗，青色无桠……茎作蒿秆状，青赤色，长三二尺以来，夏开花，紫碧色，亦似刺蓟花，或有黄白色者。入伏后结子，至秋而苗枯。根似姜而傍有细根，皮黑，心黄白色，中有膏液，紫色。"《本草纲目》载："苍术，山蓟也。处处山中有之。苗高二三尺，其叶抱茎而生，梢间叶似棠梨叶，其脚下叶有三五叉，皆有锯齿小刺。根如老姜之状，苍黑色，肉白有油膏。"上述各家本草记载的苍术与现今药用苍术的基原一致。

商品苍术分"南苍术"与"北苍术"。南苍术主产于湖北、江苏、河南、江西、安徽、浙江、四川、重庆等地，传统以江苏茅山者为道地，称"茅苍术"。现湖北罗田等地野生较多。北苍术主产于东北三省及河北、山西、陕西等地，主销北方各省。

苍术属（*Atractylodes*）全世界约有 8 种，我国有 5 种。均可入药。同属的其他植物在少数地区有时也作苍术使用：东苍术（又名关苍术）*A. jaonica* Koidz.，本品在日本作白术应用。朝鲜苍术 *A. koreana* Hkai，产于辽东沿鸭绿江各地及辽南千山地带，但资源少。全叶苍术 *A. chinensis* Koidz. var. *simplicifolia* Kitag、赤峰苍术 *A. Chinensis* var. *quinqueloba* 在部分地区作苍术用，但资源均少。

文献报道，测定不同产地苍术 70％乙醇提取物灌胃给药对小鼠的 LD_{50} 及镇静、抗惊厥作用及血清 MDA 含量，结果表明不同产地苍术 LD_{50} 值有显著差别；江苏丹徒苍术有中枢抑制作用及抗氧化活性。不同产地苍术挥发油含量及抑菌作用有明显差别；不同产地苍术 70％醇提物的抗胃溃疡作用及对胃、小肠推进功能影响的强度有明显差别，由此，可见产地对苍术的内在质量有较大关系。此外，苍术分布区形态变化较大，对于保护种源及培养优良品种有着重要的意义。

【参考文献】

[1] 邓爱平，李颖，吴志涛，等．苍术化学成分和药理的研究进展［J］．中国中药杂志，2016，41（21）：3904-3913.

[2] 赵森森，王瑞，俞桂新，等．苍术的定性定量分析方法研究［J］．药物分析杂志，2010，30（5）：954-958.

[3] 吴佳新．茅苍术挥发油成分及药理活性综述［J］．江苏农业科学，2016，44（3）：28-30.

[4] 张明发，沈雅琴．苍术及其有效成分消化系统药理作用的研究进展［J］．药物评价研究，2017，40（3）：411-419.

[5] 付梅红，朱东海，方婧，等．苍术的化学、分子生药学和药理学研究进展［J］．中国中药杂志，2009，34（20）：2669-2672.

[6] 赵子剑，肖胜男，赵永新，等. 苍术药理作用的文献再评价 [J]. 中国医院药学杂志，2011，31（7）：607-609.

[7] 张明发，沈雅琴. 苍术抗微生物药理作用的研究进展 [J]. 抗感染药学，2016，13（4）：721-724.

白 术
Baizhu

【别名】山蓟、杨袍蓟、术、山芥、天蓟、山姜、山连、山精、乞力伽、冬白术。

【来源】为菊科植物白术 *Atractylodes macrocephala* Koidz. 的根茎。

【植物形态】多年生草本。根茎肥厚。茎高 50～80cm，上部分枝，基部木质化。茎下部叶有长柄，叶片 3 裂或羽状 5 深裂，裂片卵状披针形至披针形，长 5～8cm，宽 1.5～3cm，先端长渐尖，基部渐狭，边缘有长或短针刺状缘，毛或贴伏的细刺齿，先端裂片较大；茎上部叶柄渐短，狭披针形，分裂或不分裂，长 4～10cm，宽 1.5～4cm。头状花序单生于枝顶，基部苞片叶状，羽状裂片刺状；总苞片 5～8 层，膜质，覆瓦状排列，外面略有微柔毛，外层短、卵形，先端钝，最内层多列，先端钝，伸长；花多数，

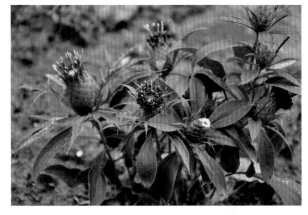
白术

全为管状花，花冠紫红色，长约 1.5cm，雄蕊 5 枚，花柱细长。瘦果长圆状椭圆形，密被黄白色绒毛，稍扁；冠毛长约 1.3cm，羽状，污白色。花期 9～10 月，果期 10～12 月。

【生境分布】原野生于山区、丘陵地带，野生种在原产地已绝迹。喜凉爽气候，耐寒，怕湿热、干旱。能耐-10℃左右低温，气温超过 30℃以上生长受到抑制，24～29℃生长迅速。根茎生长最适温度26～28℃。种子发芽最适温度25～30℃。以选地势干燥稍有倾斜的坡地，土层深厚、疏松肥沃、排水良好的砂质壤土栽培为宜，忌连作。产于巫溪、酉阳、秀山、南川、荣昌等地。现各地多有栽培，以浙江栽培的数量最大。

【采集加工】10月下旬至11月中旬待地上部分枯萎后，选晴天，挖掘根部，除去泥土，剪去茎杆，将根茎烘干，烘温开始用 100℃，待表皮发热时，温度减至 60～70℃，4～6 小时上下翻动一遍，半干时搓去须根，再烘至八成干，取出，堆放 5～6 天，使表皮变软，再烘至全干。亦可晒干，需用 15～20 天，晒至全干。

【药材鉴别】

性状鉴别：根茎呈不规则的肥厚团块，长 3～13cm，直径 1.5～7cm。表面灰黄色或灰棕色，有瘤状突起及断续的纵皱和沟纹，并有须根痕，顶端有残留茎基和芽痕。质坚硬，不易折断；断面不平坦，黄白色至淡棕色，有棕黄色的点状油室散在，烘干者断面角质样，色较深或有裂隙。气清香，味甘、微辛，嚼之略带黏性。

以个大、质坚实、断面黄白色、香气浓者为佳。

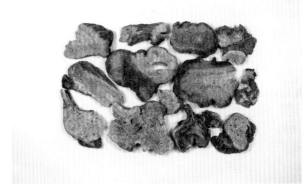
白术（生药）

【化学成分】含有白术内酯Ⅰ、白术内酯Ⅱ、白术内酯Ⅲ、白术内酯Ⅳ、双白术内酯、Atractylenolide Ⅴ、Atractylenolide Ⅵ、Atractylenolide Ⅶ、苍术酮、3β-乙酰氧基苍术酮、脱水苍术内酯、异苍术内酯 A、白术内酰胺、8β-methoxyasterolid、8β-ethoxyasterolid、苍术苷 A、10-表苍术苷 A、苍术苷 B、淫羊藿次苷 F2、淫羊藿次苷 D1、紫丁香苷、二氢紫丁香苷、(2E)-癸烯-4，6-二炔-1，8-二醇-8-O-β-D-呋喃芹糖基-（1→6）-β-D-吡喃葡糖苷和莨菪亭-β-D-吡喃木糖基-（1→6）-β-D-吡喃葡糖苷等。还含有 1-乙酰氧基-6E，12E-二烯-8，10-二炔-3-醇、3-乙酰氧基-6E，12E-二烯-8，10-二炔-1-醇、6E，12E-十四碳二烯-8，10-二炔

-1,3-二醇乙酸酯、12-异戊烯酰氧基-14-乙酰氧-2E,8Z,10E-三烯-4,6-二炔-1-醇、12-异戊烯酰氧基-14-乙酰氧-2E,8E,10E-三烯-4,6-二炔-1-醇、杜松脑、蒲公英萜醇乙酸酯、3β-乙酰氧基-12-齐墩果烯-11-酮、7-羟基香豆素、二十八烷酸、十七烷酸、7-α-羟基-β-谷甾醇等。

【药理作用】

1. 保肝作用：白术多糖具有抗氧化、减轻病毒性肝损伤的功效，对各型肝炎引起的 ALT 升高均有较好的促降作用；还可减轻自体肝移植大鼠肝脏缺血再灌注损伤，可能与其抑制 NF-κB 表达，干扰氧自由基对肝细胞膜的破坏，促进降酶及减轻形态学损伤有关。

2. 对消化系统的影响：白术煎剂有促进小鼠胃排空及小肠推进的作用；白术内酯Ⅰ具有能增强唾液淀粉酶活性、促进肠管吸收、调节肠道等功能；白术糖复合物通过上调 IEC-6 细胞绒毛蛋白表达及分布，促其分化，从而促进胃肠黏膜的修复。

3. 抑制脂肪形成作用：白术水提物能明显减轻高脂饮食动物体重，降低血清 TG 水平；白术还可通过减少脂肪因子、抑制 P-AKt 水平来抑制脂肪细胞分化，抑制脂肪形成。

4. 抗炎作用：白术中某些化合物能显著抑制二甲苯所致的小鼠耳肿胀；白术内酯Ⅰ、白术内酯Ⅲ都能显著降低内毒素诱导的 TNF-α、NO 生成，抑制 TNF-α mRNA 和 iNOS 活性。

5. 抗肿瘤作用：白术挥发油可显著降低小鼠 H_{22} 肝癌淋巴道转移模型小鼠血清中基质金属蛋白酶 MMP-9。对于接种肺腺癌建立的小鼠癌性恶病质模型，白术挥发油具有显著的抗癌性恶病质作用；可能与抑制肿瘤生长、调节血清细胞因子 TNF-α、IL-6 的异常升高有关。白术可促进肿瘤细胞的凋亡及坏死，具有抑瘤作用，也可能与细胞增殖基因的表达改变有关。

6. 其他作用：白术多糖能提高机体免疫，可能是一种特异广谱免疫调节剂；白术内酯可缓解痴呆模型大鼠的智能障碍；白术多糖可以显著提高致衰大鼠神经细胞 SOD、GSH-Px 活性，降低 MDA 含量，减少 DNA 损伤，具有一定的抗衰老作用；白术对心肌、子宫平滑肌也有一定的作用。

【医疗用途】

药性归经：味苦、甘，性温。归脾、胃经。

功能：健脾益气，燥湿利水，止汗，安胎。

主治：脾气虚弱，神疲乏力，腹胀泄泻，水肿，痰饮眩晕，气虚自汗，胎动不安。

用法用量：内服：煎汤，6～12g；或熬膏；或入丸、散。

使用注意：阴虚内热，津液亏耗者慎服。利水消肿、固表止汗宜生用；健脾和胃宜炒用；健脾止泻宜炒焦用。

附方：

1. 治痞，消食，强胃：白术100g，枳实（麸炒黄色，去瓤）50g。上同为极细末，荷叶裹烧饭为丸，如梧桐子大。每服50丸，多用白汤下，无时。

2. 治小儿泄泻：白术（米泔浸）3g，法半夏8g，丁香3g。水煎服，每日2次。

3. 消化不良，腹胀：枳实20g，白术10g。水煎，分3次服。

4. 治风湿痹痛：白术10g，附子（炮）5g，甘草（炙）5g，生姜7g，大枣6枚。水煎服，一日3次。

5. 和养胎气：白术、人参、旋覆花、熟地黄、当归、阿胶各50g。水煎服。

【资源评述】"术"之名最早见于《尔雅》，《神农本草经》中列为上品，但不分"白术"和"苍术"。梁·陶弘景《本草经集注》始分"白术"和"赤术"（即"苍术"）。《本草图经》曰："今白术生杭、越、舒、宣州高山冈上……凡古方云术者，乃白术也。"《本草崇原》载："赤白二种，《本经》未分，而汉时仲祖汤方，始有赤术、白术之分。"《本草纲目》曰："白术，桴蓟也，吴越有之……根如指大，状如鼓槌，亦有大如拳者。"所指与今用之白术相符。本草还记载有"于术"，为产于浙江于潜县（现临安）天目山的野生品，现资源十分稀少。

白术主产于浙江、安徽，湖北、湖南、江西、福建、四川、重庆等地亦产。以浙江嵊州、新昌等地产量最大，质量好，为浙江的著名道地药材之一。安徽的歙县、宁国、黄山，湖南的平江、衡阳，江西修水，湖北鄂西地区等地多产。

日本、朝鲜、韩国均以关苍术 A. ovata Thunb. 的根茎作白术，认为两者成分相似。

【参考文献】

[1] 方学敏，曹岗，蔡银燕．白术化学成分的制备研究［J］．中华中医药学刊，2013，31（5）：993-995.

[2] 沈国庆，何法霖，李凤新，等．白术挥发油化学成分及抗肿瘤实验研究［J］．北京中医药大学学报，2009，32（6）：413-415.

[3] Li C Q，He L C，Dong H Y，et al. Screening for the anti-inflammatory activity of fractions and compounds from Atractylodes macrocephala, koidz［J］．Journal of Ethnopharmacology，2007，114（2）：212-217.

[4] 邹辉，杨郴，易美玲，等．白术化学成分分离鉴定［J］．中国实验方剂学杂志，2016，22（17）：43-48.

[5] 陈冰冰．白术的药理学研究进展［J］．内蒙古中医药，2012，31（10）：101-102.

[6] Jin C，Zhang P J，Bao C Q，et al. Protective effects of Atractylodes macrocephala polysaccharide on liver ischemia-reperfusion injury and its possible mechanism in rats［J］．American Journal of Chinese Medicine，2011，39（03）：489-502.

[7] 王洲，李茹柳，徐颂芬，等．白术糖复合物对IEC-6细胞分化及绒毛蛋白表达的影响［J］．中药材，2010，33（6）：938-944.

[8] 董海燕，董亚琳，贺浪冲，等．白术抗炎活性成分的研究［J］．中国药学杂志，2007，42（14）：1055-1059.

[9] Jin J Q. Atractylenolide I and atractylenolide III inhibit Lipopolysaccharide-induced TNF-alpha and NO production in macrophages.［J］．Phytotherapy Research，2007，21（4）：347.

[10] 王郁金，苏衍进，郑广娟．白术挥发油对小鼠H$_{22}$肝癌淋巴道转移模型的影响［J］．现代中医药，2009，29（4）：74-75.

[11] 邱根全，赵旭升，孙烨，等．白术挥发油治疗癌性恶病质的实验研究［J］．西安交通大学学报（医学版），2006，27（5）：477-479.

[12] Hua-Sheng，Chen，Jue，et al. Effects of a Shuangling Fuzheng anticancer preparation on the proliferation of SGC-7901 cells and immune function in a cyclophosphamide-treated murine model［J］．World Journal of Gastroenterology，2007，13（48）：6575-6580.

天名精
Tianmingjing

【别名】天门精、地菘、野烟、山烟、野叶子烟、癫格宝草、挖耳草、蚵蚊草、鹤虱草、癫头草。

【来源】为菊科植物天名精 Carpesium abrotanoides L. 的全草。

【植物形态】多年生草本，高50～100cm。茎直立，上部多分枝，密生短柔毛，下部近无毛。叶互生；下部叶片宽椭圆形或长圆形，长10～15cm，宽5～8cm，基部狭成具翅的叶柄，边缘有不规则的锯齿或全缘，上面有贴生短毛，下面有短柔毛和腺点，上部叶片渐小，长圆形。头状花序多数，沿茎枝腋生，有短梗或近无梗，直径6～8mm，平立或梢下垂；总苞钟状球形；总苞片3层，外层极短，卵形，有短柔毛，中层和内层长圆形，先端圆钝；花黄色，外围的雌花花冠丝状，3～5齿裂，中央的两性花花冠筒状，先端5齿裂。瘦果条形，具细纵条，先端有短喙，有腺点，无冠毛。花期6～8月，果期9～10月。

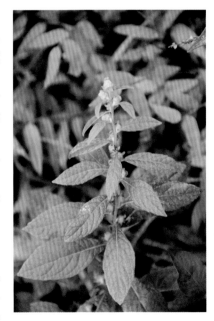

天名精

【生境分布】生于海拔700～2000m的山坡、路边、草丛中。喜温暖湿润气候和阴湿环境，山区、平原等地均可栽培。广布于我国各地。

【采集加工】7～8月采收，洗净，鲜用或晒干。

【药材鉴别】

性状鉴别：根茎不明显，有多数细长的棕色须根。茎表面黄绿色或黄棕色，有纵条纹，上部多分枝；质较硬，易折断，断面类白色，髓白色、疏松。叶多皱缩或脱落，完整叶片卵状椭圆形或长椭圆形，长10～15cm，宽5～8cm，先端尖或钝，基部狭成具翅的短柄，边缘有不规则锯齿或全缘，上面有贴生短毛，下面有短柔毛或腺点；质脆易碎。头状花序多数，腋生，花序梗极短；花黄色。气特异，味淡微辛。

以叶多、香气浓者为佳。

【化学成分】 含有 Vomifoliol、2-Desoxy-4-epi-pulchellin、8-epi-Confertin、1-epi-Inuviscolide、Isotelekin、4（15）-β-Epoxyisotelekin、3-Deuteriomethyl-5-methyl-2,3-dihydrobenzofuran、天名精内酯酮、特勒内酯、天名精内酯醇等。还含有挥发油，主要成分为异丁酸香叶酯、3,7,11,15-四甲基-2-十六碳烯-1-醇、δ-杜松烯和反式橙花叔醇等。

【药理作用】

1. 解热作用：天名精对发热家兔有降温、退热作用。

2. 抗菌作用：天名精提取液对小麦赤霉病菌、番茄灰霉病菌、辣椒疫霉病菌、苹果炭疽病菌、玉米人斑病菌等 5 种病原真菌菌种的孢子萌发抑制率＞93％。大花金挖耳的花和果实中分离得到的内生真菌 H-18、G-6 和内生细菌 H-2 都具有很好的抑菌活性。大花金挖耳丙酮提取物对多种植物病原真菌具有很好的抑制效果，倍半萜内酯化合物为主要抑菌活性物质。

【医疗用途】

药性归经：味苦、辛，性寒。归肝、肺经。

功能：清热，化痰，解毒，杀虫，破瘀，止血。

主治：乳蛾，喉痹，急慢惊风，牙痛，疔疮肿毒，痔瘘，皮肤痒疹，毒蛇咬伤，虫积，血瘕，吐血，衄血，血淋，创伤出血。

用法用量：内服：煎汤，9～15g；或研末，3～6g；或捣汁；或入丸、散。外用：适量，捣敷；或煎水熏洗及含漱。

使用注意：脾胃虚寒者慎服。

附方：

1. 治骨鲠：用天名精、马鞭草（去根）各 1 握，白梅（即将梅以盐浸晒成白霜梅）肉 1 个，白矾 3g。捣作弹丸，绵裹含咽，其骨自软而下也。

2. 治黄疸型肝炎：鲜天名精全草 120g，生姜 3g。水煎服。

3. 治疗疮肿毒：天名精、浮酒糟。同捣敷。

4. 治诸痔有头，疼痛不可忍：天名精 500g，槐皮 100g，葱根 1 握，韭根 1 握。上四味细锉，水煎，盆内盛。先坐乘热熏，微凉时淋洗，每日 3 次。

【资源评述】 天名精始载于《神农本草经》，列为上品。《新修本草》谓："其豨莶苦而臭，名精乃辛而香，全不相类也。"《本草纲目》载："天名精嫩苗绿色，似皱叶菘芥，微有狐气。……长则起茎，开小黄花，如小野菊花。结实如同蒿，子亦相似，最粘人衣，狐气尤甚……"所述特征与现所用菊科天名精 *Carpesium abrotanoides* L. 相符。天名精以全草入药，其果实为"鹤虱"（参见"北鹤虱"条）。

【参考文献】

［1］刘平安，刘敏，潘微薇，等．天名精化学成分研究［J］．中药材，2014，37（12）：2213-2215.

［2］陈乐，韦唯，刘展元，等．天名精挥发油成分的GC-MS分析［J］．西北药学杂志，2011，26（4）：235-237.

［3］万明香，何顺志，王悦芸，等．天名精属药用植物的研究现状［J］．贵阳中医学院学报，2009，31（6）：76-78.

［4］韩兴帅，许丹，冯俊涛，等．天名精内酯酮的抑菌活性［J］．西北农林科技大学学报（自然科学版），2014，42（8）：178-184.

［5］郭小炜，冯俊涛，易晓华，等．大花金挖耳内生菌的分离及抑菌活性筛选［J］．西北植物学报，2007，27（2）：377-383.

［6］冯俊涛．大花金挖耳杀菌作用研究［D］．西北农林科技大学，2006.

鹤虱

Heshi

【别名】鹤虱、鬼虱。

【来源】为菊科植物天名精 *Carpesium abrotanoides* L. 的成熟果实。

【植物形态】见"天名精"条。

【采收加工】9～10月果实成熟时割取地上部分，晒干，打下果实，扬净。

【药材鉴别】

性状鉴别：呈细小圆柱状，长 3～4mm，直径不及 1mm。表面黄褐色或暗褐色，具多数纵棱。一端收缩呈细喙状，先端扩展成灰白色圆环；另端有着生痕迹。果皮薄，纤维性，种皮菲薄透明，子叶 2 片，类白色，稍有油性。气特异，味微苦。

【化学成分】含有特勒内酯、3-epiisotelekin、11β,13-dihydro-1-epi-inuviscolide、天名精内酯酮、天名精内酯醇、β-丁香烯、大根香叶烯-D、α-细辛脑、α-葎草烯和 δ-榄香烯等。

【药理作用】

驱虫作用：天名精煎剂在体外有杀死豚鼠蛲虫的作用，豚鼠口腔给予鹤虱流浸膏，有驱蛔虫的作用，主要成分为正己酸及内酯的衍生物。

【医疗用途】

药性归经：味苦、辛，性平；小毒。归脾、胃经。

功能：杀虫消积。

主治：蛔虫病，绦虫病，蛲虫病，虫积腹痛，小儿疳积。

用法用量：内服：多入丸、散；煎汤，3～9g。

使用注意：孕妇慎服。

附方：

1. 治蛔咬心痛：鹤虱 30g。捣筛，蜜和，丸如梧子。以蜜汤空腹吞 40 丸，日增至 50 丸。慎酒肉。

2. 治小儿蛔虫啮心腹痛：鹤虱细研，以肥猪肉汁下，5 岁每次 0.6g，虫出便止。

3. 治小儿虫痛：槟榔、川楝子、鹤虱各 10g。研细末，每服 1.5g，温米饮调下，痛时服。

4. 治虫蚀齿疼：鹤虱 1 枚，塞齿中，又以鹤虱煎醋漱口，其痛可定。

【资源评述】鹤虱始载于宋。《本草图经》，云："鹤虱生西戎，今江淮衡湘皆有之。春生苗，叶皱似紫苏，大而尖长，不光。茎高二尺许。七月生黄白花，似菊。八月结实，子极尖细，干则黄黑色。"根据所述产地、植物特征和所附"成州鹤虱"图，均与现所用的天名精 *Carpesium abrotanoides* L. 相符。但清以后鹤虱的品种有所变化，除天名精的果实外，还以野胡萝卜果实入药（参见"南鹤虱"条）。

鹤虱为较常用中药，其商品药材来源较复杂，大体分为四类：一为南鹤虱，为伞形科植物胡萝卜 *Daucus carota* L. 的果实，全国多数地区应用；一为华南鹤虱，为伞形科植物窃衣 *Torilis japonica*（Houtt.）DC. 的果实，在华南、川西、云南、甘肃部分地区应用；三为东北鹤虱，为紫草科植物鹤虱 *Lappula echinata* Gilib. 的果实，在东北、西北及江苏淮阴地区应用；四为北鹤虱，来源植物为菊科天名精的果实，华北、西北等地应用。

北鹤虱主产于河南、山西、陕西、甘肃、贵州等地。除天名精 *C. abrotanoides* 外，尚有同属的烟管头草 *C. cernum* L.（本种为《滇南本草》记载的"挖耳草子"。四川、甘肃、云南、贵州）、金挖耳 *C. divaricatum* Sieb. et Zucc.（《本草图经》记载之"滁州鹤虱"）、大花金挖耳 *C. macrocephalum* Franch. et Sav. 等的种子，民间作鹤虱用。

【参考文献】

［1］刘翠周，许婧，桂丽萍，等. 北鹤虱的化学成分研究［J］. 药物评价研究，2010，33（3）：220-221.

［2］陈青，张前军. 鹤虱风挥发油化学成分的研究［J］. 时珍国医国药，2007，18（3）：596-597.

［3］秦付林，何雪莲，张洁，等. 中药鹤虱的研究进展［J］. 亚太传统医药，2008，4（11）：136-137.

种子植物

红 花
Honghua

【别名】红蓝花、刺红花、草红花、红花菜。

【来源】为菊科植物红花 *Carthamus tinctorius* L. 的花。

【植物形态】二年生草本，高 50～100cm。茎直立，上部分枝，白色或淡白色，光滑无毛。叶互生；无柄；中下部茎生叶披针形、卵状披针形或长椭圆形，长 7～15cm，宽 2.5～6cm，边缘具大锯齿、重锯齿、小锯齿或全缘，稀羽状深裂，齿顶有针刺，刺长 1～1.5mm，向上的叶渐小，披针形，边缘有锯齿，齿顶针刺较长；全部叶质坚硬，革质，有光泽。头状花序多数，在茎枝顶端排成伞房花序，为苞叶所围绕；苞片椭圆形或卵状披针形，连先端针刺长 2.5～3cm，边缘有或无针刺；总苞卵形，直径 2.5cm；总苞片 4 层，外层竖琴状，中部或下部有收缢，收缢以上叶质绿色，边缘无针刺或有篦齿状针刺，收缢以下黄白色；中内层硬膜质，倒披针状椭圆形至长倒披针形，长达 2.2cm，先端渐尖；小花红色、橘红色，全部为

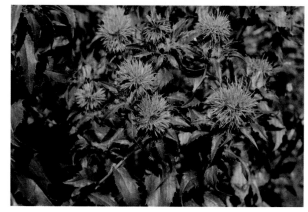

红花

两性，花冠长 2.8cm，细管部长 2cm，花冠裂片几达檐部基部。瘦果倒卵形，长 5.5mm，宽 5mm，乳白色，有 4 棱，无冠毛。花果期 5～8 月。

【生境分布】栽培于海拔 1000m 以下的向阳坡地。喜温暖干燥气候，耐寒、耐旱、耐盐碱、耐脊薄。发芽最适温度 25℃，幼苗能耐-5℃。南方秋播生育期 200～250 天，北方春播生育期 120 天。以选向阳、地势高燥、土层深厚、中等肥力、排水良好的砂质壤土栽培为宜。用种子繁殖。忌连作。南川、江津有栽培。我国东北、华北、西北及山东、浙江、贵州、重庆、四川、西藏等地广泛栽培。

【采集加工】5 月下旬开花，5 月底至 6 月中、下旬为盛花期，分批采摘。选晴天，每日早晨 6～8 时，待管状花充分展开呈金黄色时采摘，采回后，除去杂质，及时摊薄在竹席上，上盖一层白纸或打棚，阳光不能直晒。或置通风干燥处阴干，若遇雨天，须用 40～60℃低温烘干。

【药材鉴别】

性状鉴别：为不带子房的筒状花，长 1.5～2cm。表面红黄色或红色。花冠筒细长管状，下部多采集时断去，先端 5 裂，裂片呈狭条形，长 5～8mm。雄蕊 5 枚，花药聚合成管状，黄色或微棕色。柱头长圆柱形露出花药筒外，顶端微分叉。气微香，味微苦。

以花冠长、色红、鲜艳、质柔软无枝刺者为佳。

【化学成分】红花含有黄酮类、色素、多酚类、氨基酸、多糖、脂肪酸、挥发油等化合物。

黄酮类：6-羟基山柰酚-3-O-葡萄糖苷、山柰酚-7-O-葡萄糖苷、红花醌苷、新红花苷、山柰酚、槲皮素，6-羟基山柰酚，黄芪苷、槲皮黄苷、山柰酚-3-芸香糖苷和芦丁等。还含有 crosatoside A、kaempferol 3,7-di-O-β-D-glucopyranoside、kaempferol 3-O-β-D-（2-O-β-D-acetylglucosyl）glucoside、kaempferol 3-O-β-D-（6-O-acetyl）glucopyranoside、kaempferol 3-O-β-D-（2-O-β-D-glucosyl）glucoside、kaempferol 3-O-β-D-(2-O-β-D-glucosyl)glucoside-7-O-β-D-glucoside、kaempferol 3-O-β-D-(2-O-β-D-6-acetylglucosyl) glucopyranoside-7-O-β-D-glucopyranoside 等。

蒽醌类：大黄素、2-羟基大黄素、1-甲基-3-甲氧基-8-羟基蒽醌-2-

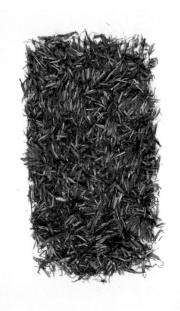

红花（生药）

羧酸、1-甲基-3-甲氧基-6,8-二羟基蒽醌-2-羧酸等。

萜类：八氢番茄红素、六氢番茄红素、四氢番茄红素、玉米黄素、β-胡萝卜素、西红花酸、crocetin monomethylester、dimethylcrocetin、crocetin mono（β-D-glucosyl）ester、crocetin β-D-glucosylmethylester、crocetin di（β-D-glucosyl）ester、crocetin mono（β-D-gentiobiosyl）ester、crocetinβ-D-gentiobiosyl-β-D-glucosyl ester、crocetin di-(β-D-gentiobiosyl)ester、crocetin（β-gentiobiosyl）（β-neapolitanosyl）ester、13-cis-crocetin di-(β-Dgentiobiosyl)ester、13-cis-crocetin-β-D-gentiobiosyl-β-D-glucosyl ester 等。

色素：从中分离得到红花苷、前红花苷、红花黄色素 A、红花黄色素 B、红花明苷等。

多酚类：绿原酸、咖啡酸、儿茶酚、焦性儿茶酚、二羟苯丙酸等。

氨基酸及多糖：含有 16 种氨基酸，其中含量最高的是赖氨酸，含量最少的是带有苯环的和含硫的氨基酸。还含鼠李糖、阿拉伯糖、木糖、葡萄糖、甘露糖等。

挥发性成分：乙酸乙酯、苯、1-戊烯-3-醇、3-己醇、2-己醇、(E)-2-己烯醛、3-甲基丁酸、2-甲基丁酸、乙苯、对二甲苯、邻二甲苯、苯乙醛、壬醛、松油烯-4-醇、马鞭烯酮、癸醛、苯并噻唑、(E,E)-2,4-葵二烯醛、桂皮酸甲酯、1,2,3-三甲氧基-5-甲基苯、α-烯、1-十四碳烯、α-柏木烯、丁香烯、(E)-β-金合欢烯、葎草烯、β-紫罗兰酮、β-芹子烯、二氢猕猴桃内酯、1-十五碳烯、δ-荜澄茄烯、丁香烯环氧化物、1-十六碳烯、1,3,5,11-十三碳四烯-7,9-二炔等。

其他成分：二十九烷、棕榈酸、肉豆蔻酸、月桂酸、α,γ-二棕榈酸甘油酯、油酸、亚油酸。

另含红花多糖、系由葡萄糖、木糖、阿拉伯糖与半乳糖以 β-链连接的一种多糖。又含具降血压作用的丙三醇-呋喃阿糖-吡喃葡萄糖苷。

最近又分离出 2,3,4,9-tetrahydro-1-methyl-1-H-pyrido［3,4-b］indole-3-carboxylic acid、thymine-2-desoxyribofuranoside、ethyl-α-D-lyxofuranoside 等。

【药理作用】

1. 对心血管系统的作用：红花水提物中的红花黄色素（SY）能明显改善血管微循环和血液流变学特征，对心、脑缺血再灌注损伤具有较好的改善作用。红花注射液可使血瘀模型大鼠全血黏度降低，血小板聚集受到抑制，红细胞变形能力得到提高。SY 还可显著地减少垂体后叶素所致心肌梗死区面积，对急性心肌缺血大鼠有保护作用，并通过降低血液黏稠度来预防血液流变学障碍的相关疾病。羟基红花黄色素 A（HSYA）对血管组织细胞有明显的保护作用，具有降低血压、扩张血管、改善器官供血、抗凝血、抗炎等药理作用。

2. 对神经系统的作用：HSYA 可通过减弱 6-羟基多巴胺诱导的帕金森氏症大鼠的神经毒性，对神经起到保护的作用。SY 能够通过抑制新生大鼠缺氧缺血后脑海马 APE/Ref-1 蛋白的下降来减少神经细胞凋亡；对大鼠脑缺血再灌注损伤有一定的保护作用。红花注射液可促进周围神经再生。

3. 对免疫系统的影响：红花水煎液对小鼠的非特异性免疫和细胞免疫功能均有明显的增强作用，可提高血清溶血素浓度及提高植物血凝素刺激下的淋巴细胞转化率。红花注射液可使佐剂性关节炎大鼠巨噬细胞吞噬指数、吞噬百分率、CD4$^+$T 细胞与 CD8$^+$T 细胞比值以及血清 IL-1 含量降低。

4. 抗炎镇痛作用：红花具有一定的抗炎镇痛活性。红花中的 SY 和 HSYA 是其抗炎镇痛的主要活性成分，主要通过抗氧化作用调节 NO 合成、拮抗 PAF、调节免疫应答等途径来发挥抗炎作用。

5. 抗肿瘤作用：红花多糖 SPS 有抗肿瘤的作用，其抗肿瘤的机制可能与提高 CTL 和 NK 细胞的毒性有关，还能抑制肿瘤的转移。

6. 抗氧化作用：SY 能减少自由基生成和脂质过氧化，抑制损伤脊髓周围组织神经细胞凋亡，对损伤脊髓组织起保护作用。其中的 SYB 还能抑制血管内皮细胞 AngⅡ诱导的细胞损伤。

【医疗用途】

药性归经：味辛，性温。归心、肝经。

功能：活血通经，祛瘀止痛。

主治：经闭，痛经，恶露不行，胸痹心痛，癥瘕积聚，瘀滞腹痛，跌打损伤，胸胁刺痛，疮疡肿痛。

用法用量：内服：煎汤，3～10g。养血和血宜少用，活血祛瘀宜多用。

使用注意：孕妇及月经过多者禁服。

附方：

1. 治痛经：红花 6g，鸡血藤 24g。水煎调黄酒适量服。

2. 治女子经脉不通：红花、苏木、当归各等份。水煎，分两服，空腹，食前，温服。

3. 治逆经咳嗽气急：红花、黄芩、苏木各 2.5g，天花粉 2g。水煎，空腹服。

4. 治妇人血积癥瘕，经络涩滞：川大黄、红花各 100g，虻虫（去翅足）10 个。上取大黄 21g，醋熬成膏，和药丸如梧桐子大。每服五七丸，食后温酒下，日 3 服。

5. 治关节炎肿痛：红花炒后研末适量，加入等量的地瓜粉，盐水或烧酒调敷患处。

【资源评述】红花原名为红蓝花，由汉代张骞从西域引进，始载于宋《开宝本草》，云红蓝花"生梁、汉及西域"。红花之名则始见于《本草图经》，谓："今处处有之。人家场圃所种，冬而布子于熟地，至春生苗，夏乃有花。下作梂彙多刺，花蕊出株上，圃人承露采之，采已复出，至尽而罢。株中结实，白颗如小豆大。其花曝干以染真红及作胭脂。"《本草纲目》曰："红花，二月、八月、十二月皆可以下种，雨后布子，如种麻法。初生嫩叶、苗亦可食。其叶如小蓟叶。至五月开花，如大蓟花而红色。"所述特征与今药用的红花 *Carthamus tinctorius* L. 相符，但所附之图有误。

红花栽培较广，传统以四川（简阳、遂宁）产者为道地，现以新疆产量最大，约占全国收购量的 1/3。此外，河南（新乡、延津、封丘）、浙江（慈溪、余姚）、重庆、云南（巍山、弥渡、南涧、昌宁）等地亦产。

红花为常用的中药，临床应用较多，现制成红花注射液。临床报道用于治疗冠心病、脑血栓、脑动脉硬化、脑溢血偏瘫、流行性出血热、跌打损伤、静脉炎、扁平疣、神经性皮炎、突发性耳聋、胃溃疡等疾病。

不同产地红花挥发油得率均在 0.15％～0.20％，所含的成分不尽相同。通过对新疆、四川、云南、河南 4 地红花挥发油分析，共有的成分如长叶烯、荜蒽等，但不同产地含量有差异；另外，仅从吉木萨尔红花中检出具生理活性的亚油酸成分（2.37％）。

不同产地红花黄色素、腺苷含量以及血小板聚集抑制率、凝血酶原时间和部分凝血活酶时间均存在差异。新疆吉木萨尔红花腺苷含量最高，对血小板聚集的抑制作用最好；云南巍山红花黄色素含量最高，对凝血酶原和部分凝血活酶时间的延长作用最好。这揭示药材产地及种内变异对于药材质量具有影响，在注重产地的同时，应注意种内变异对质量的影响。

红花除药用外，种子还可作为油料，其油在河南称"二香油"，可作烹调油。全世界红花播种面积以印度为最多，墨西哥、美国、阿根廷和澳大利亚也有大量的栽培。我国在 1976 年，曾开展世界红花种子资源的研究，收集国内外品种 2330 余种，并筛选出优异种质。

【参考文献】

[1] 刘世军，唐志书，崔春利，等. 中药红花化学成分的研究进展 [J]. 河南中医，2017，37（1）：168-171.

[2] 瞿城，乐世俊，林航，等. 红花化学成分研究 [J]. 中草药，2015，46（13）：1872-1877.

[3] Tung N H，Shoyama Y. New minor glycoside components from saffron. [J]. Journal of Natural Medicines，2013，67（3）：672-676.

[4] 高天红. 红花提取物活血化瘀作用及抗血栓作用机制的实验研究 [D]. 山西医科大学，2011.

[5] 徐如英，童树洪. 红花的化学成分及药理作用研究进展 [J]. 中国药业，2010，19（20）：86-87.

[6] 岳海涛，李金成，吕铭洋，等. 红花注射液对大鼠血栓形成的影响及其作用机制 [J]. 中草药，2011，42（8）：1585-1587.

[7] 张媛，陈晨，刘倩，等. 红花黄色素对急性心肌缺血大鼠的保护作用 [J]. 中国实验方剂学杂志，2012，18（16）：282-284.

[8] Li H X，Han S Y，Wang X W，et al. Effect of the carthamins yellow from Carthamus tinctorius L. on hemorheological disorders of blood stasis in rats. [J]. Food & Chemical Toxicology，2009，47（8）：1797-1802.

[9] Liu Y N，Zhou Z M，Chen P. Evidence that hydroxysafflor yellow A protects the heart against ischaemia-reperfusion injury by inhibiting mitochondrial permeability transition pore opening. [J]. Clinical & Experimental Pharmacology & Physiology，2010，35（2）：211-216.

[10] Han B，Hu J，Shen J，et al. Neuroprotective effect of hydroxysafflor yellow A on 6-hydroxydopamine-induced Parkinson's disease in rats [J]. European Journal of Pharmacology，2013，714（1-3）：83-88.

[11] 邱莉. 红花黄色素对新生大鼠缺氧缺血性脑病的保护作用 [D]. 福建医科大学, 2009.

[12] 王晓丽, 王毅, 张赛, 等. 红花黄色素对大鼠脑缺血再灌注损伤的保护作用 [J]. 中华实用诊断与治疗杂志, 2014, 28 (1): 12-14.

[13] 张雨, 王美勇, 王润生, 等. 红花注射液促进大鼠坐骨神经损伤后再生的实验研究 [J]. 包头医学院学报, 2013, 29 (3): 16-17.

[14] 王晓菲, 金鸣. 红花抗炎作用机制研究进展 [J]. 山西医药杂志, 2007, 36 (1): 51-53.

[15] 商宇, 王建杰, 马淑霞, 等. 红花注射液对佐剂性关节炎大鼠的免疫调节作用 [J]. 黑龙江医药科学, 2010, 33 (3): 21-22.

[16] 张宇, 郑为超. 红花黄素抗炎作用机制研究概况 [J]. 江苏中医药, 2010, 42 (9): 77-79.

[17] 梁颖. 红花多糖对肿瘤转移相关基因表达影响的实验研究 [D]. 黑龙江中医药大学, 2012.

[18] 卜志勇, 郑玲, 李安军, 等. 红花黄素对大鼠脊髓损伤局部 SOD、MDA 和细胞凋亡的影响 [J]. 湖北医药学院学报, 2011, 30 (1).

[19] Wang C, He Y, Yang M, et al. Safflor yellow B suppresses angiotensin Ⅱ-mediated human umbilical vein cell injury via regulation of Bcl-2/p22 phox, expression [J]. Toxicology & Applied Pharmacology, 2013, 273 (1): 59-67.

鹅不食草

Ebushicao

【别名】野园荽、鸡肠草、鹅不食、地芫荽、地胡椒、大救驾、三节剑、山胡椒、连地稗、小救驾、通天窍、白球子草、二郎剑。

【来源】为菊科植物石胡荽 *Centipeda minima* (L.) A. Br. et Ascher. 的全草。

【植物形态】一年生小草本，高 5～20cm。茎纤细，多分枝，基部匍匐，着地后易生根，无毛或略具细绵毛。叶互生；无柄；叶片楔状倒披针形，长 7～20mm，宽 3～5mm，先端钝，边缘有不规则的疏齿，无毛，或下面稍有细毛。头状花序细小，扁球形，直径约 3mm，单生于叶腋，无总花梗或近于无总花梗；总苞半球形；总苞片 2 层，椭圆状披针形，绿色，边缘膜质，外层较内层大；花托平坦，无托片；花杂性，淡黄色或黄绿色，全为筒状；外围雌花多层，花冠细，有不明显的裂片；中央的两性花，花冠明显 4 裂。瘦果椭圆形，长约 1mm，具 4 棱，边缘有长毛；无冠毛。花期 9～11 月。

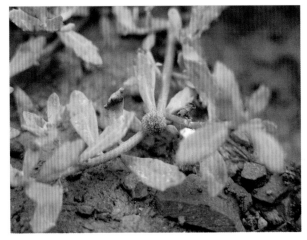

鹅不食草

【生境分布】生于路旁荒野、田埂及阴湿草地上。分布于东北、华北、华中、华东、华南、西南等地区。

【采集加工】9～11 月花开时采收，鲜用或晒干。

【药材鉴别】

性状鉴别：全草扭集成团。须根纤细，淡黄色；茎细，多分枝，质脆，易折断，断面黄白色。叶小，近无柄；叶片多皱缩或破碎，完整者展平后呈匙形，表面灰绿色或棕褐色，边缘有 3～5 枚齿。头状花序黄色或黄褐色。气微香，久闻有刺激感，味苦，微辛。

以色灰绿、刺激性气强者为佳。

【化学成分】含有棕榈酸蒲公英甾醇酯、乙酸蒲公英甾醇酯、山金车甾醇、γ-菠菜甾醇、豆甾醇-3-O-β-D-葡萄糖苷、α-莎草酮、羽扇豆醇、鞣质、树脂、香豆素、9,10-二异丁酰氧基-8-羟基百里香酚、10-异丁酰氧基-8,9-环氧百里香酚异丁酸酯、2-异丙基-5-甲基氢酚-4-O-β-D-吡喃木糖苷等。

【药理作用】

1. 抗过敏作用：全草热水提取物对大鼠被动皮肤超敏反应和 ConA 诱导的腹腔肥大细胞组胺释放有显

著抑制作用，有效成分为伪愈创内酯类和黄酮类。

2. 抗炎作用：鹅不食草挥发油对小鼠急性炎症早期毛细血管通透性亢进有明显抑制作用，对炎症组织的 PEG2 释放也有较好的对抗作用；明显抑制胸膜炎模型大鼠白细胞数、血清 CRP 和 TNF-α 的增高，明显减少大鼠胸膜炎渗出液中 NO、PEG2 的生成；还能显著抑制过敏性鼻炎模型豚鼠酸性粒细胞和肥大细胞的产生，减轻鼻黏膜组织的病理学变化。

3. 抗菌作用：鹅不食草水煎剂对绿脓杆菌 R 质粒具有较强的消除作用；所含伪愈创木内酯具有抗金黄色酿脓葡萄球菌、分枝杆菌、枯草杆菌的作用。

4. 保肝、肺作用：鹅不食草对 3 种小鼠肝损伤模型导致的血 ALT 升高都有显著降低作用；鹅不食草挥发油能明显抑制急性肺损伤所致大鼠肺水肿及中性粒细胞升高，对大鼠急性肺损伤有明显的保护作用，并抑制肺损伤大鼠支气管上皮细胞中 CD54 的表达。

5. 抗诱变、抗肿瘤作用：鹅不食草水提物对直接诱变剂、间接诱变剂均有抑制作用；分离出的 α-次甲基-γ 内酯结构的化合物具有抗肿瘤和细胞毒素作用。

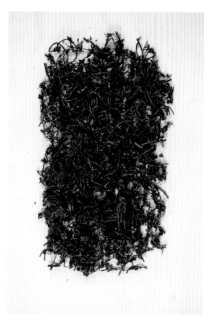

鹅不食草（段）

6. 其他作用：鹅不食草还具有杀螺作用；其挥发油和乙醇提取液有止咳、祛痰和平喘作用；全草提取物对 HMG 辅酶 A、钙通道阻滞剂受体和胆囊收缩素也有明显抑制作用。

【医疗用途】

药性归经：味辛，性温。归肺经。

功能：发散风寒，通鼻窍，止咳。

主治：风寒头痛，咳嗽痰多，鼻塞不通，鼻渊流涕。

用法用量：内服：煎汤，6～9g；或捣汁。外用：适量，捣敷；或捣烂塞鼻；或研末吹鼻。

使用注意：气虚胃弱者禁用。

附方：

1. 治伤风头痛、鼻塞：鹅不食草（鲜或干均可）搓揉，嗅其气，即打喷嚏，每日 2 次。

2. 治鼻炎，鼻窦炎：鹅不食草、辛夷花各 3g。研末吹入鼻孔，每日 2 次；或加凡士林 20g，做成膏状涂鼻。

3. 治支气管哮喘：鹅不食草、瓜蒌、莱菔子各 9g。水煎服。

4. 治黄疸型肝炎：鹅不食草 9g，茵陈 24g。水煎服。

5. 治小儿疳积：鹅不食草全草 3g，或研粉每日用 1.5g。蒸瘦肉或猪肝服。

【资源评述】鹅不食草始载于南唐《食性本草》。唐代《四声本草》、清代《植物名实图考》均称"石胡荽"。《植物名实图考》卷十六石草类所载"石胡荽附图"则与现所用之石胡荽（鹅不食草）相同。现《中国药典》也收载了该种。鹅不食草主产于浙江、湖北、江苏、广东等地。此外，广西、重庆、贵州、江西、福建、安徽、河南等地亦产。

《中国高等植物图鉴》记载菊科植物拳头菊 *Epates australis* Less. 别名"鹅不食草"，《广西本草选编》称之为"大鹅不食草"。山东、浙江、湖南、贵州等地有以石竹科植物小无心菜 *Areanria serpyllifolia* L. 误作鹅不食草的情况。

【参考文献】

[1] 林远灿，高明．鹅不食草的化学成分及药理研究进展 [J]．浙江中医药大学学报，2011，35（2）：303-304.

[2] 覃仁安，梅璇，陈敏，等．鹅不食草挥发油抗炎作用及机制研究 [J]．中国医院药学杂志，2006，26（4）：369-371.

[3] 吴燕，倪红，王万贤，等．中药植物鹅不食草杀螺效果 [J]．中国血吸虫病防治杂志，2009，21（4）：327-329.

小 蓟
Xiaoji

【别名】猫蓟、刺蓟菜、刺儿菜、刺角菜、刺杆菜、小恶鸡婆、刺萝卜、小蓟姆、刺儿草、小刺盖。

【来源】为菊科植物刺儿菜 *Cirsium setosum*（Willd.）MB. 的地上部分。

【植物形态】多年生草本。根状茎长。茎直立，高 20～80cm，茎无毛或被蛛丝状毛。基生叶花期枯萎；下部叶和中部叶椭圆形或椭圆状披针形，长 7～15cm，宽 1.5～10cm，先端钝或圆形，基部楔形，通常无叶柄，上部茎叶渐小，叶缘有细密的针刺或刺齿，全部茎叶两面同色，无毛。头状花序单生于茎端，雌雄异株；雄花序总苞长约 18mm，雌花序总苞长约 25mm；总苞片 6 层，外层甚短，长椭圆状披针形，内层披针形，先端长尖，具刺；雄花花冠长 17～20mm，裂片长 9～10mm，花药紫红色，长约 6mm；雌花花冠紫红色，长约 26mm，裂片长约 5mm，退化花药长约 2mm。瘦果椭圆形或长卵形，略扁平；冠毛羽状。花期 5～6 月，果期 5～7 月。

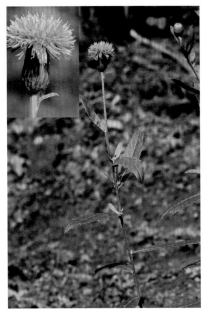

小蓟

【生境分布】生于山坡、河旁或荒地、田间。喜温暖湿润气候，耐寒、耐旱。分布于除广东、广西、云南、西藏外的全国各地。

【采集加工】5～6 月盛花期，割取全草晒干或鲜用。可连续收获 3～4 年。

【药材鉴别】

性状鉴别：茎圆柱形，有的上部分枝，长 30～45cm，直径 2～4mm；表面灰绿色或微带紫色，具纵棱和白色柔毛；质脆，易折断，断面中空。叶多皱缩或破碎，完整者展平后呈长椭圆形或长圆状披针形，长 3～12cm，宽 0.5～3cm；全缘或微波状，有细密的针刺，上表面绿褐色，下表面灰绿色，两面均有白色柔毛。头状花序顶生，总苞钟状，苞片黄绿色，5～6 层，线形或披针形，花冠多脱落，冠毛羽状常外露。气弱，味微苦。

以色绿、叶多者为佳。

【化学成分】

黄酮类：带花全草含芸香苷、蒙花苷（刺槐苷，即刺槐素-7-鼠李糖葡萄糖苷）、刺槐素、苜蓿素、苜蓿素-7-O-β-D-吡喃葡萄糖苷、刺槐素、芹菜素、5'-甲氧基大风子素-D、芹菜素-7-O-β-D-葡萄糖醛酸丁酯等木犀草素。

有机酸类：原儿茶酸、绿原酸、咖啡酸等。

三萜类甾体和甾醇类：蒲公英甾醇、三十烷醇、β-谷甾醇、豆甾醇、麦角甾-4,24（28）-二烯-3-酮、豆甾-4-烯-3-酮、羽扇豆醇乙酸酯、羽扇豆醇、羽扇豆酮、β-香树酯醇、伪蒲公英甾醇、伪蒲公英甾醇乙酸酯、蒲公英甾醇乙酸酯、marsformoxide B、α-香树酯酮、β-香树酯酮、蒲公英甾酮、伪蒲公英甾酮等。

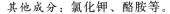

小蓟

其他成分：氯化钾、酪胺等。

【药理作用】

1. 止血作用：小蓟主要通过使局部血管收缩，抑制纤溶而发挥止血作用。小蓟正丁醇萃取物和总黄酮有显著的止血作用。

2. 抗肿瘤作用：小蓟水提液可使 K562、HepG2、Hela、BGC823 等 4 种癌细胞形态上发生皱缩、变圆、脱壁、裂碎等变化，生长受到明显抑制。小蓟提取物对肝癌细胞有明显的抑制作用，对 BEL-7402 移植瘤有明显的抑制和诱导凋亡的作用。

3. 抗氧化作用：小蓟提取物对羟基自由基 HFR、超氧阴离子自由基 SAFR 均有明显清除作用，水提取物对 HFR 的清除效果最好，对 SAFR 的抑制甲醇提取物抑制率最高。

4. 其他作用：鲜小蓟水煎液对原发性高血压的治疗有效。将小蓟制成膏剂，外用治疗疖疮。

【医疗用途】

药性归经：味甘、苦，性凉。归肝经。

功能：凉血止血，散瘀解毒消痈。

主治：吐血，衄血，尿血，血淋，便血，崩漏，外伤出血，痈肿疮毒。

用法用量：内服：煎汤，5~12g；鲜品可用 30~60g，或捣汁。外用：适量，捣敷。小蓟止血，宜炒炭用。

使用注意：虚寒出血及脾胃虚寒者禁服。

附方：

1. 治九窍出血：用小蓟 1 握，捣汁，水半盏和顿服。如无青者，以干蓟末，冷水调服。

2. 治吐血：小蓟、大蓟、侧柏叶各 9g，仙鹤草、焦栀子各 12g。水煎服。

3. 治下焦结热，尿血成淋：生地黄、小蓟根、通草、滑石、山栀仁、蒲黄（炒）、淡竹叶、当归、藕节、甘草各 5g，水煎，空腹服。

4. 治妊娠胎坠后出血不止：小蓟根叶、益母草各 25g。水煎，分作 2 服。

【资源评述】小蓟始载于《名医别录》，与大蓟同条。《本草图经》云："小蓟根，《本经》不著所出州土，今处处有之，俗名青刺蓟。苗高尺余，叶多刺，心中出花头，如红蓝花而青紫色。"并附"冀州小蓟根"图。所绘花序形态与刺儿菜 Cirsium setosum（Willd.）MB. 相似。《救荒本草》刺蓟菜图、《本草纲目》小蓟图均与刺儿菜相似。但《植物名实图考》小蓟图则似飞廉 Carduus nutans L.。

有观点认为，小蓟商品主要来源有刻叶刺儿菜 Cirsium setosum（Willd.）MB 与刺儿菜 C. segetum Bunge. 2 种，并把前者称大刺儿菜，后者称小刺儿菜。但其分类学地位一直存在争论，有学者把它们归为一种；也有学者从化学分类学观点认为应作两个独立的种。刻叶刺儿菜 C. setosum 与刺儿菜 C. segetum 主要区别：植物高 50~200cm；叶具缺刻状粗锯齿或羽状浅裂；头状花序多数。组织构造中有 3 个穿孔的具缘纹孔导管、梯-网纹穿孔的具缘纹孔导管、分隔纤维和纤维管胞。

小蓟分布广泛，除新疆某些地方不产外，全国大部分地均产，资源丰富。小蓟的嫩苗在南方一些地方还作野生蔬菜食用。

【参考文献】

[1] 韩百翠，李宁，李铣. 小蓟化学成分的分离与鉴定 [J]. 沈阳药科大学学报，2008，25（10）：793-795.

[2] 孙珍，李泠鸽，院珍珍，等. 小蓟中甾体类化合物的分离及结构鉴定 [J]. 食品科学，2012，33（19）：124-127.

[3] 李泠鸽，孙珍，尚小雅，等. 小蓟三萜类化合物成分的研究 [J]. 中国中药杂志，2012，37（7）：951-955.

[4] 李丹，吴莲波，吴秉纯. 中药小蓟的药理作用研究进展 [J]. 黑龙江中医药，2010（3）.

[5] 杨星昊，崔敬浩，丁安伟. 小蓟提取物对凝血、出血及实验性炎症的影响 [J]. 四川中医，2006，24（1）：17-19.

[6] 李煜，王振飞，贾瑞贞. 小蓟水提液对 4 种癌细胞生长抑制作用的研究 [J]. 中华中医药学刊，2008，26（2）：274-275.

[7] 李桂凤，马吉祥，李传胜，等. 刺儿菜提取物抗 BEL-7402 肿瘤细胞活性的研究 [J]. 营养学报，2008，30（2）：174-176.

[8] 李桂凤，吴长举，马吉祥，等. 刺儿菜提取物对诱导人肝癌细胞株的裸鼠移植瘤抑制作用的研究 [J]. 营养学报，2008，30（6）：631-632.

[9] 梁倩倩，丁玲强，焦扬，等. 小蓟抗氧化作用的研究 [J]. 河西学院学报，2008，24（5）：51-53.

野菊花
Yejuhua

【别名】山菊花、千层菊、野山菊、野黄菊、黄菊花。

【来源】为菊科植物野菊 *Chrysanthemum indicum* L. 的头状花序。

【植物形态】多年生草本，高 25～100cm。根茎粗厚，分枝，有长或短的地下匍匐枝。茎直立或基部铺展。基生叶脱落；茎生叶卵形或长圆状卵形，长 6～7cm，宽 1～2.5cm，羽状分裂或分裂不明显；顶裂片大，侧裂片常 2 对，卵形或长圆形，全部裂片边缘浅裂或有锯齿；上部叶渐小；全部叶上面有腺体及疏柔毛，下面灰绿色，毛较多，基部渐狭成具翅的叶柄；托叶具锯齿。头状花序直径 2.5～5cm，在茎枝顶端排成伞房状圆锥花序或不规则的伞房花序；总苞直径 8～20mm，长 5～6mm；总苞片边缘宽膜质；舌状花黄色，雌性；盘花两性，筒状。瘦果全部同形，有 5 条极细的纵肋，无冠状冠毛。花期 9～10 月。

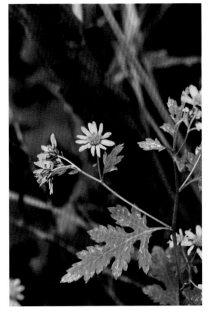

野菊

【生境分布】生于海拔 400～1000m 的山坡草地、灌丛、河边水湿地、海滨盐渍地及田边、路旁。本种为多型性的植物，在形态特征上有极大的多样性。喜凉爽湿润气候，耐寒。以土层深厚、疏松肥沃、富含腐殖质的壤土栽培为宜。分株繁殖。重庆市内广布。分布于东北、华北、华东、华中及西南等地区。

【采集加工】秋、冬二季花初开放时采摘，晒干或蒸后晒干。

【药材鉴别】

性状鉴别：头状花序类球形，直径 1.5～2.5cm，棕黄色。总苞片 4～5 层，外层苞片卵形或卵状三角形，长 2.5～3mm，外表面中部灰绿色或淡棕色，常被有白毛，边缘膜质；中层苞片卵形；内层苞片长椭圆形。总苞基部有的残留总花梗。舌状花 1 轮，黄色，皱缩卷曲，展平后，舌片长 1～1.3cm，先端全缘或 2～3 齿；筒状花多数，深黄色。气芳香，味苦。

【化学成分】

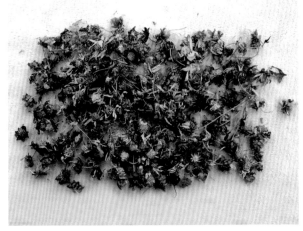

野菊

黄酮类：黄酮类成分是野菊清热解毒的主要药效成分，主要有黄酮、黄酮醇、二氢黄酮及查耳酮类物质，其中包括：5,7,4′-三羟基-3′,5′-二甲氧基黄酮、5,7,3′,4′-四羟基-6,5′-二甲氧基黄酮、槲皮素、木犀草素、槲皮素-7-O-β-D-葡萄糖、刺槐素-7-O-β-D-葡萄糖、香叶木素-7-O-β-D-葡萄糖苷、木犀草素-7-O-β-D-葡萄糖苷、芹菜素-7-O-β-D-葡萄糖苷、蒙花苷等。

倍半萜类：野菊花内酯、猪草素、当归酰豚草素 B、野菊花醇（A、I-K）、野菊花三醇、当归酰亚菊素、kikkanol（A-F）等。

螺缩酮烃类：cis-spiroketalenolether polyyne、trans-spiroketalenolether polyyne、1R，9S，10S-10-hydroxyl-8（2′,4′-diynehexylidene）-9-isovaleryloxy-2,7-dioxaspiro[5,4]decane。

苯丙素类及其他酚酸：绿原酸、咖啡酸、4-O-咖啡酰奎宁酸、5-O-咖啡酰奎宁酸、3,5-二咖啡酰奎宁酸、1,5-二咖啡酰奎宁酸、1,3-二咖啡酰奎宁酸等。

挥发油：含量较高的有侧柏酮、樟脑、龙脑、1,8-桉叶素、α-蒎烯、桧烯、异侧柏酮等，以含氧萜及倍半萜 β-金合欢烯为主。

【药理作用】

1. 抗炎抗氧化作用：野菊花总黄酮（TFC）清除超氧自由基、羟基自由基和 ABTS$^+$ 等自由基的能力优于维生素 C 和柠檬酸等。TFC 能改善佐剂性关节炎大鼠的继发性足趾肿胀和改善慢性支气管炎大鼠的呼吸功能。不仅可以明显拮抗炎症早期的炎症渗出和组织水肿，还能拮抗炎症中晚期的纤维增生。

2. 抗肿瘤作用：野菊花提取物能诱导人前列腺癌 DU145 细胞和 U266 肿瘤细胞凋亡。TFC 能有效抑制肺癌 A549 细胞的增殖。TFC 中主要有槲皮素、木犀草素、黄酮苷类等化学成分。木犀草素通过抑制 FAK 磷酸化水平、降低 FAK 总蛋白的表达水平，抑制 NF-κB 信号通路而达到抑制肿瘤细胞的效果。槲皮素能抗人骨肉瘤细胞 U-2OS/MTX300 增殖。野菊花总黄酮单用或与顺铂联用均能够抑制人骨肉瘤 MG-63 细胞增殖。

3. 抗菌抗病毒作用：野菊花水煎液对金黄色葡萄球菌、表皮葡萄球菌、类白喉杆菌和肺炎克雷伯杆菌等 12 种致病菌株均有较好的抑制作用。野菊花黄酮对酿酒酵母、霉菌、细菌等都有很强的抑制效果，抗菌谱较广。野菊花提取物对禽流感病毒（AIV）、新城疫病毒（NDV）、鸡传染性支气管炎病毒（IBV）、甲 1 型流感病毒（H1N1）均有抑制作用。

4. 保护心脑细胞作用：TFC 可降低小鼠心肌肥厚指数和心肌 AngⅡ含量，起到防治心肌肥大、心室重构作用。野菊花提取物可抑制大鼠脑组织的 MAO 活性，降低大鼠脾脏辅助 T 细胞的数量，起到神经保护作用。人 SK-N-SH 神经细胞缺乏葡萄糖损伤模型中，野菊花水提液能明显增强损伤的神经细胞活力。

5. 保肝作用：TFC 对大鼠酒精性脂肪性肝炎具有较好的防治作用，能降低血清 AST、ALT、TC、TG、ADH、TNF-α 水平，降低肝脏 MDA 含量，增强 SOD 活性；TFC 还能明显改善该大鼠的肝细胞脂肪变性。

6. 其他作用：野菊花还具有降压、降血脂和增强免疫等作用。

【医疗用途】

药性归经：味苦、辛，性微寒。归心、肝经。

功能：清热解毒，泻火平肝。

主治：疔疮痈肿，目赤肿痛，头痛眩晕。

用法用量：内服：煎汤，9～15g，鲜品可用至 30～60g。外用：适量，捣敷；煎水漱口或淋洗。

使用注意：脾胃虚寒者慎服。

附方：

1. 治一切痈疽脓疡，耳鼻咽喉口腔诸阳证脓肿：野菊花 48g，蒲公英 48g，紫花地丁 30g，连翘 30g，石斛 30g。水煎，每日 3 次分服。

2. 治急性乳腺炎：野菊花 15g，蒲公英 30g。煎服；另用鲜野菊叶捣烂敷患处，干则更换。

3. 治头癣、湿疹、天疱疮：野菊花、苦楝根皮、苦参根各适量。水煎外洗。

4. 治毒蛇咬伤，流火：野菊花 15～30g。水煎代茶饮。

5. 治风热目赤肿痛：野菊花 15g，夏枯草 15g，千里光 15g，桑叶 9g，甘草 3g。水煎服。

【资源评述】《本草经集注》于"菊花"条曰："菊有两种，一种茎紫，气香而味甘，叶可作羹食者，为真；一种青茎而大，作蒿艾气，味苦不堪食者，名苦薏，非真，其华正相似，惟以甘、苦别之尔。"《本草拾遗》谓："苦薏，花如菊，茎似马兰，生泽畔，似菊。菊甘而薏苦，语曰：苦如薏是也"。《日华子本草》载野菊名，谓："菊有两种，花大气香茎紫者为甘菊，花小气烈茎青小者名野菊。"明《本草纲目》谓："苦薏，处处原野极多，与菊无异，但叶薄小而多尖，花小而蕊多，如蜂窠状，气味苦辛惨烈。"根据以上"苦薏"和"野菊"的记载及其附图看，与本品原植物特征相同。

野菊花为广布种，我国大部分地区均产。野菊花植物有 5 种 11 变种 2 变型。主流商品中，南方的野菊花来源于野菊及变种，主产于安徽、湖北、江苏、江西、四川等地。北方的野菊花来源于甘菊 *Dendranthema lavandulifolium* Fisch. ex Trautv. 及其变种。此外，长枝野菊 *D. dongibractum* 及苞叶野菊 *D. foliaceum* 的头状花序也作野菊用，主产于山东、河南、河北、山西等省。

不同产地野菊花药理活性有所侧重，野菊花的抗炎作用，以安徽歙县所产效果为优；野菊花提高非特异性免疫功能作用，以甘菊、江西野菊较显著。甘菊的抑菌比其他野菊花显著。

野菊花是少用的中药，因而商品流通量小。但研究发现其具有降压、保护心脏的作用，近年来还发现对 HIV 有抑制作用。我国资源丰富，蕴藏量大，有着巨大的开发价值。

【参考文献】

[1] 吴雪松，许浚，张铁军，等．野菊的化学成分及质量评价研究进展 [J]．中草药，2015，46（3）：443-452.

[2] 张金杰，陈宇峰，颜鸣，等．野菊花中的黄酮类化学成分 [J]．医药导报，2013，32（1）：15-18.

[3] 李国栋，陈园园，王盼，等．野菊花中萜类和黄酮类化合物保肝作用研究 [J]．中草药，2013，44（24）：3510-3514.

[4] 孙昱，马晓斌，刘建勋．野菊花心血管活性部位化学成分的研究 [J]．中国中药杂志，2012，37（1）：61-65.

[5] 何小珍，蒋军辉，赵雷，等．安徽野菊花挥发油化学成分分析 [J]．应用化工，2014，43（8）：1536-1539，1546.

[6] 曹小燕，杨海涛．野菊花总黄酮清除自由基的活性 [J]．江苏农业科学，2014，42（10）：307-309.

[7] 黄勇，苏韫，明海霞，等．野菊花提取物对慢性支气管炎大鼠肺功能及自由基水平的影响 [J]．中国老年学，2011，31（19）：3723-3725.

[8] Kim C，Kim M C，Kim S M，et al. Chrysanthemum indicum L. extract induces apoptosis through suppression of constitutive STAT3 activation in human prostate cancer DU145 cells. [J]. Phytotherapy Research Ptr，2013，27（1）：30-38.

[9] 李岳华，王丽丽，施剑明．野菊花总黄酮对肺癌细胞 A549 作用研究 [J]．九江学院学报（自然科学版），2014（1）：74-77.

[10] 尹军强，谢显彪，贾强，等．槲皮素对人骨肉瘤细胞 U-2OS/MTX300 增殖和凋亡的影响及其机制研究 [J]．中国中药杂志，2012，37（5）：611-614.

[11] 施剑明，殷嫦嫦，殷明，等．野菊花总黄酮联合顺铂对人骨肉瘤 MG-63 细胞抑制作用 [J]．中成药，2014，36（10）：2013-2017.

[12] 曾帅，王子寿，任永申，等．野菊花水煎液体外抗菌作用实验研究 [J]．中国中医急症，2008，17（7）：971.

[13] 刘佳．野菊花黄酮的提取及抑菌活性研究 [J]．食品工业，2015，36（7）：21-24.

[14] 王学兵，张红英，徐端红，等．几种中药在鸡胚上对鸡常见病毒的作用效果试验 [J]．中国农学通报，2009，25（13）：5-9.

[15] 史晨希，刘妮，张奉学，等．野菊花水提物体内外抗甲 1 型流感病毒（H1N1）作用研究 [J]．中药材，2010，33（11）：1773-1776.

[16] 刘远俊，王双平，温娜，等．野菊花提取物活性及机理研究进展 [J]．广西中医药，2015，38（6）：11-13.

[17] Chun H S，Kim J M，Choi E H，et al. Neuroprotective effects of several korean medicinal plants traditionally used for stroke remedy. [J]. Journal of Medicinal Food，2008，11（2）：246-251.

[18] 王保伟，李俊，程文明，等．野菊花总黄酮对酒精性脂肪肝大鼠的防治作用 [J]．安徽医科大学学报，2011，46（10）：1022-1025.

[19] Sang C J，Sang M K，Yong T J，et al. Hepatoprotective effect of water extract from Chrysanthemum indicum L. flower [J]. Chinese Medicine，2013，8（1）：1-8.

菊 花

Juhua

【别名】甘菊、甜菊花、药菊。

【来源】为菊科植物菊 *Chrysanthemum morifolium* Ramat. 的头状花序。

【植物形态】多年生草本，高 60～150cm。茎直立，分枝或不分枝，被柔毛。叶互生；有短柄；叶片卵形至披针形，长 5～15cm，羽状浅裂或半裂，基部楔形，下面被白色短柔毛。头状花序直径 2.5～20cm，大小不一，单个或数个集生于茎枝顶端；总苞片多层，外层绿色，条形，边缘膜质，外面被柔毛；舌状花白色、红色、紫色或黄色。瘦果不发育。花期 9～11 月。

【生境分布】为栽培种，培育的品种极多，头状花序多变化，形色各异。喜温暖湿润气候、阳光充足，忌遮阴，耐寒，稍耐旱，怕水涝，喜肥。以地势高燥，背风向阳，疏松肥沃，含丰富的腐殖质，排水良好，pH6～8 的砂质壤土或壤土栽培为宜。忌连作。药用菊主要用扦插、分株繁殖。重庆市内有栽培。全国各地均有栽培。药用菊花以河南、安徽、浙江栽培最多。

【采集加工】11月初开花时，待花瓣平展，由黄转白而心略带黄时，选晴天露水干后或午后分批采收，这时采的花水分少，易干燥，色泽好，品质好。采下鲜花，切忌堆放，需及时干燥或薄摊于通风处。

【药材鉴别】

性状鉴别：头状花序倒圆锥形或圆筒形，有时稍压扁呈扇形，直径1.5～3cm。总苞碟状，总苞片3～4层，卵形或椭圆形，黄绿色或褐绿色，外被柔毛，边缘膜质，花托半球形，无托片或托毛。舌状花数层，雌性，位于外围，类白色，劲直，纵向折缩，散生金黄色腺点；管状花多数，花冠微带黄色，不同程度地连合成管，位于中央，为舌状花所隐藏，先端5齿裂。瘦果不发育，无冠毛。体轻，质柔润，干时松脆。气清香，味甘、微苦。

以花朵完整不散瓣、色白（黄）、香气浓郁、无杂质者为佳。

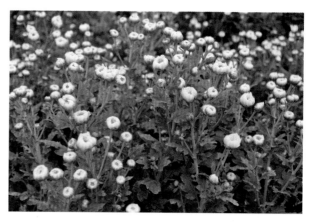

菊

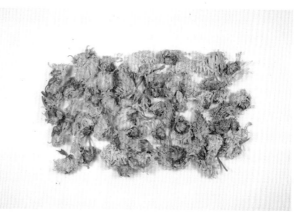

菊花（生药）

【化学成分】

黄酮类：菊花中所含的黄酮类化合物主要为黄酮类、黄酮醇类和二氢黄酮类。其中包括金合欢素、金合欢素-7-O-β-D-葡萄糖苷、金合欢素-7-O-(6″-O-丙二酰基)-β-D-吡喃葡萄糖苷、金合欢素-7-O-半乳糖苷、刺槐苷、金合欢素-7-O-(3″-O-乙酰基)-β-D-吡喃葡萄糖苷、金合欢素-7-O-(6″-O-乙酰基)-β-D-半乳糖苷、槲皮素、槲皮素7-O-β-D-葡萄糖苷、槲皮素3-O-β-D-葡萄糖苷、槲皮素-7-O-(6″-O-丙二酰基)-β-D-葡萄糖苷、槲皮素3,7-二-O-β-D-葡萄糖苷、芦丁、槲皮素-7-O-半乳糖苷、槲皮素-3-O-半乳糖苷等。

萜类：β-香树素、马尼拉二醇、高根二醇、龙吉苷元、齐墩果烯二醇、向日葵三醇、羽扇豆醇、3-表羽扇豆醇、金盏菊二醇、向日葵三醇B_2、棕榈酸16β,28-二羟基羽扇醇酯、cumambrin-A、野菊花内酯、α-金合欢醇金合欢烯、野菊花四醇、野菊花三醇A、7-(2-hydroxy-2-propyl)-10-methyl-4-methyleneperhydro-naphthalene-3,5,6-triol等。

有机酸类：4,5-二-咖啡酰基奎宁酸、4-咖啡酰基-5-阿魏酰基奎宁酸、5-芥子酰基奎宁酸、绿原酸、咖啡酸、咖啡酸甲酯、咖啡酸乙酯、咖啡酸丁酯、macranthoin F、奎宁酸、4-O-咖啡酰基奎宁酸、1,3-O-二咖啡酰奎宁酸、3,4-O-二咖啡酰基奎宁酸、4-甲氧基桂皮酸、3,5-O-二咖啡酰奎宁酸等。

【药理作用】

1. 抗氧化作用：菊花的抗氧化活性跟其所含的黄酮类和有机酸类成分有相关性。菊花提取物对Fe^{2+}诱发的卵黄脂蛋白PuFA过氧化体系、TBAS生成体系和邻苯三酚-Luminol发光体系都有抑制作用。对SOD和DPPH自由基的清除等研究也证实菊花提取物具有显著的抗氧化作用。

2. 抗菌、抗病毒作用：菊花挥发油可以抑制肺炎链球菌、白色葡萄球菌、乙型溶血性链球菌、金黄色葡萄球菌等病菌的活性。杭菊对体外的大肠杆菌、痢疾杆菌、伤寒杆菌、副伤寒杆菌、变形菌以及绿脓杆菌、霍乱弧菌等细菌具有抑制作用。菊花中所含的黄酮类化合物具有抵抗HIV病毒和抗AIDS的作用。

3. 抗肿瘤作用：菊花对皮肤癌、鼻咽癌、肝癌HepG2细胞、结肠癌细胞和胰腺癌有一定的抑制作用，其抗肿瘤作用与其所含的三萜、挥发油、黄酮和多糖类等成分有直接的相关性。

4. 抗炎作用：菊花对由12-O-十四烷酰佛波醇-13-乙酸酯和二甲苯所致的炎症均有效果。菊花中所含微量元素具有一定的抗炎作用。

5. 抗诱变作用：菊花提取物的乙酸乙酯部位对诱变剂引起的SOS响应有抑制作用。白菊花在加和不加大鼠肝微粒体酶（S9）两种情况下，未显示致突变毒性，且对丝裂霉素C引起的致突变作用有拮抗效应。

6. 对心血管系统的影响：

（1）舒张血管作用：菊花总黄酮可显著消减连苯三酚导致的血管舒张抑制现象，具有保护舒张血管作用的内皮源性超极化子（ED-HF）调节的血管扩张反应。杭白菊乙酸乙酯提取物可降低主动脉环由去甲肾上腺素及高钾预收缩的血管张力。

（2）改善心肌缺血作用和心肌缺血再灌注保护作用：滁菊总黄酮能明显地抑制急性心肌缺血，减小心肌梗死范围，降低血清 CK、LDH 活性，升高血清和心肌组织中 SOD 活性，降低 MDA 含量和体外血栓长度，减轻血栓干、湿质量，改善全血黏度等。

菊花还具有抗心律失常和降脂、降血压等作用。

7. 保肝作用：木犀草素和木犀草素-7-O-（6″-O-丙二酰）-葡萄糖苷可以显著抑制 CCl_4 肝损伤小鼠的血浆 AST 和 ALT 的活性，降低其肝脏脂质氢过氧化物的含量；杭白菊多酚可以抑制小鼠高脂性脂肪肝的形成。

8. 其他作用：菊花还具有抗衰老、排铅、抗基因毒性和抗黑色素沉着等作用。

【医疗用途】

药性归经：味甘、苦，性微寒。归肺、肝经。

功能：散风清热，平肝明目，清热解毒。

主治：外感风热或风温初起，发热头痛，眩晕，目赤肿痛，疔疮肿毒。

用法用量：内服：煎汤，5～10g；或入丸、散；或泡茶。外用：适量，煎水洗；或捣烂敷。

使用注意：气虚胃寒、食减泄泻者慎用。

附方：

1. 治外感发热，咳嗽：杏仁 6g，连翘 4.5g，薄荷 2.5g，桑叶 7.5g，菊花 3g，苦桔梗 6g，甘草 2.4g，苇根 6g。水煎服。

2. 治偏正头痛：菊花、石膏、川芎各 10g。为末。每服 10g，茶清调下。

3. 治目赤肿痛：菊花 15g，白蒺藜 15g，木贼 15g，蝉蜕 6g。水煎服。

4. 治肝肾不足，眼目昏暗：菊花 200g，巴戟 50g，苁蓉（酒浸、去皮、切、焙）100g，枸杞子 150g。上为细末，炼蜜丸，如梧桐子大。每服 30～50 丸，温酒或盐汤下，空腹食前服。

5. 治妇人血风眩晕头痛：菊花、当归、旋覆花、荆芥穗各等份。为末，每服 3g，用葱白、茶末煎汤，食前温服。

【资源评述】 菊属植物主要分布于亚洲温带和亚热带部分地区，我国约有 30 种。药用菊花是由原产我国长江流域的野生种（主要是毛华菊、野菊和紫花菊）经自然杂交和人类长期选择演化而来，栽培品种极为丰富。

菊花始载于《神农本草经》。《本草经集注》云：“菊有两种，一种茎紫，气香而味甘，叶可作羹食者，为真……又有白菊，茎叶都相似，唯花白，五月取。”以上所指即今之药用菊花。《本草衍义》云：“菊花，近世有二十余种，惟单叶花小而黄绿，叶色深小而薄，应候而开者是也。”《本草纲目》曰：“菊之品凡百种，宿根自生，茎叶花色品品不同……”形成了药用及观赏两大类。

现药用菊花商品，根据产地划分为：产于安徽亳县、涡阳及河南商丘者称“亳菊”；产于安徽滁县者称“滁菊”；产于安徽歙县、浙江德清者称“贡菊”；产于浙江嘉兴、桐乡、吴兴多系茶菊，产于浙江海宁者多系黄菊，统称“杭菊”。以亳菊和滁菊品质最优，出口以杭菊为主。销全国，并出口。此外，产于山东济宁、德州、潍坊者称“济菊”；产于河南新乡、武陟等地者称“怀菊”；产于河北安国者称“祁菊”；产于四川中江、达县、开江等地者称“川菊”；产于安徽合肥者称“资菊”；产于浙江备清、塘西者称“德菊”。

不同产地的菊花（济菊、杭菊、怀菊、滁菊）挥发油对金黄色葡萄球菌、白色葡萄球菌、变形杆菌、肺炎克雷伯菌均有一定的抑制作用，尤其是对金黄色葡萄球菌的抑菌作用效果最明显；对白色葡萄球菌、肺炎克雷伯菌、乙型链球菌、变形杆菌而言，禹城的鲜花和嘉祥的干花挥发油作用较强。禹城鲜花提取的挥发油对金黄色葡萄球菌的抑菌作用比干花要强得多。从抗炎作用来看，杭菊、滁菊、济菊效果明显；从非特异性免疫来看，黄菊、济菊、怀菊明显；从抗病毒来看，以亳菊、怀菊为明显。因此，根据药理活性特点，在临床用药可参考应用。

性状检索表

1. 头状花序较大，直径2.5～4cm，蝶形或扁球形，常数个粘连 ·· 杭菊
1. 头状花序较小，直径2.5cm以下，扁球形、圆锥形或不规则，多单个
　　2. 总苞片4～5层，舌状花通常无腺点；管状花少 ·· 贡菊
　　2. 总苞片3～4层，舌状花有腺点；管状花多
　　　　3. 舌状花劲直，上举，具金黄色腺点；基部有小苞片 ·· 亳菊
　　　　3. 舌状花不规则扭曲，内卷，可时可见淡褐色腺点；基部无苞片 ·························· 滁菊

【参考文献】

[1] Lin L Z，Jamesm H. Identification of the phenolic components of chrysanthemum flower（Chrysanthemum morifolium Ramat）[J]. Food Chemistry，2010，120（1）：319-326.

[2] 张聪，秦民坚，王玉. 野菊花的化学成分[J]. 药学与临床研究，2009，17（1）：39-41.

[3] 谢占芳，张倩倩，朱凌佳，等. 菊花化学成分及药理活性研究进展[J]. 河南大学学报（医学版），2015，34（4）：290-300.

[4] Lee H J，Kim M J，Park J H，et al. Antioxidative and Antigenotoxic Activity of White and Yellow Chrysanthemum morifolium Ramat Extracts[J]. Journal of the Korean Society of Food Science & Nutrition，2012，41（3）：289-294.

[5] 郭娟. 中药菊花主要药用成分分析[J]. 中国卫生产业，2013，10（36）：185-186.

[6] 陆华. 浅析不同菊花的药理作用及临床应用[J]. 中国现代药物应用，2013，7（5）：129-130.

[7] 高宏. 菊花中微量元素对其抗炎作用的影响[J]. 中医药管理杂志，2006，14（1）：24-25.

[8] He D，Ru X，Wen L，et al. Total flavonoids of Flos Chrysanthemi protect arterial endothelial cells against oxidative stress[J]. Journal of Ethnopharmacology，2012，139（1）：68-73.

[9] 俞浩，周国梁，刘汉珍，等. 滁菊总黄酮对大鼠急性心肌缺血保护作用的实验研究[J]. 食品工业科技，2012，33（13）：352-354.

[10] 俞浩，肖新，刘汉珍，等. 滁菊总黄酮对大鼠心肌缺血再灌注损伤的影响[J]. 食品科学，2012，33（15）：283-286.

[11] Tetuya S，Kiharu I. Identification of major flavonoids in petals of edible chrysanthemum flowers and their suppressive effect on carbon tetrachloride-induced liver injury in mice.[J]. Food Science & Technology International Tokyo，2009，15（5）：499-506.

[12] Cui Y，Wang X，Xue J，et al. Chrysanthemum morifolium extract attenuates high-fat milk-induced fatty liver through peroxisome proliferator-activated receptor α-mediated mechanism in mice.[J]. Nutrition Research，2014，34（3）：268-275.

墨旱莲

Mohanlian

【别名】旱莲草、旱莲子、旱莲蓬、墨斗草、墨烟草、黑墨草、黑头草、墨汁草、墨草。

【来源】为菊科植物鳢肠 *Eclipta prostrata*（L.）L. 的地上部分。

【植物形态】一年生草本，高10～60cm。全株被白色粗毛，折断后流出的汁液数分钟后即呈蓝黑色。茎直立或基部倾伏，着地生根，绿色或红褐色。叶对生；叶片线状椭圆形至披针形，长3～10cm，宽0.5～2.5cm，全缘或稍有细齿，两面均被白色粗毛。头状花序腋生或顶生，总苞钟状，总苞片5～6片，花托扁平，托上着生少数舌状花及多数管状花；舌状花雌性，花冠白色，发育或不发育；管状花两性，黄绿色，全发育。瘦果黄黑色，长约3mm，无冠毛。花期7～9月，果期9～10月。

【生境分布】生于海拔400～1500m的山地路边、溪边、湿地、沟边或田间。喜温暖湿润气候，耐阴湿。以潮湿、疏松肥沃，富含腐殖质的砂质壤土或壤土栽培为宜。用种子繁殖。产于重庆各区县。分布于全国各地。

【采集加工】花开时采割，去除杂质，阴干或晒干。鲜用可随采随用。

【药材鉴别】

性状鉴别:全体被白色粗毛。茎圆柱形,多分枝,直径 2～5mm,表面绿褐色或墨绿色。有纵棱,质脆,易折断,断面黄白色,中央为白色疏松的髓部,有时中空。叶对生,多卷缩或破碎,墨绿色,完整叶片展平后呈披针形,长 3～10cm,宽 0.5～2.5cm,全缘或稍有细锯齿。头状花序直径 3～10mm,顶生或腋生,总花梗细长,总苞片黄绿色或棕褐色。瘦果扁椭圆形,棕色,表面有小瘤状突起。气微香,味淡、微咸涩。

以色墨绿、叶多者为佳。

【化学成分】全草含黄酮类、香豆精类、噻吩类、三萜类、有机酸、有机醇及蛋白质等成分。

黄酮类:芹菜素、木犀草素、木犀草素-7-O-葡萄糖苷、槲皮素等、豆甾醇-3-O-β-D-吡喃葡萄糖苷等。

3,4-呋喃并香豆精类:蟛蜞菊内酯、去甲基蟛蜞菊内酯、异去甲蟛蜞菊内酯、去甲基蟛蜞菊内酯-7-葡萄糖苷等。

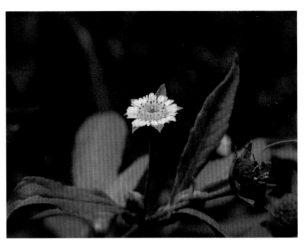

鳢肠

噻吩类:α-三联噻吩基甲醇、乙酸-(α-三联噻吩基)甲醇酯、鳢肠醛(α-三联噻吩基甲醛)、2,2′,5′,2″-三联噻吩、5-醛基-2,2′,5′,2″-三联噻吩、5-羟甲基-2,2′,5′,2″-三联噻吩、2,2′,5′,2″-三联噻吩-5-羧酸、5-醛基-5′-(3-丁烯-1-炔基)-2,2′-二联噻吩、5-丁-1′-炔-3′-羟基-4′-氯-(2-戊-1″,3″二炔)-噻吩等。

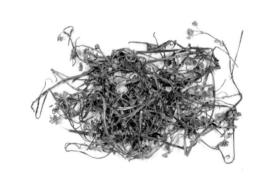

墨旱莲(生药)

三萜类及甾醇类:谷甾醇、豆甾醇、植物甾醇 A、β-香树脂醇、植物甾醇 A 葡萄糖苷、3-O-[β-D-吡喃葡糖(1→2)-β-D-吡喃葡糖]-16α-乙氧基-齐墩果酸-28-O-β-D-吡喃葡萄糖苷、3-O-[2-O-硫酸基-β-D-吡喃葡糖]-刺囊酸-28-O-β-D-吡喃葡萄糖苷、旱莲苷(A、B、C)、豆甾醇-3-氧葡萄糖苷、刺囊酸、刺囊酸-3-O-β-D-吡喃葡萄糖醛酸甲酯苷、齐墩果酸等。

其他成分:原儿茶酸、4-羟基苯甲酸、14-二十七醇、三十一醇等。还含蛋白质、氨基酸等。

【药理作用】

1. 保肝作用:墨旱莲乙醇及乙酸乙酯提取物可以明显抑制乙酰氨基酚诱导的急性肝损伤小鼠 ALT、AST 的升高,减轻急性肝损伤。墨旱莲可对抗 ConA 诱发肝细胞凋亡,蟛蜞菊内酯是发挥保肝作用的物质基础。

2. 免疫调节作用:墨旱莲乙酸乙酯总提物能显著抑制正常小鼠的碳粒廓清率,降低脾指数,抑制迟发性过敏反应,降低溶血素水平;提高免疫抑制小鼠的脾指数、溶血素水平和外周血 T 淋巴细胞 CD4+、CD8+细胞亚群比例,增强机体迟发性超敏反应。

3. 抗纤维化作用:墨旱莲三萜皂苷类化合物具有抗肝星形细胞增殖的活性;墨旱莲中蟛蜞菊内酯作为 Na+-K+-ATP 酶及异构酶Ⅱ型的抑制剂,具有抑制乳腺癌的肺转移,干预肺纤维化和肺癌形成的作用。

4. 抗炎镇痛作用:墨旱莲水提物对巴豆油和二甲苯所致小鼠耳郭肿胀、乙酸引起的小鼠腹腔毛细血管通透性增高以及组胺引发的大鼠皮肤毛细血管通透性增高均有明显的抑制作用,对光热辐射所致的小鼠疼痛和冰醋酸所致小鼠扭体反应均有显著抑制作用。

5. 抗肿瘤作用:墨旱莲中蟛蜞菊内酯、旱莲苷 B、木犀草素均可抑制肿瘤细胞的生长,旱莲苷 B 的抗肿瘤活性最好。

6. 抗氧化作用:墨旱莲黄酮提取物可显著增强小鼠血清 SOD、GSH-Px 活性,降低 MDA 含量,有效清除羟基自由基和超氧自由基。

7. 其他作用:墨旱莲还具有抗骨质疏松、抗蛇毒、止血等作用。

【医疗用途】

药性归经：味甘、酸，性寒。归肝、肾经。

功能：补益肝肾，凉血止血。

主治：肝肾阴虚，牙齿松动，须发早白，眩晕耳鸣，腰膝酸软，阴虚血热吐血、衄血、尿血，血痢，崩漏下血、外伤出血。

用法用量：内服：煎汤，6～12g；或熬膏；或捣汁；或入丸、散。外用：适量，捣敷；或捣绒塞鼻；或研末敷。

使用注意：脾肾虚寒者慎服。

附方：

1. 治虚损，须发早白：墨旱莲取汁，桑椹子取汁各以磁盘晒为膏，冬青子酒浸，九蒸九晒为末。上各等份，炼蜜为丸梧子大，每服六七丸，空腹淡盐汤送下。

2. 治咳血、便血：墨旱莲、白及各10g。研末，开水冲服。

3. 治胃、十二指肠溃疡出血：墨旱莲、灯心草各30g。水煎服。

4. 治血淋：墨旱莲子、芭蕉根（细锉）各100g。上二味，粗捣筛。每服17g，水煎温服，每日2次。

5. 治功能性子宫出血：鲜墨旱莲、鲜仙鹤草各30g，血余炭、槟榔炭（研粉）各9g。将前二味煎水，冲后二味药粉，待冷服。

6. 治刀伤出血：鲜墨旱莲捣烂，敷伤处；干者研末，撒伤处。

7. 治白带、梦遗：墨旱莲60g，白果14枚，冰糖30g。水煎服。

8. 治肿毒：墨旱莲、苦瓜同捣烂，敷患处。

【资源评述】 鳢肠首载于《千金月令》，原名"金陵草"。《新修本草》名"鳢肠"，云："生下湿地。苗似旋覆，一名莲子草，所在坑渠间有之。"《本草图经》曰："今处处有之，南方尤多。此有二种，一种叶似柳而光泽，茎似马齿苋，高一二尺许，花细而白，其实若小莲房。苏恭云：苗似旋覆者是也。一种苗梗枯瘦，颇似莲花而黄色，实亦作房而圆，南人谓之莲翘者。二种摘其苗皆有汁出，须臾而黑，故多作乌髭发药用之。"《本草纲目》载："紫草柔茎，断之有墨汁出，故名，俗呼墨菜是也。细实颇如莲房状，故得莲名。"上述古代本草所载与菊科植物鳢肠特征一致，并说明了与金丝桃科植物湖南连翘的区别。

鳢肠属植物约有4种，我国仅墨旱莲1种。全国大部分地区均有分布，主产于江苏、浙江、江西、湖北、重庆等地，销全国。

【参考文献】

[1] 马迪，韩立峰，刘二伟，等．墨旱莲化学成分的分离鉴定 [J]．天津中医药大学学报，2015，34（3）：169-172．

[2] 方悦，李熙晨，张朝凤．墨旱莲化学成分与药理活性的研究进展 [J]．海峡药学，2015，27（6）：1-3．

[3] 任笑传，程凤银．墨旱莲的化学成分、药理作用及其临床应用 [J]．解放军预防医学杂志，2013，31（6）：559-561．

[4] 徐汝明，邓克敏，陆阳．墨旱莲活性成分对刀豆蛋白A诱导的小鼠肝损伤的作用 [J]．上海交通大学学报（医学版），2010，30（1）：50-54．

[5] Mikyeong L，Nary H，Yang H K，et al. Stimulatory constituents of Eclipta prostrata on mouse osteoblast differentiation. [J]. Phytotherapy Research，2009，23（1）：129-131．

[6] Benes P，Knopfova L，Trcka F，et al. Inhibition of topoisomerase IIα：novel function of wedelolactone. [J]. Cancer Letters，2011，303（1）：29-38．

[7] Pôças E S，Lopes D V，Da S A，et al. Structure-activity relationship of wedelolactone analogues：structural requirements for inhibition of Na$^+$，K$^+$-ATPase and binding to the central benzodiazepine receptor. [J]. Bioorganic & Medicinal Chemistry，2006，14（23）：7962-7966．

[8] 钟显科．墨旱莲中化学成分的抗肿瘤活性以及总皂苷工艺优化研究 [D]．华南理工大学，2011．

[9] 林朝朋，芮汉明，许晓春．墨旱莲黄酮类提取物抗自由基作用及体内抗氧化功能的研究 [J]．军事医学，2005，29（4）：344-345．

[10] 黄运喜，易骏，吴建国，等．鳢肠不同部位抗骨质疏松活性及化学成分比较研究 [J]．天然产物研究与开发，2014，26（8）：1229-1232．

佩 兰
PeiLan

【别名】水香、大泽兰、兰泽、香水兰、孩儿菊、省头草、女兰、香草、醒头草。

【来源】为菊科植物佩兰 *Eupatorlum fortunei* Turcz. 的地上部分。

【植物形态】多年生草本，高40～100cm。根茎横走。茎直立，绿色或红紫色，下部光滑无毛。叶对生，在下部的叶常枯萎；中部的叶有短柄，叶片较大，通常3全裂或3深裂，中裂片较大，长椭圆形或长椭圆状披针形，长5～10cm，宽1.5～2.5cm；上部的叶较小，常不分裂，或全部茎叶不分裂，先端渐尖，边缘有粗齿或不规则细齿，两面光滑或沿脉疏被柔毛。头状花序多数在茎顶及枝端排成复伞房花序，花序径3～6cm；总苞钟状；总苞片2～3层，覆瓦状排列，外层短，卵状披针形，中、内层苞片渐长，全部苞片紫红色，外面无毛无腺点，先端钝；每个头状花序具花4～6朵，花白色或带微红色，全部为管状花，两性，花冠外面无腺点，先端5齿裂；雄蕊5枚，聚药；雌蕊1枚，子房下位，柱头2裂，伸出花冠外。瘦果圆柱形，熟时黑褐色，5棱，长3～4mm，无毛无腺点；冠毛白色，长约5mm。花、果期7～11月。

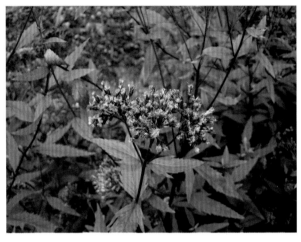

佩兰

【生境分布】生于路边灌丛或溪边。野生或栽培。喜温暖湿润气候，耐寒、怕旱、怕涝。气温低于19℃生长缓慢，高温高湿季节则生长迅速。对土壤要求不严，以疏松肥沃、排水良好的砂质壤土栽培为宜。用根茎繁殖。南川及万州地区有野生或栽培。分布于河北、陕西、山东、江苏、安徽、浙江、江西、湖北、湖南、广东、广西、重庆、四川、贵州、云南等地。

【采集加工】每年可收割地上部分2～3次，在6、9月各收割1次，有些地区秋后还可收割1次。连续收割3～4年。选晴天中午收割，此时植株内含挥发油量最高，收回后立即摊晒至半干，扎成束，放回室内回潮，再晒至全干。亦可晒12小时后，切成10cm长小段，晒至全干。

【药材鉴别】

性状鉴别：茎圆柱形，长30～100cm，直径2～5mm。表面黄棕色或黄绿色，有明显的节及纵棱线，节间长3～7cm；质脆，断面髓部白色或中空。叶对生，多皱缩破碎，完整叶展平后，通常3裂，裂片长圆形或长圆状披针形，边缘有锯齿，表面绿褐色或暗绿色。气芳香，味微苦。

以质嫩、叶多、色绿、香气浓郁者为佳。

【化学成分】

全草含挥发油，其中含量较高的组分为石竹烯。

挥发油类：对-聚伞花素、乙酸橙花酯、5-甲基麝香草醚、菖蒲烯酮、长叶烯、胡萝卜烯、百里香酚甲醚、荜澄茄油烯醇、十六酸、α-琼脂呋喃、匙叶桉油烯醇、冰片烯、延胡索酸、琥珀酸、甘露醇等。

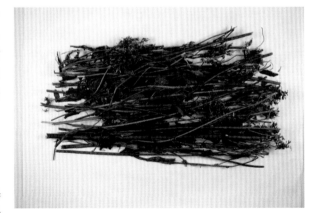

佩兰（生药）

花及叶中含蒲公英甾醇、蒲公英甾醇乙酸酯、蒲公英甾醇棕榈酸酯、β-香树脂醇乙酸酯、β-香树脂醇棕榈酸酯、豆甾醇、β-谷甾醇、二十八醇、棕榈酸等。

茎、叶含延胡索酸、琥珀酸、甘露醇等。地上部分含有宁德洛菲碱。

【药理作用】

1. 抗炎作用：佩兰干品、鲜品挥发油具有不同的抗炎效果。鲜品挥发油的抗炎作用优于干品挥发油。

2. 祛痰作用：佩兰总挥发油及对伞花烃均具有明显的祛痰作用。

3. 抗肿瘤作用：佩兰中的双稠吡咯啶类总生物碱对能够显著杀伤 HeLa 细胞。佩兰总生物碱可显著延长腹水型 S_{180} 肉瘤小鼠的生存期限，且与 CTX 有明显的协同作用。

4. 抑菌作用：佩兰超临界 CO_2 挥发性萃取物对细菌、霉菌、酵母菌均有一定的抑菌作用，可能由于佩兰挥发油成分的分子结构与生物膜分子结构相似，容易进入菌体内而抑制微生物的生长，从而发挥抑菌作用。佩兰挥发油和黄酮类成分均有一定的抑菌作用，对枯草杆菌的抑菌效果最好，金黄色葡萄球菌和大肠杆菌次之。

5. 兴奋平滑肌作用：佩兰可增强胃底、胃体肌条张力，其中增强胃底肌条张力的作用分别由胆碱能 M、N 受体介导，增高胃体肌条张力作用由胆碱能 N 受体介导。

6. 其他作用：佩兰可以提高 2 型糖尿病合并脂代谢紊乱大鼠肝脏中 IRE1α 的表达。佩兰提取物具有降低高脂血症大鼠血脂的活性，具有开发前景。

【医疗用途】

药性归经：味辛，性平。归脾、胃、肺经。

功能：芳香化湿，醒脾开胃、发表解暑。

主治：感受暑湿，寒热头痛，湿浊内蕴，脘痞不饥，恶心呕吐，口中甜腻，消渴。

用法用量：内服：煎汤，6～10g；鲜品可用 15～30g。

使用注意：阴虚血燥，气虚者慎服。

附方：

1. 治五月霉湿，并治秽浊之气：藿香叶 3g，佩兰叶 3g，陈皮 4.5g，制半夏 4.5g，大腹皮（酒洗）3g，厚朴（姜汁炒）2g，加鲜荷叶 10g 为引。煎汤服。

2. 治秋后伏暑，因新症触发：藿香叶 4.5g，佩兰叶 6g，薄荷叶 3g，冬桑叶 6g，大青叶 10g，鲜竹叶 30 片。先用青箬叶 50g，活水芦笋 100g，煎汤代水。

3. 治中暑：藿香叶 3g，薄荷叶 3g，佩兰叶 3g，荷叶 3g。先用枇杷叶 50g，水芦根 50g，鲜冬瓜 100g。煎汤代水。

4. 治中暑头痛：佩兰、青蒿、菊花各 9g，绿豆衣 12g。水煎服。

【资源评述】佩兰始载于《神农本草经》，列为上品，原名"兰草""水香"。"佩兰"之名始见于《本草再新》。《本草拾遗》曰："兰草与泽兰二物同名……按兰草本功外主恶气，香泽可作膏涂发，生泽畔。叶光润，阴小紫。"《本草纲目》谓："兰草、泽兰一类二种也。俱生水旁下湿处。二月宿根生苗成丛，紫茎素枝，赤节绿叶，叶对节生，有细齿。但以茎圆节长，而叶光有歧者，为兰草；茎微方，节短而叶有毛者，为泽兰。"综上所述的兰草即今之菊科植物佩兰 *E. fortunei*，现《中国药典》也收载了该种。

泽兰属植物在我国有 14 种及数变种。除佩兰 *E. fortunei* 外，尚有同属多种在各地作佩兰药用：单叶佩兰 *E. japonicum* Thunb.（江苏、山东、浙江、广东），裂叶山佩兰 *E. japonicum* var. *tripartitum* Makino（湖南），尖佩兰 *E. lindleyanum* DC.（甘肃、山东、江苏、浙江、湖南、北京），多须公 *E. chinense* L.（江苏、浙江、云南）。其中，单叶佩兰 *E. japonicum* 的挥发油的主要成分与佩兰 *E. fortunei* 相差较大，有待进一步研究。另在山东、江苏、江西、福建等地有误将唇形科植物罗勒 *Ocimum basilicum* L.、毛罗勒 *O. basilicum* var. *pilosum*（Willd.）Benth. 作佩兰用的情况，应注意鉴别。

在植物分类上，*Eupatorium* 为泽兰属，而中药"泽兰"来源于唇形科地笋属（*Lycopus*）植物毛叶地笋 *L. lucidus* Turcz. var. *hirtus* Regel 的地上部分，应注意不得混淆。

【参考文献】

[1] 吕文纲，王鹏程. 佩兰化学成分、药理作用及临床应用研究进展 [J]. 中国中医药科技，2015，22（3）：349-350.

[2] 王消冰，蔡宝昌. 佩兰挥发油成分的 GC-MS 研究 [J]. 中医药导报，2016，22（16）：50-51，57.

[3] 刘杰，金岩. 佩兰中黄酮类化合物的提取及抑菌活性研究 [J]. 上海化工，2012，37（1）：15-17.

[4] 薛超，何百川，韩一益，等. 佩兰对 2 型糖尿病合并脂代谢紊乱大鼠肝脏肌醇必需酶 1α 表达的影响 [J]. 天

津中医药，2017，34（3）：186-189.

　[5] 胡秀，兰艳，宫丽，等.佩兰提取物降脂活性的实验研究 [J].科学技术与工程，2015，15（26）：128-130.

旋覆花

Xuanfuhua

【别名】金钱花、野油花、夏菊、迭罗黄、黄熟花、水葵花、复花、小黄花、猫耳朵花、驴耳朵花、金沸花、伏花。

【来源】为菊科植物旋覆花 *Inula japonica* Thunb. 的干燥头状花序。

【植物形态】多年生草本，高 30～80cm。根状茎短，横走或斜升，具须根。茎单生或簇生，绿色或紫色，有细纵沟，被长伏毛。基部叶花期枯萎，中部叶长圆形或长圆状披针形，长 4～13cm，宽 1.5～4.5cm，先端尖，基部渐狭，常有圆形半抱茎的小耳，无柄，全缘或有疏齿，上面具疏毛或近无毛，下面具疏伏毛和腺点，中脉和侧脉有较密的长毛；上部叶渐小，线状披针形。头状花序，多数或少数排列成疏散的伞房花序；花序梗细长；总苞半球形，径 1.3～1.7cm，总苞片约 5 层，线状披针形，最外层常叶质而较长；外层基部革质，上部叶质；内层干膜质；舌状花黄色，较总苞长 2～2.5 倍；舌片线形；管状花花冠，有三角披针形裂片；冠毛白色，1 轮，有粗糙毛。瘦果圆柱形，有 10 条纵沟，被疏短毛。花期 6～10 月，果期 9～11 月。

【生境分布】生于海拔 150～2400m 的山坡路旁、湿润草地、河岸和田埂上。喜温暖湿润气候。以土层深厚、疏松肥沃、富含腐殖质的砂质壤土栽培为宜。重黏土及过度干燥地不宜栽培，忌连作。用种子、分株繁殖。产于万州、涪陵、石柱、酉阳等地。广布于东北、华北、华东、华中及广西等地。

【采集加工】7～10 月分批采收花序，晒干。

【药材鉴别】

性状鉴别：花序球形或扁球形，直径 1～1.5cm。总苞球形，总苞片 5 层，覆瓦状排列，狭披针形；外层苞片上部叶质，下部革质，内层苞片干膜质，较窄。舌状花 1 轮，黄色，长约 1cm，先端具 3 齿，多卷曲，常脱落；管状花多数，棕黄色，长约 5mm，先端具 5 裂片，子房圆柱形，具 10 条纵棱，棱部被毛。冠毛 1 轮，22～30 条，白色，长 4～5mm。气微，味苦、辛、咸。

【化学成分】花含旋覆花次内酯、去乙酰旋覆花次内酯、大花旋覆花内酯、单乙酰基大花旋覆花内酯、二乙酰基大花旋覆花内酯、环醚大花旋覆花内酯、氧化大花旋覆花内酯、旋覆花佛术内酯、旋覆花酸、红车轴草素、山柰酚、槲皮素、柽柳素、杜鹃黄素、5,4′-二甲氧基槲皮素、蒲公英甾醇、蒲公英甾

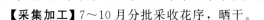

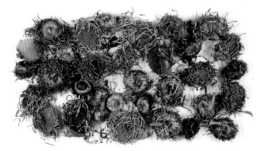

旋覆花（生药）

醇乙酸酯、胡萝卜苷、肉豆蔻酸、棕榈酸、甘油三硬脂酸酯、二氢芥子醇、阿里二醇、蒲公英醇乙酸酯、花旗松素、（3S,5R,6S,7E）-5,6-epoxy-3-hydroxy-7-megastigmen-9-one、8,9,10-三羟基百里香酚、（6R,7E）-9-hydroxy-4,7-megastigmadien-3-one、木犀草素、泽兰黄酮、泽兰黄醇素、菠叶素、槲皮素、对羟基桂皮酸、咖啡酸、咖啡酸乙酯、β-谷甾醇、α-菠甾醇、β-谷甾醇葡萄糖苷、α-葡萄糖等。

【药理作用】

1. 抗肿瘤作用：旋覆花素对小鼠肝癌 H_{22} 细胞株、小鼠肉瘤 S_{180} 细胞株、人肺腺癌 A549 细胞株、人卵

巢癌 SK-OV3 细胞株具有生长抑制作用，与其诱导凋亡和引起坏死有关。

2. 抗增生作用：旋覆花提取物能使成纤维细胞形态发生改变，抑制细胞增殖；还可通过抑制 NF-κB p65 和 AP-1 的表达而发挥抗血管炎症反应和抑制内膜增生的作用。

3. 抗炎作用：旋覆花素可使 Alzheimer 病（AD）模型大鼠 iNOS、NF-κB 表达下降，使 AD 大鼠在定位航行实验中的逃避潜伏期延长，单位时间内跨越原平台次数减少，空间记忆力受损等症状明显缓解。旋覆花素的抗炎作用可能是改善 AD 大鼠学习记忆能力的作用机制之一。

4. 抗真菌作用：旋覆花氯仿萃取物对小麦全独病菌、西瓜炭疽病菌、葡萄炭疽病菌、苹果炭疽病菌、黄瓜灰霉病菌和番茄果腐病菌的菌丝生长有较强的抑制作用。

5. 其他作用：旋覆花多糖具有抗便秘作用，还具有显著降血糖活性，对血脂紊乱也有一定的改善作用，对糖尿病引起的胰腺损伤有保护作用。

【医疗用途】

药性归经：味苦、辛、咸，性微温。归肺、脾、胃、大肠经。

功能：消痰行水，降气止呕。

主治：风寒咳嗽，痰饮蓄结，胸膈痞闷，喘咳痰多，呕吐噫气，心下痞硬。

用法用量：内服 煎汤（纱布包煎或滤去毛），3～9g。

使用注意：阴虚劳嗽，风热燥咳者禁服。

附方：

1. 治咳嗽气逆：旋覆花 9g，半夏 6g，前胡 6g，苏子 9g，生姜 9g。水煎服。

2. 治风痰呕逆，饮食不下，头目昏闷：旋覆花、枇杷叶、川芎、细辛、赤茯苓各 3g，前胡 4.5g。姜、枣水煎服。

3. 治痰饮在胸膈，呕不止，心下痞硬者：旋覆花、半夏、茯苓、青皮。水煎服。

4. 治风湿痰饮上攻，头晕目眩：旋覆花、天麻、甘菊花各等份，为末，每晚服 10g，白汤下。

5. 治唾如胶漆稠黏，咽喉不利：用旋覆花为末，每服 6～10g，水煎，时时呷服。

【资源评述】旋覆花始载于《神农本草经》，历代本草多有记载。《本草图经》曰："二月以后生苗，多近水傍，大似红蓝而无刺，长一二尺已来，叶如柳，茎细，六月开花如菊花，小铜钱大，深黄色。"并附"随州旋复花"图，其特征与旋覆花 Inula japonica Thunb. 一致。《救荒本草》云："苗长二三尺已来。叶似柳叶，稍宽大。茎细如蒿杆。开花似菊花，如铜钱大，深黄色。"附图中叶多为长圆形，基部宽而抱茎，与欧亚旋覆花 Inula britanica L. 相近。古来旋覆花即有上述 2 种，与今商品情况一致，现《中国药典》也收载该 2 种为旋覆花的基原植物。

旋覆花 I. japonica 全国大部分地区均产，主产于河南（信阳、洛阳），江苏（南通、启东），河北（保定），浙江（杭州、宁波）等地。以河南产量最大，江苏、浙江品质最佳。多自产自销。欧亚旋覆花主要分布我国东北地区。

同属植物水朝阳旋覆花 I. helianthus-aquatica C. Y. Wu ex Ling 分布于甘肃、重庆、四川、贵州、云南等地，云南、贵州应用的旋覆花多为此种。湖北旋覆花 I. hupehensis (Ling) Ling 生于海拔 1300～1900m 的水边、山坡、路边潮湿处，分布湖北西南部、重庆（万州全区或巫山）、四川东部，在湖北恩施、湖南及四川部分地区作旋覆花使用。棉毛欧亚旋覆花 I. britanica var. sublanata Komar. 的花序在内蒙古作旋覆花用。

旋覆花 I. japonica 除花序入药外，其全草也入药，称金佛草。性温，味咸。归肺、大肠经。散风寒，化痰饮，消肿毒，祛风湿。主治风寒咳嗽，伏饮痰喘，胁下胀痛，疔疮肿毒，风湿疼痛。药理实验表明，金沸草煎剂对单纯疱疹病毒（Ⅰ型）有抑制作用，对金黄色葡萄球菌、肺炎链球菌、绿脓杆菌、大肠杆菌也有抑制作用。

【参考文献】

［1］朱虹，唐生安，秦楠，等. 旋覆花中化学成分及其活性研究［J］. 中国中药杂志，2014，39（1）：83-88.

［2］赵平，张文治，王凯. 旋覆花化学成分研究［J］. 齐齐哈尔大学学报（自然科学版），2012，28（2）：12-14.

［3］魏海青，李军霞，王永利. 旋覆花素体外抗肿瘤作用研究［J］. 河北医药，2011，33（13）：1938-1940.

［4］万鲲，高申. 旋复花提取物对人增生性瘢痕成纤维细胞抑制作用的研究［J］. 中国药物应用与监测，2007，4（6）：29-30.

［5］狄柯坪，韩梅，温进坤．旋覆花提取物抑制血管内皮剥脱后内膜增生的实验研究［J］．中草药，2007，38
（1）：85-88．

［6］王英杰，柴锡庆，王文胜，等．旋覆花素抑制 Aβ 诱导大鼠脑海马组织炎性反应［J］．中国老年学，2009，29
（8）：956-959．

［7］焦斌，周琳，宋天有，等．旋覆花花序氯仿萃取物抗植物病原真菌活性研究［J］．河南农业科学，2010，39
（7）：60-62．

［8］单俊杰，张馨予，武春密，等．旋覆花多糖抗便秘作用的研究［C］．中国药学会全国多糖类药物研究与应用
研讨会论文集．2008．

［9］赵修南，刁玉林，武春密，等．旋覆花多糖对糖尿病动物的降血糖活性研究［C］// 中国药学大会暨中国药师
周．2009．

千里光

Qianliguang

【别名】千里急、九里光、九里明、一扫光、九龙光、千里明、黄花母、七里光。

【来源】为菊科植物千里光 *Senecio scandens* Buch. -Ham. ex D. Don 的干燥地上部分。

【植物形态】多年生攀援草本，高 2～5m。根状茎木质，直径达 1.5cm。茎曲折，多分枝，初常被密柔毛，后脱毛，变木质，皮淡褐色。叶互生，具短柄叶片卵状披针形至长三角形，长 6～12cm，宽 2～4.5cm，基部宽楔形、截形、戟形或稀心形，边缘有浅或深齿，稀近全缘；羽状脉，叶脉明显。头状花序，在茎及枝端排列成复总状伞房花序，总花梗常反折或开展，被密微毛，有细条形苞叶；总苞筒状，基部有数个条形小苞片；总苞片 1 层，12～13 枚，条状披针形，先端渐尖；舌状花黄色，8～9 朵，长约10mm；筒状花多数。瘦果，圆柱形，有纵沟，长3mm，被柔毛；冠毛白色，约与筒状花等长。花期10 月到翌年 3 月，果期 2～5 月。

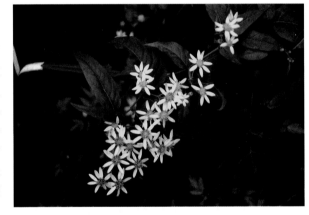

千里光

【生境分布】生于海拔 50～3200m 的林下、灌丛中、岩石、溪边、路旁及旷野间。适应性较强，耐干旱，耐潮湿。产于重庆各区县。分布于华东、中南、西南及陕西、甘肃、广西、西藏等地。

【采集加工】全年均可采收，除去杂质，阴干。

【药材鉴别】

性状鉴别：全体长 60～100cm，或切成 2～3cm 长的小段。茎细长，直径 2～7mm，表面深棕色或黄棕色，具细纵棱；质脆，易折断，断面髓部白色。叶多卷缩破碎，完整者展平后呈椭圆状三角形或卵状披针形，边缘具不规则锯齿，暗绿色或灰棕色；质脆。有时枝梢带有枯黄色头状花序。瘦果有纵沟，冠毛白色。气微，味苦。

【化学成分】

全草含大量毛茛黄素、菊黄质及少量 β-胡萝卜素。还含千里光宁碱、千里光菲灵碱、氢醌、对羟基苯乙酸、香草酸、水杨酸、焦粘酸等。此外还含挥发油、黄酮苷、鞣质等成分。

最近分离得到 1,2-dihydrocacalohastine、桉叶醇-4(15)-烯-1β、6α-二醇、7,11,15-三甲基-3-亚甲基十

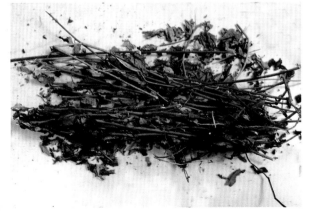

千里光

六烷-1,2-二醇、款冬二醇 3-O-棕榈酸酯、马尼拉二醇 3-O-棕榈酸酯、款冬二醇、马尼拉二醇、β-香树脂醇、α-香树脂醇、白桦脂醇、loranthol、(+)-丁香树脂酚、1-羟基-4-酮-环己烯-1-乙酸酯、2,6-二甲氧基对苯醌、豆甾-5,22-二烯-3β-羟基-7-酮、豆甾-5,22-二烯-7-酮、豆甾-4-烯-3-酮、豆甾-4,22-二烯-3-酮、β-谷甾醇、豆甾醇、十一烷酸甘油酯、十一烷酸甲酯、异鼠李素-3-O-β-D-半乳糖苷、异鼠李素、槲皮素、黄颜木素、白藓苷 A、2-(4′-羟基-3′,5′-二甲氧基苯基)-1,3-丙二醇、7β,11-环氧-9α,10α-环氧-8-基艾里莫芬烷、8,11-过氧-9α,10α-环氧-6-烯-8β-羟基艾里莫芬烷、7(11)-烯-9α,10α-环氧-8-羰基艾里莫芬烷、7-烯-9α,10α-环氧-11-羟基-8-羰基艾里莫芬烷等。

【药理作用】

1. 抗肿瘤作用：全草酚酸类成分、黄酮提取物对金黄色葡萄球菌、肠炎沙门菌、炭疽杆菌、溶血性链球菌、白喉杆菌、大肠杆菌、变形杆菌、痢疾杆菌、淋球菌和耐药性肺炎链球菌等显示不同程度的抑制作用。其机制可能与抑制细菌的 DNA、RNA、蛋白质和肽聚糖的合成有关。

2. 抗氧化及自由基清除活性：千里光多酚提取物具有较强的抗氧化活性并能有效阻止由羟基自由基所引起的 DNA 损伤和脂质过氧化；千里光中黄酮类化合物对 DPPH 自由基也有很强的清除能力。

3. 抗病毒作用：千里光水煎剂在体外具有抗副流感病毒和呼吸道合胞病毒的作用，千里光总黄酮对人呼吸道合胞病毒（RSV）有抑制作用。

4. 抗肿瘤作用：千里光总黄酮人肝癌细胞株 SMMC-7721、人胃癌细胞株 SGC-7901 和人乳腺癌细胞株 MCF-7 等 3 种瘤株均明显的体外抑瘤作用。千里光碱可通过阻滞细胞周期促进细胞凋亡而发挥抑制肿瘤的作用，千里光总碱也可以抑制体外培养的小鼠黑色素瘤细胞的增殖。

5. 其他作用：千里光及其提取物还具有一定的保肝、抗滴虫、抗钩端螺旋体、抗炎等作用。

【医疗用途】

药性归经：味苦，性寒。归肺、肝经

功能：清热解毒，明目，利湿。

主治：痈肿疮毒，感冒发热，目赤肿痛，泄泻痢疾，皮肤湿疹。

用法用量：内服：煎汤，15～30g；鲜品加倍。外用：适量，煎水洗；或熬膏搽；或鲜草捣敷；或捣取汁点眼。

使用注意：不可久服。

附方：

1. 治疮痈溃烂：千里光、半边莲、犁头草各适量。共捣烂，敷患处。

2. 治痈疖，蜂窝织炎，丹毒等急性感染：千里光、三叉苦、六耳铃各 5 份，土荆芥 2 份。共研细粉，加适量米酒拌成湿粉状，再加适量凡士林调匀，涂患处。

3. 治下肢慢性溃疡：千里光（研末）90g，豆腐 3 片，桐油 120g。将千里光、豆腐入桐油内煎熬，待油沸后，离火，下冰片 3g，搅匀摊布上。贴患处，每日换药 1 次。

4. 治梅毒：千里光 30g，土茯苓 60g。水煎浓缩成膏，外搽。

5. 治烫火伤：千里光 8 份，白及 2 份。水煎浓汁，外搽。

【资源评述】 本品以"千里及"之名始载于《本草拾遗》。《本草图经》云："千里急，生天台山中。春生苗，秋有花。土人采花叶入眼药。又筠州（今江西高安）有千里光，生浅山及路旁。叶似菊叶而长，背有毛，枝干圆而青。春生苗，秋有黄花，不结实。采茎叶入眼药，名黄花演，盖一物也。"《本草纲目》以"千里及"与《本草图经》之"千里光"合并记述。据以上描述，古今所用均为千里光 S. scandens。

我国有 160 种千里光属植物，全国大部分地区均有分布，资源丰富，各地民间广泛用于治疗各种炎症和皮肤病。据文献报道千里光有明显的广谱抗菌作用，其活性组分为酚酸类化合物。

自 1955 年以来，国外学者已从 450 种千里光属植物中分离出 300 多种吡咯里西啶类生物碱（pyrrolizidine alkaloids PA），该类生物碱具有较强的肝毒性，并有潜在的致癌性，同时又具有抗肿瘤活性。国内学者对千里光中活性筛选实验表明，7β,11-环氧-9α,10α-环氧-8-基艾里莫芬烷具有促进癌细胞生长因子，8,11-过氧-9α,10α-环氧-6-烯-8β-羟基艾里莫芬烷、7（11）-烯-9α,10α-环氧-8-羰基艾里莫芬烷具有较好的抗癌活性。

千里光属植物还含有的阔叶千里光碱（platyphylline）和季普拉嗪碱（diplacin），系非肝脏毒生物碱，有箭毒样和阿托品作用，原苏联已用于临床。峨眉千里光 S. fubri 主要含全缘千里光碱（integerrimine，A

碱）和阔叶千里光碱（B 碱），其中 B 碱作为外周抗胆碱能药物，证明其疗效良好而副作用较小；A 碱无抗胆碱作用，对肝脏毒性较大，但对膀胱癌有一定疗效。国外学者以半合成 PA 的 N-氧化物作为抗肿瘤试剂。

对于该属的肝毒性应辩证地看待，PA 既有致癌性又具有抗癌活性，在其化学成分、药理活性、构效关系、临床和质量控制等方面还有待更深入研究，以保证其用药安全。

【参考文献】

[1] 朱立刚，李志峰 . 千里光的化学成分研究 [J]. 黑龙江医药，2014，27（3）：543-544.

[2] 李天一 . 千里光的化学成分研究 [D]. 吉林大学，2010.

[3] 陈录新，李宁，张勉，等 . 千里光的研究进展 [J]. 海峡药学，2006，18（4）：13-16.

[4] 张文平，刘波兰，李小花，等 . 血清药理学方法研究千里光抗大肠埃希菌的作用机制 [J]. 中药药理与临床，2009，25（3）：47-49.

[5] 杨新星，程春梅，王炯，等 . 千里光多酚提取物的体外抗氧化研究 [J]. 云南民族大学学报（自然科学版），2009，18（2）：143-145.

[6] 陆艳丽，管毓相，方玉梅，等 . 千里光黄酮类化合物清除 DPPH 自由基的作用 [J]. 食品科技，2010，35（3）：197-199.

[7] 何忠梅，宋宇，李庆杰 . 千里光体外抗病毒作用研究 [J]. 安徽农业科学，2011，39（32）：19793-19794.

[8] 何忠梅，白冰，王慧，等 . 千里光总黄酮体外抗肿瘤和抗病毒活性研究 [J]. 中成药，2010，32（12）：2045-2047.

[9] 成秉辰 . 千里光碱脂质体对黑色素瘤 B16 细胞周期和超微结构的影响 [J]. 实用肿瘤学杂志，2007，21（6）：547-548.

[10] 成秉辰 . 千里光总碱和千里光碱对体外培养的小鼠黑色素瘤细胞增殖的影响 [J]. 黑龙江医学，2009，23（1）：45-47.

[11] 冯群，李晓宇，孙蓉 . 千里光药理作用和毒性研究新进展 [J]. 中国药物警戒，2014，11（3）：151-153.

豨莶草

Xixiancao

【别名】 火莶、猪膏莓、虎膏、狗膏、猪膏草、豨莶草、希仙、虎莶。

【来源】 为菊科植物豨莶 *Siegesbeckia orientalis* L.、腺梗豨莶 *Siegesbeckia pubescens* Makino 或毛梗豨莶 *Siegesbeckia glabrescens* Makino 的地上部分。

【植物形态】

豨莶：一年生草本，高 30～100cm。茎直立，上部分枝常成复二歧状，全部分枝被灰白色短柔毛。叶对生；中部叶三角状卵圆形或卵状披针形，长 4～10cm，宽 1.8～6.5cm，先端渐尖，基部阔楔形，下延成具翼的柄，边缘有不规则的浅裂或粗齿，上面绿色，下面淡绿，具腺点，两面被毛，三出基脉，侧脉及网脉明显；上部叶渐小，卵状长圆形，边缘浅波状或全缘，近无柄。头状花序多数，集成顶生的圆锥花序；花梗长 1.5～4cm，密生短柔毛；总苞阔钟状；总苞片 2 层，叶质，背面被紫褐色头状具柄的腺毛；外层苞片 5～6 枚，线状匙形或匙形，开展；内层苞片卵状长圆形或卵圆形；外层托片长圆形，内弯，内层托片倒卵状长圆形；花黄色；雌花花冠的管部；两性管状花上部钟状，上端有 4～5 卵圆形裂片。瘦果倒卵圆形，4 棱，先端有灰褐色环状突起。花期 4～9月，果期 6～11 月。

腺梗豨莶（毛豨莶）：与豨莶的区别在于：花梗

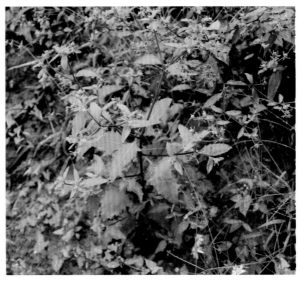

豨莶草

和分枝的上部被紫褐色头状具柄的密腺毛和长柔毛；中部以上的叶卵圆形或卵形，边缘有尖头齿；分枝非二歧状。总苞片背面密被紫褐色头状具柄腺毛；舌状花的花冠管部长 1～1.2mm，舌片先端 2～3 齿裂，有时 5 齿裂。瘦果 4 棱，先端有灰褐色环状突起。花期 5～8 月，果期 6～10 月。

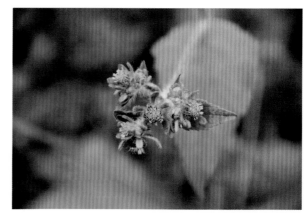

腺梗豨莶草

毛梗豨莶（光豨莶）：与前两种的不同点在于：花梗和枝上部疏生平伏的短柔毛；叶片卵圆形，有时三角状卵形，边缘有规则的齿；茎上部分枝非二歧状。总苞片背面密被紫褐色头状有柄的腺毛；托片倒卵状长圆形，背面疏被头状具柄腺毛。花期 4～9 月，果期 6～11 月。

植物检索表

1. 茎较粗壮，高达 100cm

  2. 茎上端分枝常成复二歧状，密生短柔毛；中部叶三角状卵圆形或卵状披针形，边缘有不规则浅齿或粗齿，花梗有时可见有柄腺毛 ·· 豨莶

  2. 茎上端多叉状分枝，被开展的长柔毛和糙毛；中部叶呈卵圆形或卵形，有钝齿缘；花梗被紫褐色有柄腺毛 ··· 腺梗豨莶

1. 茎较细弱，高在 80cm 以下。非二歧状分枝，枝上部和花使疏生平伏的短柔毛；叶卵圆形，有规则的齿缘 ·· 毛梗豨莶

【生境分布】

豨莶：生于海拔 100～2700m 的山野、荒草地、灌丛及林下。喜温暖、湿润环境，在富含腐殖质的肥沃黏土和砂质壤土中生长为好。产于万州全区及南川。分布于陕西、甘肃、江苏、安徽、浙江、江西、福建、台湾、湖南、广东、海南、广西、四川、贵州、云南等地。

腺梗豨莶：生于海拔 100～3400m 的山坡、草地、灌丛、林中或路旁。产于南川。分布于西南及吉林、辽宁、河北、山西、陕西、甘肃、江苏、安徽、浙江、江西、河南、湖北等地。

毛梗豨莶：生于海拔 200～1000m 的山坡、路旁、草地及灌丛中。产于南川、巴南。分布于江苏、安徽、浙江、江西、福建、湖北、湖南、广东、四川、贵州、云南等地。

【采集加工】夏秋季开花前或花期均可采收。割取地上部分，晒至半干时，放置干燥通风处，晾干。

【药材鉴别】

性状鉴别

豨莶：茎圆柱形，表面灰绿色、黄棕色或紫棕色，有纵沟及细纵纹，枝对生，节略膨大，密被白色短柔毛；质轻而脆，易折断，断面有明显的白色髓部。叶对生，多脱落或破碎；完整的叶片三角状卵形或卵状披针形，长 4～10cm，宽 1.8～6.5cm，先端钝尖，基部宽楔形下延成翅柄，边缘有不规则浅裂或粗齿；两面被毛，下表面有腺点。有时在茎顶或叶腋可见黄色头状花序。气微，味微苦。

腺梗豨莶：本品枝上部被长柔毛和紫褐色腺点；叶卵圆形或卵形，边缘有不规则小锯齿。

毛梗豨莶：本品枝上部疏生平伏短柔毛，叶片较小，边缘锯齿规则。

以枝嫩、叶多、色深绿者为佳。

【化学成分】

豨莶：成分较单一，主要含内酯类、长链烷醇及其他化合物。

二萜类化合物：19-乙酰基-12-酮基-10,11-二氢桉牛儿基橙花醇、19-乙酰基-15-过氧氢-12-酮基-13,14E-去氢-10,11,14,15-四氢桉牛儿基橙花醇、19-乙酰基-15-羟基-12-酮基-13,14E-去氢-10,11,14,15-四氢桉牛儿基橙花醇、7β-羟基豨莶精醇、9β-羟基豨莶精醇、16-O-乙酰基豨莶精醇、15,16-二-O-乙酰基豨莶苷、16-O-乙酰基豨莶苷、对映-14β,16-环氧-8-海松烯-2α,15α,19-三醇、对映-14β,16-环氧-8-海松烯-3β,15α-二醇等。

黄酮类：槲皮素、3,7-二甲基槲皮素、3,4'-O-二甲基槲皮素、3-O-甲基槲皮素、3,7,4'-O-三甲基槲皮

素等。

腺梗豨莶：主要含长链烷醇及有机酸。全草含腺梗豨莶苷、腺梗豨莶醇、腺梗豨莶酸、对映-16β,17,18-贝壳杉三醇、对映-16β,17-二羟基-19-贝壳杉酸、对映-16αH,17-羟基-19-贝壳松酸、大花沼兰酸、奇任醇、谷甾醇、胡萝卜苷、16αH-16,19-贝壳松二酸。对映-16β,17,18,-三羟基-贝索杉-19-羧酸、二香草基四氢呋喃、槲皮素、丁香醛 2-氨基-3(3′-羟基-2′-甲氧基苯)-1-丙醇、D-甘露醇、12-羟基奇任醇、2-酮基-16-乙酰基奇任醇、二十四碳酸、二十四碳酸辛酯、对映-16αH,17,18-二羟基-贝壳杉烷-19-羧酸等，并含有以 1,2,3,4α,5,6,8α-八氢-7-甲基-4-亚甲基-1-(1-甲基乙基)-(1α,4α,8α)为主的挥发油。

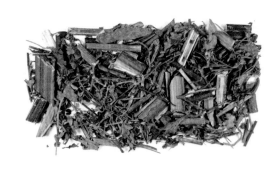

豨莶草（段）

毛梗豨莶：全草含豨莶精醇、豨莶苷、豨莶新苷。茎中含奇任醇、16-乙酰基奇任醇、异亚丙基奇任醇。还含有大花酸、16β,17-二羟基-贝壳杉烷、阿魏酸、二十七烷醇、β-谷甾醇、琥珀酸、对映-16-β,17-二羟基-索杉-19 羧酸、单棕榈酸甘油酯、对映-贝壳-16β,17,18-三醇、18-羟基-贝壳杉-16-二烯-19-羧酸、胡萝卜素、对映-14β,17-二羟基贝壳杉烷-19-腺梗豨莶苷和豨莶苷、对映二羟基-16β,17-贝壳杉烷-酸和腺梗豨莶苷等。

【药理作用】

1. 抗炎、镇痛作用：豨莶草中的奇任醇可抑制佐剂性关节炎模型大鼠的原发性与继发性足肿胀，调节机体免疫功能。β-谷甾醇和熊果酸对 LPS 诱导巨噬细胞释放 NO 具有显著的抑制活性，熊果酸还对巨噬细胞释放 TNF-α 具有显著的抑制活性。从细胞因子等分子机制水平研究表明奇任醇是一个潜在的抗炎镇痛先导化合物，其他成分如黄酮类、脂多糖、二萜类化合物等也具有类似效果。豨莶草通过抑制 IL-1β、TNF-α、NF-κB 表达，可有效抑制痛风性关节炎局部的炎症反应。

2. 抗过敏作用：腺梗豨莶水提取物可明显减弱被动型皮肤过敏反应，对免疫反应导致的组胺释放有抑制作用，主要通过抑制 B 细胞中 IgE 的产生而具有抗过敏活性。

3. 心血管保护作用：豨莶草水提取醇沉淀部分能通过抗氧化损伤作用而对多柔比星所致的急性心肌损伤产生保护；腺梗豨莶中分离出的二萜类化合物 DDKA 能显著减小动静脉旁路血栓重量，增加血浆中 cAMP 水平，并能使大鼠 PT 和 APTT 延长。DDKA 能显著抑制多种竞争性刺激引起的大鼠血小板聚集。

4. 抗肿瘤作用：豨莶草乙醇提取物乙酸乙酯和正丁醇萃取部位对 Hela 细胞有较强的体外增殖抑制作用；毛梗豨莶的水提取物具有诱导乳腺癌细胞凋亡的作用。

5. 其他作用：豨莶草提取物对成纤维细胞的增殖作用显著，豨莶草甲醇提取物外涂对实验性大鼠皮肤损伤具有显著修复功能。毛梗豨莶甲醇提取物对金黄色葡萄球菌有一定的抗菌作用，能特异性抗革兰阳性菌。奇任醇能够下调脂肪形成转录因子、脂质生物合成相关酶及脂肪细胞因子（脂连素和瘦素），抑制细胞内脂质堆积。

【医疗用途】

药性归经：味苦、辛，性寒。归肝、肾经。

功能：祛风湿，利关节，解毒。

主治：风湿痹痛，筋骨不利，腰膝无力，四肢麻痹，半身不遂，风疹湿疮。

用法用量：内服：煎汤，9～12g，大剂量 30～60g；捣汁或入丸、散。外用：适量，捣敷；或研末撒；或煎水熏洗。

使用注意：无风湿者慎服；生用或大剂应用，易致呕吐。

附方：

1. 治高血压：豨莶草、臭梧桐、夏枯草各 9g。水煎服，每日 1 次。

2. 治乳痈：豨莶草、皂角刺、黄蜂窠。上各烧存性为末，入轻粉，生清油调匀，敷疮上。

3. 治腹痛泄泻：豨莶草花（即火枚草花）不以多少。焙干，为细末，蜜煮面糊为丸，如梧桐子大。每服 50 丸，白汤送下。

4. 治急性黄疸型传染性肝炎：豨莶草 30g，山栀子 9g，车前草、广金钱草各 15g。加水 1000ml，煎至 300ml，分 2 次服，每日 1 剂。

5. 治慢性肾炎：豨莶草 30g，地耳草 15g。水煎冲红糖服。

6. 治神经衰弱：豨莶草、丹参各 15g。煎服。

【资源评述】豨莶始载于《新修本草》，分别收载了"豨莶"和"猪膏莓"，在"豨莶"条下言"叶似酸浆而狭长，花黄白色。一名火莶，田野皆识之"；在"猪膏莓"条下云"叶似苍耳，茎圆有毛，生下湿地，所在皆有"。《蜀本草》曰："《本草图经》云：叶似苍耳，两枝相对，茎叶俱有毛，黄白色，五月、六月采苗，日干之。"《本草纲目》认为豨莶、猪膏莓为一物，将其并为一条，又云："猪膏草素茎有直棱，兼有斑点，叶似苍耳而微长，似地菘而稍薄，对节而生，茎叶皆有细毛。肥壤一株分枝数十。八九月开小花，深黄色，中有长子如同蒿子，外萼有细刺粘人。"上述形态特征及附图，与腺梗豨莶相似。

豨莶商品主流为腺梗豨莶，全国大部分地区均产。其次为豨莶，主产于秦岭及长江以南各地。毛梗豨莶 *Siegesbeckia glabrescens* 主产于长江以南及西南各地。

【参考文献】

[1] 滕天立，徐世芳，陈峰阳，等. 中药豨莶草的化学成分及其药理作用研究进展 [J]. 中国现代应用药学，2015，32（2）：250-260.

[2] Wang X L，Li Y J，Shi S，et al. ent-Pimarane diterpenoids from Siegesbeckia orientalis and structure revision of a related compound.[J]. Journal of Natural Products，2009，72（11）：2005-2008，72（11）：2005-2008.

[3] 王瑞，童玲，师彦平，等. 腺梗豨莶中 2 个新的氧化脂类成分 [J]. 中草药，2015，46（8）：1117-1119.

[4] 许凤清，刘金旗，刘丛彬，等. 腺梗豨莶草乙酸乙酯部位化学成分的研究 [J]. 中成药，2015，37（11）：2451-2454.

[5] 赵凯华，刘珂，赵烽. 腺梗豨莶抗风湿化学成分研究 [J]. 亚太传统医药，2012，8（2）：40-42.

[6] Kim J Y，Lim H J，Ryu J H. In vitro anti-inflammatory activity of 3-O-methyl-flavones isolated from Siegesbeckia glabrescens [J]. Bioorganic & Medicinal Chemistry Letters，2008，18（4）：1511-1514.

[7] Juan B I，Xin H L，Gao Z F，et al. Effect of kirenol on cytokines in serum and apoptosis proteins expression in synoviocytes of adjuvant arthritis rats [J]. Chinese Traditional & Herbal Drugs，2007，38（8）：1207-1210.

[8] 徐轶尔，孙贵才，郑春雨，等. 豨莶草对尿酸钠引起痛风性关节炎 IL-1β、TNF-α、NF-κB 表达的影响 [J]. 风湿病与关节炎，2015（1）：9-13.

[9] Jing Y U，Wang J，Su-Wen S U，et al. Protective Role of Herba Siegesbeckiae Extracts Against Doxorubicin-induced Acute Cardiac Injury in Rats [J]. Herald of Medicine，2013.

[10] Wang J P，Xu H X，Wu Y X，et al. Ent-16β，17-dihydroxy-kauran-19-oic acid，a kaurane diterpene acid from Siegesbeckia pubescens，presents antiplatelet and antithrombotic effects in rats [J]. Phytomedicine，2011，18（10）：873-878.

[11] Wang J P，Luo Q，Jin-Lan R，et al. Effect of Siegesbeckia orientalis L. on Cervical Cancer HeLa Cell in Vitro [J]. Herald of Medicine，2009.

[12] Jun S Y，Choi Y H，Shin H M. Siegesbeckia glabrescens induces apoptosis with different pathways in human MCF-7 and MDA-MB-231 breast carcinoma cells.[J]. Oncology Reports，2006，15（6）：1461-1467.

[13] Wang J P，Ruan J L，Cai Y L，et al. In vitro and in vivo evaluation of the wound healing properties of Siegesbeckia pubescens [J]. Journal of Ethnopharmacology，2011，134（3）：1033-1038.

[14] Kim Y S，Kim H，Jung E，et al. A novel antibacterial compound from Siegesbeckia glabrescens.[J]. Molecules，2012，17（11）：12469-12477.

[15] Kim M B，Song Y，Kim C，et al. Kirenol inhibits adipogenesis through activation of the Wnt/β-catenin signaling pathway in 3T3-L1 adipocytes [J]. Biochemical & Biophysical Research Communications，2014，445（2）：433-438.

蒲公英
Pugongying

【别名】蒲公草、耩耨草、仆公英、婆婆丁、黄花地丁、蒲公丁、鬼灯笼、黄花郎。

【来源】为菊科植物蒲公英 *Tarascacum mongolicum* Hand.-Mazz. 的全草。

【植物形态】多年生草本，高 10～25cm。全株含白色乳汁，被白色疏软毛。根深长，单一或分枝，直径通常 3～5mm，外皮黄棕色。叶根生，排列成莲座状；具叶柄，柄基部两侧扩大呈鞘状；叶片线状披针形、倒披针形或倒卵形，长 6～15cm，宽 2～3.5cm，基部狭窄，下延，边缘浅裂或不规则羽状分裂，裂片齿牙状或三角状，全缘或具疏齿，裂片间有细小锯齿，绿色或有时在边缘带淡紫色斑迹，被白色蛛丝状毛。花茎由叶丛中抽出，比叶片长或稍短，上部密被白色蛛丝状毛；头状花序单一，顶生，全为舌状花，两性；总苞片多层，外面数层较短，卵状披针形，内面一层线状披针形，边缘膜质；花托平坦；花冠黄色，先端平截，常裂；雄蕊 5 枚，花药合生成筒状包于花柱外，花丝分离；雌蕊 1 枚，子房下位，花柱细

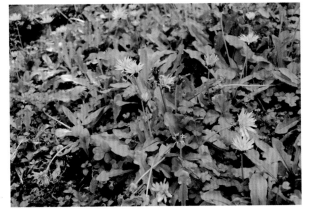

蒲公英

长，柱头 2 裂，有短毛。瘦果倒披针形，长 4～5mm，宽 1.5mm，具纵棱，并有横纹相连，果上全部有刺状突起，果顶具长 8～10mm 的喙；冠毛白色，长约 7mm。花期 4～5 月，果期 6～7 月。

【生境分布】生于山坡草地、路旁、河岸沙地及田间。重庆市内广布。分布于东北、华北、华东、华中、西南及陕西、甘肃、青海等地。

【采集加工】春至秋季花初开时连根挖取，除净泥土，晒干。

【药材鉴别】

性状鉴别：全草呈皱缩卷曲的团块。根圆锥状，多弯曲，长 3～7cm，表面棕褐色，抽皱，根头部有棕褐色或黄白色的茸毛，有的已脱落。叶基生，多皱缩破碎，完整叶片呈倒披针形，长 6～15cm，宽 2～3.5cm，绿褐色或暗灰色，先端尖或钝，边缘浅裂或羽状分裂，裂片齿牙状或三角形，基部渐狭，下延呈柄状，下表面主脉明显，被蛛丝状毛。花茎 1 至数条，每条顶生头状花序；总苞片多层，内面 1 层较长，花冠黄褐色或淡黄白色。有的可见多数具白色冠毛的长椭圆形瘦果。气微，味微苦。

【化学成分】

黄酮类：槲皮素-3-O-葡萄糖苷、槲皮素-3-O-β-半乳糖苷、香叶木素、芹菜素、芹菜素-7-O-葡萄糖苷、芸香苷等。

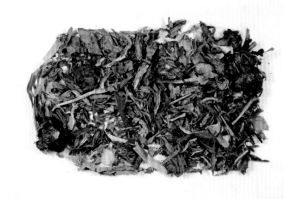

蒲公英（段）

萜类：蒲公英甾醇、伪蒲公英甾醇、伪蒲公英甾醇乙酸酯、蒲公英赛醇、β-香树脂醇、β-谷甾醇、豆甾烯-7-醇、花粉烷甾醇、β-香树脂醇等。

乙酰酯类：蒲公英赛醇乙酰酯、蒲公英甾醇乙酰酯、α-香树脂醇乙酰酯、β-香树脂醇乙酰酯、羽扇豆醇乙酰酯、新羽扇豆醇乙酰酯、蒲公英羽扇豆醇乙酰酯等。

挥发油：十六酸、9,12,15-十八碳三烯-1-醇、9,12,15 十六碳三烯酸甲酯、亚麻酸甲酯、十六酸乙酯、二氢猕猴桃内酯、6,10,14-三甲基-2-十五酮等。

【药理作用】

1. 抑菌作用：蒲公英具有广谱抑菌作用，对革兰阳性菌、革兰阴性菌、真菌、螺旋体等多种病原微生

物均有不同程度的抑制作用。

2. 抗炎作用：蒲公英叶提取物能降低脂多糖诱导的 RAW264.7 炎症细胞中 iNOS 和 COX-2 的表达，抑制有丝分裂原激活蛋白的激活，甲醇提取物中的 $CHCl_3$、乙酸乙酯部分抗炎作用最强。蒲公英水煎液对棉球肉芽肿形成、二甲苯致小鼠耳郭肿胀、蛋清引起的大鼠足趾肿胀有明显的抑制作用；蒲公英提取物在一定剂量范围内对巨噬细胞无细胞毒作用，对 LPS 刺激的小鼠腹腔巨噬细胞 NO、PGE_2、TNF-α、IL-1、IL-6 的释放呈明显的抑制作用。

3. 保肝作用：蒲公英多糖能对抗 CCl_4 肝损伤小鼠的 AST 和 ALT 升高，升高 SOD 活力，降低 MDA 含量，对抗氯甲基自由基引起的细胞膜脂质过氧化，保护肝细胞和亚细胞不受损伤。蒲公英根醇提液能活化肝星状细胞增强肝再生能力，对由 CCl_4 诱导的肝纤维化起到治疗作用。

4. 抗氧化作用：蒲公英黄酮类物质、糖蛋白均具有明显的抗氧化活性；蒲公英通过增强创伤性脑损伤后 SOD 和 GSH 的活性，降低脂质过氧化的水平，从而对创伤性脑损伤具有保护作用；蒲公英水提液和蒲公英醇提液均能使 NF-κB 失活来提高抗氧化酶的合成及抑制 iNOS 的表达，起到抑制氧化应激和炎症反应的作用。

5. 抗肿瘤作用：蒲公英单味提取物对肿瘤细胞的体外体内增殖有明显抑制作用；还能抑制环磷酰胺诱发的小鼠骨髓细胞微核的发生。蒲公英水提物能使 HepG2 细胞分泌 TNF-α 和 IL-1α，诱导细胞毒性。蒲公英根水提液可能诱导外在的或受体介导的细胞凋亡过程；蒲公英水取液能调节小鼠肠道菌群，改善荷瘤小鼠生存质量，提高生存率。

6. 增强免疫作用：蒲公英多糖能显著提高脾脏和胸腺指数，改善器官内部组织结构，促进小鼠免疫器官的生长发育，提高小鼠的免疫功能。蒲公英可增强免疫功能低下模型小鼠巨噬细胞吞噬指数水平，提高小鼠抗体生成水平和巨噬细胞的吞噬率，增强和调节机体免疫功能。

7. 其他作用：蒲公英还具有利尿、促胰岛素分泌、调节性激素水平、促进排卵等作用。

【医疗用途】

药性归经：味苦、甘，性寒。归肝、胃经。

功能：清热解毒，消痈散结。

主治：乳痈，肺痈，肠痈，咽痛，瘰疬，疔毒疮肿，湿热黄疸，热淋涩痛。

用法用量：内服：煎汤，10～15g；或捣汁；或入散剂。外用：适量，捣敷。

使用注意：非实热之证及阴疽者慎服。

附方：

1. 治乳痈初起：蒲公英 50g，忍冬藤 100g，生甘草 6g。水煎，食前服。

2. 治痈疽发背：蒲公英 50g，金银花 200g，当归 100g，玄参 50g。水煎，饥服。此方既善攻散诸毒，又不耗损真气。可多服久服，俱无碍也。即治肺痈、大小肠痈，无不神效。

3. 治急性结膜炎：蒲公英 30g，菊花 9g，薄荷（后下）6g，车前子（布包）12g。煎服。

4. 固齿：蒲公英连根洗捣 500g，青盐、食盐各 100g 腌，槐角子 200g（炒）。晒干为末，每日清晨擦牙，滚汤咽下。

5. 乌须生发：蒲公英（炒）四两，血余（洗净）200g，青盐（研）200g。上用瓷罐 1 个，盛蒲公英 1 层，血余 1 层，青盐 1 层，盐泥封固，腌，春秋 5 日，夏 3 日，冬 7 日，桑柴火煅，令烟尽为度，候冷取出，碾为末。每服 3g，浸晨酒调服。

【资源评述】蒲公英本草记载始见于《新修本草》，原名蒲公草，云："叶似苦苣，花黄，断有白汁，人皆啖之。"《本草图经》云："蒲公草旧不著所出州土，今处处平泽田园中皆有之，春初生苗叶如苦苣，有细刺，中心抽一茎，茎端出一花，色黄如金钱，断其茎有白汁出，人亦啖之。俗呼为蒲公英。"古代本草记载的蒲公草肯定系菊科蒲公英属（*Taraxacum*）植物。

现《中国药典》收载了蒲公英 *T. monolicum* 和碱地蒲公英 *T. sinicum*，但各地药用的种类多达 20 余种。商品蒲公英通常含有 2～4 种蒲公英属植物：主流品种为蒲公英（蒙古蒲公英）*T. monolicum*、碱地蒲公英 *T. sinicum*，又称"华蒲公英"，生于海拔 300～2900m，稍潮湿的盐碱地或原野、砾石中，分布于黑龙江、吉林、辽宁、内蒙古、河北、陕西、甘肃、青海、河南、四川、云南等省区；东北蒲公英 *T. ohwianum* Kitag，生于低海拔地区山野或山坡路旁，分布于黑龙江、吉林、辽宁等省；白缘蒲公英 *T. platypecidum*

Diels. 生于海拔 1900～3400m 的山坡草地或路旁，分布于黑龙江、吉林、辽宁、内蒙古、河北、山西、陕西、河南、湖北、四川等省区；还有反苞蒲公英 *T. grypodon* Dahlst.、兴安蒲公英 *T. falcilobum* Kitag.。

蒲公英活性成分 T-1 有抗丙型肝炎病毒。促进毛细血管循环，促进胆汁分泌，促进脑垂体分泌，抑制癌细胞生长及增加利尿的作用。

药蒲公英（或称欧蒲公英 *T. officinale* Wigg）分布于欧洲、北美，我国新疆有产。含有三萜类、黄酮类、香豆类、倍半萜类、植物甾醇、色素及挥发油。三萜类成分蒲公英甾醇、蒲公英赛醇有抗癌作用。日本产蒲公英 *T. japonicum* Koidz. 含有三萜类、乙酰酯类、单醇类。

蒲公英属植物有效成分复杂，用途广泛，其中蒲公英赛醇等是主要活性成分，具有抗肿瘤的作用，值得深入开发研究。

【参考文献】

[1] 王秋亚. 蒲公英有效成分的提取及应用研究进展 [J]. 江苏农业科学，2016，44（8）：21-24.

[2] 黄昌杰，林晓丹，李娟，等. 蒲公英化学成分研究进展 [J]. 中国现代中药，2006，8（5）：32-33.

[3] 刘华清，王天麟. 蒲公英水溶性化学成分研究 [J]. 中药材，2014，37（6）：989-991.

[4] 陈东，念小魁，李军，等. 蒲公英挥发油的化学成分分析 [J]. 天然产物研究与开发，2009（b05）：78-81.

[5] 林云，江林，蒋健，等. 蒲公英的药理作用研究进展 [J]. 中国现代中药，2011，13（8）：42-47.

[6] Koh Y J, Cha D S, Ko J S, et al. Anti-inflammatory effect of Taraxacum officinale leaves on lipopolysaccharide-induced inflammatory responses in RAW 264.7 cells. [J]. Journal of Medicinal Food, 2010, 13 (4): 870-878.

[7] 平家奇，刘利本，邹娟，等. 蒲公英提取物体内抗炎作用研究 [J]. 延边大学农学学报，2010，32（1）：52-55.

[8] 平家奇. 蒲公英提取物体内外抗炎作用的研究 [D]. 延边大学，2010.

[9] 李春兰，赵亮. 蒲公英多糖对四氯化碳肝损伤小鼠的保护作用 [J]. 中国实用神经疾病杂志，2010，13（17）：33-35.

[10] Domitrovic R, Jakovac H Z, Rahelic D, et al. Antifibrotic activity of Taraxacum officinale root in carbon tetra-chloride-induced liver damage in mice [J]. Journal of Ethnopharmacology, 2010, 130 (3): 569-77.

[11] 钟洁，段玉峰，陈双. 蒲公英糖蛋白的体外抗氧化研究 [J]. 食品工业科技，2009，30（9）：152-153.

[12] 张喆. 蒲公英对大鼠急性颅脑损伤治疗作用的实验研究 [D]. 郑州大学，2009.

[13] Park C M, Park J Y, Noh K H, et al. Taraxacum officinale Weber extracts inhibit LPS-induced oxidative stress and nitric oxide production via the NF-κB modulation in RAW 264.7 cells. [J]. Journal of Ethnopharmacology, 2011, 133 (2): 834-842.

[14] Ovadje P, Chatterjee S, Griffin C, et al. Selective Induction of Apoptosis Through Activation of Caspase-8 in Human Leukemia cells (Jurkat) and CMML cells by Dandelion Extract [J]. Journal of Ethnopharmacology, 2010, 49 (1): 86-91.

[15] 莫延利，侯霞，李丽秋，等. 蒲公英提取液调整小鼠肠道菌群并延长荷瘤生存时间的研究 [J]. 中国微生态学杂志，2010，22（6）：520-522.

[16] 陈福星，陈文英，郝艳霜. 蒲公英多糖对小鼠免疫器官的影响 [J]. 动物医学进展，2008，29（4）：10-12.

[17] 于新慧，石学魁，张晓莉，等. 蒲公英对小鼠免疫功能的调节研究 [J]. 牡丹江医学院学报，2008，29（4）：11-13.

款冬花

Kuandonghua

【别名】冬花、款花、看灯花、艾冬花、九九花。

【来源】为菊科植物款冬 *Tussilago farfara* L. 的花蕾。

【植物形态】多年生草本。根茎细长，褐色，横生。叶基生，阔心形，长 3～12cm，宽 4～14cm，先端近圆形或钝尖，边缘有波状顶端增厚的黑褐色疏齿，上面有蛛丝状毛，下面有白色毡毛；掌状网脉，主脉 5～9 条，叶柄长 5～19cm，被白色绵毛。冬春之间抽出花葶数条，高 5～10cm，被白茸毛；苞片椭圆形，淡紫褐色，10 余片，密接互生于花葶上；头状花序顶生，鲜黄色，未开放时下垂；总苞钟形；总苞片 1～2

种子植物

层，被茸毛；边缘舌状花，雌性，多层，子房下位，柱头2裂；中央管状花，两性，先端5裂，雄蕊5枚，花药基部尾状，柱头头状，通常不育。瘦果长椭圆形，有5~10棱，冠毛淡黄色。花期1~2月，果期4月。

【生境分布】生于向阳较暖的水沟两旁。喜凉爽潮湿环境，耐严寒，忌高温、干旱。适宜生长温度为15~25℃，宜选山区或阴坡栽种，在平原可与果树间作。土壤以腐殖质多或微酸性砂质壤土为好。根茎繁殖。重庆巫溪、巫山、城口、云阳有栽培。分布于华北、西北及江西、湖北、湖南等地。

【采集加工】在12月花尚未出土时挖取花蕾，放通风处阴干，待半干时筛去泥土，去净花梗，再晾至全干备用。入药多蜜炙。

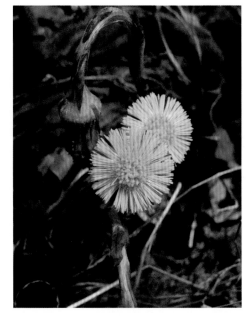
款冬花

【药材鉴别】

性状鉴别：本品呈长圆棒状，单生或2~3个基部连生，俗称"连三朵"，长1~2.5cm，直径0.5~1cm。上端较粗，下端渐细或带有短梗，外面被有多数鱼鳞状苞片；苞片外表面红紫色或淡红色，内表面密被白色絮状茸毛。体轻。撕开后可见白色丝状绵毛；舌状花及筒状花细小，长约2mm。气香，味微苦、辛，带黏性，嚼之呈绵絮状。

以个大、肥壮、色紫红、花梗短者为佳。

【化学成分】款冬花含生物碱、黄酮类、三萜类、倍半萜类及挥发油等成分。

生物碱：款冬花碱、克氏千里光碱等。

倍半萜：款冬花酮（款冬花素）、1α-(2-甲基丁酸)款冬花素酯、14-去乙酰基款冬花素、7β-去(3-乙基巴豆油酰氧基)-7β-当归酰氧基款冬花素、7β-去(3-乙基巴豆油酰氧基)-7β-千里光酰氧基款冬花素、1α-(2-甲基丁酸)-14-去乙酰基款冬花素酯、款冬花内酯、14-去乙酰氧基-3,14-去氢-1α-(2-甲基丁酸)款冬花素酯、新款冬花内酯、6-acetyl -2,2-dimethylchroman -

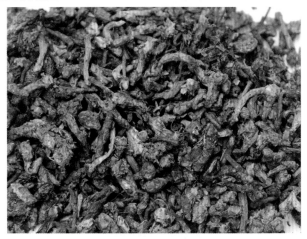
款冬花（生药）

4-one、3,4-epoxy -1,8- diangeloyloxy bisabola -7(14)-10- dien-2-one 以及橐吾香附酮醇等。

三萜类：款冬二醇、山金车二醇等。

黄酮苷：槲皮素-3-O-β-D-葡萄糖苷、槲皮素-4′-O-β-D-葡萄糖苷、芦丁、山奈酚-3-O-α-L-鼠李糖-(1→6)-β-D-吡喃葡萄糖苷等。

挥发油：1-壬烯、1-癸烯、1-十一碳烯、1-十二碳烯、1-十三碳烯、1-十五碳烯、β-甜没药烯、香荆芥酚、棕榈酸甲酯、亚油酸甲酯、苯甲醇、苯乙醇、1-壬烯-3-醇、1-十一碳烯-3-醇、当归酸、2-甲基丁酸等。

有机酸类：3,4-O-二咖啡酰基奎宁酸甲酯、3,5-O-二咖啡酰基奎宁酸甲酯、4,5-O-二咖啡酰基奎宁酸甲酯、3,5-O-二咖啡酰基奎宁酸、3-O-咖啡酰基奎宁酸甲酯、3-O-咖啡酰基奎宁酸等。

氨基酸：γ-氨基丁酸、丙氨酸、丝氨酸和甘氨酸等。

【药理作用】

1. 止咳、祛痰和平喘作用：款冬酮和克氏千里光碱对豚鼠离体气管条具有一定的解痉作用。款冬花中含有的绿原酸、3,5-二咖啡酰奎宁酸、芦丁可能为止咳的有效成分。

2. 抗炎作用：款冬酮能抑制LPS刺激BV-2小神经胶质细胞引起的iNOS及COX-2表达，抑制炎症因子的释放，并诱导血红素氧合酶-1的释放从而产生抗炎效果。款冬花中3种新的倍半萜类化合物还能够抑制LPS诱导的RAW264.7细胞NO释放。

3. 抗肿瘤作用：款冬粗多糖能诱导人白血病K562细胞的凋亡，还能抑制A549细胞增殖，诱导A549

细胞凋亡，同时上调 p53 基因表达、下调 Bcl-2 基因表达。款冬花多糖对 S_{180} 肉瘤、H_{22} 肝癌模型小鼠均有抑制肿瘤生长作用，并延长 L615 白血病小鼠生命。款冬酮能降低 β-catenin 活性，降低 Wnt/β-catenin 信号通路目标基因 cyclin D1 和 c-myc 的表达，抑制结肠癌细胞的增殖。

4. 神经保护作用：款冬提取物具有神经保护作用，有可能用于神经退行性疾病的治疗。款冬花中的 4 个倍半萜化合物，能抑制 LPS 诱导的 BV-2 细胞 NO、PGE_2 及活性氧（ROS）的释放，并通过抑制 NF-κB 通路及清除 ROS 而抑制 LPS 诱导的神经细胞死亡。PDZ 结构域是多种神经性疾病一个潜在的药物靶标，款冬提取物能有效抑制 PDZ 结构域与 GluR2 的相互作用。

5. 减肥作用：款冬酮能有效抑制甘油酰基转移酶的产生，显著抑制甘油三酯的合成，可能成为治疗肥胖或 2 型糖尿病的先导化合物。款冬花甲醇提取物具有抗 α-葡萄糖苷酶活性，其中 3,4/3,5/4,5/二咖啡酰奎宁酸具有明显的抑制麦芽糖酶活性。

6. 其他作用：款冬的正己烷部位和乙酸乙酯部位显示有抗结核的作用。

【医疗用途】

药性归经：味辛、微苦，性温。归肺经。

功能：润肺下气，止咳化痰。

主治：新久咳嗽，喘咳痰多，劳嗽咳血。

用法用量：内服：煎汤，5～10g；或熬膏；或入丸、散。

使用注意：阴虚者慎服。

附方：

1. 治咳嗽：款冬花 10g，桑白皮、贝母、五味子、甘草各 3g，知母 0.3g，杏仁 1g。上七味，水煎温服。

2. 治久咳嗽：款冬花、阿胶各 5g，天南星 1g，恶实 0.3g，甘草 3g。水煎食后、（临）卧温服。

3. 治肺虚咳嗽：人参、白术、款冬花（去梗）、甘草（炙）、川姜（炮）、钟乳粉。上各 10g 为细末，炼蜜丸。每服 1 丸，米饮下，食前。

4. 治肺痈：款冬花（去梗）65g，甘草（炙）50g，桔梗 100g，薏苡仁 50g。上作 10 剂，水煎服。

5. 治口中疳疮：款冬花、黄连各等份。为细末，用唾津调成饼子。先以蛇床子煎汤嗽口，乃以饼子敷之。

【资源评述】款冬花始载于《神农本草经》，列为中品。《名医别录》载："生常山山谷及上党水傍。"《本草经集注》云："款冬花，第一出河北，其形如宿莼，未舒者佳，其腹里有丝。次出高丽、百济，其花乃似大菊花。次亦出蜀北部宕昌，而并不如。其冬月在冰下生，十二月、正月旦取之。"《本草图经》云："款冬花，今关中亦有之。根紫色，茎青紫，叶似萆薢，十二月开黄花，青紫萼，去土一二寸，初出如菊花，萼通直而肥实，无子，则陶隐居所谓出高丽、百济者，近此类也。"古代所用款冬花其原植物与现时所用款冬花一致。

款冬花主产于河南（嵩县、卢氏），甘肃（泾川、天水），山西（兴县、临县、静乐），陕西（榆林、神木），宁夏，内蒙古等地。以河南产量大；甘肃灵台、陕西榆林产者质佳，称"灵台冬花"。重庆巫溪是最早野生变家种的县，并通过款冬花 GAP 认证。

款冬花在临床上还用于治疗支气管炎、骨髓炎等症。

【参考文献】

[1] 吴琪珍，张朝凤，许翔鸿，等．款冬花化学成分和药理活性研究进展［J］．中国野生植物资源，2015，34（2）：33-36.

[2] 吴笛，张勉，张朝凤，等．款冬花中黄酮和酚酸类成分的研究［J］．中国中药杂志，2010，35（9）：1142-1144.

[3] 康静，季飞飞，杨波，等．款冬花的化学成分研究［J］．药学研究，2016，35（7）：373-375.

[4] 刘玉峰，杨秀伟，武滨．款冬花化学成分的研究［J］．中国中药杂志，2007，32（22）：2378-2381.

[5] 吕培霖，李成义，翟丽芳．款冬花化学成分和药理作用研究进展［J］．中国药房，2007，18（12）：948-949.

[6] Li Z Y, Zhi H J, Xue S Y, et al. Metabolomic profiling of the flower bud and rachis of Tussilago farfara with antitussive and expectorant effects on mice. ［J］. Journal of Ethnopharmacology，2012，140（1）：83-90.

[7] Lim H，Lee H J. Suppression of inducible nitric oxide synthase and cyclooxygenase-2 expression by tussilagone from Farfarae flos in BV-2 microglial cells. [J]. Archives of Pharmacal Research，2008，31 (5)：645-652.

[8] Hwangbo C，Lee HS，Park J，et al. The anti-inflammatory effect of tussilagone，from Tussilago farfara，is mediated by the induction of heme oxygenase-1 in murine macrophages. [J]. International Immunopharmacology，2009，9 (13-14)：1578-1584.

[9] Li W，Huang X，Yang X W. New sesquiterpenoids from the dried flower buds of Tussilago farfara and their inhibition on NO production in LPS-induced RAW264. 7 cells [J]. Fitoterapia，2012，83 (2)：318-322.

[10] 张秀昌，刘华，刘玉玉，等. 款冬花粗多糖体外诱导人白血病 K562 细胞的凋亡 [J]. 中国组织工程研究，2007，11 (11)：2029-2031.

[11] 罗强，李迎春，任鸿，等. 款冬花多糖对肺腺癌 A549 细胞生长及凋亡的影响 [J]. 河北北方学院学报（自然科学版），2013 (4)：63-66.

[12] 余涛，宋道，赵鹏，等. 款冬花多糖对荷瘤小鼠的抑瘤率及对白血病小鼠生存期的影响 [J]. 中南药学，2014 (2)：125-128.

[13] Li H，Lee H J，Ahn Y H，et al. Tussilagone suppresses colon cancer cell proliferation by promoting the degradation of β-catenin. [J]. Biochemical & Biophysical Research Communications，2014，443 (1)：132-137.

[14] Lim H J，Dong G，Lee H J，et al. In vitro neuroprotective activity of sesquiterpenoids from the flower buds of Tussilago farfara [J]. J Enzyme Inhib Med Chem，2014，30 (5)：1-5.

[15] 冯延琼，李爱平，支海娟，等. 款冬提取物对 PICK1 蛋白功能的影响 [J]. 山西大学学报（自然科学版），2013，36 (3)：455-459.

[16] Park H R，Mi Y Y，Seo J H，et al. Sesquiterpenoids Isolated from the Flower Buds of Tussilago farfara L. Inhibit Diacylglycerol Acyltransferase [J]. J Agric Food Chem，2008，56 (22)：10493-10497.

[17] Gao H，Huang Y N，Gao B，et al. α-Glucosidase inhibitory effect by the flower buds of Tussilago farfara，L [J]. Food Chemistry，2008，106 (3)：1195-1201.

苍耳子

Cangerzi

【别名】羊负来、道人头、苍耳实、牛虱子、胡苍子、饿虱子、苍耳蒺藜、苍浪子。

【来源】为菊科植物苍耳 *Xanthium sibiricum* Patrin 的带总苞的果实。

【植物形态】一年生草本，高 20～90cm。根纺锤状。茎直立不分枝或少有分枝，下部圆柱形，上部有纵沟，被灰白色糙伏毛。叶互生；有长柄，长 3～11cm；叶片三角状卵形或心形，长 4～9cm，宽 5～100m，近全缘，或有 3～5 不明显浅裂，基出三脉，上面绿色，下面苍白色，被粗糙或短白伏毛。头状花序近于无柄，聚生，单性同株；雄花序球形，总苞片小，1 列，密生柔毛，花托柱状，托片倒披针形，小花管状，先端 5 齿裂，雄蕊 5 枚；雌花序卵形，总苞片 2～3 列，外列苞片小，内列苞片大，结成囊状卵

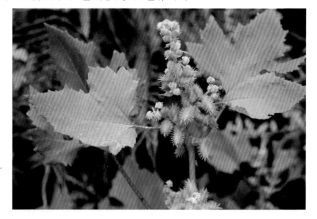

苍耳

形，2 室的硬体，外面有倒刺毛，顶有 2 圆锥状的尖端，小花 2 朵，无花冠，子房在总苞内，每室有 1 花，花柱线形，突出在总苞外。成熟的具瘦果的总苞变坚硬，卵形或椭圆形，外面疏生具钩的总苞刺，总苞刺细，长 1～1.5mm，基部不增粗，喙长 1.5～2.5mm；瘦果 2 枚，倒卵形，瘦果内含 1 颗种子。花期 7～8 月，果期 9～10 月。

【生境分布】生于平原、丘陵、低山、荒野、路边、沟旁、田边、草地、村旁等处。喜温暖稍湿润气候。以选疏松肥沃、排水良好的砂质壤土栽培为宜。用种子繁殖，直播或育苗移栽。产于万州全区及南川、巴南等地。分布于全国各地。

【采收加工】9～10月果实成熟，由青转黄，叶已大部分枯萎脱落时，选晴天，割下全株，脱粒，扬净，晒干。入药炒制。

【药材鉴别】

性状鉴别：果实包在总苞内，呈纺锤形或卵圆形，长1～1.5cm，直径0.4～0.7cm。表面黄棕色或黄绿色，全体有钩刺，先端有较粗的刺2枚，分离或连生，基部有果梗痕。质硬而韧，横切面中间有纵隔膜，2室，各有1枚瘦果。瘦果略呈纺锤形，一面较平坦，先端具一突起的花柱基，果皮薄，灰黑色，具纵纹。种皮膜质，浅灰色，有纵纹；子叶2片，有油性。气微，味微苦。

以粒大、饱满、色黄棕者为佳。

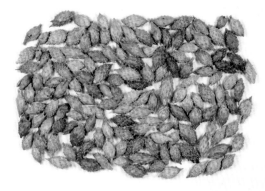

苍耳子（生药）

【化学成分】

果实：含脂肪油9.2%，其中脂肪酸有棕榈酸5.32%、硬脂酸3.68%、油酸26.8%、亚油酸64.20%。不皂化物中含蜡醇、β-谷甾醇、γ-谷甾醇及δ-谷甾醇。丙酮不溶脂中有卵磷脂33.2%，脑磷脂66.8%，还含苍耳子苷（β-谷甾醇-β-D-葡萄糖苷）。

酚酸类：咖啡酸、原儿茶酸、5-咖啡酰奎宁酸、3-咖啡酰奎宁酸、4-咖啡酰奎宁酸、1-咖啡酰奎宁酸、1,3-二咖啡酰奎宁酸、1,3,5-二咖啡酰奎宁酸、异绿原酸C、1,3,5-三咖啡酰奎宁酸、3,4,5-三咖啡酰奎宁酸等。

水溶性苷类：3β-norpinan-2-one-3-O-β-D-apiofuranosyl-(1→6)-β-D-glucopyranoside、（6Z)-3-hydroxymethyl-7-methylocta-1、6-dien-3-ol8-O-β-D-glucopyranoside、6-dien-3-ol8-O-β-D-glucopyranoside、（6）-3-hydroxymethyl-7-methylocta-1、7-[（β-D-apiofuranosyl-(16)-β-D-glucopyranosyl）oxymethy]-8、8-dimethyl-4,8-dihydrobenzo[1,4]thiazine-3,5-dione。

倍半萜内酯类：苍耳亭、苍耳明、苍耳醇和苍耳皂素等。

氨基酸及糖类：甘氨酸、丝氨酸、天冬氨酸、天冬酰胺、谷氨酸、丙氨酸、缬氨酸、亮氨酸、赖氨酸、酪氨酸、苏氨酸、脯氨酸、精氨酸、苯丙氨酸等；还含有葡萄糖、果糖、蔗糖。

其他成分：酒石酸、琥珀酸、延胡索酸、苹果酸等。

种仁：含脂肪油40%，其中脂肪酸有棕榈酸1.5%～2.0%、硬脂酸7.0%～7.5%、油酸26.7%、亚油酸64.8%，还含氢醌、苍术苷等。

【药理作用】

1. 抗肿瘤作用：苍耳亭对多种肿瘤细胞具有抑制增殖和诱导细胞凋亡的作用，包括非小细胞肺癌细胞、人胃癌MKN-45细胞、人乳腺癌MDA-MB-231细胞等。苍耳亭抑制小鼠黑色素瘤B16-F10细胞的增殖可能与激活Wnt/β-连环蛋白途径有关，其对黑色素瘤的活性也与抑制血管生成有关。苍耳子的药物血清具有明显的抑制人肝癌细胞增殖作用。

2. 抗病原微生物作用：苍耳亭顺环内酯化合物对耐甲氧西林金黄色葡萄球菌和甲氧西林敏感金黄色葡萄球菌有抑菌作用。苍耳子甲醇粗提物对绿色木霉、黄瓜灰霉菌、黑曲霉、终极腐霉、尖镰孢菌黄瓜专化型等5种病原真菌均有一定的抑制作用。

3. 抗炎镇痛作用：咖啡酰苍耳子噻嗪双酮苷可显著降低小鼠血清中TNF-α和IL-6水平，抑制LPS诱导的小鼠巨噬细胞TNF-α和IL-6的mRNA表达，对脓毒症小鼠有保护作用。苍耳子有显著的清除自由基和降低活性功能，其抗炎作用与增加CAT、SOD、GSH-Px，降低iNOS水平有关。

4. 降糖作用：苍耳水提物中含有α-葡萄糖苷酶抑制剂的活性成分，可提高正常小鼠的耐糖量，降低糖尿病小鼠血糖。苍耳子中分离出了一种咖啡酰奎宁酸，是一种醛糖还原酶化合物，可预防糖尿病并发症的发生。

5. 其他作用：苍耳子还具有抑制黑色素，调节哮喘患者T细胞免疫失衡，提高Th1/Th2比值，同时抑制和减少炎性递质释放起到治疗哮喘的作用。

6. 毒性：苍术苷是苍耳子的主要毒性物质基础，毒性反应与苍耳子水煎剂的毒性反应基本一致；其他成分如羧基苍术苷、羧基苍术酸钾也具有较强的毒性；苍耳子的毒性与其降低血糖有关。苍耳子提取物对斑马鱼胚胎发育有毒性作用，能够兴奋斑马鱼胚胎心率并增加其游行速度。苍耳子水提物及苍术苷对大鼠原代肝细胞有明显的毒性。苍耳子药物血清对 H4 细胞分裂增殖具有明显的毒性和抑制作用。

【医疗用途】

药性归经：味苦、辛，性温；有毒。归肺经。

功能：散风寒，通鼻窍，祛风湿。

主治：鼻渊，风寒头痛，鼻鼽，风疹，湿痹拘挛。

用法用量：内服：煎汤，3～10g；或入丸、散。外用：适量，捣敷；或煎水洗。

使用注意：本品有毒，剂量过大可致中毒，轻者表现为全身乏力，精神萎靡，食欲不振，恶心呕吐，腹痛腹泻或便秘，继则出现头昏头痛，嗜睡或烦躁不安，心率增快或减慢，低热出汗，两颊潮红而口鼻周围苍黄或出现轻度黄疸、肝肿大。严重时可发生昏迷抽搐，休克，尿闭，胃肠道大量出血或出现肺水肿以致呼吸、循环或肾功能衰竭而死亡。

附方：

1. 治鼻渊鼻流浊涕不止：辛夷仁 25g，苍耳子 8g，香白芷 50g，薄荷叶 1.5g。上并晒干，为细末。每服 6g，用葱、茶清食后调服。

2. 治牙痛：以苍耳子 500g，水煎，热含之，疼则吐，吐复含。

3. 治大腹水肿，小便不利：苍耳子灰、葶苈子末各等份。每服 6g，水下，每日 2 次。

4. 治阴囊湿疹：苍耳子、蛇床子、甘草各 10g。加水煎成 1000ml，外洗阴囊，每日数次。

5. 治急性毛囊炎、急慢性湿疹：苍耳子（打）120g，苦参 60g，野菊花 60g。水煎 2000ml，洗渍患处，对皮肤增厚之瘙痒性损害，可酌加明矾 30g，川芎 15g。

6. 治疗疮恶毒：苍耳子 15g。微炒为末，黄酒冲服，并用鸡子清涂患处，疗根拔出。

【资源评述】苍耳子入药始载于《神农本草经》，名菒耳实，菒耳即苍耳。《本草图经》云："菒耳，今处处有之……郭璞云：或曰此物本生蜀中，其实多刺，因羊过之，毛中粘缀遂至中国。"并附"滁州苔耳图一"。《救荒本草》苍耳条云："苍耳叶青白，类粘糊菜叶。秋间结实，比桑椹短小而多刺。"据上所述形状及对照《本草图经》附图，与今所用苍耳原植物相符。

苍耳属植物全世界约有 25 种，主要分布于美洲的北部和中部、欧洲、亚洲及非洲北部。我国有 4 种 2 变种。作药用的苍耳除苍耳 *Xanthium sibiricum* 外，常混有稀刺苍耳 *X. sibiricum* var. *subinerme*（分布于东北、华北、西南、西北等地）、东北苍耳 *X. mongolium*（分布东北、内蒙古及河北易县周边地区），三者在性状上较为相似。

现代临床研究，苍耳子治疗慢性鼻炎，治疗腰腿痛，对急性腰部扭伤或腰肌劳损治疗效果较好。可治疗慢性气管炎，苍耳子制剂对各型慢性气管炎均有效，其中单纯型的疗效高于喘息型及肺气肿型。还可治疗急性菌痢、顽固性牙痛。苍耳嫩枝叶，可用于治疗风湿性关节炎。

苍耳子有毒，通过炒制后，水浸出物含量最高，炮制后脂肪油含量降低，物理常数及化学组无多大变化，镇痛作用最强，毒性较小。因而，临床用药时应使用炮制品。

【参考文献】

［1］陈洁，王瑞，师彦平．苍耳子的化学成分研究［J］．中草药，2013，44（13）：1717-1720.

［2］田静，夏玉凤，房克慧．HPLC 法同时测定苍耳类药材中 8 种酚酸类成分的含量［J］．中药材，2013，36（10）：1623-1626.

［3］Chen B，Ma L，Wang X，et al. Simultaneous determination of 5 phenolic acids in friedFructus xanthiifrom different production sites and its dispensing granules by using ultra-pressure liquid chromatography［J］. Pharmacognosy Magazine，2013，9（34）：103.

［4］Jiang H，Yang L，Liu C，et al. Four new glycosides from the fruit of Xanthium sibiricum Patr.［J］. Molecules，2013，18（10）：12464-12473.

［5］Chen F，Hao F，Li C，et al. Identifying three ecological chemotypes of Xanthium strumarium glandular trichomes using a combined NMR and LC-MS method.［J］. Plos One，2013，8（10）：e76621-e76621.

［6］Zhang L，Ruan J，Yan L，et al. Xanthatin induces cell cycle arrest at G2/M checkpoint and apoptosis via disrupting NF-κB pathway in A549 non-small-cell lung cancer cells. [J]. Molecules，2012，17（4）：3736-3750.

［7］ Takeda S，Matsuo K，Yaji K，et al.（－）-Xanthatin Selectively Induces GADD45γ and Stimulates Caspase-Independent Cell Death in Human Breast Cancer MDA-MB-231 Cells [J]. Chemical Research in Toxicology，2011，24（6）：855-865.

［8］ Li W D，Wu Y，Zhang L，et al. Characterization of xanthatin：anticancer properties and mechanisms of inhibited murine melanoma in vitro and in vivo.[J]. Phytomedicine，2013，20（10）：865-873.

［9］ 魏爱青，李兴文，连秀珍，等．苍耳子药物血清对人肝癌细胞增殖的抑制作用 [J]. 生态科学，2011，30（6）：647-649.

［10］ Yokoe H，Noboru K，Manabe Y，et al. Enantioselective synthesis of 8-epi-xanthatin and biological evaluation of xanthanolides and their derivatives.[J]. Chemical & Pharmaceutical Bulletin，2012，60（10）：1340-2.

［11］ 张争名，余海忠，胡元．鄂西北产苍耳子甲醇粗提物抑菌活性及其清除 DPPH 能力的初步评价 [J]. 生物资源，2011，33（3）：43-45.

［12］ Wang Y H，Li T H，Wu B Q，et al. Protective effects of caffeoylxanthiazonoside isolated from fruits of Xanthium strumarium on sepsis mice.[J]. Pharmaceutical Biology，2015，53（9）：1367-71.

［13］ Huang M H，Wang B S，Chiu C S，et al. Antioxidant，antinociceptive，and anti-inflammatory activities of Xanthii Fructus extract [J]. Journal of Ethnopharmacology，2011，135（2）：545-552.

［14］ 郭凤霞，曾阳，李锦萍．苍耳水提物抑制 α-葡萄糖苷酶活性及降低小鼠血糖的作用 [J]. 浙江大学学报（医学版），2013，42（6）：632-637.

［15］ Yoon H N，Min Y L，Kim J K，et al. Aldose Reductase Inhibitory Compounds from Xanthium strumarium [J]. Archives of Pharmacal Research，2013，36（9）：1090-1095.

［16］ 李钰馨，韩燕全，洪燕，等．苍耳子的主要化学成分及药理活性研究进展 [J]. 中国药房，2015，26（34）：4868-4871.

［17］ 张婷婷，鄢良春，赵军宁，等．苍耳子"毒性"及现代毒理学研究进展 [J]. 药物评价研究，2010，16（5）：2814-2818.

［18］ 陈锡强，侯海荣，刘可春，等．苍耳子提取物对斑马鱼的发育及运动行为的毒性研究 [J]. 山东科学，2014，27（5）：9-13.

［19］ 鄢良春，张婷婷，吴懿，等．苍耳子及苍术苷对大鼠原代肝细胞的毒性作用研究 [C]. 2012 中药和民族药学术会议．2012.

［20］ 俞发荣，谢明仁，张琛，等．苍耳子药物血清对 H4 细胞毒性作用的实验研究 [J]. 中国临床研究，2013，26（3）：209-210.

木 香
Muxiang

【别名】五木香、广木香、南木香、云木香。

【来源】为菊科植物木香 *Auckiandia lappa* Decne. 的干燥根。

【植物形态】多年生高大草本，高 1.5～2m。主根粗壮，直径 5cm。茎直立，有棱，基部直径 2cm，上部有稀疏的短柔毛，不分枝或上部有分枝。基生叶有长翼柄，翼柄圆齿状浅裂，叶片心形或戟状三角形，长 24cm，宽 26cm，顶端急尖，边缘有大锯齿，齿缘有缘毛。下部与中部茎叶有具翼的柄或无柄，叶片卵形或三角状卵形，长 30～50cm，宽 10～30cm，边缘有不规则的大或小锯齿；上部叶渐小，三角形或卵形，无柄或有短翼柄；全部叶上面褐色、深褐色或褐绿色，被稀疏的短糙毛，下面绿色，沿脉有稀疏的短柔毛。头状花序单生茎端或枝端，或 3～5 个在茎端集成稠密的束生伞房花序。总苞直径 3～4cm，半球形，黑色，初时被蛛丝状毛，后变无毛；总苞片 7 层，外层长三角形，长 8mm，毫 1.5～2mm，顶端短针刺状软骨质渐尖，中层披针形或椭圆形，长 1.4～1.6cm，宽 3mm，顶端针刺状软骨质渐尖，内层线状长椭圆形，长 2cm，宽 3mm，顶端软骨质针刺头短渐尖；全部总苞片直立。小花暗紫色，长 1.5cm，细管部长 7mm，檐部长 8mm。瘦果浅褐色，三棱状，长 8mm，有黑色色斑，顶端截形，具有锯齿的小冠。冠毛 1 层，浅褐色，羽毛状，长 1.3cm。花、果期 7 月。

【生境分布】栽培于海拔 2500～4000m 的高山地区，在凉爽的平原和丘陵地区也可生长。产于开州、巫溪、奉节、云阳、南川、南岸等地。

【采集加工】秋、冬二季采挖，除去泥沙和须根，切段，大的再纵剖成瓣，干燥后撞去粗皮。

【药材鉴别】

性状鉴别：本品呈圆柱形或半圆柱形，长 5～10cm，直径 0.5～5cm。表面黄棕色至灰褐色，有明显的皱纹、纵沟及侧根痕。质坚，不易折断，断面灰褐色至暗褐色，周边灰黄色或浅棕黄色，形成层环棕色，有放射状纹理及散在的褐色点状油室。气香特异，味微苦。

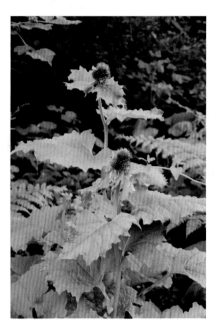

木香

【化学成分】根主含去氢木香内酯、木香烃内酯、二氢木香烃内酯、12-甲氧基二氢木香烃内酯、二氢木香内酯、去氢木香内酯、土木香内酯、木香烯、单紫杉烯、月桂烯、葎草烯、β-紫罗兰酮、芳樟醇、菜蓟苦素、木香醇、森香酸、棕榈酸和亚油酸等。

从根乙醇提取液分出 ascleposide E、（+）-1-hydroxypi-noresinol-4″-O-methyl ester-4′-β-D-glucopyranoside、（+）-1-hydroxy-pinoresinol-4″-O-β-D-glucopyranoside、（+）-1-hydroxypinoresinol-1-O-β-D-glucopyranoside、苯基-β-D-葡萄糖苷、苄基-β-D-葡萄糖苷、正丁基-β-D-葡萄糖苷、ilicic alcohol、β-cyclocostunolide、reynosin、arbusculin A、11β,13-dihydroreynosin、1β-hydroxy-arbusculin A、santamarin、脱氢木香内酯、11β,13-dihydro-3-epizaluzanin C、木香烯内酯。

根含氨基酸、胆胺、木香萜胺（A、B、C、D、E）、醛香苷等。

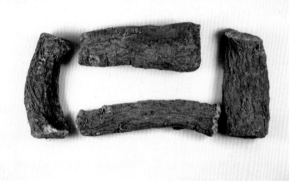

木香（生药）

【药理作用】

1. 抗炎作用：木香挥发油中所含总内酯、木香内酯、二氢木香内酯等内酯成分以及去内酯挥发油均能对抗组胺、乙酰胆碱与 $BaCl_2$ 引起的支气管收缩作用。木香醇提物能抑制角叉菜胶、弗氏佐剂引起的大鼠足跖肿胀和炎性细胞的积累，能抑制脂多糖（LPS）诱导的 CINC、IL-8、TNF-α 产生，也能增强白细胞的吞噬功能，并可抑制淋巴细胞增殖和 IFN-γ 分泌。

2. 抗肿瘤作用：木香中 18 种倍半萜单体化合物对 6 种人源肿瘤细胞增殖的抑制作用，$\Delta^{11(13)}$ 环外双键结构可能是木香倍半萜化合物具有显著抗肿瘤活性的重要结构单元。

3. 对心血管的作用：木香对心血管系统的作用首先表现在降血压和抗血液凝集方面。木香提取物中含有降低血液中 TC 和 TG 水平的成分，以及扩张血管和降压的成分（去内酯油、总内酯、生物碱、木香内酯、二氢木香内酯、去氢木香内酯和 12 甲氧基二氢木香烃内酯）。木香挥发油及去氢木香内酯、木香烃内酯成分具有显著的抑制 ADP 诱导的兔血体外血小板聚集作用。

4. 抗菌作用：木香乙醚提取物对串珠镰孢菌有一定的抑菌作用。木香醇提物对 5 种临床幽门螺杆菌株都有很强的抑制作用。

5. 对消化系统作用：木香醇提取物能增加胆汁流量，具有利胆作用。木香煎剂对胃排空及肠道推进均有促进作用（剂量依赖性）。木香能促进生长抑素分泌，可能益于消化性溃疡治疗。木香提取物对大鼠胃黏膜急性损伤有明显保护作用。

6. 其他作用：解痉镇痛、抗血管生成、免疫调节、抗寄生虫、昆虫拒食等作用。

【医疗用途】

药性归经：味辛、苦，性温。归脾、胃、大肠、三焦、胆经。

功能：行气止痛，健脾消食。

主治：胸胁、脘腹胀痛，泻痢后重，食积不消，不思饮食。煨木香实肠止泻，用于泄泻腹痛。

用法用量：内服：煎汤，3～6g；或入丸、散。

使用注意：阴虚津液不足者慎服。

附方：

1. 治一切气不和，走注痛：木香温水磨浓，热酒调下。

2. 治内钓腹痛：木香、乳香、没药各五分，水煎服之。

3. 治一切气攻刺腹胁胀满，大便不利：木香150g，枳壳（麸炒微黄，去瓤）100g，川大黄（锉碎，微炒）200g，牵牛子（微炒）200g，诃黎勒皮150g。上药捣罗为末，炼蜜和捣，丸如梧桐子大，每服食前以生姜汤下30丸。

4. 治中气不省人事，闭目不语，如中风状：用广木香为末，冬瓜子煎汤，灌下10g，有痰盛者加竹沥、姜汁。

【资源评述】木香始载于《神农本草经》，列为上品。《名医别录》云："生永昌山谷（今云南保山）。"《本草经集注》云："此即青木香也，永昌不复贡。今皆从外国舶上来。乃云大秦国以疗毒肿，消恶气有验。"《本草图经》云："今惟广州舶上有来者也，他无所出。"自古木香来源复杂，既有国产的，也有进口的，但以广州进口，形如枯骨的质量最好，故有"广木香"之称。后我国云南有大量引种，故又有"云木香"之名。《中国药典》2015版收载为木香 *Auckiandia lappa* Decne.。但很多学者认为木香的学名为 *Saussurea lappa* (Dencne) C. B. Clark，即风毛菊属植物。但《中国植物志》将云木香定为 *Aucklandia costus* Falc.，即云木香属植物。

重庆开州关面乡种植云木香面积大，有云木香之乡之称。四川宣汉也有大面积种植。

【参考文献】

[1] 徐珍珍，樊旭蕾，王淑美．木香化学成分及挥发油提取的研究进展［J］．广东化工，2017，44（3）：77-78.

[2] 张婷，杨燕，杜冠华，等．云木香化学成分研究Ⅱ［J］．中国中药杂志，2011，36（12）：1223-1224.

[3] 张婷，马林，吴丰，等．云木香乙醇提取物化学成分研究［J］．中国中药杂志，2012，37（9）：1232-1236.

[4] 王于方．云木香根的化学成分研究［D］．河北医科大学，2009.

[5] 魏华，彭勇，马国需，等．木香有效成分及药理作用研究进展［J］．中草药，2012，43（3）：613-620.

[6] 王潞，赵烽，何恩其，等．18种木香倍半萜对6种人源肿瘤细胞增殖的影响［J］．天然产物研究与开发，2008，20（5）：808-812.

[7] 侯鹏飞，陈文星，赵新慧，等．木香挥发性成分气质联用分析及其抑制血小板聚集作用的研究［J］．中国实验方剂学杂志，2008，14（7）：26-30.

[8] 王锦，刘翠青，石晓霞．中药木香乙醚部分提取物抗串珠镰孢菌作用研究［J］．河北中医药学报，2006，21（1）：21-22.

大 蓟

Daji

【别名】恶鸡婆、土红花。

【来源】为菊科植物蓟 *Cirsium japonicum* Fisch. ex DC. 的干燥地上部分。

【植物形态】多年生草本，块根纺锤状或萝卜状，直径达7mm。茎直立，30～150cm，全部茎枝有条棱，被稠密或稀疏的多细胞长节毛，接头状花序下部灰白色，被稠密绒毛及多细胞节毛。基生叶较大，全形卵形、长倒卵形、椭圆形或长椭圆形，长8～20cm，宽2.5～8cm，羽状深裂或几全裂，基部渐狭成短或长翼柄，柄翼边缘有针刺及刺齿；侧裂片6～12对，中部侧裂片较大，向下及向下的侧裂片渐小，全部侧裂片排列稀疏或紧密，卵状披针形、半椭圆形、斜三角形、长三角形或三角状披针形，宽狭变化极大，边缘有稀疏大小不等小锯齿，齿缘针刺小而密或几无针刺；顶裂片披针形或长三角形。头状花序直立。总苞钟状，总苞片约6层，覆瓦状排列，顶端长渐尖，有长1～2mm的针刺；内层披针形或线状披针形，顶端渐尖呈软针刺状。全部苞片外面有微糙毛并沿中肋有粘腺。瘦果压扁，偏斜楔状倒披针状，顶端斜截形。小花红色或紫色。冠毛浅褐色，多层，基部联合成环，整体脱落；冠毛刚毛长羽毛状，内层向顶端纺锤状扩大或渐细。花、果期4～11月。

【生境分布】生于山坡林中、林缘、灌丛中、草地、荒地、田间、路旁或溪旁，海拔400～2100m。产于重庆各地。

【采集加工】夏、秋二季花开时采割地上部分，除去杂质，晒干。

【药材鉴别】

性状鉴别：本品茎呈圆柱形，基部直径可达1.2cm；表面绿褐色或棕褐色，有数条纵棱，被丝状毛；断面灰白色，髓部疏松或中空。叶皱缩，多破碎，完整叶片展平后呈倒披针形或倒卵状椭圆形，羽状深裂，边缘具不等长的针刺；上表面灰绿色或黄色，下表面色较浅，两面均具灰白色丝状毛。头状花序顶生，球形或椭圆形，总苞黄褐色，羽状冠毛灰白色。气微，味淡。

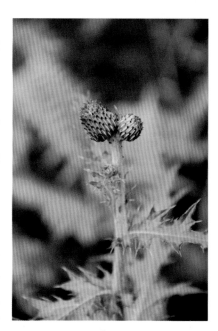

蓟

【化学成分】全草含生物碱、挥发油、木脂素、乙酸蒲公英甾醇、豆甾醇、α-香树脂醇、β-香树脂醇、β-谷甾醇。木脂素成分有爵床脂素B、6′-羟基爵床脂素A、6′-羟基爵床脂素B、荷叶素、爵床脂素A、6-羟基-4-（4-甲氧基-3-甲氧基苯基)-3-羟甲基-5-甲氧-3,4-二氢（3R,4S)-2-醛基萘、6-羟基-4-（4-甲氧基-3-甲氧基苯基)-3-羟甲基-7-甲氧基-3,4-二氢（3R,4S)-2-醛基萘、4′-去甲基鬼臼毒素、鬼臼毒素（-）2-（3′-甲氧基4′-羟基-苯基)-3,4-二羟基4-（3″-4″-羟基-苄基)-3-四氢呋喃甲醇和络石苷等。

挥发油成分单紫杉烯、二氢单紫杉烯、四氢单紫杉烯、六氢单紫杉烯、香附子烯、罗汉柏烯、α紫雪树烯等。还含有蒙花苷、柳穿鱼叶苷、粗毛豚草素、芹菜素、咖啡酸和对-香豆酸、金合欢素、槲皮素、香叶木素、田蓟苷、尿嘧啶、胸腺嘧啶、豆甾醇3-O-β-D-吡喃葡萄糖苷等。

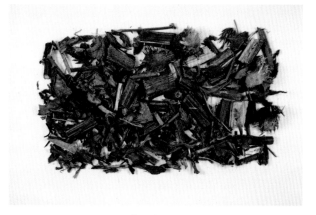

蓟（段）

【药理作用】

1. 抗菌作用：大蓟正丁醇提取物对4种念珠菌有抑菌作用；大蓟提取物对茶白星病菌、石榴枯萎病菌、玉米小斑病菌、烟草蛙眼病菌、稻瘟病菌等多种植物病原真菌均有抑制作用。

2. 对血压的作用：大蓟水煎液对高血压模型小鼠有显著降压效应；连续灌胃高血压模型大鼠，有温和的降血压效果。同时，有报道称朝鲜产大蓟中一种黄酮苷类化合物具有升血压作用。

3. 止血作用：大蓟炒炭后比生品止血的速度要快，止血作用也比生品强，其机制初步认为是大蓟炒炭后新产生止血有效成分柳穿鱼黄素，同时大蓟炭疏松多孔的性状和鞣质、炭素量增加，共同增强大蓟炭止血作用。

4. 抗肿瘤作用：大蓟提取液对人白血病细胞系K562、胃癌细胞系BGC823、肝癌细胞系HepG2、宫颈癌细胞系HeLa、结肠癌细胞HT-29、肺癌细胞系A549均有体外抑制作用。

【医疗用途】

药性归经：味甘、苦，性凉。归心、肝经。

功能：凉血止血，散瘀解毒消痈。

主治：衄血，吐血，尿血，便血，崩漏，外伤出血，痈肿疮毒。

用法用量：内服：煎汤，9～15g。外用：捣敷或捣汁涂。

使用注意：脾胃虚寒、无瘀滞、血虚者不宜使用。

【资源评述】同属植物野蓟 Cirsium maackii Maxim、烟管蓟 Cirsium pendulum Fisch. ex DC、在不同地区也作大蓟入药。鄂西大蓟 Cirsium henryi 也作药用。魁蓟 C. leo Nakai et Kitag. 在陕西，四川、河南部分地区做大蓟用，药材含有大蓟苷（柳穿鱼叶苷），可能与叶色、被毛、叶缘针刺以及粉末特征与大蓟药材记述相似有关。

【参考文献】

[1] 陈泣，龚千锋．大蓟的化学成分综述［J］．广州化工，2013，41（14）：1-2.

[2] 宁恺佳，马勤阁，张肃，等．大蓟中木脂素类化学成分研究［J］．南阳师范学院学报，2016，15（6）：17-21.

[3] 陆颖，段书涛，潘家祜，等．中药大蓟化学成分的研究［J］．天然产物研究与开发，2009，21（4）：563-565.

[4] 符玲，王海波，王健，等．中药大蓟地上部位的 GC-MS 分析［J］．中国民族民间医药，2010，19（3）：11-11.

[5] 蒋秀蕾，范春林，叶文才．大蓟化学成分的研究［J］．中草药，2006，37（4）：510-512.

[6] 叶莉，杨凤琴，梁军，等．宁夏大蓟提取物不同极性部位对 4 种念珠菌的体外抑菌活性［J］．中国实验方剂学杂志，2011（19）：222-223.

[7] 魏朝霞，杨彩波，和慧，等．大蓟提取物对植物病原真菌的抑制活性［J］．云南农业大学学报，2014，29（1）：140-143.

[8] 王振平，毕佳，陈忠科．大蓟水煎剂治疗小鼠高血压的研究［J］．山东大学学报：理学版，2011，46（7）：7-10.

[9] 梁颖，薛立华，闫琳，等．大蓟醇提物对肾性高血压大鼠血压的影响［J］．辽宁中医杂志，2011，38（9）：1895-1896.

[10] 钟凌云，郑晗，龚千锋，等．大蓟炭止血药效物质初步研究［J］．中华中医药杂志，2011，26（1）：147-149.

[11] 闫美娜．中药大蓟化学成分及其抗肺癌 A549 细胞增殖作用研究［D］．中央民族大学，2012.

[12] 王振飞，李煜，戴宝贞，等．大蓟对 5 种癌细胞抑制作用的研究［J］．中华中医药学刊，2008，26（4）：761-762.

石吊兰

Shidiaolan

【别名】石豇豆、吊石苣苔、黑乌骨、石泽兰、岩石兰。

【来源】为苦苣苔科植物吊石苣苔 *Lysionotus pauciflorus* Maxim. 的地上部分。

【植物形态】小灌木。茎长 7～30cm，分枝或不分枝，无毛或上部疏被短毛。叶 3 枚轮生，有时对生或斗枚轮生，具短柄或近无柄；叶片革质，形状变化大，线形、线状倒披针形、狭长圆形或倒卵状长圆形，少有为狭倒卵形或长椭圆形，顶端急尖或钝，基部钝、宽楔形或近圆形，边缘在中部以上或上部有少数牙齿或小齿，有时近全缘，两面无毛，中脉上面下陷，侧脉每侧 3～5 条，不明显；叶柄上面常被短伏毛。花序有 1～5 花；花序梗纤细，无毛；苞片披针状线形，疏被短毛或近无毛；花梗无毛。花萼 5 裂达或近基部，无毛或疏被短伏毛；裂片狭三角形或线状三角形。花冠白色带淡紫色条纹或淡紫色，无毛；筒细漏斗状；上唇 2 浅裂，下唇 3 裂。雄蕊无毛，花丝着生于距花冠基部 13～15mm 处，狭线形，药隔背面突起；退化雄蕊 3 枚，无毛，弧状弯曲。花盘杯状，有尖齿。雌蕊无毛。蒴果线形，无毛。种子纺锤形。花期 7～10 月。

【生境分布】生于海拔 300～2000m 的丘陵、山地林中、阴处石崖上或树上。产于巫溪、云阳、开州、丰都、涪陵、石柱、武隆、黔江、彭水、酉阳、秀山、南川等地。

【采收加工】夏、秋二季叶茂盛时采割，除去杂质，晒干。

吊石苣苔

【药材鉴别】

性状鉴别：茎呈圆柱形，长短不一，直径 0.2～0.5cm，表面灰褐色或灰黄，有粗皱纹，节略膨大，常有不定根；质脆，易折断，断面黄绿色或黄棕色。叶轮生或对生，有叶柄，叶多数脱落，脱落后叶柄痕明显。完整叶片展平后呈披针形至狭卵形，长 1.5~6cm，宽 0.5~1.5cm，边缘反卷，叶上半部有疏锯齿；叶面灰绿色至灰棕色。气微，味苦。

【化学成分】全草含挥发油类、植物甾醇类、三萜皂苷类、苯丙素苷类及其他类成分。

黄酮类：5,7-二羟基-6,8,4′-三甲氧基黄酮（岩豆素）、5,7-二羟基-6,8,4′-三甲氧基黄醇、8-羟基-6,4′-二甲氧基-5-O-[β-D-葡萄糖-(1→6)]-β-D-葡萄糖黄酮苷、5-羟基-6,8,4′-三甲氧基-7-O-β-D-葡萄糖黄酮苷、石吊兰素黄酮类等。

挥发油：芳樟醇、1-辛烯-3-醇、己醛、苯乙醛、2-羟基苯甲酸甲基酯、3-辛醇、二异丁基邻苯二甲酸酯、反式-金合欢烯、香叶基丙酮、2-正戊基呋喃、α-松油醇、反式-2-己烯醛、六氢假紫罗兰酮等。

其他成分：二十九烷醇-15、正三十烷醇、β-谷甾醇、熊果酸、3-epipomolic acid、3-epioleaolic acid、barainervic acid、scutellaric acid、毛蕊花苷等。

【药理作用】

1. 抗菌作用：岩豆素具有明显的抗结核杆菌作用，用于淋巴结核的治疗效果显著。另外，吊石苣苔的乙酸乙酯提取物还对金黄色葡萄球菌、耐甲氧西林葡萄球菌、β-内酰胺酶阳性的金黄色葡萄球菌具有一定的抑制作用。

2. 对心血管系统作用：石吊兰脂肪酸通过灌胃或腹腔给药的方式均能明显降低实验性高脂血症小鼠的 TC 和 LDL-C，升高 HDL-C 水平，提示石吊兰脂肪酸可对血脂代谢进行调节，并且还可在一定程度上抑制肠道中胆固醇微胶粒的形成，具有明显的抗 AS 作用。

3. 抗氧化作用：石吊兰总多酚具有较强的还原能力，具有较高的羟基自由基清除能力和较强的 DPPH 清除能力。

4. 抗肿瘤作用：石吊兰醇提物具有抑制 S_{180} 实体瘤生长及提高荷瘤小鼠免疫功能的作用，其机制与提高血清中 IL-2 水平有关。

5. 其他作用：石吊兰乙醇乙酯提取物具有抑制 α-葡萄糖苷酶的活性。

【医疗用途】

药性归经：味苦，性温。归肺经。

功能：软坚散结，化痰止咳。

主治：咳喘痰多，瘰疬痰核。

用法用量：内服，煎汤，9~15g；或浸酒服。

使用注意：孕妇忌服。

附方：

1. 治慢性气管炎：鲜石吊兰 250g，洗净切碎，水煎 2 次，每次煎煮 1 小时以上，再浓缩至 60ml，每次服 30ml，每日 2 次。10 天为一疗程，连服两个疗程。

2. 钩端螺旋体病：石吊兰 100g，金钱草 25g，水煎服。

【资源评述】吊石苣苔属植物主要分布于我国秦岭以南地区，该属大部分植物是我国南方常用民间草药，广泛用于治疗支气管炎、咳嗽、风湿痛、跌打损伤、淋巴结核等。其他植物如异叶吊石苣苔 *L. heterophyllus* Fr、圆苞吊石苣苔 *L. involucrate* Fr、肉叶吊石苣苔 *L. carnosus* Hemsl. 等也常作石吊兰用，而对其化学成分、药理等方面的研究较少，应进一步加强研究，为开发石吊兰资源和扩大药源提供科学依据。

另外，该类植物虽然分布广泛，但地理上的特有现象非常突出，许多为地方特有品种，分布在特定而局限的区域，环境的变化容易造成资源的减少甚至濒危，加强资源的保护性利用研究势在必行。

【参考文献】

[1] 胡峻，齐梦蝶，张权，等．基于 UPLC-Q-TOF-MS 技术分析石吊兰全草化学成分 [J]．中国现代中药，2016，18 (5)：547-553.

[2] 王仕宝，晏继红，郭晓华，等．苗药石吊兰的研究进展 [J]．西北药学杂志，2014 (5)：550-552.

[3] 李计龙，刘建华，高玉琼，等．石吊兰挥发油成分的研究 [J]．中国药房，2011，22 (27)：2560-2562.

[4] 冯卫生，李倩，郑晓珂．吊石苣苔的化学成分研究 [J]．中国药学杂志，2007，42 (5)：337-338.

[5] 冯卫生，李倩，郑晓珂，等．吊石苣苔中的化学成分 [J]．天然产物研究与开发，2006，18 (4)：617-620.

［6］魏金凤，陈林，王金梅，等．髯丝蛛毛苣苔和吊石苣苔抗菌活性成分研究［J］．中国中药杂志，2011，36（14）：1975-1978.

［7］彭罡，覃冬云．岩豇豆脂肪酸对高脂血症小鼠动脉粥样硬化的治疗作用［J］．中国现代医药杂志，2009，11（10）：13-16.

［8］苟体忠，唐文华，任永权，等．石吊兰总多酚体外抗氧化活性研究［J］．食品工业科技，2015，36（5）：73-77.

蜘蛛香

Zhi zhu xiang

【别名】心中缬草、大救驾、满坡香。

【来源】为败酱科植物蜘蛛香 *Valeriana jatamansi* Jones 的干燥根茎和根。

【植物形态】多年生草本，高 30~70cm。茎通常数枝丛生，密被短柔毛。根茎粗厚，块柱状，节密，有叶柄残基，黄褐色，有特异香气。基生叶发达，叶片心状圆形至卵状心形，长 2~10cm，宽 1.5~8cm，先端短尖或钝圆，基部心形，边缘微波状或具稀疏小齿，具短毛；茎生叶不发达，每茎 2 对，有时 3 对，下部的心状圆形，近无柄，上部的常羽裂，无柄。顶生伞房状聚伞花序；苞片和小苞片钻形，中肋明显；花小，白色或微带红色，杂性；花萼内卷，于开花后裂为 10 余条线形裂片，将来形成瘦果先端的多条羽状毛；花冠筒状，先端 5 裂；雄蕊 3 枚，着生于花冠筒中部，伸出花冠外；雌蕊伸出花冠，柱状 3 裂，子房下位；两性花较大，长 3~4mm，雌雄蕊与花冠等长。瘦果长柱状。花期 5~7 月，果期 6~9 月。

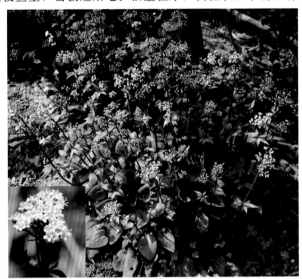

蜘蛛香

【生境分布】生于海拔 2500m 以下山顶草地、林中或溪边。产于城口、奉节、忠县、武隆、酉阳、南川等地。另外陕西、河南、湖北、湖南、四川、贵州、云南和西藏也有分布。

【采收加工】9~10 月采挖，除去茎叶，选净，晒干。

【药材鉴别】

性状鉴别：本品根茎呈圆柱形，略扁稍弯曲，少分枝，长 2~7cm，直径 0.5~2cm；表面灰褐色或灰棕色，有紧密的环节及突起的上点状根痕，有的顶端膨大，具茎叶残基，质坚不易折断，断面较平整，灰棕色，可见维管束断续排列成环。根多数，细稍弯曲。气特异，味微苦辛。

以粗壮、坚实、香气浓者为佳。

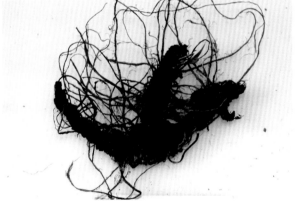

蜘蛛香

【化学成分】含有 α-蒎烯、柠檬烯、1,8-桉叶素、对-聚伞花素、乙酸龙脑酯、龙脑、橙花叔醇、橄榄醇、4-甲氢基-8-戊基-1-萘酸、二十烷酸甲酯、缬草苷、蒙花苷、异戊酸酯、valeriotriatesA、valeriotriateB、11-methoxyviburtinal、baldrinal、prinsepoil、8-羟基松脂醇、松脂醇、2,5-methanocyclopenta-1,3-dioxin-7-ol、松柏醛、vibutinal、缬草醛、11-ethoxyviburtinal、5-羟甲基糠醛、松脂素-4′-O-β-D-吡喃葡萄糖苷、（7S,8R）-dehydroconiferyl alcohol-8,5′-dehydroconiferyl aldehyde-4-O-β-D- glucopyranoside、厚朴酚、胡萝卜苷、紫花前胡次素、decursitin B、decursitin A、3′（S）-acetoxy-4′（R）-angeloyloxy-3′,4′-dihydroxanthyletin、8-乙酰广藿香醇、邻苯二甲酸二丁酯。8-acetoxyl-patchouli alcohol、8-hydroxyl-pathouli alcohol、jatamanin A、11-ethoxyviburtinal、deacyl-baldrinal 等。

【药理作用】

1. 镇静作用：蜘蛛香的脱脂提取物及缬草醚酯、二氢缬草醚酯、乙酰氧基缬草醚酯等酯类化合物有镇静作用；其水提取物能明显减少小鼠自发活动，显著增强阈下剂量戊巴比妥钠的催眠作用，显著延长戊巴比妥钠睡眠时间，并能减轻吗啡引起的小鼠竖尾反应。蜘蛛香提取物及总缬草素均有抗焦虑作用，其抗焦虑作用可能是通过作用于下丘脑-垂体-肾上腺轴系统和调节脑组织神经递质而实现的。

2. 对胃肠道的作用：蜘蛛香提取物和环烯醚萜类对实验大鼠肠易激综合征（IBS）具有明显改善作用，可抑制 IBS 大鼠胃肠功能亢进，降低内脏敏感性，改善精神状态。

3. 抗肿瘤作用：蜘蛛香总黄酮对肝癌 H_{22}、小鼠 S_{180} 纤维肉瘤和结肠癌 SW480 细胞的生长有抑制。作用机理可能与调节 pathwaysincancer 的信号转导相关。

4. 对血脂的作用：蜘蛛香醇提物能降低实验性高脂血症大鼠血脂，并能保护高血脂动物的肝功能。

5. 抗菌及抗病毒作用：蜘蛛香提取物对革兰氏阳性细菌及轮状、非轮状病毒肠炎都具有较好的疗效。

【医疗用途】

药性归经：味辛、微苦，性温。归肝心、脾、胃经。

功能：消食止泻，理气止痛，祛风除湿，镇惊安神。

主治：脘腹胀痛，食积不化，腹泻痢疾，风湿痹痛，腰膝酸软，失眠。

用法用量：内服：煎汤 3～6g。

使用注意：阳虚气弱及孕妇忌用。

附方：

1. 治发痧气痛，跌打损伤，行血活血，筋骨痛，痨伤咳嗽，走表散寒及冷气：蜘蛛香（每日一钱至一两），泡酒服。

2. 治胃气痛：蜘蛛香一钱。切细，开水吞服。

3. 治风湿麻木：蜘蛛香一两。煨水服，并用药渣搽患处。

【资源评述】在《本草纲目》记载：蜘蛛香出蜀西茂松藩山中。草根也，黑色有粗须，状如蜘蛛及藁本、芎穷，气味芳香。蜘蛛香在我国分布较广泛，应用历史悠久。

蜘蛛香挥发油的含量和成分因产地和生长环境不同有一定的差异。如将武隆山区、湘鄂西和川黔东所产蜘蛛香比较，湘鄂西蜘蛛香精油含乙酸龙脑酯较川黔东蜘蛛香精油稍低，但含的莰烯量较高，未检出异戊酸；而川黔东的葛香精油含樟脑和异戊酸，但未检出乙酸异龙脑酯。家种的蜘蛛香陈皮苷高于野生。通过不同产地蜘蛛香的比较，缬草素以云南师宗县最高，baldrinal 的含量以四川成都为高。同属植物中总缬草素的含量以蜘蛛香为最高。

【参考文献】

［1］胡轶群，张如松．药用植物蜘蛛香化学成分及药理作用研究［J］.中国现代药物应用，2009，3（24）：194-197.

［2］Lin S, Chen T, Liu X H, et al. Iridoids and lignans from Valeriana jatamansi.［J］. Journal of Natural Products，2010，73（4）：632-638.

［3］李元旦，李蓉涛，李海舟．蜘蛛香的化学成分研究［J］.云南中医中药杂志，2011，32（6）：80-81.

［4］许婧，刘翠周，桂丽萍，等．蜘蛛香的化学成分研究［J］.药物评价研究，2010，33（2）：132-134.

［5］毛成栋，宋会珠，杨波，等．蜘蛛香化学成分研究［J］.中药材，2015，38（8）：1665-1667.

［6］雍妍，黄青，王茹静，等．蜘蛛香化学成分研究［J］.中草药，2015，46（23）：3466-3470.

［7］毛毛晓健，李静平，王军．蜘蛛香镇痛、镇静作用及对胃肠运动的影响［J］.云南中医学院学报，2008，31（3）：34-37.

［8］樊江波．蜘蛛香治疗肠易激综合征的作用和机制研究［D］.北京中医药大学，2008.

［9］闫兴丽，洪缨，石晋丽，等．蜘蛛香环烯醚萜对肠易激综合征模型大鼠胃肠敏感性和胃肠激素的影响［J］.北京中医药大学学报，2009，32（8）：546-549.

［10］肖婷．蜘蛛香总黄酮的提取纯化及抗肿瘤作用研究［D］.西南交通大学，2010.

[11] 张占平. 蜘蛛香提取物体外抗结肠癌作用研究 [D]. 西南交通大学, 2010.

[12] 李蓉, 吴莹. 蜘蛛香的药理作用研究进展 [J]. 科技资讯, 2009 (31): 159-159.

密蒙花
Mimenghua

【别名】鸡骨头花、小锦花。

【来源】为马钱科植物密蒙花 *Buddleja officinalis* Maxim. 的干燥花蕾及花序。

【植物形态】落叶灌木，高 1～3m。小枝灰褐色，略呈四棱形，密被灰白色绒毛。叶对生，狭椭圆形至线状披针形，长 5～15cm，宽约 3cm，先端渐尖，基部楔形，全缘或有小锯齿，表面被细星状毛，叶脉凹陷，下面密被灰白色至黄色星状茸毛，叶脉隆起；叶柄长 6～10mm，被灰白色茸毛；托叶在两叶柄基部萎缩成 1 横线。圆锥花序顶生，长 5～12cm，密被灰白色柔毛，苞片披针形，被绒毛；花萼钟形，先端 4 裂；花冠筒状，长约 1.5cm，先端 4 裂，筒部紫堇色，口部橘黄色，内外均被柔毛；雄蕊 4 枚，着生于花冠管中部；子房上位，2 室，先端被茸毛，花柱短，柱头不裂。蒴果长 2～6mm，2 瓣裂，基部具宿存的花萼和花瓣。种子多数，细小，多扁平。花期 2～3 月。果期 7～8 月。

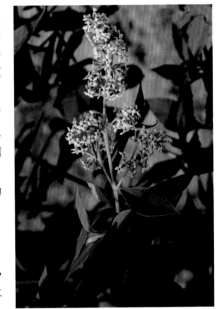

密蒙花

【生境分布】生于海拔 250～2000m 的山坡、丘陵、河边、村边的灌木丛或草丛中。产于重庆各地。

【采集加工】春季花未开放时采收，除去杂质，干燥。

【药材鉴别】

性状鉴别：本品多为花蕾密聚的花序小分枝，呈不规则圆锥状，长 1.5～3cm。表面灰黄色或棕黄色，密被茸毛。花蕾呈短棒状，上端略大，长 0.3～1cm，直径 0.1～0.2cm；花萼钟状，先端 4 齿裂；花冠筒状，与萼等长或稍长，先端 4 裂，裂片卵形；雄蕊 4 枚，着生在花冠管中部。质柔软。气微香，味微苦、辛。

【化学成分】

黄酮类及其苷类：木犀草素、蒙花苷、芹菜素、刺槐素、密蒙花新苷、秋英苷、木犀草素-7-O-葡萄糖苷、木犀草素-7-O-芦丁糖苷、芹菜素-7-O-芦丁糖苷等。

挥发油类：棕榈酸、6,10,14-三甲基-2-十五烷酮、二十一烷等。还有 6,10,14-三甲基-2-十五烷酮、n-十六酸、二十八烷、邻苯二甲酸丁基 2-乙基己基酯、3,4-二乙基-1,1'-联苯、三十五烷、（-)-匙叶桉油烯醇等。

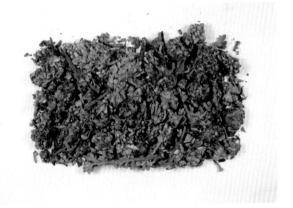

密蒙花（生药）

苯乙醇苷类：毛蕊花苷、异毛蕊花苷、肉苁蓉苷、紫葳新苷 II、荷包花苷、仙人球苷、连翘苷 B、安哥罗苷 A、地黄苷等。

三萜类及三萜皂苷类：密蒙花皂苷（A-G）、齐墩果酸-13（18）-烯-3-酮、δ-香树脂醇、大戟烷-8,24-二烯-3-醇乙酸脂等。

【药理作用】

1. 防治眼部疾患：密蒙花提取物滴眼剂能够改善泪腺组织超微结构，增加去势导致的家兔干眼症基础泪液分泌量及泪膜稳定性。密蒙花含药血清对血管内皮细胞周期有明显影响，可诱导人脐静脉内皮细胞凋亡，有利于治疗视网膜血管增生性病变。

2. 抗菌、抗炎作用：密蒙花提取物及黄酮类单体化合物均具有较强的抗炎、抗菌作用，同时调节机体

种子植物

免疫力。密蒙花总提取物对金黄色葡萄球菌及乙型溶血性链球菌呈现出抑菌效果，且对乙型溶血性链球菌的抑制效果总体强于金黄色葡萄球菌。

3. 降糖作用：密蒙花中的异洋丁香苷、密蒙花苷、芹菜素-7-O-芸香糖苷具有较强醛糖还原酶抑制活性。密蒙花正丁醇提取物可降低糖尿病大鼠血糖水平，且短期内具有 AR 抑制活性。

4. 抗肿瘤作用：苯乙醇苷类化合物具有抗菌、抗炎、抗病毒、抗肿瘤、抗氧化、免疫调节、强心等作用，密蒙花中含有 12 种苯乙醇苷类化合物具有一定的体外抗肿瘤活性。

5. 其他作用：密蒙花中木犀草素、毛蕊花苷等体外具有抗氧化活性。毛蕊花苷对 MPP^+ 诱导的 PC12 神经细胞凋亡有明显的抑制作用，显示其对神经退化性疾病有治疗作用。

【医疗用途】

药性归经：味甘，性微寒。归肝经。

功能：清热养肝，明目退翳。

主治：用于目赤肿痛，多泪羞明，眼生翳膜，肝虚目暗，视物昏花。

用法用量：内服：煎汤，3～9g。对目赤肿痛、多泪羞明及眼生翳膜等症，常与菊花、石决明、木贼草等配合应用。

附方：

1. 治风气攻注，两眼昏暗，眵泪羞明，睑生风粟，隐涩难开，或痒或痛，渐生翳膜，视物不明，及久患偏头痛，牵引两眼，渐觉细小，昏涩隐痛，并暴赤肿痛，并皆疗之：密蒙花（净）、石决明（用盐同东流水煮一伏时漉出研粉）、木贼、杜蒺藜（炒去尖）、羌活（去芦）、菊花各等份。上为细末，每服 3g，清茶调下，食后，每日 2 次。

2. 治眼障翳：密蒙花、黄柏根（洗锉）各 30g。上二味，捣罗为末，炼蜜和丸，如梧桐子大。每服 10～15 丸，食后。临卧熟水下，或煎饧汤下。

3. 治眼羞明，肝胆虚损，视物不清：密蒙花、羌活、菊花、蔓荆子、青葙子、木贼、石决明、蒺藜、枸杞子各等份，为末，每服 15g，食后清茶送下。

【资源评述】本品始载于宋《开宝本草》，原名蜜蒙花，《本草纲目》改称为"密蒙花"，谓"其花繁密蒙茸如簇锦，故名"。宋·苏颂《本草图经》谓："密蒙花生益州（在四川）川谷，今蜀中州郡皆有之。"《证类本草》且附简州（今四川简阳之东）密蒙花插图，与现时所用的马钱科植物密蒙花相一致，亦被称为"老蒙花"。自古为眼科要药，功能消目中赤脉、除翳障、治羞明，并用于弱视、夜盲症等。

在浙江、江苏、安徽、湖北、四川、广西等地，密蒙花药材商品除马钱科密蒙花外，尚以瑞香科植物结香 Edgeworthia chrysantha Lindl. 的花蕾作密蒙花。商品习称"新蒙花"或"蒙花珠"，四川草药名"梦花"，使用时应注意分辨。

【参考文献】

[1] 蒋红芝. 乙醇提取密蒙花总黄酮工艺研究 [J]. 广西轻工业，2008，25（8）：13-14.

[2] 许龙，姚小磊，贺晓华，等. HPLC 法测定密蒙花中 3 种黄酮类成分的含量 [J]. 湖南中医药大学学报，2008，28（5）：21-23.

[3] 张兰胜，董光平，刘光明. 密蒙花挥发油化学成分的研究 [J]. 安徽农业科学，2010，38（9）：4585-4586.

[4] 吴培培，闫明，霍仕霞. 苯乙醇苷类化合物的研究进展 [J]. 医药导报，2011，30（10）：1316-1319.

[5] 郭雷，朱文成，刘超. 密蒙花化学成分及生物活性研究进展 [J]. 食品研究与开发，2012，33（7）：222-225.

[6] 吴权龙，彭清华，姚小磊，等. 密蒙花提取物滴眼剂对实验性干眼症大鼠泪腺组织形态学的影响 [J]. 湖南中医药大学学报，2009，29（5）：22-25.

[7] 姚小磊，彭清华，吴权龙，等. 密蒙花提取物对去势导致干眼症白兔泪腺细胞凋亡的影响 [J]. 中国中医眼科杂志，2007，17（3）：139-144.

[8] 姚小磊，彭清华，吴权龙. 密蒙花提取物治疗兔去势所致干眼症 [J]. 眼视光学杂志，2008，10（1）：21-26.

[9] 李怀凤，彭清华，姚小磊，等. 密蒙花总黄酮对去势雄鼠干眼症模型角膜和泪腺组织的保护作用 [J]. 中国中医眼科杂志，2010，9（1）：1-6.

[10] 李海岛，冯苏秀，叶儒，等. 密蒙花正丁醇提取物对糖尿病大鼠血糖和醛糖还原酶的影响 [J]. 中草药，2008，39（1）：87-90.

[11] 田硕，苗明三. 密蒙花的现代研究 [J]. 中医学报，2014，29（5）：708-710.

络石藤

Luoshiteng

【别名】万字金银、石气柑、耐冬石龙藤。

【来源】为夹竹桃科植物络石 *Trachelospermum jasminoides*（Lindl.）Lem. 的干燥带叶藤茎。

【植物形态】常绿木质藤本，长达 10m。全株具乳汁。茎圆柱形，有皮孔；嫩枝被黄色柔毛。叶对生，革质或近革质，椭圆形或卵状披针形，长 2～10cm，宽 1～4.5cm；下面被疏短柔毛；侧脉每边 6～12 条。聚伞花序顶生或腋生，二歧，花白色，芳香；花萼 5 深裂，裂片线状披针形，顶部反卷，基部具 10 个鳞片状腺体；花蕾顶端钝，花冠筒圆筒形，中部膨大，花冠裂片 5 枚，向右覆盖；雄蕊 5 枚，花药箭头状，基部具耳，隐藏在花喉内；花盘环状 5 裂长；子房由 2 枚离生心皮组成，花柱圆柱状，柱头卵圆形。蓇葖果叉生，无毛，线状披针形；种子多数，褐色，线形，顶端具白色绢质种毛。花期 3～7 月，果期 7～12 月。

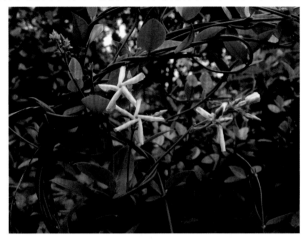

络石

【生境分布】生于 350～1600m 的山野、溪边、路旁、林绿或杂木林中，常缠绕于树上或攀援于墙壁、岩石上。分布于巫山、万州、酉阳、南川、万盛、巴南、石柱、武隆、江津、北碚等地，野生及栽培。

【采集加工】冬季至次春采割，截成 25～30cm 长，扎成小把，晒干。

【药材鉴别】

性状鉴别：本品茎呈圆柱形，弯曲，多分枝，长短不一，直径 1～5mm；表面红褐色，有点状皮孔及不定根；质硬，断面淡黄白色，常中空。叶对生，有短柄；展平后叶片呈椭圆形或卵状披针形，长 1～8cm，宽 0.7～3.5cm；全缘，略反卷，上表面暗绿色或棕绿色，下表面色较淡，革质。气微，味微苦。

以叶多、色绿者为佳。

【化学成分】

黄酮类：芹菜素、芹菜素-7-O-β-葡萄糖苷、芹菜素-7-O-β-新橙皮糖苷、木犀草苷、柚皮苷、芹菜素-6,8-二-C-β-D-葡萄糖苷等。

木脂素类：牛蒡子苷元、牛蒡子苷、罗汉松脂素、罗汉松脂苷、络石藤苷元、络石藤苷等。

三萜类：络石苷 F、络石苷 B21、络石苷 D21、络石苷 E21、络石苷元 B 等。

其他：络石藤中含有的络石内酯苷、络石紫罗兰酮苷、猕猴桃紫罗兰酮苷、淫羊藿苷 B5、玫瑰苷、阿魏酸、水杨酸、香草酸、大黄素、东莨菪素等。

【药理作用】

1. 抗疲劳作用：络石藤三萜总皂苷能延长小鼠负重力竭游泳时间，降低定量负荷游泳后全血 LD 及血浆 MDA、BUN 含量。

2. 抗氧化作用：络石藤中黄酮类化合物能够清除自由基，具有抗氧化作用。

3. 抗雌激素样作用：络石藤抗癌作用可能与木脂素的抗雌激素样作用有关，络石藤的木脂素类化合物在人乳腺癌细胞中显示弱雌激素作用，小鼠的药理研究表明络石藤能够减轻或预防乳腺癌等疾病，某些研究结果也同样表明络石藤具有抗癌作用。

4. 抗炎镇痛：复方络石藤治疗小儿急性扁桃体炎有显著的疗效，对病毒性感染者疗效优于细菌性感染者。络石藤中含有能抑制巨噬细胞中脂多糖受激炎症应答的化合物，能降低 NO 的产生。络石藤的 50% 乙醇粗提物具有较好的镇痛作用，去甲络石苷、络石苷元、去甲络石苷元、穗罗汉松树脂酚按 200：30：30：20 的组合物却显示一定的镇痛作用。络石藤 30% 的醇提物在体内外实验中均呈现明显的抗炎镇痛作用。

5. 抗风湿作用：络石藤除去多酚类后的醇提物对 COX-1、COX-2、磷脂酶 A2、12 -脂肪氧合酶均有抑制作用，其作用与雷公藤相当或强于雷公藤。

【医疗用途】

药性归经：味苦，性微寒。归心、肝、肾经。

功能：祛风通络，凉血消肿。

主治：风湿热痹，筋脉拘挛，腰膝酸痛，喉痹，痈肿，跌仆损伤。

用法用量：内服：煎汤，6～12g，单味可用至30g；浸酒，30～60g；或入丸、散剂。外用：适量，研末调敷或捣汁涂。

使用注意：风湿痹痛偏热者较为适宜，可单味浸酒服，也可与木瓜、海风藤、桑寄生、生薏苡仁等同用。治疮疡肿痛之症，常与乳香、没药、瓜蒌、甘草、皂角刺等配伍。

附方：

1. 治筋骨痛：络石藤30～60g。浸酒服。

2. 治关节炎：络石藤、五加根皮各30g，牛膝根15g。水煎服，白酒引。

3. 治肺结核：络石藤30g，地苤30g，猪肺120g。同炖，服汤食肺，每日1剂。

4. 治肿痈毒气凝聚作痛：鬼系腰（洗净晒干）30g，皂角刺（锉，新瓦上炒黄）30g，瓜蒌大者（杵，炒，用仁）1个，甘草节1.5g，没药、明乳香各（另研）9g。上每服30g，水酒各半煎。溃后慎之。

5. 治喉痹咽塞，喘息不通，须臾欲绝：络石草二两（60g）。切，以水一大升半，煮取一大盏，去滓，细细吃。

【资源评述】 本品始载于《神农本草经》，列为上品，原名络石。《本草纲目》列于蔓草类，《植物名实图考》叫白花藤，重庆称万字金银。络石在少数地区亦作石南藤使用。

络石藤除上述品种外，尚有部分地区以桑科植物薜荔 *Ficus pumila* L. 的不育幼枝作络石藤使用。其茎枝较夹竹桃科络石藤为细，叶互生，椭圆形，先端钝圆，棕绿色或黄褐色，革质。味淡。重庆地区将豆科植物香花鸡血藤 *Callerya dielsiana*（Harms）P. K. Loc ex Z. Wei & Pedley 的茎枝作络石藤用。

络石除藤茎药用外，《南京民间药草》中也记载其果实可用于治疗筋骨痛。

【参考文献】

［1］富乐，赵毅民，王金辉，等．络石藤黄酮类化学成分研究［J］．解放军药学学报，2008，24（4）：299-301.

［2］谭兴起，郭良君，陈海生，等．络石藤中黄酮类化学成分研究［J］．中药材，2010，33（1）：58-60.

［3］李金生，张茜，张涛，等．中药络石藤的研究进展［J］．河北中医药学报，2016，31（2）：55-58.

［4］袁珊琴，于能江，赵毅民，等．络石藤化学成分的研究［J］．中草药，2010，41（2）：179-181.

［5］高慧敏，付雪涛，王智民．络石藤化学成分研究［J］．中国实验方剂学杂志，2011，17（11）：179-181.

［6］谭兴起，郭良君，孔飞飞，等．络石藤三萜总皂苷抗疲劳作用的实验研究［J］．解放军药学学报，2011，27（2）：128-131.

［7］Tripoli E，Guardia M L，Giammanco S，et al. Citrus，flavonoids：Molecular structure，biological activity and nutritional properties：A review［J］．Food Chemistry，2007，104（2）：466-479.

［8］李昊，朱贲贲，徐智宇．络石藤的研究现状［J］．中南药学，2014（5）：463-466.

［9］王慧，陈雪，邱洪，等．络石藤的研究概况［J］．中国医药指南，2012，10（15）：93-94.

［10］刘明霞．复方络石藤方治疗小儿急性扁桃体炎临床研究［D］．广州中医药大学，2009.

［11］Ji Na Choi，Yun-Hyeok Choi，Jeong-Min Lee，等．Anti-inflammatory effects of β-sitosterol-β-D-glucoside from Trachelospermum jasminoides（Apocynaceae）in lipopolysaccharide-stimulated RAW 264.7 murine macrophages.［J］．Natural Product Research，2012，26（24）：2340-2343.

被子植物：单子叶

蒲 黄
Puhuang

【别名】蒲厘花粉、蒲花、蒲棒花粉、草蒲黄、蜡烛草粉。

【来源】为香蒲科植物水烛香蒲 *Typha angustifolia* L. 、宽叶香蒲 *Typha latifolia* L. 、东方香蒲 *Typha orientalis* Presl 及长苞香蒲 *Typha angustata* Bory et Chaub. 的花粉。

【植物形态】

水烛香蒲：多年生草本，高 1.5～3m。根茎匍匐，须根多。叶狭线形，宽 5～8mm，稀达 10mm。花小，单性，雌雄同株；穗状花序长圆柱形，褐色；雌雄花序离生，雄花序在上部，长 20～30cm，雌花序在下部，长 9～28cm，具叶状苞片，早落；雄花具雄蕊 2～3 枚，基生毛较花药长，先端单一或 2～3 分叉，花粉粒单生；雌花具小苞片，匙形，较柱头短，茸毛早落，约与小苞片等长，柱头线形或线状长圆形。果穗直径 10～15mm，坚果细小，无槽，不开裂，外果皮不分离。花期 6～7 月，果期 7～8 月。

宽叶香蒲：与狭叶香蒲区别在于：叶阔线形，长约 1m，宽 10～15mm，先端长尖，基部鞘状，抱茎。穗状花序圆柱形，雌雄花序紧相连接，雄花序在上，长 8～15cm，雌花序长约 10cm，直径约 2cm，具 2～3 片叶状苞片，早落；雄花具雄蕊 3～4 枚，花粉粒为四合体；雌花基部无小苞片，具多数基生的白色长毛。果穗粗，坚果细小，常于水中开裂，外果皮分离。

东方香蒲：与前两种不同点在于：叶条形，宽 5～10mm，基部鞘状抱茎。穗状花序圆柱状，雄花序与雌花序彼此连接；雄花序在上，长 3～5cm，雄花有雄蕊 2～4 枚，花粉粒单生；雌花序在下，长 6～15cm，雌花无小苞片，有多数基生的白色长毛，毛与柱头近等长，柱头匙形，不育雌蕊棍棒状。小坚果有 1 纵沟。

长苞香蒲：与以上种类区别在于：叶条形，宽 6～15mm，基部鞘状，抱茎。穗状花序圆柱状，粗壮，雌雄花序共长达 50cm，雌花序和雄花序分离；雄花序在上，长 20～30cm，雄花具雄蕊 3 枚，毛长于花药，花粉粒单生；雌花序在下，比雄花序微短，

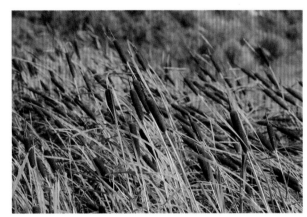

宽叶香蒲

雌花的小苞片与柱头近等长，柱头条状长圆形，小苞片及柱头均比毛长。小坚果无沟。

植物检索表

1. 雌、雄花序相接，雌花无小苞片
　　2. 子房柄上的长毛与花柱近等长；花粉粒为单粒 ························ 东方香蒲
　　2. 子房柄上的长毛短于花柱；花粉粒为四合体 ························ 宽叶香蒲
1. 雌、雄花序离生，雌花有小苞片
　　3. 雄花序轴密生褐色扁柔毛，柱头与花柱近等宽 ···················· 水烛香蒲
　　3. 雄花序轴具稀疏白色或黄褐色柔毛，柱头比花柱宽 ················ 长苞香蒲

【生境分布】

水烛香蒲：生于海拔 900～1300m 的湖泊、河流、池塘浅水处。喜温暖湿润气候及潮湿环境。以选择向阳、肥沃的池塘边或浅水处栽培为宜。产于城口、南川、江津。分布于东北、华北、西北、华东及河南、湖北、广西、四川、贵州、云南等地。

宽叶香蒲：生于河流两岸、池沼等地的水边，以及沙漠地区浅水滩中。产于南川。分布于东北、华北、

西南及陕西、新疆、河南等地。

东方香蒲：生于海拔 500～2300m 的湖泊、池塘沟渠、沼泽及河流缓流带。产南川、大足、璧山、潼南、永川等地。分布于东北、华北、华东及陕西、湖南、广东、贵州、云南等地。

长苞香蒲：生于池沼、水边。各地均产。分布于东北、华北、华东及陕西、甘肃、新疆、四川等地。

【采收加工】6～7 月花期，待雄花花粉成熟，选择晴天，用手把雄花勒下，晒干搓碎，用细筛筛去杂质即成。入药有炒蒲黄、蒲黄炭。贮干燥容器内，炒制品密闭，置通风干燥处。防潮，防蛀。蒲黄炭防止复燃。

【药材鉴别】

1. **性状鉴别**：本品为黄色细粉，质轻松，易飞扬，手捻之有润滑感，易附着手指上。入水不沉。气微，味淡。

以色鲜黄、润滑感强、纯净者为佳。

2. **显微鉴别**：

水烛香蒲：花粉粒单粒类球形，直径 22～30μm，表面有似网状雕纹，网眼大不规则。具单孔，不明显。

东方香蒲：花粉单粒球形、钝三角形或阔卵形，直径 22～29μm，表面饰纹为细网状至脑纹状，网眼小不规则。具单孔，近圆形。

长苞香蒲：花粉单粒球形，直径为 27～29μm，表面饰纹为网状至孔穴状，网眼比水烛香蒲小。具单孔，有盖。

宽叶香蒲：花粉粒集为四合体，稀有十字或 T 形四合体，直径 45.8～45.9μm，联生的每一个单花粉

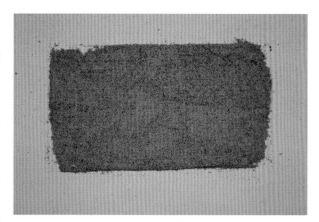

蒲黄（生药）

粒球形或近球形，具单孔，孔近圆形。表面饰纹为细网状，网眼小，大不一，网眼圆形、类圆形。

药材检索表

1. 花粉单粒

  2. 表面纹饰为网状，网眼较大且不规则 ·································· **水烛香蒲**

  2. 表面纹饰为细网状至脑纹状或网状至孔穴状

    3. 表面纹饰为细网状至脑纹状、网眼小，不规则 ·················· **东方香蒲**

    3. 表面纹饰为网状至孔穴状 ···································· **长苞香蒲**

1. 花粉为四合体 ·· **宽叶香蒲**

【化学成分】

水烛香蒲：花粉主含黄酮类，包括异鼠李素-3-O-芸香糖苷、槲皮素-3-O-新橙皮糖苷、槲皮素-3-O-（2G-α-L-鼠李糖基）-芸香糖苷、异鼠李素-3-O-新橙皮糖苷、香蒲新苷、山奈酚-3-O-新橙皮糖苷、山奈酚-3-O-（2G-α-L-鼠李糖基）-芸香糖苷等。含有甾醇类：β-谷甾醇、β-谷甾醇葡萄糖苷、β-谷甾醇棕榈酸酯。又含 7-甲基-4-三十烷酮、6-三十三烷醇、二十五烷等。挥发油中主成分为 2,6,11,14-四甲基十九烷、棕榈酸甲酯、棕榈酸，还含 2-十八烯醇、2-戊基呋喃、β-蒎烯、8,11-十八碳二烯酸甲酯、1,2-二甲氧基苯、1-甲基萘、2,7-二甲基萘等共 63 个组分。还含二十五烷酸、正十九烷醇、香草酸、烟酸、琥珀酸、胸腺嘧啶、尿嘧啶、十八烷酸丙酸醇酯等。

长苞香蒲：花粉主含黄酮类成分：柚皮素、异鼠李素-3-O-α-L-吡喃鼠李糖基（1→2）-[α-L-吡喃鼠李糖基（1→6）]-β-D-葡萄糖苷、槲皮素-3-O-α-L-吡喃鼠李糖基（1→2）-[α-L-吡喃鼠李糖基（1→6）]-β-D-葡萄糖苷、异鼠李素-3-O-（2G-α-L-吡喃鼠李糖基）芸香糖苷、槲皮素-3-O-（2G-α-L-吡喃鼠李糖基）芸香糖苷、异鼠李素-3-O-新橙皮糖苷、山奈酚-3-O-新橙皮糖苷。雄花序中分得异鼠李素、槲皮素、异鼠李素-3-O-芸香糖苷和香蒲苷，后者中苷元和糖的连接方式是异鼠李素-3-O-葡萄糖、鼠李糖、鼠李糖苷。甾醇类成分：β-谷甾醇、β-谷甾醇棕榈酸酯、5α-豆甾烷-3,6-二酮。又含烷及烷醇类成分：二十五烷、6-三十一烷醇、

6,21-二十九烷二醇、6,8-二十九烷二醇、6,10-二十九烷二醇、胡萝卜苷等。

【药理作用】

1. 对凝血功能的影响：生蒲黄、蒲黄炭水提物及蒲黄炭粉均能缩短血瘀大鼠 APTT，降低血浆纤维蛋白原含量，降低大鼠全血黏度，增强红细胞的变形性而改善血液循环；蒲黄炭能够缩短血瘀大鼠 PT。蒲黄乙酸乙酯和水提取部位能够缩短小鼠凝血时间，蒲黄炭及炒蒲黄水提取部位、蒲黄炭及炒蒲黄总黄酮均能缩短小鼠凝血时间，止血作用的主要有效部位即总黄酮部位。蒲黄的 6 个黄酮类化合物能够缩短家兔体外血浆凝血酶原时间及凝血酶时间，延长家兔体外血浆活化凝血活酶时间。

2. 心肌保护作用：蒲黄总黄酮可减少急性心肌梗死模型犬心肌缺血程度，降低缺血范围，缩小心肌梗死面积，并通过改善内源性氧自由基清除能力，减轻脂质过氧化反应以维持心肌细胞膜正常通透性而发挥心肌保护作用；还能够明显降低急性心肌梗死犬血清中铜水平，增加锌、钙水平，减轻自由基损害，抑制线粒体内自由基的大量产生而对心肌细胞的损伤，促进心肌细胞能量代谢恢复。

3. 抗动脉粥样硬化（AS）作用：蒲黄可以抑制早期动脉粥样硬化斑块的形成以及胆固醇的吸收与合成，并促进胆固醇排泄，同时提高 LDL 受体基因的表达，加速血中 LDL 的清除，减少脂质在血管壁的沉积。蒲黄还能够通过改善血管内皮功能，抑制平滑肌细胞增殖，发挥抗 AS 作用。

4. 调节糖代谢：蒲黄总黄酮（PTF）能明显降低脂肪细胞上清中的游离脂肪酸含量并提高葡萄糖的转运率，并能降低棕榈酸造成的胰岛素抵抗 C2C12 骨骼肌细胞内 IL-6 mRNA 的表达，改善脂肪细胞对葡萄糖的摄取，具有调节糖脂代谢，缓解胰岛素抵抗的能力。

5. 脑血管系统的作用：蒲黄提取物能明显降低再灌注后脑组织 MDA 的生成，提高 SOD 活性，并降低 LDH 的含量，具有抗氧自由基并抑制脂质过氧化损伤的生理活性，从而延缓或减轻脑组织再灌注损伤。蒲黄水提取物和醇提取物还具有潜在的抗神经细胞汞损伤的能力，并能促进损伤细胞的恢复。

6. 其他作用：小剂量的蒲黄使子宫及肠道平滑肌收缩功能稍微增强，而大剂量时则可能出现痉挛；高浓度的蒲黄煎液具有抗结核病的作用。

【医疗用途】

药性归经：味甘、微辛，性平。归肝、心、脾经。

功能：止血，祛瘀，利尿。

主治：吐血，咯血，衄血，血痢，便血，崩漏，外伤出血，心腹疼痛，经闭腹痛，产后瘀痛，痛经，跌打肿痛，血淋涩痛，带下，口疮，聤耳，阴下湿痒。

用法用量：内服：煎汤，5～10g，须包煎；或入丸、散。外用：适量，研末撒或调敷。

使用注意：散瘀止痛多生用，止血炒用，血瘀出血，生熟各半。孕妇慎服。

附方：

1. 治妇人月候过多，血伤漏下不止：蒲黄（微炒）150g，龙骨 125g，艾叶 50g。共研末过筛，炼蜜和丸，梧桐子大。每服 20 丸，煎米饮下，艾汤下亦得，日再。

2. 治咯血，吐血，唾血及治烦躁：生蒲黄、干荷叶等分。上为末。每服 9g，浓煎桑白皮汤，放温调下，食后。

3. 治鼻衄，出血过多，昏冒欲死，诸药不效：生蒲黄 6g，青黛 1.5g，生藕汁调作一服，即验。

4. 治小肠积热，因尿血出：蒲黄 100g，郁金 100g，生干地黄 150g。捣细罗为散。每服以粥饮调下 9g，日三四服。

5. 治被打腹中瘀血：蒲黄 2500g，当归 100g，桂心 100g。上三味捣筛，理匀。调酒服，日三夜一。不饮酒，熟水下。

【资源评述】 香蒲属（*Typha L.*）约 16 种，分布于温带、热带湿地、沼泽。我国 11 种，分布广泛。以黄河流域的宁夏、内蒙古、河南、山东为蒲黄的主产省（区）。在内蒙古东部地区仍有大片野生香蒲类植物。习惯上在长江以北、华北、西北等地商品主要销花粉，华东、中南、华南、西南等地大部分商品为带雄花的花粉，称草蒲黄。对各地蒲黄中黄酮的含量比较表明，山东、陕西、四川等地所产蒲黄黄酮含量较高，质佳。

现蒲黄商品药材中除前述 4 种外，各地尚有蒙古香蒲 *T. davidiana* Hand.-Mazz.（东北、青海），象蒲 *T. elephantine* Roxb.（云南），小香蒲 *T. minima* Funk-Hoppe（新疆）等的花粉作蒲黄入药，市场商品的

70％以上为水烛香蒲 *T. angustifolia* 和长苞香蒲 *T. angustata*。现版《中国药典》收载的蒲黄的基原为水烛香蒲 *T. angustifolia* 和东方香蒲 *T. orientalis*。

不同种的香蒲对凝血时间及血小板聚集性等试验表明，长苞香蒲、蒙古香蒲、宽叶香蒲、窄叶香蒲 4 种香蒲均有明显的促凝血作用，其强度由大到小依次为长苞香蒲、蒙古香蒲、宽叶香蒲、窄叶香蒲。长苞香蒲主要促进凝血酶原活性，进而促进纤维蛋白凝固；蒙古香蒲则主要促进血小板聚集，进而促进纤维蛋白凝固，而对凝血酶原反而有一定抑制作用；宽叶和窄叶香蒲对凝血酶原的活性也有一定抑制作用。从长苞香蒲花粉中分离出多糖（相对分子质量约为 30000），低于 100g/ml 时，可加速血浆复钙时间；较高浓度时则出现抑制作用，其促凝机制是由于激活了接触因子Ⅻ；抗凝机制是蒲黄多糖抑制了纤维蛋白酶释放纤维蛋白肽的速率和纤维蛋白的聚集。因此蒲黄既有"止血"又有"活血"的双重作用。

蒲黄含富含黄酮类化合物，对心血管有较好的疗效。近年从蒲黄中开发出新的制剂和新药。对蒲黄需求量也不断增大，因而开展蒲黄的种植有较大潜力。除药用外，香蒲植物在处理工业废水、生活污水方面有独特的效果，是一种高效、廉价生物处理法。欧美等国已广泛用香蒲植物处理城市生活污水，我国用于治理工业废水方面也取得了较好效果。

据动物实验研究发现，蒲黄生用、炒炭均有止血作用，但蒲黄炭具有加快血小板凝聚速度作用，能缩短其出血和凝血时间。生蒲黄有收缩子宫作用，故孕妇慎用，但可用于产后子宫收缩不良的出血。

【参考文献】

[1] 陈毓，李锋涛，陶伟伟，等．蒲黄化学成分研究 [J]．天然产物研究与开发，2015，27（9）：1558-1563.

[2] 李芳，陈佩东，丁安伟．蒲黄化学成分研究 [J]．中草药，2012，43（4）：667-669.

[3] 孔祥鹏，陈佩东，张丽，等．蒲黄的化学成分研究 [J]．吉林中医药，2011，31（1）：60-61.

[4] 张淑敏，曲桂武，解飞霞，等．蒲黄化学成分研究 [J]．中草药，2008，39（3）：350-352.

[5] 王实强，张水寒．长苞香蒲花粉（蒲黄）黄酮类成分的研究 [J]．湖南中医药大学学报，1999（1）：6-7，71.

[6] 孔祥鹏，陈佩东，张丽，等．蒲黄与蒲黄炭对血瘀大鼠血液流变性及凝血时间的影响 [J]．中国实验方剂学杂志，2011，17（6）：129-132.

[7] 陈毓，李锋涛，于生兰．蒲黄活性部位的药效学筛选 [J]．海峡药学，2009，21（10）：27-29.

[8] 陈佩东，孔祥鹏，李芳，等．蒲黄炒炭前后化学组分的变化及谱效相关性研究 [J]．中药材，2012，35（8）：1221-1224.

[9] 王景祥，吕文伟，于静，等．蒲黄总黄酮对犬急性心肌缺血的保护作用 [J]．中国实验方剂学杂志，2008，14（1）：39-42.

[10] 陶波，李晓宁．蒲黄对动脉粥样硬化血管内皮损伤影响的实验研究 [J]．中西医结合心脑血管病杂志，2004，2（4）：222-223.

[11] 李震，王慧娟，郭东贵．蒲黄药理活性的研究进展 [J]．医药论坛杂志，2008，29（9）：121-124.

[12] 何燕铭，王文健，陈伟华，等．蒲黄总黄酮对 3T3-L1 脂肪细胞糖脂代谢的影响 [J]．结合医学学报（英文），2006，4（6）：593-595.

[13] 娄少颖，刘毅，陈伟华，等．蒲黄总黄酮对 Palmitate 培养下的 C2C12 骨骼肌细胞葡萄糖代谢的影响 [J]．上海中医药大学学报，2008，22（2）：39-42.

[14] 王伦安，李德清，周其全．中药蒲黄提取物对大鼠脑缺血再灌注损伤的保护作用 [J]．临床军医杂志，2003，31（3）：1-2.

[15] 陈才法，缪进，顾琪，等．蒲黄提取物对汞损伤 SD 大鼠原代培养神经细胞抗氧化能力的影响 [J]．解放军药学学报，2006，22（5）：321-323.

[16] 胡立宏，房士明，刘虹，等．蒲黄的化学成分和药理活性研究进展 [J]．天津中医药大学学报，2016，35（2）：136-140.

三　棱

Sanleng

【别名】京三棱、红蒲根、光三棱。

【来源】为黑三棱科植物黑三棱 *Sparganium stoloniferum* Buch.-Ham. 的干燥块茎。

【植物形态】多年生草本，高 50～100cm。根茎横走，下生粗而短的块茎。茎直立，圆柱形，光滑。叶丛生，2 列；叶片线形，长 60～95cm，宽约 2cm，先端渐尖，基部抱茎，下面具 1 条纵棱。花茎由叶丛中抽出，单一，有时分枝；花单性，雌雄同株，集成头状花序，有叶状苞片；雄花序位于雌花序的上部，直径约 10mm，通常 2～10 朵；雌花序直径 12mm 以上，通常 1～3 朵；雄花花被片 3～4 枚，倒披针形，雄蕊 3 枚；雌花有雌蕊 1 枚，罕为 2 枚，子房纺锤形，花柱长，柱头狭披针形。聚花果直径约 2cm，核果倒卵状圆锥形，长 6～10mm，直径 4～8mm，先端有锐尖头，花被宿存。花期 6～7 月，果期 7～8 月。

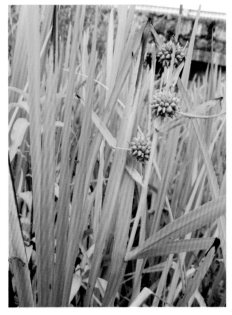

黑三棱

【生境分布】生于海拔 1500m 以下水塘、沼泽、池沼或水沟等处。喜温暖湿润气候，宜在向阳、低湿的环境中生长。对土壤要求不严，可栽种在沟渠、池塘的浅水处，也可栽在水田里。产于南川、合川。分布于东北、华北、华东、西南及陕西、宁夏、甘肃、河南、湖北、湖南等地。

【采收加工】冬季苗枯时收获，割去枯残茎叶，挖取块茎，洗净，晒至八成干时，放入竹笼里，撞去须根和粗皮，或削去外皮，晒或炕至全干。入药多麸炒或醋炙。

【药材鉴别】

性状鉴别：块茎圆锥形或倒卵形，略扁，上圆下尖，下端稍弯曲，长 2～10cm，直径 2～4cm。表面黄白色或灰黄色，有刀削痕，顶端有茎痕；须根痕点状，略呈横向环状排列，两侧的须根痕较粗。体重，质坚实，难碎断，入水下沉。碎断面灰黄色或浅棕色，稍平坦，有多数散在的小点及条状横纹。气微，嚼之略苦涩、微麻辣。

以体重、质坚实、黄白色者为佳。

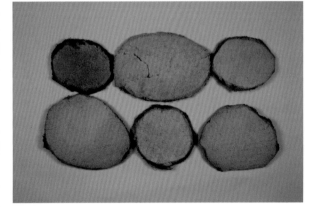

三棱（生药）

【化学成分】三棱主要含挥发油类、有机酸类、黄酮类、苯丙素类、皂苷类、甾醇类、糖类、生物碱类及微量元素等化学成分。

挥发油：其中主要成分为苯乙醇、对苯二酚、十六酸，还有去氢木香内酯、3,4-二氢-8-羟基-3-甲基-1H-2-苯并吡喃-4-酮、1-羟基-2-乙酰基-4-甲基苯、β-榄香烯，2-呋喃醇，2-乙酰基吡咯等共 21 个成分。

有机酸：琥珀酸、三棱酸、9,11-十八碳二烯酸、9,12-十八碳二烯酸、9-十八烯酸、9-十六烯酸、10-十九烯酸、11-二十烯酸、苯甲酸、3-苯-2-丙烯酸、壬二酸、癸二酸以及含有 C8-C10、C12、C14-C20 的脂肪酸、对羟基苯甲酸、反丁烯二酸、6,7,10-三羟基-8-十八烯酸等。

其他成分：过氧化麦角甾醇、(8E,10E)-7,12-二氧-8,10-十八碳二烯酸、α-二十一烷酸单甘油酯、正丁酸、大黄素甲醚、香草醛、大黄素、香草酸、1-O-阿魏酰基-3-O-p-香豆酰基甘油、赤藓醇、β-谷甾醇棕榈酸酯、三棱双苯内酯、三棱二苯乙炔、胡萝卜苷棕榈酸酯等。

环二肽类：环-（酪氨酸-亮氨酸）、环-（苯丙氨酸-苯丙氨酸）、环-（苯丙氨酸-酪氨酸）等。

【药理作用】

1. 活血化瘀作用：三棱活血祛瘀的机理为血细胞压积及血沉速率的显著减小而导致全血黏度降低。三棱总黄酮具有较强的抗血小板聚集及抗血栓作用。三棱的环二肽类成分均具有抗凝活性，以环-（苯丙氨酸-酪氨酸）的抗凝作用尤为显著。

2. 镇痛作用：三棱总黄酮能明显减少因乙酸刺激引起的扭体反应次数，提高小鼠的痛阈值，乙酸乙酯提取物也有显著镇痛作用。

3. 对心脑血管的作用：三棱提取物可以抑制兔动脉中膜平滑肌细胞（SMC）的增殖，为防治动脉粥样硬化及经皮冠状动脉术后再狭窄提供了依据。复方三棱能增加梗死侧脑电图波幅，减轻神经功能缺损程度，减小梗死灶体积。三棱具有不同程度促进主动脉 AS 病灶及冠状动脉 AS 病灶消退的作用，同时还具有不同程度抑制原癌基因 C-myc、C-fns、V-sis 表达的作用。

4. 抗肿瘤作用：三棱对人肺癌细胞的凋亡有诱导作用；三棱修饰肿瘤细胞疫苗可以明显增强对 B16 小鼠恶性黑色素瘤细胞的抗瘤效应。三棱挥发油成分修饰的 SGC-7901 瘤苗治疗荷瘤小鼠，能明显阻止胃癌细胞肺转移。

5. 其他作用：三棱有保护肝细胞，减轻肝细胞变性坏死，恢复肝细胞结构及功能的作用；并能减少纤维化发展，促进纤维组织降解。三棱、莪术能有效地抑制博来霉素引起的肺纤维形成。三棱乙酸乙酯提取物、香草酸及对羟基苯甲醛对 α-糖苷酶有抑制作用。

【医疗用途】

药性归经：味辛、苦，性平。归肝、脾经。

功能：破血行气，消积止痛。

主治：癥瘕痞块，瘀滞经闭，痛经，食积胀痛，胸痹心痛。

用法用量：内服：煎汤，5～10g；或入丸、散。

使用注意：气虚体弱、血枯经闭、月经过多及孕妇禁服。

附方：

1. 治一切积聚：川芎100g，京三棱（醋制）200g，大黄（煨）25g。上三味为末，水糊为丸，如桐子大。每服30丸，温水下无时。

2. 治坚满痞膈，食不下，腹胀：荆三棱100g，白术50g，蓬莪术25g，当归（焙）25g，槟榔、木香各9g。上为末。每服9g，食后沸汤点服，每日3次。

3. 治癖气在胁下痛，久不差：京三棱（煨、锉）250g，枳壳（去瓤，麸炒）50g，甘草（炙、锉）150g。上三味，捣罗为散。每服10g，入盐半匙，空腹服。

4. 治肝脾肿大：三棱9g，红花9g，莪术6g，赤芍12g，香附12g。水煎服。

5. 治慢性肝炎或迁延性肝炎：三棱、莪术、当归各7g，赤芍12g，丹参24g，白茅根30g，青皮9g。水煎服。

【资源评述】黑三棱属为单科独属，全世界约有19种，分布北半球温带或寒带。我国有11种，其中3种为我国特有种。全国各地均有分布，以温带地区种类较多。

三棱之名首载于《本草拾遗》。苏颂曰：“三棱叶有三棱也，生荆楚地，故名荆三棱，以著其他。”《本草图经》云：“京三棱旧不著所出地土，今河、陕、江、淮、荆襄间皆有之。”又云：“又本草谓京三棱形如鲫鱼，黑三棱如乌梅而轻，今红蒲根至坚重，刻削而成，莫知形体。又叶扁茎圆，不复有三棱处，不知缘何名三棱也。”《救荒本草》载有“黑三棱”条，并有附图。《植物名实图考》则将“荆三棱”“黑三棱”分条叙述，各有附图。《救荒本草》《植物名实图考》两书的黑三棱附图形态均为黑三棱科植物，与《中国药典》规定的三棱原植物一致。主产于河南安阳、新乡、郑州，安徽滁县、巢湖，浙江金华、东阳、武义，江苏南京、镇江。此外，山东、江西、湖北、陕西亦产。销全国大部分省区。

作三棱用的同属植物有狭叶黑三棱 *Sparganium stenophyllum* Maxim. 与正品的区别为圆锥花序通常只有1枚侧枝，稀2枚，柱头不分叉，果实无棱。分布于黑龙江、吉林、辽宁、河北等地。小黑三棱 *S. simplex* Hudson 与黑三棱的主要区别：块茎较小，花序总状或穗状，侧枝退化，只留有1枚雌性头状花序。分布东北三省。叶根含生物碱。

此外，在吉林、安徽和江苏等省的个别地区用莎草科植物荆三棱 *Scirpus yagara* Ohwi 的块茎作三棱商品收购，称“软三棱”“带皮三棱”。药材性状为带皮或削去外皮的根茎，呈类球形或短圆锥形，表面黑褐或黑棕色，金纵沟纹，上端有圆疤状茎痕，并有多数须根痕的小突起。质坚体轻，入水中多漂浮。气薄味淡。

【参考文献】

[1] 王新胜，吴启南，陈广云，等．三棱化学成分与质量评价的研究进展［J］．中国药房，2013，24（15）：1417-1420.

[2] 梁侨丽，孔丽娟，吴启南，等．三棱的化学成分研究［J］．中国实验方剂学杂志，2012，43（7）：1061-1064.

[3] 董学,王国荣,姚庆强.三棱的化学成分 [J].药学学报,2008,43(1):63-66.

[4] 孔丽娟,梁侨丽,吴启南,等.黑三棱的化学成分研究 [J].中草药,2011,42(3):440-442.

[5] 刘贝,王淑美,王佰灵,等.三棱的环二肽类成分抗凝活性 [J].中成药,2015,37(1):34-39.

[6] 张军武,郭斌,尉亚辉.黑三棱的生物学、药理作用及化学成分研究进展 [J].吉林农业大学学报,2012,34(6):639-644.

[7] 刘贝,王淑美,王佰灵,等.三棱的环二肽类成分抗凝活性 [J].中成药,2015,37(1):34-39.

[8] 邱颂平,王英豪,杨素芳.破血化瘀药三棱、莪术对肺纤维化大鼠模型肺形态学及羟脯氨酸的影响 [J].福建医科大学学报,2007,41(5):412-414.

[9] Xu M L, Wang L, Hu J H, et al. Antioxidant and α-Glucosidase Inhibitory Activities of the Extract from Sparganium stoloniferum Buch.-Ham. Root and Its Constituent Compounds [J]. Preventive Nutrition & Food Science,2009,14(4):354-357.

泽 泻

Zexie

【别名】水泽、耳泽、水泻、芒芋、泽芝、及泻、禹孙、天鹅蛋、天秃。

【来源】为泽泻科植物泽泻 *Alisma orientale* (Sam.) Juz. 的干燥块茎。

【植物形态】多年生沼生植物,高50~100cm。地下有块茎,球形,直径可达4.5cm,外皮褐色,密生多数须根。叶根生;叶柄长达50cm,基部扩延成叶鞘状,宽5~20mm;叶片宽椭圆形至卵形,长5~18cm,宽2~10cm,先端急尖或短尖,基部广楔形、圆形或稍心形,全缘,两面光滑;叶脉5~7条。花茎由叶丛中抽出,长10~100cm,花序通常有3~5轮分枝,分枝下有披针形或线形苞片,轮生的分枝常再分枝,组成圆锥状复伞形花序,小花梗长短不等;小苞片披针形至线形,尖锐;萼片3枚,广卵形,绿色或稍带紫色,长2~3mm,宿存;花瓣倒卵形,膜质,较萼片小,白色,脱落;雄蕊6枚;雌蕊多数,离生;子房倒卵形,侧扁,花柱侧生。瘦果多数,扁

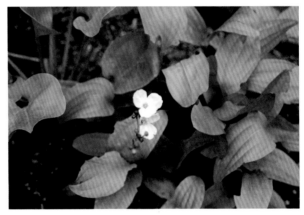

泽泻

平,倒卵形,长1.5~2mm,宽约1mm,背部有两浅沟,褐色,花柱宿存。花期6~8月,果期7~9月。

【生境分布】生于沼泽边缘或栽培。喜温暖湿润气候,幼苗喜荫蔽,成株喜阳光,怕寒冷,在海拔800m以下的地区一般都可栽培。宜选阳光充足,腐殖质丰富,而稍带黏性的土壤,同时有可靠水源的水田栽培,前作为稻或中稻,质地过砂或土温低的冷浸田不宜种植。南川有栽培。分布于东北、华东、西南及河北、新疆、河南等地。

【采收加工】于移栽当年12月下旬,大部分叶片枯黄时收获,挖出块茎,除去泥土、茎叶,留下中心小叶,以免干燥时流出黑汁液,用无烟煤火炕干,趁热放在筐内,撞掉须根和粗皮。入药多麸炒或盐炒。

【药材鉴别】

性状鉴别:本品呈类球形、椭圆形或卵圆形,长2~7cm,直径2~6cm。表面淡黄色至淡黄棕色,有不规则的横向环状浅沟纹和多数细小突起的须根痕,底部有的有瘤状芽痕。质坚实,断面黄白色,粉性,有多数细孔。气微,味微苦。

以块大、黄白色、光滑、质充实、粉性足者为佳。

【化学成分】

三萜类化合物:均为原萜烷型四环三萜,包括泽泻醇A及泽泻醇A的衍生物,泽泻醇B、C、E、G及衍生物,泽泻醇G。从泽泻中分离出16,23-氧化泽泻醇B、泽泻醇F、阿里泽泻醇A和阿里泽泻醇4个新型原萜烷型四环三萜。从泽泻的甲醇提取物中分离出泽泻醇H、泽泻醇I、泽泻醇J-23-乙酸酯等。从泽泻中分

种子植物

离出了2种次生原萜烷型化合物：泽泻内酯-23-乙酸酯和泽泻酮A-23-乙酸酯。

倍半萜及二萜化合物：泽泻萜醇（A～E）、10-甲氧基-泽泻二醇、桉叶烷型倍半萜桉烯二醇、泽泻萜醇F、oplopanane、泽泻酮、泽泻醇、泽泻二醇、倍半萜吉玛烯C、吉玛烯D、16（R）-ent-kaurane-2,12-dione、oriediterpenol、oriediterpenoside等。

其他成分：δ-榄香烯、三甲基正丁醛、二甲基正丁醛、己酸己酯、β-石竹烯、二戊基呋喃、蛇麻烯、氧化石竹烯等。

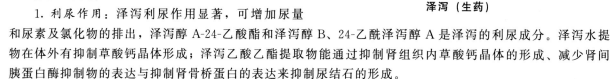

泽泻（生药）

【药理作用】

1. 利尿作用：泽泻利尿作用显著，可增加尿量和尿素及氯化物的排出，泽泻醇A-24-乙酸酯和泽泻醇B、24-乙酰泽泻醇A是泽泻的利尿成分。泽泻水提物在体外有抑制草酸钙晶体形成；泽泻乙酸乙酯提取物能通过抑制肾组织内草酸钙晶体的形成、减少肾间胰蛋白酶抑制物的表达与抑制肾骨桥蛋白的表达来抑制尿结石的形成。

2. 降血糖血脂及抗动脉粥样硬化作用：泽泻醇提取物具有明显的降血糖作用，并能保护胰岛组织免受损伤，降低血糖作用与促进胰岛素的释放有关。泽泻中三萜类化合物被认为是降血脂的有效成分，其中泽泻醇A及泽泻醇A、B、C的乙酸酯都有降低血清中TC的作用，尤以泽泻醇A-24-乙酸酯降脂作用最强。泽泻能降低血中LDL-C，升高HDL-C，从而防止动脉粥样硬化的发生和发展。泽泻水提物和醇提物能明显降低肥胖小鼠血清TC和TG，提高HDL-C的浓度。

3. 降压作用：泽泻汤加味方在泽泻：白术为5:2，且泽泻、白术与泽兰、石菖蒲的药用剂量相同时，降压效果最佳，长期降压作用与利水活血祛痰的综合作用相关。其降压机理与其降低循环AngⅡ、ALD、EO及提高细胞膜Na^+-K^+-ATP酶活性直接相关。

4. 对心血管系统的作用：泽泻对正常有肝硬变大鼠具有明显的血管扩张作用，可能是通过血管内皮细胞增加PGl2和CO的释放而发挥扩展血管作用。泽泻中Mn^{2+}含量较高可能同治疗动脉硬化有关。

5. 免疫调节作用：泽泻的多种活性成分具有增强网状内皮系统活性和抗补体活性，抑制脂多糖激活的巨噬细胞产生NO和抗过敏等免疫调节作用。

6. 抗肿瘤作用：2-位芳香环泽泻醇衍生物与未经修饰的泽泻醇化合物相比，活性提高8～10倍。对23-酰泽泻醇B能够恢复多药耐药细胞株对抗癌素的敏感性，是一种潜在的MDR逆转剂，可用于研制新型抗肿瘤药物。

7. 抗痉挛作用：泽泻煎剂能对抗乙酰胆碱所致离体兔肌的痉挛。泽泻素（alismin）具有选择素的作用；泽泻倍半萜Sufoorientalol A、B、C、D对乙酰胆碱诱导的离体豚鼠膀胱平滑肌收缩有抑制作用。

【医疗用途】

药性归经：味甘、淡，性寒。归肾、膀胱经。

功能：利水渗湿，泄热，化浊降脂。

主治：小便不利，热淋涩痛，水肿胀满，泄泻，痰饮眩晕，高脂血症。

用法用量：内服，煎汤，6～10g；或入丸、散。

使用注意：肾虚精滑无湿热者禁服。

附方：

1. 治鼓胀水肿：白术、泽泻各25g。上为细末，煎服9g，茯苓汤调下。或丸亦可，服30丸。

2. 治水肿，小便不利：泽泻、白术各12g，车前子9g，茯苓皮15g，西瓜皮24g。水煎服。

3. 治痰饮内停，头目眩晕，呕吐痰涎：泽泻、白术各9g，荷叶蒂5枚，菊花6g，佩兰3g。泡煎代茶。

4. 治急性肠炎：泽泻15g，猪苓9g，白头翁15g，车前子6g。水煎眼。

5. 治眼赤疼痛：甘草6g，泽泻15g，黄连15g，草决明3g。共为末，每服6g，灯心草汤调下。

【资源评述】泽泻始载于《神农本草经》，列为上品。《名医别录》载："生汝南池泽，五月、六月、八月采根，阴干。"《本草图经》云："今山东、河、陕、江、淮亦有之，以汉中者为佳。"我国各省均有分布，福建、四川、江西有栽培。广东、广西、湖南、湖北亦产。

泽泻道地药材有"建泽泻"和"川泽泻"。建泽泻主产于福建建瓯、浦城、建阳，为福建著名的道地药材品种。川泽泻主产于四川灌县、崇州、眉山、绵阳等地，现在灌县建立泽泻规则化栽培基地。另外，商品还有江西泽泻，主产于江西广昌、宁都、南康；广东泽泻，为川泽泻的引种品，主产广东湛江、徐闻、广州郊区、增城、江门、自山、东莞、三水、佛山等地，其中以增城所产的质量好。

泽泻具有较好降脂减肥的作用，能预防尿结石的作用，无毒副作用。市场广阔，具有较大的开发潜力。

【参考文献】

［1］赵万里，黄小强，许文，等．RP-HPLC-DAD 同时测定泽泻中 11 个三萜类成分［J］．中草药，2016，47（16）：2933-2937.

［2］李兰，吴启南．主产地泽泻药材顶空萃取挥发性成分的 GC-MS 分析［J］．西北药学杂志，2009，24（2）：111-113.

［3］刘燕恒．泽泻药理作用的研究进展［J］．山东畜牧兽医，2015，36（12）：63-64.

［4］王立新，吴启南，张桥，等．泽泻中利尿活性物质的研究［J］．华西药学杂志，2008，23（6）：670-672.

［5］郁相云，钟建华，张旭．泽泻降血脂药理作用及物质基础研究［J］．中国中医药现代远程教育，2010，08（11）：250.

［6］秦建国，王亚红，梁晋普，等．泽泻萜类化合物对 ApoE 基因敲除动脉粥样硬化小鼠肝脏基底膜 HSPG 的调节作用［J］．中华中医药学刊，2007，25（4）：696-698.

［7］张万龙，张树峰，范洪亮，等．泽泻汤加味方治疗高血压最佳组方配伍的正交试验研究［J］．世界中西医结合杂志，2013，8（2）：128-131.

［8］梅爱敏，范文亮，任立群，等．泽泻汤加味方最佳组方配伍降压作用机制的研究［J］．山东医药，2012，52（8）：62-64.

［9］刘海港．泽泻中三萜类化合物的结构修饰以及抗肿瘤活性研究［D］．华东理工大学，2008.

慈竹叶
Cizhuye

【别名】竹叶心、甜慈、酒米慈、钓鱼慈。

【来源】为禾本科植物慈竹 *Bamabusa emeiensis* Chia et H. L. Fung 的叶或卷而未放的嫩叶（慈竹心）。

【植物形态】植株呈乔木状。竿高 5～10m。梢端细长作弧形或下垂。节间圆筒形，长 15～60cm，直径 3～6cm，表面贴生灰白色或褐色疣基小刺毛；箨环明显；箨鞘革质，背部密被白色短柔毛和棕黑色刺毛，鞘口宽广而下凹，略呈"山"字形；箨舌呈流苏状，连同缝毛高约 1cm 许；箨片两面均被白色小刺毛，具多脉。竿分枝呈半轮生状簇聚，水平伸展，主枝稍显著，末级小枝具数叶乃至多叶；叶鞘长 4～8cm，具纵肋；叶舌截形，棕黑色，上缘啮蚀状细裂；叶片窄披针形，长 10～30cm，宽 1～3cm，先端渐细尖，基部圆形或楔形，下面被细柔毛；叶柄长 2～3mm。花枝束生，常弯曲下垂；假小穗长达 1.5cm；颖 0～1 枚，外稃宽卵形，具多脉，边缘生纤毛，内稃脊上有纤毛；鳞被 3～4 枚；雄蕊 6 枚；花柱向上分裂为 2～4 枚羽毛状柱头。果实纺锤形，黄棕色，易与种子分离而为囊状果。笋期 6～9 月或自 12 月至翌年 3 月，花期多在 7～9 月。

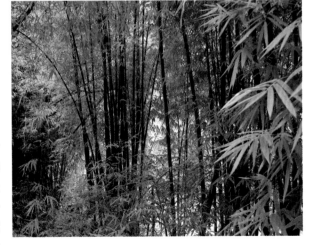

慈竹

【生境分布】现多见于农家栽培房前屋后的平地或低丘陵。喜温暖湿润气候。宜选择土质疏松肥沃、排水良好的砂质壤土栽培。重庆各地多有栽培。广泛分布于西南各地。

【采收加工】全年均可采，晒干或鲜用。

【化学成分】含有挥发油，包括 α-紫罗兰酮、β-紫罗兰酮、芳姜黄烯、α-姜倍半萜、β-倍半菲兰烯、苦橙油醇、β-姜黄酮、芳姜黄酮、肉豆蔻醛、(+)-α-大西洋(萜)酮、新植二烯、六氢法呢基丙酮、(E,E)-金合欢醇丙酮、二倍-1(2-环戊酮)甲烷、2-戊烯醇、己醛、(E)-2-己烯醛、(Z)-3-己烯醇、(E)-3-己烯醇、苯乙烯、庚醛、α-蒎烯、苯甲醛、3-辛酮等。

【药理作用】

1. 抗氧化作用：慈竹竹叶多糖对 DPPH、超氧阴离子自由基及羟基自由基均具有清除能力，清除能力随多糖浓度逐渐增大，在 28mg/L 时达到高峰。通过 TBA 试验得出，慈竹竹叶多糖对亚油酸的氧化反应有抑制作用，高浓度的多糖比低浓度的多糖的抑制能力要强。

2. 抑菌作用：毛竹叶与慈竹叶都有较强的抑菌作用，对不同供试菌的抑菌效果有差异，毛竹叶对枯草芽孢杆菌的抑制最强，而慈竹叶对大肠杆菌的抑制效果最好。慈竹叶的抑菌效力强于毛竹叶。

3. 抗心肌缺血作用：慈竹提取物可使大鼠离体心脏灌流量增加、心率减慢、心肌收缩力减弱，减少垂体后叶素所致心肌缺血的发生率，减少结扎冠状动脉所致心电图 J 点的偏移。慈竹提取物对心肌缺血大鼠的心脏有保护作用。

【医疗用途】

药性归经：味甘、苦，性微寒。

功能：清热利尿，除烦止渴。

主治：热病烦渴，小便短赤，口舌生疮。

用法用量：内服：煎汤，6～9g；或泡水代茶饮。

附方：

1. 治热病心烦，神昏谵语：竹叶心 6g，玄参 9g，莲子心 1.5g，连心麦冬 9g，连翘心 6g。煎服。

2. 治小便短赤，口舌生疮：竹叶心 9g，生地 9g，木通 9g，甘草 9g。水煎服。

【资源评述】梁代任防所著《述异记》中云："南中生子母竹，今之慈竹也。"宋代《笋谱》云："慈竹笋，四月生，江南人多以灰煮之……五、六月长笋，明年方成竹，其笋不堪食。"李衎《竹谱详录》云："慈竹，又名义竹，又名孝竹，江浙两广处处有之，高者二丈许，丛生，一丛多至数十百竿，根窠盘结，不引他处，四时出笋，经岁始成竹，子孙齐引，前拖后引，故得此名。"上所述特征与本种相似，但所说产地与本种略有分歧。慈竹曾用拉丁学名有 *Neosinocalamus affinis* (Rendle) Keng f. [*Sinocalamus affinis* (Rendle) McClure]。

【参考文献】

[1] 肖锋，谭兰兰，张晓凤，等. 慈竹叶挥发油成分分析 [J]. 重庆理工大学学报（自然科学），2009，23（7）：40-44.

[2] 杨嘉，刘建华，高玉琼，等. 慈竹叶精油化学成分研究 [J]. 天然产物研究与开发，2002，14（6）：31-32.

[3] 郭磊，管雨晴，李梅云. 慈竹竹叶多糖体外抗氧化作用研究 [J]. 食品研究与开发，2013，34（16）：9-11.

[4] 邓骛远. 宜宾竹叶水提液的抑菌作用研究 [J]. 安徽农业科学，2012，40（26）：13195-13196.

[5] 郭英，谢建平，沈志强，等. 慈竹提取物对大鼠急性心肌缺血的影响 [J]. 华西药学杂志，2011，26（1）：39-40.

竹　茹

Zhuru

【别名】竹皮、淡竹皮茹、青竹茹、淡竹茹、麻巴、竹二青、竹子青。

【来源】为禾本科植物淡竹 *Phyllostachys nigra* (Lodd. ex Lindl.) Munro var. *henonis* (Mitf.) Stapf et Rendle 的茎秆去外皮刮出的中间层。

【植物形态】植株木质化，呈乔木状。竿高 6～18m，直径 5～7cm，成长后仍为绿色，或老时为灰绿色，竿环及箨环均甚隆起。箨鞘背面无毛或上部具微毛，黄绿至淡黄色而具有灰黑色之斑点和条纹；箨耳及其繸毛均极易脱落；箨叶长披针形，有皱折，基部收缩；小枝具叶 1～5 片，叶鞘鞘口无毛，叶片深绿色，无毛，窄披针形，宽 1～2cm，次脉 6～8 对，质薄。穗状花序小枝排列成覆瓦状的圆锥花序；小穗含 2～3 花，顶端花退化，颖 1 或 2 枚，披针形，具微毛；外稃锐尖，表面有微毛；内稃先端有 2 齿，生微毛，长 12～15mm；鳞被数目有变化，3 至 1 枚或缺如，披针形，长约 3mm；花药长 7～10mm，开花时，以具有甚长之花丝而垂悬于花外；子房呈尖卵形，顶生 1 长形之花柱，两者共长约 7mm，柱头 3 枚，各长约 5mm，呈帚刷状。笋期 4～5 月，花期 10 月至次年 5 月。

【生境分布】通常栽植于庭园。南川（金佛山）及重庆各地均产。分布于山东、河南及长江流域以南各地。

【采收加工】冬季砍伐当年生长的新竹，除去枝叶，锯成段，刮去外层青皮，然后将中间层刮成丝状，摊放晾干。

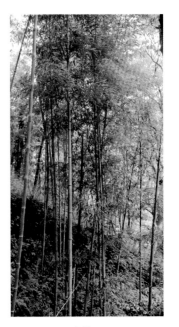
淡竹

【药材鉴别】

性状鉴别：本品呈不规则的丝状或薄带状，常卷曲扭缩而缠结成团或作刨花状，宽窄厚薄不等。浅绿色、黄绿色或黄白色，纤维性，质轻而韧，有弹性。气稍清香，味微甜。

以丝细均匀、色黄绿、质柔软、有弹性者为佳。

【化学成分】含有 (+)-(1S,2R)-1,2-双(4-羟基-3-甲氧基苯基)-1,3-丙二醇、苜蓿素、苏式-愈创木基甘油-β-O-4′-松柏基醚、赤式-愈创木基甘油-β-O-4′-松柏基醚、(+)-(7S,8R,8′R)-5′-甲氧基落叶松树脂醇、(+)-(7S,8R,8′R)-5,5′-二甲氧基落叶松树脂醇、(±)-秃毛冬青素Ⅰ、(−)-丁香树脂酚、(−)-杜仲树脂酚、(−)-(8R,8R′)-4,4′-二羟基-3,3′,5,5′-四甲氧基木脂烷-9,9′-二醇、(−)-开环异落叶松树脂酚-9,9′-缩丙酮、(±)-珍珠花树环木脂醇、2,6-二甲氧基吡喃-4-酮、β-谷甾醇、4-羟基桂皮酸、2,6-二甲氧基对苯醌等。

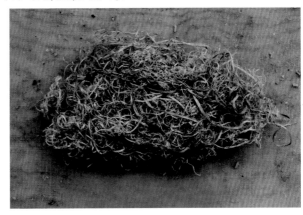
竹茹（生药）

【药理作用】

竹茹中含有黄酮类化合物，具有优良的抗自由基、抗氧化、抗硝化、抗衰老、抗菌、抗病毒及保护心脑血管、防治老年退行性疾病等生物学功效。

【医疗用途】

药性归经：味甘，性微寒。归脾、胃、心、胆经。

功能：清热化痰，除烦止呕。

主治：痰热咳嗽，胆火挟痰，惊悸不安，心烦失眠，中风痰逆，舌强不语，胃热呕吐，妊娠恶阻，胎动不安。

用法用量：内服：煎汤，5～10g；或入丸、散。

使用注意：寒痰咳喘、胃寒呕逆及脾虚泄泻者禁服。

附方：

1. 治肺热痰咳：竹茹、枇杷叶、杏仁各 9g，黄芩 4.5g，桑白皮 12g。煎服。

2. 治百日咳：竹茹 9g，蜂蜜 100g。竹茹煎水，兑入蜂蜜中，再煮沸服。每日 1 剂，连服 3 剂。

3. 治哕逆：橘皮 1000g，竹茹二升，大枣 30 枚，生姜 250g，甘草 150g，人参 30g。上六味，以水一斗，煮取三升，温服一升，日三服。

4. 治妊娠烦躁口干及胎动不安：淡竹茹 50g。以水一大盏，煎至六分，去滓。不计时候，徐徐温服。

【资源评述】张仲景《金匮要略》载有橘皮竹茹汤和竹皮大丸，是竹茹入药的最早记载。《本草图经》云："簺竹、淡竹、苦竹，《本经》并不载所出州土，今处处有之。竹之类甚多，而入药者惟此三种，人多不能尽别。谨按《竹谱》……甘竹似篁而茂，即淡竹也……淡竹肉薄，节间有粉，南人以烧竹沥者，医家只用此一品，与《竹谱》所说大同小异也。"《本草纲目》载有淡竹茹、苦竹茹、笙竹茹。可见竹茹来源于多种竹类竿的中间层，与今一致。

除竹茹外，竹沥具有清热降火、滑痰利窍功效。现开发成枇杷竹沥膏、鲜竹沥口服液等产品。

【参考文献】

[1] 朱梅，熊亮，王亚男，等. 慈竹茹中木脂素类化学成分的研究 [J]. 中国中药杂志，2012，37（13）：1968-1972.

[2] 龚金炎，毛建卫，黄伟素，等. 竹茹中苜蓿素对照品的高效液相半制备色谱制备研究 [J]. 中草药，2012，43（5）：919-921.

[3] 吴洪. 竹叶、竹茹对亚硝酸盐的清除能力与总黄酮含量的相关性 [J]. 宜春学院学报，2010，32（8）：48-49，72.

[4] Jiao J，Zhang Y，Liu C，et al. Separation and purification of tricin from an antioxidant product derived from bamboo leaves [J]. Journal of Agricultural & Food Chemistry，2007，55（25）：10086.

薏苡仁

Yiyiren

【别名】感米、薏珠子、回回米、草珠儿、赣珠、薏米、米仁、薏仁、苡仁、玉秫、六谷米、珠珠米、药玉米、水玉米、沟子米、裕米、益米。

【来源】为禾本科植物薏米 *Coix lacryma-jobi* L. var. ma-yuen（Roman.）Stapf 的干燥成熟种仁。

【植物形态】一年或多年生草本，高 1～1.5m。秆直立，约具 10 节。叶片线状披针形，长可达 30cm，宽 1.5～3cm，边缘粗糙，中脉粗厚，于背面凸起；叶鞘光滑，上部者短于节间；叶舌质硬。总状花序腋生成束；雌小穗位于花序之下部，外面包以骨质念珠状的总苞，总苞约与小穗等长；能育小穗第 1 颖下部膜质，上部厚纸质，第 2 颖舟形，被包于第 1 颖中；第 2 外稃短于第 1 外稃，内稃与外稃相似而较小；雄蕊 3 枚，退化，雌蕊具长花柱；不育小穗，退化成筒状的颖，雄小穗常 2～3 枚生于第 1 节，无柄小穗第 1 颖扁平，两侧内折成脊而具不等宽之翼，第 2 颖舟形，内稃与外稃皆为薄膜质；

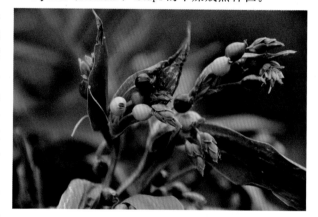

薏苡

雄蕊 3 枚；有柄小穗与无柄小穗相似，但较小或有更退化者。颖果外包坚硬的总苞，卵形或卵状球形。花期 7～9 月，果期 9～10 月。

【生境分布】生于屋旁、荒野、河边、溪涧或阴湿山谷中。喜温暖湿润气候，怕干旱、耐肥。各类土壤均可种植，对盐碱地、沼泽地的盐害和潮湿的耐受性较强，但以向阳、肥沃的壤土或黏壤土栽培为宜。忌连作。奉节、南川等区县有栽培。我国大部分地区均有分布。

【采收加工】9～10 月茎叶枯黄，果实呈褐色，大部成熟（约 85% 成熟）时，割下植株，集中立放 3～4 天后脱粒，筛去茎叶杂物，晒干或烤干，用脱壳机械脱去总苞和种皮，即得薏苡。

【药材鉴别】

性状鉴别：种仁宽卵形或长椭圆形，长 4～8mm，宽 3～6mm。表面乳白色，光滑，偶有残存的黄褐色种皮。一端钝圆，另端较宽而微凹，有 1 淡棕色点状种脐。背面圆凸，腹面有 1 条较宽而深的纵沟。质坚实，断面白色，粉性。气微，味微甜。

以粒大充实、色白、无破碎者为佳。

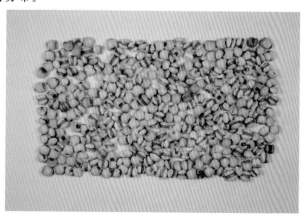

薏苡仁（生药）

【化学成分】

甾醇类：阿魏酰豆甾醇、阿魏酰菜子甾醇、α-谷甾醇、β-谷甾醇、τ-谷甾醇、豆甾醇、油菜甾醇、Feruliyl phytosterol 等。

多糖类：薏苡烷 A、B、C，酸性多糖 CA-1，酸性多糖 CA-2，中性葡聚糖（1-7）等。

脂肪酸及其酯类：棕榈酸及其甘油酯、硬脂酸及其甘油酯、油酸及其甘油酯、亚油酸及其甘油酯、薏苡仁酯、α-单亚麻酯等。

种子挥发油含 69 种成分，其中主要的有己醛、己酸、2-乙基-3-羟基丁酸己酯、γ-壬内酯、壬酸、辛酸、棕榈酸乙酯、亚油酸甲酯、香草醛及亚油酸乙酯等。

【药理作用】

1. 抗肿瘤作用：康莱特注射液（KLT）的有效成分主要是薏苡仁中的酯类。KLT 对肿瘤血管的生成有显著的抑制作用，可下调 S_{180} 瘤体内 VEGF、bF-GF 的表达。薏苡仁酯对 HeLa 细胞的生长有明显的抑制作用，并诱导细胞凋亡。薏苡仁的甲醇提取物在体内和体外都能诱导人肺癌 A549 细胞凋亡和细胞周期停滞，减少细胞有丝分裂，阻止细胞增殖。薏苡仁酯通过阻止 DNA 复制和细胞分裂而抑制 CNE-2Z 细胞生长。薏苡仁甲醇提取物在裸鼠中能抑制佛波酯诱导的肿瘤组织 COX-2 基因的表达，并呈剂量依赖型。薏苡仁提取物能显著抑制无胸腺裸鼠的乳腺癌的生长，能特异性抑制 NF-κB 诱导的基因转录和 PKC 的活性。

2. 对免疫功能的影响：薏苡仁可升高外周血细胞毒性淋巴细胞的数量、增强机体免疫功能。薏苡仁多糖可明显提高腹腔巨噬细胞的吞噬百分率及吞噬指数，并可促进淋巴细胞的转化，有较好的免疫兴奋作用。薏苡仁酯在杀灭肿瘤细胞的同时，对机体的免疫器官及免疫功能具有保护作用。薏苡仁可能通过调节扁平疣患者皮损中 T 淋巴细胞的水平，从而增强机体免疫功能。薏苡仁多糖不同组分能改善脾虚水湿不化大鼠免疫功能，其中多糖组分Ⅰ作用显著。

3. 对血糖、血脂的影响：薏苡仁多糖对小鼠有显著降血糖作用，其作用机理是影响胰岛素受体后糖代谢的某些环节和抑制肝糖原分解、肌糖原酵解和糖异生。薏苡仁多糖还可提高四氧嘧啶性糖尿病模型大鼠 SOD 活性、保护 B 细胞。薏苡仁对链脲佐菌素糖尿病模型大鼠的血糖和血脂代谢有重要的调控作用。

4. 其他作用：薏苡仁具有温和的镇痛抗炎作用，薏苡酰胺是其镇痛活性成分。薏苡仁还具有抗动脉血栓形成和抗凝血作用。薏苡仁有抑制大鼠骨质疏松的能力；薏苡仁提取物能调控高脂饮食诱导的肥胖大鼠脑中神经内分泌的活性，可能对肥胖有靶向治疗作用。KLT 对肾小球系膜细胞株的端粒酶表达有抑制作用，并可干预 IL-1 的刺激作用。薏苡仁水煎液具有显著改善高脂饮食诱导的大鼠非酒精性脂肪性肝病的药理效应。

【医疗用途】

药性归经：味甘、淡，性凉。归脾、胃、肺经。

功能：利湿健脾，舒筋除痹，清热排脓，解毒散结。

主治：水肿，脚气，小便淋沥，脾虚，泄泻，湿痹拘挛，肺痈，肠痈，赘疣癌肿。

用法用量：内服：煎汤，9～30g；或入丸、散，浸酒，煮粥，作羹。健脾益胃宜炒用；利水渗湿、清热排脓、舒筋除痹均宜生用。

使用注意：本品力缓，宜多服久服。脾虚无湿，大便燥结及孕妇慎服。

附方：

1. 治风湿痹痛，水肿：薏苡仁，煮粥，空腹食之。

2. 治胸痹缓急：薏苡仁 470g，大附子（炮）10 枚。共研细末。每服 3g，日三服。

3. 治鼻中生疮：用薏苡仁、冬瓜煎汤当茶饮。

4. 治乳岩：玄胡索、薏苡仁各 15g。黄酒煎，空腹服，出汗即验。

5. 治丘疹性荨麻疹：薏苡仁 50g，赤小豆 50g，大枣 15 枚，红糖 30g。每日 1 剂，水煎服，连服 3 剂为 1 个疗程。

【资源评述】 薏苡属植物约有 10 种，分布于热带亚洲。我国有 5 种 2 变种。薏苡仁首载于《神农本草经》，列入上品。《本草纲目》曰："薏苡，人多种之，二三月宿根自生，叶如初生芭茅，五六月抽茎开花结实。有二种：一种粘牙者，尖而壳薄，即薏苡也，其米白色如糯米，可作粥饭及磨面食，亦可同米酿酒。一种圆而壳厚，坚硬者，即菩提子也，其米少，即粳米感也，但可穿做念经数珠，故人亦呼为念珠云……"

其中壳薄粘牙者为薏米 Coix lacryma-jobi L. var. ma-yuen（Romanet du Caillaud）Stapf；另一种壳厚坚硬者为薏苡（川谷、菩提子）Coix lacryma-jobi L.。薏苡全国大部分地区均产，主产于广西、云南、四川、重庆、贵州等地。在广西已形成桂中、桂西为种植中心。

薏苡在我国有悠久的栽培历史，并培育有优良品系。重庆紫杆薏苡产量高，品质亦较好，生长期中熟，适宜北方种植；贵州青龙薏苡品质佳，产量和出米率高，适宜南方栽培。吉林紫杆薏蛋白质的含量最高，其次是重庆和吉林的紫杆薏。贵州青龙和湖南桂东（白壳）薏苡仁的丙酮提取物得率最高，再次是安徽亳州，河北安国薏苡最低。可根据不同的地域及用途选用不同品种。

薏苡根亦入药，在民间用于治疗泌尿系结石、肾炎等疾病。据报道，其抗炎作用较强，对 ConA 诱导的大鼠巨噬细胞组胺释放抑制率分别达 85.5%、47.3%；对 IgE 诱导释放抑制率为 91.3%、40.0%。构效分析表明，苯并恶唑酮上 2 位游离羟基是其抗炎活性所必需的。

【参考文献】

[1] 金黎明，刘垠孜，赵晓蕾，等．薏苡仁有效成分研究进展 [J]．安徽农业科学，2011，39（10）：5734-5734.

[2] 吴岩，原永芳．薏苡仁的化学成分和药理活性研究进展 [J]．华西药学杂志，2010，25（1）：111-113.

[3] 胡少华，肖小年，易醒，等．薏苡仁的研究新进展 [J]．时珍国医国药，2009，20（5）：1059-1060.

[4] 温晓蓉．薏苡仁化学成分及抗肿瘤活性研究进展 [J]．辽宁中医药大学学报，2008，10（3）：135-138.

[5] Woo J H, Li D, Li D, et al. Coix seed extract, A commonly used treatment for cancer in china, inhibits NFκB and protein kinase C signaling [J]. Cancer Biology & Therapy, 2007, 6 (12): 2005.

[6] 郭姗姗，陈萍，曹碧兰，等．薏苡仁对扁平疣患者 T 淋巴细胞的影响 [J]．广东医学，2017，38（4）：623-625.

[7] 王彦芳，季旭明，赵海军，等．薏苡仁多糖不同组分对脾虚水湿不化大鼠模型免疫功能的影响 [J]．中华中医药杂志，2017，32（3）：1303-1306.

[8] Yeh P H, Chiang W, Chiang M T. Effects of dehulled adlay on plasma glucose and lipid concentrations in streptozotocin-induced diabetic rats fed a diet enriched in cholesterol. [J]. International Journal for Vitamin & Nutrition Research，2006，76（5）：299-305.

[9] Yang R S, Chiang W, Lu Y H, et al. Evaluation of osteoporosis prevention by adlay using a tissue culture model [J]. Asia Pacific Journal of Clinical Nutrition, 2008, 17 Suppl 1 (S1): 143-146.

[10] Kim S O, Yun S J, Lee E H. The water extract of adlay seed (Coix lachrymajobi var. mayuen) exhibits anti-obesity effects through neuroendocrine modulation [J]. American Journal of Chinese Medicine, 2007, 35 (2): 297-308.

[11] 张建民，张娜娜，崔瑾，等．薏苡仁提取物改善大鼠非酒精性脂肪肝游离脂肪酸的代谢机制研究 [J]．中国药师，2017，20（1）：25-29.

白茅根

Baimaogeng

【别名】茅根、兰根、茹根、地菅、地筋、兼杜、白茅菅、白花茅根、丝茅、万根草、茅草根、地节根、坚草根、甜草根、丝毛草根、寒草根。

【来源】为禾本科植物白茅 Imperata cylindrica（L.）Beauv. var. major（Nees）C. E. Hubb. 的根茎。

【植物形态】多年生草本，高 20～100cm。根匍匐横走，密被鳞片。秆丛生，直立，圆柱形，光滑无毛，基部被多数老叶及残留的叶鞘。叶线形或线状披针形；根出叶长几与植株相等；茎生叶较短，宽 3～8mm，叶鞘褐色，或上部及边缘和鞘口具纤毛，具短叶舌。圆锥花序紧缩呈穗状，顶生；小穗披针形或长圆形，成对排列在花序轴上，其中一小穗具较长的梗，另一小穗的梗较短；花两性，每小穗具 1 朵花，

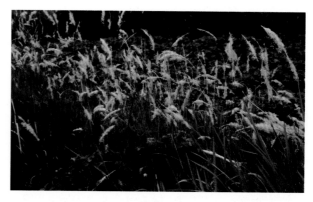

白茅

基部被白色丝状柔毛；两颖相等或第1颖稍短而狭，第2颖较宽；稃膜质，无毛，第1外稃卵状长圆形，内稃短，第2外稃披针形，与内稃等长；雄蕊2枚，花药黄色；雌蕊1枚，柱头羽毛状。颖果椭圆形，暗褐色，成熟的果序被白色长柔毛。花期5～6月，果期6～7月。

【生境分布】 生于路旁向阳干草地或山坡上。喜温暖湿润气候，喜阳耐旱。重庆广布。分布于东北、华北、华东、中南、西南及陕西、甘肃等地。

【采收加工】 春、秋季采挖，除去地上部分、鳞片状的叶鞘及须根，洗净，鲜用或扎把晒干。

【药材鉴别】

性状鉴别： 根茎长圆柱形，有时分枝，长短不一，直径2～4mm。表面黄白色或淡黄色，微有光泽，具纵皱纹，环节明显，节上残留灰棕色鳞叶及细根，节间长1～3cm。体轻，质略脆，断面皮部白色，多具放射状裂隙，中柱淡黄色，易与皮部剥离。气微，味微甜。

以条粗、色白、味甜者为佳。

【化学成分】 根茎含芦竹素、白茅素、薏苡素、羊齿烯醇、西米杜鹃醇、异山柑子萜醇、白头翁素、乔木萜烷、异乔木萜醇、乔木萜醇、乔木萜醇甲醚、乔木萜酮和木栓酮及联苯双酯等。

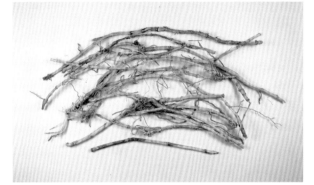

白茅根（生药）

甾醇类：豆甾醇、β-谷甾醇、菜油甾醇等。

苯丙素类：二甲氧基-5-甲基香豆素、4,7-二甲氧基-5-甲基香豆素、1-O-对香豆酰基甘油酯、4-甲氧基-5-甲基香豆素-7-O-β-D-吡喃葡萄糖苷等。

有机酸类：对羟基桂皮酸、棕榈酸、草酸、苹果酸、柠檬酸、酒石酸、绿原酸、1-咖啡酰奎尼酸、3-咖啡酰奎尼酸、4-咖啡酰奎尼酸、5-咖啡酰奎尼酸、3-阿魏酰奎尼酸、咖啡酸、二咖啡酰奎尼酸、香草酸、反式对羟基桂皮酸、对羟基苯甲酸、3,4-二羟基苯甲酸、3,4-二羟基丁酸、枸橼酸等。

糖类：多量蔗糖、葡萄糖，少量果糖、木糖。最近发现还含类胡萝卜素、Cylindrene、Imperanene。

【药理作用】

1. 利尿作用：白茅根煎剂灌胃，对正常家兔有利尿作用，给药5～10天时，利尿作用最明显，切断肾周围神经，其利尿作用丧失，此作用可能与神经系统及其所含的丰富钾盐有关。白茅根能缓解肾小球血管痉挛，使肾血流量及肾滤过率增加而产生利尿效果，同时改善肾缺血，减少肾素产生，使血压恢复正常。

2. 止血作用：白茅根对凝血酶生成有促进作用，可以抑制肝病出血倾向并治疗先天性 I、V、VII、X 凝血因子缺乏性疾病。白茅根的生品和炭品均能明显的缩短小鼠的出血时间、凝血时间和血浆的复钙时间，炒炭后止血作用提高。

3. 抑菌作用：白茅根煎剂对弗氏痢疾杆菌、宋内氏痢疾杆菌、肺炎球菌、卡他球菌、流感杆菌、金黄色葡萄球菌有明显的抑菌作用。

4. 免疫调节作用：白茅根对小鼠腹腔巨噬细胞的吞噬功能有加强效应，可增强机体的非特异性免疫作用，提高小鼠 TH 细胞数及促进 IL-2 的产生，从而增强整体免疫功能。对正常及免疫功能低下小鼠能明显提高外周血 ANAE 阳性细胞百分率和外周血 CD_4^+ T 淋巴细胞百分率，降低 CD_8^+ T 淋巴细胞百分率，并调整 CD_4^+/CD_8^+ 比值趋向正常。

5. 抗炎镇痛作用：白茅根水煎液能减轻二甲苯所致小鼠耳郭肿胀，减轻角叉菜胶所致大鼠后足跖肿胀，明显抑制乙酸所致小鼠腹腔毛细血管通透性的增加，有效对抗酵母多糖 A 所致大鼠足趾肿胀。对乙醇引起的小鼠自发活动有明显的抑制作用，并能抑制乙酸引起的扭体反应。

6. 其他作用：对提高乙型肝炎表面抗原阳性的转阴率有显著效果。白茅根甲醇提取物能抑制 CCl_4 对肝的损伤且无毒副作用。白茅根中的三萜类化合物芦竹素抵制人前列腺癌 PC3 细胞的增殖并诱导其凋亡，推测其作用机制与激活 PARP 有关。白茅根乙酸乙酯提取物对阿霉素肾病大鼠有保护作用，其作用机制可能是降低 $TGF-\beta_1$ 以及 NF-κB p65 的表达，抑制 TNF-α 的活性，进而改善阿霉素肾病大鼠肾组织病变。

【医疗用途】

药性归经：味甘，性寒。归肺、胃、膀胱经。

功能：凉血止血，清热利尿。

主治：血热出血，热病烦渴，热淋涩痛，水肿尿少，湿热黄疸。

用法用量：内服：煎汤，9～30g，鲜品30～60g；或捣汁。外用：适量，鲜品捣汁涂。

使用注意：脾胃虚寒、尿多不渴者禁服。

附方：

1. 治胃火上冲，牙龈出血：鲜白茅根60g，生石膏60g，白糖30g。水煎，冲白糖服。

2. 治疗胃出血：白茅根、生荷叶各30g，侧柏叶、藕节各9g，黑豆少许。水煎服。

3. 治气虚血热，小便出血：茅根500g，茯苓250g，人参、干地黄各100g。水煎分五六次饮之。

4. 治砂淋（肾、膀胱或输尿管结石）：白茅根60g，金沙蕨叶、金钱草各30g。水煎，分多次服。

5. 治肾脏炎，浮肿：鲜茅根30g，西瓜皮20g，赤豆40g，五蜀黍蕊10g。水600ml，煎至200ml，每日3次分服。

【资源评述】 白茅根始载于《本草经集注》。《神农本草经》《名医别录》《新修本草》皆以茅根名之。《本草纲目》曰："茅有白茅、菅茅、黄茅、香茅、芭茅数种，叶皆相似。白茅短小，三、四月开白花成穗，结细实，其根甚长，白软如筋而有节，味甘，俗呼丝茅"。《植物名实图考》载："白茅，本经中品，其芽曰茅针，白嫩可啖，小儿嗜之。河南谓之茅荑，湖南通呼为丝茅，其根为血症要药"。古之所用的白茅根与现今所用一致。

《中国药典》中白茅根的基原为 *Imperata cylindrica*（L.）Beauv. var. *major*（Nees）C. E. Hubb.，但《中国植物志》把前者定名为"大白茅"，而白茅 *Imperata cylindrica*（L.）Beauv.。有的学者又认为白茅 *Imperata koemgn*（Rctz.）Bcauv 在植物形态、组织构造、所含化学成分、分布区等方面与 I. cylindrica 有明显的区别，认为可作为一个独立种。主产于湖北、浙江、江苏、河南、广东、河北等地，以湖北所产的白茅根品质佳。

白茅根所含α-联苯双酯可能是抗肝炎的有效成分。此外，白茅根具有抗炎性渗出、解酒毒的作用，值得进一步深入研究和开发。

【参考文献】

［1］刘轩，张彬锋，俞桂新，等．白茅根的化学成分研究［J］．中国中药杂志，2012，37（15）：2296-2300.

［2］刘金荣．白茅根的化学成分、药理作用及临床应用［J］．山东中医杂志，2014，33（12）：1021-1024.

［3］刘荣华，付丽娜，陈兰英，等．白茅根化学成分与药理研究进展［J］．江西中医药大学学报，2010，22（4）：80-83.

［4］焦坤，陈佩东，和颖颖，等．白茅根研究概况［J］．江苏中医药，2008，40（1）：91-93.

［5］岳兴如，侯宗霞，刘萍，等．白茅根抗炎的药理作用［J］．中国组织工程研究，2006，10（43）：85-87.

［6］Mohamed G A, Abdellateff A, Fouad M A, et al. Chemical composition and hepato-protective activity of Imperata cylindrica Beauv.［J］. Pharmacognosy Magazine，2009，4（17）：28-36.

［7］陈大可．白茅根中芦竹素激活多聚腺苷二磷酸核糖聚合酶诱导人前列腺癌细胞凋亡［J］．中草药，2017，48（6）：1183-1187.

［8］陈兰英，陈卓，王昌芹，等．白茅根不同提取物对阿霉素肾病大鼠的保护作用及对 TGF-β_1、NF-κB p65 分子表达的影响［J］．中药材，2015，38（11）：2342-2347.

淡竹叶

Danzhuye

【别名】 竹叶门冬青、迷身草、山鸡米、金竹叶、长竹叶、山冬、地竹、淡竹米。

【来源】 为禾本科植物淡竹叶 *Lophatherum gracile* Brongn. 及中华淡竹叶 *Lophatherum sinense* Rendle 的全草。

【植物形态】

淡竹叶：多年生草本，高40～90cm。根状茎粗短，其近顶端或中部常肥厚成纺锤状的块根。秆纤弱，多少木质化。叶互生，广披针形，长5～20cm，宽1.5～3cm，先端渐尖或短尖，全缘，基部近圆形或楔形而渐狭缩成柄状或无柄，平行脉多条，并有明显横脉，呈小长方格状，两面光滑或有小刺毛；叶鞘边缘光滑或具纤毛；叶舌短小，有缘毛。圆锥花序顶生，分枝较少，疏散，斜升或展开；小穗线状披针形，具粗壮小穗柄，长约 1mm；颖长圆形，具 5 条脉，第 1 颖短于第 2 颖；外稃较颖为长，披针形，长 6～7mm，宽约 3mm，先端具短尖头，内稃较外稃为短，膜质透明。颖果纺锤形，深褐色。花期 6～9 月，果期 8～10 月。

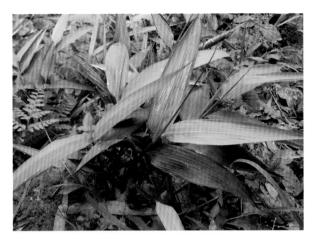

淡竹叶

中华淡竹叶：本种与淡竹不同之点在于：叶片宽达 4cm。圆锥花序分枝较短，小穗广披针形；颖宽卵形，第 1 外稃长约 6mm，宽约 5mm，具 7 条脉，先端有长不及 1mm 的短芒。

【生境分布】

淡竹叶：野生于山坡林下或沟边阴湿处。喜阴凉气候。宜选山坡林子及阴湿处栽培。以富含腐殖质的砂质壤土栽培为宜。产于万州全区、南川、长寿。分布于长江流域以南和西南等地。

中华淡竹叶：生长于山坡、溪边。产于彭水。分布于江苏、浙江、江西、福建、湖南等地。

【采收加工】 在 6～7 月将开花时，离地 2～5cm 处割起地上部分，晒干，理顺扎成小把即成。但在晒时，不能间断，以免脱节；夜间不能露天堆放，以免黄叶。

【药材鉴别】

性状鉴别： 本品长 25～75cm。茎圆柱形稍压扁，直径 1.5～2mm，表面淡黄绿色，有节，断面中空，节上抱有叶鞘。叶多皱缩卷曲，叶片披针形，长 5～20cm，宽 1～3.5cm；表面浅绿色或黄绿色，叶脉平行，具横行小脉，形成长方形的网格状，下表面尤为明显。叶鞘长约 5cm，开裂，外具纵条纹，沿叶鞘边缘有白色长柔毛。体轻，质柔韧。气微，味淡。

以叶大、色绿、不带根及花穗者为佳。

【化学成分】 茎、叶含三萜化合物：芦竹素、印白茅素、蒲公英赛醇、无羁萜。还含有 3,5-二甲氧基-4 羟基苯甲醛、反式对羟基桂皮酸、苜蓿素、苜蓿素-7-O-β-D-葡萄糖苷、牡荆素、胸腺嘧啶、香草酸、腺嘌呤、荭草苷、异荭草苷、牡荆苷、异牡荆苷、棕榈酸、二十九烷、邻苯二甲酸-二-(2-乙基己基)酯、α-生育酚醌、2-呋喃甲醛、2-己烯醛、5-甲基-2-呋喃甲醛、2,3-二氢苯并呋喃、(E,E)-2,4-庚二烯醛、2-丁烯醛、2-甲基戊烷、反式-4-甲基-环己醇、乙酸丁酯、月桂酸、羊齿烯醇、木犀草素、白茅素、尿嘧啶、日当药黄素、木犀草素-7-甲醚-6-C-β-D-半乳糖苷、alcolin-7-O-β-D-葡萄糖苷、木犀草素-7-O-β-D-葡

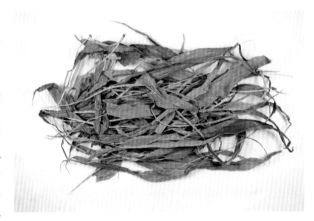

淡竹叶（生药）

萄糖苷、三十九烷酸、正三十二烷醇、三十一烷酸、对羟基苯甲醛、反式对香豆酸、salcolin A、salcolin B、木犀草素、阿福豆苷、当药黄素、对甲氧基肉桂酸、β-谷甾醇和胡萝卜苷。

【药理作用】

1. 抗病原微生物作用：淡竹叶的醇提物对金黄色葡萄球菌、溶血性链球菌、绿脓杆菌、大肠杆菌有一定的抑制作用。淡竹叶中的黄酮苷对真菌、细菌均有一定的抑制作用。淡竹叶中新发现的 4 个碳苷黄酮类化合物有抗呼吸道合胞体病毒活性。

2. 抗氧化作用：淡竹叶多糖在体外具有直接清除自由基的抗氧化活性，且随着多糖浓度的升高清除率也升高。

3. 保肝作用：淡竹叶总黄酮可明显降低小鼠血浆中 ALT 活性、肝组织的 MDA 和 NO 含量，显著提高

血浆和肝组织的抗氧化能力指数。淡竹叶提取物构成的混合物有抑制丙型肝炎的作用。

4. 收缩血管作用：淡竹叶黄酮对小鼠腹主动脉有收缩作用，其作用强度与麻黄碱相似，收缩血管的作用机制可能与激动 α 受体有关。该作用可被钙离子通道阻断剂抑制。

5. 其他作用：30％淡竹叶醇浸膏可显著降低高血脂大鼠的血清 TC；淡竹叶总黄酮可抑制心肌缺血/再灌注损伤模型大鼠心肌中 LDH、CK 的漏出，降低 MDA 含量，提高 SOD、GSH-Px 和 NO 浓度，抑制 NF-κB 和 TNF-α 蛋白的表达，下调 Caspase-3 蛋白表达。

【医疗用途】

药性归经：味甘、淡，性寒。归心、胃、小肠经。

功能：清热泻火，除烦止渴，利尿通淋。

主治：热病烦渴，小便短赤涩痛，口舌生疮。

用法用量：内服，煎汤，6～10g。

使用注意：无实火、湿热者慎服，体虚有寒者禁服。

附方：

1. 治热病烦渴：鲜淡竹叶30g（干品15g），麦门冬15g。水煎服。

2. 治热病余热未净，心烦口渴：淡竹叶、太子参、麦门冬、北沙参各9g，生石膏（先煎）12g，生甘草4.5g。水煎服。

3. 治口腔炎，牙周炎，扁桃体炎：淡竹叶30～60g，犁头草、夏枯草各15g，薄荷9g。水煎服。

4. 治热淋：淡竹叶30g，甘草3g，木通、滑石各6g。水煎服。

5. 治小儿夜啼：淡竹叶9g，蝉衣、甘草节、黄芩各4.5g，车前子（布包）、生地各6g。煎服。

【资源评述】淡竹叶始载于《名医别录》。《本草纲目》云："处处原野有之，春生苗，高数寸，细茎绿叶，俨如竹米落地所生细竹之茎叶。其根一窠数十须，须上结子，与麦门冬一样，但坚硬尔。随时采之。八九月抽茎，结小长穗。俚人采其根苗，捣汁和米作酒曲，甚芳烈。"以上所述及《植物名实图考》所载淡竹叶图均与现用淡竹叶相吻合。

淡竹叶主产于浙江（余姚、奉化、临海，安徽、霍山、歙县）、湖南（黔阳、邵阳、衡阳）、四川（温江、邛崃、雅安）、湖北（孝感）、广东（清远、从化）、江西（萍乡、武宁）等地，以浙江产量大、质量优，称杭竹叶。此外，广西、贵州、福建、江苏、河南、云南等地亦产，多自产自销。

本草曾记载禾本科竹亚科植物作淡竹叶用，如陶弘景曰"竹类甚多，入药用箽竹，次用淡、苦尔。又一种薄壳者，名甘竹，叶最胜"。李时珍引用孟诜语"竹叶，箽、苦、淡、甘之外，余皆不入药，不宜人，淡竹为上，甘竹次之"。箽竹为刚竹 *Phyllostachys bambusoides*、箽竹 *P. nuda*、苦竹 *Pleioblastus amarus*。据报道，大多数竹叶中含有多种黄酮，总黄酮的含量约2％，还含竹叶活性多糖。楠竹叶（淡竹叶）对 H_{22} 肝癌细胞有明显抑制作用。我国竹资源占全国森林面积的3％，资源十分丰富，具有巨大的开发前景。

同科刚竹属淡竹 *Phyllostachys nigra*，在安徽亳州作淡竹叶收购，其茎可刮作"竹茹"用（参见"竹茹"条）。功效与淡竹叶不同，应注意区别。

【参考文献】

［1］陈烨. 淡竹叶化学成分与药理作用研究进展［J］. 亚太传统医药，2014，10（13）：50-52.

［2］张慧艳，汤峰，刘永刚，等. 淡竹叶化学成分分离鉴定［J］. 中医药学报，2012，40（5）：46-48.

［3］张慧艳，汤锋，王春梅，等. 淡竹叶化学成分研究［J］. 安徽农业大学学报，2011，38（4）：540-542.

［4］张靖，王英，张晓琦，等. 淡竹叶化学成分研究［J］. 中国天然药物，2009（6）：428-431.

［5］殷婕，郐云霞，吴启南，等. 淡竹叶的化学成分研究［J］. 西北药学杂志，2010，25（6）：413-414.

［6］刘晓蓉. 淡竹叶提取物抑菌防腐作用的研究［J］. 广东轻工职业技术学院学报，2008，7（2）：20-23.

［7］薛月芹，宋杰，叶素萍，等. 淡竹叶中黄酮苷的分离鉴定及其抑菌活性的研究［J］. 华西药学杂志，2009，24（3）：218-220.

［8］Wang Y, Chen M, Zhang J, et al. Flavone C-glycosides from the leaves of Lophatherum gracile and their in vitro antiviral activity. ［J］. Planta Medica，2012，78（1）：46-51.

［9］李志洲. 淡竹叶多糖的提取及体外抗氧化性研究［J］. 中成药，2008，30（3）：434-437.

［10］林冠宇，姚楠，何蓉蓉，等. 淡竹叶总黄酮对拘束负荷所致小鼠肝损伤的保护作用［J］. 中国实验方剂学杂志，2010，16（7）：177-179.

［11］孙涛，刘静，曹永孝．淡竹叶黄酮收缩血管的作用［J］．中药药理与临床，2010，26（5）：57-59.

［12］付彦君，陈靖．淡竹叶提取物对实验性高脂血症大鼠血脂的影响［J］．长春中医药大学学报，2013，29（6）：965-966.

［13］邵莹，吴启南，周婧，等．淡竹叶黄酮对大鼠心肌缺血/再灌注损伤的保护作用［J］．中国药理学通报，2013，29（2）：241-247.

芦　根
Lugen

【别名】芦茅根、苇根、顺江龙、芦柴根、芦芽根、甜梗子、芦头。

【来源】为禾本科植物芦苇 *Phragmites comrnunis* Trin. 的根茎。

【植物形态】多年生高大草本，高 1～3m。地下茎粗壮，横走，节间中空，节上有芽。茎直立，中空。叶 2 列，互生；叶鞘圆筒状，叶舌有毛；叶片扁平，长 15～45cm，宽 1～3.5cm，边缘粗糙。穗状花序排列成大型圆锥花序，顶生，微下垂，下部梗腋间具白色柔毛；小穗通常有 4～7 朵花；第 1 花通常为堆花，颖片披针形，不等长，第 1 颖片长为第 2 颖片之半或更短；外稃长于内稃，光滑开展；两性花，雄蕊 3 枚，雌蕊 1 枚，花柱 2 枚，柱头羽状。颖果椭圆形至长圆形，与内稃分离。花、果期 7～10 月。

【生境分布】生于河流、池沼岸边浅水中。喜温暖湿润气候，耐寒。以选上层深厚、腐殖质丰富的河流、池沼岸边浅水中栽培为宜。重庆各地广布。全国大部分地区都有分布。

【采收加工】全年均可采，除掉泥土，剪去须根、芽及膜状叶，切段，晒干或鲜用。

贮干燥容器内，置通风干燥处，防霉，防蛀。鲜芦根埋入湿沙中，防干。

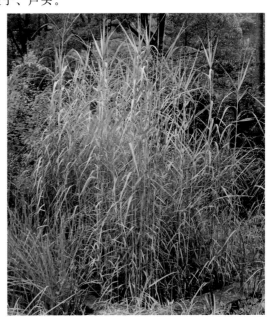

芦苇

【药材鉴别】

性状鉴别：鲜根茎长圆柱形，有的略扁，长短不一，直径 1～2cm。表面黄白色；有光泽，外皮疏松可剥离。节呈环状，有残根及芽痕。体轻，质韧，不易折断。折断面黄白色，中空，壁厚 1～2mm，有小孔排列成环。气微，味甘。干根茎呈压扁的长圆柱形。表面有光泽，黄白色。节处较硬，红黄色，节间有纵皱纹。质轻而柔韧。气微，味微甘。

以条粗均匀、色黄白、有光泽、无须根者为佳。

【化学成分】根主要含多糖类、黄酮类、蒽醌类、酚类、甾体类、酚酸及挥发油等成分。还有苯甲酸、D-阿洛醇、乙酰氧基齐墩果酸、borrefiagenin、3′,7-二羟基-4′-甲氧基异黄酮、齐墩果酸、（-）-襄五脂素、3β,5α,9α-三羟基-麦角甾刀、22-二烯-6-酮、桦木酸、7-羟基香豆素等。

脂肪性成分：对羟基苯甲醛、5-羟甲基糠醛、大黄素甲醚、胡萝卜苷、β-谷甾醇、香草醛、西米杜鹃醇和 3α-O-β-D-吡喃葡萄糖基南烛木树脂酚等。

挥发油：糠醛、十六酸、亚油酸甲酯、邻苯二甲酸二辛酯等。

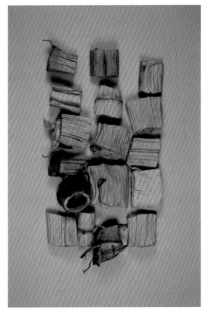

芦根（段）

种子植物

【药理作用】

1. 消除结石作用：芦根提取物能改善糖尿病大鼠尿草酸、尿钙浓度、BUN、Scr及MDA含量升高和SOD活性下降，还能改善糖尿病小鼠肾小管的扩张和肾组织骨桥蛋白的增多，抑制草酸钙结石的形成。芦根提取液对雄性大鼠肾草酸钙结石的形成有抑制作用。

2. 抗氧化作用：芦根多糖的还原能力稍次于抗坏血酸；清除DPPH自由基、羟基自由基的能力存在量效关系，对亚硝酸钠也有一定的清除能力，表明芦根多糖具有一定的抗氧化活性。

3. 抗肿瘤作用：三种芦根多糖均对HeLa细胞和B16细胞均有抑制作用并存在量效关系，最大抑制率分别为76%和81%，具有良好的体外抗肿瘤作用。

4. 降糖、降脂作用：芦根多糖能降低糖尿病模型小鼠体重下降的趋势，改善葡萄糖耐受力，降低血糖，还可改善GSP、TC、TG及LDL-C含量的升高和肝糖原、HDL-C含量的降低，一定程度上对脂代谢紊乱有改善作用。芦根乙醇提取物对糖尿病小鼠肝糖原含量具有正向促进作用，其机制可能是通过提高肝糖原合成酶的表达而起作用。

5. 保护肝肾作用：芦根多糖对镉中毒小鼠的肝肾损伤有一定保护作用；芦根多糖能改善肝纤维化大鼠肝脏重量的增加和ALT、AST、HYP、SA、MDA的升高，改善A/G值、GSH-Px、SOD水平的减低，显著改善模型的肝纤维化和肝脏损伤，具有保肝作用。芦根多糖具有降脂抗氧化作用，能减少脂质过氧化产物，减轻对肾脏的损伤，同时具有减轻尿蛋白排泄及减小肾小球内径的作用。

6. 其他作用：芦根水煎剂高、低剂量组给药后均能明显减轻二甲苯所致小鼠耳郭肿胀。

【医疗用途】

药性归经：味甘，性寒。归肺、胃经。

功能：清热生津，除烦止呕，利尿。

主治：热病烦渴，胃热呕哕，肺热咳嗽，肺痈吐脓，热淋涩痛。

用法用量：内服：煎汤，15～30g，鲜品60～120g；或鲜品捣汁。

使用注意：脾胃虚寒者慎服。

附方：

1. 治胃热消渴：芦根15g、麦门冬、地骨皮、茯苓各9g，陈皮4.5g。煎服。

2. 治百日咳，咯血：芦根30g，卷柏6g，木蝴蝶6g，牛皮冻7.5g。水煎服。

3. 治咳嗽，吐脓痰：芦根30g，薏苡仁、冬瓜子各15g，桃仁、桔梗各9g。水煎服。

4. 治呕哕反胃：生芦根（切）、青竹茹各1000g，粳米300g，生姜150g。以水2500ml，煮取1250ml，随便饮服。

5. 治妊娠呕吐不食，兼吐痰水：生芦根2g，橘皮1.2g，生姜1g，槟榔0.6g。以水1000ml，煎至700ml，空腹热服。

【资源评述】 芦根始载于《名医别录》，列为下品。《新修本草》曰："生下湿地。茎叶似竹，花若荻花。二月、八月采根，日干用之。"《本草图经》谓："芦根，旧不载所出州土，今在处有之。生下湿陂泽中。其状都似竹而叶抱茎生，无枝。花白作穗，若茅花。根亦若竹根而节疏。"上述记载及《本草图经》附图，均与本品相符。《中国植物志》将芦苇定为芦苇 *P. australis* （Cav.）Trin.。

芦根全国多数地区均产，主产于安徽（安庆、蚌埠），江苏（启东），浙江（杭州、宁波），湖北（孝感）等地。在四川都江堰将大芦 *Phragmites karka* （Retz.）Trin 作芦根收购。

【参考文献】

[1] 王中华，郭庆梅，周凤琴. 芦根化学成分、药理作用及开发利用研究进展 [J]. 辽宁中医药大学学报，2014（12）：81-83.

[2] 尹伟，张国升. 芦根的化学成分研究 [J]. 天然产物研究与开发，2014（a01）：13-15.

[3] 骆昉，李娜，曹桂东，等. 芦根中脂溶性成分的分离与鉴定 [J]. 沈阳药科大学学报，2009，26（6）：441-443.

[4] 王华. 芦根的挥发性成分分析及在卷烟中的应用 [J]. 云南化工，2008，35（6）：62-65.

[5] 贾希栋，张春阳，刘迎光，等. 芦根提取液预防雄性大鼠草酸钙肾结石的研究 [J]. 中国实验方剂学杂志，2013，19（11）：224-227.

[6] 沈蔚，任晓婷，张建，等．芦根多糖的提取及其抗氧化活性的研究［J］．时珍国医国药，2010，21（5）：1078-1080.

[7] 晁若瑜，杨靖亚，蔡晓晔，等．芦根多糖的分离纯化和体外抗肿瘤研究［J］．食品工业科技，2011，32（12）：284-286.

[8] 宋佰慧，程云龙，辛禧瑞，等．芦根乙醇提取物对糖尿病小鼠肝糖原含量及糖原合成酶的影响［J］．天津医药，2014，42（1）：65-67.

[9] 李立华，韩光磊，高家荣，等．芦根多糖对免疫性肝纤维化大鼠 TGF-β/Smads 信号通路的影响［J］．中国中医药科技，2011，18（3）：206-208.

[10] 徐行仙．芦根多糖对高脂诱导大鼠肾损伤的保护作用［J］．中国医药导报，2014，11（19）：24-27.

[11] 刘足桂，梁生林．芦根水煎剂对小鼠的抗炎作用初探［J］．中国医药指南，2014，12（34）：61-62.

浮小麦

Fuxiaomai

【别名】浮麦、瘪小麦。

【来源】为禾本科植物小麦 *Triticum aestzvum* L. 干瘪轻浮的颖果。

【植物形态】一年生或越年生草本。秆直立，通常 6～9 节。叶鞘光滑；叶舌膜质，短小；叶片长披针形，长 15～40cm，宽 8～14mm，先端渐尖，基部方圆形。穗状花序直立；小穗两侧扁平，长约 12mm，在穗轴上平行排列或近于平行，每小穗具 3～9 朵花，仅下部的花结实；颖短，第 1 颖较第 2 颖为宽，两者背面均具有锐利的脊；外稃膜质，微裂成 3 齿状，中央的齿常延伸成芒，内稃与外稃等长或略短，脊上具鳞毛状的窄翼；雄蕊 3 枚；子房卵形。颖果长圆形或近卵形，浅褐色。花期 4～5 月，果期 5～6 月。

【生境分布】全国各地大量栽培，为我国主要粮食之一。

【采收加工】夏至前后，成熟果实采收后，取瘪瘦轻浮与未脱净皮的麦粒，筛去灰屑，用水漂洗，晒干。贮干燥容器内，置通风干燥处，炒浮小麦密闭，防蛀，防霉。

【药材鉴别】

性状鉴别：干瘪颖果呈长圆形，两端略尖。长约 7mm，直径约 2.6mm。表面黄白色，皱缩。有时尚带有未脱净的外稃与内稃。腹面有 1 深陷的纵沟，顶端钝形，带有浅黄棕色柔毛，另一端成斜尖形，有脐。质硬而脆，易断，断面白色，粉性差。气微，味淡。

以粒均匀、轻浮、无杂质为佳。

【化学成分】种子含淀粉、蛋白质、糖类、糊精、脂肪、粗纤维等。脂肪油主要为油酸、亚油酸、棕榈酸、硬脂酸的甘油酯。尚含少量谷甾醇、卵磷脂、尿囊素、精氨酸、淀粉酶、麦芽糖酶、蛋白酶及微量维生素 B 等。

【药理作用】浮小麦可使麻黄汤所致发汗模型大鼠体重减少值不显著，汗点数增加不显著，光镜下足趾汗腺导管扩张不明显，表明浮小麦有明显的止汗作用。

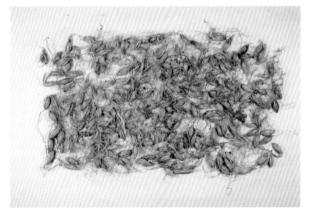

麦芽

【医疗用途】

药性归经：味甘，性凉。归心经。

功能：除虚热，止汗。

主治：阴虚发热，盗汗，自汗。

用法用量：内服，煎汤，15～30g；或研末。止汗，宜微炒用。

使用注意：无汗而烦躁或虚脱汗出者忌用。

附方：

1. 治盗汗及虚汗不止：浮小麦不以多少。文武火炒令焦，为细末，每服 6g，米汤调下，频服为佳。

2. 治盗汗：用浮小麦 300g。煎汤，调防风末 6g 服。

3. 治脏躁：浮小麦 30g，甘草 15g，大枣 10 枚。水煎服。

【资源评述】浮小麦入药最早见于《卫生宝鉴》。《本草蒙筌》谓："浮小麦，先枯未实。"《本草纲目》曰："浮麦，即水淘浮起者。"上述与今所用浮小麦一致。麦芽也作药用，具有消食健脾的作用。

【参考文献】

［1］孟霜，李慧峰，闫艳，等 . 浮小麦药材质量控制研究［J］. 中国实验方剂学杂志，2012，18（24）：124-127.

［2］高明菊，毕丹，孟霜，等 . HPLC 法同时测定浮小麦中 5-二十一烷基间苯二酚和亚油酸的含量［J］. 中国药房，2013，24（3）：244-246.

［3］裴妙荣，孟霜，李慧峰，等 . 浮小麦与小麦的止汗作用及 5-二十一烷基间苯二酚等化合物含量比较研究［J］. 中华中医药学刊，2013，31（9）：2030-2032.

香 附

Xiangfu

【别名】雀头香、莎草根、香附子、雷公头、香附米、地藨苈、三棱草根、苦羌头。

【来源】为莎草科植物莎草 Cyperus rotundus L. 的干燥根茎。

【植物形态】多年生草本，高 15～100cm。根状茎匍匐延长，部分膨大呈纺锤形，有时数个相连。茎直立，三棱形；叶丛生于茎基部，叶鞘闭合包于茎上；叶片线形，长 20～60cm，宽 2～5mm，先端尖，全缘，具平行脉，主脉于背面隆起。花序复穗状，3～6 枚在茎顶排成伞状，每个花序具 3～10 个小穗，线形；颖 2 列，卵形至长圆形，长约 3mm，两侧紫红色有数脉。基部有叶片状的总苞 2～4 片，与花序等长或过之；每颖着生 1 朵花，雄蕊 3 枚；柱头 3 枚，丝状。小坚果长圆状倒卵形，三棱状。花期 5～8 月，果期 7～11 月。

【生境分布】生于山坡草地、耕地、路旁水边潮湿处。喜温暖湿润气候和潮湿环境，耐寒。宜选疏松的砂壤土栽培为宜。产于南川、江津及万州全区。分布于华东、中南、西南及辽宁、河北、山西、陕西、甘肃、台湾等地。

【采收加工】秋季采挖，燎去毛须，沸水略煮或蒸透后晒干，也可不经火燎或蒸煮直接晒干。

【药材鉴别】

性状鉴别：根茎纺锤形，或稍弯曲，长 2～3.5cm，直径 0.5～1cm。表面棕褐色或黑褐色，有纵皱纹，并有略隆起的环节 6～10 个，节上有未除净的棕色毛须和须根断痕；去净毛须者较光滑，环节不明显。质坚硬，蒸煮者断面角质样，棕黄色或棕红色；生晒者断面粉性，类白色，内皮层环明显，中柱色较深，点状维管束散在。气香，味微苦。

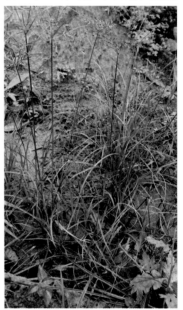

香附子

以个大、质坚实、色棕褐、香气浓者为佳。

【化学成分】香附主要含有挥发油类成分，此外，还有糖类、生物碱等。香附挥发油中含有多种单萜、倍半萜及其氧化物。薄层鉴别反应显示有苷类、黄酮类、酚类和三萜类化合物。

挥发油：含 β-蒎烯、樟烯、桉叶素、柠檬烯、对-聚伞花素、香附子烯、芹子三烯、β-芹子烯、α-香附酮、β-香附酮、广藿香烯酮、α-莎草醇、β-莎草醇、香附醇、异香附醇、玷钯二烯、环氧莎草奥、香附醇酮、莎草奥酮、考布松、异考布松、4α,5α-环氧-11-

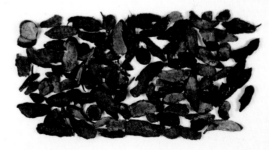

香附子（醋炙）

烯-3α-桉叶醇、香附子烯-2,5,8-三醇等。另据报道,挥发油中含玷妑烯、香附子烯、β-榄香烯、丁香烯、α-葎草烯、δ-荜澄茄烯、菖蒲烯、香附奠酮、广藿香烯醇乙酸酯、香附子烯-2-酮-8-醇乙酸酯等。

黄酮类:山柰酚、木犀草素、槲皮素、西黄松黄酮、银杏双黄酮、金松双黄酮、鼠李素-3-O-鼠李糖基(1→4)-吡喃鼠李糖苷、5,7,4'-三羟基-2'-甲氧基-3'-异戊烯基异黄酮等。

其他成分:β-谷甾醇、蔗糖、胡萝卜苷、D-葡萄糖、D-果糖、catechol、vanillic、protocatechuic acids、玫瑰酮内酯、ferulic、ammiol、isorhamnetin、tricin 等。

新发现的成分:cyperotundone、oxyphyllenones C、oleuropeinic acid、oleuroside、6-O-p-hydroxybenzoyl-6-epi-aucubin、6-O-p-hydroxy-benzoyl-6-epi-monomelittoside、verproside、syringopicroside B、syringopicroside C、10-hydroxyoleuropein、senburiside I。

【药理作用】

1. 抗诱变、抗氧化作用:香附总黄酮、乙酸乙酯和甲醇提取物均能显著抑制黄曲霉毒素 B1(AFB1)诱变活性。水溶性部位也能抑制 AFB1 诱变活性。乙酸乙酯和甲醇提取物显示了较强的抗叠氮化钠诱变活性。总黄酮、乙酸乙酯和甲醇提取物具有重要的清除氧自由基作用,能清除 DPPH 自由基。香附总黄酮和乙酸乙酯两种提取物均能明显抑制黄嘌呤氧化酶的活性,抑制过氧化反应阴离子,有效减少硫代巴比妥酸反应物的产生,保护 DNA 免于 H_2O_2/UV 光解作用的损伤,总黄酮提取物还可通过诱导 K562 细胞凋亡而抑制其生长。香附提取物在体外果糖介导的蛋白苷化的模型中也表现出明显的抗氧化活性。

2. 降血脂、抗血栓作用:香附水醇提取物具有降血脂、抗血栓和抑制平滑肌增生的作用,可用于治疗高脂血症导致的动脉粥样硬化。

3. 对血糖作用:香附水醇提取物可明显降低四氧嘧啶诱导的糖尿病大鼠血糖水平,能显著抑制晚期糖基化终产物(AGES)的形成;香附提取物还具有防止蛋白氧化损伤的作用,包括蛋白羰基形成和硫醇基氧化等。

4. 抗肿瘤作用:香附总黄酮和乙酸乙酯提取物可通过非酶促过氧化产生系统产生的过氧化基,明显抑制四唑氮蓝的产生。还能抑制淋巴白血病细胞(L1210)的生长和繁殖,引起其凋亡。

5. 对子宫的作用:香附中的 α-香附酮可有效抑制未孕大鼠离体子宫肌的自发性收缩,同时抑制由缩宫素引起离体子宫肌的收缩,且呈剂量依赖性。香附通过前列腺素的合成与释放减弱未孕大鼠离体子宫平滑肌的收缩运动。

6. 其他作用:香附总黄酮和乙酸乙酯提取物对肠炎沙门菌、金黄色葡萄球菌和粪肠球菌有明显的抑制作用。鲜香附挥发油部位能显著减少乙酸引起的小鼠扭体次数。香附甲醇浸提物对蓖麻油致泻的小鼠具有显著止泻效果。香附醇提物的两种萃取部位对"行为绝望"型动物模型有较明显的抑制作用,其作用机制可能与调节脑内单胺类神经递质 5-HT 和 DA 含量有关。

【医疗用途】

药性归经:味辛、微甘、微苦,性平。归肝、脾、三焦经。

功能:疏肝解郁,调经止痛,理气宽中。

主治:肝郁气滞,胁肋胀痛,乳房胀痛,疝气疼痛,月经不调,经闭痛经,脘腹痞闷,脾胃气滞,脘腹痞闷。

用法用量:内服:煎汤,6～10g;或入丸、散。

使用注意:气虚无滞、阴虚、血热者慎服。

附方:

1. 治脘腹胀满,胸闷,咳嗽:香附(酒制)500g,山楂肉 500g,半夏曲(炒)120g,莱菔子(炒)60g。共为细末,为丸。姜汤送服。

2. 治一切抑郁:苍术、香附、川芎、神曲、栀子各等份。水煎温服。

3. 治偏正头痛:川芎 5g,香附子(炒)10g。粉碎成粗末,以茶调服。

4. 安胎:香附子(炒去毛),为细末。浓煎紫苏汤调下 3g。

5. 治消渴:莎草根(去毛)50g,白茯苓(去黑皮)25g。上二味,捣罗为散。每服 10g,米汤调下。

6. 治肝虚睛痛,冷泪羞明:香附子 50g,夏枯草 25g。为末。每服 3g,茶清调下时。

7. 治跌打损伤:炒香附 12g,姜黄 18g。共研细末。每日服 3 次,每次服 3g,孕妇忌服。

【资源评述】以"莎草根"之名始载于《名医别录》，列为中品，云："生田野，二月、八月采。"《新修本草》云："此草根名香附子，名雀头香，所在有之。茎叶都似三棱，根若附子，周匝多毛，交州者最胜，大者如枣，近道者如杏人许。"《本草纲目》曰"采得燎去毛，暴干货之"。古之所用香附与现行所用一致。香附主产于山东、浙江、福建、湖南、河南等地，湖北、云南、四川、江苏、江西、河北亦产。以浙江、山东质量佳。直接晒干均称"毛香附"，经撞擦去净毛须即为光香附。《中国植物志》把本品植物名定为"香附子"。

根据香附在临床上有调经止痛之效，以解痉、止痛为指标，比较生、制香附的作用，证明两者均有降低大鼠离体子宫张力，缓解子宫痉挛以及提高小鼠痛阈作用，但以醋制香附作用较强。醋蒸法优于醋炙法。

香附为常用中药，被誉为妇科圣药，常与当归、芍药配伍治疗痛经及月经不调。香附的化学成分复杂，药理作用广泛。但对除挥发油外的成分研究报道很少，且很多药理研究仅停留在提取物阶段，尚有待深入研究。

竹节香附，又称两头尖，为毛茛科植物多被银莲花 Anemone raddeana Regel 的根茎。主产于吉林、辽宁、山东、黑龙江。竹节香附味辛、性热，有毒，具有祛风湿、散寒止痛、消痈肿等功效，与香附功效不同，应予区别。

【参考文献】

[1] 胡栋宝，陆卓东，伍贤学．中药香附子化学成分及药理活性研究进展［J］．时珍国医国药，2017，28（2）：430-432.

[2] 徐燕，张正竹，邹忠梅．香附的化学成分研究［J］．中国药学杂志，2010，45（11）：818-821.

[3] 徐燕，李大祥，凌铁军，等．香附化学成分研究进展［J］．中国实验方剂学杂志，2010，16（11）：214-218.

[4] 罗淑文，邓远辉，黎雄，等．香附化学成分的研究［J］．哈尔滨商业大学学报（自然科学版），2014，30（2）：142-144.

[5] 周中流，尹文清，张华林，等．香附化学成分研究［J］．中草药，2013，44（10）：1226-1230.

[6] Ardestani A，Yazdanparast R. Cyperus rotundus, suppresses AGE formation and protein oxidation in a model of fructose-mediated protein glycoxidation［J］. International Journal of Biological Macromolecules，2007，41（5）：572-578.

[7] Mengi S A，Patel P P. Assessment of hydroalcoholic extract of Cyperus rotundus in high fat diet induced hyperlipclaemia in rats［J］. Atherosclerosis，2008，9（1）：222-222.

[8] Raut N A，Gaikwad N J. Antidiabetic activity of hydro-ethanolic extract of Cyperus rotundus in alloxan induced diabetes in rats.［J］. Fitoterapia，2006，77（7-8）：585.

[9] 金晶，蔡亚玲，赵钟祥，等．香附挥发油提取工艺及主要成分的研究［J］．中药材，2006，29（5）：490-492.

[10] Kilani S，Ben S M，Limem I，et al. In vitro evaluation of antibacterial，antioxidant，cytotoxic and apoptotic activities of the tubers infusion and extracts of Cyperus rotundus.［J］. Bioresource Technology，2008，99（18）：9004-9008.

[11] 陈运，赵韵宇，王晓轶，等．鲜香附挥发油镇痛活性及其 GC-MS 分析［J］．中药材，2011，34（8）：1225-1229.

[12] Uddin S J，Mondal K，Shilpi J A，et al. Antidiarrhoeal activity of Cyperus rotundus［J］. Fitoterapia，2006，77（2）：134-136.

[13] 周中流，刘永辉．香附提取物的抗抑郁活性及其作用机制研究［J］．中国实验方剂学杂志，2012，18（7）：191-193.

棕榈皮
Zonglvpi

【别名】拼榈木皮、棕毛、棕树皮毛、棕皮。

【来源】为棕榈科植物棕榈 Trachycarpus fortunei（Hook.）H. Wendl. 的叶柄及叶鞘纤维。

【植物形态】常绿乔木，高达 10m 以上。茎杆圆柱形，残留的褐色纤维状老叶鞘层层包被于茎杆上，脱落后呈环状的节。叶簇生于茎顶，向外展开；叶柄坚硬，长约 1m，横切面近三角形，边缘有小齿，基部具褐色纤维状叶鞘，新叶柄直立，老叶柄常下垂；叶片近圆扇状，直径 60～100cm，具多数皱褶，掌状分裂至中部，有裂片 30～50 枚，各裂片先端浅 2 裂，上面绿色，下面具蜡粉，革质。肉穗花序，自茎顶叶腋抽出，基部具多数大型鞘状苞片，淡黄色，具柔毛。雌雄异株；雄花小，多数，淡黄色，花被 6 枚，2 轮，宽卵形，雄蕊 6 枚，花丝短，分离；雌花花被同雄花，子房上位，密被白柔毛，花柱 3 裂。核果球形或近肾形，直径约 1cm，熟时外果皮灰蓝色，被蜡粉。花期 4～5 月，果期 10～12 月。

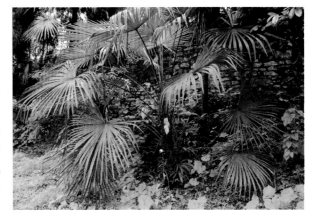

棕榈

【生境分布】栽培或野生；生于海拔 2000m 以下的村边、庭园、田边、丘陵或山地。喜温暖湿润气候，不耐严寒，喜肥耐荫，选排水良好、土层深厚的壤土或砂质壤土栽培。产于重庆各区县，长江以南各地多有分布。

【采收加工】全年均可采，一般多于 9～10 月采收其剥下的纤维状鞘片，除去残皮，晒干。多以炮制后的棕榈炭入药。

【药材鉴别】

性状鉴别：陈棕皮为粗长的纤维，成束状或片状，长 20～40cm，大小不一。色棕褐，质韧，不易撕断。气微，味淡。棕骨又名棕板，呈长条板状，长短不一，红棕色，基部较宽而扁平，或略向内弯曲，向上则渐窄而厚，背面中央隆起，成三角形，背面两侧平坦，上有厚密的红棕色茸毛，腹面平坦，或略向内凹，有左右交叉的纹理。撕去表皮后，可见坚韧的纤维。质坚韧，不易折断。切面平整，散生有多数淡黄色维管束成点状。气微，味淡。

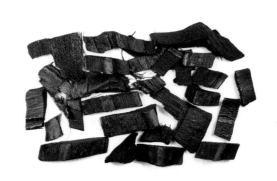

棕榈（炭）

【化学成分】棕榈花挥发油中主要有二十三烷、二十八烷等；棕榈叶挥发油中主要有(Z)-3-己烯-1-醇、正己醇、2,3-丁二醇、3-(1-乙氧乙氧基)-2-甲基丁烷-1,4-二醇、甲苯、2-乙氧基-3-氯丁烷等；棕榈茎挥发油中主要有甲苯、1,1-二乙氧基乙烷、2,3-丁二醇。

【药理作用】

止血作用：家兔血小板聚集实验，棕榈炭对血小板聚集作用显著；小鼠凝血和复钙实验发现，棕榈炭凝血时间、凝集时间均明显缩短。以棕榈各种制品的煎液分别给家兔灌胃，烫棕炭和棕榈可明显增加低切血液黏度，显著提高小鼠血液黏度。

【医疗用途】

药性归经：味苦、涩，性平。归肝、脾、大肠经。

功能：收敛止血。

主治：吐血，衄血，便血，尿血，血崩，外伤出血。

用法用量：内服：煎汤，10～15g。外用：适量，研末，外敷。

使用注意：出血诸证瘀滞未尽者不宜独用。

附方：

1. 治诸窍出血：隔年莲蓬、败棕榈、头发（并烧存性），各等份。上为末。每服 6g，煎南木香汤调下。或只用棕榈烧灰，米汤调下，亦可。

2. 治久鼻衄不止：棕榈、刺蓟、桦皮、龙骨各等份。为细末，每服 6g，米饮调下。

3. 治妇女血出崩：棕榈、乌梅各 50g，干姜 52g，并烧过存性。上为细末，每服 6g。乌梅酒调下，空腹，食前服。

4. 治高血压：鲜棕榈皮 18g，鲜向日葵花盘 60g。水煎服，每日 1 剂。

【资源评述】本品入药始载于《本草拾遗》，原名栟榈木皮。《本草图经》云："棕榈亦曰栟榈，出岭南及西川，江南亦有之。"《本草纲目》云："棕榈，川、广甚多，今江南亦种之。"据上所述，棕榈多生长于长江以南各地。

以棕板、新棕皮、棕板炭、新棕皮炭水煎液分别给小鼠腹腔注射，发现棕板、新棕皮各种制剂以及陈棕皮水煎剂能显著缩短凝血时间和小鼠剪尾的出血时间，而且棕板止血效果不及棕皮。陈棕皮水煎剂无止血作用，而陈棕皮炭煎剂和混悬剂则有明显作用。由此可见，棕皮的止血作用优于棕板。

棕榈皮经制炭后总鞣质含量有所下降，但对羟基苯甲酸含量成倍增长，并检出没食子酸、原儿茶酸、原儿茶醛、α-儿茶素。认为入药部位以棕骨或棕边为优，炮制工艺以砂烫制炭为佳，炮制程度以存性适中为宜。以小鼠和家兔血小板凝集、血液黏稠度、微循环和复钙实验为指标，以及通过临床出血病例观察，均证实砂烫制炭工艺优于其他方法。棕毛止血、凝血作用以陈棕为优，这与传统"药求陈者"的说法一致。

【参考文献】

[1] 卫强，王燕红，WEIQiang，等.棕榈花、叶、茎挥发油成分及抑菌活性研究［J］.浙江农业学报，2016，28（5）：875-884.

[2] 王琦，郭长强，任遵华，等.棕榈炮制工艺改进研究［J］.中成药，1992（8）：21-23.

[3] 任遵华，王琦.棕榈及其制炭品的药理作用比较［J］.时珍国医国药，1992（1）：7-9.

水菖蒲

Shuichangpu

【别名】菖、菖蒲、泥菖蒲、蒲剑、水八角、家菖蒲、大叶菖蒲、土菖蒲。

【来源】为天南星科植物菖蒲 *Acorus calamus* L. 的根茎。

【植物形态】多年生草本。根茎横走，稍扁，外皮黄褐色，芳香，具毛发状须根。叶基生，基部两侧膜质，叶鞘宽 4～5mm，向上渐狭；叶片剑状线形，长 90～150cm，中部宽 1～3cm，基部宽，对折，中部以上渐狭，草质，绿色，光亮，中脉在两面均明显隆起，侧脉 3～5 对，平行，纤细，大都伸延至叶尖。花序柄三棱形；叶状佛焰苞剑状线形，长 30～40cm；肉穗花序斜向上或近直立，狭锥状圆柱形，黄绿色；花丝长约 2.5mm，宽约 1mm；子房长圆柱形。浆果长圆形，红色。花期 2～9 月。

【生境分布】生于海拔 2600m 以下的水边、沼泽湿地或湖泊浮岛上。喜温暖湿润气候，喜阳光，耐严寒。宜选择潮湿并富含腐殖质的黑土栽培，沼泽、溪沟、池塘等低湿地方也均可栽种。产于巫溪、奉节、忠县、南川及重庆郊区等。分布于全国各地。

【采收加工】全年均可采收，但以 8～9 月采挖者良。挖取根茎后，洗净泥沙，去除须根，晒干。贮干燥容器内，置阴凉干燥处。

【药材鉴别】

性状鉴别：根茎扁圆柱形，少有分枝，长 10～24cm，直径 1～1.5cm。表面类白色至棕红色，有细纵纹；节间长 0.2～1.5cm，上侧有较大的类三角形叶痕，下侧有凹陷的圆点状根痕，节上残留棕色毛须。质硬，折断面海绵样，类白色或淡棕色；横切面内皮层环明显，有多数小空洞及维管束小点；气较浓烈而特异，味苦辛。

以根茎粗大、表面黄白色、去尽鳞叶及须根者为佳。

【化学成分】

皂苷类：1β,2α,3β,19α-tetrahydroxyurs-12-en-28-oic acid、2-28-O-β-D-glucopyranosyl（1→2）-β-Dgalactopyranoside、3β,22α,24,29-tetrahydroxyolean-12-en-3-O-β-D-arabinosyl（1→3）-β-D-arabinopyranoside 等。

黄酮类：高良姜素-5,7-二羟基黄酮醇、木犀草素-6,8-C-二葡萄糖苷、4,5,8-terimethoxy-xanthone-2-O-β-D-glucopyranosyl（1→2）-O-β-D-galactopyranoside、5-羟基-7,8,3′,4′-四甲氧基黄酮和 5,4′-二羟基-7,8-二甲氧基黄酮等。

倍半萜类：1β,7α（H）-cadinane-4α,6α,10α-triol、6β,7β-（H）-cadinane-1α,4α,10α-triol、1α,5β-guaiane-10α-O-ethyl-4β,6β-diol、（2R,6R,7S,9S）-1（10），4-cadinadiene-2,9-diol、（1R,4R,6S,10R）-1-hydroxy-7（11）-cadinen-5,8-dione。1R,5R,7S-guaiane-4R,10R-diol- 6-one 等。

另据报道，根茎挥发油中的主成分为 α-细辛脑和 β-细辛脑，还含菖蒲烯二醇、菖蒲螺酮烯、菖蒲螺酮、菖蒲螺烯酮、前异菖蒲烯二醇、三甲氧基烯丙基苯、白菖酮、环氧异菖蒲大牻牛儿酮、γ-细辛脑、菖蒲酮、细辛醛、菖蒲定、2,5-二甲氧基苯醌、顺式的 3-(2,4,5-三甲氧基苯基)-2-丙烯醛、2,3-二氢-4,5,7-三甲氧基-1-乙基-2-甲基-3-(2,4,5-三甲氧基苯基)茚、姜黄素等。

还含苯并素类化合物、三萜皂苷等。

尚含肉豆蔻酸、棕榈酸、棕榈油酸、硬脂酸、油酸、亚油酸、花生酸等脂肪酸和麦芽糖、葡萄糖、果糖等糖类。还含有 β-谷甾醇。根含 13 种氨基酸，其中色氨酸是主成分。

【药理作用】

1. 中枢神经系统作用：水菖蒲甲醇提取物能有效抑制胆碱酯酶，改善老年期的记忆和认知能力。水菖蒲对 $FeCl_3$ 所致癫痫大鼠模型有良好的治疗作用，能显著地减少湿狗样抖动的前驱症状，降低棘慢波放电，降低大脑皮层中 SOD 活性及脂质过氧化水平。

2. 抗病原微生物作用：水菖蒲的挥发油、正己烷提取物和甲基异丁香酚对大多数测试细菌、酵母菌及痤疮丙酸杆菌具有较强的抑菌活性。水菖蒲乙醇提取物根茎和叶的乙酸乙酯提取物对黄曲霉、犬小孢子菌、黑曲霉、隐球菌、大肠杆菌和白色念珠菌具有显著的抑菌活性。水菖蒲乙醇提取物在体外对茄链格孢、玉米新月弯孢菌和长蠕孢菌的抑菌活性超过 70%，质量浓度越高，抗真菌活性越强。水菖蒲对乙型溶血性链球菌和幽门螺杆菌的抑制作用显著。

3. 对心脑血管系统的影响：水菖蒲乙醇提取物明显改善大脑中动脉闭塞所致的脑缺血大鼠模型的转棒、网屏等神经行为，降低大脑皮层中 MDA 水平，增加大脑皮层和纹状体中还原型谷胱甘肽水平和 SOD 活性，减少大脑半球梗死面积。水菖蒲粗提物对缺血性心脏疾病有治疗作用，主要通过内皮依赖性超极化因子（EDHF），调节冠状血管舒张效应，促进冠脉血流量的增加。

4. 抗肿瘤作用：菖蒲属凝集素对小鼠脾细胞和人淋巴细胞有较强的促分裂作用，对神经氨酸酶作用后的红细胞有影响，能显著抑制 J774 巨噬细胞。菖蒲根茎甲醇提取物和水提取物对人乳腺癌 MDA-MB-435S 和肝癌 Hep3B 细胞有抑制作用。

5. 降糖作用：水菖蒲乙酸乙酯提取物可以增强脂肪细胞的分化，可能具有胰岛素增敏作用；水菖蒲乙酸乙酯提取物对体外 HIT-T15 细胞及被禁食和进食葡萄糖/淀粉的正常小鼠，具有促进胰岛素分泌和 α-葡萄糖苷酶抑制的作用，可改善餐后高血糖与心血管并发症。

6. 抗炎作用：水菖蒲叶提取物能有效抑制 HaCaT 细胞诱发的促炎细胞因子的产生；水菖蒲皂苷能显著抑制角叉菜胶诱发的大鼠足趾肿胀；水菖蒲叶乙醇提取物具有促进伤口愈合的作用，能促进大鼠伤口收缩，缩短上皮形成时间，增加羟脯氨酸水平。

7. 其他作用：水菖蒲水煎液兴奋胃底、胃体肌条的作用部分由胆碱能 M、N 受体介导。水菖蒲还具有杀虫、抗氧化、抑制白内障、抗过敏、抗辐射等作用。

【医疗用途】

药性归经：味辛、苦，性温。归心、肝、胃经。

功能：化痰开窍，除湿健胃，杀虫止痒。

主治：痰厥昏迷，中风，癫痫，惊悸健忘，耳鸣耳聋，食积腹痛，痢疾泄泻，风湿疼痛，湿疹，疥疮。

用法用量：内服：煎汤，3～6g；或入丸、散。外用：适量，煎水洗或研末调敷。

使用注意：阴虚阳亢，汗多、精滑者慎服。

附方：

1. 治健忘，惊悸，神志不清：水菖蒲 9g，远志 9g，茯苓 9g，龟板 15g，龙骨 9g。共研细末，每次 4.5g，每日 3 次。

2. 治中风不语，口眼歪斜：水菖蒲根茎 15g，冰糖 15g。开水炖服。

3. 治头风眩晕耳鸣或伴有恶心：水菖蒲、菊花、蔓荆子各 9g，蝉蜕 6g，赭石、龙骨各 15g。水煎服。

4. 治慢性胃炎，食欲不振：水菖蒲、蒲公英各 9g，陈皮、草豆蔻各 6g。水煎服。

5. 治腹胀，消化不良：水菖蒲、莱菔子（炒）、神曲各 9g，香附 12g。水煎服。

6. 治过敏性皮炎：水菖蒲粉，醋调外搽。

【资源评述】 水菖蒲在《神农本草经》以"昌阳"之名记载，《名医别录》名"水昌"。《本草经集注》云："在下湿地，大根者名昌阳。真菖蒲，叶有脊，一如剑刃，四月、五月亦作小釐花也。"《本草拾遗》称："昌阳生水畔，人亦呼为菖蒲，与石上菖蒲有别，根大而臭，一名水菖蒲。"《本草图经》云："菖蒲，春生青叶，长一二尺许，其叶中心有脊，状如剑，无花实，今以五月五日收之。"以上所载与今用之水菖蒲原植物特征相一致。

我国是菖蒲属植物的分布中心，野生资源藏量丰富，其中，水菖蒲藏量约在 80 000 公顷左右，南方各地有栽培。水菖蒲产四川凉山州称建菖蒲；野生西部高原者称藏菖蒲，为藏医常用药材，现四川盐源县前所乡有栽培。水菖蒲除药用外，并作香油的提取原料，民间作避秽品。

水菖蒲所含挥发油中 α-细辛脑、β-细辛脑有突变作用，也可引起人类淋巴细胞染色体畸变。含 β-细辛脑为主的水菖蒲挥发油可引起大鼠十二指肠恶性肿瘤。1971 年美国食品和药物管理局宣布 β-细辛脑具致癌性。但在非挥发性成分，如水溶性成分仍值得深入研究。

【参考文献】

[1] 陈峰. 菖蒲属植物的化学成分及药理作用 [J]. 世界科学技术：中医药现代化，2011，13 (6)：1013-1017.

[2] 王和宇，孙长波，张晶. 水菖蒲化学成分研究进展 [J]. 中国实验方剂学杂志，2015，21 (8)：219-221.

[3] Dong W. W., Yang D., Lu R. Chemical constituents from the rhizomeof Acorus calamus L. [J]. Planta Med，2010，76 (5)：454-457.

[4] Dong W W, Li M J, Yang D J, et al. Two new sesquiterpenes from Acorus calamus. [J]. Planta Medica，2010，76 (15)：1742-1745.

[5] 李娟，徐博，赵小芳，等. 水菖蒲倍半萜类成分的研究 [J]. 中国中药杂志，2016，41 (11)：2118-2123.

[6] 李娟，李顺祥，麻晓雪，等. 水菖蒲化学成分与药理作用的研究进展 [J]. 中成药，2013，35 (8)：1741-1745.

[7] Hazra R，Ray K，Guha D. Inhibitory role of Acorus calamus in ferric chloride-induced epileptogenesis in rat [J]. Human & Experimental Toxicology，2007，26 (12)：947.

[8] Kim W J，Hwang K H，Park D G，et al. Major constituents and antimicrobial activity of Korean herb Acorus calamus. [J]. Natural Product Research，2011，25 (13)：1278-81.

[9] Devi S A，Ganjewala D. Antimicrobial activity of Acorus calamus (L.) rhizome and leaf extract. [J]. Acta Biologica Szegediensis，2009，53 (1) (1)：45-49.

[10] Singh S，Srivastava R. Antifungal and HPLC analysis of the crude extracts of Acorus calamus, Tinospora cordifolia and Celestrus paniculatus [J]. J Agrci Technol，2010，6 (1)：149-158.

[11] 李娟，麻晓雪，李顺祥，等. 湖南产石菖蒲和水菖蒲乙醇提取物及其萃取组分抑菌活性的比较研究 [J]. 中成药，2014，36 (2)：393-396.

[12] Shukla P K，Khanna V K，Ali M M，et al. Neuroprotective effect of Acorus calamus against middle cerebral artery occlusion-induced ischaemia in rat. [J]. Human & Experimental Toxicology，2006，25 (4)：187-194.

[13] Shah A J，Gilani A H. Aqueous-methanolic extract of sweet flag (Acorus calamus) possesses cardiac depressant and endothelial-derived hyperpolarizing factor-mediated coronary vasodilator effects [J]. Journal of Natural Medicines，2012，66 (1)：119-126.

[14] Rajkumar V，Gunjan G，Kumar R A，et al. Evaluation of Cytotoxic Potential of Acorus calamus Rhizome [J]. Ethnobotanical Leaflets，1998.

[15] 张英福，李伟，郑天珍，等. 水菖蒲水煎液对大鼠离体胃肌条运动的作用 [J]. 兰州大学学报（医学版），2000 (3)：11-12.

石菖蒲

Shichangpu

【别名】菖蒲、昌阳、昌草、尧韭、木蜡、阳春雪、水剑草、苦菖蒲、粉菖、剑草、剑叶菖蒲、山菖蒲、石蜈蚣、水蜈蚣、香草。

【来源】为天南星科植物石菖蒲 *Acorus tatarinowii* Schott 的干燥根茎。

【植物形态】多年生草本。根茎横卧，芳香，外皮黄褐色，根肉质具多数须根。根茎上部分枝甚密，因而植株成丛生状，分枝常被纤维状宿存叶基。叶片薄，线形，长 20～50cm，基部对折，中部以上平展，宽7～13mm，先端渐狭，基部两侧膜质，叶鞘宽可达 5mm，上延几达叶片中部，暗绿色，平行脉多数，稍隆起。花序柄腋生，长 4～15cm，三棱形。叶状佛焰苞长 13～25cm，为肉穗花序长的 2～5 倍或更长，稀近等长；肉穗花序圆柱状，长 2.5～8.5cm，直立或稍弯。花白色。成熟果穗长 7～8cm；幼果绿色，成熟时黄绿色或黄白色。花、果期 2～6月。

【生境分布】生于海拔 20～2600m 的密林下湿地或溪涧旁石上。喜冷凉湿润气候，阴湿环境，耐寒，忌干旱。以选沼泽湿地或灌水方便的砂质壤土、富含腐殖质壤土栽培为宜。产于忠县、石柱、彭水、南川、合川等地。分布于黄河流域以南各地。

【采收加工】10～12 月挖出根茎，剪去叶片和须根，洗净晒干，撞去毛须即成。贮干燥容器内，防潮。麸炒石菖蒲、姜制石菖蒲，密闭；鲜石菖蒲栽于沙土中，防干。

【药材鉴别】

性状鉴别：根茎呈扁圆柱形，稍弯曲，常有分枝，长 3～20cm，直径 0.3～1cm。表面棕褐色或灰棕色，粗糙，有疏密不匀的环节，节间长 2～8mm，具细纵纹；上侧有略呈扁三角形的叶痕，左右交互排列，下侧有圆点状根痕，节部有时残留有毛鳞状叶基。质硬脆，折断面纤维性，类白色或微红色；横切面内皮层环明显，可见多数维管束小点及棕色油点。气芳香，味苦、微辛。

以条粗、断面色类白、香气浓者为佳。

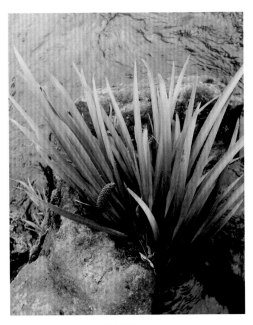

石菖蒲

【化学成分】

挥发性成分：石竹烯、欧细辛醚、石菖醚、细辛醛、α-葎草烯、1-烯丙基-2,4,5-三甲基苯、顺式甲基异丁香酚、榄香素、二聚-细辛醚、γ-细辛醚、d-δ 杜松烯、肉豆蔻酸、百里香酚、甲基丁香酚、顺式甲基异丁香酚、反式甲基异丁香酚、α-细辛醚、β-细辛醚、菖蒲烯二醇、enone 等。

非挥发性成分：2,3-二氢-3,5-二羟基-6-甲基-4H-吡喃-4-酮、5-羟甲基糠醛、细辛酮、4-羟基-3-甲氧基

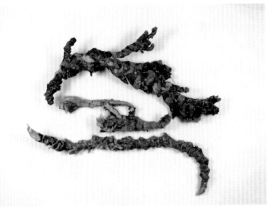

石菖蒲（生药）

苯甲酸、2,4,5-三甲氧基苯甲酸、丁二酸、辛二酸、双-(5-甲酰基糠基)-醚、2,5-二甲氧基苯醌、β-谷甾醇、邻苯二甲酸二丁酯等。

【药理作用】

1. 对中枢神经系统的作用

（1）镇静、抗惊厥：石菖蒲总挥发油和水提液均存在中枢镇静的有效成分。石菖蒲水煎剂可明显降低小鼠的自主活动，与戊巴比妥钠有协同作用；挥发油的镇静作用更强，能够减弱麻黄碱的中枢兴奋作用，对硫喷妥钠也有极强的协同催眠作用。石菖蒲醇提取物能明显对抗大鼠、小鼠的最大电休克发作和小鼠的戊四氮及士的宁诱发的惊厥反应，α-细辛醚也有类似作用。

（2）兴奋、抗抑郁：石菖蒲水煎液对行为绝望动物抑郁模型有明显抗抑郁作用，与α-细辛醚提高小鼠全脑 5-HT 有关。石菖蒲醇提物对实验性抑郁具有抑制作用，可对未预知慢性应激所致脑肠肽 VIP、SP 含量变化产生明显影响。抗抑郁的主要成分为环己烷和氯仿提取物部分。

（3）神经保护作用：石菖蒲中有效成分 β-细辛醚和丁香酚通过调控凋亡基因的表达，对神经细胞的损伤具有一定的保护作用。

2. 对心血管系统的影响

（1）抗氧化：β-细辛醚能调节某些外周血小板黏附分子和血管间黏附分子和钙离子浓度，减轻 β-淀粉样蛋白对血管内皮细胞的痴呆损伤。β-细辛醚具有保护脑神经细胞、血管内皮细胞和血管平滑肌细胞免受缺氧损伤，提高细胞存活率的作用。

（2）心肌细胞保护：β-细辛醚对二亚硫酸钠复制的缺血-再灌注损伤心肌细胞具有保护作用，能有效抑制心肌细胞线粒体损伤，稳定线粒体膜电位。石菖蒲挥发油、β-细辛醚能明显降低动脉粥样硬化大鼠血脂的 CHOL 及 LDL-C；改善高黏症大鼠的血液流变性；降低心肌缺血大鼠 EF 水平、提高 NO 含量，降低心肌组织损伤程度和坏死率，对心肌细胞有明显的保护作用。

（3）抗心律失常：石菖蒲挥发油对乌头碱、肾上腺素及 BaCl₂ 诱发的心律失常有一定的治疗作用，还能降低正常心肌细胞的搏动频率，提高心肌细胞活力的作用。

（4）抗血栓：石菖蒲在抑制血小板聚集、增强红细胞变形能力方面，与丹参作用相似。石菖蒲加冰片能降低血小板活化，有抗血小板黏附和聚集、抑制血栓形成的作用；β-细辛醚可降低 CD62p 的表达率，改善血小板的黏附聚集性，从而发挥防治血栓性脑血管疾病的作用。

（5）血脑屏障保护：石菖蒲煎剂对血脑屏障有保护作用，能改善其通透性，降低缺血再灌注损伤；在一定时间内，脑缺血时间越长，石菖蒲煎剂对血脑屏障的保护作用越明显；石菖蒲水煎剂具有延长大鼠溶栓治疗时间窗的可能性。

3. 对呼吸系统的影响：α-细辛脑能对抗组胺、ACH，缓解支气管痉挛，起到平喘作用，对咳嗽中枢有较强的抑制作用；可引起分泌物增加，使浓痰变稀，降低痰液黏滞度，使其易于咳出，有类似氨茶碱松弛支气管平滑肌作用。β-细辛醚对组胺-乙酰胆碱所致豚鼠哮喘有较强的抑制作用；能对抗组胺-乙酰胆碱所致的离体支气管平滑肌痉挛；能降低肥大细胞脱颗粒数，具有一定的平喘和抗过敏能力。

4. 对消化系统的作用：石菖蒲去油煎剂、总挥发油、β-细辛醚、α-细辛醚均能抑制离体家兔肠管自发性收缩，拮抗 ACH、磷酸组织胺及 BaCl₂ 引致的肠管痉挛，增强大鼠在体肠管蠕动及小鼠肠道推进功能，还可促进大鼠胆汁分泌。

5. 其他作用：石菖蒲挥发油具有抗肿瘤作用，石菖蒲提取液有抑菌作用。

【医疗用途】

药性归经：味辛、苦，性温。归心、胃经。

功能：开窍豁痰，醒神益智，化湿开胃。

主治：神昏癫痫，健忘失眠，耳鸣耳聋，脘痞不肌，噤口下痢。

用法用量：内服：煎汤，3～10g；或入丸、散。

使用注意：阴虚阳亢，汗多、精滑者慎服。

附方：

1. 治昏迷：取生石菖蒲不拘多少，捣绞取汁，微温一盏，灌之。

2. 治心气不定，神经错乱：石菖蒲、远志各 100g，茯苓、人参各 150g。上四味末之，蜜丸，饮服如梧子大七丸，每日 3 次。

3. 治凡手足不得伸屈，乃寒湿瘀滞所致：用九节菖蒲根，煎水熏洗，并作汤浴。

4. 治耳聋：石菖蒲、附子各等份。研细末，用麻油调和，纳内耳中。

5. 治鼻塞窒不得喘息：石菖蒲 0.3g，皂荚 0.3g。共捣细末为散，每用 1.5g，裹药棉塞于鼻中。

【资源评述】 石菖蒲始见于《本草经集注》，以"石上菖蒲"之名记载。陈承在《本草别说》中云："菖蒲今阳羡山中生水石间者，其叶逆水而生，根须略无，少泥土，根叶紧细，一寸不啻九节，入药极佳。今二浙人家以瓦石器种之，且暮易水则茂，水浊及有泥滓则萎，近方多称用石菖蒲，必此类也。"其所描述的特征为石菖蒲。而此前本草记载的为水菖蒲。《中国植物志》将本品与金钱蒲 *Acorus gramineus* Soland 合并。

除水菖蒲 *Acorus calamus* 和石菖蒲 *A. tatarinowii* 外，金钱蒲 *A. gramineus* 在江苏、浙江也药用，其植株较小，高不及 15cm；叶线形，长 4～20cm，宽 2～30cm。分布与生境同石菖蒲。

石菖蒲挥发油生理活性以 α-细辛醚、β-细辛醚为主，同时有致突变和致癌的作用。近年来，通过对石菖蒲兴奋-镇静作用研究和抗抑郁作用研究，发现其水提液成分具有与挥发油成分相反的药理活性，但目前对水溶性部分的有效部位和药理作用机理的研究尚未见到报道，有待深入研究，以便为临床合理用药和开发利用石菖蒲提供依据。

【参考文献】

[1] 尹辉. 中药石菖蒲的化学成分研究概况 [J]. 齐齐哈尔医学院学报，2015，36（26）：3996-3997.

[2] 吴秀丽，梁虹，吴欣圆，等. 石菖蒲的化学成分研究 [J]. 宁夏医科大学学报，2017，39（1）：53-55.

[3] 王睿，费洪新，李晓明，等. 石菖蒲的化学成分及药理作用研究进展 [J]. 中华中医药学刊，2013，31（7）：1606-1610.

[4] 唐洪梅，李锐. 石菖蒲对中枢神经系统作用研究进展 [J]. 广州中医药大学学报，2000，17（2）：181-184.

[5] 陈文伟. 石菖蒲、赤芍醇提取物对实验性抑郁及血管活性肠肽和P物质的影响 [J]. 华西医学，2006，21（2）：321-322.

[6] 江湧，何玉萍，方永奇. β-细辛醚对Aβ痴呆损伤过程中ECV304细胞黏附分子表达的影响（英文）[J]. 中成药，2008，30（10）：1423-1427.

[7] 江湧，何玉萍. β-细辛醚对PC12细胞、血管平滑肌细胞、人静脉内皮细胞缺氧损伤的影响 [J]. 上海中医药大学学报，2009，23（3）：53-55.

[8] 吴启端，王琦雯，陈奕芝，等. β-细辛醚对缺血—再灌注损伤心肌细胞的保护作用 [J]. 广州中医药大学学报，2009，15（3）：44-46.

[9] 曾南，王建，夏厚林，等. 芳香开窍药药理作用研究进展 [J]. 中药药理与临床，2008，24（1）：76-79.

[10] 吴启端，袁德俊，王绮雯，等. 石菖蒲挥发油对心肌细胞形态学及细胞活力的影响 [J]. 中药材，2009，32（2）：242-245.

[11] 徐建民. 石菖蒲挥发油β-细辛醚对支气管哮喘的影响 [J]. 广州中医药大学学报，2007，24（2）：152-154.

[12] 肖一鑫，章纪叶，刘佳奕，等. 石菖蒲煎剂对不同时长急性脑缺血再灌注大鼠BBB保护效应的研究 [J]. 成都中医药大学学报，2016，39（2）：32-35.

天南星

Tiannanxing

【别名】鬼药蒟、南星、蛇芋、野芋头、蛇木芋、山苞米、蛇包谷、独足伞、山棒子。

【来源】为天南星科植物天南星 Arisaema erubescens （Wall.）Schott、异叶天南星 Arisaema heterophyllum Bl. 的干燥块茎。

【植物形态】

天南星：块茎扁球形，表皮多为黄色。鳞叶绿白色、粉红色、有紫褐色斑纹。叶1片，叶柄长40～80cm，中部以下具鞘，鞘部粉绿色，有时具褐色斑块；叶片放射状分裂，裂片无定数；叶披针形、长圆形至椭圆形，无柄，长6～24cm，宽6～35mm，具线形长尾（长可达7cm）或否。花序柄比叶柄短，直立，果时下弯或否。佛焰苞绿色，背面有清晰的白色条纹，或淡紫色至深紫色而无条纹，管部圆筒形；喉部边缘截形或稍外卷；檐部通常颜色较深，三角状卵形至长圆状卵形。肉穗花序单性，雄花序长2～2.5cm，花密；雌花序长约2cm，粗6～7mm；雄花序的附属器下部光滑或有少数中性花；雌花序上的具多数中性花。果序柄下弯或直立，浆果红色，种子1～2粒，球形，淡褐色。花期5～7月，果9月成熟。

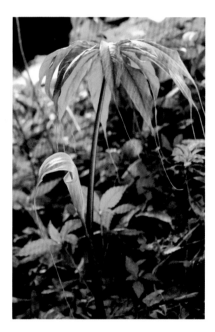

一把伞南星（天南星）

异叶天南星：与天南星的主要区别在于：茎扁球形，直径达3cm，假茎高15～30cm。叶1片，小叶片13～21片，鸟足状排列，倒卵状矩圆形、矩圆状倒披针形至披针形，中间1片较其相邻者为小，长5～10cm，叶柄长10～15cm。雌雄异株或同株；总花梗等长或稍长于叶柄，佛焰苞绿色，下部筒长4～5cm，上部向前弯曲；雄花序下部3～4cm部分具雄花，两性花序下部3cm为雌花，而上部2cm疏生雄花，附属体紧接具花部分之上，向上渐细呈尾状，长达18cm；雄花具4～6枚花药，合生花丝短柄状，花药以椭圆形孔裂。

【生境分布】

天南星：生于海拔3200m以下的林下、碎石缝中或林缘路旁灌丛、草坡、荒地均有生长。产于城口、巫溪、巫山、奉节、石柱、武隆、彭水、秀山、南川、江津等地。除内蒙古、黑龙江、吉林、辽宁、山东、江苏、新疆外，我国各省区都有分布，自印度北部和东北部、尼泊尔、锡金至缅甸、泰国北部也有分布。

异叶天南星：生于海拔600～2000m的林下、灌丛、草坡。产于巫山、奉节、涪陵、石柱、武隆、彭水、酉阳、秀山、南川、璧山、大足、江津、永川等地。除西北、西藏外，大部分省区都有分布，海拔2700m以下；日本、朝鲜也有。

【采收加工】10月挖出块茎，去掉泥土及茎叶、须根，装入撞兜内撞搓，撞去表皮，倒出用水清洗，对未撞净的表皮再用竹刀刮净，最后用硫黄熏制，使之色白，晒干。本品有毒，加工操作时应戴手套、口罩或手上擦菜油，可预防皮肤发痒红肿。入药须炮制，有姜制、姜矾制。贮干燥容器内，置通风干燥处，防霉，防蛀。制天南星密闭，置阴凉干燥处。

【药材鉴别】

性状鉴别：

天南星：块茎呈扁圆球形，直径2～5.5cm，表面淡黄色至淡棕色，顶端较平，中心茎痕浅凹，四周有叶痕形成的环纹，周围有大的麻点状根痕，但不明显，周边无小侧芽。质坚硬，断面白色粉性。气微，味辣，有麻舌感。

异叶天南星：块茎呈稍扁的圆球形，直径1.5～4cm。表面类白色或淡棕色，较光滑，顶端有凹陷的茎痕，周围有1圈1～3列显著的根痕，周边偶有少数微突起的小侧芽，有时已磨平。质坚实而重，断面不平坦，色白，粉性。气微，味辣，有麻舌感。

以个大、色白、粉性足者为佳。

【化学成分】根茎均含黄酮类、生物碱、凝集素、甾醇等化合物。

生物碱类：胡芦巴碱、氯化胆碱、秋水仙碱和水苏碱等。

凝集素类：血液凝集素、淋巴凝集素、精液凝集素、象鼻南星凝集素、单核外源凝集素、PPA凝集素等种凝集素等。

黄酮类：夏佛托苷、异夏佛托苷、芹菜素-6-C-阿拉伯糖-8-C-半乳糖苷、芹菜素-6-C-半乳糖-8-C-阿拉伯糖苷、芹菜素-6,8-二-C-吡喃葡萄糖苷、芹菜素-6,8-二-C-半乳糖苷等。

甾醇类：β-谷甾醇、甘露醇、豆甾醇、菜油甾醇、胆甾醇等。

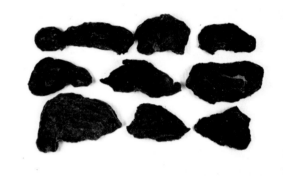

天南星（制南星）

其他成分：三十烷酸、没食子酸乙酯、胡萝卜苷、二十六烷酸、脂肪酸等。

【药理作用】

1. 抗肿瘤作用：鲜天南星水提取液对HeLa细胞有抑制作用，对小鼠实验性肿瘤，包括肉瘤S_{180}、HCA实体瘤、鳞状上皮型子宫颈癌都有明显抗癌作用。天南星醇提取物对肝癌SMMC7221细胞有明显的抑制作用；对体内移植的小鼠肉瘤S_{180}和小鼠肝癌细胞株H_{22}具有抑制肿瘤细胞增殖活性的显著作用。

2. 镇静、抗惊厥作用：天南星乙醇提取物对小鼠戊巴比妥钠的催眠具明显协同作用，并抑制小鼠自主活动。天南星超临界CO_2乙醇萃取物可剂量依赖性对抗小鼠最大电休克惊厥、抗戊四氮惊厥及抗大鼠皮层定位注射青霉素点燃发作。

3. 抗凝血作用：天南星中分解得到的一种外源性凝集素，它能凝聚家兔的各项红细胞；天南星炮制品的水浸液也具有抗凝血作用。

4. 抗心律失常作用：天南星乙醇提取物对乌头碱诱发的心律失常有明显的拮抗作用，可延缓心律失常出现的时间和缩短心律失常的持续时间。天南星中生物碱3,6-二异丙基-2,5二酮哌嗪对犬离体的心房和乳头肌收缩力及窦房结频率均有抑制作用，并能拮抗异丙肾上腺素对心脏的作用。

5. 其他作用：天南星还能显著增加家兔呼吸道黏膜分泌，有祛痰作用。还有抗菌和杀灭钉螺的作用。

【医疗用途】

药性归经：味苦、辛，性温，有毒。归肺、肝、脾经。

功能：燥湿化痰，祛风止痉，散结消肿。

主治：痈肿，蛇虫咬伤。

用法用量：外用：生品适量，研末以醋或酒调敷。

使用注意：生品内服宜慎。孕妇慎服。

附方：

1. 治寒痰咳嗽：天南星、半夏各 30g，官桂 30g。上为细末，蒸饼为丸桐子大，每服 30 丸，生姜汤送下。

2. 治热痰咳嗽：天南星 30g，半夏 30g，黄芩 30g。上为细末，姜汁浸，蒸饼为丸桐子大，每服 30 丸，生姜汤送下。

3. 治头痛，偏正头风，痛攻眼目额角：天南星、川乌各等份。共研极细末，同连须葱白捣烂作饼。贴太阳穴。

4. 治痈疽疮肿：天南星 60g，赤小豆 90g，白及 120g。上三味，各为细末，和匀，冷水调敷。

【资源评述】 天南星始见于《本草拾遗》。《本草图经》云："古方多用虎掌，不言天南星。天南星近出唐世，中风痰毒方中多用之。"又云："（虎掌）今冀州人菜园中种之，亦呼为天南星。"由此可见，虎掌使用历史早于南星。至明代，《本草蒙筌》云："天南星，《本经》载虎掌草即此，后人以天南星改称。"虎掌作为天南星的主流品种，产量大。河南、陕西、山东、山西、河北、江苏等地有栽培。一把伞南星及异叶南星主要为野生。《中国药典》（2015 年版）天南星来源于天南星 Arisaema erubescens（Wall.）Schott、异叶天南星 A. heterophyllum Bl. 及东北天南星 A. amurense Maxim.，但《中国植物志》中天南星来源于一把伞南星 Arisaema erubescens（Wall.）Schott 及天南星 Arisaema heterophyllum Bl.，与药典收载不同，故学名引用应注明。

天南星 Arisaema erubescens（Wall.）Schott 本种分布区内的阴湿管沟、溪边、林下常可见到宽叶变型，其宽 3～6.5cm [Arisaema erubescens（Wall.）Schott f. latisectum Engl.]。

天南星属国产 82 种，其中 59 种为我国特有种，四川、重庆约有 47 种，目前全国药用的有 42 种，四川、重庆药用即有 31 种，仅次于云南。川产商品天南星原植物有 7 种 1 变种，主流品种是天南星 Arisaema erubescens（Wall.）Schott 及天南星 Arisaema heterophyllum Bl.，其次是刺柄南星 A. asperatum、川中天南星 A. wilsonii 和螃蟹七 A. fargesii。

虎掌与一把伞南星的 β-谷甾醇含量接近，且均含有 16 种氨基酸。在镇静、抗心律失常等药理活性相近或更优，而毒性更小，为其药用提供了依据。

炮制中除去天南星的麻辣味，主要是加热和辅料白矾的作用。但另有报道证实，经过水浸漂、矾浸或加热等炮制处理，可以将天南星的麻辣性降低或消除，天南星的麻辣物质是可以溶于水的。经水浸漂 2 天后切片的天南星片，虽有较强的麻辣性，但对大、小白鼠急性和亚急性毒性试验表明，动物能够耐受，汤剂在 150g/kg 条件下未见毒性反应，认为天南星饮片煎服可能是安全的。临床应用经验证实，经过煎煮过程，能达到减毒的目的，所以生天南星入汤剂使用是可以的。

【参考文献】

[1] 徐皓. 天南星的化学成分与药理作用研究进展 [J]. 中国药房，2011，22（11）：1046-1048.

[2] 陶荟竹，杨绍杰. 天南星的化学成分与药理作用研究综述 [J]. 黑龙江生态工程职业学院学报，2014，27（6）：31-32.

[3] 杜树山，雷宁，徐艳春，等. 天南星黄酮成分的研究 [J]. 中国药学杂志，2005，40（19）：1457-1459.

[4] 刘英波，潘年松，莫应明. 中药天南星研究进展综述 [J]. 中国西部科技，2015，14（6）：106-107.

[5] 杨宗辉，尹建元，魏征人，等. 天南星提取物诱导人肝癌 SMMC-7721 细胞凋亡及其机制的实验研究 [J]. 中国老年学杂志，2007，27（2）：142-144.

[6] 张志林，汤建华，陈勇，等. 中药天南星醇提物抗肿瘤活性的研究 [J]. 陕西中医，2010，31（2）：242-243.

[7] 姜爽，李建睿，苑广信，等. 天南星多糖对荷瘤小鼠的抗肿瘤活性 [J]. 中国老年学，2014，34（18）：

5183-5184.

[8] 杨蓉，王明正，成银霞. 天南星超临界 CO₂ 乙醇萃取物抗惊厥作用的实验研究 [J]. 中西医结合心脑血管病杂志，2013，11（6）：736-738.

[9] 钟凌云，吴皓. 天南星科植物中黏膜刺激性成分的研究现状与分析 [J]. 中国中药杂志，2006，31（18）：1561-1563.

[10] 王志强. 天南星化学成分与药理作用研究进展 [J]. 药物评价研究，2009，32（2）：144-149.

胆南星
Dannanxing

【别名】胆星。

【来源】为制天南星细粉与牛、羊或猪胆汁拌制，或生天南星细粉与牛、羊或猪胆汁经发酵而制成的加工品。

【采收加工】取制天南星细粉，加入净胆汁（或胆膏粉及适量水）拌匀，蒸 60 分钟至透，取出放凉，制成小块，干燥。或取生天南星粉，加入净胆汁（或胆膏粉及适量水），搅拌均匀，放温暖处，发酵 7～15 天后，再连续或隔水炖，9 个昼夜，每隔 2 小时搅拌 1 次，除去腥臭气，至呈黑色浸膏状，口尝无麻味，取出，晾干。再蒸软，趁热制成小块。每制天南星细粉 100kg，用牛（或猪、羊）胆汁 400kg（胆膏粉 40kg）。天南星经胆汁制后辛燥之性转为苦凉，毒性大减，功能以息风定惊为主，可用于痰热惊风、癫痫、咳喘等。

贮干燥容器内，密闭，置阴凉干燥处。

【药材鉴别】

性状鉴别：本品呈方块状或圆柱状，棕黄色、灰棕色或棕黑色。质硬。气微腥，味苦。

【药理作用】

镇痛、镇静作用：胆南星对昆明种小鼠的中枢系统有抑制作用，可增强戊巴比妥钠催眠作用，未见急性毒性反应，5％胆南星水溶液的镇痛率为 90.91％。

【医疗用途】

药性归经：味苦、微辛，性凉。归肝、脾、肺经。

功能：清火化痰，息风定惊。

主治：痰热咳嗽，咯痰黄稠，中风痰迷，癫狂惊痫。

用法用量：内服，煎汤，3～6g；或入丸、散。

附方：

1. 治小儿惊风：胆南星 15g，朱砂、防风各 6g，麝香。其研细末，为丸如梧桐子大。每服 1 丸，井花水调下。

2. 治小儿惊风涎盛：胆南星 60g。为细末，入研朱砂 3g、麝香少许。煎甘草水，为丸如鸡头子大。一岁半粒，热水下，每日 2 次。

3. 治头风痛：胆南星、白附子（炮）各 50g，石膏 150g，牛角屑 3g，甘草（炙）25g，丹砂（研）50g，龙脑（研）0.3g。上药除研外，捣罗为末，和匀，和蜜炼熟为丸，如鸡头子大。每服 1 丸。

4. 治痰火：陈皮、杏仁、枳实、黄芩、瓜蒌仁、茯苓、胆南星、制半夏各 50g。姜汁为丸。

5. 治一切痰嗽，上焦有热，心神不宁：牛胆南星 9g，薄荷叶 6g，天竺黄 6g，朱砂 6g，片脑 0.9g，茯苓 3g，甘草 3g，天花粉 3g。上为细末，炼蜜入生地黄汁和药作饼子。每用 1 饼，食后临睡嚼化下。

【资源评述】胆南星为炮制品，胆南星的炮制方法对品质的影响较为关键。概括起来可分为发酵和混合制两大类。北方多以发酵制法为主，南方多以混合制法为主。由于传统方法炮制时间较长，有人提出新法炮制，取制天南星细粉与胆汁拌匀成坨，再加麻油搓揉均匀，制块，干燥。比较胆南星的传统发酵法和新法中胆酸的含量，结果表明传统法为 0.82％，新法为 9.5％。

比较猪、牛、羊胆汁制胆南星中胆酸类成分质量分数和清热作用，作为制备胆南星的辅料，牛胆汁、猪胆汁优于羊胆汁。有人通过发酵 3 年制得胆南星，临床效果非常好。但是否采用先进发酵技术对胆南星进行研究，值得深入探讨。

【参考文献】

白宗利,任玉珍,陈彦琳,等.胆南星的研究进展［J］.中国现代中药,2010,12（4）：15-18.

半 夏

Banxia

【别名】羊眼半夏、地珠半夏、麻芋果、三步跳、老和尚头、老鸹头、麻芋子。

【来源】为天南星科植物半夏 *Pinellia ternata*（Thunb.）Breit. 的干燥块茎。

【植物形态】多年生草本,高 15～30cm。块茎球形,直径 0.5～1.5cm。叶 2～5 片,幼时单叶,2～3 年后为三出复叶;叶柄长达 20cm,近基部内侧和复叶基部生有珠芽;叶片卵圆形至窄披针形,中间小叶较大,长 5～8cm,两侧小叶较小,先端锐尖,两面光滑,全缘。花序柄与叶柄近等长或更长;佛焰苞卷合成弧曲形管状,绿色,上部内面常为深紫红色;肉穗花序顶生;其雌花序轴与佛焰苞贴生,绿色,长 6～7cm;雄花序长 2～6cm;附属器长鞭状。浆果卵圆形,绿白色。花期 5～7 月,果期 8 月。南方 1 年出苗 2～3 次,故 9～10 月仍可见到花果。

【生境分布】生于海拔 600～2100m 的荒地、草坡、农田、溪边或林下。喜温和湿润气候和荫蔽的环境,怕高温、干旱及强光照射,耐寒。选土层深厚、疏松肥沃、排水良好的砂质壤土栽培,土壤黏重不宜种植。忌连作。分布于我国大部分地区。各地均产。

【采收加工】种子繁殖培育 3 年;珠芽繁殖培育在第 2 年,块茎繁殖春栽当年 9 月下旬至 11 月收获。挖取块茎,筛去泥土,分档,放筐内。于流水下用棍棒捣脱皮,也可用半夏脱皮机去皮,洗净,晒干或烘干。入药须炮制,有清半夏、姜半夏等。贮干燥容器内,置通风干燥处,防蛀。

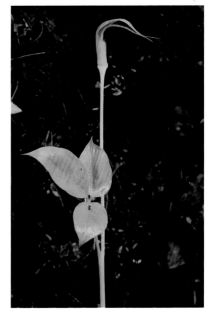

半夏

【药材鉴别】

性状鉴别:块茎呈类球形,有的稍偏斜,直径 0.8～1.5cm。表面白色或浅黄色,顶端中心有凹陷的茎痕,周围密布麻点状的根痕;下端钝圆,较光滑。质坚实,断面白色,富粉性。气微,味辛辣、麻舌而刺喉。

以个大、质坚实、色白、粉性足者为佳。

【化学成分】主要含有机酸、生物碱、半夏蛋白、挥发油、氨基酸、淀粉等,其中淀粉含量达 75%。

刺激性成分:2,5-二羟基苯乙酸及其苷;3,4-二羟基甲醛葡萄糖苷;草酸钙针晶。

有机酸类:脂肪酸中不饱和脂肪酸占 49% 中,其中具有药用价值的亚油酸占 37% 以上,饱和脂肪酸以棕榈酸为主。此外,还含有没食子酸、环-(苯丙氨酸-酪氨酸)、环-(亮氨酸-酪氨酸)、丁二酸等。

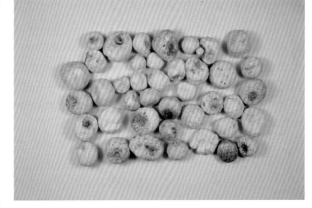

半夏（生药）

蛋白质类:半夏凝集素是由相对分子质量为 1.0×10^4～1.1×10^4 的亚基组成,具有特异性和专一性,专一于甘露聚糖。

生物碱类:L-麻黄碱、胆碱、鸟苷等,其中鸟苷常作为半夏的水溶性指标。

甾醇类:β-谷甾醇、β-谷甾醇-3-O-β-D-葡萄糖苷-6′-O-二十烷酸酯等。

最近还发现含有大黄酚、正十六碳酸-1-甘油酯、soyacerebroside Ⅰ、soyacerebroside Ⅱ、octadeca-9、12-dienoicacidethylester、monogalactosyldiacyglycerol、3-O-（6′-O-棕榈酰基-β-D-吡喃葡萄糖基）豆甾-5-烯、对二羟基苯酚、5-羟甲基糠醛、邻二羟基苯酚、胡萝卜苷、尿嘧啶脱氧核苷、（+）异落叶松脂醇 9-O-β-D-葡

萄糖苷、（+）异落叶松脂醇、尿嘧啶、腺苷、环-(缬氨酸-酪氨酸)、豆甾-4-烯-3-酮、环阿尔廷醇、5α,8α-桥二氧麦角甾-6,22-双烯-3-醇、α-棕榈精等。

【药理作用】

1. 镇咳祛痰作用：野生陈半夏、野生新半夏和栽培新半夏均可使小鼠咳嗽潜伏期延长，咳嗽次数减少，并有明显的祛痰作用；总生物碱是镇咳祛痰作用的有效成分。

2. 止呕作用：姜半夏对顺铂、阿朴吗啡致水貂呕吐均有抑制作用，其机制与中枢抑制有关。

3. 抗炎作用：半夏总生物碱部位对多种炎症模型均有明显的对抗作用，为半夏抗炎作用的主要有效部位之一，与炎症因子 PGE2 的产生和释放受抑制有关。

4. 抗溃疡作用：半夏的水煎醇沉液可抑制大鼠胃液分泌，降低胃液游离酸度和总酸度，抑制胃蛋白酶活性，保护胃黏膜以及促进黏膜再生的作用。

5. 抗惊厥作用：半夏生物总碱可明显减少最大电休克模型小鼠海马谷氨酸的水平，增加 γ-氨基丁胺水平，具有抗惊厥作用。

6. 镇静催眠作用：半夏乙醇提取物能显著抑制小鼠的自主活动；对戊巴比妥诱导的睡眠表现出协同作用，具有明显的镇静、催眠作用。

7. 降脂作用：正常大鼠服用半夏后，LDL-C、TC/TG 值和 LDL-C／HDL-C 值均显著降低；半夏能明显预防和延缓高脂血症的发生。

8. 抗肿瘤作用：半夏多糖对 S_{180}、H22、EAC 有抑制作用；半夏多糖可诱导 SH-SY5Y、PC12 细胞凋亡、对 PC12 有抑制生长及增殖作用。

9. 其他作用：半夏还具有抗真菌、止泻和抗血栓等作用。

【医疗用途】

药性归经：味辛，性温，有毒。归脾、胃、肺经。

功能：燥湿化痰，降逆止呕，消痞散结。

主治：湿痰寒痰，咳喘痰多，呕吐反胃，胸脘痞满，痰饮眩悸，风痰眩晕，痰厥头痛，梅核气；外用痈肿痰核。

用法用量：内服：煎汤，3～9g；或入丸、散。外用：适量，生品研末，水调敷，或用酒、醋调敷。

使用注意：阴虚燥咳、津伤口渴、血证及燥痰者禁服，孕妇慎服。反乌头、附子。内服一般炮制后使用。

附方：

1. 治痰饮咳嗽：清半夏粉 30g，细朱砂末 3g，用生姜汁糊为丸，如梧桐子大。每服 70 丸，用淡生姜汤下，食后服。

2. 治诸呕吐：半夏 2500g，生姜 250g。上二味，以水七升，煮取一升半，分温再服。

3. 治胃口有热，呕吐，咳逆，虚烦不安：人参 3g，半夏 6g，竹茹 1 团，姜 7 片。水煎温服。

4. 治妊娠呕吐不止：干姜、人参各 30g，半夏 60g。水煎服，每日 2 次。

5. 治梅核气：半夏 15g，茯苓 12g，厚朴 9g，紫苏叶 6g，姜 7 片，枣 1 枚，水煎温服，不拘时候。

【资源评述】 半夏始载于《神农本草经》，列为下品。《名医别录》云："生槐里（今陕西兴平）川谷。五八月采根暴干。"陶弘景在《本草经集注》中曰："槐里属扶风，今第一出青州（今山东少益都县），吴中亦有，以肉白者为佳，不厌陈久。"《本草图经》谓："半夏，以齐州（山东济南市郊历城）者为佳。"本草所述与今天南星科半夏之原植物一致。梁代半夏道地在青州，宋代以齐州为佳，近代则以湖北荆州为主。半夏主产于四川、湖北、河南、安徽、山东等地。此外，湖南、江苏、浙江、江西、云南等省也产。以湖北、河南、山东所产品质较佳，并有出口。现山东、四川、重庆、陕西、甘肃等地已有栽培。

全国各地半夏的炮制工艺纷纭。目前改进后的清半夏、姜矾制半夏、石灰甘草液制半夏的新工艺使用较普遍。半夏炮制去毒的关键不在于水漂，而在于适宜的辅料或加热处理。白矾、石灰、甘草与半夏可产生拮抗作用而解毒。

生半夏的毒性主要表现对多种黏膜的刺激，导致失音、呕吐、水泻等不良反应。这种刺激物质可以通过煎煮而除去。故生半夏入汤剂，在常用剂量下临床上是可以采用的。但用于妊娠呕吐应持慎重态度，因其对胎鼠有致畸作用。115～121℃热压处理可消除半夏的刺激性。明矾制半夏主要是解毒，同时可防止半夏在浸泡过程中发酵腐败。因为明矾为硫酸铝钾，经水解作用而生成氢氧化铝胶体，此胶体表面积有较吸附力，可将半夏的毒性物质及水中的悬浮物、微生物吸附凝聚。

【参考文献】

[1] 龚道锋，王甫成，纪东汉，等．中药半夏化学成分及其药理、毒理活性研究进展［J］．长江大学学报（自科版），2015，12（18）：77-79.

[2] 杨虹，俞桂新，王峥涛，等．半夏的化学成分研究［J］．中国药学杂志，2007，42（2）：99-101.

[3] 张之昊，戴忠，胡晓茹，等．半夏化学成分的分离与鉴定［J］．中药材，2013，36（10）：1620-1622.

[4] 徐剑锟，张天龙，易国卿，等．半夏化学成分的分离与鉴定［J］．沈阳药科大学学报，2010，27（6）：429-433.

[5] 高景莘，张绿明，卢先明．野生与栽培半夏的镇咳祛痰作用对比研究［J］．湖南中医药大学学报，2010，30（7）：25-27.

[6] 周倩，吴皓．半夏总生物碱抗炎作用研究［J］．中药药理与临床，2006，22（3）：87-89.

[7] 徐宁，王莉，牛争平，等．半夏、钩藤乙醇提取物4∶1配伍对青霉素诱发惊厥大鼠痫性放电的影响［J］．中西医结合心脑血管病杂志，2010，8（3）：322-324.

[8] 赵江丽，赵婷，张敏，等．半夏不同溶剂提取物镇静催眠活性比较［J］．安徽农业科学，2011，39（35）：21627-21628.

[9] 赵永娟，王蕾，侯琳，等．半夏多糖抗肿瘤作用研究［J］．中国药理学通报，2006，22（3）：368-371.

[10] 钟凌云．半夏刺激性毒性成分、炮制减毒机理及工艺研究［D］．南京中医药大学，2007.

[11] 赵腾斐．半夏毒性作用机制及生姜解半夏毒的研究［D］．南京中医药大学，2013.

白附子
Baifuzi

【别名】禹白附、白附、野半夏、野慈菇、鸡心白附。

【来源】为天南星科植物独角莲 *Typhonium giganteum* Engl. 的干燥块茎。

【植物形态】多年生草本，植株常较高大。地下块茎卵形至卵状椭圆形，似芋芳状，外被暗褐色小鳞片。叶1～7片，叶片三角状卵形、戟状箭形或卵状宽椭圆形，长10～40cm，宽7～30cm，初发时向内卷曲如角状，后即开展，先端渐尖。叶柄肥大肉质，下部常呈淡粉红色或紫色条斑，长达40cm。花梗自块茎抽出，绿色间有紫红色斑块；佛焰苞紫红色，管部圆筒形或长圆状卵形，顶端渐尖而弯曲，檐部卵形；肉穗花序位于佛焰苞内，长约14cm；雌花序和中性花序各长3cm左右；雄花序长约2cm；附属器圆柱形，紫色，直立，不伸出佛焰苞外；雄花金黄色，雄蕊有2枚花药，药室顶孔开裂；中性花线形，下垂，淡黄色；雌花棕红色。浆果熟时红色。花期6～8月，果期7～10月。

【生境分布】生于阴湿的林下、山涧、水沟及庄稼地。喜凉爽湿润气候和阴湿的环境。以选肥沃、湿润的砂壤土栽培为宜。巫溪、南川有栽培。分布于北纬42°以南、包括西藏南部在内的广大地区。

【采集加工】带根块茎作种的栽种当年可收获，不带根的要多种1年。冬季倒苗后，挖起块茎，小的作种，大的加工作药。将块茎堆积发酵，使外皮皱缩易脱，装在笋筐里，放在流水里踩去粗皮，晒干。亦有不去粗皮，切成2～3mm厚的薄片，晒干。入药多用制白附。

贮干燥容器内，密闭，置通风干燥处，防蛀。

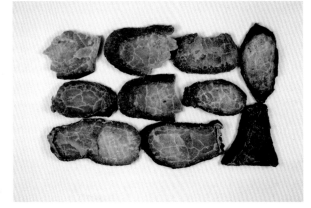

白附子

【药材鉴别】

性状鉴别：块茎卵圆形或椭圆形，长2～6cm，直径1～3cm，顶端残留茎痕或芽痕，有时残留棕色芽鳞。表面白色或淡黄色，略粗糙，有环纹及须根痕。质坚硬，断面白色，粉性。气微，味淡，嚼之麻辣刺舌。

以个大、质坚实、色白、粉性足者为佳。

【化学成分】块茎含 β-谷甾醇、β-谷甾醇-D-葡萄糖苷、天师酸、胆碱、尿嘧啶、桂皮酸、棕榈酸、琥珀酸、酪氨酸、缬氨酸、亚油酸、油酸、三亚油酸甘油酯二棕榈酸甘油酯，并含白附子凝集素、松柏苷、5-羟甲基-2-呋喃甲醛、松脂素-4-O-β-D-葡萄糖苷、松脂素、新橄榄脂素、落叶松脂醇、乙基松柏苷、胡萝卜苷、尿苷、腺苷、单癸酸甘油酯、3-单十八烯酸甘油酯、辛烷酸、7-十六碳烯酸、十六烷酸、9,12-十八碳二烯酸、十八烷酸、十六烷二酸、10,13-二十碳二烯酸等。

【药理作用】

1. 镇静、抗惊厥作用：白附子水浸液有明显的镇静作用，且有明显的协同戊巴比妥钠催眠的作用；用白附子水浸液治疗戊四氮、硝酸士的宁导致的小鼠强直性惊厥，能够推迟小鼠的惊厥出现时间和死亡时间，但未能减少惊厥和死亡小鼠数量。不论生品还是炮制品均未见有对咖啡因导致的惊厥有效。

2. 抗炎作用：白附子及其混悬液和煎剂对大鼠蛋清性、酵母性关节肿及甲醛性关节肿具有明显或不同程度的抑制作用，且对棉球肉芽肿增生和渗出亦有明显的抑制作用，其抗炎作用与免疫器官胸腺、脾脏关系不大。

3. 抗肿瘤作用：白附子水煎剂对小鼠 S_{180} 实体瘤有明显抑制作用，抑瘤率在 30％以上，并且能够延长艾氏腹水癌荷瘤小鼠的生存期，显著增加荷瘤小鼠淋巴细胞转化率，增强免疫功能。白附子混悬液可以通过调节肿瘤组织中突变型 p53 和 PCNA 基因的表达，从而引起肿瘤细胞凋亡，起到抗肿瘤的作用。白附子水提物能刺激人体淋巴细胞增生，增强细胞毒 T 淋巴细胞、IgG 和 IL-1 的活性。白附子提取物可抑制 SHG-44 细胞的增殖及诱导其发生凋亡，其作用机制与 Bcl-2 蛋白表达下降和 Bax 蛋白表达上升有关。

4. 免疫调节作用：白附子水溶性多糖能刺激小鼠产生特异性 IgG 类抗体及非特异性交叉抗体。

5. 祛痰作用：制白附子提取物有显著祛痰作用。

6. 其他作用：白附子还有降胆固醇、促血细胞凝集、溶血、催吐、止痛、抗氧化、抗 HIV 病毒、抗破伤风毒素等作用。

【医疗用途】

药性归经：味辛，性温；有毒。归胃、肝经。

功能：祛风痰，定惊搐，解毒，散结止痛。

主治：中风痰壅，口眼歪斜，语言涩謇，痰厥头痛，偏正头痛，喉痹咽痛，破伤风；外用治瘰疬痰核，毒蛇咬伤。

用法用量：内服：煎汤 3～6g；研末服 0.5～1g，宜炮制后用。外用：适量，捣烂敷；或研末调敷。

使用注意：血虚生风、内热生风及孕妇禁服。

附方：

1. 治口眼歪斜：制白附子 12g，僵蚕、全蝎各 9g。共为细末，分 9 包。每次 1 包，每日 3 次，黄酒送下。

2. 治偏、正头痛，三叉神经痛：制白附子、白芷、猪牙皂角各 30g。共为细末，每次 3g，每日 2 次，开水送服。

3. 治跌打损伤，金疮出血，破伤风：生禹白附 360g，防风 30g，白芷 30g，天麻 30g，羌活 30g。以上六味，共研细粉，过筛，混合均匀。外用调敷患处，内用 1～1.5g。孕妇忌服。

4. 治腰腿痛，关节痛：白附子 45g，鸡血藤 12g，牛膝 9g，独活 9g，五加皮 12g。水煎服。

5. 治毒蛇咬伤：独角莲根 60g，雄黄 30g。共研细末，用水或烧酒调涂伤处。

6. 治疗肿痈疽：独角莲根研末，用醋、酒调涂。

【资源评述】白附子之名首见于《名医别录》，云："生蜀郡，三月采。"明《本草原始》《本草汇言》及清《本草汇》的白附子为禹白附。禹白附至少是元代以来的本草主流品种，关白附（黄花乌头）仅仅是一个历史阶段的使用品种，目前仅为华东地区的习惯用药品种。

白附子主产于河南禹县、长葛，甘肃（天水及武都）、湖北、山西、河北、四川、陕西等地也产，以河南的产量大，质量佳。辽宁（铁岭、开原、吕图、凤城、盖州、凌源）、吉林（通化、长春）、江苏、湖北等地也有栽培。

【参考文献】

[1] 黄金钰, 戴忠, 马双成. 白附子的研究进展 [J]. 中草药, 2015, 46 (18): 2816-2822.

[2] 艾凤伟, 张嵩, 李艳凤, 等. 白附子的化学成分研究 [J]. 中草药, 2010, 41 (2): 201-203.

[3] 李娟, 李静, 卫永第. 独角莲块茎花中脂肪酸成分分析 [J]. 人参研究, 1997 (1): 38-39.

[4] 石延榜, 张振凌. 白附子化学成分及药理作用研究进展 [J]. 中国实用医药, 2008, 3 (9): 130-131.

[5] 郭姗姗, 于海食. 白附子抗肿瘤研究进展 [J]. 中国肿瘤, 2013, 22 (6): 451-456.

[6] 齐玲, 王爽, 温娜, 等. 白附子提取物对胶质瘤细胞的生长抑制作用及其机制 [J]. 吉林大学学报（医学版）, 2014 (4): 768-771.

浮 萍

Fuping

【别名】水萍、水花、萍子草、浮萍草、水藓、水帘、九子萍、田萍。

【来源】为浮萍科植物紫萍 *Spirodela polyrrhiza* (L.) Schleid. 、浮萍 *Lemna minor* L. 的全草。

【植物形态】

紫萍（紫背浮萍、紫浮萍）：多年生细小草本，漂浮水面。根 5～11 条束生，细长，纤维状，长 3～5cm。在根的着生处一侧产生新芽，新芽与母体分离之前由一细弱的柄相连结。叶状体扁平，单生或 2～5 枚簇生，阔倒卵形，长 4～10mm，宽 4～6mm，先端钝圆，上面稍向内凹，深绿色，下面呈紫色，有不明显的掌状脉 5～11 条。有雄蕊 2 枚，花药 2 室，花丝纤细；雌花有雌蕊 1 枚，子房无柄，1 室，具直立胚珠 2 枚，花柱短，柱头扁平或环状。果实圆形，边缘有翅。花期 4～6 月，果期 5～7 月。

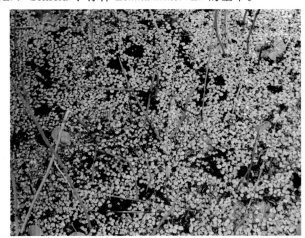

紫萍

浮萍（青萍）：浮水小草本。根 1 条，长 3～4cm，纤细，根鞘无翅，根冠钝圆或截切状。叶状体对称，倒卵形、椭圆形或近圆形，长 1.5～6mm，宽 2～3mm，上面平滑，绿色，不透明，下面浅黄色或为紫色，全缘，具不明显的 3 条脉纹。叶状体背面一侧具囊，新叶状体于囊内形成浮出，以极短的细柄与母体相连，随后脱落。花单性，雌雄同株，生于叶状体边缘开裂处；佛焰苞囊状，内有雌花 1 朵，雄花 2 朵；雄花花药 2 室，花丝纤细；雌花具 1 枚雌蕊，子房 1 室，具弯生胚珠 1 枚。果实近陀螺状，无翅。种子 1 颗，具凸起的胚乳和不规则的凸脉 12～15 条。

【生境分布】

紫萍：生长于池沼、水田、湖湾或静水中。广布于我国南北各地。产于万州、南川等地。

浮萍：生于海拔 2700m 以下的水田、水塘、水幽、温泉附近、湖泊边及缓流的水沟中，常于紫萍混生。分布于全国南北各地。产于重庆各区县。

【采集加工】6～9 月采收。一般选取没污染的池塘，捞出后去杂质，洗净，晒干。

【药材鉴别】

性状鉴别：

紫萍：为干燥皱缩的叶状体，呈卵形、卵圆形或卵状椭圆形，直径 3～6mm。单个散生或 2～5 片集生，上表面淡绿至灰绿色，下表面紫绿至紫棕色，边缘整齐或微卷，上表面两侧有 1 小凹陷，下表面该处生有数条须根。质轻，易碎。气微，味淡。

浮萍：呈团块状或单一的小叶片，叶状体青绿色或黄绿色，卵形或卵圆形，直径 1～3.5mm。上表面为绿色或黄绿色，下表面黄绿色，上表面一侧有 1 小凹陷，下表面该处生有数条须根。质轻。易碎。气微腥，味微咸。以色绿、背紫者为佳。

【化学成分】紫萍全草含芹菜素、木犀草素-7-单糖苷、木犀草素-7-O-葡萄糖苷、牡荆素、芹菜素-7-单糖苷、丙二酰矢车菊素-3-单葡萄糖苷及 51 种微量元素。芹菜素 8-C-（2″-O-阿魏酰基）-β-D-葡萄糖苷、荭草素、木犀草素 7-O-β-D-葡萄糖苷、芹菜素 7-O-β-D-葡萄糖苷。

浮萍全草含反式-1,3-植二烯、十氢番茄红素、谷甾醇、植醇、（4R）-4-羟基异植醇、（10R）-羟基-7Z,11E,13Z-十六碳三烯酸、11Z-十六碳烯酸及 7Z,10Z,13Z-十六碳三烯酸等。

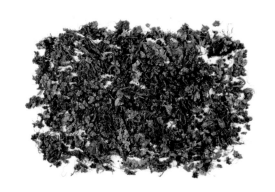

浮萍（生药）

【药理作用】

1. 对心血管的作用：1‰浮萍煎剂对奎宁引起衰弱的蛙心有显著强心作用，但剂量过大，可使心跳停止在舒张期。此外，浮萍还有收缩血管和升高血压作用。

2. 解热作用：用青萍煎剂或者浸剂 2g 生药灌胃，对静注伤寒混合菌苗所致发热的家兔有微弱的解热作用。

3. 其他作用：浮萍总黄酮具有抗癌、抗氧化、保肝等多种生理活性。紫萍与青萍均有利尿作用，均有明显的排钠排钾作用。

【医疗用途】

药性归经：味辛，性寒。归肺、膀胱经。

功能：发汗解表，透疹止痒，利水消肿，清热解毒。

主治：风热表证，麻疹不透，隐疹瘙痒，水肿，癃闭，疮癣，丹毒，烫伤。

用法用量：内服：水煎，3～9g，鲜品 15～30g；或捣汁饮；或入丸、散。外用：适量，煎水熏洗；研末撒或调敷。

使用注意：表虚自汗者禁服。

附方：

1. 治风热感冒：浮萍、防风各 9g，牛蒡子、薄荷、紫苏叶各 6g。水煎服。

2. 治一切风疾及瘾疹：浮萍、牛蒡子各 5g，薄荷 2g，水煎服，每日 2 次。

3. 治身上虚痒：浮萍末 3g，以黄芩 3g 同四物汤煎汤调下。

【资源评述】浮萍在《神农本草经》以"水萍""水花"之名记载，"浮萍"之名始见于《新修本草》，云："水萍者有三种，大者名蘋，水中又有荇菜，亦相似而叶圆，水上小浮萍主火疮。"但无形态描述。至《本草纲目》中才加以细分，曰："浮萍处处池泽止水中甚多，季春始生……一叶经宿即生数叶。叶下有微须，即其根也。一种背面皆绿者。一种面青背紫赤若血者，谓之紫萍，入药为良。"现今药用的紫萍 S. polyrrhiza 及浮萍 Lemnaminor 与上述记载相符。《中国药典》2015 版收载浮萍为紫萍。此外，江苏、台湾等地还用稀脉浮萍 L. perpusilia Torr.。

通过对不同产地浮萍的黄酮类成分比较，陕西和山西产地的浮萍中荭草素、牡荆素、木犀草苷的量均较其他产地明显偏高，其抗氧化作用也较强。

紫萍叶子在现场和实验室条件下均能吸收 F，蓄积氟化物，可用于降低天然水中氟的水平，用于防治高氟所致的氟中毒。同时也富集 Cd，可用于治污。同时，也提醒作药用时，注意采收的环境，防治药材污染。

【参考文献】

[1] 何文妮，叶敏，王宝荣，等. 浮萍中黄酮类化学成分的分离与鉴定 [J]. 沈阳药科大学学报，2010，27（11）：871-875.

[2] 王妮妮. 四种浮萍科植物的化学成分研究 [D]. 中国科学院大学，2014.

[3] 凌云，万峰，郑俊华. 浮萍甾醇类和脂类化学成分研究 [J]. 中药材，1998（11）：563-564.

[4] 罗铁成，侯恩太，路锋，等. 浮萍药用研究概况 [J]. 安徽农业科学，2010，38（16）：8423-8424.

[5] 任鹏. 浮萍总黄酮抗肝癌的体外活性及其机理研究 [D]. 重庆大学，2006.

鸭跖草

Yazhicao

【别名】竹叶菜、竹叶草、鸭脚草、竹鸡草、水竹子、帽子花、竹叶兰、竹根菜。

【来源】为鸭跖草科植物鸭跖草 *Commelina communis* L. 的地上部分。

【植物形态】一年生草本，植株高 15～60cm。茎多分枝，具纵棱，基部匍匐，上部直立，仅叶鞘及茎上部被短毛。单叶互生，无柄或近无柄；叶片卵圆状披针形或披针形，长 4～10cm，宽 1～3cm，基部下延成膜质鞘，抱茎，有白色缘毛。总苞片佛焰苞状，有 1.5～4cm 长的柄，与叶对生，心形，稍镰刀状弯曲，先端短急尖，边缘常有硬毛。聚伞花序生于枝上部者，花 3～4 朵，具短梗，生于枝最下部者，有花 1 朵；萼片 3 枚，卵形，膜质；花瓣 3 枚，深蓝色，较小的 1 片卵形，较大的 2 片近圆形，有长爪；雄蕊 6 枚，能育者 3 枚，花丝较 3 枚不育者花丝较长，先端蝴蝶状；雌蕊 1 枚，子房上位，卵形，花柱丝状而长。蒴果椭圆形 2 室，2 瓣裂，每室种子 2 颗。种子表面凹凸不平，具白色小点。花期 7～9 月，果期 9～10 月。

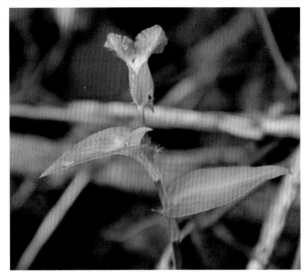

鸭跖草

【生境分布】生于海拔 100～2400m 的湿润阴处，在沟边、路边、田埂、荒地、宅旁墙角、山坡及林缘草丛中均常见。喜温暖湿润气候，耐寒，可在阴湿的田边、溪边、村前屋后种植。产于城口、巫溪、巫山、奉节、南川、石柱等地。分布于我国南北大部分地区。

【采集加工】夏秋二季采收，鲜用或晒干。

【药材鉴别】

性状鉴别：全草长至 60cm，黄绿色或黄白色，老茎略呈方形，表面光滑，具数条纵棱，直径约 2mm，多有分枝或须根，节稍膨大，节间长 3～9cm；质柔软，断面中心有髓。叶互生，多皱缩、破碎，完整叶片展平后呈卵状披针形或披针形，长 3～9cm，宽 1～3cm，先端尖，全缘，基部下延成膜质叶鞘，抱茎，叶脉平行。花多脱落，总苞佛焰苞状，心形，两边不相连；花瓣皱缩，蓝色。气微，味淡。

以色黄绿者为佳。

【化学成分】含有鸭跖黄酮苷、鸭跖黄素、木栓酮、黑麦芽内酯、β-谷甾醇、1-甲氧基甲酰基-β-2,9-二氮芴、1-去氧野尻霉素、α-同源野尻霉素、7-氧-β-D-吡喃葡萄糖基、N-对羟基苯乙基-4-羟基-3-甲氧基-苯丙酰胺、1R,2S-7-羟基-6,8-二甲氧基-1-(4-羟基-3,5-二甲氧基苯基)-N,N′-双[2-(4-羟基苯基)乙基]-二氢萘-2,3-二酰胺、6-C-[β-D-吡喃葡萄糖基-(1→2)-β-D-吡喃葡萄糖基]-4′,5-二羟基-7-甲氧基黄酮苷、荭草素、异荭草素、牡荆素、木犀草素-7-O-β-D-葡萄糖苷、豆甾-5-3β,7α-二醇、胡萝卜苷、腺嘌呤核苷、1,2-二氢-6,8-二甲氧基-7-1-(3,5-二甲氧基-4-羟基苯基)-N1,N2-双-[2-(4-羟基苯基)乙基]-2,3-萘二甲酰胺、(E)-N-[4-(2-羟基乙基)苯基]-3-(4-羟基-苯基)-丙烯酰胺、没食子酸甲酯、3-羧基吲哚、对羟基苯甲酸、对香豆酸、β-胡萝卜苷、原儿茶酸、异鼠李素-3-O-β-D-葡萄糖、槲皮素-3-O-α-L-鼠李糖苷、异槲皮素、4,4′-二羟基-3,3′-二甲氧基-β-异吐昔酸、异牡荆素、(7S,8R)-二氢脱氢二松柏醇-9-O-β-D-葡萄糖苷、土大黄苷、柯伊利素-7-O-β-D-葡萄糖苷、芹菜素-6-C-α-L-鼠李糖苷、2-苯乙基-β-D-葡萄糖苷、20(S)-原人参三醇-6-O-(β-D-吡喃葡萄糖基)-20-O-β-D-吡喃葡萄糖苷等。

【药理作用】

1. 抗炎、镇痛作用：小鼠灌胃鸭跖草煎液对二甲苯致耳郭炎症的肿胀有明显抑制作用，对乙酸扭体法处理的小鼠有一定镇痛作用。鸭跖草乙醇提取物和水提取物可减轻二甲苯致小鼠耳郭肿胀程度，减小小鼠棉球肉芽肿胀程度，减少乙酸致小鼠扭体次数，乙醇提物能延长小鼠舐足时间，乙醇提取物作用强于水提取物，其镇痛、抗炎效果均表现出明显的剂量依赖关系。

2. 抑菌作用：鸭跖草对志贺氏痢疾杆菌、枯草杆菌、大肠杆菌等具有较强的抑制作用，最低抑菌浓度分别为 1：256、1：128、1：64，最低杀菌浓度分别为 1：128、1：64、1：32。

3. 降血糖作用：鸭跖草的甲醇提取物有抑制 α-葡萄糖苷酶活性的作用。鸭跖草的提取物和生药粉末均有抑制血糖升高的作用。国产鸭跖草药材含有多羟基生物碱 α-糖苷酶抑制剂，可用于糖尿病治疗和保健。鸭跖草能调节血脂代谢异常，可能与其抗氧化活性有关。

4. 其他作用：鸭跖草水提取物显著降低 CCl_4 和乙醇所致小鼠肝损伤的 ALT 和 AST 升高，具有保护作用。鸭跖草水提物对小鼠脑缺血再灌损伤具有保护作用，其机制与抗氧化作用有关。

【医疗用途】

药性归经：味甘、淡，性寒。归肺、胃、小肠经。

功能：清热泻火，解毒，利水消肿。

主治：风热感冒，热病发热，咽喉肿痛，痈肿疔毒，水肿，小便热淋涩痛。

用法用量：内服：水煎，15～30g；鲜品 60～90g，或捣汁。外用：适量，捣敷。

使用注意：脾胃虚寒者慎服。

附方：

1. 治外感发热，咽喉肿痛：鸭跖草 30g，柴胡、黄芩各 12g，银花藤、千里光各 25g，甘草 6g。水煎服。

2. 治麦粒肿：鲜鸭跖草烤汁熨涂，每日数次。

3. 治小便不通：竹鸡草 50g，车前草 50g。捣汁入蜜少许，空腹服。

4. 治热淋：鸭跖草 30～60g，车前草 30g，天胡荽 15g。水煎服，白糖为引。

5. 治疗丹毒：用鲜鸭跖草叶 50 片，食醋 500g，将叶片入食醋中浸泡 1 小时，外敷患处（将病灶全部敷罩），干则更换，每日换 4～6 次，至愈为止。

【资源评述】 鸭跖草始载于《本草拾遗》，云："生江东、淮南平地，叶如竹，高一二尺，花深碧，有角如鸟嘴……花好为色。"李时珍在《本草纲目》描述更为仔细："竹叶菜处处平地有之。三四月生苗，紫茎竹叶，嫩时可食。四五月开花，如蛾形，两叶如翅，碧色可爱。结角尖曲如鸟喙，实在角中，大如小豆，豆中有细子，灰黑而皱，状如蚕屎。"古之所用与今药用的鸭跖草原植物一致，现《中国药典》（2015 年版）也有收载。

浙江等地用同属植物火柴头 *C. bengalensis* L. 作鸭跖草用，功效及应用与鸭跖草相近。火柴头与鸭跖草区别：叶宽卵形至卵状椭圆形长 2.5～6cm，宽 1.8～4cm，有短柄。佛焰苞基部合生成漏斗状。

此外，鸭跖草是 Cu 的超富集植物，可用于铜污染土壤的修复。

【参考文献】

[1] 袁红娥，周兴栋，孟令杰，等. 鸭跖草的化学成分研究 [J]. 中国中药杂志，2013，38（19）：3304-3308.

[2] 金家宏，程志红，陈道峰. 鸭跖草的抗补体活性成分及其作用靶点（英文）[J]. Journal of Chinese Pharmaceutical Sciences，2012，21（6）：577-581..

[3] 袁红娥. 鸭跖草和苍耳子的化学成分研究 [D]. 暨南大学，2014.

[4] 许海燕，刘宇峰，余鸽. 鸭跖草的研究进展 [J]. 中国中医药现代远程教育，2009，7（4）：88-89.

[5] 王兴业，李剑勇，李冰，等. 中药鸭跖草的研究进展 [J]. 湖北农业科学，2011，50（4）：652-655.

[6] 陈芳. 鸭跖草抗炎镇痛有效部位实验研究 [J]. 海峡药学，2016，28（1）：214-216.

[7] 王垣芳，杨美子，李祖成，等. 鸭跖草对高脂血症小鼠血脂代谢及抗氧化能力的影响 [J]. 中国实验方剂学杂志，2012，18（16）：273-277.

[8] 王垣芳，孙富家，刘同慎，等. 鸭跖草水提取物对小鼠脑缺血再灌注损伤的保护作用 [J]. 中药药理与临床，2011，27（3）：67-70.

百　部

Baibu

【别名】百部根、玉箫、箭杆、百条根、野天门冬、百奶、九丛根、一窝虎、九十九条根、山百根、牛虱鬼、药虱药。

【来源】为百部科植物直立百部 *Stemona sessilifolia* (Miq.) Franch. et Sav.、蔓生百部 *S. japonica* (Bl.) Miq. 及对叶百部 *S. tuberosa* Lour. 的块根。

【植物形态】

直立百部：多年生草本，高 30～60cm。块根簇生，肉质，纺锤形。茎直立，不分枝。叶 3～4 片轮生；有短柄或几无柄；叶片卵形至椭圆形，长 3.5～5.5cm，宽 1.8～3.8cm，基部楔形；叶脉通常 5 条，中间 3 条特别明显。花腋生，多数生于茎下部鳞叶腋内，花梗细长；花被片 4 枚，卵状披针形；雄蕊 4 枚，紫色，药隔膨大成披针形附属物，花药线形，先端有狭卵状附属物；子房卵形，柱头短，无花柱。蒴果。花期 4～5 月，果期 7 月。

蔓生百部（百部草、婆妇草、蔓草百部）：多年生草本，高 60～90cm。全株无毛。块根肉质，簇生。茎下部直立，上部蔓状。叶 3～4 片轮生；叶柄长 1.5～3cm；叶片卵形或卵状披针形，长 4～9cm，宽 1.8～4cm，先端锐尖或渐尖，基部圆形或截形；叶脉 5～9 条。花梗丝状，其基部贴生于叶片中脉上，每梗通常单生 1 花；花被 4 枚，淡绿色，卵状披针形至卵形；雄蕊 4 枚，紫色，花丝短，花药内向，线形，先端有 1 箭头状附属物；子房卵形，甚小，无花柱。蒴果广卵形而扁，内有长椭圆形种子数颗。花期 5 月，果期 7 月。

对叶百部（大叶百部、大春根菜、虱蚤草、穿山薯、大百部）：多年生攀援草本，高达 5m。块根肉质，纺锤形或圆柱形，茎缠绕。叶通常对生；叶柄长 3～10cm 叶片广卵形，长 8～30cm，宽 2.5～10cm，基部浅心形，全缘或微波状；叶脉 7～15 条。花梗腋生，不贴生于叶片中脉上，花单生或 2～3 朵成总状花序，黄绿色带紫色条纹，花药附属物呈钻状或披针形。蒴果倒卵形而扁。花期 5～6 月。

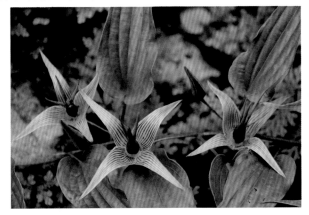

对叶百部

植物检索表

1. 非缠绕茎，叶线形至倒卵形，花梗生于茎下部鳞叶腋内 ·· **直立百部**
1. 缠绕茎，花梗生于叶腋或贴生于叶片的叶脉上
　　2. 花梗纤细，较短，贴于中脉上，叶轮生 ·· **蔓生百部**
　　2. 花梗坚挺，较长，与叶柄分离，偶有贴于中柄基部上，叶对生或互生 ·· **对叶百部**

【生境分布】

直立百部：生于山地林下或竹林下。喜较温暖、潮湿、阴凉环境，耐寒，忌积水。以土层深厚、疏松肥沃、富含腐殖质、排水良好的砂质壤土栽培为宜。南川有栽培。分布于华东及河南、湖北、重庆等地。

蔓生百部：生于阳坡灌丛中或竹林下。南川有栽培。分布于华东及陕西、湖南、湖北、重庆、四川等地。

对叶百部：栽培或野生海拔 370～2240m 的山坡丛林、溪边、路旁及山谷阴湿岩石中。产于巫溪、万州、开州、忠县、垫江、涪陵、石柱、武隆、黔江、彭水、秀山、南川、长寿、綦江、合川、江津等地。分布于浙江、福建、台湾、湖北、湖南、广东、广西、四川、贵州、云南等地。

【采集加工】于冬季地上部枯萎后或春季萌芽前，挖出块根，除去细根、泥土，洗净，蒸或煮透，取出晒干或烘干。也可鲜用。入药多蜜制。

【药材鉴别】

性状鉴别：

直立百部：块根纺锤形，上端较细长。下端有的作长尾状弯曲，长 5～12cm，直径 0.5～1cm。表面黄白色或淡棕黄色，有不规则深纵沟，间或有横皱纹。质脆，易折断，断面平坦，角质样，淡黄棕色或黄白色，皮部宽广，中柱扁缩。气微，味甘、苦。

蔓生百部：两端较狭细，表面淡灰白色，多不规则皱褶及横皱纹；味较苦。

对叶百部：长纺锤形或长条形，长 8～24cm，直径 0.8～2cm。表面淡黄棕色至灰棕色，具浅纵皱纹或不规则纵槽。质坚实，断面黄白色至暗棕色，中柱较大，髓部类白色；味苦。

均以条粗壮、质坚实者为佳。

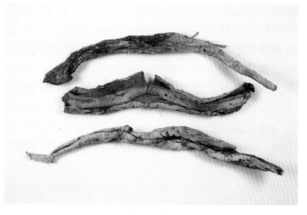

百部（生药）

性状检索表

1. 根明显较大，直径约 1.3cm，长约至 26cm ⋯⋯⋯⋯⋯⋯⋯⋯⋯⋯⋯⋯⋯⋯⋯ 对叶百部
1. 根明显小，直径 0.2～2cm，长 8～14cm
　2. 根上端茅颈长超过膨大部分的 1/2 ⋯⋯⋯⋯⋯⋯⋯⋯⋯⋯⋯⋯⋯⋯⋯⋯⋯ 蔓生百部
　2. 根上端茅颈长不及膨大部分的 1/2 ⋯⋯⋯⋯⋯⋯⋯⋯⋯⋯⋯⋯⋯⋯⋯⋯⋯ 直立百部

【化学成分】

直立百部：根含百部碱、原百部碱、对叶百部碱、百部定碱、异百部定碱、霍多林碱、直立百部碱、7-甲氧基-3-甲基-2,5-二羟基-9,10-二氢菲、Stilbostemin D、原百部碱、原百部次碱、stemospironine、左旋丁香树脂酚葡萄糖苷、苯甲酸、香草酸、胡萝卜苷、豆甾醇、Stilbostemin B、4′-Methylpinosylvin、芝麻素、28-羟基-正二十八烷酸-3′-甘油单酯、26-羟基-正二十六烷酸-3′-甘油单酯等。

蔓生百部：根含百部碱、百部定碱、异百部定碱、原百部碱、蔓生百部碱、异蔓生百部碱。茎叶含蔓生百部叶碱。另有对叶百部碱 B、对叶百部碱 C、脱氢对叶百部碱 B、脱氢对叶百部碱 C、异丽江百部碱、β-谷甾醇、豆甾醇、5,11-豆甾二烯-3β-醇、苯甲酸、4-甲氧基苯甲酸、1,8-二羟基-3-甲基蒽醌、1,8-二羟基-6-甲氧基-3-甲基蒽醌、氧代狭叶百部碱、异狭叶百部碱、绿原酸、栀子苷和藏红花素 A 等。

对叶百部：根含百部碱、对叶百部碱、异对叶百部碱、百部次碱、次对叶百部碱、氧代对叶百部碱、对叶百部烯酮、N-氧-对叶百部碱、异脱氢对叶百部碱、脱氧对叶百部碱、对叶百部酮、氧化对叶百部碱、滇百部碱、异滇百部碱、对叶百部醇碱、对叶百部酰胺、对叶百部螺碱、二去氢对叶百部碱。还含甲酸、乙酸、苹果酸、枸橼酸、琥珀酸、草酸等。另含 β-谷甾醇棕榈酸酯、3-羟基-4-甲氧基苯甲酸、β-谷甾醇、掌叶半夏碱戊、胸腺嘧啶、3-羟基-4-甲氧基苯甲酸、2-(1′,2′,3′,4′-四羟基丁基)-6-(2″,3″,4″-三羟基丁基)-吡嗪、大黄素甲醚、对羟基苯甲酸、豆甾醇、(Z)-1,1-biindenylien 等。

【药理作用】

1. 抗菌作用：百部煎液和浸液对多种致病菌及皮肤真菌有抑制作用，如对肺炎球菌、乙型溶血性链球菌、脑膜炎球菌、金黄色葡萄球菌、白色葡萄球菌、伤寒杆菌、副伤寒杆菌、大肠杆菌、变形杆菌、白喉杆菌、肺炎杆菌、鼠疫杆菌、炭疽杆菌、绿脓杆菌等有不同程度的抗菌作用。

2. 杀虫作用：对叶百部碱对体内广州管圆线虫、犬复孔绦虫及肝片吸虫等消化道蠕虫表现出较好的驱虫活性，直立百部根中的己烷提取物对玉米象和赤拟谷盗具有一定的杀虫和拒食活性。蔓生百部根中的异原百部碱、新百部碱对斜纹蛾的末龄期幼虫具有较弱的拒食活性。百部碱对四龄期家蚕幼虫具有很好的杀虫效果。

3. 镇咳、平喘作用：研究百部的水提物、总生物碱及 5 种斯替宁碱型生物碱单体的镇咳活性，发现总生物碱的镇咳作用远强于水提物；生物碱单体中，对叶百部新碱活性最强，其强度与同等浓度的磷酸可待因相当。对氨水致小鼠咳喘有明显的镇咳作用。生物碱对枸橼酸诱导的豚鼠模型具有较好的镇咳作用；直立百部水提物能作用于 M 胆碱能受体和二氢吡啶结合位点的 Ca^{2+} 通道，是一种 M 胆碱能受体拮抗剂。

4. 其他作用：百部生物碱对博来霉素诱导肺纤维化小鼠有保护作用。

5. 毒性：百部有小毒，服用过量可降低呼吸中枢的兴奋性，进而导致呼吸中枢麻痹。

【医疗用途】

药性归经：味苦、甘，性微温。归肺经。

功能：润肺下气，止咳，杀虫灭虱。

主治：新久咳嗽，肺痨，百日咳，蛲虫病，体虱，癣疥。

用法用量：内服：煎汤，3～9g。外用适量，煎水洗或研末外敷；或浸酒涂擦。

使用注意：脾胃虚弱者慎服。

附方：

1. 治肺寒壅嗽，微有痰：百部（炒）150g，麻黄 150g，杏仁 50 个。上为末，炼蜜丸如梧桐子大。每服 12 丸。

2. 治诸般咳嗽：桔梗、荆芥、紫菀（炙）、炙百部、白前各 10g，炙甘草 4g，陈皮 5g。水煎服，每日 2 次。

3. 治肺结核空洞：蜜炙百部、白及各 12g，黄芩 6g，黄精 15g。煎服。

4. 治肺实鼻塞，不闻香臭：百部 100g，款冬花、贝母（去心）、白薇各 50g。上四味，捣罗为散。每服 4.5g，米饮调下。

5. 治头癣：鲜百部 30g，鲜松针 60g，水煎。剃净头发，洗除患处白痂，再用煎液洗；继用松香、百草霜等量研取细粉，调茶油，涂患处。

6. 治发虱、阴虱：百部捣烂，按 1∶5 比例浸于 75％乙醇或米醋中 12 小时，取浸出液涂患处。对家畜体虱亦有很好疗效。

【资源评述】 百部始载于《名医别录》，名"百部根"。《本草经集注》云："山野处处有，根数十相连，似天门冬而苦强。"《本草图经》谓："百部根旧不著所出州土，今江、湖、淮、陕、齐、鲁州郡皆有之。春生苗，作藤蔓，叶大而尖长，颇似竹叶，面青色而光，根下作撮如芋子，一撮乃十五六枚，黄白色。"以上所述与蔓生百部 S. japonica 相符。《本草图经》附有"滁州百部""衡州百部"和"峡州百部"图，"滁州百部"即直立百部 S. sessilifolia，"衡州百部"为对叶百部 S. tuberosa，而"峡州百部"为百合科羊齿天门冬 Asparagus filicinus Buch.-Ham. ex D. Don，《滇南本草》所载百部也为羊齿天门冬。

《中国药典》在"百部"条下收载了上述百部属的 3 种，商品百部以对叶百部量最大，又称"大百部"，主产于湖南、湖北、广东、福建、四川、贵州等地，根据产地又细分为"川百部""广百部"和"湘百部"等，湘百部以衡阳所产为地道，产量也大。蔓生百部主产于浙江，安徽、江苏亦产。直立百部主产于安徽、江苏、湖北、浙江、山东等地，以滁州所产为道地药材。

百部科我国有 2 属，6 种，分布于秦岭以南各省区。百部属在我有 5 种，除上述 3 种外，另 2 种在民间也作百部用，即细花百部 Stemona parviflora C. H. Wright 产于广东、海南岛，生于海拔 700m 的山地溪旁石隙中；云南百部 Stemona mairei（Levl.）Krause 产于云南西北部至东北部，生于海拔 2600～3000m 的山坡林下。

羊齿天门冬自宋代起一直作百部使用，曾为西南地区百部的主要品种之一，现已不作百部用。但现代研究表明羊齿天门冬含总皂苷达 14.6％，远高于百部类药材的含量。羊齿天门冬具有杀虫的作用，其抗结核杆菌的作用远强于百部类药材，镇咳祛痰作用大于或接近百部类药材，总苷与多糖的祛痰活性明显强于直立百部，且资源丰富，具有开发利用价值。

【参考文献】

[1] 帅真. 直立百部药材的药学研究 [D]. 广州中医药大学，2012.

[2] 谭国英，张朝凤，张勉. 野生直立百部属的化学成分 [J]. 中国药科大学学报，2007，38（6）：499-501.

[3] 王晓彤，罗点，王孝勋. 中国百部属药用植物研究进展 [J]. 亚太传统医药，2016，12（17）：31-33.

[4] 杨新洲，唐春萍，柯昌强，等. 蔓生百部的化学成分研究（英文）[J]. 天然产物研究与开发，2008，20（3）：399-402.

[5] 张丽勤. 对叶百部中非生物碱化学成分的研究 [J]. 中国当代医药，2015，22（24）：91-94.

[6] 王珺，高羽，张朝凤，等．对叶百部中的非生物碱类成分［J］．药学与临床研究，2012，20（3）：193-195.

[7] 樊兰兰，陆丽妃，王孝勋，等．百部药理作用与临床应用研究进展［J］．中国民族民间医药，2017，26（8）：55-59.

[8] 姜登钊，吴家忠，刘红兵，等．百部药材的生物碱类成分及生物活性研究进展［J］．安徽农业科学，2011，39（31）：19097-19099，19102.

[9] 刘美，刘艳，王昶．百部生物碱的药理研究概况［J］．黑龙江中医药，2015，44（4）：70-71.

[10] 朱建育，燕惠芬．百部生物碱的研究进展及其药理作用［J］．上海应用技术学院学报，2010，10（1）：26-33.

[11] 贾琳，冯启荣，苏静．中药百部的主要药效学观察［J］．山东医学高等专科学校学报，2014，36（3）：197-200.

[12] 向娟，余平，李明丹，等．百部生物碱对博来霉素诱导肺纤维化小鼠的保护作用［J］．中国药科大学学报，2017，48（1）：76-81.

薤 白

Xiebai

【别名】薤根、藠子、野蒜、小独蒜、薤白头、苦藠、子根蒜、团葱。

【来源】为百合科植物小根蒜 *Allium macrostemon* Bunge 的鳞茎。

【植物形态】多年生草本，高 30～60cm。鳞茎近球形，直径 0.7～1.5cm，旁侧常有 1～3 个小鳞茎附着，外有白色膜质鳞被，后变黑色。叶互生；叶苍绿色，半圆柱状狭线形，中空，长 20～40cm，宽 2～4mm，先端渐尖，基部鞘状抱茎。花茎单一，直立，高 30～70cm，伞形花序顶生，球状，下有膜质苞片，卵形，先端长尖；花梗长 1～2cm，有的花序只有很少小花，而间以许多肉质小珠芽，甚则全变为小株芽；花被片 6 枚，粉红色或玫瑰红色；雄蕊 6 枚，比花被长，花丝细长，下部略扩大；子房上位，球形。蒴果倒卵形，先端凹入。花期 5～6 月，果期 8～9 月。

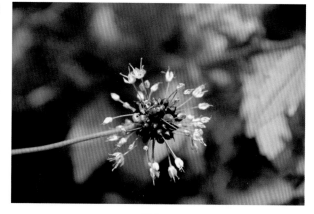

薤白

【生境分布】生于海拔 1500m 以下的山坡、丘陵、山谷或草地。喜较温暖湿润气候。以疏松肥沃、富含腐殖质、排水良好的壤土或砂质壤土栽培为宜。产于垫江、丰都、涪陵、石柱、黔江、秀山、南川、合川、江津、潼南等地。分布于除新疆、青海以外的全国各地。

【采集加工】夏秋二季采挖，将鳞茎挖起，除去叶苗和须根，洗去泥土，鲜用或略蒸一下，晒干或炕干。贮干燥容器内，置于通风干燥处，防蛀。

【药材鉴别】

性状鉴别：鳞茎呈不规则卵圆形，长 0.5～15cm，直径 0.5～1.8cm。表面黄白色或淡黄棕色，皱缩，半透明，有纵沟及皱纹或有类白色膜质鳞片包被，顶端有残存茎基或茎痕，基部有突起的鳞茎盘。质坚硬，角质样，不易破碎，断面黄白色。微有蒜气，味微辣。

以个大、饱满、质坚、黄白色、半透明者为佳。

【化学成分】

甾体皂苷：薤白苷 A、D、E、F，异菝葜皂苷元-3-O-β-D-吡喃葡萄糖基（1→2）-β-D-吡喃半乳糖苷，

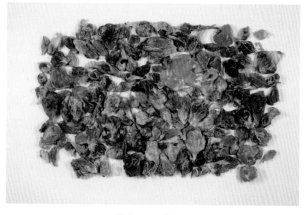

薤白（生药）

5β-螺甾-25(27)-烯-3β,12β-二醇-3-O-β-D-吡喃葡萄糖基-(1→2)-β-D-吡喃半乳糖苷，(25R)-5β-螺甾-3β,12β-二醇-3-O-β-D-吡喃葡萄糖基-(1→2)-β-D-吡喃半乳糖苷，5β-螺甾-25(27)-烯-2β,3β-二醇-3-O-β-D-吡喃葡萄糖基-(1→2)-β-D-吡喃半乳糖苷。

硫化物类：甲基烯丙基三硫、二甲基三硫、甲基正丙基三硫、乙烯撑二甲硫、甲基1-丙烯基二硫、甲基烯丙基二硫、二正丙基二硫、三甲基三硫化物。

挥发油：甲基丙基三硫化物、甲基丙基二硫化物、丙基异丙基二硫化物、甲基烯丙基三硫化物、二甲基二硫化物、烯丙基异丙基二硫醚、2,4-二甲基噻吩、甲基烯丙基二硫化物、1,3-二噻烷、2,2-双(甲硫基)丙烷、正丙基烯丙基二硫化物、异丙基烯丙基二硫化物、正丙基甲基三硫化物、4-甲基-1,2,3-三噻烷、3,5-二甲基-1,2,4-三噻烷、5-甲基-1,2,3,4-四噻烷等。

含氮化合物：腺苷、N-反-阿魏酰基酪胺、N-对羟基-顺-香豆酰基酪胺及其反式对映体、2,3,4,9-四氢-1H-吡啶并［3,4-b］吲哚-3-羧酸及其1-甲基化产物。另外，还有鸟苷、色氨酸部分含氮化合物、胸苷、2,3,4,9-四氢-1-甲基-1H-吡啶并［3,4-b］吲哚-3-羧酸等。

其他化合物：胡萝卜苷、β-谷甾醇、21-甲基二十三（烷）酸、琥珀酸、前列腺素 Al、前列腺素 Bl、棕榈酸、十八碳-9,12-二烯酸等。

【药理作用】

1. 抗血小板聚集作用：薤白提取物及其组分对 ADP 诱导的血小板聚集有抑制作用，其活性成分是 N-对-香豆酰酪胺和 N-反-阿魏酰酪胺、腺苷。

2. 抗氧化作用：薤白原汁可显著提高过量氧应激态大鼠血清 SOD 和 CAT 的活性，保护 T 淋巴细胞，进而抑制血清过氧化脂质形成。检测薤白多糖半纯品（PAM）及 3 种精制多糖（Ⅰb，Ⅱa 和Ⅲ）的体外抗氧化活性，结果显示，PAM 具有抗羟基自由基和超氧阴离子的双重功效，且呈剂量依赖关系；3 种精制多糖清除羟基自由基的活性较弱。

3. 抗肿瘤作用：薤白挥发油可杀伤人的胃癌细胞，明显抑制小鼠肿瘤的生长，薤白多糖 AMP80-1 对人胃癌细胞 BGC-823 的生长存在一定的抑制作用，但抑制作用相对较弱。体外体内试验均表明薤白具有肿瘤抑制作用，从薤白抗肿瘤活性部位分离得到的皂苷、拉肖皂苷元、异甘草素均可抑制 TPA 引起的 HeLa 细胞磷脂合成增加，且皂苷元在二阶段致癌试验中具有肿瘤抑制作用。

4. 降脂及抗动脉粥样硬化：薤白制剂能减弱动脉粥样硬化，使动脉壁厚度减小，同时薤白提取物还能抑制平滑肌细胞的增生，减少泡沫细胞的形成，具有抗动脉粥样硬化的作用。薤白中的甲基烯丙基三硫醚抑制血小板聚集和合成血栓素的作用较强。薤白显著降低高脂血症大鼠血清 TC 和 LDL-C 含量，同时能显著降低高脂血症大鼠和家兔血清 LPO 含量。

5. 对心血管系统作用：薤白提取物能延长异丙肾上腺素作用的小鼠常压缺氧存活时间，对抗垂体后叶素所致的大鼠急性心肌缺血作用，并能明显保护缺血再灌注引起的大鼠心肌的损伤。薤白具有松弛主动脉平滑肌，表现出扩张血管的作用。

6. 抗菌作用：薤白乙醇提取物具有抑菌作用，主要包括金黄葡萄球菌、枯草芽孢杆菌、蜡状芽孢杆菌和大肠杆菌等。

7. 其他作用：薤白可能是通过抑制炎性反应，缓解慢性炎症，进而缓解支气管平滑肌的痉挛，具有平喘的作用。

【医疗用途】

药性归经：味辛、苦，性温。归肺、心、胃、大肠经。

功能：理气宽胸，通阳散结。

主治：胸痹心痛，胸脘痞闷，脘腹疼痛，泻痢后重。

用法用量：内服：煎汤，5～10g，鲜品 30～60g；或入丸、散，亦可煮粥食。

使用注意：阴虚及发热者慎服。

附方：

1. 治冠心病：栝蒌实 10g，薤白 15g，半夏 20g。与酒同煮，温服 20ml，一日 3 次。

2. 治头痛、牙痛：鲜薤白、红糖各 15g。捣烂敷足掌心。

3. 治鼻渊：薤白、木瓜花各 9g，猪鼻管 120g。水煎服。

【资源评述】薤始载于《神农本草经》，列于中品。《新修本草》云："薤乃是韭类，叶不似葱……薤有赤白二种：白者补而美，赤者主金疮及风，苦而无味。"《蜀本草》载："《图经》云：形似韭而无实。山薤一名荔。茎叶相似，体性亦同，叶皆冬枯，春秋分莳。"《本草图经》谓："薤，生鲁山平泽，今处处有之。似韭而叶阔多白无实。"以上所述与小根蒜 Allium macrostemon Bunge 相符。小根蒜产于全国各地，主产于东北、河北、江苏、湖北等地，以江苏产的质量佳。

商品薤除来源于小根蒜 A. macrostemon 外，同属的薤头 A. chinense G. Don [A. bakeri Regel]、长梗薤白 A. nerinifolium Baker. 亦作薤白用。薤头主产于长江流域及南方地区，广泛栽培，仅湖南怀化的产量即逾百吨。长梗薤白主要东北及河北等地。据报道，薤头及长梗薤白的成分及药理活性均相近，可作薤白入药。

薤白作为一种常用中药，具有抗菌消炎、解痉平喘、抗血小板聚集、抗氧化、降低血脂、抗动脉粥样硬化、抗肿瘤等药理作用，且不良反应少，药源广泛，是一种非常有开发价值的药物。

【参考文献】

[1] 乔凤仙，蔡皓，裴科，等．中药薤白的研究进展 [J]．世界中医药，2016，11（6）：1137-1140.

[2] 程书彪．薤白中皂苷类化学成分研究 [D]．浙江大学，2013.

[3] 康小东，吴学芹，张鹏．薤白的化学成分研究 [J]．现代药物与临床，2012，27（2）：97-99.

[4] 林琳，蒋合众，罗丽勤，等．薤白挥发油成分的超临界 CO_2 萃取及 GC-MS 分析 [J]．分析试验室，2008，27（1）：115-118.

[5] 许捷思，卓玥，唐晓东．薤白药用化学成分及其价值的研究 [J]．科技信息：科学教研，2007（33）：372，454.

[6] 盛华刚．薤白的化学成分和药理作用研究进展 [J]．药学研究，2013，32（1）：42-44.

[7] 苏丽梅，袁德俊，蒋红兰．薤白的药理研究进展 [J]．今日药学，2009，19（1）：28-29，18.

[8] 张占军，王富花，曾晓雄．薤白多糖体外抗氧化活性及其对小鼠急性肝损伤的保护作用研究 [J]．现代食品科技，2014，30（1）：1-6.

[9] 孙志强，郑冀，代龙．瓜蒌薤白药理作用研究进展 [J]．江西中医药，2010，41（11）：76-78.

天　冬
Tiandong

【别名】天门冬。

【来源】为百合科植物天门冬 Asparagus cochinchinensis（Lour.）Merr. 的干燥块根。

【植物形态】攀缘植物。根在中部或近末端成纺锤状膨大，膨大部分长 3～5cm，粗 1～2cm。茎平滑，常弯曲或扭曲，长可达 1～2m，分枝具棱或狭翅。叶状枝通常每 3 枚成簇，扁平或由于中脉龙骨状而略呈锐三棱形，稍镰刀状，长 0.5～8cm，宽约 1～2mm；茎上的鳞片状叶基部延伸为长 2.5～3.5mm 的硬刺，在分枝上的刺较短或不明显。花通常每 2 朵腋生，淡绿色；花梗长 2～6mm，关节一般位于中部，有时位置有变化；雄花花被长 2.5～3mm；花丝不贴生于花被片上；雌花大小和雄花相似。浆果直径 6～7mm，熟时红色，有 1 颗种子。花期 5～6 月，果期 8～10 月。

【生境分布】生于海拔 1750m 以下的山坡、路边、疏林下、山谷或荒地上。重庆奉节、垫江、石柱、黔江、彭水、酉阳、秀山、南川、南岸、北碚、武隆有分布。从河北、山西、陕西、甘肃等省的南部至华东、中南、西南各省区均有分布。

【采集加工】秋、冬二季采挖，洗净，除去茎基和须根，置沸水中煮或蒸至透心，趁热除去外皮，洗净，干燥。

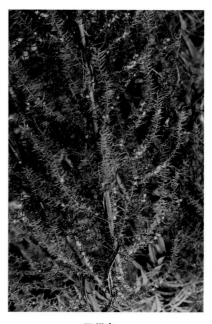

天门冬

【药材鉴别】

性状鉴别：干燥的块根呈长圆纺锤形，略弯曲，长 6～20cm，中部直径 0.5～2cm。表面黄白色或浅黄棕色，呈油润半透明状，有时有细纵纹或纵沟，偶有未除净的黄棕色外皮。质硬或柔润，有黏性，断面蜡质样，中柱黄白色。气微，味甘微、苦。

【化学成分】

甾体皂苷：天冬呋甾醇寡糖苷 Asp-Ⅳ、Asp-Ⅴ、Asp-Ⅵ、Asp-Ⅶ、菝葜皂苷元，甲基原薯蓣皂苷，伪原薯蓣皂苷，雅姆皂苷元，薯蓣皂苷元-3-O-β-D-吡喃葡萄糖苷，异菝葜皂苷元等。

糖类：葡萄糖，鼠李糖，天冬多糖 A、B、C、D 等。

氨基酸类：天冬酰胺、丝氨酸、苏氨酸、脯氨酸等。

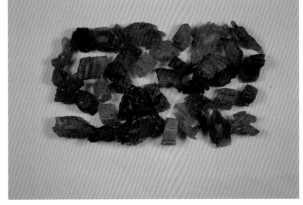

天冬（饮片）

【药理作用】

1. 抗菌作用：煎剂体外试验对炭疽杆菌、甲型及乙型溶血性链球菌、白喉杆菌、类白喉杆菌、肺炎链球菌、金黄色葡萄球菌、柠檬色葡萄球菌、白色葡萄球菌、大肠杆菌、志贺氏痢疾杆菌及枯草杆菌均有不同程度的抑菌作用。

2. 抗肿瘤作用：天门冬块根提取物粗多糖对人乳腺癌 MCF-7 及人口腔上皮癌 KB 具有抑制作用，体内试验证明对 Lewis 肺癌也有一定的抑制能力，天冬乙醇提取物对小鼠肉瘤 S₁₈₀ 的抑制效果最为明显，抑制率可达 35%～45%。天冬多糖对低氧条件下人肝癌细胞的生长有明显的抑制作用，并能有效抑制人肝癌细胞的侵袭与迁移。

3. 抗氧化作用：天冬块根多糖是提高小鼠血浆和肝脑组织 SOD 活性，降低 MDA 含量的主要因素，是抗氧化延缓衰老的第一要素。

4. 其他作用：天冬水提物能显著延长小鼠常压缺氧存活时间和冰水游泳时间，天冬水煎剂灌服可明显减少浓氨水所致的小鼠咳嗽次数，明显增加小鼠呼吸道中酚红含量和纤毛运动，明显延长乙酰胆碱和组胺混合液引喘潜伏期。天冬有免疫增强的作用。

【医疗用途】

性味：味甘、苦，性寒。归肺、肾经。

功效：养阴润燥，清肺生津。

主治：肺燥干咳，顿咳痰黏，腰膝酸痛，骨蒸潮热，内热消渴，热病津伤，咽干口渴，肠燥便秘。

用法用量：内服：煎汤，6～12g；熬膏或入丸、散。

使用注意：虚寒泄泻及外感风寒致嗽者，皆忌服。

附方：

1. 治嗽：人参、天门冬（去心）、熟干地黄各等份。为细末，炼蜜为丸如樱桃大，含化服之。

2. 治吐血咯血：天门冬一两（水泡，去心），甘草（炙）、杏仁（去皮、尖，炒熟）、贝母（去心，炒）、白茯苓（去皮）、阿胶碎之，蛤粉炒成珠子各半两。上为细末，炼蜜丸如弹子大，含化 1 丸咽津，日夜可10 丸。

3. 治妇人喘，手足烦热，骨蒸寝汗，口干引饮，面目浮肿：天门冬十两，麦门冬（去心）八两，生地黄三斤（取汁为膏）。上二味为末，膏子和丸如梧子大。每服 50 丸，煎逍遥散送下。逍遥散中去甘草加人参。

4. 治肺痿咳嗽，吐涎沫，心中温温，咽燥而不渴者：生天冬捣取汁一斗，酒一斗，饴一升，紫菀四合，入铜器煎至可丸，服如杏子大一丸，日可三服。

【资源评述】天冬始载于《神农本草经》，原名"天虋冬"。李时珍引《尔雅》云："虋，颠棘也，因其细叶如虋，有细棘也。"又云："草之茂者为虋，俗作门，此草蔓茂，而功同麦门冬，故曰天门冬。"主产于贵州湄潭、赤水、望谟，重庆涪陵，四川内江、泸州、乐山，广西百色、罗城，浙江平阳、景宁，云南巍山彝族自治县、宾川。以四川内江产量最大，品质佳，著名的川产道地药材，销全国并出口。

此外。重庆市尚有下列几种同属植物，亦供药用：

羊齿天门冬 *Asparagus filicinus* Buch.-Ham. ex D. Don（土百部、千锤打、土寸冬、干朵莲）。重庆市城口、巫溪、丰都、武隆、石柱、彭水、南川有分布。本种在民间常作土百部药用。

短梗天门冬 *Asparagus lycopodineus* Wall. ex Baker（土百部、乌小天冬、乌麦冬）。重庆市城口、彭水、酉阳、秀山、南川、大足、江津、永川有分布。

西南天门冬 *Asparagus munitus* Wang et S. C. Chen。重庆市南川曾有栽培，本种分布于金沙江河谷（木里、永宁）。块根入药，滋阴润燥，清火止咳。

植物检索表

1. 花梗细长，长 12～20mm；叶状枝 5～8 枚成簇 ··· **羊齿天门冬**

1. 花梗长 1～5mm

　2. 茎无刺；植株直立 ··· **短梗天门冬**

　2. 茎具硬刺；植株披散或攀援

　　3. 叶状枝 3 枚成簇，小枝（至少大部分）具硬刺；在花期叶已长成并张开；浆果有 1 颗种子 ········· **天门冬**

　　3. 叶状枝 2～5 枚成簇，小枝（几乎全部）明显具硬刺；在花期叶尚幼嫩，多少伏贴于枝上；浆果有 1～2 颗种子 ··· **西南天门冬**

【参考文献】

[1] 吴龙堂. 天然药物玉竹、黄精、天冬的化学成分及药理研究现状 [J]. 内蒙古民族大学学报，2015，30（5）：428-430.

[2] 林钰文. 中药天冬研究进展 [J]. 海峡药学，2008，20（6）：90-93.

[3] 沈阳，陈海生，王琼. 天冬化学成分的研究（Ⅱ）[J]. 第二军医大学学报，2007，28（11）：1241-1244.

[4] 欧立军，叶威，白成，等. 天门冬药理与临床应用研究进展 [J]. 怀化学院学报，2010，29（2）：69-71.

[5] 张明发，沈雅琴. 天冬药理作用研究进展 [J]. 上海医药，2007，28（6）：266-269.

[6] 丁婕好，王璇，翁苓苓，等. 天冬多糖对低氧条件下人肝癌细胞生长、侵袭及迁移的影响 [J]. 山东医药，2017，57（14）：23-26.

[7] 熊大胜，许云香，郭春秋. 天冬块根药用成分对小鼠抗氧化延缓衰老的影响 [J]. 湖南文理学院学报（自科版），2009，21（4）：40-43.

[8] 翁苓苓，王璇，丁婕好，等. 天冬免疫调节的研究进展 [J]. 现代中西医结合杂志，2016，25（7）：789-792.

藜 芦

Lilu

【别名】人头发、毒药草、黑藜芦。

【来源】为百合科植物藜芦 *Veratrum nigrum* L. 的干燥根及根茎。

【植物形态】多年生草本，高 60～100cm。根多数，细长，带肉质。茎直立。叶互生，广卵形、椭圆形至卵状披针形，先端渐尖，全缘式带微波状，基部渐狭而下沿呈鞘状，抱茎；两面均无毛，平行脉隆起。顶生大圆锥花序，总轴及枝轴均密被灰白色绵毛；雄花常生于花序轴下部，两性花多生于中部以上；枝轴基部有披针形苞片 1 枚，背面及边缘密被细绵毛；花多数，花梗基部具 1 枚小苞片，背面有细绵毛；花被 6 枚，紫黑色，卵形，雄蕊 6 枚，蒴果卵状三角形，长 1.5～2cm，熟时 2 裂。种子多数。花期 7～8 月。果期 8～9 月。

【生境分布】生于山野、林内或灌木丛间。产于城口、巫溪、巫山、涪陵、酉阳、万州、云阳、南川等地。全国大部分地区有产。

【采集加工】5～6 月未抽花茎前采挖根部或连同少部分根茎，除去地上部分的茎叶，洗净，晒干，或挖取全草，除去泥土，晒干药用。

【药材鉴别】

性状鉴别：根茎圆柱形，长 2～4cm，直径 0.7～1.5cm；表面棕黄色或土黄色，上端残留叶基及毛鳞状物，四周生有众多细根。根细长，略弯曲，长 10～20cm，直径 1～4mm；表面黄白色或灰褐色，有较密的横皱纹，下端多纵皱纹；质坚脆，断面类白色，中心有淡黄色的中柱，易与皮部分离。气微，味极苦，粉末有强烈的催嚏性。

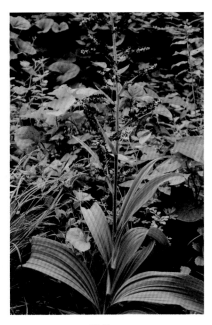
藜芦

【化学成分】本品含藜芦碱（甲、乙、丙、丁）、异红芥芬碱、藜芦胺、原藜芦碱甲、藜芦辛、芥芬碱、伪芥芬碱、红芥芬碱、计莫林碱及藜芦酰棋盘花碱等。

【药理作用】

1. 降压作用：藜芦生物碱对常压麻醉大鼠、家兔、猫及肾型高血压大鼠均有不同程度的降压作用，呈剂量依赖性。

2. 其他作用：藜芦具有抗单纯疱疹病毒作用，对结核菌有较强的抑制作用，有祛痰、催吐作用。

【医疗用途】

药性归经：味苦、辛，性寒；有毒。归肝、肺、胃经。

功能：涌吐风痰，杀虫。

主治：中风痰涌，癫痫疟疾，疥癣，恶疮。

用法用量：内服：研末，或入丸剂，0.3～0.6g。外用：研末，搐鼻或调敷。

使用注意：体虚气弱及孕妇禁服反细辛、芍药、人参、沙参、丹参、玄参、苦参。服之吐不止，可饮葱汤解。

附方：

1. 治中风不语，喉中如曳锯声，口中涎沫：藜芦一分，天南星1个（去浮皮，于脐子上陷一个坑子，纳入陈醋二橡斗子，四面用火逼令黄色）。同一处捣，再研极细，用生面为丸，如赤豆大，每服3丸，温酒下。

2. 治头痛不可忍：藜芦一茎，暴干，捣为散，入麝香麻子许，研匀吹鼻中。

3. 治头痛鼻塞脑闷：藜芦（研）半两，黄连（去须）三分。上二味，捣研为散，每用少许，搐入鼻中。

4. 治黄疸：藜芦着灰中炮之，小变色，捣为末，水服半钱匕，小吐，不过数服。

5. 治诸痈疮，经久则生虫：藜芦（去芦头）、白矾（烧灰细研）、松脂（细研）、雄黄（细研）、苦参各二两（锉）。上药，先捣藜芦、苦参为末，入猪脂一斤相和，煎沸，绵滤去滓，次入松脂、雄黄、白矾等末，搅令匀，待冷，收于瓷盒中，旋取涂之，以瘥为度。

【资源评述】藜芦始载于《神农本草经》。《本草纲目》载入草部，毒草类。《蜀本草》载："叶似郁金、秦艽、囊荷等，根若龙胆，茎下多毛，夏生，冬凋枯。"本品全国大部分地区均产，多为自产自销。由于各地用药习惯不同，如陕西、山西、辽宁地区以根及地上部分的全草入药，重庆以根茎入药。

重庆尚未有栽培报道，产出以野生采集为主。大巴山山脉（城口、巫溪、巫山），武陵山脉（酉阳、万州、云阳），大娄山山脉（南川）1200m海拔以上阴暗的林下或灌丛中零星分布。

此外。重庆市尚有下列几种同属植物，亦同供药用：

长梗藜芦 Veratrum oblongum Loes. 分布于重庆市城口、巫溪、巫山、涪陵、武隆、酉阳、南川，生于海拔 1000～2050m 的灌木林下、草坡。根及根茎入药，活血散瘀，催吐利水，有毒。

毛叶藜芦 Veratrum grandiflorum 又名人头发、毒药草、蒜藜芦。分布于重庆市巫溪、巫山，生于海拔 2300～3000m 的山坡、林下、草甸。根及根茎入药，味辛、苦，性寒。有毒。归肝、肺、胃经。涌吐风痰，杀虫。

狭叶藜芦 Veratrum stenophyllum Diels in Notes Bot. 又名七仙草、披麻草根。分布于重庆市南川，生于海拔 2000m 以上的草甸或林下阴湿处。根入药，味辛、苦，性寒。大毒。散瘀止痛，催吐。

小花藜芦分布于重庆市城口，生于海拔 2300m 的山坡林缘阴湿处或草坡。根及根茎入药，涌吐风痰，杀虫。

【参考文献】

[1] 王斌. 藜芦的化学成分研究 [D]. 第二军医大学，2007.

[2] 张盛，周剑侠，寿清耀，等. 高效液相色谱-蒸发光散射检测法测定藜芦中的介藜芦碱和藜芦胺 [J]. 色谱，2008，26（1）：56-59.

[3] 薛兵，温辉梁，温文. 藜芦中化学成分 [J]. 南昌大学学报（理科版），2013，37（2）：152-154.

[4] 王斌，李慧梁，汤建，等. 藜芦的黄酮类化学成分研究 [J]. 药学服务与研究，2007，7（5）：347-349.

[5] 赵瑜，陆国才，张卫东，等. 藜芦生物碱药理和毒理学研究进展 [J]. 中药新药与临床药理，2008，19（3）：240-242.

[6] 韩进庭. 藜芦的药理作用与临床应用 [J]. 现代医药卫生，2011，27（20）：3186-3187.

芦 荟

Luhui

【别名】卢会、讷会、象胆、奴会、劳伟。

【来源】为百合科植物库拉索芦荟 Aloe *barbadensis* Mill. 的叶汁经浓缩的干燥品。

【植物形态】多年生草本。茎极短。叶簇生于茎顶，直立或近于直立，肥厚多汁；叶片狭披针形，长15～36cm，宽2～6cm，先端长渐尖，基部宽阔，粉绿色，边缘有刺状小齿。花茎单生或稍分枝，高60～90cm；总状花序疏散；花下垂，长约2.5cm，黄色或有赤色斑点；花被管状，6裂，裂片稍外弯，雄蕊6枚，花药丁字着生；雌蕊1枚，3室，每室有多数胚珠。蒴果，三角形，室背开裂。花期2～3月。

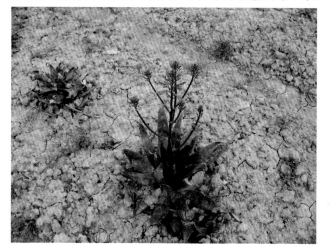

芦荟

【生境分布】原产地南美洲、地中海等，因易种植，现各地均有种植。产于重庆各地。在中国福建、台湾、广东、广西、四川、云南等地有栽培。

【采集加工】种植2～3年后即可收获，将中下部生长良好的叶片分批采收。将采收的鲜叶片切口向下直放于盛器中，取其流出的液汁干燥即成。也可将叶片洗净，横切成片，加入与叶片同等量的水，煎煮2～3小时，过滤，将过滤液浓缩成黏稠状，倒入模型内烘干或曝晒干，即得芦荟膏。

【药材鉴别】

性状鉴别：呈不规则的块状，大小不一。老芦荟显黄棕色、红棕色或棕黑色；质坚硬，不易破碎，断面蜡样，无光泽，遇热不易溶化。新芦荟显棕黑色而发绿，有光泽，黏性大，遇热易溶化；质松脆，易破碎，破碎面平滑而具玻璃样光泽；有显著的酸气，味极苦。

【化学成分】叶含蒽醌类化合物：芦荟大黄素苷21.78%，异芦荟大黄素苷，7-羟基芦荟大黄素苷，5-羟基芦荟大黄素苷A。又含树脂约12%，为芦荟树脂鞣酚与桂皮酸相结合的酯。

黄酮类：槲皮素、芦丁、高车前苷、木犀草素-7-葡萄糖苷、异荭草素、异牡荆苷、5-羟甲基-7-甲氧基-2-甲基色酮、5-（4E）氧代苯基-2-羟甲基色酮、7-羟基-5-羟甲基-2-甲基色酮等。

蒽醌类：高那特芦荟素、大黄酚及其苷、蒽酚、异艾榴脑葡糖苷、芦荟皂草苷Ⅰ、芦荟皂草苷Ⅱ、三羟基甲基蒽醌、芦荟苦素、6″-O-P香豆酰-芦荟苦素、2″-O-P香豆酰-芦荟苦素、2″-O-阿魏酰-芦荟苦素、芦荟宁、7-羟基芦荟大黄素苷、四氢化蒽葡糖苷等。

酶类：缓激态酶、羟基肽酶、纤维素酶、淀粉酶、过氧化氢酶、氧化酶、乳酸脱氢酶、碱性磷酸酯酶、酸性磷酸酯酶、谷丙转氨酶、谷草转氨酶、蒜氨酸酶等。

糖类：含D-葡萄糖、D-甘露糖。另含多糖混合物，其中主含果胶酸，还有D-半乳聚糖、葡萄甘露聚糖、阿拉伯聚糖等。

其他成分：胆甾醇、菜油甾醇、β-谷甾醇、羽扇豆醇；还含多种等氨基酸、苹果酸、枸橼酸、酒石酸等有机酸以及 Na、K、Ca、Mg、Cl 等无机元素。

【药理作用】

1. 抗菌及抑菌作用：芦荟的提取物对大肠杆菌、金黄色葡萄球菌、酿酒酵母米曲霉和木酶等均有抑制作用，芦荟苷的抗菌活性明显高于芦荟大黄素。

2. 对免疫系统的作用：芦荟增强小鼠体液免疫，降低细胞介导免疫反应。同时芦荟多糖能够通过抑制免疫器官衰老来增强机体免疫力。不同浓度芦荟大黄素或联合 1mg/kg 的 LPS 处理小鼠腹腔巨噬细胞证实大黄素能够抑制 LPS 介导的小鼠腹腔巨噬细胞增殖、吞噬，达到降低机体免疫力的作用，芦荟大黄素的免疫抑制作用可能与其抑制炎症介质 HMGB1 转位释放有关。

3. 抗肿瘤及抗辐射作用：芦荟多糖对人肺腺癌 A549 细胞的诱导凋亡作用。芦荟大黄素有效地抑制乳腺癌细胞增殖生长，同时还能激活人结肠癌细胞中的 Caspase-6 活性来抑制细胞周期蛋白 B1 的活性及在 G2/M 期阻滞癌细胞分裂增殖。芦荟大黄素介导的光动力疗法对人口腔黏膜癌细胞有显著的杀伤作用。

4. 保肝作用与抗胃损伤作用：芦荟煎剂对酒精性肝病具有恢复肝功能、降低 TG、改善肝脏脂肪变性的作用，芦荟中的大黄素和大黄酸可使肝细胞糖原及 RNA 含量明显上升，促进肝血循环，改善肝的供血、供氧功能，减轻 FR 对肝的损伤，促进肝细胞的恢复和再生。芦荟多糖预处理对阿司匹林所致的小鼠胃溃疡有明显的预防保护作用，且其保护作用与硫糖铝相当。芦荟大黄素对 NASH 有明显的治疗效果，能改善肝功能、脂质代谢紊乱，减轻肝脏脂肪变性、炎症浸润。

5. 抗衰老的作用：芦荟可调整机体的氧化状态，降低或消除生物体在新陈代谢过程中产生的有害物质，延缓机体衰老。芦荟黄酮和多糖也具有抗衰老的药理作用，芦荟黄酮显著提高肝脏和脂肪组织中的 CAT、GSH-Px 活性，抑制 MDA 水平。

6. 对皮肤组织的防护作用：芦荟素显著抑制 Melan-a 鼠黑素细胞株的 TRY 活性、黑素量和 TRP-1/TRP-2mRNA 的表达水平，对黑色素细胞 NOS 的表达具有调节作用。芦荟凝胶可通过促进人皮肤成纤维细胞增殖以及促进Ⅰ、Ⅲ型胶原 mRNA 和蛋白的表达而加速创面愈合。

7. 其他作用：芦荟大黄素对缺氧、缺血的 PC12 细胞具有保护作用。芦荟还有防止华蟾素静脉滴注后产生的静脉炎，预防急性放射性皮炎、调节血糖、降低血脂、促进睡眠、止血活血等多方面作用。芦荟提取物对 L-NNA 诱导的高血压大鼠的血压有降低作用。芦荟外敷在化疗性静脉炎的预防与治疗方面具有一定应用价值。

【医疗用途】

药性归经：味苦，性寒。归肝、胃、大肠经。

功能：泻下，清肝，杀虫。

主治：热结便秘，惊痫抽搐，小儿疳积，疥癣。

用法用量：内服：入丸、散，或研末入胶囊，2～5g；不入汤剂。外用：适量，研末敷。

使用注意：脾胃虚寒者及孕妇慎服。

附方：

1. 治大便不通：芦荟 9g，冲水服，每 1 日 3 次。

2. 治慢性肝炎：芦荟、胡黄连各 1.5g，黄柏 3g。水泛为丸，每次吞服 3g，每日 2 次。

3. 治疗痤疮：普通膏剂化妆品加入芦荟天然叶汁（浓度为 5％～7％），制成芦荟美容膏，使用时按一般用法擦涂，但用量宜稍多。轻度者每早擦 1 次，中度者每日早晚各擦 1 次，重度者每日早中晚各擦 1 次。

【资源评述】 芦荟最早见于《药性论》，以"卢会"之名记载，"芦荟"之名始见于《开宝本草》。《植物名实图考》卷三十群芳类所载"油葱"，谓即"罗帏草"，引《岭南杂记》云："油葱，形如水仙叶，叶厚一指，而边有刺。不开花结子，从根发生，长者尺余。破其叶，中有膏，妇人涂掌中以泽发代油，贫家妇多种之屋头，问之则怒，以为笑其贫也。"根据所述及其附图考证，与今芦荟相符。

《中国药典》（2015 年版）"芦荟"收载库拉索芦荟 *Aloe barbadensis* Mill. 和好望角芦荟 *A. ferox* Miller. 及同属近缘植物。而《中国植物志》将 *Aloe barbadensis* 定名为：芦荟 *Aloe vera*，原用名作异名。目前，国内作为药用的芦荟还有：木立芦荟 *Aloe arborescens*、非洲芦荟 *A. africana*、皂质芦荟 *A. saponaria*、中华芦荟 *A. varavia* [*A. vero* var. *chinesis*] 等。2008 年卫生部将库拉索芦荟凝胶认定新资源食品。芦荟常用于美容保健中，开发出很多相关产品。

【参考文献】

[1] Zhong J，Huang Y，Ding W，et al. Chemical constituents of Aloe barbadensis，Miller and their inhibitory effects on phosphodiesterase-4D [J]. Fitoterapia，2013，91（8）：159-65.

[2] 吴小芳，万金志，钟佳胜，等. 芦荟化学成分的研究进展 [J]. 热带作物学报，2015，36（8）：1542-1550.

[3] 马丽芳，李洁. 芦荟的化学成分、药理作用研究进展 [J]. 中医药导报，2015，21（8）：82-85.

[4] 何玲，甄汉深，潘翠柳. 芦荟的研究进展 [J]. 中国民族民间医药，2016，25（6）：47-48.

[5] 徐莲，符旭东，熊蕊，等. 芦荟的药理作用及其临床应用研究进展 [J]. 中国药房，2016，27（10）：1418-1421.

[6] 纪雪钰，臧立新，王月萍，等. 芦荟大黄素介导的光动力疗法对人口腔黏膜癌 KB 细胞杀伤效果的研究 [J]. 实用肿瘤学杂志，2016，30（3）：220-224.

[7] 刘文杰，王耀辉，陈桂星，等. 芦荟多糖对阿司匹林致小鼠胃溃疡的预防作用 [J]. 转化医学电子杂志，2017，4（3）：30-32.

[8] 张莹莹，周培，王炳芳. 芦荟大黄素对小鼠非酒精性脂肪性肝炎的治疗作用 [J]. 江苏大学学报（医学版），2016，26（4）：283-287.

[9] 徐莲，符旭东，罗梦颖，等. 芦荟凝胶对人皮肤成纤维细胞的增殖作用及其机制研究 [J]. 西北药学杂志，2017，32（1）：69-73.

[10] 李萍，雷秀霞，岳磊，等. 芦荟大黄素对神经细胞 PC12 缺氧损伤模型保护作用的研究 [J]. 临床医学工程，2016，23（3）：286-287.

[11] 何以红，胡展豪，付裕，等. 芦荟提取物对左旋硝基精氨酸诱导的高血压大鼠影响的研究 [J]. 中华全科医学，2017，15（3）：407-410.

[12] 梅申聪，张少丽. 芦荟预防与治疗化疗性静脉炎 Meta 分析 [J]. 护理研究，2016，30（29）：3627-3631.

湖北贝母

Hubeibeimu

【别名】板贝、窑贝、奉节贝母、平贝。

【来源】为百合科植物湖北贝母 *Fritillaria hupehensis* Hsiao et K. C. Hsia 的鳞茎。

【植物形态】植株高 26～50cm。鳞茎由 2 枚鳞片组成，直径 1.5～3cm。叶 3～7 枚轮生；叶片长圆状披针形，长 7～13cm，宽 1～3cm，先端不卷曲或多少弯曲。花 1～4 朵，紫色，有黄色小方格；叶状苞片通常 3 枚；花梗长 1～2cm；花被片 6 枚，长 4.2～4.5cm，宽 1.5～1.8cm，外花被片稍狭些，蜜腺窝在背面稍凸出；雄蕊长约为花被片的一半，花药近基着生，花丝常稍具小乳突；柱头裂片长 2～3mm。蒴果长 2～2.5cm，宽 2.5～3cm，棱上的翅宽 4～7mm。花期 4 月，果期 5～7 月。

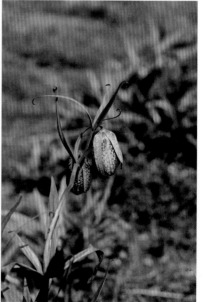

湖北贝母

【生境分布】生于海拔 1600m 以上的竹类灌丛及灌木林下。喜温暖而稍带凉的气候，在气温 5℃时开始出苗，23～25℃时受抑制，在正常气候条件下，生长季不足 3 个月。以海拔 1200m 左右的地方栽种为最好，土壤以深厚、肥沃、疏松、含腐殖质多的微酸性壤土较好。巫溪、奉节、云阳、南川有栽培。分布于湖北、湖南、重庆、四川等地。

【采集加工】于栽种后第 2 年夏季茎叶枯萎后即可收获，挖起鳞茎，除留种外，应及时加工，去掉泥土，除去茎叶、须根，晒干或炕干，装入麻袋中撞去外皮，筛去泥沙，再用白矾水洗净，干后即成。

【药材鉴别】

性状鉴别：本品呈扁圆球形，高 0.8～2.2cm，直径 0.8～3.5cm。表面类白色或淡黄棕色，稍粗糙，有时可见黄棕色斑点或斑块，外层 2 枚鳞叶，肥厚，通常 1 枚较小，被抱合于 1 枚大的鳞叶之中，少数 2 枚大小相等，顶端闭合或开裂，中央有

2～3枚小鳞叶及干缩的残茎。内表面淡黄色至类白色，基部凹陷呈窝状，残留有淡棕色表皮及少数须根。单瓣鳞叶呈元宝状，长2.5～3.2cm，直径1.8～2cm。质脆，断面类白色，富粉性。气微，味微苦。

【化学成分】鳞茎主含甾体生物碱（总碱约0.392%～0.429%）。主要有浙贝甲素、浙贝乙素、湖贝甲素、湖贝甲素苷、湖贝乙素、湖贝嗪、湖贝辛、湖贝啶、鄂贝辛碱、湖贝苷。湖贝甲素为湖北贝母的特征性成分。

萜类：对映-贝壳杉烷-16α,17-二醇、对映-贝壳杉烷-16β,17-二醇、鄂贝缩醛A、鄂贝酸酯C、鄂贝酸酯D、25-羟基-9,19-环菠萝烷型-2-烯-3-酮、(23Z)-9,19-环菠萝烷型-23-烯-3α,25-二醇、9,9-环菠萝烷型-25-烯-3β,24α-二醇、环桉树醇。

【药理作用】

1. 镇咳、祛痰作用：小鼠腹腔注射湖北贝母总生物碱（57mg/kg）对氨水所致咳嗽有明显抑制作用，表现为咳嗽潜伏期延长，咳嗽次数减少。研究湖北贝母不同提取物镇咳祛痰活性，50%乙醇提取液有非常显著的镇咳作用；30%乙醇提取液有显著的祛痰作用，生物碱的部分活性最佳，制剂有明显的镇咳和祛痰作用。

2. 平喘作用：对湖北贝母不同提取物的平喘活性研究表明：95%和50%乙醇提取物具有良好的平喘活性；总生物碱对乙酰胆碱-组胺引喘的豚鼠具有显著的平喘作用。

3. 其他作用：湖北贝母总碱对豚鼠立体气管的作用，其支气管平滑肌舒张率为96.52%，优于鄂北贝母和紫花鄂北贝母；对猫静脉注射湖北贝母总碱，每只30mg，呈现短时中等度的降压作用，并伴有心率减慢；醇提取物（5g/kg）给小鼠灌胃给药有抗常压缺氧作用；湖北贝母总碱50mg/ml对家兔瞳孔有明显的扩瞳作用。湖北贝母总生物碱及单体生物碱对革兰阳性菌的抑菌作用强于革兰阴性菌。

【医疗用途】

药性归经：味微苦，性凉。归肺、心经。

功能：清热化痰，止咳，解毒散结。

主治：热痰咳嗽，瘰疬痰核，痈肿疮毒。

用法用量：内服：3～9g，研末冲服。

使用注意：反乌头。

【资源评述】国产贝母属植物约有43种，19变种，主要分布于四川、新疆、甘肃、湖北、安徽、浙江等省，以四川（8种）和新疆（6种）种类最丰富。

湖北贝母 F. hupehensis Hsiao et K. C. Hsia 入药始于唐宋时期，与浙贝 F. thunbergii Mig. 为当时的主要品种。至明代开始分"浙贝"和"川贝"，二者同有清热、化痰、止咳的作用，但浙贝偏于清解，川贝偏于润肺，且有凉心解郁之功。现贝母类药材仅分"浙贝"和"川贝"，故湖北贝母的归类也存在争议。现版《中国药典》将湖北贝母单立，形成浙贝母、川贝母、平贝母、湖北贝母、伊贝母5类。

湖北贝母最早在重庆奉节、湖北利川有大量栽培。近年来，湖北恩施州、湖南西南部广为栽培，产量较大。同为恩施州所产的湖北贝母中湖贝甲素的含量差异很大，以恩施石窑、板桥，巴东绿葱坡所产的含量较高，其中恩施石窑、板桥所产的含量最高。

《中国植物》将本品定为天目贝母 Fritillaria monantha Migo。据研究，在分子系统树上，天目贝母、安徽贝母、湖北贝母各自的居群聚为一支，之后天目贝母与安徽贝母聚为一支，最后与湖北贝母聚为一支。表明湖北贝母与天目贝母的亲缘关系可能要远于安徽贝母与天目贝母之间的关系，因此不适宜将湖北贝母归并于天目贝母。

【参考文献】

[1] 徐定平，吴晶晶，周鑫堂，等．湖北贝母化学成分和药理作用研究进展［J］．中国药业，2015，24（6）：92-94.

[2] 肖培根．湖北贝母的研究进展［J］．中国中药杂志，2002，27（10）：726-728.

[3] 游燕．贝母类药材的分类及其功效、化学成分、药理作用之比较［J］．江苏中医药，2010，42（2）：57-58.

[4] 徐仿周，张鹏，张勇慧，等．湖北贝母总生物碱平喘作用及其机理的研究［J］．时珍国医国药，2009，20（6）：1335-1337.

[5] 牛换云，余河水，金施施，等．湖北贝母体外抑菌活性研究［J］．辽宁中医药大学学报，2016，18（1）：

62-64.

[6] 赖宏武，齐耀东，刘海涛，等 . 贝母类药材湖北贝母 Fritillaria hupehensis 系统位置的探讨——来自 ITS，rpl16，matK 序列的证据 [J]. 中国中药杂志，2014，39（17）：3269-3273.

太白贝母
Taibaibeimu

【来源】为百合科植物太白贝母 *Fritillaria taipaiensis* P. Y. Li 的鳞茎。

【植物形态】植株长 30～40cm。鳞茎由 2 枚鳞片组成，直径 1～1.5cm。叶通常对生，有时中部兼有 3～4 枚轮生或散生的，条形至条状披针形，长 5～10cm，宽 3～12mm，先端通常不卷曲，有时稍弯曲。花单朵，绿黄色，无方格斑，通常仅在花被片先端近两侧边缘有紫色斑带；每花有 3 枚叶状苞片，苞片先端有时稍弯曲，但决不卷曲；花被片长 3～4cm，外 3 片狭倒卵状矩圆形，宽 9～12mm，先端浑圆；内 3 片近匙形，上部宽 12～17mm，基部宽 3～5mm，先端骤凸而钝，蜜腺窝几不凸出或稍凸出；花药近基着，花丝通常具小乳突；花柱分裂部分长 3～4mm。蒴果长 1.8～2.5cm，棱上只有宽 0.5～2mm 的狭翅。花期 5～6 月，果期 6～7 月。

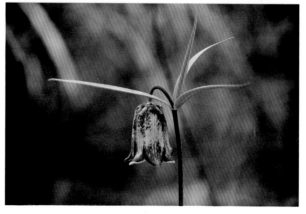

太白贝母

【生境分布】生于海拔 1800～3150m 的山坡草丛中或水边、林下及灌丛间。喜凉爽温和气候，适宜生长在 1600～3000m 的高寒山区的小灌木林下及草丛中。城口、巫溪、巫山、奉节、南川有栽培。选择土层深厚、腐殖质丰富的砂质壤土栽培。忌积水、高温。分布于陕西（秦岭及其以南地区）、甘肃（东南部）、重庆（东北部）、四川（东北部）和湖北（西北部）等地。

【采集加工】种子播种栽培的第 3 生长季，鳞茎繁殖栽培的次年，都可采挖。6～7 月茎叶枯萎后，选晴天采挖，清除泥土，注意避免损伤，不能淘洗，及时将采回的鲜贝母摊放竹席上晒干，以 1 天能晒至半干，次日能晒干为好。干燥时不能堆沤，否则发黄变质。如遇雨天，可以烘干，烘温 40～50℃为宜。

【药材鉴别】

性状鉴别：呈扁圆球形至圆锥形，顶端渐尖，大部分两端平截，高 6～20mm，直径 6～35mm，外层鳞叶二瓣，类肾形，凹入，大小悬殊或近等大。类白色至淡棕黄色，稍粗糙，有的可见棕色斑点。质硬而脆，断面白色，富粉性。气微，味苦。

【化学成分】含有西贝素、川贝酮碱、棱砂贝母酮碱、宁贝素、西贝母酮碱、去氢浙贝碱、贝母辛碱、异浙贝碱、尿苷、鸟苷、腺苷、尿嘧啶、胞苷、鸟嘌呤、腺嘌呤、胸苷、2′-脱氧腺苷等。

【药理作用】

1. 镇咳、祛痰作用：太白贝母和暗紫贝母均具有镇咳、祛痰作用。在相同剂量下，太白贝母的祛痰作用优于暗紫贝母，镇咳作用无显著差异，但太白贝母减少小鼠咳嗽反应次数的作用相对为优。此外，临床等效剂量下药物的作用已很明显，提高剂量并未有效应提高的表现，由此提示临床成人每日合理用量为 6g。太白贝母粉末和醇提物能明显抑制氨水所致小鼠咳嗽，能明显延长枸橼酸致豚鼠咳嗽的潜伏期并减少咳嗽次数，能明显增加小鼠气管酚红的排泌量。

2. 其他作用：太白贝母多糖对 DPPH 自由基和 ABTS 自由基具有显著的清除作用，并且随着提取物浓度的增加而加强；能明显抑制乙酸致小鼠腹腔通透性升高，能明显抑制二甲苯所致的小鼠耳郭肿胀。

【医疗用途】

药性归经：味甘、苦，性微寒。归肺、心经。

功能：清热润肺，化痰止咳，散结消肿。

主治：肺热燥咳，阴虚劳嗽，痰中带血，肺痈，瘰疬，乳痈。

用法用量：内服：煎汤，3～10g；研末，1～2g；或入丸、散。外用：适量，研末撒；或调敷。

使用注意：脾胃虚寒及寒痰、湿痰者慎服。反乌头。

【资源评述】2010 年版《中国药典》将太白贝母 Fritillaria taipaiensis 新增为川贝母的基原之一，该种主要分布于秦岭大巴山以南，资源极为稀少，但由于分布海拔较低，较高海拔地区的川贝母等易于发展栽培生产，现重庆的巫溪、巫山与湖北的鹤峰已有栽培。

【参考文献】

[1] 游静，张德全，潘兴娇，等. 高效液相色谱法同时测定太白贝母与暗紫贝母中 9 种核苷类成分的含量 [J]. 食品与发酵工业，2016，42（1）：174-179.

[2] 王丽，彭锐，李隆云. 川贝母新资源太白贝母的研究进展 [J]. 安徽农业科学，2011，39（36）：22309-22310.

[3] 沈力，马羚，刘书显，等. 太白贝母与暗紫贝母镇咳祛痰药理作用比较研究 [J]. 实用中医药杂志，2012，28（9）：784-785.

[4] 马鹏，王丽，王娅民，等. 太白贝母的止咳、祛痰和抗炎作用研究 [J]. 中药药理与临床，2014，30（1）：87-89.

[5] 陈林，沈力，吴应梅，等. 太白贝母粗多糖的提取及体外抗氧化研究 [J]. 食品科技，2013，30（10）：214-217.7

[6] 梁惠婵，肖百全，连雪科，等. 太白贝母祛痰实验研究 [J]. 中国民族民间医药，2010，19（15）：82-83.

百 合
Baihe

【别名】夜合花、百合蒜、蒜脑薯。

【来源】为百合科植物百合 Lilium brozonii F. E. Brown ex Miellez var. viridulum Baker、卷丹 Lilium lancifolium Thunb. 和川百合 Lilium davidii Duch. 等的鳞茎。

【植物形态】

百合（白花百合）：多年生草本，高 70～150cm。茎上有紫色条纹，无毛；鳞茎球形，白色。叶散生，具短柄；上部叶常小于中部叶，叶片倒披针形至倒卵形，长 7～10cm，宽 2～3cm，先端急尖，基部斜窄，全缘，无毛，有 3～5 条脉。花 1～4 朵，喇叭形，有香味；花被片 6 枚，倒卵形，多为白色，背面带紫褐色，无斑点，先端弯而不卷，蜜腺两边具小乳头状突起；雄蕊 6 枚，前弯，花丝长 9.5～11cm，具柔毛，花药椭圆形，丁字着生，花粉粒褐红色；子房长柱形，长约 3.5cm，花柱长 11cm，无毛，柱头 3 裂。蒴果长圆形，长约 5cm，宽约 3cm，有棱。种子多数。花、果期 6～9 月。

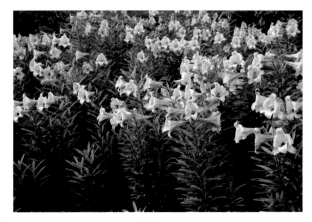

百合

卷丹（山百合）：多年生草本，高 1～1.5m。鳞茎卵圆状扁球形。茎直立，淡紫色，被白色绵毛。叶互生，无柄；叶片披针形或长圆状披针形，长 5～20cm，宽 0.5～2cm，向上渐小成苞片状，上部叶腋内常有紫黑色珠芽。花 3～6 朵或更多，生于近顶端处，下垂，鲜红或紫红色，花蕾时被白色绵毛；花被片披针形向外反卷，内面密被紫黑色斑点；雄蕊 6 枚，短于花被，花药紫色；子房长约 1.5cm，柱头 3 裂，紫色。蒴果长圆形至倒卵形，长 3～4cm。种子多数。花期 6～7 月，果期 8～10 月。

川百合（野百合、西北百合）：多年生草本，高约 1.5m。鳞茎球形，白色。茎直立，具小突起或稀疏的绵毛。叶散生，中部密集；叶片条形，长 6～10cm，宽 2～3mm，两面无毛，边缘反卷并有明显的小乳头状突起，叶腋处具白色绵毛，中脉明显。花单生或 2～8 朵成总状排列，下垂，橙黄色，直径 5～8cm；具披针形叶状苞片；花被片 6 枚，长圆形，向外反卷，具紫色斑点，外面具稀绵毛，蜜腺两边具毛和乳头状突

种子植物

起；花丝无毛，花药长圆形，长 1.4～1.6cm，花粉深橘红色；花柱长为子房的 2 倍。蒴果长椭圆形，长 3.5cm，直径 1.7～2cm。花期 7～8 月，果期 9 月。

植物检索表

1. 花白色，较大；花被片不反卷；叶片长倒披针形至卵形 ·· 百合
1. 花红色或橙黄色，较小；花被片反卷；叶片披针形至线形
  2. 花橙黄色，花被片披针形，内有紫黑色斑点；叶较密，线形或细长线形 ······································· 川百合
  2. 花鲜红色，花被片长圆形，内有紫色斑点；叶稀疏，披针形或线状披针形 ································· 卷丹

【生境分布】

百合：生于海拔 300～2000m 的山坡灌丛中或溪边林中、草丛、石缝中或村舍附近，也有栽培。喜温暖稍带冷凉而干燥的气候，耐荫性较强。耐寒，生长发育温度以 15～25℃ 为宜。能耐干旱。最忌酷热和雨水过多。为长日照植物，生长前期和中期喜光照。宜选向阳、土层深厚、疏松肥沃、排水良好的砂质土壤栽培，低湿地不宜种植。忌连作，与豆类和禾本科作物轮作较好。产于巫山、奉节、丰都、涪陵、石柱、武隆、酉阳、秀山、南川、江津、璧山、大足等地。分布于河北、山西、陕西、安徽、浙江、江西、河南、湖北、湖南等地。

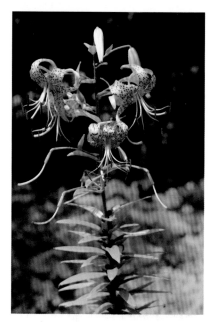

卷丹：生于海拔 400～2500m 的林缘路旁及山坡草地。产于城口、奉节、云阳、石柱、秀山、南川等地。分布于河北、陕西、甘肃、山东、江苏、安徽、浙江、江西、河南、湖北、湖南、广东、四川、贵州、云南、西藏等地。现全国各地均有栽培。

川百合：生于海拔 850～3200m 的山坡草地或林缘。产于城口、南川。分布于山西、陕西、甘肃、河南、湖北、重庆、四川、云南等地。

【采集加工】 9～10 月茎叶枯萎后采挖，去掉茎杆、须根，将小鳞茎选留做种，将大鳞茎洗净，剥开鳞片，然后于开水中烫 5～10min，当鳞片边缘变软，背面有微裂时，迅速捞起，放清水冲洗去黏液，薄摊晒干或炕干。

卷丹

【药材鉴别】

性状鉴别：

百合：鳞叶呈长椭圆形，顶端尖，基部较宽，边缘薄，微波状，向内卷曲，长 1.5～3cm，宽 0.5～15cm，厚约 4mm；有脉纹 3～5 条，有的不明显。表面白色或淡黄色，光滑半透明，质硬而脆，易折断，断面平坦，角质样，气微，味微苦。鳞叶长宽比值 1.2～2.58，平均为 2.0 左右。

卷丹：鳞叶呈长椭圆形，长 2～3.5cm，宽 1～1.5cm，厚 1～3mm，表面乳白色或淡黄棕色，有脉纹 3～8 条。鳞叶长宽比 1.45：1 左右。

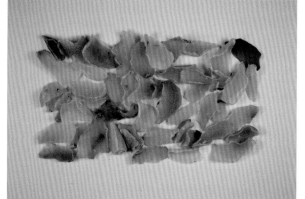

百合（生药）

川百合：鳞叶椭圆形、倒卵形至狭倒卵，长 2.5～5.5cm，宽约 1～2cm，厚 1～3mm。表面乳白色，少数呈淡黄棕色，半透明。气微，味微甘。鳞叶长宽比 2.5：1。

以鳞叶均匀、肉厚、质硬、筋少、色白、味微苦者为佳。

性状检索表

1. 鳞叶椭圆形、倒卵形至狭倒卵，鳞叶长宽比 2.5 ··· 川百合
1. 鳞叶长椭圆形
  2. 鳞叶带淡黄色，长宽比为 1.45 左右 ·· 卷丹

2. 鳞叶多为白色，长宽比为 2.0 左右 ·· 百合

【化学成分】百合鳞茎含甾体糖苷：百合皂苷、去酰百合皂苷、26-O-β-D-吡喃葡萄糖基-奴阿皂苷元-3-O-α-L-吡喃鼠李糖基-(1→2)-β-D-吡喃葡萄糖苷、26-O-β-D-吡喃葡萄糖基-奴阿皂苷元-3-O-α-L-吡喃鼠李糖基-(1→2)-O-[β-D-吡喃葡萄糖基(1→4)]-β-D-吡喃葡萄糖苷、27-O-(3-羟基-3-甲基戊二酸单酰基)-异呐索皂苷元-3-O-α-L-吡喃鼠李糖基-(1→2)-O-[β-D-吡喃葡萄糖基-(1→4)]-β-D-吡喃葡萄糖苷、岷江百合苷 A、岷江百合苷 D 等。近又发现含有 β-谷甾醇、胡萝卜苷、正丁基 β-D-吡喃果糖苷、26-O-β-D-吡喃葡萄糖-3β,26-二羟基-5-胆甾烯-16,22-二氧-3-O-α-L-吡喃鼠李糖-(1→2)-β-D-吡喃葡萄糖苷、26-O-β-D-吡喃葡萄糖-3β,26-二羟基胆甾烷-16,22-二氧-3-D-α-L-吡喃鼠李糖-(1→2)-β-D-吡喃葡萄糖苷等。

黄酮类：异牡荆苷、芹菜素、染料木素、木犀草素、金丝桃苷、槲皮苷、槲皮素、槲皮素-3-O-β-D-半乳糖-7-O-β-D-葡萄糖苷、4',7-二羟基黄酮、3',5',5,7-四羟基二氢黄酮、5-羟基-7,3',4'-三甲氧基黄酮醇。

酚性苷及酚酸甘油酯：3,6'-O-二阿魏酰蔗糖、1-O-阿魏酰甘油、1-O-对-香豆酰甘油。

生物碱及糖苷：澳洲茄胺-3-O-α-L-吡喃鼠李糖基-(1→2)-O-[β-D-吡喃葡萄糖基-(1→4)]-β-D-吡喃葡萄糖苷及 β₁-澳洲茄边碱等。

挥发油：含量为 5.43%，常见有 19 种化学成分（99.56%）：酸类化合物（2 个）占 18.44%，醇类化合物（4 个）占 7.64%，酸类化合物（3 个）占 63.04%，醛类化合物（3 个）占 2.72%，烯烃类化合物（2 个）占 1.68%，萜类氧化物（3 个）占 2.45%，苯的衍生物（1 个）占 2.74%，酮类化合物（1 个）占 0.85%。

卷丹还含皂苷 A。其他化合物有正三十四烷醇、二十烷酸、二十一烷酸、豆甾醇、羟基苯甲醛、豆甾醇-3-β-D-葡萄糖、野百合素 B、soyasapogenol B、羊齿烯醇、新海胆灵 A、对羟基苯甲酸乙酯、咖啡酸乙酯、5,7-二羟基色原酮、响铃豆素 A、butesuperin B、橙黄胡椒酰胺乙酸酯等。

【药理作用】

1. 对呼吸系统作用：百合水提物使 SO₂ 致小鼠咳嗽潜伏期延长，减少咳嗽次数，也可使酚红排出量显著增加；可抵抗氨水引起的小鼠咳嗽，百合是通过增加气管黏液的分泌而达到祛痰作用。

2. 抗氧化及抗疲劳作用：百合及其乙酸乙酯部位和水饱和正丁醇提取部位具有较强的清除 DPPH 自由基、还原 Fe^{3+} 能力及抑制脂质过氧化能力；百合多糖可使 D-半乳糖导致的衰老小鼠的血液中 SOD、CAT 和 GSH 活力升高，同时可降低血浆、脑均浆和肝脏均浆中 LPO 的含量。百合明显延长小鼠负重游泳时间，提高 SOD 活力，降低 MDA 含量，具有抗疲劳作用。

3. 对免疫功能的作用：百合多糖可提高正常及环磷酰胺所致免疫抑制小鼠巨噬细胞的吞噬能力和吞噬指数，可显著提高小鼠血清特异性抗体水平，可促进小鼠淋巴细胞的转化。

4. 抗抑郁作用：百合类复方抗抑郁疗效肯定，与西药联合应用既能增强疗效还可降低西药的不良反应。百合类复方还能够改善抑郁动物的行为学变化，升高海马单胺类递质 5-HT 水平，下调亢进的下丘脑-垂体-肾上腺轴（HPA）功能。百合皂苷也具有升高 5-HT、DA 水平，降低血液肾上腺皮质激素、皮质醇水平的作用。

5. 抑制肿瘤作用：百合多糖具有抑制 H22 肿瘤生长的作用，并能显著提高荷瘤小鼠的胸腺指数、脾指数、吞噬细胞吞噬功能及血清溶血素的含量，这表明百合多糖具有抗肿瘤和增强荷瘤小鼠免疫功能作用。百合提取物对 B16 细胞的生长、酪氨酸酶活性和黑色素合成的抑制作用强于维生素 C，其抑制作用与浓度呈正相关。百合具有体外抑制肺腺癌细胞株 A549 增殖的作用。百合多糖与金雀异黄素合用可能通过不同途径影响 MCF-7 细胞增殖和凋亡，发挥协同作用。

6. 其他作用：百合多糖提高 SOD、CAT 及 GSH-Px 的活力，阻断活性氧和自由基的生成，具有较好的抗氧化作用。百合多糖对 1 型糖尿病大鼠有降血糖作用，一方面提高糖代谢酶的活性，促进葡萄糖的摄取和利用；另一方面提高机体抗氧化功能，抑制氧自由基对胰岛 B 细胞的损伤，增加胰岛素分泌，调节 1 型糖尿病大鼠的血糖。

【医疗用途】

药性归经：味甘、微苦，性微寒。归心、肺经。

功能：养阴润肺，清心安神。

主治：阴虚久咳，痰中带血，热病后期余热未清，或情志不遂所致的虚烦惊悸、失眠多梦、精神恍惚，痈肿，湿疮。

用法用量：内服：煎汤，6～12g；或入丸、散；亦可蒸食、煮粥。外用：适量，捣敷。

使用注意：风寒咳嗽及中寒便溏者禁服。

附方：

1. 治肺脏壅热烦闷：百合200g，用蜜半盏，拌和百合，蒸令软，时时含如枣大，咽津。

2. 治支气管扩张、咯血：百合60g，白及120g，蛤粉60g，百部30g。共为细末，炼蜜为丸，每丸重6g，每次1丸，日3次。

3. 治百合病发汗后者：百合七枚，知母150g。水煎服，每日2次。

4. 治神经衰弱，心烦失眠：百合15g，酸枣仁15g，远志9g。水煎服。

【资源评述】百合始载于《神农本草经》。《新修本草》云："此药有二种，一种细叶，花红白色；一种叶大，茎长，根粗，花白，宜入药用。"所述叶大、花白者，即为百合 *L. brownie* var. *viridulum*，细叶、花红者为山丹 *Lilium pumilum* DC.（细叶百合）。《本草图经》云："百合，生荆州川谷，今近道处处有之。春生苗，高数尺，干粗如箭，四面有叶如鸡距，又似柳叶，青色，叶近茎微紫，茎端碧白，四五月开红白花，如石榴嘴而大，根如胡蒜重叠，生二三十瓣。二月、八月采根，暴干。人亦蒸食之，甚益气。又有一种，花黄有黑斑，细叶，叶间有黑子，不堪入药。"所述花黄有黑斑、叶间有黑子者，即为卷丹 *L. lancifolium* Thunb.，但该种现今也药用。

百合为药食两用品种。该属植物全世界约80种，我国有39种。百合原产于亚洲东部的温带地区，中国、日本及朝鲜野生百合分布甚广。我国是野生百合资源分布最广的国家，遍及南北26个省区。其中供食用者有10种和2种杂合种，在我国作为蔬菜栽培的主要是卷丹、龙牙百合、川百合。卷丹主要分布于湖南、湖北、浙江、河北、河南、陕西、甘肃、四川、贵州、云南等省。百合主要分布于江苏、浙江、广东、江西、湖北、湖南、广西、陕西、云南、西藏等省区，太湖流域栽培的宜兴百合（苏百合）为该种的优良品种。川百合主要分布于河南、山西、陕西、甘肃、湖北、四川、重庆、云南等省。

除上述3种外，重庆尚有数种的鳞茎也作百合药用，常见的有：野百合 *Lilium brownii* F. E. Brown ex Miellez，产于城口、奉节、垫江、丰都、石柱、武隆、酉阳、南川、黔江、大足、璧山、江津、铜梁、永川、荣昌等地，分布于陕西、甘肃、安徽、浙江、江西、河南、湖北、湖南、广东、广西、重庆、四川、贵州、云南等地；湖北百合 *Lilium henryi* Baker，产于涪陵、彭水，分布于湖北、江西和贵州；南川百合 *L. rosthorii* Diels，产于重庆南川。后两种鳞叶为红色或紫红色，又称为红百合。

百合除药用外，已开发出许多保健品及美容的佳品，如百合精粉、百合粉丝、百合饮料以及众多美容护肤品等，市场需求量不断增加，现各地栽培量有所增加。

【参考文献】

［1］段秀君，马宏伟．百合有效部位的化学成分研究［J］．中国实验方剂学杂志，2010，16（9）：56-57.

［2］林伊莉，陈丹，曾华平，等．百合化学成分分析［J］．福建中医，2015，46（5）：33-35.

［3］曲伟红，周日宝，童巧珍，等．百合的化学成分研究概况［J］．中医药导报，2004，10（3）：75-76.

［4］李艳，苗明三．百合的化学、药理与临床应用分析［J］．中医学报，2015，30（7）：1021-1023.

［5］艾庆燕，康思源，赵豫凤．中药百合的研究与应用［J］．延安大学学报：医学科学版，2016，14（2）：63-65.

［6］裴淑艳，赵晋，郭忠．百合多糖的药理作用研究进展［J］．中国药房，2013，24（35）：3345-3347.

［7］张颖，陈宇霞，陈朝，等．百合抗抑郁的应用和研究现状［J］．医学综述，2016，22（17）：3438-3440.

［8］刘朝圣，龚坚，申梦洁．湘西龙山百合对小鼠B16黑色素瘤细胞黑色素含量、酪氨酸酶活性的影响［J］．湖南中医药大学学报，2017，37（2）：145-148.

［9］艾庆燕，赵豫凤，王爱红，等．卷丹百合体外对肺腺癌 A_{549} 细胞抑制作用的实验研究［J］．陕西中医，2015，36（4）：497-499.

［10］侯进，李汾，李新华，等．百合多糖联合金雀异黄素对人类乳腺癌细胞增殖的影响［J］．现代肿瘤医学，2015，23（1）：12-14.

［11］肖遐，吴雄，何纯莲．百合多糖对Ⅰ型糖尿病大鼠的降血糖作用［J］．食品科学，2014，35（1）：209-213.

麦 冬
Maidong

【别名】麦门冬、不死药、禹余粮。

【来源】为百合科植物麦冬 *Ophiopogon japonicus*（L. f.）Ker-Gawl. 或沿阶草 *Ophiopogon bodinieri* Lèvl. 的块根。

【植物形态】

麦冬：多年生草本，高 12～40cm。须根中部或先端常膨大形成肉质小块根。叶丛生；叶柄鞘状，边缘有薄膜；叶片窄长线形，基部有多数纤维状的老叶残基，叶长 15～40cm，宽 1.5～4mm，先端急尖或渐尖，基部绿白色并稍扩大。花葶较叶为短，长 7～15cm，总状花序穗状，顶生，长 3～8cm，小苞片膜质，每苞片腋生 1～3 朵花；花梗长 3～4mm，关节位于中部以上或近中部；花小，淡紫色，略下垂，花被片 6 枚，不展开，披针形，长约 5mm；雄蕊 6 枚，花药三角状披针形；子房半下位，3 室，花柱长约 4mm，基部宽阔，略呈圆锥形。浆果球形，直径 5～7mm，早期绿色，成熟后暗蓝色。花期 5～8 月，果期 7～9 月。

沿阶草：形态与上种相似，主要区别为花葶通常稍短于叶或近等长；花被片在花盛开时多少展开；花柱细长，圆柱形，基部不宽阔。

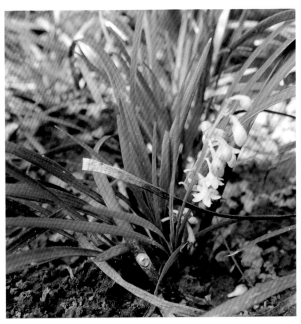

麦冬

【生境分布】

麦冬：生于海拔 2000m 以下的山坡阴湿处、林下或溪旁，或栽培。喜温暖湿润气候，喜荫蔽的环境，耐寒，怕高温。以选疏松、肥沃、湿润、排水良好的中性或微碱性的壤土或砂质壤土栽培为宜。忌连作。产于城口、巫溪、奉节、万州、忠县、垫江、涪陵、秀山、南川、綦江等地。分布于华东、中南及河北、陕西、四川、贵州、云南等地。浙江、四川、广西有大量栽培。

沿阶草：生于海拔 600～3400m 的山坡、山谷潮湿处、沟边或林下。产于城口、奉节、石柱、武隆、酉阳、南川、潼南等地。分布于西南及陕西、甘肃、江苏、江西、河南、湖北、广西等地。

【采集加工】浙江于栽培后第 3 年的小满至夏至，挖起全株，带根切下，洗去泥沙，在块根两端保留约 1cm 的细根，晴晒雨烘，干后搓去或撞去林根，筛去杂物即得。四川则在栽培后第 2 年的清明至谷雨季节采收。野麦冬在清明后采收，挖出块根后，洗净晒干。

【药材鉴别】

性状鉴别：

麦冬（浙麦冬）：块根纺锤形，长 1.5～3.5cm，中部直径 3～7mm。表面土黄色或黄白色，有较深的不规则细纵纹，有时一端有细小中柱外露。质韧，断面类白色，中央有细小圆形中柱，新鲜时可抽出。气微香，味微甘、涩，嚼之有黏性。川麦冬的块根较短小，表面乳白色。质较坚硬，香气小，味淡，少黏性。

沿阶草：块根纺锤形，长 0.8～2cm，中部直径 2～4mm。表面有细纵纹。断面黄白色，中柱细小。味淡。

以肥大、淡黄白色、半透明、质柔、嚼之有黏性者为佳。

【化学成分】

皂苷：苷元为罗斯考皂苷元的有麦冬皂苷 B、D；苷元为(23S,24S,25S)-23,24-二羟基罗斯考皂苷元的有(23S,24S,25S)-23,24-二羟基罗斯考皂苷元-1-O-[α-L-吡喃鼠李糖基(1→2)][β-D-吡喃木糖基(1→3)]-α-L-吡喃阿拉伯糖苷-24-O-β-D-吡喃岩藻糖苷，(23S,24S,25S)-23,24-二羟基罗斯考皂苷元-1-O-[α-L-2,3,4-三-

O-乙酰基吡喃鼠李糖基(1→2)][β-D-吡喃木糖基(1→3)]-α-L-吡喃阿拉伯糖苷-24-O-β-D-吡喃岩藻糖苷，（23S,24S,25S)- 23,24-二羟基罗斯考皂苷元-1-O-[α-L-4-O-乙酰基吡喃鼠李糖基(1→2)]，[β-D-吡喃木糖基(1→3)]-α-L-吡喃阿拉伯糖苷-24-O-β-D-吡喃岩藻糖苷；苷元为薯蓣皂苷元的有麦冬皂苷 D，薯蓣皂苷元-3-O-[α-L-吡喃鼠李糖基(1→2)]-(3-O-乙酰基)-β-D-吡喃木糖基(1→3)-β-D-吡喃葡萄糖苷，薯蓣皂苷元-3-O-[(2-O-乙酰基)-α-L-吡喃鼠李糖基(1→2)][β-D-吡喃木糖基(1→3)]-β-D-吡喃葡萄糖苷。鲁斯可皂苷元、阔叶山麦冬皂苷 C、阔叶山麦冬皂苷 D 和 25(S)-鲁斯可皂苷元-1-O-β-D-吡喃木糖-3-O-α-L-吡喃鼠李糖苷等。

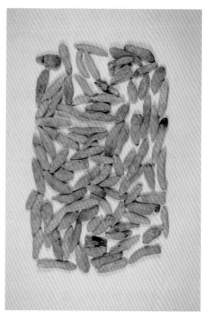

麦冬（生药）

其他苷类：苷元为麦冬苷元的有麦冬苷元-3-O-α-L-吡喃鼠李糖基(1→2)-β-D-吡喃葡萄糖苷；苷元为龙脑的有左旋的龙脑-2-O-β-D-吡喃葡萄糖苷，左旋的龙脑-2-O-β-D-呋喃芹菜糖基（1→6)-β-D-吡喃葡萄糖苷，龙脑-2-O-α-L-呋喃阿拉伯糖基（1→6)-β-D-吡喃葡萄糖苷。

异类黄酮：甲基麦冬黄烷酮 A、B，麦冬黄烷酮 A、B，6-醛基异麦冬黄烷酮 A、B，6-醛基-7-O-甲基异麦冬黄烷酮 A、B，6-醛基异麦冬黄酮 A、B，麦冬黄酮 A，去甲基异麦冬黄酮 B，5,7,2′-三羟基-6-甲基-3-(3′,4′-亚甲二氧基苄基)色酮，5,7,2′-三羟基-8-甲基-3-(3′,4′-亚甲二氧基苄基)色酮，消旋的 5-羟基-7,8-二甲氧基-6-甲基-3-(3′,4′-二羟基苄基)色满酮。还有木犀草素、7-甲氧基异黄酮、大豆黄素、染料木黄酮等。

甾醇类：β-谷甾醇、豆甾醇、β-谷甾醇-3-O-β-D-葡萄糖苷等。

挥发油：从中分得长叶烯、α-广藿香烯、β-广藿香烯、香附子烯、愈创奥醇、α-葎草烯、樟脑、芳樟醇、4-松油醇、4-羟基茉莉酮等成分。

其他成分：还含罗斯考皂苷元-1-O-硫酸酯、硫酸龙脑钙、麦冬苷元、丙三醇、N-［β-羟基-β-（4-羟基）苯］乙基-4-羟基桂皮酰胺、大黄素、对羟基桂皮酰酪胺、5-dihydroxy -7-methoxy-3-(4-hydroxybenzyl) chroman-4-one、3,5-dihydroxy-7-methoxy-6-methyl- 3-(4-hydroxybenzyl) chroman-4-one、金色酰胺醇酯、（4R,5S)-5-(3-hydroxy-2,6 -dimethylphenyl)-4-isopropyldihydrofuran-2-one 等。

【药理作用】

1. 对心血管系统的作用：麦冬皂苷成分可促进人心肌微血管内皮细胞血管的形成，麦冬正丁醇部分可以促进 H_2O_2 刺激后人血管内皮细胞的增殖，抑制 HUVEC 细胞 ICAM-1 基因的表达，促进 Bcl-2 的表达，麦冬皂苷 D 可以剂量依赖性地抑制原代人脐静脉内皮细胞的氧化、炎症及细胞凋亡基因的 mRNA 水平，改善过氧化氢诱导的脂质过氧化与蛋白质羟基化，抑制 CAT、HO-1、半胱氨酸蛋白酶活性，阻止 NF-κB 与 ERK 级联通路的激活。

2. 对心肌缺血、耐缺氧的保护作用：麦冬皂苷（60g 生药/kg）腹腔注射给药可明显增加心肌营养血流量，可缩小家兔冠状动脉前降支结扎心肌梗死面积，促进心肌损伤的愈合；麦冬水提物分子量 1 万以下的组分（0.25～1g/kg）可显著延长缺氧小鼠的存活率，缩小垂体后叶素诱导的小鼠急性心肌缺血的 T 波幅度，显著性降低 CK、LDH 活力，抑制 MDA 的增加。麦冬提取物可改善结扎冠脉所致的犬心肌梗死范围、心肌超微结构，并呈现出量效关系。

3. 对免疫功能的影响：麦冬多糖具有促进体液免疫和细胞免疫作用，还能诱生多种细胞因子以达到协调作用的目的，提高小鼠的血清溶血素的抗体水平的同时还能使小鼠 RES 吞噬功能显著增强，从而提高小鼠的自身免疫能力。麦冬能增加小鼠的碳粒廓清作用，对抗环磷酰胺和 60Co-γ 照射引起的小鼠白细胞数下降，增强兔红细胞凝集率。

4. 降血糖作用：麦冬多糖对患糖尿病小鼠血糖有明显的抑制作用，而正常小鼠的血糖也有降低。

5. 延缓衰老作用：Nolinospiroside F 是从麦冬中分离得到的一种甾体皂苷，在（1、3 和 10μmol/L）浓度下，Nolinospiroside F 能显著延长 K6001 酵母的寿命，增加氧化应激条件下酵母的生存率，显示抗衰老效应。

6. 对胃肠运动机能的作用：麦冬多糖对萎缩性胃炎有一定的治疗作用，主要与改善胃黏膜的血液循环、抑制炎性反应、促进组织细胞的增生有一定的关系。

7. 抗菌作用：麦冬果实皂苷对苏云金芽孢杆菌有较强的抑制作用，且对 DPPH 自由基有较强的清除作用，并具有明显的浓度效应关系。

8. 其他作用：麦冬总皂苷可显著降低烟气对 BEP2D 细胞的细胞毒性，表现为细胞存活率显著上升，增加烟气对细胞的平均致死剂量。

【医疗用途】

药性归经：味甘、微苦，性微寒。归肺、胃、心经。

功能：滋阴润肺，益胃生津，清心除烦。

主治：肺燥干咳，肺痈，阴虚劳嗽，津伤口渴，消渴，心烦失眠，咽喉疼痛，肠燥便秘，血热吐衄。

用法用量：内服：煎汤，6～15g；或入丸、散、膏。外用：适量，研末调敷；煎汤涂；或鲜品捣汁搽。

使用注意：虚寒泄泻、湿浊中阻、风寒或寒痰咳喘者均禁服。

附方：

1. 治肺燥咳嗽：麦冬 15g，桑白皮 15g。水煎服。

2. 治肺热咳嗽：麦冬 12g，北沙参 12g，黄芩 9g，桔梗 9g，杏仁 9g，甘草 6g。水煎服。

3. 治消渴：生麦冬汁、芦根（切）各二升，天花粉、生姜各 250g，茅根（切）三升。水煎，分三服。

4. 治热汤滚水泡烂皮肉疼痛呼号：麦冬 250g，煮汁 2 碗，用鹅毛扫之，随扫随干，随干随扫，少顷即止痛生肌。

【资源评述】麦冬始载于《神农本草经》，列为上品。《吴普本草》云："生山谷肥地，叶如韭，肥泽，丛生，采无时，实青黄。"《本草拾遗》曰："出江宁小润，出新安大白。其大者苗如鹿葱，小者如韭叶，大小有三四种，功用相似，其子圆碧。"《本草图经》谓："今所在有之，叶青似莎草，长及尺余，四季不凋，根黄白色，有须根，作连珠形，似矿麦颗，故名麦门冬。四月开淡红花如红蓼花，实碧而圆如珠。江南出者，叶大者苗如鹿葱，小者如韭。大小有三四种。"并附"随州麦门冬""睦州麦门冬"图。可见古代药用麦门冬不止一种，可能包括沿阶草属（*Ophiopogon*）和山麦冬属（*Liriope*）的多种植物。

《中国药典》2015 版收载的麦冬的基原为麦冬 *Ophiopogon japonicus*，但全国产麦冬的基原极为复杂，涉及沿阶草属植物 18 种（含变种）、山麦冬属植物 8 种（含变种），以四川、云南种类最多。主流商品杭麦冬和川麦冬的基原为麦冬 *Ophiopogonis japonicus*。浙麦冬（杭麦冬）主产于慈溪、余姚、萧山等地，杭麦冬栽培期长（2～3 年），品质佳，主要供出口。川麦冬主产于四川绵阳、三台等地。川麦冬栽培期短（1 年），产量大。而沿阶草 *Ophiopogonis bodinieri* 主产于四川、云南、贵州、广西等地，均为野生品，产量小，多自产自销。

此外，湖北麦冬 *Lirope spicata var. prolifera*，主产于汉水流域襄阳、谷城、老河口等县。由于栽培年限短，单产高于川、杭麦冬，价格便宜，很快形成麦冬生产基地。短葶山麦冬 *Liriope muscari* 主产于福建泉州、惠安、仙游等县市，已有一定的生产规模。这 2 种在麦冬商品中占有一定的比重。水煎液与麦冬药理活性近似，活性成分多糖和皂苷的含量相近。这 2 种作为"山麦冬"被《中国药典》（2015 年版）收载。

沿阶草和山麦冬分布广，资源丰富，多糖含量较高，皂苷种类与麦冬、湖北麦冬类似，值得进一步开发利用。

【参考文献】

［1］袁春丽，孙立，袁胜涛，等．麦冬有效成分的药理活性及作用机制研究进展［J］．中国新药杂志，2013，22（21）：2496-2502．

［2］白晶．麦冬甾体皂苷和高异黄酮类成分的研究进展［J］．北京联合大学学报，2014，28（2）：9-12．

［3］马海波．麦冬化学成分的研究［D］．北京中医药大学，2013．

［4］苏雪梅，冷光．川麦冬的化学成分研究［J］．中国药物与临床，2014，14（10）：1364-1365．

［5］毛浩萍，王兴业，秦蕾，等．麦冬的化学成分和药理作用研究进展［J］．医药前沿，2014（18）：155-156．

［6］曹爽，付绍智，王永多，等．麦冬多糖药理作用研究进展［J］．安徽农业科学，2015，43（28）：63，66．

［7］于晓文，杜鸿志，孙立，等．麦冬皂苷药理作用研究进展［J］．药学进展，2014，33（4）：279-284．

［8］陈屏，徐东铭，雷军．麦冬化学成分及药理作用的研究现状［J］．长春中医药大学学报，2004，20（1）：

35-36.

[9] 李伟. 麦冬果实皂苷的提取工艺及功能特性研究 [J]. 中国酿造, 2009, 28 (002): 47-49.

重 楼
Chonglou

【别名】蚤休、重台、铁灯台。

【来源】为百合科植物华重楼 *Paris polyphylla* Smith var. *chinensis* (Franch.) Hara、七叶一枝花 *Paris polyphylla* Smith 的根茎。

【植物形态】

华重楼：多年生草本，高30～100cm。根茎肥厚，直径1～3cm，黄褐色，结节明显。茎直立，圆柱形，常带紫红色或青紫色，基部有1～3片膜质叶鞘包茎。叶轮生茎顶，通常7片；叶柄长5～18mm；叶片长圆状披针形、倒卵状披针形或倒披针形，长8～27cm，宽2.2～10cm，先端急尖或渐尖，基部楔形，全缘，膜质或薄纸质。花柄出自轮生叶中央，通常比叶长，顶生一花；花两性，外轮花被片4～6枚，叶状，绿色，长卵形至卵状披针形，长3～7cm，内轮花被片细线形，与外轮花被片同数，黄色或黄绿色，宽1～1.5mm，长为外轮花被片的1/3左右或近等长；雄蕊8～10枚，排成2轮，花丝很短，长仅为花药的1/3～1/4，药隔在花药上方突出0.5～2mm；子房近球形，具棱，花柱短，具4～5枚向外反卷的分枝。蒴果球形，成熟时瓣裂；种子多数，具鲜红色多浆汁的外种皮。花期5～7月，果期8～10月。

七叶一枝花：与华重楼十分相似，其区别在于外轮花被片4～6枚，狭卵状披针形，长4.5～7cm；内轮花被片狭条形，长超出外轮或近等长；雄蕊8～12枚，花药短，长5～8mm，与花丝近等长或稍长，药隔突出部分长0.5～1mm；花柱粗短，具4～5枚分枝。蒴果紫色，直径1.5～2.5cm，3～6瓣开裂。种子多数，具鲜红色多浆汁的外种皮。花期4～7月，果期8～11月。

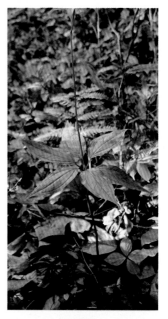

华重楼

【生境分布】

华重楼：生于山坡林下荫处或沟谷边的草地阴湿处。喜冷凉阴湿环境，以土层深厚、疏松肥沃、富含腐殖质或砂质壤土栽培为宜。产于城口、巫溪、奉节、万州、忠县、石柱、武隆、黔江、彭水、酉阳、丰都、涪陵、南川、巴南、合川、大足、璧山、江津、铜梁、永川等地。分布于陕西、江苏、安徽、浙江、江西、福建、台湾、湖北、湖南、广东、广西、重庆、四川、贵州、云南等地。

七叶一枝花：分布于重庆、四川、贵州、云南和西藏东南部。

【采集加工】全年可采，但以9～11月采收为好，挖起根茎，洗净，晒干或切片晒干。

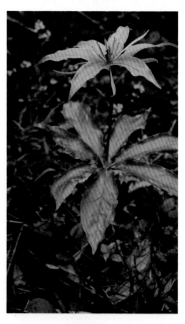

滇重楼

【药材鉴别】

性状鉴别：

华重楼：根茎类圆锥形，常弯曲，直径1.3～3cm，长3.7～10cm，顶端及中部较膨大，末端渐细。表面淡黄棕色或黄棕色，具斜向环节，节间长1.5～5mm；上侧有半圆形或椭圆形凹陷的茎痕，直径0.5～1.1cm，略交错排列；下侧有稀疏的须根痕及少数残留的须根；膨大顶端具凹陷的茎残基，有的环节可见鳞叶。质坚实，易折断，断面平坦，粉质，少数部分角质，粉质者粉白色，角质者淡黄棕色，可见草酸钙针晶束亮点。气微，味苦。

七叶一枝花：根茎类圆柱形，多平直，直径1～2.5cm。

【化学成分】重楼属植物根茎中所含的主要有效成分是甾体皂苷，并含氨基酸、甾酮、蜕皮激素、胡萝卜苷等化合物。

华重楼：根茎含薯蓣皂苷元-3-O-α-L呋喃阿拉伯糖基(1→4)-[α-L-吡喃鼠李糖基(1→2)]-β-D-吡喃葡萄糖苷、薯蓣皂苷元-3-O-α-L-吡喃鼠李糖基(1→2)-β-D-吡喃葡萄糖苷、薯蓣皂苷元-3-O-α-L-吡喃鼠李糖基(1→4)-α-L-吡喃鼠李糖基(1→4)[α-L-吡喃鼠李糖基(1→2)]-β-D-吡喃葡萄糖苷、薯蓣皂苷元-3-O-α-L-吡喃鼠李糖基(1→2)-[α-L-呋喃阿拉伯糖基(1→3)]-β-D-吡喃葡萄糖苷(蚤休皂苷)、薯蓣皂苷元-3-O-α-L-吡喃鼠李糖基-(1→2)-[α-L-吡喃鼠李糖基(1→4)]β-D-

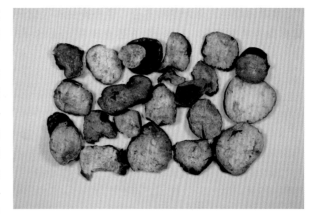

重楼（饮片）

吡喃葡萄糖苷即薯蓣皂苷及痕量喷诺苷元-3-O-α-L-吡喃鼠李糖基(1→4)-α-L-吡喃鼠李糖基(1→4)-[α-L-吡喃鼠李糖基-(1→2)]β-D-吡喃葡萄糖苷。

七叶一枝花：根茎含薯蓣皂苷元-3-0-β-D-吡喃葡萄糖苷（七叶一枝花皂苷 A）、薯蓣皂苷元-3-O-α-L-吡喃鼠李糖基(1→4)-β-D-吡喃葡萄糖苷、蚤休皂苷、蚤休皂苷 A、蚤休皂苷 B、薯蓣皂苷元-3-O-α-L-吡喃鼠李糖基(1→2)-[α-L-呋喃阿拉伯糖基-(1→4)]-β-D-吡喃葡萄糖苷、薯蓣皂苷元-3-O-α-L-吡喃鼠李糖基-(1→4)-α-L-吡喃鼠李糖-(1→4)-[α-L-吡喃鼠李糖基-(1→2)]-β-D-吡喃葡萄糖苷、薯蓣皂苷、孕-5,16-二烯-3β-醇-20-酮-α-L-吡喃鼠李糖基(1→2)-[α-L-吡喃鼠李糖基-(1→4)]-β-D-吡喃葡萄糖苷、七叶一枝花皂苷（C、D、E、F、G、H）、薯蓣皂苷元-3-O-α-L-呋喃阿拉伯糖基-(1→4)-[α-L-吡喃鼠李糖基(1→2)]-β-D-吡喃葡萄糖苷、喷诺皂苷元-3-O-α-L-呋喃阿拉伯糖基-(1→4)-[α-L-吡喃鼠李糖基-(1→2)]-β-D-吡喃葡萄糖苷、喷诺皂苷元-3-O-α-L-吡喃鼠李糖基-(1→4)-α-L-吡喃鼠李糖基-(1→4)-[α-L-吡喃鼠李糖基-(1→2)]-β-D-吡喃葡萄糖苷、喷诺皂苷元-3-O-α-L-呋喃阿拉伯糖基-(1→4)-β-D-吡喃葡萄糖苷、喷诺皂苷元-六乙酰基-3-O-α-L-吡喃鼠李糖基(1→2)-β-D-吡喃葡萄糖苷、薯蓣皂苷元-六乙酰基-3-O-α-L-吡喃鼠李糖基-(1→2)-β-D-吡喃葡萄糖苷及薯蓣皂苷元-3-O-α-L-呋喃阿拉伯糖基-(1→4)-β-D-吡喃葡萄糖苷，还含蚤休甾酮、甲基原薯蓣皂苷、丙氨酸、天冬酰胺、γ-氨基丁酸等 18 种氨基酸及肌酐。

【药理作用】

1. 抗肿瘤作用：重楼提取物和单体化合物抑制肝癌细胞 HepG2 的作用，还可诱导肿瘤细胞凋亡、影响基质金属蛋白酶-2 抑制因子（TIMP-2）和基质金属蛋白酶 MMP-2 和 MMP-9 的表达，抑制实验小鼠肺转移瘤的生长；还能抑制胃癌细胞株 MGC-803 生长，并呈时间-剂量依赖关系，可阻滞细胞于 S 期，诱导细胞凋亡率的升高，其机制可能与下调 EphA2 和 survivin 的表达及促进 Caspase-3 的表达有关。重楼醇提物可明显降低 NCI-H460 和 A549 细胞的活性并促进其凋亡，且呈剂量依赖性。

2. 抑菌、抗病毒作用：挥发油提取物对微球菌、短杆菌、产气杆菌有较强的抑制作用；对痤疮丙酸杆菌有明确的抑制作用。

3. 止血作用：重楼提取物及其活性成分止血作用与血小板聚集和血管收缩有关，重楼皂苷 Ⅶ 在浓度 $300\mu g/ml$ 时，血小板凝聚率达到 62%。

4. 抑制精子活性：重楼皂苷化合物具有抑制精子活力和精子成活率的显著功效，为高活性抗生育物质，以薯蓣皂苷为主要活性物质。

5. 其他作用：可通过抗炎、抑菌、止血、生肌等作用，抑制 PGE_2 和 ROS 释放，减轻炎症反应和纤维化过程，从而治疗溃疡性结肠炎。

【医疗用途】

药性归经：味苦，性微寒；小毒。归肝经。

功能：清热解毒，消肿止痛，凉肝定惊。

主治：痈肿疮毒，咽肿喉痹，乳痈，蛇虫咬伤，跌打伤痛，肝热抽搐。

用法用量：内服：煎汤，3～10g；研末，每次 1～3g。外用：适量，磨汁涂布、研末调敷或鲜品捣敷。

使用注意：虚寒证、阴证外疡及孕妇禁服。

附方：

1. 治痈疽疔疮，腮腺炎：重楼 9g，蒲公英 30g。水煎服，另将两药的新鲜全草捣烂外敷。

2. 治乳痈乳岩：重楼 9g，生姜 3g。水煎兑白酒少许为引服，另用芹菜适量捣烂敷患处。

3. 治咽喉肿痛：重楼 6g，桔梗、牛蒡子各 9g。水煎服。

4. 治一切蛇咬伤：金线重楼，以水磨少许敷咬处，又为细末调敷之。

5. 治新旧跌打内伤，止痛散瘀：重楼，童便浸四五十天，洗净晒干研末。每服 1g，酒或开水送下。

【资源评述】蚤休之名首见于《神农本草经》，列为下品。《名医别录》云："生山阳、川谷及冤句。"《新修本草》云："今谓重楼者是也，一名重台，南人名草甘遂，苗似王孙、鬼臼等，有二三层，根如肥大菖蒲，细肌脆白。"《日华子本草》记载："重台，根如尺二蜈蚣，又如肥紫菖蒲。"《本草图经》云："今河中、河阳、华凤、文州及江淮间亦有之。苗叶似王孙、鬼臼等，作二三层，六月开黄紫花，蕊赤黄色，上有金丝垂下，秋结红子，根似肥姜，皮赤肉白。四月、五月采根，日干。"并附有滁州蚤休图，即为华重楼。现《中国药典》在"重楼"条下收载了云南重楼 P. polyphylla Smith var. yunnanensis（Franch.）Hang.-Mazz.（滇重楼）、七叶一枝花 P. polyphylla Smith var. chinensisi（Franch.）Hand.-Mazz.。但《中国植物志》定为：华重楼 Paris polyphylla Smith var. chinensis（Franch.）Hara、七叶一枝花 Paris polyphylla Smith。本条采取按《中国植物志》拉丁名。

重楼属全世界共有 24 种，分布于欧亚大陆的热带及温带地区，我国种类最多，有 19 种，全国各地均有分布，尤以西南各省区种类和资源最为丰富。但由于该属植物生长缓慢，野生者一般需生长 8～10 年方可入药，而民间药用和中成药生产的需求量大，远远超出了野生重楼的生长量，各地有多种均作药用，市场上的重楼商品的基原也较为复杂，除上述 3 种外，主要还有狭叶重楼 P. polyphylla var. stenophylla Franch.（分布于华东、中南、西南及山西、陕西、甘肃等），短梗重楼 P. polyphylla var. appendiculata Hara（分布于湖南、湖北、四川、云南、贵州、西藏等），球药隔重楼 P. fargesii Franch.（分布于江西、广东、湖北、四川、贵州等），长柄重楼 P. fargesii var. petiolata（Baker ex C. H. Wright）Wang et Tang（分布于江西、广西、四川、贵州等），长药隔重楼 P. thibetica Franch.（分布于四川、云南等）。目前重楼的资源日趋枯竭，药材供需矛盾突出。各地开展重楼种植技术研究和生产基地建设，但由于其生长期长，因而供需短期难以达到平衡。

【参考文献】

[1] 王跃虎，牛红梅，张兆云，等．重楼属植物的药用价值及其化学物质基础 [J]．中国中药杂志，2015，40（5）：833-839.

[2] 张珏，王跃华，杨华，等．华重楼研究现状 [J]．时珍国医国药，2013，24（1）：196-198.

[3] 孙笛，杨尚军，白少岩．七叶一枝花的化学成分研究 [J]．食品与药品，2016，18（2）：98-101.

[4] 刘志雄，刘祝祥，田启建．七叶一枝花挥发油成分及其抑菌活性分析 [J]．中药材，2014，37（4）：612-616.

[5] 杨远贵，张霁，张金渝，等．重楼属植物化学成分及药理活性研究进展 [J]．中草药，2016，47（18）：3301-3323.

[6] 付艳丽，林燕，段春燕，等．重楼醇提物对非小细胞肺癌细胞活性影响的实验研究 [J]．上海中医药大学学报，2017，31（2）：57-61.

[7] 卢伟，潘梦，杨光义，等．重楼皂苷抗肿瘤作用机制研究进展 [J]．中国药师，2016，19（12）：2343-2346.

[8] 熊伟，修光辉，周霞，等．中药重楼抗炎活性成分的临床应用研究进展 [J]．云南中医中药杂志，2016，37（9）：86-88.

[9] 卢伟，牟雄军，杨光义，等．中药重楼药理活性研究进展 [J]．中国药师，2017，20（5）：896-899.

玉 竹

Yu zu

【别名】女萎、葳参、玉术、山玉竹、竹七根、黄脚鸡、山姜、尾参。

【来源】为百合科植物玉竹 Polygonatum odoratum（Mill.）Druce 的干燥根茎。

【植物形态】多年生草本。根茎横走，肉质，黄白色，密生多数须根。茎单一，高 20～60cm。具 7～12 片叶。叶互生，无柄；叶片椭圆形至卵状长圆形，长 5～12cm，宽 2～3cm，基部楔形，上面绿色，下面灰白色；叶脉隆起，平滑或具乳头状突起。花腋生，通常 1～3 朵簇生，总花梗长 1～1.5cm，无苞片或有线状披针形苞片；花被筒状，全长 13～20mm，黄绿色至白色，先端 6 裂，裂片卵圆形，长约 3mm，常带绿色；雄蕊 6 枚，着生于花被筒的中部，花丝丝状，近平滑至具乳头状突起；子房长 3～4mm，花柱长 10～14mm。浆果球形，直径 7～10mm，熟时蓝黑色。花期 4～6 月，果期 7～9 月。

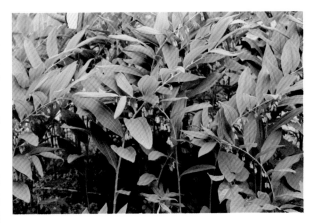

玉竹

【生境分布】生于海拔 500～2900m 的向阳坡地或草丛、林下及山坡阴湿处。宜温暖湿润气候，喜阴湿环境，较耐寒，在山区和平坝都可栽培。宜选上层深厚、肥沃、排水良好、微酸性砂质壤土栽培。不宜在粘土、湿度过大的地方种植。忌连作。产于巫溪、奉节、垫江、石柱、武隆、南川等地。分布于东北、华北、华东及陕西、甘肃、青海、台湾、河南、湖北、湖南、广东等地。

【采集加工】春秋两季收获，除去地上部分及须根，挖取根茎，洗净，晒或炕到发软时，边搓揉边晒，反复数次，至柔软光滑、无硬心、色黄白时，晒干。有的产区则将鲜玉竹蒸透，边晒边搓，揉至软而透明时，晒干或鲜用。

【药材鉴别】

性状鉴别：根茎长圆柱形，略扁，少有分枝，长 5～20cm，直径 0.3～2cm，环节明显，节间距离 1～15mm，表面黄白色或淡黄棕色，半透明，具细纵皱纹和微隆起的环节，有白色圆点状的须根痕和圆盘状茎痕。质硬而脆或稍软，易折断，断面角质样或显颗粒性。气微，味甘，有黏性。

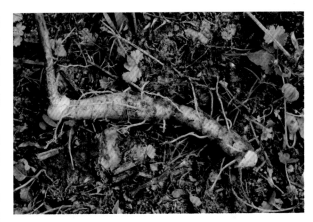

玉竹

【化学成分】玉竹根茎中主要含有甾体皂苷，尤其是甾体螺旋皂苷和五环甾醇的糖苷。并含多糖黄酮及其糖苷以及多种蒽醌类化合物。

甾体皂苷：黄精螺甾醇 PO_a，黄精螺甾醇苷 PO_b、PO_c、PO_1、PO_2、PO_3、PO_4、PO_5，黄精呋甾醇苷，黄精呋甾醇苷 PO_c、PO_d、PO_6、PO_7、PO_8 及 PO_9 等甾族化合物。PO_2 与 PO_b 具有相同结构，均为 25-R、S 立体异构混合物，只是 R/S 比值不同；PO_3 为 PO_c 及其 25-R 的混合物。另含铃兰苦苷、夹竹桃螺旋苷、3β,14α-二羟基-(25S)-螺甾烷醇-5-烯、β-谷甾醇、麦角甾-7,22-二烯-3β,5α,6β-三醇、5α,8α-epidiory-(22E,24R)-ergosta-6,22-dien-3β-ol、3β,5α,9α-三羟基-麦角甾-7,22-二烯-6-酮、麦角甾-7,22-二烯-3-酮等。

多糖：含玉竹黏多糖，由 D-果糖，D-甘露糖，D-葡萄糖及半乳糖醛酸所组成，摩尔比为 6∶3∶1∶1.5；玉竹果聚糖 A、B、C、D，糖的组成为果糖（%）∶葡萄糖（%）（97.5∶2.6、96.2∶3.8、95.3∶4.8、90.4∶9.6），氮杂环丁烷-2-羧酸。

黄酮类：（±）5,7-dihydroxy-3-(2-hydroxy-4-methoxybenzyl)-6,8-dimethylchroman- 4-one、（3R）-5,7-dihydroxy-3-(4-hydroxybenzyl)-6,8-dimethylchroman-4-one、（3R）-5,7- dihydroxy-3-(4-hydroxybenzyl)-8--methoxy-6-methylchroman-4-one、（3R）-5,7-dihydroxy- 3-（4-hydroxybenzyl）-6-methyl-chroman-4-one、5,7-dihydroxy-6-methoxyl-8-methyl-3-(2',4'-dihydroxybenzyl)chroman-4-one、5,7-dihydroxy-6-methyl-3-（2',4'-dihydroxybenzyl）-chroman-4-one、5,7-dihydroxy-6-methoxyl-8-methyl-3-（4'-methoxybenzyl）chroman-4- onc、disporopsin、柯伊利素（chrysoeriol）、N-trans-feruloyltyramine、（+）-syringaresinol、N-trans-feruloyloctopamine、5,4'-dihydroxy-7-methoxy-6-methylflavane。

挥发油：含不饱和烯烃（37.05%）以及醇、醛、酸、酯及烷烃，如 2-氧代丙醛、2-氧代丙酸、呋喃甲醛、癸醇、十一烯、十三烯、十二烯、十四烯等 22 种。

【药理作用】

1. 抗肿瘤的作用：玉竹提取物具有显著的抗肿瘤作用，对 S_{180}、艾氏腹水癌（EAC）实体瘤的生长有明显抑制作用，对肿瘤细胞株 CEM 的增殖具有明显的时间-剂量依赖性抑制作用，对人的正常 T 淋巴细胞没有明显影响。同时能增加 CEM 表面分子 MHC-Ⅰ类分子、CD2 和 CD3 的表达，尤其对 CD2 分子的表达作用更为显著；并能诱导促进 CEM 的分化，对 CEM 的逆转具有一定的作用，这对于急性白血病的治疗具有重要意义。对人结肠癌 CL-187 细胞株、宫颈癌 HeLa 细胞具有显著的抑制及诱导凋亡作用，并呈良好的时间-剂量依赖性关系。

2. 降血糖作用：玉竹甲醇提取物降低链脲佐菌素（STZ）诱发的高血糖小鼠血糖，同时还具有降低肾上腺素诱发的高血糖小鼠和 KK-Ay 小鼠（非胰岛素依赖型糖尿病模型）血糖的作用。玉竹水提物对四氧嘧啶诱发的糖尿病小鼠血糖升高有剂量依赖性抑制作用；玉竹水提物对淀粉引起的血糖升高在 0.5h 时有明显的抑制作用，并呈良好的量效关系；玉竹无水乙醇提取物能明显降低 STZ 诱导的 1 型糖尿病小鼠的血糖及死亡率。玉竹 30％乙醇提取物亦能降低 STZ 诱导的 1 型糖尿病小鼠的血糖，玉竹多糖对 STZ 诱导的高血糖大鼠血糖有显著抑制作用，并呈良好的量效关系。玉竹多糖具有降血糖、抗氧化应激作用，对四氧嘧啶所致糖尿病大鼠的胰岛 B 细胞损伤有明显的保护作用。玉竹总提取物及其氯仿分离部位均有明显降血糖作用，对肾脏病变有明显保护作用。玉竹的甲酸提取物及水提物皆具有降低糖尿病动物模型血糖的作用。玉竹总皂苷对四氧嘧啶高糖小鼠具有降血糖的作用，其降血糖机制与抑制 α-葡萄糖苷酶的活性显著有关。

3. 降血脂作用：玉竹多糖具有降血糖、调血脂和抗脂质过氧化作用，可明显改善糖尿病大鼠的糖脂代谢紊乱。玉竹多糖可以通过抗氧化作用改善糖尿病大鼠体内糖脂代谢紊乱引起的过氧化损伤。玉竹多糖经腹腔注射能明显降低 1 型糖尿病小鼠血糖，对血脂也有一定的调控作用。玉竹多糖具有较好的调节糖脂作用，并可抑制小鼠肥胖的形成。

4. 对免疫功能的作用：玉竹 85％酒精提取物可提高烧伤致免疫功能低下小鼠的免疫功能，明显提高其血清溶血素水平，提高腹腔巨噬细胞的吞噬百分数及吞噬指数，改善脾淋巴细胞对 ConA 的增殖反应，使烧伤抑制的免疫功能恢复到 JF 常水平。玉竹皂苷具有明显的促进小鼠脾细胞增殖活性的作用。

5. 其他作用：玉竹乙醇提取物具有激活酪氨酸酶的作用，对酪氨酸酶的激活率达 29％；玉竹可促进酪氨酸酶与底物的结合，从而加快反应速度。

【医疗用途】

药性归经：味甘，性微寒。归肺、胃经。

功能：滋阴润肺，养胃生津。

主治：肺胃阴伤，燥咳，咽干口渴，内热消渴。

用法用量：内服，煎汤，6～12g；熬膏、浸酒或入丸、散。

使用注意：阴虚有热宜生用，热不甚者宜制用。痰湿气滞者禁服，脾虚便溏者慎服。

附方：

1. 治肺热咳嗽：玉竹 12g，杏仁 9g，石膏 9g，麦冬 9g，甘草 6g。水煎服。

2. 治胃热口干，便秘：玉竹 15g，麦冬 9g，沙参 9g，生石膏 15g。水煎服。

3. 治秋燥伤胃阴：玉竹 9g，麦冬 9g，沙参 6g，生甘草 3g。水 5 杯，煮取 2 杯，分 2 次服。

4. 治糖尿病：玉竹、生地、枸杞各 500g。加水 7.5kg，熬成膏。每服 1 匙，日 3 次。

5. 治嗜睡：玉竹 25g，木通 10g。水煎服。

【资源评述】 玉竹始见于《神农本草经》，以"女萎"之名记载，列为上品。《本草图经》曰："生泰山山谷、丘陵。今滁州、岳州及汉中皆有之。叶狭而长，表白里青，亦类黄精，茎干强直似竹，箭干有节，根黄多须，大如指，长一二尺。"《本草纲目》云："其根横生似黄精，差小，黄白色，性柔多须，最难燥。其叶如竹，两两相值。"综上所述，与今用玉竹原植物基本相符。分布于全国各地。

黄精属植物全世界有 40 余种，我国约有 30 余种。商品玉竹以 *Polygonatum odoratum* 为主，现《中国药典》也仅收载了该种。除此之外，四川、重庆、云南、贵州等地还用康定玉竹 *P. prattii*。浙江一带用多花玉竹 *P. odoratum* var. pluriflorum，辽宁用小玉竹 *P. humile*，东北还使用长梗玉竹 *P. macropodium* Turcz.，商品称"大玉竹""热河黄精"。

商品药材以野生为主，主产于浙江、湖南、广东、江苏、河南等地，江西、安徽、山东、辽宁、吉林等地亦产。以湖南、浙江、广东产者质量为佳。产于东北的称"关玉竹",产于江苏的称"东玉竹",产于安徽的称"南玉竹",产于湖南的称"湘玉竹"。近年来,湖南、广东、浙江等地建立玉竹栽培基地。

玉竹含有丰富的糖类,具有增强免疫和抑制肿瘤的作用,可作为治疗肿瘤的辅助药物。还具有降血脂的作用,可用于治疗高脂血症。现已开发有"玉竹膏""玉竹晶"等产品。此外,还作美容保健品。

【参考文献】

[1] 李妙然,秦灵灵,魏颖,等. 玉竹化学成分与药理作用研究进展 [J]. 中华中医药学刊,2015,33 (8): 1939-1943.

[2] 徐伟强,王威,刘小红,等. 玉竹叶化学成分 [J]. 中国实验方剂学杂志,2014,20 (21): 112-116.

[3] 李海明,白虹,李巍,等. 玉竹化学成分研究 [J]. 食品与药品,2010,12 (3): 102-104.

[4] 尹伟,陶阿丽,刘金旗,等. 玉竹的化学成分研究 [J]. 天然产物研究与开发,2014,26 (7): 1034-1037.

[5] 李丽红,任风芝,陈书红,等. 玉竹中新的双氢高异黄酮 [J]. 药学学报,2009,44 (7): 764-767.

[6] 梁海霞,李焕德. 玉竹的药理活性研究进展 [J]. 中南药学,2008,6 (3): 342-344.

[7] 李瑞奇,苗明三. 玉竹现代研究分析 [J]. 中医学报,2014,29 (4): 548-550.

[8] 许丽丽,展晓日,曾昭武,等. 玉竹多糖的研究进展 [J]. 中药材,2011,34 (1): 154-157.

[9] 李妙然,秦灵灵,魏颖,等. 玉竹化学成分与药理作用研究进展 [J]. 中华中医药学刊,2015,33 (8): 1939-1943.

[10] 漆宇珊,胡一鸿,金晨钟,等. 玉竹多糖对高脂膳食小鼠糖脂代谢调节作用的研究 [J]. 湖南农业科学,2016 (11): 27-30.

[11] 牟凤辉,周小平,刘昕,等. 中药玉竹甾体皂苷类成分及其对小鼠脾细胞增殖的影响 [J]. 中国药物评价,2017,34 (1): 36-39.

黄　精

Huangjing

【别名】仙人余粮、野生姜、野仙姜、山生姜、玉竹黄精、老虎姜、鸡头参。

【来源】为百合科植物黄精 *Polygonatum sibiricum* Red.、多花黄精 *Polygonatum cyrtonema* Hua 和滇黄精 *Polygonatum kingianum* Coll. et Hemsl. 的干燥根茎。

【植物形态】

黄精(鸡头黄精、鸡头七、乌鸦七、黄鸡菜):多年生草本,高50~100cm。根茎横走,圆柱状,结节膨大。叶轮生,无柄,每轮4~6片;叶片条状披针形,长8~15cm,宽4~16mm,先端渐尖并拳卷。花腋生,下垂,2~4朵成伞形花序,总花梗长1~2cm,花梗长4~10mm,基部有膜质小苞片,钻形或条状披针形,具1条脉;花被筒状,白色至淡黄色,全长9~13mm,裂片6,披针形,长约4mm;雄蕊着生在花被筒的1/2以上处,花丝短,长0.5~1mm;子房长3mm,花柱长5~7mm。浆果球形,成熟时紫黑色。花期5~6月,果期7~9月。

多花黄精(姜形黄精、囊丝黄精、南黄精、黄精姜、竹姜):本种与黄精的区别在于植株高大粗壮。根茎通常稍带结节状或连珠状。叶互生。花序通常有花3~7朵,总花梗长1~4cm。

滇黄精(大黄精、德保黄精、节节高、仙人饭):本种与黄精的区别在于植株高1~3m。顶端常作缠绕状。叶片轮生,每轮通常4~8叶;叶片线形至线状披针形,长6~20cm,宽3~30mm,先端渐尖并拳卷。花腋生,下垂,通常2~4朵成短聚伞花序;花被较大,筒状,长18~25mm,常带粉红色。浆果,成熟时红色。

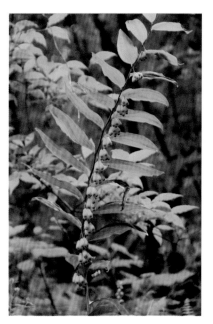

多花黄精

植物检索表

1. 叶互生 ·· **多花黄精**
1. 叶轮生
  2. 植物高大，可达1m以上；花2～4朵 ·· **滇黄精**
  2. 植物较小，在1m以下；花4～6朵 ·· **黄精**

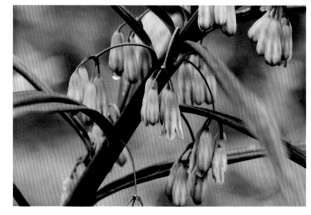

【生境分布】

黄精：生于山地林下、灌丛或山坡的半阴处。喜温暖湿润气候和阴湿的环境。耐寒，对气候适应性较强。可选择半高山或平地栽培，以土层深厚、肥沃、疏松、湿润的土壤栽培为宜。用根茎繁殖为主。产于武隆。分布于东北、华北及陕西、宁夏、甘肃、河南、山东、江苏、安徽、浙江等地。

多花黄精：生于山林、灌丛、沟谷旁的阴湿肥沃土壤中，或人工栽培。产于巫溪、城口、云阳、石柱、南川等地。分布于中南及江苏、安徽、浙江、江西、福建、四川、贵州等地。

滇黄精

滇黄精：生于海拔700～3600m的地边灌丛中。产于云阳、垫江、彭水、南川、江津等地。分布广西、四川、重庆、贵州、云南等地。

【采集加工】 春、秋二季挖起根茎，去掉茎杆，洗净泥沙，除去须根和烂疤，蒸到透心后，晒或烘干。

【药材鉴别】

性状鉴别：

黄精：根茎结节状。一端粗，类圆盘状，一端渐细，圆柱状，全形略似鸡头，长2.5～11cm，粗端直径1～2cm，常有短分枝，上面茎痕明显，圆形，微凹，直径2～3mm，周围隐约可见环节；细端长2.5～4cm，直径5～10mm，环节明显，节间距离5～15mm，有较多须根或须根痕，直径约1mm。表面黄棕色，有的半透明，具皱纹；圆柱形处有纵行纹理。质硬脆或稍柔韧，易折断，断面黄白色，颗粒状，有众多黄棕色维管束小点。气微，味微甜。

多花黄精：根茎连珠状或块状，稍带圆柱形，直径2～3cm。每一结节上茎痕明显，圆盘状，直径约1cm。圆柱形处环节明显，有众多须根痕，直径约1mm。表面黄棕色，有细皱纹。质坚实，稍带柔韧，折断面颗粒状，有众多黄棕色维管束小点散列。气微，味微甜。

滇黄精：根茎肥厚，姜块状或连珠状，直径2～4cm或以上，每一结节有明显茎痕，圆盘状，稍凹陷，直径5～8mm；须根痕多，常突出，直径约2mm。表面黄白色至黄棕色，有明显环节及不规则纵皱。质实，较柔韧，不易折断，断面黄白色，平坦，颗粒状，有众多深色维管束小点。气微，味甜，有黏性。

性状检索表

1. 根茎一端粗，一端细，形似鸡头 ·································· **黄精**
1. 根茎呈连珠状或姜状
  2. 根茎粗壮，直径2～4cm或以上，常黄白色 ·········· **滇黄精**
  2. 根茎直径2～3cm，稍带些圆柱形，常黄棕色 ·········· **多花黄精**

【化学成分】 黄精的根状茎含甾体皂苷、多糖、木脂素类、黄酮类等成分。

呋甾烯醇型皂苷：26-O-β-D-吡喃葡萄糖基-22-O-甲基-25（S）-呋甾-5-烯-3β,26-二醇-3-O-β-石蒜四糖苷［西伯利亚蓼苷A（sibiricoside A）］和26-O-β-D-吡喃葡萄糖基-22-O-甲基-25(S)-呋甾-5-烯-3β,14α,26-

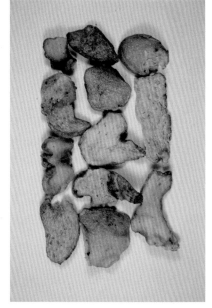

黄精（饮片）

三醇-3-O-β-石蒜四糖苷(14α-羟基西伯利亚蓼苷 A)。

螺甾烯醇型皂苷：(23S,25R) 螺甾-5-烯-3β,14α,23-三醇 3-O-β-石蒜四醇苷即西伯利亚蓼苷 B 和新巴拉次薯蓣皂苷元-A 3-O-β-石蒜四糖苷。

多糖：黄精多糖 A、B、C，三者的相对分子质量均大于 20 万，均由葡萄糖、甘露糖和半乳糖醛酸按照摩尔比 6：26：1 缩合而成；又含黄精低聚糖 A、B、C。

木脂素类：右旋丁香脂素、右旋丁香脂素-O-β-D-吡喃葡萄糖苷、鹅掌楸碱、右旋松脂醇-O-β-D-吡喃葡萄糖基（6→1）-β-D-吡喃葡萄糖苷。

黄酮类：4′,5,7-三羟基-6,8-二甲基高异黄酮、disporopsin、新甘草苷、甘草素、（3R）-5,7-dihydroxy-8-methyl-3-(2′-hydroxy-4′-methoxybenzyl)-chroman-4-one、异甘草素、新异甘草苷 4′,7-二羟基-3′-甲氧基异黄酮、2′,7-二羟基-3′,4′-二甲氧基异黄烷、2′,7-二羟基-3′,4′-二甲氧基异黄烷苷、（6αR,11αR)-10-羟基-3,9-二甲氧基紫檀烷。

其他成分：甘草素、异甘草素、4′,7-二羟基-3′-甲氧基异黄酮、水杨酸、（6αR,11αR)-10-羟基-3,9-二甲氧基紫檀烷、4-羟甲基糠醛、正丁基-β-D-吡喃果糖苷、正丁基-β-D-呋喃果糖苷、正丁基-α-D-呋喃果糖苷。从黄精中分离出：5-羟甲糠醛、β-谷甾醇、胡萝卜苷、琥珀酸、果糖、葡萄糖和高级脂肪酸混合物。

【药理作用】

1. 降血脂及抗动脉粥样硬化作用：黄精多糖能有效降低高脂血症实验兔血清中 TC、TG、LDL-C 和脂蛋白（a）的含量，具有明显的降血脂功能；还能显著降低主动脉内膜泡沫细胞形成的发生率，具有抗实验性动物粥样硬化形成的作用。

2. 延缓衰老作用：黄精和黄精多糖均能抑制自发的和诱导的脂质过氧化产物 MDA 的生成，对氧自由基具有直接清除作用。黄精能减少家蚕食桑量和减轻家蚕体重，具有延长家蚕幼虫期和家蚕寿命的作用。同时，使老龄大鼠血 SOD 活性升高，肝、肾脏脂褐质含量下降，心脏 LPO 含量降低，脑组织中 MAO-B 活性明显被抑制。黄精多糖使正常小鼠在安全区（跳台）停留时间延长，并显著降低了记忆获得障碍小鼠受电击后的错误反应次数。黄精多糖具有明显改善帕金森病大鼠行为的作用，其机制可能与黄精多糖上调PPAR-γ 的表达相关，进而抑制炎症反应和细胞凋亡。黄精多糖可改善慢性脑缺血大鼠学习记忆能力，减轻大脑超微结构损伤。黄精可通过促进血清抗氧化水平和细胞端粒酶活性来保护衰老大鼠受损的骨髓内皮祖细胞功能。

3. 抗辐射及增强免疫功能作用：黄精多糖的免疫调节作用很明显，不但能增强小鼠体液免疫功能，还可增强小鼠细胞免疫的功能。黄精可提高受环磷酰胺处理的小鼠骨髓造血功能，使其白细胞和红细胞数量上升，骨髓嗜多染红细胞微核率下降，小鼠腹腔巨噬细胞的吞噬功能提高。黄精多糖可明显对抗小鼠经 ^{60}Co-γ 线引起的血细胞数的减少，白细胞及血小板数升高达正常的 86.0% 和 83.9%，因此黄精多糖可提高辐射损伤小鼠的造血功能。

4. 对血糖的作用：黄精多糖可显著降低肾上腺素所诱发高血糖小鼠的血糖值，同时降低肾上腺素模型小鼠肝脏中 cAMP 的含量。在降血糖的同时，不改变血清胰岛素水平。可以降低高血糖小鼠空腹血糖值、空腹胰岛素水平，同时提高胰岛素受体的表达，并对高血糖环境下的高氧化应激状态有一定的抑制作用。

5. 抗菌、抗病毒的作用：黄精水提液对伤寒杆菌、金黄色葡萄球菌有较强的抑制作用，对多种致病真菌亦有抑制作用。黄精多糖对大多数细菌、放线菌和单细胞真菌均有较强的抑制作用，当多糖浓度达到15～20 mg/ml 时，其抑菌效果超过了 50 ppm 的链霉素。黄精水浸出液（1：30）对伤寒杆菌、金黄色葡萄球菌、抗酸杆菌有抑制作用；黄精煎剂对实验性结核病的豚鼠有显著的抗结核病的作用。

6. 抗炎、镇痛作用：黄精提取物有明显抑制小鼠耳郭肿胀、大鼠足趾肿胀；降低大鼠肉芽肿的重量，减少肉芽肿内渗出；对治疗大鼠免疫性关节炎的原发病灶和继发病变有显著疗效。腹腔注射黄精水煎醇沉液对小鼠有镇静镇痛作用，适量灌胃黄精水煎液能增加小鼠耐缺氧能力。

7. 对心肌的作用：黄精多糖对 H/R 诱导的 H9c2 心肌细胞具有保护作用，其作用可能与抑制心肌细胞凋亡有关。对急性心肌梗死模型大鼠心肌损伤有保护作用，其作用机制可能与减轻炎症反应，提高氧自由基清除能力，减少脂质过氧化损伤有关。

8. 其他作用：黄精多糖眼药水能消除兔模型结膜充血、水肿、分泌物增加、角膜混浊、睫状充血等局部表现；黄精多糖对骨质疏松防治主要通过改善骨微结构、降低骨转换、提高 OPG 蛋白和降低 RANKL 蛋白表达。

【医疗用途】

药性归经：味甘，性平。归脾、肺、肾经。

功能：补气养阴，健脾，润肺，益肾。

主治：脾胃气虚，体倦乏力，胃阳不足，口干食少，肺虚燥咳，劳嗽咳血，精血不足，腰膝酸软，须发早白，内热消渴。

用法用量：内服：煎汤，9～15g，鲜品 30～60g；或入丸、散，熬膏。

使用注意：中寒泄泻，痰湿痞满气滞者禁服。

附方：

1. 治慢性肝炎，疲乏无力，腹胀不适，胃口不好，尿量减少，汗多口干：丹参 30g，黄精 25g，糯稻根须 25g。水煎服。

2. 治消渴：黄精、山药、天花粉、生地黄各 15g。水煎服。

3. 壮筋骨，益精髓，乌发：黄精、苍术各 2000g，枸杞根、柏叶各 2500g，天门冬 1500g。煮汁 250kg，酒曲 5000g，糯米 250kg。如常酿酒饮。

4. 治肾虚腰痛：黄精 250g，黑豆 60g。煮食。

5. 治神经衰弱，失眠：黄精 15g，野蔷薇果 9g，生甘草 6g。水煎服。

【资源评述】黄精之名始见于《名医别录》。《本草图经》载有 10 幅黄精图，其中"滁州黄精""解州黄精"和"相州黄精"均为叶轮生，与黄精 *P. sibiricum* 相似，"永康军黄精"叶互生，与多花黄精 *P. cyrtonem* 接近。《植物名实图考》在"滇黄精"条下记载："滇黄精，根与湖南所产同而大，重数斤，俗以煨肉，味如山蓣。茎肥色紫，六七叶攒生作层，初生皆上抱。花生叶际，四面下垂如璎珞，色青白，老则赭黄。"上述为滇黄精 *P. kingianum*。古代所用黄精涉及黄精属（*Poligonatum*）多种植物，现《中国药典》收载的黄精的基原有滇黄精 *P. kingianum*、黄精 *P. sibiricum* 和多花黄精 *P. cyrtonema*。

我国黄精属植物有 30 余种，全国各地均有分布，西南地区分布较多。商品分鸡头黄精（黄精 *P. sibiricum*），以河北遵化、迁安、承德、内蒙古武川、卓资察哈尔产量大，多为野生。姜形黄精（多花黄精 *P. cyrtonema*），主产于湖南安化、沅陵、怀化，广东连州、乐昌、阳山，贵州遵义、安顺，广西，四川，湖北、安徽等地。以湖南、贵州产量大，广东连州产品质佳。大黄精（滇黄精 *P. kingianum*），主产于云南曲靖、大姚，贵州罗甸、兴义，广西备保、靖西等，多为野生。

除上述 3 种主流品种外，重庆作黄精药用的还有：轮叶黄精 *Polygonatum verticilla- turn* 产于南川（金佛山、柏枝山），分布于山西、陕西、甘肃、青海、四川、重庆、云南、西藏等地；卷叶黄精 *P. cirrhifolium* 产于城口、巫溪、涪陵、彭水、秀山、南川等地，分布于陕西、宁夏、甘肃、青海、四川、重庆、云南、西藏等地；金佛山黄精 *P. ginfoshanicum* 产于南川（金佛山、柏枝山）；节根黄精 *P. nodosum* Hua 产于南川（金佛山、柏枝山）；垂叶黄精 *P. curvistylum* 产于石柱、武隆、彭水、酉阳、南川、大足等地；距药黄精 *P. franchetii* 产于奉节、南川。其中轮叶黄精、卷叶黄精等味苦的品种不能作黄精用。

【参考文献】

［1］陈辉，冯珊珊，孙彦君，等．3 种药用黄精的化学成分及药理活性研究进展 [J]．中草药，2015，46（15）：2329-2338．

［2］Gan L S, Chen J J, Shi M F, et al. A New Homoisoflavanone from the Rhizomes of Polygonatum cyrtonema [J]. Natural Product Communications, 2013, 8（5）：597-598.

［3］李晓，来国防，王易芬，等．滇黄精的化学成分研究（Ⅱ）[J]．中草药，2008，39（6）：825-828．

［4］姜程曦，张铁军，陈常青，等．黄精的研究进展及其质量标志物的预测分析 [J]．中草药，2017，48（1）：1-16．

［5］王婷，苗明三．黄精的化学、药理及临床应用特点分析 [J]．中医学报，2015，30（5）：714-715．

［6］陈晔，孙晓生．黄精的药理研究进展 [J]．中药新药与临床药理，2010，21（3）：328-330．

［7］唐伟，王威，谭丽阳，等．黄精多糖对慢性脑缺血大鼠学习记忆能力及脑组织超微结构影响 [J]．中国中医药科技，2017，24（2）：173-176．

［8］宰青青，秦臻，叶兰．黄精对自然衰老大鼠内皮祖细胞功能及端粒酶活性的影响 [J]．中国中西医结合杂志，2016，36（12）：1480-1485．

［9］崔波，高华荣．黄精多糖药理作用研究进展［J］．山东医药，2014，54（34）：101-102.

［10］贾璐，石洁，段志倩，等．黄精多糖对高脂饲料诱发糖尿病小鼠糖代谢功能的影响［J］．中国医药导报，2017，14（8）：24-28.

［11］雷升萍，龙子江，施慧，等．黄精多糖对缺氧复氧诱导 H9c2 心肌细胞损伤的保护作用［J］．中药药理与临床，2017，33（1）：102-106.

［12］李丽，龙子江，高华武，等．黄精多糖对急性心肌梗死模型大鼠炎症及氧化应激反应的影响［J］．实验动物科学，2016，33（5）：33-38.

［13］严芳娜，曾高峰，宗少晖，等．黄精多糖对去卵巢大鼠骨质疏松模型中 OPG 和 RANKL 蛋白表达的影响［J］．实用医学杂志，2017，33（8）：1243-1246.

菝葜

Baqia

【别名】金刚根、铁刷子、铁菱角、金刚刺、金刚头、山菱角、硬饭头、冷饭头、铁刺苓、冷饭巴、金刚藤、金刚鞭。

【来源】为百合科植物菝葜 *Smilax china* L. 的干燥根茎。

【植物形态】攀援状灌木，高 0.8～4.8m。疏生倒钩刺。根茎粗硬，具很多坚硬突起，状似菱角。根茎粗 2～3cm。叶互生；叶片薄革质或坚纸质，卵圆形或圆形、椭圆形，长 3～10cm，宽 1.5～10cm，基部宽楔形至心形，下面淡绿色，较少苍白色，有时具粉霜；叶柄长 5～15mm，约占全长的 1/3～1/2，具宽狭鞘，几乎都有卷须两条。花单性，雌雄异株；伞形花序生于叶尚幼嫩的小枝上，具十几朵或更多的花，常呈球形；花序托稍膨大，近球形，较少稍延长，具小苞片；花绿黄色，花被片 6 枚，分内外 2 轮。雄蕊 6 枚，长约为花被片的 60%；雌花与雄花大小相似，有 6 枚退化雄蕊。浆果，球形，直径 6～15mm，熟时红色，有粉霜。花期 2～5 月，果期 9～11 月。

【生境分布】生于海拔 2000m 以下的林下灌木丛中、路旁、河谷或山坡上。产于城口、巫山、奉节、忠县、万州、垫江、涪陵、石柱、秀山、南川、大足、合川、璧山、铜梁等地。分布于华东、中南、西南及台湾等地。

【采集加工】秋末至次年春采挖根茎，除去泥土及须根，切片晒干。

【药材鉴别】

性状鉴别：根茎呈不规则块状或弯曲扁柱形，有结节状隆起，长 10～20cm，直径 2～4cm。表面黄棕色或紫棕色，结节膨大处有圆锥状突起的茎基痕，并残留有坚硬的刺状须根残基或细根。质坚硬，难折断，断面棕黄色或红棕色，粗纤维性，可见点状维管束和多数小亮点。切片呈不规则形，厚 0.3～1cm，边缘不整齐，切面粗纤维性；质硬，折断时有粉尘飞扬。气微，味微苦、涩。

以根茎粗壮、断面色红者为佳。

【化学成分】主要含有薯蓣皂苷元构成的皂苷、黄酮、生物碱、氨基酸、多元酚类、有机酸及含量丰富的糖类（主要是淀粉）等多类成分。

皂苷类：borassoside B、原薯蓣皂苷、22-O-甲基

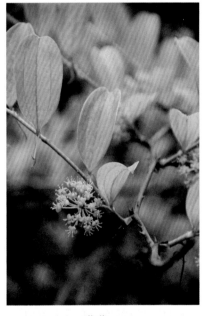

菝葜

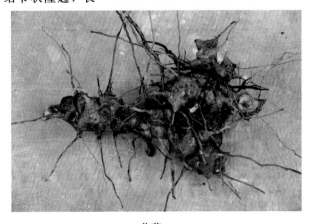

菝葜

原薯蓣皂苷、isonarthogenin 3-O-α-L-rhamnopyranosyl（1-2）-O-[α-L-rhamnopyranosy-（1→4）]-β-D-glucopyranoside、diosgenin -3-O-[α-L-rha（1→3）-α-L-rha（1→4）-α-L-rha（1→4）]-β-D-glucopyranoside、26-O-β-D-葡萄糖-（25R）-呋甾-5,20-二烯-3β,26-二醇-3-O-α-L-鼠李糖-（1→2）-O-[α-L-鼠李糖（1-4）]-β-D-葡糖苷、26 -O-β-D-葡萄糖-22-O-甲基-（25R）-呋甾-5-烯-3β,22,26-三醇-3-O-[α-L-鼠李糖（1→4）]-β-D-葡糖苷、薯蓣素（25R）螺甾烷-5-烯-3β-醇-3-D-α-L-鼠李糖-（1→2）-O-[α-L-鼠李糖（1→4）]-β-D-葡糖苷、薯蓣素3-O-α-L-鼠李糖（1→2）-O-[α-L-鼠李糖（1→4）]-β-D-葡糖苷、纤细薯蓣皂苷、甲基原纤细薯蓣皂苷等成分。菝葜中还含有伪原薯蓣皂苷元、甲基原薯蓣皂苷元、纤细薯蓣皂苷、甲基原纤细薯蓣皂苷、薯蓣皂苷次皂苷。

呋甾烷醇类：甲基原纤细薯蓣皂苷、甲基原薯蓣皂苷、伪原薯蓣皂苷等。还含有β-谷甾醇、β-谷甾醇葡萄糖苷等甾醇类成分。

黄酮类：二氢山柰酚、二氢山柰酚 3-O-α-L-鼠李糖苷（黄杞苷）、槲皮素 4′-O-β-D-葡萄糖苷、二氢山柰酚-5-O-β-D-葡糖苷、异黄杞苷、槲皮素 4′-O-β-D-葡萄糖、（2R,3R)-二氢山奈酚-3-O-β-D-葡萄糖苷、（2R,3R)-二氢槲皮素-3-O- β-D-葡萄糖苷、落新妇苷、异落新妇苷（4),3,5,7,3′,5′-五羟基-2R,3R-二氢黄酮-3-O-α-L-鼠李糖苷、芦丁、紫云英苷、4,6-二羟基苯乙酮-2-O-β-D-葡萄糖苷、4,6-二羟基苯甲酸甲酯-2-O-β-D-葡萄糖苷等。

【药理作用】

1. 抗炎作用：菝葜乙酸乙酯提取物对急性、早期炎症具有明显的抗炎作用，对炎症晚期也有一定的抑制作用，菝葜水煎剂（90～180g/kg）明显抑制大白鼠足趾肿胀和肉芽肿。菝葜甲醇提取物对角叉菜胶诱导小鼠足肿胀模型有显著的抑制作用，具有抗炎活性。菝葜乙酸乙酯提取物总黄酮能显著降低蛋清诱导的大鼠足肿胀率、甲醛诱导的小鼠足肿胀程度、小鼠腹腔毛细血管通透性增高和二甲苯诱导的耳郭肿胀，同时对炎症晚期也有一定的抑制作用。

2. 抗肿瘤作用：菝葜粗提物黄酮苷有明显的抗癌作用，菝葜黄酮类成分具有明显的抗肿瘤作用，菝葜中分离出了抗肿瘤活性单体成分山奈酚-7-O-β-D-葡萄糖苷。菝葜乙酸乙酯部位抗肝癌细胞增殖活性最强，并在浓度范围内呈现良好的量效关系。菝葜鞣质具有抗肺癌活性，其作用机制可能是通过下调 Bcl-2 及 CyclinD2 的表达促进 A549 细胞凋亡并使其细胞周期阻滞在 G0/G1 期。

3. 降血糖的作用：菝葜提取物能显著降低糖尿病小鼠的血糖，明显增加肝糖原含量。酚类化合物可能是菝葜降血糖作用的主要成分。

4. 其他作用：菝葜提取物对良性前列腺增生（BPH）模型大鼠有一定抑制作用。2%的菝葜饲养小鼠，通过提高 LOX 的活性和基因表达量来促进体内脂肪氧化，引起小鼠体重和脂肪沉积减少。菝葜水提物对三硝基苯磺酸诱发大鼠溃疡性结肠炎具有治疗作用。菝葜乙醇提取物对大鼠胃肠道平滑肌条的收缩活动具有显著的加强作用。

【医疗用途】

药性归经：味甘、微苦、涩，性平。归肝、肾经。

功能：祛风利湿，解毒消痈。

主治：风湿痹痛，淋浊，带下，痈肿疮毒。

用法用量：内服，煎汤，10～15g；或浸酒；或入丸、散。

附方：

1. 治风湿性关节痛：菝葜、虎杖各 30g，寻骨风 15g，白酒 750g。上药泡酒 7 天，每次服一酒盅（约15g），早晚各服 1 次。

2. 治淋证：菝葜根（盐水炒）15g，银花 9g，萹蓄 6g。水煎服。

3. 治乳糜尿：菝葜根状茎、楤木根各 30g。水煎服，每日 1 剂。

4. 治消渴，小便数少：菝葜、土瓜根各 125g，黄芪、地骨皮、五味子各 100g，人参、牡蛎各 75g，石膏 200g。上八味，粗捣筛。每服 16.5g，煎水服，空腹温服。

5. 治糖尿病：鲜菝葜根 60～120g，配猪胰 1 具同炖服，每日 1 剂。

【资源评述】 菝葜始载于《名医别录》。《本草经集注》云："此有三种，大略根苗并相类。菝葜茎紫，短小，多细刺，小减萆薢而色深。"《新修本草》云："陶云三种相类，非也。萆薢有刺者，叶粗相类，根不相类。萆薢细长而白，菝葜根作块结，黄赤色，殊非狗脊之流也。"《本草图经》云："菝葜旧不载所出州土，但云生山野，今近京及江浙州郡多有之。苗茎成蔓，长二三尺，有刺，其叶如冬青、乌药叶，又似菱叶差大。秋生黄花，结黑子樱桃许大。其根作块，赤黄色。"《本草纲目》云："菝葜山野中甚多。其茎似蔓而坚强，植生有刺。其叶团大，状如马蹄，光泽似柿叶，不类冬青。秋开黄花，结红子。其根甚硬，有硬须如刺。"《本草图经》《本草纲目》《植物名实图考》所载与今之菝葜 S. china 相符，现《中国药典》在"菝葜"条下也收载了该种。

菝葜属（Similax）植物全世界共约 300 种，广布于热带地区，也见于东亚和北美的温暖地区，少数种类产于地中海沿岸。我国有 60 种和一些变种，大多分布于长江以南各省区。重庆作药用的有 20 余种，多分布于海拔 200～600m 的丘陵或低山地区，喜生长于灌木林地和乔木林边缘地带，山路两旁及山涧溪边。菝葜在民间主要用于风湿、肠胃和妇科炎症的治疗。小叶菝葜 S. microphylla C. H. Wright. 具有抗痛风的作用，还具有抗炎、镇痛的作用。

【参考文献】

[1] 钱芳芳，张长林. 菝葜化学成分与药理作用的研究进展 [J]. 药学研究，2013，32（4）：229-231.

[2] 宋路瑶，马云，罗艳琴，等. 菝葜单体活性成分及药理作用机制研究进展 [J]. 中国药业，2014，23（9）：1-3.

[3] 黄钟辉，郝倩，李蓉涛，等. 菝葜的化学成分研究（英文）[J]. 昆明理工大学学报（自然科学版），2014，39（1）：80-86.

[4] 段本振，曲玮，梁敬钰，等. 菝葜属植物的化学成分研究进展 [J]. 海峡药学，2013，25（8）：7-13.

[5] 罗艳琴，马云，宋路瑶，等. 菝葜有效成分及其药理作用研究概述 [J]. 中药材，2013，36（3）：502-504.

[6] 罗丹，张小燕，黄慧辉，等. 菝葜抗炎有效部位群及其单体成分体外抗氧化活性研究 [J]. 湖北中医药大学学报，2016，18（2）：37-42.

[7] 吴先闻，宋卫中，宋晓勇，等. 菝葜体外抗肝癌细胞活性物质筛选 [J]. 河南大学学报（医学版），2016，35（2）：89-91.

[8] 邱千，邓爱萍，戴琪，等. 菝葜鞣质抗肺癌活性研究 [J]. 湖北中医药大学学报，2017，19（1）：43-47.

[9] 干国平，袁杰，钱凯. 菝葜中 α-葡萄糖苷酶抑制活性成分的筛选 [J]. 湖北中医药大学学报，2014，16（4）：45-46.

[10] 陈静，彭华山，阮金兰. 菝葜提取物抑制良性前列腺增生活性部位筛选 [J]. 医药导报，2015，34（7）：847-850.

[11] 郑国栋，朱晓娟，张清峰，等. 菝葜对小鼠肝脏脂肪代谢的影响 [J]. 中国食品学报，2016，16（3）：30-35.

[12] 刁建新，范钦，王启瑞，等. 菝葜对 TNBS 诱导的溃疡性结肠炎大鼠 TNF-α、NF-κB 的影响 [J]. 世界科学技术-中医药现代化，2015，17（3）：550-555.

[13] 郭莉，邱阳，刘越坚，等. 菝葜乙醇提取物对大鼠离体胃肠道平滑肌收缩活动的作用 [J]. 中国现代医学杂志，2012，22（35）：14-18.

土茯苓
Tufuling

【别名】 过山龙、土草薢、久老薯、地胡苓、冷饭团、尖光头、光叶菝葜、红土苓。

【来源】 为百合科植物土茯苓 Smilax glabra Roxb. 的干燥根茎。

【植物形态】 攀援灌木，长 1～4m。根状茎粗厚、不规则块状。茎光滑，无刺。叶互生，叶柄长 5～20mm，具狭鞘，常有纤细的卷须 2 条，叶柄脱落点位于近顶端；叶片薄革质，狭椭圆状披针形至狭卵状披针形，长 6～15cm，宽 1～7cm，先端渐尖，基部圆形或宽楔形，下面通常淡绿色。雌雄异株；花绿白色，六棱状球形，通常具 10 余朵花组成伞形花序；雄花序总花梗长 2～5mm，通常明显短于叶柄，极少与叶柄近等长，在总花梗与叶柄之间有 1 芽；雄花外花被片近扁圆形，兜状，背面中央具纵槽，内花被片近圆形，边缘有不规则的齿；雄蕊靠合，与内花被片近等长，花丝极短；雌花外形与雄花相似，但内花被片边缘无齿，具 3 枚退化雄蕊。浆果熟时黑色，具粉霜。花期 5～11 月，果期 11 月至次年 4 月。

【生境分布】 生长于海拔 1800m 以下的林下、灌木丛中、河岸或山谷中，也见于林缘与疏林中。喜温暖湿润气候，耐干旱和荫蔽。砂质壤土或黏壤土均可栽培。产于城口、巫溪、巫山、奉节、忠县、石柱、武隆、黔江、彭水、酉阳、秀山、南川、綦江、巴南等地。分布于甘肃（南部）、长江流域以南以及台湾、海南、云南等地。

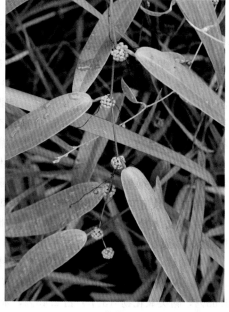

土茯苓

【采集加工】全年均可采挖，洗净浸漂，切片晒干；或放开水中煮数分钟后，切片晒干。

【药材鉴别】

性状鉴别：根茎近圆柱形，或不规则条块状，有结节状隆起，具短分枝；长5～22cm，直径2～5cm。表面黄棕色或灰褐色，凹凸不平，有坚硬的须根残基，分枝顶端有圆形芽痕，有的外皮现不规则裂纹，并有残留鳞叶。质坚硬，难折断。切片呈长圆形或不规则，厚1～5mm，边缘不整齐；切面类白色至淡红棕色，粉性，中间微见维管束点，并可见砂砾样小亮点（水煮后依然存在）。质略韧，折断时有粉尘飞扬，以水湿润后有黏滑感。气微，味微甘、涩。

以断面淡棕色、粉性足者为佳。

【化学成分】含有黄酮类和黄酮苷类、甾醇类、皂苷类及挥发油等。

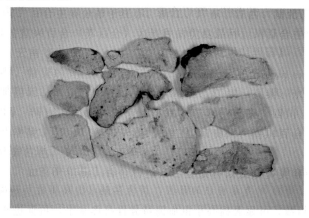

土茯苓（饮片）

黄酮及黄酮苷类：落新妇苷、异落新妇苷、黄杞苷、异黄杞苷、土茯苓苷（即5,7-二羟基色原酮-3-O-α-L-鼠李糖苷）、槲皮素、7,6′-二羟基-3′-甲氧基异黄酮、槲皮素-4′-O-β-D-吡喃葡萄糖苷等。

苯丙素类：白藜芦醇、3,5,2′,4′-四羟基芪、3,5,4′-三羟基芪、氧化白藜芦醇等。

皂苷类：薯蓣皂苷元、提果皂苷、花旗松素、(2R,3R)-花旗松素-3′-O-D-吡喃葡萄糖苷等。

甾醇类：β-谷甾醇、胡萝卜苷、β-谷甾醇棕榈酸酯、豆甾醇-3-O-β-D-吡喃葡萄糖苷等。

其他成分：3-O-咖啡酰莽草酸、莽草酸、阿魏酸、葡萄糖、1-棕榈酰基-3-O-β-D-半乳糖基甘油酯等。

【药理作用】

1. 抗肿瘤作用：土茯苓对黄曲霉毒素B1（AFB1）所致大鼠肝癌有一定的抑制作用。土茯苓对子宫颈癌培养株系JT C226的抑制率在90％以上。但土茯苓对N-丁基-N-（4-羟丁基）亚硝胺诱发的大鼠的膀胱肿瘤无明显影响。土茯苓皂苷对艾氏腹水癌（EAC）、肉瘤S_{180}和肝癌（H22）细胞均具有一定的细胞毒性，对荷瘤小鼠S_{180}具有一定的抑制作用，但体内对EAC和H22小鼠无明显抑瘤作用。

2. β-受体阻滞样作用：土茯苓乙酸乙酯提取物能预防静注肾上腺素引起的兔心律失常，拮抗异丙肾上腺素对离体大鼠心脏的正性肌力和正性频率作用，其作用形式与普萘洛尔相似，提示赤土茯苓醋酸乙酯提取物可能有β受体阻滞样作用。赤土茯苓苷可能抑制高钾除极后由异丙基肾上腺素诱发的受体控制通道，而对高钾除极后$CaCl_2$诱发的电压依赖性通道无明显影响，从而进一步支持赤土茯苓苷的受体阻滞作用。

3. 解毒作用：土茯苓煎剂、稀醇提取物和粗黄酮制剂可缓解棉酚中毒所致的肝脏病理损伤，拮抗小鼠急性和亚急性棉酚中毒。同时土茯苓稀醇提取物在拮抗棉酚毒性的同时不影响棉酚对雄性大鼠的抑精作用。

4. 对肾脏的作用：土茯苓具有改善糖代谢和肾功能，保护肾脏的作用。土茯苓（10g生药/kg）对酵母致高尿酸症的小鼠的作用，实验结果证明，土茯苓对高尿酸症小鼠尿酸有明显的治疗作用。

5. 对血液的作用：土茯苓注射液对下腔静脉血栓形成及体外血栓形成均有显著的抑制作用，保护大鼠下腔静脉内皮细胞、防止内皮损害的作用。茯苓对RHR具有降低血液黏度和抗氧化应激的作用。

6. 其他作用：赤土茯苓苷对抗小鼠急性脑缺氧，改善化学药物造成的记忆损害作用。土茯苓配方颗粒对绿脓杆菌、大肠杆菌、金黄色葡萄球菌、粪肠球菌、肺炎克雷伯菌、洋葱伯克霍尔德菌具有较好的抗菌作用。土茯苓黄酮通过促进分解减少体内脂肪蓄积。土茯苓及其单体落新妇苷对细胞免疫依赖的自身免疫性疾病和变态反应性疾病的治疗。

【医疗用途】

药性归经：味甘、淡，性平。归肝、胃经。

功能：除湿，解毒，通利关节。

主治：梅毒，淋浊，痈肿，疥癣，瘰疬，汞中毒。

用法用量：内服：煎汤，15～60g。外用：适量，研末调敷。

使用注意：肝肾阴虚者慎服，忌犯铁器，服时忌茶。

附方：

1. 治风湿骨痛，疮疡肿毒：土茯苓500g。去皮，和猪肉炖烂，分数次连滓服。

2. 治寻常疣：土茯苓50g，生地黄30g，苦参15g，红紫草15g，黄芩12g，甘草10g。每日1剂，水煎，分4次口服。

3. 治黄褐斑：土茯苓100g。水煎分2次服用，每2天1剂。治疗期间避免日晒。

4. 治银屑病进行期：土茯苓310g，白鲜皮125g，山豆根250g，草河车250g，黄药子125g，夏枯草250g。上为细末，炼蜜为丸，每丸重6g。每次3丸，开水送服，每日2次。

【资源评述】本品始载于《本草经集注》，原名禹余粮。《本草拾遗》云："草禹余粮，根如盏连缀，半在土上，皮如茯苓，肉赤，味涩。"《本草纲目》云："土茯苓，楚、蜀山箐中甚多。蔓生如莼，茎有细点。其叶不对，状颇类大竹叶而质厚滑，如瑞香叶而长五六寸。其根状如菝葜而圆，其大若鸡鸭子，连缀而生，远者离尺许，近或数寸，其肉软，可生啖。有赤白二种，入药用白者良。"结合其所附图来看，与今百合科植物土茯苓相符。现《中国药典》收载了该种。

商品主流为土茯苓 S. glabra，在四川、湖北、山东等地，还将同科肖菝葜属（*Heterosmilax*）植物华肖菝葜 *Heterosmilax chinensis*、短柱肖菝葜 *H. yunnanensis* 和肖菝葜 *H. japonica* 的根茎作土茯苓用，商品称为"白茯苓"，在市场上品中占有一定的比重。另黑果菝葜 *S. glauca-china* 的根茎，在四川称"红土茯苓"使用，江苏镇江称"鲜土苓"，为地方习用品。

市场上的土茯苓药材的断面有红、白二色。据研究，断面红、白二色的土茯苓醇提液均具有抗炎作用。在急性（渗透型）炎症中断面类白色土茯苓组的抗炎效果要优于断面红棕色土茯苓组；在慢性（增殖型）炎症中断面红棕色土茯苓组抗炎效果要优于断面类白色土茯苓组。

土茯苓是临床上应用较多的中药，用于治疗高脂血症、大骨节病、复发性口疮、痤疮、痛风、流行性腮腺炎、急性睾丸炎、梅毒、血管神经性头痛、蛋白尿、类风湿性关节炎、白塞病、膝关节积水、日晒疮、小儿疳积、痛经、扁平疣等疾病。

【参考文献】

[1] 王建平，张海燕，傅旭春．土茯苓的化学成分和药理作用研究进展［J］．海峡药学，2013，25（1）：42-44.

[2] 袁久志，吴立军，陈英杰，等．土茯苓化学成分的分离与鉴定［J］．中国药物化学杂志，2004，14（5）：291-293.

[3] 李强．土茯苓现代研究概述［J］．中国药业，2008，17（14）：76-78.

[4] 王德军，寿旗扬，周卫民，等．土茯苓对糖尿病肾病大鼠糖代谢及肾功能的影响［J］．中华中医药学刊，2009，27（12）：2662-2664.

[5] 郭淑云，张薇，张琰，等．土茯苓对高尿酸症小鼠作用的研究［J］．海南医学院学报，2012，18（2）：165-167.

[6] 张利棕，寿旗扬，王德军，等．土茯苓对肾性高血压大鼠血液流变学和氧化应激的影响［J］．浙江中医药大学学报，2012，36（7）：803-804.

[7] 张清峰，付莹娟，黄占旺，等．土茯苓黄酮对高脂小鼠脂肪代谢及抗氧化水平的影响［J］．现代食品科技，2016，32（11）：8-15.

[8] 孟庆芳，李衍滨．土茯苓及其单体落新妇苷的免疫抑制作用［J］．云南中医中药杂志，2014，35（10）：94-95.

[9] 葛向前，吴曙光，陈秀芬，等．断面红棕色及类白色土茯苓抗炎作用的比较研究［J］．中药药理与临床，2012，28（6）：103-105.

种子植物

仙 茅

Xianmao

【别名】独茅根、独脚仙茅、蟠龙草、小地棕根、地棕根、黄茅参、独脚黄茅、天棕、山棕、仙茅参、千年棕。

【来源】为仙茅科植物仙茅 *Curculigo orchioides* Gaertn. 的干燥根茎。

【植物形态】多年生草本。根茎近圆柱状直生，直径约1cm，长可达30cm，外皮褐色；须根常丛生，肉质，具环状横纹。地上茎不明显。叶基生；叶片线形，线状披针形或披针形，长 10～45cm，宽 5～25mm，基部下延成柄，叶脉明显，两面散生疏柔毛或无毛。花茎甚短，长 6～7cm，大部分隐藏于鞘状叶柄基部之内，亦被毛；苞片披针形，长 2.5～5cm，膜质，具缘毛；总状花序多少呈伞房状，通常具4～6朵花；花黄色，直径约 1cm，下部花筒线形，上部6裂，裂片披针形，外轮的背面有时散生长柔毛；雄蕊 6 枚，花丝长 1.5～2.5mm，花药长 2～4mm；柱头 3 裂，分裂部分较花柱为长，子房狭长，先端具长喙，连喙长达 7.5mm，被疏毛。浆果近纺锤状，长 1.2～1.5cm，宽约 6mm，先端有长喙。种子亮黑色，表面具纵凸纹，有喙。花果期 4～9 月。

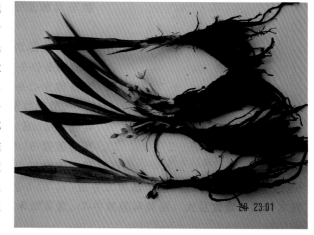

仙茅

【生境分布】生于海拔 1600m 以下的林下草地或荒坡上。喜温暖气候。稍耐干旱和荫蔽。宜选低山坡或平地，土层深厚、疏松肥沃的砂质壤土栽培。主产于铜梁、秀山、彭水、巫溪等地，南川、合川有栽培。分布于江苏、浙江、江西、福建、台湾、湖南、广东、广西、四川、贵州、云南等地。

【采集加工】在 10 月倒苗后至春季末发芽前采挖。把根茎全部挖起，洗净泥土，除尽残叶及须根，晒干。

【药材鉴别】

性状鉴别：根茎圆柱形，略弯曲，长 3～10cm，直径 4～8mm。表面黑褐色或棕褐色，粗糙，有横皱纹与细孔状的须根痕。质硬脆，易折断，断面不平坦，灰白色至棕褐色，近中心处色较深，并有一深色环。气微香，味微苦、辛。

以条粗壮、表面色黑褐者为佳。

【化学成分】仙茅主要含多种环木菠萝烷型三萜及糖苷，甲基苯酚及氯代甲基苯酚糖苷，黄酮及其糖苷，甾醇，酮类等成分。

环木菠萝烷型三萜及糖苷：仙茅皂苷 A、B、C、D、E、F、K、L、M，仙茅皂苷元 A、B、C，仙茅萜醇，环木菠萝烯醇。还含有 3β,11α,16β-三羟基环阿尔廷烷-24-酮-3-O-[β-D-吡喃葡糖（1→3)-β-D-吡喃葡糖（1→2)-β-吡喃葡糖]-16-O-α-L-阿拉伯糖苷和

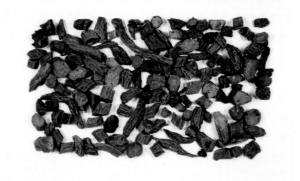

仙茅（酒炙）

(24S)-3β,11α,16β,24-四羟基环阿尔廷烷-3-O-[β-D-吡喃葡糖（1→3)-β-D-吡喃葡糖（1→2)-β-D-吡喃葡糖]-24-O-β-D-吡喃葡糖苷。仙茅苷乙、仙茅素 A、2,4-二氯-5-羟基-3-甲基苯酚-1-O-β-D-吡喃葡萄糖-(1→6)-β-D-吡喃葡萄糖苷、3,3′,5,5′-四甲氧基-7′,9′,7,9-二环氧木脂素-4,4′-二-O-β-D-葡萄糖苷。

甲基苯酚及氯代甲基苯酚糖苷：含仙茅苷 A 地衣二醇葡萄糖苷，地衣二醇-3-木糖葡萄糖苷，仙茅素 A、B、C。

黄酮及其糖苷：丝兰苷元，5,7-二甲氧基杨梅树皮素-3-O-α-L 吡喃木糖基(4→1)-O-β-D-吡喃葡萄糖苷。

含氮化合物：石蒜碱、N-乙酰基-N-羟基-2-氨基甲酸甲酯、3-乙酰基-5-甲酯基-2H-3,4,5,6-四氢-1-氧杂-2,3,5,6-四嗪、N,N,N′,N′-四甲基琥珀酰胺等。

甾醇类：含β-谷甾醇、豆甾醇。

长链脂肪族化合物：3-甲氧基-5-乙酰基-31-三十三碳烯、21-羟基四十烷-20-酮、4-甲基十七烷酸、27-羟基-三十烷-6-酮、23-羟基三十烷-6-酮、4-乙酰基-2-甲氧基-5-甲基三十烷、25-羟基-33-甲基三十五烷-6-酮等。

其他成分：7′,9-diepoxy-lignan-4,4′-di-O-β-D-glucopyranoside、3-hydroxy-5- methyl phenol-1-O-[β-D-glu-copyranosyl-（ 1 → 6)-β-D-glucopyranoside]、 2,3,4,7-tetramethoxyxanthone、 1,3,7-trimethylxanthine、daueosterol、2,6-二甲氧基苯甲酸。

【药理作用】

1. 对性器官和性功能的作用：仙茅能提高去卵巢麻醉大鼠垂体对注射黄体生成素释放激素（LRH）的反应性；提高卵巢对血浆中黄体生成素（LH）的反应性，从而起到改善性功能的作用。仙茅煎剂可使大鼠垂体前叶重量、卵巢重量及子宫重量明显增加，使卵巢 HCG/LH 受体特异结合力增加，但对血浆中黄体生成素（LH）水平无影响。仙茅醇浸剂具有雄性激素样作用。仙茅正丁醇萃取部位对腺嘌呤致小鼠肾阳虚有治疗作用，且制品优于生品。

2. 对免疫功能的作用：仙茅醇浸剂可使小鼠腹腔巨噬细胞吞噬百分数和吞噬指数增加；对环磷酰胺所致免疫功能受抑制小鼠的 T 淋巴细胞降低有明显的升高作用。仙茅甲醇提取物能够明显增强吞噬细胞的吞噬作用，可促进迟发型超敏反应和细胞介导的免疫反应，增强机体的免疫作用。仙茅多糖能明显改善环磷酰胺所致免疫低下小鼠的免疫功能。刺激巨噬细胞分泌 TNF-α、IL-1 和 NO 等活性因子可能是其活化巨噬细胞的重要机制。

3. 对中枢神经系统的作用：仙茅对小鼠有明显的镇静作用，可延长戊巴比妥的催眠时间，有显著的镇痛和解热作用。仙茅醇浸剂给正常小鼠腹腔注射，可延长印防己毒素所致的阵挛性惊厥的潜伏期。仙茅苷具有改善电刺激应激小鼠抑郁的症状及抑制记忆退化的作用。仙茅黄酮较仙茅多糖对骨髓间质干细胞向神经元细胞定向诱导分化的作用更强。

4. 对骨细胞的影响：仙茅酚苷类成分仙茅苷、仙茅素 A、苔黑酚葡萄糖苷和苔黑酚龙胆二糖苷均可促进成骨细胞的骨形成，抑制破骨细胞的骨吸收，具有显著的抗骨质疏松作用。仙茅苯甲酸酯类酚苷可通过抑制骨吸收、增加骨形成，减少维甲酸骨质疏松大鼠的骨丢失。

5. 对心肌细胞的影响：仙茅水提取液给缓性型心律失常兔静脉注射，可显著增强心率，使突变细胞数显著下降；提高细胞膜 Na^+-K^+-ATP 酶的活性。仙茅苷预处理心肌细胞可保护 H_2O_2 所诱导的氧化损伤。仙茅多糖对阿霉素引起的心肌损伤具有明显保护作用，其作用机制可能与抗自由基、抑制脂质过氧化作用有关。

6. 对虚寒的治疗作用：仙茅能使正常及虚寒状态 Caco-2 细胞 P-gp 高表达。仙茅对虚寒状态的治疗作用可能与其可升高虚寒大鼠 PXR 及其介导的 CYP3A 和 P-gp 有关。仙茅可改善类虚寒动物物质代谢、内分泌及环核苷酸水平，体现辛热药性。

7. 其他作用：仙茅醇浸剂对巴豆油所致小鼠耳郭肿胀有明显抑制作用，降低在高温状态下小鼠的死亡率；还有明显的抗缺氧作用。仙茅酒可以增加小鼠运动耐力，减轻小鼠运动性疲劳。仙茅对癌细胞的糖代谢有一定的干扰作用。

【医疗用途】

药性归经：味辛，性热；有毒。归肾、肝、脾经。

功能：补肾阳，强筋骨，祛寒湿。

主治：阳痿精冷，腰膝冷痛，筋骨痿软，阳虚冷泻。

用法用量：内服：煎汤 3～10g；或入丸、散；或浸酒。外用：适量，捣敷。

使用注意：阴虚火旺者禁服。

附方：

1. 治男子虚损，阳痿不举：仙茅（米泔浸去赤水，晒干）四两，淫羊藿（洗净）四两，五加皮四两。用绢袋装入，酒内浸入一月取饮。

2. 治阳痿、耳鸣：仙茅、金樱子根及果实各 15g。炖肉吃。

3. 壮筋骨，益精神，明目：仙茅 1000g（糯米泔浸五日，去赤水，夏月浸 3 日，铜刀刮锉，阴干，取

500g)，苍术 1000g（米泔浸 5 日，刮皮，焙干，取 500g），枸杞子 500g，车前子 360g，白茯苓（去皮）、茴香（炒）、柏子仁（去壳）各 25g，生地黄（焙）、熟地黄（焙）各 12g。为末，酒煮糊丸，如梧子大。每服 50 丸，食前温酒下，日二服。

4. 治妇人崩漏：仙茅（为末）9g，全秦归、蛇果草各等份。以后二味煎汤点水酒，将仙茅末送下。

【资源评述】 仙茅始载于《雷公炮炙论》。《海药本草》云："生西域。粗细有筋，或如笔管，有节文理，其黄色多涎。"《本草图经》谓："生西域及大庾岭，今蜀川、江湖、两浙诸州亦有之。叶青如茅而软，复稍阔，面有纵理，又似棕榈。至冬尽枯，春初乃生。三月有花如栀子黄，不结实。其根独茎而直，傍有短细根相附，肉黄白，外皮稍粗，褐色。"上述产地分布、植物形态特征及《本草图经》"江宁府仙茅"附图均与目前所用仙茅 Curculigo orchioides 相符，现《中国药典》也收载了该种。

仙茅属我国有 7 种，产西南至东南部，南部尤盛。大叶仙茅 C. capitulate（Lour.）O. Kuntze 在四川民间用于治疗慢性支气管炎，在福建民间用于治疗急性肾炎和风湿关节炎，傣医用于治疗肾结石。短葶仙茅 C. breviscapa S. C. Chen 在广西民间治疗不孕。

据研究，各地产仙茅药材中化学成分有一定差异。仅以仙茅苷含量高低为指标，顺序依次为：四川、广东、云南、广西、湖南、贵州，若单从仙茅苷含量考虑，初步认为四川宜宾所产仙茅药材质量最好。

【参考文献】

[1] 程忠泉，刘贤贤，义祥辉，等. 仙茅属植物化学成分研究进展 [J]. 桂林师范高等专科学校学报，2012，26（3）：163-169.

[2] 曹大鹏，韩婷，郑毅男，等. 仙茅的酚苷和木脂素类成分的分离和鉴定 [J]. 第二军医大学学报，2009，30（2）：194-197.

[3] 曹大鹏，郑毅男，韩婷，等. 仙茅属植物化学成分及生物活性研究进展 [J]. 药学服务与研究，2008，8（1）：59-62.

[4] 杨光义，叶方，潘红，等. 仙茅药理作用和临床应用研究概述 [J]. 中国药师，2011，14（7）：1039-1041.

[5] 周远征，鞠成国，徐钢，等. 生、制仙茅不同提取部位补肾壮阳作用研究 [J]. 中成药，2013，35（11）：2517-2519.

[6] 蔡琨，王晓敏，张波，等. 仙茅多糖对环磷酰胺所致免疫低下小鼠免疫功能的影响 [J]. 中华中医药杂志，2016，31（12）：5030-5034.

[7] 王晓敏，宣锦，卢芳国，等. 仙茅多糖对巨噬细胞分泌几种活性因子的影响 [J]. 中国民族民间医药，2017，26（7）：32-34.

[8] 陈慧，李君耀，李庆林，等. 仙茅苷对电刺激应激小鼠神经精神活动的影响 [J]. 安徽中医药大学学报，2017，36（1）：63-66.

[9] 沈骅睿，扶世杰，汪国友，等. 中药仙茅不同有效成分对骨髓间质干细胞诱导作用的比较 [J]. 中国实用医药，2013，8（21）：12-13.

[10] 张乃丹，蒋益萍，薛黎明，等. 仙茅酚苷类成分促进成骨细胞骨形成和抑制破骨细胞骨吸收 [J]. 第二军医大学学报，2016，37（5）：562-568.

[11] 许红涛，李媛，王寅，等. 仙茅苯甲酸酯类酚苷对维甲酸致大鼠骨质疏松症的影响 [J]. 中国药学杂志，2015，50（15）：1319-1323.

[12] 王洁，汪云开，来晏，等. 仙茅苷对 H_2O_2 氧化损伤心肌细胞的保护作用 [J]. 同济大学学报（医学版），2014，35（5）：1-5.

[13] 姚佳，彭梅，胡江义，等. 仙茅多糖对阿霉素致小鼠心肌损伤的保护作用 [J]. 中国老年学杂志，2014，34（21）：6079-6081.

[14] 薛春苗，张冰，李连珍，等. 仙茅及其有效成分对不同状态 Caco-2 细胞 PXR-P-gp 的影响 [J]. 中华中医药杂志，2017，32（2）：542-545.

[15] 薛春苗，张冰，金锐，等. 仙茅对正常/虚寒大鼠孕烷 X 受体及其介导的药物代谢酶 CYP3A 和运转蛋白 P-gp 的影响 [J]. 中华中医药杂志，2014，29（7）：2144-2147.

[16] 李敏，张冰，刘小青. 仙茅对类虚寒大鼠物质代谢及内分泌水平影响的实验研究 [J]. 中成药，2012，34（6）：1011-1014.

[17] 潘明，陈欲云，刘春丽，等. 仙茅酒对小鼠抗疲劳作用的影响 [J]. 四川理工学院学报（自然科学版），2015，28（6）：1-4.

黄药子
Huangyaozi

【别名】黄药、黄药根、苦药子、金线吊虾蟆、黄独、黄狗头、苦茅薯、苦茅薯、毛卵砣、金线吊葫芦、金线吊蛋、黄金山药、铁秤砣。

【来源】为薯蓣科植物黄独 *Dioscorea bulbifera* L. 的块茎。

【植物形态】缠绕草质藤本。块茎卵圆形至长圆形，棕褐色，表面密生多数细长须根。茎圆柱形，左旋，无毛。单叶互生；叶片宽卵状心形或卵状心形，长 5～26cm，宽 2～26cm，边缘全缘或微波状，两面无毛；叶腋内有大小不等的紫褐色的球形或卵圆形珠芽（零余子），直径 1～3cm，外有圆形斑点。花单性，雌雄异株；雄花序穗状下垂，常数个丛生于叶腋，有时基部花序延长排列成圆锥状；雄花单生密集，基部有卵形苞片 2 枚；雄蕊 6 枚，着生于花被基部，花丝与花药近等长；雌花序与雄花序相似，常 2 枚至数枚丛生叶腋，长 20～50cm，退化雄蕊 6 枚，长仅为花被片的 1/4。蒴果反折下垂，三棱状长圆形，长 1.5～3cm，宽 0.5～1.5cm，两端圆形，成熟时淡黄色，表面密生紫色小斑点。种子深褐色，扁卵形，通常两两着生于每室中轴的顶端，种翅栗褐色，向种子上方延伸，呈长圆形。花期 7～10 月，果期 8～11 月。

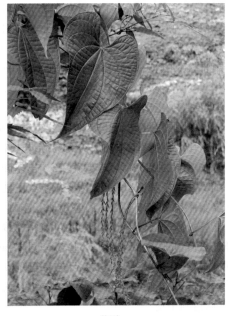

黄独

【生境分布】生于海拔 2000m 以下的河谷边、山谷阴沟或杂木林缘。喜温暖湿润气候，耐荫蔽。以阳光充足、土层深厚、疏松肥沃、排水良好的砂质壤土栽培为宜。产于万州全区、南川等。分布于华东、中南、西南及陕西、甘肃、台湾等地。

【采集加工】黄药子栽种 2～3 年后在冬季采挖，把块茎直径在 30cm 以上的加工作药，其余的可继续栽培 1 年。洗去泥土，剪去须根后，横切成厚 1cm 的片，晒或炕干，或鲜用。

【药材鉴别】

性状鉴别：多为横切厚片，圆形或近圆形，直径 2.5～7cm，厚 0.5～1.5cm。表面棕黑色，皱缩，有众多白色、点状突起的须根痕，或有弯曲残留的细根，栓皮易剥落；切面黄白色至黄棕色，平坦或凹凸不平。质坚脆，易折断，断面颗粒状，并散有橙黄色麻点。气微，味苦。

以片大、外皮棕黑色、断面黄白色者为佳。

【化学成分】含二萜内酯类、甾体皂苷、黄酮、有机酸、糖类、淀粉、鞣质等成分。

二萜内酯类：含黄药子素（A～H）、8-表黄药子素 E 乙酸酯、13β-呋喃-11-酮-阿派-3(4),8-二烯-(20,6)-内酯、3α-羟基-13β-呋喃-11-酮-阿派-8-烯-(20,6)-内酯、7α-甲氧基-13β-呋喃-11-酮-阿派-3(4),8-二烯-(20,6)-内酯、Diosbuibin（I～J）、Diosbuibins（K～M）等。

甾体皂苷类：薯蓣皂苷元、箭根薯皂苷、薯蓣次苷甲等。

芪类：2,7-二羟基-3,4-二甲氧基-9,10-二氢菲、2,5-二羟基-4-甲氧基-9,10-二氢菲、latifolin、2′,3-二羟基-4,5-二甲氧基联苄、4-甲氧基菲-2,3,7-三醇、3,7-二羟基-2,4-二甲氧基菲、2′,3-二羟基-5-甲氧基联苄、3,4′,5-三羟基-3′-甲氧基联苄、7-羟基-2,3,4-三甲氧基菲、3,3′-二羟基-5-甲氧基联苄、2,7-二羟基-4-甲氧基-9,10-二氢菲、2,7-二羟基-3,4-二甲氧基菲、2,7-二羟基-2,4-二甲氧基-9,10-二氢菲、4,7-二羟基-2-甲氧基-9,10-二氢菲等。

黄酮类：3,7-二甲氧基-5,4′-二羟基黄酮、3,7-二甲氧基-5,3′,4′-三羟基黄酮和大黄素。7,3′,4′-三羟基-3,5-二甲氧基黄酮、7,4′-二羟基-3,5-二甲氧基黄酮、金丝桃苷、杨梅树皮素-3-O-β-D-半乳糖苷（Ⅳ）、杨梅树皮素-3-O-β-D-葡萄糖苷、3,5,3′-三甲氧基槲皮素、山柰酚-3-O-β-D-吡喃半乳糖苷等。

其他化合物：β-谷甾醇、豆甾醇、胡萝卜苷、3,4-二羟基苯甲酸、香草酸、异香草酸及(+)表儿茶素。

还含有 D-山梨糖醇、2,4,6,7-四羟基-9,10-二氢菲、2,4,5,6-四羟基菲、4-羟基-(2-反-3′,7′-二甲基-2′,6′-辛二烯基)-6-甲氧基苯乙酮、4,6-二羟基-2-O-(4′-羟丁基)苯乙酮、二氢薯蓣碱等。

【药理作用】

1. 抗肿瘤的作用：黄药子具有抗肿瘤作用，尤其对甲状腺肿瘤有独特的疗效。对子宫癌有一定的抑制作用，可诱导人早幼粒白血病 HL-60 细胞和人表皮癌细胞 A431 等肿瘤细胞凋亡。黄药子提取物不仅具有杀伤腹水肿瘤细胞的作用，还能促进肿瘤细胞退化，增加机体对肿瘤的反应性。黄药子乙醇提取物对小鼠肝癌 H22 有明显的抑制作用，对小鼠肉瘤 S$_{180}$ 也有抑制作用，黄药子素 A、B、C 以及薯蓣皂苷等均具有抗肿瘤作用，对子宫颈癌（U14）、小鼠白血病 615 均有一定的抑制作用。

2. 抗甲状腺肿作用：以 2% 黄药子混入饲料中对小鼠喂饲，则对缺碘饲料所致小鼠甲状腺肿有治疗作用，但对硫尿嘧啶所造成的甲状腺肿无影响，对 KSCN 所致轻度甲状腺肿有效。

3. 抗炎作用：黄药子甲醇总提取物对二甲苯所致的小鼠耳部炎症、蛋清和角叉菜胶所致的大鼠足趾肿胀和大鼠棉球肉芽均有明显的抑制作用，且抗炎效果存在着一定的量效关系。

4. 其他作用：黄药子水煎液对金黄色葡萄球菌、柠檬色葡萄球菌、大肠杆菌、白色念珠菌、猪肺炎链球菌的抑制作用较好；黄药子有机溶剂提取液的抑菌作用优于水煎液，且抑菌范围广。

【医疗用途】

药性归经：味苦，性寒；小毒。归肺、肝经。

功能：散结消瘿，清热解毒，凉血止血。

主治：瘿瘤，喉痹，痈肿疮毒，毒蛇咬伤，肿瘤，吐血，衄血，咯血，百日咳，肺热咳喘。

用法用量：内服：煎汤，3～9g；或浸酒；研末 1～2g。外用：适量，鲜品捣敷；或研末调敷；或磨汁涂。

使用注意：内服剂量不宜过大。

附方：

1. 治小儿咽喉肿痛：黄药子、白僵蚕各等份。上二味，捣为细散，每服 2g。

2. 治瘰疬：黄药子鲜块茎 60～90g，鸭蛋 1 枚。水煎，调些酒服。

3. 治小儿疝气：黄药子根 30g，三叶木通（果实）、荔核各 15g，车前仁 9g。水煎服。

4. 治毒蛇咬伤：黄药子 180g，七叶一枝花、八角莲各 18g。研细粉或细粉压片，每服 6～9g，每日 3～6 次，一般用米汤送服。胃肠出血者，温开水送服。

5. 治直肠癌，贲门癌，食管下段癌：黄药子 500g。切片，浸入 1500ml 白酒中，石膏封口，用糠米煨 2 小时，取出放入冷水中，浸 7 天后过滤。服用时每次吸取小量，以口头保持有酒味为度，每日 50～100ml。

【资源评述】《千金月令》载有"万州黄药子"，用以治疗瘿疾。《滇南本草》首见"黄药子"之名。《本草原始》对黄药子特征记载颇详，云："黄药子，皮紫黑色，多须，每须处有白眼，肉色黄。"并有附图，与本品形态一致。宋代本草记载多为蓼科植物毛脉蓼 *Polygonum cillinerve*（Nakai）Ohwi，又称为红药子，成分、功效与本品有异。

黄药子主产于湖北、湖南、江苏等地；河南、山东、浙江、安徽、福建、云南、贵州、四川、重庆、广西等地亦产。产量较大的地区有湖南邵阳、湘潭、湘西、郴州，湖北孝感、黄冈，河南信阳，安徽的六安地区，浙江的北部。目前上品黄药子存在有同名异物品，常见的有虎耳草科植物老蛇盘 *Rodgersia aesculifolia* Batal.（鬼灯擎）和毛脉蓼 *P. cillinerve*。

临床报道黄药子用于治疗甲状腺肿、甲亢、癌症、白血病、盆腔炎、卵巢囊肿、萎缩性胃炎、骨髓增生异常综合征、乳腺疾病、肛窦炎等。但黄药子有毒，常见的毒性是肝肾组织损伤，但短时间内多以肝组织损伤多见。也有报道黄药子同当归或甘草配合可减弱其毒性。目前对黄药子的药理机制并未完全阐明，有效成分、毒性反应的机理尚不能确定，限制了黄药子的应用和开发。

黄药子在抗甲状腺肿、癌症方面表现出较好疗效，有待其活性成分进行研究。黄药子还含有丰富的黄酮类成分，对心血管有较好的药理活性有较好疗效。

【参考文献】

［1］李俊萱，于海食，宋雨婷，等．黄药子的现代研究进展［J］．中国医药指南，2013，11（26）：52-55.

［2］高卫娜．鲜黄独块茎化学成分研究［D］．安徽中医药大学，2016.

[3] 王君明，崔大鹏，崔瑛. 黄药子二萜内酯类成分化学、药理及毒性研究进展 [J]. 中医学报，2011，26（11）：1319-1321.

[4] Liu Hai, Chou GuiXin, Guo YinLong, 等. Norclerodane diterpenoids from rhizomes of Dioscorea bulbifera. [J]. Phytochemistry, 2010, 71 (10): 1174-1180.

[5] 李来明，李国强，吴霞，等. 黄药子芪类化学成分的研究 [J]. 中草药，2014，45（3）：328-332.

[6] 刘劲松，高卫娜，郑娟，等. 黄独鲜块根化学成分研究 [J]. 中国中药杂志，2017，42（3）：510-516.

[7] 邱军强，李春峰，苗晶囡，等. 黄药子的化学成分研究 [J]. 中医药学报，2013，41（5）：14-16.

[8] 朱芬兰，贾黎. 黄药子的研究进展 [J]. 时珍国医国药，2006，17（5）：851-851.

[9] 赵许杰，闫雪生，孙丹丹. 黄药子的药理作用和临床研究进展 [J]. 药物评价研究，2012，35（2）：147-149.

[10] 张海谋，袁金玉. 黄药子的药理和毒理研究进展 [J]. 医药导报，2009，28（4）：490-492.

[11] 宋聿明，苏钰文，江振洲，等. 黄药子肝脏毒性研究进展 [J]. 中国临床药理学与治疗学，2016，21（2）：237-240.

粉萆薢

Fenbixie

【别名】百枝、竹木、赤节、白菝葜、白土苓、川萆薢、山田薯、土薯蓣。

【来源】为薯蓣科植物粉背薯蓣 *Dioscorea hypoglauca* Palibin 的干燥根茎。

【植物形态】多年生缠绕草质藤本。根茎横生，竹节状，断面黄色，表面生有许多须根。茎左旋，无毛，有时密被黄色柔毛。单叶互生；叶片三角状心形或卵状披针形，先端渐尖，边缘波状或近全缘，下面灰白色，沿叶脉及叶缘被黄白色硬毛，有些植株叶片边缘呈半透明干膜质，干后黑色。雌雄异株。雄花序单生或2～3枚簇生于叶腋；雄花无梗，在花序基部由2～3朵簇生，至顶部常单生；苞片卵状披针形，小苞片卵形；花被碟形，先端6裂，裂片黄色，干后黑色；雄蕊3枚，着生于花被管上，花丝较短，花开放后药隔变宽，约为花药的一半，呈短叉状，退化雄蕊有时花丝状，与3枚发育雄蕊互生。雌花序穗状；花全部单生，子房下位，柱头3裂，退化雄蕊呈丝状体。蒴果有3翅，两端平截，先端与基部通常等宽，成熟后反曲下垂；种子2颗，着生于中轴中部，成熟时四周有薄膜状翅。花期5～8月，果期6～10月。

【生境分布】生于海拔200～1300m的山腰陡坡、山谷缓坡或水沟边阴处的混交林边缘或疏林下。分布于河南、安徽、浙江、江西、福建、台湾、湖北、湖南、广东、广西等地。产于南川。

【采集加工】秋、冬二季挖取根茎，除去须根，去净泥土，切片晒干。

【药材鉴别】

性状鉴别：根茎呈竹节状，类圆柱形，有分枝，表面皱缩，常残留有茎枯萎疤痕及未除尽的细长须根。商品多为不规则的薄片；大小不一，厚约0.5mm，边缘不整齐，有的有棕黑色或灰棕色的外皮。切面黄白色或淡灰棕色，维管束呈小点状散在。质松，略有弹性，易折断。新断面近外皮处显淡黄色。气微，味苦、微辛。

以片大而薄、切面黄白色者为佳。

【化学成分】含有甾类、庚烷黄酮、蒽醌、有机酸等成分。

甾类：薯蓣皂苷元、雅姆皂苷元、纤细薯蓣皂苷、原纤细薯蓣皂苷、△3,5-去氧替告皂苷元、△3,5-去氧新替告皂苷元、薯蓣皂苷元棕榈酸酯、雅姆皂苷元棕榈酸酯、β-谷甾醇-3-O-β-D-吡喃葡萄糖苷、β-谷甾醇和另1对差向异构体（薯蓣皂苷元乙酸酯与雅姆皂苷元乙酸酯）；还得到2个甾苷：粉背薯蓣皂苷A和原粉背薯蓣皂苷A。

二芳基庚烷类：7-(4-羟基-3-甲氧基苯基)-1-(4-羟基苯基)-4,6-庚烷-3-酮、1,7-双-(4-羟基苯基)-1,4,6-庚三烯-3-酮、1,7-双-(4-羟基苯基)-4,6-庚二烯-3-酮。

挥发油：对二甲苯、邻苯二甲酸二异丁酯、联苯二甲酸丁醇辛醇酯、正十六烷酸、邻苯二甲酸二丁酯、2,4-双（1-甲基-1-苯乙基）苯酚、单（2-乙己基）邻苯二甲酸酯等。

其他化合物：大黄素、7-羟基-2,6-二甲氧基-1,4-菲醌、山奈酚、(3S)-6,8-二羟基-3-苯基-3,4-二氢异香豆素、二十六烷酸、正二十烷酸、对羟基苯甲酸等。

【药理作用】

1. 抗痛风的作用：粉萆薢水提物能显著降低小鼠和大鼠血清尿酸含量，其作用效果和阳性药苯溴马龙相当。粉萆薢水提物能明显的降低小鼠和大鼠足肿胀程度，提高小鼠痛阈值，对尿酸钠所致的痛风性关节炎有一定的作用。

2. 抗肿瘤作用：对粉背薯蓣挥发油的抗肿瘤活性和抑菌活性进行检测，发现其化学成分具有较好的抗肿瘤活性和抑菌活性。薯蓣皂苷次级皂苷可抑制多种人肿瘤细胞的增殖，可诱导人慢性髓系白血病细胞株（K562）细胞凋亡而发挥其抗 K562 细胞增殖作用。

【医疗用途】

药性归经：味苦，性平。归肝、胃经。

功能：利湿浊，祛风湿。

主治：膏淋，白浊，带下，关节不利，腰膝疼痛，风湿痹痛。

用法用量：内服：煎汤，9～15g；或入丸、散。

使用注意：肾虚阴亏者慎服。

附方：

1. 乳糜尿：川萆薢 6g，黄柏（炒褐色）、石菖蒲各 1g，茯苓、白术各 3g，莲子心 1.5g，丹参、车前子各 4g。水煎服。

2. 治白带日久，体力衰弱：怀山药 30g，萆薢 24g，莲子 9g。水煎，食前温服。

3. 治风湿腰痛，久湿痹不已：萆薢、杜仲各 90g，枸杞根皮 150g。泡酒服，一日 50ml，分 2 次饮。

4. 治脚气肿痛：萆薢 15g，黄柏、苍术、牛膝、木瓜、猪苓、泽泻、槟榔各 6g。水煎。每日食前服。

【资源评述】 萆薢之名始载于《神农本草经》，列为中品。《本草经集注》云："今处处有，亦似菝葜而小异，根大，不甚有角，节色小浅。"所言的萆薢可能为菝葜属（Smilax）植物。《新修本草》云："此药有二种：茎有刺者，根白实；无刺者，根虚软，内软者为胜，叶似薯蓣，蔓生。"由上述可知，本草中记载的"茎有刺者"应为菝葜属植物；而"茎无刺者"、叶似薯蓣、蔓生，应为薯蓣属植物。《本草图经》附有兴元府（今陕西省南郑县）萆薢等 4 幅萆薢图。其中，"兴元府萆薢"与薯蓣属植物叉蕊薯蓣 *Dioscorea collettii* 或其变种粉背薯蓣 *D. collettii* var. *hypoglauca* 比较一致。

我国有薯蓣属植物约 80 种，主要分布于长江以南各省。萆薢在历代文献多有记载，但所指并非一种植物来源，而是薯蓣属萆薢组（根状茎组）多种植物的根茎。现《中国药典》分别收载了"粉萆薢"（粉背薯蓣 *D. hypoglauca* Palibin）和"绵萆薢"（萆薢 *D. septemloba* Thunb. 或福州薯蓣 *D. futschauensis* Uline ex R. Kunth）。《中国植物志》粉背薯蓣 *Dioscorea collettii* Hook. f. var. *hypoglauca* (Palibin) Pei et Ting。

目前，商品主流品种包括粉背薯蓣、绵萆薢和福州薯蓣 3 种。粉背薯蓣分布于浙江临安、淳安、龙泉，湖南泸溪、沅陵、安化及安徽、江西等地，湖北、广西等地也产；绵萆薢分布于浙江西部至南部、江西、福建、湖北西南部、湖南、广东北部、广西东北部；福州薯蓣分布于浙江南部、江西、福建、湖南、广东北部、广西东北部。

除此之外，同属植物山萆薢 *D. tokoro* 在部分地区或民间也作"萆薢"入药，称"粉萆薢"或"白萆薢"。分布于河南南部、安徽南部、江苏宜溧山区、浙江、福建、江西南部、湖北、湖南、重庆（酉阳、南川）、四川宜宾地区及贵州。在浙江、福建、四川、江西等地，叉蕊薯蓣 *D. collettii*、纤细薯蓣 *D. gracillima* Miq.、细柄薯蓣 *D. teniupes* Franch. et Sav.、穿龙薯蓣的根茎也作为粉萆薢入药。

【参考文献】

［1］刘嘉，赵庆年，曾明月，等. 萆薢的本草考证及现代研究［J］. 中医药信息，2016，33（1）：120-123.

［2］朱丹，李淑青，袁永兵，等. 粉萆薢脂溶性化学成分研究［J］. 中草药，2016，47（3）：379-382.

［3］邓明强，张小平，王琼，等. 粉背薯蓣挥发油的成分分析及生物活性的初步研究［J］. 中国实验方剂学杂志，2008，14（2）：6-8.

［4］费洪荣，毛幼桦，朱玮，等. 粉萆薢降尿酸作用研究［J］. 医药导报，2007，26（11）：1270-1272.

［5］费洪荣，高允生，毛幼桦，等. 粉萆薢水提物的抗炎镇痛作用［J］. 中国临床康复，2005，9（39）：110-111.

穿山龙

Chuanshanlong

【别名】穿地龙、狗山药、土山薯、竹根薯、野山药、地龙骨、串山龙、过山龙。

【来源】为薯蓣科植物穿龙薯蓣 *Dioscorea nipponica* Makino 或柴黄姜 *Dioscorea nipponica* Makino sub-sp. *rosthornii* (Prain et Burkill) C. T. Ting 的根茎。

【植物形态】

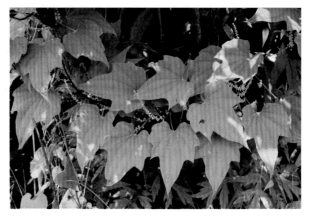

柴黄姜

穿龙薯蓣：多年生缠绕藤本，长达 5m。根茎横生，圆柱形，木质，多分枝，栓皮层显著剥离。茎左旋，圆柱形，近无毛。单叶互生；叶柄长 10～20cm；叶片掌状心形，变化较大，茎基部叶长 10～15cm，宽 9～13cm，边缘作不等大的三角状浅裂、中裂或深裂，先端叶片小，近于全缘，叶表面黄绿色，有光泽，无毛或有稀疏的白色细柔毛，尤以脉上较密。花单性，雌雄异株。雄花序为腋生的穗状花序，花序基部常由 2～4 朵集成小伞状，花序顶端常为单花；苞片披针形，先端渐尖，短于花被；花被碟形，6 裂，裂片先端钝圆；雄蕊 6 枚，着生于花被裂片的中央，花药内向。雌花序穗状，单生；花被 6 裂，裂片披针形；雌蕊柱头 3 裂，裂片再 2 裂。蒴果成熟后枯黄色，三棱形，先端凹入，基部近圆形，每棱翅状，大小不一，一般长约 2cm，宽约 1.5cm。种子每室 2 颗，有时仅 1 颗发育，着生于中轴基部，四周有不等的薄膜状翅，上方呈长方形，长约比宽大 2 倍。花期 6～8 月，果期 8～10 月。

柴黄姜：本亚种与穿龙薯蓣十分相似，主要区别在于植株较粗壮，根茎没有剥落的栓皮，花多少有柄，叶片有较多小刺毛。花期 6～8 月，果期 8～10 月。

【生境分布】

穿龙薯蓣：生长于海拔 300～2000m 的山坡、林边、河谷两侧或灌木丛中，山脊路旁、沟边也有。对温度适应的幅度较广，8～35℃ 均能生长，但以 15～25℃ 最适宜。耐旱，幼苗后期至成龄植株需要光照。以选疏松、肥沃的砂质壤土栽培为宜。壤土和黏壤土亦可栽种。产于万州全区、南川。分布于东北、华北、西北（除新疆）及河南、湖北、重庆、山东、江苏、安徽、浙江、江西、四川等地。

柴黄姜：生于海拔 1000～1800m 的河谷灌丛和稀疏杂木林下及林缘。产于万州全区、涪陵、武隆、彭水、酉阳、南川等地。分布于陕西秦岭以南和甘肃南部、湖北、湖南、重庆、四川、贵州等地。

【采集加工】春、秋二季挖取根茎，去掉外皮及须根，晒干或烘干。

【药材鉴别】

性状鉴别：

穿龙薯蓣：根茎类圆柱形，稍弯曲，长 10～20cm，直径 0.3～1.5cm。表面黄白色或棕黄色，有不规则纵沟、刺状残根及偏于一侧的突起茎痕，偶有膜状浅棕色外皮和细根。质坚硬，断面平坦，白色或黄白色，散有淡棕色维管束小点。气微，味苦涩。

柴黄姜：与穿龙薯蓣相似，唯根茎较粗，表面较光滑，无脱落性栓皮。

【化学成分】穿山龙含薯蓣皂苷、纤细薯蓣皂苷、穗菝葜甾苷、25-D-螺甾-3,5-二烯及对羟基苄基酒石酸、26-O-β-D-吡喃葡萄糖基 25(R)-22-羟基-呋甾-△5

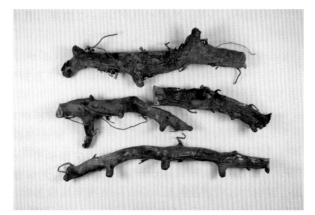

穿山龙（生药）

(6)-烯-3β,26-二羟基-3-O-[α-L-吡喃鼠李糖基(1→2)]-α-L-吡喃鼠李糖基(1→4)-β-D-吡喃葡萄糖苷、26-O-β-D-吡喃葡萄糖基 25(R)-22-羟基-呋甾-△5(6)-烯-3β、26-二羟基-3-O-[α-L-吡喃鼠李糖基(1→2)]-β-D-吡喃葡萄糖基(1→3)-β-D-吡喃葡萄糖苷、cyclo-(Leu-Tyr)、丁香脂素-4-O-β-D-吡喃葡萄糖苷、benzyl1-O-β-D-glucopyranoside、cyclo-(Ser-Tyr)、phenylethyl1-O-β-D-glucopyranoside、pyrocatechol1-O-α-D-glucopyranoside、2-（4-hydroxyphenyl）ethyl-β-D-Glucopyranoside、pyrocatechol1-O-β-D-glucopyranoside、4-hydroxy-2,6-dimethoxyphenyl-β-D-glucopyranoside、腺嘌呤核苷、苯甲酸、伪原薯蓣皂苷、甲基原薯蓣皂苷、原薯蓣皂苷、25-异-螺甾-3,5-乙烯等。此外，还含有甾醇、尿囊素、树脂、多糖类、淀粉、氨基酸和黄酮等成分。

【药理作用】

1. 对痛风的作用：穿山龙醇提取物有显著的降血尿酸作用。穿山龙总皂苷可抑制 SDF-1 及 NF-κB 激酶的激活，可能通过对 SDF-1 的表达调控进而调控 IKK 的表达。穿山龙总皂苷可通过对 β-半乳糖苷酶和 β-N-乙酰氨基葡萄糖酶活性的调节，即溶酶体酶的调节作用达到治疗痛风性关节炎的目的。穿山龙可通过干预急性痛风性关节炎状态下和生理状态下肾脏中牛磺酸和乙二酸的变化，以及肝脏中内源性代谢产物变化，实现防治急性痛风性关节炎作用。

2. 镇痛作用：穿山龙延长热水所致小鼠缩尾的潜伏期；穿山龙水煎液有镇痛效应，提高热板所致小鼠舔足的痛阈；延长乙酸所致小鼠扭体出现的潜伏期，减少小鼠扭体次数。

3. 免疫功能作用：穿山龙总皂苷明显降低小鼠绵羊红细胞溶血素抗体生成和二硝基氟苯所致超敏反应，对体液和细胞免疫功能均有显著的抑制作用。穿山龙水煎液能够抑制外周炎症介质的产生，抑制小鼠免疫功能。穿山龙总皂苷含药血清对 ConA 诱导的脾淋巴细胞增殖及其分泌 IL-2 的影响。穿山龙水溶性总皂苷能降低甲状腺自身抗体，其可能通过降低 IL-2 的表达、升高 IL-4 的表达而调节 Th1/Th2 的失衡。

4. 镇咳、祛痰、平喘作用：穿山龙总皂苷、水溶性或水不溶性皂苷都有明显镇咳作用和显著的祛痰作用；穿山龙水煎剂对组胺或乙酰胆碱喷雾引起的豚鼠支气管痉挛有预防作用，平喘有效成分在极性最强的部分及甾体皂苷中。穿山龙总皂苷能够抑制慢性迁延期哮喘小鼠气道壁及支气管平滑肌的增生，抑制其肺泡灌洗液、肺组织匀浆中 IL-17A 的表达，控制哮喘的发生、发展。

5. 对心血管的作用：穿山龙水溶性皂苷显著增加心肌营养性血流量。穿山龙能增加小鼠心肌营养性血流量，减慢心率，增加心肌收缩力，增加每日尿量，降低 β/α 脂蛋白的比率，改善冠脉循环。

6. 其他作用：穿山龙水煎液有明显的抗流感病毒的作用，对金黄色葡萄球菌、八叠球菌、大肠杆菌、卡他球菌、脑膜炎奈瑟菌、甲型链球菌等都有明显的抑制作用。薯蓣皂苷与其皂苷元能抑制脂肪吸收，达到减肥的效果。穿山龙还具有避孕、抗衰老、抗变态反应等作用。穿山龙总皂苷对反复脑缺血再灌注损伤小鼠的学习记忆功能具有改善作用，其机制可能与增强脑组织中 SOD 活力，降低 MDA 和 NO 含量有关。

【医疗用途】

药性归经：味甘、苦，性平。归肝、肾、肺经。

功能：祛风除湿，活血通络，止咳。

主治：风湿痹痛，肢体麻木，胸痹心痛，慢性气管炎，跌打损伤，疟疾，痈肿。

用法用量：内服：煎汤，干品 6～9g，鲜品 30～45g；或浸酒。外用：适量，鲜品捣敷。

附方：

1. 治风湿腰腿疼痛，筋骨麻木：穿山龙 30g，淫羊藿、土茯苓、骨碎补各 9g。水煎服。

2. 治闪腰岔气，扭伤作痛：穿山龙 15g。水煎服。

3. 治慢性气管炎：穿山龙 15g。水煎服。

4. 治过敏性紫癜：穿山龙 30g，大枣 10 枚，枸杞子 15g。水煎服。

5. 治痈肿恶疮：穿山龙根适量，加等量苎麻根，捣烂敷患处。

【资源评述】蓣属植物全世界约 600 种，广布于热带及温带地区，我国约有 55 种 11 变种 1 亚种，以中国特有、热带亚洲及东亚地理成分为主，主产于西南和东南部。在薯蓣属植物中，仅根状茎组的 17 种、1 亚种及 1 变种含有薯蓣皂苷元。薯蓣皂苷元是目前世界上 300 多种甾体激素类药物合成的起始原料，现各种避孕药中广泛使用。我国甾体激素类药物的生产大多以薯蓣属植物为原料，是重要的出口原料药。

重庆市有薯蓣属植物 19 种，巫溪、巫山、奉节、云阳等长江沿线地区穿龙薯蓣 D. nipponica 分布广泛，还分布有盾叶薯蓣 D. zingiberensis。

据报道，穿龙薯蓣的皂苷含量高于柴黄姜，但其含量与植物生育期有密切关系，以营育期的含量最高。临床报道，穿山龙治疗风湿和类风湿关节炎、慢性布氏杆菌病、冠心病心绞痛、脂肪瘤。已并研制成注射液、片剂在临床上应用。

【参考文献】

[1] 李德成，刘庆燕，刘春燕. 穿山龙的化学成分和药理作用研究进展 [J]. 山西中医学院学报，2016，17（2）：69-70.

[2] 张家勇. 穿龙薯蓣（Dioscorea nipponica Mak.）水溶性成分的研究 [D]. 沈阳药科大学，2007.

[3] 张囡，康廷国，尹海波. 中药穿龙薯蓣化学成分与药理作用的研究进展 [J]. 现代中药研究与实践，2010，24（6）：87-90.

[4] 单海丽，单瑞平，傅旭春. 穿山龙醇提取物对高尿酸血症小鼠的治疗作用 [J]. 浙江大学学报（医学版），2015，44（1）：49-53.

[5] 薛剑，朱瑞琪，卢芳，等. 穿山龙总皂苷对痛风性关节炎大鼠肝脏组织β半乳糖苷酶和β-N-乙酰氨基葡萄糖酶活性的影响 [J]. 中医药学报，2014，42（4）：47-49.

[6] 张宁，于栋华，王宇，等. 穿山龙抗急性痛风性关节炎的肾脏代谢组学研究 [J]. 中华中医药杂志，2017，32（5）：2034-2039.

[7] 刘树民，张宁，于栋华，等. 穿山龙抗急性痛风性关节炎的肝脏代谢组学研究 [J]. 中国中药杂志，2017，42（10）：1971-1978.

[8] 张宁，于栋华，周琦，等. 穿山龙药理作用的研究进展 [J]. 中国药房，2015，26（4）：547-550.

[9] 曹拥军，蒋晟昰，罗燕萍，等. 穿山龙对桥本甲状腺炎患者Th1/Th2型细胞因子表达的影响 [J]. 中华中医药杂志，2016，31（8）：1103-1105.

[10] 韩佳颖，王真. 穿山龙治疗支气管哮喘研究进展 [J]. 山东中医药大学学报，2016，40（4）：388-390.

[11] 叶育双，宋康，江立斌. 穿山龙总皂苷对慢性迁延期哮喘小鼠白介素-17A表达的影响 [J]. 中华中医药学刊，2015，33（1）：168-171，20-21.

山药

Shanyao

【别名】署预、白苕、怀山药、薯蓣、野牛尾苕、山芋。

【来源】为薯蓣科植物薯蓣 *Dioscorea polystachya* Thunb. 的干燥根茎。

【植物形态】缠绕草质藤本。块茎长圆柱形，垂直生长，长可达1m，新鲜时断面白色，富黏性，干后白色粉质。茎通常带紫红色，右旋。单叶，在茎下部的互生，中部以上的对生，很少3叶轮生；叶片变异大，卵状三角形至宽卵状戟形，长3～9cm，宽2～7cm，基部深心形、宽心形或戟形至近截形，边缘常3浅裂至3深裂，中裂片卵状椭圆形至披针形，侧裂片耳状，圆形、近方形至长圆形，两侧裂片与中间裂片相接处可连成不同的弧线，叶形的变异即使在同一植株上也常有出现。幼苗时一般叶片为宽卵形或卵圆形，基部深心形。叶腋内常有珠芽（零余子）。雌雄异株。雄花序为穗状花序，长2～8cm，近直立；2～8枚着生于叶腋，偶尔呈圆锥状排列；花序轴明显地呈"之"字形曲折；苞片和花被片有紫褐色斑点；雄花的外轮花瓣片宽卵形，内轮卵形；雄蕊6枚。雌花序为穗状花序，1～3枚着生于叶腋。蒴果不反折，三棱状扁圆形或三棱状圆形，长1.2～2.0cm，宽1.5～3.0cm，外面有白粉。种子着生于每室中轴中部，四周有膜质翅。花期6～9月，果期7～11月。

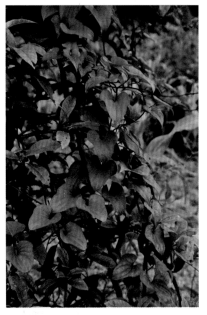

山药

【生境分布】生于山坡、山谷林下、溪边、路旁的灌丛或杂草中；野生于山区向阳的地方，喜温暖，耐寒。土壤酸碱度以中性最好，若土壤为酸性，易生支根和根瘤，影响根的产量和质量；过碱，其根部不能充分向下生长。产于奉节、涪陵、南川等地。分布于华北、西北、华东和华中等地区。

【采集加工】芦头栽种当年收，珠芽繁殖第2年收，于霜降后叶呈黄色时采挖。洗净泥土，用竹刀或碗片刮去外皮，晒干或烘干，即为毛山药。选择粗大顺直的毛山药，用清水浸匀，再加微热，并用棉被盖好，保持湿润，闷透，然后放在木板上搓揉成圆柱状，将两头切齐，晒干打光，即为光山药。

【药材鉴别】

性状鉴别：

毛山药：略呈圆柱形，稍扁而弯曲，长15～30cm，直径1.5～6cm。表面黄白色或浅棕黄色，有纵沟、纵皱纹及须根痕，偶有浅棕色外皮残留。体重，质坚实，不易折断，断面白色，颗粒状，粉性，气微，味淡，微酸，嚼之发黏。

光山药：呈圆柱形，两端齐平，长7～16cm，直径1.5～3cm，粗细均匀，挺直。表面光滑，白色或黄白色，粉性足。

均以条粗、质坚实、粉性足、色洁白者为佳。

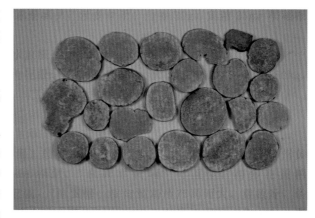

山药（麦麸炒）

【化学成分】含有多糖类、皂苷类、甾醇、氨基酸、尿囊素等化合物。

皂苷类：薯蓣皂苷元、26-O-β-D-吡喃葡萄糖基-(25R)-呋甾烷-5-烯-3β,22ξ,26-三醇 3-O-α-L-吡喃鼠李糖基-(1→2)-β-D-吡喃葡萄糖苷、26-O-β-D-吡喃葡萄糖基-(25R)-呋甾烷-5-烯-3β,22ξ,26-三醇 3-O-β-D-吡喃葡萄糖基-(1→4)-[α-L-吡喃鼠李糖基-(1→2)]-β-D-吡喃葡萄糖苷、26-O-β-D-吡喃葡萄糖基-(25R)-呋甾烷-5-烯-3β,22ξ,26-三醇 3-O-β-D-吡喃葡萄糖基-(1→3)-β-D-吡喃葡萄糖基-(1→4)-[α-L-吡喃鼠李糖基-(1→2)]-β-D-吡喃葡萄糖苷等。

黏蛋白及氨基酸：大量的黏蛋白及糖蛋白；赖氨酸、组氨酸、精氨酸、天冬氨酸、苏氨酸、丝氨酸、谷氨酸、脯氨酸、甘氨酸、丙氨酸、缬氨酸、亮氨酸、异亮氨酸、酪氨酸、苯丙氨酸和蛋氨酸。还含包括上述氨基酸和胱氨酸、γ-氨基丁酸在内的自由氨基酸。

多糖类：多糖，甘露多糖Ⅰa，Ⅰb和Ⅰc；由甘露糖、葡萄糖和半乳糖按摩尔比6.45∶1∶1.26构成的山药多糖。

甾醇类：β-谷甾醇、胆甾烷醇、(24R)-α-甲基胆甾烷醇、(24S)-β-甲基胆甾烷醇、(24R)-α-乙基胆甾烷醇、胆甾醇、菜油甾醇、(24S)-β-甲基胆甾醇、24-亚甲基胆甾醇、异岩藻甾醇、赖桐甾醇、24-亚甲基-25-甲基胆甾醇、7-胆甾烯醇、8(14)-胆甾烯醇、(24R)-α-甲基-8(14)-胆甾烯醇、(24S)-β-甲基-8(14)-胆甾烯醇、(24R)-α-乙基-8(14)-胆甾烯醇等。

其他成分：植酸、棕榈酸、油酸、5-羟甲基-糠醛、壬二酸、β-胡萝卜苷、环（苯丙氨酸-酪氨酸）、环（酪氨酸-酪氨酸）、柠檬酸单甲酯、柠檬酸双甲酯、柠檬酸三甲酯、多巴胺、盐酸山药碱、多酚氧化酶、止权素Ⅱ等。

【药理作用】

1. 延缓衰老作用：山药水提物、山药多糖和山药薯蓣皂苷均能提高 D-半乳糖致衰老模型动物脑组织和血清中的 SOD、GSH-Px 活性，降低 MDA，降低老龄小鼠血浆 LPO 和肝脂褐素。山药水提物明显改善 CCl_4 所致急性肝损伤小鼠的肝功能状况，其作用可能与抗氧化作用、清除自由基和增强机体清除自由基的能力有关。山药多糖能降低维生素 C-NADPH 及 Fe^{2+}-半胱氨酸诱发的微粒体 LPO 的含量，并对黄嘌呤-黄嘌呤氧化酶体系产生的超氧阴离子自由基及 Fenton 反应体系产生的羟基自由基有清除作用。

2. 降血糖作用：山药水煎剂可降低四氧嘧啶致糖尿病模型小鼠血糖、血脂、心肌糖原和肝糖原，降低正常小鼠及四氧嘧啶、外源性葡萄糖、肾上腺素致糖尿病模型小鼠血糖。山药多糖可降低四氧嘧啶致糖尿病模型大小鼠血糖，促进体重恢复。对 α-葡萄糖苷酶具有较强的抑制作用。

3. 对消化系统的作用：山药醇提物抑制大黄致脾虚模型小鼠胃排空及肠管推进运动；体外抑制氯化乙酰胆碱及 $BaCl_2$ 引起的离体回肠强直性收缩；山药生、制品粗多糖抑制大黄致脾虚模型小鼠胃排空及小肠推进。此外，山药还能增强小肠吸收功能，抑制 AMS 的分泌。

4. 对免疫功能的影响：山药水煎液灌胃给药，可提高氢化可的松致免疫机能低下小鼠脾系数、胸腺系数及耐缺氧能力。山药可延长免疫机能低下小鼠的缺氧耐受时间，提高脾指数、胸腺指数，改善胸腺、脾脏的组织结构。山药多糖可明显促进正常小鼠腹腔巨噬细胞吞噬功能和正常小鼠的淋巴细胞转化，同时还可以明显提高正常小鼠外周血 T 细胞百分比。

5. 其他作用：山药能减轻肾脏缺血再灌注损伤大鼠的多项检测指标，促进受损肾小管的再生修复和重建，有效保护肾功能。山药改善体内生理生化过程，加强体内蛋白质及肝脏脂肪代谢，提高氨基酸利用率，脂肪沉积减少。山药以调节肝糖原为靶点，缓解体力疲劳。

【医疗用途】

药性归经：味甘，性平。归脾、肺、肾经。

功能：补脾，养肺，固肾，益精。

主治：脾虚食少，久泻不止，肺虚咳喘，肾虚遗精，带下，尿频，虚热消渴。

用法用量：内服：煎汤，15～30g，大剂量 60～250g；或入丸、散。补阴，宜生用；健脾止泻，宜炒黄用。

使用注意：湿盛中满或有实邪、积滞者禁服。

附方：

1. 治脾胃虚弱，不思进饮食：山药、白术各 50g，人参 1g。水煎服，每日 2 次。

2. 治痰气喘急：生山药捣烂半碗，入甘蔗汁半碗，和匀，顿热饮之。

3. 治惊悸怔忡，健忘恍惚：用山药 200g，人参 50g，当归身 150g，酸枣仁 250g。研末，炼蜜丸梧子大，每服 15g。

4. 治妇女赤白带下：生山药 50g，生龙骨（捣细）18g，生牡蛎（捣细）18g，海螵蛸（去净甲，捣）12g，茜草 9g。水煎服。

【资源评述】山药原名薯蓣，《神农本草经》列为上品。宋代《本草图经》云："今处处有之……春生苗，蔓延篱援，茎紫、叶青，有三尖角，似牵牛更厚而光泽，夏开细白花，大类枣花，秋生实于叶间，状如铃，二月、八月采根。"《本草图经》所述特征，与现今使用的山药 *D. opposita* 形态一致。现山药药材野生和家种皆有，栽培量大，河南为道地产区，称"怀山药"，以河南焦作者质优，称"铁棍山药"。河北、陕西、江苏、浙江、江西、湖南、四川、重庆、贵州、广西、广东等地亦产。

对铁棍山药、陈集山药、佛手山药和南阳山药均获得"国家地理标志"，4 种山药的尿囊素含量分别为（0.462±0.020）%、（0.935±0.045）%、（0.495±0.021）%和（1.029±0.028）%；薯蓣皂苷含量分别为（1.038±0.012）%、（0.902±0.022）%、（0.995±0.025）%和（0.557±0.012）%；总多酚分别为（0.110±0.006）mg/g、（0.084±0.004）mg/g、（0.101±0.004）mg/g 和（0.105±0.006）mg/g；活性多糖含量分别为（8.701±0.232）%、（3.487±0.251）%、（7.355±0.423）%和（5.420±0.243）%。四种"国家地理标志"保护的山药品种药理活性成分含量都比较高，品种间存在较大的差异。

同属植物日本薯蓣 *Dioscorea japonica*，分布于安徽淮河以南、江苏、浙江、江西、福建、台湾、湖北、湖南、广东、广西、贵州东部、四川、重庆等地；产于南川（金佛山、柏枝山、大佛岩）。参薯 *Dioscorea alate* 又称"脚板苕"。分为白圆参薯、白扁参薯和红圆参薯等类型。作药用的主要为白圆参薯（*Dioscorea alate* f. *flabella*），其块茎呈扁球形或姜状，削去栓皮，加工成有棱的条状，也称湖北脚板苕。四川、重庆则加工成四开的方条块状或略呈方形，称方山药。主产于云南腾冲，湖南益阳、郴州，湖北利川，广西博县、贵县。山薯 *D. fordii* 又称"广东薯""土淮山""秤根薯"，主产于广东、福建，分布于浙江、福建、湖南、广东、广西、重庆等地，产于南川。

植物检索表

1. 茎有四翅 ·· **参薯**
1. 无翅
  2. 叶缘常 3 浅裂；叶片卵状三角形至宽卵形或戟形 ······························· **薯蓣**
  2. 叶缘无明显 3 裂，叶宽披针形、长椭圆状卵形或椭圆状卵形 ················· **山薯**

【参考文献】

[1] 邵礼梅，许世伟.山药化学成分及现代药理研究进展［J］.中医药学报，2017，45（2）：125-127.

[2] 白冰，李明静，王勇，等.怀山药化学成分研究［J］.化学研究，2008，33（3）：1272-1274.

[3] 郭琳，苗明三.山药的现代研究及应用特点［J］.中医学报，2014，29（2）：246-248.

[4] 孙洋，梅伦方.山药药理作用研究进展［J］.亚太传统医药，2013，9（3）：50-51.

[5] 孙晓生，谢波.山药药理作用的研究进展［J］.中药新药与临床药理，2011，22（3）：353-354.

[6] 李志强，曹文富.山药及其主要活性成分药理作用研究进展［J］.中国老年学，2013，33（8）：1975-1976.

[7] 王淑静.山药多糖对2型糖尿病患者降糖脂作用的实验研究［J］.山东工业技术，2016（24）：236-237.

[8] 刘晓梅.山药的药理研究及临床新用［J］.光明中医，2010，25（6）：1087-1088.

[9] 杨文华，史志龙，柏兆方，等.铁棍山药促进巨噬细胞吞噬细菌的高内涵分析方法研究［J］.中草药，2017，48（8）：1604-1610.

[10] 王丹，高永欣，冯小雨，等.山药对小鼠体力疲劳缓解及抗氧化作用的研究［J］.河南工业大学学报（自然科学版），2016，37（1）：88-94.

射 干

Shegan

【别名】乌要根、扁竹根、地篇竹、黄花扁蓄、喉箭、黄知母、扁竹兰、金蝴蝶。

【来源】为鸢尾科植物射干 *Belamcanda chinensis*（L.）DC. 的干燥根茎。

【植物形态】多年生草本，高50～150cm。根茎粗壮，横生，鲜黄色，呈不规则的结节状，着生多数细长的须根。茎直立，实心，下部生叶。叶互生，扁平，宽剑形，对折，互相嵌叠，排成2列，长20～60cm，宽2～4cm，基部抱茎，全缘，绿色带白粉；叶脉数条，平行。聚伞花序伞房状顶生，2叉状分枝，枝端着生数花，花梗及分枝基部均有膜质苞片；苞片披针形至狭卵形；花被片6枚，2轮，外轮花被裂片倒卵形或长椭圆形，长约2.5cm，宽1cm，内轮3片略小，倒卵形或长椭圆形，长2～2.5cm，宽1cm。花橘黄色，有暗红色斑点；雄蕊3枚，贴生于外花被片基部，花药外向；雌蕊1枚，子房下位，3室，中轴胎座，柱头3浅裂。蒴果倒卵形或长椭圆形，具3纵棱，成熟时室背开裂，果瓣向外弯曲。种子多数，近圆形，黑紫色，有光泽，直径约5mm。花期6～8月，果期7～9月。

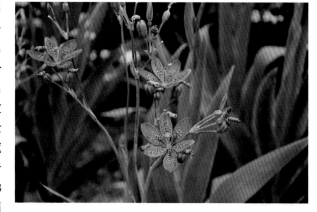

射干

【生境分布】生于山坡、草原、田野旷地、杂木林缘，喜温暖干燥气候，耐寒、耐旱。以阳光充足、土层深厚、疏松肥沃、排水良好的砂质壤土栽培为宜。产于巴南、涪陵、南川、云阳、彭水等地。分布于全国各地。

【采集加工】春、秋季挖取根茎，洗净泥土，晒干，搓去须根，再晒至全干。

【药材鉴别】

性状鉴别：根茎呈不规则结节状，有分枝，长3～10cm，直径1～2cm。表面黄褐色、棕褐色或黑褐色，皱缩不平，有明显的环节及纵纹。上面有数个圆盘状凹陷的茎痕，有时残存有茎基；下面有残存的细根及根痕。质硬，折断面黄色，颗粒性。气微，味苦、微辛。

以粗壮、质硬、断面色黄者为佳。

【化学成分】异黄酮类成分：野鸢尾黄素、鸢尾黄素、德鸢尾素、染料木素、二甲基鸢尾苷元、次野鸢尾苷元、鸢尾甲黄素A、鸢尾甲黄素B、射干苷、5,6,7,3'-四羟基-4'-甲氧基异黄酮、6″-O-香草酰野鸢尾苷、2,3-二氢野鸢尾黄素、6″-O-对-羟基苯甲酰野鸢尾苷、鸢尾苷、野鸢尾苷、3',4',5,7-四羟基-8-甲氧基异黄酮、白射干素、5,7,3'-三羟基-8,4'-二甲氧基异黄酮、去甲基次野鸢尾黄素、射干素A。还含有粗毛豚草素、异鼠李素、3′-O-甲基鼠李素、新异黄酮苷 3′,5′-二甲氧基尼鸢尾黄素-4′-O-β-D-葡萄糖苷、5,4′-二羟基-6,7-亚甲二氧基-3′-甲氧基黄酮、尼鸢尾黄素、5,7-二羟基-6,3′,4′,5′-四甲氧基异黄酮、5,7,4′-三羟基-6,3′,5′-三甲氧基异黄酮、异野鸢尾黄素、异鸢尾黄素、鸢尾黄素-4′-O-β-葡萄糖苷、3′-羟基鸢尾苷、冠崎黄酮-2,3,5,3′-三羟基-7,4′,5′-三甲氧基黄酮等。

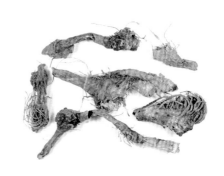

射干（生药）

还含射干酮、茶叶花宁（香草乙酮）、射干醛、28-去乙酰基射干醛、异德国鸢尾醛、16-O-乙酰基异德国鸢尾醛、右旋的(6R,10S,11S,14S,26R)-26-羟基-15-亚甲基螺鸢尾-16-烯醛以及异德国鸢尾醛、28-去乙醛基射干醛的和(6R,10S,11S,14S,26R)-26-羟基-15-亚甲基螺鸢尾-16-烯醛的肉豆蔻酸甲酯、棕榈酸甲酯和硬脂酸甲酯、3-豆甾烷醇、鸢尾苷元、β-谷甾醇、3′,4′,5,7-四羟基-8-甲氧基-异黄酮和八聚异戊二烯类化合物等。

挥发油：按叶醇、十四酸酯、十四酸、5-庚基-二氢呋喃酮、5,8-二乙基十二烷、十六烷酸和橙花醇乙酸酯等。

【药理作用】

1. 抗炎作用：射干乙醇提取物明显抑制组胺所致皮肤和乙醇所致腹腔的毛细血管通透性增高，也明显抑制巴豆油所致足趾肿胀，明显抑制透明质酸酶所致的足趾肿胀和棉球肉芽组织增生，显著促进甲醛所致足趾肿胀消退，显示射干对炎症早、晚期均有抗炎作用。射干脂溶性成分有明显抗炎作用，且有一定的解热作用。

2. 抗菌及抗病毒作用：射干对金黄色葡萄球菌、甲型链球菌、乙型链球菌、肺炎球菌、脑膜炎球菌、大肠杆菌、伤寒杆菌、副伤寒杆菌、流感嗜血杆菌均有不同程度的抑制作用。射干水煎剂对 46 株绿脓杆菌的最小抑菌浓度（MIC）范围为 $31.25 \sim 3.90$g 生药/L，MIC_{50} 为 7.81g 生药/L，MIC_{90} 为 15.62g 生药/L。射干水煎剂对流感病毒、腺病毒、埃可病毒、柯萨奇病毒、疱疹病毒有抑制作用。射干乙醇提取物在 250mg 生药/ml 时明显对抗流感病毒 FM1、腺病毒Ⅲ致细胞病变、对单纯疱疹病毒致细胞病变有延迟发生作用。

3. 雌性激素样作用：射干乙醇提取物具有雌激素活性，以 17β-雌二醇的相对活性为 100 计，则射干的雌激素相对活性为 1.26×10^{-4}，其中所含的鸢尾苷元、鸢尾苷、射干苯酮、白藜芦醇和 iriflophe-none 有刺激人乳腺癌细胞（MCF-7 和 T-47D）增殖的作用。射干提取物及其所含的植物雌激素（鸢尾苷元和野鸢尾苷元等）在 $50 \sim 100 \mu mol$ 时都能减少所有 3 种前列腺癌细胞系（RWPE-1、LNCaP、PC-3）的细胞数，抑制增殖，使细胞周期停止在 G1 期并诱导 p21WAF1 或 p27 蛋白表达，还能增强抗雄激素药物比卡鲁胺（bicalutamide）减少前列腺癌细胞数。射干总黄酮、射干醇提取物能明显改善大鼠因雌激素缺乏引起的骨矿丢失，提高 BMD 和 BMC，改善骨骼力学性能。

4. 对血液系统的作用：射干有明显的抗凝血作用，射干乙醇提取物明显延长电刺激颈动脉血栓形成时间，延长率为 31.8％，对凝血时间仅有轻度延长作用。

5. 其他作用：射干乙醇提取物有弱抗溃疡作用；射干 75％乙醇提取物有显著的抗蓖麻油致小肠性腹泻作用，可持续 8 小时以上，4 小时腹泻次数减少 51.1％。但对番泻叶大肠性腹泻对抗作用大为减弱，4 小时腹泻次数减少 17.2％。射干镇咳有效成分为白射干素、野鸢尾黄素、鸢尾黄素和野鸢尾苷，其抗氧化作用强于维生素 C。

【医疗用途】

药性归经：味苦，性寒。归肺经。

功能：清热解毒，祛痰利咽。

主治：用于热毒痰火郁结，咽喉肿痛，痰涎壅盛，咳嗽气喘。

用法用量：内服：煎汤，3～10g；或入丸、散；或鲜品捣汁。

使用注意：病无实热，脾虚便溏及孕妇禁服。

附方：

1. 治白喉：射干 3g，山豆根 3g，金银花 15g，甘草 6g。水煎服。

2. 治腮腺炎：射干、小血藤叶各适量，捣烂敷患处。

3. 治瘰疬结核，因热气结聚：射干、连翘、夏枯草各等份，为丸。每服 6g，饭后白汤下。

4. 治胃热停痰，有血积上吐者：射干、川贝母、怀生地、牡丹皮各等份。为末，每服 4.5g，食后白汤下。

【资源评述】射干始载于《神农本草经》，列为下品。《本草拾遗》谓："射干、鸢尾，按此二物相似，人多不分……射干即人间所种为花卉，亦名凤翼，叶如鸟翅，秋生红花，赤点。鸢尾亦人间多种，苗低下于射干，如鸢尾，春夏生紫碧花者是也。"《本草图经》谓其："叶中抽茎，似萱草而强硬。六月开花，黄红色，瓣上有细纹。秋结实作房，中子黑色。根多须，皮黄黑，肉黄赤。"从历代本草所述，射干、鸢尾时有混同，花色红黄的即指鸢尾科植物射干 *B. chinensis*。

射干主产于湖北孝感、黄冈，河南信阳、南阳，江苏江宁，安徽六安、芜湖。湖南、陕西、浙江、贵州、云南等地亦产。以河南产量大，湖北品质好，并行销省外。

此外，除正品射干，在四川、安徽、陕西等地将鸢尾 *Iris tectorum* 作"川射干"入药，《中国药典》收载"川射干"。陕西和湖北等地将野鸢尾 *Iris dichotoma* 作"白射干"入药，两者为不同属植物，不应混用。

射干不仅是我国中医传统用药，也是韩国、日本传统医学的常用药。射干含丰富的异黄酮类化合物，具明显的抗炎作用。其他一些成分，如酚类、醌类等也具有独特的功效，国外在这方面已有专利，充分说明其具有确切的作用，前景令人乐观，应作进一步的深入研究。

植物检索表

1. 根茎呈不翘则结节状
  2. 根茎具分枝，有凹盘状的茎痕 ……………………………………………………………………… 射干
  2. 根茎天分枝、无凹盘状的茎痕 ……………………………………………………………………… 白射干
1. 根茎呈圆锥形、一端膨大，另端渐细 ………………………………………………………………… 川射干

【参考文献】

[1] 刘建英，金丽. 射干化学成分及药理活性研究进展 [J]. 药学服务与研究，2008，8（5）：358-361.

[2] 张杰，曾铖，常义生，等. 射干化学成分研究 [J]. 安徽农业科学，2015（24）：57-59.

[3] 张伟东，王晓娟，杨万军，等. 射干的化学成分研究 [J]. 中国医院药学杂志，2011，31（6）：435-436.

[4] 张明发，沈雅琴. 射干药理研究进展 [J]. 中国执业药师，2010，7（1）：14-19.

[5] 韦永娜，王伟鹏. 射干药理作用的现代研究进展 [J]. 黑龙江科技信息，2011，4（19）：22.

[6] 张良，张玉奎，戴荣继，等. 射干叶中黄酮碳苷类化合物的药理作用研究进展 [J]. 天然产物研究与开发，2010，22（4）：728-730.

[7] 徐倩. 射干不同有效成分体外抗病毒药效学作用分析 [J]. 亚太传统医药，2015，11（18）：9-10.

[8] 冯汉林，严启新. 射干提取物抗雌激素缺乏大鼠骨质疏松的研究 [J]. 现代药物与临床，2012，27（3）：209-213.

[9] 张晓瑞，尤献民，邹桂欣，等. 射干抗炎止咳有效成分的分离及抗氧化活性研究 [J]. 辽宁中医杂志，2014，41（8）：1712-1714.

莪 术

Ezhu

【别名】蓬莪茂、莯药、蓬莪术、广茂、蓬术、青姜、广术、黑心姜、文术。

【来源】为姜科植物蓬莪术 *Curcuma phaeocaulis* Val.、广西莪术 *Curcuma kwangsiensis* S. G. Lee et C. F. Liang 的干燥根茎。

【植物形态】

蓬莪术：多年生草本，高 80～150cm。主根茎陀螺形，侧根茎指状，内面黄绿色至墨绿色，或有时灰蓝

色，须根末端膨大成肉质纺锤形，内面黄绿或近白色。叶鞘下段常为褐紫色。叶基生，4～7片；叶柄短，为叶片长度的1/3～1/2或更短；叶片长圆状椭圆形，长20～50cm，宽8～20cm，先端渐尖至短尾尖，基部下延成柄，两面无毛，上面沿中脉两侧有1～2cm宽的紫色晕。穗状花序圆柱状，从根茎中抽出，长12～20cm，有苞片加多枚，上部苞片长椭圆形，长4～6cm，宽1.5～2cm，粉红色至紫红色；中下部苞片近圆形，长2～3.5cm，宽1.5～3.2cm，淡绿色至白色。花期4～6月。

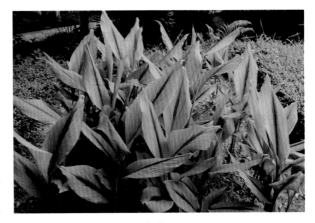

莪术

广西莪术（桂莪术、毛莪术）：多年生草本，高50～110cm。主根茎卵圆形，侧根茎指状，断面白色或微黄色。须根末端常膨大成纺锤形块根，断面白色。叶基生，叶柄为叶片长度的1/4，被短柔毛；叶鞘长10～33cm，被短柔毛；叶2～5片，直立，叶片长椭圆形，长14～39cm，宽4.5～9.5cm，先端短尖至渐尖，基部渐狭，下延，两面密被粗柔毛，有的类型沿中脉两侧有紫晕。穗状花序从根茎中抽出，圆柱形，先叶或与叶同时抽出，长约15cm，直径约7cm，花序下的苞片阔卵形，淡绿色，上部的苞片长圆形，淡红色；花萼白色，长约1cm，一侧裂至中部，先端有3钝齿；花冠近漏斗状，长2～2.5cm，花瓣3片，粉红色，长圆形，后方的1片较宽，先端略成兜状；侧生退化雄蕊花瓣状，淡黄色，唇瓣近圆形，淡黄色，先端3浅圆裂，花药基部有距；子房被长柔毛，花柱丝状，柱头头状，有毛。花期5～7月。

【生境分布】

蓬莪术：生于山野、村旁半阴湿的肥沃土壤上，亦见于林下。万州、南川、渝北有栽培。分布于广东、广西、重庆、四川、云南等地。浙江、福建、湖南等地有少量栽培。

广西莪术：栽培或野生于山坡草丛及灌木丛中。南川、巴南有栽培。分布于广西。

【采集加工】 12月中、下旬，挖掘根部，除去根茎上的泥土，洗净，置锅里蒸或煮约15分钟，晒干或烘干，撞去须根即成。入药有醋制。

【药材鉴别】

性状鉴别：

蓬莪术：根茎类圆形、卵圆形、长圆形或长纺锤形，顶端多钝尖，基部钝圆，长2～8cm，直径1.5～4cm。表面灰棕色至灰黄色，上部环节突起，有圆形微凹的须根痕或残留的须根，有的两侧各有1列下陷的芽痕和类圆形的侧生根茎痕；体重，质坚实，断面灰褐色至蓝褐色，蜡样，常附有灰棕色粉末。皮层与中柱易分离，内皮层环纹棕褐色。气微香，味微苦而辛。

广西莪术：根茎类圆形、卵圆形或长卵形，顶端钝尖，基部钝圆，长3.5～6.5cm，直径2～4.5cm。表面土黄色或土棕环节明显或不见，有点状须根痕，两侧各有1列下陷的芽痕和侧生根茎痕，侧生根茎痕较大，位于下部。质坚重，断面棕绿或棕黄色，常附有淡黄色粉末，内皮层环纹黄白色。气香，味微苦、辛。

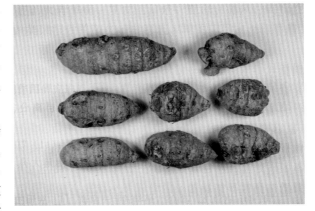

莪术（生药）

【化学成分】

蓬莪术：根茎含挥发油，油中主成分为莪术呋喃烯酮占44.93%，龙脑占4.28%，大牻牛儿酮占6.16%，还含α-蒎烯、β-蒎烯、樟烯、柠檬烯、1,8-桉叶素、松油烯、异龙脑、丁香烯、姜黄烯、丁香烯环氧化物、姜黄酮、芳姜黄酮、莪术二酮、莪术烯醇、异莪术烯醇等。另含二呋喃莪术烯酮、莪术二醇。又含抗氧化剂活性的姜黄素类化合物。还含有蓬莪术环二烯、吉马酮、蓬莪术环二烯酮、蓬莪术环氧酮、对羟基苯甲酸、对羟基桂皮酸等。

广西莪术：根茎含挥发油，油中主成分为龙脑占11.33％，莪术呋喃酮占9.92％，大牻牛儿酮占7.0％，莪术醇占4.15％，还含α-蒎烯、β-蒎烯、樟烯、柠檬烯、1,8-桉叶素、松油烯、异龙脑、松油醇、丁香烯、丁香油酚、姜黄烯、姜黄酮、芳姜黄酮、莪术二酮以及芳樟醇、β-及δ-榄香烯、荜草烯、钓樟奠、异莪术烯醇等。又含桂莪术内酯、β-谷甾醇、胡萝卜苷、棕榈酸，以及Zn、Fe、Ti、Ni、Ba、Sr、Pb、Cr、Cu、Cr、Mo等微量元素。

【药理作用】

1. 抗肿瘤抗突变作用：莪术对小鼠Lewis肺癌具有明显抑制作用，并能明显降低瘤组织微血管密度，具有抑制肿瘤生长及抗肿瘤转移作用。莪术油能有效降低小鼠肝癌细胞Bcl-2的表达，诱导细胞凋亡。同时莪术油对小鼠肝癌细胞也有明显抑制作用。

2. 抗血栓形成作用：莪术水提取液对ADP诱导的血小板聚集有显著的抑制作用，并能明显降低血液黏度，缩短红细胞的电泳时间。水提醇沉注射液对大鼠体内血栓形成也有非常显著的抑制作用。莪术不同炮制品均有一定的抗血小板聚集、抗凝血及调节血液流变性的作用，其中以醋灸品作用较为明显。

3. 消化系统作用：莪术水煎剂对模型大鼠的胃排空率、慢波频率变异系数和异常节律指数有明显改善，对胃电节律失常有改善作用，增强胃的动力顺应性，具有促进胃动力作用。

4. 抗早孕作用：莪术根茎醇浸膏及其有效成分（单萜类和倍半萜类化合物）对大、小鼠有非常显著的抗早孕作用，以莪术油的止孕作用最显著，莪术油对小鼠止孕的过程是阻止胚胎着床，使之停止发育。

5. 镇痛抗炎作用：莪术有一定的镇痛抗炎作用，对二甲苯致小鼠的耳郭肿胀及乙酸致毛细血管通透性增加均有明显的抑制作用，对乙酸所致的扭体也有明显的抑制作用，还能提高小鼠的痛阈值。

6. 其他作用：莪术挥发油能抑制金黄色葡萄球菌、β-溶血性链球菌、大肠杆菌、伤寒杆菌、霍乱弧菌的生长。抑制大鼠肝星状细胞活化与增殖，从而抑制肝纤维化。

【医疗用途】

药性归经：味辛、苦，性温。归肝、脾经。

功能：行气破血，消积止痛。

主治：胸痹心痛，食积胀痛，瘀血经闭，癥瘕痞块。

用法用量：内服：煎汤，6～9g；或入丸、散。

使用注意：月经过多及孕妇禁服。

附方：

1. 治妇人血气攻心（痛）不可忍并走注：蓬莪术25g，玄胡索0.3g。上为细末。每服25g，淡醋汤调下，食前。

2. 治大病之后，脾气虚弱，中满腹胀，四肢虚浮，状若水气：蓬莪术（炮，切）、香附（炒）、茴香（炒）、陈橘皮（去白）、甘草（炙）各等份。为细末。每服6g，煎灯心草、木瓜汤下。

3. 治妇人血积血块，经闭：莪术、三棱各50g，熟大黄50g。丸如绿豆大，每服一二十丸，白汤下。

4. 治伤扑疼痛：莪术、白僵蚕、苏木各50g，没药25g。为末。每服6g，水煎温服，日三五服。

【资源评述】莪术始载于《雷公炮灸论》，为常用的活血化瘀药。《本草拾遗》曰："一名蓬莪，黑色；二名蒁，黄色；三名波杀，味甘有大毒。""蓬莪"是 *Curcuma phaeocaulis*；"蒁"可能包括温郁金 *C. wenyujin* Y（根茎断面黄色）。《本草图经》云："蓬莪茂生西戎及广南诸州，今江、浙或有之。三月生苗在田野中。其茎如钱大，高二三尺。叶青白色，长一二尺，大五寸已来，颇类蘘荷。五月有花，作穗，黄色，头微紫。根如生姜而茂在根下，似鸡鸭卵，大小不常。"温州蓬莪茂即今之温郁金，端州蓬莪茂应为广西莪术 *C. kwangsiensis*。现《中国药典》收载了上述3种。

莪术的挥发油具有抗肿瘤及抗血栓和抗早孕的作用，现已开发有莪术挥发油针剂，用于治疗癌症。

四川还将川郁金 *C. chuanyujin* 作莪术用，商品称"川莪术"。主产于四川崇庆、双流、新津等。其挥发油中以芳姜黄烯、芳姜酮含量为主。姜黄素类的含量高出其他种莪术约10倍。药理试验表明，抗癌活性强于桂莪术。

【参考文献】

[1] 唐思丽，王声，孙明娜，等. 莪术活性成分的分离鉴定及活性研究 [J]. 中国现代中药，2017，19（3）：

354-357.

[2] 王柳萍，梁灿明，李月儿，等．广西莪术化学成分研究［J］．广西中医药，2016，39（2）：78-80.

[3] 朱凯，李军，罗桓，等．广西莪术化学成分的分离与鉴定［J］．沈阳药科大学学报，2009，26（1）：27-29.

[4] 赵志梅，张立杰，夏天，等．莪术主要单体成分抗炎、抗肿瘤作用研究进展［J］．药物评价研究，2017，40（1）：119-124.

[5] 钟锋，顾健，张亮亮，等．莪术药理作用的现代研究进展［J］．中国民族民间医药，2010，19（13）：67-68.

[6] 钱伟，赵福海，史大卓．莪术及其提取物的心血管药理研究进展［J］．中国中西医结合杂志，2012，32（4）：575-576.

[7] 朱善岚，黄品芳，王友芳．莪术的药理作用研究进展［J］．海峡药学，2007，19（4）：9-11.

[8] 冯藜枥，曹文富．莪术含药血清抑制 HSCs 中 Shh 和 Gli1 表达的机制研究［J］．中国中药杂志，2017，42（5）：964-969.

姜 黄

Jianghuang

【别名】宝鼎香、黄姜。

【来源】为姜科植物姜黄 *Curcuma longa* L. 的干燥根茎。

【植物形态】多年生草本，高 1～1.5m。根茎发达，成丛，分枝呈椭圆形或圆柱状，橙黄色，极香；根粗壮，末端膨大成块根。叶基生，5～7 片，2 列；叶柄长 20～45cm；叶片长圆形或窄椭圆形，长 20～50cm，宽 5～15cm，先端渐尖，基部楔形，下延至叶柄，上面黄绿色，下面浅绿色，无毛。花葶由叶鞘中抽出，总花梗长 12～20cm；穗状花序圆柱状，长 12～18cm；上部无花的苞片粉红色或淡红紫色，长椭圆形，长 4～6cm，宽 1～1.5cm，中下部有花的苞片嫩绿色或绿白色，卵形至近圆形，长 3～4cm；花萼筒绿白色，具 3 齿；花冠管漏斗形；长约 1.5cm，淡黄色，喉部密生柔毛，裂片 3；能育雄蕊 1 枚，花丝短而扁平，花药长圆形，基部有距；子房下位，外被柔毛，花柱细长，基部有 2 枚棒状腺体，柱头稍膨大，略呈唇形。花期 8 月。

【生境分布】多为栽培。植于向阳、土壤肥厚质松的田园中，偶有野生。万州、南川等地有栽培。分布于江西、福建、台湾、广东、广西、四川、云南等地。

【采集加工】12 月下旬挖出地下部分，去掉泥土和茎秆，选出种根；摘下块根作黄丝郁金（参见"郁金"条）。将根茎水洗，放入开水中焯熟，烘干，撞去粗皮，即得干姜黄。

【药材鉴别】

性状鉴别：姜黄根茎呈不规则卵圆形或纺锤形（由主根茎加工）、圆柱形，常弯曲（侧生根茎）。表面深黄色，粗糙，有皱缩纹理和明显环节，并有圆形分枝痕及须根痕。质坚实，不易折断，断面棕黄色至金黄色，角质样，有蜡样光泽。内皮层环纹明显，维管束呈点状散在。气香特异。味苦、辛。

以质坚实、断面金黄、香气浓厚者为佳。

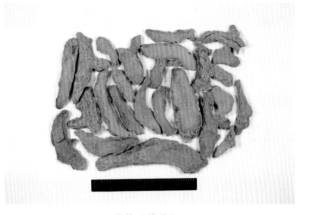

姜黄（饮片）

【化学成分】姜黄素类：姜黄素、对,对′-二羟基二桂皮酰甲烷（双去甲氧基姜黄素）、对-羟基桂皮酰阿魏酰基甲烷（去甲氧基姜黄素）、二氢姜黄素、5-羟基没药酮、环姜黄素、环去甲氧基姜黄素、异环去甲氧基姜黄素、去氧姜黄素等。

倍半萜类：姜黄新酮、姜黄酮醇、大牻牛儿酮-13-醛、4-羟基甜没药-2,10-二烯-9-酮、4-甲氧基-5-羟基甜没药-2,10-二烯-9-酮、2,5-二羟基-甜没药-3,10-二烯、原莪术二醇、莪术双环烯酮、去氢莪术二酮、(4S,5S)-大牻牛儿酮-4,5-环氧化物、α-姜黄酮、甜没药姜黄醇、甜没药姜黄酮、莪术烯醇、异原莪术烯醇、莪术奠酮二醇、原莪术烯醇、表原莪术烯醇、4,5-二羟基-甜没药-2,10-二烯、turmeronol A、turmeronol B、 bisabolone、8-hydroxyl-arturmerone、bisabolone-9-one、（6S）-2-methy l-6-[（1R,5S）-（4-methene-5-hydroxyl-2-cyclohexen）-2-hepten-4-one]等。

酸性多糖：姜黄多糖（utonan）A、B、C、D。

挥发油：其主要成分有姜黄酮、芳香-姜黄酮、姜黄烯、大牻牛儿酮、芳香-姜黄烯、桉叶素、松油烯、莪术醇、莪术呋喃烯酮、莪术二酮、α-蒎烯、β-蒎烯、柠檬烯、芳樟醇、丁香烯、龙脑等。

其他成分：还含菜油甾醇、豆甾醇、β-谷甾醇、胆甾醇、脂肪酸、阿魏酸甲酯、香草醛、对羟基苯甲酸、4-（4-羟基苯基）-2-丁酮、4-（4-羟基-3-甲氧基苯基）-2-丁酮、4-（4-羟基苯基）-3-丁烯-2-酮、4-（4-羟基-3-甲氧基苯基）-3-丁烯-2-酮等。

【药理作用】

1. 抗菌、抗炎及抗病毒作用：姜黄水浸液有广谱的抗真菌作用。姜黄对石膏样小孢子菌、犬小孢子菌、须癣毛癣菌和白色念珠球菌 4 株真菌均具有较好体外抗菌活性，减少滑膜组织充血和炎性细胞浸润从而减轻大鼠的滑膜炎症反应。姜黄对多种炎症有抑制作用，有效改善急性肺损伤大鼠肺组织的病理状况，降低 MDA 的含量和肺泡灌洗液中 TNF-α、IL-1β 和 IL-6 的含量，以及增加大鼠 HO-1 的活性，促进其 mRNA 和蛋白表达。

2. 抗氧化作用：姜黄素的抗氧化作用主要通过清除自由基和增强抗氧化酶的活性来实现。姜黄素作为自由基清除剂和氢供体，具有亲氧化剂和抗氧化剂双重活性，可直接清除体内的氧自由基，其结构中的邻位酚羟基能够增加 DPPH 和三氯过氧自由基的反应，而减少其氧自由基的产生，发生抗氧化作用。姜黄素通过抗过氧化脂质达到保护生物膜的作用，还能抑制自由基介导的脂质过氧化反应，使其主要氧化副产物 42 羟基壬烯酸-氧化应激诱导剂生成减少，减轻线粒体的氧化还原反应及呼吸功能损害，增加还原型谷胱甘肽含量，减少活性氧产生并抑制蛋白质羟化，从而减轻氧化应激反应及细胞损伤。

3. 降低血脂、血糖作用：姜黄提取物具有降血脂作用，姜黄乙醇提取物能使实验性高脂血症小鼠血脂降低，降低血浆和肝脏中 TG 和 TC 的含量；并能够修复肝脏中受损的瘦素信号途径，减少 SCD-1 基因表达，增加 PPAR-α 基因表达，抑制脂肪肝的发展。

4. 保肝及抗纤维化：姜黄对肝硬化大鼠 TGF-β₁ 的表达有明显抑制作用，可诱导细胞凋亡，抑制纤维化因子活化及细胞外基质增殖，有助于逆转纤维化，从而达到对肝硬化的抑制作用。

5. 抗肿瘤作用：姜黄的抗肿瘤作用主要依赖于姜黄素。姜黄素对胃癌、前列腺癌、鼻咽癌、结肠癌等恶性肿瘤具有治疗效果。姜黄素对肝癌细胞有抑制作用，可降低肝癌发生初期大鼠肝脏 ALT、AST、γ-GT 和 GST 活性，升高肝脏及肝线粒体 SOD、CAT、GSH-Px 活性和降低 MDA 水平。姜黄素具有减轻肝癌发生初期大鼠肝细胞损伤、降低其氧化应激的作用，此作用同样有助于预防肝癌的发生。

6. 对心血管系统作用：姜黄素具有抗载脂蛋白 E（ApoE）基因敲除小鼠早期抗动脉粥样硬化的作用，降低动脉粥样硬化家兔的血浆 TG、TC、LDL-C、PAI-1 水平和 PAI-1/t-PA 的比值，从而降低血浆 TC 水平，改善血管内皮功能。

7. 其他作用：姜黄有抑制子宫内膜生长、降尿酸、神经保护等作用。姜黄能降低血清 E2 表达量，抑制子宫内膜异位组织 ERα、VEGF、MMP-3 的表达，抑制模型大鼠异位内膜的生长与新生血管的形成。

【医疗用途】

药性归经：味苦、辛，性温。归脾、肝经。

功能：破血行气，通经止痛。

主治：胸胁刺痛，胸痹心痛，痛经经闭，癥瘕，风湿肩臂疼痛，跌仆肿痛。

用法用量：内服：煎汤，3～10g；或入丸、散。外用：适量，研末调敷。

使用注意：血虚无气滞血瘀及孕妇慎服。

附方：

1. 治心痛：姜黄 50g，肉桂 150g。上二味，研细。每服 8g，醋汤调下。

2. 治风痰攻臂疼痛：姜黄 10g，羌活 5g，白术 8g，甘草 5g。水煎温服。

3. 治产后腹痛：川姜黄 1g，没药 0.5g。上为末，分作三服。

4. 治牙痛不可忍：姜黄、白芷、细辛等分。上为粗末。擦患处，须臾吐涎，以盐汤漱口。面赤肿者，去姜黄加川芎，其肿立消。

【资源评述】姜黄始载于《新修本草》。《本草图经》曰："姜黄旧不载所出州郡，今江、广、蜀川多有之。叶青绿，长一二尺许，阔三四寸，有斜纹如红蕉叶而小，花红白色，至中秋渐凋。春末方生，其花先生，次方生叶，不结实。根盘屈，黄色，类生姜而圆，有节。"并附"宜州（今宜昌市）姜黄""沣州（今湖南境内）姜黄"图。所述产地、形态特征，应指温郁金、广西莪术、川郁金等。《植物名实图考》载："姜黄，《唐本草》始著录。其形状全似美人蕉而根如姜，色极黄，气亦微辛。"所述与今之姜黄 *C. longa* 相符。清代 *C. longa* 的根茎已作为姜黄使用，并逐渐成为姜黄的主流品种。

姜黄主产于四川犍为、乐山、井研、双流、新津、崇庆，福建的武平、龙岩，广东佛山，江西铅山等地。此外，广西、湖北、陕西、台湾、云南等地也产，销全国，并有出口。

作姜黄应用的植物还有：温郁金 *Curcuma wenyujin* 的侧根茎，药材称为片姜黄，在浙江也作姜黄使用，并销往山西、陕西、河南、江苏等地；川郁金 *C. chuanyujin* 的侧根茎，在四川部分地区亦作为姜黄使用。

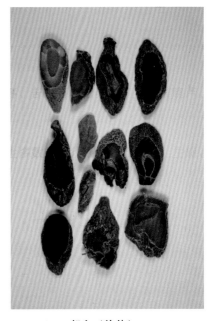

郁金（饮片）

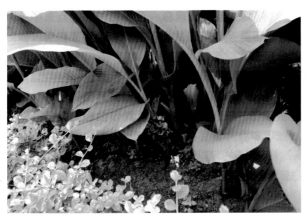

温郁金

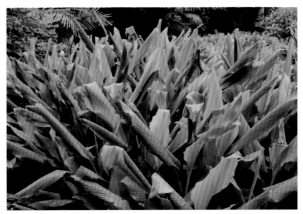

郁金

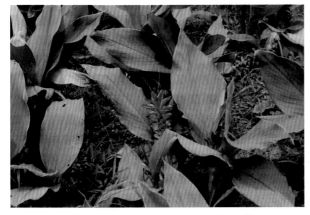

桂郁金

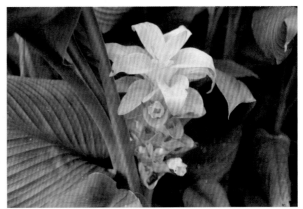

川郁金

【参考文献】

［1］崔语涵，安潇，王海峰，等．姜黄化学成分研究［J］．中草药，2016，47（7）：1074-1078.

［2］曾永籤，梁键谋，曲戈霞，等．姜黄的化学成分研究Ⅰ：没药烷型倍半萜［J］．中国药物化学杂志，2007，17（4）：238-241.

种子植物

［3］李锐，肖燕，和心依，等．中药姜黄化学成分、生物活性及体内代谢研究进展［J］．西华大学学报（自然科学版），2013，32（3）：98-104．

［4］张俊侠，肖云川，刘森，等．姜黄中倍半萜类化学成分的研究［J］．华西药学杂志，2014，29（3）：260-262．

［5］段白露．姜黄药理作用研究进展［J］．实用中医药杂志，2015，31（10）：981-982．

［6］王颖，郭兰萍，黄璐琦，等．姜黄、莪术、郁金的化学成分与药理作用研究进展［J］．中国药房，2013，24（35）：3338-3342．

［7］郑玉强，邓立普．姜黄素药理作用研究进展［J］．辽宁中医药大学学报，2011，13（2）：212-214．

白 及
Baiji

【别名】白鸡儿、白鸡婆。

【来源】为兰科植物白及 *Bletilla striata*（Thunb.）Rchb. F. 的干燥块茎。

【植物形态】多年生草本，高 15～70cm。根茎（或称假鳞茎）三角状扁球形或不规则菱形，肉质，常数个相连。茎直立。叶片 3～5 片，披针形或宽披针形，长 8～30cm，宽 1.5～4cm，先端渐尖，基部下延成长鞘状，全缘。总状花序顶生，有花 3～8 朵，花序轴长 4～12cm；苞片披针形，长 1.5～2.5cm，早落；花紫色或淡红色；萼片和花瓣近等长，狭长圆形，长 2.8～3cm；唇瓣倒卵形，长 2.3～2.8cm，白色或具紫纹，上部 3 裂，中裂片边缘有波状齿，先端内凹，中央具 5 条褶片，侧裂片直立，合抱蕊柱，稍伸向中裂片，但不及中裂片的一半；雄蕊与雌蕊合为蕊柱，两侧有窄翅，柱头先端着生 1 枚雄蕊，花药块 4 对，扁而长；子房下位，圆柱形，扭曲。蒴果圆柱形，两端稍尖，具 6 条纵肋。花期 4～5 月，果期 7～9 月。

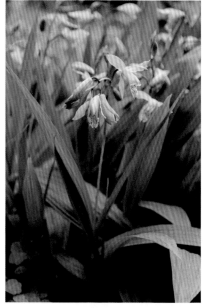

白及

【生境分布】生于山野、山谷较潮湿处。喜温暖湿润气候，不耐寒。宜选疏松、肥沃、排水良好而又较为阴湿的砂壤土、夹砂土和腐殖土栽培，不宜在排水不良、黏性重的土壤栽种。产于云阳、奉节、城口、万州、南川、潼南、綦江等地。分布于华东、中南、西南及河北、山西、陕西、甘肃、台湾等地。

【采集加工】栽种 3～4 年后的 9～10 月采挖，将根茎浸水中约 1 小时，洗净泥土，除去须根，经蒸煮至内面无白心时取出，晒或炕至表面干硬不黏结时，晒干或炕干，然后撞去残须，使表面成光洁淡黄白色，筛去杂质。

【药材鉴别】

性状鉴别：根茎呈不规则扁圆形，多有 2～3 条爪状分枝，长 1.5～5cm，厚 0.5～1.5cm。表面灰白色或黄白色，有数圈同心环节和棕色点状须根痕，上面有凸起的茎痕，下面有连接另一块茎的痕迹。质坚硬，不易折断，断面类白色，半透明，角质样，可见散在的点状维管束。粗粉遇水即膨胀，有显著黏滑感，水浸液呈胶质样。气微，味苦，嚼之有黏性。

以个大、饱满、色白、半透明、质坚实者为佳。

【化学成分】块茎含联苄类化合物：3,3'-二羟基-2',6'-双（对-羟苄基）-5-甲氧基联苄、2,6-双（对-羟苄基）-3',5-二甲氧基-3-羟基联苄、3,3'-二羟基-5-甲氧基-2,5',6-三（对-羟苄基）联苄、3,3',5-三甲氧基联苄、3,5-二甲氧基联苄、3,3'-二羟基-2,6-二（对-羟苄基）-5-甲氧基联苄、3,3'-二羟基-4-（对-羟苄基）-5-甲

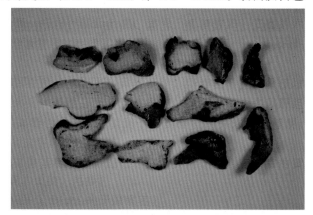

白及（饮片）

氧联苄、3,3'-二羟基-2-(对-羟苄基)-5-甲氧联苄、3',5-二羟基-2-(对-羟苄基)-3-甲氧联苄、Blestritin A、Blestritin B、Blestritin C、3,3'-二羟基-5,4'-二甲氧基联苄、Bulbocodin、Bulbocodin D、gymconopin D、5-羟基-4-(对羟基苄基)-3',3-二甲氧基联苄、3',3-二羟基-5-甲氧基联苄等。

二氢菲类化合物：4,7-二羟基-1-对-羟苄基-2-甲氧基-9,10-二氢菲、4,7-二羟基-2-甲氧基-9,10-二氢菲、3-(对-羟苄基)-4-甲氧基-9,10-二氢菲-2,7-二醇、1,6-双(对-羟苄基)-4-甲氧基-9,10-二氢菲-2,7-二醇、2,4,7-三甲氧基-9,10-二氢菲等。

联菲类化合物：白及联菲 A、B、C，白及联菲醇 A、B、C。

双菲醚类化合物：白及双菲醚 A、B、C、D。

二氢菲并吡喃类化合物：白及二氢菲并吡喃酚 A、B、C。

具螺内酯的菲类衍生物：白及菲螺醇；菲类糖苷化合物：2,7-二羟基-4-甲氧基菲-2-0-葡萄糖苷、2,7-二羟基-4-甲氧基菲-2,7-O-二葡萄糖苷、3,7-二羟基-2,4-二甲氧基菲-3-O-葡萄糖苷、2,7-二羟基-1-(4'-羟苄基)-9,10-二氢菲-4-0-葡萄糖苷等。

其他菲类化合物：1-对-羟苄基-4-甲氧基菲-2,7-二醇、1,8-双(对-羟苄基)-4-甲氧基菲-2,7-二醇、2,4,7-三甲氧基菲、2,3,4,7-四甲氧基菲等。

苄类化合物：山药素Ⅲ、3'-O-甲基山药素Ⅲ、Milkitarine、3'-羟基-5-甲氧基联苄-3-O-β-D 吡喃葡萄糖苷。

三萜类化合物：环巴拉甾醇、24-亚甲基-环阿屯醇棕榈酸酯、Cylcloneolitsol、环水龙骨甾烯酮、环水龙骨甾烯醇。

其他化合物：蒽醌类化合物：大黄素甲醚。酸类成分：对-羟基苯甲酸、原儿茶酸、桂皮酸。醛类成分：对-羟基苯甲醛。还有 3-(4-羟基-3-甲氧基苯)-反式丙烯酸二十六醇酯，环巴拉甾醇等。

【药理作用】

1. 止血活血作用：白及止血作用的有效部位为正丁醇和水提取部位，可显著升高 ADP 诱导的血小板最大聚集，增强血小板第Ⅲ因子活性，缩短凝血酶生成时间，抑制纤维蛋白酶活性，还能使血细胞凝聚，形成人工血栓而止血。乙酸乙酯提取部位能延长出血（BT）和凝血时间（CT），具有活血作用。白及根部的乙醇提取物也表现出显著的止血作用。白及多糖可能通过升高血小板聚集率、调节纤溶系统、改善肺和胃组织的病变，综合发挥止血作用。

2. 抗菌作用：白及脂溶性醇提物中含有抑菌成分，对 6 种革兰阳性菌有强效的抗菌活性。白及对结核杆菌也有一定抑制作用，提高治疗肺外淋巴结核药物浓度，有效抑制耐药结核杆菌的生长。

3. 抗肿瘤作用：白及多糖能够阻滞细胞周期，可栓塞肝癌供血动脉及其侧支循环，达到抑制肿瘤生长和增殖的作用，具有良好的抗肿瘤活性。白及诱导肿瘤细胞凋亡，对小鼠黑色素瘤 B16 细胞生长有一定的抑制作用，并呈一定的量效关系。白及多糖对大鼠瓦克癌、小鼠子宫颈癌、小鼠艾氏腹水癌实体、小鼠肝癌、肉瘤 S_{180} 也有抑制作用。

4. 促进创面愈合：白及能够促进 L929 纤维母细胞的生长及伤口上皮的形成和重建，白及多糖降低深Ⅱ度烫伤大鼠血清中脂多糖、TNF-α、IL-6、外周血中 Toll 样受体的阳性表达率，促进大鼠深Ⅱ度烫伤创面愈合。白及多糖促进糖尿病溃疡创面愈合，刺激炎症细胞浸润，促进上皮组织形成和成纤维细胞增殖，增加羟脯氨酸含量。

5. 治疗胃溃疡作用：白及多糖对乙酸所致慢性溃疡、幽门结扎致急性胃溃疡和乙醇引起的胃黏膜损伤等均有防治作用。白及多糖具有抗实验性胃溃疡的作用，其抗胃溃疡的机制可能是通过抑制脂质过氧化反应促进胃黏膜修复。

6. 抗氧化作用：白及总酚具有较强的还原 Fe^{3+} 和清除 DPPH 自由基的能力，具有抗氧化和抑制酪氨酸酶活性的能力。

7. 免疫功能：白及多糖能显著提高机体吞噬指数，促进 ConA 诱导的 T 淋巴细胞及 LPS 诱导的 B 淋巴细胞增殖，能改正宫颈糜烂大鼠紊乱的免疫状态，有调节免疫功能的作用。白及多糖显著提高免疫抑制小鼠的碳粒廓清试验吞噬指数，提高 ConA 诱导的小鼠 T 淋巴细胞增殖能力，对小鼠非特异性免疫和特异性免疫具有促进作用。白及多糖对矽肺大鼠机体抗氧化系统和免疫系统具有良好的调节作用。

8. 其他作用：白及多糖对功能低下的骨髓具有促进造血的作用，促使环磷酰胺所致的小鼠造血功能损伤恢复正常。

【医疗用途】

药性归经：味苦、甘、涩，性微寒。归肺、肝、胃经。

功能：收敛止血，消肿生肌。

主治：咯血，吐血，外伤出血，痈疮肿毒，皮肤皲裂。

用法用量：内服：煎汤，6～15g；研末，每次3～6g。外用：适量，研末撒或调涂。

使用注意：外感及内热壅盛者禁服。反乌头。

附方：

1. 治支气管扩张咯血，肺结核咯血：白及、海螵蛸、三七各180g。共研细粉，每服9g，每日3次。

2. 治肠胃出血：白及、地榆各等量。炒焦，研末。每服3g，温开水送服，每日2～3次。

3. 治臁疮：白及、白蔹、黄柏、黄丹（另研）各等份。上为极细末，入轻粉少许研匀，以炼蜜和成剂，捏作饼子。贴疮上，深者填满，每日1换，疮渐干，或有裂处只须干掺。

4. 治疮口不敛：白及3g，赤石脂（研）3g，当归（去芦头）10g，龙骨（研）少许。上为细末，干掺。

【资源评述】 白及始载于《神农本草经》，列为下品。《吴普本草》载："茎叶如生姜、藜芦。十月花，直上，紫赤，根白（相）连。"《本草经集注》曰："叶似杜若，根形似菱米，节间有毛……可以作糊。"《蜀本草》曰："叶似初生拼桐及藜芦。茎端生一台，四月开生紫花。七月实熟，黄黑色。冬凋。根似菱，三角，白色，角头生芽。今出申州，二月、八月采根用。"《本草纲目》曰："一科止抽一茎，开花长寸许，红紫色，中心如舌，其根如菱米，有脐，如凫茈之脐，又如扁扁螺旋纹，性难干。"与现今所用白及 B. striata 相符，现《中国药典》也仅收载了该种。

白及属植物全世界有6种，分布于亚洲的缅甸北部、经我国至日本，我国有4种，即白及 B. striata、华北白及 B. sinensis（Rolfe）Schtr、小白及 B. formosana（Hayata）Schltr、黄花白及 B. ochracea。白及野生资源已稀少，已被国家列为珍稀濒危保护物种。白及药材主产于贵州、四川、湖南、湖北、安徽、河南、浙江、陕西等地。此外，云南、江西、甘肃、江苏、广西等地也出产。以贵州产量最大，质量较好，销全国，并出口。现在湖北、江西等有少量的人工栽培，但规模较小。

同属植物黄花白及 B. ochracea 的块茎，在四川等地也作白及使用。其性状与正品相似，唯形较瘦小，长不过3.5cm，外皮多纵皱纹，棕黄色或黄棕色。分布于西南及陕西、甘肃、重庆（奉节、巫溪、云阳、城口、巫山、南川）、湖北、湖南、广西等地。小白及 B. formosana 的块茎在部分地区也作药用，其性状与黄花白及相似。在四川、陕西一带分布。分布在西南及重庆（南川）、陕西、台湾、广西等地。

近年来，白及作为一种理想的栓塞剂，具有栓塞和抑制肿瘤侧支循环形成的双重作用，在介入疗法中广泛用于肿瘤血管栓塞。此外，白及中提取的白及胶，可作为制剂的药用基质和药物载体。

【参考文献】

[1] 孙爱静，庞素秋，王国权．中药白及化学成分与药理活性研究进展［J］．环球中医药，2016，9（4）：507-511.

[2] 马先杰，崔保松，韩少伟，等．中药白及的化学成分研究［J］．中国中药杂志，2017，42（8）：1578-1584.

[3] Feng J Q, Zhang R J, Zhao W M. ChemInform Abstract: Novel Bibenzyl Derivatives from the Tubers of Bletilla striata［J］. Helvetica Chimica Acta, 2008, 91（3）：520-525.

[4] 杨铠银．白及药理作用研究进展［J］．科技展望，2016，26（24）：312.

[5] 饶文龙，张浩，张熹玮，等．白及药理作用研究进展［J］．上海中医药杂志，2015，49（8）：91-93.

[6] 张龙霏，胡晶红，张永清．白及药理研究进展［J］．中国现代中药，2014，16（1）：83-86.

[7] 董永喜，刘星星，董莉，等．白及多糖对血热出血模型大鼠的止血作用及机制研究［J］．中国药房，2016，27（31）：4347-4350.

[8] 翁夏荣，鲁光耀，王莺妮，等．白及愈伤组织总酚含量测定及抗氧化作用研究［J］．中药材，2013，36（001）：32-35.

山慈菇
Shancigu

【别名】毛慈姑、泥宾子、冰球子。

【来源】为兰科植物杜鹃兰 *Cremastra appendiculata*（D. Don）Makino、独蒜兰 *Pleione bulbocodioides*（Franch.）Rolfe 的干燥假鳞茎。

【植物形态】

杜鹃兰：陆生植物。假鳞茎聚生，近球形，粗 1～3cm。顶生 1 叶，很少具 2 叶；叶片椭圆形，长达 45cm，宽 4～8cm，先端急尖，基部收窄为柄。花葶侧生于假鳞茎顶端，直立，粗壮，通常高出叶外，疏生 2 枚筒状鞘；总状花序疏生多数花；花偏向一侧，紫红色；花苞片狭披针形，等长于或短于花梗（连子房）；花被片呈筒状，先端略开展；萼片和花瓣近相等，倒披针形，长 3.5cm 左右，中上部宽约 4mm，先端急尖；唇瓣近匙形，与萼片近等长，基部浅囊状，两侧边缘略向上反折，前端扩大并为 3 裂，侧裂片狭小，中裂片长圆形，基部具 1 个紧贴或多少分离的附属物；合蕊柱纤细，略短于萼片。花期 6～8 月。

独蒜兰：陆生植物，高 15～25cm。假鳞茎狭卵形或长颈瓶状，长 1～2cm，顶生 1 枚叶，叶落后有 1 杯状齿环。叶和花同时出现，椭圆状披针形，长 10～25cm，宽 2～5cm，先端稍钝或渐尖，基部收狭成柄，抱花葶。花葶顶生 1 朵花。花苞片长圆形；近急尖，等于或长于子房；花淡紫色或粉红色；萼片直立，狭披针形，长达 4cm，宽 5～7mm，先端急尖；唇瓣基部楔形，不明显 3 裂，侧裂片半卵形，先端钝，中裂片半圆形或近楔形，先端凹缺或几乎不凹缺，边缘具不整齐的锯齿，内面有 3～5 条波状或近直立的褶片。花期 4～5 月，果期 7 月。

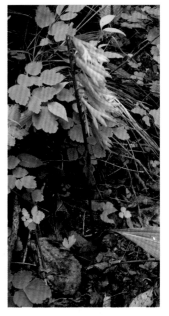

杜鹃兰

【生境分布】

杜鹃兰：生于山坡及林下阴湿处。产于云阳、万州、涪陵、南川等地。分布于长江流域以南地区及山西、陕西、甘肃等地。

独蒜兰：生于海拔 630～3000m 的林下或沟谷旁有泥土的石壁上。产于城口、石柱、武隆、南川、綦江、江津等地。分布于华东、中南、西南及陕西、甘肃等地。

【采集加工】夏、秋季采挖，除去茎叶、须根，洗净，蒸后，晾至半干，再晒干。

【药材鉴别】

性状鉴别：

杜鹃兰：假鳞茎呈不规则扁球形或圆锥形，长

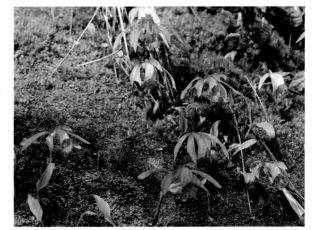

独蒜兰

1.8～3cm，膨大部直径 1～2cm，顶端渐突起，具叶柄痕，基部脐状，有须根或须根痕；表面黄棕色或棕褐色，有纵皱纹或纵沟纹，膨大部分有 2～3 条微突起的环节，节上有的具鳞叶干枯腐烂后留下的丝状纤维。质坚硬，难折断，断面灰白色，略呈粉性（加工品表面及断面呈黄白色，角质）。气微，味淡，带黏性。

独蒜兰：假鳞茎呈圆锥形或不规则瓶颈状团块，长 1.5～2.5cm，直径 1～2cm，顶端渐突尖，断头处呈盘状，基部膨大且圆平，中央凹入，环节 1～2 条位于基部凹入处，多偏向一侧。去皮者表面黄白色，未去皮者浅棕色，较光滑，有皱纹。断面浅黄色，角质，半透明。气微，味淡，微苦，稍有黏性。

【化学成分】杜鹃兰全草含杜鹃兰素Ⅰ和Ⅱ、秋水仙碱。从独蒜兰假鳞茎中分出 2 种化合物，化合物 1 为介导醚键将二氢菲与二苄基结合的单一结构，化合物 2 为两个具有对羟苄基的二苄基。此外，还得到 2

个苯并吡喃对称结合的糖苷，巴他代辛及 3-碳二甲基-巴他辛为配基的联苄糖碳苷。还含有异赫尔西酚、4-甲氧基菲-2,7-二醇、对羟基苯乙醇、3,4-二羟基苯乙醇、胡萝卜苷、β-谷甾醇、富马酸、邻苯二甲酸二乙基己酯、L-焦谷氨酸、2-呋喃羧酸、香草酸、对香豆酸、原儿茶酸、5-甲氧基联苄-3,3′-二-O-β-D-吡喃葡糖苷、militarine、loroglossin、原儿茶酸、丁二酸、天麻苷、2-羟基-4,7-二甲氧基-1,1-二甲氧基菲、4-甲氧基菲-2,7-二醇、7-羟基-4-甲氧基菲-2-O-8-D-葡萄糖苷、1-羟基-4,7-二甲氧基-1(2-丙酰基)-1H-菲-2-酮、1,7-二羟基-4-甲氧基-1(2-丙酰基)-1H-菲-2-酮。

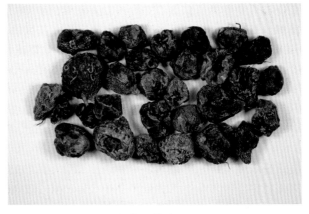

山慈菇（杜鹃兰）

【药理作用】

1. 抗肿瘤作用：山慈菇甲醇提取物对小鼠 Lewis 肺癌、小鼠 S_{180} 肉瘤及小鼠肝癌均有显著抑制作用，抑瘤作用与剂量成正比关系。山慈菇乙醇提取物对人结肠癌、肝癌、胃癌、肺癌、乳腺癌和卵巢癌细胞表现出非选择性中等强度的细胞毒活性。山慈菇提取物对人结肠癌 HT29 细胞有明显的促凋亡作用。山慈菇提取液对小鼠乳腺癌细胞有明显的增殖抑制作用和诱导其细胞凋亡的作用。

2. 抗菌作用：对绿脓杆菌的最小抑制浓度为 0.125g/ml，对金黄色葡萄球菌及表皮葡萄球菌的最小抑制浓度为 0.063g/ml。对结核杆菌也有一定抑制作用。

3. 降压作用：山慈菇全草中 cremastosine Ⅰ 和 Ⅱ 具有较强的降压活性，cremastosine Ⅱ 在 $15\mu g/kg$ 时可降低犬血压 39mmHg，降压作用持续 30 分钟以上。

4. 抗痛风作用：山慈菇所含秋水仙碱对急性痛风性关节炎有治疗作用，可在几小时内使关节的红肿热痛消失。

5. 致突变性：山慈菇可诱发体细胞和生殖细胞遗传物质损伤，具有潜在的致突变作用。

6. 抗血管生成活性：山慈菇乙醇提取物表现出很强的抗血管生成活性，对基本纤维母细胞生长因子（bFGF）诱导的人类脐带血管内皮细胞（HUVECs）增殖表现出较强的抑制作用，其活性大小与剂量呈依赖关系。同时该成分可以抑制 bFGF 诱导的 HUVECs 毛细血管的生成，抑制程度呈剂量依赖关系，且在任何浓度下均未表现出细胞毒性。

7. 对酪氨酸酶的激活作用：山慈菇对酪氨酸酶的激活作用较明显，对酶的激活率达 86.498%。

【医疗用途】

药性归经：味甘、微辛，性凉。归肝、脾经。

功能：清热解毒，化痰散结。

主治：痈肿疔毒，瘰疬痰核，蛇虫咬伤，癥瘕痞块。

用法用量：内服：煎汤，3～9g；或磨汁；或入丸、散。外用：适量，磨汁涂；或研末调敷。

使用注意：正虚体弱者慎服。

附方：

1. 治疮疖肿毒，淋巴结结核，毒蛇咬伤：（独蒜兰）假鳞茎 9～15g。水煎服。外用以适量捣烂敷。

2. 治指头炎、疖肿：（独蒜兰）假球茎 9～15g。水煎，连渣服；另取假球茎适量，加烧酒或醋捣烂，外敷局部。

3. 治毒蛇咬伤：鲜山慈菇适量捣烂，从伤口周围结肿的远端开始涂敷，逐渐近于伤处。

4. 治瘿瘤：山慈菇、海石、昆布、贝母各等份，研为末。每服 15g，白滚水调服。

5. 治食道癌：山慈菇、公丁香各 9g，柿蒂 5 个。水煎服。

【资源评述】山慈菇始载于《本草拾遗》，曰："山慈菇根，有小毒。主痈肿、疮瘘、瘰疬结核等，醋磨傅之。……生于山中湿地，一名金灯花，叶似车前，根如慈姑。"与兰科植物杜鹃兰 *Cremastra appendiculata* 相近。现《中国药典》在"山慈姑"条下收载了杜鹃兰 *C. appendiculata*、独蒜兰 *P. bulbocodioides* 和云南独蒜兰 *P. yunnanensis* Rolfe 3 种基原植物。

杜鹃兰主产于四川、贵州等地，销向辽宁、天津、河北、北京、内蒙古、浙江、上海、安徽、山东、湖南、重庆、四川、贵州等地。独蒜兰产于贵州，销向吉林、辽宁、内蒙古、北京、河北、浙江、上海、江苏、湖北、重庆等地。云南独蒜兰 *Pleione yunnanensis* 的假鳞茎，分布于云南、四川西部、贵州。

除上述 3 种外，部分地区称为山慈菇入药的有丽江山慈菇 *Iphigrnia indica* 的假鳞茎，分布云南西北部、贵州西南部、贵州西部和西藏等省区，在云南称"毛慈菇"，本品球茎含秋水仙碱、β 光秋水仙碱，毒发生于较大。还有独叶山兰 *Oreorchis foliosa* 的假鳞茎。

【参考文献】

［1］张尧，黄波，赵致，等 . 山慈菇乙酸乙酯部位化学成分研究［J］. 中药材，2011，34（12）：1882-1883.

［2］刘净，于志斌，叶蕴华，等 . 山慈菇的化学成分［J］. 药学学报，2008，43（2）：181-184.

［3］Xue Z，Li S，Wang S，et al. Mono-，Bi-，and triphenanthrenes from the tubers of Cremastra appendiculata.［J］. Journal of Natural Products，2006，69（6）：907-913.

［4］范海洲 . 山慈菇药理研究［J］. 湖北中医杂志，2015，37（2）：74.

［5］于林楠，翟宏颖 . 山慈菇提取物对结肠癌 HT29 细胞凋亡的影响［J］. 中国民族民间医药，2016，25（16）：17-19.

［6］刘银花，钟世军，曾涛，等 . 山慈菇提取液对小鼠 4T1 乳腺癌细胞抑制作用机制的研究［J］. 湖北农业科学，2016，55（1）：134-137.

石　斛
Shihu

【别名】林兰、禁生、杜兰、石遂、悬竹、千年竹。

【来源】为兰科植物金钗石斛 *Dendrobium nobile* Lindl、铁皮石斛 *Dendrobium officinale* Kimura et Migo 的茎。

【植物形态】

金钗石斛：多年生附生草本。茎丛生，直立，高 30～50cm，直径 1～1.3cm。黄绿色，多节，节间长2.5～3.5cm。叶近革质，常 3～5 枚生于茎上端；叶片长圆形或长圆状披针形，长 6～12cm，宽 1.5～2.5cm，先端 2 圆裂，叶脉平行，通常 9 条；叶鞘紧抱于节间，长 1.5～2.7cm；无叶柄。总状花序自茎节生出，通常具 2～3 朵花；苞片卵形，膜质，花大，下垂，直径 6～8cm；花萼及花瓣白色，末端呈淡红色；萼片 3 枚，中萼片离生，两侧萼片斜生于蕊柱足上，长圆形，长 3.5～4.5cm，宽 1.2～1.5cm；花瓣卵状长圆形或椭圆形，与萼片几等长，宽 2.1～2.5cm，唇瓣近圆卵形，生于蕊柱足的前方，长 4～4.5cm，宽 3～3.5cm，先端圆，基部有短爪，下半部向上反卷包围蕊柱，两面被茸毛，近基部的中央有一

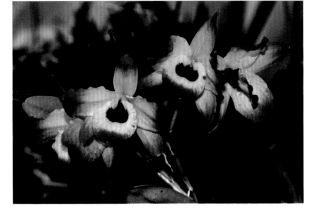

石斛

块深紫色的斑点；合蕊柱长 6～7mm，连足部长约 12mm；雄蕊圆锥状，花药 2 室，花药块 4 枚，蜡质。蒴果。花期 5～6 月。

铁皮石斛：多年生附生草本。茎丛生，圆柱形，高达 35cm，粗 2～4mm。上部茎节上有时生根，长出新植株，干后呈青灰色。叶纸质，长圆状披针形，长 4～7cm，宽 1～1.5cm，先端略钩转，边缘和中脉淡紫色；叶鞘具紫斑，鞘口张开，常与叶留下一个环状间隙。总状花序常生于无叶的茎上端，长 2～4cm，回折状弯曲，常具 3 朵花；总花梗长约 1cm；苞片干膜质，淡白色，长 5～7mm；花被片黄绿色，长约 1.8cm；中萼片和花瓣相似，长圆状披针形，宽约 4mm，先端锐尖，侧萼片镰状三角形，基部宽约 1cm，先端急尖；萼囊明显；唇瓣卵状披针形，反折，比萼片略短，不裂或不明显 3 裂，基部边缘内卷并具 1 个胼胝体，先端急尖，边缘波状；唇盘被乳突状毛，具紫红色斑点。花期 4～6 月。

【生境分布】

金钗石斛：附生于海拔 480～1700m 的高山石上和林中树干上。喜温暖湿润气候和半阴半阳的环境，不耐寒。用无性繁殖或试管苗快速繁殖。无性繁殖有分株、扦插育苗和腋芽繁殖。目前以分株繁殖为主。产于巫溪、巫山、万州、璧山、合川、大足、潼南、江津、铜梁等地。分布于台湾、湖北、广东、广西、重庆、四川、贵州、云南等地。

铁皮石斛：生于海拔 1800～2500m 的林中树上或林缘岩石上，现多为栽培。产于南川、大足、巴南、万州、巫溪、涪陵。分布于广西、重庆、贵州、云南、西藏等地。

【采集加工】 一年四季均可收割。新收的石斛，鲜用者，除去须根及杂质，另行保存。干用者，去根洗净，搓去薄膜状叶鞘，晒干或烘干；也可先将净石斛置开水中略烫，再晒干或烘干，即为干石斛。此外，铁皮石斛等少数品种之嫩茎，还可进行特殊加工，即以长 8cm 左右的石斛茎洗净晾干，用文火均匀炒至柔软，搓去叶鞘，趁热将茎扭成螺旋状或弹簧状，反复数次，最后晒干，商品称为耳环石斛，又名枫斗。

【药材鉴别】

性状鉴别：

金钗石斛：茎中、下部扁圆柱形，向上稍呈"之"字形弯曲，长 18～42cm，中部直径 0.4～1cm，节间长 1.5～6cm。表面金黄色或绿黄色，有光泽，具深纵沟及纵纹，节稍膨大，棕色，常残留灰褐色叶鞘。质轻而脆，断面较平坦而疏松。气微，味苦。

铁皮石斛（环草石斛）：茎细长圆柱形，叶鞘常短于节间，留有环状间隙，常弯曲，盘绕成团或捆成把，长 11～40cm，直径 1～3mm，节间长 0.4～2.3cm。表面黄绿色或略带金黄色，有光泽，具细纵纹。质柔韧而实，断面较平坦。气微，味淡或微苦。嚼之有黏性。

鲜石斛：茎圆柱形或扁圆柱形，长约 30cm，直径 0.4～1.2cm。表面黄绿色，光滑或有纵纹，节明显，色较深，节上有膜质叶鞘。肉质，多汁，易折断。气微，味微苦而回甜。嚼之有黏性。

【化学成分】

生物碱类：石斛碱、石斛酮碱、6-羟基石斛碱（石斛胺）、石斛醚碱、6-羟基石斛醚碱、4-羟基石斛醚碱、石斛酯碱、3-羟基-2-氧-石斛碱等。还含有 N-甲基石斛季铵碱、N-异戊烯基石斛季铵碱、石斛碱 N-氧化物、N-异戊烯基石斛醚季铵碱、N-异戊烯基-6-羟基石斛醚季铵碱等。

芪类：铁皮石斛素（A～I）、4,4'-二羟基-3,5-二甲氧基联苄、3,4-二羟基-5,4'-二甲氧基联苄、3'-羟基-3,4,5'-三甲氧基联苄、4,4'-二羟基-3,3',5-三甲氧基联苄、3,4'-二羟基-5-甲氧基联苄、3',4-二羟基-3,5'-二甲氧基联苄、二氢白藜芦醇、dendromoniliside E、denbinobin、2,4,7-三羟基-9,10-二氢菲、4,5-二羟基-3,3-二甲氧基联苄、2,3,4,7-四甲氧基菲、1,5-二羧基-1,2,3,4-四甲氧基菲、2,5-二羟基-3,4-二甲氧基菲、2,7-二羧基-3,4,8-三甲氧基菲、2,5-二羧基 3,4-二甲氧基菲、3,5-二羧基-2,4-二甲氧基菲等。

木质素类：（+）-丁香脂素-O-β-D-吡喃葡萄糖苷、Icariol A2-4-O-β-D-glucopyranoside、（+）-lyonires-inol-3a-O-β-D-glucopyranoside、裂异落叶松脂醇、左旋丁香脂素、丁香脂素-4,4-O-双-β-D-葡萄糖苷、二氢丁香苷等。

二苯乙烯类化合物 Stibenoids 类：Gigantol、Denbinobin、Lusianthridin。

挥发油：主要成分为泪柏醇占 50.46%，还含有紫罗兰酮（Ionone）等 53 个成分。

其他成分：亚甲基金钗石斛素、金钗石斛菲醌、β-谷甾醇、胡萝卜苷等。

铁皮石斛还含有 3 种 O-乙酰葡萄甘露聚糖类成分。

【药理作用】

1. 增强机体免疫力：石斛多糖能使 ICR 纯系小鼠脾重、胸腺重量增加，抗体细胞数明显增大，T 细胞和 B 细胞显著增殖，具有免疫增强作用。铁皮石斛多糖能够显著提升小鼠外周白细胞数和促进淋巴细胞产生移动抑制因子，消除试验条件下免疫抑制剂环磷酰胺的加入所引发的副作用，是一种有价值的中药免疫增强剂。金钗石斛多糖具有直接促进淋巴细胞有丝分裂的作用。石斛制剂可提高机体免疫功能而起到抗衰老作用。

2. 抗衰老作用：石斛能够显著提高 SOD 水平，具有降低 LPO 的作用。石斛乙醇提取物能提高正常大鼠肝细胞中的过氧化酶和应激状态下大鼠肝细胞中催化酶的含量，改善应激状态下大鼠肝细胞的过氧化损伤。

3. 抗肿瘤作用：金钗石斛乙酸乙酯提取物对肿瘤细胞株 A549（人体肺癌细胞）、SK-0V-3（人体卵巢腺癌细胞）和 HL60（人体早幼粒细胞白血病）等细胞株具有显著的细胞毒作用，从中分离的 3 个单体毛兰素、毛兰菲和鼓槌菲等均有不同程度的抗肿瘤活性。

4. 降血糖作用：石斛还作用于血糖的代谢过程，并能够减少因高血糖代谢的一些对机体有害的物质，改善高血糖引发的并发症。金钗石斛对糖尿病大鼠的肾脏有明显的保护作用。铁皮石斛分离的多糖具有显著的降血糖作用。

5. 对消化系统的作用：金钗石斛对肠管有兴奋作用，使收缩幅度增加；对胃肠推进运动无明显影响。

6. 对心血管系统的作用：石斛甲醇提取物可明显抑制由花生四烯酸和胶原导致的兔血小板凝聚，具有抗血小板凝聚的作用；金钗石斛水煎剂有明显的拮抗肾上腺素收缩肠系膜血管的作用，有扩张血管作用；金钗石斛流浸膏对离体蟾蜍心脏有抑制作用。大剂量石斛碱可降低兔、豚鼠的心肌收缩力，降低血压并抑制呼吸。

7. 其他作用：金钗石斛水煎剂对大肠杆菌、枯草杆菌和金黄色葡萄球菌有抑制作用；铁皮石斛能改善甲亢型小鼠的虚弱症状，能对抗阿托品对兔唾液分泌的抑制作用，从而验证了铁皮石斛的养阴生津功效。金钗石斛多糖对大鼠局灶性脑缺血再灌注损伤有一定保护作用。金钗石斛多糖阻遏 LPS 诱导的新生大鼠皮质胶质细胞—神经元混合培养体系中小胶质细胞和星形胶质细胞激活，从而保护神经元。铁皮石斛对急性酒精性肝损伤具有保护作用。

【医疗用途】

药性归经：味甘，性微寒。归胃、肺、肾经。

功能：生津养胃，滋阴清热，润肺益肾，明目强腰。

主治：热病伤津，口干烦渴，胃阴不足，胃痛干呕，肺燥干咳，虚热不退，阴伤目暗，腰膝软弱。

用法用量：内服：煎汤，6～15g，鲜品加倍；或入丸、散；或熬膏。鲜石斛清热生津力强，热病津伤者宜之；干石斛用于胃虚夹热伤阴者为宜。

使用注意：温热病早期阴未伤者、湿温病未化燥者、脾胃虚寒者均禁服。

附方：

1. 治温热有汗，风热化火，热病伤津，温疟舌苔变黑：鲜石斛 10g，连翘（去心）10g，天花粉 6g，鲜生地 12g，麦冬（去心）12g，参叶 2g。水煎服。

2. 治胃火上冲，心中烦闷，怔忡惊悸，久则成痿，两足无力，不能步履：石斛 50g，玄参 6g。水煎服。

3. 治病后虚热口渴：鲜石斛（铁皮石斛）、麦冬、五味子各 9g。水煎代茶饮。

4. 治眼昼视精明，夜暮昏暗不见物（雀目）：石斛（去根）、仙灵脾（锉）各 50g，苍术（米泔浸，切，焙）25g。为细末。每服 11g，食前以米饮调下，日二服。

5. 治阴气衰，腰背痛，两胫悄疼，小便多沥，失精，精自出，囊下湿痒：石斛、巴戟天、桑螵蛸、杜仲各等份合捣，下筛，蜜丸如梧子。酒服 10 丸，日二服。

【资源评述】 石斛最早记载于《山海经》，《神农本草经》中列为上品。《本草图经》记载："石斛，今荆、湖、川、广州郡及温、台州亦有之，以广南者为佳。多在山谷中，五月生苗，茎似竹节，节节间出碎叶，七月开花，十月结实，其根细长，黄色。"《本草纲目》载："石斛丛生石上，其根纠结甚繁，干则白软。其茎叶生皆青色，干则黄色。开红花。节上自生根须。人亦折下，以砂石栽之，或以物盛挂屋下，频浇以水，经年不死，俗称为千年润。"此外，《新修本草》还记载了麦斛及雀髀斛、木斛等。再对照《本草图经》《植物名实图考》等所附石斛图，可知古代所用石斛主要指石斛属植物。

石斛属（*Dendrobium*）植物全世界约有 1100 余种，主要分布于亚洲、欧洲、大洋洲等地。我国约 80 种，供药用的石斛属植物有 30 多种，多数种类分布于北纬 $15°30'～25°12'$，向北种类逐渐减少，最北界不超过北纬 $34°24'$。垂直分布于海拔 100～3000m 的地带，石斛属植物是以热带东南亚中心向着亚热带性气候条件发展的类群，我国的云南、广西、广东、贵州、台湾为国产本属植物的分布中心。

《中国药典》2015 年版在"石斛"条下收载了 5 种基原，即环草石斛 *D. lodigesii*、马鞭石斛 *D. fimbriatum* var. *oculatu*、黄草石斛 *D. chrysanthum*、铁皮石斛 *D. offices*［*D. candidum*］或金钗石斛 *D. nobil*。由于长期的过度采集和生态环境变化，现石斛野生资源已少见，被国家列为重点保护的中药材物种。经过多年的研究，近年已实现规模化人工种植生产，2010 年版《中国药典》已修订其基原为"金钗石

斛 *D. nobile*、鼓槌石斛 *D. chrysotoxum* Lindl. 或流苏石斛 *D. fimbriatum* var. *oculatu* 的栽培品及其同属植物近似种"。

金钗石斛主产于广西、云南、贵州，销向全国。环草石斛主产于广西、贵州、云南、四川，销向全国。前者加工成小环草，后者加工为大、中环草。其他作石斛用的同属植物主要有：细茎石斛 *D. moniliforme* (L.) Sw.，生于海拔 590～3000m 的山地悬岩阴湿的石隙中或林中树干上，分布于湖北、广东、广西、重庆、四川、贵州、云南等地，产于彭水、云阳、城口、南川、万州全区；罗河石斛 *D. lohohense*，生于海拔 1350m 以下的林中树上或山谷岩石上岩缝中，分布于湖北、广东、广西、重庆、四川、贵州、云南，产于南川、开州；广东石斛 *D. wilsonii*，生于海拔 600～3000m 的林中树上或明湿的山谷石壁上，分布于湖北、广东、广西、四川、贵州、云南等地，产于南川、彭水；细叶石斛 *D. hancockii*，生于海拔 700～2500m 的林中树上或林下岩石上，分布于陕西、湖北、广西、重庆、四川、贵州、云南等地，产于南川、城口。

石斛养阴清热润燥，自古以来就是治疗消渴的良药。

【参考文献】

[1] 孙恒，胡强，金航，等．铁皮石斛化学成分及药理活性研究进展［J］．中国实验方剂学杂志，2017，23（11）：225-234.

[2] Li Y, Wang C L, Guo S X, et al. Two new compounds from Dendrobium candidum. ［J］. Chemical & Pharmaceutical Bulletin, 2008, 56 (10): 1477.

[3] Li Y, Wang C L, Guo S X, et al. ChemInform Abstract: Four New Bibenzyl Derivatives from Dendrobium candidum. ［J］. Chemical & Pharmaceutical Bulletin, 2009, 57 (9): 997-999.

[4] Li R S, Yang X, He P, et al. ［Studies on phenanthrene constituents from stems of Dendrobium candidum］［J］. Zhong yao cai = Zhongyaocai = Journal of Chinese medicinal materials, 2009, 32 (2): 220.

[5] Li Y, Wang C, Wang F, et al. ［Chemical constituents of Dendrobium candidum］. ［J］. Chin J Chin Mater Med, 2010, 35 (13): 1715-1719.

[6] Wang F F, Yan L I, Dong H L, et al. A New Compound from Dendrobium candidum ［J］. Chinese Pharmaceutical Journal, 2010 45 (12): 898-892.

[7] Yan L I, Wang C L, Wang F F, et al. Phenolic Components and Flavanones from Dendrobium candidum ［J］. Chinese Pharmaceutical Journal, 2010, 45 (13): 975-979.

[8] 周佳，周先丽，梁成钦，等．铁皮石斛化学成分研究［J］．中草药，2015，46（9）：1292-1295.

[9] 蒋元斌．石斛药理研究进展［J］．闽东农业科技，2015，(1)：10-14.

[10] 宋广青，刘新民，王琼，等．石斛药理作用研究进展［J］．中草药，2014，45（17）：2576-2580.

[11] 郭冕，江吉富．石斛多糖药理作用的研究概况［J］．医学综述，2015，21（24）：4525-4528.

[12] 许婉琦，王奕博，孙志蓉．石斛属植物抗肿瘤研究情况分析［J］．中国现代应用药学，2017，34（1）：130-134.

[13] 汤志远，周晓宇，冯健，等．铁皮石斛多糖降血糖作用研究［J］．南京中医药大学学报，2016，32（6）：566-570.

[14] 李小琼，詹剑，冯赟杰，等．金钗石斛多糖减轻大鼠脑缺血再灌注损伤［J］．中成药，2017，39（4）：677-683.

[15] 林牧，吴芹，龚其海，等．金钗石斛多糖对新生大鼠大脑皮质胶质细胞-神经元混合培养体系的作用［J］．中国临床药学杂志，2017，26（1）：5-9.

[16] 袁慧琦，梁楚燕，梁健，等．铁皮石斛对小鼠急性酒精性肝损伤的保护作用［J］．暨南大学学报（自然科学与医学版），2016，37（5）：384-388.

谷精草

Gujingcao

【别名】连萼谷精草。

【来源】为谷精草科植物谷精草 *Eriocaulon buergerianum* Koern. 的干燥带花茎的头状花序。

【植物形态】一年生草本。叶簇生，线状披针形，长 8～18cm，中部宽 3～4mm，先端稍钝。花茎多数，簇生，长可达 25cm，鞘部筒状，上部斜裂；头状花序半球形，直径 5～6mm，总苞片倒卵形，苞片膜质，楔形，于背面的上部及边缘密生白色棍状短毛；花单性，生于苞片腋内，雌雄花生于同一花序上；雄花少数，生于花序中央，萼片愈合成佛焰苞状，倒卵形，侧方开裂。先端 3 浅裂，边缘有短毛；花瓣连合成倒圆锥形的管，先端 3 裂，裂片卵形，上方有黑色腺体 1 枚，雄蕊 6 枚，花药圆形，黑色；雌花多数，生于花序周围，花瓣 3 枚，匙状倒披针形，上方的内面有黑色腺体 1 枚；子房 3 室，各室具 1 枚胚珠，柱头 3 裂。蒴果 3 裂。花、果期 6～11 月。

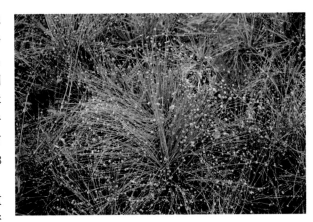

谷精草

【生境分布】生长于水稻田或池沼边潮湿处。重庆奉节、开州、武隆、彭水、南川有分布。分布于安徽、江苏、浙江、台湾、广东、江西、湖南、湖北、贵州、云南、陕西等地。主产于江苏、浙江。

【采集加工】秋季采收，将花序连同花茎拔出，洗净晒干，扎成小把。

【药材鉴别】

性状鉴定：本品头状花序呈半球形，直径 4～5mm。底部有苞片层层紧密排列，苞片淡黄绿色，有光泽，上部边缘密生白色短毛；花序顶部灰白色。揉碎花序，可见多数黑色花药和细小黄绿色未成熟的果实。花茎纤细，长短不一，直径不及 1mm，淡黄绿色，有数条扭曲的棱线。质柔软。气微，味淡。

【化学成分】谷精草中含谷精草素、β-胡萝卜苷、黄酮类、有机酸、挥发油、植物甾醇、鞣质等。

黄酮类：万寿菊素、槲皮万寿菊素、槲皮素、粗毛豚草素、粗毛豚草素-7-O-糖苷、亚甲基二氧基黄烷等。

挥发油：十四烷酸、3,7,11-三甲基-2,6,10-十二碳三烯酸甲脂、十五烷酸、软脂酸、二十烷等。

其他化合物：原儿茶酸、香草酸、阿魏酸和咖啡酸。

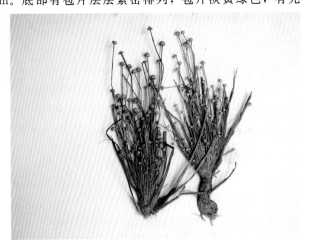

谷精草（生药）

毛谷精草花序中分离得到（R）Isemixanthomegnin、决明内酯-9-O-β-D-葡萄糖苷、（-）-semivioxanthin-9-O-β-D-glucopyranoside、4-酮基松脂酚、β-胡萝卜苷、3,3'-二羟基-4,4'-二甲氧基联苯。

【药理作用】

1. 抗菌作用：谷精草水提取液对金黄色葡萄球菌、链球菌、巴氏杆菌、沙门氏菌、大肠杆菌、合轴马拉色菌和糠秕马拉色菌等病原微生物都有较强的抗菌作用。

2. 抗氧化作用：谷精草水提物和醇提物均具有较强的抗氧化活性，在相对低质量浓度下醇提物的抗氧化作用比水提物强。谷精草中的黄酮类化合物具有清除羟基自由基的抗氧化作用，且其清除作用随黄酮浓度的增加而增强。

3. 降糖作用：多酚类化合物具有显著的 α-葡萄糖苷酶抑制活性。

4. 其他作用：谷精草总黄酮具有较强的抑制亚硝化反应的活性。谷精草乙醇提取物对 6-羟基多巴胺（6-OHDA）诱导的 PC12 细胞损伤具有保护作用，能减少 6-OHDA 引起的细胞凋亡，并且可以抑制 6-OH-DA 在斑马鱼上引起的多巴胺神经元减少。

【医疗用途】

药性归经：味辛、甘，性平。入肝、肺经。

功能：疏散风热，明目退翳。

主治：风热目赤，肿痛羞明，眼生翳膜，风热头痛。

用法用量：内服：煎汤，5～10g。

使用注意：忌铁，血虚病目者禁用。

附方：

1. 治风热目翳，或夜晚视物不清：谷精草一至二两，鸭肝1～2个（如无鸭肝用白豆腐）。酌加开水炖1小时，饭后服，日一次。

2. 治目中翳膜：谷精草、防风各等份。为末，米饮服之。

3. 治小儿痘疹眼中生翳：谷精草一两，生蛤粉五分，黑豆皮二钱，加白芍三钱（酒微炒）。上为细末，用猪肝一叶，以竹刀批作片子，掺药末在内，以草绳缚定，磁器内慢火煮熟，令儿食之，不拘时，连汁服，服至一、二月。

【资源评述】该科在我国仅分布谷精草属1属，约34种，除西北地区外，各地都有分布，其中13种为我国特有。《本草纲目》和《本草拾遗》等传统药物典籍都有关于谷精草的记载，记载其具有清热祛风、清肝明目、利尿镇痛的作用。2010年版《中国药典》规定以谷精草 *Eriocaulon buergerianum* Koem. 植物的干燥带花茎的头状花序。而在民间，作为药用的谷精草属植物有谷精草、赛谷精草 *Eriocaulon sieboldianum*、华南谷精草 *Eriocaulon sexangulare*、毛谷精草 *Eriocaulon austral* R. Br. 和宽叶谷精草 *Eriocaulon robilstlum* 等多种。多数谷精草属植物具有一定的药用价值。

【参考文献】

[1] 范艳华. 谷精草化学成分及其抗肿瘤活性的研究 [D]. 沈阳药科大学，2014.

[2] 周文丽，颜晓波，严洲萍. 谷精草研究 [J]. 医学信息（上旬刊），2011，24（4）：2490-2491.

[3] 袁建梅，耿明江，汪应灵，等. 谷精草提取物中多酚含量的测定 [J]. 光谱实验室，2012，29（1）：327-330.

[4] 徐巧林，何春梅，王洪峰，等. 毛谷精草花序的化学成分研究 [J]. 中药材，2014，37（6）：992-995.

[5] 李向勇，粟玉刚，陈小军，等. 谷精草有效成分分析及体外抗菌活性测定 [J]. 草业与畜牧，2009，162（5）：10-12.

[6] 严洲平，王清玲，颜晓波，等. 中药谷精草对合轴马拉色菌和糠秕马拉色菌的敏感性检测研究 [J]. 中国中西医结合皮肤性病学杂志，2011，10（1）：28-29.

[7] 黄挺章，郭圣奇，齐梁煜，等. 谷精草提取物的抗氧化活性考察 [J]. 中国实验方剂学杂志，2015，21（10）：13-15.

[8] 袁建梅，尚学芳，汪应灵，等. 谷精草总黄酮提取及对羟自由基清除作用研究 [J]. 时珍国医国药，2010，21（4）：894-895.

[9] 朱海燕，叶冠. 谷精草抑制 α-葡萄糖苷酶活性成分研究 [J]. 天然产物研究与开发，2010，22（1）：60-62.

[10] 王庆，薛天乐，叶敏. 谷精草总黄酮抑制亚硝化反应活性研究 [J]. 长江大学学报（自科版），2016，13（12）：82-84.

天　麻

Tianma

【别名】赤箭、离母、鬼督邮、神草、独摇芝、赤箭脂、定风草、合离草、独摇、自动草。

【来源】为兰科植物天麻 *Gastrodia elata* Bl. 的干燥块茎。

【植物形态】多年生寄生草本，高 60～100cm。全株不含叶绿素。块茎肥厚，肉质，长圆形，长约10cm，径 3～4.5cm，有不甚明显的环节。茎圆柱形，黄赤色。叶呈鳞片状，膜质，长 1～2cm，具细脉，下部短鞘状抱茎。总状花序顶生，长 10～30cm，花黄赤色；花梗短，长 2～3mm；苞片膜质，狭披针形或线状长椭圆形，长约 1cm；花被管歪壶状，口部斜形，基部下侧稍膨大，先端5裂，裂片小，三角形；唇瓣高于花被管 2/3，具 3 裂片，中央裂片较大，其基部在花被管内呈短柄状；合蕊柱长 5～6mm，先端具 2 个小的附属物；子房倒卵形，子房柄扭转。蒴果长圆形至长圆状倒卵形，长约 15mm，具短梗。种子多而细小，呈粉尘状。花期 6～7 月，果期 7～8 月。

【生境分布】生于海拔 1200～1800m 的林下阴湿、腐殖质较厚的地方，现多人工栽培。喜凉爽、湿润环境，怕冻、怕旱、怕高温，并怕积水。宜选腐殖质丰富、疏松肥沃、土壤 pH 5.5～6.0，排水良好的砂质壤土栽培。产于城口、巫溪、开州、石柱、南川等地。分布于吉林、辽宁、河北、陕西、甘肃、安徽、河南、湖北、重庆、四川、贵州、云南、西藏等地。

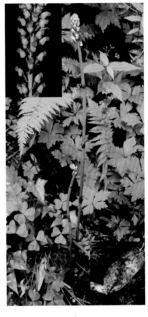

天麻

【采集加工】立冬至次年清明前采挖，收获时先取菌材，后取天麻、箭麻作药，白麻和米麻作种。收获后，趁鲜洗净，按大小分级，蒸透，压扁，晒干。

天麻传统润软切片法有时间长、粘刀等缺点，改用"烘软法"结果比较理想。即大小分档，洗净后捞入筐内滤干水分，在70℃（±5℃）恒温下烘烤0.5～1小时，趁软时切片。此法生产周期短，无粘刀或粘连现象，片面光滑，损耗率仅为3%以下。

【药材鉴别】

性状鉴别：块茎呈长椭圆形，扁缩而稍弯曲，长5～12cm，宽2～6cm，厚0.5～3cm。表面黄白色至黄棕色，微透明，有纵皱纹及沟纹，并具由点状斑痕组成的环纹。顶端有红棕色芽苞（冬麻，俗称鹦哥嘴），或残留茎基或茎痕（春麻）；底部有圆脐形疤痕。质坚硬，不易折断，断面平坦，角质样，黄白色或淡棕色，有光泽，有的内心有裂隙。气特异，味甘，微辛。

以质地坚实、沉重，有鹦哥嘴，断面明亮，无空心者（冬麻）为佳。

【化学成分】天麻中含量较高的主要成分是天麻苷，也称天麻素，其化学组成为对-羟甲基苯-β-D-吡喃葡萄糖苷；另含天麻醚苷，其化学组成为双-(4-羟苄基)-醚-单-β-D-吡喃葡萄糖苷。又含对-羟基苯甲醇、对羟基苯甲醛、4-羟苄基甲醚、4-(4′-羟苄氧基)苄基甲醚、双（4-羟苄基）醚、三[4-(β-D-吡喃葡萄糖氧基)苄基]枸橼酸酯。又含香草醇、枸橼酸、枸橼酸甲酯、琥珀酸、棕榈酸、β-谷甾醇、胡萝卜苷、蔗糖。初生球茎含有一种抗真菌蛋白以及几丁质酶、β-1,3-葡聚糖酶。还含具增强免疫作用的天麻多糖以及多种微量元素，其中以铁的含量最高，F、Mn、Zn、Sr、I、Cu次之。

从新鲜天麻中分离得到酚性成分：天麻苷、对羟基苯甲醇、对羟基苯甲醛、3,4-二羟基苯甲醛、4,4′-二羟基二苯甲烷、对-羟苄基乙醚、4,4′-二羟基二苄醚、4-乙氧甲基苯基-4′-羟苯苄醚、三[4-(β-D-吡喃葡萄糖氧基)苄基]柠檬酸酯、对-乙氧甲基苯酚、4-羟基-3-(4-羟基苄基)苯甲醛、2-(4-羟基苄基-)4-(甲氧

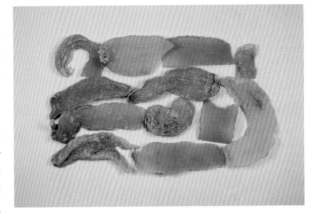

天麻（饮片）

基甲基)苯酚、2-[4-羟基-3-(4-羟基苄基)苄基]-4-(甲氧基甲基)苯酚、2-4-羟基-3-(4-羟基苄基)苄基-4-(4-羟基苄基)苯酚、4,4′-亚甲基双[2-(4-羟基苄基)苯酚]等。

多糖类：GE-Ⅰ、GE-Ⅱ、GE-Ⅲ、WGEW、AGEW、GBP-Ⅰ、GBP-Ⅱ、WPGB-A-H、WPGB-A-L、GEPⅠ、GEPⅡ、GEPⅢ、1→6键接支链的α-(1→4)-D-葡聚糖、GPSa、GBⅡ等。

其他成分：天麻羟胺、L-焦谷氨酸、柠檬酸双甲酯、对羟基苯甲酸、对羟苄基甲醚、巴利森苷、4-（甲基亚磺酰甲基）苯酚、邻苯二甲酸二丁酯、邻苯二甲酸二辛酯、4,4′-二羟基二苯基甲烷、克罗酰胺、4-羟基-3-(4-羟基苄基)苄基甲醚、4-(甲氧甲基)苯基-Ⅰ-O-β-D-吡喃葡萄糖苷、4-羟基-3-(4-羟基苄基)苯甲醛、4-(4-羟基苄基)-2-甲氧基苯酚、4,4′-亚甲基双(2-甲氧基苯酚)、L-苯基乳酸、3-甲氧基-4-羟基苄基乙醚。

【药理作用】

1. 抗惊厥作用：天麻素可以调控小鼠体内戊四氮的含量，戊四氮能够导致小鼠产生惊厥，因此天麻素对小鼠起到一定的保护作用，可以延长惊厥的潜伏期。此外，也可对家兔的癫痫产生一定的影响。

2. 延缓衰老作用：天麻多糖可以调节小鼠体内抗氧化酶活性、促进衰老小鼠神经元恢复、提高小鼠记忆力，改善CAT和SOD的活性，降低MDA的含量，清除体内过多的自由基，从而起到延缓衰老的作用。

3. 改善学习记忆作用：天麻和天麻甲醇提取物可缩短东莨菪碱引起的小鼠避暗潜伏期，改善东莨菪碱引起的学习记忆损伤，天麻素可使VD（血管性痴呆）大鼠学习记忆能力明显提高，海马p53免疫阳性神经元明显减少。天麻酚类成分对脑缺血大鼠海马NO损伤有保护作用。

4. 对神经保护作用：天麻甲醇提取物可以保护红藻氨酸所致的小鼠神经细胞损伤，减轻惊厥程度，保

种子植物

护沙鼠短暂局部缺血引起的海马神经细胞损伤，保护缺血清大鼠的嗜铬细胞瘤 PC12 凋亡；天麻素可抑制兴奋性氨基酸诱导的细胞死亡和凋亡，具有清除自由基的能力，对神经元具有保护作用。

5. 对心血管的作用：天麻素可促使 BMEC（微血管内皮细胞）产生 NO，提高内皮细胞的活性及生存率，维持内环境的稳定，减轻缺氧、缺血对脑组织的损伤。在缺氧缺血早期，NO 具有保护作用，后期有毒性作用。天麻素还可以增加脑血流量，降低血管阻力，增加动脉中血流惯性，以及中央和外周动脉的顺应性等作用，对人体的心血管系统起到很好的保护作用。

6. 降血压的作用：天麻多糖可以有效降低小鼠的舒张压和收缩压。无论是经静脉给药，还是经消化道吸收给药，当天麻素达到一定剂量时，均能表现出降压的作用。

7. 对免疫功能的作用：天麻可提高小鼠血清中溶菌酶含量和溶血素水平，增加脾指数和增加 ConA 诱导的体外脾淋巴细胞增殖反应。天麻多糖可显著增强小鼠血清溶血素和溶血空斑形成，提高 T 淋巴细胞数，促进对异体皮肤的排斥作用，增加小鼠的胸腺重量，增强腹腔吞噬细胞的吞噬功能。

8. 镇痛、镇静作用：天麻能够延长小鼠的睡眠持续时间和减少小鼠扭体次数，天麻制剂可明显提高热板法镇痛实验痛阈值，对小鼠具有明显的镇痛作用，同时其镇痛的作用效果与天麻的剂量有关。剂量越大，其镇痛效果越显著。天麻素能够影响小鼠体内的巴比妥钠的含量，从而影响小鼠的睡眠，还能减少小鼠的自主活动，提高小鼠抗缺氧能力，有一定镇静作用。

9. 其他作用：天麻还具有一定的抗免疫和抗炎作用，并且对肠道有兴奋作用。天麻对羟基苯甲醇具有显著的抑制实验性脑血栓形成作用及抗炎作用，其抗炎作用与抑制花生四烯酸环氧合酶代谢途径有关。天麻提取物腹腔注射给药具有显著的催眠作用，其活性成分以含有的腺苷为主。

【医疗用途】

药性归经：味甘，性平。归肝经。

功能：息风止痉，平抑肝阳，祛风通络。

主治：小儿惊风，癫痫，破伤风，眩晕，头痛，手足不遂，肢麻，风湿痹痛。

用法用量：内服：煎汤，3～10g；或入丸、散，研末吞服，每次 1～1.5g。

使用注意：气血虚甚者慎服。

附方：

1. 治中急风：天麻、天竺黄、天南星、干蝎（并生用）各等份。上四味，捣罗为散。每服 2.5g，温酒调下，小儿减半。

2. 治破伤风，牙关紧急，腰背反强：天南星、防风、白芷、天麻、羌活、白附子各等份。上为末。每服 6g，热酒调服，也可敷患处。

3. 治肝阳偏亢，肝风上扰，头痛，眩晕，失眠：天麻10g，钩藤（后下）、川牛膝各12g，石决明（先煎）18g，山栀、黄芩、杜仲、益母草、桑寄生、夜交藤、朱茯神各10g。水煎服。

4. 治高血压：天麻5g，杜仲、野菊花各10g，川芎9g。水煎服。

5. 治腰脚疼痛：天麻、细辛、半夏各100g。上用绢袋2个，各盛药150g，煮熟。交互熨痛处，汗出则愈。

6. 治风湿麻木瘫痪：天麻、扭子七各30g，羌活、独活各5g。白酒（40度）500ml，浸泡7天。早晚适量服用。

【资源评述】天麻原名赤箭，首载于《神农本草经》，列为上品。《本草别说》云："今医家见用天麻即是赤箭根……赤箭用苗，有自表入里之功；天麻用根，有自内达外之理。"可见，天麻与现今所用一致，但今不用地上部分。

天麻属在我国已被确认的有 13 个种。只有天麻这一个种被列入《中国药典》。天麻在我国普遍种植，分布较广，在种内产生了许多变型。研究人员根据不同的表型，将天麻分为 5 个变型，即红天麻（*G. elata* Bl. f. *elata*）：茎橙红色，块茎长圆柱形或哑铃形，分布长江流域和黄河流域海拔 500～1500m 山区；乌天麻（*G. elata* Bl. f. *glauca* S. Chow）：茎淡蓝绿色，花淡蓝绿色至白色，分布东北到西南诸省海拔 1500m 高山区；绿天麻（*G. elata* Bl. f. *viridis* Mak）：茎灰棕色，带白色纵条纹，花蓝绿，产于西南及东北各省，常与乌天麻混生；黄天麻（*G. elata* Bl. f. *flavida* S. Chow）：茎淡黄色，花幼时淡黄绿色，成熟时黄色，主产于云南东北部；松天麻（*G. elata* Bl. f. *alba* S. Chow）：茎黄白色，花白色或黄色，云南东北部。在相同产地、不同天麻变型中的多糖含量不同，其中红天麻的多糖含量显著高于其他3种天麻变型，而在不同产地、同一天麻变型中，云南昭通红天麻的多糖含量远高于陕西宁强和湖北宜昌的红天麻，这说明昭通红天麻具有优良的内在品质。

天麻是高度进化的兰科异养植物，在其整个生活史中需要与两种真菌共生，才能完成生长发育。由于天麻种子非常细小，只有胚，而无胚乳，故种子萌发需要小菇属（*Mycena*）一类真菌为其提供营养，种子萌发后形成的原球茎又需要另一种真菌——蜜环菌（*Armillaria mellea* Vahl. Frouel）的侵入为其提供营养，才能完成由种子到米麻、白麻以及箭麻的整个生长发育过程。

天麻为临床上常用的药物，多用于眩晕症、风湿疼痛等。现已开发有多种以天麻为主的中成药，如天麻片、天麻丸、天麻首乌片、天麻蜂王精等。天麻也用作食品、化妆品原料。近年又从天麻块茎中发现天麻抗真菌蛋白（Gastrodianin），体外对腐生性真菌有较强抑制作用，在通过转基因方式培育抗病植物新品种方面具有潜在应用价值。

由于天麻既可药用也可作保健品，其需求量不断增加，现栽培产量极大。但由于栽培方法不尽相同，其品质也有差异，还有待进行规范研究，以提高质量的稳定性。

【参考文献】

[1] 李云，王志伟，刘大会，等．天麻化学成分研究进展［J］．山东科学，2016，29（4）：24-29.

[2] 杜伟锋，陈琳，丛晓东，等．天麻化学成分及质量控制研究进展［J］．中成药，2011，33（10）：1785-1787.

[3] 王亚威，何明珍，王琦，等．天麻化学成分研究［J］．中草药，2013，44（21）：2974-2976.

[4] 段小花，李资磊，杨大松，等．昭通产天麻化学成分研究［J］．中药材，2013，36（10）：1608-1611.

[5] 王亚男，林生，陈明华，等．天麻水提取物的化学成分研究［J］．中国中药杂志，2012，37（12）：1775-1781.

[6] 孟姝．天麻的药理作用研究进展［J］．临床合理用药杂志，2010，3（6）：119-120.

[7] 洪全，陈淼，李雪萍．天麻药理研究进展［J］．中国实用医药，2010，5（11）：249-250.

[8] 谢淼，邵明莎，翟庆超，等．天麻中巴利森苷类成分研究进展［J］．广东化工，2016，43（22）：93-95.

[9] 段小花，代蓉，李秀芳，等．天麻酚类成分对脑缺血模型大鼠海马一氧化氮和一氧化氮合酶的影响［J］．中华老年心脑血管病杂志，2011，13（7）：653-655.

[10] 周慧君．天麻有效成分的药理作用与临床应用研究进展［J］．中医临床研究，2016，8（22）：56-58.

[11] 孙楠楠，杨传华，郭金昊，等．天麻及其有效成分治疗心血管疾病研究进展［J］．山西中医，2017，33（5）：57-58.

[12] 李艳，蒋石，郭营营，等．天麻成分对羟基苯甲醇抗实验性脑血栓形成及抗炎作用研究［J］．昆明医科大学学报，2015，36（1）：28-31.

[13] 何芳雁，吴盛友，韩春妮，等．天麻催眠作用活性成分的研究［J］．云南中医中药杂志，2013，34（9）：66-68.

[14] 王锐，熊汝琴．4种天麻变型多糖的提取及含量测定［J］．天津农业科学，2017，23（2）：12-15.

种子植物

矿 物 类

朴 硝
Puxiao

【别名】皮消。

【来源】为硫酸盐类芒硝族矿物芒硝 Mirabilite 或人工制品芒硝的粗制品。

【矿物形态】晶体结构属单斜晶系。晶体呈短柱状或针状，有时为板条状或似水晶的假六方棱柱状。集合体通常为致密或疏松的块体，或呈皮壳、被膜或盐华。无色透明，多为白色及带浅黄、灰白或绿、蓝等色调，含有机质者发黑。条痕白色。半透明至近透明，新鲜断面玻璃光泽，风化面无光泽；致密集合体表面不平呈蜡状、油脂状光泽。一组解理完全。断口贝壳状。硬度 1.5～2。性脆，易碎为粉末状。纯者相对密度 1.49；失水者密度增大。味凉而微带苦咸。极易溶于水。在干、热条件下风化失水转化为白色粉末状无水芒硝。强烧之火焰为黄色钠盐，经常含共存矿物组分，主要为钙、镁、钾的硫酸、硝酸盐及卤化物（如石膏、钙芒硝、泻利盐、石盐、钠硝石）以及黏土矿物等。

【生境分布】多产于海边碱土地区、矿泉、盐场附近较潮湿的山洞中。产于南岸等地。分布于内蒙古、河北、天津、山西、陕西、青海、新疆、山东、江苏、安徽、河南、湖北、福建、四川、贵州、云南等地。

【采集加工】收集天然产芒硝，加热水溶解，过滤，滤液冷却，取初次析出的结晶；现多用天然硫酸钠，加热水溶解后过滤，滤液放冷后析出的结晶作朴消用。

【药材鉴别】

性状鉴别：本品呈小块片粒状，灰白色或灰黄色，略透明，在阳光下可见多量灰屑等杂质。易结块、潮解。质脆，易碎裂。气微，味苦咸。

【化学成分】主要为含水硫酸钠（$Na_2SO_4 \cdot 10H_2O$），另含微量 NaCl 及 Ca、Mg、K 等无机元素。

【药理作用】芒硝热敷袋热敷可促进重症急性胰腺炎患者的肠道功能恢复，降低血清 CRP、IL-1、IL-6及 TNF 浓度，降低腹腔内高压的发生率并缩短住院时间。经皮芒硝超声药物导入法对急性胰腺炎大鼠模型的疗效明显优于单一传统给药疗法。

【医疗用途】

药性归经：味苦、咸，性寒。归胃、大肠经。

功能：泻下软坚，泻热解毒，消肿散结。

主治：实热积滞，腹胀便秘，目赤肿痛，喉痹，痈疮肿毒，乳痈肿痛，痔疮肿痛，停痰积聚，妇人瘀血腹痛。

用法用量：外用：适量，研末吹喉或水化调敷、点眼、调搽、熏洗。一般不供内服；内服都用其精制品芒硝或玄明粉。

使用注意：脾胃虚寒及孕妇禁服。

附方：

1. 治小儿赤眼：黄连 0.6g，朴硝（令干）0.3g。上二味，以妇人奶汁浸之，点眼。

2. 治咽喉肿痛：朴硝 200g，甘草末 50g。研匀，每用 1.5g，干掺口中。如肿甚者，用竹筒子吹入喉内。

3. 治疮疡掀肿作痛：大黄 75g，白及 50g，朴硝 100g。上为末，用井水调搽，如干，再搽。

【资源评述】朴硝入药首载于《神农本草经》，列为上品，古代常与硝石混同，至南北朝时才逐渐分清（参见"硝石"条）。陶弘景在《本草经集注》中云："今出益州北部故汶山郡（今四川茂汶）……"《开宝本草》云："今出益州。彼人采之，以水淋取汁，煎炼而成朴消也……朴者即未化之义也。以其芒硝、英硝皆从此生，故为消石朴也。"以上说明朴消是初炼所得的粗制品。《本草纲目》又进一步对朴消及其制品做出区分："（朴硝）生于盐卤之地，状似末盐，凡牛马诸皮须此治熟，故今俗有盐消、皮消之称。煎炼入盆，凝结在下粗朴者为朴硝，在上有芒者为芒硝，有牙者，为马牙硝……硝有三品，生西蜀者，俗呼川硝，最胜。生河东（今山西）者，俗呼盐硝，次之。生河北（今河北及山东河南黄河以北地）、青、齐（今山东）者，俗呼土硝"朴硝属天然芒硝的粗制品或精炼芒硝时之滓底。古时以四川西部所的朴硝为好，原矿物组分不同或炼制方法不同，其纯度、杂质种类及数量比均有差异。现在朴硝则多为外用，不作内服用。

【参考文献】

[1] 赵艳梅，菅志远，王好，等. 芒硝热敷袋腹部热敷在重症急性胰腺炎治疗中的应用价值 [J]. 中华现代护理杂志，2016，22（25）：3636-3640.

[2] 金佳佳，陈建华，杨伟刚. 经皮芒硝超声导入对急性胰腺炎大鼠模型的实验研究 [J]. 中国中医急症，2016，25（8）：1471-1473.

芒 硝
Mangxiao

【别名】 马牙消、英消、盆消。

【来源】 为硫酸盐类芒硝族矿物芒硝 Mirabilite 的提纯品。

【矿物形态】 见"朴硝"项下。

【采集加工】 全年均可提炼，以秋、冬两季为好，因气温低，容易结晶。加工方法：取天然产芒硝加水溶解，放置，使杂质沉淀，过滤，滤液加热浓缩，放冷后即析出结晶，取出晾干。如结晶不纯，可重复处理，至得洁净的芒硝结晶即可。

取萝卜洗净切片，置锅内加水煮透后，加入芒硝共煮，至全部溶解，取出，滤去杂质及萝卜片，滤液置适宜容器内，放冷后芒硝逐渐析出，捞出晶体，余汁经浓缩，放冷再结晶，捞出晾干。每100kg芒硝，用萝卜20kg，水200～300L。与萝卜共煮后，可缓和芒硝咸、寒之性，增强其消导降气之功。

贮干燥容器内，密闭，置通风干燥处，防潮；应在30℃以下保存。

【药材鉴别】

性状鉴别：本品为针状、粒状集合体，呈棱柱状、不规则块片状或颗粒状。无色透明或类白色，具玻璃样光泽。露置空气中表面渐风化成一层白色粉末（无水芒硝）。体轻，质脆易碎，断面不整齐。极易溶于水，并能溶于甘油。味咸微苦、凉。

以条块状结晶、无色、透明者为佳。

【化学成分】 芒硝主要含含水硫酸钠（$Na_2SO_4 \cdot 10H_2O$），尚含有食盐、硫酸钙和硫酸镁等杂质。芒硝在大气中易失去水，故表面常呈白粉状；此种风化的芒硝，其硫酸钠含率可超过44.1%。

【药理作用】

1. 泻下作用：芒硝可显著增加小肠水分含量，稀释粪便，促进泻下。芒硝呈高渗状态，其晶体渗透压明显高于人体组织渗透压，可使组织水分渗出体外，从而减轻肿胀，改善局部血液循环，有利于水肿消退。

2. 其他作用：芒硝主要成分是硫酸钠，外敷时可促使组织水分向体外渗出，从而大量摄取组织内渗出液，具有吸湿性。此外芒硝外敷时能吸收大量热能，降低局部皮肤温度，可用于局部物理降温。

【医疗用途】

药性归经：味咸、苦，性寒。归胃、大肠经。

功能：泻下通便，润燥软坚，清火消肿。

主治：胃肠道实热积滞，大便秘结，腹满胀痛，肠痈肿痛，乳痈，痔疮肿毒。

用法用量：内服：水煎，6～12g，一般不入久煎，待汤剂煎得后，溶入汤液中服用；或研末，用药汁、开水冲服；或入丸剂。外用：适量，研末敷。

使用注意：孕妇慎用；不宜与硫黄、三棱同用。

矿物类

附方：

1. 治消化不良，痞膈：马牙消 50g（后之），吴茱萸（陈者）半升。先煎吴萸汁，再下朴消。乘热服。

2. 治漆性皮炎：取芒硝 20～100g 放入容器内，以适量开水冲搅溶化，用干净毛巾浸湿熏洗患部，每日3～4次。

【资源评述】芒消入药始载于《名医别录》，云："生于朴消。"《雷公炮炙论》云："芒消是朴消中炼出，形似麦芒者。"但由于古代消石与朴消有混同现象，且消石一名芒消，从而导致了文献记载的混乱。《名医别录》另立的芒消即是朴消的炼制品，为精制硫酸钠结晶，与消石之异名芒消，不是同一物质。由于天然产出的硝石（硝酸钾）很少完好晶形，且多为霜华，个体似针状，经过炼制、重结晶，亦可是芒状晶体。今芒消市售品均属人工制硫酸钠质芒硝，或来自矿物芒硝制品，或来自卤水加工品，来源（产区）不同，炼制方法不同，所含杂质亦有差异，一般仍含微量钙盐、镁盐、钾盐或钠盐。

今市售玄明粉为芒硝经风化干燥制得。于冬季干冷天气，取提净的芒硝放在竹匾内或用纸包裹，露置通风干燥处，令其风化，使水分消失，成为白色粉末即得。风化时气温不宜高于 32℃，否则会溶于本身结晶水中，使芒硝液化而得不到玄明粉。此法所得玄明粉，常因风化不完全而残留一部分水分。又法：将芒硝放入瓷盆（忌用铁锅）内，再将盆放在水锅上加热，使结晶熔化，然后水分逐渐散失，而留存白色粉末。水分消失较上法彻底。本品按干燥品计算，含硫酸钠（Na_2SO_4）不得少于 99.0%。

芒硝主产于河北正定、献县，天津；山东（梁山、胶东）、河南（兰考、民权）、江苏（泗阳、盐城、东台）、安徽（阜阳）、山西（介县、运城）等海边地或盐场附近。全国各地均销。

临床报道，芒消用于纤维结肠镜检查前清洁结肠，治疗外科感染，治疗急性乳腺炎，治疗阑尾周围脓肿，退乳，对冻疮等疾病有较好的疗效。

【参考文献】

李庆云，张素峰，高华. 芒硝临床应用近况［J］. 天津药学，2012，24（2）：71-73.

滑 石
Hua shi

【别名】臂石、液石、共石、脱石、番石、夕冷、脆石、留石、画石、活石。

【来源】为硅酸盐类滑石族矿物滑石 Talcum。

【矿物形态】晶体结构属单斜晶系。通常为鳞片状和粒状的致密块体。全体呈白色、蛋青色、淡黄色而均匀，半透明至不透明，具珍珠样光泽，性柔，硬度1，断面显层状。相对密度 2.7～2.8。手摸之有光滑感，用指甲即可刮下粉末，粉末为鳞片状。无臭，无味，口尝之有微凉感。

【生境分布】系由热水溶液和岩石中的镁和硅化合而成。产于变质的超基性，含铁、镁很高的硅酸盐岩石和白云质石灰岩中。重庆江津有产，分布于辽宁、山西、陕西、山东、江苏、江西、浙江等省。

【采集加工】开采后，去净泥土、杂石即可。取原药材，除去杂质，洗净，干燥，捣碎。

滑石粉：取净滑石碎块碾成细粉，或取净滑石粗粉加入多量的清水，研磨，搅拌，待粗粉粒下沉，细粉粒混悬于水中时，倾取上层混悬液，下沉部分再按上法反复操作数次，合并混悬液，静置沉淀，倾去上清液，将洗淀物晒干后再碾散。水飞石可使药物达到极细和纯净，便于内服或外用，以利水通淋，清热解暑为主。

贮干燥容器内，置干燥处，防尘。

【药材鉴别】

性状鉴别：

滑石：为致密块状、鳞片状集合体，呈不规则块状或扁块状。白色、黄白色或淡灰色至淡蓝色。半透明或不透明。具蜡样光泽，有的呈珍珠光泽。质软细腻，可于硬纸上书写，手摸之有滑润感。无吸湿性，置水中不崩散。气微，味淡，具微凉感。以整洁、色白、滑润、无杂石者为佳。

滑石粉：为微细、无砂性的粉末，白色或类白色。手摸具滑腻感。无臭，无味。以粉细、色白、无杂质者为佳。

【化学成分】滑石主要含水合硅酸镁［$Mg_3(SiO_4O_{10})\cdot(OH)_2$］，或 $3MgO\cdot4SiO_2\cdot H_2O$，其组成成分为

MgO 31.7%、SiO$_2$ 63.5%、H$_2$O 4.8%，通常一部分 MgO 被 FeO 所替换。此外，还常含有 Al$_2$O$_3$ 等杂质。

【医疗用途】

药性归经：味甘、淡，性寒。归膀胱、肺、胃经。

功能：利水通淋，清热解暑，收湿敛疮。

主治：热淋，石淋，尿淋涩痛，暑湿烦渴，湿热水泻，湿疹，湿疮，痱子。

用法用量：内服：水煎，10～20g；先煎，包煎；或入丸、散。外用：适量，研末撒；或调敷。

使用注意：脾胃虚弱，或热病津伤，或肾虚滑精者均禁服。孕妇慎服。

附方：

1. 治产后热淋：滑石（冲服）57.5g，通草、车前子、冬葵子各 50g。水煎服。

2. 治小便不利：滑石 50g，甜葶苈（隔纸炒令紫色）50g。上 2 味，捣细罗为散，每服不计时候，以温水调下 6g，频服，以通为度。

3. 治天泡湿热等疮：滑石、粉甘草各等份。为末，搽敷。或加绿豆末，以治湿热肥疮。

4. 治妇人面上粉刺：滑石 25g，黄蜡 3g，巴豆 5 个。上各为细末，每用少许，如常法洗面。

【资源评述】滑石始载于《神农本草经》，列为上品。《新修本草》曰："……此石所在皆有，岭南始安（今广西桂林）出者，白如凝脂，极软滑，其出掖县（今山东莱州市）者，理粗质青白黑点，惟可为器，不堪入药。齐州南山神通寺南谷亦大有，色青白不佳，至于滑腻犹胜掖县者。"《本草图经》引《南越志》云："骨城县出营石，骨石即滑石也……莱、濠州（莱州在今山东、濠州在今安徽）出者理粗质青，有白黑点，亦谓之斑石。二种皆可作器用，甚精好。"根据性黏可为器，所用的滑石原矿物很可能是一种黏土。但据《雷公炮炙论》所载"其白滑石如方解石""画石上有白腻文者，真也"等性质，又可认为当时有的地区亦用硅酸盐类矿物滑石。

黏土滑石与硅酸盐类滑石混用的状况一直沿袭至今，江南多用黏土质滑石，习称"软滑石"；江北多用硅酸盐类滑石，习称"硬滑石""活石"。《中国药典》确定硅酸盐类矿物滑石为滑石的正品，黏土质滑石可作为地区习惯用药。日本所用的滑石则为天然水合硅酸铝及二氧化硅。通过 X 射线粉末衍射分析中日两国滑石基原发现，日本市售商品基原为石英、埃洛石及正长石，中国四川所用为软滑石，质量佳，中国其他地方所用均为硬滑石，以辽宁大石桥所产为佳。

我国是世界最大的滑石生产国，占世界总产量的 28.6%，矿源及产品主要分布于桂、辽、鲁 3 大主产区。自然界的滑石可分为块滑石和软滑石（高纯度滑石）、绿泥石滑石（伴生较多的绿泥石）、黑滑石（含碳质）、透闪石滑石（伴生透闪石，常含闪石类石棉）和混合型滑石（成分复杂，常伴生透闪石石棉和蛇纹石石棉）。块滑石和软滑石是我国桂、辽、鲁 3 大滑石主产区主导产品，也是药用滑石粉的主要原料。滑石所伴生石棉有致癌性，不得作医药及化妆品应用。

滑石多作外用药，近年来，有报道滑石用于治疗胸膜粘连及恶性胸腔积液，获得较好的效果。在医药工业中作为药用辅料，广泛应用于片剂制粒、包衣及散剂和扑粉等。

石 膏

Shigao

【别名】细石、细理石、软石膏、寒水石、白虎、玉大石、冰石。

【来源】为硫酸盐类石膏族矿物石膏 Gypsum。

【矿物形态】晶体结构属单斜晶系。完好晶体呈板块状、柱状，并常呈燕尾状双晶。集合体呈块状、片状、纤维状或粉末状。无色透明、白色半透明，或因含杂质而染成灰白、浅红、浅黄色等。玻璃光泽，解理面呈珍珠光泽，纤维状集合体呈绢丝光泽。硬度 1.5～2，用指甲划即可得到划痕。相对密度 2.3～2.37。解理薄片具挠性。纤维状集合体石膏称纤维石膏，此种石膏在目前多选作药用石膏。无色透明的晶体习称透明石膏，雪白色细晶粒状块体者习称雪花石膏。

【生境分布】石膏主要由化学沉积作用形成，如在气候干燥地区的内海或湖盆地。由于水分大量蒸发，卤水浓度较高，最先从溶液中沉淀出硬石膏，随着卤水浓度继续增加（或超过 42℃时）再沉淀出石膏，而后沉淀盐岩等，故石膏常与硬石膏、盐岩等矿物共生。也可由硬石膏水化而成，硬石膏层在近地表部分，由于外部压力减低，受地表水作用，而转变为石膏（$CaSO_4 + H_2O \longrightarrow CaSO_4 \cdot 2H_2O$）。

全国多数地区都有石膏矿藏分布，如内蒙古、山西、陕西、宁夏、甘肃、青海、新疆、山东、安徽、河南、湖北、四川、贵州、云南、西藏等地。产于奉节、南岸、北碚、江津、云阳。

【采集加工】 一般于冬季采挖，去净泥土及杂石。煅石膏：取净石膏块或粗粉，置无烟炉火或适宜的耐火容器中，用武火加热，煅烧至红透，酥脆时取出，凉后碾细。煅后增强收敛生肌的作用，多外用。

贮干燥容器内，置通风干燥处，防尘。

【药材鉴别】

性状鉴别： 本品为纤维状集合体。呈长块状、板块状或不规则块状。白色、灰白色或淡黄色；条痕白色；有的半透明。上下两面较平坦，无纹理及光泽；纵面通常呈纵向纤维状纹理，具绢丝样光泽。体重，质软，指甲可刻划成痕。气微，味淡。

以块大、色白、纵面纤维状、有光泽、质松、无杂石者为佳。

【化学成分】 石膏主要成分为含水硫酸钙（$CaSO_4 \cdot 2H_2O$），其中 Ca 32.57％、SO_3 46.50％、H_2O 20.93％，尚夹有砂粒、黏土、有机物、硫化物等杂质。据北京医学院（现北京大学医学部）药学系分析，除硫酸钙外，尚夹杂有微量的 Fe^{2+} 及 Mg^{2+}。煅石膏为无水硫酸钙（$CaSO_4$）。

【药理作用】

1. 对发热的影响：白虎汤是清热剂的常用方，也是石膏入方剂的代表方剂之一，白虎汤对干酵母及 2,4-二硝基苯酚所致大鼠的发热有明显的退热作用，在用药 1.5 小时后发热温度可降低至最低，石膏在复方中有明显的增强退热的作用。

2. 促进肠蠕动的作用：生石膏具有明显的促进肠蠕动的作用。

3. 其他作用：用 2.5％石膏上清液代替水给大鼠自由饮用 1 个月，可使垂体、肾上腺、颌下腺、前列腺、胰腺、睾丸等器官钙含量比对照组减少，而脾脏和胸腺的钙含量则增加。静注 1ml/kg 以上时则呼吸抑制，血压下降；静注 0.2ml/kg 使股动脉血流量一时性减少，随后增加，使冠状动脉血流量减少；对兔耳郭、后肢和肠系膜血管灌流标本，0.2ml 可使血管扩张；对兔离体小肠和子宫，小剂量上清液使振幅加大，大剂量则紧张性降低，振幅减少；上清液抑制小鼠肠内容物输送；静注 1ml/kg，兔血液凝固时间轻度缩短，还能明显抑制大鼠胆汁排泄。

【医疗用途】

药性归经：味辛、甘，性大寒。归胃、肺经。

功能：清热泻火，除烦止渴。

主治：外感热病，高热烦渴，肺热喘咳、胃亢盛，牙痛。

用法用量：内服：水煎，15～60g，打碎先煎。

使用注意：凡阳虚寒证，脾胃虚弱及血虚、阴虚发热者慎用。

附方：

1. 治温病初得，其脉浮而有力，身体壮热，并治感冒初起，身不恶寒而心中发热者：生石膏100g（轧细），生粳米125g。上二味，用水 3 大碗，煎至米烂熟，约可得清汁 2 大碗。乘热尽量饮之，使周身皆汗出，病无不愈者。若阳明腑热已实，不必乘热顿饮之，徐徐温饮下，以消其热可也。

2. 治男女多年哮吼：石膏200g，猪牙皂15g（切片煅水 1 罐，将石膏煅红，入牙皂水淬之，水干为度，去皂不用），贝母（去心）50g。荞麦面不拘多少，打糊为丸如梧子大。每晚上白滚水送2g。

3. 治胃热齿浮，肾热齿蚀，肿胀疼痛：石膏50g，细辛9g。水煎含漱，其痛自瘥。

4. 治流行性腮腺炎：生石膏、黄柏各等量。研粉，用水或醋调成糊状，摊于纱布上，厚约0.5cm。敷于患处，每日 1～2 次。

【资源评述】

石膏：始载于《神农本草经》，列为中品。《名医别录》云："生齐山山谷及齐卢山、鲁蒙山，采无时。"《本草纲目》曰："石膏有软、硬二种，软石膏大块生于石中，作层如压扁米糕形，每层厚数寸，有红、白二色，红者不可服，白者洁净、细文短密如束针，正如凝成白蛤状，松软易碎，烧之白烂如粉。"据《本草纲目》记载，《新修本草》《图经本草》《本草衍义》等记载的"寒水石"实系"软石膏"。现今药用的软石膏 Gypsum Fibrosum，主产于湖北应城、河南新安、西藏昌都、安徽凤阳，四川、甘肃、新疆、贵州、云南亦产。销向全国各地，并出口。

硬石膏：又称方石、直石、土石、长石。为硫酸盐类硬石膏族矿物硬石膏 Anhydrite。为天然产不含结晶水的石膏，属斜方晶系。多呈块状或粒状集合体，偶见纤维状。颜色为白灰，或带淡紫、淡红及灰黑色等。条痕白色。透明或微透明，玻璃或脂肪样光泽。性脆。硬度 3～3.5。遇盐酸不发生气泡。主要成分是硫酸钙（$CaSO_4$）。硬石膏常与石膏、方解石混用或误用，其功效不一，应予区别。

生石膏：作为中药的常用药，用于治疗高热等症，常与知母等配伍，如白虎汤等。临床报道还可治疗外感所致高热（39℃以上）、小儿暑热泻、慢性溃疡性结肠炎、烧伤、大骨节病、麻风神经反应、抗精神病药物氯氮平所产生的流涎副反应等。此外，熟石膏则常作为骨折的固定物。

【参考文献】

［1］张志坚，陈建良，李军，等. X 射线荧光光谱法测定石膏主、次化学成分 [J]. 玻璃纤维，2015（2）：22-28.

［2］夏怡，李祥，陈建伟，等. 石膏及白虎汤清热泻火功效的实验研究 [J]. 现代中药研究与实践，2009，23（2）：48-51.

钟乳石
Zhongrushi

【别名】石钟乳。

【来源】为碳酸盐类方解石族矿物方解石的钟乳状集合体下端较细的圆柱状或管状部分（钟乳石）Stalactite。

【矿物形态】晶体结构属三方晶系。呈扁圆锥形、圆锥形及圆柱形。表面粗糙，凹凸不平。类白色，有的因含杂质而染成灰白色或浅棕黄白色等。玻璃光泽或暗淡。硬度 3，性脆。断面较平整，可见同心层状构造或放射状构造，中心有的有空心。相对密度 2.6～2.8。

【生境分布】钟乳石系含碳酸钙的水溶液，经石灰岩裂隙，从溶洞顶滴下，因水分蒸发，二氧化碳散逸，使析出的碳酸钙淀积而成，且自上向下逐渐增长，倒垂于洞顶。分布于山西、陕西、甘肃、湖北、湖南、广东、广西、四川、重庆、贵州、云南等地。各地均产。

【采收加工】石灰岩山洞中采集，除去杂石，洗净，晒干。煅钟乳石：取净钟乳石，砸成小块，置耐火容器中，用无烟武火煅烧至红透时，取出，放凉，捣成碎块或碾成细粉。醋淬钟乳石：取净钟乳石，装入罐中，置无烟武火上煅至红透，趁热倾入醋中淬透，冷后研碎。每钟乳石 100kg，用醋 25kg。

贮存于干燥容器内，置干燥处，防潮、防尘。

【药材鉴别】

性状鉴别：本品为钟乳状集合体。多呈圆锥形或圆柱形，长短粗细不一。表面白色、灰白色或棕黄色，粗糙，凹凸不平。体重，质硬，易砸碎，断面较平整，白色至浅灰白色，或略带淡棕色，对光观察具闪星状的亮光，近中心常有圆孔，圆孔周围具多数浅橙黄色同心环层，有的可见放射状纹理。气微，味微咸。以色白或灰白、圆锥形、断面具闪星状亮光者为佳。

【化学成分】主要为碳酸钙（$CaCO_3$），其中 CaO 55.93%。含微量元素 Fe、Cu、K、Zn、Mn、Cd（mg/g）分别为 795.0%、15.5×10^{-6}、0.004%、0.159%、15.5×10^{-6}、0.01×10^{-6}。其他尚含有 Mg、P、Co、Ni、Pb、Ag、Cr 等。

【医疗用途】

药性归经：味甘，性温。归肺、肾、胃经。

功能：温肺，助阳，平喘，制酸，通乳。

主治：寒痰喘咳，阳虚冷喘，腰膝冷痛，胃痛泛酸，乳汁不通。

用法用量：内服：水煎，3～9g，打碎先煎；研末，1.5～3g；或入丸、散。

使用注意：不可久服；阴虚火旺，肺热咳嗽者禁服。

附方：

1. 治寒嗽不止：钟乳粉、人参、阿胶（炒）。上三味各等份为末。用糯米饮调服。

2. 治乳汁不通：钟乳石 9g，王不留行、天花粉各 12g，漏芦、黄芪各 15g。水煎服。

矿物类

3. 治大肠冷滑不止：钟乳粉 50g，肉豆蔻（煨）25g。为末，煮枣肉丸梧子大。每服 70 丸，空腹米饮下。

【资源评述】钟乳石原名石钟乳，始载于《神农本草经》，列为上品。历代本草对其产地、产状以及形态、品质优劣等均有详细记载。与当前所用生于石灰岩洞顶向下垂、形如钟乳状冰柱的钟乳石完全相符。主产于广西、湖北、四川等地；此外，贵州、陕西、山西、云南亦产。销向全国各地。

古代本草根据钟乳石部位及形状划分为：孔公孽，又称通石、孔公石，为碳酸盐类方解石族矿物方解石的钟乳状集合体，中间稍细部分或有中空者。殷孽，为碳酸盐类方解石族矿物方解石的钟乳状集合体的附着于石上的粗大根盘。滴乳石，钟乳鹅管石，为碳酸盐类方解石族矿物方解石的细管状集合体。石花，为钟乳液滴石上散溅如花者。石床，又称乳床、逆石、石笋，为钟乳液滴下后凝积成笋状者。

【参考文献】

［1］房方，李祥，刘圣金，等．矿物中药钟乳石的 X 射线衍射 Fourier 指纹图谱［J］．光谱实验室，2013，30（5）：2586-2590．

［2］刘晨，张凌晖，高昂，等．钟乳石药学研究概况［J］．辽宁中医药大学学报，2012，（4）：83-85．

花蕊石
Huaruishi

【别名】花乳石、白云石。

【来源】为变质岩类岩石蛇纹石 Serpentine 和大理岩，蛇纹石、大理岩主要由矿物方解石形成的大理岩与蛇纹石组成。

【矿物形态】

大理岩：由方解石形成，参见"钟乳石（方解石）"项。

蛇纹石：为硅酸盐类蛇纹石族矿物。晶体结构属单斜晶系。单个晶体呈片状、针状，但罕见。常呈板状、鳞片状或为显微粒状集合体。以纤维状纹理或斑点状团块分散于方解石晶粒中。一般呈绿色，深浅不等，也有呈白色、浅黄色、灰色、蓝绿色或褐黑色者，作为药用者以黄色为准。透明至半透明。油脂状或蜡状光泽，纤维状或鳞片状者呈丝绢光泽。硬度 2.5～3.5，相对密度 2.5～3.6，抚摸之有滑感。

【生境分布】系由石灰岩经变质作用形成。产于河北、山西、陕西、江苏、浙江、河南、湖南、四川等地。在重庆分布于彭水、酉阳、奉节。

【采集加工】采挖后，敲去杂石，选取有淡黄色或黄绿色彩晕的小块作药用。煅花蕊石：取净花蕊石，砸成小块，置无烟炉火上或适宜容器内，用武火加热煅至红透取出放凉。碾碎。煅后性缓，不伤脾胃，易于粉碎和煎出，以收敛止血为主。醋淬花蕊石：取净花蕊石，装入罐中，置武火上煅至红透，趁热倾入醋中淬透，冷后研碎。每净花蕊石 100kg，用醋 25kg。经醋淬后质脆易于粉碎，增强化瘀止血、止痛的作用。

贮干燥容器内，置干燥处，防尘。醋淬花蕊石，密闭，置阴凉干燥处。

【药材鉴别】

性状鉴别：本品为粒状和致密块状的集合体，呈不规则的块状，具棱角而不锋利。白色或淡灰白色，其中夹有点状或条状的花纹（蛇纹石），呈浅绿色或淡黄色，习称"彩晕"，对光观察有闪星状光泽。体重，质硬，不易破碎。气微，味淡。

以块整齐、夹有黄绿色斑纹者为佳。

【化学成分】花蕊石主含钙、镁的碳酸盐，并混有少量铁盐、铝盐，及 Zn、Cu、Go、Ni、Cr、Cd、Pb 等元素以及少量的酸不溶物。

【药理作用】

1. 抗惊厥作用：20% 花蕊石混悬液对回苏灵诱发小鼠的惊厥有明显抗惊厥作用。

2. 凝血作用：花蕊石有止血作用，能缩短凝血时间和出血时间，减少出血量，增加外周血小板数量；花蕊石中主要成分碳酸钙煅后生成氧化钙，易于被血吸收，可增加血液中钙的含量，钙离子为促凝血剂。

【医疗用途】

药性归经：味酸、涩，性平。归肝经。

功能：化瘀，止血。

主治：吐血，衄血，便血，崩漏，产妇血晕，胞衣不下，金疮出血。

用法用量：内服：研末，3～6g。外用：适量，研末掺。

使用注意：孕妇禁服。

附方：

1. 治咯血及二便下血：花蕊石 9g（煅存性），三七 6g，血余 3g（煅存性）。共研细。分 2 次，开水送服。

2. 治诸疮出血不止，并久不生肌：花蕊石、龙骨、黄丹、没药各 15g，黄药子 22g，寒水石（煅）115g。上为末。一切金刃伤，以药敷之，绢帛扎定，止痛不作脓，干贴生肌定痛。一方有白及、乳香、轻粉。

3. 治多年障翳：花蕊石（水飞，焙）、防风、川芎、甘菊花、白附子、牛蒡子各 50g，甘草（炙）25g。为末。每服 1.5g，腊茶下。

【资源评述】花蕊石始载于宋《嘉祐本草》。《本草图经》曰："出陕州阌乡县（在河南省）。体至坚重，色如硫黄，形块有极大者，人用琢器。"《本草衍义》曰："黄石中间有淡白点，以此得花之名。"《本草纲目》引《玉册》云："花乳石，阴石也。生代州（在山西省）山谷中，有五色，可代丹砂匮药。蜀中汶山、彭县（在四川省）亦有之。"本草所载花蕊石与目前习用的花蕊石相符，即含蛇纹石的大理岩。其中晶莹的白点是由方解石组成的大理岩，黄色的花斑或花纹即是蛇纹石。主产于四川、河南、江苏、浙江等地，山西、陕西、河北亦产。销向全国各地。

花蕊石煅制后，主要为止血药，临床报道，花蕊石治疗上消化道出血、肺结核咯血、支气管咯血、氟骨症等。

【参考文献】

[1] 康琛，李曼玲，常琳，等. 花蕊石研究现状 [J]. 中国中医药信息杂志，2012，19（7）：111-112.

[2] 李慧芬. 花蕊石现代研究概况 [J]. 药学研究，2014，33（2）：103-105.

[3] 高锦飚，李祥. 花蕊石止血作用物质基础的研究 [J]. 吉林中医药，2007，27（3）：47-48.

龙 骨
Longgu

【来源】为古代哺乳动物象类、犀类、三趾马、牛类、鹿类等的骨骼化石。由磷灰石 Apatite、方解石 Calcite 以及少量黏土矿物组成。

【矿物形态】磷灰石（又名磷钙石），六方晶系隐晶质，依古代生物骨骼产出。疏松集合体中或有呈晶形小棒状的磷灰石，灰白色。略带油脂状，土状光泽或瓷状光泽。硬度大于指甲，小于小刀。

【生境分布】产于内蒙古、河北、山西、陕西、甘肃、河南、湖北、四川等地。在重庆巫山有分布。

【采集加工】挖出后，除去泥土及杂质。五花龙骨质酥脆，出土后，露置空气中极易破碎，常用毛边纸粘贴。

煅龙骨：取净龙骨，置无烟炉火上或适宜的容器内，用无烟武火加热，煅至红透，取出放凉，捣碎或碾成粉末。煅后增强收敛涩精，生肌的功能。

贮干燥容器内，置干燥处，防潮。

【药材鉴别】

性状鉴别：

龙骨（白龙骨）：呈骨骼状或不规则块状。表面白色、灰白色或黄白色至淡棕色，多较平滑，有的具纵纹裂隙或具棕色条纹与斑点。质硬，砸碎后，断面不平坦，色白或黄白，有的中空。关节处膨大，断面有蜂窝状小孔。吸湿力强，舐之吸舌。气微，味淡。

以质硬、色白、吸湿力强者为佳。

五花龙骨（五色龙骨）：呈圆筒状或不规则块状。直径 5～25cm。淡灰白色、淡黄白色或淡黄棕色，夹有蓝灰色及红棕色深浅粗细不同的花纹，偶有不具花纹者。一般表面平滑，有时外层成片剥落，不平

矿物类

坦；有裂隙。质较酥脆，破碎后，断面粗糙，可见宽窄不一的同心环纹。吸湿力强，舐之吸舌。气微，味淡。

以体较轻、质酥脆、分层、有花纹、吸湿力强者为佳。

【化学成分】 龙骨主要含有碳酸钙（$CaCO_3$）及磷酸钙[$Ca_3(PO_4)_2$]，尚含有 Fe、K、Na、Cl、SO_4^{2-} 等。

【药理作用】

1. 中枢抑制和骨骼肌松弛作用：龙骨中的 Mg^{2+} 可参与神经冲动的传递和神经肌肉应激性的维持等功能活动，使运动神经末梢乙酰胆碱释放减少，具有中枢抑制和骨骼肌松弛作用。龙骨中含有的微量 Mn 对调节中枢神经系统的功能有重要作用。龙骨水煎液能够延长自由活动大鼠的总睡眠时间，缩短戊巴比妥小鼠入睡时间并延长睡眠时间，具有镇静安神作用。龙骨可抑制小鼠惊厥反应，具有抗惊厥作用。

2. 调节机体免疫作用：龙骨不仅能够增加小鼠免疫器官胸腺和脾脏的相对重量，还能明显增强小鼠单核巨噬细胞对血清碳粒的吞噬能力，提高免疫力，加速损伤组织的修复过程。

3. 其他作用：龙骨还含有 $CaCO_3$、$Ca_3(PO_4)_2$ 及某些有机物，具有镇静催眠、抗惊厥、促进血液凝固、降低血管通透性、减轻骨骼肌兴奋性等作用。

【医疗用途】

药性归经：味涩、甘，性平。归心、肝、肾、大肠经。

功能：镇心安神，平肝潜阳，固涩，收敛。

主治：心悸怔忡，失眠健忘，惊痫癫狂，头晕目眩，自汗盗汗，遗精遗尿，崩漏带下，久泻久痢，溃疡久不收口及湿疮。

用法用量：内服：水煎，10～15g，打碎先煎；或入丸、散。外用：适量，研末撒；或调敷。安神、平肝宜生用，收涩、敛疮宜煅用。

使用注意：湿热积滞者慎服。

附方：

1. 治肝阳上亢而致的头目眩晕，耳鸣目胀，心悸健忘，失眠多梦：生龙骨、生牡蛎、代赭石各 24g（均先煎），生地黄 18g，怀牛膝、生山药各 50g，白芍、柏子仁各 12g。水煎服。

2. 治产后虚汗不止：龙骨 50g，麻黄根 50g。研细末，以粥饮调下 6g。

3. 治心虚盗汗：龙骨 15g（火煅），茯苓 50g，人参 18g，莲肉 15g（俱微炒），共研为末。麦门冬（去心）200g，酒煮，捣烂成膏为丸梧子大。每早晚各服 9g，白汤下。

4. 治赤白带下：龙骨 50g，当归 50g，白矾（煅）50g。上件药捣细罗为散。每于食前以艾汤调下 6g。

【资源评述】 龙骨始载于《神农本草经》，列为上品。《名医别录》记载："生晋地川谷及太山岩水岸土穴中死龙处。采无时。"《本草经集注》曰："今多出梁、益间，巴中亦有。骨欲得脊脑，作白地锦文，舐之著舌者良。"《新修本草》记载："今并出晋地，生硬者不好，五色具者良。"现代研究表明，药用龙骨系第三纪后期和第四纪哺乳动物象、犀牛、三趾马、羚羊等的骨骼化石。从动物骨骼到骨骼化石这一石化过程，也就是无机物逐渐取代有机物的过程，最后有机物几乎完全被取代。经鉴定，这些无机物主要由磷灰石、方解石及黏土矿物组成。黏土具有较强的吸附性，此与"舐之著舌者良"相符合。现商品中有龙骨（又名土龙骨）、五花龙骨 2 类。

【参考文献】

［1］张晗，张磊，刘洋．龙骨、牡蛎化学成分、药理作用比较研究［J］．中国中药杂志，2011，36（13）：1839-1840.

［2］李娜，高昂，巩江，等．龙骨药材的鉴别及药学研究进展［J］．安徽农业科学，2011，39（15）：8922-8923，8925.

龙 齿
Longchi

【来源】 为古代哺乳动物如象类、犀牛类、三趾马等的牙齿化石。矿物组分主要为磷灰石、纤磷石。

【矿物形态】 主含磷灰石（又名磷钙石），晶体结构属六方晶系。单晶体呈六方柱状或厚板状，隐晶质为动物牙齿形态之集合体。表面白色、青灰色。粗糙白垩质或稍显珐琅质光泽，或有灰白、灰、黄褐、褐黄色环带，似油脂状、珐琅状光泽。断口不平坦，显示出纤维状个体时硬度稍低，一般硬度大于或近于小刀。齿化石内部呈灰白色瓷状光泽，断口平坦或次贝壳状，硬度大于指甲，小于小刀，在 5 以下。原矿物具珐琅质和丘状脊形齿冠，不同于龙骨。

【生境分布】分布于内蒙古、山西、陕西、甘肃、青海、河南、四川等地。在重庆巫山也产。

【采集加工】挖出后，除去泥土。煅龙齿：取净龙齿，置适宜容器内，用武火加热煅红透，取出，放凉。用时碾碎。煅后易于粉碎，多用于失眠多梦等。

贮干燥容器内，置干燥处，盐淬，密闭，防潮。

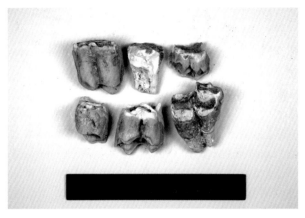

龙齿

【药材鉴别】

性状鉴别：呈齿状或破碎成不规则的块状。完整者可分为犬齿及臼齿。犬齿呈圆锥形，先端较细或稍弯曲；长约 7cm，直径 0.8～3.5cm，先端断面常中空。臼齿呈圆柱形或方柱形，略弯曲，一端较细，长 2～20cm，直径 1～9cm，有深浅不同的沟棱。表面为青灰色或暗棕色者，习称"青龙齿"；为白色或黄白色者，习称"白龙齿"。具棕黄色条纹及斑点，有的表面呈有光泽的珐琅质（年限浅）。质坚硬，断面常分为两层，层间有空隙，有时有石化的牙髓，有吸湿力。气微，味淡。

以体完整、吸水力强者为佳。

【化学成分】主要含有碳酸钙（$CaCO_3$）、磷酸钙$[Ca_3(PO_4)]$；尚含少量的 Fe、K、Na、SO_4^{2-} 等。

【医疗用途】

药性归经：味甘、涩，性凉。归心、肝经。

功能：镇惊安神，清热除烦。

主治：惊痫，癫狂，心悸怔忡，失眠多梦，身热心烦。

用法用量：内服：水煎，10～15g，打碎先煎；或入丸、散。外用：适量，研末撒或调敷。

使用注意：畏石膏、干漆、蜀椒、理石。

附方：

1. 治因惊成痫，狂言妄语：龙齿（研）、铁粉（研）、凝水石（研）各 50g，茯神（去木）75g。上四味，捣研罗为末，炼蜜丸如梧子大。每服 20 丸，温米饮下。

2. 治小儿百日以来，痰实壮热兼惊：龙齿、大黄（锉，炒）各 0.1g，枳壳（大者）1 枚（去瓤，麸炒黄）、朴消、甘草（炙，锉）各 0.1g。上为粗末。每服 5g，水半盏，煎至 0.3g，去滓，食前温服，一日 2 次。

3. 治小儿惊悸夜啼：龙齿、茯苓、白附子（炮）、蝉蜕、甘草各等份。上为细末。每服 3g，临卧薄荷汤下。

【资源评述】龙齿始载于《神农本草经》，列为上品，附于龙骨项下。《名医别录》载："生晋地及太山岩水岸土穴石中死龙处。"《本草图经》云："今河东州郡多有之……齿小强，犹有齿形。"本草所载之龙齿当是动物牙齿骨骼的化石，现今龙齿应包括多种古代大型哺乳动物如三趾马、象类、犀牛类等牙齿骨骼的化石。主产于山西、河南、陕西三省交界黄河两岸地区，以山西产量多；甘肃、内蒙古、四川、重庆亦产。主销向华东、华北、东北等地区。

【参考文献】

朱立俏. 龙齿炮制前后钙盐含量的变化 [J]. 食品与药品，2013，15（6）：422-423.

矿物类

白　矾

Baifan

【别名】矾石、羽涅、羽泽、理石、白君、明矾、雪矾、云母矾、生矾。

【来源】为硫酸盐类明矾石族矿物明矾石 Alunite 经加工提炼而成的结晶。

【矿物形态】晶体结构属三方晶系。晶体呈细小的菱面体或板状，通常为致密块状、细粒状、土状等。无色或白色，常夹带浅黄及粉红等色。条痕白色。玻璃状光泽，解理平行面上有时微带珍珠光泽，块状者光泽暗淡或微带蜡状光泽。断口呈贝壳状；块体者呈多片状、参差状。硬度3.5～4。相对密度2.6～2.9。性脆。

【生境分布】常为碱性长石受低温硫酸盐溶液的作用变质而成，多产于火山岩中。有些多金属矿石中也有产出。分布于甘肃、河北、安徽、福建、山西、湖北、浙江等地。在重庆黔江有分布。

【采集加工】全年均可采挖，将采得的原矿物，打碎，加水溶解，过滤，滤液加热蒸发浓缩，放冷后析出的结晶体即为本品。枯矾：取净白矾小块或粗粉，置锅内，用武火加热至熔化，继续煅至膨胀松脆，完全干燥，停火，取出放凉，碾成细粉。

贮干燥容器内，置干燥处，防尘。

【药材鉴别】

性状鉴别：本品呈不规则结晶形块状。无色或白色。透明或半透明，玻璃样光泽。表面略平滑或凹凸不平，具细密纵棱，并附有白色细粉。质硬而脆，易砸碎。气微，味微甘而极涩。以块大、无色、透明、无杂质者为佳。

【化学成分】明矾石为碱性硫酸铝钾 $[KAl_3(SO_4)\cdot(OH)_6]$，其中 K_2O 11.4％、Al_2O_3 37.0％、SO_3 38.6％、H_2O 13.0％。白矾为含水硫酸铝钾 $[KAl(SO_4)_2\cdot12H_2O]$。

【药理作用】

1. 抗菌作用：明矾具有广谱的抗菌作用，对绿脓杆菌有明显抑制作用，对厌氧菌及兼性厌氧菌如产黑素类杆菌、核酸杆菌、变异链球菌、产气夹膜杆菌等抑制作用较为明显，对破伤风杆菌、淋病奈瑟菌亦有明显抑制作用，对表皮癣菌、毛霉菌及白色念珠菌等真菌高度敏感。此外对金黄色葡萄球菌、变形杆菌、大肠杆菌、炭疽杆菌、痢疾杆菌、伤寒杆菌、副伤寒杆菌、百日咳杆菌、肺炎球菌、白喉杆菌、布氏杆菌、溶血性链球菌、脑膜炎球菌等均有明显的抑制作用。

2. 抗阴道滴虫作用：10％明矾液有明显抗阴道滴虫作用。

3. 抗癌作用：明矾可促使纤维结缔组织大量增生，并分割包围癌组织，使其周围组织纤维化，血管壁增厚，内膜增生，血栓形成，并可产生明显的无菌性炎症，有大量的中性粒细胞、单核细胞、吞噬细胞及淋巴细胞聚集、癌组织呈灶状、片状坏死，从而达到抑制癌细胞的生长和转移的作用。明矾能够抑制肝癌细胞增殖，使肝癌细胞阻滞于 G1 期，并促进其凋亡，其机制可能与促进 TGF-β_1、p21 表达及下调 Cyclin E 表达有关。

4. 止血作用：将明矾制剂直接施用于出血点有止血作用，对微血管的渗血有明显的止血效果。

5. 其他作用：枯矾具有吸水、收敛、防腐、抑菌及对蛋白的凝固作用。明矾的摄入在一定程度上影响大鼠脑组织中 MAO、AchE 活力及 ACH 含量，损伤大鼠脑神经系统。

【医疗用途】

药性归经：味涩、酸，性寒。归肺、脾、肝、大肠经。

功能：外用解毒杀虫，燥湿止痒；内服止血止泻，祛除风痰。

主治：外用：湿疹，疥癣，脱肛，痔疮，聤耳流脓；内服：久泻不止，便血，崩漏，癫痫发狂。枯矾收湿敛疮，止血化腐。用于湿疹湿疮，脱肛，痔疮，聤耳流脓，阴痒带下，鼻衄齿衄，鼻息肉。

用法用量：0.6～1.5g。外用适量，研末敷或化水洗患处。

使用注意：本品味涩难服，内服不宜过量，易致呕吐；体虚胃弱者慎服。

附方：

1. 治忧郁癫狂：白矾150g，川郁金350g。二药共为末，糊丸梧桐子大。每服五六十丸，温汤下。

2. 治疥疮：白矾（烧灰）50g，硫黄（细研）50g，胡粉一两，黄连（去须）75g，雌黄（细研）50g，蛇床子 0.9g。上药捣细罗为散，都研令匀，以猪膏和如稀面糊，每以盐浆水洗，拭干涂之。

3.治黄水疮：枯白矾、熟松香、黄丹，上三味各等份，研极细末，真芝麻油调涂患处。

4.治白癜风：白矾、石硫黄各 25g。上二味研为末，米醋调为膏，涂患处。

【资源评述】 白矾始载于《神农本草经》，原名"矾石"，列为上品。《吴普本草》载："矾石生河西（今甘肃、青海两省黄河以西）山谷，及陇西武都（今甘肃省武都一带）、石门（今湖南省北部）。采无时。"陶弘景曰："今出益州北部西川（今四川境地）。"李时珍曰："白矾，方士谓之白君，出晋地（今山西省）者上，青州（今属山东省）、吴中（今江苏省）者次之。洁白者为雪矾；光明者为明矾，亦名云母矾；文如束针，状如粉扑者，为波斯白矾，并入药为良。"本草所言白矾即天然产之明矾石经加工提炼后的产物。

临床报道，明矾用于治疗口疮、中耳炎、烧烫伤，预防浸渍擦烂型稻田皮炎，治疗脚汗症、治疗囊虫病、肺结核咯血、尿道大出血、疗颌面部深层海绵状血管瘤、液氮低温冷冻大型海绵状血管瘤后残余病变、痔疮、直肠脱垂、宫颈炎等。

【参考文献】

[1] 李钢，潘俊伟，王克宇，等.矿物中药白矾的结构测定与分析 [J].江苏中医药，2008，40（4）：61-63.

[2] 韩进庭.白矾的药理作用及临床应用研究进展 [J].现代医药卫生，2006，22（24）：3763-3764.

[3] 郝剑，吴雄志.明矾对 HepG2、SMMC-7721 肝癌细胞增殖的影响及机制探讨 [J].山东医药，2015，55（23）：1-4.

[4] 李玉彩，刘萍，贾晓静，等.明矾对大鼠脑组织中单胺氧化酶、乙酰胆碱酯酶和乙酰胆碱的影响 [J].山东大学学报（医学版），2010，48（12）：150-152.

禹余粮

Yuyuliang

【别名】 白余粮、天师食、石饴饼、石中黄、白禹粮、禹粮石、余粮石、禹粮土。

【来源】 为氢氧化物类矿物褐铁矿 Limonite〈以针铁矿族矿物针铁矿 Goethite[FeO(OH)]水针铁矿为主组分〉。

【矿物形态】 晶体结构属斜方晶系，内部为链状结构；含不定量吸附水的称水针铁矿[FeO(OH)·nH_2O]。并可含纤铁矿 Lepidocrocite[FeO(OH)]、水纤铁矿、水赤铁矿（Fe_2O_3·nH_2O）及含水的二氧化硅、黏土矿物等混合物；其化学成分因产地而异，块体的不同部位亦不均一。形态为不规则隐晶质块体或分泌体、结核；肉眼见不到针铁矿晶体，或在甲壳层中有纤状微晶。纯净处黄、褐黄、黄褐至褐色（因胶凝体含水星而异）。条痕淡黄至黄褐色。含水赤铁矿处带褐红、红色；富锰土质或锰、钴等杂质处带褐黑、褐紫色；富二氧化硅或黏土部位或壳层灰白色、灰黄色。表面多凹凸不平或覆有粉末状褐铁矿，呈半金属光泽或土状光泽。不透明。无解理。断口不平坦，或见甲壳层、纹层等结构，显示出不同色调及断面形态。硬度为 2～5 或 1～4。致密平整处硬度近于小刀，疏松处低于指甲；但可磨花指甲及硬币。相对密度 3.3～4.3。无臭、无味，嚼之无砂粒感者为好。

【生境分布】 褐铁矿是分布很广的含铁矿物之一。主要形成于地表风化壳中。较纯净的是 Fe(OH)，水胶溶体被搬运、再沉积于岩石空隙中或在沼泽中聚沉的水胶凝体；它们老化形成的褐铁矿或呈分泌体、结核，或呈致密块体产出；大量（成层）堆积的多夹杂硅质、黏土质。主要产区有河北、江苏、浙江、河南，其他省区亦产。产于巫山、綦江。

【采集加工】 全年可采挖，挖出后去净杂石、泥土即可。煅禹余粮：取净禹余粮，置适宜的容器中，用无烟武火加热，煅至红透，倒入醋盆内淬酥，捞出，晒干。

贮干燥容器内，醋禹余粮密闭，置干燥处，防尘。

【药材鉴别】

性状鉴别： 本品呈卵球形的结核状，有核心或中空，但完整者少见；通常壳层与核心分离，壳层碎成不规则斜方块状或扁块状；大小厚薄不等；表面红棕色、灰棕色或浅棕色。多凹凸不平或附有黄色细粉；断面多显深棕色或浅黄色相间的层纹，各层硬度不同，质松部分指甲可划动。体重，质硬。气微，味淡，嚼之无砂粒感。

【化学成分】 主要成分为碱式氧化铁[FeO(OH)]及碱式含水氧化铁[FeO(OH)]·nH_2O，并夹有泥土及有机质等。又常含大量的磷酸盐及Al、Mg、K、Na等元素。

【药理作用】 对由蓖麻油引起的小鼠实验性腹泻有一定的防治作用，其抗腹泻作用与抑制胃肠推进运动有关，能促进肠蠕动，能收敛胃肠管壁黏膜、保护创面和促进红细胞再生。其在体内有明显抑瘤作用，可促进非特异性抗肿瘤功能。

【医疗用途】

药性归经：味甘、涩，性微寒。归胃、大肠经。

功能：涩肠止泻，收敛止血。

主治：久泻，久痢，崩漏，带下，便血。

用法用量：内服：水煎服，9～15g，宜先煎去渣，取汁再入其他药煎煮；或入丸、散。

使用注意：暴病实邪不宜使用。孕妇慎服。

附方：

1. 治妇人带下：白下：禹余粮50g，干姜等分；赤下：禹余粮50g，干姜25g。禹余粮用醋淬，捣研细为末。空腹温酒调下，每次8g。

2. 治妇人少腹痛，不能喘息：禹余粮为末。每服8g，米饮调下，日服2～3次。

3. 治大风疠疾，眉发秃落，遍身顽痹：禹余粮1000g，白矾500g，青盐500g。为末，闷煅，候冷，研粉，埋土中，3日取出，每50g入胡麻末150g。每服6g，荆芥茶下，日二服。

4. 治瘢痕：禹余粮、半夏各等份。末之，以鸡子黄和。先擦瘢令赤，涂之勿见风。

【资源评述】 禹余粮出自《神农本草经》，列为上品；各本草所载的禹余粮与褐铁矿的块状集合体相符，与今用药情况一致。禹余粮 Limonitum 主产于河南、江苏；浙江、广东、四川亦产。销向全国各地，一般均自产自销。

【参考文献】

[1] 赵洁，李婷，赵兵，等. 禹余粮药学研究概况 [J]. 辽宁中医药大学学报，2012，14（8）：107-108.

[2] 刘圣金，杨欢，吴德康，等. 矿物药禹余粮的本草考证与研究进展 [J]. 中国现代中药，2014，16（10）：788-792.

朱 砂
Zhusha

【别名】 丹粟、朱丹、赤丹、丹砂、真朱、汞沙、光明砂、辰砂。

【来源】 为硫化物类辰砂族矿物辰砂 Cinnabar。

【矿物形态】 晶体结构属三方晶系。晶体为厚板状或菱面体，有时呈极不规则的粒状集合体或致密状块体出现。为朱红色至褐红色，有时带铅灰色。条痕红色。具金刚光泽。硬度2～2.5。易碎裂成片，有平行的完全解离。断口呈半贝壳状或参差状，相对密度8.09～8.2。

【生境分布】 常呈矿脉，存在于石灰岩、板岩、砂岩中。主要产于湖北、湖南、广西、贵州、四川、云南等省区。在重庆酉阳、秀山、彭水也产。

【采集加工】 劈开辰砂矿石，取出岩石中夹杂的少数朱砂。可利用浮选法，将凿碎的碎石放在直径约尺余的淘洗盘内，左右旋转之，因其比重不同，故砂沉于底，石浮于上。除去石质后，再将朱砂劈成片、块状。水飞法：取原药材，除去杂质，用磁铁吸去铁屑，加入适量水，共研至细粉，再加多量水搅拌，待粗粉粒下沉，细粉粒悬浮于水中时，倾取上层混悬液。下沉部分再如上法，反复操作多次，除去杂质，合并混悬液，静置后，分取沉淀，滤去水，晾干，再研散。水飞朱砂可降低游离汞和可溶性汞的含量，降低其毒性。

贮干燥容器内，置阴凉干燥处，防尘。

【药材鉴别】

性状鉴别：本品为粒状或块状集合体，呈颗粒状或块片状，颜色多为鲜红色或暗红色，条痕颜色为红色至褐红色，具光泽，手触之不染指，不透明或半透明。体重，片状者质脆，易破碎；块状者质较坚硬，不易破碎；粉末状者有闪烁光泽。气微，味淡。以色鲜红、有光泽、半透明、体重、质脆、无杂质者为佳。

【化学成分】 朱砂主要含有硫化汞（mercuric sulfide HgS），含汞量为85.41%，但常混有雄黄、磷灰石、沥青等杂质。

【药理作用】

1. 镇静、催眠、抗惊厥作用：朱砂安神丸水煎剂可明显减少失眠大鼠的觉醒时间，延长慢波睡眠、推迟安钠咖所致惊厥、对抗苯丙胺和戊四氮类药物的兴奋作用、促进水合氯醛催眠等。朱砂对中枢神经系统有一定的抑制作用，对戊四氮所致惊厥有对抗作用。

2. 抑制生育作用：朱砂可致小鼠受孕率降低，朱砂中的汞可以通过胎盘屏障进入胎鼠体内。孕兔给药后所产的新生兔血汞高达102.3μg/L，显著高于成年兔和幼兔。

3. 抗心律失常作用：朱砂、朱砂安神丸和去朱砂的安神丸均对氯仿-肾上腺素和草乌注射液所致心律失常具有明显的对抗作用。其强度依次是：朱砂安神丸＞朱砂＞去朱砂的安神丸，同时发现朱砂安神丸作用远强于去朱砂的安神丸，提示朱砂安神丸中的朱砂占有举足轻重的作用。

4. 对脑损伤的保护作用：安宫牛黄丸可部分逆转LPS所致皮层单胺类神经递质的改变。安宫牛黄丸改善神经症状、减轻脑水肿、对脑缺血的保护作用及抗细胞凋亡、抑制钙超载作用与方中的朱砂和雄黄有一定的关系。

5. 毒性：小鼠静脉注射朱砂煎剂的LD_{50}为12g/kg。动物中毒表现为少动、反应迟钝、肾缺血、肝脏肿大等。正常小鼠口服朱砂1～1.5g/kg，其自发活动未见明显改变；小鼠灌胃10.0g/kg，观察1周，未见动物死亡或异常情况，大鼠连续灌胃1～2g/kg 6周，心、肝、肾等脏器出现不同程度的病理学改变，停药2周低剂量可恢复正常。游离汞和可溶性汞盐是朱砂中引起毒性反应的主要成分，而汞的半衰期为65～70天，汞的毒性与剂量有依赖关系，则朱砂应用的安全性与其用药剂量和用药时间有关。口服朱砂或服用含有朱砂成分制剂引起不良反应的主要因素是使用剂量过大或小剂量长期使用，导致汞在人体的蓄积。

【医疗用途】

药性归经：味甘，性微寒，有毒。归心经。

功能：安神，定惊，明目，解毒。

主治：失眠，惊悸，癫狂，小儿惊风，目昏，口疮、喉痹、疮疡肿毒。

用法用量：内服：研末，0.1g～0.5g；或入丸剂；不宜入煎剂。外用：适量。

使用注意：本品有毒，内服不宜过量和持续服用；孕妇及肝肾功能不全者禁服；入药忌用火煅。

附方：

1. 治癫狂、心风、心气不足：朱砂、胆南星各50g，白附子25g。上为细末，猪心血泡蒸饼为丸，梧桐子大。每服15丸。

2. 治心虚遗精：猪心1枚，批片相连，以飞过朱砂末掺入，线缚，白水煮熟食之。

3. 治眼昏暗，能令彻视见远：朱砂（细研）25g，青羊胆1枚。上以朱砂末入胆中，悬屋西北角，阴干，白日取出，丸如小豆大。每于食后，以粥服下10丸。

4. 治小儿鹅口疮：朱砂、白枯矾各15g，牙硝15g。共为细末。搽舌上。

5. 治面上粉刺：朱砂50g，麝香、牛黄各25g，雄黄1g。上细研令匀，以面脂和为膏。外擦。

【资源评述】 朱砂始载于《神农本草经》，称丹砂，列为上品。《名医别录》谓："作末名真朱，光色如云母，可折者良。生符陵山谷。""朱砂"之名始见于《本草经集注》，陶弘景云："符陵是涪州（今四川合川、铜梁、武胜、大足等地），接巴郡（今四川境内）南，今无复采者。乃出武陵（今湖北长阳、五峰、鹤峰、来凤等县）、西川（今四川成都平原及其以北以西地区）诸蛮夷中，皆通属巴地，故谓之巴砂。《仙经》亦用越砂，即出广州临漳者。此二处并好，惟须光明莹澈为佳。如云母片者，谓之云母砂。如樗蒲子、紫石英形者，谓之马齿砂，亦好。"《本草图经》叙述了辰州、宜州、阶州3处所产的朱砂，并云："今出辰州（今湖南沅陵一带）、宜州（今广西宜山一带）、阶州（今甘肃武都一带），而辰州者最胜，谓之辰砂。"《本草衍义》曰："辰州朱砂，多出蛮峒。"李时珍曰："丹砂以辰（辰水，在今湖南省西部）、锦（锦江，在今贵州省东部）者为最。麻阳（今湖南省西部、沅江支流辰水流域）即古锦州地。佳者为箭镞砂，结不实者为肺砂，细者为朱砂。"天然辰砂系热液作用的产物。除在晶洞中呈簇状的晶体或集合体产出外，亦有呈粉末状者，主要在石灰岩、白云岩中与方解石或白云石连生。朱砂主产地主要在湘、黔、渝毗邻地区，即均是在贵州的铜仁、万山、务川，湖南的凤凰、新晃、保靖。重庆主产涪陵、彭水、酉阳等地。在古代秦汉时期，巴蜀寡妇清，其先得丹穴，而擅其利数世，家亦不訾。清，寡妇也。能守其业，用财自卫，不见侵犯。秦皇帝以为贞妇而客之，为筑女怀清台（现重庆长寿）。可见古代重庆就是朱砂的主产地之一。

朱砂根据形状不同，分为珠宝砂（正洋尖砂）、镜面砂、豆瓣砂。珠宝砂：呈细小颗粒或粉末状，鲜红色，明亮。镜面砂：多呈斜方形、长条形或不规则片状，大小厚薄不等，直径 1.0～15cm，厚 0.2～0.3cm。光亮如镜。质脆，易碎。以其颜色质地不同，又分为红镜（鲜红色，质稍松）与青镜（色发暗，质较坚）两种，但均通用。豆瓣砂：又名豆砂或个砂，形如豆状，方圆形块状，多棱角。多为大个，夹有小粒者，赤红色，有亮光。

湘黔汞矿带中朱砂含硒，是药用矿物资源朱砂的找矿标志。朱砂颜色的深浅与硒量有关，朱砂颜色鲜艳亮红者含硒较低，颜色越深（紫红色或朱红色）含硒量高。

将朱砂的品质规格，按所含化学成分、颜色和粒度的不同，品号要求分为几类（表1）：

表1　朱砂的品质规格

等级分类	朱砂颜色	亮红晶体粒度	HgS	Se	Fe	用途
特号	亮红	＞5mm	＞98.00	＜0.10	＜0.01	特殊用途
一号	亮红	＞2mm	＞97.00	＜0.20	＜0.10	医药及特殊用途
二号	亮红	0.1～1.99mm	＞96.00	＜0.42	＜0.10	医药专用
三号	朱红，紫红	0.1～1.99mm	＞96.00	＜1.00	＜0.10	颜料及工业原料

朱砂主含硫化汞（HgS），燃烧后生成二氧化硫和金属汞，故古人认为"忌火""炼服即能杀人"。但朱砂及含朱砂的中成药用 100℃ 的流通蒸汽灭菌，并不生成有毒的汞。动物急性和亚急性毒性实验证明，人工合成硫化汞毒性远远大于天然朱砂，水飞后仍不能减低其毒性，不可内服。而天然朱砂则为微毒药物，经水飞炮制后，还可减少汞的吸收和蓄积，说明中医用天然朱砂，于水飞后使用，是有科学道理的。但水飞法不适应大量生产。因此，需要对朱砂粉碎的工艺进行改进，以使其既能大量生产，又能保证朱砂用药的安全和有效。

【参考文献】

[1] 中国医学科学院药物研究所．中药志（第四册）[M]．北京：人民卫生出版社，1961：240

[2] 周昕睿，王旗，杨晓达．朱砂的药理及毒理机制研究进展[J]．中国中药杂志，2009，34（22）：2843-2847．

[3] 李萍．传统中药朱砂的研究概况[J]．华西药学杂志，2010，25（5）：622-624

[4] 陈现民，魏立新，杜玉枝，等．朱砂对脑及神经系统药理作用的研究进展[J]．安徽农业科学，2009，37（8）：3372-3374．

[5] 薛建国，夏春丽，宋艺君．朱砂的功效及毒性研究进展[J]．现代中医药，2014，34（2）：66-69．

硫　黄

Liuhuang

【别名】石硫黄、石流黄、流黄、石留黄、昆仑黄、黄英、九灵黄童、黄硇砂、天生黄、硫黄花。

【来源】为自然元素类硫黄族矿物自然硫 Sulfur（又名斜方硫），主要用含硫物质或含硫矿物经炼制升华的结晶体。

【矿物形态】

自然硫：晶体结构属斜方晶系。晶体为锥柱状、板柱状、板状或针柱状，集合体呈致密或疏松块状，或为泉华状及隐晶的土状块体、皮壳、被膜等。黄、蜜黄或褐黄色；因含杂质可带灰、黑或绿、红色调。条痕白色至淡黄色。晶面金刚光泽，断口松脂或油脂状光泽。近透明至半透明。解理多组、不完全。致密块体呈贝壳状至不平坦状断口。硬度1～2。相对密度2.05～2.08。性脆、易碎；受热易产生裂纹。有硫黄臭味。热至 270℃ 则燃着，火焰蓝色，并放出刺鼻臭气味。易溶于二硫化碳、松节油、煤油，但不溶于水及盐酸和硫酸；遇强硝酸和硝基盐酸则被氧化为硫酸。

【生境分布】自然硫主要形成于火山喷气作用，火山硫含少量 As、Se、Zn、Ti。沉积岩或风化带中的自然硫含黏土、有机质、沥青等机械混入物。台湾省的自然硫及山西、新疆、山东、江苏、湖南、四川、贵州等地的有药用史，以上各省及甘肃、青海、内蒙古、陕西、河南、湖北、安徽、广西、广东、西藏等省区都有制品硫产销。产于巫溪、奉节、江北、合川。

【采集加工】采挖得自然硫后，加热熔化，除去杂质，或用含硫矿经加工制得。

豆腐制：先将豆腐切成片，铺一层于锅内，再铺上一层净硫黄块，如此层层铺好，加清水没过药材，用文火加热煮至豆腐显黑绿色时，取出，除去豆腐，漂净，阴干。每 100kg 硫黄，用豆腐 200kg。制后降低毒性，以助阳益火为主。

萝卜制：取净硫黄与萝卜共煮至萝卜烂时，取出，晒干。每 100kg 硫黄，用 40kg 萝卜。

猪大肠制：取硫黄灌入猪肠内，煮后晾干，或将硫黄放入生猪肠内，两端扎紧，放热汤中煮 3 小时，反复 3 次，每次均另换猪肠。

贮干燥容器内，置干燥处，防火。

【药材鉴别】

性状鉴别：硫黄呈不规则块状、粗颗粒状。浅黄色、黄色或略呈绿黄色。条痕白色或淡黄色。表面不平坦或粗糙，常具多数小孔隙。呈脂肪光泽。体轻，质松脆，易砸碎。有的断面呈蜂窝状，纵面可见细柱或针状晶体，近于平行排列，金刚光泽。具特异臭气，味淡。

以块整齐、色黄、有光泽、质松脆、无杂质者为佳。

【化学成分】主含 S，其他有 As、Se、Te 等。

【药理作用】

毒性：硫黄 0.3～2.7g/kg，灌胃 14 天，可导致幼龄大鼠脑组织中神经递质的改变，且不同剂量的硫黄引起不同的氨基酸神经递质改变，其机制与砷在脑组织中蓄积有关。

【医疗用途】

药性归经：味酸，性温；有毒。归肾、大肠经。

功能：补火壮阳，温脾通便，杀虫止痒。

主治：阳痿足冷，虚喘冷哮，虚寒便秘，疥癣，秃疮，阴疽恶疮。

用法用量：内服：入丸、散，1.5～3g。外用：适量，研末撒；或油调敷；或烧烟熏。

使用注意：本品有毒，内服宜用制品，不宜多服、久服。孕妇慎用。不宜与芒硝、玄明粉同用。

附方：

1. 治一切干湿癣：石硫黄 1.5g，风化石灰 25g，铅丹 6g，腻粉 3g。同研如粉，用生油调。先以布揩破癣，涂之。未涂药间，煎葱白、甘草汤淋洗，如换时亦依此。

2. 治鼻痛，流臭水气，脑冷漏下：硫黄、黄丹（炒）、白芷等分为末。少许吹鼻中，三五次即愈。

3. 治一切无名肿毒恶疮：舶上硫黄、轻粉、白矾各等份。上为细末，酥油调。临卧涂，用 3 次。

4. 治紫白癜风：用生硫黄末，以生姜蘸擦之，随手去。

【资源评述】硫黄首载于《神农本草经》，原名石硫黄，列为中品。《本草经集注》云："今第一出扶南、林邑。色如鹅子初出壳，名昆仑黄。次出外国，从蜀中来，色深而煌煌。"《海药本草》曰："雅州（今雅安等县）亦出，光腻甚好，功力不及舶上来者。"《本草图经》曰："今惟出南海诸番，岭外（即岭南）州郡，或有而不甚佳。以色如鹅子初出壳者为真，谓之昆仑黄，其赤色-者名石亭脂，青色者号冬结石，半白半黑名神矝石，并不堪入药。又有一种土流黄，出广南（今两广）及荣州（今重庆荣昌），溪涧水中流出……又可煎炼成汁，亦如鹅子黄色。"根据本草所载，硫黄有 3 种。第 1 种是石硫黄，产于山石间，昆仑黄、天生黄均属此类，为天然硫黄，其黄色莹净无夹石的可入药，杂色的不入药或不直接入药用。第 2 种是土硫黄，属含硫矿物风化带由有机质还原出的硫黄堆积物，杂有黏土质及铁矾等，只宜外用。第 3 种即制硫黄，通过炼制升华的硫，多由硫化铁或其他硫化物炼取，现今药用的硫黄均以此法炼制而得。

据报道，硫黄的毒性成分主要为 AS_2O_3。未炮制硫黄的 As_2O_3 含量超过《中国药典》规定量的 23.8

倍。通过炮制可降低硫黄中的 As_2O_3 含量，并以豆腐炮制品最为显著。说明豆腐制硫黄能降低其毒性，符合《中国药典》关于砷盐限量的规定。

【参考文献】

［1］李大经，李鸿超，严寿鹤，等等. 中国矿物药［M］. 北京：地质出版社，1988：212，219.

［2］谢辉辉，徐建亚，单进军，等. 妊娠相关中药的生殖毒性研究进展［J］. 中华中医药杂志，2015，30（7）：2428-2430.

动 物 类

水 蛭
Shuizhi

【别名】蚑、马蛭、蚂蟥、红蛭、肉钻子。

【来源】为医蛭科动物日本医蛭 *Hirudo nipponica* Whitman 的干燥全体。

【原动物形态】体长 30～50mm，宽 4～6mm。背面呈黄绿色或黄褐色，有 5 条黄白色的纵纹，但背部和纵纹的色泽变化很大。背中线的一条纵纹延伸至后吸盘上。腹面暗灰色，无斑纹。体环数 103。雄性和雌性的生殖孔分别位于 31/32、36/37 环沟，两孔相间 5 环。阴茎露出时呈细线状。眼 5 对，排列成马蹄形。口内有 3 个腭，腰背上有 1 列细齿，后吸盘呈碗状，朝向腹面。

【生境分布】栖息于水田、沟渠中，吸人、畜血液。分布很广，我国大部分地区有分布。

【采收加工】9～10 月捕捉。可用 1 个丝瓜络或扎 1 把草束，浸上动物血，晾干后放入水中诱捕，2～3 小时后提出，抖下水烃，拣大去小，反复多次即可将池中大部分成蛭捕尽。捕后将水蛭洗净，用石灰或白酒将其闷死，或用沸水烫死，晒干或低温干燥。取滑石粉或净砂子置锅中，用文火加热，加入净水蛭，拌炒至微鼓，取出，筛去滑行粉或砂子，放凉。

【药材鉴别】

性状鉴别：扁长圆柱形，由多数环节组成，多弯曲扭转，长 2～5cm，宽 0.2～0.3cm。背部暗绿色或黑棕色，有 5 条黄棕色纵线，入水易见；腹面灰绿色。前端稍尖，后端钝圆，两端各有一吸盘，后吸盘更显著且较大。体轻脆，断面胶质。气微腥。

【化学成分】水蛭中主要含有两类成分：一是以水蛭素为代表的多肽及蛋白质大分子成分，如水蛭素、肝素、组织胺、吻蛭素、氨基酸等；另一类是以蝶啶等小分子成分，以糖脂类、蝶啶类、甾体类、羧酸酯类等小分子物质。新鲜水蛭唾液中含有一种抗凝血物质名水蛭素。水蛭素是由 65～66 多肽组成，共有 7 种异构体。

【药理作用】

1. 抗凝血、抑制血栓形成作用：水蛭能显著改善血液流变学，具有抗凝血的作用。水蛭提取物能延长小鼠凝血、出血时间和家兔离体血浆复钙时间，还能抑制凝血酶诱导血管内皮细胞表达组织因子，并对抗凝血酶抑制血管内皮细胞释放组织因子途径抑制物。水蛭素是迄今为止发现的最强的凝血酶特异性抑制剂，通过和凝血酶的直接结合而发挥抗凝作用，亲和力极强、反应速度极快、形成的共价复合物及其稳定，水蛭素与凝血酶的结合速度较纤维蛋白原快，抑制了凝血酶的蛋白水解作用，从而使纤维蛋白原不能转变为纤维蛋白，进而阻止了纤维蛋白的凝固，同时阻止凝血酶催化的进一步的血瘀反应，最终达到抗凝、抗栓和纤溶的目的。

2. 抗血小板聚集作用：凝血酶是作用最强的促进血小板激活的物质，水蛭素抑制凝血酶同血小板的结合及血小板释放，具有显著抑制血小板聚集的作用。水蛭注射液对大鼠血小板黏附性和聚集性具有显著的抑制作用。

3. 降脂作用：水蛭乙醇提取物能明显降低大鼠体内 TC（胆固醇）、TG（甘油三酯）、LDL-C（低密度脂蛋白胆固醇）、NO 浓度，调节高脂血症大鼠血脂代谢及纠正 NO 代谢紊乱。水蛭降低血清中 TC、TG、LDL-C 水平，上调血瘀证家兔肝脏中 LDL-R（低密度脂蛋白受体）基因、ApoE（载脂蛋白 E）基因的表达，进而推测水蛭有调节血脂代谢的作用。

4. 脑保护作用：水蛭多肽对大鼠局灶性脑缺血再灌注损伤的保护作用，降低脑组织含水量、缩小脑梗死面积、提高超氧化物歧化酶活性、降低丙二醛含量，其作用机制可能与抑制脂质过氧化、提高抗氧化酶活性有关。

5. 抗细胞凋亡作用：水蛭降低缺血再灌注后细胞凋亡率，是肺缺血再灌注损伤的有效保护剂。

6. 抗肿瘤作用：水蛭能通过改善肿瘤缺氧微环境抑制肿瘤血管生成来发挥抗肿瘤作用。水蛭提取物对HL60有抑制作用，且呈时间和剂量依赖性；对HL60细胞半数抑制浓度为 1.4mg/ml，具有诱导HL60细胞凋亡作用。

7. 抗纤维化作用：水蛭能够对抗博来霉素所致小鼠肺纤维化，能抑制肝星状细胞活化胞浆游离钙（Ca^{2+}）的升高。

8. 抗炎作用：水蛭素降低模型鼠血清胆固醇水平和斑块内脂质，有效降低炎症因子 TNF-α 水平。对大鼠实验性上皮组织炎症具有抗炎作用。

9. 改善肾功能作用：水蛭可纠正 DN 大鼠早期肾脏高滤过、高灌注，对肾脏病变有一定的保护作用。还可显著减轻糖尿病肾病大鼠早期蛋白尿，可能与下调血清Ⅳ型胶原蛋白（Ⅳ-C）的表达有关。

10. 其他作用：水蛭具有中止妊娠、促进周围神经再生、促进血管新生及抗新生血管的双重作用等。对活体血管的生成具有促进作用，对血管新生具有促进作用。

【医疗用途】

药性归经：味咸、苦，性平，有毒。归肝经。

功能：破血逐瘀，通经消癥。

主治：血瘀经闭，癥瘕痞块，中风偏瘫，跌打损伤。

用法用量：口服，水煎，1～3g；研末入丸、散，每次 0.5～1.5g，大剂量每次 3g。

使用注意：体弱血虚、孕妇、妇女月经期及有出血倾向患者禁服。

附方：

1. 治疗脑血栓：水蛭 15g，党参 20g，黄芪 30g，白术、桂枝各 10g，升麻 5g，川芎 10g，当归 15g，柴胡 3g，炙甘草 6g，水煎服。

2. 治折伤：水蛭在新瓦上焙干，为细末，热酒调下 3g。

3. 治疗前列腺肥大：每次用水蛭粉 1g，每日 3 次，装胶囊服。20 日为 1 疗程。

【资源评述】 本品始载于《神农本草经》，列为下品。苏恭谓："此物有草蛭、水蛭，大者长尺，名马蛭，一名马蜞"。寇宗奭谓："大者京师又谓之马鳖，腹黄者为马蟥"。《中国药典》收载了蚂蟥 Whitmania pigra Whitman、水蛭（日本医蛭）H. nipponica 和柳叶蚂蟥 Whitmania acranulata Whitman 3 种。此外，细齿金线蛭 Whitmania edentula Whitman 亦作水蛭用。由于农药的使用，水蛭资源已迅速减少，目前已有人工养殖水蛭。

水蛭素是水蛭的抗凝活性成分，具有重要开发价值。1986 年采用基因工程技术重组水蛭素已在大肠杆菌中获得表达成功，为水蛭素的广泛应用提供了保证。近年来在我国以水蛭为主要成分的中成药已有多种，如脑血康口服液、抗血栓片、活血通胶囊，其产值达数千万元。含水蛭的新药也在不断研究推出。利用基因工程生产重组水蛭素类多肽药物，以取代水蛭和抗凝化瘀药的添加成分，有望在近期内实现。作为注射剂用于心血管系统疾病和肿瘤治疗药物，则还需进一步的临床研究。

【参考文献】

[1] 郭晓庆，孙佳明，张辉. 水蛭的化学成分与药理作用 [J]. 吉林中医药，2015，35（1）：47-50.

[2] 潘雪，马端鑫，李燕，等. 水蛭药理作用的研究进展 [J]. 中国民族民间医药杂志，2015，24（14）：24-25.

[3] 李克明，张国，武继彪. 水蛭的药理研究概况 [J]. 中医研究，2007，20（2）：62-62.

[4] 杨洪雁，杜智恒，白秀娟. 水蛭药理作用的研究进展 [J]. 东北农业大学学报，2012，43（3）：128-133.

[5] 李晶. 水蛭的药理研究进展 [J]. 黑龙江科技信息，2012（30）：33-33.

[6] 袁继伟，焦跃军，李晶尧. 中药水蛭的药理药效研究 [J]. 中国医疗前沿，2009，04（18）18.

[7] 耿亚. 中药水蛭的药理药效及临床药用价值研究 [J]. 中国医药指南，2013，11（16）：685-686.

[8] 周乐，赵文静，常惟智. 水蛭的药理作用及临床应用研究进展 [J]. 中医药信息，2012，29（1）：132-133.

斑 蝥

Banmao

【别名】花斑蝥、花壳虫。

【来源】为芫菁科昆虫南方大斑蝥 *Mylabris phalerata* Pallas、黄黑小斑蝥 *M. cichorii* L. 的干燥全体。

【原动物形态】

南方大斑蝥：体长 15～30mm，体宽 8～11mm，黑色，全体密生黑绒毛。头部圆三角形，黑色，具粗密的刻点，下口式。额中央有一条光滑纵纹。复眼大，略呈肾形。触角 1 对，11 节，末端数节膨大呈棒状，末节基部明显窄于第 10 节。前胸长稍大于宽，前端狭于后端；前胸背板被刻点。中央具一条光滑纵纹，后缘前面中央有一凹陷，后缘稍向上翻。小盾片长形，末端圆钝。鞘翅端部阔于基部，底色黑色，每翅基部各有 2 个大橙红色斑，略呈方圆形，翅中央和后方各有一橙红色波状宽横带；每鞘翅有纵隆线 3 条；翅面黑色部分刻树熊密集，密生绒毛。足 3 对，有黑色长绒毛，前足和中足跗节均为 5 节；后足的跗节则为 4 节，跗节先端有 2 爪。

黄黑小斑蝥：外形与上种极相似，体型小。长 10～15mm，宽 3.5～5mm。鞘翅上黑的横条纹处被黑毛，黄的横条纹处被黄毛。夹杂少许的黑毛。触角棒状。末节与第 10 节等宽。

【生境分布】生活在海拔 200～1500m，多聚集取食：大豆、花生、棉花、茄子、芝麻、瓜类等植物。全国大部分地区均有分布，以安徽、河南、广西等地产量较大。

【采集加工】7、8 月为捕捉期，一般在清早露水未干前，斑蝥翅湿不易飞起时捕捉，捕捉时最好戴手套及口罩，以免刺激皮肤及黏膜。可用蝇拍打落，用竹筷夹入布袋内，日出后可用纱兜捕捉，捉回后，连布袋入沸水烫死，取出晒干。

炮制炒斑蝥将大米或糯米放锅内炒热，喷少许水使米粘贴锅上，待开始冒烟时加入去足、翅的斑蝥，将去足、翅的斑蝥与米同时下锅，炒至米呈深黄色，取出过筛，晾凉即可（每 10 斤斑蝥用米 2 斤）。

【药材鉴别】

性状鉴别：

南方大斑蝥：体呈长圆形，长 1.5～2.5cm，宽 0.5～1cm。头及口器向下垂，有较大的复眼及触角 1 对，触角多已脱落，脱落的触角，末端数节大呈棒状，末节基部窄于前节。背部具革质鞘翅 1 对，黑色，有 3 条黄色或棕黄色的横纹；鞘翅下面有棕褐色薄膜状透明的内翅 2 片。胸腹部乌黑色，胸部有足 3 对，腹部呈环节状，有黑色绒毛。气特异而臭，刺激性强。

黄黑小斑蝥：特征同大斑蝥，体较小，长 1～1.5cm。完整的触角末节的基与第 10 节约等宽。

以个大、完整、无臭者为佳。

【化学成分】含斑蝥素（Cantharidi，$C_{10}H_{12}O_4$）、脂肪、树脂、蚁酸、色素等。斑蝥素即斑蝥酸酐，一部分游离，一部分成为镁盐。斑蝥素加碱液处理后，成为可溶性的斑蝥酸盐，但其溶液如经酸化，斑蝥素即重新析出。还发现了斑蝥素结合氨基酸的化合物，斑蝥素酸酐的氧原子分别被赖氨酸、鸟氨酸、精氨酸的氨基取代以及其他斑蝥素衍生物。

【药理作用】

1. 抗肿瘤作用：斑蝥素能抑制肿瘤细胞的蛋白质合成，继而影响 RNA 和 DNA 的合成及细胞周期的进程，促进肿瘤细胞凋亡，抑制肿瘤细胞增殖。斑蝥素能明显抑制 Smad3 蛋白的表达，降低 TGF-β蛋白表达水平，从而影响侵袭转移相关蛋白表达，抑制肿瘤细胞的侵袭和转移。

2. 升高白细胞作用：斑蝥素具有升高白细胞的作用，能够刺激骨髓引起白细胞数升高，升高后的白细胞分类比例无明显变化，但骨髓检查显示白细胞增生活跃。此外，还可以拮抗环磷酰胺引发的白细胞数下降，其机理在于斑蝥素能够刺激骨髓细胞 DNA 合成，促进白细胞从骨髓释放入循环池。

3. 其他作用：斑蝥素对免疫系统有一定的影响，在抑菌抗病毒方面也有作用，对多种昆虫有胃毒和触杀作用。

4. 毒性：斑蝥有大毒，小鼠腹腔注射 LD_{50} 为 1.86mg/kg。

【医疗用途】

药性归经：味辛，性热；有大毒。归肝、胃、肾经。

功能：破血逐瘀，散结消癥，攻毒蚀疮。

主治：癥瘕，经闭，顽癣，瘰疬，赘疣，痈疽不溃，恶疮死肌。

用法用量：炮制后水煎服或入丸、散剂服，0.03～0.06g；外用适量。

使用注意：此药有大毒，内服宜慎重。孕妇禁服。

【资源评述】 芫菁科药用动物约有 15 种，其中以南方大斑蝥和黄黑小斑蝥为主，目前能收购上吨量的地区有云南楚雄、邱北、燕山、马栗坡；收购量上百斤的地区有四川凉山、西昌、会东，云南大理，广西玉林、南宁、百色，湖北恩施，湖南等地区。因农业中使用农药等，目前斑蝥资源已显著减少，因此正在开展人工饲养斑蝥的研究。

斑蝥的活性成分为斑蝥素，《中国药典》中收载了上述 2 种斑蝥，规定含斑蝥素（$C_{10}H_{12}O_4$）不得少于 0.35%；对收集到 10 个省、市、区的斑蝥药材，用气相色谱测定斑蝥素的含量，以四川南川和云南思茅所产含量最高。斑蝥素的含量与捕捉地区、干燥贮存条件及受虫蛀等因素有关。有研究报道芫菁科尚有 13 种昆虫也含有斑蝥素。

通过对斑蝥素的结构修饰开发了治疗原发性肝癌的新药"肝康宁"，疗效显著。除斑蝥素外其他物质同样具有抗癌和抑制真菌的作用，提示在斑蝥在抗肿瘤方面是多样性的，有待进一步深入研究。

【参考文献】

[1] 曾瑶波，张渝渝，唐安明，等. LC-MS/MS 研究斑蝥中斑蝥素类化学成分 [J]. 世界科学技术-中医药现代化，2014，16（4）：876-882.

[2] 李森林，肖文海，黄岩. 斑蝥的现代药理研究和临床应用 [J]. 中国社区医师医学专业：综合版，2007，9（16）：16.

[3] 尹璇，陈志伟. 斑蝥素及其药理作用研究进展 [J]. 生命科学仪器，2009，7（3）：3-6.

[4] 余涛，刘曼曼，侯风刚，等. 去甲斑蝥素抗肿瘤分子机制研究进展 [J]. 辽宁中医药大学学报，2012，14（4）：73-75.

[5] 李柏，朱立峰，张亚妮，等. 去甲斑蝥素两种注射剂型小鼠急性毒性比较 [J]. 中西医结合学报，2007，5（1）：74-77.

蝉 蜕
Chantui

【别名】 蝉壳、伏壳、枯蝉、蝉甲、蝈甲、蝉衣、知了皮。

【来源】 为蝉科昆虫黑蚱 *Cryptotympana pustulata* Fabr 若虫羽化时脱落的皮壳。

【原动物形态】 体大色黑而有光泽，雄虫长 4.4～4.8cm，翅展约 12.5cm，雌虫稍短。复眼 1 对，大形，两复眼间有单眼 3 只，触角 1 对。口器发达，唇基梳状，上唇宽短，下唇延长成管状，长达第 3 对足纳基部。胸部发达。足 3 对。翅 2 对，膜质，黑褐色。基部染有黄绿色。

【生境分布】 栖于杨、柳、榆、槐、枫杨等树上。经过 1 个世代往往要 12～13 年。分布于我国辽宁以南的大部分地区。

【采收加工】 在夏、秋季节可到蝉所栖息的树下附近地面收集或树干上采集。收集后去净泥土、杂质，晒干备用。可用竹篓包装置高处保存，防止压碎和潮湿。

【药材鉴别】

性状鉴别：本品略呈椭圆形，全形似蝉而中空，稍弯曲。表面黄棕色、半透明，有光泽，头部有丝状触角 1 对，多已断落，复眼突出。额部先端突出，口吻发达，上唇宽短，下唇伸长成管状。胸部背面呈十字形裂片，裂口向内卷曲，脊背两旁具小翅 2 对；腹面有足 3 对，被黄棕色细毛。腹部钝圆，共 9 节。体轻、中空，易碎。气微，味淡。

【化学成分】 含甲壳素、异黄质蝶呤、赤蝶呤、蛋白质、氨基酸、有机酸、酚类化合物等。还含有 N-乙酰多巴胺、2-氧-N-乙酰多巴胺、乙酰多巴胺二聚体[(2R,3S)-2-(3,4-二羟苯基)-3-乙酰氨基-7-(N-乙酰基-2-

氨乙基)-1,4-哌氧环烷、(2R,3S)-2-(3,4-二羟苯基)-3-乙酰氨基-6-(N-乙酰基-2-氨乙基)-1,4-哌氧环烷、(2R,3S)-2-(3,4-二羟苯基)-3-乙酰氨基-7-(N-乙酰基-2-氨乙烯基)-1,4-哌氧环烷〕。

【药理作用】

1. 抗惊厥作用：蝉蜕醇提物和水提物对戊四氮致小鼠惊厥模型具有抗惊厥活性，延长小鼠发生惊厥的潜伏期、死亡时间，降低死亡率，其中水提物的直接抑制作用显著，且抗惊厥作用强度强于醇提物，推测其抗惊厥活性成分为水溶性成分。

2. 镇静、镇痛、解热作用：蝉蜕醇提取物能显著减少正常小鼠自发活动，拮抗咖啡因的兴奋作用，与戊巴比妥类药物有协同作用，增强戊巴比妥的催眠效力。蝉蜕煎剂能阻断猫颈上交感神经节的传导作用，对肾上腺素能受体和乙酰胆碱降压反应则无影响。蝉蜕有明显的镇痛作用。蝉蜕煎剂对过期伤寒杆菌所致的发热兔和角叉菜胶致热大鼠有显著的解热作用。

3. 镇咳、祛痰、平喘、解痉作用：蝉蜕提取物明显改善敏化大鼠支气管及肺组织炎性表现。蝉蜕对组胺参与的致喘模型有明显的平喘作用，能稳定肥大细胞脱颗粒，阻滞过敏介质（如组胺等）的释放，抑制变态反应及气道受损的程度，从而减缓气道炎症，降低气道高反应性来预防和治疗支气管哮喘。蝉蜕治疗支气管哮喘的机制在于缓解慢性炎症、改变"微观血瘀"状态，进而缓解支气管平滑肌的痉挛。

4. 抗炎、抗氧化作用：蝉蜕中分离得到的 2 个乙酰多巴胺二聚体成分均有抗炎和抗氧化活性，对于 Cu^{2+}、AAPH 和 SIN-1 介导的脂质过氧化作用有较强的抗氧化活性。蝉蜕醇提物成分具有较强的抑菌活性，推断其消炎功效与抑菌活性有关。

5. 免疫抑制作用：蝉蜕能显著抑制二甲苯致小鼠耳郭肿胀，能显著提高小鼠网状内皮细胞吞噬能力和小鼠血清溶血素生成。蝉蜕提取物可诱导活动期 SLE 患者淋巴细胞活化后凋亡，并随着药物作用浓度增加和作用时间延长，T 淋巴细胞活化增高和凋亡细胞数逐渐增加。

6. 抗肿瘤作用：蝉蜕对艾氏腹水癌细胞有高度的抗肿瘤活性，其成分经纯化后，测定发现均为高分子化合物，对人子宫颈癌 CJTC-26 抑制率为 100%。在体外细胞培养中，蝉蜕能选择性地抑制癌细胞生长而不影响正常细胞。

7. 免疫抑制及抗过敏作用：蝉蜕具有免疫抑制及抗过敏作用，蝉蜕提取物能抑制非特异性免疫，对Ⅳ型变态反应及机体细胞免疫功能也有明显抑制作用。

8. 对心血管作用：蝉蜕水提物对正常大鼠的血液流变学无明显影响，而对高脂血症病态下的血液流变学有明显的改善作用，能显著降低其全血和血浆黏度、体外血栓形成、红细胞聚集指数、血清甘油三酯及总胆固醇水平。蝉蜕醇提取物对红细胞膜具有一定的保护作用，可降低小鼠腹腔毛细血管的通透性。

【医疗用途】

药性归经：味甘，性寒。归肺、肝经。

功能：宣散风热，透疹利咽，退翳明目，祛风止痉。

主治：风热感冒，咽喉肿痛，咳嗽声哑，麻疹不透，风疹瘙痒，目赤翳障，惊厥抽搐，破伤风。

用法用量：内服：水煎，3～6g，或入丸、散。外用：适量，水煎洗、研末调敷。

使用注意：孕妇慎服。

附方：

1. 急性肾小球肾炎：蝉蜕 25g，浮萍 15g，随症加减，水煎服，每日 1 剂。

2. 治头痛：蝉蜕 16g，葛根 15g，川芎 15g，白芷 15g，细辛 3g，甘草 6g，水煎服，每日 1 剂。

3. 治小儿高热：蝉蜕 9g，夏枯草 9g，水煎，代茶饮。

4. 治过敏性紫癜：蝉蜕、生地黄、防风、紫草、丹参、乌梅、旱莲草、甘草各适量，水煎服。每日 3 次。

5. 治小儿夜啼：蝉蜕、灯心草各适量，水煎服，每日 3 次。

【资源评述】 本品首载于《名医别录》，名蚱蝉壳，又名枯蝉，一名伏蜟。《药性论》始有蝉蜕之名。《本草图经》曰："今夏中所鸣者，比众蝉最大……云是形大而黑，昔人所噉者。又礼冠之饰附蝉者，亦黑而大，皆此类也……蝉类虽众，而为时用者，独此一种耳。又医方多用蝉壳，亦此蝉所蜕壳也"。由此可见，"体大、色黑、鸣声亦大"等特征，与黑蚱一致。

同科昆虫鸣蝉 *Oncotympana maculaticollis* Mobck.、朝鲜黑背鸣蝉 *O. coreana* kato、华南蝉 *Cryptotympana mandarma* Dist.、山蝉 *Cicada flammata* Dist.、蟪蛄 *Platypleura kaempferi* Fabr. 等的蜕壳，也作蝉

蜕入药。

【参考文献】

[1] 杨璐，李国玉，王金辉. 蝉蜕化学成分和药理作用的研究现状 [J]. 农垦医学，2011，33（2）：184-186.

[2] Xu M Z, Lee W S, Han J M, et al. Antioxidant and anti-inflammatory activities of N-acetyldopamine dimers from Periostracum Cicadae [J]. Bioorganic & Medicinal Chemistry, 2006, 14（23）：7826-7834.

[3] 高长久，张梦琪，曹静，等. 蝉蜕的药理作用及临床应用研究进展 [J]. 中医药学报，2015，43（2）：110-112.

[4] 徐树楠，张美玉，王永梅，等. 蝉蜕镇咳、祛痰、平喘作用的药理研究 [J]. 中国药理学通报，2007，23（12）：1678-1679.

僵 蚕

Jiangcan

【别名】 僵蚕、天虫、僵虫、白僵虫、姜虫。

【来源】 为蚕蛾科昆虫家蚕蛾的幼虫感染白僵菌 *Beauveria bassiana*（Bals.）Vuillant 而致死的全虫干燥体。

【原动物形态】 本品略呈圆柱形，多弯曲皱缩。长 2～5cm，直径 0.5～0.7cm。表面灰黄色，被有白色粉霜状的气生菌丝和分生孢子。头部较圆，足 8 对，体节明显，尾部略呈二分歧状。质硬而脆，易折断，断面平坦，外层白色，中间有亮棕色或亮黑色的丝腺环 4 个。气微腥，味微咸。

【采收加工】 在蚕 4 次蜕皮后，将白僵菌用温水或冷水调成菌液，用喷雾器均匀地喷到蚕体上，以蚕体见湿为度。接种后 15～20 分钟第 1 次给桑，以后每隔 5～6 小时给桑 1 次。饲养室的温度以 24～26℃、湿度 90％ 为宜，避免通风。接种后，蚕陆续发病死亡。要及时拣出死蚕，另行摊放。待充分发僵变白后，置于通风处风干或弱光下晒干。

【生境分布】 产于重庆各区县。

【药材鉴别】

性状鉴别： 本品略呈圆柱形，多弯曲皱缩，长 2～5cm，直径 0.5～0.7cm。表面灰黄色，被有白色粉霜状的气生菌丝各分生孢子。头部较圆，足 8 对，体节明显，尾部略二分歧状。质硬而脆，易折断，断面平坦，外层白色，显粉性，中间有亮棕色或亮黑色的丝腺环 4 个，习称"胶口镜面"。气微腥，味微咸。

【化学成分】 白僵蚕含麦角甾-6,22-二烯-3β,5α,8α-三醇、棕榈酸、赤藓酸、甘露醇、尿嘧啶、β-谷甾醇、胡萝卜苷、蛋白质、草酸铵、微量元素及甾体-11α-羟基化合酶等。

白僵菌菌体含软白僵菌素、白僵菌黄色素。还含多种环缩醇酸肽类成分，如白僵菌环四肽、白僵菌环三肪 A 和白僵菌环三肪 B。白僵菌环缩醇酸肽（A～I）；脂肪酸酰胺成分：棕榈酰胺、硬脂酰胺；哌嗪-2,5-二酮类成分：环（L 异亮氨酸-L-缬氨酸）二肽、环（L-异亮氨酸,L-异亮氨酸）二肽；类脂成分，其中脂肪酸的组成主要是棕榈酸、油酸、亚油酸以及少量的硬脂酸、棕榈油酯。此外，白僵菌至少能分泌 3 种水解酶，如脂酶、蛋白酶等。还含甾体 11α-羟基化酶系，用于合成类皮质激素。

【药理作用】

1. 抗凝血、抗血栓、促进微循环作用：僵蚕液对用 Beyers 制作静脉血栓模型动物的血栓症状明显减轻，纤溶酶原含量和优球蛋白溶解时间明确减少，同时还可以延长凝血活酶时间和凝血酶原时间。僵蚕注射液可明显抑制凝血酶诱导的内皮细胞释放，抗血栓形成。僵蚕水煎剂能增加毛细血管开发数量，增大微血管直径，延长凝血时间。

2. 抗惊厥作用：僵蚕能对抗士的宁引起的小鼠惊厥，效果与氯化铵相似。

3. 抗肿瘤作用：僵蚕醇提取物对小鼠艾氏腹水癌（ECA）实体型抑制率为 36％；对小鼠 S_{180} 也有抑制作用；体外可抑制人体肝癌细胞的呼吸，可用于直肠腺癌型息肉的治疗。

4. 降糖作用：白僵蚕对四氧嘧啶实验型糖尿病有效，并进一步提取其醇溶部分和僵蛹，提取物脱皮激素对四氧嘧啶实验型糖尿病较白僵蚕片效果更好。

5. 抗菌作用：白僵蚕醇提物对苹果炭疽病菌、腐烂病菌、花椒落叶病菌均有一定的抑制作用，其中对炭疽病菌的抑制作用最强。僵蚕提取物对菌种 Escherichia coli TG1 有一定的抑菌作用。

6. 增强免疫作用：白僵蚕多糖可从多方面促进正常小鼠和免疫抑制小鼠的体液免疫和细胞免疫，对正常小鼠免疫功能的提高和免疫抑制小鼠的免疫功能恢复有较强的促进作用。

7. 镇静、催眠作用：僵蚕提取物能明显减少小鼠自主活动，并具有明显的镇静作用；僵蚕醇水浸出液经小鼠皮下注射、腹腔注射或灌胃以及家兔 ab 脉注射均有催眠作用。小鼠灌服 0.5g/kg 或皮下注射 0.25g/kg 催眠效力约等于苯巴比妥皮下注射 50mg/kg。

8. 其他作用：僵蚕水煎液能明显降低雌性小鼠卵巢、子宫质量和妊娠率，对妊娠有明显影响，也能明显增强雄性小鼠睾丸、贮精囊的质量，具有雄性激素作用。

【医疗用途】

药性归经：味辛、咸，性平。归肝、肺、胃经。

功效：息风止痉，祛风止痛，化痰散结。

主治：肝风夹痰，惊痫抽搐，小儿急惊，破伤风，中风口㖞，风热头痛，目赤咽痛，风疹瘙痒，发颐痄腮。

用法用量：内服：水煎，3～10g；研末，1～3g。外用：适量，煎水洗；研末敷。

【资源评述】白僵蚕的药用十分广泛，尤在儿科中应用较多，据统计 64 种儿科成药中有 29 种配伍有白僵蚕。近年的研究发现僵蚕具有刺激肾上腺皮质作用及保健功能，其使用范围还有望进一步拓宽。

另外，将蚕蛹人工接种白僵菌得到的白僵蛹，与白僵蚕同等功效的作用，其中既有蚕蛹中的有效成分，也包含有白僵菌对蚕蛹成分的分解产物以及白僵菌的代谢产物。白僵菌发酵过程中所产生的某些物质经过提纯，有望用于肿瘤病的治疗。白僵蛹的开发利用既丰富了药源，也减少了桑蚕养殖区病原的扩散污染。

【参考文献】

[1] 徐冲，商思阳，刘梅，等. 僵蚕化学成分和药理活性的研究进展 [J]. 中国药房，2014，25（39）：3732-3734.

[2] 雷田香，彭延古，郝晓元，等. 僵蚕抗凝作用的研究进展 [J]. 湖南中医药大学学报，2007，27（3）：76-77.

[3] 项林平，柴卫利，王珏，等. 僵蚕抑菌活性成分的提取及其对大肠杆菌的抑制作用 [J]. 西北农林科技大学学报（自然科学版），2010，38（3）：150-154.

露蜂房

Lufengfang

【别名】蜂房、马蜂包、马蜂窝、野蜂房、蜂巢。

【来源】为胡蜂科昆虫金环胡蜂 *Vespa mandarinia* Smith 或多种近缘昆虫的巢。

【原动物形态】体较大，长约 17mm。头略呈卵圆形，复眼 2 个，单眼呈倒三角形，排列于两复眼顶部之间，触角 1 对。前胸背板黑色，但沿中胸背板处为黄色，光滑。中胸背板黑色。翅基片棕色，翅呈棕色。腹部第 3～6 节背板全呈棕色，3～5 节两侧隐有暗斑。

【生境分布】单栖性，筑巢于地穴中。

【采收加工】秋、冬间采收，采后，晒干。倒出死蜂，除去杂质，剪成块状，生用或炒、煅用。

【药材鉴别】

性状鉴别：本品完整者呈盘状、莲蓬状或重叠形似宝塔状。大小不一，表面灰白色或灰褐色，腹面有多数整齐的六角形房孔，孔径 3～4mm 或 6～8mm；背面有 1 个或数个黑色突出的柄。体轻，质韧，有弹性。气微，味辛、淡。

【化学成分】露蜂房中化学成分多样，主要有酚酸类、二苯基庚烷类、萜类、含氮类、黄酮类及酯类合物。

酚酸和有机酸类：茴香醛、原儿茶酸、对甲氧基苯乙酸、酪醇、对二氢肉桂醇、咖啡酸、异阿魏酸、阿魏酸和 3,4-二羟基桂皮酸等。

二苯基庚烷类：为露蜂房中较为特征的一类成分，有 centrolobol、蜂房酚 B、hannokinol、4-[(5S)-5-Hydroxy-7-(4-hydroxypheny1)heptyl]benzene-1、2-diol、蜂房酚 A 和 muricarpone B 等。

萜类：coriamyrtin、熊果酸，β-谷甾醇，倍半萜成分 fengfangin A、tutin 和单萜成分 vomifloil 等。

含氮类：主要有胸腺嘧啶、胸腺嘧啶脱氧核苷、8-羟基-4-喹啉酮、neoechinulin A、N-benzoyl-L-pheny-lalaninol、灰绿曲霉酰胺、2β,3α-4-乙酰基-7-[（2-乙酰氨基）乙基]-3-羟基-2-（3,4-二羟基苯并蒽嗪）和 (2R,3S)-2-(3′,4′-dihydroxyphenyl)-3-acetylamino-7-hydroxyethyl-1,4-benzodioxane 等。

酯类：邻苯二甲酸双（2′-乙基己基）酯、邻苯二甲酸双异丁基酯、癸二酸双（2′-乙基己基）酯和二十三烷酸甲酯等。

其他成分：alnusone、甘油、clemaphenol A、山奈酚、芦丁和十六烷酸。露蜂房中有很丰富的锌、铁、硅、锗、铜等微量元素。蜂胶是蜂房中一种树脂状物质，蜂胶中树胶 50%～85%、蜂蜡 12%～40%、芳香挥发油 4%～10% 和花粉夹杂物占 5%～11%。

【药理作用】

1. 抗肿瘤作用：露蜂房蛋白可使 HepG2 细胞发生凋亡，抑制 K562 细胞增殖并诱导其凋亡，还具有明显诱导红白血病小鼠脾组织和骨髓中白血病细胞凋亡的作用，并呈剂量依赖关系。露蜂房甲醇提取物对人胃腺癌 SGC7901 细胞、口腔上皮癌 KB 细胞、人宫颈癌 Hela 细胞、人非小细胞肺癌 H460 细胞和人肝癌 HepG2 细胞具有生长抑制作用，并存在一定的时效和量效关系。

2. 抗菌作用：露蜂房乙醇提取物及多个萃取部位对空腔变形链球菌、内氏放线菌、黏性放线菌、乳酸杆菌和金黄色葡萄球菌的生长、产酸均有一定的抑制作用，对菌斑的致蜗化转变有一定抑制作用。

3. 其他作用：露蜂房水提物对胰岛刺激淋巴细胞激活转化呈浓度依赖性抑制，与氢化可的松相似的作用机理。露蜂房水提物抑制二甲苯致小鼠耳郭肿胀，且抑制率呈浓度依赖关系。

【医疗用途】

药性归经：味微甘，性平，小毒。归肝、胃、肾经。

功效：祛风止痛，攻毒消肿，杀虫止痒。

主治：风湿痹痛，牙痛，痈疽恶疮，瘰疬，喉舌肿痛，痔漏，风疹瘙痒，皮肤顽癣。

用法用量：内服：水煎，5～10g；外用：适量，煎水洗、研末掺。

使用注意：气虚血弱及肾功能不全者慎服。

【资源评述】露蜂房入药最早可追溯到《神农本草经》。历史上使用的露蜂房是有多种蜂的蜂巢，如《雷公炮炙论》载"其窠有四件，一名革蜂窠，二名石蜂窠，三名独蜂窠，四名草蜂窠是也"。而至《新修本草》方言明露蜂房："此蜂房用树上悬得风露者。"并说明"其蜂黄黑色"，"螫马牛人"致人欲死，而不是"人家屋下小蜂房"。现今，因资源有限，所用的露蜂房多来源于胡蜂科 10 余种的蜂巢。《中国药典》收载的"蜂房"的基原为胡蜂科昆虫果马蜂 Polistes olivaceous（DeGeer）、日本长脚胡蜂 Polistes japonicus Saussure 或异腹胡蜂 Parapolybia varia Fabricius 的巢。

【参考文献】

邵萌，王启瑞，范钦，等. 露蜂房的化学成分和药理作用研究进展［J］. 中国中医药现代远程教育，2015，13（4）：157-159.

龟 甲

Guijia

【别名】龟板、龟壳、乌龟壳、元武版。

【来源】为龟科动物乌龟 Chinemys reevesii（Gray）的背甲及腹甲。

【原动物形态】体呈扁椭圆形，背腹均有硬甲。头顶前端光滑，后部覆被累粒状小鳞，吻端尖圆，颌无齿而具角质硬喙，眼略突出，耳鼓膜明显，颈部细长；周围均被细鳞，颈能伸缩。背、腹甲的上面为表皮形成的角质板；下面为真皮起源的骨板，背脊中央及其两侧有 3 条较显著的纵棱，但雄龟不明显。背甲棕褐色或黑色，颈角板前窄后宽，椎角板 5 块；第 1 块前宽后窄，其数块，一般宽大于长，两侧对长排列肋角板各 4 块，缘角板每侧 11 块，臀角板 2 块近长方形。腹甲与背甲等长，腹甲淡黄色，少数褐色，共有 6 对；喉角板 2 块，呈三角形，肱角板 2 块，外缘宽凸；胸、腹角板 2 块，后缘凹陷。背腹甲在体两侧由甲桥相连，形成体腔。四肢较扁平，前肢具 5 指及爪，后肢具趾，除第 5 趾无爪外，余皆有爪，指、趾间具蹼。尾中等长度，较细。

【生境分布】 现南方有饲养。

【采收加工】 全年均可采收。将捕获的活龟杀死，除去筋骨，将龟甲洗净晒干。

【药材鉴别】

性状鉴别：本品背甲及腹甲由甲桥相连，背甲稍长于腹甲，与腹甲常分离。背甲呈长椭圆形拱状，长7.5～22cm，宽6～18cm；外表面棕褐色或黑褐色，脊棱3条；颈盾1块，前窄后宽；椎盾5块，第1椎盾长大于宽或近相等，第2～4椎盾宽大于长；肋盾两侧对称，各4块；缘盾每侧11块；臀盾2块。腹甲呈板片状，近长方椭圆形，长6.4～21cm，宽5.5～17cm；外表面淡黄棕色至棕黑色，盾片12块，每块常具紫褐色放射状纹理，腹盾、胸盾和股盾中缝均长，喉盾、肛盾次之，肱盾中缝最短；内表面黄白色至灰白色，有的略带血迹或残肉，除净后可见骨板9块，呈锯齿状嵌接；前端钝圆或平截，后端具三角形缺刻，两侧残存呈翼状向斜上方弯曲的甲桥。质坚硬气微腥。味微咸。

【化学成分】 腹甲含有天门冬氨酸、苏氨酸、丝氨酸、谷氨酸等18种氨基酸，含有10多种无机元素，其中锶的含量最高。还含有骨胶原、角蛋白，腹甲的氯仿提取物（液体）预试有甾体类化合物反应。

【药理作用】

1. 免疫功能的影响：龟甲水煎液能够增加小鼠腹腔巨噬细胞数量，促进大鼠萎缩的胸腺恢复生长，使淋巴细胞转化率提高，血清中 IgG 含量增加，提高细胞免疫及体液免疫功能。龟甲煎液可使大鼠萎缩的甲状腺恢复生长。龟甲粉可以增强小鼠体液免疫功能和单核-巨噬细胞功能的作用。

2. 其他作用：龟甲煎液对家兔在体子宫显示兴奋作用。此外龟甲对细胞具有延缓衰老作用。

【医疗用途】

药性归经：味咸、甘，性微寒。归肝、肾、心经。

功能：滋阴潜阳，补肾健骨，养血补心，固经止崩。

主治：阴虚潮热，骨蒸盗汗，头晕目眩，虚风内动，筋骨痿软，心虚健忘，崩漏经多。

用法用量：内服：水煎，9～24g，先煎；熬膏或入丸、散。外用：适量，烧灰存性，研末掺或油调敷。

使用注意：脾胃虚寒及孕妇禁服。

附方：

1. 治慢性肾炎，蛋白尿：龟板500g，猪肚500g。均洗净切成小块，置砂锅内加水文火炖成棚状，不放或少放食盐，早晚各服1次，2日内服完。

2. 治小儿消化不良：龟板（醋炙）、鳖甲（醋炙）、穿山甲（砂炒）各12g，鸡内金6g。焙干研末，过筛，备用。每服2～3g，内服2次。

【资源评述】 除本品外，常见的伪品或混淆品如下：

平胸龟腹甲（为龟科动物平胸龟 *Platysternon megacephalum* Gray 的腹甲）产于云南、贵州、安徽、江苏、浙江、江西、湖南、福建、广东、广西等地。腹甲略近长方形，前缘平切，后缘凹入。具下缘盾。

黄喉水龟甲壳〔为龟科动物黄喉水龟 *Clemmys mutica*（Cantor）的甲壳〕产于云南、江苏、浙江、福建、广东等地。背甲长10.2cm，宽7.5cm，壳高4.3cm，具纵棱3条，中央棱强，二侧较弱，边缘整齐，后缘微呈锯齿状，棕色，盾片后缘黑色。腹甲前端向上翘，前缘平切，后缘缺刻深，黄白色，每一盾片外侧有大墨渍斑。

黄缘闭壳龟甲壳〔为龟科动物黄缘闭壳龟 *Cuora flavomarginata*（Gray）的甲壳〕主产于河南、湖北、江苏、浙江、湖南、福建等地。背甲长12.7～14.2cm，宽9.2～9.7cm，壳显著拱起，边缘整齐，脊棱3条，钝圆不显，棕褐色，正中脊棱蜡黄或强褐色。腹甲大而平坦，前后浑圆，无同心环，腹甲边缘及甲桥黄色。

此外，还有三线闭壳龟甲壳〔为龟科动物三线闭壳龟 *C. trifasciata*（Bell）的甲壳〕主产于福建、广东、广西等地；花龟甲壳〔为龟科动物花龟 *Ocadia sinensis*（Gray）的甲壳〕产于广东等；四爪陆龟甲壳（为龟科动物四爪陆龟 *Testudo horsfieldi* Gray 的甲壳）产于新疆等。

【参考文献】

［1］杜沛霖，周雨晴，朱华．龟甲的研究进展［J］．安徽农业科学，2014，42（32）：11319-11320.

［2］雷钧涛．龟甲及其混淆品的性状和成分研究［J］．吉林医药学院学报，2005，26（1）：43-44.

动物类

［3］陈前进，余东方，冯淡开 . 龟甲现代研究概况［J］. 海峡药学，2009，21（6）：105-106.

［4］侯喜龙，冯明明，杜珂璠，等 . 龟甲粉对小鼠免疫功能的作用研究［J］. 食品安全质量检测学报，2017，8（2）：620-623.

桑螵蛸

Sangpiaoxiao

【别名】桑蛸、螳螂窠、猴儿包、螳螂壳、流尿狗、尿唧唧、赖尿郎。

【来源】为螳螂科动物大刀螂 *Tenodera sinensis* Satussure 的干燥卵鞘。

【原动物形态】体形较大，长约 8cm。黄褐色或绿色，头三角形，前胸背板、肩部较发达，后部至前肢基部稍宽。前胸细长。前翅革质，前线带绿色，末端有较明显的褐色翅脉；后翅比前翅稍长，有深浅不等的黑褐色斑点散布其间。雌虫腹部特别膨大。足 3 对，前胸足粗大，镰刀状。中足和后足细长。

【生境分布】栖息于茂密的茅草、红苕藤或多种灌木的细枝上。

【采收加工】每年秋季在树枝或草梗上采集卵鞘，蒸分钟以杀死其中虫卵，晒干或烘干。

【药材鉴别】

性状鉴别：略呈圆柱形或类圆形，长 2.3～4.6cm，宽 2～3cm。表面浅黄褐色，由多层膜状薄片叠成，上面带状隆起不明显，底面平坦或有凹沟。体轻，质松而韧。横断面可见外层为海绵状，内层为许多放射状排列的小室，室内各有一细小椭圆形卵，深棕色，有光泽。气微腥，味淡或微咸。

【化学成分】螵蛸的化学成分中含有蛋白质、环肽、多巴胺、吲哚类生物碱，同时也含有黄酮、苯环衍生物等物质，含有微量 Fe、Zn、Cu、Cr、Mn、Mn、I、Ni 等 20 余种微量元素以及 K、Ca、Na、P、Mg 等宏量元素。

含有的苯环衍生物包括对羟基苯乙醇、对羟基苯甲醇、5-羟甲基-2-醛基-吡咯、3,7,9-三羟基-1-甲基-格链孢醇、（S）-（+）-2-（3,4-dihydroxy phenyl）-2-ethoxyl-ethanol、2-羟基乙胺、3-isobutyl-hexahydropyrrolo［1,2-α］pyrazine-1,4-dione、3-see-butyl -hexahydropyrrolo［1,2-α］pyrazine-1,4 – dione、5-羟基-2-吲哚酮、1H-indole-3-carboxylic acid、1H-indole-3-hydroxyacetyl、9-（2,3-Dimethyl-4-Hydroxyl-Butenolide-4-yl）nonanoic acid、乙酰基苯乙胺等。还含有植物性成分黄酮类有二氢槲皮素、（+）-α-维尼弗林、山奈酚、没食子酸、槲皮素、7- oxo-15- hydroxydehydroabietic acid 等。

【药理作用】

1. 激素样作用：桑螵蛸生品、制品均能够提高肾阳虚大鼠的甲状腺指数、肾上腺指数及促甲状腺激素（TSH）、三碘甲腺原氨酸（T3）、四碘甲腺原氨酸（T4）、肾上腺素（EPI）、去甲肾上腺素（NE）、17-羟皮质类固醇（17-OH）、皮质醇、睾酮（T）含量，增加体重和体温，并能降低下丘脑 NO、E2 含量和肾脏指数，减小饮水量。

2. 其他作用：桑螵蛸挥发油对 MRSA 有明显的抑菌作用，对金黄色葡萄球菌的生物被膜的形成和生长有明显的干扰作用，且其效果明显优于青霉素和庆大霉素。桑螵蛸对四氧嘧啶糖尿病小鼠具有良好的治疗作用，其活性成分主要存在于石油醚提取物中。

【医疗用途】

药性归经：味甘、咸，性平。

功能：固精缩尿，补肾助阳。

主治：遗精，滑精，遗尿，尿频，小便白浊。

用法用量：内服：煎汤，5～10g；研末，3～5g；或入丸剂。

使用注意：阴虚火旺或膀胱有湿热者慎服。

附方：

1. 治遗精：桑螵蛸 8g，龙骨 12g。水煎服，每日 2 次。

2. 治小儿遗尿：桑螵蛸 8 枚，炒炭存性，研末，糖水送服，每日 2 次。

【资源评述】"桑螵蛸"始见于《神农本草经》记载。商品除了大刀螂 *Tenodera sinensis* 所产的"团螵蛸"外，尚有广斧螳 *Hierodula patellifera*（Serville）所产的"黑螵蛸"，为商品的主流。以团螵蛸分布广，产量最大。狭翅大刀螳 *Tenodera angustipennis* Saussure 所产的商品与"长螵蛸"相似。棕污斑螳 *Statilia maculata* (Thunberg) 所产卵鞘习称"长螵蛸",背面两侧无暗棕色浅沟。上述 3 种均为《中国药典》收载。

【参考文献】

[1] 魏暑飚,何江波,晏永明.桑螵蛸化学成分的研究 [J].药学研究,2013,32 (5):257-258.

[2] 贾坤静,艾雪,贾天柱,等.桑螵蛸生、制品对肾阳虚大鼠的补肾助阳作用比较 [J].中药材,2016,39 (7):1516-1520.

[3] 司怡然,沃露露,刁云鹏,等.桑螵蛸挥发油的提取及对 MRSA 体外抑菌效应的初步研究 [J].中国微生态学杂志,2014,26 (8):874-877.

[4] 王文东,郭云芳,王晓丽,等.桑螵蛸挥发油对金黄色葡萄球菌生物被膜形成的体外抑制效应的初步探究 [J].中国微生态学杂志,2015,27 (11):1250-1252,1257.

[5] 林璐璐,牛长缨,雷朝亮,等.桑螵蛸及其粗提物对四氧嘧啶糖尿病小鼠的影响 [J].时珍国医国药,2009,20 (8):1902-1903.

穿山甲

Chuanshanjia

【别名】鲮鲤甲、川山甲、山甲、甲片、甲珠。

【来源】为鲮鲤科动物穿山甲 *Manis pentadactyla* Linnaeus 的鳞甲。

【原动物】身体背面、四肢外则和尾部披覆瓦状角质鳞片,头细,吻尖,眼小,舌长,无齿,趾(指)爪强健有力。全身的鳞片间杂有数根刚毛,额面从下颌开始,过胸腹直至尾基以及四肢内侧无鳞而着生稀毛,两颊、眼、耳周亦被毛。四肢粗短,前肢比后肢长;前足爪长于后足爪,中间趾爪特别粗长,是为挖掘的强劲工具。鳞甲颜色有黑褐色和棕褐色 2 种类型,以前者为多见。老兽的鳞片边缘,呈橙褐色或灰褐色,每一鳞片自基部始有纵纹,年龄越大纹数越短少。初生兽则鳞软色白,1 月龄后渐次角化并变为褐色,鳞片形状大体有 3 种:背鳞呈阔棱形,较扁平;腹侧、前肢近腹内侧和后肢鳞呈盾状,鳞片中央有龙骨状突起,该突起亦随年龄而减少,老年个体几乎消失;尾侧鳞折合状。栖息于丘陵山地的树林、灌木丛、草丛等各种环境中,但极少在石山秃岭地带。掘洞穴居,昼伏夜出,能爬树游水,通敌受惊时,将头裹在腹部,缩成一团。听觉、视觉差,嗅觉灵敏,食物以白蚁为主,亦食黑蚁、蚁的幼虫和其他昆虫的幼虫。发情期雌雄同居。交配后即分开,幼仔由雌兽培育。产仔期多在冬季,每胎 1 仔。

【生境分布】主要分布于我国南方,其中以福建、广东、广西和云南等地数量较多。本品为国家二级保护动物。

【采取加工】全年均可捕捉,捕后杀死,剥取甲皮,放人沸水中烫。待鳞片自行脱落,捞出,洗净,晒干,名"甲片"。将砂子置锅内,武炎炒热后,加入净穿山甲片,粘、炒至鼓起,呈金黄色为度,捞出放凉。

【药材鉴别】

性状鉴别:本品呈扇面形、三角形、菱形或盾形的扁平片状或半折合状,中间较厚,边缘较薄。大小不一,长宽各为 0.7~5cm。外表面黑褐色或黄褐色,有光泽,宽端有数十条排列整齐的纵纹及数条横线纹;窄端光滑。内表面色较浅,中部有一条明显突起的弓形横向棱线,其下方有数条与棱线相平行的细纹。角质,微透明,坚韧而有弹性,不易折断。气微腥,味微咸。

【化学成分】含硬脂酸、胆甾醇、N-丁基-二十三(碳)酰胺、环(L-丝氨酰-L-酪氨酰)二肽和环(D-丝氨酰-L-酪氨酰)二肽。此外,还含多种氨基酸及多种微量元素。

【药理作用】

穿山甲是一味常用的活血化瘀药物,具有抗炎、抗病毒、扩张血管、促进血液循环、抗癌、抗心律失常及促进核酸代谢等作用。穿山甲能显著降低大鼠血液黏度及延长凝血时间。对金黄色葡萄球菌及大肠杆菌有一定抑菌作用。穿山甲片水提物能提高小鼠热板法的痛阈值,且对小鼠乙酸所致的扭体反应有抑制作用。穿山甲可抑制乳腺增生作用。用复方穿山甲可明显提高去势大鼠生殖器如前列腺、精囊腺等的脏器指数,并且可以缩短电刺激去势大鼠阴茎勃起的潜伏期。穿山甲可抑制 HL-60 细胞生长,诱导其发生凋亡;

同时能激活 Caspase-3 酶活性，下调 Bcl-2 基因表达。穿山甲能明显使小鼠骨髓微循环损害得到一定延缓和遏制。环二肽Ⅵ和Ⅶ能够提高小白鼠常压缺氧的耐受能力。

【医疗用途】

药性归经：味咸，性微寒。归肝、胃经。

功能：活血消癥，通经下乳，消痈排脓，搜风通络。

主治：血瘀经闭，癥瘕，风湿痹痛，乳汁不下，痈肿，中风瘫痪，麻木拘挛。

用法用量：内服：水煎，5～10g，或入散剂，一段炮制后用。外用：适量，研末或调敷。

使用注意：气血虚弱、痈疽已溃者及孕妇禁服。

附方：

1. 治白细胞减少症：穿山甲5g，黄芪30g，白术15g，紫河车12g，枸杞25g。水煎服，一日2次。

2. 前列腺增生症：穿山甲5g，王不留行12g，川牛膝15g，丹参20g，木通15g，甘草15g。水煎服，一日3次。

【资源评述】 穿山甲列为国家二级保护动物，为保护濒危物种，资源较少，作为穿山甲的代用品，有研究报道，猪蹄甲所含成分与穿山甲相似，二者的抗凝血、抗炎作用也基本相同，但还需进一步开展药理、临床等研究。目前，国内已有部分地区在开展穿山甲的人工养殖。2020年版《中国药典》已将穿山甲删除。

【参考文献】

［1］刘双，郭珊珊，彭建军，等．穿山甲药用价值概况及临床应用研究综述［J］．林业科技通讯，2016（7）：57-60.

［2］周宗元，王建，马骁．穿山甲的研究进展［J］．中药与临床，2014，5（1）：54-57.

狗 骨
Gougu

【来源】 为犬科动物狗 *Cania familiaris* Linnaeus 的小腿骨。

【原动物形态】 狗因体形、大小、毛色，按品种不同而异。一般的狗，体格匀称。鼻吻部较长，眼呈卵圆形，两耳或竖或垂。四肢矫健，前肢5趾，后肢4趾。具爪，但爪不能伸缩。尾呈环形或镰刀形。

【生境分布】 各地均有饲养。

【采收加工】 全年均可捕杀，但以冬季为佳。宰杀后，剖开，剔去骨骼上的筋肉，将骨挂于通风处晾干，不宜曝晒。

【药材鉴别】

性状鉴别：小腿骨包括胫骨、腓骨和髌骨。胫、腓两骨与股骨近于等长，胫骨较粗大，与腓骨相平行，其上部骨体与胫骨之间有间隙，而下部骨体扁平，密集胫骨。后足骨包括跗骨、跖骨各趾骨。跗骨7根，排成2列。跖骨与趾骨在排列上与前足的掌骨、指骨相似，趾骨多为4列，第1趾骨缺少。狗骨的骨质坚实，不甚沉重，白色或微黄白色。断面不平坦，骨腔内网状髓质不明显，骨质显油润。火烧有腥臭味。

【化学成分】 新鲜的骨约含脂肪16％，骨胶原12％，无机物22％（主要是磷酸钙、磷酸镁以及少量的氟化钙）。

【医疗用途】

药性归经：味甘、咸，性温。

功能：补肾壮骨，祛风止痛，止血止痢，敛疮生肌。

主治：风湿关节疼痛，腰腿无力，四肢麻木，崩漏带下，久痢不止。外伤出血，小儿解颅，痈肿疮瘘，冻疮，冻疮。

用法用量：内服：浸酒或烧存性研末，每次1.5～3g。外用：适量，煅黄，研末调敷。

【资源评述】 狗骨入药，传统认为以小腿为佳。通过比较狗不同部分的骨骼所含的成分，也认为小腿的成分较其他部分含量高，其次为脊柱骨。另外，骨髓比骨中成分含量高。

麝 香
Shexiang

【别名】心结香、当门了、元寸、香脐子。

【来源】为鹿科动物林麝 *Moschus berezovskii* Flerov 成熟雄体香囊中的干燥分泌物。

【原动物形态】林麝体长约 75cm，体重约 10kg。毛色较深，深褐色或灰褐色，成体身上一般无显著肉桂黄或土黄点状斑纹。耳背色多为褐色或黑褐色；耳缘、耳端多为黑褐色或棕褐色，耳内白色，眼的下部有两条白色或黄白色毛带延伸至颈和胸部。四肢前面似体色较淡，后面多为黑褐色或黑色。前肢短，后肢长，弓腰似兔，后肢为跖行性。成年雄麝有 1 对上犬齿外露，称为獠牙，腹下有 1 个能分泌麝香的腺体囊，开口于生殖孔相近的前面。雄麝无腺囊和獠牙。尾短小，掩藏于臀毛中。

【生境分布】分布于新疆、西藏、青海、甘肃、宁夏、陕西、山西及湖北、四川、贵州等。为国家二级保护动物。现多为人工饲养。

【采收加工】取 3 岁以后的林麝，在 8~9 月为采取收期。现多为活麝取活。将麝直接固定在抓麝者的腿上，略剪去覆盖香囊的毛，用酒精消毒后，用挖勺伸入囊内徐徐转动，向外抽出，取出麝香。除去杂质，放在干燥器内，干后，置棕色瓶内，密闭保存。

【药材鉴别】

性状鉴别：

麝香仁：野生者质软，油润，疏松，其中不规则圆球形或颗粒者习称"当门子"，表面多呈紫黑色，油润光亮，微有麻纹，断面深棕色或黄棕色；粉末状者多呈棕褐色或黄棕色，并有少量脱落的内层皮膜和细毛。饲养者呈颗粒状、短条状或不规则的团块；表面不平，紫黑色或深棕色，显油性，微有光泽，并有少量毛和脱落的内层皮膜。气香浓烈而特异，味微辣、微苦带咸。

【化学成分】含有麝香酮、麝香吡啶、雄性激素、胆甾醇、胆甾醇酯等。

【药理作用】

1. 对中枢神经系统的作用：麝香对中枢神经具有兴奋和抑制的双重作用。小剂量兴奋中枢神经，大剂量则抑制中枢神经。麝香酮可通过正常大鼠的血脑屏障分布于脑组织内，且很快达到高峰，具有相当高浓度，而代谢较其他脏器缓慢，得出的结论是麝香可以"归经入脑"。麝香可降低脑缺血时的兴奋性神经递质天门冬氨酸和升高抑制性神经递质 γ-氨基丁酸、甘氨酸，以对抗兴奋性氨基酸的毒性，从而保护脑缺血后继发神经元的损伤。

2. 对心脏的作用：麝香延长动物耐缺氧时间，能够改善垂体后叶素引起的心电变化，抑制心肌酶活性的升高，减少心肌缺血范围，具有抗动物心肌缺血的作用。麝香对急性微循环障碍有明显的改善，甚至能够恢复正常。

3. 抗炎作用：麝香对炎症有明显效果，尤其对早期、中期作用较强。天然麝香蛋白质 Mu-a-1 对巴豆油引起小鼠耳部炎症具有明显的抗炎作用，7.5mg/kg 剂量炎症抑制率 72.3%。

4. 对子宫的作用：麝香对子宫有明显的兴奋作用和增强宫缩的作用，尤其对在体妊娠子宫更为敏感，对非妊娠子宫的兴奋发生较慢，但作用持久，麝香酮能明显增加子宫收缩频率和强度，并有抗着床和抗早孕作用，且随孕期延长，抗孕作用更明显。麝香酮阴道给药后在子宫和卵巢的分布量比静脉或口服有显著增加，孕鼠比未孕鼠更明显。

5. 对免疫调节的作用：麝香水溶性蛋白对体液免疫和细胞免疫均有增强作用。

6. 抗肿瘤作用：麝香对 S37（肉瘤 -37）、S_{180}（小白鼠肉瘤）、U14（小白鼠子宫瘤）、小鼠肝瘤有抑制作用，对离体肿瘤细胞亦有较强的抑瘤作用。

7. 抗痴呆作用：麝香酮对东莨菪碱所致痴呆模型大鼠胸主动脉钙离子摄取有明显的促进作用，可升高衰老模型小鼠血清 SOD 活性，降低其脑组织 MDA 活性；同时可改善痴呆小鼠的学习记忆功能，通过清除多余自由基而发挥其抗痴呆作用。

8. 抗脑缺血作用：麝香酮明显缩小脑缺血再灌注损伤模型大鼠的脑梗死体积，减轻脑缺血再灌注所涉及的神经细胞损伤。

9. 抗心肌缺血的作用：麝香酮可显著延长冠脉结扎所致的心肌缺血模型大鼠存活时间，增加冠脉流量，降低 T 波峰值及 CK 和 LDH 含量，对心肌缺血和心绞痛有明显作用；可通过减少 ET 的释放，增加 CGRP 的含量，提高 VEGF 的表达，从而改善心肌缺血，起到一定的保护作用。

【医疗用途】

药性归经：味辛，性温。归心、脾经。

功能：开窍醒神，活血通经，止痛消肿。

主治：热病神昏，中风痰厥，气郁暴厥，中恶昏迷，经闭，癥瘕，难产死胎，胸痹心痛，心腹暴痛，跌打损伤，痹能麻木，痈肿瘰疬，咽喉肿痛。

用法用量：内服：入丸、散，0.03～0.1g，一般不入煎剂。外用：适量，研末掺、调敷或入膏药中敷贴。

使用注意：虚脱证禁用，本品无论内服和外用均能堕胎，故孕妇禁用。

附方：

治小儿高热惊厥：麝香 0.3g，活地龙 3 条，白糖 10g，先将地龙洗净，合白糖一起捣烂中，加面粉适量做成小饼，麝香置于肚脐内，再将药饼盖于脐上，用绷带或胶布固定。

【资源评述】麝香为名贵的中药，也为急症要药。由于功效卓著，应用广泛，因而为许多中成药所用，居其他名贵中药之首。由于天然麝香来源有限，资源不足，加之对濒危动物的保护，麝香供需矛盾日趋突出。目前已有多地开展人工养麝，活体取麝，但产量较小；人工合成麝香也已成功，现除部分经典制剂外，成药生产中多使用人工合成麝香。

麝香除来源于林麝外，还来源同科的马麝 *Moschus sifanicus* Przewalski（香獐子），原麝 *M. moschiferus* L.（獐、香子、山驴子、獐鹿）雄性香囊中的分泌物。

【参考文献】

［1］刘科峰. 麝香、麝鼠香及其加工品化学成分和药理作用的比较研究［D］. 长春中医药大学，2008.

［2］刘源香，李谨，杨继国，等. 麝香的药理作用及临床应用研究概况［J］. 山东中医杂志，2014，33（8）：693-694.

［3］冯巧巧，刘军田. 麝香酮药理作用研究进展［J］. 食品与药品，2015，17（3）：212-214.

牛 黄

Niuhuang

【别名】丑宝、犀黄。

【来源】为牛科动物黄牛 *Bos taurus domresticus* Gmelin 的胆囊、胆管、肝管中的结石。

【原动物形态】体长 1.5～2m，体重一般在 280kg 左右。体格强壮结实，头大额广，鼻阔口大，上唇上部有两个大鼻孔，其间皮肤硬而光滑，无毛，称为鼻镜。眼、耳都较大。头上有角 1 对，左右分开，角之长短、大小随品种而异，弯曲无分枝，中空，内有骨质角髓。四肢匀称，4 趾，均有蹄甲，其后方 2 趾不着地，称悬蹄。尾较长，尾端具丛毛，毛色大部分为黄色，无杂毛掺混。全国各地均有饲养。

【采收加工】全年均可收集，杀牛，取出肝脏，检查胆囊、肝管或胆管有无结石，如发现立即取出，去净附着的薄膜，用灯心草包上，外用毛边纸包好，置于阴凉处阴干。目前，多为人工培植牛黄。

【药材鉴别】

性状鉴别：本品多呈卵形、类球形、三角形或四方形，大小不一，直径 0.6～4.5cm。表面金黄色至棕黄色，深浅不一，较细腻而稍有光泽. 有的外部挂有一层黑色光亮的薄膜，习称"乌金衣"，有的粗糙，有裂纹或疣状突起。体轻，质松脆，易分层剥离，断面金黄色，可见紧密的同心层纹，有的夹有白心。气清香，味苦而后甜，有明显的清凉感，嚼之易碎，不粘牙。

胆管结石呈管状，表面不平或有横曲纹，或为破碎的小片，长约 3cm，直径 0.5～1.5cm。表面红棕或黄棕色，有的呈棕黄色，有裂纹及小突起。断面有较少的层纹，有的中空。

【化学成分】天然牛黄中含有胆红素、胆汁酸（包括胆酸、去氧胆酸）、胆汁酸盐、胆甾醇、麦角甾醇、脂肪酸、卵磷脂及维生素 D，还含有钙、钠、铁、钾、铜、镁、磷等无机元素。尚含类胡萝卜素及丙氨酸、甘氨酸、天冬氨酸、精氨酸、蛋氨酸等多种氨基酸及 2 两种酸性肽类成分（平滑肌收缩物质 SMC-S2 和 SMC-F）。

天然牛黄中的胆红素分为游离胆红素、结合胆红素和共价胆红素 3 种。其中结合胆红素结合的主要是葡萄糖醛酸，共价胆红素是指与蛋白（主要是白蛋白）共价结合的胆红素。

【药理作用】

1. 对中枢神经系统的作用：天然牛黄对抗由吗啡、樟脑和印防己毒素等引起的小鼠中枢兴奋症状，增强水合氯醛、乌拉坦、吗啡的镇静作用；对小鼠自发活动有显著的抑制作用而降低小鼠协调运动功能。可对抗咖啡因、可卡因等所致的小鼠惊厥或延长惊厥潜伏期，降低惊厥或癫痫强度，减少发作次数，其中对戊四氮所致惊厥的效果最强。可使伤寒和副伤寒甲、乙三联菌苗所致家兔体温升高或对酵母所致大鼠发热有明显的解热作用，约 2 小时体温下降至正常。对由热刺激、电刺激、乙酸所致小鼠疼痛也均有显著的抑制作用，可显著降低乙酸所致小鼠扭体反应次数。

2. 抗氧化作用：天然牛黄可通过抑制脂质过氧化、清除自由基和还原型谷胱甘肽对抗间二硝基苯或正己烷所致氧化作用。

3. 抗炎及对免疫系统的作用：天然牛黄对小白鼠棉球肉芽肿的增生、对巴豆油致小鼠耳肿胀、角叉菜胶致大鼠足肿胀和胸膜炎模型的炎症有极显著的抑制作用，天然牛黄水溶液可提高小鼠腹腔巨噬细胞吞噬功能，在增强机体非特异性免疫和特异性免疫功能方面发挥着重要的作用。

4. 对心血管及血液系统的作用：牛黄可引起家兔红细胞显著增加，牛磺酸明显抑制 ADP，花生四烯酸（AA）及胶原诱导的血小板聚集作用。此外牛磺酸（10～50 mmol/L）对大鼠红细胞膜有明显稳定作用，且呈量效关系。静脉注射牛黄可降低麻醉大鼠和猫的血压，增强普萘洛尔、低钙所致心衰模型心脏的心肌收缩力。牛磺酸可拮抗缺氧导致的心肌细胞 Ca^{2+} 超载及细胞内外 Na^+ 紊乱，对缺氧心肌具有明显的保护作用。

5. 对消化系统的作用：牛黄水浸液能够收缩消化系平滑肌，对乙酰胆碱、$BaCl_2$ 引起的大鼠肠平滑肌的兴奋有一定的抑制作用。牛黄促进正常大鼠胆汁流量、胆汁胆红素、胆汁总胆汁酸的分泌，降低胆汁胆固醇的含量；能显著降低血清胆红素、血清总胆汁酸、血清胆固醇水平。可对抗炔雌醇诱导的肝内胆汁淤积对肝细胞的损伤，有稳定肝细胞膜的作用，维护了肝脏正常的结构和功能，从而使 AST、ALT、ALP 恢复到正常。

6. 对呼吸系统的作用：天然牛黄有兴奋呼吸作用。胆酸和脱氧胆酸均有明显镇咳效应。胆酸、胆酸钠、鹅脱氧胆酸钠皆有一定的平喘效果。胆酸钠能直接扩张离体豚鼠肺支气管，作用缓慢而持久，又能对抗组胺和毛果芸香碱引起的支气管痉挛。

7. 抗氧化作用：牛黄的主要药用成分之一是胆红素，具有抗氧化、清除活性氧及自由基的重要生理功能。胆红素和牛黄具有自由基清除作用。

8. 抗病原微生物作用：天然牛黄中的鹅脱氧胆酸钠、胆酸钠、脱氧胆酸钠对金黄色葡萄球菌、链球菌、四叠球菌等均有抑制作用。牛胆汁、脱氧胆酸钠、甘氨胆酸钠能抑制百日咳杆菌生长；胆酸钠、牛黄胆酸钠及鹅脱氧胆酸钠对百日咳杆菌均有不同程度的抑制作用，胆汁酸对结核杆菌有抑制作用。

【医疗用途】

药性归经：味甘，性凉。归心、肝经。

功效：清心，凉肝，豁痰，开窍，息风解毒。

主治：热病神昏，中风痰迷，惊痫抽搐，癫痫发狂，咽喉肿烂，口舌生疮，痈肿疔毒。

用法用量：入丸、散，0.15～0.35g。外用适量，研末敷患处。

使用注意：孕妇慎用。

【资源评述】牛黄为贵重中药，也为多种中成药的重要原料。天然牛黄一般在宰杀时获取，较为稀少，现代临床使用的主要为培育牛黄、体外培育（制备）牛黄及人工合成牛黄。实验证明天然牛黄与培育牛黄都有镇静、抗炎和解热作用，在抗惊厥、强心、降压及毒性方面较近似。人工牛黄在抗惊、安眠、强心各解热等方面的作用较天然牛黄和培育牛黄强，但在离体肠管解痉方面不如。新仿人工牛黄较人工牛黄的抗惊厥作用好。人工牛黄新配方制剂 B 的抗炎、催眠、抗惊厥、降温作用优于牛黄和人工牛黄；抗贫血、降低 ALT 的作用优于人工牛黄。

原国家食品药品监督管理总局规定，牛黄指培育牛黄或体外培育牛黄。《中国药典》已收载有"人工牛黄"条。

【参考文献】

[1] 贾静，孙佳明，臧浩，等 . 天然牛黄化学成分及药理活性研究进展 [J]. 吉林中医药，2013，33（3）：271-274.

[2] 邹秦文，石岩，魏锋，等 . 牛黄系列药材化学成分比较及其药理作用研究概况 [J]. 中国药事，2014，28（6）：646-650.

[3] 闫焕，赵文静，常惟志，等 . 牛黄的药理作用及临床应用研究进展 [J]. 中医药信息，2013，30（2）：114-116.

水牛角
Shuiniujiao

【别名】牛角。

【来源】为牛科动物水牛 *Budalus bubalis* Linnaeu 的角。

【原动物形态】体长达 2.5m 以上。角较长大而扁，上有很多切纹，颈短，腰腹凸。四肢较短，蹄较大。皮厚无汗腺，毛粗而短，体前部较密，及胸腹各部较疏。体色多为灰黑色。大部分地区均饲养。

【采收加工】全年均可采收。取角后，水煮，除去角塞，干燥。

【药材鉴别】

性状鉴别：本品呈稍扁平而弯曲的锥形，长短不一。表面棕黑色或灰黑色，一侧有数条横向的沟槽，另一侧有密集的横向凹陷条纹。上部渐尖，有纵纹，基部略呈三角形，中空。角质，坚硬。气微腥，味淡。

【化学成分】水牛角含胆甾醇、强心成分、肽类、角纤维，以及丝氨酸、甘氨酸、丙氨酸、赖氨酸、组氨酸、天冬氨酸、苏氨酸、谷氨酸、脯氨酸、胱氨酸等多种氨基酸。

【药理作用】

1. 抗炎、镇痛、镇静作用：水牛角浓缩粉水煎液能降低内毒素反应所致的小鼠死亡率；水牛角有明显镇痛、抗炎、降低异常升高的白细胞作用。同时，水牛角有一定的抗病原微生物、降低毛细血管通透性、解热的作用。水牛角粉末对小鼠有一定的镇静作用及协同戊巴比妥钠催眠的中枢抑制作用。

2. 调节免疫抑制作用：犀角地黄汤对多种变态反应性症状有不同程度的抑制作用。

3. 对心血管系统的作用：古方犀角地黄汤（以犀角为主方，目前已用水牛角代替）能改善血瘀证的血液流变学变化，减少血管痉挛与收缩。

4. 其他作用：清开灵注射液（由古方安宫牛黄丸改制而来，其中水牛角为其一大特色配伍）能有效改善脑水肿，减少脑部缺血缺氧后细胞内钙的急剧升高，减少脑细胞损伤，减少氧自由基损伤，抑制神经细胞凋亡。

【医疗用途】

药性归经：味苦，性寒。归心、肝经。

功效：清热凉血解毒，定惊。

主治：温病高热，神昏谵语，发斑发疹，吐血衄血，惊风，癫狂。

用法用量：口服：水煎，15～30g，大剂量 60～120g，先煎 3 小时以上；研末：每次 3～9g。

使用注意：中虚胃寒者慎服。大量服用，常有上腹部不适、恶心、腹胀、食欲不振等反应。

【资源评述】本品功效与犀角类似，犀角来源于犀科动物印度犀 Rhinoceros unicornis 等多种动物的角，为濒危动物，现已禁用，临床多以水牛角代替。

【参考文献】

[1] 刘睿，段金廒，吴皓，等 . 水牛角中水溶性物质化学组成分析与鉴定 [J]. 药学学报，2015，50（5）：594-598.

[2] 蔡之幸，王重卿 . 水牛角治头痛作用初探 [J]. 上海中医药杂志，2016，50（9）：69-71.

鸡内金

Jineijin

【别名】鸡肫皮、鸡黄皮、鸡肫胵、鸡合子、鸡中金、化胆石。

【来源】为雉科动物家鸡 *Gallus gallus domesticus* Brisson 的干燥沙囊内膜。

【原动物形态】

【采收加工】全年均可采收，将鸡杀死，立即取出内囊，剥下内膜，洗净，晒干。

【药材鉴别】

性状鉴别：本品呈不规则卷片状，略卷曲，大小不一，完整者长约3.5cm，宽约3cm，厚约2mm。表面黄色、黄绿色或黄褐色，薄而半透明，有多数明显的状皱波纹。质脆，易碎，断面角质样，有光泽。气微腥，味微苦。

【化学成分】含胃液素，微量胃蛋白酶，淀粉酶，多种维生素。此外，还含多种氨基酸及多种微量元素。

【药理作用】

1. 消化系统作用：鸡内金能显著减慢小鼠胃排空速度，抑制小鼠小肠蠕动，增强胃蛋白酶的活性，对胃及小肠运动均呈抑制作用。

2. 其他作用：鸡内金与金樱子合用有降低血糖，减少肝及肠系膜中脂肪堆积的作用；鸡内金具有抗凝及改善血液流变学的作用，能够缓解动脉粥样硬化程度，且有一定程度预防作用。

【医疗用途】

药性归经：味甘，性平。归脾、胃、小肠、膀胱经。

功效：健脾消食，涩精止遗，通淋化石。

主治：消化不良，饮食积滞，呕吐泄泻，小儿疳积，遗尿、遗精，石淋涩痛，胆胀胁痛。

用法用量：内服：水煎，3～10g。外用：适量，研末调敷或生贴。

使用注意：脾虚无积者慎服。

【资源评述】在鸡内金的商品药材中，常混有鸭内金，在某些地区甚至将二者等同使用。据研究，鸡内金与鸭内金在总氨基酸、蛋白质、胃蛋白酶和淀粉酶含量相近。从化学成分角度看，不仅鸭内金可以代替鸡内金，而且鹅内金也可代替鸡内金。

【参考文献】

［1］蔡真真，程再兴，林丽虹，等．白羽鸡与家养鸡鸡内金不同炮制品中化学成分测定［J］．海峡药学，2015，27（5）：50-52.

［2］郑雁，苗明三．鸡内金的现代研究特点分析［J］．中医学报，2015，30（12）：1796-1797.

［3］汪岩，王月珍，马千里，等．中药鸡内金研究进展［J］．中国民族民间医药，2014，23（19）：10-12.

乌梢蛇

Wushaoshe

【别名】乌蛇、黑梢蛇、剑脊乌梢、乌风蛇、乌梢风、黑乌梢、三棱子。

【来源】为游蛇科动物乌梢蛇 *Zaocys dhumnades* (Cantor) 除去内脏的干燥体。

【原动物形态】形体较粗大，头颈区分不明显，全长可达2m以上。背面灰褐色或黑褐色，其上有2条黑线纵贯全身，老年个体后段色深，黑线不明显，背脊黄褐纵线较为醒目，幼蛇背面灰绿色，其上有4条黑线纵贯全身。颊鳞1枚，偶有1枚小鳞，位于其下，眶前鳞2枚，眶后鳞2～3枚；颞鳞2（1）＋2枚，上唇鳞3—2-3式。背鳞16-16（14）-14，中央2～4（6）行起棱。正脊两行棱极强，腹鳞192～205枚；肛鳞2分，尾下鳞95～137对。

【生境分布】产于巫山、万州、酉阳、南川、綦江等地。

【采收加工】多于夏、秋季捕捉，剖开蛇腹或先剥去蛇皮留头尾，除去内脏，盘成圆盘状，干燥。

动物类

【药材鉴别】

性状鉴别：本品呈圆盘状，盘径约 16cm。表面黑褐色或绿黑色，密被菱形鳞片；背鳞行数成双，背中央 2～4 行鳞片强烈起棱，形成两条纵贯全体的黑线。头盘在中间，扁圆形，眼大而下凹陷，有光泽。上唇鳞 8 枚，第 4、5 枚入眶，颊鳞 1 枚，眼前下鳞 1 枚，较小，眼后鳞 2 枚。脊部高耸成屋脊状。腹部剖开边缘向内卷曲，脊肌肉厚，黄白色或淡棕色，可见排列整齐的肋骨。尾部渐细而长，尾下鳞双行。剥皮者仅留头尾之皮鳞，中段较光滑。气腥，味淡。

【化学成分】含蛋白质、脂肪、果糖 1，6-二磷酸酯酶、蛇肌醛缩酶、骨胶原等。还分离得到了 brachystemidins A、邻苯二甲酸丁酯异丁酯、二氢阿魏酸、β-谷甾醇、胸腺嘧啶和 4-羟基苯甲醛等。

【药理作用】乌梢蛇提取物醇溶性和水溶性部位能提高小鼠痛阈值，抑制乙酸刺激腹腔黏膜引起的痛反应，减少扭体次数，对二甲苯所致小鼠耳郭肿胀及乙酸所致腹腔毛细血管通透性增高也具有明显抑制作用，并呈一定的量效关系；相比之下，乌梢蛇水溶性部位较醇溶性部位活性高。乌梢蛇水提物对佐剂性关节炎大鼠有明显的治疗作用，减轻足趾肿胀程度，改善关节炎性症状，降低佐剂性关节炎大鼠血清中 IL-1、IL-6 和 TNF-α 炎性因子水平。乌梢蛇减少系膜增生性肾炎（MsPGN）模型大鼠蛋白尿，改善肾脏病理变化，这可能与抑制肾脏组织中 TLR4、TGF-β_1 的过度表达有关。

【医疗用途】

药性归经：味甘，性平。归肝经。

功效：祛风，通络，止痉。

主治：风湿顽痹，麻木拘挛，中风口眼㖞斜，半身不遂，抽搐痉挛，破伤风，麻风，疥癣。

用法用量：内服：水煎，6～12g；研末，1.5～3g。外用：适量，研末调敷。

使用注意：血虚生风者慎服。

【资源评述】乌梢蛇 *Zaocys dhumnades*（Cantor）最早见于《药性论》，以"乌蛇"之名记载，"乌梢蛇"之名始见于《本草纲目》，现《中国药典》收载。乌梢蛇 *Zaocys dhumnades*（Cantor）蜕下的干燥表皮膜称"蛇蜕"入药，为《中国药典》收载的"蛇蜕"的基原动物之一。

【参考文献】

［1］戴莉香，周小江，李雪松，等．乌梢蛇的化学成分研究［J］．西北药学杂志，2011，26（3）：162-163.

［2］刘冲，刘荫贞，乐智勇，等．乌梢蛇本草考证及研究概况［J］．亚太传统医药，2016，12（24）：82-84.

［3］马哲龙，梁家红，陈金印，等．乌梢蛇的抗炎镇痛作用［J］．中药药理与临床，2011，27（6）：58-60.

［4］蒋福升，马哲龙，陈金印，等．乌梢蛇水提物对大鼠佐剂性关节炎作用的实验研究［J］．中国中医药科技，2013，20（4）：367-368

［5］杜雅静，包红，初德波，等．地龙、乌梢蛇对系膜增生性肾炎模型大鼠肾组织 TLR4、TGF-β_1 表达的影响［J］．中国中医急症，2014，23（5）：808-811.

蟾蜍

Chanchu

【别名】癞蛤蚆、癞格宝、癞蛤蟆。

【来源】为蟾蜍科动物中华大蟾蜍 *Bufo bufo gargarizans* Cantor 的干燥全体。

【原动物】体长一般在 10cm 以上，体粗壮，头宽大于头长，吻端圆，吻棱显著；鼻孔近吻端；眼间距大于鼻间鼓膜明显，无犁骨齿，上下须亦无齿。前肢长而粗壮，指、趾略扁，指侧微有缘膜而无蹼，指长顺序 3、1、4、2，指关节下瘤多成对，掌突 2，外侧者大。后肢粗壮而短，胫跗关节前达肩部，左右眼部不相遇，趾侧有缘膜，蹼内跖变形长而大，外跖突小而圆。皮肤极粗糙，头顶部较平滑，两侧有大而长的耳后腺，其余部分满布大小不等的圆形瘰疣，排列较规则的为头后之瘰疣，斜行排列几与耳后腺平行。此外，沿体侧之瘰疣排列亦较规则，胫部之瘰疣更大，腹面皮肤不光滑，有小疣。颜色变异颇大，生殖季节雄性背面多为黑绿色，体侧有浅色的斑纹；雌性背面色较浅，瘰疣乳黄色，有时自眼后沿体侧有斜行之黑色纵斑，腹面乳黄色，有棕色或黑色细花纹。雄性个体较小，内侧 3 指有黑色婚垫，无声囊。

【生境分布】生活在泥土中或栖居于石下或草间，夜出觅食。于产城口、奉节、万州、南川、重庆等地。分布全国大部分地区。

【采收加工】夏、秋季捕捉。先采去蟾酥，然后将蟾蜍杀死，直接晒干。

【药材鉴别】

性状鉴别：全体拘挛抽皱，纵向有棱角，四足伸缩不一，表面灰绿色或绿棕色。除去内脏的腹腔内面为灰黄色，可见到骨骼及皮膜。气微腥，味辛。

【化学成分】主要包括蟾蜍二烯羟酸内酯、吲哚生物碱、环酰胺和小分子环肽、甾醇及其他类化合物。蟾蜍二烯羟酸内酯和吲哚生物碱被认为是强心和抗肿瘤活性的有效成分。

蟾蜍二烯羟酸内酯类：根据是游离型或是结合型，蟾蜍二烯羟酸内酯类分为蟾毒配基和蟾蜍毒素。蟾蜍毒素为蟾毒配基3位被精氨酸二碳酸酯、硫酸酯等取代的衍生物。根据配基母核上取代基不同，蟾蜍二烯羟酸内酯类化合物分为5类，即蟾毒灵类、脂蟾毒配基类、沙蟾毒精类、假蟾毒精类、环氧酯蟾毒配基类。蟾毒灵类有蟾毒灵15β-羟基蟾毒灵、11α,12β-dihydroxy bufalin、1β-羟基蟾毒灵、19-氧代蟾毒灵、19-羟基蟾毒灵、蟾毒灵-3-单辛二酸酯、蟾毒灵-3-丁二酰精氨酸酯、蟾毒灵-3-己二酰精氨酸酯、蟾毒灵-3-庚二酰精氨酸酯、蟾毒灵-3-辛二酰精氨酸酯、蟾毒灵-3-硫酸酯等42个化合物；脂蟾毒配基类有脂蟾毒配基、脂蟾毒精、脂蟾毒精醇、华蟾毒精、去乙酰华蟾毒精、华蟾毒精醇、去乙酰华蟾毒精醇、华蟾毒它灵、去乙酰华蟾毒它灵等47个化合物；沙蟾毒精类化合物有沙蟾毒精、沙蟾毒精-3-辛二酸半酯、沙蟾毒精-3-硫酸酯等4个化合物；假蟾毒精类化合物有假蟾毒精、异假蟾毒精、16β-乙酰异假蟾毒精等；环氧酯蟾毒配基类化合物有20S, 21-环氧酯蟾毒基等化合物。

吲哚生物碱类：目前从蟾蜍类药材中分离得到的吲哚生物碱类成分有5-羟色胺、N-甲基-5-羟色胺、蟾毒色胺、bufobutanoic acid、bufoserotonin A、bufoserotonin B、bufoserotonin C、蟾毒色胺内盐、蟾蜍色胺氮氧化物、蟾蜍绿啶、蟾蜍奎宁、去氢蟾蜍色胺氢溴酸盐等。

环酰胺和小分子环肽类：目前从蟾蜍类药材中分离得到3个新的蟾蜍环酰胺类化合物（B、C、D）和已知化合物吡咯-3-烯-5-酮-△²,²-二聚体和L-甘-L-脯环二肽、尿嘧啶、胸腺嘧啶、腺苷、光色素等。

甾醇及其他类：水提物中分离到了辛二酸、丁二酸等有机酸类，还有胆甾醇、棕榈酸胆甾烯酯。此外，采用GC-MS法从黑眶蟾蜍中鉴定了cholesterol、brassicasterol、campesterol、stigmasterol、β-谷甾醇。

此外，中华大蟾蜍还含有钙、镁、钠、铁、锌、铜、锰、磷、硅、银等无机元素。

【药理作用】

1. 对心血管系统的作用：蟾毒配基类和蟾蜍毒素类化合物均有强心作用，蟾酥强心成分中脂蟾毒配基作用较强，其次为蟾毒灵、华蟾毒精。蟾酥可延长纤维蛋白原液的凝固时间，增加心肌营养性血流量和冠状动脉灌流量，改善微循环，增加心肌供氧。对失血性休克大鼠有明显升压作用，其强度随剂量增大而增强。脂蟾毒配基和南美蟾蜍毒精对于抑制 Na^+-K^+-ATP 酶有相同的效力，能将血压降到正常范围。

2. 抗肿瘤作用：蟾蜍甾烯类化合物对肿瘤细胞的半数抑制率 IC_{50} 多在 1～10 nmol，以蟾毒灵的活性最为显著。华蟾毒精对人肝癌细胞具有明显生长抑制作用，可使人肝癌细胞阻滞于 G2/M 期，使处于 S 期的细胞比例降低，加速肿瘤细胞死亡，并有明显诱导肝癌细胞凋亡作用；华蟾毒精能使人肝癌细胞株 HepG2 细胞膜通透性改变，继而引起细胞器水肿变性从而死亡。蟾酥提取物能促使肿瘤细胞核膜皱缩、断裂，线粒体出现肿胀和空泡样改变；蟾酥及其有效成分在诱导肿瘤细胞凋亡的同时还可以诱导肿瘤细胞分化。华蟾酥毒基能够抑制鸡胚尿囊膜及裸鼠肝癌移植瘤新生血管形成；同时华蟾酥毒基对小鼠的非特异性免疫和特异性细胞免疫反应有促进作用。

3. 麻醉止痛作用：蟾酥的6种脂溶性活性成分均具有镇痛作用，其中脂蟾毒配基，CBG 镇痛效果最显著，BL 镇痛作用较为平稳，而南美蟾毒素、BL、蟾毒它灵镇痛作用均比 CBG 弱。其中蟾毒灵的局麻作用较可卡因大30倍，且无局部刺激作用，其作用机制与肌细胞的缓慢释放乙酰胆碱有关。

4. 抑菌抗炎作用：蟾酥对金黄色葡萄球菌和甲型溶血性链球菌有明显的抑菌作用，对一些抗生素不敏感或对抗生素已产生耐药性的化脓性疾患亦有抑制效果。华蟾毒精能激活小鼠腹腔游走巨噬细胞，提高其吞噬能力，又能直接杀伤细菌和抑制细菌生长。

5. 其他作用：蟾酥还有镇咳、利尿、兴奋肠道平滑肌、收缩子宫及输精管、抗辐射、抑制血小板凝聚、促进糖原产生和抑制乳酸生成的胰岛素样作用等多种药理作用。

6. 毒性：单次灌胃蟾酥对 Beagle 犬有剂量依赖性心率减慢、S-T 振幅降低和 T 波倒置等症状；连续28

天给药发现心脏和胃肠道是蟾蜍组的毒性靶器官。在一定浓度下，蟾酥在短时间内可使蟾蜍或豚鼠心脏出现心动过速，房室传导阻滞，室性心律失常；长时间使用则导致心律减慢、心功能损伤等症状。

【医疗用途】

药性归经：味辛，性凉，有毒。归心、肝、脾、肺经。

功效：解毒散结，消积利水，杀虫消疳。

主治：痈疽，疔疮，发背，瘰疬，恶疮，癥瘕，鼓胀，水肿，小儿疳积，破伤风，慢性咳喘。

用法用量：内服：水煎，1只；或入丸散，1～3g。外用：适量，烧存性研末敷或调敷。

使用注意：本品有毒。

附方：

1. 治水肿腹水：蟾蜍粉1g，日服1次。体虚者酌减。

2. 癌症：将蟾蜍晒干后，研细，与面粉做成黄豆粒大的小丸。面与蟾蜍之比为1∶3。成人每次服5丸。每日3次，饭后服。

【资源评述】蟾蜍始见于《名医别录》。除中华大蟾蜍 *Bufo bufo gargarizans* 外，黑眶蟾蜍 *Bufo mela-nostictus* Schneider、花背蟾蜍 *Bufo raddei* Strauch、华西大蟾蜍 *Bufo bufo andrewsi*（Schmidt）、亚洲蟾蜍 *Bufo bufo asiaticus* Steindacher、西藏蟾蜍 *Bufo tibetanus* Zarevski 等也亦作蟾蜍用。目前多用于治疗癌症，具有减少癌性疼痛的作用。中华大蟾蜍 *Bufo bufo* gargarizans 等的耳后腺和皮肤腺的分泌物也入药，称"蟾酥"，《中国药典》有收载，主产于山东、江苏。

【参考文献】

[1] 吴喜燕，高慧敏，王智民．蟾蜍类药材化学成分研究进展［J］．中国实验方剂学杂志，2010，16（14）：207-214.

[2] 张鹏伟，江仁望，叶文才，等．中华大蟾蜍蟾酥中蟾毒内酯类化学成分研究［J］．中国中药杂志，2014，39（5）：841-845.

[3] 辛秀兰，张宝璟，苏东海，等．中药蟾酥的药理作用研究进展［J］．现代生物医学进展，2012，12（3）：588-600.

[4] 张英，邱鹰昆，刘珂，等．中华大蟾蜍的研究进展［J］．中草药，2006，37（12）：1905-1908.

[5] 蒋洁君，周婧，马宏跃，等．蟾酥对豚鼠离体心脏的毒性作用和物质基础研究［J］．中国实验方剂学杂志，2011，17（17）：233-237.

[6] 李旻．蟾酥心脏毒性研究进展［J］．中国药理学与毒理学杂志，2016，30（5）：605-608.